6th Edition

재활의학

Rehabilitation Medicine

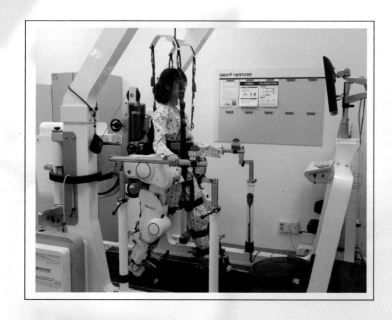

대표저자 한태륜 ǀ 방문석 ǀ 정선근

Vol. **2**

재활의학
Rehabilitation Medicine 6th

첫째판 1쇄 발행		1997년 2월 26일
첫째판 3쇄 발행		1999년 3월 05일
둘째판 1쇄 발행		2002년 2월 23일
둘째판 6쇄 발행		2007년 1월 25일
셋째판 1쇄 발행		2008년 3월 05일
셋째판 3쇄 발행		2011년 9월 10일
다섯째판 1쇄 인쇄		2014년 1월 20일
다섯째판 1쇄 발행		2014년 2월 10일
여섯째판 1쇄 인쇄		2019년 5월 29일
여섯째판 1쇄 발행		2019년 6월 13일
여섯째판 2쇄 발행		2021년 1월 29일

지 은 이   한태륜·방문석·정선근 외
발 행 인   장주연
출 판 편 집   박호경
편집디자인   양은정
표지디자인   김재욱
일 러 스 트   김명곤
발 행 처   군자출판사(주)
　　　　　등록 제4-139호(1991. 6. 24)
　　　　　본사 (10881) **파주출판단지** 경기도 파주시 회동길 338(서패동 474-1)
　　　　　전화 (031) 943-1888　　팩스 (031) 955-9545
　　　　　홈페이지 | www.koonja.co.kr

ISBN   979-11-5955-452-0
정가   100,000원

서문

1994년에 초판이 발행되었던 "재활의학" 교과서가 올해 만 25년째를 맞아 6판을 발간하게 되었습니다. 눈부시게 발전하는 재활의학의 발전에 발맞추고자 평균 5년마다 개정판을 발간하신 교실 교수님들의 노고에 감사드립니다.

이번 개정판에서는 최근 재활의학의 임상적 역량과 학문적 수준이 급격히 높아짐에 따라 이를 충족하기 위해 많은 노력을 기울였습니다. 특히, '수술 중 신경계 감시' 장을 추가하였고 암환자재활, 노인재활, 호흡재활 등의 분량을 늘였습니다. 재활보조기구 부분에도 최신지견들을 포함하기위해 노력하였습니다.

이를 위해 전국의 각 대학에서 분야별 최고의 교수님들을 집필진으로 모셨습니다. 재활의학과 교수님들뿐만 아니라 정형외과, 비뇨의학과, 정신건강의학과, 재활공학과, 물리치료학과, 작업치료학과 간호학과 등 재활의학을 구성하는 다양한 분야의 저자들을 망라하였습니다. 뿐만 아니라 실용학문으로서의 성격이 강한 물리치료학과 작업치료학 분야에서는 의료 현장에서의 최고의 전문가를 집필진으로 모셨습니다.

이 과정에서 저자 수가 5판의 67명에 비해 6판에서는 78명으로 증가하였습니다. 늘어나는 분량을 최소화하기 위해 노력을 하였으나 5판에 비하여 100쪽 가까이 늘어나 결국 1권, 2권으로 분권 출간하게 되었습니다. 새롭고 알찬 교과서의 내용과 2권으로 분권한 새로운 형식에 독자 여러분들의 큰 호응이 있기를 기대합니다.

재활의학 6판의 출간을 위해 바쁘신 중에도 옥고를 보내주신 모든 저자들께 진심으로 감사의 말씀을 드립니다. 기획부터 저자 섭외, 원고 관리까지 전 과정을 책임지고 완성도 높은 교과서를 만들어주신 신형익 교수님께 깊은 감사를 드립니다. 또한, 많은 실무적인 문제들을 해결하기 위해 동분서주했던 교실원 여러분들께도 감사드립니다. 판이 거듭될수록 수준 높은 책을 만들기 위해 노력해주시는 군자출판사에도 감사드립니다.

모쪼록 재활의학 6판이 대한민국 재활의학의 수준을 높이고 외연을 넓히는 역할을 하기를 바랍니다.

2019년 5월
지은이들

집필진

강은경 | 강원의대 강원대학교병원 재활의학과	**김현동** | 인제의대 부산백병원 재활의학과
고명환 | 전북의대 전북대학교병원 재활의학과	**김희상** | 경희의대 경희대학교병원 재활의학과
고영진 | 가톨릭의대 서울성모병원 재활의학과	**남경완** | 분당서울대학교병원 작업치료실
고현윤 | 부산대학교 의학전문대학원 양산부산대학교 병원 재활의학과	**류주석** | 서울의대 분당서울대학교병원 재활의학과
권범선 | 동국의대 동국대학교일산병원 재활의학과	**박경희** | 수원대학교 간호학과
권정이 | 성균관의대 삼성서울병원 재활의학과	**박근영** | 가톨릭의대 부천성모병원 재활의학과
김기원 | 서울의대 서울대학교병원 재활의학과	**박문석** | 서울의대 분당서울대학교병원 정형외과
김대열 | 울산의대 서울아산병원 재활의학과	**박시복** | 한양의대 류마티스병원 관절재활의학과
김돈규 | 중앙의대 중앙대학교병원 재활의학과	**박진우** | 동국의대 동국대학교일산병원 재활의학과
김명옥 | 인하의대 인하대학교병원 재활의학과	**박희원** | 강원의대 강원도재활병원 재활의학과
김미정 | 한양의대 한양대학교병원 재활의학과	**방문석** | 서울의대 서울대학교병원 재활의학과
김미현 | 분당서울대학교병원 작업치료실	**방희제** | 충북의대 충북대학교병원 재활의학과
김민욱 | 가톨릭의대 인천성모병원 재활의학과	**백남종** | 서울의대 분당서울대학교병원 재활의학과
김봉옥 | 근로복지공단 대구병원 재활의학과	**백소라** | 강원의대 강원대학교병원 재활의학과
김붕년 | 서울의대 서울대학교병원 정신건강의학과	**범재원** | 중앙의대 중앙대학교병원 재활의학과
김상범 | 동아의대 동아대학교병원 재활의학과	**서관식** | 서울의대 서울대학교병원 재활의학과
김완호 | 국립재활원 재활병원 재활의학과	**서한길** | 서울의대 서울대학교병원 재활의학과
김 원 | 울산의대 서울아산병원 재활의학과	**성덕현** | 성균관의대 삼성서울병원 재활의학과
김원석 | 서울의대 분당서울대학교병원 재활의학과	**신명준** | 부산의대 부산대학교병원 재활의학과
김장환 | 한서대학교 재활과학기술학과	**신용범** | 부산의대 부산대학교병원 재활의학과
김종배 | 연세대학교 작업치료학과	**신형익** | 서울의대 서울대학교병원 재활의학과
	신희석 | 경상의대 경상대학교병원 재활의학과

양은주 | 서울의대 분당서울대학교병원 재활의학과

오무연 | Rutgers New Jersey Medical School, Kessler Institute for Rehabilitaiton

오민균 | 경상의대 경상대학교병원 재활의학과

오병모 | 서울의대 서울대학교병원 재활의학과

오승준 | 서울의대 서울대학교병원 비뇨기과

유승돈 | 경희의대 강동경희대학교병원 재활의학과

윤범철 | 고려대학교 물리치료학과

윤준식 | 고려의대 고려대학교구로병원 재활의학과

이경무 | 충북의대 충북대학교병원 재활의학과

이경우 | 동아의대 동아대학교병원 재활의학과

이범석 | 국립재활원 재활병원 재활의학과

이상윤 | 서울의대 서울특별시보라매병원 재활의학과

이성재 | 단국의대 단국대학교병원 재활의학과

이시욱 | 서울의대 서울특별시보라매병원 재활의학과

이양수 | 경북대학교 의학전문대학원 경북대학교병원 재활의학과

이인식 | 건국대학교 의학전문대학원 건국대학교병원 재활의학과

이자호 | 가톨릭의대 인천성모병원 재활의학과

이재신 | 건양대학교 작업치료학과

이　정 | 서울의대 서울대학교병원 정신건강의학과

이종민 | 건국대학교 의학전문대학원 건국대학교병원 재활의학과

이호준 | 동국의대 동국대학교일산병원 재활의학과

임재영 | 서울의대 분당서울대학교병원 재활의학과

전민호 | 울산의대 서울아산병원 재활의학과

전재용 | 울산의대 서울아산병원 재활의학과

정선근 | 서울의대 서울대학교병원 재활의학과

정세희 | 서울의대 서울특별시보라매병원 재활의학과

정진엽 | 서울의대 분당서울대학교병원 정형외과

정한영 | 인하의대 인하대학교병원 재활의학과

조병모 | 한국복지대학교 의료보장구학과

최경효 | 울산의대 서울아산병원 재활의학과

최은석 | 가톨릭의대 대전성모병원 재활의학과

최치환 | 서울대학교병원 물리치료실

편성범 | 고려의대 고려대학교안암병원 재활의학과

한종태 | 서울대학교병원 물리치료실

허서윤 | 경복대학교 작업치료학과

목 차

8장 수술 중 신경생리 감시 Intraoperative neurophysiological monitoring

PART 02

치료기술 및 기구

9장 물리치료 Physical Modalities

PART 04

질환에 따른 재활의학적 접근 및 치료

37장   호흡기계 질환의 재활 Respiratory rehabilitation

38장   스포츠 재활 Sports Rehabilitation

51장   노인 재활 Geriatric Rehabilitation

REHABILITATION MEDICINE

PART

04

질환에 따른 재활의학적 접근 및 치료

CHAPTER 27

뇌졸중의 재활
Stroke Rehabilitation

| 백남종, 김대열, 박진우

I. 역학

뇌졸중은 나이가 듦에 따라 발생률 및 유병률이 증가하는 대표적인 질환으로 고령화 사회로 접어들면서 그 발생률 및 유병률에 대한 자료는 매우 중요할 수 있다. 미국 심장학회의 2013년 뇌졸중 최신 통계[1]에 따르면 2013년까지의 자료에서 뇌졸중 유병률은 한해 2.7%이며 연간 79만 5천 건의 뇌졸중이 발생하였고 뇌졸중으로 인한 사망은 12만 9천명으로 추산된다. 유럽 통계[2]에 따르면 유럽 동부(러시아 등)는 발생률이 인구 10만 명당 600건, 서부(프랑스)는 인구 10만 명당 210건으로, 유럽 동부로 갈수록 발생률이 증가하는 경향을 보이며 이는 공기 오염, 식이 습관, 술 남용, 흡연 등과 관계 있는 것으로 생각된다.

국민건강보험공단의 자료[3]에 따르면 국내 뇌졸중 발생률은 지속적으로 감소하여 2006년 총 102,210명에서 2010년에는 총 73,501명이며 인구 10만 명당 135명(남자 144명, 여자 126명)으로 추정된다. 연령별로는 45~54세 및 75세 이상에서 발생률 감소폭이 비교적 적었으며, 55~64세 및 65~74세에서는 상대적으로 감소폭이 컸다. 발생률이 계속 감소하는 이유로는 국가 단위의 심뇌혈관질환 관리사업, 약제의 적극적인 사용, 조기에 시행되는 혈관 중재술 등을 들 수 있을 것이다. 2010년 국민건강영향조사[4]에 따르면 국내 뇌졸중 유병률은 50세 이상에서 2.9%(남자 3.7%, 여자 2.3%), 65세 이상에서 4.5%(남자 5.6%, 여자 3.7%)로 나타났다. 2010년 통계청 자료에 따르면 뇌혈관 질환으로 인한 사망률은 인구 10만 명당 2000년 73명에서 2010년 53명으로 감소하였으나, 여전히 암에 이어 사망 원인 2위를 차지하고 있다. 뇌졸중으로 인한 사회적 비용은 2005년 건강보험 청구자료를 이용하여 총 비용 3조 7,370억 원, 직접 비용 1조 1,300억 원과 간접 비용 2조 6,060억 원으로 추산된 바 있다.[5] 국민건강보험공단이 뇌졸중 치료에 지출한 비용은 2005년 5,625억 원에서 2009년 8,703억 원으로 증가 추세에 있다.

뇌졸중의 분류에 따른 역학을 살펴보면 해외에서는 출혈성 뇌졸중이 전체 뇌졸중의 15%, 허혈성 뇌졸중이 나머지를 차지하는 것으로 알려져 있으나, 국내에서 뇌병변 등록 장애인 1,903명을 대상으로 실시한 설문조사[6]에 따르면 뇌졸중 환자 1,899명 중 56%가 허혈성 뇌졸중, 37%가 출혈성 뇌졸중, 7%가 두 가지 모두 동반된 분포를 보여 서양에 비해 출혈성 뇌졸중이 더 많은 것으로 나타났다. 그러나 최근의 국내 뇌졸중 역학에 대한 보고[7]에 따르면 뇌졸중을 주진단으로 입원한 환자에서 허혈성 뇌졸중의 비율은 2000년 64.7%에서 2009년 76.1%로 증가하고 출혈성 뇌졸중의 비율은 2000년 35.3%에서 2009년 23.9%로 감소하는 경향을 보여, 점차 해외의 역학과 비슷한 양상이 나타나고 있다. 뇌졸중 병변의 위치에 따른 분포를 보면 천막상부 뇌졸중(supratentorial stroke)이 76%, 천막하부 뇌졸중(infratentorial stroke)이 13%, 양측 모두 동반된 경우가 5%였다. 허혈성 뇌졸중은 임상 양상 및 발병 기전에 근거한 TOAST (Trial of ORG 10172 in Acute Stroke Treatment)

분류[8]를 많이 사용하는데, 뇌졸중 환자 36,191명을 대상으로 한 병원 기반 뇌졸중 등록체계 연구[9]에서 대혈관 동맥경화증 36.1%, 소혈관 폐색 25.4%, 심인성 색전증 17.1%로 보고한 바 있다.

뇌졸중에 대한 역학은 그 사회의 뇌졸중 발생 특징을 파악하게 하여 예방 및 관리에 도움이 되는데, 이를 위해 뇌졸중 환자 등록 체계를 구축하는 것이 중요하며 현재 대한뇌신경재활학회에서 이러한 등록 체계를 구축하고 있다 (http://starcrf.com).

II. 뇌졸중의 병태 생리

뇌졸중이 발생하는 기전으로는 크게 출혈성과 허혈성으로 나눌 수 있다. 발생 원인에 따라 출혈성 뇌졸중(hemorrhagic stroke)은 외상성 및 비외상성(뇌동맥류 파열 등)으로, 허혈성 뇌졸중(ischemic stroke)은 혈전성, 색전성, 열공성으로 나뉘어진다(표 27-1).

1. 출혈성 뇌졸중

외상성 뇌출혈에는 주로 경막외 출혈(epidural hemorrhage)과 경막하 출혈(subdural hemorrhage)이 있다. 경막외 출혈은 대체로 중간 뇌막동맥(middle meningeal artery)의 파열로 발생하며 외상 후 수 시간에서 하루 정도 지나서 두통, 의식 혼탁, 구토, 편마비 등이 나타날 수 있다. 전산화 단층 촬영으로 진단하며 렌즈 모양의 증가된 음영으로 진단한다(그림 27-1). 경막하 출혈은 급성과 만성으로 나뉘게 되는데 급성 경막하 출혈은 경막과 뇌피질 또는 정맥동(venous sinus)을 잇는 교정맥(bridging vein), 뇌피질정맥(cerebral cortical vein) 또는 정맥동의 파열로 발생하며 동맥의 파열로 발생하는 경막외 출혈과는 달리 정맥이 파열되어 서서히 출혈이 일어나다가 두개강내 압력의 상승으로 출혈이 멎게 된다. 경막외 출혈과 같이 전산화 단층 촬영으로 진단하며 반월상 모양의 증가된 음영을 보인다(그림 27-1). 만성 경막하 출혈은 외상성 원인보다는 주로 항응고제를 복용 중인 고령의 환자들에서 발생하며 증상이 미약하여 진단을 놓치고 지내는 경우들이 흔하다.

비외상성 뇌출혈은 발생 위치에 따라 뇌실질내 출혈(intraventricular hemorrhage)과 지주막하 출혈(subarachnoid hemorrhage)로 나뉜다. 뇌실질내 출혈의 원인으로는 고혈압, 아밀로이드 혈관병증, 동정맥 기형, 허혈성 뇌졸중의 출혈성 전환, 모야모야(moyamoya)병증, 혈관염, 혈액응고장애 등이 있으며 지주막하 출혈의 원인으로는 낭상 뇌동맥류나 동정맥 기형이 가장 흔하다.

뇌실질내 출혈은 위치에 따라 천막 상부 및 하부 출혈로 나누어지며 천막 상부에서 발생한 뇌실질내 출혈은 엽상 출혈(lobar hemorrhage)과 심부 출혈로 나누어지는데 엽상 출혈은 주로 피질-피질하 경계 부위에서 발생하며 심부 출혈은 혈류를 공급하는 관통 동맥이 파열되면서 기저핵(basal ganglia), 시상(thalamus) 등 뇌 심부에서 발생한다.[10] 고혈압은 심부 출혈의 위험 인자이나 엽상 출혈과는 관련이 없는 것으로 알려져 있으며, 반면 엽상 출혈은 아포리포 단백질 E 등 아밀로이드 혈관병증과 깊은 연관이

표 27-1 | 뇌졸중의 분류

	원인에 따른 분류	부위에 따른 분류
출혈성 뇌졸중	외상성 출혈 비외상성 출혈	경막하 출혈 천막 상부 출혈 (엽상 출혈, 심부 출혈) 천막 하부 출혈 (뇌간 출혈, 소뇌 출혈)
허혈성 뇌졸중	혈전성 뇌졸중 색전성 뇌졸중 열공성 뇌졸중	전대뇌동맥 폐쇄 중대뇌동맥 폐쇄 후대뇌동맥 폐쇄 척추기저동맥 폐쇄

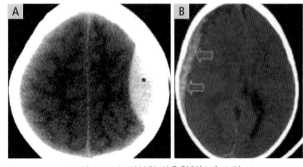

그림 27-1 | 전산화 단층촬영(CT) 소견
A: 경막외 출혈, B: 경막하 출혈

있다.[11] 천막 하부에서 발생하는 뇌간(brain stem) 출혈은 주로 뇌교(pons) 부위에서 가장 많이 발생하며 사망률이 60%에 이르는 등 매우 위험한 것으로 알려져 있다. 소뇌에서 발생하는 출혈은 주로 치아핵(dentate nucleus)에서 발생하는데 이는 양측 상소뇌동맥(superior cerebellar artery)과 후하소뇌동맥(posterior inferior cerebellar artery)의 작은 가지들의 출혈로 발생하며 제4 뇌실을 막아 뇌간 부위를 압박하여 호흡 곤란 등이 오는 등 응급 수술을 요하는 경우들이 있다.

지주막하 출혈은 뇌혈관 분지에서 발생한 뇌동맥류 또는 동정맥 기형의 출혈로 발생하는 경우가 가장 흔하며 두부 외상 등에 의해서도 발생한다. 뇌동맥류에 의한 출혈은 뇌동맥류의 크기와 비례하여 발생 빈도가 증가하는데 직경이 10 ㎜가 넘을 때 출혈 빈도가 최대가 된다. 출혈 초기에 뇌막을 자극하여 심한 두통을 유발하며 갑작스런 대뇌 관류압의 감소로 의식 소실이 빈번하게 발생한다. 대부분의 뇌동맥류는 대뇌동맥륜(circle of Willis)의 앞부분에서 발생하는 데 전교통동맥 부위, 후교통동맥 기시부, 중대뇌동맥이 상, 하 분지로 갈라지는 부위, 내경동맥이 중대뇌동맥과 전대뇌동맥으로 갈라지는 부위에서 흔하게 발생한다.

2. 허혈성 뇌졸중

허혈성 뇌졸중은 발생 기전에 따라 혈전성(thrombotic), 색전성(embolic) 및 열공성(lacunar) 뇌졸중으로 분류된다.

혈전성 뇌졸중은 만성 고혈압 등에서 주로 발생하는데 혈관 내피 세포의 투과성이 증가하면서 백혈구가 침투하여 염증 반응을 일으키고, 섬유질 캡(fibrinoid cap)을 만들게 된다. 이 섬유질 캡이 혈류의 난류를 일으키고, 파열된 섬유질 캡이 혈소판 응집 및 응고 체계의 활성화를 유도하여 혈전을 형성하게 된다. 총경동맥 또는 척추기저동맥과 같은 대뇌 혈관에 혈전이 형성되면서 혈관 내경이 좁아져 혈류 감소가 일어나게 되고 이로 인해 원위부 동맥 분지의 지배를 받는 신경세포 조직들의 허혈성 손상을 유발하게 되거나 혈전에서 미세 색전이 떨어져 나가 원위부 동맥 분지를 막아 뇌신경 세포에 허혈성 손상을 유발하게 된다. 이러한 동맥 폐쇄가 일시적으로 발생하게 되면 일과성 허혈증이 발생하게 되며 24시간 이내에 후유증 없이 회복되게 된다.

색전성 뇌졸중은 대개 심장에서 색전이 발생하는데 심방 세동, 심근경색, 인공 심장 판막, 감염성 심내막염 등이 주된 색전의 원인이라 할 수 있다. 색전성 뇌졸중은 한 개 또는 여러 개의 대뇌 혈관 분지를 막아 갑작스런 국소적 신경학적 결손을 일으키는데 혈전성 뇌졸중에서 발생하는 미세 색전에 의한 일과성 허혈증은 드물게 나타난다. 색전성 뇌졸중 발생 후 심장 검사에서 혈전이 발견되지 않는 경우들이 흔한데 전구 증상 또는 점진적인 증상의 발현 없이 갑작스런 신경학적 결손만이 유일한 색전성 원인으로 생각할 수 있는 단서가 된다.

열공성 뇌졸중은 직경 1.5 ㎝ 미만의 작은 부위의 병변들로 이루어 졌으며 기저핵, 내낭(internal capsule), 뇌교, 소뇌 등 뇌심부 관통동맥이 지배하는 부위에서 발생한다. 열공성 뇌졸중은 고혈압과 밀접한 관련이 있으며 만성 고혈압에서 흔히 나타나는 리포하이알린(lipohyaline) 변성이나 섬유양 괴사로 불려지는 혈관내 호산성 물질의 침전과 같은 변화를 보인다. 고혈압 외에도 당뇨 역시 미세 혈관의 만성적인 변화를 일으킴으로써 열공성 뇌졸중과 연관이 있다.

최근에는 이와 유사하게 임상 양상 및 발병 기전에 근거한 TOAST (Trial of ORG 10172 in Acute Stroke Treatment) 분류[8]를 많이 사용하는데 대혈관 동맥경화증, 심인성 색전증, 소혈관 폐색, 기타 원인에 의한 뇌졸중, 원인 미상의 뇌졸중으로 크게 5가지로 분류되어 있다. 대혈관 동맥경화증은 뇌 영상상 주요 대뇌 혈관이나 대뇌 혈관 분지가 50% 이상 좁아졌거나 막히고, 임상적으로 대뇌피질 장애(실어증, 편측무시, 움직임 제한 등)나 뇌간 또는 소뇌 장애 때 발생하는 증상들이 나타난 경우로 정의한다. 간헐성 파행, 일과성 허혈증 등의 병력이 있거나 전산화 단층 촬영이나 자기공명영상 상 직경 1.5 ㎝ 보다 큰 경색은 대혈관 동맥경화증이 원인임을 뒷받침하여 준다. 심인성 색전증으로 분류되려면 적어도 진단을 위하여 한 개 이상의 심장 원인이 있어야 하며 이전에 한군데 이상의 혈관 영역에 일과성 허혈증이나 뇌졸중이 발생한 것도 심인성 색전증을 시사하는 소견이다. 소혈관 폐색은 앞서 언급한 열공성 뇌졸중과 대략 일치하며 진단을 위해서는 전형적인 열공성 증후군(순수 운동 장애, 순수 감각 장애 등)을 갖고 있으면서 대뇌피질 장애의 증거가 없어야 한다. 전산화 단층 촬영이나 자기공명영상에서 정상 소견을 보이거나 뇌간 또는 피질하 영역에 1.5 ㎝ 미만의 병변을 나타내야 한다. 또한 색전의 가능성을 일으키는 심장 원인 질환이 없어야 하며 대뇌의 대혈관 영역에서 50% 이상의 협착을 보이지 않아야 한다. 기타 원인에 의한 뇌졸중은 비죽상경화 혈관병증이나 과응고 상태 등 드문 원인 질환으로 발생한 뇌졸중에 해당하며 병변의 위치나 크기에 무관하게 발생한다. 원인 미상의 뇌졸중은 원인을 찾기 위한 충분한 검사를 하였음에도 불구하고 못 찾은 경우와 검사가 불충분한 경우 모두를 포함하며 원인이 두 가지 이상 의심되어 의사가 최종 진단을 결정하지 못한 경우도 이에 해당한다. 예를 들면 심방 세동이 있으면서 병변이 있는 부위의 대뇌 대혈관 협착이 50% 이상 있는 경우가 이에 해당한다.

III. 뇌졸중 병변에 따른 증상

뇌졸중 발병 시 병변의 위치 및 크기를 알면 어느 정도 환자의 육체적, 정신적인 증상 및 장애 정도를 유추할 수 있는데 이는 각 혈관들이 지배하는 뇌 부위들의 역할이 정해져 있기 때문이다. 대뇌, 소뇌 및 뇌간으로 가는 혈관들의 해부학적인 구조를 보면 내경동맥에서 크게 전대뇌동맥, 중대뇌동맥과 후교통동맥으로 갈라지고, 후교통동맥이 기저동맥의 분지와 합쳐져 후대뇌동맥을 이룬다(그림 27-2). 양측 척추동맥이 합쳐져 기저 동맥을 이루는데 척추동맥에서 후하소뇌동맥(posterior inferior cerebellar artery)이, 기저동맥에서 전하소뇌동맥(anterior inferior cerebellar artery)과 상소뇌동맥(superior cerebellar artery)이 나오게 되나 사람에 따라 변이가 있을 수 있다.

1. 뇌졸중의 대표적인 증상

1) 편마비

운동 영역을 담당하는 대뇌피질 부위에 손상을 받게 되면 그 부위의 지배를 받는 말초 운동 부위의 마비가 오게 된다. 운동 영역 피질은 대뇌피질 지도화를 따라 외측으로 갈수록 상지에서 안면부를, 중앙으로 갈수록 하지를 지

배하게 된다(그림 27-3). 뇌졸중 초기에는 대개 근력 약화뿐 아니라 근육 긴장도 저하가 같이 발생하는 이완기 상태(flaccid stage)에 있게 되는데 시간이 지나면서 먼저 근 긴장도의 회복이 관찰되고 이후 여러 근육들이 함께 움직이는 공력 현상(synergy movement)이 일어나게 된다. 상지의 경우에는 굴곡 시 견관절 외전 및 외회전, 주관절 굴곡, 전완부 회외, 수근관절 굴곡과 수지 굴곡이 동시에 일어나며 하지의 경우에는 고관절 굴곡, 외전 및 외회전, 슬관절 굴곡, 족관절 배측굴곡 및 외번과 족지신전이 동시에 일어난다. 근력의 회복이 증가하면서 공력에서 벗어난 움직임들이 하나씩 보이기 시작하는데 대표적으로 견관절을 외전시킨 상태에서 주관절을 신전시킬 수 있거나 고관절을 신전시킨 상태에서 슬관절을 굴곡시킬 수 있다면 공력에서 벗어났다고 볼 수 있다. Brunnstrom은 이러한 현상들을 토대로 회복의 단계를 6단계로 나누었으며[12] 치료의 개념에도 도입하고 있다.[13]

Brunnstrom의 1단계는 이완기로 근육의 긴장도가 없으며 심부건반사 및 모든 신경학적 반응이 나타나지 않는 상태이며, 2단계는 심부건반사가 나타나기 시작하고 근 긴장도가 생기면서 경직이 느껴지나 아직 수의적인 움직임은 나타나지 않거나 아주 미약하게 나타나는 상태이다. Brunnstrom의 3단계는 경직과 공력이 나타나며 부분적인 수의적 움직임이 나타나나 공력과 경직에 의하여 공력 패턴 내에서만 수의적인 움직임이 가능한 상태이며 4단계는 일부에서 공력 패턴에서 벗어난 움직임이 관찰되는 시기이다. Brunnstrom의 5단계는 경직이 감소하면서 대부분의 수의적인 움직임이 공력에서 벗어나 비교적 자유롭게 움직일 수 있는 상태이며 6단계는 거의 정상적인 움직임을 보이는 단계이다.

뇌졸중 환자들에서는 근력을 평가하는 지표로 널리 쓰이는 MRC (Medical Research Council) 척도를 사용하기 어려운데 이는 MRC 척도는 개개의 근력을 평가하는 지표로서 뇌졸중 환자들에서는 앞서 언급한 공력 현상뿐 아니라 측정하고자 하는 작용근(agonist muscle)의 수축 시 나타나는 길항근(antagonist muscle)의 경직으로 인해 근력 측정에 영향을 주기 때문이다.

Fugl-Meyer 등[14]은 운동기능, 감각기능, 균형, 관절가동범위, 관절통의 5가지 영역을 측정하여 평가하는 자세하고 포괄적인 지표들을 개발하였다. 이 중 운동기능에 해

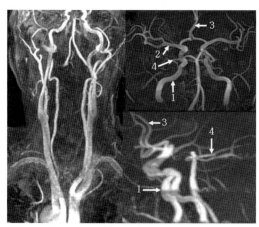

그림 27-2 ┃ 뇌 혈관의 구조

1: 내경동맥(internal carotid artery), 2: 중대뇌동맥(middle cerebral artery), 3: 전대뇌동맥(anterior cerebral artery), 4: 후대뇌동맥(posterior cerebral artery)

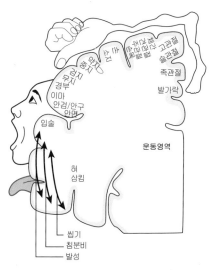

그림 27-3 ┃ 대뇌 운동피질 지도화

당하는 지표는 0~100점으로, 상지 0~66점, 하지 0~34점으로 구성되며 신뢰도 및 타당도가 매우 뛰어나나 경미한 편마비가 있을 시에는 그 변화를 파악하지 못하는 천장 효과(ceiling effect)가 있으며 하지보다는 상지에 중점을 두었기 때문에 평가 시 이를 고려하여야 한다.[15]

손 기능의 마비를 측정하는 도구로는 Jebsen 손 기능 평가(Jebsen hand Function Test, JHFT)를 주로 사용하는 데 장기말 쌓기, 카드 뒤집기, 글씨 쓰기, 먹기 흉내, 작은 물건 집기, 가벼운 물건 옮기기, 무거운 물건 옮기기의 7가지 항목들로 구성되어 있으며 이는 수행 가능성 외에도 수행 시간을 측정하여 수부 기능의 숙련도까지 측정할 수 있다.

2) 감각 장애

통증 및 온도 감각은 척수시상로를 통하여 배측 후외측 시상핵(ventral posterior lateral nucleus of the thalamus)을 경유하여 일차 감각 대뇌피질로 전달된다. 관절 고유 수용성 감각은 척수 후주(dorsal column)를 타고 올라가 박속핵(nucleus gracilis)과 설상속핵(nucleus cuneatus)에서 연접 후 내측 모대(medial lemniscus)를 타고 배측 후외측 시상핵으로 전달된다. 뇌졸중으로 인해 이러한 경로들이 손상 시 감각 저하를 보이며 특히 시상 또는 척수 시상로에 병변이 있을 시 종종 심한 통증을 호소한다. 또한 관절 고유 수용성 감각을 전달하는 경로들의 손상으로 인해 균형 감각의 저하 등을 호소하기도 한다.

3) 경직

경직은 상부 신경원의 장애로 인하여 근 신장 속도에 의존하여 발생하는 근 저항[16]으로 진행 시 관절 유연성 감소, 관절 변형 및 구축을 유발할 수 있다. 뇌졸중 후 발생하는 경직은 뇌졸중 발생 후 12개월 지나 대략 40%에서 관찰되는 것으로 알려져 있으며[17] 수동적 관절 운동 또는 진자 검사 등을 통하여 경직을 측정할 수 있다. 대표적인 경직 평가 방법은 변형된 Ashworth 척도가 있으며 뇌졸중 환자들의 근육 긴장도 및 경직을 평가하는 데에 높은 신뢰도를 갖고 있다.[18]

뇌졸중 환자에서의 경직은 상부운동신경원 손상으로 인한 알파와 감마 운동 신경원의 탈억제로 발생하는데 Ia와 II 근방추 구심성 섬유(muscle spindle afferent fiber)들의 민감도의 증가를 유발하게 된다. 뇌졸중 환자에서는 초기에는 심부건반사의 증가 및 빠른 수동적 움직임에 대한 저항이 관찰되는 위상성 반사(phasic reflex)가 먼저 나타나고 후반에 관절의 굴곡 또는 신전 시 발생하는 긴장성 반사(tonic reflex)가 나타난다.

4) 운동 조화 및 균형 장애

대뇌의 운동 피질은 한 근육의 움직임을 행할 시 다른 주변 근육들의 움직임을 활성화와 억제를 통해 복합적인 방식으로 조절한다.[19] 운동조화장애(incoordination)는 이러한 대뇌피질의 억제 기능에 대한 탈억제(disinhibition)로 인해 작용근과 길항근의 신장 반사 역치들의 중추성 통제에 장애가 생길 시 나타나는 현상이다.[20] 운동 조화 장애는 뇌졸중 후 기능 회복에 영향을 미칠 수 있으며 반복적인 훈련 등으로 좋아지는 경향이 있다.

균형 장애는 소뇌 및 전정기관 장애뿐 아니라 천막 상부 뇌졸중 환자들에서 발생할 수 있으며 감각, 운동 및 인지 과정을 이용하여 균형 장애는 회복된다.[21] 지지하는 것 없이 혼자 앉아 있는 능력이나 똑바로 서 있는 자세를 유지하는 것은 뇌졸중 환자의 균형을 측정하는 데에 중요한 검사이며 널리 사용되고 있는 객관적인 지표로는 Berg 균형검사(Berg balance test)(표 27-2)가 있는데 이는 각 항목당 0~4점씩 총 14항목으로 구성되어 있다. Berg 균형검사는 뇌졸중 환자들의 운동 기능 손상과 밀접한 관련이 있는 것으로 알려져 있어[22] 향후 기능 측정에 많은 도움이 되는 지표로 사용되고 있다. Balance Master 역시 균형을 측정하는 도구로 널리 사용되고 있으며 Berg 균형검사와 함께 뇌졸중 환자들에서 높은 신뢰도와 타당도를 보이는 것으로 알려져 있다.[23]

표 27-2 | Berg 균형검사법

항목 (0점~4점) 총 56점
1. 앉은 상태에서 서기
2. 도움 없이 서 있기
3. 기대지 않고 스스로 앉기
4. 선 상태에서 앉기
5. 이동하기
6. 눈 감고 서 있기
7. 양 발을 모으고 서 있기
8. 선 자세에서 팔을 펴고 뻗기
9. 선 상태에서 바닥에서 물건 잡아 올리기
10. 서서 양쪽 어깨를 넘어 뒤돌아보기
11. 360° 돌기
12. 서 있는 동안 발판에 양 발을 교대로 놓기
13. 한 발을 다른 발 앞에 놓고 지지 없이 서 있기
14. 한 발로 서 있기

5) 인지기능 장애

뇌졸중 환자들 중 발병 3개월 때 30% 정도에서 인지기능의 장애가 관찰되는데[24] 이는 환자들의 나이가 들수록 더 증가한다. 뇌졸중 유형, 재발 횟수, 측두엽 내측부위 위축, 동반된 신경퇴행성 병변 여부는 인지기능 장애 정도에 영향을 끼치는 인자들이다. 인지기능 장애의 증상들로는 기억력 감퇴를 포함하여 그리기와 구성하기를 2차원 또는 3차원으로 디자인하지 못하는 구성 실행증(constructional apraxia)등이 있다. 침상에서 인지기능 장애를 쉽게 평가할 수 있는 도구로는 약식 정신상태 검사(Mini-mental Status Exam)가 있으며 웩슬러 성인 지능 검사(Wechsler Adult Intelligent Scale)도 흔히 사용되는 도구이다.

이전에 치매가 없었던 193명의 뇌졸중 환자들을 대상으로 뇌졸중 후 인지기능의 변화를 본 최근 연구 결과[25]에 따르면 발병 후 3개월 때 139명은 정상, 18명은 치매 증상 없이 인지 기능의 장애만, 36명은 치매 증상을 보였고 1년 뒤 추적 관찰 시 151명에서는 별다른 변화가 없었으나 27명에서는 인지 기능이 퇴보하였고 15명에서는 다소 호전을 보였다.

6) 실행증(Apraxia)

실행증은 언어 실행증(apraxia of speech), 구성 행위 실행증(constructional apraxia), 관념적 실행증(ideational apraxia) 등 다양한 유형으로 나타날 수 있는데 가장 흔한 것이 관념 운동 실행증(ideomotor apraxia)으로 운동, 감각 또는 인지 기능의 장애 없이 목적이 있는 행동을 하지 못하거나 구두 명령이나 동작 따라하기를 수행하는 데에 어려움이 있는 경우이다.[26] 빗으로 머리 빗는 것이나 손 흔드는 것을 잘 못하는 경우들이 이에 해당하며 흔히 좌측 대뇌반구 손상 시 나타나는데 좌뇌반구 뇌졸중 환자들 중 30% 정도에서 이러한 실행증이 있는 것으로 알려져 있다.[27]

실행증의 기전에 대한 모델은 계속 연구 중이며 외부 움직임 또는 명령에 대한 좌측 대뇌반구의 이해 능력이 우측 대뇌반구의 움직임을 구성하는 영역으로 전달하는 데에 장애가 있는 것으로 생각되나 우측 대뇌반구 병변 시에도 실행증이 나타날 수 있는 것으로 미루어 좌, 우 대뇌의 다양한 부위들이 역할을 수행하고 것으로 생각되고

있다.[28]

7) 편측무시(Hemineglect)

지각 장애(perceptual impairment)는 감각 기능은 정상이나 감각 자극을 대뇌에서 인지하는 데에 장애가 발생하는 증상으로 대표적인 것이 편측무시이다. 편측무시는 특정 부위의 다양한 감각 자극들(시각, 청각, 촉각, 후각)에 대한 반응 또는 인지 능력의 소실이 발생하는 것이며 반대측 상, 하지를 잘 사용하려 들지 않는 운동 편측무시(motor ne-glect)나 상상하고 있는 장면들 중 한 부분을 묘사하지 못하는 구상화 편측무시(representational neglect) 등도 나타날 수 있다.[28] 흔히 비우성 반구의 측두-두정엽 부위에 병변이 있을 때 잘 나타나며 좌측 대뇌반구나 전두엽에 병변이 있을 시에도 나타날 수 있다. 편측무시는 인지 관점에 따라 타인 중심적(allocentric), 자기 중심적(egocentric) 그리고 사물 중심적(object-centered) 편측무시로 구분될 수 있다. 타인 중심적 편측무시는 공간적으로 떨어진 두 지점 사이의 위치 관계에 대한 장애인데 예를 들어 떨어진 두 선분의 길이 판단이나 나누어진 선분의 좌, 우측 길이 판단의 장애를 들 수 있다.

대표적인 검사법으로 선 이등분 검사법(line bisection test)을 들 수 있는데, 이는 한 선분을 같은 길이로 이등분하도록 할 때 어느 한 쪽으로 치우쳐서 이등분하게 된다. 자기 중심적 편측무시는 자신의 몸의 중앙부를 판단하는 데에 장애가 발생하여 병변 측으로 치우쳐 판단하게 된다. 사물 중심적 편측무시는 한 사물의 구조를 파악하는 데에 장애가 발생하여 좌측 부위를 생략하게 되는데 대표적인 검사법으로 시계 그리기, 집 그리기 등이 있다. 단어의 좌측 부분도 인지하지 못하여 글을 읽을 때 단어들의 좌측 부분을 생략한 채 읽게 되는 것도 대표적인 사물 중심적 편측무시의 한 예이다. 구상화 편측무시는 자기가 살고 있는 집을 어느 한 지점에서 본다고 생각하고 그리도록 할 때 집의 한 부분을 생략하게 되며, 다른 지점에서 본다고 생각하고 그리도록 하면 이전에 생략된 부분을 그리게 되는 현상으로 편측무시가 단순히 외부감각 자극에 의해서만 발생하지는 않는다는 것을 보여주고 있다. 지각 장애는 이러한 편측무시 외에도 손에 쥐고 있는 물체들을 파악하지 못하는 입체실인증(astereognosis)이나 손바닥에 글씨를 쓸 때 글씨를 알아보지 못하는 서화감각 저하증(graphes-thesia) 등이 있다.

8) 연하장애(Dysphagia)

연하장애는 뇌졸중 환자들의 30~65% 정도에서 동반되는 흔한 증상으로 양측 대뇌반구 손상이나 뇌간 부위 손상 외에 편측 대뇌반구 손상 시에도 나타난다. 연하를 일으키는 근육들을 지배하는 신경핵들은 중뇌 및 연수에 위치하고 있으나 대뇌피질의 어떤 부위가 이들을 통제하는 지는 아직 명확하게 밝혀지지 않았다. 이전 연구들에[29-32] 따르면 도피질(insular cortex), 시상, 배측 롤란딕 주변부(ventral perirolandic area) 또는 하전두엽 후반부에 병변이 있을 시 연하장애를 일으킨다고 알려져 있다. 그러나 최근 기능적 대뇌피질 활동도 측정 기술의 발달에 따른 연구 결과는 비록 일부분만 연구되었으나 대뇌피질은 음식을 입 안에서 저작 후 인두부로 전달하는 과정에만 관여하고 이후 발생하는 불수의적인 인두부 근육들의 수축에 따른 인두부 연하에는 크게 관여하지 않는 것으로 나타났다.[33]

뇌졸중 환자들의 연하장애의 특징은 인두부 통과 시간의 지연, 인두부 반사의 지연, 설골-후두부 복합체의 상승 저하 및 인두윤상근 이완 감소 등 다양한 형태로 나타나며 특히 외측 연수부에 병변이 있을 시에는 좌, 우 인두부 근육들의 비대칭적인 움직임을 흔히 보인다.

2. 전대뇌동맥 증후군

1) 해부학적 구조

전대뇌동맥은 전두엽과 두정엽의 대뇌반구 사이의 피질 영역을 공급한다. 내경동맥에서 갈라진 전대뇌동맥은 전교통동맥을 통하여 양측 간 연결이 되고 다시 대뇌반구 사이를 타고 위로 올라가 뇌량(corpus callosum)을 타고 가다가 두정엽에서 끝난다. 전대뇌동맥은 크게 뇌량주위동맥(pericallosal artery)과 뇌량연동맥(callosomarginal artery)으로 나뉘는데 이 두 개 동맥에서 작은 가지들을 분지하여 대뇌에 혈류를 공급하게 된다. 전교통 동맥 부근에서 분지되는 Heubner 되돌이 동맥(Heubner's recurrent artery)은 미상핵 두부(head of caudate nucleus), 내낭의 전각(anterior limb of internal capsule), 피각전부(anterior putamen), 담창구(globus pallidus)와 시상하부(hypothalamus) 등에 혈류를 공급한다(그림 27-4).

2) 임상적 양상

전교통동맥보다 기시부에서 전대뇌동맥이 막히게 되면 반대측 전대뇌동맥의 측부 순환으로 인해 증상이 거의 없게 된다. 전교통동맥 원위부에서 발생한 전대뇌동맥의 폐쇄에 따른 뇌졸중의 특징적인 증상은 반대측 상완부, 수부 및 안면부는 비교적 침범이 덜하나 반대측 견부와 하지의 위약 및 감각 소실을 보인다는 것이다. 머리와 눈은 병변측으로 편향될 수 있다. 좌측 전대뇌동맥 폐쇄 시 나타나는 좌측 상지의 실행증(apraxia)은 뇌량 앞 부위의 경색으로 인한 것인데 뇌량 앞 부위의 손상으로 좌측 대뇌반구의 언어 영역의 정보가 우측 대뇌반구로 전달되는 것에 장애가 있기 때문이다. 전교통 동맥과 Heubner 되돌이 동맥의 폐쇄는 내낭의 전각, 기저핵까지 경색이 퍼져 완전 마비를 유발할 수 있으며 좌측 Heubner 되돌이동맥 폐쇄로 인한 좌측 대뇌반구 병변 시에는 들은 문장을 따라하는 능력은 유지되어 있으나 스스로 말하는 능력이나 이름대기 능력은 떨어지는 초피질 운동 실어증(transcortical motor aphasia)이 나타날 수도 있다. 전두엽 부위 경색이 발생 시 수동적 움직임에 저항하는 변속저항증(force-dependent resistance)이 발생할 수 있는데 이를 Gegenhalten이라고도 부른다. 간과되기 쉬운 증상으로 모든 자극들에 느린 반응을 보이거나 자발적 움직임이 떨어지는 무의지증(abulia)이 나타나기도 한다.

3. 중대뇌동맥 증후군

1) 해부학적 구조

경동맥에서 분지한 중대뇌동맥은 실비우스 열구(Sylvian fissure)를 타고 대뇌피질 바깥으로 진행하는데 뇌섬엽 피질(insular cortex)을 지나 상, 하 분지로 나뉜다. 상, 하 분지로 나뉘기 전에 대뇌 심부에 렌즈핵 선조체 천공 동맥(lenticulostriate perforating artery)을 분지하여 피각(putamen), 담창구, 미상핵과 내낭에 혈류를 공급한다. 천공동맥은 중대뇌동맥으로부터 직각으로 꺾여 있어 고혈압 등의 위험 인자가 있을 시 뇌출혈의 주요 부위가 된다. 상, 하분지로 나누어진 중대뇌동맥은 전두엽, 두정엽, 측두엽 등 대뇌피질의 광범위한 부위에 혈류를 공급하게 되는데 상 분지는 주로 일차 운동 피질의 하외측에, 하 분지는 주로 두정엽과 측두엽에 분포하게 된다(그림 27-5).

2) 임상적 양상(표 27-3)[34-37]

(1) 주 줄기 중대뇌동맥 폐쇄

상, 하분지로 갈라지기 전 주 줄기에서 중대뇌동맥이 막히게 되면 반대측 상, 하지 및 안면 하부의 운동 소실을 유발하게 되는데, 이는 렌즈핵 선조체동맥의 폐쇄로 내낭의 후각부 경색이 발생하기 때문이다. 그러나 반대측 감각 소실은 그다지 심하지 않은데 이는 상, 하지에서 대뇌 감각 피질에 이르는 상행 감각 신경로는 유지되고 일차 감각 피질의 하부만 침범하기 때문이다. 외측 슬상체 경색으로 인하

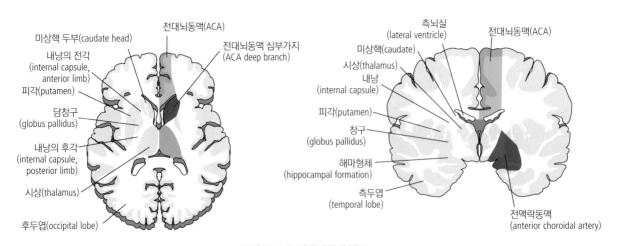

그림 27-4 | 전대뇌동맥 분포

여 동측 반맹(homonymous hemianopia)이 발생할 수 있으며 병변 쪽으로 머리와 눈이 편향될 수 있다. 우성 반구 침범 시 전실어증(global aphasia)이 발생할 수 있으며 비우성 반구 침범 시 본인이 질병이 있다는 것을 인지하지 못하는 질병 인식 불능증(anosognosia)이 나타날 수 있다. 연하장애와 신경인성 방광은 편측 마비인 경우에도 비교적 흔히 발생한다.

(2) 상분지 중대뇌동맥 폐쇄

상분지 중대뇌동맥 폐쇄 시 나타나는 임상 양상은 주 줄기 중대뇌동맥 폐쇄 때와 유사하나 편마비 정도와 언어 이해 장애 정도가 덜하다. 이는 중대뇌동맥의 분지 중 렌즈핵 선조체동맥은 유지되어 내낭의 침범 없이 일차 운동 영역 피질의 하외측 부위만 침범하기 때문이다. 따라서 상지와 안면부 운동 장애가 하지 운동 장애보다 심하며 우성 반구 침범 시 전형적인 브로카(Broca) 형태의 실어증이 나타나고 비우성 반구 침범 시 다른 사람의 말의 억양이나 감정적 어조를 이해하지 못하는 무운율증(aprosodia)이 발생한다. 실어증은 초기에는 전실어증(global aphasia)을 보이다가 점차 이해 능력이 회복되면서 브로카 형태의 실어증으로 바뀌게 된다.

(3) 하분지 중대뇌동맥 폐쇄

하분지 중대뇌동맥 폐쇄는 상분지 중대뇌동맥 폐쇄보다 드물게 나타나는데 주로 심인성 색전에 의해 발생한다. 운동 및 감각 기능은 비교적 유지되나 시각 기능의 손상으로

표 27-3 | 뇌졸중 병변 위치에 따른 증상

병변 위치	임상적 양상
전대뇌동맥 증후군	반대측 편마비(주로 하지) 반대측 감각 저하 좌측 상지의 실행증(좌측 대뇌반구 병변 시) 초피질 운동 실어증(좌측 대뇌반구 병변 시)
중대뇌동맥 증후군 (주줄기 폐쇄)	반대측 상, 하지, 안면 하부 마비 반대측 감각 저하 연하 곤란 신경인성 방광
중대뇌동맥 증후군 (상분지 폐쇄)	Broca 형태 실어증(우성 반구 병변 시) 무운율증(비우성 반구 병변 시)
중대뇌동맥 증후군 (하분지 폐쇄)	반대측 반맹 Wernicke 형태 실어증(우성 반구 병변 시) 좌측 시각 무시(비우성 반구 병변 시)
후대뇌동맥 증후군	중추성 통증 및 감각 소실 시각 장애 기억력 손상

위 사분맹(superior quadrantanopia) 또는 동측 반맹(homonymous hemianopia)이 일어나며 우성 반구 침범 시 베르니케(Wernicke) 유형의 실어증이 나타난다. 실어증은 증상이 수주에서 두 달 동안 호전 없이 지속되다가 그 이후에 어느 정도의 회복을 기대할 수 있다. 비우성 반구 침범 시 좌측 시각 무시 현상(visual neglect)이 발생한다.

(4) 렌즈핵 선조체동맥(lenticulostriate artery) 폐쇄

중대뇌동맥 주줄기에서 발생한 색전이 렌즈핵 선조체 관

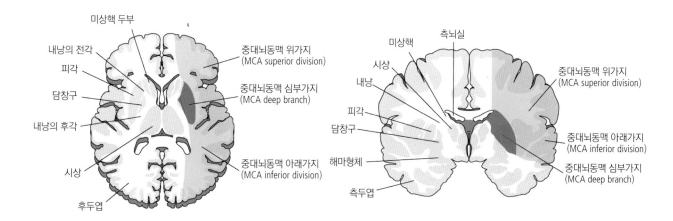

그림 27-5 | 중대뇌동맥 분포

통동맥을 차단 시 발생하며 대부분 선조체낭 경색(striato-capsular infarct)을 일으킨다. 대개 언어 장애나 편측무시가 없이 팔과 손을 주로 침범하는 불완전 순수 운동 장애를 일으킨다.

4. 후대뇌동맥 증후군

1) 해부학적 구조
좌, 우측 척추동맥이 합쳐져 형성된 기저동맥이 중뇌 상부에서 좌, 우 후대뇌동맥으로 갈라진다. 후대뇌동맥에서 후교통동맥이 분지되어 중대뇌동맥과 후대뇌동맥을 연결하며 후교통동맥이 분지된 이후 후대뇌동맥에서 시상관통동맥(thalamoperforating artery)과 시상슬동맥(thalamogeniculate artery)이 분지되어 시상부에 혈류를 공급하고 나머지 후대뇌동맥들은 주로 후두엽 및 측두엽 내측부, 해마(hippocampus), 중뇌 등에 혈류를 공급한다(그림 27-6).

2) 임상적 양상
시상관통동맥과 시상슬동맥 폐쇄 시 시상의 경색으로 인하여 중추성 통증, 감각 소실 등이 유발되며 외슬상체(lateral geniculate body), 시각 방사(optic radiation)의 경색으로 시각 장애가 발생한다. 측두엽 내측부와 해마 부위의 경색이 발생 시 기억력의 손상을 가져올 수 있다.

5. 척추기저동맥 증후군

1) 해부학적 구조
척추동맥은 쇄골하동맥에서 분지하여 경추의 횡간공을 통해 올라오다가 대후두공(foramen magnum)을 통해 두개강 내로 들어온다. 연수-뇌교 경계부에서 좌, 우 척추동맥은 후하소뇌 동맥을 내보내면서 기저동맥으로 합쳐지며 기저동맥에서 소뇌를 타고 도는 전하소뇌동맥과 상소뇌동맥을 내보내는데 후하소뇌동맥은 연수를, 전하소뇌동맥은 뇌교를, 상소뇌동맥은 중뇌를 감싸듯이 돌며 소뇌에 혈류를 공급한다(그림 27-7). 사람에 따라서는 후하소뇌동맥이 기저동맥에서 분지하기도 하는데 척추동맥 폐쇄의 효과들을 고려할 때 이러한 해부학적 변이를 명심하여야 한다.

2) 임상적 양상
뇌간 부위는 뇌신경 핵들과 대뇌피질에 이르는 운동 및 감각 신경로들을 포함하고 있는 복잡한 구조물이다. 뇌신경 핵들은 동측 부위를, 운동감각 신경로들은 반대측 부위를 지배하고 있어 편측 뇌간 부위에 경색이 발생 시 경색 부위에 위치한 동측 뇌신경 마비 및 반대측 운동 감각 소실이 나타나게 된다. 소뇌 부위에 경색이 발생 시 동측 부위의 운동 실조가 일어나나 뇌간 부위에 경색이 발생 시에는 동측, 반대측 또는 양측 운동실조가 일어날 수 있다(표 27-4).

외측 연수 증후군(lateral medullary syndrome; Wallenberg syndrome)은 비교적 흔히 발생하는 뇌간 부위 경색으로 후

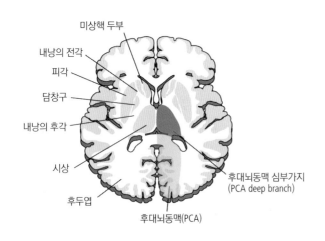
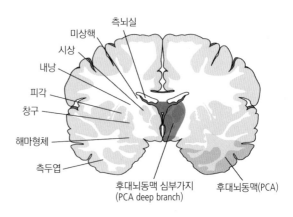

그림 27-6 | 후대뇌동맥 분포

하소뇌동맥 근처의 척추동맥의 혈전에 의해 발생하며 척수소뇌로, 제5 뇌신경, 척수시상로, 전정신경핵(vestibular nucleus), 교감신경로와 의문핵(nucleus ambiguus)들을 침범하여 동측 부위 운동 실조, 동측 안면신경통 및 안면 감각 소실, 반대측 온도 및 통증 감각 소실, 안구 진탕(nystagmus), 동측 호너 증후군(Horner syndrome), 연하장애 및 발성 장애를 일으킨다.

웨버 증후군(Weber syndrome)은 중뇌의 내측 기저부에 경색이 발생한 것으로 제3 뇌신경과 피질척수로가 손상을 받아 동측 제3번 뇌신경 마비와 반대측 편마비를 나타낸다.

베네딕트 증후군(Benedikt syndrome)은 중뇌의 피개(tegmentum)부위에 경색이 발생한 것으로 제3 뇌신경, 척수시상로, 내측 모대(medial lemniscus), 상소뇌각(superior cerebellar peduncle)과 적핵(red nucleus)을 침범하여 동측 제3 뇌신경 마비, 반대측 통증 및 온도 감각 소실, 반대측 고유 수용 감각 소실, 반대측 운동 실조와 반대측 무도병(chorea)을 일으킨다.

기저동맥이 혈전에 의해 막히게 되면 잠금 증후군(locked-in syndrome)이 일어나게 되는데 이는 사지, 구강 및 후두부 움직임과 동향 안구 운동(conjugate eye movement)에 장애를 유발하는 심한 뇌교 경색 증후군으로 의식은 있으나 눈 깜박임과 눈을 위로 치켜뜨는 동작 외에는 모든 움직임에 장애가 있게 된다. 이러한 환자들은 눈 깜박임과 눈을 위로 치켜뜨는 동작을 이용하여 간단한 의사 표현을 할 수 있게 된다.

소뇌 경색은 후하소뇌동맥, 전하소뇌동맥 또는 상소뇌동맥의 폐쇄로 발생하며 소뇌 부종이 발생하면 제4 뇌실을 막아 뇌수종을 일으켜 생명을 위독하게 할 수 있다. 후하소뇌동맥과 전하소뇌동맥은 주로 동맥 혈전에 의해 발생하며 상소뇌동맥은 주로 심인성 색전에 의해 발생한다. 상소뇌동맥 폐쇄 시 주된 증상으로는 동측 소뇌 운동 실조증, 오심 및 구토, 느려진 발성, 반대측 온도 및 통증 감각 소실 등이다. 전하소뇌동맥 폐쇄 시 경색의 정도에 따라 증상이 다양하게 나타나는데 주된 증상으로는 현훈(vertigo), 오심 및 구토, 안구 진탕, 이명(tinnitus), 안면 근육 약화, 동측 소뇌 운동 실조증, 동측 호너 증후군 등이다. 그 외에 소뇌의 경색으로 들 수 있는 증상은 길항 반복 운동 불능증(dysdiadochokinesia), 운동 거리 측정 장애(dysmetria), 안정 시 진전(resting tremor) 등을 들 수 있다.

6. 열공성 증후군

열공성 증후군은 작은 관통 동맥들의 폐쇄로 심부 대뇌백질, 기저핵, 시상이나 뇌교에 작은 경색이 발생하는 것으로 순수 운동성 장애, 순수 감각성 장애, 감각-운동성 장애, 구음 장애, 운동 실조 편마비 또는 편무도병의 증상을 나타낼 수 있다. 내낭의 후각, 뇌교 기저부, 추체로 등에 열공성 경색이 발생 시 순수 운동성 장애가, 시상이나 시상피질로에 열공성 경색이 발생 시 순수 감각성 장애가 나

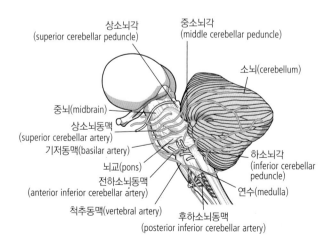

그림 27-7 | 척추동맥 구조

표 27-4 | 척추기저 동맥 증후군

병변 위치	침범 부위	임상적 양상
외측 연수 증후군	척수소뇌로 제5 뇌신경 척수시상로 전정신경핵 교감신경로 의문핵	동측 운동 실조 동측 안면 신경통, 안면 감각 소실 반대측 통증 및 온도 감각 소실 안구 진탕 연하 곤란 및 발성 장애
웨버 증후군	제3 뇌신경 피질 척수로	동측 안구 운동 장애 반대측 편마비
베네딕트 증후군	제3 뇌신경 척수 시상로 내측 섬유띠 상 소뇌각 적핵	동측 안구 운동 장애 반대측 통증 및 온도 감각 소실 반대측 고유 수용 감각 소실 반대측 운동 실조 반대측 무도병

타난다. 내낭과 시상의 접합부에 경색이 발생 시 감각-운동성 장애가 나타나며 내낭의 전각 또는 뇌교에 작은 경색이 발생 시 구음 장애가 나타난다. 미상핵의 두부, 시상, 시상하핵에 열공성 경색이 발생 시에는 큰 관절의 불수의적인 움직임을 보이는 편무도병의 증상을 보인다.

IV. 기타 뇌졸중

1. 피질하 동맥경화성 뇌병변(Binswanger 병)

Binswanger 병이 하나의 단독 질환인지에 대하여는 논란이 많다. 최근에는 피질하 동맥경화성 뇌병변(subcortical arteriosclerotic encephalopathy)라는 용어를 사용하며[38] 주로 대뇌백질과 기저핵에 혈류를 공급하는 소동맥들에 국한되어 다발성의 작은 경색들과 피질척수로의 탈수초화가 발생하는 것과 연관되어 있다. 대개 고혈압과 관계가 있으며 신경병리학적인 변화를 일으키는 인자들은 아직 모르는 것으로 되어 있다. 대뇌 전산화 단층 촬영이나 자기 공명 영상 상 뇌실 주위 백질의 불규칙한 다발성 고음영 병변들이 있거나 기저핵과 시상 등에 다발성 열공성 경색들이 나타난다(그림 27-8). 임상적 증상으로는 혈관성 치매, 흔한 일과성 허혈성 뇌졸중, 구음 장애나 연하장애 등의 가성 구마비(pseudobulbar palsy) 증상, 보행 장애 등이 있을 수 있다.

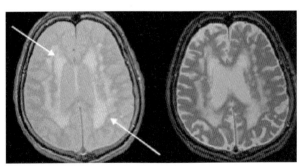

그림 27-8 | 피질하 동맥경화성 뇌병변(자기공명영상 소견)

2. 경동맥 증후군

경동맥이 혈전에 의해 막혀 증상을 나타내는 경동맥 증후군은 총경동맥이 막히는 경우가 전체의 1%에 불과하고 나머지는 모두 내경동맥이 막히는 경우이다.[37] 내경동맥 증후군은 임상양상이 매우 다양한데 이는 내경동맥이 말단 동맥이 아니라 대뇌동맥륜으로 연결되어 연속성을 유지하기 때문이다. 내경동맥이 혈전에 의해 막히는 부위는 외경동맥과 갈라진 직후가 가장 흔한데 대개 임상적 증상은 나타나지 않는다.

내경동맥의 혈전에 의해 뇌졸중 증상이 나타나는 경우는 2가지로, 첫째는 내경동맥에 있는 혈전이 떨어져 나가 분지 동맥을 차단하는 경우와, 둘째는 혈압 강하 등 혈류역학적인 변화에 의한 대뇌 관류압의 감소로 뇌 경계 부위 경색(watershed zone infarct)이 발생하는 경우이다(그림 27-9). 경계 부위 경색은 주로 중대뇌동맥이 지배하는 대뇌 전체 또는 부분에서 발생하며 전교통동맥이 매우 작을 때에는 전대뇌동맥이 지배하는 대뇌 부위에서도 발생할 수 있다. 혈전이 떨어져 나가 분지 동맥을 차단하는 경우 임상 증상은 중대뇌동맥 증후군과 유사하며 폐쇄가 심한 경우에는 망상활성계(reticular activating system)에 영향을 미쳐 의식 혼탁도 일어날 수 있다. 대뇌 관류압의 감소로 인한 뇌 경계 부위 경색은 전대뇌동맥과 중대뇌동맥이 지배하는 경계부에서 발생하는 데 두정엽, 전두엽과 피질하 백질을 침범하며 손이나 얼굴보다는 어깨나 고관절의 근력 약화를 초래한다.

3. 측두 동맥염(Temporal arteritis)

주로 노인들에서 발생하며 외경동맥의 가지들, 특히 측두부 가지들에서 림프구, 단핵구, 호중구와 거대 세포들로 구성된 아급성 염증 육아종성 삼출물(granulomatous exudate)들이 나타나며 가장 심하게 침범된 부위에서 혈전화된다. 두통이 주된 소견이며 적혈구 침강 속도(erythrocyte sedimentation rate)의 증가와 함께 사지 근위부 근육들의 통증과 뻣뻣함이 일어날 수 있다. 측두 동맥염 환자들의 25%에서 안구 동맥 가지들의 침범으로 시력 소실이 일어날 수 있다.

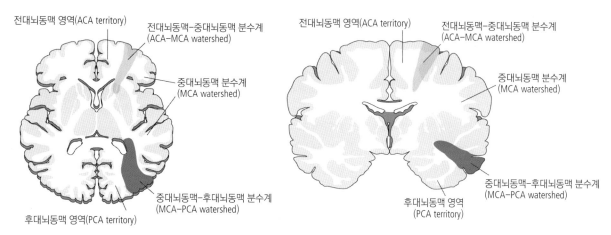

전대뇌동맥 영역(ACA territory)
전대뇌동맥–중대뇌동맥 분수계
(ACA–MCA watershed)
중대뇌동맥 분수계
(MCA watershed)
중대뇌동맥–후대뇌동맥 분수계
(MCA–PCA watershed)
후대뇌동맥 영역(PCA territory)

전대뇌동맥 영역(ACA territory)
전대뇌동맥–중대뇌동맥 분수계
(ACA–MCA watershed)
중대뇌동맥 분수계
(MCA watershed)
중대뇌동맥–후대뇌동맥 분수계
(MCA–PCA watershed)
후대뇌동맥 영역
(PCA territory)

그림 27-9 │ 뇌 경계 부위 경색(watershed zone infarct)

4. 소아 뇌졸중

소아에서 발생하는 뇌졸중은 대략 10만 명당 3명 정도 발생하는 것으로 알려져 있으며 10대 사망 원인 중 하나로 꼽히고 있다. 절반 정도에서 외상, 모야모야(moyamoya)병, 선천성 심장 질환 등의 원인 인자들이 밝혀져 있고 나머지 반은 원인을 모르는 경우들이다.[39] 소아 뇌졸중은 특징적으로 성인에 비해 신경학적 회복이 빠르고 좋은데 이는 대뇌의 신경학적인 가소성이 성인에 비해 뛰어나고 적응을 잘하기 때문으로 생각된다.[32]

V. 뇌졸중의 예방

뇌졸중을 예방하려면 우선 뇌졸중을 일으키는 위험 인자들을 분석하여야 한다. 뇌졸중의 위험 인자는 크게 교정 가능한 위험 인자와 교정이 불가능한 위험 인자로 나뉘며 교정 가능한 위험 인자로는 고혈압, 흡연, 고콜레스테롤 혈증, 당뇨, 좌심실 비대, 심방 세동, 심부전 등이 있으며 교정이 불가능한 위험 인자들로는 나이, 성별, 가족력, 인종, 이전의 뇌졸중 병력 등이 있다. 미국 건강관리 협회에서는 'Healthy People 2020'이라는 기치로 심장 질환과 뇌졸중의 예방 및 치료에 대한 국가적인 목표를 세워 위험 인자의 발견 및 제거 등을 체계화하려고 하고 있다(http://

www.healthypeople.gov/2020).

1. 고혈압

수축기 혈압 165 ㎜Hg 또는 이완기 혈압 95 ㎜Hg인 경우 뇌졸중의 상대 위험도는 6배 증가하는 것으로 알려져 있다. 항고혈압제를 이용하여 뇌졸중을 예방하려는 연구들은 많이 시도되고 있다. HOPE trial[40] (ramipril vs placebo), ALLHATtrial[41] (calcium channelblocker and/or angiotensin converting enzyme inhibitor vs diuretic), LIFE trial[42] (losartan vs atenolol)과 PROGRESS trial[43] (perindopril and/or indapamide vs placebo) 등 많은 연구들이 시도되었고 이들 모두 위약군에 비해 뇌졸중의 위험도를 낮추었으나 고혈압 약제 자체 효과인지 혈압 강하 효과인지는 분명하지 않다. 국내에서는 아직 혈압 강하 효과에 따른 뇌졸중 예방에 관련된 대규모 연구가 진행된 적이 없으나, 다만 2007년부터 보건복지부에서 고혈압·당뇨병에 대해 심뇌혈관질환 고위험군 등록관리 시범사업을 실시하고 있다.

2. 흡연

흡연이 뇌졸중의 위험도를 높인다는 연구는 1980년대 후반에 Framingham 등[44]이나 Robbins 등[45]의 대규모 연구들이 있으며 이들에서 이전에 담배를 폈던 사람들은 핀 적이 없었던 사람들과 위험도에서 큰 차이는 없었으나 현재 담배를 피우고 있는 사람들은 그 피우는 양에 따라 뇌졸중의 위험도가 증가한다는 사실을 밝혔고 담배를 5년간 끊게 되면 뇌졸중의 위험도는 담배를 피기 전 상태로 돌아가는 것으로 알려졌다. 최근 연구 결과[46]에 따르면 본인이 흡연자인 경우 배우자가 담배를 피울 때 뇌졸중의 위험도가 더 높은 것으로 알려졌다. 또한 흡연은 남녀 모두에서 지주막하 출혈과 뇌내 출혈의 중요한 위험 인자인 것으로 알려져 있다.[47,48]

3. 고콜레스테롤 혈증

고콜레스테롤 혈증이 뇌졸중의 직접적인 위험 인자인지는 확실치 않으나 관상 동맥 질환이나 동맥 경화증과 밀접한 관련이 있다는 점에서 뇌졸중의 간접적인 위험 인자로 생각되고 있다. 최근 대규모 전향적 연구들[49-51]에서 스타틴(statin) 계열의 약물들은 뇌졸중의 위험도를 낮추나 저지방 식이 섭취와 야채, 과일 등의 섭취만으로는 뇌졸중의 위험도를 낮추지 못하는 것으로 알려졌다.

4. 당뇨병

당뇨병은 뇌졸중의 위험도를 3~6배 상승시키며 당뇨병과 흔히 동반되는 고혈압, 심혈관계 질환 등의 변수를 통제한 후에도 2~3배 상승시킨다고 한다.[52] 최근 연구 결과[53]에 따르면 제 2형 당뇨병을 가지고 있는 고위험군 환자들에서 피오글리타존(pioglitazone) 등의 당뇨약을 복용 시 재발성 뇌졸중의 위험 빈도를 낮추는 것으로 알려져 있다.

5. 기타 인자

좌심실 비대, 심부전, 심방 세동 등의 심장 질환들은 뇌졸중의 발생 빈도를 정상인의 2~6배 증가시키는 것으로 알려져 있으며 혈압 조절, 금연, 콜레스테롤 감소 등으로 뇌졸중을 예방할 수 있다고 한다.

고호모시스틴 혈증(hyperhomocysteinemia)이 뇌졸중과 경동맥 질환의 위험도를 증가시키는데 이는 선천적인 효소 결핍이나 후천적인 엽산(folic acid), 비타민 B12 또는 비타민 B6의 감소로 발생한다. 최근 대규모 연구 결과[54]에 따르면 엽산, 피리독신(pyridoxine), 코발아민(cobalamine)이 함유된 비타민 복합제제들을 복용 시 뇌졸중의 위험도를 10% 정도 낮추는 것으로 밝혀졌다.

6. 미국 심장 협회 가이드라인

미국 심장 협회(American Heart Association)에서는 최근 뇌경색 또는 일과성 허혈증 환자들에서 뇌졸중의 재발을 예방하기 위한 가이드라인[55]을 제시하였는데 고혈압, 당뇨, 지질, 흡연, 술, 비만, 활동력에 대한 구체적인 방법들을 언급하였다.

심인성 색전증이 의심되는 지속적 내지 발작적 심방 세동이 있는 뇌경색 환자들에서는 적정 용량의 항응고제 사용이 권고되고 있으며 INR 수치는 2.5(2.0~3.0)로 맞추는 것을 목표로 용량을 정하도록 하고 있다. 항응고제를 복용할 수 없는 환자들에서는 아스피린 325 mg으로 대체하도록 하고 있다. 심방 세동 환자 중 뇌졸중 발생 고위험군에서 항응고제 사용을 일시적으로 중단해야 할 경우에는 중단 기간에 저분자량 헤파린을 대신 피하 주사할 것을 권장하고 있다. 또한 출혈 위험으로 인해 와파린(warfarin) 투여가 금기인 환자에서는 아스피린과 클로피도그렐(clopidogrel)의 복합 요법이 와파린과 유사한 정도로 출혈 위험을 높이므로 투여하지 않도록 하고 있다.

심인성 색전증이 아닌 일과성 허혈증 또는 뇌경색에서는 뇌졸중의 재발을 막기 위해 항응고제보다는 항혈소판제가 추천되며, 하루에 아스피린 50~325 mg 또는 클로피도그렐 75 mg 단독요법이 초기 치료로 추천된다. 그러나 아스피린과 클로피도그렐의 복합 요법은 출혈의 위험성을 증가시키므로 통상적인 2차 예방 약제로 추천되지 않는다. 아스피린 복용중에 허혈성 뇌졸중이 발생했을 경우 아스피린의 용량을 증량하는 것은 뇌졸중 예방에 추가적인 효과가 없는 것으로 밝혀졌다.[56,57] 또한 클로피도그렐의 단독 요법과 클로피도그렐과 아스피린의 복합요법 간에는 예방 효과에 서로 차이가 없다고 알려져 있다.[58]

또한 뇌졸중 재발의 위험이 있는 환자들에서 중재적 시술에 대한 가이드라인도 제시하였는데, 동측 경동맥에 70% 이상의 협착과 증상이 있을 때에는 경동맥 내막 절제술(carotid endarterectomy)과 약물 치료를 병행하는 것이 약물 치료만 하는 것보다 효과가 큰 것으로 입증되었다. 또한 50~69%의 경동맥 협착이 있을 때에는 위험성과 치료 효과를 고려하여 경동맥 내막 절제술을 시행할 환자를 적절히 선택하도록 권고하고 있다. 최근에는 경동맥 성형술 및 스텐트 삽입술이 경동맥 내막 절제술의 대체법으로 연구되고 있다.

VI. 급성기의 뇌졸중 치료

뇌졸중의 발생 후 첫 몇 시간 동안의 치료가 향후 환자의 예후를 결정하는데 매우 중요하다. 정상적인 뇌는 자가조절(cerebral autoregulation)을 통하여 평균동맥압(systemic mean arterial pressure)의 급격스러운 변화에도 불구하고 뇌 조직의 관류율(cerebral perfusion rate)을 50 ㎖/100g/min 정도로 유지한다. 신경의 활동은 20 ㎖/100g/min 정도의 낮은 뇌 혈류에서도 유지될 수 있지만, 10 ㎖/100g/min 이하의 관류율에서는 세포소멸이 초래된다. 뇌관류율이 10~20 ㎖/100g/min의 범위에서는 세포의 생존은 유지되지만 나트륨-칼륨 펌프가 멈추어 전기적으로 고요한(electrical silent) 상태가 되어 기능은 없는 상태가 되는데 이는 보통 허혈성 손상의 가장자리에 위치한다. 이를 허혈 반음영(ischemic penumbra)이라 하는데, 허혈 반음영의 경우 일정 시간 내에 혈류가 개선될 경우에는 이론적으로 정상적인 신경기능을 회복할 수 있다.[59] 따라서 최근의 급성뇌경색 치료의 프로토콜은 이러한 허혈 반음영을 최대로 살리기 위한 3시간 이내의 조기 혈관 재관류(vascular reperfusion)에 초점을 두고 있다.

또한, 최근 여러 문헌들을 통하여 포괄적 뇌졸중 센터(comprehensive stroke center)가 뇌졸중 환자의 치료와 재활을 조직적이고 체계적으로 제공함으로써 뇌졸중 환자의 예후를 향상시키는 것으로 알려져 있다. 미국의 인증기관에 의하면 급성기 뇌졸중의 치료를 위하여 뇌졸중 센터에서는 표 27-5[60]와 같은 것들이 고려되어야 한다고 한다.

표 27-5 | 미국의 JCAHO (Joint Commission on the Accreditation of Healthcare Organizations)에서 추천하는 뇌졸중 센터에서 갖추어야 할 급성기 뇌졸중 치료의 표준화된 측정도구

조직플라스미노겐 활성제(tissue plasminogen activator, tPA)
연하장애 선별검사
심부정맥 혈전증 예방
지질 검사
금연
뇌졸중 교육
재활치료
48시간 이내 항혈전제 시작
퇴원 시 항혈전제 처방
심방세동 있는 환자에게는 항응고제 처방

1. 초기 뇌졸중의 평가 및 뇌졸중의 진단

여전히 병력 청취, 일반적 이학적 검사와 신경학적 검사가 평가의 근간이 된다. 초기 뇌졸중 평가의 목적은 뇌졸중이 있는가 확인하고 뇌경색과 뇌출혈을 구별하고, 뇌경색의 경우 재조합 조직 플라스미노겐 활성제(recombinant tissue Plasminogen Activator, rtPA)와 같은 혈전용해제의 응급 치료의 금기가 있는 가를 확인하는 것이다. 뇌졸중의 초기에 미국 국립보건원뇌졸중척도(National Institutes of Health Stroke Scale, NIHSS)와 같은 척도는 뇌졸중의 중증도와 예후, 초기 치료에 대한 방침에 대하여 유용한 정보를 제공하여 준다(표 27-6).[61]

초기에는 시간 단축이 매우 중요하므로 제한적인 검사만이 추천된다(표 27-7).[61] 이러한 검사는 항시 가능하여야 하고 주로 뇌출혈과 뇌경색과 비슷한 증상을 보일 수 있는 다른 질환을 감별하는데 초점이 맞추어져 있으며, 그 외 심각한 동반 질환이나 뇌졸중의 심각한 급성기 내과계 및 신경계 합병증을 찾기 위하여 시행된다. 보통은 rtPA를 주사하기 전 이러한 검사의 결과를 아는 것이 바람직하지만, 혈소판 감소 등의 지혈이상이 의심되거나 헤파린이나 와파린을 사용하는 환자, 혹은 그 사용 여부를 모르는 경우가 아니라면 결과를 기다리느라 rtPA 제재의 투입이 늦어

표 27-6 │ 미국 국립보건원뇌졸중척도(National Institutes of Health Stroke Scale, NIHSS)

수준	검사 항목	척도 정의
1A	의식수준	0 의식이 명료, 예민하게 반응함 1 의식이 명료하지는 않으나, 작은 자극에 각성이 되며 응답 또는 반응을 함 2 의식이 명료하지 않으며, 집중을 얻기 위하여 반복자극이 필요하거나, 의식이 둔화되어 있어서 움직임을 얻기 위하여 (상동적 움직임이 아닌) 강한 자극이나 통증 자극이 필요함 3 반사적인 운동 또는 자율효과에 의한 반응만을 보이거나 완전 무반응, 이완, 또는 무반사 상태
1B	의식수준: 질문(2)	0 두 가지 질문에 정확하게 대답함 1 한 가지 질문에만 정확하게 대답함 2 두 가지 질문 모두에 정확하게 대답하지 못함
1C	의식수준: 지시(2)	0 두 가지 지시를 정확하게 수행함 1 한 가지 지시만 정확하게 수행함 2 두 가지 지시 모두 수행하지 못함
2	주시능력	0 정상 1 부분적 응시 마비. 응시가 한쪽 또는 양쪽 안구에서 있지만, 강제적인 편향이나 완전 주시마비가 없는 경우에 해당한다. 2 강제적인 편향 또는 완전 주시마비가 있으며 안구두부 움직임에 의해 극복되지 못하는 경우
3	시야	0 시야 상실 없음 1 부분적 반맹 2 완전 반맹 3 양쪽 반맹(대뇌맹을 포함한 시력상실)
4	안면마비	0 정상, 대칭적 운동 1 경미한 마비(코 입술 주름이 편평해짐, 웃을 때 비대칭) 2 부분적 마비(얼굴 하부의 완전마비 또는 거의 완전마비) 3 한쪽 또는 양쪽의 완전 마비(얼굴 상부 및 하부 움직임이 전무함)
5	팔의 운동	0 하락이 없음, 팔을 90°(혹은 45°)에서 10초 동안 유지함 1 하락 있음, 팔을 90°(혹은 45°)에서 유지는 하나, 10초가 되기 전에 떨어짐: 침상이나 다른 지지물을 건드리지는 않음 2 중력에 대해 약간의 저항이 있음, 지시에 따라 팔을 90°(혹은 45°)까지 들어 올리지 못하거나 유지를 못함, 침상까지 떨어짐, 그러나 중력에 대한 약간의 노력이 있음 3 중력에 대한 저항이 없음, 팔이 떨어짐 4 약간의 근수축도 보이지 않음
6	다리의 운동	0 하락이 없음, 다리를 30°에서 5초 동안 유지함 1 하락 있음, 다리가 검사 중 하락하나 침상에 닿지는 않음 2 중력에 대한 약간의 저항이 있음; 다리가 5초안에 하락하지만 중력에 대한 약간의 저항이 있음 3 중력에 대한 저항이 없음; 다리가 바로 침상으로 떨어짐 4 약간의 근수축도 보이지 않음
7	사지 운동실조	0 없음 1 사지 중 하나에서 존재 2 사지 중 둘에서 존재
8	감각	0 정상; 감각 소실 없음 1 경도 내지 중등도의 감각 소실; 환자는 환측에서 핀찌르기에 대해 덜 뾰족하거나 둔하게 느낌; 환자가 핀찌르기에 대해 닿는 느낌은 있으나 표재성 통증은 없음 2 중증 혹은 완전 감각소실; 환자는 안면, 팔 및 다리에서 닿은 것을 인식하지 못함
9	언어능력	0 실어증 없음; 정상 1 경도 내지 중등도의 실어증; 유창성이나 이해력에 어느 정도 명백한 소실이 있으나, 생각의 표현이나 표현의 형태에 심각한 제한은 없음, 언어 표현 또는 이해력의 감소로 제공된 자료에 대한 대화가 어렵거나 불가능함, 주어진 자료로 검사를 할 때 검사자가 환자의 반응을 통해 그림이나 카드 이름을 알 수 있음 2 중증의 실어증; 모든 의사 소통이 단편적인 표현으로만 이루어짐; 듣는 사람의 추리, 질문, 추측이 매우 필요함. 교환될 수 있는 정보의 범위가 제한됨; 듣는 사람에게 의사 소통이 부담스러움, 검사자는 환자의 반응을 통해 제공된 자료를 알아낼 수 없음 3 벙어리, 전실어증; 언어나 청각적 이해가 불가능 함

표 27-6 | 미국 국립보건원뇌졸중척도(National Institutes of Health Stroke Scale, NIHSS)(계속)

수준	검사 항목	척도 정의
10	구음장애	0 정상 1 경도 내지 중등도; 일부 단어를 불분명하게 발음하거나, 최소한 힘들게나마 알아들을 수 있음 2 중증; 실어증이 없으나 발음이 매우 불분명하여 알아들을 수 없음 또는 구음장애(anarthria) 상태
11	부주의 상태	0 이상 소견 없음 1 시각, 촉각, 청각, 공간, 또는 사람에 대한 부주의 상태나 소멸현상이 한 가지 이상의 감각에서 나타난다. 2 중증의 편측-부주의 상태 또는 2개 이상의 감각기능에 대한 편측-부주의 상태. 자신의 손을 인식하지 못하거나 공간의 한쪽만을 지각하는 상태이다.

표 27-7 | 미국 뇌졸중학회에서 추천하는 뇌경색이 의심되는 환자에서 시행하여야 하는 급성기 검사 목록

모든 환자	선별된 환자
• 비조영 두부 CT 또는 두부 MRI • 혈당 • 혈중 전해질 수치/신장 기능 검사 • 심전도 • 심허혈 인자 • 혈소판 수치를 포함한 전체혈구계산(complete blood count, CBC)* • 프로트롬빈 시간(PT)/국제정상화비율(international normalized ratio, INR)* • 활성 부분 트롬보플라스틴 시간(aPTT)* • 산소 포화도	• 간기능 검사 • 독극물 선별검사 • 혈액 알콜 수치 검사 • 임신 반응 검사 • 동맥혈액가스 분석(저산소증이 의심될 경우) • 흉부 방사선 촬영(폐질환이 의심될 경우) • 요추천자(CT 촬영상 음성이나, 지주막하 출혈이 의심될 경우) • 뇌파검사(경련이 의심될 경우)

* rtPA를 투여하기 전에 본 검사결과들을 아는 것이 바람직하지만, 아래와 같은 경우가 아니라면 결과확인을 기다리느라 혈전용해술이 지연되어서는 안된다.
(1) 출혈성 질환이나 혈소판 감소가 임상적으로 의심될 때 (2) 헤파린 또는 와파린을 투여받은 경우 (3) 또는 항응고제 사용 여부를 알 수 없을 때

져서는 안 된다.

이 시기에 척수액 검사는 뇌졸중 환자의 진단에 커다란 도움을 주지 못하고, 심장 및 혈관계의 영상 검사는 시간이 지체되어 응급 치료를 지연시킬 수 있으므로 급성기 치료가 완료된 후에나 시행하는 것이 바람직하다.

2. 초기의 영상학적 검사

자기공명영상(Magnetic resonance imaging, MRI)의 급성기 두개내출혈의 발견은 전산화단층촬영술(Computed tomography, 이하 CT)와 거의 비슷하지만 아직 대부분의 병원에서는 CT가 MRI보다 이용하기가 용이하므로 많이 쓰인다. 특히 초기에 CT를 통해서 뇌출혈과 뇌경색을 감별하고 뇌경색의 경우 대뇌반구의 1/3 이상이 침범되어 있는가를 판독하는 것이 rtPA 치료를 결정하는데 매우 중요하다. 왜냐하면 초기 3시간 이내의 rtPA 치료를 시행함에 있어서 대뇌반구의 1/3 이상이 침범되면 치료 반응이 좋지

않다고 알려져 있기 때문이다. 후기 출혈의 발견을 위하여는 CT보다는 MRI가 더 좋다.

첫 24시간 후의 열공뇌경색(lacunar infarct)의 진단은 MRI가 CT보다 예민하며, MRI는 bone artifact가 문제가 되지 않는 후와(posterior fossa)의 영상을 위해 우선 선택된다. 확산강조(diffusion-weighted) MRI는 초기 경색 변화를 발견하는데 있어 기존의 MRI보다 우수하며, 영상을 얻는 시간이 적게 걸린다.

최근에 발전된 multimodal CT와 MRI로부터 제공된 자료는 급성기 뇌졸중 환자의 진단과 치료에 많은 도움을 줄 수 있다. 가돌리늄 조영 증강 관류 MRI 영상(gadolinium contrast-enhanced perfusion weighted imaging)을 이용하면 확산-관류 불일치(diffusion-perfusion mismatch)를 발견할 수 있어 혈전용해요법의 환자를 선택하는데 많은 도움을 줄 수 있으며, CT 혈관조영술(CT angiography)이나 CT 관류스캔(CT perfusion scanning)과 같은 새로운 영상기술 등도 급성 뇌졸중의 진단을 향상시키는데 많은 도움을 주고 있다.

한편 초기에 혈관내 재관류 치료(endovascular recanali- zation therapy)가 가능한 병원에서는 뇌혈관에 대한 영상 자료를 획득하는 것이 중요하다. 자기공명 혈관조영술(MR angiography)은 두개내외의 뇌혈관을 비침습적으로 검사 하는데 이용된다. 즉 이를 통해 두개내외의 죽상동맥경화 를 선별해 낼 수 있으며 기존의 이중 초음파 검사(conven- tional duplex ultrasound)와 결합하면 혈관조영술이 필요하 지 않을 수 있다. 또한 자기공명 혈관조영술은 경동맥박리 (carotid dissection)를 진단하는 가장 좋은 방법이다.

기존의 혈관조영술(contrast cerebral angiography)은 침습 적임에도 불구하고 외과적 치료가 고려될 때 뇌동맥류와 동정맥 기형 등의 두개내 뇌혈관질환을 발견하고 해부학 적 구조를 명확하게 하기 위해 사용된다.

초음파는 최근 들어 비침습적 특성 때문에 급성 뇌졸 중의 평가에 표준화 진단 도구로 많이 사용되고 있다. 뇌 색전증이 의심되는 경우 흉곽경유 심초음파(transthoracic echocardiography)가 표준화된 검사로 수행하기가 간편하 다. 특히 심실내의 혈전과 판막증식(valvular vegetation)은 이를 통해 발견하기가 용이하다. 그러나 좌심방과 좌측 심 방부속기(atrial appendage)내의 혈전은 흉곽경유 심초음파 를 이용하는 경우 좌심방이 좌심실에 가려 문제가 있을 수 있으므로 이 경우에는 경식도 심초음파(transesophageal echocardiography)를 이용한다. 경식도 심초음파는 비교적 잘 참을 수 있고 좌심방 내의 혈전을 10배 이상 잘 발견할 수 있다. 또한 기이색전증(paradoxical embolism)이 의심되 는 경우, 난원공 개존증(patent foramen ovale)이나 심방중 격 결손증(atrial septal defect)도 경식도 심초음파로 잘 관 찰할 수 있다.

동맥 이중 스캐닝(arterial duplex scanning)은 경동맥 죽 상동맥경화증의 발견을 위해 유용한 선별검사이다. 그러 나 실제 임상적인 적용에서는 경동맥의 스캐닝에서 음성 결과를 보이면 경동맥 내막절제술(carotid endarterectomy) 의 필요성은 없다고 인정되지만 두개내 다른 죽상동맥경 화증의 존재를 배제하지 못하며, 반대로 경동맥의 스캐닝 에서 경동맥 죽상동맥경화증이 관찰되더라도 경동맥 내 막절제술의 금기인 원위 내경동맥(distal internal carotid artery)의 동맥 폐색의 유무를 알 수 없으므로, 경동맥 내막 절제술 시행 여부를 이 검사로만 결정할 수 없는 제한점이 있다.

경두개 도플러(transcranial doppler)는 두개내 혈류 흐름 의 특성을 측정할 수는 있지만 영상화는 불가능하다. 지주 막하 출혈 후 뇌혈관 연축(cerebral vasospasm)의 여부를 감 시하는 것과 같이 반복적인 뇌혈류의 측정이 필요한 경우 에 유용하다.

초기의 영상학적 검사의 자세한 사항은 제8장을 참조 하기 바란다.

3. 정맥내 혈전용해

rtPA의 정맥 투여(0.9 ㎎/㎏, 최대용량 90 ㎎)는 1996년 미국 식품의약국 안전청(FDA)의 승인을 받은 유일한 급성 허혈 성 뇌졸중 환자의 정맥내 혈전용해 치료법이다. 이 치료법 을 적용하면, 뇌졸중 발병 후 3시간 내에 치료 가능한 많 은 환자의 예후를 개선할 수 있다. 투여 시기가 빠르면 빠 를수록 예후가 양호하나 90~180분 내의 치료도 또한 효 과적이라고 알려져 있다.

중증 뇌졸중 환자(NIHSS 점수>22)는 예후가 비교적 좋 지 않지만, 긍정적인 치료 결과가 보고된 연구도 있다.

중증 환자의 경우는 출혈 위험이 높기 때문에, rtPA의 치료 결정을 내릴 때 주의를 기울여야 한다. 이런 환자에 서의 rtPA 치료는 치명적인 두개내 출혈을 유발할 수 있 다. 최근의 연구 결과 보고에서는 출혈 발생률이 낮아졌지 만 최초의 미국 국립보건원 산하 국립 신경병 및 뇌졸중 연구소(NINDS)의 임상시험에서는 증상 발현 출혈 위험이 약 6% 정도였다.

이러한 출혈의 합병증을 막는 가장 좋은 방법은 신중한 환자 선정과 환자의 면밀한 관찰과 모니터링이다. 특히 동 맥내 고혈압(intra-arterial hypertension)의 조절이 중요하다. 그 외 rtPA 투여 결정에 영향을 미치는 요인은 표 27-8[61]에 제시되어 있다. 또한 발작 환자에게서도 발작이 허혈로 인 한 것이라면 rtPA를 투여할 수 있다. rtPA의 투여 후 항응 고제나 항혈소판제 사용은 24시간 후로 연기해야 한다.

그 외 섬유소원 분해(defibrinogenating) 제재 등 다른 혈 전용해제도 임상시험 중이지만, 아직 rtPA 만큼 효과적이 거나 대체할 만한 제재는 아직 없다.

표 27-8 | 증상 발현 3시간 이내에 rtPA 제재를 투여할 수 있는 뇌경색 환자의 특성

선정기준(Inclusion criteria)
• 신경학적 결손을 일으킬만한 허혈성 뇌졸중의 진단
• 증상 시작이 3시간 이내인 경우
• 18세 이상

제외기준(Exclusion criteria)
• 3개월 이내에 대뇌 외상이나 뇌졸중 경력
• 지주막하 출혈을 시사하는 증상
• 7일 이내에 압박이 불가능한 부위에서 동맥 천자를 시행한 경우
• 대뇌출혈의 경력이 있는 경우
• 대뇌 종양, 동정맥 기형 또는 뇌동맥류의 존재
• 최근의 대뇌 또는 척추 수술
• 상승된 혈압(수축기 혈압>185 mmHg, 이완기 혈압>110 mmHg)
• 활동성 장기 출혈
• 급성 출혈성 소인
• 혈소판 수치<100,000/mm³
• 48시간 이내에 헤파린을 투여 받아 활성 부분 트롬보플라스틴 시간이 비정상적으로 상승된 경우
• 현재 항응고제 복용으로 INR>1.7 or PT>15초인 경우
• 현재 direct thrombin inhibitors or direct factor Xa inhibitors의 사용으로 aPTT, INR, platelet count, and ECT; TT; or appropriate factor Xa activity assays 와 같은 검사 결과가 증가되어 있는 경우
• 혈당<50 mg/dℓ(2.7 mmol/L)
• CT 상 다엽에 분포(대뇌반구의 1/3 이상이 저밀도)되어 있는 경색

4. 동맥내 혈전용해

혈전용해제의 동맥 투여는 일부 신중히 선정한 중뇌동맥(MCA) 폐색으로 초래된 급성 뇌경색 환자에서 도움을 줄수 있다. 그 외 증상 발현 후 24시간 이내의 척추(vertebral) 혹은 기저 동맥(basilar) 폐색 환자와 증상 발현 후 4.5시간 내의 전방 순환계(anterior circulation)를 침범한 색전성 뇌경색 환자에게는 동맥 내 rtPA나 유로키나아제(urokinase)를 투여할 수 있다. 증상 발현 후 6시간 내에 평가를 받았지만 최근 수술 등의 기타 시술 때문에 정맥내 혈전 용해술을 받을 수 없는 환자에게도 동맥내 혈전용해술을 시행할 수 있다.

5. 항응고제

최근의 임상시험 결과에 의하면 헤파린이나 저분자량 헤파린(low-molecular-weight heparin)/danaparoid의 조기 투

여는 출혈 합병증을 증가시키는 것으로 알려져 있다. 특히 이들 약물은 중증의 허혈성 뇌졸중 환자에서 증상발현 출혈 변환(symptomatic hemorrhagic transformation)의 위험을 증가시킨다. 또한 이들 약물은 다른 신체 부위의 대규모 출혈 위험도도 증가시킨다. 출혈 위험은 급속주입(bolus injection) 투여 시점이나 투여 경로(피하 혹은 정맥)의 영향을 거의 받지 않는 것으로 보인다. 비록 혈전용해제를 투여하는 것보다 출혈 위험이 낮기는 하지만 긴급하게 항응고요법을 시행하는 설득력 있는 임상시험적 증거는 아직 부족하다.

항응고요법의 수치 모니터링과 이에 따른 투여량 조절은 치료의 안전성을 증가시킨다. 현재의 연구결과에 의하면, 헤파린이나 저분자량 헤파린(low-molecular-weight heparin)/danaparoid의 초기 투여가 심장 색전성 뇌경색 환자의 조기 재발 위험을 낮추지는 못한다고 알려져 있다. 또한 항응고제의 초기 투여가 신경학적 악화 위험을 완화하지는 못한다고 한다. 또한 척추기저동맥 질환 혹은 동맥 박리증 환자의 치료와 관련한 초기 항응고요법의 효과도 입증되지는 않고 있다. 결론적으로 아직 대부분의 임상 시험들이 급성 뇌경색 후 항응고요법의 결과 개선 효과를 입증하지 못했다. 기계적(mechanical) 혹은 약리학적(pharmacological) 혈전 용해의 보조 요법으로 적용된 항응고제 치료의 역할은 아직 정의되지 않고 있다.

6. 항혈소판제

급성 허혈성 뇌졸중 환자의 치료에서 경구 항혈소판제의 단독 혹은 병합 투여의 효용성에 대한 현재 이용 가능한 자료로는 뇌경색 발병 후 48시간 내에 아스피린(초기 용량 325 ㎎)을 투여하면 사망률이 약간 그러나 통계학적으로 유의하게 감소한다는 것만이 알려져 있다. 아스피린의 일차적 효과는 뇌졸중의 신경학적 진행의 제한이 아닌 뇌졸중의 조기 재발 감소 때문인 것으로 보인다.

7. 수술 및 혈관내 중재

급성 허혈성 뇌졸중 환자 치료와 관련된 경동맥 내막절제

술(carotid endarterectomy)과 그 외 수술의 효과에 관한 데이터는 아직 미흡하다. 급성기의 수술적 치료는 위험을 초래할 수 있으며, 환자의 결과를 긍정적으로 변화시키지 않을 수도 있다. 그러나, 중대뇌동맥 뇌경색의 임상증상 및 징후가 있으며, NIHSS 점수가 16점 이상이며, 의식이 소실되며, CT에서 중대뇌동맥 영역의 반 이상 되는 경색이나 확산강조 MRI에서 뇌경색 부피가 145 ㎤ 이상일 때는 악성 뇌경색(malignant infarction)을 시사하므로 감압술(decompressive hemicraniectomy)을 뇌경색 발생 48시간 이내에 시행해야 한다. 단, 의사는 심각한 장애를 가지고 낮은 삶의 질을 가지고 살아야 하는 예후에 대한 충분한 설명을 해야 한다. 또한, 특히 소뇌에 발생한 악성 뇌부종(malignant brain edema) 등으로 인하여 뇌이탈(hernia) 등의 심각한 신경학적 손상이 예측될 때에는 조기에 생명을 구하는 목적으로 뇌를 일부 절제하는 감압술(decompressive evacuation)을 시행 할 수 있으며, 소뇌 등의 뇌경색으로 인하여 급성 수두증이 발생한 경우에는 뇌실배액관(ventricular drain) 등의 삽입으로 뇌액을 배출하여야 한다.

한편, 혈관성형술(angioplasty)와 스텐트 삽입술(stenting), 기계적 혈전 제거(mechanical clot disruption) 및 추출(extraction) 등의 혈관내 중재술의 치료 영역은 최근 많이 발전되었다. 최근에 개정된 진료지침은 다음과 같다.[62]

급성앞순환큰동맥(내경동맥, 중대뇌동맥 M1 및 큰 M2) 폐색으로 인한 중증 허혈뇌졸중 환자에서 예후를 개선시키기 위해 6시간 이내 혈관내 재개통치료(endovascular recanalization therapy, ERT)를 시행할 수 있다. 정맥내 조직플라스미노겐활성제(IV-tPA) 치료 대상환자는 ERT 시행 전 IV-tPA 투여를 고려할 수 있다. IV-tPA가 ERT를 지연시키지 말아야 하므로, IV-tPA에 대한 반응을 기다리지 말고 투여하면서 동시에 재개통치료를 시행할 수 있다. 급성앞순환큰 동맥폐색으로 인한 중증 허혈뇌졸중 환자 중 IV-tPA 치료가 금기인 경우, 6시간 이내 ERT를 우선적인 치료로 권고한다. 뒤순환큰동맥(바닥동맥, 후대뇌동맥 P1, 척추동맥)폐색으로 인한 중증 허혈뇌졸중 환자에서 6시간 이내 ERT를 고려할 수 있다. 앞순환이나 뒤순환 큰 동맥폐색 후 6시간이 지난 환자에서는 다중기법영상을 이용하여 예상되는 이득과 안정성을 평가한 후 좋은 예후를 기대할 수 있는 환자에서는 ERT를 고려할 수 있다. 이용 가능한 장비와 검사법을 고려하여 각 병원마다 선정기준을 규정하는 것이 권장된다. 일단 ERT 적응증이 되면, 가능한 빨리 시행하여야 하며, 방법으로 스텐트 혈전제거술을 우선적으로 시행하되, 스텐트 혈전제거술로 재개통이 이루어지지 않는 경우, 예상 효과와 안전을 고려하여 다른 ERT 방법을 추가하는 것을 고려할 수 있다.

8. 그 외 혈류 팽창, 혈관확장제, 고혈압 유발, 신경보호제, 저체온 유발 등의 치료

현재까지의 문헌으로는 그 외 혈류 팽창(volume expansion), 혈관확장제(vasodilator), 고혈압 유발(induced hypertension), 신경보호제(neuroprotective agent), 저체온 유발(induced hypothermia) 등의 치료가 뇌졸중의 최종 결과를 호전시킨다는 근거는 아직 미약하다. 향후 이에 대한 안전성과 효과 등에 연구 결과가 보다 알려져야 할 것으로 보인다.

9. 뇌실질내 출혈의 치료

급성기 뇌 출혈 환자는 뇌압상승, 혈압조절, 기도삽관 및 기계호흡 등의 필요 때문에 집중치료실에서 치료 및 관찰하는 것을 권장한다. 입원 시 글래스고우 코마점수(GCS score)가 3∼8점, 혹은 임상적으로 뇌탈출이 의심되거나 상당한 양의 뇌실내출혈이나 수두증이 동반된 경우에는 선택적으로 뇌압측정이 필요할 수 있다. 수두증으로 인해 의식이 저하된 경우는 뇌실배액술을 시행할 수 있다.

상승된 뇌압의 조절은 간단한 처치부터 단계적으로 적극적 방법을 고려한다. 우선 환자의 머리를 30° 정도 위로 올리고, 통증 및 불안정한 상태를 보이는 환자에서 제한적으로 진통제 및 진정제 사용을 고려한다. 좀 더 적극적인 뇌압조절이 필요한 경우는 삼투요법(mannitol or hypertonic saline solution), 신경근육차단(neuromuscular blockade), 저체온요법(hypothermia) 및 과호흡요법(hyperventilation) 등을 사용할 수 있다.

뇌실질내 출혈 환자의 급성기 치료에서의 혈압조절은 수축기혈압이 200 ㎜Hg이거나 평균동맥압이 150 ㎜Hg이면, 매 5분 간격으로 혈압을 측정하면서 정맥주입 혈압강하제를 통하여 혈압을 적극적으로 떨어뜨린다. 급성기 뇌출혈환자에서, 수축기 혈압이 150 내지 220 ㎜Hg인 경우, 1시간 이내에 수축기 혈압을 140 ㎜Hg 이하로 낮추는 것은 안전하다.

뇌출혈 이후에 발생한 경련 발작은 적절한 항경련제를 사용하여 치료하도록 한다. 뇌출혈환자에서 의식 저하를 설명할 만한 원인이 뚜렷하지 않으면, 전기적 경련의 가능성을 배제 하기 위해 (연속) 뇌파 촬영이 필요하며, 전기적 경련이 확인되면 항경련제를 이용하여 치료하는 것이 바람직하다. 예방적인 항경련제의 사용은 각 환자의 경련발작의 위험도와 항경련제의 부작용을 고려하여 개별적으로 결정하여야 한다. 경련발작의 위험도를 고려하지 않고, 일괄적으로 모든 환자에게 항경련제를 사용하는 것은 추천되지 않는다.

뇌출혈의 이상적인 치료의 목적은 혈종의 팽창을 막고, 초기 신경학적 결손의 적절한 치료를 통해 진행하는 신경학적 손상을 최소화하는 데 있다. 수술의 적응증에 해당한다면, 수술자체에 의한 직접적인 뇌손상을 최소화하면서 혈종의 제거를 고려해볼 수 있다. 혈종의 종괴효과에 의한 의식의 악화가 있을 때, 조기 개두술을 고려해 볼 수 있으며, 글래스고우 혼수척도가 9~12이고, 혈종이 피질면(cortical surface)에서 1 ㎝ 이내에 위치한 엽상 출혈의 경우 개두술을 고려해 볼 수 있다. 글래스고우 혼수척도가 9점이상, 혈종의 부피가 25~40 ㎖인 경우, 증상발현후 72시간 이내인 천막 상부 뇌출혈의 경우, 최소침습적 수술에 의한 혈종의 제거가 추천된다. 소뇌출혈의 경우, 최대 직경이 3 ㎝ 이상인 경우, 또는 뇌간압박, 수두증의 증상이 있는 경우 개두술이 추천된다. 뇌실내 출혈의 경우, 뇌실 천자에 의한 혈종용해술을 고려해 볼 수 있다.

10. 기타 급성기의 내과적 치료

뇌졸중 환자는 급성기에 폐렴이나 폐색전 등의 합병증으로 사망에 이를 수 있다. 따라서 기도 분비물 제거 및 흡인 방지 등 호흡기 합병증 방지를 위한 치료가 중요하다.

동맥 고혈압(arterial hypertension)은 대부분 환자의 경우 24시간 내에 떨어지게 된다. 동맥 고혈압의 치료에 대하여는 아직 논란이 있으나 일반적으로 고혈압을 천천히 조심스럽게 조절하는 것이 일반적으로 받아들여지고 있다. 특히 뇌경색 직후 나타나는 고혈압은 허혈성 뇌손상 후에 나타나는 보상 작용이므로 혈압을 급하게 떨어뜨리면 회복이 가능한 경색의 가장자리 부위에 혈류량을 감소시켜 비가역적 변화를 일으킬 수 있으므로 주의해야 한다. 특히 높은 관류압에 익숙한 만성고혈압 환자에게서 있어서 더욱 그러하다.

그러나 적어도 rtPA의 주입 후 첫 24시간 내에는 혈압을 180/105 ㎜Hg 아래로 유지시켜야 한다. 일반적으로 혈압이 비정상적으로 높아져 있는 환자의 경우에는 뇌경색 발생 24시간 이내에는 뇌경색 발생 당시보다 15% 정도를 낮추는 것이 일반적인 치료이며 뇌경색 환자에서 말초 기관의 손상이 있거나, 이완기 혈압이 120 ㎜Hg 이상일 경우에는 혈압을 서서히 낮추되 수축기 혈압은 150 ㎜Hg 이상, 이완기 혈압은 90 ㎜Hg 이상을 유지해야 한다. 그러나 출혈성 뇌졸중의 경우에는 좀 더 엄격한 고혈압의 치료가 필요하다.

급성기에 고혈당증이 발생할 수 있는데 뇌 허혈조직에 혈당이 높아지면 혐기성 세포대사가 일어나 젖산이 축적되어 조직 손상이 더욱 커질 수 있다. 따라서 적절한 혈당조절이 필요하다. 또한 많은 환자가 부정맥을 가지고 있으며, 부정맥은 허혈성 심장 질환과 동반되어 있기도 하므로 심장 모니터링이 요구된다.

또한 급성기에는 충분한 수분 공급이 필요하고 전해질 균형이 깨뜨려지지 않도록 주의하여야 하며 부적절한 항이뇨 호르몬 분비 증후군(syndrome of inappropriate antidiuretic hormone)의 가능성을 염두에 두어야 한다.

11. 급성기의 재활 치료

뇌졸중 초기 재활치료의 목표는 부동 증후군 등 합병증을 방지하는 것으로 이를 방지하지 못하면 많은 문제들이 발생하여 재활 치료 과정이 연장되고 기능 회복이 제한되므로 철저하게 예방하여야 한다. 또한 이 시기에 중요한 것이 욕창의 방지와 연하장애, 요실금, 배변 기능 장애에 대한 치료이다. 욕창을 방지하기 위해서는 매 2시간마다 체위를 바꾸어 주어야 하며 골융기 부위의 피부를 자주 관찰해야 한다. 관절 구축은 뇌졸중 환자에서 매우 흔한 후유증으로 경직이 있을 때 잘 발생한다. 관절 구축을 피하기 위해서는 침상에서 구축이 잘 발생하는 자세를 피하고 경직 발생을 줄일 수 있는 자세를 하도록 하여야 한다. 관절 가동 운동은 심부정맥 혈전, 흡인성 폐렴, 기립성 저혈압 등의 발생을 줄이고 환자에게 정신적으로 도움을 준다. 수동 운동으로 시작하여 점차 능동 운동을 시행하게 되며, 침상에서 구르기, 체위 변경, 일어나 앉기, 의자차로 옮기기, 서기의 순서로 이동 능력을 증진시키고, 음식 먹기, 머리 빗기, 세수하기 등 기본적인 일상생활 기능에 대한 재활치료도 실시한다. 구체적인 재활치료의 시작시기는 뇌졸중의 중증도 및 환자의 신경학적 상태를 고려하여 결정하여야 하나 보통 뇌졸중 후 72시간 이내부터 재활치료를 시작하여 보행 상태 및 입원 기간 등에 좋은 결과를 얻었다는 보고가 있다.[63] 따라서 대부분의 뇌졸중 환자는 뇌졸중 후 48시간에서 72시간에 급성기 뇌졸중 치료와 병행하여 재활치료를 시작하는 것이 바람직하며 1주 이내에는 재활치료의 강도를 조절하여 최소한의 가동으로 시작하고 1주 이후에 치료시간과 강도를 늘리는 것이 고려된다. 뇌졸중 후 3일 이내에 재활치료가 시작되고 조기에 재활의학과로 전과되면 좋은 기능적 결과를 결과를 얻을 수 있다.[64]

최근에 24시간 이전에 가동(mobilization)을 시작하는 것이 뇌졸중 치료에 이로운가에 대한 A Very Early Rehabilitation Trial (AVERT)은 뇌졸중 후에 더욱 조기에 집중적으로 침상에서 벗어나는 것이 도움 없이 걷는 데 걸리는 시간을 줄여주고 일상생활을 더 독립적으로 영위할 수 있을 것으로 가정하고 연구를 진행하였다. 뇌졸중 후 24시간 내에 가동을 시작한 초조기 활동군과 대조군(표준 뇌졸중 치료 받은 군)으로 나누어 연구를 진행하였을 때 초조기 활동군이 대조군에 비해 더 빨리 독립적 보행으로 돌아갈 수 있었고 뇌졸중 후 3개월에 측정한 Barthel Index 상 좋은 기능 회복과 3개월과 12개월에 Rivermead Motor Assessment 상 나은 결과와 독립적인 상관관계가 있었다.[65] 반면, 초조기 활동군(24시간 이내에 가동 시작)과 대조군(24시간에서 48시간 이내에 가동 시작)으로 나누어 진행한 연구에서는 두 군간의 통계적인 차이는 보이지 않았지만, 초조기 활동군의 경우 더 나쁜 예후(modified Rankin scale score 3 - 6, Barthel Index 0 - 17)를 보일 위험도가 높았고 사망률이 증가하는 경향이 관찰되었으며, 이에 반해 더 경한 뇌졸중이었던 대조군은 NIHSS가 더 많이 회복되는 양상을 보였다. 하지만, 최근 보고된 대규모 연구에서 비록 안전성에 관한 차이는 보이지 않았으나, 초조기 활동군이 대조군에 비해 좋은 기능 회복이 적은 결과를 보고하여서 초조기 재활치료에 대한 근거는 부족하다고 볼 수 있겠다.[66]

VII. 신경가소성(Neuroplasticity) 및 신경학적 회복

1. 뇌의 가소성

신경가소성이란 중추신경계의 손상 후 뇌가 재구성 혹은 재배치(reorganize and remodel)하는 능력을 일컫는 것으로 주위환경이나 병변에 맞도록 대뇌피질의 기능과 형태가 변하는 신경계의 적응(neural adaption) 과정이라 할 수 있다. 뇌의 가소성은 뇌병변 이후 학습 및 기억 등 대뇌 기능의 회복에 중요한 역할을 한다. 가소적 변화는 주로 대뇌에 광범위하게 분포하고 있는 시냅스에서 일어나며, 이를 통해 뇌 안의 네트워크를 새로이 구성하게 된다(그림 27-10).[67] 그 기전으로는 평소에 사용되지 않던 신경조직을 이용하는 것(unmasking), 뇌영역의 재배치(reorganization), 탈신경 후의 과민성(denervation supersensitivity), 절단된 축삭의 곁가지의 재생(collateral sprouting) 등이 있다.[60] 신경가소성은 병변 근처의 조직뿐만 아니라, 병변 반대측의 대뇌반구, 피질하 구조물 및 척수에서 발생할 수 있다.

과거에는 이러한 뇌의 가소성이 성인 뇌에서는 잘 일어나지 않는다고 생각했으나, 최근 기능적 자기공명상(functional MRI, fMRI), 양전자방사단층촬영(positron emission tomography, PET), 경두개자기자극술(Transcranial magnetic stimulation, TMS), 자기뇌파검사(magnetoencephalography, MEG), 단광자방출전산화단층촬영(single photon emission computerized tomography, SPECT), 기능적 근적외선 분광법(functional near-infrared spectroscopy, fNIRS) 등의 기능적 신경영상 기술이 발달하면서 성인 뇌에서도 뇌의 가소성이 활발히 일어나는 것을 알게 되었다. 이러한 뇌가소성의 이론이 도입되면서 최근 몇 십년간 뇌졸중의 재활에 있어 많은 개념 전환(paradigm shift)이 일어나는 계기가 되었다. 따라서 최근의 뇌졸중 후 재활치료의 개념은 행동학적 치료(behavioral intervention)와 함께 최대한 뇌가소성을 증진시키는 방법을 강구하는 것이다.

2. 신경학적 회복

뇌졸중 직후 마비되었던 기능이 점차 회복되는데 보통은 회복의 90% 이상이 대개 3개월 내에 일어난다(그림 27-11).[68] 그러나 기능적 회복(functional recovery)은 환자의 노력과 재활 치료를 통하여 수년 후까지도 계속될 수 있다. 초기 수주의 회복의 기전은 국소적인 부종과 혈종의 개선, 혈액 순환의 개선, 뇌압의 정상화, 대사 이상의 개선에 의한 것이며 기능적 회복은 뇌가소성(neuroplasiticity)에 의한다고 알려지고 있다. 기능적 신경영상 기술이 발달하면서, 뇌졸중 후 병소 이외의 뇌내 구조물에서 발생하는 뇌가소성에 의한 활성도 변화가 운동, 감각, 언어, 인지 등의 기능장애의 중증도 및 회복과 유의한 관련성 보임이 입증 되었다.

중추신경계의 손상 후 운동기능의 회복(motor recovery)은 대뇌의 재구성에 의해 일어나게 되는데, 이는 반드시 작업 목적이 있는 반복적 훈련(task oriented motor training)에 의해서만 일어난다(그림 27-12).[69-71] 즉, 장기간의 반복된 학습은 새로운 대뇌 네트워크를 구성하게 되고, 좀 더 나은 행동변화를 일으키게 된다는 개념이다. 최근 들어서는 운동기능의 회복 기전(motor recovery)이 반복적인 연습에 의한 운동 학습(motor learning)의 기전과 유사하다는 것이 알려지면서 운동 학습의 이론이 뇌졸중의 재활치료에 많이 도입되고 있다. 따라서 최근의 뇌졸중 재활치료의 초점은 이러한 반복에 의한 운동기능의 회복 및 가소성(use-dependent motor recovery and plasticity)의 개념을 도입하여 이를 극대화 하는 치료법에 집중하고 있다.

최근 발표된 모든 기초 연구와 임상연구의 결과가 뇌졸중 후 운동기능의 회복을 유도하기 위하여 사용되는 모든 새로운 치료법들이 반드시 행동학적인 치료(즉 운동치료, 작업치료 등의 재활치료)와 동반되어야 한다는 것을 말해주고 있다. 예를 들어 뇌가소성을 촉진시키기 위한 약물치료의 전략은 GABA 신경전달물질 길항제나 프라조신(prazosin) 혹은 프로프라놀롤(propanolol)과 같은 아드레날린성 길항제와 스코폴라민과 같은 콜린성 길항제는 반복에 의

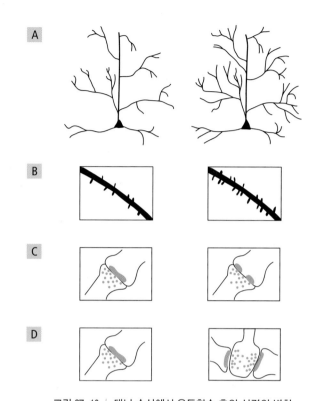

그림 27-10 | 대뇌 손상에서 운동학습 후의 신경의 변화
A: 수상돌기의 가지수의 증가(dendritic branching), B: 수상추의 밀도 증가(dendritic spine density), C: 뉴론당 시냅스의 증가 및 천공된 시냅스의 증가(perforated synapses), D: 다발성 단추(multiple synaptic buttons)를 갖는 시냅스의 증가 등이 대뇌피질에서 관찰된다.

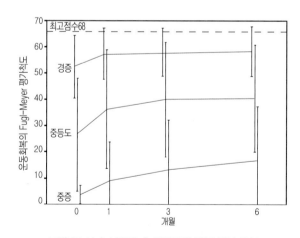

그림 27-11 | 뇌졸중 후 중증도에 따른 회복 양상
그래프는 Kansas City Stroke Study에 참여하였던 459명의 상지 운동회복정도를 나타내는 Fugl-Meyer 상지 척도를 나타낸다. 경증의 경우에는 초기 1개월 내 대부분의 회복이 일어나지만 중증도가 심할수록 회복이 늦게까지 천천히 일어난다.

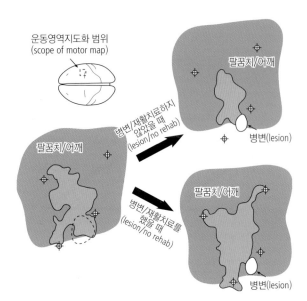

운동영역지도화 범위
(scope of motor map)

팔꿈치/어깨

병변/재활치료하지
않았을 때
(lesion/no rehab)

팔꿈치/어깨

병변(lesion)

병변/재활치료를
했을 때
(lesion/no rehab)

팔꿈치/어깨

병변(lesion)

그림 27-12 | 영장류 뇌졸중 모델에서 관찰된 뇌가소성
원숭이에서 뇌졸중과 비슷한 병변을 발생시킨 후 재활치료를 하였을 때
와 하지 않았을 때의 수부 지배영역의 뇌가소성의 변화를 보여준다. 재활
치료를 하였을 경우에만 병변 주위로 기능적 재배치가 일어난 것을 볼 수
있다.

한 운동기능의 회복 가소성 변화를 방해하므로 될 수 있으
면 피하고, 도파민(dopamine)이나 암페타민(amphetamine)
과 같이 가소성 변화를 촉진하는 약물을 필요 시 재활치
료와 함께 투여하는 것 등이다. 암페타민의 경우 뇌손상
후 행동 치료(behavioral therapy)와 동반할 경우 운동 학습
(motor learning)과 운동 회복(motor recovery)을 향상시키는
것으로 알려져 있으나, 국내에서는 임상적으로 사용할 수
없는 제한점이 있다.

그래프는 Kansas City Stroke Study에 참여하였던
459명의 상지 운동회복정도를 나타내는 Fugl-Meyer 상지
척도를 나타낸다. 경증의 경우에는 초기 1개월 내 대부분
의 회복이 일어나지만 중증도가 심할수록 회복이 늦게 까
지 천천히 일어난다.

운동의 회복 정도와 기능을 평가하기 위하여 뇌졸중
에서 여러 가지 평가 척도를 사용하는데, 대표적인 것이
Brunnstrom기와 Fugl-Meyer 척도 등이다. 또한 운동 능
력을 직접 평가하기 위하여 Jebsen-Taylor 손 기능 검사
등을 시행하기도 한다. Brunnstrom기는 뇌졸중 환자의 운
동 회복이 일정한 단계에 따라 나타난다는 관찰에 입각하

표 27-9 | Brunnstrom기

단계 팔

1 이완상태: 수의적 움직임이 없음
2 협응 운동이 나타나기 시작: 굴곡이 신전에 비해 먼저 발생함, 경직이 발생하기 시작
3 수의적 협응 운동: 경직이 증가하여 최고조에 이름
4 일부 움직임이 협응 운동과 상관없이 가능해짐
　a. 몸 뒤로 손을 위치시킬 수 있음
　b. 팔을 전방수평으로 이동시킬 수 있음
　c. 주관절을 90°굴곡 상태에서 회내와 회외가 가능함, 경직의 감소
5 협응 운동에서 독립된 움직임이 가능
　a. 팔을 수평내전 할 수 있음
　b. 팔을 앞으로 머리 위로 올릴 수 있음
　c. 주관절 신전 상태에서 회내와 회외가 가능함, 경직이 약해짐
6 독립적 관절가동운동이 가능함, 경직은 거의 없음

단계 손

1 이완상태
2 능동적 손가락 굴곡이 없거나 미약
3 전체적 운동: 손가락의 수의적 신전이나 펴기는 없음
4 엄지손가락을 이용한 측방 쥐기와 이완이 가능
　일부의 각도에서 반수의적 손가락 신전이 가능
5 손바닥 파악 : 원기둥 잡기, 공잡기가 가능해짐
　다양한 각도에서 능동적 손가락의 신전이 가능
6 모든 파악이 가능
　수의적 손가락 신전이 모든 관절가동범위에서 가능
　개별적 손가락 움직임 가능

단계 하지

1 이완상태
2 미미한 수의적 운동
3 고관절, 슬관절의 굴곡 및 족관절의 배측굴곡이 앉아 있거나 기립시 복합적으로 일어남
4 앉아 있을 때: 90° 이상으로 슬관절 굴곡이 가능
　발꿈치를 바닥에 댄 상태에서 족관절의 배측굴곡이 가능
5 서 있을 때: 고관절 신전상태에서 슬관절의 굴곡이 가능
　슬관절 신전상태에서 족관절의 배측굴곡이 가능
6 서 있을 때 고관절 외전이 가능
　앉은 상태에서 족관절을 내번, 외번시키면서 무릎을 돌릴 수 있음

여 제시된 운동 기능 평가법으로 공력패턴의 유무, 근육을
선택적으로 조절할 수 있는지 여부, 근 긴장도 등에 따라
6단계로 표현한다(표 27-9). Fugl-Meyer 척도는 50가지의
동작을 검사하여 그 수행 능력을 좀더 자세하게 등급화한
운동 능력 평가법으로 근력, 반사, 운동 조절을 평가하여
운동 능력을 0에서 100점까지 점수화하여 표현한다. 기능
평가의 자세한 사항은 제4장 장애의 평가를 참조하기 바
란다.

3. 기능 향상을 위한 재활치료법

전통적으로 뇌졸중의 재활을 위하여 감각-운동 치료법 (sensorimotor technique)이 많이 사용되어 왔다. 대표적인 것으로 Rood의 치료법, Brunnstrom 치료법, 고유 감각적 신경 근육 촉진(PNF) 치료법, Bobath의 신경 발달 치료법 (NDT) 등이 있다. 여기에 수동, 능동 관절 가동 운동, 점진적 저항 운동, 지구력 운동, 매트 운동 등과 균형 훈련, 자세 훈련 등의 일반적인 운동 치료법과 일상 생활 기능, 이동, 보행을 훈련하는 기능적 훈련을 같이 시행한다. 그 중 Brunnstrom 접근법은 잘 알려진 운동 회복의 패턴에 입각하여 조기 거동을 강조하고, 소위 Bobath의 신경 발달 치료법에서는 비정상적인 근 긴장도, 공력과 자세를 억제하고 자동적인 자세 반사를 이용하여 수의적이고 개별적인(isolated) 운동 조절을 증가시키는 것을 강조하는 방법이다. 신경 근육 촉진법 중에서 고유 감각적 신경 근육 촉진법은 빠른 근육 신장과 저항 운동 등을 통해 고유 감각자극을 주어 운동 회복을 촉진시키고자 하는 방법이며, Rood의 접근법은 운동기능을 촉진하기 위하여 피부의 자극(cutaneous stimulation)을 강조한다. 일반적으로 이러한 신경 발달 치료법에 근거한 운동치료법과 기존의 일반적인 운동 치료법과의 효과를 비교한 연구들이 여럿 있었으나 이들 간의 차이는 없다는 것이 일반적인 견해이므로, 한 가지 방법을 고집하기 보다는 환자의 특성과 상태에 따라 개별화 하여 상호 보완적으로 사용하는 것이 바람직하다. 최근 들어서는 뇌가소성의 개념이 도입되면서 특정 접근법이 아닌 기능적 회복을 위한 목적이 있는 반복적 훈련 (task oriented training)을 더욱 강조하고 있다.

1) 상지기능 향상을 위한 치료법

(1) 구속 치료(Constraint-Induced Movement Therapy, CIMT)
상지의 기능의 회복은 대체로 하지보다 느리고 불완전하며 하지와 달리 양측을 사용하지 않고도 일상생활 동작의 수행이 가능하다. 따라서 10여 년 전만 하더라도 주로 건측의 상지를 사용하여 최대한 독립적 일상생활 동작 수행을 성취하는데 중점을 두고 치료하여 왔다. 그러나 최근 들어 뇌가소성에 대한 이론과 증거들이 많이 확보되면서 이환측의 신경회복을 돕기 위하여 이환측을 집중적으로

훈련시키는 구속 치료가 새로이 제시되었다.

구속 치료법은 편마비 환자의 경우 주로 건측만을 사용하여 일상 생활 동작을 수행할 경우 환측의 사용이 적어지게 되고 이러한 학습된 비사용(learned nonuse)이 상지 기능의 회복을 저해함에 따라 강제로 환측을 사용하게 함으로써 상지 기능의 회복을 촉진시킨다는 개념이다. 이는 원숭이를 통한 실험에서도 확연히 알 수 있는데 인위적으로 한쪽 상지의 감각 신경을 손상시킨 경우 운동 능력은 유지됨에도 불구하고 건측만 사용하는 습성이 관찰되었고, 이에 대하여 건측의 손을 강제로 못쓰게 구속할 경우 환측의 손만을 사용함으로써 기능적 회복이 촉진되는 것이 관찰되었다(그림 27-12 참조).[70,72]

일반적으로 구속 치료는 건측을 팔걸이 보조기나 body jacket 등으로 사용 못하게 하고 환측을 집중적으로 사용하게 하기 위하여 소위 'shaping' 운동을 시키게 된다. Shaping 운동은 목표량을 조금씩 늘려가며 쉬운 동작에서부터 점차 어려운 동작으로 새로운 기술을 학습 혹은 재학습하는 것을 훈련시키는 것이다(그림 27-13).[73,74]

구속 치료의 원래 프로토콜은 건측을 일과시간 중의 90% 이상 구속하면서 하루 6시간 이상의 작업치료를 2주간 시행하는 것이나, 시간 제약의 문제로 실제로 적용하기 어려워 하루 5시간 정도 건측을 구속하면서 3시간의 작업치료를 주당 3회씩 10주간 시행하는 등 시간을 단축한 여

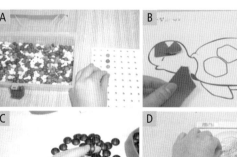
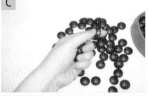
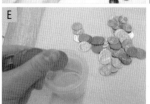
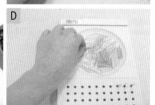

그림 27-13 | Shaping 운동의 예
A: Peg 꽂기, B: 종이 찢어 모자이크 붙이기, C: 바둑알 하나씩 집어 손 안에 넣기, D: 핀 꽂기, E: 한 움큼 쥔 동전 하나씩 저금통에 넣기

러 변형된 프로토콜이 적용되고 있다.[74] 구속 치료를 할 수 있는 최소한의 조건은 어느 정도 완관절과 수지관절의 신전이 가능하여야 하므로 적용 환자가 제한적인 단점이 있다. 그러나 여러 임상 시험을 통해 급성기 환자뿐 아니라 만성기의 환자에서도 운동 조절과 일부 기능적 동작이 향상된 것이 밝혀졌으며 무엇보다도 환자의 이환측을 쓰는 빈도가 향상된 것이 관찰되었다. 구속 치료의 의의는 최초의 다기관 무작위 임상시험의 증거를 갖는 뇌가소성 이론에 근거한 치료라는 점이며 만성기 환자에서도 효과가 있었던 점과 많은 훈련을 통하여 기능적 호전의 효과가 있었음을 들어 'time is brain'이라는 급성기 치료에 대비되는 'training is new brain'이라는 증거를 제시하였다.[75-77]

최근에는 구속 치료 이외에 청각적 cue와 함께 양측 상지를 운동시키는 양측 상지를 운동시키는 양측상지 운동 치료법(bilateral arm training with rhythmic auditory cueing, BATRAC)이 제시되어 그 효과를 입증 중에 있다.[78]

(2) 신경조절 치료법(Neuromodulaton therapy)

신경조절 치료법은 말초신경이나 근육 혹은 뇌를 자극하여 뇌의 가소성을 유도하는 치료법으로 재활의학과 영역에서는 체성감각자극(somatosensory stimulation)과 신경근 전기자극(neuromuscular electrocal stimulation, NMES)과 같은 말초신경계의 자극과 반복적 경두개자기자극(repetitive transcranial magnetic stimulation, rTMS)와 경두개 직류 전기자극(transcranial direct current stimulation, tDCS)로 대변되는 비침습성 대뇌피질자극(non-invasive cortical stimulation)이 널리 적용된다.[79]

신경근 전기자극은 하부 운동신경계와 말초신경가지를 전기자극하여 근육 수축을 유발함으로써 반복적인 상지의 움직임을 유도하는 것이다. 전기자극은 보통 표면전극을 통하여 이루어지는데, 수동적으로 자극을 가하는 것보다는 환자가 어느 정도 능동적인 신호입력(input)을 제공하는 상태에서 전기 자극을 유발(trigger)시키는 능동적인 것이 뇌가소성의 유발면에서 이론적으로 효과적이다. 이러한 능동적인 신호입력을 근전도 신호로 모니터하면서 전기자극하는 경우를 근전도-유발 신경근 전기자극(EMG-triggered or EMG-controlled NMES)이라고 부른다. 또한 이러한 전기자극이 기능적인 손동작을 유발하는 경우에는

기능적 전기자극(functional electrical stimulation, FES)이라고도 부르며(그림 27-14), 신경근 전기자극과 명칭이 많이 혼용하여 쓰이고 있다. 대게 신경근 전기자극은 손의 기능(prehensile function)을 강화하기 위하여 완관절과 수지의 신전근에 많이 적용한다.

대뇌의 운동피질과 감각피질은 기능적으로 밀접하게 연관되어 있어, 뇌졸중 후 운동학습 및 기능적 재구성 등 뇌가소성 변화를 유도하는데 신체 감각은 많은 영향을 준다. 체성감각 자극(somatosensory stimulation)은 신경이 분포하는 피부에 표면전극을 붙이고 전기자극을 주거나, 손 전체에 전기 자극을 주기 위해 특별히 제작된 장갑(mesh-glove)를 착용하는 방법으로 적용하는 것으로 할 수 있다. 자극의 강도는 운동역치 이하로 가하게 되고, 자극 빈도를 조절하여 대뇌피질 신경세포의 활성도를 조절하며, 자극 이후 효과는 2시간까지 지속시킬 수 있다.

반복적 경두개 자기자극과 경두개 직류 전기자극은 비침습적이며, 상대적으로 통증이 없어 운동, 감각 및 인지기능을 담당하는 특정 대뇌피질의 활성을 조절하는데 사용될 수 있다. 반복적 경두개 자기자극은 짧고 강한 전류를 경두개로 주었을 때 코일의 수직방향으로 자기장이 생기고, 다시 이의 수직방향으로 대뇌피질에 전류장이 생기게 되는데, 반복적 경두개 자기자극은 이런 전류장을 이용하여 뇌피질의 활성을 감소 혹은 증가시킬 수 있는 원리를 이용한 것이다. 이런 전류장은 코일의 모양과 크기, 자극의 강도, 빈도 및 시간의 영향을 받게 되는데 보통 5 Hz 이상의 고빈도 자극에서는 수 분에서 수 시간까지 대뇌피질 기능이 활성화되고 1 Hz 정도의 저빈도 자극은 오히려 대뇌피질 활성도를 감소시킨다. 최근에는 자기자극의 빈도와 간격을 다양하게 변형한 자극 변수들이 소개되고 있으며 그 중 세타돌발자극(theta-burst stimulation)은 20~190초 동안의 자극만으로 안전하고 일정하게 한 시간 이상 강력한 효과를 나타낼 수 있는 방법으로 알려져 있다.[80]

경두개 직류 전기자극은 1-2 mA의 약한 전류를 두피에 장착한 표면전극을 이용하여 대뇌피질로 흘려주는 것으로 자극의 극성에 따라 대뇌피질의 활성도를 조절한다. 양극 자극(anodal stimulation)일 경우에는 대뇌피질 활성도가 증가하며, 반대로 음극자극(cathodal stimulation)일 경우에는 대뇌피질 활성도가 감소하게 된다.[81]

최근의 연구에 의하면 정상적인 대뇌는 뇌량(corpus

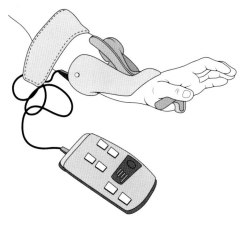

그림 27-14 | 손에 적용하는 기능적 전기자극

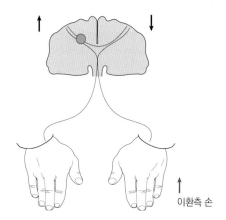

이환측 손

그림 27-15 | 운동기능 향상을 위한 신경조절 접근법
이환측 손에 체성감각자극을 가하거나 비침습적 대뇌자극을 통하여 이환측 대뇌의 활성도를 증진시키거나 건측의 대뇌의 활성도를 감소시킨다.

callosum)을 통한 경로(transcallosal fiber)를 통해 양측 대뇌가 서로 억제를 하고 있어 균형을 이루고 있는데, 뇌졸중이 발생하면 이환측에서 건측으로 가하는 억제가 상대적으로 약해져서 건측에서 이환측으로 가하는 억제가 상대적으로 증가하는 것이 관찰되었다. 따라서 이론적으로는 대뇌 자극을 통하여 이환측 대뇌의 활성도를 증진시키거나 건측의 대뇌의 활성도를 감소시킴으로써 운동신경의 회복을 증가시킬 수 있다(그림 27-15).[82] 최근에는 반복적 경두개 자기자극이나 경두개 직류전기자극과 같은 비침습적 대뇌자극을 통하여 이러한 양측대뇌의 균형상태를 복원함으로써 운동신경의 회복을 촉진시키려는 시도가 이루어지고 있다.

또한, 수술을 통하여 경막 외에 직접 전극을 심고 대뇌에 자극을 가함(epidural stimulation)으로써 운동신경의 회복을 촉진시키려는 임상시험이 진행 중에 있다.[83,84]

(3) 기타 운동기능 향상을 위한 치료법

기타 로봇의 도움을 받아 운동 훈련을 하는 법(robot-assisted motor retraining), 가상 현실을 이용한 훈련법(virtual reality training) 등이 일부 시도 되고 있으며, 회복의 기전은 목적이 있는 움직임(task oriented task)의 반복적 훈련(massed practice)에 의한 운동 학습(motor learing)에 의한 것이다. 로봇을 이용한 치료는 컴퓨터의 타겟을 향하여 로봇팔을 움직이는 훈련을 반복하는 것으로 로봇은 일부 운동을 돕고(assisted limb movement), 운동학적(kinetic) 혹은

운동형상학적(kinematic) 촉각 되먹임(tactile stimulation)을 제공한다. 로봇을 이용한 치료는 피로가 덜 오고 치료사 없이도 훈련을 받을 수 있으며 원격 훈련도 가능하나 로봇의 비용이 비싼 단점이 있다.[85]

그 외에 자신이나 남의 동작을 관찰하거나(action observation) 움직임을 상상(mental imagery)함으로도 운동기능의 회복을 촉진할 수 있는데, 이는 전운동영역(premotor cortex)과 하두정엽(infra-parietal lobe)에 있는 것으로 알려진 거울 뉴런(mirror neuron)의 역할이라고 생각되고 있다. 즉 동작을 관찰하거나 움직임을 상상할 때 활성화되는 뇌의 영역이 운동 학습(motor learning) 때 활성화되는 뇌의 영역과 많이 겹치는 것이 알려지면서 이러한 치료법이 운동기능의 회복을 촉진할 가능성이 제시되었는데, 특히 발병 초기에 환자의 근력이 없어 다른 방법의 적용이 불가능할 때 유용할 것으로 제시되고 있다.[86]

최근에는 두뇌 컴퓨터 인터페이스(Brain-computer-interface, BCI)를 이용한 재활치료가 시도되고 있다. 병변으로부터 떨어져있는 부위에서 신경가소성과 신경계의 재구성이 발생하면 특정 작업 시 기존에 사용되지 않던 신경회로(neural substrate)가 포함된 우회 네트워크가 형성된다. 우회 네트워크에서 발생하는 신호를 분석하여 신경보철 또는 두뇌-컴퓨터 기기를 조작을 통한 운동기능을 보조하며 기기를 조작하면서 발생하는 구심상 자극을 활용하여 네트워크 신호의 활성화 및 뇌가소성을 촉진하고자 함이다.[87]

표 27-10 │ 운동기능의 향상을 위해 적용되고 있는 재활치료법

심상 이미지(mental imagery)와 행동관찰(action observation)

- 피동적 보조적 움직임 : 손이나 로봇을 이용
- 운동훈련 : 구속치료
- 전기 자극 : 신경근 전기자극
　　　　　　 체성감각자극
- 피질 자극 : 경두개 직류전기자극
　　　　　　 반복적 경두개 자기자극
　　　　　　 침습적 경막외 자극
- 약물치료

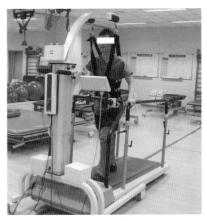

그림 27-16 │ 부분체중부하 트레드밀 훈련

이상의 운동기능의 향상을 위해 적용되고 있는 재활치료법을 표 27-10에 정리하였다.

2) 보행기능 향상을 위한 치료법

(1) 일반적인 보행 훈련

보행을 하려면 환자는 선 자세의 균형을 유지할 수 있어야 하며 편마비 쪽 고관절과 슬관절을 안정되게 유지시킬 수 있는 정도의 하지 근력이 필요하다. 환자는 처음에 선 자세에서 평행봉이나 물체를 붙잡고 균형 잡는 것을 연습하고 균형 잡기가 되면 편마비 쪽 하지에 체중을 싣는 것을 배운다. 이것이 되면 한쪽 하지에서 다른 쪽 하지로의 체중 이동을 연습하고 이것이 되면 평행봉에서 보행 훈련을 시작할 수 있다. 평행봉에서 보행이 잘 되면 네 발 지팡이를 사용하여 보행을 시작한다. 평지에서의 보행이 숙달되면 계단과 비탈길을 오르내리는 것을 연습한다. 보행의 안정성과 효율을 증가시키기 위하여 필요한 근육에 대한 보조기의 처방, 신경 차단 등을 시행할 수 있다.

(2) 부분체중부하 트레드밀 훈련(Partial body weight support treadmill training)

보행기능의 향상을 위하여 환자를 거상대(suspension)로 몸무게를 부분적으로 지탱하여 주면서 바닥에 트레드밀을 사용하여 걷게 하는 방법이 시도되고 있다(그림 27-16).

이 방법은 최초 척수 손상환자에 적용되었던 방법으로 중추 패턴 발생기(central pattern generator, CPG)를 훈련시킴으로써 자발적인 양다리 추진(bipedal locomotion)을 유도하여 보행 기능의 회복을 돕고자 하였다. 뇌졸중의 보행 훈련에서는 상지의 구속치료와 마찬가지로 이환측 하지의 강제적인 반복적 사용(forced use, massed practice)을 통하여 점차 체중부하를 감해가는 목적이 있는(task oriented training) shaping 운동의 개념으로 이용된다. 일부 연구에서 기존의 치료법에 비하여 보행기능이 효과적으로 향상되었다는 보고가 있으나, 몸통과 골반 그리고 하지의 적절한 자세 유지를 위하여 치료사 1~2명이 지속적으로 환자 곁에 있어야 하므로 실제적 적용에 제한이 많다.[88]

VIII. 뇌졸중 후 나타나는 합병증에 대한 재활

1. 인지, 언어, 의사소통장애

뇌졸중의 인지 및 의사소통은 여러 인자에 의해 영향을 받는데, 병변의 크기나 위치뿐만 아니라 병전의 요소들, 즉 뇌졸중, 치매, 다른 신경학적 병변이 있는 경우를 들 수 있다. 특히 고령의 뇌졸중 환자에서 병전에 인지 장애를 가지고 있는 유병률이 높다.

대략 뇌졸중 생존자 중 30~50%의 환자는 의사소통 및 언어장애를 가지게 된다.[89] 운동기능의 회복과는 달리 언어 및 인지 기능은 자연 회복 과정을 가지기는 하지만, 회복하는 패턴이 다양하다. 실어증(aphasia)의 유병률은 급성기에는 1/4 정도이며, 이후에 1/5 이하로 알려져 있다.

실어증의 회복은 운동기능의 회복에 비해 오랜 기간 동안 서서히 일어난다.[90] 대부분의 실어증은 뇌졸중 발생 후 3~6개월에 회복되지만, 6개월 이후에 많이 회복되는 경우도 있다. 회복의 정도는 실어증이 발생할 당시의 심한 정도와 실어증의 종류와 관련이 있다. 비유창성 실어증의 예후가 유창성 실어증에 비해 상대적으로 좋지 않은 편이며, 언어이해 기능이 일반적으로 표현기능보다 먼저 그리고 더 많이 회복된다.[91] 최근 언어 집중 치료(주당 10시간 3주 이상)가 언어적 의사소통 능력을 향상시켰다는 보고가 있다.[92,93] 지각기능(perceptual function)의 회복 역시 뇌졸중 발생 후 3~6개월에 일어나지만, 이후에도 회복될 수 있다. 편측성 공간 무시, 안면인지기능소실, 운동지속불능증 같은 지각장애의 회복은 발병 후 20주 이내에 발생하지만 1년 이후에도 회복을 보일 수 있다는 보고도 있다. 이와 같은 인지지각장애는 일상생활동작 수행의 장애 및 치료비용의 증가를 가져오게 된다.

이런 장애들을 치료하기 위한 많은 방법들이 개발되어 왔다. 기능을 개선시키는 방법과 보상할 수 있는 방법 모두 사용될 수 있다. 치료의 목표는 환자가 말하고, 이해하고, 읽고, 쓸 수 있는 능력을 개선시키는 것이며, 또 다른 언어치료의 목표는 개선될 수 없는 언어와 의사소통을 보상할 수 있는 방법을 개발하도록 도와주는 것이다. 결국 환자의 삶의 질을 높이는 것이 최종적인 목표라고 할 수 있다.

실어증의 치료 방법 들 중에서 멜로디 억양치료(melody intonation therapy)는 음악정보를 처리하는 손상되지 않은 신경 경로를 사용하도록 개발된 방법이다.[94] 다른 방법으로 발성이나 대화술 및 읽기능력을 향상시키는 방법들이 있다. 결국 개별적 또는 그룹치료를 통해 환자로 하여금 대화를 할 수 있도록 하는 가장 효과적인 방법을 집중적으로 시행한다. 목표로 하는 발성의 빈도 및 정확성을 높이기 위해 문장이나 단락을 반복해서 읽는 방법(oral reading for language in aphasia)은 효과가 있다고 알려져 있다.[95] 이 치료방법은 언어치료사의 감독 하에서 수행될 수도 있고, 인터넷 및 컴퓨터를 이용한 원격재활기술을 사용할 수도 있다.

브로모크립틴(bromocriptine)과 피라세탐(piracetam)과 같은 약물요법의 효과에 대해서는 논쟁의 여지가 있으나 여전히 효과에 대한 연구가 진행되고 있으며, 자기자극 치

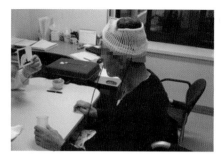

그림 27-17 | 실어증 환자의 경두개 직류 전기자극치료

료 및 직류 전기자극 치료는 새로이 개발된 치료로 각광받고 있으며, 경두개 직류 전기자극 치료를 음극으로 적용했을 때 이해능력이 호전된다는 보고도 있다(그림 27-17).[96]

구음장애(dysarthria)의 경우에는 언어치료 방법으로 감각자극 치료, 구강근육 강화운동, 호흡훈련법, 발음패턴의 재훈련 등을 이용한다. 하지만, 효과에 대한 근거는 일반적으로 적은 숫자와 이질적인 대상으로 인하여 제한적인 결과를 보이고 있다. 대화를 위한 대체요법 및 보조기구도 사용될 수 있는데, 글씨나 그림으로 구성된 의사소통판(communication boards)이나 책부터 전자 대화기기(electronic communication aids)까지 다양하다.

우측 뇌반구에 발생하는 뇌졸중으로 인한 언어 장애도 존재하는데, 언어조직화 장애, 사회적 문맥으로 언어 사용의 장애를 예로 들 수 있다. 이에 대한 치료의 목적은 언어의 조직화 기능을 향상시키고, 사회적 문맥 범위 안에서 언어 사용의 학습 및 비유언어를 해석하는 것을 배우는 것이다.

실어증의 분류 및 치료에 대한 자세한 내용은 '제18장 언어장애'를 참고하기 바란다.

뇌졸중 후에 시공간 지각 장애를 가지게 되는 경우도 있는데, 가장 널리 사용되는 치료 방법은 프리즘 안경(prism glasses)을 사용해서 시공간지각손실을 보상하는 힌트를 제공하는 것이다. 이 밖에 컴퓨터를 이용한 훈련, 한쪽 눈에 패치를 대는 등의 보상치료기법을 사용할 수 있다.

최근에 뇌졸중 후에 발생하는 인지기능을 향상시키는 치료 방법들이 개발되고 효과에 대한 연구들이 활발하게 이루어지고 있다. 주의력장애(attention problem)는 컴퓨터를 이용한 전산화인지치료나 "paper and pencil" 과제 등의 방법이 있다. 비록 이런 훈련법이 주의력을 향상시킬

수는 있으나, 실질적인 기능의 향상에 대한 근거는 부족하다. 기억장애의 경우에는 기억력을 향상시키는 훈련방법과 보상기법을 사용하는 방법을 사용할 수 있다. 그러나 이에 대한 효과에 대한 근거는 아직까지 부족하다. 공간무시(spatial neglect)에 대한 인지재활의 효과에 대한 근거는 있으나, 역시 독립적 기능에 대한 근거는 부족하다. 비침습적 뇌 자극 치료(자기자극치료 및 직류전기자극치료)를 기존의 시공간 지각 장애 치료법과 병행할 때 의미있는 향상을 보였다.[97]

섬망(delirium)은 주로 뇌졸중 급성기에 흔하게 관찰되며, 주로 감염, 수면장애, 체액 및 전해질 불균형, 약물 부작용에 의해 야기된다. 특히 노년 환자에서 잘 발생하며, 일반적으로 원인에 대한 교정으로 치료가 가능하므로, 정확한 진단이 요구된다. 치매는 뇌졸중 발병 전부터 있을 때, 특히 경증인 경우 회복 초기에 발견을 못할 수도 있다. 뇌졸중 자체로 인해 혈관성 치매가 발생할 수 있는데, 주로 다병변이거나 양측성 병변인 경우 치매가 생길 가능성이 높다.

인지 장애의 분류 및 치료에 대한 자세한 내용은 '제19장 인지 장애의 치료'를 참고하기 바란다.

2. 경직

경직은 근육의 신장 속도에 비례하는 긴장성 신장 반사의 증가를 특징으로 하는 운동 장애로 정의되며,[16] 뇌졸중 후 경직(poststroke spasticity)으로 인해 운동장애, 통증을 가져온다. 뇌졸중 후 경직은 지역사회중심 연구들에 의하면 수상 후 3~12개월에 뇌졸중 생존자를 추적조사했을 때 발생률이 17~43%로 보고되고 있다.[17,98,99] 뇌졸중 후 경직의 위험인자로 알려져 있는 것은 뇌간(brain stem)의 병변, 출혈성 뇌졸중, 젊은 나이, 그리고 수상 당시의 심한 운동 및 감각마비 등이 있다.[99,100] 임상적으로 가장 흔히 사용되는 경직의 평가는 수정된 Ashworth 척도(modified Ashworth scale)를 들 수 있다. 뇌졸중 후 경직의 치료 목표는 크게 수동적 및 능동적 기능으로 나눌 수 있다(표 27-11). 대부분의 경우에 경직은 운동치료나 보툴리눔 독소 또는 페놀 주사 같은 국소치료로 치료가 된다. 하지만 심한 경직의 경우에는 장애가 심하며, 치료가 잘 되지 않는다. 경

직의 다양한 치료 중에서 어떤 치료를 할지의 결정은 임상적인 필요성과 특별한 기능적 목표를 이루기 위한 가능성을 고려해서 선택해야 한다. 결론적으로 과거에 적용되었던 단계적인 경직치료의 선택은 올바른 방법이 아니라고 할 수 있다.

뇌졸중 환자의 경직 치료에서 중요한 것은 매일 신장운동을 시행하게끔 교육을 하는 것이다. 이를 통해 안정할 때와 움직일 때의 긴장도를 감소시키고, 연조직의 구축을 예방할 수 있다. 정적인 안정부목(static resting splint)을 손목과 발목에 사용함으로써 구축을 예방하고 근긴장도를 감소시킬 수 있으나, 경직이 심할 경우에는 오히려 부목이 통증과 피부손상을 일으킬 수 있다. 특히 심한 경직에 의해 보행 시 단지 보조기의 근위부 경계선이나 중족골두(metatarsal head)를 따라서 통증이 발생하여 보조기 착용이 어려울 수 있으며, 이런 경우에는 비복근(gastrocnemius)이나 가자미근(solues)에 보톡스 주사를 놓는 것이 효과적일 수 있다.

보툴리눔 독소 국소 주사치료는 사용하기가 간편하고, 일정한 용량-반응 효과가 있으며, 부작용이 적다는 면에서 국소적 경직을 치료하는 데 자주 사용되고 있다.[101,102] 효과에 대한 근거도 입증되어 있어 국소적 경직의 치료로 권장된다.[103] 약물주입부위는 침자극, 근전도 또는 초음파로 결정할 수 있으나, 용량이나 운동점을 타겟으로 주사하는 방법의 우월성은 입증되어 있지 않다. 기면이나 인지장애 등을 유발하는 경구약제에 비해 장점이 많다고 할 수 있다. 하지만 전신적 경직인 경우에는 국소적 주사와 경구

표 27-11 | 뇌졸중 후 경직의 치료 목적

수동적 기능
• 자세 유지 향상, 보조기 착용 원활
• 동반된 경련 및 통증의 경감
• 합병증(예, 구축)의 예방

능동적 기능
• 물건잡고 놓는 기능 향상
• 손 뻗치기, 위로 올리는 동작 기능 향상
• 운동시 어깨 통증의 경감
• 일상생활동작 수행시간 감소 효과
• 일상생활동작 수행 독립성 증가
• 보행 속도 및 균형능력 호전
• 장기적인 관절 손상 예방
• 구강제 복용으로 인한 합병증의 감소

약제를 병용하는 방법을 추천할 수 있다. 경막내 바클로펜 주입(intrathecal baclofen pump)은 뇌졸중 환자의 하지경직이 심할 때 사용될 수 있고, 일부 보고에 의하면 기능적 보행이 향상된다고 한다.[104] 경직에 대한 자세한 사항은 '제20장 경직'을 참고하기 바란다.

3. 연하장애 및 영양문제

연하장애는 뇌졸중에서 생존한 환자 중 약 30-50%에서 발생하며, 흡인으로 인한 폐렴, 영양부족, 탈수의 위험 요소가 된다. 일반적으로 예후는 좋지만, 뇌간에 병변이 있거나 양측성 병변일 때는 예후가 좋지 않고 연하장애가 지속될 수 있다. 영양부족은 뇌졸중 환자의 약 8-34%에서 발생한다. 병원에 입원하는 뇌졸중 환자 중 영양부족의 유병률이 49%이며, 입원하는 동안 감소한다는 보고도 있다.[105] 영양부족은 재원기간 및 기능적 결과와 연관성이 있다. 또한 영양부족은 감염의 위험 증가, 욕창을 비롯한 합병증의 가능성을 높이게 된다. 발병 전 영양부족은 뇌졸중의 예후에 나쁜 영향을 끼친다. 재활병동에 입원 당시 저알부민혈증은 내과적인 합병증의 발생률을 높이고, 기능적 예후를 좋지 않게 한다. 영양부족을 일으키는 요인으로는 연하장애, 식욕저하, 병전 영양부족 상태 및 다양한 내과적 합병증을 들 수 있다. 연하장애의 보상적 치료기법으로 자세변화나 새로운 연하 기법을 익히고, 음식의 양과 점도를 조절할 수 있다. 연하장애의 자세한 진단 및 치료에 대해서는 '제17장 연하장애'를 참고하기 바란다.

4. 견부통(Shoulder pain)

견부통은 뇌졸중 후의 흔한 합병증으로 회복을 지연하며, 삶의 질을 저하시킨다. 다양한 형태의 어깨 질환이 원인으로 작용하며, 적어도 한 가지 이상의 질환이 어깨 통증을 야기한다. 뇌졸중 후 견부통의 병인은 아직까지 잘 알려져 있지는 않다. 뇌졸중 후 발생하는 견부통은 여러 가지 원인이 작용할 수 있으므로, 정확한 진단이 필수적이며 진단에 적합한 포괄적인 치료를 해야 한다.

뇌졸중 후 견부통의 유병율은 34%에서 많게는 84%로 알려져 있다. 견부통의 자연 경과는 잘 알려져 있지는 않지만, 일반적으로 뇌졸중 후 수 주에서 수 개월 내에 발생하여 만성화되고 치료에 반응하지 않을 수 있다. 견부통은 심한 운동장애, 감각장애, 뇌졸중 발병기간 및 견관절 가동범위의 제한과 관련 있다.[106]

어깨 아탈구(shoulder subluxation)는 상완골두가 어깨 관절와에서 아래쪽으로 전위된 것을 말하며, 뇌졸중 환자의 50%에서 일어난다. 뇌졸중 후 견부통증이 종종 어깨 아탈구에서 기인하지만, 실제 통증과 어깨 아탈구 사이의 관련성에는 논란이 있다. 일반적으로 어깨 아탈구가 있는 많은 환자가 견부통을 호소하지는 않지만, 어깨 아탈구는 제1형 복합국소통증 증후군(complex regional pain syndrome), 액와신경손상, 회전근개 손상과 밀접한 연관이 있다. 이는 어깨 아탈구가 다른 형태의 어깨 병변을 가지고 있어서 통증을 유발함을 시사한다.

삼각근과 극상근의 표면에 적용하는 신경근 전기자극(neuromuscular electrical stimulation)이 어깨 아탈구를 감소시키고 통증을 완화시킬 수 있다(그림 27-18). 용량과 효과의 관련성은 확실히 밝혀져 있지는 않으나, 하루에 두세 시간씩 매일 몇 주간 치료할 때 효과가 있는 것으로 알려져 있다. 최근에 근육 내 전극을 이용한 신경근 전기자극 역시 어깨 통증을 완화시키고, 어깨 아탈구를 가진 환자의 일상생활동작 수행을 향상시킨다. 자극에 의한 통증의 부작용은 표면자극보다 근육 내 자극 시 줄어든다. 근육 내 신경근 전기자극도 아탈구를 감소시킴으로써 통증을 완화하기 위해 개발되었으나, 감각 심경조절 같은 다른 기전도 작용할 것으로 생각된다.[107] 신경근 전기자극의 통증완화가 일반적으로 일어나는지, 어깨 아탈구가 있을 때 주로

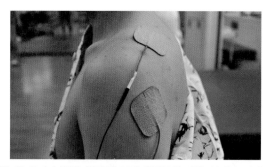

그림 27-18 | 뇌졸중 환자의 어깨 아탈구에 대한 신경근 전기자극 (neuromuscular electrical stimulation)

일어나는지는 명확하지 않다.

오십견이라 불리는 유착성 관절낭염(adhesive capsulitis)은 뇌졸중 후 어깨 관절가동범위가 감소하는데, 특히 외회전 및 외전의 장애가 온다. 이러한 소견은 견관절을 싸고 있는 막과 인대가 단축되고, 단축된 견관절막의 신장과 파열로 인한 염증성 반응으로 일어난다. 유착성 견관절염의 유발요인으로는 마비로 인한 어깨 움직임의 감소, 근육의 공력작용, 경직 및 팔걸이의 사용 등을 들 수 있다. 관절낭염의 진단은 주로 이학적 검사로 이루어지며, 방사선학적 검사는 도움이 되지 않는다. 치료는 관절가동범위 운동이 가장 중요하며, 목걸이형 팔걸이의 사용을 피하고, 적절한 자세의 유지, 경직의 치료를 해야 하며, 염증을 감소시키기 위한 물리치료, 약물요법 및 관절내 스테로이드 주사를 사용할 수 있다.

견관절 충돌 증후군(impingement syndrome)도 뇌졸중 후 견부통증의 원인이 될 수 있으며, 회전근개 손상의 원인이 된다. 견봉과 상완골두 사이에 극상근의 건이 끼이게 되면 건염, 견봉하 윤활낭염을 유발하며, 심지어 회전근개 파열을 일으킬 수도 있다. 뇌졸중 후 발생하는 견관절 충돌 증후군의 원인은 잘 밝혀져 있지 않지만, 어깨 외전시 견갑골 회전의 장애, 삼각근과 회전근개 근육간의 불균형, 수동적 어깨 외전시 상완 외회전의 장애 등이 원인이 될 수 있다. 치료는 견갑골의 운동성을 유지함과 동시에 적절한 신장과 경직의 치료 및 가능하면 어깨 외회전 및 내회전 근육의 강화를 하는 것이 좋다. 염증의 완화를 위해서

약물치료 및 스테로이드 주사가 통증을 가라앉히고, 극상근 건의 부종을 감소시킴으로써 물리적 충돌을 감소시킬 수 있다.

과거 반사 교감신경 이상증(reflex sympathetic dystrophy) 또는 어깨 수부 증후군으로 불리었던 제1형 복합국소 통증 증후군은 원인이 교감신경의 과활동성이 아닌 것으로 밝혀진 후 질환 명칭이 바뀌었다. 주로 어깨, 손목 및 수부에 생기며, 보통 주관절 부위는 증상이 나타나지 않는다. 보고된 유병률은 12.5%에서 70%까지 다양하다. 제1형 복합국소 통증 증후군은 어깨 아탈구와 연관이 있으며, 이는 혈관과 신경의 견인 손상이 원인이 될 수 있음을 시사한다. 이 증후군은 3기의 임상양상으로 진행된다. 1기에는 손과 손목의 통증을 동반한 관절운동, 부종, 열감 및 홍반을 보이는 초기 염증기를 보이며, 2기에는 위축성 피부 변화, 관절운동범위의 점진적 소실, 피부온도의 감소 및 통증의 완화를 보이며, 3기에는 피부 및 근육의 비가역적인 위축, 다양한 통증양상, 심한 관절운동범위의 소실 및 골다공증의 소견을 보이게 된다.

진단은 병력 및 이학적 검사를 통해 이루어지나 삼상 골주사 검사가 표준된 검사로 사용되며, 어깨, 손목 및 수부의 음영, 특히 완관절 및 중수골관절의 음영 증가가 관찰된다(그림 27-19). 특히 초기 진단이 불분명할 때 유용하다. 치료는 즉각 시작해야 하고 약물치료와 물리치료를 같이 사용할 때 가장 효과적이다. 약물치료는 경구 스테로이드(prednisolone) 복용이 대표적이나 이에 대한 효과가 미약할 때는 추가적으로 경부 교감신경 차단 등을 시행할 수 있다.

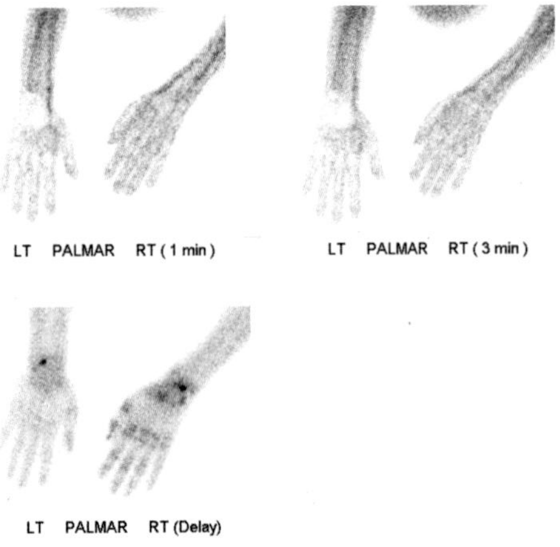

5. 뇌졸중 후 중추성 통증(Central post-stroke pain)

뇌졸중 후 중추성 통증은 뇌졸중 발생 후에 생기는 지속적이거나 간헐적인 통증으로 주로 감각이상이 있는 부위에 일어난다. 처음에 외측 연수 증후군(lateral medullary syndrome) 환자에서 병변측 안면 부위와 병변 반대측 사지의 감각 소실을 동반한 통증이 있다고 보고되었다. 이후 시상 증후군(thalamic syndrome)으로 불려져 표층 및 심부 감각 장애, 반실조, 반입체 인지불능(hemistereoagnosia), 무도병무정위 운동 및 참을 수 없는 통증의 특징을 보였다. 하지만, 이후에 시상 부위뿐만 아니라 척수시상 경로 또는

LT PALMAR RT (1 min)   LT PALMAR RT (3 min)

LT PALMAR RT (Delay)

그림 27-19 | 제1형 복합국소 통증증후군의 삼상 골주사 검사 소견
이환된 우측 손목 및 손에서 음영이 증가된 소견이 관찰된다.

시상척수 경로를 침범하는 어느 부위에서 발생할 수 있다고 알려졌다. 뇌졸중 후 중추성 통증은 다발성 경화증 및 척수손상 후 통증에 비해 적게 발생하지만, 8%의 발생률을 보이며, 5%의 환자에서는 심한 통증을 호소한다. 통증의 시작은 수상 후 1주일에서 6년까지 다양하지만, 대부분 1달 이내에서 발생하는 경우가 많다. 통증의 양상은 타는 듯한 통증(50%), 쑤시는 통증(35%), 따끔한 통증(20%), 또는 찢어지는 듯한 통증(15%)으로 호소한다. 체온, 촉각, 운동 및 감정의 변화는 통증을 악화시킬 수 있으며, 반면에 휴식은 대부분 통증을 경감시킨다. 약 72%의 환자에서 운동, 촉각, 온도자극 등에 대해 이질통증(allodynia)을 느끼며, 약 60%의 환자들이 통각과민(hyperpathia)을 경험한다.

뇌졸중 후 중추성 통증의 병인은 잘 알려져 있지는 않고, 치료에 반응이 있는 약물로부터 원인에 대한 가설을 유추할 수 있다. 그래서 기전은 글루타메이트-NMDA 수용체 시스템의 감각 피질내의 신경가소성 변화, 피질내 또는 척수내 GABA 억제의 감소, 통증 경로의 노르아드레날린성 조절의 감소 및 말초의 교감신경활동의 변화 등이 포함된다.

약물치료로는 아미트립틸린(amitriptyline) 25~75 ㎎을 사용할 수 있고, 환자의 2/3에서 통증을 경감시킨다. 이외 다른 삼환계 항우울제 역시 아드레날린성 경로를 조절함으로써 효과가 있을 수 있다. 카바마제핀(carbamazepine)은 환자의 약 1/3에서 통증을 감소시킨다고 하며, 페니토인(phenytoin), 정맥내 리도카인, 또는 멕실레틴(mexiletine) 같은 막 안정성 약물도 사용될 수 있다. NMDA 억제제인 정맥내 케타민(ketamine)은 주입 후 일시적으로 통증을 완화시킨다. 가바펜틴(gabapentin)은 가장 흔하게 처방되는 약물로 임상연구의 근거는 없는 편이다. 주로 GABA 경로에 작용해서 통증 완화에 효과적이다. 라모트리진(lamotrigine)은 NMDA 억제제인 구강 항간질 약제로 약 40%의 환자에서 통증을 경감시킨다.

비약물요법으로 경피적 전기신경자극(TENS)이 효과가 있을 수 있는데, 일부 환자에서 통증을 완화시키지만, 환자의 30%에서는 통증을 악화시키거나, 일시적인 효과만 있다. 뇌피질자극(cortical brain stimulation)이 효과가 있다는 보고도 있다. 치료에 반응이 없거나, 만성통증 증후군으로 진행되는 환자가 드물지 않으므로 포괄적인 치료 및 관리가 필요하다.

6. 배뇨 및 배변 장애

뇌졸중 후 약 1/3~2/3 환자에서 요실금 및 변실금이 발생하며, 이것이 지속될 때는 환자가 집으로 귀가할 때 가족으로 하여금 계속 관리할 수 있도록 하는 것이 중요하다. 실금의 가장 흔한 원인은 비억제성 배뇨 및 배변이며, 많은 인자와 연관되어 있다. 요저류는 약 29%의 환자에서 발생하며, 피질성 뇌졸중, 당뇨, 실어증 및 인지장애와 연관이 있다. 뇌졸중으로 지역사회에 거주하는 환자에서 일반인에 비해 약 두 배 정도의 배뇨증상을 가지고 있다.[108]

지속적인 비억제성 배뇨에 대한 일차치료방법은 시간을 정하여 소변을 보게 하는 배뇨 관리(timed voiding)라고 할 수 있다. 이 방법은 절박뇨를 느끼기 전에 소변을 정기적인 시간에 볼 수 있게 하는 것으로 절박뇨가 2~3시간 이상 일어나지 않을 때 유용하다. 만일 빈뇨가 자주 발생하게 된다면, 원인이 불완전한 배뇨에 의한 것인지 배뇨량이 적어서인지를 구별하는 것이 필요하다. 요역동학적 검사는 보통 필요하지 않는데, 초음파를 이용하여 잔뇨를 정확하게 측정할 수 있기 때문이다. 만일 잔뇨가 200 cc 이상으로 측정되면, 탐술로신(tamsulosin)과 같은 알파차단제를 사용하여 완전한 배뇨를 하게 한다. 배뇨가 완전하다면 옥시부티닌(oxybutinin)과 같은 항콜린제를 사용하여 방광의 용적을 높이는 것이 필요하다. 후자의 경우에는 소변의 저류에 대한 증상이 있는지 모니터하는 것이 필요하다. 일부 환자에서는 두 가지 약제를 시간에 맞는 배뇨를 위해 사용하게 되는 경우도 있으나, 항콜린성 약물보다 괄약근 이완에 도움이 되는 알파차단제를 먼저 사용하는 것이 좋다. 만일 불완전한 배뇨가 지속된다면, 남자의 경우에는 양성 전립선 비대증에 대해 비뇨기과 의사에게 의뢰하는 것을 고려해야 한다. 경우에 따라서는 간헐적 도뇨법이나 유치 도뇨관을 사용할 수 있다.

뇌졸중 환자의 배변 장애에 대해서는 식사 이후에 규칙적으로 배변 연습을 하고, 필요한 경우 센나(senna)와 같은 변 완화제와 좌약을 사용하며, 배변 훈련이 이루어지도록 한다. 이동 동작의 장애가 있는 환자들에게는 실내변기(commode)를 이용하여 훈련할 수 있다.

뇌졸중 후 배뇨 및 배변 장애에 대한 자세한 사항은 '제21장 배뇨 장애'와 '제22장 배변 장애'를 참조하기 바란다.

7. 우울증

우울증은 뇌졸중 이후 매우 흔하며, 진단 기준에 맞는 경우 뇌졸중 환자의 50% 이상에서 발생한다고 보고하고 있다. 주로 전두엽과 기저핵 병변이 관련성 있다고 알려져 있으나,[109] 실어증을 가진 환자에서 우울증의 정확한 진단을 위해 흔히 사용되는 우울증 평가도구의 사용이 어려우므로 잘못 진단할 수 있어 주의가 필요하다. 뇌졸중 후 우울증의 높은 빈도에 대해 많은 가설들이 있는데, 관련 인자로는 여성, 나이(<70), 가족력, 장애 정도 등이 알려져 있다.[110] 다른 가설은 뇌졸중이 대뇌의 카테콜아민의 부족을 야기한다는 것으로, 이는 전두엽의 노르아드레날린성, 도파민성, 세로토닌성 경로의 손상으로 인해 일어날 수 있다.

뇌졸중 후 우울증의 진단은 복잡하고 어려운데, 뇌졸중으로 인한 독립성의 소실, 감정의 변화 등과 연관된 정상적인 비애가 존재하고, 뇌졸중 자체로 발생하는 수면장애, 피로 및 식욕의 변화와 같은 우울증과 연관된 증상의 유병률이 높기 때문이다. 지속되는 우울한 감정, 사회생활에서의 의욕 상실 및 재활프로그램 참여도의 저하는 뇌졸중 후 우울증의 믿을 만한 지표라고 할 수 있다.

지속되는 우울증은 회복의 지연 및 기능 수준이 낮은 것과 연관이 있으므로 임상적으로 우울증이 맞다면 적극적으로 치료를 해야 한다. 뇌졸중 후 우울증을 가진 환자들은 일반적으로 약물요법에 잘 반응하는 편으로 선택적 세로토닌 재흡수 차단제(SSRI)가 자주 처방되는 약물이다. 일부에서는 각성도를 향상시키고 빠른 회복을 위해서 메틸페니데이트(methylphedidate)와 같은 각성제를 처방하기도 한다. 최근의 연구에 의하면 SSRI를 이용한 약물치료가 뇌졸중 후 우울증을 예방하는 효과가 있어서 이의 빈도를 낮추기 위해 고위험군 환자에서 미리 약물을 사용하기도 한다.[111]

8. 기타 정신사회적 고려

불안 및 공포 역시 뇌졸중 환자에서 흔히 보고되고 관찰되는 문제이다. 이러한 문제들에 민감하며, 환자를 이해할 수 있고, 경험 있는 재활의학 팀을 통해 장애와 연관되어 있는 불안 및 공포 증상을 해소 시키며, 기능적 회복을 이룰 수 있다.

성기능 장애는 뇌졸중으로 생존한 환자의 40~70%로 보고되고 있다.[112] 경직, 통증, 감각장애 등이 성기능 장애를 유발할 수도 있으나, 주로 정신적인 문제(공포, 불안, 우울증 등)로 인해 발생한다. 성행위 자세, 시간 및 기술에 대한 실질적인 방법뿐 아니라 자신감, 감정 및 파트너와의 관계가 강조되어야 한다.

재활치료 참여도 및 치료 결과에 영향을 주는 주요인 중의 하나가 환자의 동기(motivation)라고 할 수 있다. 치료에 협조적이며, 기능호전을 위한 결심을 하는 환자는 치료 프로그램에 잘 참여한다. 그러나 동기의 정확한 수준 및 어느 정도의 동기가 직접적인 효과에 영향을 주는지 측정하는 것은 어렵다. 환자의 동기를 높이기 위한 많은 방법들이 사용될 수 있는데, 그 예로 환자에게 설명을 한다든가, 긍정적인 강화, 행동의 변화 및 달래기 등을 들 수 있다. 흥미롭게도 가족의 도움이 환자의 기능적 회복과 매우 연관이 있다. 그래서 단순한 교육적 방법보다 직접 상담하는 것이 가족의 기능 및 환자의 적응에 더 효과적이라고 할 수 있다.

뇌졸중 후 야기되는 가족들의 반응은 반드시 재활치료 팀에 의해 평가되어야 한다. 특히 집중적인 재활치료가 이루어지는 동안 가족들의 적극적인 참여가 필요하다. 사회적 도움의 부족과 유효한 자원들이 없으면 재활치료에 영향을 끼친다. 가족들에 대한 치료는 상담, 교육, 그룹치료 등이 있다. 교육과 상담의 방법은 확실히 가족의 기능을 안정화하고, 환자를 돌보는 것에 대한 지식을 증진시킨다. 하지만, 직접 상담이 교육보다 더 효과적이라고 할 수 있다.

때때로 문제를 야기하는 정신사회적 기능이 육체적 기능 또는 운동기술 수행력의 회복과 관련된 사항보다 더 영향을 끼칠 수 있다. 이를 통해 정신사회적, 오락, 그리고 직업재활의 중요성이 강조된다고 할 수 있다. 오락활동(recreational activities)을 통해 여러 활동에 대한 치료에 집중할 수 있고, 만족할만한 목표를 달성하는 데 효과가 있다. 또한 퇴원 후 사회 복귀에 도움이 될 수 있다. 여가활동에 대한 평가, 관심 있는 활동에 대한 상담 및 거주사회에 대한 교육 등이 뇌졸중 환자를 위한 오락활동에 대한 치료법의 일부이다.

같은 환자들과의 교감(peer support) 역시 뇌졸중의 성공적인 재활에 긍정적인 효과를 줄 수 있는 한 요소이지만, 환자의 기능회복에 영향을 주는 치료 영역에서 간과되는 측면이 있다. 뇌졸중 재활 시설에서 유사한 장애를 가진 다른 환자와 지내는 것은 여러 면에서 환자에게 도움을 줄 수 있는데, 첫째로 육체적 장애에 대한 두려움과 불안을 해소하는 데 도움이 되고, 둘째로 환자들이 서로 간에 의료진이 할 수 없는 상담이나 지지를 할 수 있으며, 마지막으로 동작 수행이나 보조기구의 사용에 대한 인식을 높여서 뇌졸중 후 적응과정에 긍정적으로 기여할 수 있다.

9. 기타 동반 질환 및 후유증 예방

뇌졸중으로부터 회복하는 환자들에서 동반되는 내과적 질환들의 발병률이 높다. 뇌졸중의 상태가 심하거나, 적절한 치료가 되지 않으면 여러 합병증들로 인해 재활치료의 참여를 어렵게 만든다. 내과적인 합병증은 주로 급성기 재활치료기간에 발생하는데 환자의 60% 정도에서 일어나며, 심한 뇌졸중의 경우 94%에서 발생한다.[113] 흔한 내과 및 신경학적 합병증은 표 27-12에 제시되어 있다.

1) 심장질환
대다수의 환자에서 뇌졸중은 전신성 질환의 과정에서 급성으로 일어나게 된다. 즉, 예를 들면 동맥경화증, 고혈압성 혈관질환 또는 색전을 유발하는 심장질환 등을 들 수 있다. 약 75%의 환자에서 동반하는 심혈관질환을 보이며, 고혈압(54-80%), 관상동맥질환(65%)이 포함된다. 또한 심장질환은 심장성 대뇌 색전증을 통해 뇌졸중을 유발한다. 이러한 질환은 심방세동 및 다양한 원인의 부정맥, 심장판막질환, 심근육병증, 심내막염 및 심근경색증을 포함한다.

동반하는 심장질환은 단기 또는 장기 생존율 및 기능회복에 영향을 미친다. 심장 질환이 급성으로 나빠지는 경우가 뇌졸중 급성기 재활 시기에 자주 발생한다.[114] 흔하게 발생하는 질환으로 협심증, 조절되지 않는 고혈압, 저혈압, 심근경색, 울혈성 심부전, 심방세동, 심실성 부정맥 등을 들 수 있다. 이러한 합병증들은 적절히 진단되고 치료가 되지 않으면 환자의 회복 및 기능증진에 부정적인 영향을 미치게 된다. 그러나, 이러한 합병증들은 치료프로그램에 적극적으로 참여하려는 환자의 능력에 영향을 준다. 울혈성 심부전 및 협심증은 운동에 대한 내성을 감소시키고,

표 27-12 | 뇌졸중 후 흔히 관찰되는 내과 및 신경학적 합병증

- 흡인성 폐렴
- 어깨 통증, 복합국소 통증증후군
- 요로감염
- 우울증, 불면증
- 낙상
- 연하장애, 영양장애
- 심부정맥혈전증
- 욕창
- 뇌졸중의 재발
- 간질

이동 동작의 능력을 떨어뜨린다.

2) 심부정맥 혈전증
뇌졸중으로 인해 심각한 이동의 장애가 있는 모든 환자에서 심부정맥 혈전증 예방을 위한 치료를 해야 하는데, 저용량 피하 헤파린 또는 저분자량 헤파린을 사용하는데, 후자가 고위험군에서는 더 효과가 있다. 이러한 저용량 피하 또는 저분자량 헤파린 치료는 주요 대뇌 내 또는 대뇌 외 출혈의 발생을 증가시키지 않고 심부정맥 혈전증의 위험도를 낮출 수 있다.[115] 안전하게 약물치료를 받을 수 없는 환자에서는 스타킹과 같은 외부공기압박을 대체용으로 사용할 수 있다. 많은 재활치료시설에서 약물치료보다 외부공기압박을 사용하고 있는데, 오히려 이는 침상 밖에서의 활동을 저해한다. 예방치료의 적정한 기간은 아직 알려져 있지는 않지만, 대부분 환자가 퇴원 후 지역사회에서 오랫동안 보행이 가능할 때 약물치료를 중단한다.

심부정맥 혈전증이 의심되는 환자는 반드시 정맥성 이중 초음파 검사(venous duplex ultrasound)로 조사해야 되며, 현재 스크린 검사로는 사용되지 않는다. 증상은 모호할 때 또는 없을 때도 있으므로, 이학적 검사만으로 심부정맥 혈전증을 확진하거나 배제할 수는 없다.

새로 심부정맥 혈전증으로 진단받은 환자는 즉시 저분자량 헤파린과 함께 항응고제 치료를 INR 2-3으로 조절될 때까지 받아야 한다. 보통 와파린을 적어도 2일 정도 사용하면 치료 효과적인 INR에 도달한다. 급성 심부정맥 혈전증이 발생한 환자는 24시간 동안 침상안정을 취하는데, 침상안정의 적절한 기간에 대해서는 아직 논란이 있다. 뇌출혈과 같이 안전하게 항응고제 치료를 할 수 없는 환자는

하대 정맥 필터를 폐색전증의 발생을 막기 위해 삽입해야 한다. 최근에는 새로운 항응고제(NOAC)를 사용한 치료도 시도되고 있다.[116]

3) 폐렴

폐렴은 뇌졸중 환자의 약 1/3에서 발생하는데 특히 지주막하출혈 환자에서 자주 발생한다. 일부 보고에 의하면 뇌졸중 발생 당시 심한 상태인 경우에는 47%의 발생률이 있다고 한다. 연하장애가 약 1/3~1/2 환자에서 존재하는데, 이는 흡인과 폐렴을 유발한다. 그러므로 정확한 연하기능의 평가가 중요하겠으며 연하를 위한 자세교정 및 음식 점도의 변화 등의 보상적 치료를 해야 한다. 폐렴을 유발하는 또 다른 인자로 비정상적인 중추 호흡 패턴, 면역기능의 손상으로 인한 전신쇠약 및 기침유발을 어렵게 하는 호흡근육의 약화 등을 들 수 있다. 뇌졸중 후 연하장애와 폐렴의 고위험군을 밝히기 위해서 임상적인 스크리닝 검사(예를 들면, 발음곤란, 구음장애, 비정상적인 구역반사 및 연하 후 기침, 연하 후 목소리변화)를 하는 것이 유용하다.[117]

4) 수면 무호흡증

폐쇄성 수면 무호흡증(obstructive sleep apnea)은 10초 이상 지속되는 심각한 무호흡이 발생하여 혈관내 산소포화도가 감소하고 때때로 갑작스럽게 각성이 일어나는 질환이다. 수면다원검사를 시행하여 1시간 동안 무호흡이나 저호흡 현상이 5회 이상 발견되었을 때 주간 졸림증이 동반되면 진단할 수 있다. 폐쇄성 수면 무호흡증은 수면에서 자주 깨며, 코골이, 초조 및 두통이 동반될 수 있으며, 일반인에서 자주 발생되며, 유병률은 비만이나 나이가 많을수록 증가된다.

폐쇄성 무호흡증과 뇌졸중과의 연관성에 대한 근거는 보고되고 있고,[118] 그 기전은 다인자에 의해 발생하는데, 자율신경과 현관내벽의 변화, 비정상적 응고, 뇌혈류 조절의 변화로 인한 뇌혈류의 감소, 수축성 혈압의 증가 및 이러한 변화를 조절하는 대뇌 능력의 감소를 들 수 있다.

뇌졸중 자체가 수면 무호흡증의 발생에 기여할 수 있다. 호흡 중추 또는 상기도 근육을 조절하는 대뇌 부위 근처의 뇌경색이나 뇌출혈이 호흡장애를 야기하여 무호흡증을 일으킬 수 있다. 뇌졸중 후의 수면 무호흡증의 양상이 뇌졸중 전에 발생하는 것과 다르다는 점도 이를 뒷받침할 수 있다. 하지만 명확한 관련성에 대해 충분한 설명이 되지 않는다. 이미 뇌졸중 후 수면 무호흡증의 유병률이 높은 것은 여러 연구에서 보고되었으며, 뇌졸중 생존자 중에 위험인자, 즉, 졸림증, 비만 및 노인에서 75%까지의 유병률을 보인다. 뇌졸중 후의 수면 무호흡증의 유병률은 확실히 일반인에 비해서 의미 있게 높은 편이다.

수면 무호흡증은 환자의 동기를 감소시키고, 인지능력을 떨어뜨리며, 뇌졸중의 재발 위험을 높게 하며, 심지어 사망하게 할 수도 있다. 또한 재활치료의 결과에도 영향을 끼친다. 수면 무호흡증의 높은 유병률은 기능적 장애 및 재활치료를 위한 입원기간과 연관성이 있다. 수면 무호흡증에 대한 기본 검사는 비용효과적인 측면에서 유용하다. 수면 무호흡증의 치료 방법으로는 지속적 양압호흡술을 사용할 수 있고, 체중 조절, 약한 운동 훈련, 수면질 향상을 위한 훈련, 구강장치의 사용, 중추신경 저하제 사용을 피하고, 일부 환자에서 수술적 방법을 사용하기도 한다.

수면 무호흡증 이외에도 수면 장애가 뇌졸중 환자에서 발생할 수 있다. 대표적인 것이 불면증인데, 뇌경색 환자의 57%에서 발생한다는 보고가 있고, 2/3의 환자는 뇌졸중 전에 불면증의 병력이 있으며, 나머지는 뇌졸중 이후에 불면증이 발생한다. 불면증은 불안 및 중추신경흥분제의 사용, 장애의 정도 및 치매와 연관성이 있다. 불면증으로 인한 주간 졸림증으로 재활치료에 적극적으로 참여하기가 어렵게 되므로, 이러한 수면장애는 재활치료의 기능적 호전에 영향을 끼칠 수 있다. 정상적인 수면 양상을 위해 환자의 육체적 활동을 증가시키도록 격려하고, 정신적인 지원을 하고, 수면의 질을 향상시키는 치료를 하는 것이 중요하다. 정상적인 수면 양상이 회복될 때 재활프로그램의 효과가 나타난다.

5) 낙상

낙상은 뇌졸중 생존자에서 자주 발생하는 문제로 우측병변의 환자에서 좌측병변의 환자보다 낙상의 위험이 높다고 알려져 있는데, 아마도 동반된 인지 및 지각 장애, 충동성 및 판단력의 저하 때문인 것으로 보인다. 예방할 수 있는 방법으로 균형훈련, 인지 훈련, 안전에 관한 훈련 및 교육, 이동 동작 동안 감시를 하도록 유도하고, 주위에서 낙상을 일으킬 수 있는 환경을 조절하고, 보조기구를 사용하는 것을 강조해야 한다. 최근 병원 낙상 예방을 위한 환자 안전에 대한 주의를 통해 과거에 비해 예방에 노력을 기울이고 있다.

6) 골다공증

뇌졸중을 가지고 있는 환자는 장골골절의 위험도가 높다. 이는 낙상의 위험과 빈도의 증가와 연관 있을 뿐 아니라 부동으로 인한 골밀도의 감소도 기여한다. 뇌졸중 후 1년 이내에 마비측 상하지의 골밀도의 감소가 관찰된다는 보고들이 있다. 상지의 감소가 하지보다 더 관찰되며, 마비의 심한 정도, 보행의 제한, 부동이 골밀도의 감소와 연관이 있다. 이동 동작의 향상과 운동이 골밀도 감소를 줄일 수 있다. 뇌졸중과 연관된 골다공증의 약물치료에 대해서는 현재 기준이 존재하지 않고, 비스포스포네이트(bisphosphonate) 같은 골다공증 치료의 효과에 대한 연구도 없다. 최근 예방과 관련하여 1시간 이상의 체중부하 운동이 골밀도를 올리는데 효과적이었다는 보고가 있다.[119]

7) 시야장애

시야 장애는 중대뇌동맥 및 후대뇌동맥 영역의 뇌졸중 환자에게 흔히 발생되는 문제이다. 침상에서의 시야 검사 및 동시자극시 감각소실에 대한 검사는 뇌졸중 환자의 임상 평가의 중요한 사항 중 하나이다. 정밀한 시야 검사도 일부 환자에 유용할 수 있으나, 대부분 필요하지 않다. 편측성 공간무시가 동반되지 않은 시야장애의 경우 보상치료에 효과적이다. 다양한 치료사에 의한 또는 컴퓨터를 이용한 훈련(예: 시력 회복 치료 등) 방법들이 개발되어 시야 기능의 회복을 증진시킬 수는 있으나, 아직까지 효과에 대해서는 논란이 있다.

뇌간의 뇌졸중은 안구외 근육마비와 그로 인한 복시를 유발할 수 있다. 패칭(patching)이 복시를 막기 위해 사용될 수 있는데, 적절한 안구외 근육의 훈련과 마비된 근육의 회복을 위해서 두 눈에 번갈아 붙일 수 있다.

IX. 재활치료의 효과

뇌졸중에 대한 재활 치료의 목표는 환자가 최대한의 기능적 독립을 얻도록 하여, 환자와 가족 모두가 이전의 역할을 되찾고, 가족, 사회로의 복귀를 촉진시켜서 삶의 질을 높이는 것이다.

재활 치료는 의사의 주관 하에 간호, 물리치료, 작업치료, 언어치료, 사회사업, 직업재활 등 여러 분야의 인력이 협력하여 치료를 진행하는 팀 접근 방식을 취한다. 치료 목표는 현실적으로 잡는 것이 바람직하며 주기적으로 환자의 기능 달성도를 재평가하여 치료 목표를 조정하는 목표 지향적 시스템이 추천된다. 또한 가족적인 문제와 정신적인 문제들이 재활 치료에 큰 영향을 미치게 됨으로 재활 치료 중에 이에 대한 치료가 중요하다.

조기 재활이 중요하며 환자의 예후를 좋게 할 수 있다. 또한 퇴원은 환자의 상태나 향후 치료 방침에 따라 집, 다른 재활병원, 요양원 등으로 퇴원시킨다. 이 경우 일정한 임상 가이드라인(clinical pathway guideline)이나 상담을 통하여 계획된 퇴원(coordinated planned discharge)을 하는 것이 바람직하다.

또한 퇴원 후 환자는 정신적 부적응과 우울증, 가정과 가족 내에서의 역할 변화, 사회적 상실감, 이동 시의 불편함, 어깨 통증이나 다른 부위의 통증, 불면증, 두통, 어지러움, 경직, 성기능의 감퇴 등과 같은 문제로 고통을 받는다. 따라서 우울증과 불면증, 통증 등에 대한 치료와, 가족 내 문제나 정신, 사회적 문제, 성 문제에 대해서 지속적 상담과 치료가 필요하다.

퇴원 후 외래 진료 시에는 동반된 질환의 관리, 합병증의 조기 발견과 뇌졸중 재발의 예방을 고려하여 치료하여야 한다. 이를 위해 환자의 혈압 측정과 혈중 지질, 간 기능, 신장 기능, 일반 요 검사를 주기적으로 시행하고, 심장 질환이나 당뇨병이 있을 경우에는 특히 이에 대한 치료를 강조해야 한다. 또한 의사는 환자의 기능 수준을 정기적으로 평가하고 치료 목표를 재설정하여 환자가 안정되고 적절한 수준의 기능에 도달할 때까지 지속적으로 치료에 임해야 한다.

뇌졸중 환자의 약 75~85%는 재활 치료 후에 집으로 퇴원한다. 많은 뇌졸중 환자가 치료 후 이동 능력이나 일상생활 기능을 독립적 수행할 수 있으나 사회적, 직업적 결과는 기능적 회복의 정도만큼 좋지는 않다. Framingham Heart Study cohort로부터 얻어진 데이터에서 보면 148명의 뇌졸중 환자 중 69%가 일상생활 기능을 스스로 수행할 수 있었고 80%는 독립적으로 이동을 할 수 있었다. 그러나 이들 중 71%는 직업 능력이 감소하였고 62%

는 집밖에서의 사회적 능력이 감소하였다.

운동 능력, 이동 능력, 일상생활 기능, 괄약근 조절에서 회복이 좋았고 의사 소통 능력이나 사회적 능력, 인지 기능에 있어서는 회복의 정도가 상대적으로 낮았다.

뇌졸중 환자의 퇴원 시 기능적 회복 정도를 예측하는 데 가장 중요한 인자는 입원 당시의 기능 수준(functional level)이다. 또한 인지, 언어 기능, 학습 능력, 재활 치료의 종류와 질적 수준도 치료 결과에 중요하다. 동반된 질환이 여럿이거나 심한 경우에는 예후가 좋지 않다.

나이는 독립적 예후 인자로 보기는 힘들지만 노인 환자는 발병 전에 뇌졸중이나 다른 질환이 있어 이미 기능 저하 있는 경우가 많고 치료를 일찍 중단하는 경향이 있기 때문에 예후가 나쁠 수 있다. 또한 환자의 치료 의욕, 우울증, 가족 관계와 같은 정신, 사회적 변수들이 기능 회복에 영향을 준다. 국내 코호트 연구에 따르면 뇌졸중 발생 6개월 후 FIM으로 측정된 독립적 예후인자로는 나이, 초기 뇌졸중의 심한 정도, 병원 입원 기간 및 운동, 보행, 언어의 퇴원 시의 기능적 수준과 관련이 있고, EQ-5D로 측정된 삶의 질 지표의 독립적 예후 인자는 나이, 병원 입원 기간, 퇴원 당시의 운동 기능으로 보고하였다. 향후 국내 만성뇌졸중 환자의 예후인자에 대한 추가적인 데이터가 나올 것으로 기대된다.[120] 결론적으로 예후를 추정하기 위해서는 환자의 내과적, 신경학적, 기능적, 그리고 정신, 사회적 상태를 포괄적으로 고려하여야 한다.

참고 문헌

1. Mozaffarian D, Benjamin EJ, Go AS, et al. Executive summary: heart disease and stroke statistics-2016 update: a report from the American Heart Association. Circulation. 2016; 133: 447-54.
2. Bejot Y, Benatru I, Rouaud O, et al. Epidemiology of stroke in Europe: geographic and environmental differences. Journal of the neurological sciences. 2007; 262: 85-8.
3. Kim RB, Kim B-G, Kim Y-M, et al. Trends in the incidence of hospitalized acute myocardial infarction and stroke in Korea, 2006-2010. Journal of Korean medical science. 2013; 28: 16-24.
4. Ministry of Health & Welfare KCFDCP. Korea Health Statistics 2010: Korea National Health and Nutrition Examination Survey (KNHANES V).
5. 임승지, 김한중, 남정모, et al. 건강보험 청구자료를 이용한 우리나라 뇌졸중 환자의 사회경제적 비용추계. 예방의학회지. 2009; 42: 251-60.
6. 한태륜, 한태륜. 국내 뇌질환 환자의 재활 서비스 제공 실태 및 효과 분석. 2007.
7. Hong K-S, Bang OY, Kang D-W, et al. Stroke statistics in Korea: part I. Epidemiology and risk factors: a report from the korean stroke society and clinical research center for stroke. Journal of Stroke. 2013; 15: 2.
8. Adams HP, Bendixen BH, Kappelle LJ, et al. Classification of subtype of acute ischemic stroke. Definitions for use in a multicenter clinical trial. TOAST. Trial of Org 10172 in Acute Stroke Treatment. Stroke. 1993; 24: 35-41.
9. Jung K-H, Lee S-H, Kim BJ, et al. Secular trends in ischemic stroke characteristics in a rapidly developed country. Circulation: Cardiovascular Quality and Outcomes. 2012: CIRCOUTCOMES. 111.963736.
10. Harvey RL RE, Yu D. Rehabilitation in stroke syndrome. In Braddom RL, editor. Physical medicine & rehabilitation. 3rd ed. Philadelphia: Saunders, 2007.
11. Smith EE RJ, Greenberg SM. Hemorrhagic stroke. Neuroimaging Clin N Am 2005; 15: 259-72.
12. Brunnstrom S. Motor testing procedures in hemiplegia: based on sequential recovery stages. Physical therapy. 1966; 46: 357.
13. Sawner KA. Brunnstrom's movement therapy in hemiplegia. A neurophysiological approach. 1992: 41-65.
14. Fugl-Meyer AR, Jääskö L, Leyman I, Olsson S and Steglind S. The post-stroke hemiplegic patient. 1. a method for evaluation of physical performance. Scandinavian journal of rehabilitation medicine. 1975; 7: 13-31.
15. Gladstone DJ, Danells CJ and Black SE. The Fugl-Meyer assessment of motor recovery after stroke: a critical review of its measurement properties. Neurorehabilitation and neural repair. 2002; 16: 232-40.
16. Lance J. Disordered muscle tone and movement. Clinical and experimental neurology. 1981; 18: 27-35.
17. Watkins C, Leathley M, Gregson J, Moore A, Smith T and Sharma A. Prevalence of spasticity post stroke. Clinical rehabilitation. 2002; 16: 515-22.
18. Gregson JM, Leathley M, Moore AP, Sharma AK, Smith TL and Watkins CL. Reliability of the Tone Assessment Scale and the modified Ashworth scale as clinical tools for assessing poststroke spasticity. Archives of physical medicine and rehabilitation. 1999; 80: 1013-6.
19. Capaday C. The integrated nature of motor cortical function. The Neuroscientist. 2004; 10: 207-20.
20. Levin MF, Selles RW, Verheul MH and Meijer OG. Deficits in the coordination of agonist and antagonist muscles in stroke patients: implications for normal motor control. Brain research. 2000; 853: 352-69.
21. Geurts AC, de Haart M, van Nes IJ and Duysens J. A review of standing balance recovery from stroke. Gait & posture. 2005; 22: 267-81.
22. Smith PS, Hembree JA and Thompson ME. Berg Balance Scale and Functional Reach: determining the best clinical tool for individuals post acute stroke. Clinical rehabilitation. 2004; 18: 811-8.
23. Liston RA and Brouwer BJ. Reliability and validity of measures obtained from stroke patients using the Balance Master. Archives of physical medicine and rehabilitation. 1996; 77: 425-30.
24. Kalaria RN and Ballard C. Stroke and cognition. Current atherosclerosis reports. 2001; 3: 334-9.
25. del Ser T, Barba R, Morin MM, et al. Evolution of cognitive impairment after stroke and risk factors for delayed progression. Stroke. 2005; 36: 2670-5.
26. Koski L, Iacoboni M and Mazziotta JC. Deconstructing apraxia: understanding disorders of intentional movement after stroke. Current opinion in neurology. 2002; 15: 71-7.
27. Donkervoort M, Dekker J, Van den Ende E and Stehmann-Saris J. Prevalence of apraxia among patients with a first left hemisphere stroke in rehabilitation centres and nursing homes. Clinical Rehabilitation. 2000; 14: 130-6.
28. Kerkhoff G. Spatial hemineglect in humans. Progress in neurobiology. 2001; 63: 1-27.
29. Alberts MJ, Horner J, Gray L and Brazer SR. Aspiration after stroke: lesion analysis by brain MRI. Dysphagia. 1992; 7: 170-3.
30. Daniels SK and Foundas AL. The role of the insular cortex in dysphagia. Dysphagia. 1997; 12: 146-56.

31. Daniels SK, Foundas AL, Iglesia GC and Sullivan MA. Lesion site in unilateral stroke patients with dysphagia. Journal of Stroke and Cerebrovascular Diseases. 1996; 6: 30-4.

32. Meadows J. Dysphagia in unilateral cerebral lesions. Journal of Neurology, Neurosurgery & Psychiatry. 1973; 36: 853-60.

33. Satow T, Ikeda A, Yamamoto J-i, et al. Role of primary sensorimotor cortex and supplementary motor area in volitional swallowing: a movement-related cortical potential study. American Journal of Physiology-Gastrointestinal and Liver Physiology. 2004; 287: G459-G70.

34. FH N. The CIBA collection of medical illustration, Nervous system, . United States of America: Ciba-Geigy Corp, 1993, p.51-87

35. Harvey RL RE, Yu D. Rehabilitation in stroke syndrome. In Braddom RL, editor. Physical medicine & rehabilitation 3ed. Philadelphia: Saunders, 2007, p.1175-86.

36. ME. B. Stroke rehabilitation. In Delisa JA, Gans BM, Walsh NE, editors. Physical medicine & rehabilitation,. 4 ed. Philadelphia: LWW, 2005, p.1655-60.

37. Victor M RA. Cerebrovascular diseases. In Victor M, Ropper AH, editors. Principles of neurology. 7 ed. United States of America: McGraw-Hill, 2001, p.821-62.

38. Loeb C. Binswanger's disease is not a single entity. Neurological Sciences. 2000; 21: 343-8.

39. Jordan LC. Stroke in childhood. The neurologist. 2006; 12: 94-102.

40. Yusuf S, Sleight P, Pogue Jf, Bosch J, Davies R and Dagenais G. Effects of an angiotensin-converting-enzyme inhibitor, ramipril, on cardiovascular events in high-risk patients. The New England journal of medicine. 2000; 342: 145-53.

41. Wright JT, Cushman WC, Davis BR, et al. The antihypertensive and lipid-lowering treatment to prevent heart attack trial (ALLHAT): clinical center recruitment experience. Controlled clinical trials. 2001; 22: 659-73.

42. Dahlöf B, Devereux RB, Kjeldsen SE, et al. Cardiovascular morbidity and mortality in the Losartan Intervention For Endpoint reduction in hypertension study (LIFE): a randomised trial against atenolol. The Lancet. 2002; 359: 995-1003.

43. Group PC. Randomised trial of a perindopril-based blood-pressure-lowering regimen among 6105 individuals with previous stroke or transient ischaemic attack. The Lancet. 2001; 358: 1033-41.

44. Wolf PA, D'Agostino RB, Kannel WB, Bonita R and Belanger AJ. Cigarette smoking as a risk factor for stroke: the Framingham Study. Jama. 1988; 259: 1025-9.

45. Robbins AS, Manson JE, Lee I-M, Satterfield S and Hennekens CH. Cigarette smoking and stroke in a cohort of US male physicians. Annals of Internal Medicine. 1994; 120: 458-62.

46. Qureshi AI, Fareed M, Suri K, Kirmani JF and Divani AA. Cigarette smoking among spouses. Stroke. 2005; 36: e74-e6.

47. Kurth T, Kase CS, Berger K, Gaziano JM, Cook NR and Buring JE. Smoking and risk of hemorrhagic stroke in women. Stroke. 2003; 34: 2792-5.

48. Kurth T, Kase CS, Berger K, Schaeffner ES, Buring JE and Gaziano JM. Smoking and the risk of hemorrhagic stroke in men. Stroke. 2003; 34: 1151-5.

49. Byington RP, Davis BR, Plehn JF, et al. Reduction of stroke events with pravastatin. Circulation. 2001; 103: 387-92.

50. Group HPSC. Effects of cholesterol-lowering with simvastatin on stroke and other major vascular events in 20 536 people with cerebrovascular disease or other high-risk conditions. The Lancet. 2004; 363: 757-67.

51. Howard BV, Van Horn L, Hsia J, et al. Low-fat dietary pattern and risk of cardiovascular disease: the Women's Health Initiative Randomized Controlled Dietary Modification Trial. Jama. 2006; 295: 655-66.

52. Almdal T, Scharling H, Jensen JS and Vestergaard H. The independent effect of type 2 diabetes mellitus on ischemic heart disease, stroke, and death: a population-based study of 13 000 men and women with 20 years of follow-up. Archives of internal medicine. 2004; 164: 1422-6.

53. Wilcox R, Bousser M-G, Betteridge DJ, et al. Effects of pioglitazone in patients with type 2 diabetes with or without previous stroke. Stroke. 2007; 38: 865-73.

54. Toole JF, Malinow MR, Chambless LE, et al. Lowering homocysteine in patients with ischemic stroke to prevent recurrent stroke, myocardial infarction, and death: the Vitamin Intervention for Stroke Prevention (VISP) randomized controlled trial. Jama. 2004; 291: 565-75.

55. Furie KL, Kasner SE, Adams RJ, et al. Guidelines for the prevention of stroke in patients with stroke or transient ischemic attack. A guideline for healthcare professionals from the American Heart Association/American Stroke Association. Stroke. 2010.

56. Dutch T. Study Group: The Dutch TIA trial: protective effects of low-dose aspirin and atenolol in patients with transient ischemic attacks or nondisabling stroke. Stroke. 1988; 19: 512-7.

57. Farrell B, Godwin J, Richards S and Warlow C. The United Kingdom transient ischaemic attack (UK-TIA) aspirin trial: final results. Journal of Neurology, Neurosurgery & Psychiatry. 1991; 54: 1044-54.

58. Diener H-C, Bogousslavsky J, Brass LM, et al. Aspirin and clopidogrel compared with clopidogrel alone after recent ischaemic stroke or transient ischaemic attack in high-risk patients (MATCH): randomised, double-blind, placebo-controlled trial. The Lancet. 2004; 364: 331-7.

59. Siesjö BK. Pathophysiology and treatment of focal cerebral ischemia: Part I: Pathophysiology. Journal of neurosurgery. 1992; 77: 169-84.

60. Adams HP, Del Zoppo G, Alberts MJ, et al. Guidelines for the early management of adults with ischemic stroke. Circulation. 2007; 115: e478-e534.

61. Jauch EC, Saver JL, Adams HP, et al. Guidelines for the early management of patients with acute ischemic stroke. Stroke. 2013; 44: 870-947.

62. 홍근식 고, 유경호, 정철규, 박석규, 김병문, 장철훈, 배희준, 허지회, 오창완, 이병철, 김범태, 김범수, 정진상, 윤병우, 나정호. 급성허혈뇌졸중에서 혈관내재개통치료 진료지침 개정. J Korean Neurol Assoc. 2016; 34: 297-313.

63. Hayes SH and Carroll SR. Early intervention care in the acute stroke patient. Archives of physical medicine and rehabilitation. 1986; 67: 319-21.

64. Lynch E, Hillier S and Cadilhac D. When should physical rehabilitation commence after stroke: a systematic review. International Journal of Stroke. 2014; 9: 468-78.

65. Bernhardt J, Dewey H, Thrift A, Collier J and Donnan G. A very early rehabilitation trial for stroke (AVERT). Stroke. 2008; 39: 390-6.

66. Bernhardt J, Langhorne P, Lindley RI, et al. Efficacy and safety of very early mobilisation within 24 h of stroke onset (AVERT): a randomised controlled trial. Lancet. 2015; 386: 46-55.

67. Nudo RJ, Plautz EJ and Frost SB. Role of adaptive plasticity in recovery of function after damage to motor cortex. Muscle & nerve. 2001; 24: 1000-19.

68. Duncan PW, Lai SM and Keighley J. Defining post-stroke recovery: implications for design and interpretation of drug trials. Neuropharmacology. 2000; 39: 835-41.

69. Nudo R. Remodeling of cortical motor representations after stroke: implications for recovery from brain damage. Molecular psychiatry. 1997; 2.

70. Nudo RJ, Milliken GW, Jenkins WM and Merzenich MM. Use-dependent alterations of movement representations in primary motor cortex of adult squirrel monkeys. Journal of Neuroscience. 1996; 16: 785-807.

71. Frost S, Barbay S, Friel K, Plautz E and Nudo R. Reorganization of remote cortical regions after ischemic brain injury: a potential substrate for stroke recovery. Journal of neurophysiology. 2003; 89: 3205-14.

72. Taub E. MOVEMENT IN NONHUMAN PRIMATES DEPRIVED OF OMATOSENSORY FEEDBACK. Exercise and sport sciences reviews. 1976; 4: 335-74.

73. Taub E, Crago JE, Burgio LD, et al. An operant approach to rehabilitation medicine: overcoming learned nonuse by shaping. Journal of the experimental analysis of behavior. 1994; 61: 281-93.

74. Taub E and Uswatte G. Constraint-induced movement therapy and massed practice. Stroke. 2000; 31: 983-91.

75. Page SJ, Sisto SA and Levine P. Modified constraint-induced therapy in chronic stroke. American journal of physical medicine & rehabilitation. 2002; 81: 870-5.

76. Page SJ, Levine P, Leonard A, Szaflarski JP and Kissela BM. Modified constraint-induced therapy in chronic stroke: results of a single-blinded

77. Taub E, Uswatte G, King DK, Morris D, Crago JE and Chatterjee A. A placebo-controlled trial of constraint-induced movement therapy for upper extremity after stroke. Stroke. 2006; 37: 1045-9.

78. Wolf SL, Winstein CJ, Miller JP, et al. Effect of constraint-induced movement therapy on upper extremity function 3 to 9 months after stroke: the EXCITE randomized clinical trial. Jama. 2006; 296: 2095-104.

79. Luft AR, McCombe-Waller S, Whitall J, et al. Repetitive bilateral arm training and motor cortex activation in chronic stroke: a randomized controlled trial. Jama. 2004; 292: 1853-61.

80. Hummel FC and Cohen LG. Drivers of brain plasticity. Current opinion in neurology. 2005; 18: 667-74.

81. Huang Y-Z, Edwards MJ, Rounis E, Bhatia KP and Rothwell JC. Theta burst stimulation of the human motor cortex. Neuron. 2005; 45: 201-6.

82. Wassermann EM and Grafman J. Recharging cognition with DC brain polarization. Trends in cognitive sciences. 2005; 9: 503-5.

83. Hummel FC and Cohen LG. Non-invasive brain stimulation: a new strategy to improve neurorehabilitation after stroke? The Lancet Neurology. 2006; 5: 708-12.

84. Brown JA, Lutsep HL, Weinand M and Cramer SC. Motor cortex stimulation for the enhancement of recovery from stroke: a prospective, multicenter safety study. Neurosurgery. 2006; 58: 464-73.

85. Dobkin BH. Strategies for stroke rehabilitation. The Lancet Neurology. 2004; 3: 528-36.

86. Liu KP, Chan CC, Lee TM and Hui-Chan CW. Mental imagery for promoting relearning for people after stroke: a randomized controlled trial. Archives of physical medicine and rehabilitation. 2004; 85: 1403-8.

87. Wolpaw JR, Birbaumer N, McFarland DJ, Pfurtscheller G and Vaughan TM. Brain-computer interfaces for communication and control. Clinical neurophysiology. 2002; 113: 767-91.

88. Hesse S and Werner C. Partial body weight supported treadmill training for gait recovery following stroke. Advances in neurology. 2003; 92: 423-8.

89. Wade D, Hewer RL, David RM and Enderby PM. Aphasia after stroke: natural history and associated deficits. Journal of Neurology, Neurosurgery & Psychiatry. 1986; 49: 11-6.

90. Sarno MT and Levita E. Some observations on the nature of recovery in global aphasia after stroke. Brain and Language. 1981; 13: 1-12.

91. Prins RS, Snow CE and Wagenaar E. Recovery from aphasia: Spontaneous speech versus language comprehension. Brain and Language. 1978; 6: 192-211.

92. Brady MC, Kelly H, Godwin J, Enderby P and Campbell P. Speech and language therapy for aphasia following stroke. The Cochrane Library. 2016.

93. Breitenstein C, Grewe T, Flöel A, et al. Intensive speech and language therapy in patients with chronic aphasia after stroke: a randomised, open-label, blinded-endpoint, controlled trial in a health-care setting. The Lancet. 2017; 389: 1528-38.

94. Sparks R, Helm N and Albert M. Aphasia rehabilitation resulting from melodic intonation therapy. Cortex. 1974; 10: 303-16.

95. Cherney LR. Oral reading for language in aphasia (ORLA): Evaluating the efficacy of computer-delivered therapy in chronic nonfluent aphasia. Topics in Stroke Rehabilitation. 2010; 17: 423-31.

96. You DS, Kim D-Y, Chun MH, Jung SE and Park SJ. Cathodal transcranial direct current stimulation of the right Wernicke's area improves comprehension in subacute stroke patients. Brain and language. 2011; 119: 1-5.

97. Salazar APS, Vaz PG, Marchese RR, Stein C, Pinto C and Pagnussat AS. Noninvasive brain stimulation improves hemispatial neglect after stroke: a systematic review and meta-analysis. Archives of physical medicine and rehabilitation. 2017.

98. Sommerfeld DK, Eek EU-B, Svensson A-K, Holmqvist LW and von Arbin MH. Spasticity after stroke. Stroke. 2004; 35: 134-9.

99. Urban PP, Wolf T, Uebele M, et al. Occurence and clinical predictors of spasticity after ischemic stroke. Stroke. 2010; 41: 2016-20.

100. Lundström E, Terént A and Borg J. Prevalence of disabling spasticity 1 year after first-ever stroke. European journal of neurology. 2008; 15: 533-9.

101. Childers MK, Brashear A, Jozefczyk P, et al. Dose-dependent response to intramuscular botulinum toxin type A for upper-limb spasticity in patients after a stroke. Archives of physical medicine and rehabilitation. 2004; 85: 1063-9.

102. Lagalla G, Danni M, Reiter F, Ceravolo MG and Provinciali L. Post-stroke spasticity management with repeated botulinum toxin injections in the upper limb. American journal of physical medicine & rehabilitation. 2000; 79: 377-84.

103. Foley N, Pereira S, Salter K, et al. Treatment with botulinum toxin improves upper-extremity function post stroke: a systematic review and meta-analysis. Archives of physical medicine and rehabilitation. 2013; 94: 977-89.

104. Francisco GE and Boake C. Improvement in walking speed in post-stroke spastic hemiplegia after intrathecal baclofen therapy: a preliminary study. Archives of physical medicine and rehabilitation. 2003; 84: 1194-9.

105. Finestone HM, Greene-Finestone LS, Wilson ES and Teasell RW. Malnutrition in stroke patients on the rehabilitation service and at follow-up: prevalence and predictors. Archives of physical medicine and rehabilitation. 1995; 76: 310-6.

106. Ratnasabapathy Y, Broad J, Baskett J, Pledger M, Marshall J and Bonita R. Shoulder pain in people with a stroke: a population-based study. Clinical rehabilitation. 2003; 17: 304-11.

107. David TY, Chae J, Walker ME, et al. Intramuscular neuromuscular electric stimulation for poststroke shoulder pain: a multicenter randomized clinical trial. Archives of physical medicine and rehabilitation. 2004; 85: 695-704.

108. Brittain K, Perry S, Peet S, et al. Prevalence and impact of urinary symptoms among community-dwelling stroke survivors. Stroke. 2000; 31: 886-91.

109. Douven E, Köhler S, Rodriguez MM, Staals J, Verhey FR and Aalten P. Imaging Markers of Post-Stroke Depression and Apathy: a Systematic Review and Meta-Analysis. Neuropsychology review. 2017; 27: 202-19.

110. Shi Y, Yang D, Zeng Y and Wu W. Risk Factors for Post-stroke Depression: A Meta-analysis. Frontiers in aging neuroscience. 2017; 9: 218.

111. Robinson RG, Jorge RE, Moser DJ, et al. Escitalopram and problem-solving therapy for prevention of poststroke depression: a randomized controlled trial. Jama. 2008; 299: 2391-400.

112. Monga TN, Lawson JS and Inglis J. Sexual dysfunction in stroke patients. Archives of physical medicine and rehabilitation. 1986; 67: 19-22.

113. Kalra L, Yu G, Wilson K and Roots P. Medical complications during stroke rehabilitation. Stroke. 1995; 26: 990-4.

114. Roth EJ. Heart disease in patients with stroke. Part II: Impact and implications for rehabilitation. Archives of physical medicine and rehabilitation. 1994; 75: 94-101.

115. Kamphuisen PW and Agnelli G. What is the optimal pharmacological prophylaxis for the prevention of deep-vein thrombosis and pulmonary embolism in patients with acute ischemic stroke? Thrombosis research. 2007; 119: 265-74.

116. Fujino T, Yamazaki Y, Yamazaki A, et al. Efficacy of dabigatran for dissolving deep vein thromboses in outpatients with a deteriorated general condition. International heart journal. 2015; 56: 395-9.

117. Daniels SK, Ballo LA, Mahoney M-C and Foundas AL. Clinical predictors of dysphagia and aspiration risk: outcome measures in acute stroke patients. Archives of physical medicine and rehabilitation. 2000; 81: 1030-3.

118. Yaggi HK, Concato J, Kernan WN, Lichtman JH, Brass LM and Mohsenin V. Obstructive sleep apnea as a risk factor for stroke and death. New England Journal of Medicine. 2005; 353: 2034-41.

119. Han L, Li S-G, Zhai H-W, Guo P-F and Chen W. Effects of weight training time on bone mineral density of patients with secondary osteoporosis after hemiplegia. Experimental and Therapeutic Medicine. 2017; 13: 961-5.

120. Chang WH, Sohn MK, Lee J, et al. Predictors of functional level and quality of life at 6 months after a first-ever stroke: the KOSCO study. Journal of neurology. 2016; 263: 1166-77.

randomized controlled trial. Physical therapy. 2008; 88: 333-40.

28

외상성 뇌손상의 재활
Rehabilitation of Traumatic Brain Injury

| 유승돈, 오병모

I. 머리말

외상성 뇌손상(Traumatic Brain Injury, TBI)은 고대 이집트의 파피루스에도 임상양상이 자세히 기록되어 있을 정도로 오래전부터 인류를 괴롭혀 온 문제이지만, 이에 대한 근대적인 접근과 치료가 시작된 것은 전산화단층촬영술이 개발된 1970년대부터이다.[1] 일반적인 예상과 달리 현대 사회로 접어들면서 외상성 뇌손상은 줄어들기는커녕 오히려 증가하고 있다. 선진국에서는 인구 고령화 때문에 낙상으로 인한 외상성 뇌손상이, 개발도상국에서는 자동차가 널리 보급되면서 교통사고로 인한 뇌손상이 증가하고 있다. 이 때문에 전세계적으로 매년 6천만 건 이상의 외상성 뇌손상이 새롭게 발생하고 있는 것으로 추정된다.[2]

인구가 고령화되면서 노인 뇌손상 환자가 증가하고 있는 것은 사실이지만, 노인에게 주로 발생하는 뇌졸중과는 달리 외상성 뇌손상은 모든 연령에서 발생할 수 있다. 특히 소아에서 발생한 뇌손상은 이후의 신체 및 심리적 발달에 큰 영향을 미칠 수 있으므로 적극적인 개입이 필요하다. 그러나 본 장은 제한된 지면을 고려하여 주로 성인에서 발생하는 뇌손상에 초점을 맞추고자 한다.

외상성 뇌손상 환자의 재활치료는 매우 광범위하며 환자마다 초점이 다르다. 가벼운 뇌손상 즉, 뇌진탕 환자부터 중증의 뇌손상까지 환자들이 가진 필요가 다를 뿐만 아니라, 치료 경과의 관점에서 보면 중환자실에서부터 급성기를 거쳐 아급성기에 이르면서 환자의 상태와 의학적 필요가 극적으로 바뀌기 때문이다. 이러한 동적인 변화양상은 뇌졸중과 같은 다른 신경계 질환과는 차별되는, 외상성 뇌손상만의 특징이라고 할 수 있다. 시기에 따라 변화되는 환자의 문제에 적극적으로 대응하면서 환자마다 다르게 나타나는 신체, 인지, 행동 장애를 최소화하고 사회로 복귀하는 것을 돕기 위해서는 오랜 기간 동안 포괄적이면서 개별화된 재활 프로그램이 제공되어야 한다. 이 때문에 외상성 뇌손상을 "인류가 알고 있는 가장 복잡한 기관(즉, 뇌)에 발생한 가장 복잡한 질환"이라고 묘사하기도 한다.[3] 따라서 외상성 뇌손상을 효과적으로 치료하기 위해서는 뇌손상의 병태생리 및 회복 기전, 동반될 수 있는 합병증에 대한 정확한 이해가 필요하다.

II. 정의와 역학

1. 뇌손상의 분류

외상성 뇌손상은 두개골의 개방 여부에 따라서 폐쇄성 손상(closed injury)과 관통성 손상(penetrating injury)으로 분류할 수 있다. 이 중에서 폐쇄성 뇌손상이 훨씬 흔하며, 교통사고나 낙상, 추락 등에 의해 발생하고 물체에 부딪치는 부위에 발생하는 타격손상(coup injury)과 가속에 의해 반대쪽에 발생하는 반충손상(contrecoup injury)을 동반할 수 있다. 관통성 손상은 총상이나 자상과 같은 것으로 침범부위의 열상을 동반하므로 감염의 위험이 높다.

뇌손상은 침범부위에 따라 국소(focal) 손상과 미만성(diffuse) 손상으로 나누기도 한다. 국소 뇌손상에는 뇌좌상(cerebral contusion) 및 두개강내 혈종(intracranial hematoma)이 포함되는데 뇌좌상은 주로 두개골 기저부의 뼈 표면에 인접한 전두극(frontal pole)과 측두극(temporal pole)에서 외력에 의한 가속에 의해 흔히 발생한다(그림 28-1). 임상적으로 뇌좌상은 무증상 병변부터 뇌 탈출(herniation)을 유발하는 심한 병변까지 다양한 형태로 발생할 수 있다. 경막외 출혈은 뇌막동맥의 손상으로 뇌막 바깥에 출혈이 일어나는 것으로 중간뇌막동맥(middle meningeal artery) 손상에 의한 경우가 많다. 뇌전산화 단층촬영 소견상 양쪽으로 볼록한 렌즈 모양의 혈종이 관찰되며 대부분 출혈부위의 두개골 골절이 동반된다(그림 28-2). 급성 경막하 출혈은 대부분 연결정맥(bridging vein)의 파열에 의해 발생하거나 뇌좌상에 동반되어 발생하며 출혈부위 아래의 뇌조직 손상이 심하기 때문에 경막외 출혈보다 예후가 나쁘다. 대뇌반구의 볼록한 표면을 따라 초승달 모양의 혈종으로 관찰된다(그림 28-3). 만성 경막하 출혈은 외상 후 3주 이상 경과되어 확인되는 경막하 출혈로 최초의 작은 경막하 혈종이 삼출액에 의해 커지거나 반복적인 적은 양의 출혈에 의해 발생하는 것으로 생각되고 있다. 뇌내출혈은 대부분 뇌좌상과 동반되어 발생하며 충돌부위의 뇌혈관 파열에 의해 주로 측두엽과 전두엽의 백색질에 발생한다. 외상에 의해 지주막하 출혈도 발생하는데 타격손상을 받은 대뇌반구의 뇌고랑이나 반충손상을 받은 전두극 및 측두극, 반구간열(interhemispheric fissure), 기저수조(basilar cistern) 등에서 발생한다(그림 28-4).

미만성 뇌 손상으로는 뇌진탕(cerebral concussion)과 미만성 축삭 손상(diffuse axonal injury)이 있으며 뇌진탕은 경

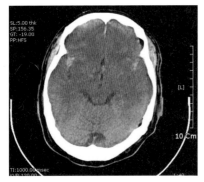

그림 28-1 │ 양측 전두극과 측두극 뇌좌상 환자의 뇌 전산화단층 촬영 소견

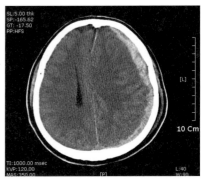

그림 28-3 │ 좌측 대뇌반구 표면의 급성 경막하 출혈 환자의 뇌 전산화단층 촬영 소견

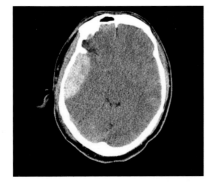

그림 28-2 │ 우측 측두엽 급성 경막외 출혈 환자의 뇌 전산화단층 촬영 소견

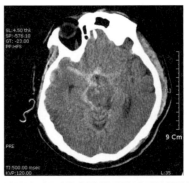

그림 28-4 │ 외상성 지주막하 출혈 환자의 뇌 전산화단층촬영 소견

도의 뇌손상시 나타나는 뇌 기능의 이상으로 혈종이나 다른 두개강내의 병변은 관찰되지 않는다. 미만성 축삭 손상은 회전력에 의한 비틀림에 의해 발생하며 뇌량(corpus callusum)과 상소뇌각(superior cerebellar peduncle) 옆 뇌간의 배측방 사분역(posterolateral quadrant of brain stem)에 다양한 크기의 국소적 병변이나 축삭의 광범위한 미세 손상이 발생한다. 그러나 실제로 많은 환자들은 국소적 손상과 미만성 손상이 혼재된 형태의 손상을 보인다.

2. 뇌손상의 중증도

초기 뇌손상의 중증도는 외상성 뇌 손상 환자의 예후 예측인자로 중요하다. 글라스고우 혼수 척도는 초기 뇌손상의 중증도 평가에서 황금 기준으로 사용되는데 눈 뜨기(eye opening), 운동 반응(motor response), 언어 반응(verbal response)의 세 가지 신경학적 기능을 평가하여 총점을 구하며 점수가 높을수록 환자의 신경학적 회복이 좋고 8점 미만이면 혼수상태를 나타내며 예후가 불량하다(표 28-1). 이와 같이 외상성 뇌손상 환자에서 손상 후 가장 낮은 글라스고우혼수척도가 가장 예측력이 높은 뇌 손상의 중증도 척도이다. 그러나 글라스고우혼수척도는 눈 외상, 기도 손상, 척수 손상과 같은 동반 손상이나 기관 삽관, 진정제 투여, 실어증, 치매 등에 의해 사용에 제한이 있을 수 있

다. 글라스고우혼수척도 외에 혼수상태의 기간 및 외상후 기억 상실(posttraumatic amnesia, PTA)의 기간도 뇌 손상의 중증도 평가에 중요한 척도이다. 외상 후 기억 상실 기간은 환자가 혼수상태는 아니지만 지남력이 소실되며 일상적인 사건에 대한 기억이 소실되어 있는 기간이다. 외상 후 기억 상실은 갤버스턴 지남력 및 기억 상실증 검사(Galveston Orientation and Amnesia Test, GOAT)로 측정하여 신뢰도와 타당도를 높일 수 있다(표 28-2).

외상성 뇌손상의 중증도는 경도, 중등도, 중증으로 나눌 수가 있는데, 경도 외상성 뇌손상은 최초 의식소실이 30분 이내, 외상후 기억상실이 24시간 이내, 초기 글라스고우혼수척도가 13점에서 15점 사이인 경우를 말하며, 중등도 외상성 뇌손상은 최초 의식소실이 30분 초과, 외상 후 기억상실이 24시간 초과, 초기 글라스고우혼수척도가 9점에서 12점 사이인 경우를 말한다. 또한, 초기 글라스고우혼수척도가 8점 이하인 경우에는 중증 외상성 뇌손상에 해당한다.[4,5] 경증 외상성 뇌손상은 뇌진탕(concussion)으로도 불리는데 미국 재활의학 학회(ACRM)의 기준에 따르면 머리가 물체에 부딪히거나 혹은 머리에 직접적인 외상이 없는 경우라도 뇌가 가속/감속에 의한 손상을 받은 경우에 가능하다.[6] 경증 외상성 뇌손상(뇌진탕) 환자는 주의집중력, 기억력과 같은 인지기능의 장애, 짜증, 우울, 불안, 초조, 성격변화와 같은 감정조절의 문제, 두통, 어지러움, 이명, 청력저하, 흐릿한 시야, 복시, 눈모음 장애, 광과민, 청각과민, 미각과 후각의 저하, 불면증, 피로, 감각저하 등의 신체적 장애를 장기간 호소할 수 있다.[7]

약 20%의 외상성 뇌손상 환자들이 수상 후 1개월이 지나도 반응이 없는 중증의 상태로 남아 있다고 보고되어 있다. 혼수는 환경 자극에 대해 의미 있는 반응을 하지 못하는 상태로 수면-각성 주기가 없다. 혼수의 원인은 외상, 약물 과다 복용, 심정지 등이 될 수 있는데 외상성 혼수가 비외상성 혼수보다 예후가 좋다. 혼수상태의 환자가 회복되어 수면-각성 주기가 뚜렷해지고 깨어는 있지만 주변 환경 자극에 반응을 보이지 않는 상태를 식물인간상태(vegetative state)라고 한다.

최소의식상태(Minimal conscious state, MCS)는 의식이 있으면서 간간히 물체 따라보기(visual tracking)나 비반사적인 행동을 할 수 있는 상태를 의미한다. 간단한 지시에 따르기도 하며, 삽입된 비위관을 뽑으려고도 하지만 이런

표 28-1 | 글라스고우 혼수 척도

관찰반응	환자의 반응	점수
눈 뜨기 (eye opening)	자발적으로 눈을 뜬다.	4
	큰소리로 명령하면 눈을 뜬다.	3
	통증 자극에 의해 눈을 뜬다.	2
	전혀 눈을 뜨지 않는다.	1
운동 반응 (motor response)	명령에 따른다.	6
	통증자극을 주면 검사자의 손을 뿌리친다.	5
	통증자극에 회피 반응을 보인다.	4
	통증자극에 이상 굴곡 반응을 보인다.	3
	통증자극에 이상 신전 반응을 보인다.	2
	통증자극에 반응이 없다.	1
언어 반응 (verbal response)	적절하고 지남력이 있다.	5
	지남력이 없고 혼돈된 말을 한다.	4
	부적절한 말을 한다.	3
	이해할 수 없는 소리를 낸다.	2
	소리를 내지 못한다.	1

표 28-2 | Galveston 지남력 및 기억력 상실증 검사

항목		참고	error score	
	이름이 무엇입니까?	성/이름 모두, 2점 감점	0	✓
1	언제 태어나셨습니까?	생년월일, 4점 감점	0	✓
	어디에 사십니까?	동네이름, 4점 감점	0	✓
2	지금 여기는 어디입니까? 도시	5점 감점	0	✓
	병원	5점 감점		
3	우리 병원에는 언제 오셨습니까?	입원 날짜, 5점 감점	0	✓
	여기 올 때는 어떻게 오셨습니까?	교통수단, 5점 감점	0	✓
4	사고 후에 기억나는 일들 중에서 가장 먼저 있었던 것은 무엇입니까?	5점 감점	0	✓
	사고 후에 기억나는 일들 중에서 가장 먼저 있었던 일에 대해 좀 더 자세히 말씀해 주시겠어요?	날짜/시간/같이 있었던 사람 등, 5점 감점	0	✓
5	사고 전에 있었던 일 중에서, 기억할 수 있는 가장 마지막 일은 뭔가요?	5점 감점	C	✓
	사고 전에 있었던 일 중에서, 기억할 수 있는 가장 마지막 일에 대해 좀 더 자세히 말씀해 주시겠어요?	날짜/시간/같이 있었던 사람 등, 5점 감점	0	✓
6	지금은 몇 시입니까?	30분 차이마다 1점 감점, 최대 5점 감점	0	✓
7	오늘은 무슨 요일입니까?	하루 차이마다 1점 감점, 최대 3점 감점	0	✓
8	오늘은 며칠입니까?	하루 차이마다 1점 감점, 최대 5점 감점	0	✓
9	오늘은 몇 월입니까?	한달 차이마다 5점 감점, 최대 15점 감점	0	✓
10	오늘은 몇 년도입니까?	한해 차이마다 10점 감점, 최대 30점 감점	0	✓
총 실패 점수			0	
총 GOAT 점수(100 – 총 실패 점수)			100	

반응들이 항상 일관되지 않다. 식물인간 상태와 같이 최소 의식상태 또한 회복 과정에 있는 상태로 최대의 회복을 기대할 수도 있으며, 어느 한 상태에 머물 수도 있다. 최소의 식상태를 식물인간 상태로 잘못 판단하는 경우가 40% 정도로 알려져 있으므로 정확한 평가가 필요하다.

3. 뇌손상의 역학

외상성 뇌손상의 발생률에 대한 통계는 나라마다 차이가

있으며 중증도에 따라, 어떤 기준으로 조사를 하느냐에 따라 다양하게 보고되고 있다. 미국 질병통제예방센터에 따르면 2013년 약 280만 명이 외상성 뇌손상으로 응급실을 방문하였고, 그 중 약 56,000명이 사망하였으며 282,000명이 입원 치료를 받았다고 한다.[8] 하지만 이 수치는 외상성 뇌손상이 있었으나 응급실이 아닌 외래 등으로 병원을 방문하였거나, 혹은 병원을 방문하지 않은 경우는 포함하지 않기 때문에, 실제 외상성 뇌손상의 발생은 훨씬 많을 것이다. 연령분포는 0세에서 4세의 영유아와 15세에서 24세의 청년층, 75세 이상의 노인에서 발생률이 높다고 보고되

어 있으며, 75세 이상의 노인들의 경우 외상성 뇌손상과 관련된 사망의 비율이 높은 것으로 알려져 있다. 보고에 따라 차이가 있지만 대체로 남자가 여자보다 많이 발생한다. 다양한 위험 인자들이 뇌 손상과 관련이 있으며 15세에서 24세 사이에는 교통사고가 가장 흔한 원인으로 알려져 있고, 0세에서 4세의 영유아와 65세 이상 노인들에서는 추락이 흔한 원인이다. 그 외 다른 위험 인자로는 성격 장애, 주의력 결핍 행동장애, 아동 학대 등이 있으며 음주 운전의 금지, 헬멧, 안전벨트, 에어백 사용이 손상의 중증도를 감소시킬 수 있다.

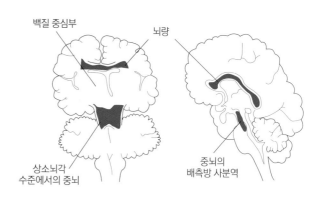

그림 28-5 │ 미만성 축삭 손상의 침범 부위

III. 외상성 뇌손상의 병태생리

외상성 뇌손상은 일차(primary) 손상과 이차(secondary) 손상으로 나눌 수 있다. 일차 손상은 충격 자체로 인해 불가피하게 뇌가 입게 된 손상을 의미하며, 이차 손상은 손상 직후부터 시작되는 복잡한 병태생리 때문에 손상이 심화 또는 확대되는 것을 일컫는다. 그러나 뇌손상의 병태생리에 대한 이해가 깊어지면서 시간을 기준으로 일차와 이차 손상으로 단순하게 구분하기 어렵다는 것도 알게 되었다. 예를 들어, 미만성 축삭 손상의 경우에 충격 당시 축삭 미세 구조에 손상이 발생하면 24~72시간에 걸쳐 계속 축삭의 변성이 진행된다.

1. 일차 손상(Primary Injury)

일차 손상은 뇌에 가해지는 충격 자체와 충격 시의 가속 및 감속에 의해 발생하는 전단력(shearing force)과 회전력 때문에 발생하는 것으로 미만성 축삭 손상, 뇌좌상, 뇌출혈 및 뇌신경 손상 등을 포함한다.

미만성 축삭 손상(diffuse axonal injury, DAI)은 충격 직후부터 의식을 소실하며 뇌좌상 등 뇌실질의 큰 손상 없이 뇌 전반에 걸쳐 축삭의 손상이 관찰되는 임상-병리 증후군을 의미하며 1950년대에 최초로 보고되었다.[9] 손상의 기전은 다중적이지만, 그 중에서도 란비어 결절(node of Ranvier) 주변 축삭 막에서 칼슘의 투과도가 증가되어 세

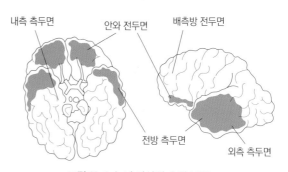

그림 28-6 │ 뇌 좌상의 호발 부위

포 내로 칼슘이 급격히 유입되는 것이 매우 중요한 것으로 알려져 있다. 유입된 칼슘이 칼페인(calpain)을 활성화시키고 칼페인이 매개하는 스펙트린(spectrin) 단백질분해로 신경세포가 소실된다.[10] 또한 가속-감속 때문에 축삭내 세포골격(cytoskeleton)이 단절되어 축삭형질 운반(axoplasmic transport)의 장해가 발생하는데, 손상 후 72시간에 이르기까지 계속 악화되어서 심할 경우 축삭의 절단을 초래할 수 있다. 이것을 지연성(delayed) 또는 이차 축삭절단(secondary axotomy)이라고 하며, 전통적인 영상 기법으로는 진단할 수 없다. 미만성 축삭 손상의 병변은 중뇌 및 뇌교, 뇌량, 대뇌 반구의 백질에 주로 발생한다(그림 28-5). 미만성 축삭 손상은 뇌손상 후의 의식 소실과 관련이 있으며 혼수, 조절기능 장애와 같은 전신적인 기능 장해를 일으킨다.

뇌좌상(brain contusion)은 뇌의 표면 구조물에 발생하는 손상으로 충격 정도에 따라 다양한 깊이로 진행되며 전두극(frontal pole)과 측두극(temporal pole)에서 흔히 발생한

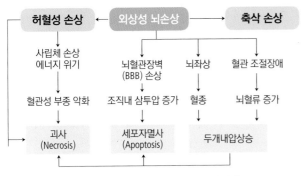

그림 28-7 │ 외상성 뇌손상의 병태생리

다(그림 28-6). 뇌손상은 대개 양측성으로 일어나나 비대칭적일 수도 있으며 국소적인 인지능력 및 감각-운동기능의 소실을 일으킨다. 미만성 축삭 손상과 달리 뇌좌상은 낮은 속도의 충격에도 발생할 수 있다.

뇌좌상 외에도 총상이나 자상과 같은 관통성 손상이나 두개골의 함몰 골절에 의해 뇌 실질의 손상이 발생할 수 있으며 경막외 출혈 및 경막하 출혈이 동반될 수 있다.

2. 이차 손상(Secondary Injury)

일차적 뇌 손상에 의해 다양한 이차적 병태생리학적 변화가 일어나며 그로 인해 추가적인 뇌손상이 발생할 수 있다. 혈종이나 급성 수두증의 진행으로 두개강내압이 급격히 증가할 수 있으며 혈뇌 장벽(blood brain barrier)의 파괴로 인한 혈관인성부종(vasogenic edema)이 뇌좌상으로 손

상을 입은 부위에서 일어날 수 있다. 두개강내압이 증가하면 뇌관류가 저해되어 세포 독성 부종(cytotoxic edema)이 진행될 수 있으며 계속된 두개강내압의 증가는 허혈성 뇌손상과 뇌 전위(brain shift) 및 뇌 탈출을 유발하여 중증의 뇌손상을 추가로 유발할 수 있다(그림 28-7).[11]

손상 시의 출혈과 혈압 저하, 폐손상, 심장 마비 및 호흡 정지와 같은 전신적 질환이 이차적 뇌 손상을 일으키기도 하며 개방성 두개골 골절이 있을 경우 뇌감염이 일어날 수도 있다. 간질 발작이 있으면 대사 요구량의 증가로 뇌기능 저하를 가져올 수 있으며 호흡 부전 및 흡인이 일어날 수 있다.

IV. 진단 및 예후 추정

1. 평가 지표

글라스고우 결과 척도(표 28-3)는 간단히 쓸 수 있으나 특이성과 정확성이 다소 떨어져서 3단계, 4단계, 5단계를 각각 두 단계(upper/lower)로 세분하여 총 8단계로 만든 글라스고우 결과 척도-확장판(Glasgow Outcome Scale-extended, GOS-E)이 쓰이기도 한다. 장애등급 척도(표 28-4)는 신경학적 상태와 기능적 수행을 할 수 있는 인지능력을 잘 반영한다는 장점이 있으나, 평가를 위해서 수일간 여러 치료팀원들과 의견을 모아야 하고 검사자 간 신뢰성이 다

표 28-3 │ 글라스고우 결과 척도

점수/항목	정의
1. 사망(death)	뇌손상의 직접적인 결과로 환자는 의식을 회복했으나 그 이후 이차적 합병증 혹은 다른 원인으로 사망함
2. 지속적 식물 인간 상태 (persistent vegetative state)	환자가 오랜 기간 동안 반응이 없고 말하지 못함. 스스로 눈을 뜨며 수면과 각성 주기를 가지지만 행동학적 측면에서 뇌 피질의 기능이 없음
3. 심한 장애(severe disability)	정신적 혹은 육체적 장애로 인하여 일상 생활에 의존적임. 육체적 장애가 작거나 없는 경우 심한 정신적 장애만 있어도 이 분류에 해당됨
4. 중등도 장애(moderate disability)	공공 교통 수단을 이용할 수 있고 제한된 환경에서 작업할 수 있으며 일상 생활에서는 독립적임 발견되는 장애는 연하곤란, 편마비, 운동 실조, 인지 장애, 기억 장애, 성격 변화를 포함함 독립성은 환자가 집안에서 자신을 돌보는 정도의 단순한 능력 이상으로 유지됨
5. 회복(good recovery)	작은 신경학적 그리고 병리학적 장애가 있더라도 정상적인 생활을 영위할 수 있음

소 떨어진다는 단점이 있다. 란초로스아미고스(Rancho Los Amigos) 인지기능 수준 척도(표 28-5)는 8단계로 나뉘어 있으며 의료진과 가족 모두에게 환자의 인지와 행동 기능을 정의하는 데 편리하게 사용할 수 있으나 신뢰도는 다소 떨어진다.

2. 영상 검사

전산화 단층촬영(Computed tomography, CT)은 사용이 비교적 간편하여 외상성 뇌손상 초기에 빠른 진단을 위해 사용되며, 초기 뇌손상의 중증도를 평가하기 위한 다양한 기준이 제시되어 왔고 마샬 분류법(Marshall classification)이 가장 널리 사용된다. 하지만 CT로는 경증/중등도의 외상성 뇌손상 환자들에서 나타날 수 있는 미세한 손상은 잘 진단하지 못하는 단점이 있다.[12] 이 경우 자기공명영상의 최신 기법을 사용하여 외상성 뇌손상 후 뇌의 변화를 확인할 수 있는 경우가 많다. 예를 들어 자화율강조영상(Susceptibility-weighted imaging, SWI)은 CT 또는 전통적인 자기공영영상 기법과 비교할 때 미세한 출혈 병변을 확인하는 데 더 민감하며,[13] 자기공명분광법(magnetic resonance spectroscopic imaging, MRS)은 대사작용에서 발생하는 이상을 확인하는 데에 적합하다.[14] 확산텐서영상(Diffusion tensor imaging, DTI)으로는 백질의 이상이나 축삭의 손상을 확인할 수 있다.[15]

외상성 뇌손상 후 나타나는 뇌의 기능적 변화는 기능 자기공명영상(fMRI), 양전자방사 단층 촬영법(Positron emission tomography, PET), 뇌전도(Electroencephalogram, EEG), 뇌자기도(Magnetoencephalography, MEG) 등을 사용하여 연구할 수 있다. 특히 fMRI의 경우 영상을 촬영하면서 동시에 과제를 수행하게 하여 인지기능수행 시 뇌 활성화를 직접 관찰하거나(task-based fMRI)[16] 휴식기 뇌 활성화를 관찰함으로써 뇌의 기능적 변화를 확인할 수 있다(resting state fMRI). 뇌손상 후 국소적 활성화 변화뿐 아니라[17] 네트워크의 변화도 관찰되었다.[18] PET 연구는 포도당 섭취(glucose uptake)의 저하를 보고하고 있으며 이러한 결과는 경증 외상성 뇌손상 환자에게도 나타난다.[19] 아직까지 EEG나 MEG를 통해 외상성 뇌손상 환자에 대한 명확한 진단기준이나 특징에 대한 합의가 이루어지지 않았지만,[20] 환자의 상태를 모니터링하거나[21] 네트워크의 패턴 변화를 확인하는 등의 연구가 수행되고 있다.[22]

3. 예후 추정

뇌손상 초기의 손상 정도가 장단기 예후의 주요 인자이다.[23] 손상 후 첫 7일 동안의 글라스고우혼수척도(Glasgow Coma Scale, GCS), 혼수상태 기간, 동공 확장 등은 중요한

표 28-4 | 장애 등급 척도(Disability Rating Scale, DRS)

	점수
환자의 반응(patient's response)	
눈 뜨기(eye opening)	0~3
음성(verbal)	0~4
움직임(motor)	0~4
식이 섭취에 대한 인지 기능(cognitive ability for feeding)	0~3
배변처리에 대한 인지 기능(cognitive ability for toileting)	0~3
신체청결관리에 대한 인지 기능(cognitive ability for grooming)	0~3
타인에의 의존도(dependence on others)	0~5
고용가능성(employability)	0~3
총합	0~30
장애(disability)	
장애 없음(no disability)	0
경도의 장애(mild disability)	1
부분적 장애(partial disability)	2~3
중등도 장애(moderate disability)	4~6
중등도 내지 중도의 장애(moderate to severe disability)	7~11
중도의 장애(severe disability)	12~16
극히 중도의 장애(extremely severe disability)	17~21
식물인간 상태(vegetative state)	22~24
극히 식물인간 상태(extreme vegetative state)	25~29
사망(death)	30

표 28-5 | Rancho Los Amigos 인지 기능 척도 수준

Rancho Level	Clinical correlate
I	No response
II	Generalized response
III	Localized response
IV	Confused-agitated
V	Confused-inappropriate
VI	Confused-appropriate
VII	Automatic-appropriate
VIII	Purposeful-appropriate

예후인자이다.[24] 또한 운동유발전위(motor evoked potential, MEP)도 글라스고우혼수척도와 비슷한 예측력을 갖고 있으며,[25] 그 외 뇌압 증가(24시간 20 ㎜Hg 이상), 뇌혈류량 감소(18 ㎖/100g/min 미만),[26] 저산소뇌손상[27] 등은 나쁜 예후를 시사 하지만 예측력에는 한계가 있다. 외상 후 기억상실 기간도 미만성 축삭 손상의 경우에 재활입원기간이나 예후와 연관이 있다고 알려져 있다.[28] 이외에 나이, 입원시의 장애등급 척도(Disability Rating Scale, DRS)점수, 초기 균형 평가, 급성기의 내과적 문제[29] 등도 연관이 있으나 관련성이 그렇게 높지는 않다.

뇌 손상 환자 중에는 처음에는 큰 이상을 보이지 않다가도 종괴성 병변이 진행하거나 두개강내압이 증가하여 갑자기 악화되는 경우가 있다. 따라서 이러한 이차적 손상을 초래할 수 있는 예후 관련 요인은 환자의 치료 계획을 세우는데 중요하다.

초기 의식 수준의 변화는 중증도의 중요한 지표이며 외상성 뇌 손상의 신경행동학적, 기능적 회복과 관련이 있다. 특히 최초 1주일의 글라스고우혼수척도는 환자의 급성기 및 만성기의 회복 결과 예측에 중요하다. 그러나 글라스고우혼수척도는 눈 외상, 기도 손상, 척수 손상과 같은 동반 손상이나 기관 삽관, 진정제 투여, 실어증, 치매 등에 의해 사용에 제한이 있을 수 있다. 주로 나이가 젊거나 동공반사가 있고 초기에 스스로 눈 뜨기가 가능하며, 뇌수두증이 없고, 인공 호흡장치의 사용이 필요 없는 환자에서 예후가 좋다. 다른 예후 예측 인자로는 청각유발검사(Brainstem Auditory Evoked Response, BAER) 시각 유발검사(Visual Evoked Response, VER), 체성감각 검사(Somatosensory Evoked Potential, SEP)와 같은 다양한 유발전위 검사들(Multimodal evoked potnetials (MEPs): a combination of BAER, VER, SEP)이 있다. 대개 유발 전위 이상은 3개월 내에 최대한 회복이 되는데 중증의 유발전위 이상은 12개월 이상까지 회복이 늦어질 수 있다. 저혈압, 뇌관류압의 저하, 외상성 지주막하 출혈, 뇌내출혈, 동공반사, 안구 전정반사(oculovestibular reflex)의 소실은 불량한 예후를 의미한다. 또한 크레아틴키나아제(creatine kinase)의 높은 수치, 고혈당(hyperglycemia), 낮은 갑상선 호르몬 수치도 불량한 예후를 예측할 수 있다.

V. 급성기 치료

외상성 뇌손상 환자에서 외상에 의해 발생하는 일차적 손상은 대부분 치료하기 어려운 경우가 많으나 이차적 뇌손상은 예방 및 치료가 가능한 경우가 많다. 따라서 뇌손상의 급성기 치료는 이차적 뇌손상을 피하거나 최소화하기 위한 노력인 경우가 대부분이며 이차적 뇌손상의 조기 발견과 즉각적인 처치는 환자의 예후에 중요한 영향을 미친다.

뇌손상은 의식소실, 두통, 구역, 구토, 현기증 등 여러 가지 증상으로 나타날 수 있는데 의심을 하지 않으면 심각한 환자 상태를 놓치는 경우도 있다. 외상 후 의식 장애가 있는 모든 뇌손상 환자는 뇌전산화단층촬영과 신경외과적 처치가 가능한 곳으로 긴급히 이송하여야 하며 기도유지, 호흡, 혈액순환의 기본소생술과 함께 척추 및 다른 장기의 외상에 대한 평가도 시행되어야 한다.

1. 초기 평가

외상성 뇌 손상 환자의 초기 평가는 신경학적 검사 및 신체검사, 뇌전산화단층촬영 등으로 이루어지며 두개강내압의 상승이 의심되는 경우에는 두개강내압 측정을 시행한다. 신경학적 검사는 신경근육계의 장해, 감각 및 인지 기능, 의사소통, 행동 장해 등을 평가한다. 동공 검사는 초기 평가에서 가장 중요한 신경학적 검사의 하나로 동공의 크기와 모양 및 빛 반사(light reflex)를 평가한다. 이들 검사는 초기 검사 자료와 비교하여 뇌간 탈출과 같이 생명을 위협할 수 있는 문제가 발생하는지 평가하는 데 사용할 수 있다. 새로운 문제가 발생하거나 또는 재발하는지 주기적인 추적 검사가 중요하다.

2. 수술

두개강내 혈종이나 뇌부종 등 심각한 덩이 효과(mass effect)를 유발할 수 있는 경우 수술적 치료가 고려된다. 일반적으로 수술 적응증은 중간선 전위(midline shift)가 있을 때로 정의하고 있으며, 수술을 결정하기 위해서는 순차적인 신경학적 평가 및 전산화단층촬영과 같은 영상검사가 필요하다.

뇌좌상의 경우에도 신경학적 악화가 진행되거나 두개강내압이 상승하는 경우에는 수술적 치료가 고려되어야 한다. 전두엽이나 측두엽의 뇌좌상으로 혼수상태에 있는 환자에서 뇌좌상 부위가 20 cc 이상이고 중간선 전위가 5 mm 이상인 경우 또는 뇌좌상 부위의 크기가 50 cc 이상인 경우는 수술 적응증이 된다. 그러나 신경학적 상태가 비교적 좋고 뇌좌상 부위가 주요기능을 담당하는 대뇌피질인 환자에서는 수술 대신 주의 깊게 환자를 관찰하면서 필요한 경우 두개강내압 상승에 대한 내과적 치료를 하여야 한다. 심한 전두엽 뇌좌상 환자에서 두개강내압 상승이 조절되지 않을 경우에는 양측 전두 두개절제술(bifrontal craniectomy)이 사용되기도 하며, 국소 뇌부종의 경우에는 일시적으로 두개골 피판술을 시행하기도 한다. 또한 개방성 두개골 함몰 골절과 같이 경막 열상이 동반되어 감염이 의심되는 경우에도 수술적 치료를 고려하여야 한다.

그러나 뇌압 상승이 조절되지 않아 수술을 시행하는 경우에 사망률은 낮출 수 있으나, 경도 또는 중등도 장애를 갖게 되는 환자들의 분율에는 차이가 없다.[30] 즉, 수술을 통해 생존하게 된 사람들이 대부분 식물 상태이거나 심한 장애를 안게 된다고 볼 수 있다.

3. 신경보호 치료 및 저체온요법

손상을 받은 뇌 부위의 신경세포에서는 글루탐산염(glutamate)과 같은 흥분 독성 신경전달물질이 분비되어 세포내 칼슘과 나트륨의 유입이 증가하게 되며 이러한 전해질의 불균형은 에너지 고갈을 일으키게 된다. 자유라디칼(free radical)의 유리와 지질분해효소 및 단백분해효소들의 활성화로 글루탐산염의 분비는 더 증가하게 되며 이러한 반응으로 인해 세포 손상이 증가하게 된다. 이러한 흥분 독성에 의한 신경 세포 손상을 막기 위한 여러 가지 약물치료가 개발되어 동물실험에서 좋은 효과를 보였다. 그러나 아직까지는 임상적으로 효과적인 약물치료는 알려져 있지 않다. 외상성 척수손상과는 달리 외상성 뇌손상에서는 고용량의 부신피질스테로이드를 투여하지 않는데, 2005년에 발표된 MRC CRASH 임상시험 결과 때문이다. 이 연구는 1만 명 이상의 뇌손상 환자가 참여한 대규모 전향적 임

상시험이었으며, 그 결과 고용량의 부신피질스테로이드를 손상 초기에 투여한 환자군이 위약대조군에 비해 유의하게 높은 사망률을 보였다.[31] 비록 실망스러운 결과였지만, 이를 통해 외상성 뇌손상에 대한 임상시험을 설계할 때 복잡한 병태생리를 보다 엄밀하게 반영하려는 노력을 기울이게 되었고, 현재는 지혈제인 트라넥삼산(tranexamic acid)을 외상후 초기에 투여하는 CRASH-3 임상시험이 진행 중이다.[32]

또한 많은 임상연구를 통해서 체온을 34℃에서 35℃ 사이로 낮추는 저체온요법(hypothermia)이 사망률을 낮춘다는 것이 알려져서 응급의료체계에 도입되어 널리 사용되고 있다.[33]

4. 뇌 손상 환자의 중환자 관리

급성기 외상성 뇌손상 환자의 적절한 중환자 관리는 이차적 뇌손상 및 합병증을 예방하는데 중요하다.

두개강내압 상승에 의한 뇌허혈의 직접적 원인은 뇌 관류압의 감소때문이므로 뇌 관류압을 60 mmHg 이상 유지하는 것이 중요하다. 두개강내압 상승은 뇌 관류압을 감소시켜 이차적 뇌손상을 유발할 수 있다. 비정상적인 두개강내압의 상승과 사망률 간에는 명확한 상관관계가 있기 때문에, 중증 뇌손상 환자에서 두개강내압 상승에 대한 감시와 치료는 매우 중요하다. 두개강내압의 상승은 20~25 mmHg를 기준으로 정의할 수 있다. 정상 범위의 두개강내압이 기준 이상으로 상승할 경우에는 추적 뇌 전산화단층촬영 검사로 수술적 치료가 필요한 덩이 병변을 찾아 신속한 치료를 하여야 한다. 침상의 머리를 30° 올려주면 목정맥의 정맥환류가 촉진되어 두개강내압을 감소시켜 줄 수 있다. 뇌 관류압은 평균 동맥압과 두개강내압의 차이로 정의되므로 환자의 혈역학적 상태와 혈액량을 측정하여 적절한 혈압을 유지하여야 한다. 혈당 이상도 이차적 손상의 원인이 될 수 있으므로 정상 혈당을 유지하여야 한다. 전해질은 매일 검사를 하여 정상 농도를 유지하여야 하는데 특히 나트륨 수치에 주의를 해야 한다. 항이뇨호르몬 부적절분비증후군, 요붕증, 대뇌염류유출증후군(cerebral salt wasting)이 외상성 뇌손상과 연관이 있으며 이차적인 뇌손상의 원인이 될 수 있다.

발작(seizure)은 이차적인 뇌 손상의 원인이 될 수 있다. 즉각 외상 후 발작은 손상 후 24시간 이내이며, 조기 외상 후 발작은 손상 후 7일 이내에 발생하는 경우이다. 그 이후에 발생하는 발작은 후기 외상 후 발작이라 한다. 조기 외상 후 발작은 젊은 환자에서 흔히 발생하며 혈종이나, 뇌좌상, 무의식기간이 긴 경우 및 국소적인 신경학적 증후가 있는 경우에 위험도가 증가한다. 일반적으로 조기 외상 후 발작은 초점성발작(focal seizure) 형태를 보이며 후기 외상 후 발작은 대발작의 형태를 보인다. 개두술을 시행한 환자나 위험요인이 있는 환자에서는 페니토인(phenytoin)이나 발프로인산(valproic acid)의 1주 예방적 투여가 권장된다. 하지만, 장시간 예방적 항간질약 투여는 후기 외상 후 발작을 예방하는 효과는 없는 것으로 알려져 있다.

중환자실에서 발생하는 감염은 외상성 뇌손상 환자에서 높은 사망률 및 이환율을 보이므로 예방 및 치료가 중요하다. 요로감염은 중환자실 감염에서 가장 흔한 원인의 하나로 효과적인 예방을 위해서는 장기적인 도뇨관의 삽입을 피하는 것이 중요하다. 두 번째로 흔한 중환자실 감염은 폐렴으로 외상성 뇌손상 환자는 대부분 기계적 환기가 필요하며 기도 보호 기전이 감소되어 있기 때문에 폐렴이 잘 발생할 수 있다. 조기에 기관절개술을 시행하는 것이 폐청소(pulmonary toilet)를 증진시키고 감염을 감소시킬 수 있다는 보고가 있다.

중증 뇌손상 환자에서 영양 관리는 조기에 시작해야 한다. 손상 후 2~3일 이내에 장관 식이를 시작할 수 있으며, 외상성 뇌 손상 환자의 영양 요구량은 정상인의 요구량보다 40% 정도 더 필요하다. 고단백섭취 및 적절한 칼로리 공급에도 불구하고 뇌손상 후 초기에는 양성질소평형을 얻기가 어렵기 때문에 중환자실에서 초기 영양 관리 목표는 질소평형을 호전시키는데 있다. 영양 상태 평가를 위한 프리알부민(prealbumin), 질소 평형, 간기능 검사 등을 정기적으로 시행하여야 하며 스트레스성 위궤양을 예방하기 위한 처치를 병행하여야 한다.

심부정맥혈전증은 중환자실의 외상성 뇌 손상 환자에서 흔히 발생하는 합병증이므로 이에 대한 예방이 중요하다. 외상성 뇌 손상 환자에서 심부정맥혈전증 예방을 위한 표준화된 방법은 없으나, 중증의 외상성 뇌 손상 환자나 두개내 출혈 이후 24시간에서 72시간 이내에 헤파린이나 저분자량 헤파린(low molecular weight heparin, LMWH)

의 사용을 뒷받침하는 연구들이 늘고 있다. 고령, 심한 손상, 지속되는 부동(immobilization), 골절, 응고질환을 동반한 위험도가 높은 환자에서는 더 적극적으로 예방적 처치를 하여야 한다. 심부정맥혈전증이 발생한 환자에서 항응고제 투여가 금기가 되는 경우에는 하대정맥 여과기를 삽입하는 것이 도움이 될 수 있다.

VI. 외상성 뇌손상 급성기의 관리와 재활

뇌손상 환자의 재활은 입원 초기부터 시작된다. 이 시기에는 관절 구축이나 욕창 같은 합병증 방지를 위한 적절한 예방적 처치, 적극적인 내과적 치료 및 보호자 교육 등이 필요하며, 재활의학과 전문의는 주기적으로 환자를 평가하여 적절한 재활 계획을 수립하고 치료를 제공하여야 한다. 외상성 뇌손상 환자의 재활치료의 원칙은 일반적인 경우와 다를 바 없지만, 행동의 문제가 많이 동반된다는 점이 특징이며, 주의를 기울여야 하는 합병증의 빈도도 다른 신경계 질환들과 다르다.

1. 외상 후 발작

발작(Seizure)은 대뇌피질의 신경세포에서 갑작스럽고 과도한 방전(discharge)이 발생하여 일시적으로 생리 이상을 나타내는 임상적 특징을 가진다. 임상적인 특징은 운동, 감각, 정신적 증상을 나타내며 재발하는 발작은 대개 간질(epilepsy) 또는 발작 질환(seizure disorder)이라고 부른다. 발생하는 시간에 따라 아래와 같이 분류한다.

- 즉시 발작(Immediate Seizure): 손상 후 첫 24시간 이내 발생하는 발작
- 조기 발작(Early Seizure): 손상 후 1주일 이내 발생하는 발작
- 후기 발작(Late Seizure): 손상 후 최소 1주일 이상 경과한 후에 발생하는 발작

외상성 뇌손상의 20%에서 발작이 발생되며,[34] 외상성

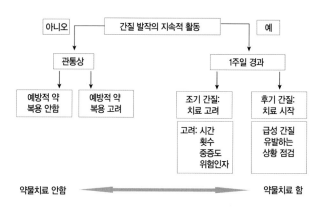

그림 28-8 | 항경련제제의 투여 시작에 대한 지침

뇌손상의 20%에서 발작이 발생되며, 관통상이 있는 환자의 경우 35~50%로 발생률이 증가된다.[35] 관통상이 있는 환자의 경우 35~50%로 발생률이 증가된다.[36, 37]

중등도에서 중증의 외상성 뇌손상으로 병원에 입원하는 환자들 중 후기 발작이 발생하는 비율은 14~53%로 알려져 있다. 발작이 발생하는 환자들 중에서 첫 발작이 1년 이내에 발생하는 경우가 절반 정도이며, 2년 이후에 첫 발작이 발생하는 경우는 이들 중 24% 정도로 알려져 있다. 발작의 위험인자들로는 양측성 두정엽 좌상, 금속성 파편이 경막을 관통한 경우, 반복적인 뇌수술의 병력, 경막하 출혈, 5 ㎜ 이상의 중심선 변위, 다발성 또는 양측성 피질 좌상 등이 있다. 다수의 위험 인자가 존재한다고 하더라도 표준 치료인 7일 이상 항간질제를 사용하는 것은 아직 추천되지 않고 있다. 그럼에도 불구하고 아직 7일 이상 예방적 목적으로 항간질제를 투여하는 신경외과 의사가 절반을 넘는다고 하며, 예방 약제로는 페니토인이 가장 선호된다.[38]

이유에 상관없이 일단 후기 발작이 발생하면 약물 치료를 시작한다(그림 28-8). 복합 부분 발작이 가장 흔하며, 단순부분, 전신성 긴장간대발작 순으로 자주 발생한다. 부분 발작에 카르바마제핀(carbamazepine)을, 전신 간질에 발프로인산(valproic acid)을 주로 사용한다. 페니토인(phenytoin), 카르바마제핀, 발프로인산, 페노바르비탈(phenobarbital)은 모두 졸음을 유발하며, 인지기능과 장기적 신경학적 회복에 다소 악영향을 끼칠 수 있다.[39] 새로운 약제들은 진정작용이 덜하며 사용이 편리하나 뇌손상 환자에 대한 연구는 많지 않다. 라모트리진(lamotrigine)은 뇌손상 후 정동과 행동을 증진시키며 졸음을 덜 유발하는 것으로

알려져 있다. 토피라메이트(Topiramate)는 정신착란과 우울증을 유발할 수 있으나 낮은 용량으로 사용하면 이를 방지할 수 있다.[40] 레베티라세탐(levetiracetam)도 페니토인과 비슷한 수준의 효과를 보인다. 뇌손상 후에 발생하는 발작은 잦은 입원의 원인이 되며 인지 기능의 저하 및 행동장애 등을 초래할 수 있으며, 심한 경우 간질지속상태나 사망에 이르기도 한다.

2. 행동 이상

1) 초조(agitation)

급성기에 혼수와 외상성 뇌손상 후 기억상실증(amnesia)으로부터 깨어나면서 초조 증상이 나타난다. 혼수 이후에 1/3에서 1/2의 환자에서 초조가 관찰되며, 대개 발생 후 2~3주가 지나면서 소실된다.[41] 일반적으로 지남력이나 다른 인지 기능이 좋아지면서 함께 좋아져서 어떤 환자들은 초조가 회복기의 임상 양상으로 나타나기도 한다. 고령이거나 지남력 장애가 있는 경우, 의사표현 능력이 제한되거나 통증이 있는 경우, 수면-각성 주기에 장애가 있는 경우에 초조가 더 잘 발생한다. 초조와 불안은 급성기의 행동이상 문제 중에서 가장 흔하며, 초조행동 척도(Agitated Behavior Scale, ABS)와 신경행동적 측정 척도(Neurobehavioral Rating Scale)가 평가를 위해 흔히 사용된다.

급성기 재활 동안 외상성 뇌손상 후 초조의 적절한 치료를 위해서는 초조 증상을 면밀히 관찰하고 약물을 사용하게 된다. 증상을 반복하여 평가하면서 약물의 반응에 따라 용량을 조정하며, 전체 재활팀 구성원들을 교육하는 등 통합적인 관리가 필요하다. 2~3주 지나면서 회복이 되는 경우가 많기 때문에, 이 시기에 환자가 낙상 등 추가적인 손상이 발생하지 않도록 더욱 주의 깊은 관찰이 필요하다.

초조가 너무 심하다면 일반적인 재활치료를 받지 않거나 단순화하여 환경으로부터 오는 자극을 최소화할 필요가 있다. 가능하다면 환자가 손상을 입지 않도록 바닥에 매트리스를 깔거나 손상방지용 침대를 사용하고, 조용한 환경에서 만나는 의료진과 간병인을 일정하게 유지하는 등 환경을 자주 바꾸지 않는 것이 좋다.

급성기 초조 증상에는 카르바마제핀, 삼환계 항우울제, 트라조돈(trazodone), 아만타딘(amantadine), 프로프라놀

롤(Propranolol) 등을 사용할 수 있고 이 약물들이 실패 했을 경우 비전형적 항신정병제제(atypical antipsychotics), 벤조다이아제핀(benzodiazepine)을 사용한다. 프로프라놀롤은 초조 발생 빈도를 줄이지는 못하지만 초조 증상을 약화시키는 효과가 있다. 벤조다이아제핀은 역설적 초조 증상(paradoxical agitation)이 나타날 수 있고 항정신병 제제는 정좌불능증(akathisia), 역설적 망상(paradoxical delusion) 등의 부작용이 나타날 수 있으므로 주의해야 한다.

2) 저각성 상태

각성(arousal)과 주의력(attention)은 외상성 뇌손상 후에 가장 흔히 손상되는 인지 기능이다. 저각성 상태가 지속되면 재활치료에 상당한 저해요인이 된다. 저각성 상태는 환자가 자주 피로를 호소하고 치료를 거부하고 바로 입원실로 돌아가려 하거나, 치료 도중 또는 부적절한 장소에서 잠에 빠지거나, 치료 중에 각성을 유지하기 어렵거나 주어진 과제를 완성하기 어려워할 수 있다. 치료 중간에 휴식시간을 적절하게 배치하고 가장 어려운 과제는 각성이 가장 좋은 시간에 수행하도록 하며 어려운 것과 쉬운 과제를 교대로 배치한다. 치료진은 환자의 각성 수준을 주의 깊게 관찰하면서, 각성이 떨어지면 쉬운 과제를 하도록 배려한다. 메칠페니데이트(methylphenidate)와 아만타딘(amantadine)을 정신자극제로 사용할 수 있다.

3) 우울

우울증을 진단하고 치료하는 것은 환자를 재활치료에 적극적으로 참여시키고 효과를 최대한 얻기 위해 매우 중요하다. 우울증은 관찰과 벡 우울척도(Beck Depression Inventory), 해밀턴 우울척도(Hamilton Depression Inventory)등의 도구를 이용해서 주기적으로 평가한다. 급성기 우울증의 치료는 다방면에서 접근해야 한다. 우선 병원의 환경을 환하게 꾸미고 가족들의 사진을 가져다 놓는다. 또한 치료진은 환자를 격려하고 치료의 성과를 강조해 주어야 하며, 그룹, 가족, 개인치료를 상황에 맞게 다양하게 활용하여 사회와 가족지지를 확인하고 치료 방법을 교육하는 데 도움이 되도록 한다. 필요시 항우울제를 투여한다.

3. 연하곤란

뇌손상 환자에게는 안전한 방법으로 충분한 영양을 공급하는 것이 무엇보다도 중요하다. 뇌손상 후에는 연하 장애, 연동운동 마비, 위궤양, 경직, 인지장애 및 구역 등으로 인해 적절한 영양을 공급하기 어렵다. 수상 후 24시간 안에 위장관을 통한 적절한 영양 공급이 이루어져야 손상 후 합병증을 최소화할 수 있다.[42] 만약 수상 후 72시간 안에 위장관을 통한 영양 공급이 부족하다면 정맥 영양 공급을 시작해야 한다. 재활의학과에 입원한 뇌손상 환자의 연하 곤란 발생률은 25~60%이다. 흡인은 뇌손상 환자의 42%에서 발생하며, 흡인성 폐렴은 치명률이 10%에 달하는 중대한 합병증이다. 뇌신경손상, 구강 및 인두 손상, 인지 장애, 기도 기능 장애 등이 모두 연하 장애에 기여를 한다.

침상에서 하는 연하 검사는 신뢰도가 떨어지며, 40%에서 증상 없이 흡인이 일어난다. 정확한 진단과 보상 기전의 확인을 위해서는 비디오 투시 연하검사나 내시경을 이용한 연하 검사가 필수적이다. 삼킴검사 결과에 따라 유동식의 점도를 조정하고 음식의 성상도 조절해 주어야 한다. 만약 안전하게 경구로 식이를 섭취할 수 없다면 비위관 또는 위루관 등의 장관 영양(enteral nutrition)을 사용해야 한다.

뇌손상 후 장관 식이를 시작할 때 구역이 흔히 발생한다는 점에 유의해야 한다. 이는 위식도 역류, 위마비, 전정 기능 이상, 위궤양, 변비 등이 원인이 될 수 있다. 위 저류도 흔하며 정상인에 비해 뇌손상 환자에서 위에 음식물이 머무는 시간이 2배 가량 지연되어 있을 뿐만 아니라, 하부의 식도 괄약근 부전에 의해 역류, 구역, 흡인이 발생한다. 위저류시간 감시, 침상에서 머리 올리기로 예방해 주며, 저용량의 에리스로마이신(erythromycin)이 위운동을 돕는데 도움이 된다.[43] 메토클로프라미드(metoclopramide)는 졸음유발, 지연운동이상증(tardive dyskinesia), 도파민 저해 작용에 의한 운동기능 회복의 저해 등의 부작용이 있으므로 사용 시 주의해야 한다.[44]

뇌손상 후 내과적 스트레스, 과도한 부신피질스테로이드 분비, 잦은 약물 변경, 연하 방법의 변경, 위장관 조작 등으로 인해 위궤양이 흔히 발생한다. 위궤양과 위역류의 예방과 증상을 개선하기 위해 양성자 펌프 억제제(proton pump inhibitor)를 처방하는 것이 좋으며, 과거에 사용하던 히스타민(H2) 수용체 차단제는 과도한 졸음을 유발할 수 있으므로 주의해야 한다.

4. 영양

뇌손상을 받으면 글루카곤, 아드레날린, 노르아드레날린, 코르티솔, 인슐린의 분비가 동시에 증가하고, 이로 인해 대사 및 분해 작용이 증가하여 손상 후 48~72시간에 최고조에 도달한다.[45] 이를 보상하기 위해 탄수화물, 아미노산, 지방의 분해가 뒤따르고, 이로 인해 음성 질소 균형 상태가 된다. 뇌손상 후 정상인에 비해 40~69% 가량의 에너지가 추가 공급되어야 하는 것으로 알려져 있으며, 최선을 다해 영양을 공급하더라도 어느 정도 음성 질소수지(negative nitrogen balance)가 발생하는 것은 불가피한 경우가 많다. 목표 섭취량은 단백질의 경우 하루에 체중 1 kg당 2~2.5 g이다. 뇌손상 환자들은 연하기능의 저하뿐만 아니라 인지 장애, 약물의 부작용, 우울증 등으로 음식 섭취가 감소될 수 있다. 따라서 수분공급의 척도로 전해질 검사를 실시하고 영양상태의 객관적 척도로 프리알부민(prealbumin)을 검사한다.

5. 장 및 방광 기능장애

요실금은 전두엽손상 후 자주 동반되며, 뇌피질과 피질하 구조의 손상이 괄약근에 대한 조절에 이상을 야기시키거나 괄약근의 협응에 문제를 일으킬 수 있다. 비억제성 과반응성 방광(uninhibited overactive bladder) 양상이 흔하지만, 무반사성 양상을 보이기도 한다. 동반된 언어장애, 이동기능의 제한 및 인지 장애, 아편양 제제 등 항콜린 부작용을 가지는 약물의 사용 등이 모두 배뇨 기능 장애에 기여한다. 배뇨근 과반응은 콘돔, 카테터나 패드를 이용하여 관리할 수 있으나 일시적이고 감염이나 피부손상을 초래하기 쉬우므로, 조기에 시간별 배뇨 훈련 및 적절한 수분섭취 관리를 통한 배뇨 훈련을 시작해야 한다. 항콜린성 약물은 방광의 과반응을 줄여주나 졸음, 기억력장애, 변비, 요저류를 초래할 수 있으므로, 시간별 배뇨가 불가능한 환자에서만 사용하도록 한다.

외상성 뇌손상 후 장의 문제는 변비와 대변실금의 형태로 나타나며 음식의 영향, 변비를 유발하는 약물의 사용, 활동성 감소로 인하여 변비가 흔하다. 배변 프로그램은 일반적인 변비에서와 유사하게 적용된다. 대변 실금은 시간별 배변 훈련으로 조절할 수 있다. 다량의 식이 섬유가 포함된 식사를 하고, 감염이 아닌 다른 원인의 설사가 유발되지 않도록 주의한다. 필요 시 위대장 반사(gastrocolic reflex)를 이용해 식사 후 글리세린(glycerin) 항문 좌약제를 사용할 수 있다. 감염이나 매복변(fecal impaction), 튜브식이로 인해 설사가 흔히 발생한다. 뇌손상 환자는 급성기에 항생제 치료가 자주 필요하기 때문에 클로스트리듐 디피실리에(Clostridium difficile)균에 의한 가막성 대장염(pseudomembranous colitis)의 발생 가능성이 높으며, 경구 메트로니다졸(metronidazole)도 사용하나 전신흡수가 없는 경구 반코마이신(vancomycin)이 더 좋은 선택이다. 삼투성 설사는 저삼투성 식이 조제 및 경구 마그네슘 제제의 사용을 피하여 교정한다.

6. 심부정맥 혈전증의 치료

심부 정맥 혈전증과 폐 색전증은 각각 적어도 3개월 및 6개월간의 항응고제 사용이 필요하다.[46] 일단 진단이 되면 첫 24시간 동안은 손상을 예방하기 위해 활동을 제한하나, 항응고제가 적정 용량에 도달하면 자유롭게 활동해도 된다. 저분자량 헤파린(low molecular weight heparin, LMWH)이 환자의 활동을 제한하지 않고 잦은 혈액 검사가 필요하지 않아서 급성기 재활 시기에 적절한 치료로 이용되나, 대개는 와파린(warfarin)을 이용한 경구용 항응고제로 바꾸어 주며, 국제정상화비율(International Normalized Ratio, INR)이 2에 도달할 때까지 저분자량 헤파린과 병용한다. 국제정상화비율이 2~3 사이에 도달하도록 와파린 용량을 조절해 주는데, 적정 국제정상화비율에 도달하기까지 적어도 3일 이상 걸리므로 초기에 잦은 혈액검사나 용량 변경은 피한다. 초조나 혼란 상태의 환자, 노인, 거동이 불편한 환자에서는 낙상과 출혈 가능성에 주의하면서 사용해야 한다. 하대정맥 여과기는 충분한 항응고제 사용에도 폐색전증이 생긴 경우나 출혈의 위험성이 높아 항응고제 사용이 금기인 경우 적응증이 된다. 그러나 하대정맥 여과기는 장기 사용에 효과가 입증되지 않았으며, 폐색전증을 완

전히 방지할 수 없다는 것에 주의한다.[47]

7. 뇌진탕의 치료

뇌진탕 후 지속되는 증상들로는 두통, 수면장애, 기분장애, 인지장애, 전정기능 장애(어지럼증, 균형장애) 등이 있다. 경도 외상성 뇌손상 후 30~90%에 해당하는 환자에서 두통이 발생하는 것으로 보고되어 있다.[48,49] 외상 후 두통에 대해서는 아세트아미노펜, 비스테로이드성 진통소염제를 사용하며 예방 치료로 아미트립틸린 등의 삼환계 항우울제나 가바펜틴, 토피라메이트 등을 고려할 수 있다. 과도한 피로감이 있을 때는 삼환계 항우울제를 피하고, 과도한 인지장애 증상이 있을 때는 토피라메이트를 피하는 것이 좋겠다. 수면장애는 50% 이상의 환자에서 발생하는 것으로 보고되어 있으며,[50] 주간 졸림과 피로감을 악화시킬 수 있어 적절한 치료가 필요하다. 수면위생과 인지행동치료가 우선 고려되어야 하며, 약물 치료로는 트라조돈, 삼환계 항우울제, 미르타자핀 등을 고려할 수 있다. 또한 과도한 주간졸림이 있는 환자들에게 아모다피닐이 효과적이었다고 보고된 바 있다.[51] 뇌진탕 환자들에서 짜증, 불안, 우울감 등을 보이는 경우가 흔한데 초기에 적절한 교육과 치료를 시작하는 것이 중요하다. 초기에 적절한 대응을 하지 못하고 증상이 지속되면 이후 주요 우울장애나 외상 후 스트레스 장애로 발전할 위험이 커지기 때문이다.[52] 일반적으로 우울증에는 선택적 세로토닌 재흡수 억제제가 일차 치료제로 추천되며, 그 외 두통 예방 치료효과나 안정 효과가 함께 필요한 경우에는 삼환계 항우울제도 좋은 선택이 될 수 있다. 인지장애로 나타나는 증상들로는 주의력/집중력의 저하, 처리속도 저하, 기억력과 고위인지기능의 저하 등이 있다.[53] 예상되는 인지 회복 기간은 1주에서 6개월로 광범위하며, 약 15~33%에서는 지속적인 인지 장애로 인해 병전 업무나 학업을 지속하는 것이 어려워질 수 있다.[54,55] 인지 증상들로 직장 업무나 학업을 4주 이상 수행하지 못하는 환자들은 신경심리검사를 시행해야 하며, 이후 결과에 따라 적절한 인지 치료 방법을 모색해야 한다. 지속적인 어지럼증, 균형장애는 뇌진탕 환자들에서 흔하게 볼 수 있는 증상들이며 종종 전정계의 손상과 연관되어 나타난다.[56] 딕스-홀파이크 조작(Dix-Hallpike maneuver)

검사에서 양성을 보였다면, 양성 발작성 위치성 현훈을 치료하기 위해 Epley maneuver를 시행한다. 또한 일측성 말초성 전정기능 이상 환자에게는 전정 재활을 추천한다.

VII. 외상성 뇌손상 아급성기 이후의 주요 기능장애와 재활

1. 의식 장애

각성은 환경 자극에 대한 반응의 전반적인 상태로 정의할 수 있으며 음식 섭취나 일상리듬과 관련된 느린 변화에 반응하는 긴장각성(tonic arousal)과 환경에서 요구되는 짧은 순간적 조절과 관련된 위상각성(phasic arousal)으로 나눌 수 있다. 망상활성계(reticular activating system, RAS)가 각성을 조절하는데 주요 역할을 하며, 망상-시상, 시상-피질, 망상-피질의 네트워크가 형성되어 각성을 조절한다. 뇌간의 망상체(reticular formation)에서 분비되는 노르에피네프린이 각성 및 주의력, 기억력과 관련이 있는 신경전달물질이다. 긴장각성에 손상을 입으면 환경에 대한 전반적 반응이 떨어지고 정보 처리 속도가 현저하게 감소된다. 위상각성이 손상되면 인지기능이 요구되는 상황에서 대처 능력이 저하된다. 다양한 의식장애 평가 도구가 소개되어 있다. 그 중에서 타당도와 신뢰도가 검증된 것으로는 The JFK Coma Recovery Scale-Revised (CRS-R), Western Neuro Sensory Stimulation Profile (WNSSP), the Coma/Near Coma scale (CNC), Sensory Modality Assessment Rehabilitation Technique (SMART), Wessex Head Injury Matrix 등이 있다. 그 중에서도 CRS-R은 inter-rater, intra-rater reliability가 모두 만족스러운 수준이며, ceiling effect나 floor effect도 심하지 않고, Rasch 분석을 통해 내부 타당도까지 검증된 도구로써 널리 사용되고 있다.[57] 또한, 식물상태와 최소의식상태를 감별하는 데 유용한 것으로 알려져 있다.

의식장애가 있는 외상성뇌손상 환자들에 대한 도파민성 약제의 효과에 대해서는 임상연구가 계속되어 왔다. 이것은 외상성 뇌손상에서 전두엽의 손상이 특히 심하며 도파민이 전두엽의 기능에 핵심적인 역할을 담당하고 있다는 점에서 논리적 근거를 가지고 있었다.[58] 도파민성 약제 중에서는 메칠페니데이트와 아만타딘에 대한 연구가 가장 많았는데, 이에 비해서 브로모크립틴에 대한 연구는 매우 드물다.

의식 장애에 대한 메칠페니데이트(Methylphenidate)의 효과에 대해서는 2006년 Moein 등이 무작위 대조군 임상시험을 발표하였는데,[59] 위약군에 비해서 치료군에서 ICU 재원기간이 짧아진다고 보고하였다. 의식수준을 직접 측정하지 않고 ICU 재원기간이라는 간접지표를 사용했다는 점이 아쉬운 점이다. 또다른 도파민성 약제인 아만타딘은 도파민성 작용뿐만 아니라 NMDA 수용체 길항제로서의 약리 기전도 가지고 있기 때문에 글루탐산의 유리로 인한 신경흥분독성(excitotoxicity)을 완화시켜줄 것으로 기대를 모았다. 북미에서는 아만타딘을 외상성 뇌손상 환자에게 오래동안 사용해 왔고, Meythaler 등이 2002년에 발표한 교차설계(cross-over design) 연구에서 아만타딘 투여군에서 유의하게 더 빠른 회복을 보이나 6개월 후 결과에는 차이가 없다고 보고하였다.[60] 뒤이어 184명의 중증 뇌손상 환자에서 아만타딘의 효과를 보고한 무작위 대조군 임상시험 결과를 근거로 현재는 표준치료로 받아들여지고 있다.[61]

2. 인지 장애

외상성 뇌손상 이후 인지장애는 미만성, 다발성 병변이 있는 경우 잘 관찰되며 전두엽과 측두엽의 회색질의 손상이나 중뇌 및 뇌량의 백질 손상과 관련이 있다. 인지장애에는 각성과 주의력장애, 학습 및 기억력 장애, 전두실행능력 장애, 언어 및 의사소통 장애를 포함한다.

1) 주의력 장애
각성(arousal)과 주의력(attention)은 외상성 뇌손상 후에 가장 흔히 손상되는 인지 기능이다. 혼수상태의 환자는 각성이 심하게 손상되어 있는 상태라고 할 수 있으며 심하지 않은 환자는 인지기능과 감정문제와 함께 주의력 결핍이 문제가 된다. 사실 각성, 주의력, 의식(consciousness), 인식(awareness)을 구분하여 환자에 적용하기가 쉽지 않으며 각 인지 영역은 서로 영향을 미치므로 따로 떼어내서 한 영역

만 검사하기도 어렵다. 내부나 외부 자극이 의미 있게 인식되려면 여러 자극 또는 정보를 선택하게 되는데 주의력이란 이러한 정보의 선택 과정이라고 할 수 있다. 이와 같이 주의력이 가지는 여러 측면을 강조하는 몇 가지 용어가 사용되고 있다. 선택적 주의력(focused attention)이란 특별한 자극이나 반응에 대하여 주의력을 집중할 수 있는 능력으로 우측 측두엽이나 전두엽 손상으로 인해 발생하는 편측 무시 현상에서 주의력 집중이 방해된다. 전략적 조절(strategic control)이란 시간이 경과해도 주의력을 지속적으로 유지한다든가(sustained attention) 다른 영향 받는 것을 억제하여 주의력을 유지하기 위한 전략적 선택을 지칭한다. 우선 순위와 목적을 바꾸어 주의력을 전환하는 능력(shift attention) 또는 두 가지 이상의 여러 작업에서 주의력을 분산하여 일을 지속적으로 시행(divided attention)하는 것 등이 그 예이다.

주의력 조절은 우측 대뇌 반구, 양측 전전두엽 및 측두엽, 전방띠이랑(anterior cingulate gyrus), 시상 및 기저핵에서 관여한다. 예로 수상 후 기억상실은 실제적인 기억력 장애라기 보다는 주의력 장애라고 할 수 있으며 충동장애나 보속증 또한 주의력의 대상을 전환할 수 없다는 점에서 전두엽 증상이라고 할 수 있다. 주의력은 뇌의 넓은 영역이 관여하는데 손상되면 학습장애가 발생하거나 집중력이 저하되어 쉽게 산만해지고 편측 공간 무시 현상이 관찰될 수도 있으며, 언어 이해력이 저하되고 새로운 일을 배우는 것이 어려워질 수 있다.

외상성 뇌손상의 합병증을 예방 또는 치료하기 위해 사용하는 여러 약물이 주의력을 저하시킬 수 있다. 페니토인, 페노바비탈(phenobarbital)과 같은 항경련제, 메틸도파(methyldopa)와 프로프라놀롤과 같은 항고혈압제, 다이아제팜(diazepam), 바클로펜(baclofen), 단트롤렌(dantrolene)과 같은 항경직약은 인지 기능을 저해시킬 수 있다. 따라서 각성이나 주의력이 떨어지는 경우 용량을 줄이거나 카르바마제핀(carbamazepine), 안지오텐신 전환효소 억제제(angiotensin converting enzyme inhibitor) 등 다른 약으로 대체하는 것이 좋다. 경직의 경우 페놀(phenol) 주사나 보툴리눔 독소를 주사하는 방법을 사용하는 것도 좋은 방법이다.

2) 학습과 기억 장애

학습과 기억에 대한 자세한 기술은 제 5장 인지기능 및 신경심리평가에서 다루기로 한다. 다만 외상성 뇌손상 후 기억을 이해하기 위해 정의와 종류에 대하여 기술하기로 한다. 학습은 새로운 정보를 획득하는 과정이다. 학습이 이루어진 후 반복에 의하여 나중에 꺼내어 사용할 수 있는 지속적인 상태를 기억이라고 할 수 있다.

단기기억은 신경연결의 일시적 변화에 의해 수행되는 반면에 장기기억은 단백질 합성에 의존하는 신경구조의 안정적이고 영구적인 변화에 의해 유지된다. 만일 7자리의 숫자가 주어졌을 때 사람들은 단 몇 초만 기억하고 잊어버린다(단기기억). 반면에 전화번호는 수년 동안 기억할 수 있다. 이렇게 오래 지속되는 기억은 장기기억에 저장된다.

기억장애는 외상성 뇌손상 후 겪는 인지장애 가운데 매우 흔하고 오래 지속된다. 중등도 및 중증의 뇌손상의 모든 환자와 경증의 대부분 환자가 손상 직전 사건이나 손상 이후의 기억을 하지 못한다. 손상 이후의 기억상실(post-traumatic amnesia, PTA)은 종종 혼수와 급성기 혼란 상태를 포함한다. 심한 뇌손상 환자는 수상 후 기억상실이 호전되어도 새로운 정보를 저장하고 산출하는 데 어려움이 있는 앞방향 기억상실(anterograde amnesia)로 고통을 받을 수 있다. 이러한 기억상실의 기간은 흔히 뇌손상의 중증도 척도로 사용된다.

뇌손상이 미만성, 다발성으로 일어나므로 기억 장애도 전형적으로 시각, 공감각 및 언어 영역 등 여러 영역이 동시에 침범된다. 정확한 신경학적 위치를 완전히 알 수 없지만 기억 검사 점수는 해마(hippocampus)의 외상 후 위축 정도와 상관관계가 있는 것으로 알려져 있다.[62] 주의력, 언어, 실행능력에 장애가 생기면 기억장애가 나타날 수 있다.

3) 전두 실행기능 장애

인지 기능 가운데 외부 환경에 대처하고 변화에 적응하며 예기치 않은 일이 생길 때 문제를 해결하는 능력은 살아가는데 있어 매우 중요하다. 변화된 환경이나 문제 해결 상황에서 인지적으로 유연하게 대처하고 스스로 판단하여 적응하는 복합적인 인간 고유의 지적인 능력이 실행기능(executive function)이다. 이러한 기능은 전전두엽(prefrontal cortex)과 관련이 있으며 외상성 뇌손상에서는 전두극(frontal pole)과 안와전두피질 또는 연결부위가 손상되어 논리성, 계획, 목적 있는 행동 등에 장애가 생긴다.[63] 실행기능장애는 병전 상태나 뇌손상의 정도에 따라 다르지만 말이나 행동이 유기적이지 못하고 다른 사람과 대할 때 부적절한 행동이 나타날 수 있다.

실행기능은 정확한 개념을 정의하기가 모호한 면이 있어서 실제로 임상에서 평가하기 어렵다. 학습이나 기억과제와 비교하여 평가한 결과를 해석하는데 단순하지 않으며 언어나 지각(perception)처럼 신경회로가 연결되어 있는 기능과 달리 정상인에서 개인 간의 차이도 크다. 실행기능은 새로운 상황이나 변화에 대처하는 능력을 평가하는 것이므로 구조화된 검사도구로 간단히 평가하기란 매우 어렵다. 전형적인 신경심리학 검사에서 점수가 매우 좋다고 하더라도 환자는 실행기능장애로 실제 생활에서는 어려움을 겪게 될 수도 있다. 평가로는 위스콘신 카드분류 검사, 전두엽 기능검사(frontal assessment battery), 스트룹(stroop) 검사 등이 있다.

4) 언어와 의사소통 장애

전형적인 뇌졸중 후 실어증은 넓은 영역의 미만성 침범이 특징적인 외상성 뇌손상 후에는 많이 관찰되지는 않는다. 주로 문제가 되는 것은 언어장애 자체 보다는 일상생활에서 대화, 서술, 의사소통에 어려움을 겪는다. 이러한 의사소통 기능의 제한은 사회적 고립의 원인이 된다. 이러한 환자들은 정보를 공유하는데 같은 말을 반복한다든지 한 가지 정보를 전달하는 데 너무 말이 많다든가 많은 양의 정보를 전달하는 데 어려움을 겪는다. 어떤 의미 또는 생각을 해 내기는 하지만 주제를 펴 나가지 못하고 멈추거나 정리가 안 되고 산만한 경향이 있다.[64,65] 과도하게 말이 많다던가, 대화를 시작하는데 어려워하거나 화제를 전환하는데 어려움을 겪는다. 듣는 사람의 반응에 대응하는 사회적 방법이 서툴고 상대방의 감정에 민감하지 못하다.

이러한 인지의사소통 장애(cognitive-communication disorder)는 뇌손상 후 수년 동안 지속되기도 하고 사회 복귀에 제한이 되는 요소이기도 하다. 의사소통에 관하여 La Trobe Communication Questionnaire (LCQ) 또는 사회적 인식 척도인 The Awareness of Social Inference Test (TASIT) 등으로 평가할 수 있으나, 한국어로 표준화되지는 않았다.

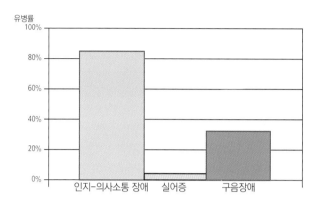

그림 28-9 │ 외상성 뇌손상 환자에서 의사소통 장애의 분포

임상에서 언어 및 의사소통 장애는 다른 인지 기능의 장애와 관련되어 발생된다. 예로 청각적 이해력, 추상적 개념, 그리고 주의력 등에 문제가 있으므로 질문에 대하여 적절하게 대답 또는 반응하지 못할 수 있다. 대부분의 외상성 뇌손상 환자들은 기본적인 언어 구사 능력은 정상적으로 관찰된다. 하지만 학교나 직업적인 측면에서 요구되는 작업 환경에서는 성공적인 의사소통이 이루어지기 어렵다. 즉 특수 상황에 맞는 적절한 반응이나 유머는 언어 평가에서 정상적인 점수를 받더라도 다른 인지 능력이 통합되지 못하면 적절하게 해석되기 어렵다.[51] 외상성 뇌손상 후에 인지-의사소통 장애(cognitive-communication disorder)는 구음장애(dysarthria) 또는 실어증보다 훨씬 흔하다(그림 28-9).

인지-의사소통 장애는 신경학적인 장애로 인한 인지 문제 때문에 발생하는 의사소통 장애이다. 즉, 주의력, 기억력, 정보 통합 능력, 문제해결 능력, 실행능력의 문제로 인하여 듣고, 말하고 읽고, 쓰고, 대화하고 사회생활에 필요한 제반 의사소통에 어려움이 있는 장애이다. 외상성 뇌손상에서의 언어장애는 뇌졸중 후 실어증과는 달리 인지 문제와 함께 동반되며 실제 사용에서 문제가 발생되므로 언어치료사와 다른 치료사뿐만 아니라 가족, 간병인 모두 팀 접근으로 문제 인식과 치료에 동참하는 것이 중요하다.

5) 인지장애의 치료와 재활

(1) 인지재활
손상 초기에 지남력 장애, 혼동, 제한적인 자기 인식은 매

우 흔한 증상이며, 이러한 지남력 장애로 인해 자신이 처한 환경과 손상에 관련된 상황을 이해하지 못하게 되고 결과적으로 혼동된 상태에 놓이게 된다. 종종 이러한 혼동과 지남력 장애는 괴이하고 억제되지 않은 행동, 심한 기억력 장애, 인지 기능 손상, 방황, 초조, 분노폭발, 불안, 보속적인 언어와 사고 및 행동으로 이어진다.

지남력은 갤버스턴 지남력 및 기억 상실증 검사(Galveston Orientation and Amnesia Test, GOAT)(표 28-2)로 평가한다. 환경을 자주 바꾸지 않고 조용하게 유지시켜 주는 것이 혼동의 완화에 도움이 된다. 환자들에게 반복적으로 어디에 있고 왜 여기 있는지 설명해 주는 것도 도움이 된다. 달력과 시계를 잘 보이는 곳에 두고, 날짜와 시간을 자주 물어보아서 환자 자신이 대답하도록 유도한다. 가족과 친한 친구의 사진, 익숙한 물건을 병실에 두는 것도 도움이 된다. 가족과 친지들에게 환자와 함께 익숙한 화제에 대해 이야기하고, 친근한 인물이나 장소에 관한 사진을 보면서 지난 일을 떠올리도록 장려한다.

자기인식의 결여(self-awareness deficit)는 사고와 관련된 변화를 이해하고 적절히 반응하는데 장애로 작용한다. 이로 인해 환자는 자신의 능력을 과대평가하고 위험한 행동을 해서 안전을 저해하게 된다. 환자가 주변사람들이 생각하기에 환자의 능력을 넘어서는 행동을 하기를 고집하거나 위험한 과제를 독립적으로 수행하려 할 수도 있으므로 안전에 주의해야 한다.

(2) 약물 사용
외상성 뇌손상 후 인지 기능 회복을 돕기 위해서 약물을 사용하는 것(표 28-6)은 아직도 논란의 여지가 있다. 약물은 철저한 검사 하에 인지 기능 장애의 특정한 부분을 정확히 목표로 정한 후 사용하여야 한다. 한 가지 약물만을 사용하고 충분한 치료적 용량에 도달하였음에도 불구하고 목적으로 하는 증상이 명확히 호전되지 않는다면 약물복용을 중단하도록 한다.

란초로스아미고스 3단계의 환자들에게 아만타딘 또는 브로모크립틴 같은 도파민제제를 투여하면 인지능력이 호전되는 경향을 보인다. 브로모크립틴은 비유창성 실어증에도 효과가 있는 것으로 보이나, 허혈성 심장병이나 잘 조절되지 않는 고혈압 환자에게는 사용해서는 안 된다.

란초로스아미고스 4와 5단계의 환자들은 초조를 보이

표 28-6 | 각성 상태를 증가시키는 약물

약제	작용기전
메칠페니데이트(Methylphenidate)	Promote release of dopamine and norepinephrine; block reuptake of catecholamine
아만타딘(Amantadine)	Stimulate presynaptic dopamine release; possible direct agonist effect
브로모크립틴(Bromocriptine)	Direct D2 recepter agonist
레보도파(Levodopa/carbidopa)	Directly converted to dopamine
덱스트로암페타민(Dextroamphetamine)	Facilitate release of dopamine and norephinephrine; reduces catecholamine turnover; blocks reuptake of catecholamines

는데, 이는 한 가지 자극에 집중하지 못하고 이를 적절히 해석하지 못하기 때문이다. 이때 오히려 집중력 저하 시에 사용하는 약물을 사용하여 호전을 얻기도 한다. 메틸페니데이트는 지속적인 집중력, 순간적 각성을 호전시키고 정보처리 속도, 주의산만함을 개선시키는 데 효과가 있다. 모다피닐(modafinil)은 이전에 기면증(narcolepsy)에 쓰던 약물로, 뇌손상 환자에서 심하고 기능을 저해하는 졸림증에 사용한다. 아토모세틴(atomoxetine)은 주의력 결핍-과행동성 장애(attention deficit-hyperactivity disorder, ADHD)에서 사용하는 새 약물로, 선택적 노르아드레날린 차단제이다. 목적했던 증상이 호전을 보이면 가장 낮은 유효 용량으로 유지할 수 있도록 용량을 서서히 감량한다.

알츠하이머 병을 치료하면서 알게 된 지식을 이용하여 외상성 뇌손상 환자에서 기억력의 증진을 위해 도네페질(donepezil), 리바스티그민(rivastigmine), 메만틴(memantine)을 사용하는 연구가 다양하게 진행 중이다. 도네페질은 외상성 뇌손상 환자에서 단기 기억력을 증진시키고 지속적인 집중을 호전시킨다는 연구결과가 있으나, 상반되는 결과도 있어 아직은 논란의 여지가 있다. 메만틴은 엔앰디에이(NMDA) 작용제로 동물실험에서 기억력을 증진시키고 신경보호 작용을 하는 것으로 알려져 있으나 뇌손상 환자에 대한 연구는 아직 초보적인 단계이다.[66]

3. 행동 및 정동 장애

행동이란 한 개체와 환경 사이의 상호 작용이라고 정의 할 수 있다. 사실 행동이란 사람이 행하는 거의 모든 것을 포함한다. 외상성 뇌손상 이후에 문제가 있는 행동은 상대적으로 25~50%가량 높은 발생 빈도를 가지며, 초조, 공격성, 충동성 등이 포함된다.

1) 급성기 초조: 급성기 뇌손상의 재활 참조

2) 지속적 초조 또는 공격성 행동장애
약물치료를 포함한 행동 수정과 같은 적극적 개입을 필요로 한다. 행동장애를 전문으로 보는 정신건강의학과의사가 치료에 팀으로 도움을 줄 수 있다.

문제가 되는 행동에 대한 빈도, 기간, 심한 정도를 기술하고 유발요인(예-음식이 늦게 도착하는 것에 분노함)이 무엇인지 분석한다. 또한 초조 유발 요인이 충족되거나 환자를 꾸짖었을 때 나타나는 결과도 자세히 기술한다. 초조 증상 진단에 사용되는 검사로 초조행동 척도(Agitated Behavior Scale, ABS), 외현적 공격성 척도(Overt Aggression Scale, OAS), 외현적 행동 척도(Overt Behavior Scale, OBS) 등이 있다.

치료는 원치 않는 행동이 일어나지 않도록 하는데 중점을 둔다. 방향변경 기법(Redirection technique)을 이용하는데 인지장애가 있는 환자에게 행동장애의 원인이 되는 것으로부터 주의를 돌려 다른 것에 집중하도록 도와주는 방법이다. 어떤 방법을 사용하든 지속적으로 팀 접근이 이루어져야 하며 일정기간 치료 원칙을 유지한 후에 재평가한다.

3) 만성 공격성 행동장애 및 자극과민성(irritability)
급성기 재활을 받는 환자에서 타인에 대하여 공격성 행동이 나타나는 경우는 정상군에서 4%이지만 심한 외상성 뇌손상 이후에는 약 20% 정도 된다. 만성기에 접어 들더라

도 공격적 언어와 부적절한 사회적 행동이 염려되는 환자가 70%를 넘는다.[67]

만성 공격성 행동은 전두엽 병변과 관계가 있다. 현재의 행동 목표와 복잡한 사회적 상황을 조율하는 전두엽 실행 역할이 부적절하여 발생하게 된다. 국소 전두엽 병변이 없더라도 전전두엽(prefrontal lobe)과의 백질 연결이 깨지는(disconnection)것이 기전으로 생각된다. 전형적으로 급성기 초조 증상과는 달리 지남력이 회복되어 있으며 사회에서 기능을 할 수 있지만 가족이나 친구 동료들과 인간관계에서 사회적 갈등을 경험하게 된다.

치료적 접근은 실행기능, 기분, 약물남용, 사회 복귀에 필요한 기술 습득 등이 종합적으로 고려되어야 한다. 관련 내용은 제 19장 인지 장애의 치료 파트를 참조하도록 한다.

4) 우울증

우울증은 외상성 뇌손상 후 가장 흔한 심리적인 문제이며 기능과 심리사회적 예후에 영향을 미치는 주요인자이다. 유병률은 6%에서 77%로 다양하게 보고가 되는데 이는 진단 기준과 평가도구, 평가시기, 중증도가 연구마다 다르기 때문이다. 1년 후 유병률은 30% 내외로 보고하는 연구가 많다. 우울증은 미만성축삭 손상, 노프에피네프린과 세로토닌계의 결핍(depletion)과 관련이 있다. 일시적 우울증은 3개월 이내 증상이 소실되며 좌측 전두엽이나 피질하 병변과 관련된다. 주요 우울증은 좌측 전전두엽(prefrontal)의

바깥 회색질의 부피 감소와 관련이 있으며, 실행 기능저하가 동반된다. 하지만 병변과 우울증과의 상관관계가 없다는 보고도 있으므로 추후 지속적인 연구가 필요하다.

5) 약물 치료

적절한 약물 사용(표 28-7)은 환경조정과 행동 중재가 실패하거나 환자와 주변인의 안전이 위협받을 때 시행한다. 약물 사용은 지속적이고 목적 지향적이어야 한다. 초조행동 척도를 사용하여 초조의 정도를 측정하고 회복이나 악화를 모니터하며, 약물이 꼭 필요한지 여부를 확인할 수 있다. 다른 섬망 상태의 환자들에서 종종 쓰이는 벤조다이아제핀과 신경안정제들은 뇌손상 환자에서는 초조나 망상을 역설적으로 증가시킬 수 있다. 란초로스아미고스 4단계의 환자들은 겨우 자극을 받아들이기 시작한 단계로, 자극을 구별하거나 해석하는데 장애가 있으므로 이러한 상태에 있는 환자에게 섣부른 약물 사용은 판단력을 저해시킬 수 있어 주의하여야 한다.

새로운 비전형적인 항정신성 약물이 뇌손상 후 초조와 부적응 행동을 줄이는 데 사용되고 있다. 이러한 약물들은 도파민수용체에 선택적으로 작용하여 효과를 나타내나[68] 항정신병약물 악성 증후군(neuroleptic malignant syndrome)을 발생시킬 수 있으므로 주의해야 한다. 이는 단순 초조와는 달리 악성 고열, 자율신경부전, 경직을 특징으로 하며 단트롤렌으로 치료한다.

어떤 약물을 사용하든 약물의 효과와 필요성에 대해 정

표 28-7 │ 외상성 뇌손상 후 초조 등의 행동을 개선시키는 약물 치료

사용 약물	설명
메칠페니데이트(Methylphenidate)	주로 소아에서 사용. 집중력 호전시켜 초조행동 개선함, 저렴한 가격.
항정신병제제(예: 할로페리돌(Haloperidol))	졸음 유발하므로 주로 저녁에 사용. 저렴. 장기적 회복에 미치는 영향은 명확하지 않음.
비전형적 항정신병제제(예: 올란자핀(Olanzapine))	졸음 유발하므로 주로 저녁에 사용. 중간 가격. 장기적 회복에 미치는 영향은 명확하지 않음.
베타 차단제(예: 프로프라놀롤(Propranolol))	"폭력적"인 경우에 효과에 대한 근거 제한적. 재빨리 용량 올리고, 일단 효과있으면 바로 끊어야 함. 10~240 mg t.i.d. 혈압 모니터 철저히 해야 함.
항간질제(예: 발프로인산(Valproic acid), 카르바마제핀(Carbamazepine))	"과행동"보이는 경우 효과에 대한 근거 제한적. 반드시 치료용량을 써야 함. 저렴. 졸음 유발.
트라조돈(Trazodone)	수면 유도에 효과적. 초조에 대한 효과 명확하지 않음. 저렴. 50~200 mg q.h.s.
피소스티그민(Physostigmine) 억제제(예: 도네페질(Donepezil), 리바스티그민(Rivastigmine), 메만틴(Memantine))	항 알츠하이머 제제로, 외상성 뇌손상 후 기억력 회복에 효과를 기대함. 위장관 부작용 있음. 고가 제제임.

기적인 평가가 필요하며, 호전이 있거나 외부 자극을 해석할 수 있으면 약물 사용을 끊도록 해야 한다.

4. 운동기능 장애 및 운동 질환(movement disorders)

중증의 외상성 뇌손상 환자라도 운동 기능과 협응능력의 회복에 대한 예후는 좋은 편이어서 중증 손상 후에도 85%에서 독립 보행이 가능했으며, 이 환자들의 95%가 손상 후 첫 2~3개월 이내에 독립 보행이 가능했다는 보고가 있다. 그리고 이 기간 내에 독립 보행이 이루어지지 못한 경우에는 14%만이 독립보행을 달성하였다.[69] 상지에 대한 예후도 비슷하나 첫 2개월간 기능회복이 되지 못하더라도 예후는 좀 더 나은 경향을 보였다.

균형과 협응능력은 말초 및 중심성 신경 병변에 의해 다양하게 영향을 받는다. 움직임과 기능을 면밀히 평가하여 영상검사에서 보이는 병변과 연관지어 고려하는 것이 치료 계획을 세우는 데 도움이 된다. 시각과 전정기능을 담당하는 부위가 손상된 경우 균형감각의 상실로 이어지고, 소뇌 부위 손상은 보행실조 및 상지 기능의 손상으로, 기저핵 손상은 진전 및 운동완서증으로 이어진다. 기저핵 손상으로 인해 파킨슨양 병이 발생한 경우, 원발성 파킨슨병보다 도파민제제나 항콜린성 제제에 반응이 떨어진다.

상지의 운동실조증, 간대성근경련, 진전은 때로 치료하기 어렵다. 근력이 보존되어 있다면, 일상생활 동작을 돕는 도구들에 무게를 실어서 훈련하는 것이 효과가 있다. 원위부 관절을 고정시켜 주고 미세 손동작을 호전시키기 위하여 부목을 사용하기도 한다. 베타 차단제나 도파민 항진제도 도움이 된다.

5. 균형 장애

외상성 뇌손상 환자는 종종 중증이나 경증 모두에서 어지럽고 균형이 떨어진다고 호소한다. 이러한 환자들은 30~60%로 다양하게 보고되고 있으며 측두골 골절이 있을 때는 거의 대부분 어지러움을 호소한다.[70]

이러한 증상에는 매우 다양한 원인이 있다. 말초신경 손상은 청력 소실이 있건 없건 간에 전정 증상을 야기시킬 수 있다. 양성 발작성 위치성 현훈(benign paroxysmal positional vertigo)이 가장 흔한 어지러움증과 균형장애의 원인이다. 임상적으로 머리의 움직임에 의해 유발되는 현훈(vertigo)이 짧은 시간 동안 발생한다. 시간에 따라 증상이 호전되지만 이석치환술(canalith repositioning procedure)로 증상이 있는 기간을 단축할 수 있다. 다른 말초 전정기관의 손상은 측두골의 골절 없이 외상성 뇌손상 후에 미로진탕(Labyrinthine concussion) 또는 갑작스러운 청력 소실, 현훈을 야기시킨다. 이러한 환자들은 전정 및 균형 재활(Vestibular rehabilitation)의 좋은 대상이다. 측두골 골절은 미로(bony labyrinth)나 내이도의 손상을 가져온다. 임상적으로 외이도의 손상은 혈성 이루(otorrhea)와 심한 통증을 호소하며 외상성 고막 천공과는 구별된다.

어지러움증의 중추성 원인은 뇌간과 소뇌에 직접 손상을 입는 경우에 발생한다. 이러한 부위의 병변은 종종 전형적인 신경학적 검사에서 동안신경(oculomotor nerve)의 이상을 동반한다. 또한 휴식 시 다양한 형태의 안구진탕(nystagmus) 또는 안구움직임의 이상을 초래하여 복시(diplopia)와 동공반사 이상이 나타난다. 주시 안정성(gaze stability)을 위한 재활치료가 중추신경계에서 장기적인 적응을 유발하여 증상을 감소시킨다. 자세 불안정을 가진 환자에서 시각적, 전정기능, 체감각 자극을 줌으로써 정적, 역동적 자세 안정성 훈련을 시킬 수 있다.

양성 발작성 위치성 현기증(benign paroxysmal positional vertigo)인 경우 딕스-홀파이크 조작(Dix-Hallpike maneuver)이나 Liberatory 테크닉, 부스피론(buspirone)과 트라조돈(trazodone) 같은 항불안제가 증상을 완화시키는 데 도움이 된다.

VIII. 외상성 뇌손상의 합병증

1. 수두증

수두증은 심한 외상성 뇌손상 후에 40~45%에서 흔히 발생하는 증상으로, 치료 가능한 신경외과적 합병증 중에 하나이다. 대개 뇌손상 후 2주 이내에 관찰되기 시작하며 뇌실 내에서 뇌척수액이 자연스럽게 순환하는 교통(commu-nicating) 수두증 형태이다.

　수두증은 다양한 원인에 의하여 발생된다. 지주막 과립(granulation)에서 뇌척수액의 흡수가 뇌실내 출혈 후 혈액 응고 또는 섬유화에 의해 차단되면서 점차적으로 뇌실의 확장이 일어날 수 있다. 외상성 지주막하출혈이나 외상성 뇌실내 출혈의 경우에 이러한 기전으로 수두증이 발생한다. 임상적으로 두통, 오심, 구토 및 처지는 증상이 초기 수두증에서 나타나지만 지연성 수두증이나 정상 뇌압 수두증의 경우에는 임상 증상이 경미하기 때문에 진단이 늦게 이루어지는 경우도 있다. 수두증의 세가지 증후는 치매, 보행 장애, 요실금이지만 외상성 뇌손상 이후에는 회복을 보이다가 기능이 악화되거나 예상되는 회복을 잘 보이지 않는 경우에도 의심해 보아야 한다.

　뇌실의 크기를 측정하기 위해 뇌 CT가 필요하며 심한 외상성 뇌손상 환자의 72%에서 뇌실이 커져 있었다.[71] 뇌위축 또는 뇌경색으로 뇌실이 커지는 경우인 진공성(ex vacuo) 뇌실 확장의 경우는 이랑(sulcus)이 현저히 잘 관찰되며 지름술(shunt operation)을 하더라도 증상의 호전이 없는 것으로 감별을 할 수 있다. 수두증이 확실치 않을 경우는 요추 천자를 하여 뇌척수액을 40~50 ㎖ 배액(tap test)을 하고 나서 임상 양상이 호전되는지 확인하거나, 뇌실을 통해 척수액이 빠져 나가는지 확인하는 MRI cine flow 검사를 시행할 수 있다.

　수두증의 치료로 뇌실복막지름술(ventriculo-peritoneal shunt)을 실시하는데 지름술 기능 이상, 감염, 과도하게 배액되거나 배액이 덜 되는 문제점이 발생할 수 있다. 적절한 배액을 위해서는 밸브의 압력을 환자의 임상 증상과 수두증의 상태에 따라 일정하게 조절해야 하며 과도한 배액의 경우 뇌실이 좁아지는 틈새 뇌실증후군(slit ventricle syndrome)이 발생될 수도 있다.

2. 신경내분비적 기능이상

뇌손상 후 호르몬 이상은 30~50%에서 발생하여 피로, 인지장애의 요인이 되나, 이에 대한 초기 선별 검사가 확립되어 있지 못한 형편이다.

　뇌손상 후 전해질 이상 중에서 혈청 나트륨의 변화가 가장 흔하다. 뇌하수체 후엽의 직접적인 손상 또는 신경내분비적 축의 이상으로 인해 과-또는 저나트륨혈증이 발생한다. 두 경우 다 철저한 모니터링과 단계적인 교정이 필요하다. 저나트륨혈증은 항이뇨호르몬부적절분비 증후군(syndrome of inappropriate antidiuretic hormone, SIADH), 뇌 염분-소모 증후군, 갑상선 기능 부전, 저장성 영양공급제, 이뇨제 사용 등이 흔한 원인이며, 소변과 혈청의 삼투질 농도와 나트륨을 측정하여 원인을 감별한다. 항이뇨호르몬부적절분비 증후군에서는 항이뇨호르몬의 과다분비로 인해 체내 수분이 저류되어 저나트륨혈증이 발생하고, 이러한 저나트륨혈증에도 불구하고 수분 저류로 인해 소변으로 지속적인 나트륨 배출이 일어나게 된다. 따라서 저나트륨혈증과 낮은 혈장 삼투압, 불충분한 요희석을 보이며 혈액량은 정상이거나 다소 늘어난 상태이다. 뇌 염분-소모 증후군에서는 소변을 통해 나트륨 소실이 일어나면서 체액량이 감소하여 혈량저하증(hypovolemia)을 유발한다. 이 두 상황을 감별하는 것은 매우 중요한데 전자는 수분섭취를 제한하여야 하고, 후자는 염분을 적절히 공급해 주어야 한다. 두 경우 모두에서 나트륨의 교정은 단계적으로 시행하여야 하며, 너무 급속히 교정하면 중심성 뇌교 수초용해증(central pontine myelinolysis)이 발생할 수 있다. 요붕증이 있다면 비강용 데스모프레신을 사용할 수 있다.

　뇌하수체 전엽의 손상으로 인한 기능이상도 최근 주목을 받고 있다.[72] 피곤함을 호소하는 것이 가장 대표적인 증상으로 시상하부-뇌하수체 축의 손상으로 인해 성장호르몬, 갑상선 자극호르몬, 부신피질 자극호르몬, 난포 자극호르몬(follicle stimulating hormone, FSH), 황체형성호르몬(leutenizing hormone, LH)의 결핍이 발생한다. 부신피질 자극 호르몬의 지속적인 결핍은 애디슨 병(Addison's disease)을 유발하여 무기력과 피곤을, 갑상선기능저하증은 추위불내성과 피곤을, 성선 자극호르몬, 황체 호르몬 결핍증은 성기능 장애와 피곤을 동반한다. 성장호르몬 결핍증은 에너지 부족과 우울증, 피곤을 유발하며, 치사율을 높이는 것으로 밝혀졌다. 또한 성장호르몬을 공급하면 지방 대사를 개선시키고 운동에 대한 내성을 증가시키며 건강한 느낌과 골밀도를 증가시킬 수 있다.

　신경내분비적 초기 선별검사의 적절한 시기에 대한 지침은 아직 명확히 확립되어 있지 않으나, 다음의 경우 혈청 호르몬 검사를 손상 후 3개월 및 12개월에 하도록 추천하고 있다.

• 중등도 이상의 외상성 뇌손상을 입은 경우
• 경도의 외상성 뇌손상을 받았으나 회복이 느린 경우
• 최근에 뇌하수체 이상과 연관된 증상이 있었거나 손상을 받은 병력이 있는 경우

검사해야 할 호르몬으로는 오전 9시경에 채취한 코티솔, 자유형 티록신 및 삼요드티로닌(triiodothyronine), 갑상선자극호르몬, 인슐린양 성장호르몬-I, 프로락틴, 성선자극호르몬, 황체호르몬, 테스토스테론(남성), 에스트로겐(여성)이 추천된다.[73]

뇌손상 후에 여성환자들에서 무월경이 흔히 발생하며, 대개 5~12개월 정도 지나면 정상적으로 돌아온다. 급성손상기의 가임 여성들은 반드시 임신여부를 확인해야 한다. 임신인 경우 방사선 검사는 금해야 하며 항응고제나 항경련제의 선택에 주의를 해야 한다. 또한 재활치료 기간 중에는 적절한 피임을 고려해야 한다. 성기능 장애는 단순한 호르몬 장애 문제를 넘어서서 정신사회적 문제이므로, 이에 대한 적절한 평가와 상담이 필요하다.

3. 순환기 및 자율신경계 합병증

급성기 외상 직후 고혈압, 빈맥, 심박출량 증가가 에피네프린과 노르에피에프린의 분비 증가로 인해 나타날 수 있다. 중추성 교감신경 활성도가 항진되면 심근 괴사를 야기시킬 수 있다. 이런 경우 베타 차단제를 고려할 수 있으며, 인지기능을 저하시키지 않는지 주의 깊게 관찰해야 한다.

뇌손상 후 자율신경 장애로 인해 혈압과 심박동의 증가가 갑자기 나타날 수 있는데 이를 발작성 근긴장 이상동반 자율신경 불안(paroxysmal autonomic instability with dystonia, PAID)이라고 부른다. 원인과 치료에 대해서는 아직 확실치 않지만 유해 자극 같은 환경요인이 자율신경이상을 유발하는 역할을 하는 것으로 알려져 있다.

열, 고혈압, 발한, 빈호흡, 빈맥, 자세, 근긴장이상(dystonia)의 7가지 증상 중에서 5가지 이상이 있으면 PAID로 진단할 수 있다.

심한 외상성 뇌손상의 경우 급성기를 지나도 고혈압이 지속된다. 이는 뇌간, 뇌하수체, 안구 전두엽의 손상과 연관이 있다고 추정된다. 발견되지 못한 척수손상, 뇌압의 상승, 신장이나 부신의 이상, 갑상선 기능이상 등을 감별하도록 한다.

손상 이전에 고혈압이 없었던 환자에서 지속적인 고혈압을 보이는 경우는 드물다. 고혈압이 지속되는 경우 인지 저하가 비교적 적게 발생되는 안지오텐신 전환 효소 억제제나 칼슘채널 차단제, 이뇨제 등을 사용한다.

4. 호흡기 합병증

외상성 뇌손상 후 호흡기의 합병증은 기흉, 혈흉, 동요가슴(flail chest), 늑골 골절과 같은 외상과 직접적인 관련이 있다. 때로는 신경학적 손상이 호흡부전과 폐부종, 호흡기 합병증을 야기하기도 한다. 폐렴은 급성기에 60%의 환자에서 발생할 정도로 흔한 합병증이다. 호흡부전으로 인해 기관절개술을 해야 하는 경우 입원기간이 길어지는 주요 원인이 되며 뇌손상 후 1년에 평가한 장애등급척도(disability rating scale)과 기능적 독립 측정도구(Functional Independence Measure, FIM)의 기능상태와 밀접한 관련이 있다.

급성기에 기관절개술을 받는 대부분의 외상성뇌손상 환자들은 나중에 대개 호흡기능을 회복하고 삽입된 관을 제거한다. 삽입관을 제거하기 전에 기도협착, 성대하 협착, 성대협착, 기도 육아종(granuloma)이 있는지 후두경으로 확인해야 한다.

란초로스아미고스 2단계와 3단계의 환자에서 기도 삽입관을 제거해야 할지 결정하기는 매우 어렵다. 이러한 환자들은 객담 배출 능력이 떨어져 있고 중추성 호흡 조절도 저하되어 있을 수 있기 때문이다. 젊은 나이, 각성 상태, 적절한 삼킴과 기침 반사를 보이는 경우 삽입관을 제거할 수 있는 가능성이 더 높다.

5. 두통 및 통증 치료

두통은 외상성 뇌손상 후에 가장 많이 호소하는 통증이며 외상 후 두통은 대부분 수개월 이내에 호전되지만 1년 이

상 지속되는 경우도 18%에서 33%나 된다. 대개는 뇌의 중요한 병변이 원인인 경우는 드물지만 뇌내 출혈, 수두증, 중추신경 감염, 기타 다른 뇌손상을 감별해야 한다.

다양한 분류가 있으나 이 장의 범위를 넘으므로 재활치료와 관련된 근골격 두통과 두피 손상으로 인한 신경통증에 대하여 기술한다. 근골격 관련 두통은 근육, 인대, 힘줄, 후관절 같은 관절의 자극과 관련이 있으므로 치료는 유발점 차단술, 근육 스트레칭, 근력강화, 열전기 치료 등 일반적인 치료와 같다. 직접 손상이나 수술로 인해 두피의 신경에 손상을 입어 발생되는 두통의 경우 쿡쿡 찌르는 증상이나 칼로 베는 듯한 통증을 호소하며 만지는 자극을 통증으로 인식하는 이질통(allodynia)이 관찰될 수 있다. 후두신경통이 의심되면 진단 및 치료 목적으로 후두신경차단술을 시행할 수 있고 신경병증에 사용되는 약물을 처방한다.

통증의 진단과 치료는 매우 중요하나, 외상성 뇌손상 환자들은 의사소통에 제한이 있기 때문에, 초조, 빈맥, 관절의 변형, 부종 등의 증상으로 통증을 간접적으로 진단한다.

주로 사용하게 되는 약물인 아편양 제제와 신경병증성 약물이 졸음을 유발하기 때문에, 약물 사용 시 여러 가지를 고려해야 한다. 통증을 적절히 치료하지 못한다면 이로 인해 착란 및 인지 손상이 심해질 수 있다. 우선 냉온찜질, 저주파치료, 초음파 치료 등의 물리치료를 적용하고, 아세트아미노펜, 비스테로이드성 소염진통제를 사용한다. 트라마돌(tramadol)은 효과가 강력하면서 졸음을 덜 유발하

는 장점이 있으나 경련의 역치를 낮추므로 주의해야 한다. 항경련제제는 신경병증성 통증에 많이 사용되며 졸음을 막고 수면-각성 주기를 보존하기 위해 가능하면 밤에 사용한다.

6. 뇌신경 손상

외상성 뇌손상 시 후각신경의 손상이 가장 흔하고, 다음으로 안면신경, 전정-청신경이 잘 손상되며, 시신경과 동안신경손상, 삼차신경과 그 외 하부 뇌신경의 손상은 드물다.[74] 뇌손상 시에 뇌신경의 손상은 가속-감속(acceleration-deceleration), 전단력(shearing force), 두개 골절, 뇌실질내 혈종, 경색, 혈관 폐색 등에 의한 뇌신경의 압박, 견인, 절단, 허혈의 기전으로 설명된다.[75]

후각 신경은 사상판(cribriform plate)의 해부학적 구조가 섬세하여 외상에 취약하기 때문에 외상성 뇌손상 시 손상 빈도가 높다. 뇌신경 검사 시 잘 검사하지 않기 때문에 간과하기 쉬우나, 섭식 이상의 원인이 될 수 있으므로 자기공명영상 결과를 잘 살펴보고 후각역치검사패널을 이용하여 손상 여부를 확인하도록 한다.

시력 이상은 양안에서 다르게 나타나는 점상 암점(spotty scotomata)부터 동측반맹, 완전 시력상실까지 다양하게 나타난다(그림 28-10). 시신경 손상은 반측 무시, 피질성 시각상실(cortical blindness), 시각 인식불능(visual agno-

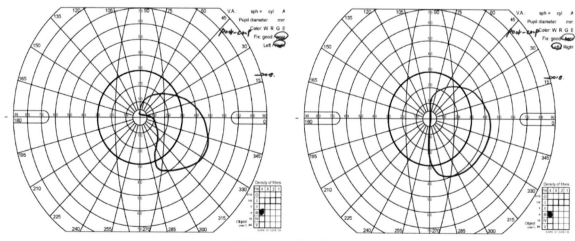

그림 28-10 | 좌측 동측성 반맹

sia)과 구별해야 한다. 이를 위해 안저 검사, 시각유발전위 검사, 동공 검사 등을 통한 조기 검진이 필요하다. 외안근 운동의 이상은 뇌신경 손상, 뇌간핵 손상, 중뇌나 소뇌의 협응 운동 구조물의 손상 이외에도 안와 골절, 외안근 자체의 손상으로 인해 발생할 수 있다. 편측 안대, 프리즘 사용, 사시 수술 등으로 교정해 주도록 한다.

측두골 골절은 안면신경 손상을 동반할 수 있다. 안면신경과 동반된 삼차신경 손상은 각막 감각을 저하시켜 각막 궤양으로 이어질 수 있으므로 인공누액을 처방해 주어야 한다. 두개골절은 또한 청각 또는 전정기관의 전달 경로를 손상시킬 수 있다. 의식이 저하된 환자에서는 뇌간 청력 유발전위 검사가 유용하다. 또한 칼로릭 테스트(caloric test)를 이용하여 전정기관 기능을 평가할 수 있다. 나중에 정규적인 청력 검사와 언어 인지 검사를 시행해야 한다.

혀, 인두, 후두의 운동도 외상성 뇌손상으로 인해 손상받을 수 있다. 기침, 구역 반사를 포함한 구강 운동기능 평가 및 후두경을 이용한 검사를 통하여 발성 기능뿐만 아니라 섭식 기능도 평가하도록 한다.

7. 경직

경직은 통증이나 피부 손상 또는 근육 구축을 일으킬 수도 있지만 한편으로는 약한 하지 근력을 보완하여 이동동작에 도움이 되는 면이 있으므로, 치료 전에 기능 평가를 하여 구체적인 목표를 세우고 접근해야 한다. 통증, 감염, 피부 손상, 자세, 회복의 단계 등 경직에 영향을 미치는 요소들을 먼저 고려한다. 경직은 하나의 방법만으로는 잘 조절되지 않으며 여러 가지 방법이 치료 목적에 따라 동시에

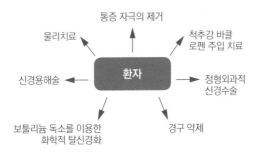

그림 28-11 │ 뇌성 경직의 보완 접근 방식 치료

적용되는 보완 접근 방식(complementary approach)이 주로 사용된다(그림 28-11).

전신적인 경직을 치료하기 위해 경구 제제를 사용하나, 인지기능을 저해하므로 현명한 판단이 필요하다. 단트롤렌(dantrolene)은 근육에 직접 작용하므로 인지기능 손상이 적어 뇌손상 환자에서 가장 먼저 추천되는 경구용 약물이나 간독성이 드물게 보고되므로 간기능 검사를 주기적으로 하는 것이 필요하다. 한편 디아제팜이나 경구 바클로펜(baclofen)은 진정작용이 현저해서 뇌손상 환자들에게 잘 추천되지 않는다. 티자니딘(tizanidine)은 중추신경에 작용하는 α2 교감 신경 협력 물질로, 운동 신경의 시냅스전 억제제를 강화시키며 흥분성 아미노산의 방출도 감소시키는 기전으로 간접적으로 경직을 완화시키는 것으로 알려져 있다. 진정작용이나 드물게 저혈압 등을 야기하므로 주의가 필요하다. 소아에서 바클로펜, 단트롤렌, 디아제팜을 쓸 수 있으나 지속적인 모니터가 필요하다.

8. 이소성 골화증

이소성 골화증은 골 형성이 일어나지 않는 조직 내에서 새로운 골 형성이 일어나는 것이다. 외상성 뇌손상 환자에서 가장 흔히 생기는 부위는 고관절, 주관절, 견관절, 슬관절 주위의 연부 조직이다.[76] 외상성 뇌손상 후 11%에서 77%로 다양하게 발생하지만 임상적으로 중요한 경우는 11~35%이다. 골격 손상 및 골절, 경직, 부동, 중증 손상, 2주 이상 지속되는 혼수, 자율신경 조절 이상에서 잘 발생된다.[76]

이소성 골화증의 병태 생리에 대해서는 잘 알려져 있지 않다. 골재형성은 엔도카나비노이드(endocannabinoid) 계통에 의하여 부분적으로 조절되는 교감신경계를 통하여 이루어진다. 뇌손상 이후에 골모세포(osteoblast)에서 골 형성이 증가되며,[77] 렙틴(leptin)이라는 대사물질의 중추성 및 말초성 작용에 의하여 이소성골화증이 발생한다.[78]

임상검사에서 관절이 부어오르고 열감과 통증이 있고 관절 운동범위가 제한된다. 관절 주변에 열과 덩어리가 만져져 감염과 감별이 중요하며, 심부정맥혈전, 국소 손상이나 골절과 감별해야 한다.

이소성 골화증은 대개 뇌손상 이후 2~3주에 시작되고

초기에는 일반 방사선 영상에서는 관찰되지 않을 수 있다. 대개 손상 이후 4~6주에 골화가 진행될 때까지 대개 정상으로 관찰되므로 조기 진단을 위해서는 알칼리성 인산분해효소(alkaline phosphatase), 적혈구 침강속도(Erythrocyte Sedimentation Rate, ESR) 수치와 삼상골주사(triple phase technicium-99 bone scan)가 필요하다. 삼상골주사는 조기 및 무증상 이소성 골화증을 진단하는데 유용하다.

예방적으로 사용하는 방법으로 인도메타신 같은 비스테로이드소염제, 에티드로네이트(etidronate), 방사선 조사가 있다. 고관절이나 슬관절의 관절치환술 후 발생하는 경우 비스테로이드소염제가 이소성골화증의 발생을 막아줄 수 있으나 외상성 뇌손상에서는 예방효과가 알려져 있지 않다. Spielman 등은 전향적 연구에서 에티드로네이트가 외상성 뇌손상 후에 급성기 치료에 대해 효과가 있다고 하였고 치료는 초기 1주일부터 6개월 동안 지속하였다.[79] 하지만 Cochrane Database Review에서 에티드로네이트의 예방과 치료에 대해서 그 효과를 증명하는데 실패하였다.[80]

수술은 현저한 기능적 이상이나 피부의 궤양을 야기 시키는 변형이 있는 경우에 보행이나 옷입기, 식사 등의 기능적 호전이 기대될 때 시행해야 한다. 수술치료는 뼈 조직이 성숙되는 12~18개월 후에 고려해야 한다.[81] 수술적 절제 후에 재발을 방지하기 위해 에티드로네이트와 비스테로이드소염제를 사용하기도 한다.

골절은 이소성 골화증의 원인이 되기도 한다. 대부분의 골절이 급성기에 진단되지만 재활의학과로 전과 될 때까지 진단되지 않는 경우도 있다. 이러한 골절진단을 놓치는 경우가 11%로 보고되며 이해되지 않는 부종, 변형, 통증 반응이 있는 경우 골주사와 x ray 촬영으로 골절을 진단하는 것이 필요하다.

9. 수면장애

외상성 뇌손상 후 수면 장애는 재활을 방해하고 인지기능에 악영향을 미칠 수 있으며 수상 후 진단 기준과 평가시기에 따라 다양하겠지만 30%에서 70%까지 흔하게 발생하는 증상 중 하나이다. 불면증, 과도한 수면, 주간수면과다증으로 분류할 수 있다.

수면을 조절하는데 중요한 망상체활성화계(reticular activating system, RAS)가 손상을 받는 경우에 수면 장애를 초래할 수 있다. 급성기에는 환경, 약물, 통증, 스트레스, 인지 장애, 행동장애가 원인이 될 수 있으며 행동 및 적응 장애가 만성적인 수면 장애를 야기 시킬 수 있다. 병전 질환으로 폐쇄성수면무호흡이나 하지불안증후군(restless leg syndrome)이 있는 경우에도 수면장애가 발생할 위험이 높다. 수면장애 관련 인자로 글라스고우 혼수 점수, 즉각기억(immediate memory), 병전 피로 증상, 약물 남용의 병력, 나이 및 성별이 있다.[82]

불면증의 비약물치료로 환경조작, 이완 요법, 행동 치료를 사용할 수 있다. 벤조디아제핀, 항우울제, 안정제 등의 약물을 사용할 수 있으나 이들 수면제 또는 안정제는 인지기능을 저해하므로 수면제의 사용이 재활치료 개선에 도움을 주는지 이득과 손실을 고려하여 처방해야 한다.

10. 피로

외상성 뇌손상이 오래 지속되는 환자에서 피로 증상이 많이 나타나며 피로도가 높을수록 삶의 질에 나쁜 영향을 미친다. 피로를 경험하는 환자는 각성 상태의 저하와 연관이 있으며 내분비 기능장애와 우울증이 원인이 될 수도 있으나 확실한 원인이 없이도 피로가 발생될 수 있다. 모다피닐이 피로를 개선하는 데 효과를 증명하지 못했고,[83] 주간 수면과다를 치료하는 데는 상반되는 보고들이 있다.[83,84] 메틸페니데이트 같은 뇌자극 약물은 수면과 각성 주기의 호전을 가져다 주지는 못하지만 피로 개선이 된다는 결과가 있다.

11. 만성기 합병증

만성기에는 환자가 지역 사회로 복귀할 수 있도록 도와주는 것이 제일 중요하다. 장애가 있는 부분에 대해서는 보완 전략을 수립해 주거나 환경을 변화시켜 주는 일 등이 포함된다. 재활의학과 의사는 환자의 감정 장애나 대인관계 같은 문제에 대해 미리 대처를 해야 하며, 심리적 지지 등을 통하여 환자를 도와줘야 한다.

장기적으로 볼 때 손상 후 수년, 수십 년이 지나도록 외상성 뇌손상으로 인한 여파가 지속된다. 한 연구에 의하면 손상 후 5년이 지나도 많은 수에서 초조함, 분노발작, 좌불안석, 느린 시작 등의 문제가 지속되는 것으로 밝혀졌다.[85] 동일 연구에서 10~15년이 지난 후 다시 조사한 결과, 느린 행동, 기억력 장애, 사회적 위축, 초조증상이 지속되었다. 이후 연구들에서 비슷한 결과들이 도출되었으며, 가장 흔한 다섯 가지 증상으로 기억력 장애, 성격 변화, 느린 행동, 초조, 분노 발작을 들 수 있다. 심지어는 손상 후 5~34년 이후까지 관찰한 연구에서도 좌절, 참을성 없음, 생각의 과정을 놓치고, 생각/읽기/쓰기가 느리고, 피곤하고, 문제를 일으키는 결정을 내리는 일이 잦았으며, 이외에도 학습속도가 느리고, 기억력 장애, 적절한 단어를 찾기 어렵고, 불안하고, 지시사항을 따르는 데 곤란을 호소하는 경우가 많았다.[86]

IX. 맺음말

경도 외상성 뇌손상은 소아, 청소년 및 청년기에 발생률이 높고 임상적으로 적지 않은 수의 환자가 일상생활의 장애 및 삶의 질의 저하를 호소하며, 장기간 업무나 학업으로 복귀하지 못하게 된다. 하지만 대부분의 경도 외상성 뇌손상 환자들은 일반적인 CT나 MRI에서 뚜렷한 병변이 나타나지 않으며, 영상소견뿐만 아니라 경도 외상성 뇌손상의 병태생리나 치료방법, 뇌진탕 후 증후군 발생을 예측할 수 있는 진단법 등에 대해서도 아직 뚜렷하게 밝혀진 것이 거의 없는 실정이다. 뇌손상 후 초기에 뇌진탕 후 증후군 발생의 고위험군을 선별하여 조기 개입을 통해 합병증을 최소화할 필요가 있으며, 이와 같은 이유로 바이오마커 연구의 필요성이 강조되면서 활발한 연구들이 이루어지고 있다. 바이오마커 연구는 뇌손상의 영향을 받은 신경세포나 신경아교세포들이 특정 단백질을 분비하고, 그것이 뇌척수액이나 손상된 혈액-뇌장벽을 통과하여 혈액에서 검출될 것이라는 가설에 기반한다. 2018년에는 두 가지 바이오마커(UCH-L1, GFAP)를 이용하는 것이 응급실에 방문한 뇌손상 환자들에서 뇌 CT 필요성을 배제하는 데 유용하였으며, 높은 민감도와 높은 음성예측도를 보였다는 보고가 있었다.[87] 앞으로도 경도 외상성 뇌손상의 병태생리, 진단, 치료 등에 대한 연구가 다방면으로 필요할 것으로 기대한다.

최근 들어 심한 뇌손상에서 생존하는 환자가 늘고 있으며 장기적인 후유증이 많이 남게 됨에 따라 외상성 뇌손상 환자들에 대한 관심이 높아지고 있다. 관련 지식도 늘었으며 치료 방법도 많은 발전이 있었다. 또한 가장 효과적인 치료를 위한 다양한 연구가 진행되고 있다. 특히 외상성 뇌손상 환자의 재활치료에는 다양한 분야의 전문가를 통한 다학제적인 접근이 필요하며, 2차 손상을 예방하기 위한 일차 예방 및 조기 치료가 무엇보다도 중요하다.

참고문헌

1. Teasdale G, Zitnay G. History of Acute Care and Rehabilitation of Head Injury. In: Zasler ND, Katz DI, Zafonte RD, eds. Brain injury medicine : principles and practice. 2nd ed. New York, NY: Demos Medical Pub.; 2013:13-25.

2. Dewan MC, Rattani A, Gupta S, et al. Estimating the global incidence of traumatic brain injury. J Neurosurg 2018:1-18.

3. Wheble JL, Menon DK. TBI-the most complex disease in the most complex organ: the CENTER-TBI trial-a commentary. J R Army Med Corps 2016;162:87-9.

4. Malec JF, Brown AW, Leibson CL, et al. The mayo classification system for traumatic brain injury severity. Journal of neurotrauma 2007;24:1417-24.

5. Rimel RW, Giordani B, Barth JT, Jane JA. Moderate head injury: completing the clinical spectrum of brain trauma. Neurosurgery 1982;11:344-51.

6. Roozenbeek B, Maas AI, Menon DK. Changing patterns in the epidemiology of traumatic brain injury. Nature reviews Neurology 2013;9:231-6.

7. Evans RW. The postconcussion syndrome: 130 years of controversy. Seminars in Neurology; 1994: © 1994 by Thieme Medical Publishers, Inc. p. 32-9.

8. Taylor CA, Bell JM, Breiding MJ, Xu L. Traumatic Brain Injury-Related Emergency Department Visits, Hospitalizations, and Deaths-United States, 2007 and 2013. Morbidity and mortality weekly report Surveillance summaries (Washington, DC: 2002) 2017;66:1-16.

9. Strich SJ. Diffuse degeneration of the cerebral white matter in severe dementia following head injury. J Neurol Neurosurg Psychiatry 1956;19:163-85.

10. Kampfl A, Posmantur RM, Zhao X, Schmutzhard E, Clifton GL, Hayes RL. Mechanisms of calpain proteolysis following traumatic brain injury:

implications for pathology and therapy: implications for pathology and therapy: a review and update. Journal of neurotrauma 1997;14:121-34.

11. Kochanek PM, Robert SC, Jenkins LW. Pathobiology of Secondary Brain Injury. In: Zasler ND, Katz DI, Zafonte RD, eds. Brain injury medicine : principles and practice. 2nd ed. New York, NY: Demos Medical Pub.; 2013:148-61.

12. Metting Z, Rödiger LA, De Keyser J, van der Naalt J. Structural and functional neuroimaging in mild-to-moderate head injury. The Lancet Neurology 2007;6:699-710.

13. Huang Y-L, Kuo Y-S, Tseng Y-C, Chen DY-T, Chiu W-T, Chen C-J. Susceptibility-weighted MRI in mild traumatic brain injury. Neurology 2015;84:580-5.

14. Holshouser BA, Tong KA, Ashwal S, et al. Prospective longitudinal proton magnetic resonance spectroscopic imaging in adult traumatic brain injury. Journal of Magnetic Resonance Imaging: An Official Journal of the International Society for Magnetic Resonance in Medicine 2006;24:33-40.

15. Kraus MF, Susmaras T, Caughlin BP, Walker CJ, Sweeney JA, Little DM. White matter integrity and cognition in chronic traumatic brain injury: a diffusion tensor imaging study. Brain 2007;130:2508-19.

16. McDonald BC, Saykin AJ, McAllister TW. Functional MRI of mild traumatic brain injury (mTBI): progress and perspectives from the first decade of studies. Brain imaging and behavior 2012;6:193-207.

17. Eierud C, Craddock RC, Fletcher S, et al. Neuroimaging after mild traumatic brain injury: review and meta-analysis. NeuroImage: Clinical 2014;4:283-94.

18. Hayes JP, Bigler ED, Verfaellie M. Traumatic brain injury as a disorder of brain connectivity. Journal of the International Neuropsychological Society 2016;22:120-37.

19. Byrnes KR, Wilson C, Brabazon F, et al. FDG-PET imaging in mild traumatic brain injury: a critical review. Frontiers in neuroenergetics 2014;5:13.

20. Rapp PE, Keyser DO, Albano A, et al. Traumatic brain injury detection using electrophysiological methods. Frontiers in human neuroscience 2015;9:11.

21. Schmitt S, Dichter MA. Electrophysiologic recordings in traumatic brain injury. Handbook of clinical neurology: Elsevier; 2015:319-39.

22. Vakorin VA, Doesburg SM, da Costa L, Jetly R, Pang EW, Taylor MJ. Detecting mild traumatic brain injury using resting state magnetoencephalographic connectivity. PLoS computational biology 2016;12:e1004914.

23. Jiang J-Y, Gao G-Y, Li W-P, Yu M-K, Zhu C. Early indicators of prognosis in 846 cases of severe traumatic brain injury. Journal of neurotrauma 2002;19:869-74.

24. Jennett B, Teasdale G. Management of head injuries: FA Davis Company; 1981.

25. Greenberg RP, Stablein DM, Becker DP. Noninvasive localization of brain-stem lesions in the cat with multimodality evoked potentials: correlation with human head-injury data. Journal of neurosurgery 1981;54:740-50.

26. Bouma GJ, Muizelaar JP, Stringer WA, Choi SC, Fatouros P, Young HF. Ultra-early evaluation of regional cerebral blood flow in severely head-injured patients using xenon-enhanced computerized tomography. Journal of neurosurgery 1992;77:360-8.

27. McHugh GS, Engel DC, Butcher I, et al. Prognostic value of secondary insults in traumatic brain injury: results from the IMPACT study. Journal of neurotrauma 2007;24:287-93.

28. Katz DI, Alexander MP. Traumatic brain injury: predicting course of recovery and outcome for patients admitted to rehabilitation. Archives of neurology 1994;51:661-70.

29. Englander JS, Cifu DX, Wright J, et al. The impact of acute complications, fractures, and motor deficits on functional outcome and length of stay after traumatic brain injury: a multicenter analysis. The Journal of head trauma rehabilitation 1996;11:15-26.

30. Hutchinson PJ, Kolias AG, Timofeev IS, et al. Trial of Decompressive Craniectomy for Traumatic Intracranial Hypertension. The New England journal of medicine 2016;375:1119-30.

31. Edwards P, Arango M, Balica L, et al. Final results of MRC CRASH, a randomised placebo-controlled trial of intravenous corticosteroid in adults with head injury-outcomes at 6 months. Lancet 2005;365:1957-9.

32. Mahmood A, Roberts I, Shakur H. A nested mechanistic sub-study into the effect of tranexamic acid versus placebo on intracranial haemorrhage and cerebral ischaemia in isolated traumatic brain injury: study protocol for a randomised controlled trial (CRASH-3 Trial Intracranial Bleeding Mechanistic Sub-Study [CRASH-3 IBMS]). Trials 2017;18.

33. Crompton EM, Lubomirova I, Cotlarciuc I, Han TS, Sharma SD, Sharma P. Meta-Analysis of Therapeutic Hypothermia for Traumatic Brain Injury in Adult and Pediatric Patients*. Critical Care Medicine 2017;45:575-83.

34. Hauser WA, Annegers JF, Kurland LT. Prevalence of epilepsy in Rochester, Minnesota: 1940-1980. Epilepsia 1991;32:429-45.

35. Bontke CF, Lehmkuhl DI, Englander J, et al. Medical complications and associated injuries of persons treated in the traumatic brain injury model systems programs. The Journal of head trauma rehabilitation 1993;8:34-46.

36. Yablon S, Dostrow V. Post-traumatic seizures and epilepsy. Physical Medicine and Rehabilitation 2001;15:301-26.

37. Salazar AM, Jabbari B, Vance SC, Grafman J, Amin D, Dillon J. Epilepsy after penetrating head injury. I. Clinical correlates A report of the Vietnam Head Injury Study. Neurology 1985;35:1406-.

38. Bakr A, Belli A. A systematic review of levetiracetam versus phenytoin in the prevention of late post-traumatic seizures and survey of UK neurosurgical prescribing practice of antiepileptic medication in acute traumatic brain injury. British journal of neurosurgery 2018;32:237-44.

39. Dodrill CB, Troupin AS. Neuropsychological effects of carbamazepine and phenytoin A reanalysis. Neurology 1991;41:141-.

40. Aitken ME, Mele N, Barrett KW. Recovery of injured children: parent perspectives on family needs1. Archives of physical medicine and rehabilitation 2004;85:567-73.

41. Brooke MM, Patterson DR, Questad KA, Cardenas D, Farrel-Roberts L. The treatment of agitation during initial hospitalization after traumatic brain injury. Archives of physical medicine and rehabilitation 1992;73:917-21.

42. Taylor SJ, Fettes SB, Jewkes C, Nelson RJ. Prospective, randomized, controlled trial to determine the effect of early enhanced enteral nutrition on clinical outcome in mechanically ventilated patients suffering head injury. Critical care medicine 1999;27:2525-31.

43. Makkar JK, Gauli B, Jain K, Jain D, Batra YK. Comparison of erythromycin versus metoclopramide for gastric feeding intolerance in patients with traumatic brain injury: A randomized double-blind study. Saudi J Anaesth 2016;10:308-13.

44. Rao A, Camilleri M. metoclopramide and tardive dyskinesia. Alimentary pharmacology & therapeutics 2010;31:11-9.

45. Cuthbertson D. Alterations in metabolism following injury: Part I. Injury 1980;11:175-89.

46. Hyers TM, Agnelli G, Hull RD, et al. Antithrombotic therapy for venous thromboembolic disease. Chest 2001;119:176S-93S.

47. Rodriguez J, Lopez J, Proctor M, et al. Early placement of prophylactic vena caval filters in injured patients at high risk for pulmonary embolism. The Journal of trauma 1996;40:797-802; discussion -4.

48. Dikmen S, Machamer J, Fann JR, Temkin NR. Rates of symptom reporting following traumatic brain injury. Journal of the International Neuropsychological Society 2010;16:401-11.

49. Bazarian JJ, Wong T, Harris M, Leahey N, Mookerjee S, Dombovy M. Epidemiology and predictors of post-concussive syndrome after minor head injury in an emergency population. Brain injury 1999;13:173-89.

50. Mathias J, Alvaro P. Prevalence of sleep disturbances, disorders, and problems following traumatic brain injury: a meta-analysis. Sleep medicine 2012;13:898-905.

51. !!! INVALID CITATION !!!

52. Scholten AC, Haagsma JA, Cnossen MC, Olff M, Van Beeck EF, Polinder S. Prevalence of and risk factors for anxiety and depressive disorders after traumatic brain injury: a systematic review. Journal of neurotrauma 2016;33:1969-94.

53. McInnes K, Friesen CL, MacKenzie DE, Westwood DA, Boe SG. Mild Traumatic Brain Injury (mTBI) and chronic cognitive impairment: A scoping review. PloS one 2017;12:e0174847.

54. Rabinowitz AR, Levin HS. Cognitive sequelae of traumatic brain injury. The Psychiatric Clinics of North America 2014;37:1.

55. McMahon PJ, Hricik A, Yue JK, et al. Symptomatology and functional outcome in mild traumatic brain injury: results from the prospective TRACK-TBI study. Journal of neurotrauma 2014;31:26-33.

56. Maskell F, Chiarelli P, Isles R. Dizziness after traumatic brain injury: overview and measurement in the clinical setting. Brain Injury 2006;20:293-305.

57. La Porta F, Caselli S, Ianes AB, et al. Can we scientifically and reliably measure the level of consciousness in vegetative and minimally conscious States? Rasch analysis of the coma recovery scale-revised. Arch Phys Med Rehabil 2013;94:527-35 e1.

58. Cossu G. Therapeutic options to enhance coma arousal after traumatic brain injury: State of the art of current treatments to improve coma recovery. British journal of neurosurgery 2013.

59. Moein H, Khalili HA, Keramatian K. Effect of methylphenidate on ICU and hospital length of stay in patients with severe and moderate traumatic brain injury. Clinical neurology and neurosurgery 2006;108:539-42.

60. Meythaler JM, Brunner RC, Johnson A, Novack TA. Amantadine to improve neurorecovery in traumatic brain injury-associated diffuse axonal injury: a pilot double-blind randomized trial. The Journal of head trauma rehabilitation 2002;17:300-13.

61. Giacino JT, Whyte J, Bagiella E, et al. Placebo-controlled trial of amantadine for severe traumatic brain injury. The New England journal of medicine 2012;366:819-26.

62. Bigler ED, Johnson SC, Anderson CV, et al. Traumatic brain injury and memory: The role of hippocampal atrophy. Neuropsychology 1996;10:333.

63. Levin H, Kraus MF. The frontal lobes and traumatic brain injury. The Journal of Neuropsychiatry and Clinical Neurosciences 1994.

64. Snow P, Douglas J, Ponsford J. Conversational discourse abilities following severe traumatic brain injury: A follow up study. Brain Injury 1998;12:911-35.

65. Coelho CA. Discourse production deficits following traumatic brain injury: A critical review of the recent literature. Aphasiology 1995;9:409-29.

66. Mokhtari M, Nayeb-Aghaei H, Kouchek M, et al. Effect of Memantine on Serum Levels of Neuron-Specific Enolase and on the Glasgow Coma Scale in Patients With Moderate Traumatic Brain Injury. The Journal of Clinical Pharmacology 2018;58:42-7.

67. Hicks A, Gould K, Hopwood M, Kenardy J, Krivonos I, Ponsford J. Behaviours of concern following moderate to severe traumatic brain injury in individuals living in the community. Brain injury 2017;31:1312-9.

68. Wilson MS, Gibson CJ, Hamm RJ. Haloperidol, but not olanzapine, impairs cognitive performance after traumatic brain injury in rats. American journal of physical medicine & rehabilitation 2003;82:871-9.

69. Katz DI, White DK, Alexander MP, Klein RB. Recovery of ambulation after traumatic brain injury1. Archives of physical medicine and rehabilitation 2004;85:865-9.

70. Gibson W. Vertigo associated with trauma. Vertigo New York, NY: Wiley 1984:373-90.

71. Levin HS, Meyers CA, Grossman RG, Sarwar M. Ventricular enlargement after closed head injury. Archives of Neurology 1981;38:623-9.

72. Elovic E, Zafonte R. Spasticity management in traumatic brain injury. Physical Medicine and Rehabilitation 2001;15:327-48.

73. Gasco V, Prodam F, Pagano L, et al. Hypopituitarism following brain injury: when does it occur and how best to test? Pituitary 2012;15:20-4.

74. Hammond F, Masel B. Cranial nerve disorders. Brain injury medicine: principles and practice: Demos Medical Publishing, New York; 2012:680-92.

75. Horn LJ, Zasler ND. Medical Rehabilitation of Traumatic Brain Injury, 1e. 1996.

76. Van Kampen P, Martina J, Vos P, Hoedemaekers C, Hendricks H. Potential risk factors for developing heterotopic ossification in patients with severe traumatic brain injury. The Journal of head trauma rehabilitation 2011;26:384-91.

77. Kelly G, Todd J, Simpson G, Kremer P, Martin C. The Overt Behaviour Scale (OBS): A tool for measuring challenging behaviours following ABI in community settings. Brain injury 2006;20:307-19.

78. Huang H, Cheng W-X, Hu Y-P, Chen J-H, Zheng Z-T, Zhang P. Relationship between heterotopic ossification and traumatic brain injury: Why traumatic brain injury increases the risk of heterotopic ossification. Journal of orthopaedic translation 2017.

79. Spielman G, Gennarelli T, Rogers C. Disodium etidronate: its role in preventing heterotopic ossification in severe head injury. Archives of physical medicine and rehabilitation 1983;64:539-42.

80. Haran MJ, Bhuta T, Lee BSB. Pharmacological interventions for treating acute heterotopic ossification. Cochrane Database of Systematic Reviews 2004.

81. Garland DE. A clinical perspective on common forms of acquired heterotopic ossification. Clinical orthopaedics and related research 1991:13-29.

82. Thaxton L, Patel A. Sleep disturbances: epidemiology, assessment, and treatment. Brain Injury Medicine: Principles and Practice New York, NY: Demos Medical Publishing 2007:557-76.

83. Jha A, Weintraub A, Allshouse A, et al. A randomized trial of modafinil for the treatment of fatigue and excessive daytime sleepiness in individuals with chronic traumatic brain injury. The Journal of head trauma rehabilitation 2008;23:52-63.

84. Kaiser PR, Valko P, Werth E, et al. Modafinil ameliorates excessive daytime sleepiness after traumatic brain injury. Neurology 2010;75:1780-5.

85. Thomsen IV. Late outcome of very severe blunt head trauma: a 10-15 year second follow-up. Journal of Neurology, Neurosurgery & Psychiatry 1984;47:260-8.

86. Witol AD, Sander AM, Kreutzer JS. A longitudinal analysis of family needs following traumatic brain injury. NeuroRehabilitation 1996;7:175-87.

87. Bazarian JJ, Biberthaler P, Welch RD, et al. Serum GFAP and UCH-L1 for prediction of absence of intracranial injuries on head CT (ALERT-TBI): a multicentre observational study. The Lancet Neurology 2018;17:782-9.

CHAPTER 29

이상운동질환의 재활
Rehabilitation of Patients with Movement Disorders

| 이양수, 서한길

이번 장에서는 이상운동(movement disorder)을 특징으로 하는 질환을 다루고자 한다. 이상운동은 마비나 근력의 약화 없이 정상적인 운동이 이루어지지 않거나 비정상적인 운동이 나타나는 것을 말한다. 이러한 질환들은 여러 가지 원인에 의해 발생할 수 있지만 뇌의 퇴행성변화에 의한 경우가 가장 많다. 이상운동을 일으키는 질환들 중 알츠하이머병 다음으로 퇴행성 신경계 질환이 많으며 인구의 고령화에 따라 증가되는 추세를 보이고 있다. 이러한 질환들은 발병 후 여명이 길고 장애는 시간이 지날수록 심해지기 때문에 환자뿐만 아니라 돌보는 가족들에게도 육체적, 정신적, 경제적 부담을 초래하는 특징이 있다.

운동은 자동(automatic), 수의(voluntary), 반수의(semi-voluntary), 불수의(involuntary) 운동으로 분류할 수 있다. 자동운동은 걸을 때 팔 흔들기처럼 의식적으로 움직임을 만들려고 하지 않아도 자동적으로 일어나는 운동이다. 수의운동은 의도에 의해 만들어진다. 정상적인 수의운동은 목적에 맞는 속도, 크기와 정확성을 가진다. 수의운동은 대뇌피질에서 근육으로 전달되는 운동 출력(motor output)에 의해 이루어지지만 부드럽고 정확한 수의운동을 위해서는 기저핵(basal ganglia)과 소뇌(cerebellum) 등 여러 부위의 도움이 필요하다. 반수의운동은 강박적 생각에 의하여 유발되고 의지에 의해 어느 정도는 억제할 수 있는데 틱(tic)이 여기에 속한다. 불수의운동은 의지에 의해 억제되지 않으며 진전(tremor)이 여기에 속한다.

이상운동을 가진 질환은 파킨슨병(Parkinson disease)처

럼 자동운동이 없어지고 수의운동이 제대로 이루어지지 않는 운동감소질환(hypokinetic disorder)과 무도증(chorea), 근육긴장 이상(dystonia), 틱, 진전처럼 정상 상태에서는 나타나지 않는 반수의 운동이나 불수의 운동이 나타나는 운동과다질환(hyperkinetic disorders)으로 나눌 수 있다.

이상운동과 관계되는 병태 생리, 각 질환의 증상과 진단, 약물 치료, 수술적 치료와 함께 환자의 장애를 줄일 수 있는 재활 치료에 대해 알아보고자 한다.

I. 운동감소 질환(Hypokinetic Disorders)

1. 파킨슨병(Parkinson disease)

파킨슨병은 시간이 흐름에 따라 증상이 심해지는 중추신경계의 퇴행성 질환이며 1917년 James Parkinson이 'Essay on the shaking palsy'에서 최초로 기술하였다. 그러나 이후에 병의 증상이 마비(palsy)에 의한 것이 아니라고 밝혀지면서 파킨슨병이라고 불리게 되었다.

1) 역학
파킨슨병은 알츠하이머병에 이어 두 번째로 흔한 퇴행성 뇌질환이다. 파킨슨병은 60세 전후로 가장 많이 발병하지

만 유전형 파킨슨병은 더 일찍 발병한다.[1] 여명이 길기 때문에 연령이 증가할수록 유병률이 증가하며, 65세 이후에는 전 인구의 1.8% 정도지만 85세 이상의 인구에서는 2.6%에 이른다.[2] 국내의 코호트 연구에서는 60세 이상의 연령에서 파킨슨병의 유병률이 1.47%임을 보고한 바 있으며,[3] 2014년 건강보험심사평가원의 파킨슨병 진료 현황 자료에 따르면 2014년 파킨슨병 환자는 총 85,888명으로 지속적인 증가 추세에 있다.

2) 병태생리

흑질(substantia nigra) 치밀주(pars compacta)에 있는 도파민(dopamine) 분비 세포와 대뇌다리다리뇌핵(pedunculopontine nucleus)에 있는 아세틸콜린(acetylcholine) 분비 세포의 사멸이 병리학적 특징이다.[4] 세포의 사멸은 임상 증상이 나타나기 오래 전부터 발생하며 도파민 분비 세포의 80%가 사멸된 뒤 증상이 나타난다.[5]

파킨슨병에서 볼 수 있는 서행(bradykinesia)은 도파민의 부족으로 인한 내측 창백핵(globus pallidus)의 활성 증가, 이로 인한 시상 운동 부위의 활성 감소, 대뇌 운동 영역 피질의 활성 감소로 설명된다. 그러나 강직(rigidity)은 대뇌다리다리뇌핵의 소실과 내측 창백핵 활성의 증가, 이로 인한 망상체척수로(reticulospinal tract)의 활성 증가로 설명할 수 있다. 또 보행 장애는 내측 창백핵의 활성 증가, 이로 인한 중뇌 운동 영역의 활성 감소로 설명하기도 한다.[4]

하지만 도파민이 운동회로에만 영향을 준다는 앞의 가설로는 "역설행동(kinesia paradoxical)"을 설명할 수 없다. "역설행동"은 평소에 제대로 움직이지도 못하는 파킨슨병 환자가 위급한 순간에는 달리기까지 하는 것을 말한다. 이는 파킨슨병에서 나타나는 운동 장애가 도파민의 부족에 의해 자동/무의식 운동시스템이 활성화되지 않기 때문이라는 것을 보여준다.[6]

말기의 파킨슨병 및 관련 증후군 환자의 병리소견에 따르면, 레비소체(Lewy body)로 대표되는 알파시뉴클레인(α-synuclein)의 신경세포 내 침착이 흑질 치밀주 외에도 척수, 뇌간, 기저전뇌, 편도체, 변연계 및 고위 연합 피질 등의 여러 중추신경계 부위와 자율신경계를 포함한 말초신경계에서 관찰된다.[7,8] 이러한 병리소견은 도파민 제제에 반응을 잘 하지 않는 자세 이상, 균형 장애, 연하장애

등의 여러 증상과 연관되어 있을 것으로 추정된다.

3) 원인

흑질에 있는 도파민 분비 세포의 사멸이 파킨슨병의 주된 병인이지만 세포사멸이 왜 발생하는지에 대해서는 잘 밝혀져 있지 않다. 여러 가지 다양한 원인이 있지만 주로 유전적 소인이 있는 사람이 환경의 영향을 받아 발생하는 것으로 추정된다(표 29-1).[9] 최근 미토콘드리아의 기능 이상도 원인으로 제시되고 있다.

(1) 환경적 요인

살충제 노출이 대표적인 환경적 위험인자이기 때문에, 농약에 오염된 물에 노출되기 쉬운 농촌지역 사람에서 유병률이 높게 나타난다. 노인에서 항정신병 약물 사용이나 유기용매 노출이 파킨슨병의 위험을 높일 수 있다고 보고된 바 있으나 추가적인 연구가 필요하다.[9]

(2) 유전적 요인

파킨슨병 환자의 15%는 가족력을 가지는데 50세 이전에 증상이 나타난 환자에게 가족력이 더 흔하다.[1] 가족력이 없는 파킨슨병 환자도 유전적 소인이 있을 가능성이 있다. 가장 강력한 유전적 요인은 GBA 유전자의 돌연변이로,

표 29-1 | 파킨슨병의 발병과 연관된 위험인자

- 성별(남 : 여 = 3 : 2)
- 인종(히스패닉 > 백인 > 아시아인v흑인)
- 연령
- 환경 인자
  - 위험 증가: 살충제 노출
    두부 외상
    농촌 거주
    베타차단제 사용
    농업 종사자
    우물물 섭취
  - 위험 감소: 흡연
    커피 섭취
    NSAID 사용
    칼슘통로차단제 사용
    음주
- 유전 인자
  - GBA, SNCA, LRRK2, parkin 등

파킨슨병 환자군의 오즈비(odds ratio)가 5 이상으로 보고되었다. 단일 유전자성 파킨슨병의 원인 유전자로 SNCA, LRRK2, parkin 등이 밝혀졌다.[9]

4) 증상

파킨슨병의 운동 증상은 잘 알려져 있으나 비운동 증상은 상대적으로 덜 알려져 있다(표 29-2). 비운동 증상 중 일부는 운동 증상이 나타나기 전에 발현되므로 조기진단에 도움이 될 수 있다. 또 비운동 증상은 환자에게 여러 가지 장애를 초래하지만 환자가 의사에게 호소하지 않는 경우가 많아 이에 대한 지식을 가지고 환자가 비운동 증상으로 고통을 받고 있는지 확인할 필요가 있다.

(1) 운동증상(그림 29-1)

파킨슨병의 대표적인 운동 증상은 안정형 진전(resting tremor), 강직(rigidity), 서행(bradykinesia), 자세불안정(postural instability)이다. 이러한 운동 증상을 진전, 경직, 굽어진 자세(flexed posture)처럼 이상운동이 발현되는 것(positive phenomena)과 서행, 자세 반사의 소실, 자세 불안정처럼 정상 기능이 소실되는 것(negative phenomena)으로 나눌 수 있다.[10] 파킨슨병은 강직과 서행이 주된 증상인 형, 안정형 진전이 주 증상인 형, 혼합(mixed)형으로 나눌 수 있

다.[11] 강직/서행형 50%, 진전형은 40%, 혼합형 10%로 보고된 바 있다.[12]

① 안정형 진전(resting tremor)

안정형 진전은 파킨슨병 환자에서 가장 흔한 증상이다.[13] 그러나 강직과 서행이 주된 파킨슨병에서는 안정형 진전이 없을 수도 있다. 안정형 진전은 주동근과 길항근이 교대로 수축하기 때문에 나타나는데 대부분의 경우 한쪽 손가락에서 먼저 시작되고 수년이 지나면 팔이나 다리, 입술, 턱, 혀, 몸통으로 파급된다. 진전은 4~6 Hz 정도로 느리고 활동이나 수면으로 억제되며 스트레스나 피로에 의해 심해진다. 환자가 무릎에 손을 얹고 안정을 취하거나 반대 팔로 다른 운동을 할 때, 걸을 때나 주의를 다른 곳에 집중할 때 잘 관찰할 수 있다. 환약조제양(pill-rolling)진전이 특징적인데 다른 형태의 진전으로 바뀌기도 한다. 안정형 진전은 대부분 미세운동에 영향을 주지 않으나 진전 형에서는 장애의 주된 원인이 되기도 한다.[4] 아래 올리브핵(inferior olivary nucleus)과 시상에는 진동활동을 보이는 신경망(network)이 있는데 이들 구조가 안정형 진전에 관계하는 것으로 생각되고 있다.

표 29-2 | 파킨슨병에 의한 장해

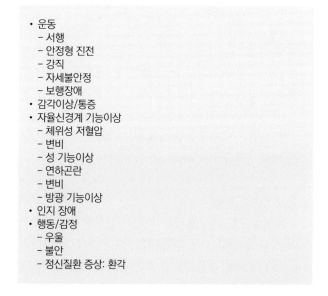

- 운동
  - 서행
  - 안정형 진전
  - 강직
  - 자세불안정
  - 보행장애
- 감각이상/통증
- 자율신경계 기능이상
  - 체위성 저혈압
  - 변비
  - 성 기능이상
  - 연하곤란
  - 변비
  - 방광 기능이상
- 인지 장애
- 행동/감정
  - 우울
  - 불안
  - 정신질환 증상: 환각

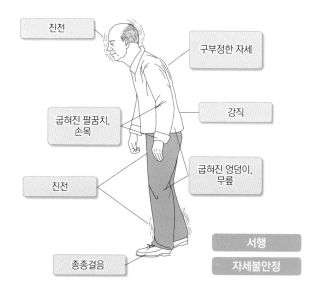

그림 29-1 | 파킨슨병의 주요 운동증상

② 강직(rigidity)

강직은 수동적 움직임에 저항이 증가되는 것을 말하며 환자는 몸이 굳는 느낌을 받는다. 움직임의 결핍(immobility)과 근육의 변화도 저항의 증가에 기여한다.[14] 또 파킨슨병 환자에서 흔히 동반되는 자세불안정에 대한 보상으로 강직이 발생한다는 의견도 제시되었다.[15] 납 파이프 강직(lead pipe rigidity)과 톱니바퀴 강직(cogwheel rigidity)이 파킨슨병 환자에서 관찰된다. 납 파이프 강직은 수동적 움직임에 대해 전체 운동범위에서 일정한 저항을 보이는 것을 말하며 이는 속도에 무관하게 나타난다. 톱니바퀴 경직은 수동적 운동에 저항이 증가하였다가 감소하기를 반복하는 것을 말한다. 다른 사지를 수의적으로 움직이면 강직은 증가한다. 강직은 파킨슨병 환자에게 통증을 유발할 수 있다.

③ 서행(bradykinesia)

서행은 움직임의 크기가 줄어들거나 느려지는 것과 자동적인 움직임(autonomic movement)이 없어지는 것을 말한다.[4] 운동을 시작할 때 더 긴 시간이 걸리는 것을 서행에 포함시키기도 한다. 서행으로 인해 가면얼굴(masked face), 눈 깜박임의 감소, 발성부전(hypophonia), 연하장애(dysphagia), 작은글씨증(micrographia)이 나타날 수 있다. 작은글씨증은 글자의 크기가 줄어들고 간격이 좁아지는 증상이다. 또한 보행 시 정상적으로 나타나는 팔의 흔들림이 사라진다. 이는 파킨슨병 환자들이 많이 호소하는 피로의 원인이 되기도 한다. 근전도 신호로 분석하면 활동전위의 동원이 늦어지고, 중간에 동원이 멈추며, 발화빈도(firing rate)를 증가시킬 수 없는 것이 관찰된다. 파킨슨병 환자는 새로운 과제에 적절히 적응하는 데 어려움을 겪는데 움직임의 시작이 늦어지는 것은 이를 보상하기 위한 것일 수도 있다.

④ 자세불안정(postural instability)

자세불안정(postural instability)이란 자세반사의 소실로 인해 균형을 유지하는 것이 힘들어 지는 것을 말하는데 파킨슨병이 진행된 환자에게 나타난다. 이는 자세와 관련이 있는 신전근과 굴곡근이 지나치게 뻣뻣한 것이 원인일 수 있다.[4] 또한, 파킨슨병 환자의 자세불안정에 기여하는 전정신경계 이상이 여러 연구에서 보고되어 왔으며, 최근 연구는 초기 파킨슨병 환자에서도 뇌간의 전정신경계 반사 이상을 보고한 바 있다.[16] 자세불안정의 정도는 검사자가 환자 뒤에 서서 환자의 어깨를 당긴 후 환자의 반응을 보고 평가한다. 발병초기부터 심한 자세불안정이 있으면 파킨슨증후군일 가능성이 높다. 환자는 옆이나 뒤로 넘어지려는 경향을 보이고 의자에 앉을 때 털썩 주저앉게 된다.

⑤ 보행장애

파킨슨병 환자는 일반인에 비해 보장(step length)은 짧아지고 분속수(cadence)는 증가하며 발이 바닥에 끌리게 된다(shuffling gait). 또 팔과 몸통의 움직임이 감소하게 된다. 가속보행(festinating gait)은 몸이 앞으로 기울어진 상태에서 보폭이 짧고 빠른 걸음이 점점 심해지는 것을 말하는데 이는 무게 중심을 지지면 위에 유지하기 위해 발생한다. 보행동결(freezing of gait)은 보행 중 발의 움직임이 줄어들거나 없어지는 것을 말하는데 걸음을 시작할 때, 문을 통과 하거나 회전할 때 잘 나타난다. 환자는 발이 땅에 붙은 것처럼 떨어지지 않는다고 표현한다. 이로 인해 자주 넘어지고 골절 등의 부상을 입기 때문에 위험하다. 보행 동결은 기저핵에 의한 중뇌 보행 중추의 지나친 억제와 관련이 있다.[17] 보행동결은 진행된 파킨슨병 환자에게 매우 흔하며 보행과 독립성에 큰 영향을 미치는데, 증상이 심한 정도는 레보도파(levodopa)를 사용한 기간과 관련이 있다.[18] 근력약화, 관절 구축, 지구력 저하, 레보도파로 인한 근긴장이상(dystonia)이 보행장애를 악화시킬 수 있다.

⑥ 자세 이상

파킨슨병 환자들의 자세를 살펴보면 어깨가 앞으로 나오고 팔꿈치 관절, 엉덩이와 무릎이 굽혀져 있는데 이는 유인원의 선 모습과 비슷하다(그림 29-1). 또 체간이 앞으로 굽는 몸통굽힘증(camptocormia)이나 옆으로 굽는 피사 증후군(Pisa syndrome)이 나타나기도 한다.

⑦ 운동이상증(dyskinesia)

운동이상증은 레보도파를 사용하기 시작한지 7~8년이 지나면 생기기 시작하는데, 파킨슨병에 의해 생길 수 있지만 파킨슨병 증상을 조절하기 위해 사용하는 약물의 부작용으로 생기기도 한다. 최고농도 운동이상증(peak-dose dyskinesia, PDD)은 도파민 수용체에 대한 박동성 자극으로 인해 신경의 발화(firing)가 비정상인 형태로 이루어짐으로써 발생한다고 추정된다.

초기에는 레보도파의 투여량과 투여 횟수를 줄임으로써 운동이상증을 조절할 수 있다. 그러나 레보도파의 양을 줄이면 안정형 진전, 서행, 강직 같은 파킨슨병 증상이 더 심해지기 때문에 환자들은 운동이상증이 있더라도 용량을 줄이지 않는 쪽을 더 선호한다. 운동이상증이 더 심해지고 이로 인해 부상의 위험이 있는 경우에는 레보도파의 투여량과 투여 횟수를 줄이고 아만타딘(amantadine)을 추가한다.

⑧ 근긴장이상(dystonia)

근긴장이상은 근육의 불수의적 수축으로 인해 자세가 비정상적으로 바뀌는 것을 말하는데 도파민 농도가 높을 때뿐만 아니라 낮을 때도 발생(end-of-dose effect)할 수 있다. 이 증상은 파킨슨병 환자의 족부에서 가장 흔히 관찰할 수 있는데 레보도파의 혈중 농도가 가장 낮을 때 발생한다. 이 때 발가락은 굴곡되고 발은 내번(inversion)된다. 레보도파의 투여에 의해 근긴장이상은 해소된다.

혈중 농도가 높을 때 발생하는 근긴장이상은 치료하기가 쉽지 않다. 근긴장이상이 국소적으로 나타나면 보툴리늄 독소(botulinum toxin)를 주사함으로써 증상을 조절할 수 있다.

⑨ 호흡기능 장애

파킨슨병 환자는 폐쇄성 및 제한성 폐질환이 있는 경우가 많다. 이러한 호흡기 질환은 일상 생활에서 동작을 수행하는데 더 큰 장애를 겪게 하므로 임상적으로 중요하다.[19] 앞으로 구부러진 체간과 근육 유연성의 저하도 호흡곤란에 기여할 것으로 생각된다.[20]

(2) 비운동 증상

비운동 증상은 진행된 파킨슨병 환자가 입원하게 되는 가장 큰 원인 중 하나이며 도파민 외에 아세틸콜린, 세로토닌(serotonin) 등과 관련이 있다. 비운동 증상은 약물 치료에 대한 반응이 나쁘며 환자의 삶의 질에 큰 영향을 미친

다. 자율신경계 이상으로 인하여 위장관 기능 이상, 변비, 기립성 저혈압, 다한증, 배뇨장애, 성기능 장애 및 안구건조증이 발생할 수 있는데 발병초기부터 이러한 증상이 심하다면 다계통위축(multiple-system atrophy) 같은 파킨슨 플러스 증후군(Parkinson-plus syndrome)을 생각해 보아야 한다.

① 연하장애

75%의 파킨슨병 환자들이 연하곤란을 호소하는 것으로 보고되고 있다. 연하장애는 조기사망의 가장 중요한 위험 인자이며,[21] 도파민의 조절을 받는 횡문근과 자율신경의 지배를 받는 평활근의 이상 때문에 발생한다. 이로 인하여 혀를 제대로 움직이지 못하고 인두근육의 수축이 늦어지기 때문에 음식을 식도로 이동시키지 못하게 되어 삼킴 장애가 발생한다. 또한 타액을 삼키는 것도 어려워져 환자는 침을 밖으로 흘리게 된다. 파킨슨병 환자의 경우 연하장애가 다양한 형태로 나타날 수 있다. 무증상 흡인 여부, 연하장애의 정도, 보상기법의 효과를 알기 위한 비디오 투시 연하검사가 연하장애를 평가하는 데 도움이 된다.

② 위 배출(gastric emptying)의 지연

파킨슨병 환자들은 위의 기능 장애로 인해 음식물이 위에서 장으로 배출되는 것이 지연되어 다양한 증상을 겪게 된다. 음식을 조금만 먹어도 금방 배가 부르거나 오심, 구토를 초래할 수 있다. 또 위식도 역류를 일으켜 가슴이 뜨거워지는 통증을 느끼게 된다. 위 배출의 지연은 음식물의 섭취량을 줄이게 되므로 이로 인해 레보도파를 비롯한 약제의 흡수가 더 빨라질 수 있다. 항파킨슨 약물들은 위장관의 기능 장애를 악화시키는 경향이 있다. 반면에 위의 움직임을 촉진하는 약물은 운동이상증을 악화시킬 수 있다.

③ 변비

변비는 파킨슨병의 흔한 합병증 중 하나인데 교감신경의 장해, 복용하는 약제, 육체적 활동의 저하, 수분 섭취의 부족 등에 의해 발생한다.

④ 기립성 저혈압

파킨슨병 환자의 37~58% 정도가 기립성 저혈압을 경험한다.[22] 이는 교감성 출력의 이상으로 말초혈관의 수축이 정상적으로 이루어지지 않거나, 수분 섭취의 부족 등으로 혈액의 양이 감소함으로써 발생한다. 또 다른 심혈관계 질환이나 복용하고 있는 약제가 원인이 될 수 있다.

따뜻한 물로 목욕을 하는 것은 말초혈관을 확장시켜 증상을 악화시키고, 복압의 상승은 혈액이 심장으로 되돌아 오는 것을 방해하게 된다. 또 한 번에 많은 양의 식사를 하게 되면 내장에 더 많은 혈액이 흘러가게 되어 증상을 악화시킨다.

⑤ 방광장애

야뇨증은 가장 흔하고 초기에 나타나는 방광 기능이상이다. 급박뇨 혹은 빈뇨와 함께 나타나기도 하는데 이는 배뇨근의 과반사(hyperreflexia)가 원인이다. 때로는 배뇨근의 반사저하(hyporeflexia)와 요도 괄약근의 기능 이상이 나타나기도 한다. 적절한 치료를 위해 요역동검사(urodynamic study)가 필요할 수 있다.

⑥ 체온조절 이상 및 발한

파킨슨병 환자들은 비정상적인 발한이나 더위나 추위에 대한 이상 감각을 호소할 수 있다. 정확한 기전은 알려져 있지 않으나 도파민 시스템의 이상 때문으로 생각된다.

⑦ 성기능 장애

만성 혹은 퇴행성 질환에서 간과되는 증상이 성기능 이상이다. 이는 성기능 이상이 파킨슨병 환자에서 문제가 되지 않고, 파킨슨병 환자는 성생활에 관심이 없을 것이라는 편견 때문이다. 운동 장애, 우울증, 자율신경계 기능부전 및 약물의 부작용이 성기능 이상을 초래할 수 있다. 성적 충동의 소실, 발기부전, 성교통이 나타날 수 있는데 때로는 항파킨슨 약물의 부작용으로 성욕 과잉이 될 수 있다.

⑧ 수면장애

수면장애는 파킨슨병 환자에서 흔한 합병증으로 수면의 시작과 유지의 어려움, 렘수면 행동장애(rapid eye movement behavior disorder), 수면 주기의 역전, 과도한 주간 졸림(excessive daytime sleepiness)으로 나타난다. 수면장애는 파킨슨병뿐 아니라 운동이상증, 야뇨, 통증, 약물의 부작용 등에 의해 발생할 수 있다. 렘수면 행동장애는 신피질(neocortex), 변연피질(limbic cortex), 시상의 콜린 신경세포의 손상과 관련이 있으며 약물에 잘 반응한다. 하지만 렘수면 행동장애가 있으면 치매 발생 위험이 증가한다.

⑨ 불안과 공황발작(panic attack)

파킨슨병 환자의 약 40%에서 불안과 공황장애를 경험한다. 이는 파킨슨병에 대한 반응이나 파킨슨병에 따른 신경전달 물질의 이상에 의한 것으로 생각된다.

⑩ 우울증

우울증은 파킨슨병 환자의 34%에서 보고되며[23] 병의 심한 정도나 기간과는 관계가 없다. 우울증이 있는 파킨슨병 환자는 불안을 더 많이 호소하고 슬픔을 더 많이 느끼지만 자살하는 경우는 적다. 정신운동 지연, 굽은 자세, 감동의 감소, 수면 및 식욕의 감퇴 등의 증상은 우울증에서도 나타나지만 파킨슨병 환자들에게서는 파킨슨병의 증상으로만 간주되어 우울증이 간과될 수 있다. 파킨슨병 환자의 우울증은 질병에 대한 반응으로 생길 수도 있고 질병 자체 때문에 생길 수도 있다. 다른 만성 질환과 비교해서 우울증이 더 많은 것으로 보아 파킨슨병 자체가 우울증과 관련이 있어 보인다. 우울증은 환자와 보호자의 삶의 질을 결정하는 중요한 변수이다.

⑪ 정신질환 증상

파킨슨병 환자의 60% 가량이 정신병, 급성 혼돈, 공황장애 등의 정신병질환 증상을 보인다. 시각적 환각이나 편집적 망상을 보일 수도 있다.

⑫ 인지 장애

인지 장애는 파킨슨병 환자에서 흔히 나타나는 증상으로, 파킨슨병 환자의 30%에서 치매가 나타나고 이는 나이가 들수록 더 많아진다. 파킨슨병 환자는 정상인에 비해 치매 확률이 5~6배에 이른다. 인지 장애는 발병 후 10년이 지나서 주로 나타나며 초기에 전두엽(frontal lobe) 기능이 저하된다. 인지 장애는 흑질의 도파민 분비 신경세포, 기저핵의 Maynert 콜린성 신경세포, 청반(locus ceruleus)의 비아드레날린성 신경세포의 소실에 의해 발생한다. 글루코세레브로시다제(Glucocerebrosidase) 유전자에 돌연변이가 있는 파킨슨병 환자의 경우 없는 환자에 비해 인지 장애가 더 많이 발생한다.[24]

⑬ 통증

파킨슨병 환자의 2/3에서 병의 진행 과정 중 통증을 경험한다.[25] 기저핵의 신경세포는 통각을 전달하고 처리하는 전두피질, 편도체, 대상피질, 시상, 척수 등의 영역으로 연결되며, 여러 연구에서 통증 처리에 관여함이 밝혀졌다. 또한, 파킨슨병 환자에서 레비소체는 발병 초기부터 흑질 외에 미주신경핵과 청반(locus coeruleus)에서 관찰되며, 후기에는 편도체에서도 관찰되어 통증의 처리에 영향을 줄 것으로 여겨진다. 대다수의 연구에서 파킨슨병 환자는 통증에 대한 역치가 감소되어 있으며, 레보도파의 투여 후 통증역치가 정상화됨이 보고된 바 있다. 여성, 운동이상증, 자세이상, 운동 합병증, 우울증이 통증 발생의 예측인자이다.[26]

파킨슨병 환자의 통증은 대부분 복합적이므로 통증의 유형을 적절히 분류하는 것이 치료 계획의 수립에 중요하다. Wasner와 Deuschl은 4단계의 통증 분류를 제시하였다(그림 29-2).[26] 크게 파킨슨병과 연관된 통증과 연관되지 않은 통증으로 분류하고, 파킨슨병에 연관된 통증은 침해수용성(nociceptive), 신경병증성(neuropathic), 기타 통증으로 분류한다. 가장 흔한 통증의 유형은 근골격계 통증으로 전체 통증의 40~90%를 차지

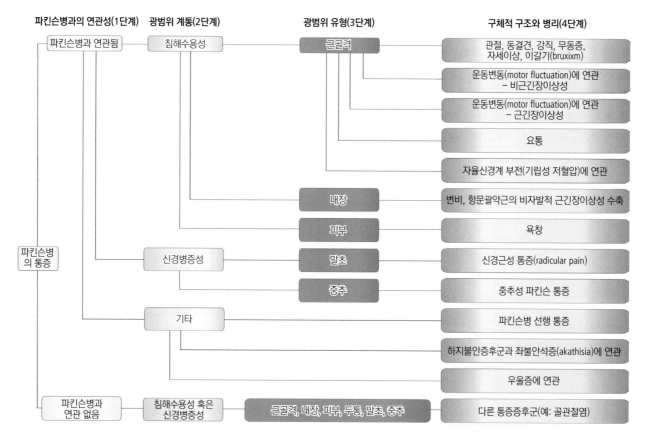

그림 29-2 | 파킨슨병의 통증 분류. 침해수용성 통증은 정상적인 신경계와 연관된 통증을, 신경병증성 통증은 체성감각신경계의 병변과 연관된 통증을 의미한다.

한다. 어깨 통증과 요통이 흔하며 운동 증상에 따른 근육의 비활성과 자세이상, 강직이 원인이 된다. 장기간 레보도파를 사용하여 운동변동(motor fluctuation)이 발생한 경우, 통증이 이에 따라 변하기도 한다. 때로는 통증이 근긴장이상에 동반되기도 한다. 중추성 파킨슨 통증은 4~10% 정도로 보고되며, 간헐적 혹은 지속적인 형태의 광범위하고 쑤시거나 쥐어짜거나 타는 듯한 통증이다.

⑭ 감각이상

후각기능이상은 운동증상이 나타나기 전에 발생하므로 조기 진단에 도움이 될 수 있다. 그 외에 통증인지, 두 점 구별, 촉각자극의 국소화(localization) 및 공간 지각 능력이 파킨슨병 환자에서 손상되어 있다.

⑮ 언어장애

파킨슨병에서 언어장애는 소리의 크기가 작고, 말이 빠르고, 말하는 중간에 멈추는 시간이 부적절하며, 음조가 단조롭고, 음성이 거칠며, 명료도가 감소하는 발음 장애의 형태로 나타나는데 이는 사회에서 고립되는 중요한 원인 중 하나이다.

⑯ 피로(fatigue)

파킨슨병 환자들은 피로를 호소하게 된다. 흔히 동반되는 보행장애가 피로를 더 심하게 할 수 있다. 피로를 줄이기 위해서는 머리 길이를 짧게 하는 등의 방법으로 일상 생활을 손쉽게 할 수 있도록 하고, 먼저 머리 속으로 생각한 뒤에 움직이고, 소형세탁기, 식기세척기 등 적절한 기구를 이용하는 것이 도움이 된다.

5) 진단

(1) 임상적 진단

파킨슨병의 진단은 병력과 이학적 검사, 레보도파에 대한 반응을 통하여 이루어진다. 현재 영국파킨슨병 학회(Parkinson's Disease Society)에서 만든 United Kingdom Brain Bank Criteria가 진단 기준으로 많이 사용되고 있다. 이 진단 기준에 의하면 서행이 있으면서 안정형 진전, 강직, 자세 불안정 중 하나의 증상이 더 있으면 파킨슨병을 의심할

수 있다. 병세가 계속 진행되고, 레보도파에 대해 5년 이상 좋은 반응을 보이면 파킨슨병일 가능성이 높다. 그러나 임상 증상과 징후만으로 진단하였을 때는 25%에서 오진이 된다는 보고가 있어 다양한 진단 방법을 이용할 필요가 있다. 파킨슨병의 조기진단은 환자의 고통을 줄이고 기능을 회복시킬 수 있기 때문에 중요하다. 후각감퇴나 수면이상은 운동증상보다 먼저 나타나기 때문에 이러한 증상이 있는 경우 파킨슨병이 있는지 더 자세히 살펴볼 필요가 있다.

(2) 영상진단

양전자방출단층촬영(PET), 단일광자방출컴퓨터단층촬영(SPECT), 자기 공명영상검사(MRI)를 파킨슨병의 진단에 적용 하는 연구들이 이루어지고 있다. 양전자방출단층촬영은 기저핵에 있는 도파민 전달체(dopamine transporter)를 이용하며 파킨슨병을 본태성 진전(essential tremor), 혈관성 파킨슨증후군(vascular Parkinsonism), 약물에 의한 파킨슨증후군(drug-induced Parkinsonism)과 감별하는데 도움을 줄 수 있다.[27]

(3) 감별진단

파킨슨병은 다양한 임상양상을 보여 각 증상에 따른 감별진단이 필요하다. 강직이 있는 경우에는 관절염과 체간이 굽어 진 자세는 골다공증과 퇴행성 척추 질환과, 서행이나 가면얼굴이 있는 경우 우울증과의 감별진단이 필요하다. 수직안구운동의 이상이 있으면 진행성 핵상마비(progressive supranuclear palsy)를, 초기에 자율신경계 증상, 심부건반사 항진, 바빈스키 징후 및 보행실조와 말초신경병증이 있는 경우 다계통위축을 의심할 수 있다.

6) 평가

파킨슨병의 진행 정도를 파악하기 위해 호엔야 척도(Hoehn-Yahr scale)[28]가 사용되며, 파킨슨 환자의 증상에 대한 포괄적 평가는 통합파킨슨병척도(Unified Parkinson's Disease Rating Scale, UDPRS)[29]가 주로 사용된다. 최신 버전의 UPDRS는 Movement Disorder Society에서 제공하고 있으며(MDS-UPDRS), 공식 한글 번역본을 제공하고 있어 온라인 교육 이수 후 활용할 수 있다. 유럽 파킨슨병 물리치료 가이드라인에서는 신체 기능을 균형, 보행, 이동, 민

첩성, 신체능력(physical capacity)의 항목 별로 평가하는 것을 권장한다.[30] 다양한 평가도구가 있으나, 국내에서는 잡아당기기 검사(pull test), 버그균형척도(Berg Balance Scale, BBS), 10미터 보행검사, 6분 보행검사, 일어나 걸어가기 검사(timed up & go) 등을 쉽게 활용할 수 있다. 낙상에 대한 평가도구로 한국어판 낙상효능척도(Korean version of Falls Efficacy Scale-International, KFES-I)를 사용할 수 있다.[31] 비운동 증상을 평가하기 위해 NMSQuest (Non-motor Symptoms Questionnaire), NMSS (Non-motor Symptoms Scale)가 사용되고 있으며 한국어판 비운동성 증상 진단 척도(Korean version of Non-motor Symptoms Scale, K-NMSS)가 개발되었다.

7) 예후(prognosis)

진전이 주된 환자의 경우 보행 및 자세 불안정이 있는 환자 보다 증상이 천천히 진행되며, 서행이 주된 경우에는 병이 빠르게 진행된다. 약물치료로 기대여명이 의미 있게 증가할 수 있으며 연하장애는 조기 사망의 위험인자로 알려져 있다.

긍정적 예후 인자는 초기의 진전, 강직, 파킨슨병의 가족력이 있는 경우이다. 부정적 예후인자에는 서행, 자세 불안정, 보행장애, 인지장애, 늦은 발병, 연하곤란이 있다. 치매 확률은 정상인보다 나이가 많거나, 남성, 비특이적 증상 또는 비운동 증상, 뇌자기 공명영상에서 해마(hippocampus), 두정엽(parietal lobe), 측두엽(temporal lobe) 위축이 있는 경우에 높아진다.

8) 치료

(1) 약물치료

① 약물치료의 원칙

항파킨슨 약물은 파킨슨병으로 인한 증상이 환자에게 위험을 초래할 수 있거나, 일상생활동작의 수행을 어렵게 하거나, 직업을 유지하는 것에 영향을 줄 때 시작한다.[32] 항파킨슨 약물은 장기간 투여하게 되므로 만성적 투여에 따른 부작용을 고려하여야 한다. 부작용을 줄이기 위해 병의 진행 정도, 나이, 직업, 주된 증상에 따라 적합한 약물을 선택하게 된다. 일반적인 원칙은 첫째, 직업 활동과 보행 등 일상생활을 독립적으로 수행할 수

있도록 하고, 둘째, 젊은 환자의 경우는 레보도파의 투여를 가능한 늦추는 것이다.

② 모노아민 산화효소 억제제(monoamine oxidase inhibitor)

도파민을 대사시키는 효소인 모노아민 산화효소를 선택적으로 억제하는 약물로는 셀레질린(selegiline)과 라사질린(rasagiline)이 있다. 라사질린이 질병 경과를 지연시킬 수 있다는 연구가 있었으나 여러 연구를 종합한 결과 근거는 찾지 못하였다. 그러나 레보도파를 사용하기까지의 시기를 9개월 정도 늦출 수 있다. 레보도파보다 먼저 사용하고 병의 진행으로 인해 약물의 효과가 불충분해지는 경우 레보도파의 효과를 강화하고 용량을 감소시키기 위하여 레보도파와 함께 사용하기도 한다. 전격성 간기능 부전(fulminant liver failure)이 발생할 수 있고 시오필린(theophylline), 에페드린(ephedrine), 카비도파/레보도파(carbidopa/ levodopa), 타이라민(tyramine)이 포함된 음식물과 함께 복용하면 고혈압이 발생할 수 있지만 부작용이 비교적 적다.

③ 항콜린제

트리헥시페니딜(trihexylphenidyl)과 벤조트로핀(benzotropine) 같은 항콜린성 약물들은 도파민과 콜린 신경전달의 불균형을 회복하게 함으로써 진전을 감소시키는 효과가 있다. 경직에도 약간의 효과가 있으나 서행에 대해서는 큰 효과를 기대하기 어렵다.

부작용이 흔하며 기억 장애, 혼동, 환각 등의 중추신경계 부작용과 구강 건조, 흐려 보임(blurred vision), 변비 등의 말초부작용이 있어 많이 사용되지는 않는다. 노인에서는 특히 주의가 필요하다. 새로운 약물들이 개발됨에 따라 드물게 사용된다.

④ 아만타딘

항바이러스 약물인 아만타딘(amantadine)은 도파민 수용체에 작용하여 효과를 나타낸다. 초기 환자에게 주로 사용되고 진행된 환자에게는 큰 효과가 없다. 아만타딘은 도파민의 생성을 촉진하고, 분비를 증가시키며, 도파민의 재흡수를 억제하고, 도파민 수용체를 자극함으로써 효과를 나타낸다. 항파킨슨병 효과는 약하지만 레보도파를 사용하는 환자에서 나타나는 이상운동을 조

절하는 데는 도움이 될 수 있다.[33] 발목 부종, 망상 울혈반(livedo reticularis), 목마름, 오심, 설사, 변비 등의 말초 부작용과 어지러움, 의식혼탁, 선명한 꿈(vivid dream), 두통, 환각, 불면증, 불안, 흥분성(irritability)이 발생할 수 있다.

⑤ 레보도파

1960년대 후반부터 사용되기 시작한 레보도파는 증상 개선 효과가 가장 강력하기 때문에 파킨슨병 치료에 있어 가장 중요한 약이라고 할 수 있다. 서행, 강직에 효과적이고 떨림에 대해서는 환자에 따라 반응 정도가 다르다. 다른 약제와 마찬가지로 체위 불안정, 발음장애, 연하곤란에 대해서는 효과가 적다. 레보도파가 말초혈관 내에서 탈카르복실화(decarboxylate)되어 도파민으로 전환되면 오심, 구토, 저혈압과 같은 말초 부작용이 증가하므로 말초에서 탈카르복실화를 제한하는 카비도파(carbidopa)나 벤서라지드(benserazide)와 함께 투여한다. 이를 통해 말초 부작용을 줄일 뿐 아니라 더 많은 레보도파가 중추신경계로 들어가게 할 수 있다. 지효성(sustained release) 약물은 약물농도의 변화를 줄일 수 있다.

레보도파는 아미노산과 경쟁적으로 흡수되기 때문에 음식물과 함께 복용하면 체내 흡수가 방해를 받는다. 식사 전후 1시간 정도 시간을 두고 레보도파를 복용하면 이러한 문제를 줄일 수 있다. 비타민 B6도 아미노산처럼 레보도파와 경쟁적으로 흡수된다.

레보도파는 식욕부진(anorexia), 오심(nausea), 구토(vomiting) 등의 위장관계 부작용, 부정맥(arrhythmia), 기립성 저혈압(orthostatic hypotension) 등의 심혈관계 부작용, 기분장애(mood disorders), 수면장애(sleep disturbance), 강박증상, 환각, 망상, 초조, 조증, 혼란, 충동적 행동(compulsive behavior) 등의 정신질환 증상을 초래할 수 있는데 약제 용량과 복용시간을 조절함으로써 줄일 수 있다. 레보도파는 다른 항파킨슨 약물에 비해 부작용이 많기 때문에 투여시기를 늦추거나 가능한 소량으로 시작하는 것이 좋다.

레보도파는 질병 초기에는 매우 효과적이지만 시간이 흐를수록 약제의 효과가 저하된다. 레보도파의 장기간 사용은 운동변동(motor fluctuation)과 운동이상증(dyskinesia) 등의 부작용을 초래한다. 운동변동은 약의 효력이 떨어질 때 진전 또는 서행이 증가하는 것을 말한다. 젊은 환자들이 특히 운동변동에 취약하다. 운동변동을 줄이기 위해서는 식이 조절과 투약일정의 조정이 추천된다. 레보도파에 의한 운동이상증은 대개 무도병의 형태로 나타나지만 통증이 동반된 근긴장이상 또는 근육 간대성경련증(myoclonus)의 형태로 나타날 수 있다.[21]

60세 미만의 환자는 레보도파 사용에 의한 근긴장이상(dystonia)이나 운동변동이 초래될 가능성이 높아 도파민 작용제나 아만타딘, 항콜린제 등을 먼저 사용한다. 60세 이상에서는 레보도파 투여를 제한할 필요가 줄어든다.

⑥ 도파민 작용제(dopamine agonist)

도파민을 사용할 때 발생하는 상기의 문제점 때문에 도파민 작용제를 도파민보다 먼저 초기 치료제로 사용한다. 도파민 작용제는 레보도파와 달리 효소에 의해 활성 형태로 바뀌지 않고 바로 도파민 수용체에 작용하게 된다. 작용시간도 레보도파보다 길어 도파민 수용체가 지속적으로 자극받게 된다. 레보도파에 비해 치료 효과는 약하지만 운동이상증을 유발하는 경우가 드물고, 일부 약제는 병의 진행을 늦추는 효과가 있다는 장점이 있다. 이 종류의 약은 에르고트(ergot) 유도체와 비에르고트 유도체로 나눌 수 있는데 전자에는 페르고라이드(pergolide), 브로모크립틴(bromocriptine)이 속하고 후자에는 프라미펙솔(pramipexole), 로피니롤(ropinirole)이 속한다. 에르고트 유도체는 폐, 심장, 판막 등에 섬유화를 일으킬 수 있기 때문에 주로 비에르고트 유도체가 사용되고 있다.

부작용으로는 오심, 구토, 기립성 저혈압, 다리부종, 식욕부진, 졸림과 함께 과도한 집착증(성욕, 도박, 물건 구입)이 있다. 브로모크립틴은 붉은 염증성 피부를 초래할 수 있는데 이는 약물을 중단하면 해결된다.

⑦ 콤트(catechol-O-methyl transferase, COMT) 억제제

콤트는 레보도파를 메칠도파(methyldopa)로 변환시키는 효소이다. 콤트억제제는 말초에서 레보도파가 메칠도파로 변환되는 것을 차단함으로써 레보도파의 효과를 강화한다. 엔타카폰(entacapone), 톨카폰(tolcapone)이

있는데 카비도파/레도도파의 보조약으로 사용된다. 레보도파의 혈중농도를 일정하게 함으로써 레보도파에 의한 부작용을 감소시킨다. 운동이상증과 설사를 유발할 수 있으며 그 외에 톨카폰은 간독성을 초래할 수 있다.

(2) 수술적 치료

레보도파가 임상에서 사용되기 전에는 수술적 치료가 파킨슨병에 대한 일차적인 치료방법이었다. 수술로 인한 부작용과 합병증 때문에 레보도파가 도입된 후 제한된 경우에만 사용되다가 심부뇌자극술이 등장하면서 다시 주목을 받게 되었다. 파킨슨병이 진행되면 더 많은 양의 약제를 투여하여야 하고 이는 약물의 부작용을 더 크게 한다. 또 보행 동결(freezing of gait), 운동 이상증 등의 운동 합병증이 발생하는데 이는 약물 치료에 잘 반응하지 않는다. 이러한 경우 수술적 치료는 약물의 투여량을 줄이고 증상을 개선하는데 도움을 준다.

① 절제술

파킨슨병에 대한 절제술에는 시상절제술(thalamotomy), 창백핵절제술(pallidotomy), 시상하핵절제술(subthalamotomy)이 있다. 심부뇌자극술이 표준적인 수술적 치료가 되면서 절제술은 많이 시행되지는 않으나, 심부뇌자극술의 시행이 어려운 경우 대안이 될 수 있다. 고주파절제술(radiofrequency ablation)이 주로 사용되어왔으나, 최근에는 고강도 초음파 집속술(high-intensity focused ultrasound, HIFU)를 이용하여 비침습적으로 병변을 생성하는 방법이 시도되고 있다.[34]

② 심부뇌자극술(deep brain stimulation)

심부뇌자극술은 목표로 하는 기저핵에 전극 역할을 하는 바늘을 뇌실질을 통하여 삽입하고 고주파의 자극을 가하는 방법인데 Benibid 등이 1980년 파킨슨병에 대한 기존 수술적 치료를 대신할 목적으로 시도하였다.[35] 이 때 해당 조직을 파괴하여 병변을 만들지 않고 고빈도 자극을 통해 유사한 효과를 얻는 것이 절제술과 다른 점이다. 이는 양측 자극이 가능하고, 부작용을 최소화한 상태에서 증상을 호전시킬 수 있도록 자극의 매개변수를 수술 후 조절할 수 있고, 장래에 더 나은 치료

방법이 개발되거나 환자의 상태가 변화는 경우 제거할 수 있다는 장점이 있다. 단점은 바늘이 뇌실질을 통과할 때 출혈이 생길 수 있고, 기계적인 고장이 발생할 수 있으며, 5%에 이르는 감염의 위험성이 있다. 심부뇌자극술은 진행된 파킨슨병 환자에서 치료적 효과가 잘 정립되어 있으며, 최근에는 중기 및 초기 파킨슨병 환자에서 그 효과와 안정성에 대한 연구가 보고되고 있다.[34]

심부뇌자극술에서 가장 흔히 사용되는 표적 조직은 시상하핵(subthalamic nucleus)이며 내측창백핵도 대안이 될 수 있다. 시상하핵 심부뇌자극술은 진전, 강직, 레보도파 유발 이상운동증(L-dopa induced dyskinesia)에 효과적이고 서행, 보행 장애, 체위불안정에도 도움이 된다. 시상하핵의 안쪽 끝(medial tip)은 변연영역(limbic area), 배안쪽 부위(ventromedial protion)는 연합영역(association area), 등가쪽 부위(dorsolateral portion)는 운동영역이다. 운동장애를 치료하기 위해 전극을 등가쪽 부위에 위치시키지만 전기 자극이 다른 영역에 영향을 미쳐 인지장애, 정동장애, 성격변화가 나타날 수 있다.

최근에는 보행의 개시와 조절에 관여하는 대뇌다리다리뇌핵(pedunculopontine nucleus)에 대한 심부뇌자극술이 보행동결과 같은 보행증상의 개선과 자세 불안정과 같은 중심축 증상에 효과가 있는지 연구가 이루어지고 있다.[34] 또한, 심부뇌자극술의 부작용을 줄이기 위해 적응형(adaptive) 심부뇌자극술이 유망한 기술로 연구되고 있다.[36]

③ 생물학적 제제

새로운 치료적 접근으로 퇴행된 신경 회로를 생물학적으로 조절하기 위한 영양 인자(trophic factor) 주입, 유전자 치료, 세포 치료 등이 연구되고 있다. 퇴행된 도파민 신경세포를 대체하는 시도는 주로 태아 중뇌조직의 동종이식을 이용하여 1980년부터 시도되었으나, 결과는 일관되지 않고 이식편 유발 이상운동증과 같은 부작용도 관찰되어 더 많은 연구가 필요하다. 최근에는 바이러스 벡터의 정위적 주입을 통한 유전자 전달(gene transfer) 치료의 가능성이 1, 2상 임상시험을 통해 보고된 바 있다.[37]

(3) 재활치료

과거에는 주로 진행된 파킨슨병 환자들이 재활치료의 대상이 되었다. 반면, 최근의 연구에서 초기 파킨슨병 환자에서 하루 3시간의 포괄적인 고강도 재활치료가 환자의 기능을 향상시킬 뿐 아니라 약물의 사용량을 줄이고 혈중 brain-derived neurotrophic factor를 증가시키는 등의 긍정적인 효과가 보고되었다.[38,39] 목표 지향적 훈련과 유산소 운동은 뇌가소성을 유발하여 초기 및 중기 파킨슨병 환자의 인지와 운동 조절을 향상시킬 수 있을 것으로 제시된다.[40] 또한, 적절한 신체활동은 우울증, 무의욕, 피로, 수면, 인지 등을 포함한 비운동 증상의 부담을 완화할 수 있을 것으로 제시된다.[41] 이에 따라 물리치료 가이드라인은 발병 초기부터 적절한 교육과 함께 신체능력을 향상하고 합병증을 예방하기 위한 재활운동을 시작하고, 병기에 따른 개별화된 목표 설정과 적절한 재활치료가 제공하는 것을 권고한다(표 29-3).[30]

① 교육

파킨슨병이 진행하면 환자는 다양한 장애를 겪게 된다. 환자가 이러한 장애에 대하여 적절히 대처하지 못하고 이에 대한 반응으로 활동을 줄이게 되면 환자는 더 큰 장애를 겪게 된다. 환자 보호자 또한 병이 진행됨에 따라 더 큰 육체적, 경제적 심리적 부담을 겪게 된다.

파킨슨병 진단과 동시에 파킨슨병의 경과, 향후 발생할 증상, 각 치료의 효과와 부작용에 대한 정보, 균형능력, 근력, 관절의 유연성, 유산소 운동능력을 향상시키기 위한 운동의 필요성과 운동방법에 대한 교육이 필요하다.[42] 이 외에 지속적인 상담을 통해 환자와 보호

표 29-3 | 병기에 따른 재활치료의 유형, 목표 및 초점

유형	목표	초점	호엔야 척도 1	2	3	4	5
교육	· 자기 관리 · 신체 활동 수준 향상 · 움직임 혹은 낙상에 대한 두려움 예방 · 낙상 예방 · 병에 대한 인식 및 동기 증진	· 환자 선호도 · 질병 특이적 기대 · 운동의 이익과 흥미 · 다른 중재의 근거와 이익 · 치료 순응도의 중요성 · 환자, 보호자, 치료사의 역할	○	○	○	○	○
운동(Exercise) · 치료사의 감독이 없는 운동 · 고식적 물리치료 · 트레드밀 보행 · 태극권 · 춤(Dance)	· 신체 능력 향상 · 이차 합병증 예방 · 통증 감소 · 움직임 혹은 낙상에 대한 두려움 예방	· 신체 능력: 운동 내성, 관절 가동성, 근긴장도, 근력 및 근지구력; 점진적인 강도 증가; 운동 일지 활용 · 기능적 이동성: 균형, 이동, 민첩성, 보행; 크고 빠른 동작에 집중; 최대 효과를 위해 "on" 시기에 운동	○	○	○	○	○
연습(Practice) · '향상'된 운동	운동 목표에 추가: · 활동 제한의 발생을 지연 · 운동 학습: 기존 혹은 새로운 운동 기술	운동 초점에 추가: · 인지적 개입: 신호(cue), 이중 과제(dual-task), 집중 · 상황 특이성 · 많은 반복과 긍정적 피드백 · 복잡한 과제로 진행 · "on"에서 "off"시기 연습으로 진행		○	○		
전략 훈련(Strategy training) · 복잡한 동작 순서 · 신호 활용	· 움직임 혹은 낙상에 대한 두려움 감소 · 운동 학습: 적응된 운동 기술 · 보상(compensation)	· 개별적 훈련 · 기능적 (이중) 과제 · 복잡한 동작 순서를 단순한 요소로 분할 · 집중 · 외부 신호: 시각, 청각, 촉각 · 난이도의 향상 · "on"에서 "off"시기 연습으로 진행 · 간병인에 대한 지원(HY5)		○	○	○	○

자의 고민을 들어주고 정신적으로 지지해 주는 것이 환자와 가족들에게 도움을 줄 수 있다.

② 물리치료

기존 연구들을 체계적으로 고찰한 결과 파킨슨병 환자에게 물리치료를 실시하면 보행속도, 단위시간당 걸을 수 있는 거리, 보장을 증가시기고 균형능력을 향상시킬 수 있다는 것이 밝혀졌다.[43] 이는 근력강화 운동, 균형 운동, 보행 훈련, 낙상 방지, 신경근 재교육, 유산소 운동, 이완 요법 등을 통해 이루어진다.

③ 관절범위 운동/스트레칭

파킨슨병 환자에서는 고관절, 슬관절, 경부의 굴곡이 일어 나고 몸통의 움직임이 감소하므로 각 신체 부위에 대한 규칙적인 관절범위 운동과 스트레칭이 필요하다. 특히 체간 굴곡근, 슬괵근(hamstring muscles), 장딴지 근육(calf muscles)의 스트레칭이 중요하며 이는 자세를 더 좋게 하고 근육이 더 효율적으로 사용될 수 있게 한다. 관절의 굴곡 구축을 막기 위해서는 딱딱한 침대가 좋다.

④ 근력강화 운동

굽어진 자세를 막기 위해 고관절, 슬관절, 체간 신전근육, 경부 근육의 강화가 필요하다. 저항운동(resistance training)은 근력을 증가시키고, 기능을 향상시킬 수 있다.[44] 파킨슨병 환자들에서도 건강한 성인에서와 같이 주요 근육군에 대한 근력강화 운동을 주 2회 이상 시행하는 것이 권장된다.

⑤ 자세 교정 훈련

파킨슨병 환자에서 몸이 앞으로 구부러진 자세가 되는 것을 막기 위해 자세 교정 훈련이 필요하다. 가장 흔히 사용되는 방법은 벽에 몸을 붙이고 서게 하는 것이다(그림 29-3). 대부분 지시를 하면 자세를 바로 잡을 수 있지만 오래 서 있거나 보행 중에 자세가 악화되므로, 적절한 외부 신호 제공이나 환자 본인의 인지적 노력을 통하여 바른 자세를 유지하도록 훈련한다.

⑥ 균형 훈련

균형 능력의 향상을 위해서는 무게중심(center of mass)의 움직임(movement), 지지면(base of support)의 최소화(narrowing), 상지 사용(limb support)의 최소화가 필요하다.[45] 공 던지기도 균형 훈련에 도움이 된다. 초기와 중기 파킨슨병 환자에서 다양한 요소를 포함한 다면적 균형 훈련이나 고난도 균형 훈련이 균형과 보행 능력을 향상시킬 수 있음이 보고되었다.[46,47]

⑦ 유산소 운동

육체적 건강은 환자의 기능에 영향을 미친다. 유산소 운동은 혈압을 낮추고, 관상동맥질환, 뇌졸중, 2형 당뇨병의 발생을 줄인다. 또 운동은 우울과 불안을 줄이고, 숙면을 취하게 하며 더 행복(well-being)하게 만들어 준다.[48] 운동은 혈액의 점도를 낮추고 이는 뇌에 더 많은 산소가 공급될 수 있도록 한다.[48] 또 신경발생, 신경적응, 신경보호를 통해 뇌 가소성을 강화한다.[49] 운동은 파킨슨병을 가진 환자의 육체적 기능, 건강과 관련된 삶의 질, 근력, 균형, 보행속도를 향상시킨다.[50]

일반적으로 쉽게 할 수 있는 유산소 운동에는 수영, 보행, 자전거 타기가 있다. 수영이나 자전거 타기를 할 때에는 안전에 유의하여야 한다. 파킨슨병 환자 중에는 기립성 저혈압, 부정맥, 운동에 의한 저혈압 등 심혈관계 이상을 가진 경우가 많기 때문에 40세 이상의 환자는 운동 시작 전 심혈관계에 대한 평가를 고려해야 한다.[51]

보행은 파킨슨병 환자에서 특별한 도구 없이도 비교적 안전하게 할 수 있는 유산소 운동이다. 그러나 꾸준

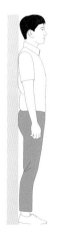

그림 29-3 ┃ 자세 교정 훈련

히 보행을 하는 것은 쉬운 일이 아니다. 매일 얼마나 보행하였는지를 보여주는 보행계수기(pedometer ; 만보계)는 가격이 비싸지 않으면서도 유산소 운동을 꾸준히 할 수 있도록 도와주는 유용한 도구이다. 하지만 파킨슨병 환자들처럼 천천히 걸을 때는 보행계수기가 보행을 인식하지 못할 수 있다. 보행계수기를 살 때 환자의 느린 보행도 감지할 수 있도록 감도를 조절할 수 있는 제품을 사면 이 문제를 해결할 수 있다.[52]

⑧ 보행 훈련

걸을 때 발뒤꿈치부터 먼저 바닥에 닿은 다음 발끝이 바닥에 닿도록 하고 보폭은 가능하면 크게 하여 걷도록 한다.[53] 청각신호(auditory cue), 시각신호, 촉각신호를 이용하여 보행기능을 향상시킬 수 있다. 청각적 자극을 주기 위해서는 메트로놈, 손뼉소리, 음성, 음악을 이용한다. 음악을 이용한 보행 훈련은 보행기능을 향상시킬 수 있고,[54] 빠른 리듬의 청각자극은 보행동결(freezing of gait)을 감소시킬 수 있다.[55] 청각 자극을 통해 보장을 더 크게 하여 걷는 것이 보행 동결이나 가속보행을 줄이는데 도움이 될 수 있다.

시각적 신호를 주기 위해 손잡이가 아래에 있는 지팡이(inverted walking stick), 바닥 무늬, 줄(stripes)을 이용할 수 있다. 시각적 신호는 보폭과 보행속도를 증가시키지만 신호가 없는 상태에서는 효과가 나타나지 않는 문제점이 있다.[13] 파킨슨 환자는 걷다가 방향을 바꿀 때 넘어지기 쉬우므로 방향을 바꿀 때 큰 원을 그리고 돌게 한다.

트레드밀은 파킨슨병 환자의 보행 훈련을 위하여 많이 사용되고 있다.[56] 훈련은 트레드밀의 속도를 환자가 안전하게 보행할 수 있는 최고 속도로 차츰 증가시키고, 체중지지의 정도를 줄이고, 경사를 증가시키고, 보행 시간을 증가시키는 방법으로 이루어진다.[43,57] 트레드밀을 이용한 연구를 종합한 결과 보행 속도, 보장, 단위시간 당 보행 가능한 거리가 증가된 결과를 얻었다.[58] 최근 파킨슨병 환자를 포함한 낙상 고위험 노인에서 가상현실을 접목한 트레드밀 보행 훈련이 일반 트레드밀 보행 훈련보다 낙상 감소에 더 효과적임이 보고되었다.[59]

⑨ 춤(dance)

탱고, 왈츠 등 춤은 파킨슨병 환자의 운동 증상을 호전시키기 위해 사용된다.[60,61] 파킨슨병 환자에게 춤 치료를 실시한 결과 일상생활 동작을 회복하고 다양한 활동에 더 많이 참여하였다는 보고가 있다.[62] 물리치료 가이드라인에서도 파킨슨병 환자에서 춤을 권장하고 있으나, 뒤로 걷는 동작에서 낙상을 유발할 수 있으므로 환자의 기능에 따른 동작의 조정이 필요하다.

⑩ 무술

태극권, 기공이 파킨슨병 환자의 기능을 향상시키기 위하여 이용되고 있으며, 태극권이 균형능력을 향상시키고 낙상을 줄일 수 있다는 연구 결과가 보고되었다.[63]

⑪ 보행보조기구

보행기나 지팡이는 지지면을 넓혀줌으로써 보행을 더 쉽게 하고 넘어질 위험성을 줄이기 위하여 사용되는데 보행기의 무게를 더 무겁게 함으로써 안정성을 높일 수 있다. 진행된 파킨슨병 환자에게는 시각적 자극을 제공할 수 있는 보행기가 유용하게 사용될 수 있다. 그러나 환자가 보행보조기구에 의지하게 되면 균형훈련의 의미는 줄어든다.

⑫ 작업치료

파킨슨병 작업치료 가이드라인은 환자가 일상생활의 제한이나 참여의 문제가 발생하거나 보호자가 일상적인 활동에서 환자를 관리 혹은 지지하는 것에 어려움을 겪을 때 필요하다고 권고하고 있다.[64] 개별적 평가를 통해 해결해야 할 문제를 확인하여 목표를 설정하고, 환자에게 적절한 활동을 설정 및 구조화하여, 상지의 운동 기술에 대한 훈련과 인지전략, 신호(cue)의 활용, 환경의 최적화, 보호자 교육 등의 과정을 통해 환자가 의미 있는 작업 수행을 유지할 수 있도록 한다. 가이드라인에 따른 개별화된 재가 작업치료가 환자의 일상 활동 수행 향상에 효과가 있음이 보고되었다.[65]

⑬ 운동학습 및 훈련

파킨슨병이 진행하면 운동의 자동성이 손상되면서 기존에 익숙한 동작들에서 어려움을 겪기 시작한다. 반면, 운동학습 기능은 상대적으로 보존되어 있으므로, 상대적으로 높은 훈련량이 필요하지만 반복된 훈련으로 새로운 운동 기술을 학습하는 것이 가능하다. 그러므로, 목표로 하는 기능적 동작을 반복 훈련하는 것이 필요하다. 또한, 자동성의 감소로 인하여 보행 중 장애물에 대한 대처와 같은 일상적인 상황에서 어려움을 겪게 되는데, 이를 극복하기 위해 인지장애가 없는 환자는 이중과제 훈련(dual-task training)을 시행할 수 있다.

자동적 행동의 손실을 보상하기 위해 동작에 대한 전략을 훈련할 수 있으며, 신호의 활용, 집중, 그리고 복잡한 동작 순서에 대한 전략 등이 해당된다. 복잡한 동작의 수행이 어려운 경우 세부적인 요소(대개 4~6 단계)로 나누어 시행이 어려운 요소를 파악하여 단계적인 훈련을 통해 전체 동작을 수행할 수 있도록 한다.[30]

⑭ 언어치료

목소리를 크게 하기 위해 깊이 숨을 쉬고 횡격막 호흡을 하게 한다. 얼굴, 구강(oral), 혀(lingual) 근육강화 운동을 실시 한다. 최대의 노력으로 큰 목소리를 내도록 지속적으로 훈련하는 리실버만 음성치료(Lee Silverman voice Treatment, LSVT®)가 발성 기능의 유지에 도움이 된다.[66]

⑮ 호흡훈련

폐활량(Vital capacity)을 측정하고 유발 폐활량 훈련기(Incentive spirometer)를 사용하여 훈련하게 하는 것이 무기폐(atelectasis)나 폐렴을 예방하는 데 도움이 된다.

(4) 기타 증상의 치료

① 기립성 저혈압(orthostatic hypotension)

기립성 저혈압을 치료하는데 가장 먼저 해야 할 일은 기립성 저혈압을 초래할 수 있는 약제를 복용하고 있는지 확인하는 것이다. 만약 의심이 되는 약물이 있으면 복용량을 줄이거나 처방을 바꾸어야 한다.

치료를 할 때에는 비약물적 치료를 먼저 실시하여야 한다.[22] 교육을 통해 생활습관을 적절하게 하는 것이 중요하다. 적절한 수분 섭취가 필수적이며 자세를 바꿀 때 천천히 움직이고 탄력스타킹이나 복대를 착용하는 것이 권장된다. 과식을 하지 않도록 하고 식이섬유가 풍부한 식사를 통해 변비가 생기지 않도록 하여야 한다. 미도드린(midodrine), 플루드로코르티손(fludrocortisone) 등 혈압을 높이는 약물의 사용을 고려할 수 있으며, 돔페리돈(domperidone)은 도파민 작용제에 의한 저혈압이나 레보도파에 의해 악화된 기립성 저혈압을 완화할 수 있다.[67]

② 연하장애

연하장애의 치료를 위해 안면 근육, 혀, 인두근육의 근력 강화 훈련을 실시한다. 리실버만 음성치료가 연하장애에도 효과가 있음이 보고된 바 있어,[68] 적극적인 발성운동도 권장된다. 최근의 연구는 호흡근에 가해지는 부하를 조절할 수 있는 장치를 이용하여 시행한 호흡근 강화훈련(expiratory muscle strength training, EMST)이 기도흡인 감소에 효과적임을 보고한 바 있다.[69] 또 기도흡인을 줄이기 위해 턱 당기고 삼키기(chin-tuck) 등의 보상기법을 사용할 수 있다. 음식의 점도를 높이는 것은 인지기능의 장애가 동반된 파킨슨병 환자에게 보상기법보다 더 쉽게 실시할 수 있다. 여러 가지 방법을 사용하여도 수분이나 영양공급이 불충분한 경우에는 비위관 또는 위루관을 통한 음식의 투여가 필요하다.

③ 변비

운동, 고식이 섬유 식사, 수분 섭취를 통해 치료하고 필요한 경우 변을 무르게 하는 약을 사용할 수 있다. 배변이 이루어지지 않는 경우 좌약을 사용할 수 있다.

④ 방광 장애

야뇨증이 있는 경우 자기 전 수분, 카페인이 든 음료, 알코올의 섭취를 피하도록 한다. 정해진 시간에 소변보기(timed voiding), 간헐 도뇨법이 도움이 될 수 있다. 배뇨근 과반사가 있는 경우에는 옥시부티닌(oxybutynin) 혹은 톨테로딘(tolterodin) 등 말초 항콜린성 약물을 사용할 수 있다.

⑤ 수면장애

주변을 조용하게 하고 실내온도를 적절히 조절하는 등 수면 환경을 관리하는 것이 필요하다. 잠드는 시간과 깨어나는 시간을 일정하게 하는 것이 도움이 되므로 잠을 자야 할 시간에는 검사나 의료진과의 접촉을 가능하면 줄여야 한다. 야뇨증이 있는 환자는 콘돔 도뇨관을 사용하는 것이 도움이 될 수 있다. 주기적으로 도뇨관을 삽입하기 보다는 거치 도뇨관을 이용하는 것이 수면 방해를 줄일 수 있다. 수면주기가 흐트러지면 낮에 졸리게 된다. 낮에 자지 않도록 항파킨슨병 약제, 안정제를 줄이고 카페인, 메틸페니데이트(methylphenidate), 모다피닐(modafinil) 등과 같은 각성제를 투여하는 것이 도움이 된다. 렘수면 장애에 대하서는 클로나제팜(clonazepam)이 일차약으로 추천되며, 멜라토닌과 리바스티그민(rivastigmine)의 효과가 보고된 바 있으나 근거는 부족하다.

⑥ 인지 장애

인지 장애가 있는 경우에는 안정제 등 인지기능을 약화시킬 수 있는 약제의 투여를 줄이는 것이 필요하다. 파킨슨병 치매(Parkinson disease dementia, PDD)에 대한 콜린에스터라아제 억제제의 효과가 보고된 바 있으나 진전의 악화가 사용을 제한할 수 있으며, 위장관계 증상으로 인하여 경구제보다는 리바스티그민 경피 패치가 일반적으로 선호된다.[67]

⑦ 정신질환 증상(psychiatric manifestations)

기존 연구를 종합한 결과 클로자핀(clozapine)이 도움이 될 수 있다는 보고가 있다.[70]

⑧ 불안 및 공황발작

치료는 항파킨슨병 약물을 적절히 조절하고, 불안 및 공황 발작을 초래하는 약물을 중단하고, 항불안제를 사용하는 것이다.

⑨ 우울증

삼환계 항우울제(tricyclic antidepressant)가 효과적이라는 근거가 있으나 부작용으로 인하여 많이 사용되지 않으며, 근거는 부족하지만 설트랄린(sertraline), 에스시탈로프람(escitalopram), 시탈로프람(citalopram), 벤라팍신(venlafaxine) 등의 선택적 세로토닌 재흡수 억제제 및 선택적 세로토닌-노르에피네프린 재흡수 억제제가 주로 사용된다.[67]

⑩ 통증

파킨슨병 약물의 적절한 조절은 모든 유형의 통증에서 고려되어야 한다. 근골격계 통증은 원인에 따른 접근이 필요한데, 가장 흔한 견관절 통증이나 요통은 적절한 물리치료 및 운동 요법과 함께 필요에 따라 중재시술을 고려한다. 근긴장이상과 연관된 통증은 보툴리눔 독소 주사가 도움이 된다. 비스테로이드 항염증제나 아편양 제제도 근골격계 통증이나 피부 통증에 도움이 될 수 있다. 신경병증성 통증에는 가바펜틴(gabapentin), 프레가발린(pregabalin), 삼환계항우울제, 벤라팍신, 둘록세틴(duloxetine) 등을 시도해 볼 수 있다.

⑪ 성기능 이상

성기능 이상이 있는 경우에는 약물, 대사 이상, 우울증 등 원인을 찾는 것이 중요하다. 발기부전은 약물이나 해면체 주사 혹은 성기 삽입물로 도움을 받을 수 있다

2. 진행성 핵상마비(Progressive supranuclear palsy)

진행성 핵상마비는 1963년 Richardson, Steele 및 Olszewski가 처음으로 보고하였는데 강직과 서행 증상은 파킨슨병과 유사하지만 안정형 진전이 드물고 근육강직이 사지보다 목 주위에 더 심하다. 병리소견으로는 중뇌, Meynert 기저핵(nucleus basalis of Meynert), 청반, 소뇌 등에서 신경세포의 소실이 있고 신경원섬유매듭(neurofibrillary tangle)이 세포 내에서 관찰 된다. 파킨슨병과 구별되는 가장 특징적인 임상증상은 체위불안정과 안구의 수직운동장애이다. 또 다른 중요 증상은 성격의 변화이다. 환자는 모든 일에 무관심해(apathetic)지는데 우울증이 있는 것처럼 보일 수도 있다. 파킨슨병에서는 체위 불안정성이 병이 상당히 진행된 뒤에야 나타나지만 진행성 핵상마비에서는 초기부터 나타나 자주 넘어지게 된다. 보행 시에는 목 주위 근육의 강직으로 인해 목을 뒤로 젖히면서 걷게 된다. 안구의 수직운동 장애는 파킨슨병과 구별되는 중요한 증상인데 하방 주시가 어렵게 된다. 이 때문에 바닥에 장애물이 있는 경우 걸려서 넘어지거나 계단을 내려가기가 어렵게 된다.

3. 다계통 위축증(Multiple system atrophy, MSA)

파킨슨 증상이 있으면서 초기에 자율신경계 증상이나 소뇌 증상이 두드러지면 다계통 위축증을 생각하여야 한다. 다계통 위축증의 첫 증상은 주로 50대에 나타나며 진단 후 9.8년 정도 생존하게 된다.[71] 다계통 위축의 특징적인 증상은 요실금, 발한 감소, 기립성 저혈압이며 발병 후 3~5년 안에 나타난다. 성인에서 레보도파에 잘 반응하지 않는 파킨슨병 증상이 점점 진행하거나, 소뇌증상이 있으면서 배뇨장애나 기립성 저혈압과 같은 자율신경계 증상이 있는 경우 다계통 위축증으로 진단한다. 다계통 위축증에서는 기저핵과 흑질 외에도 척수의 자율신경계 신경세포의 소실이 흔히 관찰되고 세포질 봉입체(cytoplasmic inclusion body)가 세포 내에 침착되는 것이 특징이다. MSA-P (MSA with predominant parkinsonism)는 파킨슨병 증상을 보이지만 안정 시 떨림이 드물고 증상이 비교적 대칭적이며 진행이 빠르고 레보도파에 대한 반응이 좋지 않다. 뇌자기 공명영상에서 피각(putamen)의 바깥쪽을 따라 T2 강조영상에서 고음영이 나타나는 것이 특징적인 소견이다. MSA-C (MSA with cerebellar features)는 소뇌실조가 특징이다. 소뇌증상인 보행 실조, 구음장애, 안구운동장애와 뇌간 증상인 연하장애와 배뇨 장애, 심부 건반사 항진이 있다. 다계통 위축증에서는 다른 소뇌실조 보행과 달리 보폭(step width)이 좁아진다.[4] 자기공명영상이나 컴퓨터 단층촬영에서 소뇌와 뇌간의 위축이 두드러지고 뇌교(pons)에서는 십자모양의 고음영이 T2 강조영상에서 흔히 관찰된다. 다계통 위축증에서는 레보도파에 대한 반응이 미미하거나 일시적이다. 기립성 저혈압의 치료를 위해서는 염분섭취와 플루드로코르티손이 도움이 될 수 있다. 줄기세포 이식이 병의 진행을 늦추었다는 연구가 최근 보고되었다.[72]

4. 레비소체 치매(Diffuse Lewy Body disease)

레비소체 치매는 지적 기능의 뚜렷한 감소, 시각적 환각, 서행, 경직이 특징적이며 안정형 진전이 있을 수도 있다. 레비소체 치매에서는 치매와 시각적 환각이 증상 발현 후 3년 안에 빠르게 진행되지만 서행과 경직은 느리게 진행된다. 도파민이 서행과 경직을 줄일 수는 있지만 시각적 환각을 악화시키고 때로 치매를 더 심하게 만들기 때문에 치료하는데 어려움이 있다.

5. 이차 파킨슨증(Secondary Parkinsonism)

1) 혈관 파킨슨증

뇌의 기저핵이나 피질하백질(subcortical white matter)에 분포하는 작은 혈관들의 혈류장애로 발생하는데 가장 주된 증상은 보행장애이다. 종종걸음(small stepped gait), 동결보행이 나타나며 파킨슨병과 달리 안정형 진전은 없다. 보행장애 외에도 치매와 배뇨장애가 흔하며 파킨슨병과 가장 두드러진 차이는 심부 건반사 항진이 나타난다는 점이다. MRI에서 뇌의 기저핵 혹은 피질하백질에 다발성 열공경색(lacunar infarction)을 확인할 수 있다.

2) 정상압 수두증

정상압 수두증의 가장 두드러진 증상은 보행장애이다. 종종 걸음을 걷거나 발을 넓게 벌리고 걷기도 한다. 또한 출발이 어려울 수도 있고 발이 바닥에 붙어 잘 떨어지지 않게 된다. 파킨슨병과 같이 서행과 체위불안정이 흔히 나타나지만 인지기능 장애와 배뇨장애가 파킨슨병보다 훨씬 자주 나타난다. 파킨슨병과 달리 안정형 진전이 거의 없으며 앉거나 누운 상태에서는 다리의 기능이 거의 정상이다. 뇌자기 공명영상이나 컴퓨터 단층 촬영에서 뇌실이 커져 있다. 뇌실복강단락술(ventriculoperitoneal shunt)에 의해 증상이 개선될 수 있다.

3) 망간중독(manganism)에 의한 파킨슨증

환기시설이 좋지 않은 작업장에서 망간광석을 부수는 일을 하거나 용접을 하면 망간중독에 의한 파킨슨증이 발생한다. 파킨슨병과 달리 주된 병소가 창백핵에 있기 때문에 임상양상도 차이가 있다. 안정형 진전은 드물고 근긴장이상이 흔하다. 뒷걸음질이 매우 힘들거나 잘 넘어지며 다른 파킨슨병에 비하여 체위불안정이 두드러진다. 일부 환자에서는 발뒤꿈치를 들고 걷는 것이 관찰된다. 레보도파에 대한 반응은 좋지 않다.

4) 저산소성 뇌손상에 의한 파킨슨증

일산화탄소 중독이나 질식에 의해 무산소성 뇌손상을 받으면 무운동무언증(akinetic mutism)이 지속되거나 2~4주 정도의 회복기를 거쳐 무산소 후 지연뇌병증(delayed post-anoxic encephalopathy)이 나타난다. 무산소 후 지연뇌병증에서는 서행, 강직, 자세불안정, 보행장애는 있으나 안정 시 진전은 드물다. 레보도파에 대한 반응은 거의 없다.

5) 기타 질환

두부 외상, 뇌종양, 후천선 면역 결핍증, 세인트루이스 뇌염, 폰에코노모병(von Economo's disease) 및 다른 인플루엔자 연관 뇌염이 파킨슨병의 발생과 연관이 있다.

6) 약물

도파민 길항제와 같은 약물은 파킨슨병을 유발하거나 증상을 심하게 만들 수 있다. 이러한 약물에는 할로페리돌(haloperidol), 티오리다진(thioridazine), 플루페나진(flu-phenazine) 등과 같은 전형적 신경이완제들과 D2 수용체 길항제인 메토클로프라미드(metoclopramide)가 있다.

은 자세성 진전(postural tremor)과 의도성 진전(intentional tremor)으로 나눈다. 자세성 진전은 어떤 자세 혹은 중력에 대항할 때 나타나며, 의도성 진전은 손이 수의적인 운동을 할 때 나타난다.

의도성 진전은 활동 시, 특히 지시된 운동의 마지막 부위에서 심하게 나타난다. 대개 5 Hz 이하의 빈도로 나타나며 주로 머리와 상지에서 나타난다. 심한 경우에는 음식 먹기, 물 마시기, 걷기 등에도 지장이 있다. 시상 복외측핵에 대한 뇌정위수술은 의도성 진전의 치료에 도움이 된다.

생리적 진전(physiologic tremor)은 병의 진행이 아닌 정상적인 표출로 대개 모든 근육에서 나타나며, 진폭은 눈으로 구별하기 힘들만큼 작고 7~12 Hz 정도의 진동주기를 보인다. 프로프라놀롤(propranolol)은 생리적 진전을 조절하는데 효과적이며 다른 형태의 진전에도 효과가 있다. 클로니딘(clonidine), 클로나제팜(clonazepam) 및 항경련제 또한 효과가 있다.

파킨슨병과 관련된 진전은 시상 자극술이나 시상 절제술로 치료할 수 있고, 보툴리눔 독소(botulinum toxin)는 진전 치료에 효과가 있는 차선책이다. 근육의 재교육, 이완과 흉내내기 동작을 포함한 재활치료가 도움이 될 수 있다.

II. 운동과다질환(Hyperkinetic Disorders)

운동과다 질환을 성공적으로 치료하기 위해서는 정확한 분류를 통해 치료방향을 적절히 설정하는 것이 필요하다. 왜냐하면 일반적으로 유발 원인에 관계 없이 각 운동과다 질환에서 나타나는 이상운동은 치료 방법이 동일하기 때문이다.

1. 진전(Tremors)

진전은 규칙적으로 진동하는 움직임으로, 여러 근육들이 교대로 수축함으로써 발생한다. 리듬감이 있는 움직임이 다른 불수의적 운동과 구별되는 특징이다. 임상적으로 진전은 안정형과 활동형으로 나눈다. 안정형 진전은 안정을 취하거나 근육이 이완된 상태에서 나타나는데 파킨슨병이나 파킨슨 증후군에서 관찰할 수 있다. 활동형 진전

2. 근긴장이상(Dystonia)

근긴장이상(Dystonia)은 지속적이거나 간헐적인 근육 수축이 특징인 운동 장애로 비정상적이고 반복적인 움직임이나 자세 또는 두 가지 모두를 유발한다. 근긴장이상 운동은 전형적인 패턴을 보이며 꼬이고, 때로 떨릴 수 있다. 근긴장이상은 종종 자발적인 행동으로 시작되거나 악화되고, 과도한 근육 활성화와 관련된다.[73]

새로 제안된 분류체계에서는 임상적 특성과 원인(etiology)의 두 축(axis)으로 근긴장이상을 분류한다. 임상적 특성은 발병연령, 신체분포, 시간적 패턴, 동반된 이상운동질환과 다른 신경학적 징후로 기술하고, 원인은 신경계 병리 여부와 유전, 획득, 혹은 특발성 여부로 기술한다(표 29-4).[73,74]

원인적 치료가 가능하지 않은 대부분의 근긴장이상은 증상적 치료가 필요하다. 경한 근긴장이상은 경구 약물치료를 우선 시도할 수 있다. 보통 몇 가지 약제를 차례로 시도하여 가장 효과적인 약제를 찾게 되는데, 항콜린제, 벤

조다이아제핀, 바클로펜, 도파민제, 클로자핀(clozapine) 등의 항도파민제 등을 사용한다. 특히, 도파반응성 근긴장이상(dopa-responsive dystonia)는 레보도파의 투여로 호전될 수 있다. 중등도의 근긴장이상에서는 일차치료로 보툴리눔 독소 주입을 고려한다. 경부 근긴장이상(cervical dystonia), 안검경련(blepharospasm), 연축발성장애(spasmodic dysphonia) 등이 보툴리눔 독소 치료의 대표적인 적응증이며, 광범위한 근긴장이상에서도 보툴리눔 독소가 도움이 될 수 있다. 독소를 주입할 근육의 선택은 증상에 따라 개별적인 접근이 필요하며, 자세한 검진과 함께 근전도의 활용이 도움이 된다. 필요에 따라 재활치료를 병행하는데, 근긴장이상의 반대측 근육을 활성화하고, 자세를 교정하고, 보툴리눔 독소 치료를 한 근육을 스트레칭 하는 물리치료, 기능향상을 위한 작업치료, 이완요법 등이 포함될수 있다. 중증의 근긴장이상의 경우 보툴리눔 독소 주입, 재활치료, 약물치료를 병행할 수 있으며, 광범위한 경우 심부뇌자극술을 고려한다.[75]

표 29-4 | 임상적 특성과 원인에 따른 근긴장이상의 분류

Axis I: 임상적 특성	발병 연령	영아기(infancy; 출생~2세) 소아기(childhood; 3~12세) 청소년기(adolescence; 13~20세) 초기 성인기(early adulthood; 21~40세) 후기 성인기(late adulthood; 40세 이상)
	신체 분포	국소성(focal; 하나의 고립된 신체 부위) 분절성(segmental; 둘 이상의 연결된 신체 부위) 다발성(multifocal; 둘 이상의 분리된 신체 부위) 편측성(hemidystonia; 신체의 절반) 전신성(generalized; 체간과 두 개의 다른 부위)
	시간적 패턴	질병 경과(static vs. progressive) 단기간의 변동(persistent, action-specific, diurnal, paroxysmal)
	연관된 특성	독립(isolated; 진전을 포함할 수 있음) 복합(combined; 다른 신경학적 혹은 전신적 양상)
Axis II: 원인	신경계 병리	퇴행성(degenerative) 구조적(structural) 퇴행성 혹은 구조적 병리가 없음
	유전성	유전성(inherited) 획득성(acquired)
	특발성	산발성(sporadic) 가족성(familial)

1) 두부 근긴장이상

가장 흔한 증상은 턱이 열리고 입술이 당겨지고 혀가 튀어나오며 광경근(platysma)이 경련하는 것이다. 다른 경우에는 입술이 오므라들고 턱이 굳게 닫히기도 한다. 간간히 씹고 혀를 마는 형태로 나타날 수 있으며 이로 인해 악관절의 통증이 발생할 수 있다. 경련성 발성장애, 사경, 몸통이나 사지의 근긴장이상이 동반될 수 있다. 먹고 이야기하는 것이 근긴장이상을 유발하기도 한다. 보툴리눔 독소를 침범된 근육에 주사하는 것이 유용한 치료방법의 하나이다.

2) 경부 근긴장이상(Cervical dystonia)

경부의 근긴장이상은 국소성 근긴장이상의 가장 흔한 형태로 흉쇄유돌근, 승모근 및 경추의 후방 근육들을 침범한다. 일정하고 반복적인 경련성 운동이 머리를 뒤틀리게 하며(회전성 사경), 신전시키기도 하고(후사경), 굴곡시키기도 하며(전사경), 어깨쪽으로 기울게(측사경)한다. 걷거나 서면 악화 되고 손으로 잡고 턱이나 뺨을 돌리면 사경을 교정할 수 있다. 목의 움직임은 안검 경련, 입술 혹은 씹는 움직임 및 진전과 관련이 있을 수 있다. 경부 근긴장이상에서는 자세변화와 근육에 대한 강한 자극으로 인해 심한 통증이 발생할 수 있다. 경부에는 통증수용체가 많아 다른 부위의 근긴장이상보다 더 심한 통증을 느끼게 된다.

치료는 벤조다이아제핀(benzodiazepine), 항콜린제, 항경련제, 도파민 작용제와 길항제 모두를 사용해 볼 수 있으나 모두 부작용이 있어서 사용하는데 어려움이 있다. 침범된 근육에 보툴리눔 독소를 사용하는 것이 심각한 합병증이 없이 효과를 볼 수 있는 방법이다.

3) 사지의 근긴장이상

사지의 근긴장이상의 가장 흔한 형태는 손과 손가락의 과신전 혹은 과굴곡으로 손을 이용한 어떤 작업도 불가능하게 하는 직업적 경련이다. 작업 특이적 근육긴장 이상은 손과 손가락이 과신전 혹은 과굴곡으로 나타나며 글쓰기나 피아노와 같은 악기를 연주할 때 나타난다. 동작을 멈추면 경련도 사라진다. 보툴리눔 독소의 주사가 적용해 볼수 있는 치료방법이다.

4) 도파민반응성 근긴장이상(Dopa-responsive dystonia, DRD)

근긴장이상 외에 강직, 서행, 굽힌 자세, 자세반사의 소실 같은 파킨슨병 유사 증상이 있고 까치발 보행(toe walking)을 보이기도 한다. 영유아 시기에는 뇌성마비와 유사하여 진단이 늦어지기도 한다. 전형적인 DRD는 적은 용량의 레보도파에 의해 증상이 호전되지만, 적은 용량에 잘 반응하지 않으면 충분한 양을 4주 이상 투여해 보고 결과를 판단하여야 한다.

3. 무도증(Chorea)

무도증이라는 진단명은 춤이라는 그리스어에서 기원한 것으로 불규칙하고 움찔거리는(jerky) 불수의 운동이 신체에 나타나는 것이 특징이다. 대개는 손이나 발처럼 사지의 원위부를 침범하나 근위부 근육을 침범하면 도리깨질과 감별하기 어렵게 된다. 시상하핵, 꼬리핵, 조가비핵, 시상의 이상과 관련이 있다. 무도증은 다른 이상운동과 마찬가지로 스트레스나 불안 상태에서 악화되며 수면 시에는 사라진다. 일차적인 경우가 있지만 다른 원인, 즉 뇌혈관질환, 면역장애, 내분비 장애, 종양, 감염, 약물 복용에 의해 나타날 수 있으므로 주의 깊게 감별하여야 한다. 페노바비탈(phenobarbital), 발프로이산(valproic acid)과 같은 항간질 약물이 도움이 될 수 있다. 클로나제팜(clonazepam)과 같은 GABA (gamma-Aminobutyric acid) 약물 들도 무도증을 개선시키는 효과가 있는데 이는 GABA가 시상하핵에서 억제작용에 관여하기 때문이다.

1) 유전 무도병(Hereditary chorea)

(1) 헌팅톤병(Huntington disease)

무도증과 더불어 정신증상과 인지장애를 특징으로 하는 이상운동 질환이다. 발병원인은 4번 염색체 단완에 위치한 헌팅톤 유전자에서 CAG 염기 반복의 비정상적인 증가이다. 유전자 검사를 통해 진단할 수 있고 헌팅톤병이 진행된 환자에서는 영상검사에서 꼬리핵(caudate nucleus)의 위축을 확인할 수 있다. 의학적 치료, 정신적 지지뿐 아니라 유전 상담도 함께 이루어져야 한다. 무도증은 일반적으로 치료하지 않으며 우울증과 불안에 대해서는 치료가 필요하다. 조증과 자살관념 같은 정신질환 증상이 있는지 주의 깊게 살펴보아야 하며 필요한 경우 비정형 신경이완제(atypical neuroleptics)로 치료한다.

(2) 척수소뇌실조(Spinocerebellar ataxia, SCA)

척수소뇌실조는 침범되는 유전자에 따라 분류되며 기저핵의 기능이상과 더불어 소뇌신경의 퇴행성 변화에 의하여 다양 한 증상이 나타난다. 1형, 2형, 3형, 17형 척수소뇌실조에서 무도증이 나타날 수 있다.

(3) 양성 유전무도병(Benign hereditary chorea)

주로 보통염색체 우성으로 유전되며 여아에서 흔하고 보통 5세 전에 발병한다. 무도증 때문에 운동발달이 지연되나, 인지기능 장애는 없다. 무도증 이외의 증상은 거의 없고 가벼운 진전, 운동실조, 발음 장애를 보일 수도 있으나 무도증은 거의 진행하지 않는다. 무도증은 레보도파에 반응하기도 한다.

(4) 신경가시세포증가증(Neuroacanthocytosis)

입 주위 무도증과 함께 혀와 입술을 깨무는 특징적인 이상운동을 보이며 축삭형 감각운동다발신경병과 근위축이 동반 되고 말초혈액검사에서 가시적혈구(acanthocyte)가 나타난다. 보통염색체 열성이 가장 흔하지만 우성으로 유전되기도 한다. 뇌영상에서 전반적인 뇌 위축과 더불어 심한 꼬리핵의 위축을 발견할 수 있다.

2) 비유전무도병

(1) 감염 후 무도병

A군 베타용혈연쇄구균 감염 후 20~30%에서 무도병이 발생한다. 대개 10대 여자 아이에서 잘 생기며 5~15주 사이에 없어 지지만 20%의 환자에서 재발한다. 보통 감염 후 1~6개월 후에 무도병이 발생하므로 류마티스열 병력과 적혈구 침강속도, 항연쇄구균 용혈소항체, 항연쇄구균 항체역가가 진단에 도움이 된다. 그러나 감염 후 오랜 시간이 지난 후 무도병이 발병하는 경우 혈액검사가 음성으로 나올 수 있다. 휴식과 아스피린, 안정제의 투여가 도움이 된다.

(2) 혈관무도병

혈관무도병은 뇌졸중 후 가장 흔히 유발되는 이상운동질환으로 주로 편측에 발생한다. 기저핵, 시상 그리고 이들 부위와 연결된 경로에 병변이 생기면 발생할 수 있지만 시상하핵의 뇌출혈이나 뇌경색에 의한 경우가 가장 흔하다. 도파민 차단제가 도움이 된다.

(3) 기타 원인

비케톤 고혈당증, 전해질 이상, 갑상선 기능항진증, 부갑상선 기능항진증 및 저하증, 비타민 B12 결핍, 만성간질환, 신경이완제(neuroleptic), 항구토제, 항간질제, 항우울제, 피임약, 종양 등에 의해서도 무도증이 발생할 수 있다.

4. 도리깨질(Ballismus)

도리깨질은 무도증에 비해 큰 진폭을 가지며 근위부 근육을 침범한다. 움직임은 종종 갑작스럽게 뚜렷한 패턴 없이 나타난다. 도리깨질은 편측성으로 나타나는 경우가 많아서 대개 편측 도리깨질(hemiballismus)이라 부른다. 시상하핵이나 다른 피질하 구조물에 병변이 있을 때뿐 아니라 고혈당, 종양, 전신성 홍반성 루푸스, 뇌염이 있을 때도 나타날 수 있다.

치료는 페노바비탈(phenobarbital), 발프로이산(valproic acid)과 같은 항간질 약물이 효과적이다. 일측성 도리깨질에는 도파민 길항제인 할로페리돌(haloperidol), 페노티아진(phenothiazine) 및 도파민 소모성 약제인 테드라베나진(tetrabenazine)이 효과가 있다.

5. 무정위운동(Athetosis)

무정위운동과 무도병은 비트는 움직임과 몸의 어떤 부분(손가락, 발가락, 손 등)이 일정한 자세를 유지하지 못한다는 공통 점이 있지만 무정위운동의 움직임은 무도병보다 느리다. 사지가 가장 흔히 침범되나 중심축의 근육들도 침범될 수 있다. 무정위 운동은 윌슨병, 뇌성마비, 기저핵 질환에서 관찰할 수 있는데 때로는 약물에 의해서도 유발된다. 무도병과 함께 나타날 때는 무도무정위운동(choreath-

etosis)이라 부른다. 페노바비탈(phenobarbital), 발프로이산(valproic acid)과 같은 항간질 약물이 도움이 될 수 있다.

6. 틱(Tics)

틱은 빠른 불수의 운동이나 소리가 반복하여 나타나는 것을 말하는데 단순 틱과 복합 틱으로 구분한다. 단순 틱은 한 근육 군에만 나타나며 눈을 깜박이거나, 어깨를 으쓱대거나, 얼굴을 찡그린다든지 머리를 흔드는 동작으로 나타난다. 복합 틱은 특정한 양식을 보이는 조화된 동작으로 나타난다, 즉, 몸의 냄새를 맡는다든지, 손을 흔들거나 발로 차는 동작을 하며, 자발적인 동작과 구별하기 어려운 경우가 많다. 틱은 어느 정도 스스로 억제할 수 있으나 억제하는 동안 움직이려는 절박한 욕구는 더욱 강해진다. 틱을 하고 나면 그 욕구는 해소된다. 일반적으로 틱은 수면시간 동안에는 사라지며 스트레스를 받는 상황에서 심해진다. 정상 어린이의 15%에서 성장과정 중 단순 틱이 나타날 수 있는데 이러한 양성 틱은 발생 후 1년 안에 자연 소실된다. 만성 틱은 흔히 평생 동안 지속되는 틱을 말하며 뚜렛 증후군(Tourettes syndrome)은 일차성 틱 중 가장 심한 증상을 보인다. 틱은 두부외상, 뇌졸중, 약물 복용에 의해 이차성으로 나타날 수도 있다.

7. 상동증(Stereotype)

상동증은 목적이 없이 획일적으로 반복하는 자발적인 움직임으로 머리를 끄덕이거나 흔들거나 팔을 떠는 등의 증상을 보이고 정신지체나 암페타민 중독에서 볼 수 있다.

8. 심인성 이상운동(Psychogenic movement disorders)

심인성 이상운동은 여러 가지 정신질환에 의해 발생한다. 이상운동을 가진 환자의 3%는 심인성 질환을 가지고 있다.[52] 심인성 이상운동은 흔히 진전, 근긴장이상, 간대성 근육경련증(myoclonus)의 형태로 나타난다. 심인성 이상운동 진단을 위해서는 기질성 이상운동이 없다는 것을 확인하고 병력이나 진찰에서 심인성 질환을 시사하는 소견을 찾아야 한다. 기질성 이상운동과 맞지 않거나 일관성이 없는 소견을 보일 경우 심인성을 생각할 수 있다. 심인성인 경우 이상운동이 갑자기 발생하여 일정하게 유지되다가 저절로 사라지기도 한다. 관심을 기울이면 증상이 심해지고 다른 것에 신경을 쓰면 증상이 덜해진다. 특징적으로 약물에 대한 반응이 위약과 차이가 없다.

심인성 보행장애가 있는 경우 재활치료와 더불어 행동치료(behavioral management), 격려와 지지가 도움이 되었다. 그러나 증상이 12개월 이상 지속된 경우에는 장기적인 장애가 될 가능성이 높다.[76]

9. 약물유발성 이상운동

약물은 이상운동을 유발하는 흔한 원인이기 때문에 이상운동을 평가할 때 반드시 고려해야 할 사항이다. 신경이완제는 가장 흔히 이상운동을 유발하는 약물이다. 정좌불능(akathisia), 파킨슨증후군, 근긴장이상, 지연운동이상증(tardive dyskinesia)을 포함한 추체외로계 증후군이 항정신병 약물들의 운동 부작용이며, 이는 도파민 수용체를 차단함으로써 생기는 것으로 추정된다.

10. 운동과다질환에 대한 치료

1) 보툴리눔 독소 주사

보툴리눔 독소의 주사는 근긴장이상이나 다른 이상운동의 비수술적 치료 가운데 가장 효과적인 치료방법 중 하나이다. 클로스트리디움 보툴리눔(clostridium botulinum)에서 추출된 신경독소는 신경근접합부에서 아세틸콜린의 방출을 저해한다. 근육 내로 주사된 독소는 근육을 부분적으로 탈신경(denervation)시킨다. 임상적 효과는 주입 후 24~74시간에 나타나서 4~6주 후 최고 효과를 보이며 3~6개월간 지속된다.

주 치료 대상은 안검경련, 사시, 사경, 편측 안면연축(hemifacial spasm), 구강 혀 근긴장이상, 두부 근긴장이상, 사지 근긴장이상, 직업성 경련, 안면근육연동증(facial synkinesia), 틱 등이다.

부작용으로는 주위 근육의 근력약화가 보고되었다. 이 외에도 감기 같은 증상 또는 알려지 반응이 있을 수 있다. 임상적 효과는 3~6개월 간 지속되며 이후 다시 주사하는 것이 필요하다. 초기 주사 후 3개월 이내에 재주사가 이루어지면 항체가 생성되기 쉬워 주의하여야 한다.

2) 경막 내 바클로펜(Intrathecal baclofen)

경막 내 바클로펜 주입술은 사지 혹은 축 근긴장이상(axial dystonia)에 도움이 될 수 있다. 이 시술은 경구 투약이 효과가 없거나, 약물 부작용이 견디지 못할 정도로 심하거나, 권장되는 양 이상의 보툴리눔 독소가 필요할 정도로 심한 상태 일 때 사용된다. 흔한 부작용은 졸음, 근력약화, 어지러움 등으로 이때는 투여되는 바클로펜 용량을 줄여야 한다.

3) 수술적 치료

약물치료로 호전을 기대할 수 없거나 이상 운동이 환자를 위험에 처하게 하는 경우에는 신경외과 수술이 필요하며, 시상 절제술, 창백핵절제술, 척수 및 뇌 자극술, 신경근 절제술(rhizotomy)과 신경 절제술(neurotomy) 등을 시도할 수 있다.

시상 절제술과 시상 자극술은 도리깨질로 인하여 환자가 지나치게 폭력적이거나 증상이 환자를 위험에 처하게 하는 경우에 고려할 수 있다. 시상 절제술이 유용할 만한 다른 질환으로는 변형 근긴장이상(dystonia musculorum deformans), 헌팅톤 무도병, 무도무정위운동(choreoathetosis), 간대성 근육경련, 본태성 진전, 소뇌성 진전, 서경 및 파킨슨병 등이다. 창백핵절제술은 창백핵의 등쪽에 병변을 만드는 것으로 파킨슨병 의 증상, 특히 서행을 개선하는데 도움이 된다. 신경근 절제술 (rhizotomy)과 신경절제술(neurotomy)이 강직과 사경에 사용 될 수 있다. 안면신경 절제술은 편측성 안면 경련의 치료에 사용될 수 있다. 척추 자극술은 경련성 사경에 시술되며 소뇌 자극술은 무도무정위운동에 적용된다.

참고문헌

1. Zoghbi HY. Genetic mechanisms in degenerative disease of the nervous system. In: Kandel ER, Schwartz JH, Jessell TM, Siegelbaum SA, Hudspeth AJ, eds. Principles of neural science. 5th ed. New York: McGraw-Hill Companies; 2013:999-1014.

2. de Rijk MC, Launer LJ, Berger K, et al. Prevalence of Parkinson's disease in Europe: A collaborative study of population-based cohorts. Neurologic Diseases in the Elderly Research Group. Neurology 2000;54:S21-3.

3. Seo WK, Koh SB, Kim BJ, et al. Prevalence of Parkinson's disease in Korea. J Clin Neurosci 2007;14:1155-7.

4. Lundy-Ekman L. Basal ganglia, cerebellum and movement. In: Lundy-Ekman L, ed. Neuroscience: Fundamentals for rehabilitation. 4th ed: Elsevier; 2013.

5. Vatalaro M. Fly model of Parkinson's offers hope of simple, faster research. NIH record L11:3; 2000.

6. D'Ostilio K, Garraux G. Brain mechanisms underlying automatic and unconscious control of motor action. Front Hum Neurosci 2012;6:265.

7. Dickson DW, Braak H, Duda JE, et al. Neuropathological assessment of Parkinson's disease: refining the diagnostic criteria. Lancet Neurol 2009;8:1150-7.

8. Seidel K, Mahlke J, Siswanto S, et al. The brainstem pathologies of Parkinson's disease and dementia with Lewy bodies. Brain Pathol 2015;25:121-35.

9. Kalia LV, Lang AE. Parkinson's disease. Lancet 2015;386:896-912.

10. Jain SS, Francisco GE. Parkinon's disease and other movement disorders. In: DeLisa JA, ed. Rehabilitation Medicine: Principles and Practice. 3rd ed. Philadelphia, PA: Lipincott Williams & Wilkins; 1988:1035-56.

11. Korchounov A, Schipper HI, Preobrazhenskaya IS, Kessler KR, Yakhno NN. Differences in age at onset and familial aggregation between clinical types of idiopathic Parkinson's disease. Mov Disord 2004;19:1059-64.

12. Kang GA, Bronstein JM, Masterman DL, Redelings M, Crum JA, Ritz B. Clinical characteristics in early Parkinson's disease in a central California population-based study. Mov Disord 2005;20:1133-42.

13. Hirschberg R, Sharma N, Scarborough DM. Rehabilitation of persons with Parkinon's disease and other movement disorders. In: Frontera WR, DeLisa JA, Gans BM, Walsh NE, Robinson LR, eds. Rehabilitation Medicine: Principles and Practice. 5th ed. Philadelphia, PA: Lipincott Williams & Wilkins; 2010:645-65.

14. Dietz V, Quintern J, Berger W. Electrophysiological studies of gait in spasticity and rigidity. Evidence that altered mechanical properties of muscle contribute to hypertonia. Brain 1981;104:431-49.

15. Horak FB, Nutt JG, Nashner LM. Postural inflexibility in parkinsonian subjects. J Neurol Sci 1992;111:46-58.

16. Potter-Nerger M, Govender S, Deuschl G, Volkmann J, Colebatch JG. Selective changes of ocular vestibular myogenic potentials in Parkinson's disease. Mov Disord 2015;30:584-9.

17. Takakusaki K, Tomita N, Yano M. Substrates for normal gait and pathophysiology of gait disturbances with respect to the basal ganglia dysfunction. J Neurol 2008;255 Suppl 4:19-29.

18. Giladi N, Treves TA, Simon ES, et al. Freezing of gait in patients with advanced Parkinson's disease. J Neural Transm (Vienna) 2001;108:53-61.

19. Sabate M, Rodriguez M, Mendez E, Enriquez E, Gonzalez I. Obstructive and restrictive pulmonary dysfunction increases disability in Parkinson disease. Arch Phys Med Rehabil 1996;77:29-34.

20. Schenkman M, Butler RB. A model for multisystem evaluation treatment of individuals with Parkinson's disease. Phys Ther 1989;69:932-43.

21. J. Doherty GF, M. Saulino. Degenerative movement disorders of the central nervous system. In: Braddom RL, ed. Physical medicine & rehabilitation. 4th ed. Philadelphia, PA: Elsevier; 2011:1223-31.

22. Metzler M, Duerr S, Granata R, Krismer F, Robertson D, Wenning GK. Neurogenic orthostatic hypotension: pathophysiology, evaluation, and management. J Neurol 2013;260:2212-9.

23. Weintraub D, Moberg PJ, Duda JE, Katz IR, Stern MB. Recognition and treatment of depression in Parkinson's disease. J Geriatr Psychiatry Neurol 2003;16:178-83.

24. Sidransky E, Lopez G. The link between the GBA gene and parkinsonism. Lancet Neurol 2012;11:986-98.

25. Snider SR, Fahn S, Isgreen WP, Cote LJ. Primary sensory symptoms in parkinsonism. Neurology 1976;26:423-9.

26. Wasner G, Deuschl G. Pains in Parkinson disease--many syndromes under one umbrella. Nat Rev Neurol 2012;8:284-94.

27. Marshall V, Grosset D. Role of dopamine transporter imaging in routine clinical practice. Mov Disord 2003;18:1415-23.

28. Hoehn MM, Yahr MD. Parkinsonism: onset, progression and mortality. Neurology 1967;17:427-42.

29. Deierborg T, Soulet D, Roybon L, Hall V, Brundin P. Emerging restorative treatments for Parkinson's disease. Prog Neurobiol 2008;85:407-32.

30. Keus SHJ, Munneke M, Graziano M, et al. European Physiotherapy Guideline for Parkinson's disease. 2014; KNGF/ParkinsonNet, the Netherlands.

31. Park G, Cho B, Kwon IS, et al. Reliability and Validity of Korean Version of Falls Efficacy Scale-International (KFES-I). J Korean Acad Rehabil Med 2010;34:554-9.

32. Bronstein AM, Hood JD, Gresty MA, Panagi C. Visual control of balance in cerebellar and parkinsonian syndromes. Brain 1990;113 (Pt 3):767-79.

33. Malkani R, Zadikoff C, Melen O, Videnovic A, Borushko E, Simuni T. Amantadine for freezing of gait in patients with Parkinson disease. Clin Neuropharmacol 2012;35:266-8.

34. Metman LV, Slavin KV. Advances in functional neurosurgery for Parkinson's disease. Mov Disord 2015;30:1461-70.

35. Rodriguez-Oroz MC, Gorospe A, Guridi J, et al. Bilateral deep brain stimulation of the subthalamic nucleus in Parkinson's disease. Neurology 2000;55:S45-51.

36. Meidahl AC, Tinkhauser G, Herz DM, Cagnan H, Debarros J, Brown P. Adaptive Deep Brain Stimulation for Movement Disorders: The Long Road to Clinical Therapy. Mov Disord 2017;32:810-9.

37. Strauss I, Kalia SK, Lozano AM. Where are we with surgical therapies for Parkinson's disease? Parkinsonism Relat Disord 2014;20 Suppl 1:S187-91.

38. Frazzitta G, Maestri R, Bertotti G, et al. Intensive rehabilitation treatment in early Parkinson's disease: a randomized pilot study with a 2-year follow-up. Neurorehabil Neural Repair 2015;29:123-31.

39. Frazzitta G, Maestri R, Ferrazzoli D, et al. Multidisciplinary intensive rehabilitation treatment improves sleep quality in Parkinson's disease. J Clin Mov Disord 2015;2:11.

40. Petzinger GM, Fisher BE, McEwen S, Beeler JA, Walsh JP, Jakowec MW. Exercise-enhanced neuroplasticity targeting motor and cognitive circuitry in Parkinson's disease. Lancet Neurol 2013;12:716-26.

41. Cusso ME, Donald KJ, Khoo TK. The Impact of Physical Activity on Non-Motor Symptoms in Parkinson's Disease: A Systematic Review. Front Med (Lausanne) 2016;3:35.

42. Keus SH, Bloem BR, Hendriks EJ, Bredero-Cohen AB, Munneke M, Practice Recommendations Development G. Evidence-based analysis of physical therapy in Parkinson's disease with recommendations for practice and research. Mov Disord 2007;22:451-60; quiz 600.

43. Tomlinson CL, Patel S, Meek C, et al. Physiotherapy versus placebo or no intervention in Parkinson's disease. Cochrane Database Syst Rev 2012:CD002817.

44. Brienesse LA, Emerson MN. Effects of resistance training for people with Parkinson's disease: a systematic review. J Am Med Dir Assoc 2013;14:236-41.

45. Allen NE, Sherrington C, Paul SS, Canning CG. Balance and falls in Parkinson's disease: a meta-analysis of the effect of exercise and motor training. Mov Disord 2011;26:1605-15.

46. Wong-Yu IS, Mak MK. Multi-dimensional balance training programme improves balance and gait performance in people with Parkinson's disease: A pragmatic randomized controlled trial with 12-month follow-up. Parkinsonism Relat Disord 2015;21:615-21.

47. Conradsson D, Lofgren N, Nero H, et al. The Effects of Highly Challenging Balance Training in Elderly With Parkinson's Disease: A Randomized Controlled Trial. Neurorehabil Neural Repair 2015;29:827-36.

48. Dunlop BW, Self RL. Exercise for depression: efficacy, safety and clinical trial implications. Psychopharmacol Bull 2008;41:65-75.

49. Dishman RK, Berthoud HR, Booth FW, et al. Neurobiology of exercise. Obesity (Silver Spring) 2006;14:345-56.

50. Goodwin VA, Richards SH, Taylor RS, Taylor AH, Campbell JL. The effectiveness of exercise interventions for people with Parkinson's disease: a systematic review and meta-analysis. Mov Disord 2008;23:631-40.

51. Turkka JT, Tolonen U, Myllyla VV. Cardiovascular reflexes in Parkinson's disease. Eur Neurol 1987;26:104-12.

52. Reich SG. Psychogenic movement disorders. Semin Neurol 2006;26:289-96.

53. Lehman DA, Toole T, Lofald D, Hirsch MA. Training with verbal instructional cues results in near-term improvement of gait in people with Parkinson disease. J Neurol Phys Ther 2005;29:2-8.

54. de Bruin N, Doan JB, Turnbull G, et al. Walking with music is a safe and viable tool for gait training in Parkinson's disease: the effect of a 13-week feasibility study on single and dual task walking. Parkinsons Dis 2010;2010:483530.

55. Arias P, Cudeiro J. Effect of rhythmic auditory stimulation on gait in Parkinsonian patients with and without freezing of gait. PLoS One 2010;5:e9675.

56. Cakit BD, Saracoglu M, Genc H, Erdem HR, Inan L. The effects of incremental speed-dependent treadmill training on postural instability and fear of falling in Parkinson's disease. Clin Rehabil 2007;21:698-705.

57. Fisher BE, Wu AD, Salem GJ, et al. The effect of exercise training in improving motor performance and corticomotor excitability in people with early Parkinson's disease. Arch Phys Med Rehabil 2008;89:1221-9.

58. Mehrholz J, Friis R, Kugler J, Twork S, Storch A, Pohl M. Treadmill training for patients with Parkinson's disease. Cochrane Database Syst Rev 2010:CD007830.

59. Mirelman A, Rochester L, Maidan I, et al. Addition of a non-immersive virtual reality component to treadmill training to reduce fall risk in older adults (V-TIME): a randomised controlled trial. Lancet 2016;388:1170-82.

60. Hackney ME, Earhart GM. Effects of dance on movement control in Parkinson's disease: a comparison of Argentine tango and American ballroom. J Rehabil Med 2009;41:475-81.

61. Duncan RP, Earhart GM. Randomized controlled trial of community-based dancing to modify disease progression in Parkinson disease. Neurorehabil Neural Repair 2012;26:132-43.

62. Foster ER, Golden L, Duncan RP, Earhart GM. Community-based Argentine tango dance program is associated with increased activity participation among individuals with Parkinson's disease. Arch Phys Med Rehabil 2013;94:240-9.

63. Li F, Harmer P, Fitzgerald K, et al. Tai chi and postural stability in patients with Parkinson's disease. N Engl J Med 2012;366:511-9.

64. Sturkenboom I, Thijssen M, Elsacker JG, et al.Guidelines for Occupational Therapy in Parkinson's Disease Rehabilitation. 2011; ParkinsonNet/National Parkinson Foundation, the Netherlands.

65. Sturkenboom IH, Graff MJ, Hendriks JC, et al. Efficacy of occupational therapy for patients with Parkinson's disease: a randomised controlled trial. Lancet Neurol 2014;13:557-66.

66. Ramig LO, Sapir S, Countryman S, et al. Intensive voice treatment (LSVT) for patients with Parkinson's disease: a 2 year follow up. J Neurol Neurosurg Psychiatry 2001;71:493-8.

67. Connolly BS, Lang AE. Pharmacological treatment of Parkinson disease: a review. JAMA 2014;311:1670-83.

68. El Sharkawi A, Ramig L, Logemann JA, et al. Swallowing and voice effects of Lee Silverman Voice Treatment (LSVT): a pilot study. J Neurol Neurosurg Psychiatry 2002;72:31-6.

69. Troche MS, Okun MS, Rosenbek JC, et al. Aspiration and swallowing in Parkinson disease and rehabilitation with EMST: a randomized trial. Neurology 2010;75:1912-9.

70. Seppi K, Weintraub D, Coelho M, et al. The Movement Disorder Society Evidence-Based Medicine Review Update: Treatments for the non-motor symptoms of Parkinson's disease. Mov Disord 2011;26 Suppl 3:S42-80.

71. Wenning GK, Geser F, Krismer F, et al. The natural history of multiple system atrophy: a prospective European cohort study. Lancet Neurol 2013;12:264-74.

72. Lee PH, Lee JE, Kim HS, et al. A randomized trial of mesenchymal stem cells in multiple system atrophy. Ann Neurol 2012;72:32-40.

73. Albanese A, Bhatia K, Bressman SB, et al. Phenomenology and classification of dystonia: a consensus update. Mov Disord 2013;28:863-73.

74. Jinnah HA, Teller JK, Galpern WR. Recent developments in dystonia. Curr Opin Neurol 2015;28:400-5.

75. Dressler D, Altenmueller E, Bhidayasiri R, et al. Strategies for treatment of dystonia. J Neural Transm (Vienna) 2016;123:251-8.

76. Sudarsky L. Psychogenic gait disorders. Semin Neurol 2006;26:351-6.

CHAPTER 30

척수손상의 재활

Rehabilitation of Patients with Spinal Cord Injury

| 고현윤, 신희석, 류주석

I. 척수손상 관련 역사

척수손상에 관한 기록은 BC 3,000-2,500년 피라미드 건축기의 고대 이집트 파피루스에서 볼 수 있다.[1] 이 유물의 기록에 의하면 경추를 다친 사람에서 상지와 하지의 마비, 손상 부위 아래의 감각 소실, 방광조절기능 소실, 통증을 동반한 불수의적인 발기 지속증과 사정 현상을 보였으며, 이는 치료할 수 없는 손상이며, 수술적인 조치를 하지 않았으며, 구리로 만든 카테터로 배뇨시켰다고 기술하고 있다. 이후에 트로이 전쟁과 관련된 기록에서 엘페노가 궁궐 지붕에서 추락하여 목이 부러졌다는 기록도 있다. 이어 700년 정도 지나 히포크라테스가 척추골절과 마비, 배변과 배뇨기능 마비, 욕창, 하지 부종 등의 척수손상과 관련된 증상을 기록하였다.

이후 그리스, 인도 등의 기록에서도 척수손상과 관련된 여러 자료가 발견되고 있다. 근대 역사에서 대표적인 척수손상에 관한 기록을 보면, 19세기 들어 넬슨 제독이 트라팔가르 해전에서 흉추에 총상을 입고 마비 증상이 있었으며, 곧 사망하였다고 기록되어 있다. 당시 넬슨 함선에 승선한 의사의 기록에는 넬슨 제독이 총상을 입고 가슴 아래가 마비되고 감각이 상실되었다고 되어 있다. 또 미국의 20대 대통령인 제임스 아브람 가필드(James Abram Garfield)가 총기에 의한 암살시도로 척수손상을 입어 희생되었다.

1814년에 영국의 외과의인 헨리 클린(Henry Cline)이

척추 후궁 절제술을 처음 실행하였다. 1824년 찰스 벨(Charles Bell)은 척수손상으로 인한 경직성 마비와 이완성 마비에 관한 임상적 개념을 소개하고 척수 쇼크에 관해서도 기술하였다. 제1차 세계대전 동안 척수손상 환자의 80%는 손상 2주 이내에 사망하였다. 이후 1943년 영국에서 구트만 경(Sir Guttmann)과 미국에서 보어스(Bors)에 의해 척수손상의 치료와 재활에 대한 새로운 지평이 열린 이후 척수의학의 엄청난 발전이 이루어졌다. 구트만 이전과 비교하면 이후의 생존 기간이 약 2,000% 늘어났다고 표현하기도 한다.[2]

II. 척수손상의 개요

척수는 뇌와 비교하면 운동과 감각 영역의 호문쿨러스(homunculus)가 뚜렷하지 않고, 좁은 구조에 원심성과 구심성 신경망이 조밀하게 있어서 손상된 척수절 이하의 모든 기능이 손상되기 쉽다. 척수의 해부학적 특성상 각 신경 주행로가 층상 배열(lamination)을 하고 있으므로 부위에 따른 손상 정도의 차이가 있을 수 있지만, 대개 원위부 척수절의 기능 이상을 동반하게 되는 특징이 있다. 척수손상에 의해 운동, 감각, 자율신경계의 이상뿐만 아니라 배뇨, 배변, 성기능 장애 등의 다양한 합병증이 발생할 수 있다. 이로 인하여 사회 경제적, 교육, 직업, 직업 외적인 면

에서 복잡한 기능 손실이 생길 수 있으며 가족과 주변에도 많은 영향을 미치게 된다. 척수손상으로 인한 여러 변화는 이전에 경험하거나 상상하지 못한 것들이어서 환자가 이러한 신체의 변화를 받아들이고 적응하기 위해서는 적절한 의료적, 사회적 노력이 필요하다. 척수손상 환자를 대하는 의료인은 선천성 척수 이상인 경우를 제외하면 환자가 이전의 정상적인 신체기능을 가진 상태에서 새로운 신체적인 변화를 경험하게 된다는 점을 이해하여야 한다.

척수손상의 재활 또는 재활의학적 치료는 환자의 변화된 신체적 기능을 극대화하고 심리적인 동화과정을 거쳐 사회구성원으로서 생산적인 기능을 할 수 있도록 하는데 목표가 있다. 제1차 세계대전 때 척수손상 환자는 손상 후 수일에서 수주 내에 사망하였다. 이후 미국과 영국에 척

수손상 환자의 포괄적인 치료를 위한 척수손상센터가 설립되면서 척수손상에 관한 급속한 의학적 변화와 발전이 있었다. 영국(아일랜드 포함)의 경우 12개의 사회 통합적이고 전문화된 척수손상센터를 중심으로 척수손상 환자의 치료와 관리가 이루어지고 있다.[3] 제2차 세계대전을 계기로 척수손상의 치료와 관리에 대한 발전으로, 척수손상 환자의 여명 연장과 삶의 질에 괄목할 만한 향상이 있었다. 미국의 경우 특수화된 척수손상센터와 모델 척수손상센터의 설립을 계기로 1998년부터 척수손상의학의 부전공 전문과목이 탄생하게 되었다. 미국의 모델 척수손상센터를 중심으로 하는 National Spinal Cord Injury Statistical Center (NSCISC)는 미국 전역에서 새로 발생하는 척수손상 환자의 15% 정도가 초기 자료로 모이게 되고, 누적 환자의 57.4% 정도를 대상으로 척수손상과 관련된 다양한 역학과 관련 통계자료를 제작하여 발표하고 있다. 미국의 모델 척수손상센터는 14군데 설립되어 있으며, 추적관리와 관련된 자료를 제공하고 있는 네 군데의 2형 센터(Form II Center)가 있다(그림 30-1).[4]

척수손상은 척수를 포함한 관련 신경계의 증상뿐만 아니라 심혈관계, 호흡기계, 내분비계를 비롯한 여러 장기의 해부학적 또는 생리학적 이상을 유발하므로 여러 기관에 대한 종합적이고 체계화된 평가와 검토가 필요하다. 이를 위해 의과대학 학생이나 수련의는 척수손상 환자의 평가할 항목을 빠뜨리지 않게 하도록 NIBBLES : Neurologi-

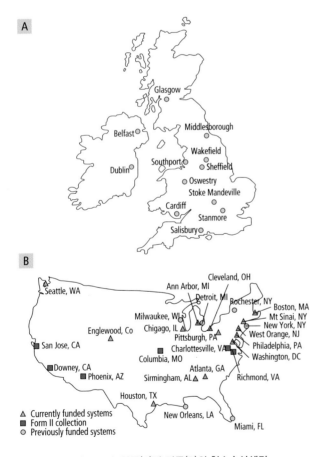

그림 31-1 | 영국(A)과 미국(B)의 척수손상센터
A: 영국에는 아일랜드를 포함하여 총 12개소의 척수손상센터가 있다.
B: 미국의 경우 14개소의 Model Spinal Cord Injury Center가 설립되어 있다.

표 30-1 | 연도 구간별 척수손상 당시의 연령 변화

손상 년도	평균 연령(세)
1973-1979	28.7
1980-1984	30.5
1985-1989	32.3
1990-1994	33.7
1995-1999	36.4
2000-2004	37.6
2005-2009	40.5
2010-2014	42.2

cal examination, Immobility (mobility), Bladder, Bowel,

Lung, Extremity, Skin을 기억하여 사용하면 척수손상 환자를 전체적으로 평가하고 여러 문제를 검토하는 데 도움이 된다.

III. 척수손상의 역학

미국의 척수손상 환자에 관한 자료는 Model Spinal Cord Injury Care Systems의 통계를[4] 통해 체계적으로 정리되고 있다. 국내의 자료가 미비하여 아래의 역학 자료는 미국의 자료를 인용하였다. 미국의 경우 척수손상의 연간 발생 빈도는 백만 명당 40명 정도로 매년 약 12,000명의 새로운 척수손상 환자가 발생하고 있다. 호주나 서유럽에는 백만 명당 15~16명 정도로 보고되어 있다. 미국에서 생존하고 있는 외상성 척수손상 환자는 인구 백만 명당 700~900명 정도로, 약 270,000명의 척수손상 환자가 있는 것으로 파악되고 있다.

외상성 척수손상의 부위는 경수, 흉수, 요수의 빈도순이다. 제 5경수 손상이 가장 많고, 제 4경수, 제 6경수, 제 12흉수, 제 7경수, 제 1요수 순이다. 신경학적 손상의 정도에 따른 빈도는 불완전 사지마비, 완전 하지마비, 불완전 하지마비, 완전 사지마비 순이다. 소아의 경우 성인보다 완전손상이 많다. 또한, 경수 손상의 손상 정도는 ASIA 장해등급(ASIA Impairment Scale, AIS) A 아니면 D일 가능성이 크다.

외상에 의한 척수손상이 70~90%를 차지하고 있다. 외상의 원인은 교통사고, 추락사고, 스포츠 손상 등이 주된 원인이다. 그러므로 안전벨트 착용과 산업안전이 중요하고, 알코올에 의한 사고와 스포츠 손상이 증가하는 경향이 있다. 2014년 Model Spinal Cord Injury Care Systems의 연례 보고서[4]에 의하면 척수손상 당시의 평균 연령은 34.7세로 보고되어 있다. 1973년~1979년간의 평균 연령이 28.7세이고, 2010년~2014년간이 42.2세이니, 손상의 연령이 점차 고령화하는 경향이 뚜렷하다(표 30-1). 소아의 경우 SCIWORA (spinal cord injury without radiographic abnormalities)[5] 형태의 손상이 많으며, 고령으로 갈수록 SCIWORET (spinal cord injury without radiographic evidence of trauma)[6] 형태의 손상이 증가하고 있다. 남녀의 비는 대략 4:1이다. 손상 당시의 결혼 상태는 미혼이 약 50% 정도 되지만, 90% 이상에서 손상 후 결혼상태의 변화는 없다고 한다.

척수손상은 전 연령층에서 발생할 수 있으나, 40세 이하의 청장년층이 80%를 차지한다. 비외상성 손상이 30% 정도이다. 비외상성 척수손상은 주로 혈관성 손상, 혈관기형, 감염, 추간판 탈출증이나 척추관 협착증과 같은 척추질환에 의한 이차적인 손상이 원인이다. 척수손상의 계절적 특성은 뚜렷하지 않으나 여름이 가장 높고, 특히 6월

표 30-2 | 척수손상 환자의 10대 사망원인

주요 사망 원인	발생률
호흡기 질환	21.9
감염 및 기생충 질환	11.9
고혈압 / 허혈성 심장 질환	10.0
종양	9.9
기타 심장질환	8.6
사고, 외상	6.8
소화기 질환	4.8
뇌혈관 질환	3.7
폐순환 질환	3.3
자살	3.3

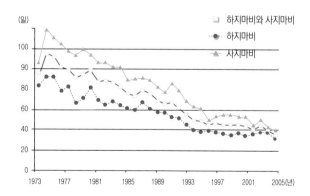

그림 30-2 | 척수손상자의 재활의학병상 평균 재원일수 변화 추세
자료: The 2006 annual statistical report for the model spinal cord injury care systems

에 가장 높은 빈도를 보인다. 야간과 주말에 척수손상의 발생 빈도가 높아서 여름의 토요일 밤에 가장 높은 경향이 있다.

척수손상의 원인은 자동차 사고가 33.5%로 가장 많고, 이어서 추락, 총상, 다이빙 손상 순으로 보고되어 있다. 추락에 의한 사고가 21.2%인 것에 비하면 오토바이 사고를 교통사고에 포함하면 교통사고에 의한 손상의 빈도가 42.6%로 증가하게 된다. 척수손상의 원인은 연령에 따른 차이가 뚜렷하여, 어릴수록 교통사고와 폭력에 의한 손상이 많으나, 연령이 높아질수록 추락에 의한 손상 빈도가 급격히 증가하게 된다.

미국의 경우 점차 사지마비와 하지마비 척수손상자 간의 입원 기간 차이가 없어지는 경향이 뚜렷하다(그림 30-2). 척수손상자의 사망원인은 호흡기계 합병증이 21.9%로 가장 많고, 감염에 의한 사망이 11.9%, 종양 10.0%, 고혈압과 심장질환 9.9% 등의 순서로 보고되어 있다. 자살에 의한 사망은 3.3% 정도이다(표 30-2). 호흡기를 사용하지 않는 척수손상 환자의 경우 기대 여명이 일반인의 여명에 비해 약 4~5년 감소한다고 한다(표 30-3). 전반적으로 척수손상 환자의 여명은 점차 연장되지만, 일반 인구에 비해 짧아 80% 정도로 파악된다. 또한, 하반신마비 환자의 여명이 사지마비 환자보다 4년 정도 긴 것으로 알려져 있다.

척수손상 환자의 여명에 대한 예를 보면, 20세에 다친 환자는 상부 경수손상(C1-C4)이면 약 36.9년, 하부 경수손상(C5-C8)이면 약 40.6년, 하지마비는 약 45.5년을 생존한다고 보고되어 있다. 이는 일반인의 20세 이후의 여명이 60세 정도인 것을 참작한다면 약 15~25년 짧다고 볼 수 있다.

한편 최근 국내에서도 논란이 되는 척수손상 환자의 퇴원 양상은 미국의 경우, 초기 치료 후 이전에 살던 집으로 퇴원하는 경우가 87.1%이며, 5.6% 정도가 너싱홈으로 퇴원한다고 보고되어 있다. 손상 후 1년 시점에 가정 복귀율이 91.4%로 되어 있다. 미국에서 척수손상 후 25% 정도가 직업을 가지지만, 손상 부위가 높을수록, 신경학적 손상이 심할수록 직업을 가질 기회가 줄고 직업의 질도 떨어진다고 한다.

국내의 경우 장애인등록 자료에 근거한 장애인 통계에서 척수손상이 별도 분류되어 있지 않으므로 지체 장애로 분류된 장애인 중에서 장애의 형태가 마비인 경우를 척수손상으로 추정하여 자료를 유추할 뿐이다. 그러므로 조사기관과 조사 시기에 따라 척수장애인 추정 수의 변화가 심하다. 보건복지부와 한국보건사회연구원에 의한 2011년

표 30-3 | 척수손상 환자의 여명

수상 당시 연령(세)	기대 여명(년)					
	비척수손상인	인공호흡기 비의존 환자				인공호흡기 의존 환자
		기능적 운동 능력이 있는 환자	하반신마비환자	사지마비환자		손상부위 상관 없음
				C5-C8	C1-C4	
10	69.1	62.3	54.4	49.1	44.7	26.9
20	59.3	52.6	45.0	39.9	35.6	19.2
30	49.8	43.4	36.2	31.5	27.7	14.1
40	40.4	34.2	27.6	23.3	19.9	8.7
50	31.3	25.6	19.7	16.0	13.2	4.5
60	23.0	18.0	13.0	10.1	8.0	2.1
70	15.5	11.3	7.5	5.5	4.1	0.6
80	9.1	5.9	3.5	2.2	1.4	⟨0.1

장애인 실태조사보고서[7]를 근거로 하면 국내의 척수손상
자는 약 62,000명으로 추정되며, 남녀의 비가 2:1 정도이
다. 하반신마비가 사지마비에 비해 약 3배 많을 것으로 추
정하고 있다. 이후 2015 장애인통계까지는 지체장애와 관
련된 통계자료에서 척수손상으로 유추할 수 있는 자료 추
출이 더욱 어려워졌다. 국내 척수손상의 역학적 연구는
1999년 박 등[8]과 1994년 고 등[9]에 의해 단위 병원을 대상
으로 한 제한적인 연구가 보고되어 있다. 이들 보고에 의
하면 남녀의 비가 약 4:1이며, 20대와 30대의 연령층에서
가장 많은 발생률을 보인다. 외상성 척수손상의 원인으로
는 교통사고와 추락사고가 대부분을 차지한다.

IV. 척수의 발달

말단 감각기관을 포함한 중추신경계와 말초신경계는 배아
기의 외배엽에서 기원하며 기본적으로 상피조직과 같은
유래를 한다. 임신 3주 전에 외배엽이 척삭판(notochordal
plate) 상부에서 신경판(neural plate)이 형성된다. 이를 개
방성 신경상피(open neuroepithelium)라고 한다. 이후 신경

판이 두꺼워지고 일부가 함몰되어 신경구(neural groove)가
되고 신경구의 후측부 가장자리가 안쪽으로 말리면서 융
합되어 신경관(neural tube)이 형성된다. 이 상태를 폐쇄성
신경상피(closed neuroepithelium)라고 한다(그림 30-3). 신경
상피가 폐쇄되면서 척수와 두부 소포(cephalic vesicle)의 형
성에 필요한 공간을 확보한다. 임신 3주의 태아 척수 길이
는 2.5 ㎜ 정도이다. 이 시기에 척수의 길이와 두께가 커지
면서 경부 굴곡부(cervical flexure)와 두부 굴곡부(cephalic
flexure)를 형성한다. 경수와 두부의 굴곡 형성 이후 뇌와
척수의 양적인 성장이 가속화되고, 임신 6~7주에는 뇌간
의 발달이 뚜렷해진다.[10]

임신 3.5주에 후근신경절세포(dorsal root ganglion cell)
가 척수와 분절 체절(segmental somite) 사이에서 나타난다.
이 시기를 신경 분화(neuronal differentiation)가 막 시작되
는 척수 발달의 출발 전 단계(pre-exodus stage)라고 할 수
있다. 이때까지는 사지아(limb bud)가 형성되지 않는 시기
이므로 운동신경원이 형성되지 않는다. 임신 4주에 상지아
(arm bud)와 하지아(leg bud)가 나타남에 따라 운동신경원
의 분화가 시작되고, 외측 신경상피가 팽창하면서 전각 운
동신경원이 형성되고 일차 감각신경원이 출현한다. 임신
5.5주가 되면 수아(hand bud)와 족아(foot bud)가 형성된다.

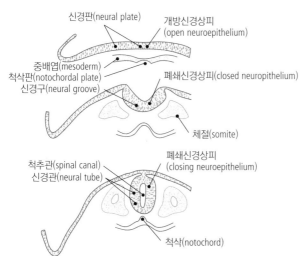

그림 30-3 │ 신경관의 발생과정
외배엽기원의 신경구 양쪽 끝이 중앙에서 합쳐져 신경관을 형성한다.

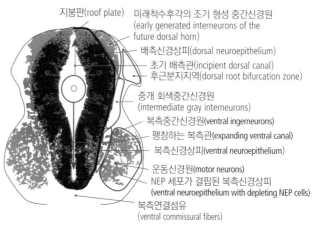

그림 30-4 │ 재태 5.5주의 경수 단면
신경관을 둘러싸고 있는 신경상피의 이동에 의하여 운동신경원과 중
간신경원의 분화가 시작된다. 두정부둔부길이(crown-lump length)는
11.0 ㎜이다.

이때 전각 운동신경원의 수가 증가하면서 척수의 형태가 원통형에서 서양배형으로 바뀐다(그림 30-4). 임신 6~7주 사이에는 전방과 중간부 중간신경원(interneuron)의 팽창이 두드러져서 외형상 척수의 형태에 가까워지는 양상을 보인다. 임신 8주 정도에 전방 신경수관(ventral canal)이 없어지고 전각의 외측을 따라 여러 개의 운동신경원 기둥이 분리된다. 임신 10주가 지나면서 후방 신경수관(dorsal canal)이 없어지고, 신경상피로 둘러싸여 있던 신경수관(neural canal)이 뇌실막층으로 싸인 중심관(central canal)으로 전환된다.[10]

임신 11~12주(3개월)에 외형은 성인의 척수와 유사하게 되지만 척수가 전체 척추관을 채우고 있다. 외투층(mantle layer)은 회색질의 특성을 보이고, 전각과 후각이 연결되면서 뇌실막 세포로 둘러싸인 중심관이 형성된다. 임신 중반기에 변연층(marginal layer)의 신경섬유는 수초화 되면서 백색질을 이룬다. 임신 14주 이후부터는 척추의 길이가 척수보다 길어진다. 임신 3개월간의 척수는 빠른

양적 성장을 보이는데 길이와 너비의 성장이 비례하는 경향을 보인다. 출생 시에는 척수의 끝이 제2요추의 하연에 위치하다가 출생 2개월에 제1요추와 제2요추의 중간에 위치하게 되며, 전체 척추관의 약 2/3 정도를 차지한다(그림 30-5).[10,11]

성인 척수는 출생 시와 비교하면 길이는 약 4배 성장하고, 무게는 7 g에서 90 g으로, 부피는 6 ㎖에서 80 ㎖로 커진다. 31쌍의 척추신경은 각각 1개의 배아체절에서 유래한 신체절을 신경 지배한다. 이러한 신체절 형성 과정(metamerism)은 다른 부위에 비해 흉수부에서 분명하다. 감각절의 발달은 운동절의 형성과 비교하면 단순하다. 각각의 후근신경절에 의해 형성되는 체표부, 즉 피판절은 발달 과정에서 상하지가 형성될 때 축선을 따라 일부가 과도하게 성장함에 따라 특징적인 분포를 보인다(그림 30-6). 골격근의 체절형성 과정 중 1개의 배아체절에서 유래하는 근육은 소수이다. 무지내전근과 척추 주위의 소근육을 제외한 대부분 근육은 2~5개의 신경절에 의하여 신경 지배된

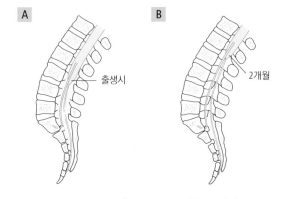

그림 30-5 │ 출생 전후 척수 원추의 위치
A: 출생 시에는 척수의 끝이 제2요추 하연에 위치하고, B: 출생 2개월 이후로 제1, 2요추 중간 부위에 위치하게 된다.

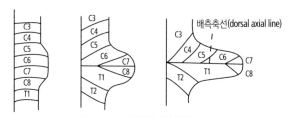

그림 30-6 │ 피판절 형성과정
발생과정에서 사지가 발생할 때 신경절의 분포가 평행하게 배열하지 않고 일부가 발달 축선을 따라 돌출되어 밀려나가는 듯이 성장하게 되어 특징적인 피판절을 형성하게 된다.

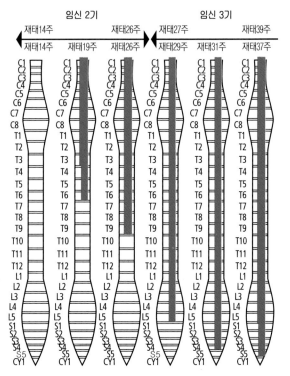

그림 30-7 │ 임신 2기와 3기의 피질척수로 성장과정

다. 피질척수로의 수초화는 임신 2기 말과 3기 초에 시작되며 연수의 피라미드 교차(pyramidal decussation)는 임신 17~18주에 완성된다. 피질척수로는 임신 16주와 17주에 경수부에 도달하고, 임신 19주에 하부 흉수에, 임신 29주에 요천수부에 이른다(그림 30-7).[10,11]

V. 척수의 기능해부

1. 척수의 외부 구조

척수는 뇌와 비교하면 매우 단순한 해부학적 구조와 기능을 가지고 있으며 신경조직의 2% 정도를 차지한다. 협의의 척수는 연수-경수 접합부에서 원추(conus medullaris) 말단부까지로 정의되지만, 임상적으로 척수와 마미신경총(cauda equina)을 포함한 신경구조물을 일컫는다. 성인 척수의 길이는 남자가 약 45 ㎝, 여자가 43 ㎝ 정도이다. 여자보다 남자의 원추말단이 높게 위치하며, 키가 큰 사람에서 높이 위치하는 경향을 보인다. 한국 성인의 경우에는 제1 요추 추체 중간부에 위치하는 경우가 가장 많다.[12]

척수는 뇌와 마찬가지로 경막, 거미막, 연막으로 싸여 있으나 뇌의 수막과는 다른 특성이 있다. 척수의 경막은 뇌와는 달리 단일 층으로 되어 있으며 골막층을 가지고 있지 않다. 두개와 뇌의 경막 사이에는 병적인 상태가 아닌 한 공간이 없지만, 척수의 경막외 부위는 정맥총이 많이 있고 경막외 주사 등을 가능하게 하는 실제 공간을 가지고 있다(그림 30-8). 척수의 경막은 대후두공에서 두개 경막의 수막층과 합쳐지고 아래로는 제2 천추 부위에서 경막낭

이 막히게 된다. 이후 경막낭은 외종말섬유(filum terminale externum)과 미추인대에 의해 미추에 고정된다. 척추신경근은 척추강 측부에서 경막과 합쳐지면서 원위부가 비로소 신경외막(epineurium)을 가지게 된다. 따라서 척추강 내에 있는 척추신경근의 신경섬유는 신경외막이 없는 상태이므로 화학적 자극에 비교적 손상이 되기 쉽다.[13] 척수의 거미막은 경막과 느슨한 결합을 하고 있다. 척수의 연막은 뇌의 연막에 비해 두껍고 일부가 각 척추신경근이 척수와 접하는 부위 사이에서 치아인대를 형성한다. 치아인대는 거미막 또는 경막과 연결되어 있어 척수를 척추강 내에서 고정하는 역할을 한다. 아래로는 내종말섬유(filum terminale internum)와 경막낭 밖의 외종말섬유를 통하여 미추에 고정된다. 원추 아래쪽의 내종말섬유 주변을 싸고 있는 요천추신경근을 마미신경총으로 정의한다.

척수는 31개의 척수절로 구성되어 있다. 척수절은 전·후 척추신경근의 소근(filaments)이 척수에 부착된 근위부와 원위부 사이의 척수로 정의한다. 각 척수절은 부위에 따라 형태학적 특징을 가지고 있다. 중간 흉수절이 가장 길고, 척수절의 길이가 길수록 단면적이 작은 경향을 보인다. 또한, 경수와 요수의 팽대부가 있는 척수절은 좌우 직경이 다른 부위에 비해 크다.[14] 즉 경수와 요수 팽대부는 좌우 직경에 의해 결정된다고 볼 수 있다.

척수의 길이가 척주의 길이보다 짧으므로 척수절과 해당 척주 레벨과는 차이가 있다. 일반적으로 경수절과 해당 경추의 극돌기 부위의 레벨은 비슷하지만, 흉수절에서는 척수분절이 척추의 골성 분절보다 1개 분절 정도 높다. 제 11 흉추와 제1 요추 극돌기 부위에 요수절과 천수절이 밀집하여 있다. 각 부위에서 마미신경총을 형성하는 요천추신경근은 근위부 신경근일수록 전방과 외측에, 원위부 신경근일수록 후방과 내측으로 위치한다(그림 30-9).[15,16]

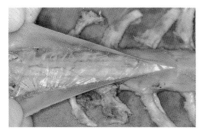

그림 30-8 │ 척수의 경막과 거미막

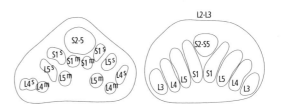

그림 30-9 │ 마미신경총의 단면
요천추신경근 중 근위부 신경근은 척추강의 앞쪽 외측에, 원위부 신경근은 뒤쪽 내측에 위치한다.

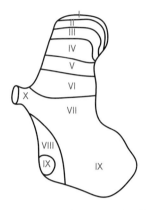

그림 30-10 │ 척수 회백질부의 렉시드 층판구조

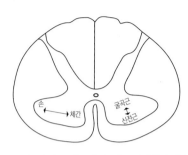

그림 30-11 │ 렉시드 제 IX층판 전각신경원의 체성배열

층판의 외측에 위치한 세포군은 팔과 다리의 원위부 근육을, 내측에 위치한 세포군은 목과 체간 등의 근위부 근육을 신경지배 한다. 또한 층판의 전방은 주로 신전근을 지배하는 신경원이, 후방은 굴곡근을 지배하는 신경원이 위치한다.

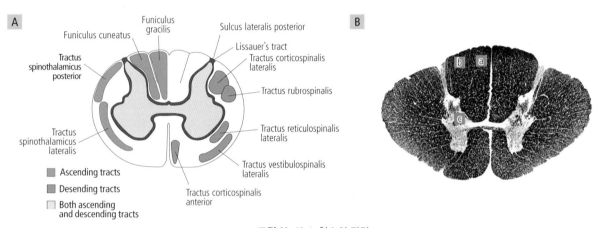

그림 30-12 │ 척수의 단면

A: 백질부의 상행과 하행 신경로를 보여주고 있다. B: 제6흉수의 단면도로
(a) 박속(fasciulus gracilis), (b) 설상속(facsiculus cuneatus), (c) 클라크세포핵(흉수핵)을 확인할 수 있다.

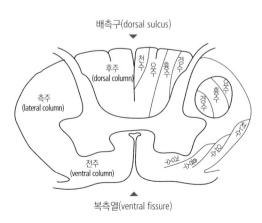

그림 30-13 │ 척수 회백질부의 렉시드 층판구조

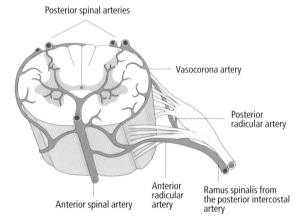

그림 30-14 │ 척수의 동맥

2. 척수의 내부 구조

척수의 횡단면 중간에 회색질이 있고 외부에 백색질이 있다. 백색질은 회색질보다 수초화 신경이 많아서 밝게 보인다. 회색질은 백색질로 연결되거나 반대편 회색질로 이어지는 신경과 축삭, 신경원의 세포체 등이 위치한다. 회색질은 신경원의 배치에 따라 10개의 렉시드 층판(Rexed laminae)으로 구성되어 있다. 대표적인 예로 제 II 층판은 교양질(substantia gelatinosa)로서 통증을 전달하는 기능을 하며, 제 VII 층판은 클라크핵(Clarke nucleus, 흉수핵)이, 제 VIII 층판과 제 IX 층판은 전각세포가 위치하는 부위이다(그림 30-10). 회색질의 전각에 있는 운동신경원 중 근위부 근육에 가는 세포는 내측에, 원위부 근육으로 가는 세포는 외측에 있다. 또한, 신전근의 운동신경원은 전방에, 굴곡근의 운동신경원은 후방에 위치한다(그림 30-11). 같거나 인접한 척수절에 의해 지배되는 근육에도 운동신경원의 길이나 크기의 차이가 있어 척수의 부분 손상 시 운동 증상의 침범 정도와 회복 정도를 결정하는데 중요한 해부학적 특성으로 작용한다. 예를 들어 운동신경원의 길이나 크기가 작은 근육일수록 손상의 기회는 적지만 손상이 되면 손상 정도가 심할 수 있다.[17]

　백색질에는 상행 또는 하행 신경로가 위치하는데 척수절의 부위에 따른 특징이 있다. 경수절은 경수절과 그 아래 부위의 상행 또는 하행 신경로를 수용하므로 다른 부위에 비해 백색질이 차지하는 비율이 높다. 반면 천수부에서는 백색질이 작고, 회색질은 크게 형성되어 있다. 흉수절 제 VII 층판의 후방 내측에는 클라크핵이 뚜렷하게 형성되어 있으며, 이 신경핵은 제2 요수 척수절까지 존재한다. 후주의 설상속(fasciculus cuneatus)은 제6 흉수절까지 존재한다(그림 30-12).

　척수의 백색질 내에는 많은 상행로와 하행로가 존재하며 각 신경로는 부위에 따라 층상배열(lamination)을 하는 특징이 있다. 척수 후주는 고유수용 감각을 상부로 전달하는 상행로이며, 전척수시상로(anterior spinothalamic tract)는 촉각과 압력 감각을, 측척수시상로(lateral spinothalamic tract)는 통증과 온도 감각을 전달하는 상행로이다. 피질척수로는 뇌로부터의 운동 정보를 전각신경세포까지 전달하는 대표적인 하행로이다. 하행로 중 전정척수로(vestibulospinal tract)는 신전근의 긴장에, 적색척수로(rubrospinal tract)는 굴곡근의 긴장에 관여한다. 척수의 백색질 내에 있는 모든 상행로와 하행로는 내측에서 외측 방향으로 경수부, 흉수부, 요수부, 천수부의 순서를 이루며 체성순서적 배열을 하고 있다. 예외로 후주는 설상속이 외측에 있어 외측에서 내측 방향으로 체성순서적 배열을 한다(그림 30-13).

3. 척수의 혈관

근위부 흉수의 동맥혈은 쇄골하동맥(subclavian artery)의 분지를 받지만 중간부 흉수와 흉요수부의 척수절은 늑간동맥(intercostal artery)으로부터 혈류를 받는다.[18] 또한 척추동맥(vertebral artery)에서 분지되는 경막내지(intradural branch)를 제외한 다른 흉수부의 혈류는 추간공을 통하여 척수로 들어간다. 이들 척수분절동맥(segmental artery)은 전·후 척추신경근을 따라 들어오게 된다(그림 30-14). 신경근동맥(radicular artery)은 부위에 따라 굵기가 다른 전·후 신경근척수동맥(radiculomedullary artery)을 형성하

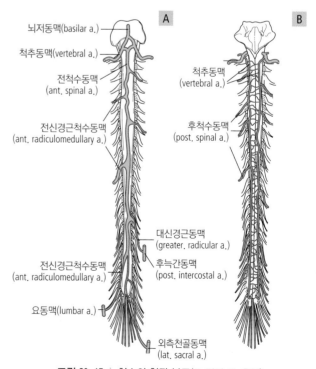

그림 30-15 | 척수의 혈관 분포(A: 전면, B: 후면)

여 척수에 혈류를 제공한다. 신경근척수동맥은 척수 내에서 전.후 문합을 형성하게 된다. 분절동맥 중 가장 큰 신경근동맥이 Adamkiewicz 동맥인데 대개 하부 흉수절이 있는 척추관으로 들어간다. Adamkiewicz 동맥은 T10-T11 추간공에서부터 L1-L2 추간공까지 정상변이가 있으며, 70% 정도는 좌측에 위치한다(그림 30-15).[19,20]

전척수동맥(anterior spinal artery)은 척수 전장에 걸쳐 있으며 여러 신경근척수동맥에서의 상·하향 문합지로 형성되어 있다. 전척수동맥은 부위에 따라 굵기가 다른데 요수팽대부에서 가장 굵고 중간 흉수부에서 가장 가늘다. 한편 후척수동맥(posterior spinal artery)은 전척수동맥에 비해 수직 분포의 빈도가 낮다. 또한, 몇 개의 전척수동맥이 척수의 혈류 공급에 중요한 역할을 하지만 후척수동맥은 일정한 간격으로 작은 신경근척수동맥 분지를 형성한다.

1개의 전척수동맥과 2개의 후척수동맥이 각각 척수의 전방 2/3과 후방 1/3에 혈관분포를 한다. 전척수동맥은 척수 내로 비교적 수직 방향으로 분지를 내어 들어가지만, 후척수동맥은 사행성 분지를 형성하므로 전척수동맥이 후척수동맥에 비해 외상으로 손상될 가능성이 훨씬 크다. 혈관의 분포 부위와 혈류량의 정도에 따라 혈류 장애로 의한 척수손상의 신경학적 증상이 결정된다.

척수의 혈류 분포는 특징적으로 세 부위, 즉 1) 경수와 상부 흉수부, 2) 중간 흉수부, 3) 흉요수부로 나누어진다. 중간 흉수부로 들어가는 신경근척수동맥은 수가 작고, 혈류의 방향이 상부 흉수부에서 아래로, 하부 흉수부와 요수부 척수절에서 위로 흐르는 양상이다(그림 30-16). 제3흉수-제7흉수 척수절을 분수계부(watershed area)라고 하는데 혈류의 특성으로 인하여 허혈로 가장 쉽게 손상되는 부위이다.[19] 인간 척수는 생리학적 또는 병리학적 스트레스에 의해 미세혈류의 변화를 유발하여 손상이 유발된다. 축 방향의 신장으로 척수는 길이의 변화가 생길 수 있는데 이때 외측기둥 표층부의 혈류 손상이 다른 부위에 비해 심하다. 그러므로 상대적으로 측피질척수로와 척수시상로의 손상으로 인한 증상이 두드러지게 나타난다.

VI. 척수손상 기전과 병리

외상성 척수손상을 유발하는 물리적인 유해 요건은 척수에 가해지는 굴곡, 신전, 회전, 압박의 4가지 외력을 기본으로 한 복합적인 운동 조합으로 손상을 입는다. 이러한 외력에 의해 척추의 골절과 탈구, 혈관 및 혈류의 손상, 인대 손상이 초래되며, 이차적으로 척수에 진탕(concussion), 타박(contusion), 열상이나 파열(laceration), 절단(transection) 손상을 일으키게 된다.

1. 척추골절의 분류

1) 척추의 안정성

척추골절의 안정성에 대해서는 명확하게 정의되어 있지 않다. 일반적으로 시간이 지나도 변형의 진행이나 신경학적 증상 악화가 없는 상태를 안정성이 있는 상태로 정의한다. 경추의 경우 후두개 관절돌기(occipital condyle)골절이나, 제1 경추, 제2 경추 골절의 안정성은 골절형태에 의해 결정되지만, 제3 경추에서 제7 경추의 골절은 안정성을 판단할 수 있는 근거와 조건이 더욱 모호하다. White와 Panjabi[21]의 정의를 근거로 굴곡-신전 사진에서 시상면 각 형성이 11° 이상이거나, 시상면 전이 정도가 3.5 ㎜ 이상이면 불안정 상태로 판단하기도 한다.

흉추와 요추는 불안정성을 척추의 삼주이론(three-column concept)에 근거하여 판단한다. 이 이론은 흉요추부 손상에 관한 생체역학적 연구와 임상적 경험을 토대로

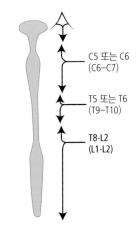

C5 또는 C6
(C6-C7)

T5 또는 T6
(T9-T10)

T8-L2
(L1-L2)

그림 30-16 | 척수의 혈류 특성

Denis에 의하여 발표되었다.[22,23] 전주(anterior column)는 전방 추체, 전종인대, 추간판의 전방 섬유륜으로 이루어져 있고, 중주(middle column)는 후방 추체, 후종인대, 추간판의 후방 섬유륜으로 구성되어 있다. 후주(posterior column)는 추궁, 극상인대, 극간인대, 후관절낭, 황색인대를 포함한다(그림 30-17). 삼 주 중 한 개의 손상이 있으면 안정손상으로, 두 개 이상의 부위가 손상되는 불안정한 것으로 판단한다. 삼 주 중 한 개의 손상이 중주에 있으면 항상 전주나 후주의 골절을 동반하므로 불안정 골절로 분류한다. 척추골절의 Denis 분류법을 경추골절에 적용하는 것은 적절치 않지만, 하부 경추골절의 안정성 판단에 사용되기도 한다.

2) 상위 경추 골절

환추나 축추 골절에서 생존한 환자는 신경학적 이상이 없는 경우가 많다. 이것은 두개부와 척추 접합부의 척추관이 다른 부위보다 넓기 때문이다. 상위 경추부에서 척수는 척추관 단면적의 50%를 차지하고 있으므로 50% 이하의 전위가 있으면 신경손상이 발생하지 않을 가능성이 높다. 만약 이 부위에 척수손상이 있으면 환자는 사망할 가능성이 높다(그림 30-18).

3) 후두개 관절돌기 골절

후두개 관절돌기 골절은 드문 손상이지만 측부 굴곡 또는 회전력에 날개인대(alar ligament)의 손상을 동반하는 제3형의 손상일 경우에는 수술이 필요하지만, 축부하 손상으로 관절돌기의 골절(제1형)이나 두개저부 골절을 동반한 경우(제2형)는 안정 골절이어서 필라델피아 경추 보조기나 SOMI를 사용하게 한다(그림 30-19).

4) 환추 골절(atlas fracture)

과도한 수직 압박 부하에 의하여 환추의 파열골절이 발생할 수 있다. 골절은 환추의 고리 중 가장 약한 부분인 측괴의 전방과 후방에서 주로 일어난다(Jefferson 골절)(그림 30-20). Jefferson 골절의 경우 측부괴(lateral mass)가 8 ㎜ 이상 옆으로 밀려나면 halo를 하지만, 그렇지 않으면 경성 경수 보조기(hard collar)를 하고 경과를 관찰한다.

5) 치돌기 골절(odontoid fracture)

수직으로 작용하는 압박상태에서 굴곡력, 신전력 혹은 측부 굴곡력이 작용하여 발생한다. Anderson과 D'Alonzo 분류법에 의하면[24] 제1형은 치돌기 첨단부의 견열골절(oblique fracture)이다. 제2형은 치돌기와 추체 사이에서 골

전주
(anterior column)
중주
(middle column)
후주
(poterior column)
후종인대
(post. longitudinal ligament)
극상인대
(supraspinous ligament)
관절낭(joint capsule)
전종인대
(ant. longitudinal ligament)
극하인대
(interspinous ligament)
전방 섬유륜
(ant. anulus fibrosus)
후관절(facet joint)
극돌기
(spinous process)
전방 2/3척추체
(ant. 2/3 vertebaral body)
후방 섬유륜
(post. anulus fibrosus)
후방 1/3척추체
(post. 1/3 vertebaral body)

그림 30-17 | Denis의 삼주이론

치돌기
척수
전후직경
(AP diameter)

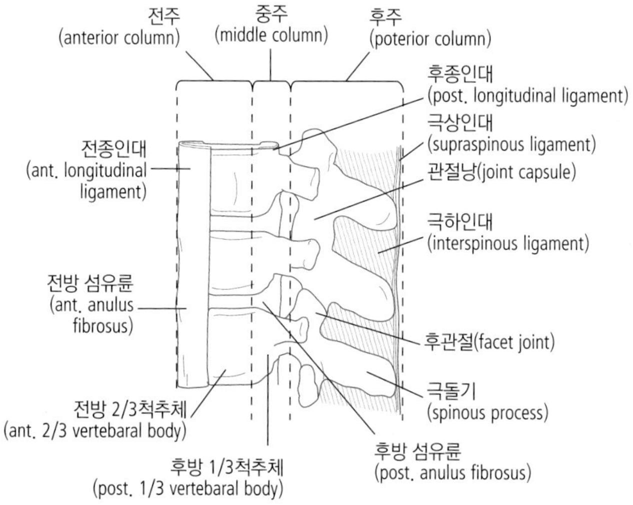

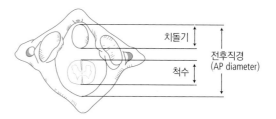

그림 30-18 | 환축추 관절에서의 단면
상위 경추부에서 척수는 단면적의 50% 가량을 차지하고 있다.

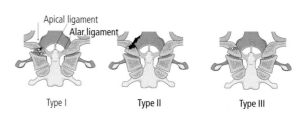

Apical ligament
Alar ligament
Type I
Type II
Type III

그림 30-19 | 후두골 관절돌기 골절

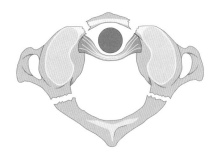

그림 30-20 | Jefferson 골절

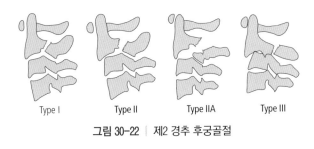

그림 30-22 | 제2 경추 후궁골절

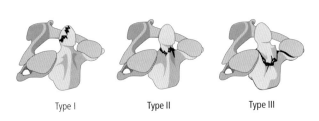

그림 30-21 | 치돌기 골절

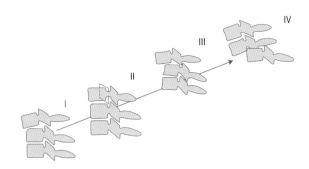

그림 30-23 | 굴곡-신전 손상으로 인한 후관절 탈구
제2 형은 편측 후관절 탈구 상태임.

절이 발생한 것으로 가장 흔한 형태이다. 제3형은 추체 내에서 골절이 생긴 것으로 상위 관절면을 침범한다(그림 30-21). 제2형 골절에서 5 ㎜ 이하의 전이나 15° 이하의 각 형성이면 halo를 착용하고, 그 이상의 심한 손상이면 수술고정의 적응증이 된다. 제3형 골절은 대개 halo를 착용하게 한다.

6) 제2 경추의 후궁골절(hangman 골절)

Levine과 Edwards 분류에 따라 골절부의 각 형성과 전이 정도에 따라 제1형, 제2형, 제2A형, 제3형으로 분류하고(그림 30-22), 제3형은 C1-C2 고정술이 필요한 경우이다.

7) 하위 경추 골절

하위 경추 골절은 형태에 따라 분류되어 있지는 않다. 여러 형태의 골절이 일어날 수 있지만, 의미 있는 경우를 들면 극돌기의 골절은 Clay-Shoveler 골절이라고 명하고 특별히 치료가 필요하지 않은 골절이다. 또 척추후관절 탈구는 한쪽이나 양쪽에 생길 수 있으며, 굴곡-신연 손상으로 유발되고 상부 관절돌기가 하부 관절돌기에 앞쪽에 위치하는 탈구이며, 실제 관절돌기의 골절이 있는 것은 아

니다(그림 30-23).

제3 경추에서 제7 경추부 손상은 흉요추부에 비하여 외상에 의한 손상의 빈도가 높다. 경추손상은 직접적인 외력에 의하여 발생하여 외력의 방향과 자세에 따라 결정되는 양상을 보이며 이송 도중 손상이 악화될 수 있다. 경추손상을 유발하는 기본적인 손상기전은 굴곡손상, 신전손상, 압박손상이며 회전력과 측부 굴곡력에 의하여 손상이 동반하는 경우가 많다(그림 30-24).

8) 흉요추 골절

Denis 분류에 의한 척추골절의 손상기전과 골절의 분류가 보편적으로 사용되고 있다(그림 30-25).[22,23]

(1) 압박골절

척추에 굴곡력이 가해진 상태에서 전방 추체에 국한된 압박력이 작용하여 발생한다. 대부분 후방 추체와 후종인대는 손상되지 않는다. 그러나 부하가 심하여 추체 압박이 50% 이상이면 후주(posterior column) 손상이 동반될 수 있다. 후주 손상은 손상이 없는 중주(middle column)가 축 역할을 하여 생긴 신연력에 의하여 발생한다. 즉 전주(ante-

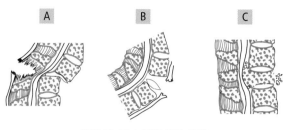

그림 30-24 | 하위 경추 골절
A: 굴곡손상, B: 신전손상, C: 압박손상

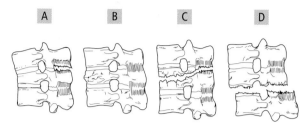

그림 30-25 | Denis의 흉요추 골절의 분류
A: 압박골절, B: 방출골절, C: 안전띠 손상, D: 골절-탈구손상

rior column)의 손상이며 중주의 손상은 없는 상태이다.

(2) 방출골절

방출골절은 축성 압박력이 작용하여 발생한다. 전주와 중주의 손상이 있으며, 축부하의 정도가 심하면 추체가 심하게 파열되고 골편의 후방전위와 후궁골절이 생기기도 한다.

(3) 안전띠 손상

Seat-belt형 골절은 어깨띠가 없는 안전벨트를 착용한 상태에서 급격한 감속손상으로 흉요추의 굴곡축이 안전벨트나 복벽으로 전방 이동하여 발생한다. 이때 척추는 강한 신연력을 받게 되어 파열된다. 주로 중주와 후주가 심하게 손상된다. 척추에 가해진 굴곡-신연력에 의하여 극상돌기와 신경궁을 지나 추체로 확장되는 수평견열(horizontal split)이 생긴 예를 Chance 골절이라고 한다.

(4) 골절-탈구손상

척추에 작용하는 굴곡력, 회전력, 전단력, 신연력, 혹은 이들의 조합에 의한 외력으로 삼 주(three columns)전체의 손상을 유발한다. 굴곡-회전손상은 굴곡에 의한 전방 압박력, 후방 신연력과 함께 회전력이 작용하여 삼 주 모두에 영향을 준다. 전방 압박골절을 동반한 골절-탈구, 전종인대손상, 추간판파열, 추체의 수평절편골절(slice fracture), 후궁골절이 생길 수 있다. 척추에 수평 혹은 사선으로 가해지는 전단력에 의하여 골절-탈구가 발생할 수 있다. 몸통의 하방이 고정된 상태에서 척추에 과도한 전단력이 가해지면 파열골절과 함께 심한 신경학적 이상이 생길 수 있다. 또 굴곡-신연손상이 더 진행된 형태로 상부 척추의 전

방전위가 나타날 수 있다.

9) 천추 골절

천추부의 골절은 골절 방향에 따라 수직골절(vertical), 사위골절(oblique), 횡골절(transverse)로 분류하지만 모두 안정성 골절이다.

2. 척수손상의 병태생리

척수손상은 신경세포와 수초신경섬유의 변화, 회색질 출혈 및 백색질 부종을 유발한다. 회색질 출혈의 양은 가해진 외력의 정도와 밀접한 관계가 있다. 척수 타박상으로 발생하는 내부 출혈은 회색질 내 혈관 손상이 원인으로 생각된다. 척수 내 혈관은 전후 방향으로 가해지는 부하에 의해 신장하거나 압박된다. 이는 시상면으로 가해지는 외력에 의해 척수가 쉽게 손상될 수 있다는 것을 암시하고 척수의 전방과 후방 전이 부하에 의해 척수와 척수 내 혈관 손상이 쉽다는 것을 의미하기도 한다. 실험적으로 척수 외상 후 15분 이내에 회색질 혈액의 관류가 현저히 감소하고, 1시간이 지나면 혈류가 거의 소실되는 것이 증명되었다. 손상의 정도에 따라 다르지만 백색질의 관류 감소는 약 1시간이 지나면 안정화되어 24시간 이내에 관류가 회복되지만, 손상이 심한 경우 관류의 감소나 소실이 지속한다. 대개 백색질 관류의 감소는 외상성 거미막하 출혈로 인한 이차적인 혈관 연축의 결과로 추측된다. 또한, 척수 외상 후의 부종은 첫 8시간 동안 중심부에서 바깥쪽으로 진행되는 경향을 보인다. 부종은 척추 외상 1시간 후 회색질에 국한되어 나타나지만 4시간이 지나면 인근 백색질로 전파된다.

8시간 이후에는 전체 척수에 부종이 형성된다.[25]

척수손상의 일차적인 병리학적인 변화는 출혈(제1형 손상)과 부종(제2형 손상)이며, 그 정도는 가해진 외부 부하에 비례한다. 외부 부하의 정도는 가해진 힘, 작용 부위, 운동량에 의해 결정된다. 회색질에서 시작된 출혈과 이차적인 백색질의 부종으로 백색질 신경전달체계의 이상이 발생하고 이로 인하여 임상 증상이 발생한다.

3. 척수쇼크(spinal shock)

척수쇼크는 척수손상 후 일시적으로 발생하는 반사기능이 억제되거나 소실되는 시기를 말한다. 척수쇼크는 척수를 포함한 중간교뇌 하부의 손상으로 하행성 정보전달이 갑자기 상실되어 나타나는 현상이다. 하등 동물에서 하행성 정보전달은 주로 그물척수로(reticulospinal tract)와 전정척수로(vestibulospinal tract)를 통해 이루어지지만, 고등 동물일수록 피질척수로에 의한 영향이 중요해진다. 하행로의 손상이 심할수록 척수쇼크가 현저하게 나타난다.[26]

Marshall Hall(1841)은 척수쇼크를 척수손상 후 손상 하부에서 일어나는 척수 반사의 소실이 이완성 마비 현상이라고 정의하였다. 척수쇼크의 기전과 신경학적인 변화 양상 등에 대하여 많은 논란이 있었지만 이와 관련된 연구와 임상적인 관찰이 잘 이루어져 있지 않다. 1890년 Bastian에 의한 척수쇼크의 정의는 척수의 완전절단 후에 손상부위 이하의 반사궁은 보존되어 있으나 건반사와 근육의 긴장도가 영구적으로 없어진 상태와 감각과 운동 기능이 완전히 없어진 상태를 포함하고 있다. 20세기에 들어서면서 Sherrington 등은 Bastian에 의한 '영구적 반사기능의 상실'을 '일시적 상실 현상'으로 재정의하였다. 척수쇼크에 대한 기전은 척수절단 후 하행성 척수상부 신경로의 촉진성 정보 전달이 갑자기 상실되어 발생하는 반사기능의 억제로 이해되고 있다.[27,28]

척수손상으로 모든 반사 기능이 동시에 상실되는 것은 아니다. 대부분의 반사는 어느 정도의 기간에 걸쳐 소실되는데, 이는 손상 하부의 척수와 연접하는 후근신경절세포가 일정 기간 흥분과 신경전도가 있는 상태로 있기 때문이다. 이때 일시적으로 존재하는 반사를 유발하기 위해서는 이전보다 더 강한 자극이 있어야 한다. 일반적으로 초기에 발현하는 반사를 유발하기 위해서는 강한 자극이 필요하며, 이 반사는 빨리 피로해지는 경향이 있다. 한편, 척수손상 후 손상되지 않은 상부의 척수절 반사기능에 이상이 생길 수 있는데,[29] 이는 Schiff-Sherrington phenomenon으로 설명되고 있다. 상부 척수절 반사기능이 소실되는 현상은 인접한 척수절의 진탕(concussion), 혹은 척수 내부 경로의 손상에 의한 신경학적 현상으로 이해된다.

급격한 외력에 의하여 척수손상이 순간적으로 발생한 경우 척수쇼크가 유발되지만, 서서히 진행되는 척수손상에서는 척수쇼크 기간이 매우 짧거나 발생하지 않는다. 예로 척추증에 의한 척추관협착증이 있는 노인에서 척수손상이 있는 경우에는 반사 회복이 매우 빠르거나 반사의 소실이 나타나지 않을 수 있다. 또, 기왕의 척수손상 환자가 병변 하부 척수에 다시 손상을 입는다면 척수쇼크를 경험하지 않을 수 있다. 척수손상으로 인한 척수쇼크의 신경학적 양상은 척수의 손상이 급격히 일어날수록, 척수손상의 정도가 심할수록 뚜렷하게 나타난다. 척수쇼크의 강도와 기간은 손상 부위와 분절상부 신경구조의 발달 정도와 관련이 있다.[30]

일반적으로 척수쇼크에서 벗어나는 시기는 상실된 반사기능이 회복되는 시기로 정의한다. 그러나 이 시기를 최초의 반사기능이 출현하는 시점으로 정의할 것인지, 아니면 모든 반사기능이 회복되었을 때로 정의할 것인지 등에 대한 논란이 있다. 한편 회복의 대상으로 판단하는 반사를 체성 반사에 한정할 것인지, 자율신경계 반사도 포함할 것인지도 정리되어야 할 부분이다.

Guttman 등[31]은 척수손상 후 척수절 반사는 근위부에서 원위부 순으로 소실되어, 경수손상에서는 구해면체 반사나 항문 반사 등 하부천수분절 반사는 상당 기간 남게 된다고 하였다. 척수손상 후 소실되는 반사의 순서와 종류, 시간이 지남에 따라 다시 출현하는 반사의 순서 및 특징 등은 분자생물학적 이론이나 척수 상부의 촉진성 정보전달의 소실, 방추운동섬유 활동성의 억제, 분절별 억제기전의 증가 등 다양한 기전으로 설명되고 있다.[32] 임상적으로 척수쇼크는 수일에서 수 주간 지속한다고 하지만 패혈증 등으로 전신상태가 양호하지 못하면 더 오랜 기간 지속하는 경향을 보인다. 근방추 반사는 원위부에서 근위부 척수절의 순으로 회복되는 경향이 있다. 기타 피부 반사나 자율신경기능의 회복은 전형적인 분절 순서를 가지고 있지 않다.

보통 1~3주 정도 지나면 척수쇼크에서 벗어나 점차 반사기능을 회복하게 된다. 반사기능은 대개 원위부에서 근위부의 반사로 회복되는 양상을 보인다. 대체로 처음 나타나는 반사는 족저 반사이고, 이어서 엄지발가락의 배굴 반응이 따르게 된다. 이후 아킬레스 반사와 무릎 반사가 나타난다는 것이 널리 알려진 사항이고, 전반적으로 심부건 반사보다 피부 반사(표재성 반사)가 조기에 나타난다. 한편 배뇨근 반사를 비롯한 자율신경계 반사는 더 이후에 나타난다. 이러한 반사기능의 회복도 일정한 것은 아니다. Silver[33]는 하지의 심부건 반사가 없는 상태에서도 자율신경 이상반사증(autonomic dysreflexia)과 혈관 수축의 자율신경계 반사가 나타나는 경우가 있으므로 반사기능의 회복이 언제나 전형적인 양상을 보이는 것은 아니라고 하였다.

지금까지 알려진 바에 의하면 척수손상 후 반사기능의 소실은 위에서 아래의 척수절로, 시간 경과에 따른 회복은 아래에서 위의 척수절로 진행하는 경향을 보인다. 그러나 반사의 신경생리적인 특성에 따른 변화 양상이나, 자극 강도에 따른 반사의 재현 등에 관한 연구가 부족한 상태이다.

VII. 척수손상의 평가

1. 척수손상의 초기 평가

척수손상이 의심되면 신속히 임상적인 관찰과 신체 진찰을 하고, 경추 측부 사진을 촬영한다. 일반 방사선 검사에서 척수손상이 배제되지 않으면 굴곡-신전 사진을 찍고 CT나 MRI를 촬영한다. 이는 척수손상이 초기에 인식되지 않아서 발생하는 더 심한 손상의 위험을 피하기 위해서이다.

응급실에서는 1) 환자의 활력 증후가 안정화되고 생명에는 지장이 없는지, 2) 어떤 형태의 손상인지, 3) 신경학적 손상이 있는지, 4) 방사선학적 검사와 임상 진찰에 따라 척추골절이 안정손상인지, 불안정손상인지, 5) 수술을 할 것인지, 수술하지 않고 치료할 것인지에 대한 결정하게 된다. 일단 수술을 할 것으로 결정이 되면 수술 시기와 수술 방법(전방 접근 또는 후방 접근)에 관한 판단이 필요하다.

2. 척수손상의 임상적 분류

미국척추손상학회(ASIA)와 국제척수손상학회(ISCoS)에 의해 제정된 척수손상의 신경학적 분류표준(International Standards for Neurological Classification of Spinal Cord Injury, ISNCSCI)[34](그림 30-26)에 따라 척수손상과 관련된 용어를 정의하고, 운동과 감각기능의 평가를 위한 운동절 근육과 감각 중심부를 지정하여 척수손상의 신경학적 분류를 표준화한다. 기본 용어의 정의에서 상지의 척수절의 손상이 있으면 사지마비(tetraplegia)라고 하고, 'quadriplegia'는 사용하지 않기로 한다. 상지의 척수절 손상이 없으면 하반신마비(paraplegia)라고 하고, 관습적으로 불완전 마비의 표현으로 사용되던 'paresis'는 사용하지 않고 대신에 'plegia'로 하기로 하였다. 불완전 마비는 'incomplete plegia'로 표현하기로 한다.

척수손상의 신경학적 분류표준은 1982년 처음 제정된 이후, 최근 2011년까지 7차례의 개정이 있었다. 2013년에는 내용의 수정 없이 2011년에 작성한 기록지를 개선하였다. 2015년에는 일부 보완을 위한 개정이 있었다. 그러나 이 분류표준은 신체진찰로 이루어지므로 검사자 간에 차이가 있을 수 있고, 흉수절에 대한 정의가 미흡하며, 자율신경계 이상에 대한 부분이 없다는 점이 단점으로 지적됐다. 원칙적으로 운동과 감각(pin-prick, light touch)만을 평가의 대상으로 하지만, 관절운동에 대한 인식 정도나 심부압 감각, 횡격막 운동, 복부 근육의 근력 평가 등에 대한 가능한 관찰 도구의 사용을 제시하고 있다. 또한, 자율신경계 이상 평가의 표준화를 위해 2012년에 자율신경기능의 평가표준(International Standards to Document Remaining Autonomic Function after Spinal Cord Injury, ISAFSCI)[35](그림 30-27)를 제정하였다.

척수는 두경부 쪽에서부터 하방으로 신경원 기능이 분절화 되어 있다. 척수의 해당 척수절 손상이 곧 척수손상의 부위를 결정한다. 척수는 각 척수절에 따라 특징적인 감각(dermatome)과 운동(myotome) 분포를 하고 있다. 척수손상 부위는 척추의 골절계 손상 부위와 상관없이 기능적인 최하위 척수절을 기준으로 결정한다. 즉 신체의 양측

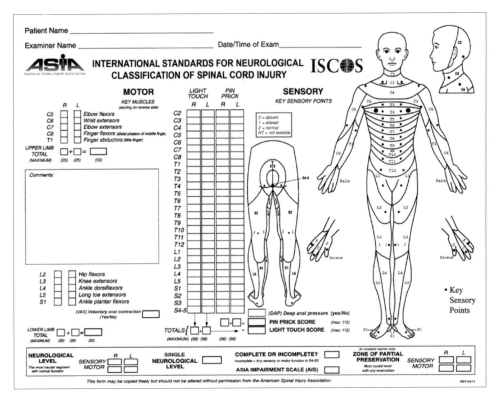

그림 30-26 │ 척수손상의 신경학적분류를 위한 국제표준평가(ISNCSCI)

AUTONOMIC STANDARDS ASSESSMENT FORM
Patient Name: _____

Anatomic Diagnosis: (Supraconal □, Conal □, Cauda Equina □)

General Autonomic Function

System/Organ	Findings	Abnormal conditions	Check mark
Autonomic control of the heart	Normal		
	Abnormal	Bradycardia	
		Tachycardia	
		Other dysrhythmias	
	Unknown		
	Unable to assess		
Autonomic control of blood pressure	Normal		
	Abnormal	Resting systolic blood pressure below 90 mmHg	
		Orthostatic hypotension	
		Autonomic dysreflexia	
	Unknown		
	Unable to assess		
Autonomic control of sweating	Normal		
	Abnormal	Hyperhydrosis above lesion	
		Hyperhydrosis below lesion	
		Hypohydrosis below lesion	
	Unknown		
	Unable to assess		
Temperature regulation	Normal		
	Abnormal	Hyperthermia	
		Hypothermia	
	Unknown		
	Unable to assess		
Autonomic and Somatic Control of Broncho-pulmonary System	Normal		
	Abnormal	Unable to voluntarily breathe requiring full ventilatory support	
		Impaired voluntary breathing requiring partial vent support	
		Voluntary respiration impaired does not require vent support	
	Unknown		

Date of Injury_____   Date of Assessment_____

This form may be freely copied and reproduced but not modified (Sp Cord, 2009, 47, 36-43)
This assessment should use the terminology found in the International SCI Data Set
(ASIA and ISCoS - http://www.asia-spinalinjury.org/bulletinBoard/dataset.php)

Lower Urinary Tract, Bowel and Sexual Function

System/Organ		Score
Lower Urinary Tract		
Awareness of the need to empty the bladder		
Ability to prevent leakage (continence)		
Bladder emptying method _____ (specify)		
Bowel		
Sensation of need for a bowel movement		
Ability to Prevent Stool Leakage (Continence)		
Voluntary sphincter contraction		
Sexual Function		
Genital arousal (erection or lubrication)	Psychogenic	
	Reflex	
Orgasm		
Ejaculation (male only)		
Sensation of Menses (female only)		

2 = Normal function, 1=Reduced or Altered Neurological Function
0=Complete loss of control NT=Unable to assess due to preexisting or concomitant problems

Urodynamic Evaluation

System/Organ	Findings	Check mark
Sensation during filling	Normal	
	Increased	
	Reduced	
	Absent	
	Non-specific	
Detrusor Activity	Normal	
	Overactive	
	Underactive	
	Acontractile	
Sphincter	Normal urethral closure mechanism	
	Normal urethral function during voiding	
	Incompetent	
	Detrusor sphincter dyssynergia	
	Non-relaxing sphincter	

Examiner_____

그림 30-27 │ 자율신경기능의 평가표준(ISAFSCI)

을 통해 감각과 운동기능이 정상인 최하위 부위를 신경학
적 손상 부위로 정의한다. Pin-prick과 light touch의 2가
지 감각 기능을 평가하여 정상인 최하위 분절을 감각 손상
부위(sensory level)로, 흉수부를 포함한 일부 척수절(T2-L1)
을 제외한 상지(C5-T1)와 하지(L2-S1) 척수절의 지정된 중
심 근육(key muscle)의 근력을 평가하여 근력이 최소한 3도
이상의 척수절인 최하위 척수절을 운동 손상 부위(motor
level)로 결정한다. 운동 손상 부위는 결정된 손상 부위의
근력이 3도 이상이면서 바로 상부 척수절 중심 근육의 근
력은 정상이어야 한다.

척수손상의 완전 손상과 불완전 손상은 손상 부위 하부
의 운동과 감각의 완전 소실이나 부분 소실의 여부와 상
관없이 최하위 천수절(S4-5)의 감각과 운동성의 보존 여부
에 따라 판단한다. 최하위 천수절의 감각성 평가는 항문
주위 피부-점막 연접부의 감각과 항문에 검사자의 두 번
째 손가락을 넣어 항문직장벽을 엄지손가락과 마주 잡고
눌러 느낄 수 있는 심부 항문압감(deep anal pressure, DAP)
의 여부로 판단한다. 운동성의 유무는 항문에 검사자의 손
가락을 넣은 상태에서 외항문 괄약근의 자발적 수축성 여
부로 판단한다. 척수손상의 완전 손상과 불완전 손상의 평
가는 최하위 천수절의 기능 유무(sacral sparing)에 의해 결
정된다. 따라서 완전 손상은 앞에서 설명된 최하위 천수절
(S4-5)의 감각과 운동성이 전혀 없는 경우이다. 즉, sacral
sparing이 없는 상태로 정의한다. 부분 보존절(zone of par-
tial preservation)은 완전 손상일 때 부가적으로 정의되는
용어이다. 완전 척수손상에서 결정된 손상 부위 하부에 부
분적으로 감각이나 운동성이 보존되어 있으면 부분 보존
된 최하위 척수절을 기록하도록 한다. 예를 들면 C5 척수
손상에서 C8 척수절까지 운동이나 감각이 부분 보존되어
있다면 부분 보존절은 C8이 된다.

감각의 평가는 좌우 각각 28개의 척수절(C2-S4,5)을 대
상으로 pin-prick과 light touch의 두 가지 감각 여부를 검
사한다. 여기서 pin-prick 감각은 통증의 유무를 평가하는
것이 아니고 sharp-dull을 구분할 수 있는가를 평가한다.
대개 안전핀을 사용하여 뾰족한 침 부위와 머리부의 둥근
부분을 번갈아 대면서 sharp-dull의 구분 여부를 평가한
다. 정상이면 2점을, 부분 손상이면 1점, 없으면 0점을 부
여한다. 운동성은 좌우의 각각 10개 척수절을 대상으로 근
력 평가의 6도 평가 기준(6-degree system)(표 30-4)에 따라

표 30-4 | 근력 평가의 기준

근력등급
0 완전마비
1 수축이 보이거나 만져지는 경우
2 중력제거 시 능동적으로 전관절운동범위 움직임 가능
3 중력을 이기고 능동적으로 전관절 운동범위 움직임 가능
4 중력을 이기고 능동적으로 전관절운동범위 운동이 가능하며, 어느 정도의 저항에도 전관절 운동 범위 운동이 가능
5 정상이며, 강한 저항에도 전관절운동범위 운동이 가능한 상태임.
5* 검사자의 판단 하에 확인 가능한 제한 요소가 없다면 정상으로 간주되는 충분한 저항을 낼 수 있는 근육
NT(not testable) 검사 불가능함, 근육수축을 할 수 없는 환자나 부동, 수축 시 통증, 50% 이상의 관절운동범위 구축으로 평가 불가능한 근육

표 30-5 | ASIA 장애정도(AIS)

Scale	Descriptions
A (complete)	• 천수절 S4-S5에 감각과 운동기능이 없다. 즉 천수절보존(sacral sparing)이 없다.
B (Sensory incomplete)	• 천수절 Sa-S5에 감각기능은 보존(완전 또는 부분) 되어 있으나 운동기능은 없다. • 그리고 몸의 어느 한 쪽이라도 운동손상부위 아래 3개보다 많은(초과) 척수절에 운동기능이 있지 않다. 즉 운동손상부위 아래 운동기능이 있는 척수절이 1개 내지 3개밖에 되지 않는다.
C (motor incomplete)	• S4-S5에 자의에 의한 항문수축을 하는 운동기능이 있거나(외항문근의 수축이 불완전하지만 있거나), 또는 • S4-S5에 감각기능(light touch 또는 pin prick 또는 DAP)이 불완전하게라도 있고, 운동손상부위 아래 한 쪽이라도 3개보다 많은 척수절에 운동기능이 있으면서, • Single NLI 아래에 근력이 3도 이상(3을 포함하여) 되는 척수절이 1/2 되지 않는 경우, 이때 key muscale과 non-key muscle functions을 포함한다.
D (motor incomplete)	• AIS C의 조건과 single NLI 아래에 key muscale의 근력이 3° 이상 되는 척수절이 50%를 포함하여 그 이상인 경우. • 단, non-key muscle functions은 포함하지 않는다.
E (normal)	• 이전의 척수손상 상태에서 회복되어 모든 척수절의 운동과 감각기능이 정상으로 평가되는 경우이며, 척수손상이 없었던 경우는 E로 표현하지 않는다.

0점에서 5점까지 부여하고 항문 검사는 항문의 피부-점막
연접부의 감각 또는 심부 항문압감과 외항문 괄약근의 자
발적 수축력의 유무에 따라 평가한다.

ASIA 장해도(ASIA Impairment Scale, AIS)(표 30-5)는 손
상의 정도에 따라 A, B, C, D, E로 나누며, A는 위에서 설
명한 완전 손상이며, B는 손상부위 하부에 감각 기능만 부
분 보존된 경우이다. 그러나 B의 경우 하부 천수절에 감각

기능은 완전 또는 부분 보존되어 있어야 한다. C는 불완전 손상 중 손상 부위 하부의 척수절 중 3개보다 많은 척수절에 운동기능이 있으면서 3도 미만의 근력이 있는 척수절이 50%를 포함한 그 이상이고, D는 3도를 포함한 그 이상의 척수절의 수가 50% 이상이다. E는 손상부위 하부의 운동과 감각이 정상이지만, 척수손상으로 의심되는 유발 원인이 있고 심부건 반사가 항진되거나 병적 반사가 발현되는 등 척수손상의 근거가 있는 경우로 정의한다. ASIA 분류 표준에 따른 척수손상의 평가에 대한 기록은 운동 점수, 감각 점수, 신경학적 감각 및 운동 손상 부위, 완전 손상과 불완전 손상, ASIA 장해도, 부분 보존절, 단독 신경학적 손상부위(single neurological level) 등을 포함하고 있다.

다음의 순서에 따라 척수손상 환자의 신경학적 분류를 시행할 것을 권장한다.

1. 좌우의 감각손상 부위(sensory level)를 결정한다.
2. 좌우의 운동손상 부위(motor level)를 결정한다.
   평가 가능한 근육 분절이 없는 경우에서는 운동손상 부위는 감각 손상 부위와 같은 것으로 가정한다.
3. 단일 신경학적 손상부위를 결정한다.
   좌우에서 운동 및 감각 기능이 정상인 최하위 분절을 의미하며, 1과 2단계에서 결정된 감각 및 운동 손상 부위의 최상부이다.
4. 완전손상인지 불완전손상인지(천수절 보존 유무)를 결정한다.
   자발적인 항문수축이 없고, 제4~5 천수절의 감각 점수가 0이며, 심부항문압감이 없는 경우가 완전손상이며, 그 외의 경우는 불완전 손상이다.
5. ASIA 장애척도 등급(AIS)을 결정한다.
   완전손상인가?
   예   AIS A
   아니오   기능의 일부가 보존되어 있는 최하위 감각분절과 운동분절(부분 보존절, zone of patial preservation; ZPP)을 좌우측으로 각각 기록한다.

   운동 불완전손상인가?
   아니오   AIS B
   예 ……   자발적인 항문수축이 있거나, 손상부위 아래 세 척수절보다 더 아래 척수절의 운동 기능이 남아있을 때.
   신경학적 손상부위 이하로 근력 등급이 3 이상(3~5)인 중심근력이 50% 이상인가?
   아니오   AIS C
   예   AIS D

모든 분절에서 감각과 운동 기능이 정상이면 ASIA 장애척도는 E이다.
E 등급은 척수손상으로 진단되었던 환자의 기능이 정상으로 회복되었을 때 사용되는 등급이며, 초기 평가에서 기능 이상이 발견되지 않으며 신경학적 손상이 없는 경우에 ASIA 장애척도 등급이 적용되지 않는다.

그림 30-28 │ 척수손상의 신경학적 분류 진행 단계

최근 2011년 개정판부터 이전에 사용되었던 척수손상의 양상이 특징적인 경우, 즉 임상 증후군으로 분류되었던 중심척수 증후군(central cord syndrome), Brown-Sequard 증후군, 전척수 증후군(anterior cord syndrome), 척수원추 증후군(conus medullaris syndrome), 마미 증후군(cauda equina syndrome) 등의 5가지 임상 증후군은 표시하지는 않는다.

척수손상의 신경학적 분류표준에 합당한 평가를 위해 그림(그림 30-28)과 같은 순서로 척수손상의 신경학적 부위와 정도를 평가하는 것이 효율적이다.

3. 척수증후군(spinal cord syndrome)

ISNCSCI에서 열거하였던 중심척수증후군을 비롯한 5개의 불완전 척수손상과 특징적 신경학적 양상을 보이는 증후군을 비롯한 기타 척수증후군은 다음과 같다.

1) 중심척수 증후군(central cord syndrome)(그림 30-29)

척수에 대한 압박이나 타박, 허혈성 손상일 때 척수의 중심부, 중심관 주위의 회색질과 내측 백색질이 손상되기 쉽다. 앞에서 설명한 바와 같이 척수의 각 척수로는 내측에서부터 경수절과 외측으로 갈수록 하부 척수절의 신호를 전달하는 특징적인 체성순서상 배열을 하고 있다. 그러므로 중심관 주위나 척수의 내측 또는 중심부의 손상이면 피질척수로와 척수시상로의 내측이 먼저 손상되거나 심하게 손상되기 쉽다. 척수의 중심부 또는 내측의 손상으로 상지의 운동과 감각의 소실이 심하지만, 외측부를 지나는 요수절과 천수절의 기능은 손상이 경하거나 보존되기 쉽다. 이를 중심척수 증후군이라고 하고, 노년층에서 경추의 퇴행성 변성이 있는 경추의 과도한 신전 손상으로 유발되기 쉽다. 중심척수 증후군에서 상지 기능의 소실은 심하지만 하지의 근력과 감각 기능은 비교적 보존되어 사지마비이지만 보행이 가능한 경우가 많으므로 'walking quad'라고 칭하기도 한다.

2) Brown-Sequard 증후군(그림 30-30)

외상이나 종양, 혈관성 질환 또는 감염으로 인해 척수의 절반이 손상되었을 경우 나타나는 증상을 Brown-Sequard

증후군이라고 한다. 특징적으로 손상된 쪽의 운동 마비와
고유수용감각의 소실이 있으며, 반대 측의 통증과 온도 감
각의 소실 또는 감소를 유발한다. 이는 피질척수로와 후주
로가 척수 내에서 교차하지 않고 뇌간까지 연결되어 있으
나, 척수시상로는 척수 내에서 반대 측으로 교차하기 때문
이다. Brown-Sequard 증후군에서 한쪽의 운동 마비와 고
유수용감각의 소실은 손상 부위에서부터 손상 부위 아래
로 증상이 유발되지만, 척수시상로는 해당 척수절의 1-2
척수절 상부까지 같은 쪽으로 상승한 후에 반대 측으로 교
차하기 때문에 실제 손상부위보다 1-2 척수절 하부에서
통증과 온도 감각의 이상이 나타난다. 정교한 척수의 절반
절단 손상이 아닌 한 이러한 특징적인 증상이 양측에서 특
징적으로 발현되는 경우는 드물다. 그러나 전형적이진 않
지만, Brown-Sequard 증후군에서 볼 수 있는 양측 증상
이 유사하거나 우세하게 발현되는 경우를 Brown-Sequard
plus 증후군이라고도 한다.

3) 전척수 증후군(anterior cord syndrome)(그림 30-31)

외상이나 혈전, 허혈성 손상으로 전척수동맥에 의해 혈관
분포하는 척수 전방부 2/3의 손상으로 유발되는 증후군을
전척수 증후군이라고 한다. 전척수 증후군은 운동과 통증,
온도 감각은 소실되지만 후척수동맥에 의해 혈관 분포하
는 척수 후주는 보존되어 고유수용감각은 손상되지 않는
특징을 보인다.

4) 척수원추 증후군(conus medullaris syndrome)

척수원추 부위에 있는 천수의 손상으로 유발된다. 운동과
감각 소실의 양상은 척수원추와 척수원추 주위의 요천추
신경근 손상 여부에 따라 무반사성 방광과 직장이나 하지
의 이완성 마비가 나타나면 마미 증후군과 유사하다. 그러
나 손상 부위가 상척수원추(epiconus)인 경우에는 천수절
의 반사 기능이 나타나므로 방광과 직장을 포함하여 상부
운동신경원손상의 증상을 보이는 척수손상의 한 증후군으
로 분류된다.

5) 마미 증후군(cauda equina syndrome)

척추관 내의 척수원추 하부에 다발로 배열된 요천추 신경
근의 다발인 마미신경총의 손상으로 유발되는 증상이다.
마미 증후군은 척수손상의 한 증후군으로 분류되고 있지

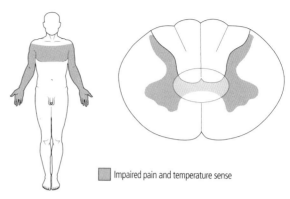

■ Impaired pain and temperature sense

그림 30-29 | 중심척수증후군

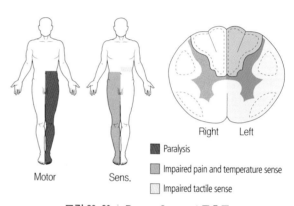

Right   Left

■ Paralysis
■ Impaired pain and temperature sense
□ Impaired tactile sense

Motor   Sens.

그림 30-30 | Brown-Sequard 증후군

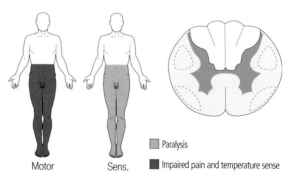

■ Paralysis
■ Impaired pain and temperature sense

Motor   Sens.

그림 30-31 | 전척수증후군

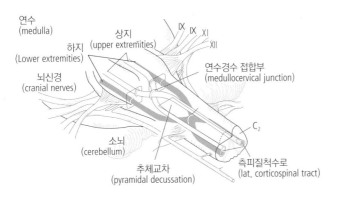

그림 30-32 | 십자마비의 해부학적 기전
연수-경수 접합부의 피질척수로 주행 특성

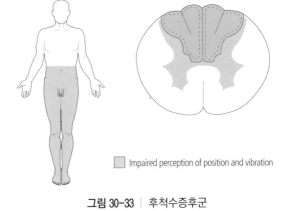

Impaired perception of position and vibration

그림 30-33 | 후척수증후군

만, 하지의 이완성 운동 마비와 감각 소실을 유발하는 일종의 말초신경 손상이다. 하부 천추 신경근의 손상 때문에 방광과 직장 마비가 동반된 경우 무반사성 또는 저반사성 방광과 직장이 유발된다. 척추 골절로 척수원추와 마미신경총 손상이 동반된 경우에는 마미 증후군과 척수원추 주위의 요천추 신경근 손상이 있는 척수원추 증후군과 임상적인 구별이 불가능하다. 마미신경총을 구성하는 요천추 신경근 중 근위부 신경근은 척추강의 전외측에, 원위부 신경근은 후내측에 있으므로 외상의 양상에 따라 신경근 손상 부위와 정도가 결정된다. 추체 골절로 유발된 마미 증후군에서 배뇨 기능이 보존되는 경우가 흔하며, 이는 마미신경총을 구성하는 신경근 위치의 구조적인 특징으로 설명할 수 있다. 척수손상의 증후군으로 분류되는 다른 증후군과는 달리 마미 증후군은 신경근 손상에 의한 말초신경 손상이므로 신경재생에 의한 회복의 가능성이 크다. 한편 마미신경총을 구성하는 신경근은 척추강 내의 주행이 다른 부위에 비해 길고, 신경근 주위 혈류가 좋지 않으므로 다른 부위의 신경근 손상과 비교하면 회복에 불리하다.

6) 십자마비(cruciate paralysis)(그림 30-32)

중심척수 증후군과 유사하게 상지의 마비는 심하지만 하지의 마비는 경하거나 없는 양상을 보인다. 십자마비는 C1이나 C2 척추 골절로 인해 연수-경수 접합부의 손상이 있는 경우에 나타난다. 증상은 연수-경수 접합부에서 상지로 가는 피질척수로가 하지로 가는 피질척수로에 비해 근

위부와 내측에서 교차하는 해부학적 특성에 의해 발생한다. 십자마비의 임상적 회복에 대한 예후는 좋은 편이다.

7) 후척수 증후군(posterior cord syndrome)(그림 30-33)

전척수 증후군에 비해 빈도가 매우 낮으므로 ASIA에 의한 불완전 척수손상의 증후군에서 제외되어 있었다. 후척수 동맥의 폐쇄로 인한 척수 후주의 손상으로 운동성과 통증 감각, 온도 감각, 촉각은 보존되지만, 고유수용감각이 상실되어 감각성 운동실조증을 유발하게 된다. 그러므로 보행기능에 대한 예후는 좋지 않다.

8) 아급성 복합퇴행성 척수증(subacute combined degenerative myelopathy)

Vitamin B12 결핍으로 척수의 후주와 피질척수로의 변성을 초래하는 척수 질환이다. 이는 회장 말단부에서 vitamin B12의 흡수가 선택적으로 제한되어 유발된다. 악성 빈혈과 위절제술이나 회장절제술이 원인이 될 수 있으며, 기타 회장 말단부의 흡수력을 제한하는 다른 요인도 아급성 복합퇴행성 척수증을 초래할 수 있다. 정상 체내의 vitamin B12 양은 5 ㎎ 정도이고, 더 이상의 섭취가 없다면 체내에서 vitamin B12가 완전히 없어지는 데는 수년 이상 걸린다. 아급성 복합퇴행성 척수증의 증상은 매우 특징적이어서 예외 없이 하지의 감각 둔마와 저린감이 초기 증상으로 나타나며, 근력의 약화와 보행 이상은 나중에 나타난다. 대개 배뇨 장애를 초래하지 않으며, 드물게 상지의 증상이 나타나기도 한다.

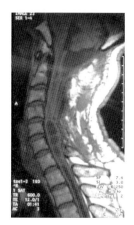

그림 30-34 | 척수공동증

9) 척수공동증(syringomyelia)(그림 30-34)

척수의 중심관이나 중심관 부위에 형성된 뇌척수액 낭이 점차 확장되어 유발되는 척수 증상이다. 척수공동증은 대개 손상 부위에서부터 시작되며, 척수공동증이 있더라도 증상이 없는 경우가 50% 정도이다. 손상 부위에서 시작된 척수 공동이 상하부로 확장되면서 점차 신경학적 증상을 유발하게 되며 MRI로 진단한다. 증상이 진행되는 경우 공동-복막 션트를 시행할 수 있지만, 증상의 완화나 진행의 방지에 성공적이지 않은 경우가 많다. 외상 후 이차적으로 발생한 척수공동증이 아닌 경우에는 제1형 Chiari 변형에 의한 가능성을 의심하여야 한다.

4. 척수손상 후 호흡기능 이상의 특성

경수와 상부 흉수손상 후 초기에는 흉곽의 순응도(compliance)가 감소하고, 복부의 순응도는 증가한다. 이는 늑골, 척추, 흉골 간에 이루는 관절의 가동력이 감소하여 흉곽 운동이 제한되어 폐용적 증가를 제한하고, 복근의 근력과 긴장도가 소실되기 때문이다. 이후 복근의 경직이 발생하면 복부 순응도는 감소하게 된다.[36]

척수손상 초기의 호흡기능 장애는 많은 부분이 손상 부위에 의해 결정되지만, 척수쇼크가 지나면 늑간 근육의 마비가 이완성에서 경직성으로 변하게 됨에 따라 흉곽벽이 단단하게 되어 흡기로 쪼그라드는 현상이 없어진다. 이러한 변화는 주로 흡기 기능의 개선에 영향을 미친다. 즉, 손

상 초기에 상부 흉곽은 쪼그라들고 복부는 팽창하는 양상의 역행성 호흡(paradoxical breathing)은 호기예비량(expiratory reserve volume)을 상실하게 하여 폐활량을 감소시킨다. 시간이 지남에 따라 늑간근과 복부의 경직이 나타나면서 역행성 호흡이 감소하면 폐활량이 두 배로 증가하게 된다.

상부 경수손상 환자의 호흡기능 이상은 호흡근 마비, 폐활량(vital capacity)의 감소, 기침기능 저하, 폐와 흉곽의 순응도 감소, 호흡의 산소 요구도 증가로 요약된다. 척수손상 환자와 같은 제한성 폐질환에서 호흡 곤란으로 인한 동맥혈 포화도는 저산소증보다 고탄산혈증(hypercapnia)이 먼저 발생한다. 사지마비와 상부 하반신마비의 경우 복근을 포함한 호기에 관여하는 근육의 기능이 흡기에 관여하는 근육에 비하여 마비가 심하므로 총폐용량(TLV)의 감소보다 강제폐활량(FVC)이 더 많이 감소한다. 그리고 기침기능의 심한 감소와 폐분비물의 정체로 무기폐가 발생하기 쉽다.

상부 척수손상 환자도 척수손상 이후 수년에 걸쳐 호흡근이 회복됨에 따라 폐기능이 향상될 수 있다. 폐기능에 대한 예후는 신경학적 손상 부위와 손상 정도와 밀접한 관계를 보인다. 제6 경수-제8 경수 손상 환자는 척수손상 부위가 한 개 아래로 내려가면 FVC가 9% 증가하고, 불완전 손상의 FVC는 완전 손상과 비교하면 10% 정도 높다. 그 이하의 척수손상에서는 척수손상 부위가 한 개 내려가면 1%의 FVC의 상승이 있으나, 완전손상과 불완전손상 간의 FVC의 차이는 유의하지 않다.[37]

상부 경수손상 환자에서 자발 호흡기능이 있다면 FVC는 정상 예측치의 50%정도 된다. 불완전손상일 때 완전손상보다 FVC가 16% 정도 높다. 시간이 지남에 따라 반복되는 호흡기계 감염으로 환기 부전이 발생할 수 있지만, 상부 경수손상을 제외한 대부분 척수손상 환자는 시간이 지남에 따라 정상인과 유사한 정도의 호흡기능 감소가 노화과정에 의해 일어난다.

초기에 기계호흡을 한 환자 중 많은 환자가 시간이 지나면 횡격막의 기능이 호전되어 호흡기를 제거하게 된다. 그러나 초기에 호흡기를 사용하지 않던 환자 중에서 나중에 노화에 의해 흉곽과 폐의 순응도가 감소하고 폐포의 수와 폐활량이 감소하거나, 척추변형의 진행, 비만, 척수공동증의 발생으로 인한 신경학적 증상 악화 등의 원인으로

호흡기능이 악화할 수도 있다.[38]

VIII. 척수손상의 신경학적 예후

척수손상 후 운동기능의 회복은 2개월까지는 빠르게 진행하고, 이후 3-6개월간의 회복 속도는 느리다. 드물게 약 2년에 걸쳐 운동기능 회복이 진행되는 예도 있다. 척수손상 환자의 운동기능 회복에 대한 예후를 판단하기 위해서는 손상 후 72시간 이내에 ASIA 분류 표준에 따른 검사를 하고, 3~7일간은 반복하여 검사하여야 한다. 또한, 외과적 수술이나 신경학적 상태의 변화가 있으면 반복하여 검사할 필요가 있으며, 회복이 정점에 이를 때까지 정기적인 검사와 평가가 필요하다.

완전 사지마비 환자에서 신경학적 손상 부위 바로 아래의 한 척수절의 중심 근육의 근력이 1°나 2°이면 1년 이내에 3° 또는 그 이상으로 회복될 가능성이 90%이다. 그러나 중심 근육의 근력이 0°이면 3° 이상의 근력으로 회복될 가능성은 45%로 감소한다. 일반적으로 사지마비 환자에서 한 개 척수절의 기능적 회복이 가능하다. 하지마비 환자는 흉수절의 중심 근육이 없으므로 회복에 관한 연구가 부족하다.

ASIA A에서 하지의 근력이 기능적으로 회복될 가능성은 3~6%로 매우 낮으며, B이면 50%이다. ASIA C일 때 사회적 보행이 가능해질 확률은 75%, D인 경우는 95%로 보고되어 있다. 보행 가능성에 대한 기대치는 50세 이상의 환자에서 감소한다.

IX. 급성기 치료

1. 병원 도착 전 치료

외상 이후 첫 24시간이 가장 중요한 기간이다. 이 기간 동안에는, 중추성 신경계에 대한 일차성 그리고 이차성 손상이 사망의 가장 중요한 원인이다. 척수손상이 의심되는 환자를 처음 발견하면 적절한 기도유지, 호흡유지, 혈액순환이 유지되도록 해야 하며 손상 부위의 안정성 확보, 추가적인 척수손상 예방 및 내과적인 합병증 예방을 위한 조치가 필요하다. 위 내용물의 흡인과 쇼크 두 가지가 병원에 도착하기 전에 사망하는 주요 원인이므로, 환자가 구토를 한다면 구강이 깨끗해질 때까지 이물질을 제거해야 한다. 경추 손상 환자의 경우 호흡 곤란의 고위험군에 해당하므로, 기계 호흡의 필요성을 면밀하게 모니터링 해야 한다. 기관 삽관이 응급으로 필요하지 않은 경우라고 하더라도 동맥혈 가스분석법과 활력 징후의 측정을 통해 후기에 발생할 수 있는 호흡근의 피로를 효과적으로 판단할 수 있다. 경추 손상이 의심되거나 확실한 경우에 기관 삽관이 필요하다면, 이차적인 척수의 손상을 피하기 위하여 조심스럽게 시행하여야 한다. 이러한 응급 상황에 표준화된 기관 삽관 방법은 윤상 연골을 압박하여 신속히 인덕션하고, 손으로 직접 안정화 시키는 것이며 경추부가 과신전되어 척수손상이 악화되는 것에 주의해야 한다. 그 외에 만약 협조가 가능하고, 의식이 명료하다면, 굴곡기관지경을 이용한 삽관이 더 선호된다.

급성 척수손상이 의심되는 모든 환자는 척수의 고정이 필요하다. 의식 상태의 변화가 있거나, 약물 중독이 의심되는 경우, 사지의 골절이나 신장 손상이 의심되는 경우, 국소 신경학적 장애가 있거나 척추의 통증이나 압통이 있는 경우에도 외상성 척수 손상이 있는 것으로 간주해야 한다.

척추의 자세는 처음 발견될 당시의 자세와 상관없이 중립위를 취해야 한다. 이송할 때 척추가 움직이지 않도록 고정하는 것이 중요하므로 경추에 보조기를 착용하고 몸체는 이송용 들것(spine board)에 고정시키며 후두부 패드를 사용하여 두부를 몸통과 일직선으로 중립위에 위치하고 움직이지 않도록 한다. 이송용 들것을 사용할 때에는 나이에 따른 몸통과 머리 비율의 차이를 보상하기 위하여 성인의 경우 후두부 패드를, 6세 미만의 소아의 경우는 후두부를 오목하게 제작하여 사용한다.

2. 응급실 처치

1) 응급처치

병원에 도착한 후 가장 중요한 것은 저산소증이나 허혈을 방지하고, 적절한 혈액순환을 유지하며, 위 내용물의 흡인을 예방하고 적절한 척수 정렬을 유지하는 것 등이다. 저혈압이나 쇼크는 손상된 척수에 치명적으로 유해하므로 적절한 혈압을 유지하는 것이 매우 중요하다. 외상 이후 최소한 7일간 동맥 혈압을 85 ㎜Hg 이상으로 유지하는 것은 양호한 예후를 결정하는 인자이다. 비록 경추부와 상부 흉추부 척수 손상으로 인하여 신경인성 쇼크가 발생할 가능성이 높지만, 출혈, 기흉, 심근경색증, 심장눌림증, 복강 내 손상에 의한 패혈증, 혹은 동반되는 뇌손상에 의한 부신 부전증 등 쇼크의 다른 원인이 없는지를 자세하게 평가하는 것이 중요하다. 신경인성 쇼크는 교감신경의 탈신경에 의해 나타나며, 이완성 마비와 함께 서맥, 저혈압, 저체온이 특징적으로 나타난다. 서맥은 교감신경계 자극의 소실과 함께 부교감신경계 자극이 상대적으로 증가되어 나타나며, 기관 흡인에 의해 유발될 수도 있다. 신경인성 쇼크의 치료는 혈관 내 혈장량을 복원시키는 것과 함께 혈관 수축제를 이용한다. 이상적인 혈관 수축제는 교감신경계 자극 소실에 대응하고 심박동을 증가시키기 위해 알파, 베타 아드레날린 작용을 모두 가지는 것이 좋다.

서맥을 빨리 되돌리기 위해 아트로핀을 투여할 수 있으며, 신경인성 쇼크에 의한 서맥은 대개 6주 이내에 정상으로 회복된다. 아주 드물게는 심한 서맥으로 인하여 일시적인 심장조율(cardiac pacing)이 필요하기도 하다. 반면에 출혈성 쇼크의 경우 빈맥, 저혈압, 저체온이 나타나며 적극적인 출혈 치료와 함께 다량의 수분을 공급해야 한다. 경추부와 상부 흉추부 손상 환자는 자율신경계의 혼란에 의해 체온이 변할 수도 있으므로 중심 체온을 모니터링 해야 한다. 그 외에 방광 도뇨관을 삽입하여 배뇨를 원활히 하고 비위영양관을 삽입 하여 위 내용물의 흡인과 구토를 방지하여야 한다. 척수손상 환자의 약 5%에서 흡인에 의한 합병증이 발생한다. 환자의 활력징후가 안정화 되면 신경학적 검사를 시행하여 손상 척수의 정도와 손상 부위를 판단한다.

2) 척추 및 동반 손상 평가

내과적으로 안정화된 후에는 신경학적인 상태와 척추의 안정성을 평가해야 한다. 신경학적 평가는 International Standards for Neurological Classification of Spinal Cord Injury (ISNCSCI)를 이용해 이루어진다. 연속적으로 신경학적인 장애 혹은 호전을 평가해야 하며, 특히 손상 이후

첫 3일과 전원 등의 조치가 있었던 경우, 폐쇄 정복술을 실시하였거나 수술적 치료를 한 이후의 평가가 중요하다. 척추의 안정성 평가는 손상 받은 부위뿐만 아니라 전체 척추를 대상으로 실시하는데 이는 약 20%에서 비연속적인 척추 골절이 발생하기 때문이다. 골절의 평가를 위해 일반 방사선 검사보다 전산화 단층촬영(CT)이 추천되며, 특히 두개-경추 부위와 경추-흉추 연결부위에서 일반 방사선 검사의 민감도가 낮다. 자기공명영상(MRI)은 CT로 밝혀지지 않은 신경학적 손상이 있거나 의식이 명료하지 않은 환자에게 유용하며 척수, 인대, 근육, 추간판 등의 골조직 이외의 조직을 진단하는데 필요하다. 척추의 아탈구와 함께 추간판의 외상성탈출이 있는 경우에 비수술적으로 교정을 하다가 신경 손상이 진행될 위험이 있으므로 척추의 아탈구를 비수술적으로 교정을 하기 전에는 반드시 자기공명영상 검사를 해야 한다.[39] 대개 척수손상은 심한 외상으로 발생하기 때문에 뇌손상, 골절, 복부장기 손상 등이 흔히 동반되고 척수손상으로 인한 감각소실로 인하여 손상에 따른 증상이 안 나타날 수 있으므로 동반된 다른 기관의 손상이 있는지를 확인해야 한다.

3. 보존적 요법 및 수술

1) 보존적 요법 및 수술 시기

경추 탈골을 비수술적으로 치료하기 위해서 두개골에 기구를 부착하여 신체의 장축을 따라 견인을 하게 된다. 이 두개골 부착장치를 활차(pulley)와 연결하여 끝에 무게를 달아서 견인하게 되는데 일단 탈골이 원위치로 되거나 척추의 정렬이 정상화 된 후에는 약 4.5~11 ㎏의 무게를 유지하게 된다. 수술적 치료는 불안정 골절의 경우에 안정성을 확보하기 위해서 혹은 척수를 압박하는 병변을 제거하기 위해서 시행하게 된다. 만약 신경학적으로 증상이 악화되는 경우에는 바로 수술을 시행해야 하지만 그 이외의 경우에는 수술을 시행하는 시기에 대해서는 이견이 있다. 이전 연구에 의하면 손상 후 72시간 이내에 수술을 시행한 경우는 72시간이 지나서 수술한 경우보다 급성기 치료 기간과 병원에 입원하는 기간 등이 단축되고 폐렴이나 무기폐 등의 합병증이 적었다는 보고도 있다. 그러나 최종적인 신경학적 회복 상태나 기능상태는 차이가 없는 것으로 알려

져 있다.[40] 척수를 압박하는 병변이 없거나 척추의 불안정성이 없는 경우에는 수술이 필요하지 않다. 대표적인 예로, 경추의 척추관협착증이 있던 환자에서 추락으로 인하여 골절이나, 추간판탈출, 신경관 압박 등의 이상 소견 없이 중심척수증후군이 발생하는 경우가 대표적인데 이런 경우에는 경추 보조기만 필요하다. 또 추체만 침범하는 가벼운 압박골절의 경우에도 보조기만으로 치료가 가능하다.

척수의 압박이 동반되는 불안전 척수손상의 경우에는 수술을 하는 것이 정설로 되어 있지만 완전 손상인 경우에는 이견이 있다. 그 이유는, 일반적으로 완전 손상에 대한 감압술을 통해서 완전 마비가 불완전 마비로 회복되지 않기 때문이다. 따라서 완전 손상 환자가 수술을 받는 것은 신경학적인 회복 보다는 조기에 척추의 안정성을 확보해서 가능한 빠른 시기에 재활치료를 시작하고, 이를 통해 급성기에 발생할 수 있는 합병증을 최소화하는 것이 주요 목적이다. 또한 수술을 시행한 경우에 외상성 척수공동증의 발생 빈도를 감소시킬 수 있다.

2) 수술 방법

수술 방법으로는 전방접근법과 후방접근법이 있다. 척수의 압박이 골편이나 추간판의 후방 탈출에 의한 압박인 경우에는 전방접근법으로 압박 병변을 제거할 수 있으나 경추부의 전방접근법은 반회후두신경(recurrent laryngeal nerve) 손상에 의한 연하곤란이나 발성장애를 유발할 수 있고 후두나 식도 손상으로 인하여 종격동염(mediastinitis)이 발생하거나 기도 혹은 피부와 누공(fistula) 형성을 할 수 있다. 흉추부와 요추부에서는 호흡곤란이나 혈관손상의 위험이 있으며 후두경추(occipitocervical) 부위나 상부 흉추, 하부 요추 부위는 전방접근법으로 수술하기 어려운 부위이다. 이런 경우에는 비록 직접적으로 압박병변을 제거하는 것은 아니지만 후방접근법을 시행하여 수술한다. 척추의 안정성을 강화시키기 위해서 척추유합술을 시행하며 평판(plate), 나사(screw), 케이지(cage) 등의 여러 가지 재료들이 사용되고 있으며 골이식도 시행된다. 골이식은 환자의 골편 조각이나 장골릉, 비골 등에서 채취한 자가골을 사용하기도 하고 뼈은행에서 공급된 다른 사람의 뼈를 사용하기도 한다. 척추고정술을 시행한 경우에는 골유합이 충분히 일어날 때까지 약 3개월 정도는 보조기를 착용하여야 한다.

4. 약물 치료

1) 고용량 스테로이드

여러 가지 연구된 치료 방법들 중에서 고용량 스테로이드(methylprednisolone sodium succinate, MPSS)만이 유일하게 표준 치료법으로 여겨지고 있다. National Acute Spinal Cord Injury Studies (NASCIS II and III)에서 MPSS가 손상 이후 8시간 이내에 초고용량으로 주입된 경우 운동과 감각 능력이 향상되었다는 보고가 있다. MPSS는 첫 한 시간 동안 30mg/kg의 속도로 부하용량을 주입한 후 다음 23시간 동안 5.4mg/kg으로 유지 용량을 주입하는 프로토콜을 따라야 한다. 만약 MPSS 치료가 손상 2시간 이후에 시작된 경우에는 유지용량을 24시간 동안 추가로 더 유지하도록 한다. 그러나 현재로서는 인간에 대해 유의한 효과를 보인 연구가 부족하여 더 이상 표준치료로 권고되지 않는다.[41]

2) 기타 약물 치료

고용량 스테로이드 이외에 중추신경계의 세포막에 고농도로 존재하는 갱글리오시드(GM1 ganglioside)를 손상 후 72시간 이내에 100 mg을 정맥 주사하여 급성기 척수손상 환자에서 완전 손상이 불완전 손상으로 호전되었다는 임상실험도 있었으나 대규모의 다기관 실험에서는 효과를 입증하지 못하였다. 그러나 일부 불완전 손상 환자에서 운동 기능의 개선이 보고되기도 하였다. 그 외에 배아줄기세포나 슈반세포 이식, 뉴로트로핀(neurotrophin) 투여 등에 대한 연구가 진행되고 있으나 아직 임상에 적용할 수 있는 단계는 아니다. 만성기 환자에서 칼륨통로 차단제인 4-아미노피리딘(aminopyridine)의 미약한 운동기능 회복 효과가 알려져 있지만 이 약은 현재 주로 동통과 경직 감소, 방광기능 개선 등에 효과가 있으며 운동기능의 회복은 미미한 것으로 보고되어진다.

5. 기타 치료

아직 사람에게 적용할 단계는 아니지만 동물실험에서는 여러 가지 희망적인 결과가 보고되고 있다. 특히 축삭 재생을 방해하는 물질에 대한 항체 투여, 신경재생 촉진 물질 투여, 여러 가지 세포 이식 등의 치료가 시도되고 있다.

X. 재활치료

1. 재활치료 팀

다른 재활치료와 마찬가지로 척수손상 환자의 적절한 치료를 위해서는 팀 치료가 필요하다. 팀은 척수손상의 전문 자격증을 따고 정규 임상 경험을 가진 임상의사가 리더로서 이끄는 것이 바람직하고, 팀 구성원은 물리치료사, 작업치료사, 가족 구성원, 간호사, 보조원(aides), 영양사, 임상심리사, 오락요법 치료사(recreational therapist), 직업치료사(vocational therapist), 코디네이터, 사회사업사와 함께 척수 손상의 경험을 전해줄 다른 척수손상 환자 등으로 구성된다.

손상 후 가능한 빨리 환자, 환자 보호자, 재활의학 전문의의 상호 의견 교환과 상담이 필요하다. 의사는 환자 및 보호자에게 척수손상의 일반적인 내용과 예후에 대하여 설명을 하고 환자와 보호자가 치료의 방침이나 치료 목표를 설정할 때 참여하도록 한다.

2. 초기 치료

1) 재활치료의 시작
재활치료의 시작은 중환자실에서부터 시작된다. 욕창 예방을 위해 초기에는 가능한 2시간마다 체위를 변경시킨다. 이후 공기 침대나 기타 쿠션을 사용하며 체위변경 시간을 차츰 늘린다. 의자차에서는 최소한 매 15~20분마다 15~30초 동안 압력을 감소시키기 위한 시간이 필요하다.[42] 제5경수 이상 손상 환자는 스스로 자세 변화를 할 수 없으므로 등받이가 눕혀질 수 있는 의자차가 필요하나 제7경수 이하 손상 환자는 의자차에서 푸쉬업(push up)을 스스로 시행할 수 있다.

2) 관절운동
관절구축이 있으면 기능장애와 위생 제한, 이상자세로 인한 통증과 욕창의 발생 등의 문제가 발생한다. 견관절에서는 주로 내전 및 내회전 구축이 발생하여 위생 동작이나 식사동작에 제한이 올 수 있다. 제5경수 손상에서는 주관

절 굴곡구축이 잘 발생하며 완관절과 수지는 굴곡구축이 흔하다. 하지에서는 고관절과 슬관절의 굴곡구축으로 인하여 이동 동작이나 침상 자세에 방해가 되고 고관절의 내전 구축으로 인하여 서혜부 위생 관리에 어려움이 발생한다. 족관절의 족저굴곡구축이 발생하면 기립자세가 어려워진다. 관절구축을 예방하기 위하여 견관절은 외전, 고관절은 신전, 족관절은 중립위를 유지하는 적절한 자세를 취하고, 환자 상태가 안정화된 후 가능한 빠른 시기에 보호자나 간병인을 교육하여 수동적 관절운동과 근육신장 운동을 시행한다. 관절운동은 이완성 상태에서는 하루 1회, 경직이 진행되면 하루 2~3회 시행한다. 특히 슬와부 근육신장은 하지 마비환자에서 보조기, 신발, 양말 등을 신고 벗거나 적절한 요추전만을 유지하여 바른 앉은 자세를 유지하기 위해 필요하고, 전방 대흉근 신장은 이동 동작 시 견관절 신전을 원활히 하기 위해 필요하다. 그러나 관절구축이나 근육 단축이 기능적으로 반드시 나쁜 것은 아니다. 예를들어 제6경수 손상 환자에서는 수지굴곡근에 경도의 근육구축이 있으면 오히려 건고정술(tenodesis) 효과를 나타내어 수부 기능에 도움이 되기도 하며, 사지 마비 환자에서는 요추 신전근구축이 앉는 자세 유지를 위해 도움이 되기도 한다. 수동적 관절운동과 근육신장 외에 보조기를 이용하여 근육신장을 하거나 관절의 기능적 자세유지를 하고 피부손상을 예방할 수 있다. 수부 보조기를 착용할 때는 중수지관절은 90° 굴곡, 지관절은 신전, 완관절은 중립위, 제1수지는 1~2 ㎝ 외전하여 기능적 상태를 유지해야 한다.

3. 손상 부위에 따른 기능 회복

완전 손상인 경우에는 손상부위에 따라 일반적으로 가능한 기능이 정해지지만(표 30-6, 7) 모든 환자에게 일률적으로 적용될 수는 없으며 구체적인 기능회복 목표는 나이, 체중, 고정기구 사용 여부, 경직, 관절 구축, 동반 손상 여부, 환자의 의지, 경제적 지원 등의 요인을 고려하여 목표를 설정한다.[43] 특히 불완전 손상 환자는 불완전 정도에 따라 기능에 큰 차이가 나므로 각 개인의 운동기능에 따른 치료 목표설정이 필요하다. 병원에서의 기능뿐 아니라 퇴원 후 집에서 그리고 사회에서 실제 사용할 수 있는 기능

정도가 중요하며 치료 목표에 대해 환자와 의견 교환이 필요하다.

1) 제4 경수 이상 손상

호흡이 가장 중요한 문제이며 제3 경수 이상 손상에서는 지속적인 인공호흡기나 횡격신경조율기(phrenic nerve pacemaker)가 필요하다. 머리동작이나 호흡으로 작동하는 전동의자차를 스스로 조절하여 이동이 가능하다. 주관절 굴곡근과 삼각근력이 일부 남아 있는 제4 경수 손상 환자의 경우에는 이동형 상지 지지대(mobile arm support)나 균형하박보조기(balanced forearm orthosis)를 이용하여 식사동작이나 신체청결유지 동작을 일부 할 수 있다.

2) 제5 경수 손상

손상 초기에 주관절 굴곡근과 하박(forearm)의 회내 굴곡 구축 예방이 중요하다. 상지의 동작을 돕기 위해 특히 손상 초기에 이동형 상지 지지대나 균형하박보조기가 도움이 되고 글쓰기나 식사하기를 위해 장대립보조기에 기구 고정기 등을 부착하여 사용할 수 있다. 식사하기, 세면 및 양치 등을 독립적으로 할 수 있으나, 대부분의 동작에 보조 장비가 필요하며 상지 기능의 증가를 위해 건 이식술을 고려해야 한다. 손으로 동작되는 전동의자차를 이용할 수 있으며 손잡이(hand rim)가 부착된 수동의자차도 조절할 수 있다. 배변 관리는 혼자서 할 수 없어 전적으로 타인에 의존해야 한다.

표 30-6 | 사지마비 환자의 손상 1년 후 최대 기능 회복 정도

기능	제1-4 경수 손상	제5 경수 손상	제6 경수 손상	제7 경수 손상	제8 경수-1 흉수 손상
식사하기	의존적	식사준비 해주면 보조기구 이용하여 스스로 가능	보조기구 이용하여 약간의 도움 필요	독립적	독립적
상의 입기	의존적	도움 필요	독립적	독립적	독립적
하의 입기	의존적	의존적	도움 필요	도움 필요	대개 독립적
목욕	의존적	의존적	도움 필요	도움 필요	보조기구 이용하여 독립적
배변	의존적	의존적	도움 필요	도움 필요	도움 필요
배뇨	의존적	의존적	도움 필요	의존적 도움 필요	약간의 도움 필요
침상 활동	의존적	도움 필요	도움 필요	의존적 도움 필요	독립적
이동	의존적	최대의 도움 필요	약간의 도움 필요	같은 높이 이동은 독립적	독립적
의자차 작동	수동의자차는 의존적, 전동의자차는 독립적	수동 의자차 평지에서 약간 가능	평지에서 바퀴에 손잡이 등 부착하여 독립적	평지에서 독립적	독립적
운전	불가능	보조장치 필요	보조장치 필요	상지로 조작하는 차 가능	상지로 조작하는 차 가능

표 30-7 | 하지마비 환자의 손상 1년 후 최대 기능 회복 정도

기능	제2-9 흉수 손상	제10 흉수-제2 요수 손상	제3 요수 이하 손상
일상생활동작	독립적	독립적	독립적
배뇨 및 배변	독립적	독립적	독립적
이동	독립적	독립적	독립적
보행	운동 목적의 기립과 보행	실외보행 시도 가능	실외보행 가능
보조기	양측 장하지보조기 및 워커	장하지 보조기 및 양측 목발	장하지 혹은 단하지 보조기

3) 제6 경수 손상

완관절 신전 근육의 기능이 가능하므로 완관절 신전으로 건 고정술 효과를 이용하여 1, 2 수지의 대립 동작을 할 수 있다. 따라서 초기에 수지 굴곡근을 과도하게 신장하는 것은 기능적으로 도움이 되지 않으므로 주의를 요한다. 식사하기, 세면 및 양치 등의 동작은 도구들을 준비해 주면 스스로 할 수 있지만 옷 갈아입기는 어려우며 단추 대신 벨크로나 지퍼 등으로 교체해야 한다. 이동 동작은 보드 등을 이용하여 혼자서 하기도 하지만 대개는 타인의 도움이 필요하다. 수동의자차를 혼자 밀고 다닐 수 있지만 바퀴 손잡이가 미끄럽지 않도록 고무 등을 감아줄 필요가 있으며 장거리를 갈 경우에는 전동의자차가 필요하다. 도뇨를 직접 하는 환자도 있다.

4) 제7, 8 경수 손상

제7 경수 손상에서는 완관절 굴곡근을 사용할 수 있고 제8 경수 손상에서는 수지굴곡근을 사용할 수 있다. 제7 경수 이하 손상에서는 의자차를 밀거나 의자차에서 몸을 들어 올리거나 의자차로 이동하는 동작 등을 독립적으로 사용할 수 있다. 독립적으로 침상 생활을 할 수 있고 방광 및 장 관리 등을 할 수 있으나 하의 갈아입기나 불규칙한 바닥에서 이동할 때는 도움이 필요하다. 운전을 할 수 있으며 남자에서는 간헐적 도뇨를 직접 시행할 수도 있다.

5) 흉수 손상

모든 일상생활동작을 스스로 할 수 있으며 바닥에서 의자차로 이동, 램프 있는 길에서의 의자차 작동 등을 혼자 할 수 있다. 하부 흉추 손상 환자는 보조기를 이용하여 보행을 시도할 수 있지만 보행에 필요한 에너지가 정상의 약 6~12배로 너무 높아서 실제 장거리 보행을 위해 훈련을 하지는 않으며 주로 운동 목적으로 집안에서의 보행 훈련을 하게 된다.

6) 제1, 2 요수 손상

고관절 굴곡근과 일부의 슬관절 신전근 기능이 있다. 단거리 보행이 가능하지만 대개는 의자차가 필요하다.

7) 제3, 4 요수 손상

슬관절 신전근의 기능이 정상이며 일부 족관절 배굴 근력

이 남아 있다. 보행을 위해서는 단하지보조기와 목발이나 지팡이가 필요하다.

8) 제5 요수 이하 손상

모든 일상생활동작을 독립적으로 수행할 수 있으며 대개 보조기구의 도움도 필요 없다.

4. 기능 훈련

1) 매트 훈련

기능 훈련은 매트에서 시작한다. 처음에는 아주 쉬운 것부터 시작하여 차츰 어려운 단계로 진행하고, 일단 매트에서 동작이 가능해지면 침대 등과 같이 실제 생활환경과 유사한 곳에서 시행한다. 매트에서 시행되는 운동은 돌아눕기, 누워서 팔꿈치로 체중 지탱하기, 엎드려서 팔꿈치나 손으로 체중 지탱하기, 앉아서 중심잡기와 푸쉬업, 네발 기기 자세 훈련 등이다. 돌아눕기 훈련은 팔을 이용하게 되는데 양팔을 쭉 뻗고 두 손을 깍지 낀 상태로 좌우로 흔들다가 돌아눕고자 하는 방향으로 팔을 강하게 돌리면서 몸통이 따라 돌아가도록 하는 것이다(그림 30-35). 초기에 바로 누

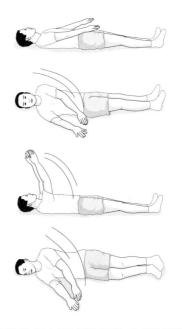

그림 30-35 | 매트에서 돌아눕기 훈련 방법

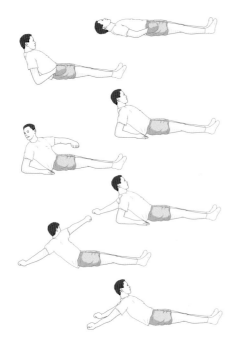

그림 30-36 │ 바로 누운 자세에서 상지로 체중 부하 훈련

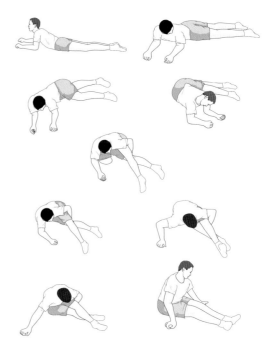

그림 30-37 │ 일어나 앉기 훈련

운 자세에서 돌아눕기가 어려우면 베개나 수건 등을 이용하여 반쯤 돌아누운 자세에서 시작하면 더 쉽게 돌아누울 수 있다. 누워서 팔꿈치로 체중 지탱하기는 나중에 다리를 뻗고 앉는 자세 훈련을 하는 중간 단계로 필요하며 견관절의 신전 및 내전근육 근력 강화에 도움이 된다. 양손을 둔부 밑에 놓고 주관절을 굴곡시킨 후 몸을 좌우로 흔들어서 팔꿈치가 몸통 밑으로 위치하게 한다. 팔꿈치로 체중 지탱이 가능해지면 손으로 체중 지탱을 하고 양손을 번갈아 매트에서 떼는 훈련을 한다(그림 30-36). 상체 중심 잡기가 가능해지면 일어나 앉기 훈련을 해야 하는데 바로 누운 자세에서 일어나기가 어려우면 먼저 복와위로 돌아누운 후 팔꿈치로 체중을 지탱한다. 이후 상체를 서서히 앞으로 향하게 이동한 뒤 다리를 지지대로 이용하여 상체를 들어올린다(그림 30-37). 일단 매트에서 앉기가 가능해지면 균형 훈련과 함께 앉아서 푸쉬업 훈련을 한다.

2) 이동 훈련

처음에는 슬라이딩 보드를 이용하여 시행한다. 의자차로 이동할 때는 일반 수동의자차인 경우에는 매트와 약 30~45° 각도로 비스듬히 의자차를 위치시키고 의자차의 앞부분을 매트에 가깝게 놓는다. 이를 통해 이동 시에 둔부가 바퀴와 부딪히는 것을 막을 수 있다. 전동의자차는 대개 바퀴가 작아서 그냥 매트와 평행으로 위치해도 문제가 없다. 의자차를 위치시킨 후 팔걸이(arm rest)를 제거하고 머리와 몸을 웅크리면서 몸을 의자차 쪽으로 기울인다. 이후 체중을 의자차 쪽으로 이동시키면서 매트에 있는 팔을 신전시키면서 밀어낸다. 슬라이딩 보드로 충분히 훈련이 된 후에는 보드 없이 바로 상지의 힘으로 몸을 들어 올려서 이동하는 훈련을 한다. 이러한 이동이 안 되는 환자는 슬링을 이용하여 기계적으로 이동시켜야 한다. 다리의 신전근 긴장도나 근력이 어느 정도 유지되어 짧은 시간이라도 체중 지탱이 가능한 경우에는 이동 시에 일시적으로 하지에 체중이 지탱되는 피봇기립(pivot-standing) 혹은 피봇앉기(pivot-sit) 훈련을 한다.

3) 체중 부하 및 보행 훈련

(1) 기립 훈련

가능한 빠른 시기에 기립경사대나 기립보조대를 이용하여 기립 훈련을 시작한다. 기립 자세는 경직을 감소시키고,

배뇨 및 배변의 관리를 수월하게 해주며, 욕창과 고칼슘뇨증의 예방에 도움이 된다.

(2) 보행 훈련

보행은 환자들에게는 실질적으로 가장 중요한 치료목표이다. 독립적 실외보행(community ambulation)은 약 100미터 이상의 거리를 혼자 걸을 수 있고, 보조기구의 착용이나 앉은 자세에서 일어나기 등의 모든 동작을 혼자 할 수 있을 때를 말한다. 실내보행의 정의는 단거리 보행은 어느 정도 혼자 할 수 있으나 자세 이동 시에 도움이 필요한 경우를 말한다. 운동 목적의 보행은 상당한 타인의 도움이 있어야 보행이 가능한 상태를 말한다. 보행을 하면 골다공증을 예방하고, 요결석 발생 빈도가 감소하며, 소화기능과 배변기능이 호전되고, 욕창을 예방하며 좁은 길 등과 같이 의자차로는 접근이 어려운 곳도 갈 수 있는 장점이 있다. 하지만 에너지 소모량이 증가하고 의자차에 비해 속도가 느리며, 목발 등의 보행보조기구를 이용하는 경우에는 상지의 통증과 근골격계 손상의 가능성이 증가하는 단점도 있다. 보행훈련은 환자가 원한다면 어떤 종류의 손상이든 시도할 수 있지만 흉수 손상의 경우에는 이동 동작 훈련과 의자차 훈련을 먼저 시행하는 것이 좋다. 실외보행이 가능하려면 양측 고관절 굴곡근력이 최소 3/5 이상이 되고, 적어도 한 측의 슬관절 신전근력이 3/5 이상 되어야 한다. 손상 후 1개월에 측정한 하지 근력을 이용하여 보행가능성을 예측하는 방법이 있는데 고관절 굴곡, 신전 및 외전 그리고 슬관절 굴곡 및 신전 다섯 가지 근육의 근력을 측정하여 근력 0은 0점, 1과 2는 1점, 3은 2점, 4와 5는 3점으로 측정하여 근력의 합이 20점 이상인 환자 군에서는 모두 보행이 가능하다고 하며, 합계가 9점 이하인 환자 군에서는 사지마비 환자는 21%, 완전 하지마비 환자에서는 45%, 불완전 사지마비 환자에서는 70%에서 보행이 가능하다는 보고가 있다.

보행 훈련은 평행봉에서 시작하고, 의자에서 일어나는 동작, 서서 하체에 체중을 부하하는 동작, 서서 푸쉬업, 선 자세에서 돌기, 다리를 구부렸다 펴기 훈련, 다리를 팔 위치까지 이동시키는 동작 그리고 마지막으로 다리를 팔보다 앞으로 전진시키는 동작 순으로 훈련을 시행한다. 이후 안정성이 확보되면 워커나 목발을 이용하여 훈련한다. 최근 척수 자체에 독립된 운동조절 중추가 있어서 뇌로부터의 신호전달 없이 척수 자체만으로 운동 조절을 할 수 있다는 패턴형성(pattern generation) 이론이 정립되면서,[44] 이러한 패턴형성을 활성화시키기 위한 치료 방법들이 연구되고 있다. 특히 기립자세가 유지되지 않는 환자에서도 보장구를 이용하여 체중을 부분적으로 지탱한 상태에서 보행 훈련을 시행하는 체중보조 보행훈련(weight supported ambulation)이 보행 기능 회복에 도움이 된다는 결과가 있어서 주목을 받고 있다.[45]

(3) 보행 보조기구

보행을 위한 보조기구는 장하지보조기가 가장 많이 사용되며 특히 다른 장하지보조기에 비해 Craig Scott 보조기는 에너지 효율성과 서 있는 자세의 안정성이 좋으며, 고정 장치를 풀기가 쉽고, 보행 시 착지 동작이 더 부드러운 등의 장점이 있기 때문에 척수손상 환자에서는 많이 사용된다. 그 외에 Parawalker, reciprocal gait orthosis (RGO) 등의 보조기도 사용된다.

4) 의자차 기능 훈련

먼저 팔걸이, 발판과 같은 의자차의 각종 부속물을 조작하는 방법과 의자차를 접는 방법 등을 교육한다. 실내의 평평한 곳에서 의자차 밀기 훈련을 먼저 시행하고, 나중에는 실외의 불규칙한 바닥에서 미는 훈련을 한다. 욕창 방지를 위하여 의자차에서 체중을 감소시키는 훈련을 해야 하는데 등받이가 뒤로 눕혀지는 의자차에서는 이 기능을 이용하는 것이 가능하지만 천추부에 견인력이 많이 작용하는 단점이 있으므로 가능하면 체중을 앞으로 혹은 옆으로 이동시키는 방법을 사용하는 것이 좋다. 체중을 이동시킬 때는 팔걸이에 상지를 고정시켜서 의자차에서 떨어지는 것을 예방한다. 상지 근력이 좋은 경우에는 푸쉬업을 하여 몸을 의자차에서 들어올려서 체중부하를 줄일 수 있으나 이런 방법을 오래 사용하면 상지 특히 견관절의 여러 퇴행성 근골격계 문제가 발생하므로 바람직하지 않은 방법이다.

5. 기능적 신경근자극

마비로 인한 움직임의 제한과 자율신경계의 장애는 척수손상 환자들에게 퇴행성 변화를 촉진하고, 건강과 안녕을 위협한다. 마비된 사지는 근육의 양, 강도, 지구력, 뼈의 밀도 등이 저하되고, 심혈관계 기능, 폐활량, 실질 체중 등이 감소하며, 몇몇 내분비 기능이 변화된다. 이십여 년 전 처음으로 소개된 기능적 전기자극에 의한 싸이클 에르고미터는 척수 손상 환자의 치료로서 이용되어 왔다. 이 치료는 하지 마비나 사지마비 환자들에게 발생하는 앞서 언급한 여러 작용들을 반전시키고, 근육의 지구력, 운동 내성, 산화 대사 능력, 심혈관계 기능, 당 항상성, 지질과 지단백질의 구성을 향상시키며, 근위축을 예방한다. 기능적 전기자극은 비교적 안전하지만 인공 심박동기를 장착하고 있거나 이식된 제세동기를 가진 환자에서는 금기이다. 부정맥과 울혈성 심부전 등 심장 기능에 문제가 있는 경우에도 신중하게 사용해야 하며 임신 중에도 주의가 필요하다.

신경근 자극을 컴퓨터로 조절하는 경우에 신경보조기(neuroprosthesis)라고 부르며 몸에 착용하는 외장형과 근육이나 신경에 수술적으로 삽입하는 삽입형이 있다. 척수손상에서는 주로 수지 파악력 증가나 파악 및 유리(release) 동작을 수의적으로 조절하기 위해 사용하다. 프리핸드(Freehand)는 삽입형 신경보조기로 미국 FDA 승인을 받은 제품이며 환자의 만족도가 비교적 높다고 한다. 외장형은 비용이 적게 들고 착용이 편하며 수술이 필요 없는 장점이 있다. 하지마비 환자를 위한 보행 전기자극기는 주로 제4-12 흉수 손상 환자에서 사용되는데 보행 시 워커가 필요하고 에너지 소비가 많으며 속도가 느리므로 실제적인 보행보다는 기립자세 훈련이나 단거리 보행 훈련을 목적으로 사용한다.

제1-2 경수 손상으로 인해 자발 호흡이 어려운 환자는 호흡기 대신 횡경막 신경(phrenic nerve)이나 motor point을 자극하는 전극을 삽입하여 횡경막 수축을 유발하기도 하고,[46] 배뇨장애 환자를 위한 천추신경근 자극도 사용된다(12장 참조).[47]

6. 상지 재건술

상지마비 환자에게는 건이식술과 제1 수지 관절 유합술을 주로 시행한다. 수술 시기는 최소 손상 후 1년이 지나고, 6개월 이상 신경학적으로 변화가 없는 경우에 하는 것이

표 30-8 | 사지마비 환자들의 수부수술 국제 분류법(International Classification for Surgery of the Hand in Tetraplegia; ICSHT)

	그룹	ASIA 레벨	기능 근육
운동	0	C5	BR ≤ ㄱㅁ3
	1	C5	BR
	2	C6	BR, ECRL
	3	C6	BR, ECRL, ECRB
	4	C6	BR, ECRL, ECRB, PT
	5	C7	BR, ECRL, ECRB, PT, FCR
	6	C7	BR, ECRL, ECRB, PT, FCR, EDC
	7	C7	BR, ECRL, ECRB, PT, FCR, EDC, EPL
	8	C8	BR, ECRL, ECRB, PT, FCR, EDC, EPL, finger flexor
	9	C8	Lacks hand intrinsics only
감각	Oculo		엄지에서 두점 식별 > 10 mm
	Cutaneous		엄지에서 두점 식별 < 10 mm

BR(상완요골근): brachioradialis, ECRL(장요측수근신근):extensor carpi radialis longus, ECRB(단요측수근신근): extensor carpi radialis brevis, PT(방형회내근): Pronator teres, FCR(요측수근굴근): Flexor carpi radialis, EDC(총지신근): Extensor digitorum communis, EPL(장무지신근):Extensor pollicis longus

좋다. 각 근육의 정확한 근력, 경직 여부, 고유수용체 감각 기능, 환자의 의지 등에 대한 평가를 한다. 이식할 근육에 심한 경직이 있는 경우에는 수술을 할 수 없고, 이식에 사용 될 근육의 근력이 최소한 4/5 이상 되어야 한다. 수부를 수술하는 경우에는 모든 수지관절 운동범위가 정상이어야 하고, 삼각근이나 상완요골근(brachioradialis)을 삼두박근으로 이식하는 경우에는 견관절 운동범위가 유지되어야 한다. 양측 상지를 모두 수술해야 하는 경우에는 근력이 더 좋은 측부터 시행하고 양측의 근력이 같다면 우세 팔을 먼저 수술한다. 제5 경수 손상에서 수부 감각이 없다면 한 측만 수술을 시행한다. 상지 기능재건술을 위한 환자 평가 방법으로 International Classification for Surgery of the Hand in Tetraplegia (ICSHT)을 많이 사용하며 상지 운동 기능을 10 단계로 구분하고 감각 기능을 2 단계로 구분하였다(표 30-8).[48]

1) 제5 경수 손상

ICSHT 그룹 0, 1에서는 상완요골근을 단요측수근신근 (extensor carpi radialis brevis)으로 건이식하여 완관절 신전 기능을 얻고,[49] 삼각근(deltoid)을 삼두박근(triceps)으로 건이식하여 주관절 신전 기능을 획득할 수 있다.

2) 제6 경수 손상

ICSHT 그룹 2에서는 측면 수지 파악(lateral pinch) 기능을 할 수 있도록 장무지굴근(flexor pollicis longus)을 근위부를 절개하여 요골에 건이식하고 제1지관절 유합술을 시행한 다.[50] ICSHT 그룹 3에서는 상완요골근이나 장요측수근신 근을 장무지굴근으로 건이식하고 대개 장무지신근(extensor pollicis longus), 단무지신근(extensor pollicis brevis)을 제1 중수지골로 이식하며 제1 지관절 유합술을 시행한다. 수지 굴곡 동작은 상완요골근, 장요측수근신근을 심부수지 굴곡근(flexor digitorum profundus)으로 이식하여 얻을 수 있다. ICSHT 그룹 4에서는 원회내근(pronator teres)을 장무지굴근으로 이식하여 수지굴곡을 할 수 있다.[51] 그 외에 삼각근을 삼두박근으로 건이식하여 주관절 신전 기능을 도와주는 수술도 동시에 할 수 있으며 하박부의 회배변형이 문제가 되는 경우에는 이두박근을 요골두(radial head)로 이식하여 개선할 수 있다.

3) 제7 경수 손상

제6 경수 손상과 거의 같은 수술을 시행하게 된다. 수부 기능을 개선하는 것이 주목적으로서 상완요골근을 장무지굴근으로 이식하고 장요측수근신근이나 척측수근굴근 (flexor carpi ulnaris)를 수지굴곡근으로 이식한다.

4) 제8 경수 손상

수지의 갈고리손 변형 등은 보조기로 교정이 가능하므로 수술이 필요한 경우는 거의 없다.

수술 후에는 약 1~3개월간 석고붕대(cast)로 고정하는 것이 필요하고, 석고붕대 제거 이후에도 일정기간 부목 (splint)을 착용하여 이식된 근육의 과신전을 예방해야 한다. 바이오피드백이나 전기자극치료, 작업치료 등을 시행하여 이식된 근육이 원하는 동작을 할 수 있도록 훈련해야 한다.

기능의 향상은 주로 삼각근 혹은 이두근을 삼두근 쪽으로 이동시켜서 팔의 안정성이 향상되고 손을 머리 위로 올릴 수 있게 되면서 나타난다. 이러한 움직임의 향상을 통해 기능적으로 식사, 개인위생, 신체 일부의 압력을 완화시키는 동작, 필기 등이 향상된다. 위팔노근의 장요측수근신근쪽으로의 이동은 물건을 집고, 식사하고, 씻고, 쓰고, 타이핑하기 등의 동작을 향상시킨다. 위팔노근의 장무지굴근쪽으로의 이동은 필기구를 잡고, 쓰고, 효율적으로 씻고, 움켜쥐는 동작 등을 시행할 때 보조기구의 도움 없이 독립적으로 수행하도록 도와준다. 위팔노근을 장무지굴근쪽으로, 장요측수근신근을 단지굴근으로 동시에 이동시키는 경우에는 엄지와 다른 손가락으로 쥐는 능력, 움켜쥘 때의 강도와 주관적인 일상생활 능력의 향상을 가져온다. 위팔노근을 장무지굴근 쪽으로, 원회내근을 단지굴근쪽으로 이동시키는 경우에는 수동 의자차의 전진, 하의 입기, 병을 여는 능력, 물체를 이동시키는 능력 등이 향상된다.

7. 운전 교육

제5 경수 아래의 손상에서는 운전이 가능하다. 제6 경수 손상에서는 핸들 조작은 가능하지만 브레이크나 가속기 등의 다른 수동 조작 장치들을 조작하기 위해서는 동력부착(powered) 장치가 필요하다. 제7 경수 이하 손상에서는 일반적인 핸들과 수동 조작 장치를 모두 조절할 수 있으나 수부 파악력이 저하되어 있으므로 손잡이(knob), 커프 등이 필요하다. 사지마비 환자들은 대개 의자차를 차에 실을 수 있는 리프트가 달려있는 밴 형태의 차가 좋다. 완전 하지마비 환자에서는 모든 장치를 손으로 조작이 가능하며 가능한 빠른 시기에 운전교육이 필요하다. 하지만 불완전 손상인 경우에는 신경학적 회복 상태에 따라 필요한 보조 장비가 달라지므로 신경학적 회복이 더 이상 이루어지지 않을 때까지 기다린 후 운전 교육을 시행한다. 운전교육을 하기 전에는 관절운동범위, 상지 근력, 경직여부, 의자차 이동 능력, 필요한 보조기구 등에 대하며 미리 점검이 필요하다. 국립재활원에는 척수손상 환자를 위한 운전 교육 시설이 마련되어 있다. 하지만 아직은 훈련의 어려움과 차량 개조 비용 등으로 인하여 많은 환자가 운전교육을 받고 있지는 못한다.

8. 가정 및 주거 환경 개선

가능한 손상 초기부터 주거환경을 개선해야 급성기 재활 치료 이후 조기에 가정 및 사회로의 복귀가 가능하므로, 환자의 손상 부위나 정도, 예후에 따라 개선 작업을 처음부터 계획하는 것이 필요하다. 주로 현관, 침실 및 욕실, 주방의 접근성과 응급상황시의 대피 가능성 등이 중요하다.

XI. 만성기 치료

1. 정기 검진

정기적인 검진 시에는 방광기능, 장기능, 경직의 변화 여부, 이소성골화증이나 자율신경반사항진 등이 있는지를 검사해야 한다. 전반적인 환자 상태가 안정화 된 이후에는 1년에 한 번 정도 진료를 하면 된다.

2. 만성기의 신경증상 악화

만성기에 신경증상이 악화되는 원인은 말초신경 포획이 가장 흔하며, 그 외에 척수포획(tethered cord) 증후군이나 척수공동증 등이 있다. 척수포획 증후군은 근위약, 감각이상, 동통 등이 발생하고, 경추에서는 보조기를 이용하여 경추 굴곡을 제한하면 증상이 호전되기도 하지만 대개는 수술이 필요하다.[52]

XII. 동반된 문제점의 치료

1. 호흡기 문제

호흡기 합병증은 외상성 척수손상에서 가장 흔한 사망원인으로 발병 1년 이내에 37%, 1년 이후 21%를 차지한다.[53]

제12 흉수 이상 손상에서는 어느 정도의 호흡기 문제가 항상 동반된다. 호흡기 관리는 적절한 분비물 배출, 무기폐 및 호흡부전의 예방이 중요하다. 척수손상 환자에서는 급성기 이후 폐활량, 흡입량, 총 폐용량이 빠르게 회복되고 흡기 및 호기 공기흐름이 증가되며 기능적 잔여용량(functional residual volume)은 감소한다. 만성기로 이행하면서는 폐활량 증가가 둔화되고 기능적 잔여용량은 서서히 감소하여 제한성폐질환의 양상을 나타내며 호흡부전이 나타난다. 초기에는 폐활량이 가장 중요한 지표이므로 손상 후 처음 며칠간은 지속적인 검사를 하여 무기폐나 분비물 배출 저하 등이 있는지를 확인해야 한다.

경수 손상 환자는 호흡기능 장애가 더 심하고, 무기폐, 폐렴, 호흡부전 등의 호흡기 합병증이 흔하다. 제2 경수 이상 손상에서는 자발적 호흡이 어려워 기계적 호흡 장치가 필요하게 되며 제3, 4 경수 손상에서는 기계적 호흡이 필요하지 않는 경우도 있다.[54] 제5 경수 손상 이하에서는 자발적 호흡이 가능하다. 상부 흉수 손상에서는 늑간근 마비가 동반되어 흡기 및 호기 장애가 모두 동반되고 손상 초기에는 흡기 시 흉곽이 안으로 딸려 들어가는 이상 호흡 양상을 보이고, 하부 흉수 손상에서는 복근 마비로 기침과 강한 호기 장애가 나타난다. 또한 흉수 손상에서는 흉막유출, 무기폐, 기흉 및 혈흉이 흔하며, 전체적으로는 폐렴이 가장 흔한 합병증 및 주요 사망원인이다. 사지마비나 상부 흉수 마비 환자에서는 누운 자세에서 앉은 자세보다 약 15% 정도의 폐활량이 증가한다.[55] 이것은 복근의 마비가 있으면 앉은 자세에서 중력에 의해 복부에 영향을 미쳐서 잔여용량이 늘어나기 때문인데, 이런 환자에서는 복대를 착용하면 앉은 자세에서의 폐활량 감소를 예방할 수 있다.

척추의 안정성이 확보되면 바로 호흡재활치료를 시행한다. 초기에는 무기폐를 예방하는 것이 중요한데, 이를 위해서는 폐를 팽창시키고 폐 분비물을 폐포에서 분리시켜서 밖으로 배출시켜야 한다. 폐를 팽창시키는 것은 일반적으로 심호흡으로도 가능하지만 인공호흡기를 사용하는 중증 환자의 경우에는 일호흡용적(tidal volume)을 20 cc/kg 이상으로 주입하면 효과가 있다. 폐 분비물을 폐포에서 분리시키기 위해서는 손을 컵 모양으로 만들어서 흉곽을 돌아가면서 두드리거나 진동기를 이용하여 흉곽을 진동시키는 치료 등이 시행된다. 경우에 따라서는 흉곽에 조끼처럼 입는 진동기를 착용할 수도 있다. 그리고 객담의 점도가 높지 않도록 수분 섭취를 충분히 해야 한다. 폐 분비물 배출을 위해서는 기침이 중요한데 환자 스스로 기침이 어려운 경우에는 심호흡하는 마지막 순간에 상부복부를 보호자가 양손으로 눌러주는 기침 방법(quad cough)이 유용하며, 분비물 배출을 위해 객담이 많이 발생하는 위치에 따른 자세 배출이 필요하다. 스스로 기침이 되지 않는 경우에는 기계적인 흡기-호기 장치를 이용하여 기도에 양압을 가한 후 바로 음압으로 전환하여 분비물을 배출시키는 방법이 있으며 이런 방법이 기관 절개를 통한 외부 흡인(suction)보다는 손상을 덜 일으킨다. 호흡능력 향상을 위하여 흡기 근육의 강화, 복근 강화 훈련, 유발성 폐활량(incentive spirometry) 측정기 사용 등이 필요하며, 그 외에도 대흉근을 강화시키거나 기능적 전기자극으로 기침 능력을 향상시킬 수 있다. 주로 사용되는 약물로는 기관지확장제와 점액용해제 그리고 티오필린(theophylline)이 있다. 티오필린은 호흡중추를 자극하고 평활근을 이완시키는 작용을 하여 횡경막의 수축력을 증가시키고 피로를 감소시킨다.

그 외에 기계적 호기-흡기 보조장치나 간헐적 양압호흡 보조 장치(IPPV), 호흡기 등에 대하여는 36장에 기술되어 있다. 호흡기를 사용하는 경우에는 0~10 ㎖/kg의 일회 흡용적으로 치료를 시작하여 가능한 높은 용적을 유지하면 무기폐를 빨리 치료할 수 있다. 한 가지 주의할 점은 척수손상 환자에서는 산소 공급을 일시적으로만 사용하여야 하며, 만일 산소포화도가 낮다면 이는 충분한 양의 공기 주입이 안 되거나 객담배출이 원활하지 않다는 것을 의미한다.[56]

초기에 호흡기를 사용하였거나 반복된 무기폐와 폐렴 병력, 폐활량이 2 L 이하, 산소포화도 95% 이하인 경우에는 호흡부전이 될 가능성이 높다. 특히 폐활량이 2 L 이하인 환자에서는 상기도감염이나 마취 후에 호흡부전의 가능성이 높으므로 산소 포화도 측정을 주기적으로 해야 한다.

2. 심혈관계 및 자율신경계 문제

부교감신경은 10번 뇌신경인 미주신경을 통해 중추신경으로부터 나오게 되므로 대부분의 척수손상에서는 정상이다. 그러나 교감신경은 제6 흉수 이하에서 나오므로 이것

보다 높은 부위에서 손상을 받으면 신경절 전 교감신경계에 대한 조절이 안 되고 결과적으로 심혈관계의 조절기능 소실로 인하여 카테콜아민 생산, 양성 심장 변시성, 온도 조절 기능 등이 저하된다.

1) 서맥

급성기에 흔히 나타나는데 교감신경계 자극의 소실로 인하여 부교감신경계 자극이 상대적으로 증가되어 나타나고 그 외에 저산소증으로도 나타날 수 있다. 대부분의 심박 이상은 손상 후 6주 안에 정상으로 회복된다. 기관절개를 통해 흡인을 할 때도 나타날 수 있는데, 이 경우에는 흡인 중 기관지 수용체를 자극하여 혈관미주신경반사를 유발하여 발생한다. 이 문제는 기관 흡입 전에 아트로핀을 투여하면 예방이 가능하다.

2) 기립성저혈압

기립성저혈압은 누운 자세에서 기립 자세로 이동시에 갑자기 혈압이 저하되는 것을 말한다. 몽롱함, 어지러움, 실신 등의 증상을 보인다. 기립경사대에 60°의 각도로 세워서 3분 이내에 수축기 혈압이 20 ㎜Hg 이상 또는 이완기 혈압이 10 ㎜Hg 이상 떨어질 때 기립성저혈압이 있다고 진단할 수 있다.[57] 자세 변화로 인하여 정맥혈이 하지로 고이게 되면 동맥궁과 경동맥의 혈압수용체가 혈압 강하를 감지하여 뇌간의 혈압 중추에서 교감신경을 활성화시켜 에피네프린과 노르에피네프린을 분비하는데 척수손상 환자에서는 이러한 기전이 손상되어 정상적인 혈압 상승이 이루어지지 않는다.[58] 경수 손상에서 흔하며 불완전 손상보다는 완전 손상에서 흔히 나타난다. 대개는 손상 초기에만 증상이 있고 시간이 지나면 압수용체(baroreceptor)의 감수성이 증가하고, 경직이 동반되거나, 레닌-안지오텐신 작용이 적응을 하여 자연 순응이 되지만 수개월간 증상이 지속되어 재활치료를 어렵게 하기도 한다.[59] 치료는 침상에서 머리 들기, 자세변화를 자주 시도하기, 기립시에 하지와 복부에 압박 붕대나 복대를 차기 등이 있다. 배뇨를 위해 종종 사용하는 알파차단제는 저혈압을 악화시킬 수 있다. 증상이 심한 경우 염분과 수분 섭취를 증가시키고 교감신경 항진제인 미도드린(midodrine hydrochloride)을 초기에 2.5 ㎎, 하루 3회 투여하고 이후에 증상의 정도에 따라 투여량을 조절한다.[60] 에페드린은 예전에 많이 사

용하였으나 최근에는 미도드린을 주로 사용한다. 코티손 (fluodrocortisone)은 하루 0.05~0.1 ㎎의 용량으로 사용하며 심한 경우 0.4 ㎎까지 사용할 수 있다.

3) 허혈성 심질환

심장자체의 이상보다는 다른 위험요인의 증가에 기인한 것으로 보인다. 손상에 따른 활동저하로 인하여 고밀도단백 콜레스테롤(HDL)이 감소하여 심장질환 위험도가 증가한다. 사지마비 환자에서 고강도 상지 훈련으로 고밀도 콜레스테롤이 높아질 수 있다. 경추나 상부 흉추손상의 경우에는 협심증의 증세를 느끼지 못할 수도 있으므로 허혈성 심질환 위험도가 높은 환자에서는 탈륨 관류 영상을 이용하거나 피리다몰(pyridamole)로 선별검사를 할 수 있다.

4) 심부정맥혈전증

심부정맥혈전증은 예방 조치를 시행하지 않은 척수손상 환자의 1/2~2/3 정도에서 발생한다. 심부정맥혈전증의 위험도는 손상 이후 7일에서 10일 사이에 가장 크다. 대부분의 척수손상 환자들은 부종, 열감, 동통 등 심부정맥혈전증의 임상적 증상이 없기 때문에, 고위험 기간 동안에는 도플러 초음파를 이용하여 조기 선별검사를 흔하게 시행한다. 완전 운동 손상, 흉수나 그 이하 레벨에서의 손상 등 심부 혈전증의 위험 인자를 아는 것이 예방을 위해 중요하지만, 폐색전증의 경우에는 손상의 레벨이나 정도와는 관련이 없는 것으로 밝혀졌다.

심부정맥혈전증은 발병률이 높고, 폐색전증으로의 잠재적인 발전 가능성이 높으므로, 이를 예방하는 것은 척수손상 환자의 기본 치료에 해당한다. 여러 대규모 연구를 통해 저분자량 헤파린과 일정 용량의 헤파린을 피하로 주사하는 것을 비교했을 때, 심부정맥혈전증과 폐색전증의 예방에 저분자량 헤파린이 더 효과적이라는 것을 알 수 있었다. 추가로, 저분자량 헤파린을 하루에 한번 혹은 두 번 주사하는 방법 사이에는 차이가 없었다.[61] Spinal Cord Medicine Clinical Practice Guideline 컨소시엄에 따르면 불완전 운동 손상 척수 환자의 경우 퇴원시까지, 합병증이 없는 완전 손상의 경우 8주까지, 완전 운동 손상과 하지의 골절, 혈전증의 과거력, 암, 심부전, 비만, 70세 이상 등의 위험인자를 동반한 경우에는 12주까지 예방해야 한다.[58]

심부정맥혈전증과 폐색전증의 치료 지침은 저분자량 헤파린과 헤파린, fondaparinux를 치료 용량으로 준 후 경구 와파린을 이어서 투약하는 것을 원칙으로 한다. 와파린은 심부정맥혈전증이 진단된 이후 6개월간 사용하게 되고, 이를 통해 혈전증의 진행과 재발을 막아야 한다. 재발하는 경우에는 항응고제의 사용이 추천된다. 대정맥 필터 삽입술은 항응고제를 이용한 예방이 실패하여 심부정맥혈전증이 발생하거나 폐색전증이 발생한 경우, 대정맥이나 엉덩정맥 내에 정맥 혈전이 있는 경우 등이 사용의 적응증이다. 항응고제가 금기이거나 항응고제의 합병증 즉 출혈이나 혈소판 감소증이 있는 경우에도 필터 삽입을 시행할 수 있다. 항상 제거가 가능한 대정맥 필터를 사용해야 하며 정맥혈전증이 발생하지 않는 경우 8~12주 이내에 반드시 제거해야 한다.

5) 폐색전증

약 5%에서 발생하고 1년 이내 주요 사망 원인 중 하나이다. 손상의 정도나 손상 부위에 따라 발생 위험 정도가 달라지지 않으므로 주의를 요한다. 체온증가, 빈맥, 호흡곤란, 심박수 증가, 흉막통, 객혈, 호흡곤란 등의 증상이 있으나 증상이 명확하지 않아 진단과 치료가 늦어질 수 있다. 대신 자율신경반사항진 증상이나 부정맥 등을 보일 수도 있다. 확진을 위해서는 호흡-관류 폐스캔이나 동맥혈관조영술이 필요하지만 폐스캔의 경우 약 15%의 진단 오류가 보고되고 있다. 치료는 혈전증과 마찬가지 방법으로 헤파린 및 항응고제 치료를 하며 항응고제는 최소 6개월에서 1년까지 치료한다.

6) 자율신경반사이상

자율신경반사이상은 대개 제 6흉수 이상의 척수손상 환자에서 손상된 척수보다 아래 부위의 유해자극에 의해 대량의 교감신경 반응으로 발생하는 급성 임상 증후군이다. 증상으로는 발작성 고혈압, 심한 두통, 발한, 비울혈, 안면홍조, 입모, 반사적 서맥 등이 있다. 자율신경반사이상에 의한 혈압 증가는 기저 혈압보다 20~40 ㎜Hg 이상 혈압이 증가할 때 고혈압이 있다고 판단한다. 서맥은 항상 나타나지는 않으며 빈맥 혹은 정상 심박동을 보이기도 한다. 전체의 약 48~90%에서 발생하는 것으로 알려져 있고, 손상 후 2개월 이내에는 드물다.[62] 대부분 제 6흉수 이상 손상에서 나타나지만 제 8흉수 손상에서 발생한 보고도 있다.

천추신경근이 지배하는 부위의 유해자극으로 주로 발생하며 가장 흔한 원인은 방광의 신전이나 방광염 및 직장 신전 등이 있으며, 전체 원인의 약 80%를 차지한다. 욕창, 내생 발톱, 끼는 옷, 신발, 급성 복부 질환, 골절 등도 원인이 될 수 있고, 여자 환자의 경우 분만 중에 발생하기도 한다. 그러나 간혹 원인을 찾지 못하는 경우도 있다.

유해자극은 후척주와 척수시상로를 통해 뇌로 가면서 중간 외측척주에 있는 교감신경원과 시냅스를 형성하고 교감신경을 흥분시켜서 대량의 전신 교감신경반응을 유발한다. 이로 인해 노르에피네프린, 도파민 등을 분비하여 혈압이 상승한다. 정상적으로는 하행성 척수상부 억제 신호가 이러한 자율신경반응을 조절하지만 척수손상으로 정상적인 억제가 안 되어 교감신경의 활동이 과도하게 증가한다. 이로 인해 말초와 내장에서 혈관 수축이 일어나고, 혈압이 증가하며 발한과 입모가 나타난다. 혈압이 올라가면 동맥궁과 경동맥의 수용체가 자극되어 부교감신경이 반응한다. 이로 인해 반사적 서맥과 손상 근위부에 혈관 확장이 일어나서 안면홍조와 비울혈, 두통 등이 나타난다.

증상이 발현하면 가능한 빠른 시간 안에 원인을 없애고, 혈압을 낮추어야 한다. 가장 먼저 유발요인을 찾아서 제거하고, 환자를 앉히거나 머리를 올리고, 옷을 느슨하게 풀어주며, 혈압을 2~5분마다 측정한다. 도뇨가 필요하거나 분변 매복(fecal impaction)을 제거해야 할 때는 리도케인 젤리 등의 도포마취제를 바르면 자극을 줄일 수 있다. 대개 원인을 제거하면 바로 혈압이 정상으로 되지만, 수축기혈압이 150 ㎜Hg 이상으로 증가되어 있으면 혼수, 시력장애, 의식소실, 뇌병증, 뇌내출혈, 발작, 심방세동, 급성심근부전, 폐부종 등의 치명적 합병증이 올 수 있으므로 적극적으로 약물치료를 해야 한다.[63] 주로 사용되는 약물로는 나이트레이트 겔(nitrate gel), 니페디핀(nifedipine), 클로니딘(clonidine), 테라조신(terazocin), 베타차단제가 있다. 적절한 방광 및 장 관리, 피부 관리가 예방을 위해 중요하며 환자 및 보호자 교육이 필요하다. 반복되는 자율신경반사 이상 증상이 있는 경우에는 약물을 사용하여 장기적으로 예방하기도 한다. 분만 중에 뇌내출혈이 발생할 수 있는데, 예방을 위해서는 경막외 마취 후 분만하는 것이 좋다.

3. 내분비 및 대사이상

1) 체내의 수분, 지방, 단백질의 절대량 감소 때문에 손상 직후에 체중이 감소하고 필요한 열량이 감소한다.[64]

2) 빈혈: 만성 척수손상 환자의 30~56%에서 빈혈이 있다. 정적혈구 정색소성 빈혈과 소적혈구 저색소성 빈혈이 많고 만성기에도 흔하다.[65] 대개 1년이 지나면 정상이 되지만 요로감염이 반복되거나 욕창이 있으면, 빈혈이 지속되기도 한다. 혈장 적혈구조절인자 수치는 빈혈이 있을 경우 정상적으로 증가한다.

3) 고삼투성 저나트륨혈증(나트륨<130 mmol/L)이 흔히 나타나는데 특히 경추 손상에서 많다. 증세가 없는 경우도 있지만 심한 기면상태나 의식 혼미, 전신성 발작 증상을 보일 수도 있다. 수분을 제한하고, 필요한 경우 고장식염수를 투여한다.

4) 인슐린 저항성으로 고인슐린혈증이 있지만, 공복 시 글루카곤 수치와 구강 혈당 부하 후에는 정상억제 반응을 보인다.

5) 고칼슘혈증은 대개 손상 후 1~6개월에 나타나고 특히 4~8주에 가장 흔하다. 다발성 골절이 있거나 18세 이하, 남자, 탈수된 환자, 장기간의 침상 안정을 시행한 경우에 더 흔하다.[66] 갑작스러운 식욕부진, 오심, 두통, 전신위약, 우울 등의 가벼운 증상부터 지속적인 오심과 구토, 급성 위팽만, 분변 매복 및 복통, 다뇨, 번갈 및 다음(polydipsia), 서맥, 기절, 발작 등의 심한 증상도 나타날 수 있다. 혈청 칼슘 수치를 측정하여 진단이 가능하며 생리 식염수를 시간 당 100~150 ㏄를 투여한다. 지속적인 고칼슘혈증을 보이면 칼시토닌, 글루코코티코이드 등을 사용할 수 있다.

4. 위장관 질환

1) 위무력증이 흔히 동반되며 대개는 1주일 이내에 호전되지만 그 이상 지속되는 경우에는 흡인의 위험이 높아지므로 비강영양튜브를 삽입하거나 에리스로마이신(erythro-

mycin), 메토크로프라마이드(metoclopramide), 네오스티그
민(neostigmine) 등의 약물로 치료 할 수 있다.67

2) 급성기에 약 5~7%에서 위궤양이 발생하며 24%까지
발생하였다는 보고도 있다. 대개 손상 후 수일 이내에 발
생하고, 교감신경조절 장애에 의한 미주신경 활동의 증가
가 원인으로 생각된다. 따라서 손상 초기에는 3개월 동안
궤양을 예방하기 위해 H2 수용체 차단제나 양성자펌프억
제제(proton pump inhibitor) 등의 약물치료가 필요하다.

3) 상부장간막동맥증후군은 십이지장이 복부대동맥과 상
부장 간막동맥 사이에 압박을 받아서 발생한다. 장기간 침
상 생활을 한 경우, 후복강의 지방이나 체중이 감소한 경
우, 장기간 척추보조기를 착용하는 경우 등에서 발생 가능
성이 높다. 발생이 빈도는 약 0.33%로서 비교적 드문 합병
증이다. 구토, 복부 팽만감 등이 식사 후나 누워 있는 자세
에서 악화된다.
진단적 검사로는 상부위장관조영술이 이용되고, 좌측으로
돌아눕거나 메토크로프라마이드(metoclopramide)의 투약
으로 증상이 호전된다.

4) 배변 장애: 치료 목표는 적절한 간격으로 일정한 시간
에 완전히 배변을 하고 실변이 없도록 하는 것이다. 하부
운동신경 병변인 경우에는 괄약근이 이완되어 실변이 발
생하고, 직장의 반사기능이 소실되어 있어서 수지로 직장
을 자극하는 방법으로는 배변이 어렵다. 이 경우에는 배
변의 점도를 단단하게 유지하면서 손가락으로 변을 파내
야 한다. 발살바방법을 사용하거나 복부를 시계 방향으로
마사지 하거나, 육체 활동량을 증가시키면 배변이 수월해
질 수 있다. 상부운동신경계 병변에서는 수분섭취를 늘리
고 적절한 섬유질 음식을 섭취하면 대개 배변조절이 가능
하며, 매일 같은 시간 특히 아침 시간에 주기적으로 배변
을 시도하고 음식 섭취 후에 배변을 시도하면 위장관(gas-
trocolic) 반사로 인하여 배변이 수월할 수 있다. 최소 2일
에 한 번은 배변을 해야 대장과 직장의 팽창을 예방할 수
있다.68 직장의 반사기능이 있으므로 수지로 자극하거나
좌약이나 소량의 관장약을 넣을 수도 있는데 이 때 점막
이 손상되지 않도록 주의해야 한다. 수지 자극에 의한 배
변 방법은 장갑을 까고 윤활제를 바른 후 직장 안으로 손

을 넣어서 수지를 회전시키면서 직장을 자극하여 배변을
유도한다.
배변훈련으로 치료가 안 되는 경우에는 인공항문형성
술(colostomy)을 시행한다. 인공항문형성술을 시행하면 환
자 스스로 관리가 가능하고 여러 가지 복잡한 배변 훈련을
생략할 수 있는 장점이 있어서, 조기에 인공항문성형술을
원하는 환자도 있다.69

5) 만성 환자에서는 앉아 있는 시간이 많고, 완화제를 많
이 사용하고, 수기로 변을 제거하기 위해 직장을 자주 자
극하는 등의 이유로 치질이 흔하다.

6) 분변 매복이 발생하면 설사, 오심, 식욕부진 등의 증세
를 보인다. 직장 내 변을 제거해야 하고, 상행 및 횡행대장
까지 변이 있다면 원위부 변을 제거한 후 수일간 미네랄유
를 경구로 투여하여 제거할 수 있다.

5. 신경인성 방광

척수손상 환자는 잔뇨와 배뇨의 근압이 증가하여 방광허
혈, 방광-요관 역류 등이 발생할 수 있고, 이로 인해 요로
계 감염과 상부 요로계의 이상이 발생할 가능성이 많다.
초기 척수 쇼크에서 회복되면 요로역동검사를 시행하여
방광 상태에 대한 평가를 하고 치료 방향을 설정해야 한
다. 가능한 조기에 지속적 도뇨를 간헐적 도뇨로 바꾸고,
잔뇨가 50 ㎖ 이하로 유지되면 더 이상 도뇨를 하지 않는
다. 도뇨 중에 요로감염이 발생하면 초기에는 항생제 치료
를 하지만 반복되는 무증상 감염은 치료하지 않는다. 고
열, 도뇨 사이의 실금, 혈뇨, 경직 증가, 자율신경반사항진
등의 증상이 나타나면 요로감염을 의심하고 치료해야 한
다. 요로감염이 있는 경우에는 방광 내 잔뇨를 줄이기 위
해 도뇨를 자주 한다.
반사 배뇨가 되는 경우에는 치골상부 두드리기나 콘돔
도뇨관을 사용한다. 그러나 반사 배뇨가 안 되면 궁극적으
로 간헐적 도뇨를 해야 한다. 간헐적 도뇨는 환자가 손을
사용할 수 있거나 보호자가 적극적으로 하고자 할 때에만
가능하고 그렇지 못한 경우에는 지속적 도뇨를 해야 한다.
치골상부절개를 통한 지속적 도뇨는 요도손상이나 음경-

음낭 누관 형성이 적고 쉽게 도관을 교환할 수 있지만 주위로 샐 수 있고 수술이 필요한 단점이 있다.

배뇨근압을 감소시키기 위해서는 항콜린제를, 요도괄약근 이완을 위해 알파-차단제를 사용한다. 배뇨근 수축을 위해서는 배타네콜이 사용되지만 효과는 미지수이다. 다른 방법으로 배뇨가 어려운 경우 외부요도근 절개술이나 요로전환술 등을 시행할 수 있고, 최근에는 기능적 전기자극으로 배뇨조절을 시도 하고 있다(21장 참조).

6. 성기능 및 생식

남자의 경우 반사적 발기는 대개 가능하지만 사정이 잘 안되어, 약 10~20%에서만 사정이 가능하다. 사정이 된다고 하여도 정자의 활성 등의 문제가 있는 경우가 많다. 따라서 남자 환자에서는 진동기 등을 이용한 사정유도를 시도한다. 여성의 경우 수상 초기에는 무월경이 85%까지 발생하여 흔하지만, 1년 후에는 90%에서 정상 월경주기를 회복한다. 월경주기가 회복되면 가임에는 문제가 없다(26장 참조).

7. 욕창

입원하여 급성기 재활 치료를 받는 환자의 1/4가 적어도 한 번은 욕창을 경험한다. 1, 5, 10, 20년 후 발생 빈도는 15, 20, 23, 29%에 이른다. 급성기에는 다음의 빈도 순으로 발생하는 것으로 알려져 있다: 천골부 39%, 발 뒤꿈치 13%, 좌골 8%, 뒷통수 6%, 견갑골 5%. 그러나 이 분포는 2년 이후 발생 빈도와는 차이가 있어서, 좌골 31%, 대전자부 26%, 천추부 18%, 발 뒤꿈치 5%, 복사뼈 4%의 빈도를 보인다. 급성기 척수손상 환자에서 천골부와 발뒤꿈치의 발생률이 높은 것은 손상 이후 침상에서 오랜 시간 누워서 지낸 것이 원인으로 생각되고, 이후에는 휠체어에 앉는 시간이 길어진 것이 분포도의 변화에 영향을 주었을 가능성이 높다. 욕창이 발생하면 위치, 심한 정도, 크기, 주위 조직 상태 등에 대한 평가를 하고, 욕창의 심한 정도는 4단계로 구분한다. 1단계는 피부에 발적(erythema)만 있는 상태이고, 2단계는 마멸(abrasion), 물집(blister), 균열(shallow crater) 등이 표피와 진피에 국한된 경우이다. 3단

계는 근막까지 침범하는 피부 전체에 손실이 있는 경우이며, 4단계는 조직 괴사, 근육, 인대, 골조직 등의 손상이 동반된 경우이다. 욕창은 예방이 중요하다. 적절한 자세변화와 압력 감소를 위한 매트리스의 사용, 적절한 영양상태 유지와 금연 등이 중요하다. 치료로는 국소적인 압력과 유발요인을 제거하는 치료와 함께 욕창 부위의 변연절제술(debridement)이 필요하다. 욕창에 괴사된 조직이 발생하면 이 괴사된 조직으로부터 내독소(endotoxin)가 분비되어 새로운 조직의 형성을 방해하고 세균이 자라기에 좋은 배지가 된다. 괴사된 조직을 제거하기 위해 화학적 변연절제술이나 외과적 절제술 등이 필요하다. 이런 치료와 함께 하루 칼로리 섭취를 평상시보다 늘려야 하고, 단백질 섭취도 늘려야 상처 치유가 잘 된다(24장 참조).[70]

8. 경직

경직은 상부운동신경계 증상의 하나로서 수동적으로 근육을 신장시킬 때 속도에 비례하는 저항의 증가, 불수의적 근육 수축이나 경축, 반사 항진 등이 나타나는 것을 말한다. 전체 척수손상 환자의 약 70%에서 발생하고, 약 절반 정도에서 약물치료가 필요하다. 완전 손상보다는 AIS B, C 그룹에서 더 많이 문제가 되고, 경수부나 상부 흉수손상에서 더 흔하다. 경직이 발생하면 관절 구축, 통증, 기능 저하, 삶의 질 저하 등의 문제를 일으키지만, 경직이 있다고 반드시 치료가 필요한 것은 아니다. 신전근 경직은 이동, 기립, 보행 시 도움을 주는 것처럼, 경직이 기능에 도움이 될 때도 있으므로 각각의 환자에 따라 치료 여부를 결정해야 한다. 경직은 요로감염, 방광 결석, 욕창, 복부 질환, 분변 매복 등으로 인하여 악화될 수 있으므로 치료를 하기 전에 이러한 유해 자극을 유발하는 요인들에 대한 치료를 먼저 해야 한다.

근육신장운동을 하루 2회 정도 시행하면 경직을 감소시키고 관절 구축을 예방할 수 있으며 경사대 등을 이용하여 기립 자세를 취하면 관절의 신전으로 경직이 감소되기도 한다. 그 외에 전기자극치료나 한냉치료는 단기적으로 경직을 감소시키는 효과가 있다. 근육긴장도 감소를 위해서 적절한 자세와 보조기 등을 이용하기도 한다. 약물치료는 각각의 개인에 따라 반응이 다르므로 여러 약물을 시

험적으로 사용해야 한다. 바클로펜(baclofen)은 척수의 억제신경인 GABA 촉진제(agonist)이며 투여를 중단할 때는 반드시 서서히 용량을 줄여야 하며, 갑자기 끊으면 발작을 일으키기도 한다. 벤조디아제핀(benzodiazepine)은 인지기능을 떨어뜨릴 수 있으므로, 뇌손상이 동반된 경우에는 사용하지 않는다. 클로니딘(clonidine)과 티자니딘(tizanidine)은 알파-2 촉진제로 사용되며 고용량 가바펜틴(gabapentin)도 치료에 사용되기도 한다. 단트롤린소디움(dantrolene sodium)은 중추신경계에 작용하지 않으므로 인지 기능에 대한 부작용이 없어 뇌손상이 동반된 경우에 추천되지만, 간독성이 있으므로 주의를 요한다. 그 외에 사이프로헵타딘(cyproheptadine)이나 4-aminopyridine 등의 약물도 사용되기도 한다. 약물로 치료가 안 되는 경우에는 척수강내 바클로펜이나 클로니딘을 투여하거나 페놀이나 알콜을 이용한 말초신경 및 운동점 차단술, 보툴리눔 근육내 주사를 할 수도 있으며 수술적 방법으로 건절재술, 선택적 후신경근 절개술 같은 치료를 시행할 수 있다(20장 참조).

9. 동통

전체 환자의 94%에서 만성동통 빈도가 보고되고 있을 정도로 아주 흔한 문제이며 5~45%에서는 일상생활에 지장을 줄 정도로 심하다. 특히 견관절 주위 통증이 가장 흔하다. 여러 가지 분류 방법이 제시되고 있지만 이 책에서는 Bryce-Ragnarsson이 제시한 방법을 따르고자 한다.[71] 동통이 느껴지는 위치에 따라 손상부위 상부, 손상부위, 손상부위 하부의 세 가지로 분류하고 각 부위 별로 유해성 동통과 신경성 동통으로 분류한다(그림 30-38). 여기서 손상부위 동통은 신경학적 손상부위 상하 2개 신경분절까지를 말한다.

1) 손상부위 상부 유해성 동통

손상 당시의 동반된 근골격계 손상과 만성환자에서 의자차 사용, 이동 동작 등에서 상지를 과다하게 사용하여 많이 발생한다. 사지마비 환자의 약 55%가 상지 동통을 호소하고 견관절 주위 동통이 가장 흔하다. 사지마비 환자에서는 손상 후 1년 이내에 통증이 많지만 하지마비 환자에서는 손상 1년 이후 에 더 흔하다. 견관절 통증은 만성적인 포획증후군과 회전근 병변이 흔히 발생하며 그 외에 이두박근건염, 견봉하 봉와염(subarachnomial bursitis), 유착성 관절막염 등의 원인이 있다. 그 외에도 근육의 불균형, 경직, 관절구축, 이소성골화증, 척수공동증이 상지 동통의 원인이며 요로감염, 위궤양, 급성복통 등이 견관절로 전이통을 나타내므로 사지마비 환자에서는 특히 이런 원인들에 대한 감별진단이 반드시 필요하다. 치료는 일반적인 원인에 따른 치료와 다르지 않지만 운동과 근력 강화 훈련, 특히 의자차를 사용하는 사람들은 전방 삼각근의 비후와 이에 따른 후방 삼각근과의 불균형으로 견관절 불안정이

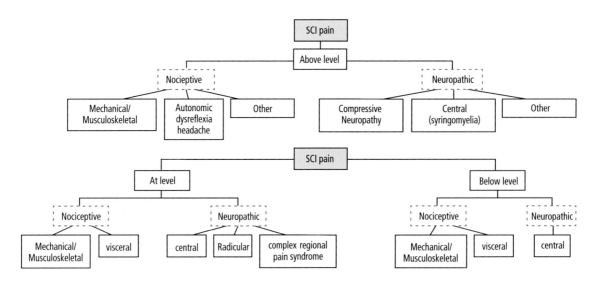

그림 30-38 | 척수손상 환자의 동통 분류

생길 수 있으므로 견관절 외회전근, 내전근, 능형근(rhom-
boid) 및 승모근의 강화 훈련을 해야 한다. 그 외에 흔한
상지 통증 원인으로는 드퀘르뱅병(de Quervain's disease),
관절염 등이 있다.

2) 손상부위 상부 신경성 동통
정중신경의 수근관 증후군과 척골신경의 기용관 증후군
(Guyon's canal syndrome), 주관절터널 증후군, 척수공동증
이 원인이 된다. 수근관 증후군을 예방하기 위해서는 상지
를 이용하여 체중부하를 할 때 손목을 신전시키지 말고 중
립위에서 체중 부하를 해야 하고, 의자차를 가벼운 것을
사용하며 체중을 줄여야 한다.

3) 손상부위 유해성 동통
직접적인 근골격계 손상이나 운동 후 근경직, 수술 후 동통
등이 있으며 움직임으로 악화된다. 대개 국소적인 증상을
나타내고 안정이나 보조기로 호전되지만 지속적으로 동통
이 있는 경우는 척추 안정성에 대한 검사를 해야 한다.

4) 손상부위 신경성 동통
신경근 손상에 의한 동통이 가장 흔하고 복합국소동통증
후군은 사지마비 환자의 상지에서 흔하다. 병변 부위 신경
성 동통에는 경피적 전기자극치료가 효과가 있으나 마비
된 부위에는 효과가 없다. 신경근 병변에 의한 것이 아닌
척수 자체 손상으로 통증이 올 때 대개 흉수 손상 환자에
서는 조이는 느낌, 답답함, 화끈거림을 호소하고 경수 손
상 환자에서는 저린감, 화끈거림이나 시린 느낌을 호소한
다. 척수공동증이 있는 경우에도 손상부위 통증을 나타낼
수 있다.

5) 손상하부 유해성 동통
내장의 병변 없이 비특이적 동통을 나타내기도 하며 위장
관 합병증, 췌장염, 담석증 등이 있는 경우 복통이 발생할
수 있다. 복부근육의 심한 경직으로도 복통이 발생할 수
있다.

6) 손상하부 신경성 동통
47~96%의 발생율을 보일 정도로 흔하며 일상생활의 지
장이 올 정도로 심한 동통도 흔하다. 특히 불안이나 우울

증상이 있고 심한 스트레스를 받는 환자에서 더 많이 발생
한다. 발생기전은 여러 가지 가설이 제시되고 있다. 구심
성 감각자극이 소실되면서 척수시상로(spinothalamic tract)
와 후척주로부터의 자극의 불균형이 발생하고, 척수의 후
각에 있는 신경원세포가 과잉흥분되며(hyperexcitable) 상
부 신경계로부터의 억제가 소실된다. 손상 당시 흥분성 아
미노산이 분비되어 NMDA 수용체를 흥분시키며 억제신
경인 GABA의 억제신호가 감소하고 세로토닌, 노르아드
레날린, 엔돌핀 등과 같은 동통 억제 물질의 분비가 줄어
들게 된다. 대개 손상 1년 이내에 발생하고 차츰 정도가
감소한다. 작열통, 화끈거림, 자통, 전격통, 압박감, 시림
등을 호소하고 유해자극으로 증세가 악화된다.

신경인성 통증의 치료 약물은 나트륨이온 채널에 작용
하는 카바마제핀(carbamazepine), 멕실라틴(mexilatine), 리
도케인과 하부 억제 신경에 작용하는 삼환계항우울제, 선
택적 세로토닌 재흡수 억제제, 트라마돌(tramadol), 아편양
제제(opioid) 등이 있으며 중추 감수성(central sensitization)
을 변화 시키는 약물로는 NMDA 길항제인 케타민, 덱스
트로메톨판(dextromethorphan), 토피라메이트(topiramate),
메타돈(methadone)과 전압의존성(voltage dependent) 칼슘
채널에 작용하는 가바펜틴 등이 있다. 약물 사용은 부작용
을 최소화하기 위해 소량으로 시작하여 서서히 용량을 증
가한다. 항전간제는 골수억제의 부작용이 있으므로 주의
가 필요하다. 삼환계항우울제는 항콜린성 부작용 외에 심
박이상을 유발 할 수 있으므로 심장질환이 있는 경우 주
의해야 한다. 마약성 진통제도 효과적이지만 의존도 발생,
변비, 인지기능 저하 등의 부작용이 있으므로 주의해서 사
용한다. 다른 치료가 실패하는 경우에 후신경근 절개술이
나 후척주전기자극 등이 시행된다.

10. 근골격계 문제

1) 신경병성 관절증(neuropathic joint)
보행은 가능하지만 통증을 느끼지 못하는 환자에서 하지
와 척추에 발생한다. 심한 관절변형과 불안정성이 동반되
며 보조기 착용과 안정으로 어느 정도 증상 호전 가능하지
만 수술이 필요한 경우도 많다.

2) 골다공증

손상 후 매월 약 1~2%의 골조직 소실이 일어난다. 조골세포의 활동은 감소하고 파골세포의 활동은 증가되어 골조직의 흡수가 일어나서 처음 4개월에 급격히 골조직 소실이 일어나고 이후 16개월까지 진행된다. 처음에는 골반과 근위부 대퇴골에서 주로 발생하지만 결국 전신에서 일어난다. 고관절의 골다공증이 심하고 상대적으로 요추부는 덜 심하며 심지어 증가되기도 한다. 이는 아마도 의자차에 앉아 있는 동안 지속적으로 체중 부하가 되기 때문으로 여겨진다. 사지마비와 하지마비의 차이는 없다. 예방을 위해 기능적 전기자극과 체중부하를 시행한다. 일단 골다공증이 발생한 경우에는 체중부하 이외에 약물치료를 하게 되고 최근 비스포스포네이트(biphosphonate)를 척수손상과 동반된 골다공증에서도 사용한다.

3) 골절

골절은 만성 척수손상 환자의 약 4%에서 보고되지만 실제 진단이 되지 않는 경우를 고려하면 발생 빈도는 더 높을 것으로 생각된다. 주로 이동 동작 중 낙상 등으로 발생하지만 수동적 관절운동이나 앉는 자세 훈련 등과 같은 아주 작은 충격으로 발생하기도 한다. 원위부 대퇴골과 근위부 경골에 호발한다. 손상 당시 발생한 골절은 일반적인 골절 치료의 원칙을 따르지만 만성 척수손상 환자에서 발생한 골절은 대개 보존적인 치료를 한다. 부종이 심하거나 수술이 필요한 경우가 아니면 외래에서 치료가 가능하다. 보존적인 치료를 시행할 때 가능한 부목을 적용하고 만일 석고 고정을 시행해야 하는 경우에는 피부 보호와 국소적 압박 관리를 철저히 해야 한다. 보행을 하지 못하는 환자에서는 골절 후 하지 단축이나 각형성은 기능적으로 문제가 없지만 회전 변형에 의한 기형은 문제가 된다. 따라서 회전 변형이 발생할 가능성이 있거나 근위부 대퇴 골절, 심한 근육 경축, 혈관 손상이 동반될 가능성이 있을 때 그리고 하지 단축이 기능적으로 문제가 될 위험이 있는 환자에서는 수술을 시행한다.

4) 이소성 골화증

관절 주위의 연부조직에 골조직이 생성된 것을 말한다. 손상 후 1~4개월에 발병하며 20~30%의 발병률을 보인다. 손상 후 1년 이후에는 드물게 발병하며 이 경우에는 욕창, 골절, 심부정맥혈전증이 등이 새로 발생하여 동반되는 경우가 많다.[72] 완전 손상환자와 나이가 많은 경우 그리고 경직이나 욕창이 있는 경우 더 잘 발생한다. 약 10%의 이소성골화증 발병 환자에서 이동과 스스로의 케어에 방해가 될 정도의 관절 운동 제한이 나타난다. 손상 이하 부위에서만 발생하고 고관절, 슬관절 주위에 호발한다. 급성기에는 관절 주위에 부종 열감 등이 있으므로 감염성 관절염, 봉소염, 심부정맥혈전증, 골절, 염증성 관절질환과 감별을 요한다. 알칼리성 인산분해효소(alkaline phosphatase) 수치가 증가되기도 하지만 비특이적이며, 진단은 단순방사선으로 확진이 가능하지만 조기진단을 위해서는 삼상골주사검사(3-phase bonescan)를 한다. 삼상골주사검사의 3상에서 이상 소견이 보이는 것이 특이적인 검사소견이지만 1, 2상 소견보다 약 3주 정도 지나야 이상 소견이 나온다.[73] 간혹 초음파검사로 조기진단이 가능한 경우도 있다. 발병 원인은 근본적으로는 간엽세포가 부적절하게 골조기 간세포로 분화되어 발생하지만 이런 부적절한 분화를 유발시키는 직접적인 유발인자에 대해서는 아직 명확히 알려져 있지 않다. 골형태발생 단백질(bone morphogenetic protein)이 주요 유발인자로 제시되고 있는데 손상된 골조직에서 주위 조직으로 이동하여 간엽세포분화를 촉진한다고 하며 골형성단백질을 실험동물의 연부조직에 투여하면 주위에 이소성골화증이 발생한다. 프로스타글란딘-E2도 전구세포의 분화에 관여하여 또 다른 유발인자로 작용하는 것으로 생각된다. 동물실험에서는 요로계 상피세포 이식으로 이소성골화증이 발생한다. 척수손상 후에는 국소적인 대사, 순환, 생화학적인 변화와 관련된 유발요인이 있을 것으로 추정하고 있으며 간엽세포가 골조세포로 분화되는 과정을 조절하는 신경기전의 변화가 있을 것으로 보인다.

초기의 급성 염증성 반응이 있을 때는 강한 관절운동은 금기이며 급성기가 지난 후에 수동적 및 능동 보조적 관절운동을 한다.[74] 약물치료로 사용되는 다이놀(Dinol®, etidronate)은 유골(osteoid)의 미네랄화를 억제하고 히드록시아페타이트(hydroxyapatite) 결정화를 막는 작용을 하지만 유골기질이 형성되는 것을 막지는 못하며 투약을 중단하면 미네랄화가 다시 진행된다. 발병 초기에 투여하면 이소성골화증의 확장을 제한하는 효과가 있고 발생률도 낮추는 것으로 알려져 있다. 그러나 아주 심한 이소성골화증에서는 효과가 떨어진다. 용법 및 치료 기간에 대해서는 명확한 기준이 없지만 대개 처음 3개월 간 하루 20 ㎎/㎏으로 치료하고 그 이후 3~6개월 간 하루 10 ㎎/㎏으로 치료한다.[75] 6개월 치료가 3개월 치료보다 더 효과적이라는 증거는 없다. 그 외에 인도메타신이나 나프록센 등의 비스테로이드성 소염진통제를 사용하기도 하는데 이론적으로는 이소성골화증과 동반된 염증반응을 감소하는데 효과가 있고, 고관절 치환술이나 소아 뇌손상 환자에서 예방효과가 있다는 보고가 있으나 이소성골화증의 크기를 줄이거나 발생빈도를 낮추는지 여부는 명확하지 않다. 와파린을 예방이나 치료 목적으로 사용하기도 하지만 아직 논란의 여지가 있다. 관절구축 등의 심각한 합병증이 동반되면 수술로 제거하며 수술 시기는 이소성골화증이 완전히 숙성되어 더 이상 골생성이 이루어지지 않을 때까지 기다려야 하며 대개 12~18개월 후에 가능하다. 숙성 여부를 판단하기 위해서는 골주사검사가 가장 좋은 방법이다. 이소성골화증을 예방하기 위한 약물 투여에 대하여는 아직 임상적으로 확립된 방법이 아니다(25장 참조).

11. 척수공동증

척수 내에 액체가 들어 있는 공동이 형성되는 것을 말한다. 0.3~4.5%의 발병률이 보고되고 있으며 손상 후 2개월부터 30년까지 발생이 보고되고 있다.[76] 자기공명영상의 발달로 과거보다 발생빈도가 점차 높게 보고되고 있다. 손상 후 진행성 척수병증의 흔한 원인이다. 발생 기전은 명확하지 않은데 손상 초기에는 혈종이 공동화되거나 경색과 괴사 조직이 합쳐져서 큰 낭종을 만들 수도 있고, 세포에서 리소솜이 분비되거나 척수내 정맥압의 상승으로 발생할 수 있다. 그 외에 거미막 유착이 있어 척수의 움직임이 부분적으로 제한되어 척수가 움직일 때마다 견인-신연을 반복하여 낭종을 형성한 후 기침 등으로 복강내압이 올라가면 척수액이 원위부에서 근위부로 올라가지만 다시 원위부로 내려오기 어려워 원위부에 음압이 발생하고 액체를 빨아들여 공동이 팽창한다는 가설이 있다.

대개 동통과 저림을 호소하며 상행성인 경우 많다. 동통은 척수손상 부위에서 시작하여 머리와 상박으로 방사통을 느낄 수 있고 기침, 재채기, 힘을 줄 때 증가한다. 후척주는 척수의 표면에 가까이 위치하고 척수에서 교차를 하지 않기 때문에 후척주감각은 정상인 경우가 많다. 근력 저하는 대개 감각이상이나 동통과 동반되고 비대칭적으로 나타날 수 있다. 그 외에 경직 증가, 심한 발한, 기립성 저혈압, 호너(Hornor's)증후군 등의 증상이 나타날 수 있다. 심한 경우 공동이 뇌간까지 진행하여 삼차신경 지배 부분의 감각소실과 딸꾹질, 안구진탕, 혀근육 위축, 반복성 후두신경 마비 등이 올 수 있다. 자기공명영상으로 진단이 가능하며 초기에는 T1-강조영상에서 신호 감소를 보인다.

동통 치료와 복강내압 증가가 수반되는 일상생활 동작을 피하는 등의 보존적 치료를 먼저하고 신경학적 이상증세가 진행되거나 동통이 심하면 단락 수술을 한다. 총 20례 중 10례에서 수술이 필요하였다는 보고가 있고 수술 결과는 일정하지 않다.

12. 정신적인 문제

척수손상 후에 환자가 정신적으로 적응하기까지는 상당한 시간이 걸려서 보통 약 2~5년이 소요되며 경우에 따라서는 평생 적응이 안 되는 경우도 있다. 약 30% 환자에서는 우울증과 불안 증상이 2년 이상 지속되기도 한다. 대개 손상 후 부정, 분노, 타협, 우울, 수용 등의 다섯 단계를 거치게 된다. 10~45% 환자에서 우울증이 보고되고 있으며 손상 후 1개월 이내에 많이 발생한다. 우울 증상이 있으면 환자가 충격을 이겨내는 당연한 과정이라고 여기기보다는 반드시 치료해야 하는 질환으로 인식을 해야 하며 Beck Depression Inventory와 같은 우울증 선별검사를 시행한다. 척수손상에서는 정상인에 비해 2~6배의 자살률을 보이고 있으며 대개는 5년 이내에 발생하고 AIS D, E 그룹인 불완전 손상에서 더 많다. 적극적인 약물치료가 필요하며 재발률이 높기 때문에 약물 투여는 최소 4개월 이상 지속하는 것이 좋다.

13. 기타 동반된 문제들

1) 급성기에 삽관, 기관절개, 호흡기 사용 등의 원인으로 언어 및 발성 장애가 동반될 수 있으며 보조기 등으로 인한 경추의 과신전 혹은 과굴곡 자세, 동반된 두부손상이나

뇌간 손상, 전방접근술에 의한 후두신경 손상, 호흡기 사용 등의 원인으로 연하곤란이 발생한다.

2) 체온조절: 제6 흉수 이상 손상에서는 체온조절이 어려운 경우가 많다. 따라서 외부의 온도가 높은 상태에서 환자의 체온이 증가하였다면, 다른 발열 원인과 함께 외부온도 증가에 의한 이차적인 체온상승을 고려해야 한다.[77] 이런 체온조절의 저하로 인한 외부온도의 영향에 의한 체온변화를 변온성(poikilothermia)이라고 한다.

3) 수면무호흡: 전체의 약 15~45%에서 발생한다고 보고되고 있다. 항경직약물을 투여하는 환자에서 상기도 근육을 이완시켜 더 많은 수면무호흡이 발생할 수 있다.[78]

XIII. 소아척수손상

소아에서 성인보다는 척수손상의 발생빈도는 적다. 주 원인은 안전벨트 손상, 분만손상과 다운증후군이나 류마티스성 관절염 환자에서 동반되는 두개-경추 접합부(cranio-vertebral junction) 손상이 흔하다.[79] 소아의 척수손상은 성인과 달리 방사선검사에 이상이 없는 경우가 많으며, 상부 경수 손상이 흔하고, 신경학적 이상 소견이 늦게 발현되며, 척추측만증이나 고관절 탈구가 흔하고, 정신적인 문제가 더 많다는 차이가 있다. 방사선 이상 소견이 없는 경우는 특히 7세 이하에서 흔하며 이 경우에 단순방사선에는 이상이 없지만 전산화단층촬영이나 자기공명영상에서는 인대, 추간판, 척수 등의 이상 소견이 보이기도 한다. 많은 경우에 신경이상 증상이 바로 나타나지 않고 수 시간에서 수 일 후에 증상이 나타나기도 한다. 분만손상의 경우에는 주로 하부 경추나 상부 흉추손상이 흔하다.

치료는 성인과 원칙은 같지만 나이에 따라 적용을 달리해야 하는 경우가 있다. 배뇨장애의 경우 유아기에서는 기저귀를 착용하면 되지만 3~4세가 되면 간헐적 도뇨를 시작해야 하고 6~7세가 되면 스스로 도뇨를 시도해야 한다. 배변훈련은 2~4세에 시작한다. 청소년기에는 손상 후 3개월 이내에 고칼슘혈증이 흔하므로 주의를 요한다. 척추측만증은 거의 대부분 환자에서 발생하며 20°가 넘으면 보조기 치료를 시작해야 하며 40°가 넘으면 수술을 시행해야 한다. 근육의 불균형과 경직으로 인하여 고관절 불안정성이 흔히 발생한다.

XIV. 노인척수손상

최근 고령화 사회가 되면서 노인에서의 척수손상이 증가하고 있다. 대개 경추의 척추관 협착증 때문에 발생하는 경우가 많으며 상대적으로 가벼운 외상에 의해서도 발생하고 불완전 손상이 흔하다. 노인에서는 심장질환, 당뇨, 비만, 관절염 질환을 앓고 있는 경우가 많아서 척수손상에 의한 폐렴, 폐색전증, 요로결석, 위장관 출혈 등의 합병증의 발생 빈도도 높으며 예후도 더 나쁘고 기능적인 회복도 적다.[80]

XV. 외상성 뇌손상이 동반된 경우

24~59%의 환자에서 뇌손상이 동반되며 손상 부위가 높을수록 뇌손상 가능성은 높아진다. 뇌손상으로 인하여 인지기능 장애가 동반되어 재활치료에 어려움이 있으며 바클로펜 등의 항경직 약물이나 메토크로프라마이드 등의 위장관 약물은 이러한 인지기능 장애를 악화시킬 수 있으므로 주의를 요한다. 외상성 뇌손상이 동반된 환자에서 심부정맥혈전증 예방을 위한 항응고제 투여가 안전한지에 대한 자료는 아직 없으나 두개골 절개술 이후 약 2주 정도 지나면 항응고제를 사용할 수 있다.

참고문헌

1. Wilkins RH. Neurosurgical classic: XVII Edwin Smith Surgical Papyrus. Neurosurgery 1964; 240-244.

2. Lifshutz J, Colohan A. A brief history of therapy for traumatic SCI. Neurosurg Focus 2004; 16:1-8.

3. Grundy D, Swain A. ABC of spinal cord injury. London: BMJ Books, 2002.

4. National Spinal Cord Injury Statistical Center (NSCISC): The 2014 annual statistical report for the model spinal cord injury care systems, 2015.

5. Pang D, Wilberger JE. Spinal cord injury without radiographic abnormalities in children. J Neurosurg 1982; 57: 114-129.

6. Tator CH. Clinical manifestations of acute spinal cord injury. In: Benzel EC, Tator CH, eds. Contemporary management of spinal cord injury. Park Ridge, IL: American Association of Neurological Surgeons, 1995: 15-26.

7. 보건복지부 한국보건사회연구원: 2011년도 장애인 실태조사, 2012.

8. 박창일, 신지철, 김성원, 장성호, 정웅태, 김현주. 척수손상 환자의 역학적 연구. 대한재활의학회지. 1999; 23: 267-275.

9. 고현윤, 김기찬, 조근열, 박인선. 외상성 척수손상환자에 대한 역학적 연구. 대한재활의학회지. 1994; 18: 280-285.

10. Altman J, Bayer S. Development of the human spinal cord. In: An interpretation based on experimental studies in animals. New York: Oxford University Press, 2001.

11. Bradford D, Hensinger R. The pediatric spine. New York: Thieme Inc., 1985.

12. 고현윤, 김기림, 김학진. 척수 원추 말단부 위치의 정상 변이. 대한재활의학회지. 1998; 22: 1040-1043.

13. Nauta H, Dolan E, Yosargil M. Microsurgical anatomy of the spinal subarachnoid space. Surg Neurol. 1983; 19: 431-437.

14. Ko HY, Park JH, Shin YB, Baek SY. Gross quantitative measurements of spinal cord segments in human. Spinal Cord. 2004; 42: 35-40.

15. Wall EJ, Cohen MS, Massie JB, Rydevik B, Garfin SR. Cauda equina anatomy I: Intrathecal nerve root organization. Spine. 1990; 15: 1244-1247.

16. Cohen MS, Wall EJ, Kerber CW, Abitbol JJ, Garfin SR. The anatomy of the cauda equina on CT scans and MRI. J Bone Joint Surg Br. 1991; 73: 381-384.

17. Sharrard W. Muscle recovery in poliomyelitis. J Bone Joint Surg. 1955; 37-B: 63-79.

18. Turnbull IM, Brieg A, Hassler O. Blood supply of cervical spinal cord in man. A microangiographic cadaver study. J Neurosurg. 1966; 24: 951-965.

19. Sliwa JA, Maclean IC. Ischemic myelopathy: A review of spinal vasculature and related clinical syndromes. Arch Phys Med Rehabil. 1992; 73: 365-372.

20. Sliwa JA, Lim AC, Roth EJ. A second traumatic spinal cord injury: Associated risk factors. Case report and review. Paraplegia. 1992; 30: 288-291.

21. White AA 3rd, Panjabi MM. Updates on the evaluation of instability of the lower cervical spine. Instr Course Lect 1987;36:513-520.

22. Denis F. Spinal instability as defined by the three-column spine concept in acute spinal trauma. Clin Orthop 1984; 189: 65-76.

23. Denis F. The three column spine and its significance in the classification of acute thoracolumbar spinal injures. Spine 1983; 8: 817-831.

24. Anderson LD, D'Alonzo RT. Fractures of the odontoid process of the axis. J Bone Joint Surg Am 2004; 86-A: 2081.

25. Norenberg MD, Smith J, Marcillo A. The pathology of human spinal cord injury: Defining the problems. J Neurotrauma. 2004; 21: 429-440.

26. Atkinson PP, Atkinson JL. Spinal shock. Mayo Clin Proc. 1996; 71: 384-389.

27. Diamantopoulos E, Zander Olsen P. Excitability of motor neurones in spinal shock in man. J Neurol Neurosurg Psychiatry. 1967; 30: 427-431.

28. Diamantopoulos E, Olsen PZ. Motoneuron excitability in spinal shock in man. Acta Neurol Scand Suppl. 1965; 13 Pt 1: 273-274.

29. Ashby P, Verrier M, Lightfoot E. Segmental reflex pathways in spinal shock and spinal spasticity in man. J Neurol Neurosurg Psychiatry. 1974; 37: 1352-1360.

30. Ko HY, Ditunno JF, Jr., Graziani V, Little JW. The pattern of reflex recovery during spinal shock. Spinal Cord. 1999; 37: 402-409.

31. Guttman L. Spinal shock and reflex behaviour in man. Paraplegia. 1970; 8: 100-116.

32. Bach-y-Rita P, Illis LS. Spinal shock: Possible role of receptor plasticity and non synaptic transmission. Paraplegia. 1993; 31: 82-87.

33. Silver J. Early autonomic dysreflexia. Spinal Cord. 2000; 38: 229-233.

34. American Spinal Injury Association. International Standards for Neurological Classification of Spinal Cord Injury. Revised 2011, Updated 2015 ed. Atlanta, GA.

35. American Spinal Injury Association. International Standards to Document Remaining Autonomic Function after Spinal Cord Injury. 2012, Atlanta, GA.

36. Consortium of spinal cord medicine. Respiratory management following spinal cord injury. Clinical practice guidelines for health-care professionals. Paralyzed Veterans of America; 2005, Washington, DC.

37. Schilero GJ, Spungen AM, Bauman WA, Radulovic M, Lesser M. Pulmonary function and spinal cord injury. Respir Physiol Neurobiol 2009;166:129-141.

38. Wong SL, Shem K, Crew J. Specialized respiratory management for acute cervical spinal cord injury: a retrospective analysis. Top Spinal Cord Inj Rehabil 2012;18:283-290.

39. Eismont FJ, Arena MJ, Green BA. Extrusion of an intervertebral disc associated with traumatic subluxation or dislocation of cervical facets. Case report. The Journal of bone and joint surgery American volume 1991;73:1555-1560.

40. McKinley W, Meade MA, Kirshblum S, Barnard B. Outcomes of early surgical management versus late or no surgical intervention after acute spinal cord injury. Archives of physical medicine and rehabilitation 2004;85:1818-1825.

41. Early acute management in adults with spinal cord injury: a clinical practice guideline for health-care professionals. The journal of spinal cord medicine 2008;31:403-479.

42. Coggrave MJ, Rose LS. A specialist seating assessment clinic: changing pressure relief practice. Spinal cord 2003;41:692-695.

43. Kirshblum SC, O'Connor KC. Levels of spinal cord injury and predictors of neurologic recovery. Physical medicine and rehabilitation clinics of North America 2000;11:1-27, vii.

44. Barbeau H, Rossignol S. Recovery of locomotion after chronic spinalization in the adult cat. Brain research 1987;412:84-95.

45. Dobkin BH, Apple D, Barbeau H, et al. Methods for a randomized trial of weight-supported treadmill training versus conventional training for walking during inpatient rehabilitation after incomplete traumatic spinal cord injury. Neurorehabilitation and neural repair 2003;17:153-167.

46. Dalal K, DiMarco AF. Diaphragmatic pacing in spinal cord in-

jury. Physical medicine and rehabilitation clinics of North America 2014;25:619-629, viii.

47. Brindley GS. The first 500 patients with sacral anterior root stimulator implants: general description. Paraplegia 1994;32:795-805.

48. Moberg E, McDowell CL, House JH. Third International Conference on Surgical Rehabilitation of the Upper Limb in Tetraplegia (quadriplegia). The Journal of hand surgery 1989;14:1064-1066.

49. Johnson DL, Gellman H, Waters RL, Tognella M. Brachioradialis transfer for wrist extension in tetraplegic patients who have fifth-cervical-level neurological function. The Journal of bone and joint surgery American volume 1996;78:1063-1067.

50. Moberg E. Surgical treatment for absent single-hand grip and elbow extension in quadriplegia. Principles and preliminary experience. The Journal of bone and joint surgery American volume 1975;57:196-206.

51. Gansel J, Waters R, Gellman H. Transfer of the pronator teres tendon to the tendons of the flexor digitorum profundus in tetraplegia. The Journal of bone and joint surgery American volume 1990;72:427-432.

52. Smith KA, Rekate HL. Delayed postoperative tethering of the cervical spinal cord. Journal of neurosurgery 1994;81:196-201.

53. DeVivo MJ, Krause JS, Lammertse DP. Recent trends in mortality and causes of death among persons with spinal cord injury. Archives of physical medicine and rehabilitation 1999;80:1411-1419.

54. Peterson W, Charlifue W, Gerhart A, Whiteneck G. Two methods of weaning persons with quadriplegia from mechanical ventilators. Paraplegia 1994;32:98-103.

55. Linn WS, Adkins RH, Gong H, Jr., Waters RL. Pulmonary function in chronic spinal cord injury: a cross-sectional survey of 222 southern California adult outpatients. Archives of physical medicine and rehabilitation 2000;81:757-763.

56. Peterson WP, Barbalata L, Brooks CA, Gerhart KA, Mellick DC, Whiteneck GG. The effect of tidal volumes on the time to wean persons with high tetraplegia from ventilators. Spinal cord 1999;37:284-288.

57. Neurology. AASaAAo. Consensus statement on the definition of orthostatic hypotension, pure autonomic failure, and multiple system atrophy. The Consensus Committee of the American Autonomic Society and the American Academy of Neurology. Neurology 1996;46:1470.

58. Kamelhar DL, Steele JM, Jr., Schacht RG, Lowenstein J, Naftchi NE. Plasma renin and serum dopamine-beta-hydroxylase during orthostatic hypotension in quadriplegic man. Archives of physical medicine and rehabilitation 1978;59:212-216.

59. Teasell RW, Arnold JM, Krassioukov A, Delaney GA. Cardiovascular consequences of loss of supraspinal control of the sympathetic nervous system after spinal cord injury. Archives of physical medicine and rehabilitation 2000;81:506-516.

60. Mukand J, Karlin L, Barrs K, Lublin P. Midodrine for the management of orthostatic hypotension in patients with spinal cord injury: A case report. Archives of physical medicine and rehabilitation 2001;82:694-696.

61. Teasell RW, Hsieh JT, Aubut JA, Eng JJ, Krassioukov A, Tu L. Venous thromboembolism after spinal cord injury. Archives of physical medicine and rehabilitation 2009;90:232-245.

62. Erickson RP. Autonomic hyperreflexia: pathophysiology and medical management. Archives of physical medicine and rehabilitation 1980;61:431-440.

63. Kiker JD, Woodside JR, Jelinek GE. Neurogenic pulmonary edema associated with autonomic dysreflexia. The Journal of urology 1982;128:1038-1039.

64. Bauman WA, Spungen AM. Metabolic changes in persons after spinal cord injury. Physical medicine and rehabilitation clinics of North America 2000;11:109-140.

65. Hirsch GH, Menard MR, Anton HA. Anemia after traumatic spinal cord injury. Archives of physical medicine and rehabilitation 1991;72:195-201.

66. Maynard FM. Immobilization hypercalcemia following spinal cord injury. Archives of physical medicine and rehabilitation 1986;67:41-44.

67. Clanton LJ, Jr., Bender J. Refractory spinal cord injury induced gastroparesis: resolution with erythromycin lactobionate, a case report. The journal of spinal cord medicine 1999;22:236-238.

68. Consortium SCM. Clinical practice guidelines: Neurogenic bowel management in adults with spinal cord injury. . The journal of spinal cord medicine 1998;21:248-293.

69. Rosito O, Nino-Murcia M, Wolfe VA, Kiratli BJ, Perkash I. The effects of colostomy on the quality of life in patients with spinal cord injury: a retrospective analysis. The journal of spinal cord medicine 2002;25:174-183.

70. Alexander LR, Spungen AM, Liu MH, Losada M, Bauman WA. Resting metabolic rate in subjects with paraplegia: the effect of pressure sores. Archives of physical medicine and rehabilitation 1995;76:819-822.

71. Bryce TN, Ragnarsson KT. Pain after spinal cord injury. Physical medicine and rehabilitation clinics of North America 2000;11:157-168.

72. Lal S, Hamilton BB, Heinemann A, Betts HB. Risk factors for heterotopic ossification in spinal cord injury. Archives of physical medicine and rehabilitation 1989;70:387-390.

73. Freed JH, Hahn H, Menter R, Dillon T. The use of the three-phase bone scan in the early diagnosis of heterotopic ossification (HO) and in the evaluation of Didronel therapy. Paraplegia 1982;20:208-216.

74. Subbarao JV, Garrison SJ. Heterotopic ossification: diagnosis and management, current concepts and controversies. The journal of spinal cord medicine 1999;22:273-283.

75. Garland DE, Alday B, Venos KG, Vogt JC. Diphosphonate treatment for heterotopic ossification in spinal cord injury patients. Clinical orthopaedics and related research 1983:197-200.

76. Schurch B, Wichmann W, Rossier AB. Post-traumatic syringomyelia (cystic myelopathy): a prospective study of 449 patients with spinal cord injury. Journal of neurology, neurosurgery, and psychiatry 1996;60:61-67.

77. Menard MR, Hahn G. Acute and chronic hypothermia in a man with spinal cord injury: environmental and pharmacologic causes. Archives of physical medicine and rehabilitation 1991;72:421-424.

78. Burns SP, Little JW, Hussey JD, Lyman P, Lakshminarayanan S. Sleep apnea syndrome in chronic spinal cord injury: associated factors and treatment. Archives of physical medicine and rehabilitation 2000;81:1334-1339.

79. Koch BM, Eng GM. Neonatal spinal cord injury. Archives of physical medicine and rehabilitation 1979;60:378-381.

80. Scivoletto G, Morganti B, Ditunno P, Ditunno JF, Molinari M. Effects on age on spinal cord lesion patients' rehabilitation. Spinal cord 2003;41:457-464.

기타 척수질환의 재활
Rehabilitation of other spinal disorders

| 방희제

I. 다발경화증(Multiple sclerosis, MS)

다발경화증은 중추신경계에 가장 흔한 만성 염증성 질환이며 소아에서 비외상성 신경학적 장애를 일으키는 주된 원인으로써, 다발경화증 국제연합(Multiple sclerosis international federation)과 세계보건기구(World health organization)에 의하면 2013년 보고서에서 세계적으로 약 230만 명의 환자가 있고, 전체 발생률은 인구 10만 명당 약 33명이며, 지역적으로 유병률과 발생률에 큰 차이가 있지만 서양에서 인구의 약 0.1% 정도에서 발병한다고 알려져 있다.[1-3] 국내의 경우 2000년부터 2005년까지 국민건강보험공단 자료를 기반으로 한 조사에서 추정 환자수는 인구 10만 명

당 3.6명, 성별 유병률은 남자는 3.1명, 여자는 3.9명으로 유병률 남녀비는 약 1.26이다.[4]

정확한 원인은 아직도 불분명하지만 신경계 퇴행성 변화가 일차적으로 관여하고 이차적으로 면역계 이상이 관여하리라 추정하고 있다. 그 외에도 환경적 요인, 감염, 유전적인 원인도 작용하리라고 추정된다.[5] 질병의 진행을 늦추기 위해 최근에는 면역체계에 작용하는 약물이 시도되기도 하나 약물에 의해 질병이 치료되거나 환자의 기능이 향상되지는 않아 아직도 재활 치료가 환자의 치료에서 무엇보다도 중요하다 할 수 있다.

인종적으로는 백인에게 발병률이 높고 아시아인에서는 상대적으로 낮으며, 지리적으로는 북아메리카, 유럽과 오

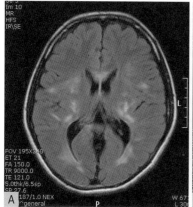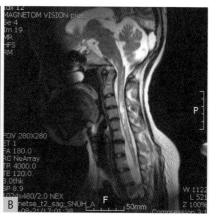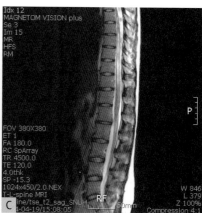

그림 31-1 │ 다발경화증 환자의 자기공명영상소견 (A: 뇌, B: 경수, C: 흉요수)

세아니아에서 발병률이 높고 아시아와 아프리카에서 상대적으로 낮다.[1]

가족력이 있는 경우 발생률이 더 높아 유전적인 인자도 관여하는 것으로 추정되나 아직 특별한 유전자와의 관련은 밝혀져 있지 않다. 특히 이민자의 연구에서 발병인의 후손에서의 위험도가 일정하지 않아 유전적인 요인보다는 환경이나 바이러스 감염과 관련이 있을 것이라는 보고도 많이 있지만 이 역시 명확히 밝혀진 것은 없다.

1. 임상 증상과 진단 기준

척수로 이상에 의한 운동기능마비, 감각이상, 자율신경의 이상, 시신경 장애, 운동 실조, 복시 및 현훈, 배뇨·배변 장애 등이 나타나며 흔한 증상으로는 통증을 동반한 일측성 시신경염, 불완전 횡단성 척수염, 뇌간 및 소뇌의 독립증후군(핵간 안근마비, 삼차신경통 등), 다발성 중추신경계 백질증후군, 레미테징후(Lhermitte sign), 갑작스런 신경학적 증상의 발현, 고온에 의해 유도되는 신경학적 증상, 과도한 피로 등이 있다.

임상경과에 따라 재발성(relapsing-remitting MS, RRMS), 이차 진행성(secondary progressive MS, SPMS), 일차 진행성(primary progressive MS, PPMS), 진행 재발성(progressive-relapsing MS, PRMS)의 4가지 형태로 분류한다.

호발 연령은 15~50세의 젊은 사람에게 발병하고 여자에서 남자에 비하여 2배 정도 더 잘 발생한다.[1] 아시아에서는 서양에 비해 유병률은 낮으나 발병 초기부터 심한 시신경염과 횡단척수염이 흔하며 뇌척수액의 심한 염증 소견을 보이는 것이 특징이다(그림 31-1).

1970년대 중반 까지는 Schumacher 등이 제시한 기준에 의거한 임상적 확진이 인정되다가 그 이후 Rose 등이 세분하여 확정(definite), 추정(probable), 가능성이 있는(possible) 진단으로 세분하였다(표 31-1).

Poser 진단 기준은 뇌척수액 검사를 포함시켜 검사로 입증하는 것을 추가하였고 부가적으로 시각유발전위, 자기공명영상 등의 검사를 추가하였다. 2000년도에 국제 기준의 필요에 따라 McDonald가 제시한 기준이 만들어졌으며, 조기진단의 필요성에 따라 2005년, 2010년에 개정이 이루어지고, 2016년에 유럽 다발성경화증 MRI 연구회(MRI in multiple sclerosis, MAGNIMS) 개정 이후 더욱 정확한 조기진단을 위하여 2017년에 수정된 McDonald 진단 기준이 제시되었다(표 31-2).[6]

1980년대 이후에는 소아에서 발생하는 다발경화증이 증가하여 주목을 받기 시작하여 따로 소아성 다발경화증이라고 부르기도 한다. 진단 기준은 성인과 같이 적용한다. 국내의 연구에 의하면 초기 임상 증상은 운동마비, 시각 장애, 배뇨장애, 발열, 뇌간 기능장애, 두통, 뇌염과 유사한 증상 등을 보여 서구와 일본에서의 보고와 거의 유사하다고 하였다.[7]

표 31-1 | Schumacher의 다발경화증 진단 기준

1. 신경학적 검사에 의하거나, 중추신경계의 두 곳(공간적으로 분리된 병소) 이상의 침범력에 의한 근거

2. 중추신경계 침범이 다음과 같은 시간적인 양상으로 나타날 때 두 개 이상의 악화되는 양상이 한달 이상 간격이 있으면서 각각 적어도 24시간 지속되거나; 적어도 6개월 이상의 경과로 천천히 혹은 단계적으로 진행(시간적으로 분리되어 있는 병소들)

3. 중추신경계의 기능 이상이 있다고 할 수 있는 신경학적 검사상 객관적인 이상

4. 백질의 일차적인 질병을 반영하는 중추신경계 질병의 근거

5. 10세와 50세 사이의 발병 시작

6. 환자의 징후와 증상이 신경학적 검사를 통한 다른 진단으로 더 잘 설명 될 수 없다는 결정

표 31-2 | 2017년에 수정된 McDonald 기준[6]

2017년 McDonald 기준	
DIS	아래의 4부위 중 2곳 이상의 특징적 위치에서 각각 1병소 이상 발병하는 경우: Periventricular / Juxtacortical/Cortical / Infratentorial / Spinal cord / All lesions in symptomatic regions included
DIT	이전 MRI 촬영 시기와 관계없이 추적 MRI의 T2 이미지에서 새로운 병소가 발병한 경우 증상 유무와 관계없이 조영제에 증강 또는 증강되지 않는 병소가 같이 발병한 경우(시신경 병소 제외)

DIS = Dissemination in space, DIT = Dissemination in time

2. 치료

1) 약물 치료

다발경화증의 치료로는 초기 발병 때의 급성기와 재발 시의 치료로 나눌 수가 있다. 급성기의 고농도 스테로이드 치료는 다발경화증의 급성 발작의 기능적 회복의 속도를 높여주는데 단기간 이득이 입증되어 있으나 장기간 효과나 재발 방지와는 관계가 없는 것으로 알려져 있다. 그리고 투여 경로나 용량에 의한 효과의 차이는 아직 밝혀진 바가 없다.[8,9] 중증인 경우 고용량 스테로이드에 반응이 없을 때 혈장교환술을 시행하기도 한다.[10]

재발성 다발경화증의 치료는 질병의 자연사를 바꿀 수 있는 효과적인 질병경과변형치료법(disease-modifying therapies)의 출현으로 상당히 변화하였다. 질병경과변형치료법은 질병의 염증기에 영향을 주어 재발 발생률 및 자기공명영상상의 활동도를 줄여주는 것으로 생각되고 있으며 이 치료법은 질병의 진행 역시 늦춰준다고 알려져 있다.[11] 인터페론베타(IFNβ-1a, 1b), 글라티라머 아세테이트(Glatiramer acetate) 등이 질병경과-변형 면역-조절 치료의 일차 약제로 사용되고 있으며, 그 외에도 미토산트론(Mitoxantrone), 나탈리주맙(Natalizumab), 핀골리모드(Fingolimod), Glatiramer acetate 등이 다발성경화증의 치료에 승인되어 있다.[12]

2) 임상 증상에 대한 치료

약물 치료가 질병자체를 치료하지는 못하기 때문에 임상 증상에 대한 대증요법이 치료의 큰 축이 된다. 마비, 경직, 피로, 복시, 떨림증상, 통증, 대소변 장애, 가성구마비(pseudobulbar palsy), 성기능 장애, 우울증 등에 대한 대증요법이 중요하다.

피로 증상이 있을 때는 아만타딘(amantadine), 메틸페니데이트(methylphenidate), 세로토닌 재흡수 길항제(serotonin reuptake inhibitor) 등의 약물이 도움이 될 수 있으나 오히려 복용약물에 의한 작용이나 상호 작용에 의해 환자의 근력이나 집중력이 떨어지는지를 잘 감별해야 한다. 근력이 충분하지 못하여 기능적인 장애가 우려되면 적절한 보행 보조기구, 스쿠터, 전동 휠체어의 사용을 고려하여야 한다. 척수손상이나 다른 질병과 달리 지구력과 피로가 문제가 되기 때문에 신경학적 검사에서 보조기구가 필요 없을 것 같은 환자도 기능적인 움직임을 위해서는 보조기구를 사용해야할 때가 많다. 우울증이나 인지장애 증상이 나타날 때는 적절한 약물 투여를 고려한다.

3) 재활 치료

다발경화증의 경우는 척수와 뇌를 모두 침범하므로 뇌질환이나 척수손상 환자에게 시행하는 재활 치료와 같은 원칙으로 재활 치료를 하게 된다.

일반적인 물리치료는 운동기능의 회복, 이동 동작의 훈련, 균형감각, 근력 강화, 경직 완화 등을 위해 시행하게 된다. 경수부위나 뇌의 침범이 있는 환자는 작업치료를 통해 일상생활동작 훈련과 적절한 보조기구의 사용에 대한 훈련을 시행한다. 다른 질환과의 차이는 질병의 임상양상에 따라 재발하거나 치료 도중 오히려 질병이 진행할 수 있는 점이다.

다발경화증 환자의 25%에서는 보행이 불가능하며, 이 환자군에서 재활 치료의 이득이 입증될만한 충분한 근거는 아직 부족하다.[13]

경직, 배뇨·배변 장애, 성기능 장애 등에 대한 치료는 척수손상 환자에서의 재활 치료와 같은 기준으로 시행하면 된다. 그러나 이 역시 시간이 경과하면 질병 진행 양상에 따라 증상이 악화되거나 변화할 수 있다는 것을 염두에 두어야 한다.

언어 장애나 구음 장애가 뇌실주위백질, 뇌간, 소뇌, 척수 등의 탈수초화 변성 때문에 나타날 수 있고, 구강주변 근육의 경직 때문에도 나타날 수 있다. 경직성 구음장애에는 항경직 약물이 도움이 되기도 한다.

II. 시신경척수염(Neuromyelitis optica, NMO)

시신경척수염(neuromyelitis optica)은 횡단척수염과 시각신경염으로 구성되는 재발성 탈수초 질환으로써 대부분 AQP4 수분통로에 대한 자가항체와 연관성이 있는 질환이다. 다발경화증과 비슷한 임상양상을 보일 수 있다. 모든 연령과 인종에서 발병할 수 있지만 주로 여성에서 발병하고 비록 임상적으로 비슷하지만 발병기전이나 치료가 다르기 때문에 다발성경화증과 구분하는 것이 중요하다.

1. 임상 증상과 진단 기준

다발경화증과는 다르게 시신경척수염은 높은 조기 이환율과 사망률을 보인다. 발병 5년 내에 25~30%가 사망하고 평균 7년 내에 50% 환자가 심한 보행장애를 보이며 많은 환자들이 휠체어에 의존하게 된다는 보고가 있다. 시각장애도 흔하게 발생하며 발병 후 5년 내에 60~70% 환자에서 최소 한쪽 안구에 시각 상실이 발생한다는 보고가 있다.[14,15]

시신경척수염은 세로로 척추 세 개 또는 그 이상 분절

표 31-3 | Wingerchuk의 시신경척수염 진단기준(2016)[16]

분명한 시신경척수염
1. 시신경염
2. 급성 척수염
3. 세 개의 보조적 기준중 최소 두 가지 이상을 만족
• MRI상 연속된 세 개 이상의 척추 분절을 침범하는 연속적인 척수 병변
• 다발경화증에 대한 개선된 McDonald 진단 기준을 만족시키지 않는 MRI
• 혈청내 NMO-IgG 양성

표 31-4 | National multiple sclerosis society 시신경척수염 진단기준(2008)[17]

주요기준(모든 주요기준이 필요하나 특정하지 않은 간격을 두고 발생할 수 있음)
1. 한쪽 또는 양쪽 눈의 시신경염
2. 임상적으로 완전한 횡단 척수염, 또는 불완전하지만 급성 척수염 발생 시 촬영한 자기공명영상상 T2 영상에서 세 개 이상의 척추 분절을 침범하는 척수병변의 영상학적 증거와 T1 영상에서의 저강도 신호를 보임
3. 사코이드증, 혈관염, 전신성 홍반성 루푸스 또는 쇼그렌증후군의 임상적 발현, 또는 증후군에 대한 다른 원인의 증거가 없어야 함

부기준(최소 한가지 이상 만족)
1. 가장 최근에 촬영한 뇌 자기공명영상이 정상이거나, 다음을 포함하는 McDonald 진단 기준에서 사용한 Barkhof 기준이 만족되지 않는 이상소견이 보임
• 파종에 대해 개선된 McDonald 기준에 사용된 Barkhof 기준을 만족시키지 않는 비특이적인 T2 신호 이상
• 척수 병변과 연속하거나 연속하지 않는 등쪽 연수의 병변
• 시상하부 그리고/또는 뇌줄기 병변
• Dawson's finger 배열에서 대뇌 반구의 실질을 침범하지 않는 뇌실주위/뇌량의,' 타원형'이 아닌 '선형'의 신호 이상
2. 혈청 또는 뇌척수액에서 NMO-IgG/AQP4 항체 양성

을 침범하는 광범위한 척수 병변, 비교적 뇌 자기공명영상이 보존되어 있는 점, NMO-IgG/AQP4 항체와의 연관성 등으로 다발성경화증과 구분할 수 있으며, NMO-IgG/AQP4 항체 같은 경우 시신경척수염을 진단하는데 민감도와 특이도가 높다.[16,17] 표 31-3 및 표 31-4에서 연구자에 따른 시신경척수염의 진단기준을 제시하였다.

2. 치료

치료로는 면역억제제가 질병의 재발을 6배 이하로 줄여준다는 보고가 있기 때문에 적극적으로 재발을 치료하고 효과적으로 예방하는 것이 중요하다.

재발했을 때 치료로는 코르티코스테로이드 주사제가 추천되며 이에 반응하지 않을 경우 혈장분리교환술을 시행하는 것이 추천된다. 급성기 치료 후 재발 방지를 위해서 경구용 스테로이드를 유지하고 천천히 감량하는 것이 추천되며 여기에 추가하여 아자티오프린(azathioprine), 시클로포스파미드(cyclophosphamide), 미토산트론(mitoxantrone) 등의 면역억제제를 사용하거나 리툭시맙(rituximab)을 사용하는 것이 추천된다.[18,19]

III. 척수 유합부전(Spinal dysraphism)

신경관(neural tube)의 결손은 선천성 기형 중 가장 흔한 형태의 하나로서 무뇌증(anencephaly), 뇌류(encephalocele), 잠재이분척추(spina bifida occulta), 개방이분척추(spina bifida aperta), 수막류(meningocele)와 척수수막류(meningomyelocele, MMC)를 포함하는 낭상이분척추(spina bifida cystica) 등이 포함된다(그림 31-2).

발생률은 미국의 경우 1,000명당 1명꼴이며, 환자의 부모에서는 다음 임신 시 위험도가 2배에서 30배 증가하며 가족력이 있거나 부모의 나이가 많은 경우 발생률이 더욱 높아진다. 수막류(meningocele)와 척수수막류(meningomyelocele)를 포함하는 낭상이분척추(spina bifida cystica)는 1,000명당 0.5명꼴로 발생한다(그림 31-3).

척수 유합부전은 태아의 발달과정에서 신경관(neural

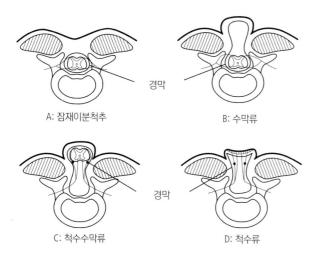

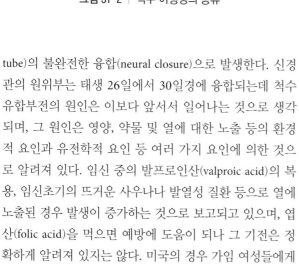

그림 31-2 | 척수 이형성의 종류

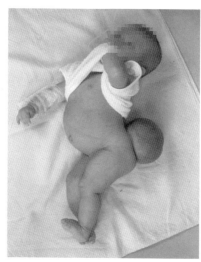

그림 31-3 | 수술 전 척수수막류 환자

tube)의 불완전한 융합(neural closure)으로 발생한다. 신경관의 원위부는 태생 26일에서 30일경에 융합되는데 척수 유합부전의 원인은 이보다 앞서서 일어나는 것으로 생각되며, 그 원인은 영양, 약물 및 열에 대한 노출 등의 환경적 요인과 유전학적 요인 등 여러 가지 요인에 의한 것으로 알려져 있다. 임신 중의 발프로인산(valproic acid)의 복용, 임신초기의 뜨거운 사우나나 발열성 질환 등으로 열에 노출된 경우 발생이 증가하는 것으로 보고되고 있으며, 엽산(folic acid)을 먹으면 예방에 도움이 되나 그 기전은 정확하게 알려져 있지는 않다. 미국의 경우 가임 여성들에게 하루에 0.4 ㎎의 엽산을 복용하도록 권장하고 있으며, 이전에 척수 유합부전 아이를 출산한 경험이 있는 여성들에게는 하루에 4.0 ㎎의 엽산을 복용하도록 권장하고 있다.

낭상이분척추(spinal bifida cystica)에서의 문제는 첫째가 수두증이 동반된 경우, 둘째가 하지마비, 셋째가 신경인성 방광 또는 장, 넷째가 척수의 변형 또는 척추골의 이상 등이다.[20]

1. 초기의 치료

1) 산전 치료
산전 검사로서 척수수막류를 조기에 발견할 수 있는 방법들이 개발되어서 주산기의 치료가 용이하게 되었다. 산전 진단으로는 수정 후 16주에서 18주에 엄마의 혈중 알파태아단백(α-fetoprotein) 농도의 측정, 고해상도 초음파 및 양수 천자 등이 있다. 양수 천자에서는 양수 내의 알파태아단백과 아세틸콜린에스테르분해효소(acetylcholine esterase)의 농도를 측정하는데 알파태아단백은 척수수막류 이외에도 여러 가지 질환에서 증가할 수 있으나 아세틸콜린에스테르분해효소는 임신 주수에 상관없이 척수수막류에서만 증가한다.

2) 신생아기의 치료

(1) 배부 결손(Back defect)
신생아기에는 우선 병변이 개방되어 있는지를 확인하고, 개방되어 있는 경우 48시간 이내에 신경외과적인 수술을 통하여 병변을 봉합하여야 한다. 배부 결손의 수술적 치료는 중추신경계의 감염 위험을 줄이고 신경학적 기능을 유지하며 척추 전만 혹은 측만증으로 인한 변형을 감소시키기 위해 시행한다. 배부의 수술로 뇌척수액의 역학에 변화가 생겨서 일부 환아에서는 뇌수종이 발생할 수 있다.

(2) 뇌수종
척수수막류 환아의 90%에서 뇌수종이 발생하며, 이는 중뇌수도 협착(aqueductal stenosis)이나 수술 후 악화된 교통성 뇌수종(commuicating hydrocephalus) 등의 원인에 의하여 발생할 수 있으며, 뇌실복강션트(ventriculo-peritoneal shunt)가 가장 좋은 치료법이다.

(3) 초기의 방광 치료
신체검사를 통하여 방광의 상태를 평가할 수 있는데 복부 진찰 시 방광의 팽창이 보이는 경우에는 괄약근협동장애(sphincter dyssynergia)가 있을 가능성이 높고, 방광 팽창이 보이지 않으면서 지속적으로 소변을 흘리는 경우(dribbling)에는 괄약근 긴장(tone)의 감소를 의심할 수 있다.

초음파 검사를 시행하여 방광 팽창성 수신증, 신장 발육부전(renal agenesis) 등을 진단하며, 잔뇨를 측정한다. 신생아에서는 소변본 후의 잔뇨량이 20 ㎖를 넘으면 요류 정체(urinary retention)가 있는 것이므로 간헐적 도뇨가 필요하다. 정기적인 혈액요소질소(blood urea nitrogen) 및 크레아티닌(creatinine) 측정과 소변 배양 검사를 시행하여야 한다.

(4) 신경계의 검사
운동신경 검사는 보행 기능을 예측하는데 도움을 주는데 척추의 이상 부위나 피부의 병변 부위와 일치하지 않는 경우가 많아서 신체검사를 통하여 운동신경 상태를 평가한다. 신생아에서의 운동신경 검사는 시진으로 근육의 부피를 확인하고 자세 반사를 유발하거나 근육들의 수축 방향에 가벼운 압력을 가하여 수의 운동을 유발하여 검사한다. 많은 척수수막류 환아에서 출산 후 1주일 내에 근력의 호전을 보이게 된다. 정확한 신경근 침범 여부를 알기 위해서는 신생아기에도 근전도와 같은 전기생리학적 검사가 도움이 된다. 국내의 연구에 의하면 척추 자기공명영상에 척수신경근 침범 소견이 있더라도 전기생리학적 검사에서는 이상이 없거나 임상적으로도 이상이 없는 경우가 있어서 정확한 신경계 침범여부를 결정하기 위해서는 영상의학적 검사보다는 전기생리학적인 검사가 더 유용하다고 할 수 있다.[21]

(5) 재활 치료
합병증 예방을 위하여 부모에게 환아의 피부 감각 저하 부위의 화상 또는 동상의 가능성에 대해 교육하고, 관절 구축을 예방하기 위하여 적절한 관절의 위치와 스트레칭 방법들도 교육한다. 한 살 때까지는 매달 추적 관찰하면서

고관절이나 척추관절의 아탈구 또는 탈구가 있는지 확인한다. 상부 요추부에 병변이 있는 경우 고관절 굴곡과 내전에 의해 아탈구나 탈구가 흔히 발생한다. 막대 척추(bar vertabrae), 반척추(hemi vertabrae) 등의 척추변형이 동반되었는지 확인하여 관절 구축이 있을 때는 적극적인 관절가동범위운동을 시행한다.

2. 병변에 따른 임상적 양상

병변의 위치에 따라 크게 임상적 양상을 다음과 같이 분류할 수 있다. 보조기 처방, 운동 치료 등의 포괄적인 재활 치료를 위해서는 이러한 임상적 양상을 정확히 알아야만 한다.

1) 흉수의 병변
흉수에 병변이 있는 경우에는 복부 근육, 늑간근, 고관절 신전근 및 외전근, 슬관절 굴곡근 및 신전근, 족관절 족저굴곡근 및 배측굴곡근 등의 약화를 보인다. 그러므로 흉요추부 및 하지의 광범위한 근위약에 의하여 척추 측만 또는 후만 등의 변형과 고관절의 외회전 구축, 외전 구축, 고관절 및 슬관절의 굴곡 구축, 족관절 족저굴곡 구축 등의 변형이 올 수 있다. 하부운동신경 병변인 신경근병변보다는 오히려 척수 또는 수두증 등의 상부운동신경 병변일 경우에는 이완성 마비보다는 경직 증상을 보이게 된다.

2) 상부 요수의 병변
상부 요수의 신경근 지배를 받는 고관절 굴곡근 및 내전근 등의 움직임은 남아있기 때문에 고관절 굴곡 및 내전 구축과 이에 따른 고관절의 탈구가 발생할 수 있으며, 그 외에도 골반 경사와 척추 측만, 족저굴곡 등의 변형이 올 수 있다(그림 31-4, 그림 31-5).

3) 하부 요수의 병변
고관절 외전근 및 신전근, 슬관절 굴곡근, 족관절의 족저굴곡근 및 배측굴곡근이 약하고, 발에 첨내반(calcaneo-varus) 변형이 흔하게 발생한다.

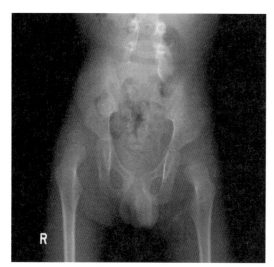

그림 31-4 | 상부요수손상환자의우측고관절탈구

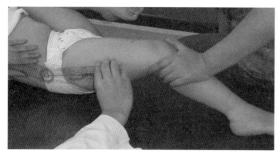

그림 31-5 | 상부요수손상환자의고관절구축

4) 천수의 병변

발 내재근의 약화로 첨족(cavus), 갈퀴족(clawing) 등의 변형이 오고, 변형이 없는 경우에도 배변, 배뇨 및 성기능 장애를 흔하게 보이고 보행기능 자체는 큰 문제가 없다(그림 31-6).

3. 보조기의 처방

1) 보조기 처방의 원칙

보조기 적용에 있어서는 다른 소아 질환에서와 같이 다음과 같은 원칙이 적용된다.

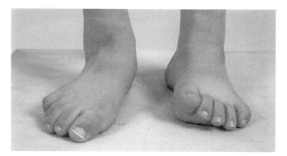

그림 31-6 | 우측 외반변형과 좌측 첨족 변형

(1) 변형의 예방

척수 유합부전 환자에서는 하지 관절의 변형을 예방하는 것이 매우 중요하다. 마비 부위에 따라 길항근이 없는 경우에 예측되는 변형 방지를 위하여 보조기 및 지속적인 스트레칭이 필요하며, 때로는 수술 후 변형 예방 목적으로도 보조기를 사용할 수 있다. 예를 들어 제 1 천수 이하가 마비되고 제 4, 5 요수의 기능이 남아있는 경우에는 족관절의 족저굴곡근은 약하지만 배측굴곡근 기능은 남아 있으므로 종골 변형(calcaneal deformity)이 발생할 수 있으므로 단하지 보조기를 족관절의 배측굴곡 변형을 예방하기 위하여 전방 정지 또는 지면반발형(ground reaction force)으로 만들어 착용하여 보행 훈련을 시작한다. 이 때에 보조기는 변형 예방 외에도 보행시 진출기(push-off)를 어느 정도 가능하게 하는 역할도 하게 된다.

(2) 정상적인 관절의 정렬과 역학의 보조

이러한 목적을 위해서는 금속보다는 플라스틱을 이용하는 것이 좋다. 경직이 있는 경우에는 발바닥 모양만들기(molding)를 통해 긴장감소형(tone reducing type)으로 만드는 것이 중요하다. 족관절이나 전족부의 제한이 가능한 단하지 보조기, 족부 보조기 등이 많이 사용된다.

(3) 필요시 다양한 관절가동범위를 제공

보조기에 관절 정지장치를 장착하여 관절가동범위를 제한한다.

(4) 기능의 촉진

상반 보행 보조기(reciprocating gait orthosis, RGO)처럼 작

은 힘으로도 보행기능을 갖게 하도록 할 수 있다.

2) 이분척추 환자에서 사용되는 보조기의 종류

(1) 족부 보조기(Foot Orthosis, FO)

족부보조기는 거골하관절을 안정시켜야(control of subtalar joint) 하는데, 즉 종골(calcaneus)을 잘 고정하여서 족관절 내반이나 외반이 되지 않도록 해야 하고 이미 고정된 변형이 있을 때는 보조기의 외측이나 내측에 쐐기 등을 삽입하여 체중 부하 시 압력의 분포가 내측이나 외측에만 편중되지 않게 해준다. 보조기의 말단 끝 부위는 중족골두 바로 근위부까지 연장하여 만들어 준다.

족관절 내외측 안정성을 위하여 족관절의 내과(medial malleolus) 및 외과(lateral malleolus)의 3~5 ㎜ 근위부까지 연장된 과상보조기(supramalleolar orthosis, SMO)를 처방하기도 한다. 과상보조기는 보조기 상부와 피부 사이 특히 내과나 외과 부위에 마찰로 인해 불편감과 피부손상이 생기지 않도록 하여야 한다(그림 31-7).

(2) 단하지 보조기(Ankle-Foot Orthosis, AFO)

이전에는 금속으로 된 단하지 보조기를 사용했으나, 최근에는 1970년대 이후에 개발된 플라스틱, 특히 폴리프로필렌으로 된 단하지 보조기를 많이 사용한다. 단하지 보조기는 하부 요수 병변 환자에서 흔히 처방된다. 발의 종골변형(calcaneal deformity)을 방지하기 위하여 일체형(solid type) 단하지 보조기가 많이 처방된다. 그러나 보조기의 내과 및 외과부위를 잘 몰딩하고 부드러운 소재를 덧대주어야 피부 손상을 예방할 수 있으므로 보조기 처방 이후에

는 반드시 의사의 확인이 필요하다. 체중이 적은 2세 미만인 경우에는 보조기의 족배부 벨크로만 넓게 해주는 단하지 보조기를 처방하여도 충분하다. 종골 변형을 적극적으로 방지하고 슬관절의 과도한 굴곡을 막기 위하여 지면반발형 단하지 보조기를 처방할 수 있다. 하부 요수 신경근 병변이 있는 척수수막류 환자에서 보행시 동적 근전도를 이용한 연구에서 보행 주기 중 접지기 슬관절 신전근의 활동기간이 과도하게 연장되던 현상이 단하지 보조기에 의해 개선될 뿐만 아니라 보행시 산소 소모량도 단하지 보조기에 의해 개선된다고 보고하였다. 만약 보조기에 의하여 오히려 슬관절 과신전이 발생하게 되면 단하지 보조기에 흔들의자바닥(rocker bottom)을 장착할 수 있다. 일체형(solid type)이나 지면반발형 보조기에서는 피부손상이 발생하지 않도록 항상 주의하여야 한다. 그 외에도 경직이 동반되어 있는 경우에는 관절이 있는 단하지 보조기를 처방할 수 있다. 하지만 이미 고정된 변형이 있는 경우에는 단하지 보조기의 외측이나 내측에 쐐기 등을 삽입하여 체중 부하 시에 압력이 분산될 수 있도록 해준다(그림 31-8).[22-24]

(3) 장하지 보조기(Knee-Ankle-Foot Orthosis, KAFO)

슬관절 신전근이 약한 경우에는 고관절 신전근 및 외전근이 모두 약하고 고관절 내전근 기능만 작용하여 고관절 탈구 등의 염려가 있으므로 장하지 보조기만을 처방하는 경우는 적은 편이다.

(4) 고관절 연결 장하지 보조기(Hip-Knee-Ankle-Foot Orthosis, HKAFO)

장하지 보조기는 단순한 형태의 금속형 또는 플라스틱 몰

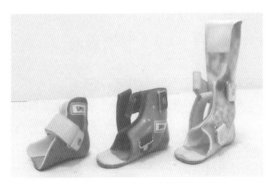

그림 31-7 │ 족부보조기와 단하지 보조기

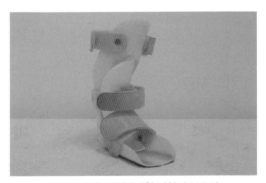

그림 31-8 │ 지면반발형 단하지 보조기

딩 형태에서부터 개량 상반 보행 보조기(advanced recipro-cating gait orthosis, ARGO)까지 다양한 형태가 있다. 그러나 국내에서는 수요가 적은 반면 가격이 비싸서 개량 상반 보행 보조기가 널리 보급되지는 못하였다.

척추 보조기와 양쪽이 연결된 고관절을 가진 파라워커(parawalker)가 있는데 이는 주로 흉수 병변이 있는 환자에게 처방된다.

상반 보행 보조기는 캐나다와 영국 등에서 척수수막류 등으로 인하여 척수 손상이 있는 소아들을 위하여 최초로 고안된 것으로써 보조기의 양측 고관절을 케이블로 연결하여 한쪽 고관절이 굴곡 시 반대쪽은 신전하게 해주는 역할을 한다. 이후 루지애나 주립대 의료원에서 보다 개선된 보조기를 만들어 흔히 상반 보행 보조기(reciprocating gait orthosis, RGO)라고 부르게 되었다. 파라워커와 상반 보행 보조기는 보행속도의 차이는 거의 없으나 다리의 움직임은 상반 보행 보조기가 더욱 크고 목발을 사용하기에는 파라워커가 상대적으로 편리한 점이 있다. 단순한 장하지 보조기를 이용하여 유각 보행(swing gait)을 하는 경우에는 상반 보행 보조기를 이용하는 것보다 더 빠른 속도로 보행할 수도 있다.

상반 보행 보조기에 Bowden 케이블을 사용하고 겉을 튜브로 감싼 것을 개량 상반 보행 보조기라고 하는데, 앞은 자세에서 일어날 때 무릎을 미리 신전하지 않아도 되는 장점이 있다. 그 외에도 고관절 연결 장하지 보조기에는 보조기의 내측이 연결된 보행기(walker) 혹은 계류 내측 연결 보행기(mooring medial linkage orthosis, MLO), 등중심 상반 보행 보조기(isocentric reciprocating gait orthosis, RGO) 등이 있다.

결론적으로 전통적인 장하지 보조기보다는 상반 보행 보조기가 에너지 효율과 보행속도 양면에서 월등히 뛰어나긴 하지만 비용 부담이 너무 큰 단점이 있다(그림 31-9).

(5) 기립기(Standing frame)
보행보다는 환자가 단순히 서 있을 수 있도록 하는 기립기(standing frame)에 해당하는 보조기로는 회전고리 보행기(swivel walker)와 파라포디움(parapodium)이 있다.

회전고리 보행기는 경수 6번 이하가 손상된 어린이 환자에게 적용했던 것으로서 몸을 옆으로 굽히면 한쪽의 발판이 회전하여 앞으로 전진하는 형태로 작동하며, 착용하고 벗을 때 전적으로 타인의 도움이 필요하고 속도가 무척 느리고 평지에서만 이용할 수 있다(그림 31-10).

(6) 의자차
흉수에 병변이 있는 경우 흉추 모양에 맞게 만들어진 척추

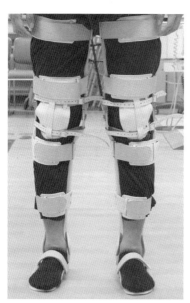

그림 31-9 | 전통적인 장하지 보조기

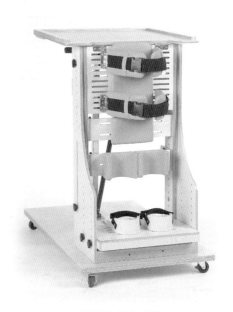

그림 31-10 | 기립기

반침을 해주는 것이 도움이 되며, 감각 소실이 있는 환자의 경우에는 욕창이 생기지 않도록 적절한 쿠션을 함께 처방해 주어야 한다.

(7) 척추 보조기

척추 측만증의 경우에는 Cobb 각이 20° 이상이고 매년 5° 이상 증가하게 되면 척추 보조기의 적응증이라 생각된다. 보스톤 보조기처럼 환자의 척추 모양에 맞도록 만들어진 흉요천추 보조기(thoracolumbarsacral orthosis, TLSO)가 가장 흔히 처방된다. 척추보조기의 문제점으로는 폐기능 장애, 피부 손상 및 늑골 변형 등이 있으며, 복부에 압력이 가해져 배뇨 문제를 발생시킬 수도 있다. 척수 유합부전에서 비교적 발생빈도가 높은 척추 후만의 경우에는 피부 손상 등의 문제 때문에 척추보조기 적용이 적절하지 않는 경우가 많으므로 수술적인 치료를 필요로 한다.[25]

(8) 보행 보조기

보행 보조기로는 보행기(walker), 목발(crutch) 및 지팡이(cane) 등이 있다. 두 살 및 세 살 때에는 목발이나 지팡이를 이용하여 보행을 시작할 수 있다. 하부 흉수 및 상부 요수 병변이 있는 경우에도 4, 5세 때는 보행 보조기를 이용하여 걸을 수 있다. 사점 보행보다 유각 보행(swing gait)이 보행속도는 더욱 빠르다. 지팡이나 목발을 사용하는 경우에는 고관절과 슬관절의 운동형상학적(kinematic) 지표를 향상시켜 정상적인 보행에 가깝게 해준다. 보행 보조기를 사용하지 않아도 보행이 가능한 하부 요추 병변의 경우에는 편측으로 지팡이를 사용하면 보행속도가 현저히 빠르고 몸통의 흔들림도 적어 보행이 효율적이나 손이 자유롭지 못하고 미관상의 이유로 환자들의 나이가 10대를 넘어가면 잘 사용하지 않는 경향이 있다.

불완전 척수손상 환자에서의 연구에 의하면 보행기, 목발, 지팡이를 각각 이용하여 보행을 비교한 결과 보행기를 이용한 경우 수직 방향의 체중 지지를 100%로 하지만 속도가 늦고 몸을 앞으로 숙이는 단점이 있다고 하였으며, 목발을 이용한 경우 체중 지지를 50%로 하지만 속도가 빠르고 자세는 보행기를 이용할 때 보다 더 똑바르며 측면 안정성이 더욱 좋다고 하였고, 지팡이를 이용한 경우에는 체중지지가 가장 적다고 보고하였다. 따라서 환자에게 보행 보조기를 처방할 때는 이러한 특징을 잘 고려하여 처방

해야 한다고 하였다.[26,27]

3) 보조기와 관련된 문제점

보조기가 척수수막류 환자에서 관절 변형 방지 및 이동능력의 개선 등 기능적인 도움을 줄 수 있지만 보조기와 관련된 여러 가지 의학적 문제점과 함께 환자에게 불편을 유발할 수 있다.

(1) 피부의 손상

보조기 사용에 있어서 가장 큰 문제는 피부의 손상이다. 실제로 보조기와 관련된 가장 흔한 합병증은 피부와 관련된 문제이다. 환자들의 대부분이 하지에 감각 저하가 동반되어 있어서 보조기 착용으로 인하여 오랜 기간 압력이 가해지거나 피부에 손상이 가해질 때 통증을 느끼지 못하므로 쉽게 피부 궤양이 발생할 수 있으며, 이러한 피부 손상은 지속적으로 재발이 잘 된다. 이러한 피부 손상은 신경영향 인자(neurotrophic factor)와도 연관이 있는 것으로 알려져 있는데, 보조기 처방 이후에는 보조기 착용에 의하여 피부에 과도한 압력이 발생하는 부위가 있는지 확인하고, 보행이나 체중부하 후에도 다시 관찰하여 피부 손상의 우려가 있으면 보조기를 교정해 주는 것이 반드시 필요하다. 재발되는 피부 궤양은 골수염으로까지 악화될 수 있으므로 환자는 감각저하로 인하여 주관적인 통증 호소가 없더라도 의사는 환자의 피부를 세심하게 관찰하여야 한다. 그리고 환자 및 보호자에게 보조기 착용부위의 피부를 반드시 육안으로 자주 관찰하여 피부 손상이 발생하는지 여부를 확인하도록 교육하여야 한다(그림 31-11).

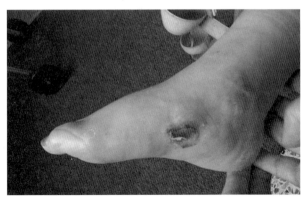

그림 31-11 | 보조기 착용 후 생긴 피부 궤양증

(2) 기타 보조기 착용에 의한 문제점

보조기 착용과 관련된 환자와 보호자의 불편사항으로는 피부 손상 이외에도 땀이나 통풍문제, 과중한 무게, 미관상의 문제, 통증 등이 있다. 따라서 의사는 보조기를 처방할 때에 이러한 불편한 점에 대한 사항들을 충분히 고려하여야 환자의 보조기에 대한 순응도를 높일 수 있다.

4. 신경인성 방광 및 장

이완성 방광 또는 배뇨근괄약근협동장애(detrusorsphincter dyssynergia) 등으로 인하여 잔뇨가 발생하고 요로계에 염증이 자주 발생하는 경우에는 간헐적 도뇨법을 시행하여야 한다. 이완성 방광 소견이 있으나 너무 어려서 간헐적 도뇨를 시행할 수 없는 경우에는 크레데 방법(Crede maneuver)을 이용할 수도 있으나 가능한 빨리 간헐적 도뇨법을 시행할 수 있도록 하여야 한다. 7세에서 8세쯤 되면 환자 스스로 간헐적 도뇨법을 시행할 수 있도록 교육하게 된다.

신경인성 방광에 사용하는 약물은 방광 내압을 떨어뜨리기 위한 프로판텔린(propantheline), 옥시부티닌(oxybutynin) 등의 항콜린제나 요도 괄약근의 이완을 위하여 탐술로신(tamsulosin)과 같은 선택적 알파차단제 등이 있다.

필요한 경우에는 방광 확장술 등의 침습적 처치 방법을 사용할 수 있다. 그 외에 배뇨를 위하여 기능적 전기자극(functional electrical stimulation, FES)을 이용하기도 한다.

도뇨관에 의한 배뇨와 관련하여 세균뇨와 요도염이 발생하는 경우가 흔한데, 이를 줄여주기 위하여 친수성 코팅 도뇨관이 개발되어 사용되고 있다. 이 도뇨관의 표면에는 고분자 코팅층이 있어 수분을 흡수하고 결합하여 부드럽고 미끄러운 표면을 만들어준다. 친수성 코팅 도뇨관을 사용하면 입원기간 중 증상이 있는 요로감염을 유의하게 줄여주며, 요로계의 미세손상을 줄여준다는 보고가 있다.[28,29]

신경인성 장에 대한 치료 원칙은 성인과 동일하며, 규칙적이고 완전한 배변, 변비 및 설사의 예방, 변실금의 예방 등이 있다. 배변훈련은 2세에서 4세 사이에 시작하며, 5~7세경에는 독립적으로 배변 관리를 하도록 해야 한다. 대장 반사를 이용한 규칙적인 배변 습관을 길러주고, 고섬유 식이 요법, 대변 완화제, 좌약, 관장 등의 방법을 이용하여 늦어도 학령기 전까지는 사회생활이 가능할 정도의 배변 습관을 길러 주도록 하여야 한다. 경우에 따라 관장을 할 수도 있으며, Malone 수술을 시행하여 관장액을 충수돌기를 통해 직장 방향으로 주입하여 배변하는 방법 등을 적용할 수도 있다.

경항문 세척법은 일반적인 배변 관리 전략의 대안으로 사용할 수 있는데, 항문을 통해 직장과 대장에 물을 채워 넣은 후 하행결장, 구불결장 및 대장의 내용물을 효과적으로 배출하도록 하는 방법으로서 성인뿐만 아니라 소아에서도 신경인성 장에 의한 변비나 변실금을 효과적으로 치료하는데 이용할 수 있다. 비록 경항문 세척법이 침습적이고 시간이 오래 걸리며 소아, 부모와 가족들에게 부정적으로 느껴질 수도 있으나, 삶의 질을 향상시키고 가족의 만족도를 높일 수 있다.[30,31]

5. 라텍스 알레르기

척수수막류 환자들의 경우에는 라텍스 알레르기 발병률이 높다. 아마도 일찍부터 라텍스가 포함된 의료용품에 노출되기 때문인 것으로 추측이 되는데, 수술 중에 라텍스 알레르기가 발생하게 되면 치명적일 수 있으므로 평상시 가능한 라텍스와의 접촉이 없도록 하는 것이 중요하다.

6. 상지의 기능적 훈련

흉수와 요수 부위 병변에 의한 마비가 있는 경우에는 좌위 균형에 문제가 발생하여 손 기능 발달에 영향을 줄 수 있는데, 손이나 상지를 자유롭게 사용하여 손 기능을 발달시킬 수 있도록 해주기 위하여 머리와 몸통을 잘 지탱해 주어야 한다. 일부 환자들에서는 긴장 저하(hypotonicity), 근위약, 심부건반사 항진 등에 의하여 상지에도 신경학적 이상을 보일 수 있는데, 이런 환자들은 가능하면 일찍부터 이런 장애를 극복할 수 있는 훈련을 시키고 발달 과정에 맞추어서 기능적 훈련을 지속적으로 시행하여야 한다. 취학 전 및 학령기의 아동들은 자기돌보기 동작과 기타 일상생활동작에서 장애가 있을 수 있는데, 이것들을 대체할 수 있는 기술들을 가르쳐서 스스로 일상생활을 할 수 있도록 하고 이러한 일상생활동작 훈련들을 집과 학교에서 꾸준히 계속하도록 격려하여야 한다.

7. 보행 훈련

하지의 근력 약화가 심하여 기립 보행이 단지 운동 목적으로만 가능한 경우에도 보행 훈련을 반드시 지속적으로 시행하여야 한다. 목발을 짚고 걷기 위해서는 고개를 가누고, 기립 자세를 유지하며, 적당한 하지의 근력이 있어야 하고, 어깨와 팔 등의 근육들이 조화를 이루고 있어야 한다. 좌위 균형이 없는 환자들에서는 엎드려서 다닐 수 있는 기구를 이용하도록 할 수 있다.

전반적인 운동신경 조절이 좋아지면 환자는 앉아서 균형 잡기가 용이해져서 체중 분산을 대칭적으로 하게 되므로 좌골부위의 욕창을 예방할 수 있고, 의자차 작동도 더욱 잘하게 되며, 자기돌보기 기술도 더욱 향상된다. 기립 보행 훈련을 지속적으로 하는 경우 하지에 체중을 부하하게 되어서 골다공증에 의한 골절도 예방할 수 있고, 기립 자세와 보행에서의 경험을 통하여 성장기 어린이에게 자신에 대한 이미지 개선에도 도움이 될 수 있다. 그러나 기립 보행에 너무 많은 에너지가 필요하여 직립 보행보다는 의자차가 필요한 환자들도 많은데, 이런 경우에는 의자차를 사용하게 함으로써 에너지 소비를 줄여주어 학교 교육을 받거나 직업 활동을 수행할 수 있도록 해야 한다. 그러므로 일부 환자에서는 의자차를 다루는 기술을 지속적으로 훈련시키는 것도 재활 치료의 중요한 부분이라 할 수 있다.

수동적인 방법으로 기립 자세를 취하도록 하는 것이 하지마비 환자들에게 권장되지만 여러 가지 복잡한 보조기와 기립기(standing frame)가 필요하거나 이동을 위하여 다른 사람의 도움이 필요한 시기가 되면 기립 자세를 취하는 것이 현실적으로 어렵게 된다. 이런 환자들에서는 최근 개발 중인 자동 기립 장치가 부착된 전동 의자차가 도움이 될 수도 있다.

보행 훈련이 시작되면 어느 정도까지 보행이 가능하게 될지를 환자와 부모들에게 알려주어야 하며, 환자가 성장함에 따라 보행이 더욱 어려워질 수도 있다는 점을 반드시 알려주어야 한다. 현실적인 목표가 달성되고 더 이상 기능적으로 호전이 없는 경우에는 비현실적인 훈련은 중지하여야 한다.

8. 보행에 대한 예후

보행에 따른 에너지 소비 정도는 제2 요수 부위 병변을 경계로 확연하게 차이가 나는데, 제2 요수 부위 이상의 병변에서는 보행에 더욱 많은 에너지가 필요할 뿐만 아니라 보행을 위한 보조기도 더욱 커지고 복잡하게 된다. 흉수 부위 병변의 경우에는 비록 어렸을 때 보행이 가능하더라도 성장하면서 휠체어에 전적으로 의존하게 된다. 요수 1번에서 3번 부위에 병변이 있는 환자들의 경우에도 성장하면서 척추 측만, 후만, 운동량 부족에 의한 비만 등으로 인하여 점점 보행 기능이 저하하게 되어 의자차에만 의지하게 되는 경우가 많다. 이러한 경우 운동량은 더욱 적어져서 비만을 악화시키고 척추 정렬도 더욱 나빠지는 악순환에 빠지게 된다. 그 외에도 신경학적인 악화, 하지 관절의 경직, 고관절 및 슬관절 구축, 요통 등에 의하여 점점 보행을 하지 않게 되기도 한다. 그러나 성장하면서 점점 의자차에만 의존하게 되더라도 어렸을 때 보행을 했었던 경우에는 그렇지 않은 환자들에 비하여 현저하게 하지 골절과 욕창 발생의 빈도가 낮고, 이동능력과 독립성이 훨씬 좋기 때문에 조기에 보행을 시도하고 지속적으로 훈련하는 것은 매우 중요하다.[32,33]

9. 기타

환아들에게 흔하게 발생하는 지각 운동 장애(perceptual motor disorder)가 있는지 여부를 검사하는 것이 중요하다. 수두증에 대한 치료가 늦어지면 지능이 낮거나 지각 장애가 발생하는 경우가 많은데, 이는 뇌실복강 션트(ventriculo-peritoneal shunt) 기능 부전과 반복되는 감염이 있는 환자들에게서 특히 중요하다.

참고문헌

1. Browne P, Chandraratna D, Angood C, Tremlett H, Baker C, Taylor BV, Thompson AJ. Atlas of Multiple Sclerosis 2013: A growing global problem with widespread inequity. Neurology. 2014 Sep 9;83(11):1022-4

2. Picone MA, Cook SD, Mutiple sclerosis In Kirshblum S et al., editors. Spinal Cord Medicine, Philadelphia: Lippincott Williams & Wilkins, 2002.

3. Noseworthy JH, Lucchinetti C, Rodriguez M, Weinshenker BG. Multiple sclerosis. N. Engl. J. Med. 343(13), 938-952 (2000).

4. 정해관. 국내 다발성경화증의 유병률 및 실태조사. 질병관리본부. 2006년

5. Yadav SK, Mindur JE, Ito K, Dhib-Jalbut S. Advances in the immunopathogenesis of multiple sclerosis. Curr Opin Neurol. 2015 Jun;28(3):206-19.

6. McNicholas N, Hutchinson M, McGuigan C, Chataway J. 2017 McDonald diagnostic criteria: A review of the evidence. Mult Scler Relat Disord. 2018 Aug;24:48-54.

7. Kim HM, Kin SH, Park Sy, Hwanh H, Chae JH, Choi JE, Kim KJ, Hwang YS. Clinical charateristics of pediatric multiple sclerosis in Korea. J Korean Child. Neurol Soc 2005;13:202-

8. D.S. Goodin, E.M. Frohman, G.P. Garmany, Jr., J. Halper. Disease modifying therapies in multiple sclerosis.

9. Burton JM, O'Connor PW, Hohol M, Beyene J. Oral versus intravenous steroids for treatment of relapses in multiple sclerosis .The Cochrane Library 2012, Issue 12

10. Weinshenker BG. Plasma exchange for severe attacks of inflammatory demyelinating diseases of the central nervous system. J Clin Ap-her 2001;16:39-42.

11. Mark S. Freedman, Bruce Hughes, Daniel D. Mikol, Randy Bennett. Efficacy of Disease-Modifying Therapies in Relapsing Remitting Multiple Sclerosis: A Systematic Comparison. Eur Neurol 2008;60:1-11

12. Felix Luessi, Volker Siffrin, Frauke Zipp. Neurodegeneration in multiple sclerosis: novel treatment strategies, Expert Rev. Neurother. 12(9), 1061-1077 (2012)

13. F. Elaine Toomey , Susan B. Coote. Physical rehabilitation interventions in nonambulatory people with multiple sclerosis: a systematic review. International Journal of Rehabilitation Research 2012, 35:281-291

14. Cabre P, Gonzalez-Quevedo A, Bonnan M, et al. Relapsing neuromyelitis optica: long term history and clinical predictors of death. J Neurol Neurosurg Psychiatry 2009;80: 1162-4.

15. Wingerchuk DM, Hogancamp WF, O'Brien PC, et al. The clinical course of neuromyelitis optica (Devic's syndrome). Neurology 1999;53:1107-14.

16. Wingerchuk DM, Lennon VA, Pittock SJ, Lucchinetti CF, et al. Revised diagnostic criteria for neuromyelitis optica. Neurology 2006;66;1485-1489

17. Miller DH, Weinshenker BG, Filippi M, Banwell BL, et al. Differential diagnosis of suspected multiple sclerosis: a consensus approach. Multiple Sclerosis 2008; 14: 1157-1174

18. Sellner J, Boggild M, Clanet M, et al. EFNS guidelines on diagnosis and management of neuromyelitis optica. Eur J Neurol 2010;17:1019-32.

19. Jackie Palace, Isobel Leite, Anu Jacob. A practical guide to the treatment of neuromyelitis optica. Pract Neurol 2012;12:209-214

20. Monlar GE, Murphy KP: Spina Bifida. In: Monlar GE, Alexander MA, editors. Pediatric Rehabilitation, 3rd ed, Philadelphia: Hanley & Belfus INC, 1999.

21. 방문석, 한태륜, 임정훈, 이인식. 이분 척추 환자들에 대한 전기생리학적 검사. 대한재활의학회지 1997;22:335-340.

22. Hullin MG, Robb JE, Loudon IR. Ankle-foot orthosis function in low-level myelomeningocele. J Pediatr Orthop. 1992;12:518-521.

23. Thomson JD, Ounpuu S, Davis RB, DeLuca PA. The effects of ankle-foot orthoses on the ankle and knee in persons with myelomeningocele: an evaluation using three-dimensional gait analysis. J Pediatr Orthop 1999;19:27-33.

24. Vankoski SJ, Michaud S, Dias L. External tibial torsion and the effectiveness of the solid ankle-foot orthoses. J Pediatr Orthop 2000;20:349-355.

25. Muller EB, Nordwall A. Brace treatment of scoliosis in children with myelomeningocele. Spine 1994;19:151-155.

26. Knutson LM, Clark DE. Orthotic devices for ambulation in children with cerebral palsy and myelomeningocele. Phys Ther 1991;71:947-960.

27. Mazur JM, Kyle S. Efficacy of bracing the lower limbs and ambulation training in children with myelomeningocele. Dev Med Child Neurol 2004;46:352-356.

28. Cardenas DD, Moore KN, Dannels-McClure A, Scelza WM. Intermittent catheterization with a hydrophilic-coated catheter delays urinary tract infections in acute spinal cord injury: a prospective, randomized, multicenter trial.PM R. 2011 May;3(5):408-17

29. Stensballe J, Looms D, Nielsen PN, Tvede M. Hydrophiliccoated catheters for intermittent catheterisation reduce urethral micro trauma: a prospective, randomised, participantblinded, crossover study of three different types of catheters. Eur Urol 2005;48(6):978-983

30. Coloplast. Transanal irrigation for the management of neurogenic bowel dysfunction: evidence summary.

31. Bray L, Sanders C. An evidence-based review of the use of transanal irrigation in children and young people with neurogenic bowel. Spinal Cord. 2013 Feb;51(2):88-93.

32. 방문석, 한태륜, 김진호, 이경우, 이인식. 이분 척추 환자들의 보행. 대한재활의학회지 1998;22: 840-847.

33. Gutierrez EM, Bartonek A, Haglund-Akerlind Y, Saraste H. Characteristic gait kinematics in persons with lumbosacral myelomeningocele. Gait Posture 2003;18:170-177.DH Miller, BG Weinshenker, M Filippi, BL Banwell.

CHAPTER 32

뇌성마비의 재활
Rehabilitation of Cerebral Palsy

| 방문석, 정진엽, 박문석

I. 뇌성마비의 명칭 및 정의

1. 명칭

뇌성마비(cerebral palsy)라는 병명은 이제 일반인에게도 비교적 잘 알려진 병명 중의 하나이다. 그러나 문자 그대로 대뇌의 마비라는 의미는 실제 우리가 뇌성마비라고 부르는 질환의 환자 이외에, 대뇌의 문제가 있어서 마비 증상을 일으키는 모든 질병을 통칭할 수 있는 매우 포괄적인 의미이기 때문에, 많은 학자들이 잘못된 명칭(misnomer)이라 말하고 있다.

역사적으로 가장 구체적인 뇌성마비의 첫 번째 기술은 영국의 James Little이 1843년 인체의 구조적 변형에 대한 강좌 시리즈에서 오래 지속된 경직으로 인한 변형에 대해 설명하면서, 이런 증상의 많은 원인이 유아기의 뇌의 손상 때문이며, 대부분 조산과 분만 시의 질식 등이 원인이라고 기술한 것이라 할 수 있다. 이로 인해 뇌성마비는 한동안 "Little's disease"라고 불렸었다. 1889년 캐나다 출신의 William Osler가 Little과 그 외의 독일, 프랑스 의사들의 보고와 자신의 증례들의 경험으로 뇌성마비라는 표현을 처음 쓰게 되었고 편마비(hemiplegia), 양지마비(diplegia)와 같은 분류도 하게 되었다.[1]

2. 정의

포괄적인 명칭으로 인한 의사소통 상 어려움을 해소하기 위해 뇌성마비를 명확히 정의하고자 하는 노력이 계속되어 왔다.

영국의 Mac Keith와 Polani는 1957년에 '발달 중인 뇌의 비진행성 병변에 의한, 대체로 영구적이지만 어느 정도 변화는 있을 수 있는(permanent but not unchanging), 움직임이나 자세의 이상'으로 정의하였고, 이후 Bax 등은 상기한 정의에 '짧은 지속 기간, 진행성 병변, 지능의 문제만 있는 경우는 제외해야 한다'는 기술을 추가하였다.[2] 이후 Mutch 등은 이전까지의 정의에 '뇌 발달의 초기에 뇌의 기형이나 병변으로 인한 비진행성의, 하지만 종종 변화하는 운동 장애 증후군들을 넓게 포괄하는 용어(umbrella term)'라는 표현을 덧붙였다.[3]

2005년에 Rosenbaum 등이 그간의 논의를 통해 이루어진 합의(consensus)를 정리하여 발표한 최근의 정의는 다음과 같다.[4]

'발달 중인 태아 혹은 영아의 뇌에 발생한 비진행성 장애(disturbance)에 의해 활동 제한을 유발하는 일군(一群)의 운동 및 자세 발달 장애들(a group of disorders)을 일컫는다. 이러한 뇌성마비에서의 운동 장애에는 감각, 인지(cognition), 의사소통, 지각(perception), 행동의 장애 혹은 경련(seizure) 등이 자주 동반된다.'

그러나 아직도 모호한 표현이 남아 있고 발달 중인 뇌

의 구체적인 시기 등의 기술이 없어 정의라 하기에는 명확하지 않은 점이 있으므로, 단일 질환의 병명이라 하기보다는 다양한 동일하지 않은 질환군에 대한 기술일 뿐이라는 비판도 있다.

발달 중인 뇌에 대한 시기에 대해서도 논란이 있어 2세부터 5세까지 다양한 주장이 있으나, 대체로 뇌의 수초화가 어느 정도 완성되는 2~3세를 기준으로 하는 것이 일반적이다. 그러나 2~3세 이후 발생한 뇌손상에 의해 운동, 자세 이상 등의 뇌성마비와 유사한 증상을 보이는 경우도 분류나 치료는 뇌성마비 환자와 거의 유사한 경우가 많고, 의학적이 아닌 사회적인 기준 혹은 장애인 스포츠 같은 경우에는 뇌성마비에 포함시키기도 한다.

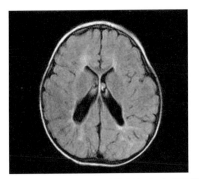

그림 32-1 | 뇌실주변 백질연화증의 뇌 자기공명영상

II. 뇌성마비의 원인

뇌성마비의 원인은 다양하며, 대부분의 경우 하나 또는 그 이상의 원인 인자를 가진 다인성으로 나타나므로 정확하게 그 원인을 알 수 없는 경우가 많으며 20% 정도에서는 원인을 추정할 수 없다. 일반적으로 뇌성마비의 원인은 산전 원인(prenatal factors), 주산기 원인(perinatal factors), 산후 원인(postnatal factors)으로 나누며 이중 산전 원인과 주산기 원인이 전체 원인의 약 2/3를 차지한다(표 32-1).

뇌성마비의 원인 중 조산에 의한 미숙아가 단일 인자로

는 산전 원인뿐 아니라 전체 원인에서 가장 의미 있는 원인 인자이다. 산전 인자에 의해 조산이 초래될 수 있으며, 미숙아가 자주 겪게 되는 허혈성 뇌증은 뇌실주변 백질연화(periventricular leukomalacia)를 초래하기 쉽고 뇌실주변 백질연화는 하지를 지배하는 피질 척수로(corticospinal tract)의 손상을 가져와 경직성 양지마비가 될 가능성이 높다. 최근에는 뇌실주변 백질연화증의 원인으로 자궁 내 태아의 감염이 제시되고 있다. 국내의 연구에 의하면 미숙아에서는 체중이 2,000 g 이하이거나 32주 이전에 태어난 경우 경직성 뇌성마비의 위험도가 높아진다고 알려져 있다(그림 32-1).[5]

주산기 때의 핵황달에 의한 뇌손상 때는 빌리루빈(bilirabin)에 감수성이 높은 구조물이 특이적으로 손상되어 주로 기저 핵(basal ganglia), 제 7뇌신경의 핵 등을 포함한 피질하 핵(subcortical nuclei)이 선택적으로 침범되기 때문에 임상적으로는 무정위 운동형(athetoid) 뇌성마비가 되고 동반 장애로 청력장애가 잘 오며, 저산소증에 의한 미만성 뇌 손상에 비해 지능은 정상인 경우가 많다. 최근 교환수혈 등 신생아의 심한 황달에 대한 적절한 예방 조치로 국내에서도 전형적인 핵황달에 의한 무정위 운동형 뇌성마비의 빈도는 감소하는 추세이다.

III. 뇌성마비의 유병률

뇌성마비의 유병률은 정확한 통계는 없지만 1,000명의 생존 출생아 중 2~3명 정도로 추정되고 있고 개발도상국에

표 32-1 | 뇌성마비의 원인

산전 원인	주산기 원인	산후 원인
선천성 감염	조산	뇌 손상
톡소플라즈마증	두개내 출혈	
풍진	저산소증	감염
거대바이러스		뇌막염
포진	출산의 합병증	농양
매독	질식	뇌염
	뇌 손상	
기형 발생 물질		뇌혈관 사고
	감염	두개내 출혈
산과적 합병증	세균성 패혈증	뇌졸중
임신 중독증	뇌막염	
태반 이상		후천성 뇌병증
영양 실조	대사성	독성
	고빌리루빈 혈증	대사성
유전성 질환	저혈당증	저산소증-허혈증
염색체 이상		
뇌성마비의 가족력		

는 신생아 가사 및 저체중아 출생률이 상대적으로 높아 유병률이 더 높을 것으로 추정되고 있다. 전체적으로 신생아 관리가 개선되고 있지만 미숙아와 같은 고위험군의 증가, 환경 문제 등으로 인해 40여 년간 유병률의 변화는 크게 없는 것으로 알려져 있다.

미숙아에서의 뇌성마비 유병률은 핀란드에서 2,500 g 이하에서 3.1%로 보고되었고,[6] 호주에서는 1,500 g 이하에서의 조사는 5.98%였다.[7] 이는 재태기간 37주 미만 생존 미숙아 487명의 추적 관찰에서 21명이 뇌성마비로 확인되어, 4.8%의 유병률을 보인 국내의 보고와 큰 차이는 없었다.[5]

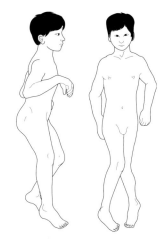

그림 32-2 │ 편마비와 양지마비 환자의 자세

IV. 분류

초기에는 경직 정도에 따른 침범 지체별로 분류하였는데 이후 운동 이상의 종류, 심한 정도가 분류기준에 추가되었다.

1. 심한 정도에 따른 분류

심한 정도로는 경증(mild), 중등도(moderate), 중증(severe)으로 나누는데 경증은 후에 보장구 없이 독립적으로 걸을 수 있고 일상생활을 유지할 수 있는 경우이고, 중등도는 보장구나 보조 기구를 사용하면 어느 정도 독립적으로 걸을 수 있고 독립적으로 또는 최소한의 도움으로 일상생활

을 유지할 수 있는 경우를 말하며, 중증은 보장구를 사용해도 독립적인 보행이나 일상생활의 영위 가능성이 없어 타인의 도움이 반드시 필요한 경우이다.

2. 침범된 지체별 분류

침범 당한 지체별로 보면 단마비(monoplegia), 한쪽의 상하지가 침범된 편마비(hemiplegia), 사지가 모두 침범되었으나 하지가 더 심하게 침범된 양지마비(diplegia), 대부분 양 하지와 한쪽의 상지가 침범된 삼지마비(triplegia), 모든 사지가 비슷한 정도로 침범된 사지마비(quadriplegia) 등으로 나눌 수 있다(그림 32-2).

표 32-2 │ 뇌성마비의 분류

중증도	국소해부학(topography)	신경운동형별	근긴장도	보행 기능
경증 중등도 편마비 중증 사지마비	양지마비 중복 편마비 삼지마비 하지마비 단마비	경직형 무정위 운동형/이상운동형 • 긴장형 • 근 긴장도 이상형 • 무도병형 • 도리깨질형 강직형 진전형 운동실조형 이완형 혼합형	등장성(isotonic) 과긴장성(hypertonic) 저긴장성(hypotonic)	보행 불가능 생리적 보행 실내 보행 실외 보행

3. 신경 운동형별 분류

신경 운동형별 분류를 보면 일반적으로 경직형(spasticity), 무정위 운동형(athetosis), 강직형(rigidity), 진전형(tremor), 운동 실조형(ataxia), 이완형(atonia), 혼합형(mixed)으로 나누고, 이상운동형에 긴장형(tension), 근긴장도 이상형(dystonia), 무도병형(chorea), 도리깨질형(ballismus)의 4가지로 나누고 있다.

또 다른 분류로는 경직형과 혼합형을 제외한 나머지 형을 모두 묶어 이상운동형(motion disorder type 또는 dyskinetic type)으로 3가지로 나누고 있는데, 이는 치료적인 면에서 볼 때 경직형을 제외하면 다른 유형들의 치료는 거의 대동소이하기 때문이다.

4. 보행 기능에 따른 분류

심한 정도를 보행 기능을 구체적으로 세분하여 분류하기도 한다. 보행이 불가능한 군(non-ambulatory), 생리적 혹은 치료적 보행 군(physiologic therapeutic), 실내 보행이 가능한 군(household ambulator), 집 밖에서도 스스로 걸어서 생활할 수 있는 군(community walker)으로 나누기도 한다(표 32-2).[8]

5. 뇌성마비의 대운동 기능분류 시스템(Gross Motor Function Classification System, GMFCS)[9]

1997년 캐나다의 Palisano는 Rosenbaum 등과 함께 앉는 기능, 걷는 기능과 휠체어, 보행기 등의 보행 보조장치 사용 등을 체계적으로 기술한 뇌성마비의 대운동 분류

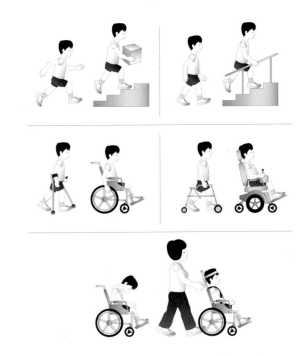

그림 32-3 | 대운동 기능분류 시스템(GMFCS)

체계를 정립하였다(그림 32-3). 가장 기능이 좋은 1단계에서 기능이 가장 나쁜 5단계까지 순위 척도로서 2세 이하, 2~4세, 4~6세, 6~12세 사이에 대한 분류가 구체적으로 자세히 기술되어 있다.

GMFCS 개발 이전의, 중증도에 따른 분류는 순위 척도(ordinal scale)로서의 신뢰도나 타당도가 입증되지 않은 문제가 있었다. 신뢰도와 타당도가 검증된 척도로 뇌성마비의 운동기능 척도로는 가장 널리 쓰이는 객관적 분류 체계가 되어 국내외 각종 연구에 활용되고 있다. 대운동 기능분류 시스템은 www.canchild.ca에서 무료로 다운로드 받을 수 있으며 한글판도 다운로드 받을 수 있다(표 32-3).

표 32-3 | 대운동 기능분류 시스템(GMFCS)

5단계	혼자 이동하는 것이 보조기술을 사용하더라도 심한 제한이 있다.
4단계	혼자 이동하는 것에 제한이 있다: 실외나 공공장소에서는 다른 사람이 옮겨주거나 전동장치를 써야한다.
3단계	보행보조기구를 사용해 걷는다: 실외나 공공장소에서 걷는데 제한이 있다.
2단계	보조기구 없이 걷는다.
1단계	걷는데 제한이 없다: 더 어려운 대운동기술에 제한이 있다.

V. 뇌성마비의 진단 및 평가

진단은 우선 뇌성마비의 정의에 해당하는 조건들을 충족하는 것이 중요하다. 최근 적극적인 조기 치료의 중요성이 강조되면서 발달 장애를 보이며 뇌성마비의 가능성이 있는 환자는 확실한 진단이 내려지기 이전부터 운동 발달 장애에 대한 치료를 시작해야 한다. 이를 위해서는 상세한 병력 청취와 근긴장도, 원시 반사, 자발 운동, 자세 반사 등을 포함한 면밀한 이학적 검사가 필수적이며, 뇌 초음파 검사, 뇌 전산화 단층촬영(CT), 뇌 자기공명영상(MRI), 유발전위 검사(BAEP, VEP, SEP), 뇌파 검사(EEG) 등에서 보충적인 정보를 얻을 수 있다. 특히 고위험군인 미숙아에서 비침습적인 뇌 초음파 검사로 뇌실주위 백질연화증의 소견을 보이면 뇌성마비로 이환될 가능성이 매우 높고 특히 공동성 병변이 초기에 발견되면 예후가 좋지 않은 것으로 보고되어 있다.[10-12]

1. 병력 청취

임신, 출산 등에 관계된 병력과 영아기에 겪은 병력에 대해 상세히 알아봐야 하며 운동 발달 단계의 시기에 대한 질문을 해야 하는데, 통상적으로 백일 때 목을 가누었는가, 언제 앉았는가, 돌 때 걸었는가 등 보호자가 대답하기 쉬운 질문을 통해 어느 정도 운동 발달 지체 정도를 알 수 있다.

운동 발달의 지연은 정상아의 50백분위수(percentile) 수준보다 3개월 이상 지연되는 것을 의미한다.

2. 신체검사

1) 자세의 이상
뇌성마비가 심한 경우는 시진만으로도 뇌성마비의 유형까지 알아낼 수 있다. 견관절이 외전되고 주관절이 굴곡되며 주먹을 꼭 쥐고 있는 상지의 자세(strap hanger sign)는 경직성 마비가 상지를 침범하고 있음을 알려 준다. 손을 펴지 않고 주먹을 쥐고 엄지손가락을 손바닥과 나머지 손가락 사이에 쥐고 있는 양상도 볼 수 있다(thumb in palm).

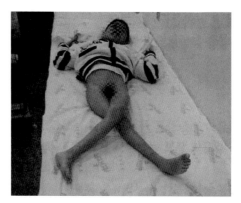

그림 32-4 | 가위모양 자세(scissoring posture)

고관절이 외전, 외회전, 굴곡되며 슬관절의 굴곡이 동반되어 마치 개구리 다리 같은 양상(frog position)을 보이는 경우는 하지의 근 긴장도가 감소된 경우에 볼 수 있고, 저긴장성 뇌성마비이거나 경직성, 무정위 운동형 뇌성마비의 전구 증상으로 저긴장성이 보이는 경우를 생각할 수 있다. 양하지가 뻣뻣하게 뻗치며 발끝이 가위 모양으로 겹쳐지는 양상(scissoring posture)(그림 32-4)이나 복와위에서 하지 굴곡근의 긴장도 증가는 양하지의 경직성 침범 즉, 경직성 양지마비 혹은 경직성 사지마비에서 자주 볼 수 있다. 이상운동형 뇌성마비아의 경우 손가락, 손목, 발목, 견관절 등이 비정상적으로 뒤틀려 있는 양상을 특징적으로 볼 수 있어 진단에 도움이 된다.

2) 자발운동의 관찰
시진의 다음 단계는 환아가 스스로 움직이는 양상을 관찰하는 것으로 정상적인 자발 운동의 성취 단계와 비정상적 운동 형태를 관찰하는 것이 중요하다. 시기별로 정상적인 발달을 하는지를 알기 위해 누운 자세, 기는 자세, 앉는 자세, 걸음걸이 등을 관찰하고 각 뇌성마비의 유형별로 나타날 수 있는 비정상적인 운동 형태가 나타나는지 관찰한다.

3) 근긴장도의 이상
대부분의 뇌성마비는 초기에 저긴장증을 보인다. 대체로 이상운동형에서 경직형보다 저긴장증의 지속 기간이 길며 어느 형이든지 저긴장증이 오래가고 정도가 심하면 운동 장애가 더 심하다. 과긴장증은 경직형과 강직형의 특징

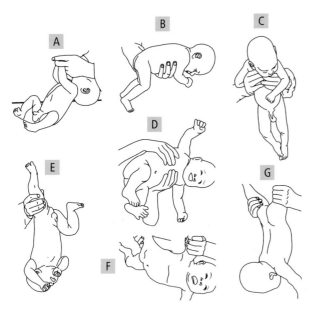

그림 32-5 | Vojta의 7가지 자세 반사
A: 견인반응(Traction reaction), B: 란다우 반응(Landau reaction), C: 액와 들기 반응(Axillary hanging reaction), D: 보이타 반응(Vojta's reaction), E: 콜리스의 수직 반응(Vertical reaction of Collis), F: 콜리스의 수평 반응(Horizontal reaction of Collis), G: Peiper-Isbeit의 수직 반응(Vertical reaction of Peiper-Isbeit)

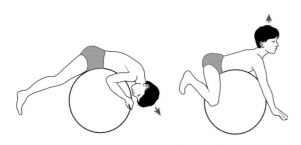

그림 32-6 | 원시반사-대칭성 긴장성 경부 반사
고개를 들었을 때 상지는 신전되고 하지는 굴곡되는 반응이다. 고개를 숙였을 때에는 반대의 반응이 나타난다.

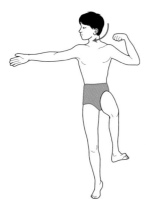

그림 32-7 | 원시반사-비대칭성 긴장성 경부 반사
얼굴이 향한 쪽 팔과 다리는 신전되고 반대쪽 다리는 굴곡되는 반응이다.

이고 근긴장도의 변화가 심한 것은 이상운동형의 초기 증상이다. 저긴장증은 근긴장 저하 영아(floppy infant)의 증상을 보이는 선천성 신경계 질환이나 근육 질환과의 감별 진단을 요한다. 뇌성마비로 인한 저긴장증에서는 심부건 반사, 모로 반사, 긴장성 경부 반사, 파악 반사 등이 나타나는데 비해 하부 운동 신경원 병변(lower motor neuron lesion)으로 인한 저긴장증에서는 이러한 반사를 잘 볼 수 없다는 것이 중요한 감별점이 된다.[13]

4) 자세반사

보이타(Vojta)는 위의 소견들이 생후 초기부터 뚜렷이 나타나는 것이 아니므로 조기 진단하여 조기 치료를 시도하기 위하여 생후 초기부터(특히 위험 인자가 있었던 경우에는 필수적으로) 7가지 자세 반사 검사를 시행하여 정량적으로 분석하고, 중추성 조화운동 장애(central coordination disturbance)라는 임시 진단 하에 조기 치료를 시도하였다(그림 32-5). 보이타의 7가지 자세 반사 검사는 뇌성마비의 조기 진단에 도움을 주는 데 뇌성마비의 위험도가 높다는 의미의 중추성 조화운동 장애(central coordination disturbance)의 유무와 심도(severity)를 평가할 수 있으며, 고위험군에서 뇌성마비로의 이환을 어느 정도 예측할 수 있다고 보고되었다. [14]

5) 반사의 이상

심부건 반사의 증가와 함께 원시 반사가 지속적이고 강하게 나타나는 것은 뇌성마비의 진단에 중요한 실마리가 된다. 대칭성, 비대칭성 긴장성 경부 반사(symmetric, asymmetric tonic neck reflex)(그림 32-6, 7), 신근 반발 반사(extensor thrust reflex), 상치골 신전 반사(suprapubic stretch reflex), 교차 내전 반사(crossed stretch reflex), 자동 보행 반응(automatic walking reaction), 디디기 반응(placing reaction), 갈란트 반사(Galant reflex), 수족의 파악 반사(hand, foot grasp reflex), 긴장성 미로 반사(tonic labyrinthine reflex), 양성 지지 반응(supportive reaction), 손의 파악 반응(grasp response)은 경직형에서 오래 지속되고, 긴장성 경부 반사(tonic neck reflex)와 모로 반사 등의 원시 반사와 낙하산 반응(parachute reaction) 등의 정상 방어 반응을 검사하는 것은 뇌성마비의 진단뿐만 아니라 예후의 추정에도 도움이 되므로 검사 방법과 소실 또는 출현 시기를 정확히

표 32-4 | 원시 반사가 소실되는 시기

반사	소멸시기
모로반사	4~6개월
하지파악	9~14개월
손 파악 검사	5~6개월
대칭성 긴장성 경반사	5~7개월
비대칭성 긴장성 경반사	5~7개월
갈란트 반사	4~6개월
긴장성 미로 반사	4~6개월
양성 지지반응	3~5개월

알고 있어야 한다(표 32-4). 그러나 많은 원시 반사의 소실 시기가 저자에 따라 편차가 심해 보통 4~8개월 사이에서는 정확히 반사 유무로 이상 여부를 판단하는 것은 어려우며 반사가 얼마나 강하게 지속되는가 하는 점이 중요하기 때문에 객관적이기보다는 검사 의사의 임상 경험에 따라 반사에 대한 해석에 차이가 있을 수 있다.

6) 기능적 평가

발달 평가 검사가 뇌성마비 및 발달장애의 진단에 이학적인 검사에 비해 정량적인 정보를 제공할 수 있으나 이는 연령에 따른 표준이 제시되어 있어 한 번의 검사보다는 추적 관찰 시에 더 도움이 된다. 각 검사가 발달 중에서 어떤 영역에 의미가 있고 어느 연령대에 민감한 의미를 갖는지 선별하여 평가 도구로 쓰는 것이 중요하다. 베일리 검사의 경우 대운동, 소운동, 자세, 언어 및 인지 등에 대한 영역에 대한 검사이며 2개월에서 30개월 사이에 의미가 있는 검사이고, 덴버 발달 검사는 영역은 유사하나 신판 베일리 검사처럼 인지 영역이 민감하지는 않으며 1개월에서 6세 사이에 의미가 있는 검사이다. 그 외에 대운동 기능 척도(Gross Motor Function Measure; GMFM), Pediatric Evaluation of Disability Inventory (PEDI), Wee-FIM 등의 평가도구가 쓰이나 이들은 신생아 시기가 아니라 신생아 시기 이후에 발달의 추적 검사로서의 의미가 있는 검사들이다.[15]

VI. 예후

뇌성마비의 예후에 대해 보호자로부터 가장 많이 듣는 질문은 환자가 걸을 수 있냐는 질문이다. 걷는다는 의미는 의사와 보호자 간의 의사소통에서 종종 오해의 소지가 있을 수 있는 표현이다. 뇌성마비의 분류에서 보행 능력에 대한 분류가 자세히 기술된 것처럼 보호자에게는 얼마만큼의 거리를 어떤 모양으로 어떤 보조장치를 이용해 걸을 수 있는가는 매우 중요하다. 따라서 보호자에게 걷는 능력에 대한 예후를 설명할 때는 보호자가 충분히 알아들을 수 있게 설명하는 것이 중요하다.

간단한 예후 예측으로는 대부분의 편마비와 운동실조형은 걸을 수 있지만 저긴장형은 걸을 확률이 낮다. 사지마비, 양지마비, 이상운동형은 예후가 다양하여 단순히 예측하기는 어려운 편이다. 2세에 스스로 앉는 기능이 있으면 걸을 수 있는 것으로 예측할 수 있다. 1.5세에서 2.5세 사이에 네발기기를 할 수 있으면 보행에 대한 긍정적인 예후를 기대할 수 있고, 경직성 양지마비 환아가 18개월까지 등을 대고 누운 자세에서 돌아누울 수 있는 것도 보행의 긍정적 지표로 제시되고 있다. 하지만 18개월에서 24개월 사이에도 3개 이상의 원시 반사가 지속되면 걸을 수 있는 가능성이 거의 없다.

겨우 걸을 능력이 있는 환아들은 청소년기에 비만, 관절 구축에 의한 변형, 신체 성장에 근력이 따라주지 못하는 경우 등에 의해 가까스로 유지하던 보행 능력을 잃는 경우도 있다. 의자차 사용이 필요하고 독립적으로 의자차를 작동할 상지의 능력이 있으면 3세경에 의자차 이용을 가르치는 것이 중요하다.[16]

VII. 임상 양상

1. 유형별 임상 양상

1) 편마비형 뇌성마비

국소적인 주산기 손상에 의하며 CT, MRI 등의 촬영에서 중뇌동맥 분포부위에 비정상적인 소견을 보이는 경우가 많다.[14] 이환된 손을 사용하지 않는 것이 1세 이전에 가장 흔한 증상이며, 네발기기가 비대칭적이거나 전혀 하지 않는 경우도 있다.[15]

보행은 심한 지체가 동반되어 있지 않으면 보통 2세 이전에 가능하나 불균등한 걸음걸이(unequal stride length), 고착된 고관절과 슬관절, 첨족이 흔하게 보인다.

이환된 쪽과 관련하여 두정엽 증후군이 50%에서 보여 두점 식별 이상, 위치감각 이상, 입체인식불능증(astereognosis), 피부그림감각(graphesthesia), 국소촉각실인증(topognosia) 등이 동반될 수 있으나,[15] 감각장애는 아동이 4세 미만일 때는 평가하기 어렵다. 5세 이후에 경련이 처음 시작하는 경우도 있으며 편마비형에서는 장기적으로 기능적 장애보다 미용적인 장애가 더 문제가 된다.

2) 양지마비형 뇌성마비

양지마비형 뇌성마비는 미숙아에서 가장 흔하다.[17] 저긴장성 시기를 지나면 경직이 나타나며 상지도 이환될 수 있지만 하지의 불균형적 이환으로 인한 운동 지각 기능부전이 가장 흔하며, 대부분은 하지 보조기, 상지 보조기구를 이용하여 결국 보행하게 된다. 2세 이전에 스스로 앉기를 할 수 있으면 보행에 좋은 예후로 볼 수 있으나 4세까지 스스로 앉기를 하지 못하면 향후에 보행이 어려워진다.[15]

성장하면서 자세와 보행의 변화가 나타나서 초기의 신전성 과긴장은 후에 과도한 굴곡근 긴장으로 변하여, 고관절 내전, 슬관절 과신전, 첨족굴곡과 같은 가위보행(scissoring)이 나이가 들어가며 웅크림 보행(crouched gait)을 보이게 된다.[18]

삼지마비형은 양하지의 대칭적인 이환과 상지의 비대칭적인 이환을 보인다.

3) 사지마비형 뇌성마비

몸 전체가 이환된 경우로 기능 장애 정도, 임상 경과, 최종 기능 정도에 따라 다양한 임상 양상을 보이는데 인지 장애가 동반된 경우가 흔해 25%는 중증, 50%는 중등도, 25%는 경도의 인지 장애를 보인다. 잠깐 동안의 저긴장성 이후 과도한 신전성 경직이 나타나며 오랫동안 지속되면 보통 좋지 않은 예후를 보인다.[17] 아동의 1/4은 경미한 장애를 보이며 보행하는데 제한이 없고, 1/2은 중등도 기능 제한을 보이며 완전한 독립은 어렵지만 기능적인 안정을 보

이나, 나머지 1/4은 중증의 장애로 보행이 어렵고 보살핌이 필요하다.

2세까지 앉은 자세에서 균형 유지가 가능하며, 18개월 이전에 영유아 반사가 사라지면 향후 보행하는데 좋은 예후로 볼 수 있다.[15]

중증의 아동일수록 고관절 탈구와 척추측만증의 발현 빈도가 높아 이에 대한 주의 깊은 관찰이 필요하다.

4) 이상운동형 뇌성마비

5~8%에서 나타나며 과거에는 핵황달이 대부분의 원인이었다. 신생아기에 근긴장도 증가와 후궁 반사가 보이며 이후 저긴장성이 나타나는데 기간이 18~36개월 정도로 경직형보다 길다. 모로 반사와 비대칭 긴장성 경부 반사가 지속되며 뒤틀림과 같은 불수의 움직임(writhing involuntary movement)이 처음에는 손과 손가락에서 관찰되나 시간이 경과하면서 근육긴장이상(dystonia), 무도무정위운동(choreoathetosis), 이상운동(dyskinesia)이 같이 나타나며 이러한 움직임은 18개월 정도에 모든 사지에서 보이고 사춘기에는 근육 긴장 이상으로 나타난다. 하지보다 상지 이환이 흔하며, 안면근과 구인두근에 이환된 경우에는 연하곤란, 침흘리기, 조음 장애 등이 동반된다. 무정위운동, 조음 장애, 감각신경성 난청, 상방 주시 마비가 흔한 증상이며 지능은 대뇌피질이 보존되어 있어 정상이다. 최근에는 미만성 저산소증에서 흔하며 경직, 경련, 지체와 동반하여 나타난다.

5) 기타

무긴장성, 저긴장성과 관련 있는 운동실조형이 있으며 매우 드물다. 경직이 나타날 때는 진행성 중추신경계 질환인 프리드라이히 운동실조(Friedreich's ataxia)를 배제하여야 한다.

2. 동반 장애

1) 정신지체

정신지체(mental retardation)는 가장 중증의 동반 장애로 약 30~50%의 발생 빈도를 보이고 이중 반수에서 중증의 정신지체, 1/3에서 경도의 인지 장애를 보인다. 운동 장애

에 따라 정도가 달라 무정위 운동형은 다른 유형에 비하여 좋은 인지 기능을 갖는 반면에, 경직형 사지마비와 강직형, 무긴장형은 정신 지체를 많이 동반하며 그 정도도 심하다. 양지마비와 편마비는 경도의 정신지체를 보이므로 학습장애와 혼동되는 경우도 있다.[15]

표현언어보다 수용언어 능력이 인지기능과 밀접한 관련이 있고 소두증과 경련성 질환 등이 정신지체의 동반 가능성을 증가시킨다. 또한 정상 지능 지수를 갖는 뇌성마비 아동에서도 학습 장애나 주의 집중력 장애의 위험성이 높은 것으로 알려져 있으므로 세심한 주의가 필요하다.

2) 발작(Seizure)

뇌성마비 아동의 35~40%에서 발생빈도를 보인다. 운동장애에 따라 후천성 편마비형(70%), 선천성 편마비(50%), 경직형 사지마비(50%)에서 많이 발생하며, 양지마비와 무정위 운동형에서는 상대적으로 적게 발생하지만(25~33%) 정상 아동 보다 긴장성-간대성 대발작(generalized tonic-clonic seizure)은 경직형 사지마비에서 흔하고, 국소 운동 발작은 편마비에서 흔하다. 조절되지 않은 발작은 발달 지연의 원인이 되며 특히 인지기능 발달에 심각한 영향을 미칠 수 있고 장기적인 예후에도 좋지 않은 영향을 미치므로 뇌성마비 재활 치료와 함께 발작의 치료가 동반되어야 한다. 약물치료는 일반적인 발작 치료와 동일하나 발작이 나타나지 않은 2년 후 약물을 중단하고 재발되는 발작이 양지마비에서는 14%인 반면에 편마비 뇌성마비 아동의 경우 약 60% 정도로 높아 주의하여야 한다.[17]

3) 구강운동장애(연하곤란)

경직형 사지마비와 추체외로형 뇌성마비에서 구강 운동 기능부전이 흔하며, 경직형 양지마비와 편마비에서는 상대적으로 드물다. 임상 양상으로는 빨기, 씹기, 삼키기에 어려움을 보이는데 이는 입술 다물기, 혀 내밀고 당기기와 같은 혀와 입 주위 근육의 조절이 안 되기 때문이다. 구강 운동 장애 및 연하장애가 있는 경우 영양실조가 생기고 신체 성장이 느리게 되므로 비루관이나 위장관 튜브를 통해 음식물을 공급해야 되는 경우가 많다. 구강으로 음식물 섭취가 가능한 경우도 구역반사가 저하된 경우의 반수 이상에서 흡인될 위험성이 있으므로 영양실조가 있거나 잦은 폐렴이 있는 경우에는 비디오투시촬영 등을 통하여 흡인

여부를 알아보는 것이 필요하다.

침 흘리기는 구강운동장애의 또 다른 임상양상으로 머리와 목 조절이 잘 안 되는 경우에 심하며, 뇌성마비 환자의 약 10%에서 대인관계 등의 사회적 활동에 제한을 가져올 정도로 증상이 심하다. 원인은 구강운동장애뿐만 아니라 구강 주위 감각이 저하된 경우, 잘 삼키지 못하는 경우 및 목을 잘 가누지 못하는 경우 등이 있다. 침 흘리기는 구강 자극 치료와 삼킴 치료 및 행동 치료 등으로 조절할 수 있다. 드물게 항 콜린 약물치료로 글리코피롤레이트(glyco-pyrrolate)를 투여할 수 있다. 이 경우에 부작용으로 변비, 소변 정체, 정서 변화 등이 나타날 수 있으며 치료를 중단하면 회복된다. 침샘에 보툴리눔 독소 주사를 할 수 있으나 효과가 영구적이지 않고 4개월간 한시적으로 나타난다. 심한 경우에는 침샘관을 줄이는 수술을 고려할 수도 있다.

4) 위장관 운동장애

경직형 사지마비 아동에서 흔히 나타나며, 증세로 위식도 역류, 만성 변비, 위 배출 시간 지연 등이 있다. 하부식도 괄약근 약화로 인한 위식도 역류가 구토를 동반하여 발생하면 약물치료와 수술적으로 니센식 위저부주름술(Nissen fundoplication), 공장루설치술(jejunostomy) 등으로 역류를 줄인다. 많은 뇌성마비 아동에서 만성 변비가 나타나며 원인으로 장에 대한 신경근 조절기능 부전, 부동, 비정상적인 음식섭취 등이 있다. 위 배출 시간 지연 및 대장통과시간 이상은 보행 기능과 밀접하며 장기간 지속되면 거대대장증, 염전과 같은 합병증을 초래할 수 있으므로 규칙적인 장 비우기(bowel evacuation)로 예방한다.[16]

5) 언어장애(조음장애)

언어장애는 약 60% 이상에서 보이며, 발음, 발성, 호흡의 협응 장애가 원인이다. 특히 거의 대부분의 이상운동형에서 조음 장애를 보인다. 언어장애가 동반된 경우에 심한 구강 운동 기능 장애로 인한 것인지 또는 인지 장애에 의한 것인지 구분하여야 하며 청각 장애도 상당수 있으므로 이에 대한 조기 발견, 조기 치료가 매우 중요하다. 또한 집중력의 저하와 행동 과다 등 행동 장애를 갖는 경우에도 언어 발달의 습득에 영향을 미치므로 적절한 언어 평가와 다각적인 원인 규명에 따른 언어치료가 필요하다.

6) 시각장애

약 50%에서 비정상적인 시력이 관찰된다. 안근육의 불균형은 내사시, 외사시, 원시를 초래하며 경직형 양지마비과 사지 마비에서 흔히 관찰되고 이차적으로 약시가 된다. 이상운동형의 경우에는 상방 주시의 마비가 보이고, 운동실조형에서는 안구진탕이 보인다. 굴절이상으로 인한 시력저하는 경직형에서는 이상운동형 아동에 비해 2배로 높게 나타난다. 안근육 불균형에 대한 수술은 대부분 미용적이고, 안근육 운동의 효과는 아직 명확하지 않다.[18]

7) 청각장애

약 15~20%에서 청각 장애를 갖는다. 청각 장애의 가족력이 있거나, 태내 감염, 두개 및 경부의 선천적 기형, 1,500 g 미만의 극소 체중 출생아, 세균성 뇌막염과 핵 황달과 같은 기왕력을 갖는 경우에는 특히 발생 가능성이 높다. 입천장 왜곡(palatal distortion)으로 인한 비정상적인 귀인두관에 의한 전도형 청각장애와 아미노글리코시드 약물사용으로 인한 감각신경형 청각장애를 보인다. 가능한 조기에 청각유발전위검사를 시행하며 청력 문제가 의심될 때는 전문의의 검진 및 면밀한 검사를 시행하도록 한다. 청각장애가 치료로 회복이 안되는 경우에는 와우이식, 보청기로 도움을 줄 수 있으나, 완전한 기능을 대체해 줄 수는 없으므로 언어발달과 학습 및 사회적응에 보다 각별한 관심과 적극적 개입이 필요하다.

8) 치과적인 문제

부정교합과 사기질 형성이상(enamal dysplasia)이 관찰되며 이는 입천장 왜곡과 비정상적인 구강 운동 반사(빨기/삼키기, 긴장성 물기 반사, 먹이 찾기 반사)로 인해 발생한다. 신생아에게 부적절한 테트라사이클린 사용은 사기질 형성 이상을 유발한다. 딜란틴(Dilantin, Phenytoin)과 같은 항경련 약물치료를 하면 잇몸증식증이 흔하다. 분비물과 음식물을 잘 처리하는 것이 어렵고 만성적 침흘림 때문에 충치 발생이 증가하며, 이로 인해 통증이 유발되며 격양(anxiety)이 증가하여 경직을 악화시키며 부모들이 아동을 다루는 것을 더욱 어렵게 한다. 2세 이후부터 치과적인 검진과 치료가 권장된다.

9) 기타

뇌성마비 아동은 또래보다 키와 몸무게 등 발육 상태가 떨어지며 비정상적인 성장을 흔히 보인다. 편마비와 양지마비의 1/3, 사지마비의 2/3 이상에서 영양불량이 나타나고, 전체 뇌성 마비 아동의 27%에서 영양부족을 동반하고 있으며 삼두근 피부 주름 두께가 10퍼센타일 이하였다.[16] 뇌성마비 아동에서 저체중을 확인하고도 동반된 관절구축으로 인하여 키를 측정하기 어려워 신장 계측을 무시하는 경우가 있는데 이 경우에는 상지폭(arm span) 계산으로 대신할 수 있으며, 영양 상태는 피부 주름 두께를 이용하여 측정할 수 있다.

성장장애 원인의 대부분은 기질적인 것으로 칼로리 부족에 기인하며, 관여하는 요인으로 구강 운동 기능 부전, 통증을 동반한 근경련, 수면불량, 변비 등의 요인이 음식물 섭취를 어렵게 하며 영양실조가 흔하다.

성장 장애와 연관하여 칼슘과 비타민 D가 부족하며 정상적인 골발달이 어렵고, 특히 사지마비에서 골다공증, 골연화증이 흔하다. 비정상적인 골형성의 일차적인 원인은 체중 부하로 인해 뼈에 가해지는 부하(stress)가 줄었기 때문이다. 필요한 부하의 양과 정도가 정확히 밝혀진 것은 없지만, 매일 3시간 정도 체중 부하를 경험하는 것이 골성장에 도움이 된다.[18] 대퇴 골밀도 감소가 영양부족, 항경련제 복용, 삼두박 피부 주름 저하 등과 동반하여 관찰되었으며, 체중부하, 칼슘과 비타민 D 보조 치료, 파미드로네이트(pamidronate) 약물치료로 골밀도 증가가 관찰되었고 이와 같은 치료가 도움이 된다.

폐감염의 위험이 증가하는데 내적 원인으로 기관폐 형성이상(broncho pulmonary dysplasia), 외적 원인으로 비정상적으로 높은 근긴장도와 흉곽 근육 조절 장애로 하품과 기침이 어려워지기 때문이며 초기에 항생제 치료가 필요하다.[18]

비뇨기계 증상은 흔하지 않으나 1/3 정도에서 빈뇨, 요실금, 배뇨곤란이 나타난다. 신경인성 방광이 정상 감각인 경우에도 나타날 수 있으며 비억제성 방광, 경직성 근실조형 방광 형태를 보이며, 증상이 나타나는 환자의 85% 이상에서 요역동학검사(urodynamic study)에서 비정상 소견을 보인다. 피부 자극과 천추열 마사지(sacral cleft massage)를 할 수 있으며 경직성 방광 근육에 디트로판 약물치료가 도움이 된다.

통증은 언어적 표현이 어려운 아동에서 진단, 치료가 어려우나, GMFCS III-V 단계인 뇌성마비 아동 198명을 대상으로 한 연구에서는 약 11% 동반되어 있다고 보고되었다. 통증의 빈도에 운동 장애 정도, 위루술 유무가 영향을 주며, 의사소통이 어려운 아동에게 주의 깊은 관찰과 치료가 필요하다.[16]

수면장애는 뇌성마비 아동에게 흔하게 나타나며 호흡 장애, 폐쇄성 수면 무호흡, 체위 변화 등이 영향을 준다.

행동장애를 동반하는 경우가 일반적인 아동들에 비하여 상대적으로 높다. 기질적 가성연수마비가 동반된 뇌성마비 아동의 경우에서 정서 불안이 나타나고 행동과잉이 동반된 정서 장애를 보이기도 한다. 또래들과 적응하기 어려워 부정적인 자아관, 학교 공포증, 우울, 분노 등을 보일 수 있는데 신체적 장애가 경미할수록 사회적 적응과 친구 관계에 더 심한 어려움을 보인다. 문제가 인식되면 조기에 심리치료와 같은 심리사회적인 지지를 하도록 한다.

3. 근골격계 동반장애

1) 경직형 고관절 이형성증(Spastic hip dysplasia)

뇌성마비 아동의 고관절은 출생할 때는 정상인 경우가 대부분이나 아동이 성장하면서 발생하는 구축과 비정상적인 근긴장도의 증가로 인하여 탈구와 형성 이상이 서서히 진행한다. 경직형 뇌성마비의 고관절은 형성 이상과 비정상적인 힘 방향에 따라 후상방, 전방, 하방, 중증의 구축(windblown hip dysplastic hip)으로 나누며 후상방 고관절 아탈구, 탈구, 형성 이상이 98~99%로 가장 흔하다.[18]

고관절 내전근의 경직이 가장 주요한 일차적인 원인이며, 그 외 원인으로 대퇴 경부 외전, 대퇴골 전방 경사, 대퇴 골두와 비구 이형성 등이 있다. 경직형 고관절 형성 이상은 1~8세까지 진행하며 2~6세까지 고위험 시기이므로, 2세가 되면 고관절의 변형 가능성에 대해 관심을 갖고 정기적으로 검진해야 하며, 심한 경직성 마비가 있거나 반대로 심한 저긴장증이 있는 경우에는 이보다 어린 나이부터 점검해야 한다. 신체검사가 가장 중요하며, Rang이 제안한 고관절 외전 각도를 고관절과 슬관절을 완전히 신전한 상태에서 6개월마다 측정한다. 고관절 외전이 45° 미만일 경우에는 6~12개월 간격으로 X-ray 촬영을 하여 이동

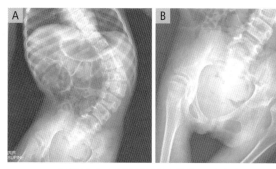

그림 32-8 | 척추측만증과 양측 고관절 탈구
A: 12세 경직형 사지마비 아동의 척추, B: 골반 X-ray 사진

율(migration percentage, MP)을 계측하도록 하며 탈구가 점차 진행되는 경우 수술을 포함하여 적극적인 치료가 필요하다.[18]

고관절 탈구의 발생은 운동 장애의 심한 정도에 따라 달라진다. 경미한 운동장애를 보이는 경한 뇌성마비 아동에서는 발생 빈도가 극히 낮으나, 보행이 불가능한 중증의 경우에는 높은 발생 빈도를 보여 50~75% 정도에서 수술적 치료가 필요하다. 초기 아탈구 형태의 아동들은 대부분 아무런 증상을 호소하지 않지만 아동이 점차 성장하면서 대퇴 골두의 이탈이 점차 진행되면 통증과 기능 제한이 유발될 수 있을 뿐 아니라 척추측만증 등의 변형을 초래할 수 있다(그림 32-8). 따라서 고관절 변형이 발견되면 더 이상의 진행을 방지하기 위한 적극적인 노력이 필요하다. 고관절 내전근에 대한 신장 운동과 관절가동범위 운동 및 경직의 완화를 위하여 보툴리눔 독소 주사와 페놀 운동점 차단술 등을 할 수 있으며 경직의 정도가 심하여 완전 탈구의 가능성이 높은 경우에는 어린 나이인 경우라도 고관절 내전근에 대한 수술을 시행하기도 한다.

10세 정도까지 고관절에 문제가 없는 아동은 그 이후 변형이 새롭게 발생될 가능성은 매우 떨어진다. 그러나 고관절 아탈구의 문제를 갖고 있던 경우는 보행이 가능한 경우라도 정기적 진찰과 방사선 촬영이 필요하며, 이는 성장이 활발히 일어나는 사춘기의 10대에도 지속적으로 이루어져야 한다.[19]

2) 척추 변형(척추측만증)

뇌성마비 아동에서 발생하는 척추측만증은 신경학적 장애 정도와 관련이 있어 사지마비에서 64~74%의 높은 발생

률을 보인다. 척추측만증의 원인은 성장 중인 척추에 적절하지 않은 근조절, 균형 기능 저하, 경직, 근력 약화 등이 있으며, 아동 초기에는 드물게 보이고 구조적 변형 없이 매우 유연하나, 빠른 신체 성장을 보이는 사춘기에 가까워지면서 보다 심해지고 고착화되는 경향을 보이므로 주기적인 진찰과 방사선 촬영을 정기적으로 시행하여야 한다. 척추 변형은 아동의 안정감, 근 긴장, 앉은 자세와 선 자세 정렬, 균형에 영향을 주며 심해지면 폐기능 부전을 초래한다. 후만증과 회전 변형은 발생하지만 척추 전방전위증과 척추분리증은 드물다. 척추보조기는 앉는 자세를 취하는데 도움을 줄 수는 있으나 척추측만증의 진행을 막거나 교정 효과를 거두기는 어렵다. 의자차의 좌석과 등받이를 각 개인의 척추 상태에 따라 보완해주는 방법이 있으나 그 효과는 척추보조기와 크게 다르지 않다. 따라서 척추 융합 수술이 척추측만증의 가장 효과적인 치료 방법이며 측만증이 심한 경우도 수술 후에는 보조기 없이 바른 자세로 앉을 수 있다. 그러나 수술 후에는 척추의 성장을 기대할 수 없으므로 어느 정도의 성장이 이루어진 후에 수술하는 것이 바람직하고, 가능한 한 12~16세까지 기다리는 것이 좋다.

3) 관절구축

뇌성마비 아동이 보행을 시작하면 발의 변형이 나타나기 시작하고 일반적으로 몸무게가 늘어나면서 발의 변형이 심해진다. 발뒤꿈치 외전 또는 내전이 동반된 발 변형이 가장 흔하며, 종외반족(calcaneovalgus)을 보이는 과회내 (hyperpronation), 흔들의자바닥 변형(rocker bottom type) 등

이 흔한 족부 변형이다.

성장 과정에 따라 차이가 있지만 양지마비에서는 편평 외반족 변형(그림 32-9)이 많고 편마비와 사지마비에서는 첨내반족 변형(그림 32-10)이 많다. 이러한 족부의 문제들은 대부분 단하지 보조기나 족과상 보조기(supramalleolar orthosis, SMO), UCBL과 같은 발 보조기 등의 보존적 방법으로 발의 안정성을 도모할 수 있으나, 보조기만으로 발의 안정을 유지하기 어렵고 통증을 호소하는 경우에는 수술을 하여야 한다. 수술은 경직이나 단축이 심한 근육의 연장술이나 전환술을 먼저 고려하며, 변형이 심한 경우 발꿈치에 위치한 거골을 중심으로 세 관절을 고정시키는 수술을 하게 되는데, 관절을 고정시키는 수술은 뼈의 성장을 멈추게 하므로 성장이 끝나는 시기까지 최대한 기다리도록 하며, 보통 10세 이후에 시행한다.

VIII. 치료

뇌성마비의 근본적인 치료는 손상된 뇌의 회복을 추구하는 것이지만, 이에 대하여 아직 임상적으로 의미 있는 회복을 보인 치료법은 없다. 현재의 치료는 경직성 근긴장도와 같은 장애의 정도를 감소시키거나 일상생활동작의 참여를 증가시키는 여러 방법들이 있으며, 이는 다학제적 접근을 통하여 이루어진다.

재활 치료의 주요 목적은 뇌성마비에 동반된 합병증을

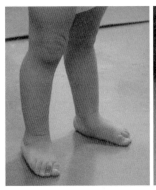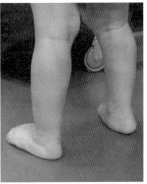 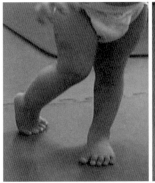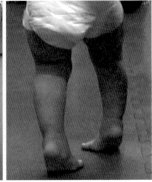

그림 32-9 | 24개월 경직형 양지마비 아동의 양쪽 슬관절 과신전, 편평 외반족

그림 32-10 | 25개월 경직형 양지마비 아동이 양측 첨내반족 상태로 보행하는 모습

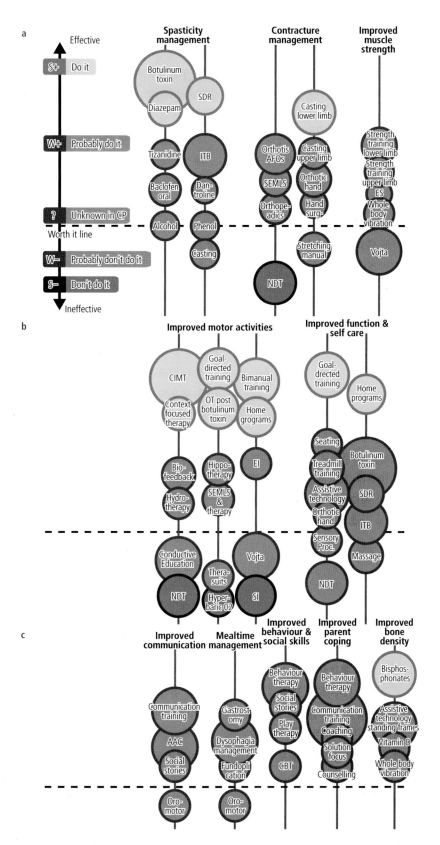

그림 32-11 | 뇌성 마비 환아에서 증상(경직, 관절 구축, 근력, 운동능력의 향상, 기능과 스스로 돌보기의 향상)에 따른 치료방법의 근거 수준[20]

감소시키고, 새로운 기술 획득을 증진하는 것이다.

치료는 환자의 필요와 예후에 따라 계획되어야 하고 ① 평가(운동, 감각, 인지, 청각장애, 언어장애, 시각장애, 행동장애, 영양상태 포함), ② 동반장애의 치료(정신지체, 발작, 학습장애, 측만증, 양하지 부동, 고관절 탈구, 관절구축과 같은 근골격계 장애, 영양장애 포함), ③ 상담(정서와 심리적 접근이 모든 연령에서 필요하며, 특히 사춘기에 간병인, 거주, 이동과 취업기 회의 필요성에 대한 검토) ④ 운동장애 치료 등이 포괄적으로 포함되어야 한다. 모든 치료는 정상 발달에 관여하는 생물학적, 환경학적인 요인에 대한 상관관계를 잘 이해하고 있고, 이에 대한 기본적인 지식과 풍부한 임상경험이 있는 전문가와 아동 가족, 재활 치료팀의 협조 하에 최대한의 운동기능, 지적, 사회적 기능을 발휘할 수 있도록 이루어져야 한다.

현재까지 치료의 시작 시기나 종류, 대상에 대해서는 명확한 결론이 나지 않은 상태이며, 최근 Novak 등에 의해 제시된 바에 따르면(그림 32-11),[20] 경직의 치료에 보툴리눔 독소 주사나 선택적 후근절제술의 효과는 근거 수준이 높은 치료로 결론을 내렸다.

운동기능을 호전시키기 위하여 강제 유도 운동치료 및 목표 지향적 치료는 효과적이나, NDT 등의 보바스 신경발달 치료는 효과적이지 못하여, 보이타(Vojta) 역시 효과가 거의 없다고 하여 기존의 치료 원칙과는 다른 주장을 하여 논란이 있는 상태이다.

각각의 치료가 그 치료가 발전된 지역적 문화적 특성을 반영하고 있는 만큼, 획일화된 기준으로 치료 시간 등을 정의할 수는 없다. 그러나 초기 치료는 뇌 가소성을 촉진시켜 회복을 돕고 기능 향상을 초래할 수 있다. 또한 합병증을 최소화하고 가족에 대한 지지 및 교육을 제공할 수 있다.

1. 조기치료

조기 치료의 목적은 기능 향상, 보상 방법 개발, 기능적 독립성 촉진 등이며, 뇌성마비 아동과 부모와의 관계 및 가족들의 대처 방법의 교육 등이 포함된다.

영유아기 뇌성마비 치료는 비정상적인 반사와 자세를 예방하는 적절한 자세 교육, 감각 운동 등을 통해 앞으로 성취하게 될 운동 기능을 미리 경험하게 하여 발달에 도움을 준다. 영유아기의 치료는 환아를 어떻게 다루는지에 대한 방법부터 시작된다. 아이를 안고 업을 때의 자세가 비정상적 반사를 유발할 수 있으므로 몸을 둥글게 하고 반사를 자극하지 않는 자세를 취하게 하는 것이 중요하다. 이러한 교육을 통해 부모를 치료에 참여시켜서 환아를 돌보는 데 자신감을 심어줄 수 있다.

중환자실에서부터 뇌성마비의 위험이 높은 신생아에게는 올바른 자세 잡기, 감각 자극 등을 적용할 수 있으며, 퇴원 후 가정에서 수행할 수 있도록 보호자에게 교육이 가능하다.[21] 그러나 이런 치료가 보호자에게 지나친 부담이 되어서는 안 된다.

학령전기는 대부분의 경우 뇌성마비 확진이 되는 시기이므로, 특히 재활 치료와 병행하여 가족 교육이 중요하다. 또한 발달이 빠른 시기이므로 물리치료 시에 단기 목표를 설정하여 진행하여야 한다.

조기 치료를 언제 시작하고, 어떤 치료가 효과적인지에 관한 명확한 기준은 없으나 Köng은 조기치료가 뇌성마비 아동의 발달에서 뇌손상을 감소시킬 수 있다고 제시한 바 있다. 조기치료 방법은 여러 전문분야가 뇌성마비 아동에게 직접 접근하는 방법(direct therapy model)과 한 전문가가 치료팀을 총괄 통합하는 상담 방법(consultation model, Haynes)이 있다.

2. 운동치료

운동 기능 향상을 목표로 하는 치료를 통칭하는 용어로, 뇌성마비 아동에게는 필수적이다. 현재까지 많은 운동 조절, 운동 학습 이론이 있었고 그에 바탕을 둔 다양한 운동치료 기법이 시도되었다. 다만 이러한 치료법들은 대부분 주관적인 경험에 의해 개발된 후 검증이 시도되었기 때문에 각각의 치료법에 대한 효과는 과학적 접근 방법으로 보면 근거가 미약한 것이 많다.[22] 그러므로 한 가지 치료법 또는 접근법만이 아니라 여러 가지 방법을 시도하는 것이 바람직할 것이다.[23]

치료 기간은 치료 효과를 평가하는 중요한 요인으로, 조기치료를 집중적으로 오랫동안 한 경우에 치료 효과가 나타나고 유의한 개선이 관찰되었다고 보고되었다.[24] 또 다른 요인으로 치료의 강도가 영향을 줄 수 있어 집중 치료를 한 경우에 있어서 치료효과가 더 좋았다.[25,26]

1) 운동 이론에 기반한 물리치료

현재의 물리치료 방식 대부분은 신경계 발달의 계층적 시스템(hierarchial system) 이론에 이론적 바탕을 두고 있다. 이후 동적 운동 조절 이론에 기반을 둔 치료들이 대두되었다. 또한 아동이 가정과 학교에서 수행하는 기능에 초점을 맞추어 보다 현실적인 접근을 하는 방식들이 중요시된다. 그럼으로써 지나치게 이상적인 목표를 설정하기보다 가능성을 파악하여 실현 가능한 목표를 설정하고 훈련하는 것이 주된 치료 내용이 되었다. 그러나 Novak 등의 연구에 의하면, 치료 효과는 근거가 없거나 오히려 부정적이었다.[20]

(1) 보바스 신경발달(Bobath neuro-developmental) 치료법

현재 우리나라를 비롯하여 영국, 미국 등지에서 가장 널리 사용되고 있는 치료법으로, 1940~50년대에 의사와 물리치료사인 보바스 부부에 의해 발달의 계층적 개념과, 치료 경험을 바탕으로 개발되었다. 기본 개념은 ① 비정상적인 근긴장도를 관절운동, 자세 잡기, 정상 운동 패턴 촉진 등을 통해 정상화시키고, ② 비정상적 원시 반사를 억제하며, ③ 자동 반응(automatic reaction)을 촉진하여 운동 양상을 정상으로 회복시키는 것이다.

초기의 보바스 치료법은 이상적인 정상 운동 패턴을 완성하는 것에만 초점을 맞추었으나 이후 점차 기능적인 운동을 촉진하는 방향으로 변화되었다. 즉, 초기 개념에서는 비정상 반사와 근긴장도를 억제하고 정상 움직임을 반복시키면 지속적인 이월 효과(carry-over effect)에 의해 정상적인 신경계 발달이 이루어질 수 있으며, 치료 시에도 정상 발달 순서에 따라 단계적으로 진행되어야 한다고 주장하였다. 또한 초기에는 보조도구 등의 사용을 최소화하고, 정상 발달 단계에 따른 호전을 통해 기능 호전까지 이어진다는 개념에서 시작되었다. 그러나 경험이 쌓이며 이월 효과가 사실상 없다는 것이 알려졌고, 그에 따라 보바스 개념은 발달 순서를 반드시 지켜 치료를 진행한다기보다는 아동이 균형과 움직임을 보다 잘 조절할 수 있게 허락하는 개념으로 변화되었다.[27]

보바스 치료는 근거중심의학 관점에서 근거가 미약하거나 부정적이라는 최근의 연구결과들이 있다.[28] 그러나 아직까지 국제적으로 가장 널리 쓰이고 있다.

(2) 감각 운동치료(Rood technique)

감각 자극을 통하여 정상적인 운동 양상을 발달시킬 수 있다고 생각하여, 반복적인 자극을 통하여 정상 발달에서 보이는 운동 양상을 유도하고자 하는 방법이다. 보바스 치료와 비슷한 시기에, Margaret Rood가 개발한 방법으로, 이 역시 운동신경계의 계층적 발달 이론에 기반하고 있다. 여러 감각 중 특히 촉각이 운동에 중요하다고 판단하여 촉각 자극을 통해 자동적인 반응을 유도해 내는 것이 목표이다. 운동 발달 단계의 여덟 과정(앙와위 회피, 뒤집기, 복와위 주축, 목 수축, 팔꿈치 체중부하, 네발 기기, 서기, 걷기)을 이용하기 때문에 보바스 치료와 비슷한 면이 있으나 차이는 치료에서 촉각 자극을 강조한다는 것이다. 뇌성마비 환아에서 사용되어 왔으나 효과에 대한 근거는 미약하다.[29]

(3) 보이타(Vojta) 치료법

치료 개념은 자세 발달과 평형반응의 활성화를 유도하기 위하여 반사적 이동 패턴(reflex locomotion pattern)과 촉각 자극을 통한 고유수용성 입력(proprioceptive input) (Feldman & Eidelman, 1998)을 발달시키는 것이다. 신체의 일정 부위를 자극함으로써 고유감각 자극을 주어 반사를 일으키고 이를 통해 정상적 이동 동작을 유도할 수 있다는 개념에서 시작되었다. 자극을 통해 반사적 뒤집기(reflex turning)와 반사적 기기(reflex creeping)를 유발하는 방법을 쓴다. 경직이 있을 때는 이를 악화시킬 수 있고, 치료 과정 자체도 환아에게 힘든 경우가 많다.

치료 방법을 부모에게 교육하여 가정 치료를 하는 것으로 소개되었으나,[30] 다른 치료법과 비교하여 더 나은 효과가 밝혀져 있지는 않다. 현재 우리나라와 유럽에서 1세 이하의 영유아의 치료에 제한적으로 사용되고 있다.

(4) 감각통합치료(Ayers technique)

신체와 환경의 여러 감각 정보를 뇌에서 조절하는 과정을 감각 통합이라 하며, 이를 통해서 신체를 효과적으로 움직일 수 있다는 개념에서 출발한 치료법이다. 전정(vestibular), 위치(proprioceptive) 및 촉각(tactile)이 특히 학습과 운동에 중요하다고 생각하여 이러한 감각의 통합에 문제가 있을 경우 학습, 행동 이상이 발생한다고 하였다.

아동에게서 감각 되먹임(feedback) 과정을 통합하여 의미 있는 동작으로 이어지게 한다는 개념으로 1970년대에 개발되었다. 그네타기와 같은 전정 자극, 촉각 자극(두드리기, 비비기, 마사지) 등을 이용하며, 통합된 감각과 이에 따른 운동 수행이 대뇌피질의 발달을 촉진시킬 수 있다는 데 기반하고 있다.

감각통합치료의 목적은 특정 기술을 훈련시키는 것이 아니라 뇌에서의 인지, 기억, 운동 계획 능력을 증대시키는 것이 목적이다. 본래 학습장애 및 자폐증 치료에서 시작되었으므로 뇌성마비에서 그대로 적용하기에는 어려움이 있다.[29] 또한 지나친 전정 자극이 근경직을 높일 수 있다. 최근에는 촉각 방어(tactile defensiveness)가 있는 아동에서 다른 치료와 결합하여 사용되고 있다.[31]

2) 일반적인 물리치료(traditional physiotherapy)

일반적인 의미의 물리치료는 관절운동, 근력강화, 근지구력 증진을 목표로 하며, 상기 언급된 뇌성마비에 특수한 물리치료들에 비하여 간과되는 경향이 있으나, 가장 기본적이며 필수적인 치료이다.[23]

(1) 수동 관절 운동 및 신전 운동

관절 구축을 예방하며 경직을 완화시키기 위하여 매일 지속적으로 수행하는 것을 권장한다. 관절 가동범위에 제한이 있으면 근력 및 조절이 충분하더라도 기능 수행에 어려움이 있게 되므로 다른 치료가 어려운 영유아기에는 수동 관절 운동을 권장한다. 수동 관절 운동은 부모가 배워 가정에서도 지속적으로 수행할 수 있도록 하며, 서서히 부드럽게 신전하되 아동이 불편함을 느끼는 범위까지 움직이는 것을 권장한다.[31]

(2) 근력강화 운동

뇌성마비 환아에서는 근 위약이 있는 경우가 흔하므로, 근력 강화 운동이 치료의 기본이 된다. 과거 오랫동안 근력 강화 운동은 경직을 강화할 수 있다는 이유로 뇌성마비 아동에게는 시행하지 않았다. 그러나 50년 전 Phelps가 저항운동이 약화되고 손상된 근육의 근력 강화와 숙련 정도를 발달시키므로 뇌성마비의 치료에 없어서는 안 될 부분으로 주장하였고, 나아가 Damiano 등 주 3회 6주 동안 강화운동으로 웅크림 보행을 개선하였다는 연구를 보고하였다.[32,33] 근력 강화 운동은 기능 훈련의 기본으로 점진적인 저항운동, 등척성(isometric) 및 등속성(isokinetic) 운동을 할 수 있으며, 아동이 3세부터 가능하나 4~5세에 더 적절하며, 근육-건 연장술 후, 보툴리눔 독소 주사 후, 선택적 후궁 절제술 후에는 반드시 하도록 한다.

명령 수행이 불가능한 연령이나 인지기능 저하가 있는 경우에는 놀이를 통하여 근력 강화를 시도할 수 있으며, 가능한 경우에는 점진적으로 저항을 늘리며 등척성, 또는 등속성 운동을 할 수 있다. 이러한 근력 강화 운동은 특히 선택적 후방근 절제술이나 여러 정형외과적 수술 후 기능 호전을 위해 필수적이다. 현재까지의 연구에서 근력 강화 운동은 보행 속도와 보장(stride length)을 호전시키는 반면, 대운동기능(gross motor function) 호전에는 아직 논란이 있는 상태이다.

(3) 자세잡기 및 조절 운동

머리, 몸통의 균형이 사지를 사용하는 데 기본이 되므로 이를 먼저 훈련하는 경우가 대부분이다. 그러나 균형 훈련을 통해서도 머리, 몸통의 조절이 어려울 때는 사지 조절 운동을 병행해야 한다. 조절 운동은 기능적인 동작을 각 단계별로 분리하여 훈련하며 전체 동작을 완성하는 데 목표를 둔다.

(4) 부분체중부하 트레드밀 훈련(partial weight support treadmill training)

부분체중부하 트레드밀 훈련은 소아 환자군에서도 여러 연구가 유효성을 보고하였다. 그러나 체계적 문헌고찰 결과는 뇌성마비 환아를 대상으로 하였을 때 안전성, 실행 가능성을 보였고 단거리 보행 속도와 대운동기능에 다소간의 호전이 있었지만, 현재까지는 증거가 불충분하다고 결론짓고 있다.[34-36] 최근에는 이 개념을 발전시킨, 로봇(Lokomat®)을 이용한 보행 치료가 시도되고 있다.

(5) 로봇을 이용한 보행 및 상지 재활 치료

최근에는 로봇을 이용한 보행 및 상지재활 치료가 시도되고 있다. 대표적인 로봇치료기구로는 보행을 위한 Lokomat®, 상지재활을 위한 Armeo® 등이 있다.[37]

(6) 기능적, 과제-지향적 훈련(task-oriented training) 또는 목표-지향적 훈련(goal-oriented training)

과제 또는 목표 지향적인 훈련은 기능적 목표와 참여를 달성하는 데 효과적으로 보고되었다. 과제-지향적 훈련은 소아의 환경에서 의미 있는 운동 능력을 학습하는 데 기초를 두고 특히 문제가 되는 활동에 초점을 맞추어 훈련하는 방법이며, 환아가 보다 치료에 적극적으로 참여하여 문제를 해결하도록 유도하는 방법이다. 기능적인 목표는 환아와 부모와 논의하여 결정할 수 있고, 반복적인 훈련을 통해 기능 획득을 목표로 한다.

목표-지향적 훈련은 Bower 등에 의해 제안되었고, 기능적, 과제-지향적 훈련에서와 같이 각자에게서 목표를 달리 하여 이를 지향하되, 반복적인 훈련이라는 개념을 반드시 포함하지는 않는다.

(7) 승마치료(hippo-therapy)

1950년대에 소아마비 환자를 대상으로 개발되어 비교적 최근 뇌성마비를 가진 아동에게도 이용되기 시작하였다. 이론적으로는 승마를 통해 근긴장도, 균형, 몸통 조절 등을 호전시킬 수 있고 치료 매개 동물인 말과의 교감을 통해 정서적인 도움도 된다고 가정하여 시작된 치료이다. 현재까지의 근거로는 몇몇 소규모연구에서 근활성도의 대칭성, 운동 기능의 일부 호전 등이 보고되었다. 그러나 척추 불안정, 골다공증, 고관절 탈구, 조절되지 않는 경련, 척추 융합, 앉은 자세 균형 유지가 어려운 아동에게는 시행하지 않는 것이 바람직하다.[31]

(8) 수치료(aquatic therapy)

물의 부력을 이용하여 체중 부하가 적은 상태에서 자세 유지, 관절 움직임, 유산소 운동 능력을 향상시키기 위한 치료이다. 일부 연구에서 유연성, 호흡기능, 근력, 보행 등을 호전시킨다는 보고가 있으나 뇌성마비 치료에서의 근거는 명확하지 않다.

(9) 기능적 전기 자극(functional electrical stimulation, FES)

기능적 전기 자극은 중추신경계 손상으로 인해 탈신경화(denervation)된 신경과 근육에 전기 자극을 가하는 방법이다. 신경 가소성을 촉진시킨다는 가정에서 시작되었으나, 현재까지 이에 대해서는 근거가 부족하고, 말초신경 병변

에서 사용되는 신경근육 전기자극(neuromuscular electrical stimulation, NMES)과 혼용되어 사용되는 개념이다. 뇌성마비를 가진 소아에서는 첨족 보행을 억제하고 발끌림을 완화하기 위하여 시도되었다. 그러나 대부분의 연구가 소수의 환자를 대상으로 하여 대규모 실험-대조 연구는 없는 실정이다. FES가 개발된 슬로베니아에서는 일찍부터 뇌성마비 환자에게 이 치료를 적용하고 있다. 기능적 전기 자극은 점차 중추 신경 회복 외의 다른 목적으로 시도되어, 보툴리눔 독소 주사 후 일정기간 기능적 전기 자극을 적용한 경우 관절가동범위와 보행 호전에 도움이 된다는 보고가 있었고,[38] 자전거 등과 기능적 전기 자극을 결합하여 사용할 경우 자세 유지에 도움이 된다는 보고도 있었다.[39]

(10) 기타 치료 방법

Adeli 옷 치료법은 1970년대 초 구소련의 Adeli가 근 위축을 예방하기 위하여 간단하면서 대중적인 물리치료로 소개되었고 이를 뇌성마비 치료에 적용하여 1992년 이후 유럽에서 이용되고 있다. 옷은 조끼, 짧은 바지, 무릎 보호대, 신발로 구성되고 신축성 있는 고무끈으로 연결하여 필요한 근육군에 다양한 정도의 압력이 제공될 수 있도록 하였다. 긴장성 끈이 외골격(outer skeleton)을 형성하여 약화된 근육의 운동이나 추가적인 지지를 제공한다.

1940~50년대 헝가리에서 Peto는 뇌성마비 아동에게 맞는 운동 기술을 교육적 접근으로 터득하도록 유도 교육(conductive education)을 개발하였고. 초기에는 환자와의 개별적인 치료법이 아니고 집단 치료 방법으로 소개되었으나, 가정 조기치료 방법으로 수정되어 부모가 직접 아동의 교육과 치료에 참여하도록 하였다.[40]

3. 작업치료(occupational therapy)

작업치료 또한 뇌성마비 치료에 필수적인 부분을 차지한다. 작업치료는 주로 상지의 동작에 초점을 맞추며 미세 동작(fine motor) 호전을 통해 일상생활 동작 수행 능력을 높인다. 또한 뇌성마비를 가진 아동에서 학습, 놀이 등에 필요한 도구를 사용하는 방법을 교육시키며 필요한 경우 가정이나 학교의 환경을 변화시키도록 할 수 있다.[23]

작업치료에서 비교적 최근 도입된 개념은 건측 상지 제

한치료법(contraint-induced therapy)이다. 제한치료법은 편마비형 뇌성마비 환아에서 건측 상지의 사용을 제한함으로써 편측을 강제적으로 사용하게 하여 회복을 돕는다는 개념이다. 비교적 최근 대두되어 사용되고 있으나, 현재까지의 근거는 건측 상지 제한치료법 후 편측 상지 사용은 증가하지만 다른 치료에 비하여 기능 호전 여부는 명확한 결론이 나지 않은 상태이다.[41] Novak 등의 연구에 의하면 건측 상지 제한치료법의 근거 수준이 운동기능 향상에 높은 것으로 제시되었으나, 비교적 숫자가 적은 편마비 환아에 국한된 결론이고 논문 대부분이 캠프와 같은 한시적 집단적 연구에 의한 결론이어서 실제 임상적 근거가 높다고 주장하기는 어려운 점이 있다.[20]

4. 보조 기구를 이용한 치료

보조기를 사용하는 목적은 변형 예방, 최적의 관절 배열과 선택적인 움직임을 제공, 근력 약화의 방지, 비정상적인 근긴장도 조절, 기능 증진 등이다. 많은 수의 뇌성마비 아동이 보조기를 사용하고 있고 보조기구를 통해서 많은 기능적 도움을 받고 있지만 언제부터 사용할지와 어떤 종류를 선택할지 결정하는 데 아동의 나이, 운동 조절 정도, 변형 타입, 보조기 디자인, 예후 등을 고려하여야 한다.[42]

긴장저하 석고 고정(tone-reducing cast)은 근육의 긴장도를 감소시킬 목적으로 고안되었고, 발가락 신전과 발바닥의 압력 지점을 성형(molding)하여 경직을 줄이고 근육을 신장시킨다. 억제 석고 고정(inhibitive cast), 연속 석고 고정(serial cast) 등으로 다양화되어 사용하고 있으며 효과가 나타나는 경우에는 단하지 보조기로 제작할 수 있다.

단하지 보조기(ankle foot orthosis, AFO)는 하지의 대표적인 보조기로서 경직성 첨족을 조절하고 후족부의 정열을 도와주며 중족부 조절과 입각기 동안에 과도한 슬관절 신전을 조절한다. 족관절을 중립위나 약간 배측 굴곡으로 고정하면 뒤축 딛기를 돕고 슬관절 신전을 제한할 수 있다. 족관절의 움직임을 허용할 목적으로 발목 관절을 둔 경첩 단하지 보조기(hinged AFO)를 많이 사용하며 족관절의 배측 굴곡을 허용하고 족저 굴곡을 제한하여 전경골근의 능동적 사용을 도와줄 수 있다. 꼬임끈(twister)을 골반대에 추가로 부착하여 고관절의 내, 외회전을 조절할 수도

있다. 족과하, 족과상 보조기(inframalleolar, supramalleolar orthoses)는 일차적으로 족부와 거종골의 배열을 조절할 때 사용한다.

상지의 경우 수근수부 보조기(wrist-hand orthosis)를 많이 사용하는데 경직성 뇌성마비에 적용하여 손목을 기능적 상태로 유지함으로써 손가락을 보다 안정적으로 사용할 수 있게 해주고 손목 관절의 변형을 막아준다. 엄지고리 보조기(cortical thumb loop orthosis)는 간단한 헝겊 고리로 무지 융기에 압력을 주어 무지의 신전과 외전을 촉진하고 무지 대립 쥐기(thumb-opposed grasp)를 도와준다. 최근에는 편마비형 아동에게 억압치료 목적으로 제한 석고고정이나 팔걸이를 사용하기도 한다.[17]

보행을 도와주는 보조기구로는 보행훈련기(gait trainer)와 보행기(walker)가 있다. 보행훈련기는 보행기보다 많은 지지가 가능한 더 안정적인 보조도구이다. 보행기는 아동이 체중부하를 가능하게 하며 보행을 시작하게 하는 이점이 있으나 체중이동, 균형근 협응, 근지구력에는 제한이 있다. 전통적으로 손잡이가 보행기 앞에 있는 전방 보행기(forward walker)는 자세 정렬 유지에 상지를 거의 이용하지 않으며 체중 이동이 유연할 때 사용하고, 후방 보행기(posterior walker)는 너무 앞으로 구부리거나 몸통 굴곡이 과도한 경우에 사용한다. 혼자서 서지 못하는 중증의 뇌성마비 아동은 기립대(standing table)를 사용할 수 있고 이동을 위해서는 의자차를 사용한다.

보조기 또는 보조기구를 사용하는 뇌성마비 아동에게 부적절한 사용과 이에 따른 불가피한 부작용을 최소화하기 위해 자주 평가하여 필요한 경우 교정하여야 한다.

5. 보툴리눔 독소주사와 운동점 차단

1988년부터 시행된 근육내 보툴리눔 독소 A형 주사는 경직형 뇌성마비에 유용한 치료 방법이다.[43,44] 보툴리눔 독소 A형은 보톡스와 디스포트, 그리고 국내에서 생산된 메디톡신, 나보타, 보툴렉스로 상용화되어 있으며 신경근 연접부에 작용하여 근육과 신경을 선택적으로 탈신경화하여 경직을 조절한다.[45] 보톡스의 경우 한 근육 당 2~6 U/kg 용량이 효과적이나 최근에는 점차 권장 용량이 늘어나는 추세에 있다.[46] 부작용으로 근육통, 주사 부위 통증, 발진,

피로, 과도한 근력 약화, 알러지 반응, 유사 인플루엔자 증상 등을 보일 수 있으나 주사 반복 빈도를 조절하면 매우 안전하다.

페놀은 30년 이상 사용된 저렴한 신경파괴제로 보툴리눔 독소 주사와 비교하면 시술할 때 기술적인 어려움이 있고 유의한 부작용으로 인해 뇌성마비 아동에게 적용하기에 제한이 있다. 그러나 효과가 보툴리눔 독소주사보다 오래 지속되므로 큰 근육을 포함하여 여러 근육에 주사할 때 혼합방법으로 주사한다.

IX. 수술적 치료

뇌성 마비는 단일 질환이 아니라, 몇 가지 공통적인 특징을 가지는 상태를 지칭한다. 발달 과정 중인 뇌의 손상으로 인하여 증세가 기인하지만, 뇌의 병변은 비진행성이며 진단을 할 때에는 활성 병변이 없어야 한다. 뇌성마비는 대한민국에서 신생아 1000명 출생 당 약 2.6명에서 발생하며, 여아보다 남아에서 많다.[47]

뇌성마비는 뇌병변에 의한 경직성(spasticity), 근긴장이상(dystonia), 운동실조(ataxia)등의 일차 증상으로 나타난다. 그리고, 성장하면서 일차 증상이 지속적으로 근골격계에 영향을 미쳐, 근 구축, 골 변형, 관절 변형 등 이차 변형(secondary deformity)이 생기게 된다. 또한, 이차 변형에 대해 보상(compensation)이 나타난다. 이차 변형에 대한 보상은 변형을 교정하면 없어지기 때문에 치료는 일차 증상과 이차 변형에 국한된다. 일차 증상 중 가장 많고 치료가 가능한 것은 경직성으로 이에 대한 치료로는 물리치료, 작업치료, 경구용 제제, 보조기 및 석고 고정, 신경차단술, 선택적 배부 신경근절제술, 바클로펜 펌프 등이 있다 . 근 구축, 골 변형, 관절 변형 등의 이차 변형을 치료하는 방법은 주로 정형외과 수술이다.

뇌성마비에서 수술 등의 치료를 결정할 때 가장 중요한 요인은 문제의 파악과 현실적인 목표의 설정이다. 수술적 치료만으로 국한을 하면, 일차 증상인 경직성 감소를 위한 신경외과 수술과 이차 변형을 교정하는 정형외과 수술로 나눌 수 있다.

1. 경직성 감소를 위한 신경외과 수술

1) 선택적 배부 신경근 절제술(Selective dorsal rhizotomy, SDR)
선택적 배부 신경근 절제술은 하지에 심한 경직성을 보이는 경우에 시행할 수 있다. 선택적 배부 신경근 절제술은 척추의 후궁을 절제한 후 척수 배부 신경근에 대해 전기 자극을 가해서, 하지 근육의 활성도를 보이는 신경근만을 선택적으로 절단하여, 하지의 근섬유로부터 구심성 경로를 통해 올라오는 자극성 입력을 줄여 경직성을 감소시키는 술식이다. 일반적으로 50% 이내의 절단 시에는 근력의 약화 없이 경직성만을 완화할 수 있다.

적응증은 다음과 같이 두 가지로 나눌 수 있다. 첫째, 하지의 경직성을 완화시킴으로써 보행 개선을 목적으로 하는 경우이며 GMFCS I-III단계 환자를 대상으로 한다. 둘째는 GMFCS IV-V단계에서 심한 경직성으로 통증을 호소하거나, 간호가 어려운 경우이다.

GMFCS I-III단계 환자에서 보행 능력의 향상을 목적으로 선택적 배부 신경근 절제술을 시행하는 경우, 근력의 약화를 주의하여야 한다. 보행 능력의 향상을 위해 다학제간 접근이 필수이다. 수술 후 보행 개선을 위하여 적극적인 재활을 하여야 하며, 향후에 이차 변형에 대한 정형외과 수술을 고려하여야 한다. 경직성 감소를 위한 선택적 배부 신경근 절제술과 변형 교정을 위한 일단계 다수준 수술(single event multilevel surgery)을 일정 기간 간격을 두고 순차적으로 시행하는 경우도 있다. 가장 이상적인 적응증으로는 3~9세의 환자 중 주로 양측마비나 사지마비를 보이고 근력이 좋으며 정적 구축이나 변형이 없고 자발적 조절 능력이 좋아서 도움 없이 보행을 할 수 있는 경우이다. 그러나 심한 이상운동형(dystonic type)이거나 근위약이 있어 몸통을 잘 조절할 수 없는 경우, 관절에 심한 구축이 있거나 척추의 변형이 있는 경우는 금기이다. 환자 선택 시 선택적 배부 신경근 절제술이 경직성만을 감소시키는 술식이라는 것을 꼭 명심하여야 한다. 특히 환자를 평가할 때 경직성에 의해서 근위약이 가려질 수 있다는 것을 유의하여야 하며 자발적 조절에 의한 정확한 근력 측정이 필요하다. 만약 대퇴사두근(quadriceps femoris)의 근력을 측정하려면 환자가 웅크린 자세에서 일어서게 하고 중간에 멈추게 한다. 자발적 조절이 가능하고 근력이 좋으면 환자는 여러 각도에서 멈출 수 있지만 경직성으로 몸을 지지하고 있는 경우는 불가능하다. 이외에 고관절 외전근력과 족관절 족저굴곡 근력이 중요하다. 근위약이 있는 경우는 수술 후 경직성이 없어지면 근 위약이 확연해 지며 기능이 저하될 수 있다. 수술은 근전도를 확인하면서 시행하게 되고 비정상적인 근전도 양상을 보이는 배부 신경근(dorsal root)을 임상적인 상태를 고려하여 절제하게 된다. 수술 후에는 6개월 정도 집중적인 물리치료가 필요하다. 대퇴사두근을 비롯한 근육의 근력 강화와 일부 구축을 초래한 건을 수동적으로 늘리는 치료를 한다.

GMFCS IV-V단계에서 심한 경직성의 감소를 위하여 선택적 배부 신경근 절제술을 시행하는 경우는 기능 향상은 기대할 수 없지만, 경직성을 줄여 간호가 쉽도록 해줄 수 있다. 또한 하지 경직이 심할 경우, 고관절 탈구에 대한 재건술 이후에 재탈구 될 가능성이 있는데, 신경근 절제술을 시행 시 운동 범위가 증가하여 재탈구 될 가능성도 줄일 수 있다. 그래서 경직성이 심하면서 고관절 탈구가 있는 환자는 경직성 감소를 위한 선택적 배부 신경근 절제술과 고관절 재건 수술(hip reconstructive surgery)을 일정 기간 간격을 두고 순차적으로 시행한다.

선택적 배부 신경근 절제술은 수술 전 평가 및 대상 환자의 선정에서부터 수술 후 재활 치료 및 정형외과 치료 등 여러 임상과들의 협조가 필요한 과정이다. 선택적 배부 신경근 절제술은 전체적인 치료의 한 단계로서 인식되어야 하며 정형외과, 신경외과, 재활의학과 전문의가 동시에 환자를 평가하고 치료 방침을 결정하면서 선택적 배부 신경근 절제술 환자를 선별하게 된다. 선택적 배부 신경근 절제술을 시행한 후 일정 시간 경과하면 필요한 정형외과 수술을 고려한다. 경직형 뇌성마비 환자에서 선택적 배부 신경근 절제술을 시행한 결과 65%에서 구축과 변형 때문에 정형외과 수술이 필요하다는 보고가 있으며 비록 절제술이 성공적으로 시행되었다고 하여도 잔존하는 구축, 변형, 탈구 등에 대한 정형외과 추적 관찰과 치료가 중요하다.

2) 척수강 내 바클로펜 펌프(Intrathecal baclofen pump)

바클로펜은 GABA (gamma-amino butyric acid)의 항진제로 GABA는 근육의 경직성을 야기하는 흥분 전도 매개체의 분비를 억제한다. 척수강 내 바클로펜 펌프는 바클로펜이 지속적으로 척수강 내에 주입될 수 있도록 한다. 이는 바클로펜이 경구로 투여했을 경우 혈뇌장벽(blood brain barrier)을 효과적으로 통과하지 못하여 척수강 내에는 적절한 농도 유지가 어렵다는 것에 착안하여 고안되었다. 척수강 내 바클로펜 펌프는 경직성 및 근 긴장이상(dystonia) 모두에서 적용될 수 있다. 상하지 모두 침범한 심한 경직성 환자에게도 사용될 수 있으며 5세 이상에서 대부분 시행한다. 대부분의 환자들은 펌프 삽입 수술을 하기 전에 바클로펜을 요추부 천자나 카테터로 주입하여 선별 검사를 하게 되며, 바클로펜 주입이 하지의 경직성을 효과적으로 감소시키는지 확인한다. 만약 선별검사에서 경직성 및 근 긴장성을 효과적으로 감소시키면 지속 주입이 효과적일 것으로 예측할 수 있다. 요추부 천자 보다는 카테터를 삽입하여 지속적 주입으로 선별 검사를 하는 것이 좀 더 정확하다. 펌프의 경우 현재 두 가지 종류가 있다. 한 종류는 배터리를 이용하며 주입 용량의 조절이 외부에서 가능하고 다른 한 종류는 주입 속도가 고정되어 있어서 농도로 주입 용량을 조절해야 한다. 펌프는 피하 조직의 정도에 따라 복직근 및 외사근 근막 아래나 위에 위치하게 한다. 카테터는 척수강 내로 삽입하여 투시 영상을 이용하여 머리 쪽으로 전진시킨다. 카테터 말단은 경직성 양측마비의 경우 T10, 경직성 사지마비의 경우 C7-T3, 상하지의 근긴장이상을 동반한 경우는 C4-C5에 위치시킨다. 합병증으로는 가장 흔한 것이 감염, 카테터 이상, 그리고 뇌척수액 누수이다. 감염의 경우 10~20% 정도에서 나타나며 대부분 펌프 삽입 후 3개월 이내에 일어난다. 대부분 포도상구균(staphylococcus aureus)에 의하며 발열, 절개 부위의 발적, 부종 등을 동반한다. 펌프 주위의 조직액의 배양, 펌프액의 배양을 통하여 감염을 확진하고 대부분 펌프를 제거하게 된다. 카테터 이상은 5~15%까지 보고되어 있으며 카테터 단절, 누수, 위치의 이동, 뒤틀림, 말단의 육아 조직 형성(granulation) 등이 생길 수 있다. 뇌척수액 누수의 경우 성인은 1%에서 나타나지만 어린이는 10% 정도에서 나타나며 척수강 삽입 부분에서 일어나고 근긴장이상형이 경직성보다 많이 나타난다. 치료는 절대 안정, 복대, 요추 천자를 이용한 뇌척수액 배액을 3~7일간 시행한다. 만성적으로 뇌척수액 누수가 있는 경우 카테터 삽입 부위를 봉합해 줄 수 있다. 펌프 삽입 후 매일 용량을 조절하여 적정한 주입량을 맞추고 3개월에 한번 정도 바클로펜을 충전하게 된다. 바클로펜 과잉 투여는 펌프 고장 보다는 의인성으로 많이 일어난다. 특히 카테터 개방 여부를 확인하려다 생기는 경우가 많다. 경한 경우는 기면과 저긴장 증상으로 수 시간 후 호전되어 특별한 치료를 요하지는 않는다. 중한 경우는 기관 삽관이 필요할 정도로 심한 저긴장증이나 혼수에 이를 수 있다. 이 경우 펌프 중단, 기관 삽관 및 호흡 보조, 척수강내 간헐적 식염수 주입을 시행한다. 바클로펜은 신경독성이 없기 때문에 24~48시간 내에 대사되며 근긴장은 회복되게 된다. 바클로펜 금단 증상은 과긴장, 가려움증, 열, 혼란, 정신증, 환각 등으로 나타날 수 있으며 카테터 이상으로 공급이 중단되거나 펌프에 바클로펜이 소진된 경우에 나타난다. 금단 증상이 보이면 일단 경구용 바클로펜을 60 ㎎/day로 시작하고 문제점을 찾아서 공급을 재개하여야 한다.

바클로펜 펌프는 중등도 또는 심한 경직형 사지마비 환자에 있어 가장 좋은 치료 방법이며 경구 투약보다 훨씬 좋은 결과를 보인다. 상지와 하지 모두에서 경직이나 근긴장을 완화시킬 수 있고 치료 효과도 좋은 편이다. 하지만 비용이 높고 지속적인 관리가 필요하여, 선택적 배부 신경근 절제술과 비교하여, 합리적으로 선택할 필요가 있다.

2. 이차 변형 치료를 위한 정형외과 수술

1) 정형외과 수술의 목표
정형외과 수술 시행 시 가장 먼저 고려해야 할 것은 현실적인 목표의 설정이다. 뇌성마비 환자는 수술 전 기능 상태에 따라 수술의 목표가 달라질 수 있다. GMFCS I-III 단계 환자에서 정형외과 수술은 보행을 향상시키거나, 보행의 필요조건을 충족시켜 주는 방향으로 시행한다. 보행의 필요조건은 입각기의 안정성, 유각기의 족지 들림, 말기 유각기의 족부 위치 잡기, 적절한 보장, 보행 시 에너지 절감이다. 또한, 편마비 환자의 경우, 상지 미용과 기능 향상이 목표일 수 있다. 이에 비해, GMFCS IV-V 단계 환자들은 고관절 탈구 등에 의한 통증 해소, 관절 운동 각도 확보를 통한 위생 관리, 자세유지도구, 보조기 등을 이용하여 편안한 자세 유지, 치료적 기립을 위한 자세 확보 등이 목표가 될 수 있다. 편마비 환자의 경우, 상지 미용과 기능 향상을 위해 상지의 변형 교정을 할 수 있다.

2) 정형외과적 수술의 분류
뇌성마비 환자의 정형외과 수술을 크게 네 가지로 분류해 보면, 일단계 다수준 수술(single event multilevel surgery, SEMLS), 고관절 재건 수술(hip reconstruction surgery), 상지 수술(hand surgery), 척추 수술(spine surgery)로 나눌 수 있다. 일단계 다수준 수술은 보행이 가능한 GMFCS I-III 단계 환자에게 보행이 성숙된 시점에 보행 능력을 향상시키는 표준적인 수술방법이다. 고관절 재건 수술은 고관절 아탈구나 탈구 같은 고관절 전위(hip displacement)가 있는 환자에게 (1) 통증을 경감시키고, (2) 간호를 용이하게 하며, (3) 치료적 기립을 위한 자세를 확보하기 위하여 시행하는 수술이다. 상지 수술은 주로 편마비 환자에서 경직으로 손을 벌리지 못해 청결의 문제가 발생하거나 외관상 심한 변형이 있을 때 시행할 수 있다. 수술로 인해 정상적인 손으로 되돌아가는 것은 아니며, 기능 향상에 목적이 있다. 척추 수술은 뇌성마비 환자에서 척추 변형이 급격히 진행하는 경우 고려하게 된다. 뇌성마비 척추 이환은 신경 근육성 척추측만증(neuromuscular scoliosis)에 해당한다. 심한 척추측만은 통증을 유발하고 신체 운동을 제한하기도 해 뇌성마비 환자에게서 정기적인 추시와 치료가 필요하다.

(1) 일단계 다수준 수술(single event multilevel surgery, SEMLS)
일단계 다수준 수술은 GMFCS I-III 단계 환자에게 보행 능력을 향상을 목적으로 하는 수술방법이다. 뇌성마비의 보행 이상은 여러 근육, 골, 관절의 복합적인 문제로 기인한다. 일단계 다수준 수술은 여러 문제를 정확히 파악하여, 가능한 한 번의 수술로 문제를 해결하고자 하는 것이다. 과거에는 여러 문제를 해결하기 위하여, 여러 번의 단계적인 수술(staged operation)을 시행하였다. 이런 경우, 반복적인 수술로 인하여, 환자가 유년기의 대부분을 수술과 재활 치료로 입원을 하게 되는 부작용이 있었다. 이를 풍자하여, 생일 마다 입원한다고 해서, 생일증후군(birthday syndrome)이라고 명명하기도 하였다. 또는 환자의 기립 형태가 수술 후 매번 변하는 것을 풍자하여 다이빙 증후군(diving syndrome)이라고 하기도 했다. 하지에 있는 많은 근육들이 두 개의 관절운동에 관여하기 때문에(biarticular muscle), 한 관절의 변형 교정을 목적으로 수술을 진행하면, 다른 관절에도 영향을 미치기 때문이다. 현재는 뇌성마비 보행 병리에 대한 이해가 발전하고, 보행분석으로 인해 환자가 가진 문제를 정확하게 파악할 수 있게 되어, 여러 번 수술하는 경우가 드물다. 수술 횟수와 수술 후 재활 기간이 감소함으로 인해 뇌성마비 환자가 지역사회에서나 학교에서 생활하고 적응할 수 있는 시간이 길어졌고, 환자의 가족들도 그들이 환자에게 가장 많은 시간을 투자할 수 있는 시기에 수술을 결정할 수 있게 되었다.

일단계 다수준 수술은 대략 다음을 주의하여 계획한다. 첫째, 환자의 보행 병리를 정확하게 평가한다. 변형과 그에 대한 보상을 구별하여 파악한다. 둘째, 보행이 가능한 환자에게는 수술 전 보행분석(gait lab)을 통해 일단계 다수준 수술을 계획하는데 도움을 받을 수 있다. 셋째, 지렛대병(lever arm dysfunction)을 고려하여야 한다. 회전 변형을 포함한 모든 지렛대 이상을 모멘트의 회복을 위하여 교정한다. 넷째, 절골술을 시행할 경우 조기 물리 치료를 위해 견고한 내고정을 시행한다. 다섯째, 수술 후 최대한의 운동성을 부여한다.

뇌성마비 환자에 대한 정형외과적 수술 시기를 정하는 것은 정형외과 의사에게 매우 중요한 문제인 동시에 어려운 문제이기도 하다. 지나치게 이른 나이에 수술을 시행할 경우 수술의 결과를 예측하기 어렵고, 재발의 가능성도 높다. 반대로 수술이 늦어진 경우 근육 단축으로 인한 변형

의 심화 및 변형의 고착화 등이 문제가 된다. 통상적으로 정형외과 수술은 환자의 기능이 최종 기능의 90% 이상 형성된 이후에 시행하게 된다. 대부분 GMFCS V 단계의 경우는 2.7세 이후 GMFCS I 단계의 경우는 4.8세 이후에 기능이 평탄역(plateau)에 이르므로, 수술의 용이성 등을 고려하여 5세 이후에 시행하게 된다. 또한 GMFCS I-III 단계의 보행 가능한 환아에서 수술 후 결과와 만족도가 수술 연령이 낮을수록 우월하고 지렛대병(lever arm dysfunction)으로 인한 보행의 악화를 고려했을 때 가능하면 정형외과적 수술은 5~7세경에 시행하는 것이 가장 적절하다. 변형의 부위에 따른 일단계 다수준 수술의 방법은 다양하다 (표 32-5). 환자의 부모가 수술 전 갖는 걱정거리(concern)로는 수술 후 재활 치료, 재활 치료 기간, 수술 직후 통증, 전신마취에 대한 두려움, 의료비 등이었으며 편측 이환이 있는 환자의 부모에게는 스포츠 활동 및 보조기 착용을 잘 할지 등도 주된 걱정거리 중 하나였다.[48] 수술 후 환자의 부모가 갖는 걱정거리는 편마비의 경우 하지 부동, 수술 후 흉터, 재발 등이었고 양측마비의 경우 수술 후 흉터, 활동, 재발 등이었다.[49] 환자 부모의 수술 후 만족도는 환자의 수술 전 상태와 밀접한 관계가 있었다. 편측 이환 환자의 경우 양측 이환 환자보다 수술 후 만족도가 높으며,

표 32-5 | 일단계 다수준 수술(Single event multilevel surgery)의 주요 수술 방법

변형부위	변형형태	수술방법
고관절	고관절 내전 변형 고관절 굴곡 변형 고관절 내회전 변형	장 내전근건 유리술(adductor longus tendon release) 근내 요근 연장술(intramuscular psoas lengthening) 대퇴부 감염 절골술(femoral derotation osteotomy)
슬관절	슬관절 굴곡변형	원위 슬곡근 유리술(distal hamstring release), 슬개건 전진술(patellar tendon advancement), 대퇴골 과상부 신전 절골술(supracondylar femoral extension osteotomy)
	슬관절 강직(stiffness)	대퇴직근 이전술(rectus femoris transfer)
경골	경골의 염전변형	경골 감염 절골술(tibial derotation osteotomy)
족관절 및 족부	첨족 변형	Strayer 술식, 아킬레스건 연장술(Achilles tendon lengthening)
	편평 외반족 변형	아킬레스건 연장술(Achilles tendon lengthening), 단비골근 연장술(peroneus brevis lengthening), 관절 보존술/절골술: 종골 연장술(calcaneal lengthening), 3C 절골술 관절 유합술/고정술: 거골-주상골 고정술(talonavicular fusion), 거골하 고정술(subtalar fusion), 삼중 고정술(triple arthrodesis)
	내반족 변형	후경골근 건막 연장술(tibialis posterior aponeurotic lengthening), 후경골근 분리 이전술(tibialis posterior split transfer), 전경골근 분리 이전술(tibialis anterior split transfer), Dwyer 종골 절골술, 이중 절골술(double osteotomy), 삼중 관절 유합술(triple arthrodesis)

GMFCS I 단계 환자의 경우 II-III 단계 환자보다 만족도
가 높다.[50,51]

　수술 후 치유 기간은 보통 연부조직의 경우 3주, 골 조
직의 경우 6~8주가 걸리며 이후 강화 기간이 6~8주 걸
린다. 수술 후에는 관절 강직의 예방, 기능의 호전, 신체
일부분의 보호 및 변형 재발의 예방을 위해 충분한 재활
치료와 보조기 착용이 필수적이다. 일반적으로 보행을 재
교육하려면 1년 이상 소요된다.

(가) 고관절 수술

① 고관절 내전 변형(adduction deformity)

　고관절 내전 변형은 내전근 군(장, 단 내전근과 대 내전
근), 박근 및 내측 슬근의 구축에 기인한다. 구축이 심
하고 양측성일 경우 특징적인 가위보행(scissoring gait)
을 하게 된다. 적절한 치료를 위해서 내전 변형을 굴곡
및 내회전 변형과 구별하는 것도 중요하다. 고관절 외
전이 30도 이상 되지 않을 경우 수술을 시행한다. GM-
FCS I-III 단계 환자의 경우 대부분 근위 장내전근 건
유리술(release)로 충분하다. 일부 심한 경우 단내전근
(adductor brevis), 슬근까지 추가로 유리할 수 있다. 개
방(open) 혹은 경피적(percutaneous)으로 시행한다.[52] 수
술 후 성장하면서 내전 변형이 재발할 수 있다.

② 고관절 굴곡 변형(flexion deformity)

　고관절의 굴곡 변형은 단독으로 나타나는 것 보다 내
전 또는 내회전 변형과 함께 오는 경우가 많다. 이 변
형은 주로 장요근(iliopsoas)의 경직 및 구축이 원인이
며 대퇴직근, 봉공근(sartorius), 대퇴 근막 장근(tensor
fascia latae), 치골근(pectineus), 장 내전근, 박근 등의 경
직성도 이에 기여한다. 고관절 굴곡 변형을 정확히 측
정하려면, 골반을 중립위의 상태에서 측정하여야 한다.
그래서, 정확히 측정하기가 힘들다. 흔히 정적인 구축
을 보려면 신체 검사로 Thomas 검사나 Staheli 복와위
검사를 이용한다.[53,54] 보행 시 동적인 경직성을 보려면
보행 분석을 이용한다. 입각기에서의 최대 고관절 신전
각도를 흔히 이용한다. 굴곡 변형의 향상을 위하여, 장
근(iliacus)은 보존하면서 요근건만 유리하는 근내 요근
유리술(intramuscular psoas lengthening)을 시행할 수 있
다. 요근건 연장에 의한 고관절 굴곡근의 힘 약화를 우
려할 수 있지만, 요근건 유리술이 고관절 굴곡근의 힘
형성에 유의한 영향을 미치지 않는다고 보고되어 있다.

③ 고관절 내회전 변형

　고관절 혹은 대퇴골의 내회전 변형은 흔히 고관절의 내
전 및 굴곡 변형과 동반한다. 원인으로는 첫째, 대퇴골
전염(femoral anteversion)의 과도한 증가이다(그림 32-12).
이러한 환자는 내족지 보행(in-toeing gait)을 하며, 족부
진행 각도(foot progression angle)는 음각(negative angle)
이다. 경골 내염전과는 달리 보행 시 슬개골이 내측을
향하게 된다. 둘째, 고관절을 내회전시키는 근육의 경
직과 구축도 일부 원인이 될 수 있다. 즉, 소둔근(gluteus
minimus), 중둔근(gluteus medius)의 앞쪽 일부, 대퇴근
막장근, 내전근의 앞쪽 일부와 내측 슬곡근 등의 구축
이 내회전의 원인이 될 수 있다.

　내족지 보행을 할 경우, 원인 확인과 치료 계획을 위
하여 대퇴 전염의 증가 여부를 확인해야 한다. 보행 분

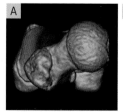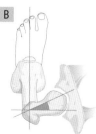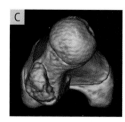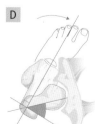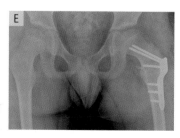

그림 32-12 |
A, B: 좌측 대퇴 전염이 정상으로 족부진행각이 정상이다. C, D: 좌측 대퇴 전염이 증가된 상태로 족부진행각이 내회전 되어 있다.
E: 좌측 대퇴 전염에 대하여 대퇴골 감염 절골술 및 잠김 금속판을 이용한 내고정술을 시행한 단순방사선 사진이다.

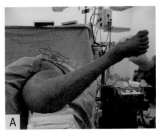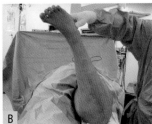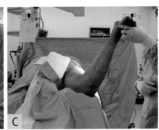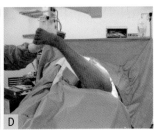

그림 32-13 │ 수술 중 복앙와위(prone)에서 대퇴골 전염각(femoral anteversion) 측정 방법을 보여 준다.
감염 절골술 전에 A: 우측 고관절의 내회전이 증가되어 있고, B: 외회전이 감소되어 있다. 감염 절골술 후 우측 고관절의 C: 내회전과 D: 외회전이 비슷해진 것을 확인할 수 있다. 수술중 대퇴 전염을 측정할 수 있는 것은 복앙와위의 장점이다.

석을 통하여, 고관절의 동적인 내회전 정도를 확인할 수 있으며, 신체검사, 컴퓨터 단층 촬영을 이용하여 정확한 전염 정도를 측정할 수 있다.[55] 대퇴 전염각의 증가는 골의 변형으로 연부 조직의 치료만으로는 교정이 불가능하고, 수술 치료를 요한다. 전염의 증가에 대해서는 전자간부(intertrochanteric) 혹은 과상부(supracondylar)에서 감염 절골술(derotation osteotomy)을 시행한다(그림 32-12). 전자간 절골술은 변형의 위치와 가깝고 시야가 좋으며 잠김(locking) 금속판으로 견고한 고정이 가능할 뿐만 아니라 골유합이 빠르게 이루어진다. 또한, 복와위에서 시행하면 수술 중에도 염전을 정확히 측정할 수 있어 편리하다(그림 32-13).

수술 후 흔히 생길 수 있는 합병증은 과교정 혹은 저교정이다. 수술 시 삽입한 금속판으로 인하여 불편감을 느낄 수 있으며, 대퇴골 감염 절골술 시행 1년 이상이 경과한 시점에서 금속판 제거술을 시행한다.

(나) 슬관절에 대한 치료

① 슬관절 굴곡 변형(flexion deformity)
뇌성마비 환자에서 슬관절 굴곡 변형은 비교적 흔한 변형이다. 슬괵근(hamstring)의 경직성과 구축으로 인한 일차 변형인지 족관절의 과도한 족배 굴곡(ankle dorsi-flexion)이나 고관절 굴곡 변형에 대한 보상 작용에 기인하는 이차 변화인지를 감별하여야 한다. 따라서 슬관절 굴곡 변형에 대한 치료 시에는 이를 확인하여 변형들이 있을 때는 함께 교정하여야 한다. 일반적으로 슬와 각도가 45° 이상일 경우 슬괵근 연장술을 시행하게 되지만 연령에 따라 허용 범위가 달라 일률적이지는 않

다. 또한 보행 시 동적인 슬관절 가동 범위의 평가를 위해 보행 분석의 도움을 받을 수 있다. 특히 보행 시 골반의 전방경사가 심하면 슬괵근의 길이가 실제로 단축되어 있지 않을 수 있으므로 유의하여야 한다.[56] 수술 방법으로 원위 슬괵근 연장술이 있는데, 이는 반건양근 이전술과 나머지 슬괵근의 근막 연장술로 구성되어 있다.[56-59] 대부분의 연구에서 원위 슬괵근 구축에 치료로 좋은 결과를 보고하고 있고, 일단계 다수준 수술(single event multilevel surgery)의 일부로 보통 시행한다. 근위 슬괵근 유리술도 과거에는 시행하였으나, 요추 전만(lumbar lordosis)과 고관절 굴곡 구축의 증가를 초래하여 현재는 거의 사용하지 않는다. 굴곡 변형이 매우 심하여 원위 슬괵근 연장술만으로 교정이 안되는 경우에는 대퇴골 과상부 신전 절골술을 시행하여야 한다. 또한 슬관절 굴곡 변형의 이차 변화로 고위 슬개골(patella alta)이 발생할 수 있다. 이에 따른 슬관절의 신전 장애를 개선시키려면, 슬개건 전진술(patellar tendon advancement)을 시행한다.

슬괵근은 슬관절 굴곡근이자 고관절 신전근이기 때문에, 과도한 슬괵근 연장술은 고관절 신전을 약화시켜, 골반의 전방경사가 발생할 수 있음을 유의해야 한다. 내측 슬괵근만 연장하였을 때 고관절 전방 경사의 증가가 나타나지 않는다는 보고도 있으며[60] 원위 슬괵근 연장술을 대퇴직근 이전술과 함께 시행하였을 때 골반경사를 증가시키지 않았다는 보고도 있다.[57] 또다른 슬괵근 연장술의 합병증으로 좌골신경(sciatic nerve) 마비가 있다. 슬관절에 심한 굴곡구축이 있는 환자에서 슬괵근을 연장하면 좌골신경이 과도하게 신연되어 발

생한다. 주로 앙와위에서 수술을 할 경우 많이 발생하는 것으로 알려져 있어서, 가능하면 슬괵근 연장술은 복와위에서 하기를 권고한다.

② 웅크림 보행(crouch gait)

뇌성마비 환자들에게서 웅크림 보행(crouch gait)은 대부분 청소년기에 성장 속도가 빨라지면서 나타난다. 근력의 증가에 비해 체중의 증가가 더 커져서 발생하는 것으로 설명한다. 족관절 족저 굴곡(plantar flexion)을 담당하는 가자미근의 상대적인 약화로 족배 굴곡(dorsi-flexion)이 증가하면, 정상 보행에서의 족저굴곡-슬관절 신전 기전(plantarflexion-knee extension couple)이 저하된다. 결과적으로 보행 주기에서 슬관절 굴곡의 지속적인 증가를 보이며, 결국 슬관절 굴곡 변형이 생기게 된다. 이차 변형으로 슬개건 연장으로 인한 슬개골 고위(patella alta)가 발생하게 된다. 웅크림 보행(crouch gait)이 일단 생기면 치료가 상당히 어렵고 예후가 불량하다. 슬괵근, 요근 등 구축된 건연장, 원위 대퇴골 신전 절골술, 슬개건 전진을 필요에 따라 시행하며, 지면 반발형 단 하지 보조기(floor reaction type AFO)를 이용하여 치료한다.

③ 슬관절 강직(stiff knee) 보행

슬괵근과 대퇴직근의 경직성이 같이 나타날 때 발생한다. 유각기에 슬관절의 굴곡이 충분하지 않아, 발들림(foot clearance)의 장애를 초래한다. 흔히 신발의 앞부분이 많이 마모되는 현상을 보인다. 수술 방법으로는 대퇴직근의 원위부를 봉공근이나 박근에 이전하여 대퇴직근의 슬관절 신전 기능을 굴곡 기능으로 변환시키는 대퇴직근 이전술(rectus femoris transfer)이 있다.[61] 적응증으로는 Ely 검사 양성,[62] 슬관절 굴곡 범위가 정상의 80% 이하, 근전도 상 대퇴직근의 유각기 전반에 걸친 근 활성도이다. 슬관절 굴곡 변형은 없어야 하며, 있으면 같이 교정하여야 한다. 이전하는 위치에 대하여는 박근으로의 이전이 봉공근보다 기능 호전에 좋다는 보고가 있다. 저자는 실용적인 이유로 대퇴직근 이전술과 원위 슬괵근 연장술을 함께 시행할 경우에는 박근으로 이전하고, 단독으로 시행할 경우는 봉공근으로 이전한다.

④ 경골의 염전

비장애 소아에서 경골의 염전 변형은 비교적 흔한 편이며, 대부분 성장하면서 좋아진다. 유아기에 흔히 나타나는 경골 내염전은 대부분 생리적 내반슬(physiologic genu varum)과 동반하여 나타나며, 학동기에 이르면 저절로 교정되거나, 일부 남는다 하더라도 기능에는 영향을 주지 않는다. 반면에 뇌성마비 환자에서는 대부분 경골의 외회전이 발생하게 된다. 성장하면서 경골은 대개 외염전이 증가하기 때문에 내염전과는 달리 저절로 교정되는 경우가 드물다. 경골의 염전 변형으로 인하여 내족지 보행 또는 외족지 보행은 미용상의 문제뿐만 아니라, 지렛대 기능의 상실(lever arm dysfunction)을 일으킨다. 즉, 과도한 경골 외염전은 입각기에 고관절과 슬관절을 신전시키는 몇몇 근육의 힘을 저하시켜 웅크림 보행(crouch gait)을 유발할 수 있다. 일반적으로 경골의 외염전이 40° 이상일 때 감염 절골술을 고려한다. 염전 부정정렬 증후군의 경우와 같이, 경골의 실제 염전과 보행분석에서의 족부진행각과는 차이가 있을 수 있다. 고관절 염전 변형을 포함한 염전 개요(rotational profile)을 정확히 측정하여, 수술 계획을 세워야 한다. 경골의 염전을 측정하는 방법으로 대퇴-족부각(thigh-foot angle)과 횡과각(transmalleolar angle)이 있으며, 이중 횡과각 측정이 후족부 변형에 영향을 받지 않고, 신뢰도와 타당도가 더 높은 검사법이다.[63] 영상검사로는 2D 및 3D 염전 컴퓨터단층촬영(torsional CT)를 시행할 수 있다.

⑤ 고위 슬개골

웅크림 보행(crouch gait)을 하는 뇌성마비 환자는 슬개건이 길어지고, 고위 슬개골(patella alta)이 발생하여, 슬관절 신전 메커니즘의 문제가 생기고, 이로 인하여 더욱 웅크림 보행을 하게 된다. 따라서, 웅크림 보행을 하면서, 고위 슬개골이 있을 경우 슬개골 전진술을 고려할 수 있다. 또한 고위 슬개골은 대퇴사두근 위약을 초래하며 슬개골 아탈구, 슬개-대퇴 관절 통증, 슬개골 하위극의 견열 골절 등을 일으킬 수 있다. 다만 고위 슬개골은 뇌성마비 환자의 대부분에서 보고되며 이 중 문제가 되는 경우는 7~10%에 불과하기 때문에 고위 슬개골이 있다는 것만으로 모두 수술의 적응증이 되는 것은 아니다.[64,65] 고위 슬개골은 방사선 촬영을 통해 Insall, Koshino 지표를 이용하여 확인 할 수 있다.[66] 골성숙이 끝난 환자는 경골 결절 전진술을 시행할 수 있으며, 미성숙한 환자는 슬개건을 단축하는 수술을 시행한다.

(다) 족근관절 및 족부 변형에 대한 수술

① 첨족 변형

첨족 변형은 하퇴삼두근의 경직 혹은 단축으로 생긴다. 비복근의 단독 경직/구축 혹은 비복근과 가자미근의 동시 경직/구축이 원인이다. 비복근에만 경직/구축이 있는 경우 Silfverskiold 검사가 양성의 소견을 보이며, 비복근만 연장해주는 Strayer 술식을 시행한다. 비복근과 가자미근에 다 같이 구축이 있는 경우에는 아킬레스건 연장술의 적응이 된다. 흔히 사용되는 방법으로 Z-성형식 아킬레스건 연장술, 경피적(percutaneous) 연장술 등이 있다. 수술 후 재발의 방지를 위해 성장기가 끝날 때까지 단하지 보조기 등을 밤에 착용한다(night splint). 건 연장술시 아킬레스건을 과도하게 연장하면, 종골변형(calcaneus deformity)과 웅크림 보행이 생길 수 있으므로 유의하여야 한다. 또한, 심한 첨족 변형에서 아킬레스 건 연장술을 시행하게 되면, 족지 굴곡건의 길이가 짧아져서 갈퀴족지변형(claw toe, chekrein deformity)이 생길 수 있다. 이런 경우는 족지 굴곡건도 동시에 연장을 하여야 한다. 합병증 중 가장 많은 것은 재발이다. 15~35%의 빈도로 나타난다고 보고하고 있으며 기존 변형이 심한 경우 재발 가능성이 높다.[67,68]

② 편평 외반족(planovalgus) 및 내반족(pes varus) 변형

족부의 외반족 변형은 외족지 보행으로 나타나며, 내반족 변형은 내족지 보행으로 나타난다. 그러나 외족지 보행, 내족지 보행의 원인은 족부변형 뿐만 아니라, 대퇴골, 경골의 염전 변형일 수도 있다. 그러므로 족부 변형을 치료하려면, 먼저 대퇴골이나 경골의 염전이 있는지 확인해야 한다. 뇌성마비에서 외반족 변형이 흔하지만, 내반족 변형이 기능상으로 더 문제가 된다.

편평 외반족(planovalgus)은 후족부의 외반(valgus), 중족부의 편평(planus), 전족부의 외전(abduction)의 3차원적인 변형이며, 각 변형은 서로 연관되어 있으나, 경중도는 사람에 따라 다르다. 발목 관절의 관상면에서

외반이 있는 것도 외관상 외반족으로 나타나므로 평편 외반족을 평가할 때 이를 고려해야 한다. 편평 외반족 변형의 중심축이 되는 관절은 거골-주상골 관절이다. 외반족 변형은 단비골근의 경직, 하퇴 삼두근의 경직, 후경골근과 비골근의 근력 불균형 등으로 원인을 설명할 수 있다. 주로 양측마비(diplegia)에서 양측성으로 나타난다.

뇌성마비 환자에서 편평 외반족은 족부 통증 등의 증상 뿐만 아니라, 지렛대 기능 소실로 인하여 보행 기능에도 영향을 줄 수 있다. 보행을 효율적으로 하려면, 하지의 추진력이 지면에 잘 전달되어야 한다. 이를 위하여 족부의 안정성이 필요하며, 족부가 신체의 진행 방향에 평행해야 한다. 편평 외반족의 경우, 입각기 시에 거골-주상골의 잠김이 일어나지 않고 유연하다. 또한 외족비 보행을 하게 되어, 보행 효율이 떨어진다. 양측마비 환자의 편평 외반족은 특발성 편평 외반족[69]과는 달리, 나이가 듦에 따라 호전되지 않는다. 그래서, 경중에 따라 수술적 치료가 필요한 경우가 많다. 수술적 치료는 주로 GMFCS I-III 단계의 양측 마비 환자에서 시행한다. 편마비의 편평 외반족은 호전되는 경우도 있다. 수술적 치료는 변형의 경중과 위치에 따라 아킬레스 건 연장술, 단비골근 연장술, 관절 보존술 혹은 관절 고정술을 조합하여 시행한다. 외반의 원인이 원위 경골인 경우에는 절골술 또는 편측 성장판 유합술(hemiepiphysiodesis)을 시행할 수 있다. 후족부 변형이 심하면 절골술이나 유합술을 고려하게 된다. 관절 보존을 위한 절골술은 종골 연장술[70-72](그림 32-14), 3C 절골술이 있다. 관절을 보존하는 장점이 있으나, 경직성이 심한 환자에서는 저교정이나 재발의 위험이 있어 주로 GMFCS I-II 단계의 환자에서 고려하게 된다.[70] 관절 고정술은 거골-주상골 고정술, 거골하 고정술, 삼중 고정술이 있으며, 주로 GMFCS III-IV 단계의 환자에서 고려한다.

내반족 변형은 편마비 환자에서 호발한다. 주요 원인은 하퇴 삼두근 경직, 후경골근이나 전경골근의 경직이다. 발목 관절의 첨족 변형, 후족부의 내반(varus), 중족부의 요족(cavus), 전족부의 내전(adduction)이 다양한 경중도로 복합하여 나타나는 삼차원 변형이다. 상당한 기능적인 문제가 있어 보존적인 치료는 효과가 없

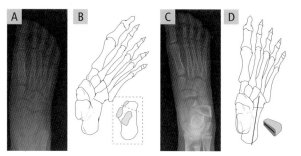

그림 32-14 │ A, B: 편평 외반족 변형과 교정을 위한 C, D: 종골 연장술

어, 평편 외반족의 경우보다 더 수술적인 치료를 고려하게 된다. 수술적인 치료는 원인이 되는 근육의 구축을 줄이고, 근육의 균형을 맞추며, 골 변형을 근위부부터 순차적으로 교정을 하게 된다. 아킬레스 건 연장술, 후경골근 분리 이전술(tibialis posterior split transfer), 전경골근 분리 이전술, 족저근막 유리술, Dwyer 종골 절골술, 제 1중족골/내측 쐐기골 쐐기 절골술, 쐐기골/입방골 이중 절골술 등을 변형의 원인, 위치에 따라서 조합하여 시행한다.[73] 내반족의 경우 대부분 편마비로 GMFCS I-II 단계이다. 따라서 관절을 가능하면 보존하는 방향으로 수술법을 선택하게 된다. 드물게 심한 변형에서 삼중 고정술을 시행하기도 한다.

(라) 지렛대 병(lever arm disease)

모든 관절은 모멘트를 통하여 움직이며, 모멘트는 관절을 이루는 지렛대에 가해지는 힘에 의해 생긴다. 뇌성마비 환자는 골의 변형과 자세의 변화로 지렛대가 제 역할을 못하게 되고 이를 지렛대 기능 저하(lever arm dysfunction)라고 한다. 지렛대 기능 저하로 보행 기능 등에 문제가 생기는 것을 또한 지렛대 병이라 부른다. 지렛대 병은 지렛대가 절대적으로 혹은 상대적으로 단축되거나, 너무 유연하거나, 지렛대 점이 소실되면 나타난다. 내반고, 회전변형, 편평 외반족, 고관절 탈구가 각각의 예이다. 근력이 약한 뇌성마비 환자에게 힘의 향상을 위해 근육에 직접적인 영향을 주는 방법은 없지만, 생리적인 지렛대의 재건은 상대적인 힘 형성을 향상시킬 수 있다.

(2) 뇌성마비 고관절 전위(CP hip displacement) **재건 수술**

뇌성마비 고관절 전위는 흔히 고관절 탈구로 통칭한다. 그러나 고관절 전위는 고관절의 탈구뿐만 아니라, 아탈구, 외반고, 비구이형성, 내전근 구축 등을 모두 의미하는 포괄적인 개념이다. 뇌성마비 고관절 탈구(전위)는 비보행자, 즉 GMFCS IV-V 단계의 환자에서 많이 발생한다. 출생 시에는 탈구가 없다가 환자가 성장하면서 여러 원인들에 의하여 발생하는데, 대략 5~7세경에 발생한다.[74] 그러므로 위험인자를 가진 뇌성마비 환자의 고관절에 대해 지속적인 추적 관찰이 매우 중요하며, 이를 고관절 감시(hip surveillance)라고 한다. 고관절 탈구가 진행하면 지속적인 통증, 고관절 외전 감소에 따른 회음부 청결 문제, 앉을 때의 균형, 척추측만증 등의 문제가 발생한다. 발생 원인과 위험인자는 기능과 형태 측면으로 설명할 수 있다. 기능 측면의 원인은 내전근, 굴곡근의 경직과 고관절 주위 근력의 불균형이다. 이는 GMFCS 단계가 안 좋을수록 고관절 탈구의 가능성이 높아지고 예후가 좋지 않음을 설명한다. 뇌성마비 고관절 탈구의 형태를 보면, 대퇴골의 외반고(coxa valga)와 전염각의 증가, 비구 이형성을 확인할 수 있다.[75] 이는 고관절 주위 근육의 경직과 불균형, 그리고 기립에 의한 체중 부하의 지연 등의 이차 변화로 설명한다. 뇌성마비 경직성은 대부분 양쪽에 모두 영향을 준다. 그러므로 한쪽에 탈구가 있으면, 반대쪽의 탈구 가능성도 높다. 한쪽만 탈구가 된 환자의 경우에도 탈구의 위험인자인 외반고, 전염각 증가는 양쪽 대퇴골이 비슷하다.

수술적 치료의 목적은 환자의 기능에 따라 다르다. GMFCS IV-V 단계 환자에서는 통증의 경감, 외전의 증가, 치료적 기립, 재발의 방지가 목적이다. 상대적으로 적지만 GMFCS I-III 단계 환자의 경우는 파행의 감소, 이차 관절염의 감소 등이 목적이 될 수 있다.

고관절 탈구(전위)의 정도를 표현할 때 전이율(migration percentage)을 이용한다. 고관절 감시 중 전이율이 25% 이상으로 진행하면, 내측 연부조직 유리술(medial soft tissue release)을 고려할 수 있다. 보툴리눔 독소 A 주사 등 비수술적 방법은 효과가 제한적인 것으로 알려져 있다. 전이율이 30% 이상으로 진행하면 고관절 재건 수술(hip reconstructive surgery)을 고려하게 된다. 전이율이 30% 이상이 되더라도 바로 통증이 발생하는 것이 아니므로 응급 수술은 아니나, 고관절 재건 수술은 고관절 전위 발견 이후

1년 이내에 시행하는 것을 권장한다. 통증 등 증상이 있는 전이율 30% 이상의 환자의 경우는 가능한 빨리 수술을 시행한다. 고관절 재건 수술은 내측 연부조직 유리술, 개방절 정복술, 대퇴 내반감염 절골술(femoral varus derotation osteotomy), 골반 절골술(pelvic osteotomy)의 조합으로 이루어진다. 또한 일측 탈구의 경우에도 반대쪽의 예방적 수술을 한다. 즉, 양측 수술(bilateral surgery)을 시행한다.

① 내측 연부조직 유리술(medial soft tissue release)
고관절 외전 정도를 확인하며, 장내전근(adductor longus), 단내전근(adductor brevis), 치골근(pectineus), 박근(gracilis)을 포함한 근위 슬괵근을 순차적으로 절개한다. 주로 전이율 30% 이상에서 고관절 재건수술의 한 부분으로 이용하지만, 전이율 25~30%에서 고관절 탈구를 예방하는 목적에서 사용하기도 한다.[76]

② 대퇴골 내반 감염 절골술(femoral varus derotational osteotomy)
외반고는 탈구의 형태적 원인이며, 향후 재발의 위험 인자이기도 하다. GMFCS IV-V 단계에서는 고관절의 안정적 정복과 재발 방지를 위하여 가능한 많이 내반(varization)을 하고,[77] GMFCS I-III 단계에서는 파행을 고려하여 내반을 적절히 한다. 고정 방법으로는 칼날 금속판과 잠김 금속판이 있다.[78,79] 칼날 금속판(blade plate)은 근위 대퇴 절골술에 많이 사용되어 좋은 결과를 보였으나, 골질이 약한 경우에 근위 고정력이 약한 단점이 있다. 잠김 금속판(pediatric locking compressing plate)은 골다공증이 심한 환자에서도 고정력이 우수하나 대퇴골쪽의 병적 골절의 위험이 있을 수 있다.[80]

③ 고관절 관혈적 정복술
전외측 도달법을 이용하여 관혈적 정복술을 시행한다. 정복을 위해 비후된 원인대(ligamentum teres)를 제거하고, 비구 횡인대(transverse acetabular ligament)를 절개한다. 발달성 고관절 이형성증과는 달리, 역전 비구순(inverted labrum)이 관찰되지 않는다.

④ Dega 골반 절골술
뇌성 마비 환자의 비구 결손은 전이율이 증가함에 따라 후방 결손에서 전반적인 결손으로 그 범위가 증가한다.[81] 또한 GMFCS 단계가 안 좋을수록 결손이 증가한다.[82] 비구의 상태를 정확하게 파악하기 위하여는 3차원 전산화 단층촬영(3D-CT)이 도움이 된다(그림 32-15).[81-84]

비구 결손이 심하면, Dega 절골술(그림 32-16) 등 비구 성형술을 추천한다. Dega 절골술의 경우 전상방, 후상방의 결손을 충분히 피복하고 비구의 모양을 정복에 용이하게 변화시켜 뇌성마비 환자의 고관절 탈구(전위)에 적합한 술식으로 알려져 있다.[83]

고관절 재건술 중에 고관절의 관혈적 정복술 및 대퇴골 내반 감염 절골술 후 비구의 피복이 충분하지 않을 경우 시행하며, 관혈적 정복술 시 사용하였던 피부 절개를 이용한다. 절골 부위에는 적당한 크기의 동종골을 이식하고, 내고정은 특별히 하지 않는다. 수술 후 양측에 단하지 석고 부목을 적용하고, 고관절의 외전, 내회전을 유지한 상태에서 지지대(bar)를 이용하여 6주간 고정한다.

⑤ 구제술(salvage operation)
대부분의 경우 정복을 원칙으로 고관절 재건술을 시행하나, 환자의 상황에 따라 치료 방침은 달라질 수 있다. 성인이 되어 대퇴 골두에 심한 변형이 있는 경우에는 구제술(salvage operation)로서 근위 대퇴골 절제술, 대퇴 골두 절제 및 전자하 외반 절골술, 또는 인공 관절전치환술(total hip arthroplasty) 등을 고려할 수도 있다.

⑥ 예방적 대퇴골 내반 감염 절골술(prophylactic femoral varus derotation osteotomy)
편측의 고관절 탈구에 대하여 수술을 시행하는 뇌성마비 환자의 44%가 성숙 전에 반대쪽 고관절의 탈구에 대하여 수술적 치료를 필요로 한다.[85] 따라서 뇌성마비 환자에 대하여 탈구가 없는 반대쪽 고관절의 예방적 수술의 필요성이 대두되었다. 예방적 수술은 비교적 간단하지만 수술로 인한 합병증이 생길 수 있다. 예방적 수술을 시행하지 않고 관찰하는 것은 불필요한 수술 및 이로 인한 합병증을 피할 수 있는 장점이 있지만, 추후 반대쪽 고관절의 탈구가 발생하면 광범위한 수술을 요한다는 단점이 있다. 결정 분석(decision analysis)에 의하

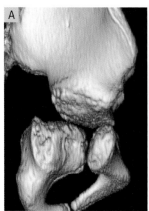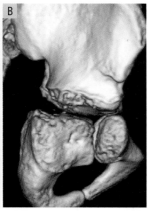

그림 32-15 | 뇌성마비 환자의 비구 모습으로
A: 수술전에 주로 후방결손을 보인다. B: Dega 절골술 후 비구의 피복이
호전됨을 볼 수 있다.

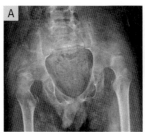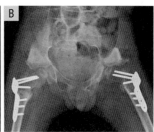

그림 32-16 | 양측 고관절 탈구 환자에 대해 내전근 유리술, 고관절
관혈적 정복술 및 Dega 절골술, 대퇴골 내반 절골술을 시행한 수술
전 후 단순방사선사진
A: 양측 고관절 탈구 및 비구 이형성, 외반고가 관찰된다.
B: 양측 고관절이 정복되었으며 비구의 피복 및 대퇴골두의 비구내 유치
가 충분해졌다.

면 반대쪽에 대한 예방적 대퇴골 내반 감염 절골술을
시행하는 것이 더 우수한 결과를 보인다.[86]

(3) 상지에 대한 수술

뇌성마비 환자의 수술적 치료는 주로 하지의 변형 교정 및
보행 능력 향상에 초점을 두고 있으나 환자의 삶의 질 측
면에서 보았을 때 상지의 기능 또한 중요하다. 상지 수술
에 있어 그 목표는 정상적인 기능 회복이 될 수는 없다. 경
직으로 인해 청결에 문제가 있거나, 손의 변형으로 외양
문제가 있는 경우 등 상지 수술은 현실적인 문제에 대한
목표 설정이 필요하다.[87]

① 주관절 굴곡 변형

흔히 나타나는 변형이지만 일반적으로 정도가 심하지
는 않고 수동적 신전 운동에 비교적 잘 반응을 한다. 심
할 경우 청결과 외양에 문제가 있을 수 있다. 수술적 치
료로 주관절 전방 유리술(anterior elbow release)이나 굴
곡-회내근 이동술(flexor-pronator muscle slide)을 시행할
수 있다.[88]

② 전완부 회내전 변형

대부분 전완부 회내전 변형은 수근 관절의 굴곡 변형을
동반한다. 주로 원형 회내근(pronator teres)의 경직 때문
에 발생한다. 수술적 치료로 원형 회내근(pronator teres)

근위 근막 연장술이나 원형 회내근 전위술(pronator re-
routing)을 시행한다.

③ 전완부 회내전 및 수근 관절 굴곡 변형

뇌성마비에서 흔히 보는 변형이다. 수근 관절에서는 굴
곡 및 척측 변위(ulnar deviation)가 관찰된다. 척측 수근
굴근(flexor carpi ulnaris)을 요측 수근 신근(extensor carpi
radialis ; ECR)으로 전이시켜 봉합하는 방법을 많이 사
용한다. 회내전 변형이 주로 문제가 될 때는 장 요측 수
근 신근(extensor carpi radialis longus ; ECRL)으로 전이
하고 수근 관절 굴곡이 주 변형인 경우는 단 요측 수근
신근(extensor carpi radialis brevis ; ECRB)으로 전이한다.
두 변형을 모두 교정할 경우에는 장, 단 요측 수근 신근
으로 모두 전이한다. 또 한 손가락의 신전력을 개선시
키기 위해서는 척측 수근 굴근을 총 수지 신근(extensor
digitorum communis)으로 전이하기도 한다.

④ 수지 굴곡 변형

상지에서 나타나는 가장 흔한 변형으로 대개 수근 관
절 굴곡 변형과 동반된다. 수지의 굴곡 변형에 대하여
는 수지 굴곡근(flexor digitorum superficialis & profundus,
FDS & FDP)의 분할 근막 연장술(fractional aponeurotic
lengthening)이나 표재 굴곡근의 심부 이전술(superficia-
lis to profundus transfer)을 고려할 수 있다.

⑤ 수장부 내 무지(Thumb-in-palm)

흔한 변형 중 하나이며 치료가 어렵다. 무지가 수장부 안에 위치하므로 인지나 중지와의 집게 동작이 불가능하다. 원인이 되는 주된 근육은 장무지굴근(flexor pollicis longus), 단무지굴근(flexor pollicis brevis), 제1 배측골간근(interosseous), 무지내전근(adductor pollicis) 등이다. 치료로 원인근에 대한 유리술(release)과 약한 근력의 강화를 위한 전이술(transfer)을 시행할 수 있다. 유리술로는 제1 배측골간근의 박리와 무지 내전근 건의 절단술 등이 있다. 근력 강화술로는 요측수근굴근을 무지외전근(abductor pollicis) 또는 단무지 신근(extensor pollicis brevis) 건으로 전이할 수 있다. 중수 수지관절이 불안정할 경우, 관절 고정술 등을 시행할 수 있다.

(4) 척추에 대한 수술

뇌성마비 환자의 척추 이환은 상부신경 뉴런(Upper motor neuron)의 병변으로 인해 발생하는 것으로 척추측만증의 세부 분류 상 신경근육성 척추측만증(Neuromuscular scoliosis)에 해당한다. 뇌성마비 환자에서의 측만증은 15~80%로 보고되고 있으며 GMFCS 단계가 높아질수록 척추측만증의 빈도 및 중증도(severity)가 증가하여, GMFCS IV-V 단계의 환자들은 18세가 될 때까지 중등도(moderate)이상의 척추측만증이 발생할 가능성이 50%에 이른다.[89] 뇌성마비 환자에서 발생하는 척추측만증은 특발성 척추측만증과는 달리 어린 나이에서부터 큰 만곡을 갖는 경우가 많다. 보행이 가능한 환자에서는 몸통과 골반경사(pelvic obliquity)의 불균형을 야기하여 기립 자세나 보행 능력에 영향을 미쳐 비효율적인 보행을 하게 된다. 보행이 불가능한 환자에서는 휠체어나 바닥에 앉아있는 자세에 영향을 주며 흉추부의 심한 만곡은 흉곽의 변형으로 심폐기능의 장애를 초래할 수도 있다. 척추측만증의 일차 평가 중 하나는 단순방사선 검사이다. 단순방사선 검사는 기립 촬영(standing position)을 기본으로 한다. 하지만 뇌성마비 환자의 경우 독립적으로 기립을 하지 못해 보조기를 이용하거나 기립 자체가 어려운 경우가 많아 이런 경우에는 앉은 상태에서 전후면 및 측면 촬영을 한다. 요추부 만곡이 40도 미만이거나 환자가 편안하게 스스로 앉을 수 있다면 경과관찰이나 보조기를 착용할 수 있다.[90] 뇌성마비 환자에서의 척추 측만증은 대부분 급격한 진행을 하기 때문에

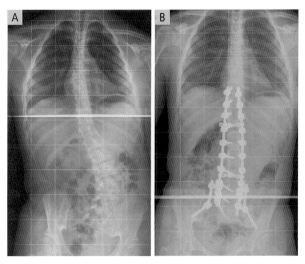

그림 32-17 | 진행성 만곡이 40° 이상인 경우 척추 유합술을 고려할 수 있다.
A: 경직성 사지마비 환자로 L1-S1 Cobb 각 54°인 척추측만증을 보인다.
B: 변형 교정 및 척추경 나사 고정술을 이용한 척추유합술 시행하였다.

수술적 치료를 고려하게 된다. 진행성 만곡이 40° 이상이면서, 특히 앉는 자세를 방해할 정도의 변형이 있을 때 척추 유합술을 고려하지만(그림 32-17), 수술에 따른 합병증이 높은 빈도로 발생하기 때문에 수술을 계획하는데 있어 신중한 접근이 필요하다.

3. 수술 결과 기능 평가

뇌성마비에서 수술적 치료의 결과 평가는 첫째, 정확한 결과 비교를 통한 치료 방법의 최적화를 위해 필요하며 둘째, 의료 재정의 적절한 분배를 위한 기초 자료를 제공하며 셋째, 환자와 보호자에게 보다 정확한 예후에 대한 정보를 주기 위해 필요하다. 뇌성마비에서의 치료의 결과 분석 방법은 이학적 검사, 설문지 등을 통한 기능/삶의 질 평가, 동작 분석을 이용한 평가 등이 있다.[48-50,53,54,56,87,91-95] 일단계 다수준 수술, 고관절 재건 수술, 수부 수술, 척추측만증 수술 등 수술의 목적에 따라 분석 방법은 다를 것이다.

4. 뇌성마비 수술 시 고려 사항

1) 수술 합병증

뇌성마비는 여러 가지 정형외과적 수술을 요하는 만성질환으로 대개 전신상태가 비장애 환자만큼 좋지 못한 경우가 많다. 수술을 받는 뇌성마비 환자는 대개 4~8세 사이의 소아이며, GMFCS I-II 단계의 비교적 좋은 기능을 보이는 환자들도 최대 산소 소비량(VO2 peak level)이 정상인의 85% 수준을 보인다.[96] 보통 일단계 다수준 수술은 GMFCS I-III 단계 및 일부 IV 단계 환자가 대상이며, 고관절 재건술은 GMFCS IV-V 단계 환자가 대상이다. 수술 후 욕창, 골절, 사망 등의 합병증이 발생하는 경우는 전신상태가 좋지 않은 GMFCS IV-V 단계의 환자에게서 더 많이 나타나며,[97] 특히 수술 전 위조루술(gastrostomy)이나 기관절개술(tracheostomy)을 시행한 경우 수술 후 합병증 발생률이 5배 이상 증가한다.[98] 수술 후 사망에 이르는 경우도 종종 보고되고 있어 뇌성마비 환자는 수술 시 각별한 주의가 필요하다.

2) 골다공증

뇌성마비는 체중 부하 감소, 항경련제 등 여러가지 원인으로 인하여, 골다공증을 동반한다.[99] 그러므로 수술 중이나 수술 후 재활 시 골다공증성 골절이 생길 수 있으며, 특히 GMFCS IV-V 단계 환자에서 문제가 된다.[100]

참고문헌

1. Morris C. Definition and classification of cerebral palsy: a historical perspective. Dev Med Child Neurol Suppl. 2007; 109: 3-7.
2. Bax MC. Terminology and Classification of Cerebral Palsy. Dev Med Child Neurol. 1964; 6: 295-7.
3. Mutch L, Alberman E, Hagberg B, Kodama K, Perat MV. Cerebral palsy epidemiology: where are we now and where are we going? Dev Med Child Neurol. 1992; 34(6): 547-51.
4. Bax M, Goldstein M, Rosenbaum P, Leviton A, Paneth N, Dan B, et al. Proposed definition and classification of cerebral palsy, April 2005. Dev Med Child Neurol. 2005; 47(8): 571-6.
5. Han T, Bang M, Lim J, Yoon B, Kim I. Risk factors of cerebral palsy in preterm infants. Am J Phys Med Rehabil. 2002; 81(4): 297-303.
6. Riikonen R, Raumavirta S, Sinivuori E, Seppala T. Changing pattern of cerebral palsy in the southwest region of Finland. Acta Paediatr Scand. 1989; 78(4): 581-7.
7. Stanley FJ. Survival and cerebral palsy in low birthweight infants: implications for perinatal care. Paediatr Perinat Epidemiol. 1992; 6(2): 298-310.
8. Hoffer MM, Feiwell E, Perry R, Perry J, Bonnett C. Functional ambulation in patients with myelomeningocele. J Bone Joint Surg Am. 1973; 55(1): 137-48.
9. 9. Palisano R, Rosenbaum P, Walter S, Russell D, Wood E, Galuppi B. Development and reliability of a system to classify gross motor function in children with cerebral palsy. Dev Med Child Neurol. 1997; 39(4): 214-23.
10. Liaw SB, Shen EY, Hsu CH, Hong HY, Kao HA, Ho MY, et al. Periventricular leukomalacia in infancy: ultrasonic diagnosis and neurological outcome. Zhonghua Min Guo Xiao Er Ke Yi Xue Hui Za Zhi. 1990; 31(5): 288-98.
11. Doran L. Periventricular leukomalacia. Neonatal Netw. 1992; 11(4): 7-13.
12. Bozynski ME, Nelson MN, Genaze D, Rosati-Skertich C, Matalon TA, Vasan U, et al. Cranial ultrasonography and the prediction of cerebral palsy in infants weighing less than or equal to 1200 grams at birth. Dev Med Child Neurol. 1988; 30(3): 342-8.
13. Jones MW, Morgan E, Shelton JE, Thorogood C. Cerebral palsy: introduction and diagnosis (part I). J Pediatr Health Care. 2007; 21(3): 146-52.
14. Zafeiriou DI, Tsikoulas IG, Kremenopoulos GM, Kontopoulos EE. Using postural reactions as a screening test to identify high-risk infants for cerebral palsy: a prospective study. Brain Dev. 1998; 20(5): 307-11.
15. Molnar G, Alexander M. Pediatric Rehabilitation. 3rd ed. Demos Medical Publishing ; 1999.
16. Braddom RL. Physical Medicine and Rehabilitation. 4th ed: Saunders; 2011.
17. Frontera WR. Delisa's Physical Medicine and Rehabilitation: Principles and Practice. 5th ed: Lippincott Williams and Wilkins; 2011.
18. Miller F. Cerebral Palsy: Springer-Verlag New York Inc.; 2005.
19. Miller F, Bsachrach SJ. Complete Guide for Caregiving. 2nd ed: The Johns Hopkins University Press; 2006.
20. Novak I, Mcintyre S, Morgan C, Campbell L, Dark L, Morton N, et al. A systematic review of interventions for children with cerebral palsy: state of the evidence. Dev Med Child Neurol. 2013; 55(10): 885-910.
21. Legendre V, Burtner PA, Martinez KL, Crowe TK. The evolving practice of developmental care in the neonatal unit: a systematic review. Phys Occup Ther Pediatr. 2011; 31(3): 315-38.
22. Anttila H, Autti-Ramo I, Suoranta J, Makela M, Malmivaara A. Effectiveness of physical therapy interventions for children with cerebral palsy: a systematic review. BMC Pediatr. 2008; 8: 14.
23. 정진엽, 왕규창, 방문석, 이제희, 박문석 외. 뇌성마비: 군자출판사; 2013.
24. Piper MC, Kunos VI, Willis DM, Mazer BL, Ramsay M, Silver KM. Early physical therapy effects on the high-risk infant: a randomized controlled trial. Pediatrics. 1986; 78(2): 216-24.
25. Trahan J, Malouin F. Intermittent intensive physiotherapy in children with cerebral palsy: a pilot study. Dev Med Child Neurol. 2002; 44(4): 233-9.
26. Martin L, Baker R, Harvey A. A systematic review of common physiotherapy interventions in school-aged children with cerebral palsy. Phys Occup Ther Pediatr. 2010; 30(4): 294-312.

27. The Bobath Centre. What is the Bobath Concept?. 〈http://www.bobath.org.uk〉.

28. Butler C, Darrah J. Effects of neurodevelopmental treatment (NDT) for cerebral palsy: an AACPDM evidence report. Dev Med Child Neurol. 2001; 43(11): 778-90.

29. Franki I, Desloovere K, De Cat J, Feys H, Molenaers G, Calders P, et al. The evidence-base for conceptual approaches and additional therapies targeting lower limb function in children with cerebral palsy: a systematic review using the ICF as a framework. J Rehabil Med. 2012; 44(5): 396-405.

30. Kanda T, Pidcock FS, Hayakawa K, Yamori Y, Shikata Y. Motor outcome differences between two groups of children with spastic diplegia who received different intensities of early onset physiotherapy followed for 5 years. Brain Dev. 2004; 26(2): 118-26.

31. Miller F. Physical Therapy of Cerebral Palsy: Springer-Verlag .; 2007.

32. Damiano DL, Vaughan CL, Abel MF. Muscle response to heavy resistance exercise in children with spastic cerebral palsy. Dev Med Child Neurol. 1995; 37(8): 731-9.

33. Damiano DL, Kelly LE, Vaughn CL. Effects of quadriceps femoris muscle strengthening on crouch gait in children with spastic diplegia. Phys Ther. 1995; 75(8): 658-67; discussion 68-71.

34. Damiano DL, DeJong SL. A systematic review of the effectiveness of treadmill training and body weight support in pediatric rehabilitation. J Neurol Phys Ther. 2009; 33(1): 27-44.

35. Mutlu A, Krosschell K, Spira DG. Treadmill training with partial body-weight support in children with cerebral palsy: a systematic review. Dev Med Child Neurol. 2009; 51(4): 268-75.

36. Willoughby KL, Dodd KJ, Shields N. A systematic review of the effectiveness of treadmill training for children with cerebral palsy. Disabil Rehabil. 2009; 31(24): 1971-9. 37.

37.

38. Kang BS, Bang MS, Jung SH. Effects of botulinum toxin A therapy with electrical stimulation on spastic calf muscles in children with cerebral palsy. Am J Phys Med Rehabil. 2007; 86(11): 901-6.

39. Johnston TE, Wainwright SF. Cycling with functional electrical stimulation in an adult with spastic diplegic cerebral palsy. Phys Ther. 2011; 91(6): 970-82.

40. Cooper D. "A special kind of magic": changes in family dynamics arising from parent participation in a conductive education program for children with cerebral palsy. Community Health Stud. 1986; 10(3): 294-306. 서식 있음: 글꼴 색: 빨강, 강조서식 있음: 글꼴 색: 빨강

41. Huang HH, Fetters L, Hale J, McBride A. Bound for success: a systematic review of constraint-induced movement therapy in children with cerebral palsy supports improved arm and hand use. Phys Ther. 2009; 89(11): 1126-41.

42. 대한소아재활발달의학회. 소아재활의학. 2nd ed. 군자출판사; 2013.

43. Simpson DM. Clinical trials of botulinum toxin in the treatment of spasticity. Muscle Nerve Suppl. 1997; 6: S169-75.

44. Dobkin BH, Landau WM, Sahrmann S, Thomas Thach W, Simpson DM, Gracies JM, et al. Assessment: botulinum neurotoxin for the treatment of spasticity (an evidence-based review). Neurology. 2009; 73(9): 736; author reply 7-8.

45. Richman DA. Therapeutic use of botulinum toxin type A in cerebral palsy. Botulinum-toxin therapy shows promising future. Rehab Manag. 1997; 10(1): 59-61.

46. Koman LA, Paterson Smith B, Balkrishnan R. Spasticity associated with cerebral palsy in children: guidelines for the use of botulinum A toxin. Paediatr Drugs. 2003; 5(1): 11-23.

47. Park MS, Kim SJ, Chung CY, Kwon DG, Choi IH, Lee KM. Prevalence and lifetime healthcare cost of cerebral palsy in South Korea. Health Policy. 2011 May;100(2-3):234-8. Epub 2010/10/19.

48. Park MS, Chung CY, Lee KM, Lee SH, Choi IH, Cho TJ, et al. Issues of concern before single event multilevel surgery in patients with cerebral palsy. J Pediatr Orthop. 2010 Jul-Aug;30(5):489-95. Epub 2010/06/25.

49. Park MS, Chung CY, Lee SH, Choi IH, Cho TJ, Yoo WJ, et al. Issues of concern after a single-event multilevel surgery in ambulatory children with cerebral palsy. J Pediatr Orthop. 2009 Oct-Nov;29(7):765-70. Epub 2010/01/28.

50. Lee KM, Chung CY, Park MS, Lee SH, Choi IH, Cho TJ, et al. Level of improvement determined by PODCI is related to parental satisfaction after single-event multilevel surgery in children with cerebral palsy. J Pediatr Orthop. 2010 Jun;30(4):396-402. Epub 2010/05/27.

51. Lee SH, Chung CY, Park MS, Choi IH, Cho TJ, Yoo WJ, et al. Parental satisfaction after single-event multilevel surgery in ambulatory children with cerebral palsy. J Pediatr Orthop. 2009 Jun;29(4):398-401. Epub 2009/05/23.

52. El Hage S, Rachkidi R, Noun Z, Haidar R, Dagher F, Kharrat K, et al. Is percutaneous adductor tenotomy as effective and safe as the open procedure? J Pediatr Orthop. 2010 Jul-Aug;30(5):485-8. Epub 2010/06/25.

53. Choi SJ, Chung CY, Lee KM, Kwon DG, Lee SH, Park MS. Validity of gait parameters for hip flexor contracture in patients with cerebral palsy. J Neuroeng Rehabil. 2011 Jan 23;8:4. Epub 2011/01/25.

54. Lee KM, Chung CY, Kwon DG, Han HS, Choi IH, Park MS. Reliability of physical examination in the measurement of hip flexion contracture and correlation with gait parameters in cerebral palsy. J Bone Joint Surg Am. 2011 Jan 19;93(2):150-8. Epub 2011/01/21.

55. Chung CY, Lee KM, Park MS, Lee SH, Choi IH, Cho TJ. Validity and reliability of measuring femoral anteversion and neck-shaft angle in patients with cerebral palsy. J Bone Joint Surg Am. 2010 May;92(5):1195-205. Epub 2010/05/05.

56. Rhie TY, Sung KH, Park MS, Lee KM, Chung CY. Hamstring and psoas length of crouch gait in cerebral palsy: a comparison with induced crouch gait in age- and sex-matched controls. J Neuroeng Rehabil. 2013 Jan 30;10:10. Epub 2013/02/01.

57. Park MS, Chung CY, Lee SH, Choi IH, Cho TJ, Yoo WJ, et al. Effects of distal hamstring lengthening on sagittal motion in patients with diplegia: hamstring length and its clinical use. Gait Posture. 2009 Nov;30(4):487-91. Epub 2009/08/12.

58. 58. Sung KH, Chung CY, Lee KM, Akhmedov B, Lee SY, Choi IH, et al. Long term outcome of single event multilevel surgery in spastic diplegia with flexed knee gait. Gait Posture. 2013 Apr;37(4):536-41. Epub 2012/10/09.

59. Sung KH, Lee J, Chung CY, Lee KM, Cho BC, Moon SJ, et al. Factors influencing outcomes after medial hamstring lengthening with semitendinosus transfer in patients with cerebral palsy. J Neuroeng Rehabil. 2017 Aug 14;14(1):83. Epub 2017/08/16.

60. DeLuca PA, Ounpuu S, Davis RB, Walsh JH. Effect of hamstring and psoas lengthening on pelvic tilt in patients with spastic diplegic cerebral palsy. J Pediatr Orthop. 1998 Nov-Dec;18(6):712-8. Epub 1998/11/20.

61. Lee SY, Kwon SS, Chung CY, Lee KM, Choi Y, Kim TG, et al. Rectus femoris transfer in cerebral palsy patients with stiff knee gait. Gait Posture. 2014;40(1):76-81. Epub 2014/03/25.

62. Lee SY, Sung KH, Chung CY, Lee KM, Kwon SS, Kim TG, et al. Reliability and validity of the Duncan-Ely test for assessing rectus femoris spasticity in patients with cerebral palsy. Dev Med Child Neurol. 2015 Oct;57(10):963-8. Epub 2015/04/08.

63. Lee SH, Chung CY, Park MS, Choi IH, Cho TJ. Tibial torsion in cere-

bral palsy: validity and reliability of measurement. Clin Orthop Relat Res. 2009 Aug;467(8):2098-104. Epub 2009/01/23.

64. Choi Y, Lee SH, Chung CY, Park MS, Lee KM, Sung KH, et al. Anterior knee pain in patients with cerebral palsy. Clin Orthop Surg. 2014 Dec;6(4):426-31. Epub 2014/12/02.

65. Topoleski TA, Kurtz CA, Grogan DP. Radiographic abnormalities and clinical symptoms associated with patella alta in ambulatory children with cerebral palsy. J Pediatr Orthop. 2000 Sep-Oct;20(5):636-9. Epub 2000/09/29.

66. Park MS, Chung CY, Lee KM, Lee SH, Choi IH. Which is the best method to determine the patellar height in children and adolescents? Clin Orthop Relat Res. 2010 May;468(5):1344-51. Epub 2009/07/25.

67. Chung CY, Sung KH, Lee KM, Lee SY, Choi IH, Cho TJ, et al. Recurrence of equinus foot deformity after tendo-achilles lengthening in patients with cerebral palsy. J Pediatr Orthop. 2015 Jun;35(4):419-25. Epub 2014/07/31.

68. Rattey TE, Leahey L, Hyndman J, Brown DC, Gross M. Recurrence after Achilles tendon lengthening in cerebral palsy. J Pediatr Orthop. 1993 Mar-Apr;13(2):184-7. Epub 1993/03/01.

69. Park MS, Kwon SS, Lee SY, Lee KM, Kim TG, Chung CY. Spontaneous improvement of radiographic indices for idiopathic planovalgus with age. J Bone Joint Surg Am. 2013 Dec 18;95(24):e193(1-8). Epub 2013/12/20.

70. Cho BC, Lee IH, Chung CY, Sung KH, Lee KM, Kwon SS, et al. Undercorrection of planovalgus deformity after calcaneal lengthening in patients with cerebral palsy. J Pediatr Orthop B. 2017 Feb 01. Epub 2017/02/06.

71. Lee IH, Chung CY, Lee KM, Kwon SS, Moon SY, Jung KJ, et al. Incidence and risk factors of allograft bone failure after calcaneal lengthening. Clin Orthop Relat Res. 2015 May;473(5):1765-74. Epub 2014/11/15.

72. Sung KH, Chung CY, Lee KM, Lee SY, Park MS. Calcaneal lengthening for planovalgus foot deformity in patients with cerebral palsy. Clin Orthop Relat Res. 2013 May;471(5):1682-90. Epub 2012/11/28.

73. Won SH, Kwon SS, Chung CY, Lee KM, Lee IH, Jung KJ, et al. Stepwise surgical approach to equinocavovarus in patients with cerebral palsy. J Pediatr Orthop B. 2016 Mar;25(2):112-8. Epub 2015/11/04.

74. Park JY, Choi Y, Cho BC, Moon SY, Chung CY, Lee KM, et al. Progression of Hip Displacement during Radiographic Surveillance in Patients with Cerebral Palsy. J Korean Med Sci. 2016 Jul;31(7):1143-9. Epub 2016/07/02.

75. Lee KM, Kang JY, Chung CY, Kwon DG, Lee SH, Choi IH, et al. Clinical relevance of valgus deformity of proximal femur in cerebral palsy. J Pediatr Orthop. 2010 Oct-Nov;30(7):720-5. Epub 2010/09/25.

76. Bayusentono S, Choi Y, Chung CY, Kwon SS, Lee KM, Park MS. Recurrence of hip instability after reconstructive surgery in patients with cerebral palsy. J Bone Joint Surg Am. 2014 Sep 17;96(18):1527-34. Epub 2014/09/19.

77. Khouri N, Khalife R, Desailly E, Thevenin-Lemoine C, Damsin JP. Proximal femoral osteotomy in neurologic pediatric hips using the locking compression plate. J Pediatr Orthop. 2010 Dec;30(8):825-31. Epub 2010/11/26.

78. Rutz E, Brunner R. The pediatric LCP hip plate for fixation of proximal femoral osteotomy in cerebral palsy and severe osteoporosis. J Pediatr Orthop. 2010 Oct-Nov;30(7):726-31. Epub 2010/09/25.

79. 79. Chung MK, Kwon SS, Cho BC, Lee GW, Kim J, Moon SJ, et al. Incidence and risk factors of hardware-related complications after proximal femoral osteotomy in children and adolescents. J Pediatr Orthop B. 2017 Mar 08. Epub 2017/03/10.

80. Chung CY, Park MS, Choi IH, Cho TJ, Yoo WJ, Lee KM. Morphomet-

ric analysis of acetabular dysplasia in cerebral palsy. J Bone Joint Surg Br. 2006 Feb;88(2):243-7. Epub 2006/01/26.

81. Chung MK, Zulkarnain A, Lee JB, Cho BC, Chung CY, Lee KM, et al. Functional status and amount of hip displacement independently affect acetabular dysplasia in cerebral palsy. Dev Med Child Neurol. 2017 Jul;59(7):743-9. Epub 2017/04/23.

82. Chung CY, Choi IH, Cho TJ, Yoo WJ, Lee SH, Park MS. Morphometric changes in the acetabulum after Dega osteotomy in patients with cerebral palsy. J Bone Joint Surg Br. 2008 Jan;90(1):88-91. Epub 2007/12/28.

83. Park MS, Chung CY, Lee SH, Cho TJ, Yoo WJ, Choi IH. Two-dimensional computed tomographic measurement of acetabulum--reliability, validity, and limitation. J Pediatr Orthop. 2008 Dec;28(8):812-8. Epub 2008/11/27.

84. Park MS, Chung CY, Lee SH, Cho TJ, Yoo WJ, Choi IH. Two-dimensional computed tomographic measurement of acetabulum--reliability, validity, and limitation. J Pediatr Orthop. 2008 Dec;28(8):812-8. Epub 2008/11/27.

85. Canavese F, Emara K, Sembrano JN, Bialik V, Aiona MD, Sussman MD. Varus derotation osteotomy for the treatment of hip subluxation and dislocation in GMFCS level III to V patients with unilateral hip involvement. Follow-up at skeletal maturity. J Pediatr Orthop. 2010 Jun;30(4):357-64. Epub 2010/05/27.

86. Park MS, Chung CY, Kwon DG, Sung KH, Choi IH, Lee KM. Prophylactic femoral varization osteotomy for contralateral stable hips in non-ambulant individuals with cerebral palsy undergoing hip surgery: decision analysis. Dev Med Child Neurol. 2012 Mar;54(3):231-9. Epub 2012/01/25.

87. Gong HS, Chung CY, Park MS, Shin HI, Chung MS, Baek GH. Functional outcomes after upper extremity surgery for cerebral palsy: comparison of high and low manual ability classification system levels. J Hand Surg Am. 2010 Feb;35(2):277-83 e1-3. Epub 2010/02/10.

88. Gong HS, Cho HE, Chung CY, Park MS, Lee HJ, Baek GH. Early results of anterior elbow release with and without biceps lengthening in patients with cerebral palsy. J Hand Surg Am. 2014 May;39(5):902-9. Epub 2014/03/29.

89. Lee SY, Chung CY, Lee KM, Kwon SS, Cho KJ, Park MS. Annual changes in radiographic indices of the spine in cerebral palsy patients. Eur Spine J. 2016 Mar;25(3):679-86. Epub 2015/01/13.

90. McCarthy JJ, D'Andrea LP, Betz RR, Clements DH. Scoliosis in the child with cerebral palsy. J Am Acad Orthop Surg. 2006 Jun;14(6):367-75. Epub 2006/06/08.

91. 91. Kwon DG, Chung CY, Lee KM, Lee DJ, Lee SC, Choi IH, et al. Transcultural adaptation and validation of the Korean version of the Pediatric Outcomes Data Collection Instrument (PODCI) in children and adolescents. J Pediatr Orthop. 2011 Jan-Feb;31(1):102-6. Epub 2010/12/15.

92. Park MS, Chung CY, Lee KM, Sung KH, Choi IH, Cho TJ, et al. Rasch analysis of the pediatric outcomes data collection instrument in 720 patients with cerebral palsy. J Pediatr Orthop. 2012 Jun;32(4):423-31. Epub 2012/05/16.

93. Park MS, Chung CY, Lee KM, Sung KH, Choi IH, Kim TW. Parenting stress in parents of children with cerebral palsy and its association with physical function. J Pediatr Orthop B. 2012 Sep;21(5):452-6. Epub 2012/06/28.

94. 94. Shin HI, Sung KH, Chung CY, Lee KM, Lee SY, Lee IH, et al. Relationships between Isometric Muscle Strength, Gait Parameters, and Gross Motor Function Measure in Patients with Cerebral Palsy. Yonsei Med J. 2016 Jan;57(1):217-24. Epub 2015/12/04.

95. Sung KH, Kwon SS, Narayanan UG, Chung CY, Lee KM, Lee SY, et

al. Transcultural adaptation and validation of the Korean version of Caregiver Priorities & Child Health Index of Life with Disabilities (CP-CHILD). Disabil Rehabil. 2015;37(7):620-4. Epub 2014/06/26.

96. Verschuren O, Takken T. Aerobic capacity in children and adolescents with cerebral palsy. Res Dev Disabil. 2010 Nov-Dec;31(6):1352-7. Epub 2010/08/03.

97. Lee SY, Sohn HM, Chung CY, Do SH, Lee KM, Kwon SS, et al. Perioperative complications of orthopedic surgery for lower extremity in patients with cerebral palsy. J Korean Med Sci. 2015 Apr;30(4):489-94. Epub 2015/04/02.

98. Stasikelis PJ, Lee DD, Sullivan CM. Complications of osteotomies in severe cerebral palsy. J Pediatr Orthop. 1999 Mar-Apr;19(2):207-10. Epub 1999/03/24.

99. Jung KJ, Kwon SS, Chung CY, Lee KM, Sung KH, Cho BC, et al. Association of Gross Motor Function Classification System Level and School Attendance with Bone Mineral Density in Patients With Cerebral Palsy. J Clin Densitom. 2016 Oct 11. Epub 2016/10/16.

100. Moon SY, Kwon SS, Cho BC, Chung CY, Lee KM, Sung KH, et al. Osteopenic features of the hip joint in patients with cerebral palsy: a hospital-based study. Dev Med Child Neurol. 2016 Nov;58(11):1153-8. Epub 2016/05/05.

CHAPTER 33

소아에게 흔한 근골격계 문제
Musculoskeletal Problems of the Pediatric Patients

| 권범선, 권정이

I. 사경(Torticollis)

1. 사경의 감별 진단

사경은 신생아에서 만곡족(club foot)과 선천성 고관절 이형성증(congenital hip dysplasia) 다음으로 세 번째로 가장 흔한 근골격계 이상이다. 사경은 그 원인에 따라 선천성 사경과 후천성 사경, 혹은 비발작성 사경과 발작성 사경으로 나눌 수 있으며, 선천성 사경의 원인 중 가장 흔한 것은 선천성 근성 사경이다(표 33-1).[1,2]

클리펠-페일 증후군(Klippel-Feil syndrome)은 선천성 원인의 골성 사경 중 하나로 짧은 목, 낮은 후방 모발선, 심한 경부 운동 제한을 삼주징으로 하면서 경추 유합이 있는 환자들을 지칭하였으나, 최근에는 경추가 유합되어 있는 모든 환자들을 이 병명의 범주 내에 포함시키기도 한다(그림 33-1). 클리펠-페일 증후군의 약 20%에서 사경을 동반하며, 그 밖에 척추측만증, 비뇨기계 이상, 선천심장병, 신경학적 이상 증상이 종종 동반된다. 환축추 회전 아탈구(atlantoaxial rotatory subluxation)는 특별한 이유 없이 저절로 생기기도 하며, 사소한 손상나 상기도 감염 후에 발생하기도 하는데, 통증과 근육 경축을 유발하며 사경을 동반한다.[3] 감염 후 인대의 이완에 의한 환축추 회전 아탈구가 발생하는 경우를 Grisel 증후군(Grisel syndrome)이라고 하는데, 감염이 호전되면 사경도 호전된다. Sandifer 증후군은 위식도역류에 의해 체간 및 경부의 자세 이상을 보

표 33-1 | 사경의 감별 진단

비발작성(Nonparoxysmal)	발작성(Paroxysmal)
선천성 근성 사경(Congenital muscular torticollis)	양성 발작성 사경(Benign paroxyxmal torticollis)
골성 사경(Osseous torticollis)	경축성(Spasmodic, cervical dystonia)
중추신경계/말초신경계 사경: 뇌병증, 종양, 척수공동증, 상완신경총 손상 등 (Central nervous system/peripheral nervous system torticollis)	Sandifer 증후군(Sandifer syndrome)
안구성 사경(Ocular torticollis)	약제유발성 사경(Drug induced torticollis)
비근성, 연부조직 사경: 감염(Nonmuscular, soft tissue torticollis)	뇌압 상승에 의한 사경(Torticollis from increased intracranial pressure)
	전환 장애에 의한 사경(Torticollis as a conversion disorder)

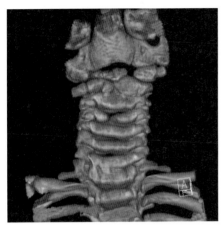

그림 33-1 | 일측성 후두환추 결합, 환축추 부분 유합, 제6~7 경추의 부분 유합을 보이는 클리펠-페일 증후군 환아의 삼차원 컴퓨터단층촬영 소견

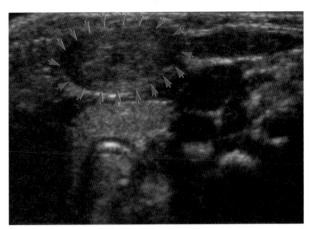

그림 33-2 | 흉쇄유돌근 종양의 초음파 소견
비교적 경계가 뚜렷하고 균등한 반향성 비낭성 근육내 종괴가 관찰된다.

이는 질환으로, 자주 토하는 영유아에서 경부에 종괴가 만져지지 않으면서 발작성 사경을 보이는 경우 의심해 보아야 한다. 종종 소아에서 간헐적으로 사경을 보이는 경우가 있는데 이를 양성 발작성 사경이라고 하며 양호한 예후를 보인다. 사시는 목에 종괴가 만져지지 않는 사경을 주소로 내원한 영유아 및 소아들에서 사경을 유발하는 가장 흔한 원인으로 소아 안과 전문의의 협진을 의뢰하는 것이 좋다.

2. 선천성 근성 사경

1) 원인
선천성 근성 사경의 원인은 명확히 밝혀지지 않고 있으며 허혈, 분만손상, 자궁내 자세 이상 등의 가설이 제시된다. 허혈에 의한 가설은 목에 있는 연부조직이 분만 중 국소적으로 압박을 받아 허혈 상태가 되거나 또는 분만 중 순간적으로 근육에 오는 정맥혈이 갑자기 혈관 내에서 응고되어 흉쇄유돌근(sternocleidomastoid muscle)에 종괴를 형성하여 근섬유의 변성을 일으켜 구축이 생긴다는 것이다. 분만 손상에 의한 가설은 분만 중 외상을 받아 근육내 혈종이 형성되고 근육내 섬유조직이 형성되는 것이다. 선천성 근육성 사경은 종종 만곡족과 선천성 고관절 이형성증(7~20%) 등과 같은 다른 선천성 근골격계 이상과 동반되는데 이는 자궁내 자세 이상의 기전을 지지한다.[4] 선천성 근성 사경 환아들에서 역아위와 두상비대칭이 많이 동반되는데 이 또한 자궁내 자세 이상을 시사하는 소견이다.

2) 임상 양상
선천성 근성 사경의 분류는 정해져 있지 않지만 임상 양상에 따라 3개의 type, 흉쇄유돌근 종양(sternomastoid tumor), 근성 사경(muscular torticollis), 위치성 사경(positional torticollis)으로 분류할 수 있다. 흉쇄유돌근 종양은 흉쇄유돌근 내 만져지는 종괴가 있으며 단순방사선 검사상 정상이다. 근성 사경은 흉쇄유돌근이 뻣뻣하나 만져지는 종괴는 없고, 단순 방사선 검사상 정상이다. 위치성 사경은 흉쇄유돌근의 뻣뻣함이나 종괴는 없으며 단순 방사선 검사도 정상으로, 양성 발작성 사경, 경부 근육 또는 횡인대의 선천성 무형성 또는 다른 경부 근육의 구축에 의해 발생할 수 있다.[4]

선천성 근성 사경 중 가장 전형적인 양상은 영아의 흉쇄유돌근 종양으로 경부섬유종 또는 영아의 가성종양(pseudotumor)이라고도 하며, 만지면 단단하고 압통은 없으며, 대개는 생후 2~4주에 보호자가 목욕을 시키다가 우연히 발견하는 경우가 많고, 보통 2~8개월 내에 소실된다. 머리는 환측으로 기울어지고 턱은 반대편 어깨쪽으로 향하게 되는데, 목을 환측으로 돌리거나 반대편으로 측굴시킬 때 심한 운동 제한이 일어난다. 이환된 쪽의 안면 구조물이 평평하게 되고 눈, 귀, 입이 아래쪽으로 이동되며, 반대쪽의 후방 후두부가 평평해지고 전두부와 귀가 전방으로 이동되는 두개안면 변형이 발행할 수 있다. 골격계의 성장 가능성이 있고 변형시키는 힘이 교정된다면 안면 비대칭은 개선될 수 있다.

3) 진단

흉쇄유돌근 종괴를 가진 선천성 근성 사경은 통상 병력과 신체 검진으로 쉽게 진단되지만, 그렇지 않은 경우에는 종종 감별 진단에 어려움이 있다. 병력청취, 경추 단순방사선 검사 초음파 검사, 안과 검진, 신경학적 평가 등이 필요하며, 통증의 동반 여부를 확인하여야 한다. 경추의 방사선 사진을 촬영하여 추체의 선천성 기형 즉, 반척추, 편측 환추 후두유합증 및 클리펠-페일 증후군 등의 감별을 요한다. 초음파 상 비교적 경계가 뚜렷하고 균등한 반향성 비낭성 근육내 종괴가 관찰되면 선천성 근성 사경으로 확진할 수 있다(그림 33-2). 초음파 검사는 비침습적으로 영아에서 쉽게 적용이 가능하여 임상에서 널리 사용되고 있는데, 종괴의 크기, 위치, echogenicity를 측정 가능할 뿐 아니라, 최근 Sonoelastography 기법으로 근육의 스트레인을 측정하여 예후를 예측하는데 이용되고 있다.[5] 후두개 종양에 의한 사경을 감별하기 위한 경우에 한하여 뇌자기공명 영상이 고려되기도 하지만, 순수한 선천성근성사경에서는 뇌자기공명영상을 촬영할 필요가 없다.[2]

4) 치료

치료는 가능한 빨리 시작하는 것이 바람직하며, 대부분의 환아들에서 비수술적 치료로써 좋은 결과를 얻을 수 있다. 치료의 목표는 완전한 경부 가동성의 확보(5° 미만의 차이), 두개안면 변형의 예방 또는 교정, 정상 발달과정을 유지하는 것이다. 2013년 미국물리치료사협회에서는 'Physical therapy management of CMT: an evidence-based clinical practice guideline'[6]을 발간하였다. 이 임상진료지침에 따르면 선천성 근성 사경의 치료는 경부의 수동적 관절운동, 경부와 몸통의 근력강화, 영아의 대칭적 운동 발달, 환경교정, 부모 보호자 교육 등으로 구성된다. 치료의 빈도는 3개월 미만에서는 주 1~3회, 3개월 이상에서는 주 1회 정도가 권고되고 있다. 이 밖에 보조적 치료로는 microcurrent, myokinetic stretching, kinesiological taping 등

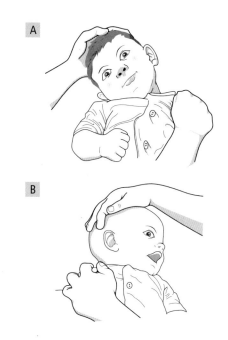

그림 33-3 | 좌측 선천성 근성 사경의 운동법
A: 우측 귀가 우측 어깨에 닿도록 하고, B: 턱은 좌측 어깨에 닿도록 스트레칭한다.

이 있다. 이환된 흉쇄유돌근을 10초간 저강도로 신장하고, 한번에 15~20회 실시하여 하루에 4~6회를 반복한다. 하루 100회 이상을 시행할 경우 치료 효과가 더 좋다.

수동적 신전 운동 방법은 구축된 근육의 반대쪽 귀가 그쪽 어깨에 닿도록 하고, 턱은 이환된 쪽 어깨에 닿도록 하는 것이다(그림 33-3). 이러한 수동적 관절가동운동은 두 사람이 시행하는 것이 좋은데, 주 치료사가 관절가동운동을 시행할 때 다른 치료사(또는 보호자)가 어깨를 지지하여 골반과 평행을 이루도록 하여 보상이 일어나는 것을 막아준다. 이환측 흉쇄유돌근을 최대한 신연시키면서 반대측 흉쇄유돌근을 능동적으로 수축하는 법을 보호자에게 교육한다. 이환된 쪽에 먹을 것과 장난감 등을 두어 이환된 쪽으로 능동적 회전을 촉진 시키고, 이환측 상지의 사용을 촉진시킨다. 또한 깨어있을 때 엎드린 자세로 놀게 하여 경부 신전근을 강화시킨다.[4]

비수술적 치료의 결과는 사경의 원인과 경부운동 감소 정도 및 치료 시작 연령과 관련이 있다. 경부 운동이 30° 이상 제한된 경우, 안면 비대칭이 있거나 검사자에 의해 안면 비대칭이 관찰된 경우 치료성공율은 낮다고 보고되었다. 1세 이전에 치료를 시작하는 경우에 1세 이후에 치

료를 시작한 경우보다 효과가 좋은데, 1세 이전에 치료를 시작한 경우 치료 성공률은 66~99%로 보고 되고 있다.[4] 약 11%에서 재발하는데, 이는 이환된 흉쇄유돌근이 정상 쪽과 같은 속도로 성장하지 못하기 때문이다.

경추 보조기, 네오프렌 소재의 사경 자세 조정 옷(contralateral torticollis postural positioning device, CTPPD)이 처방되고 있으나 효과에 대해서는 아직 확실히 입증된 바는 없다. 최근 사두증(plagiocephaly)과 사경과의 관계들이 보고 되면서 사두증 교정을 위한 교정모 등이 임상에서 사용되고 있다. 보존적 치료에도 불구하고 경부 가동성 제한이 심한 선천성 근성 사경 아동들에서 보툴리눔 독소 주사 치료가 일부에서 시도되고 있으나, 이 역시 관리 임상 연구는 아직 발표되지 않았다.

교정되지 않은 사경은 성장기에 점점 악화될 수 있으며, 근골격계의 변형을 초래한다. 1세 이후에는 비수술적 치료로 더 이상 효과를 기대할 수 없으므로, 치료 6~12개월 후에도 상당한 변형(통상 15° 이상의 회전 제한 및 기욺)이 남아있으면 수술적 치료를 고려한다.[6] 심한 경우에는 안면 비대칭이 더욱 심해지기 전에 수술을 시행하는 것이 필요하며, 1.5~2세 경에도 시행할 수 있다. 그러나 수술 후 물리치료에 대한 순응도를 고려하면 충분한 순응도를 얻을 수 있는 3~4세까지 지연시키는 것이 유리할 수 있다. 너무 어린 나이에 수술하면 그만큼 재발의 가능성이 높다. 안면 변형에 대한 치료 효과에 대해서는 아직도 논란이 많으나, 12세 이전에 수술을 받을 경우에는 미용상 호전을 기대할 수 있다. 수술 후 수술 부위가 안정되고 통증이 감소하면 수동적 관절가동운동 및 능동적 운동을 시작하며, 두부와 경부의 정렬을 유지하기 위한 보조기의 사용이 필요하다.[3]

II. 척추측만증(Scoliosis)

척추측만증은 척추가 관상면 상에서 측방으로 만곡된 것을 지칭하나 실제로는 단순한 2차원적인 기형이 아니라, 추체 자체의 회전 변형과 시상면 상에서도 정상적인 만곡 상태가 소실되는 3차원적 기형이다. 일반적으로 신체의 기능적 장애는 없으나, 흉추 만곡이 100° 이상인 경우 제

한성 폐질환을 일으킬 수 있다. 변형은 성장과 함께 진행하며 대개 성장이 끝나면 진행이 멈추지만 간혹 심한 측만의 경우 성인이 되어서도 진행할 수 있다. 그러므로 척추측만증의 치료 목표는 변형을 교정하는 것 뿐만이 아니라, 성장 잠재력을 고려하여 변형이 앞으로 진행할 가능성을 평가하고, 진행을 예방함으로써 호흡 곤란 등의 합병증을 예방하는 데 있다. 척추측만증은 흔히 구조적 척추측만증과 기능성 척추측만증으로 나뉘며, 구조적 척추측만증은 1. 특발성 척추측만증(idiopathic scoliosis), 2. 선천성 척추측만증(congenital scoliosis), 3. 신경근육성 척추측만증(neuromuscular scoliosis) 및 4. 기능성 척추측만증(Functional scoliosis)으로 분류된다.[7,8,9] 기능성 척추측만증은 하지부동, 척추주위근의 불균형 등에 의한 척추 이외의 원인으로 만곡이 생긴 경우이다.

1. 특발성 척추측만증

특발성 척추측만증이란 확실한 원인이 밝혀지지 않은 10° 이상의 만곡 각도와 회전이 동반된 척추측만증으로 정의되며, 측만증의 가장 흔한 형태로 전체 측만증의 80% 정도를 차지한다. 특발성 척추측만증은 연령, 만곡각, 첨단의 위치에 따라 분류된다(표 33-2).[8]

국내에서 조 등이 중고등학생 4만 명을 대상으로 한 연구에서 특발성 척추측만증의 발생 빈도는 1.56%로 보고된 바 있다. 특발성 척추측만증은 여아에서 많고, 우측 흉부

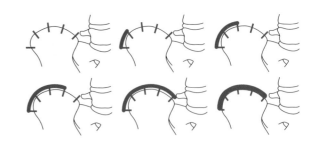

그림 33-4 | Risser 등급

장골능 골단은 외측부터 골화되기 시작하여 내측으로 골화가 진행하며 5기에 완전히 유합된다.

만곡의 형태로서 가장 많이 나타난다.[1,7] 만곡은 (1) 환자의 나이가 어릴수록, (2) 초경 이전, (3) Risser 등급(장골능 골단의 골성숙정도를 나타내는 지표)이 낮을수록(그림 33-4) (4) 남아보다 여아에서(10배) 더 잘 진행한다. 또한 이중 만곡(double curve)이 단일 만곡보다 더 진행을 잘하며, 만곡 각도가 클수록 진행이 빠르다.[7] 병인은 다원적이며, 유전, 자궁내 자세이상, 신경근육이상, 호르몬이상, 척추의 발육이상, 생화학적이상 등이 제시되고 있다.[7,8] 청소년기형 특발성 척추측만증의 진단은 먼저 다른 진단명을 배제한 후 내려진다. 따라서 척추 변형을 일으킨 이차적 원인을 배제하는 것이 중요하다. 심한 통증이나 신경학적 이상 증상은 특발성 척추측만증의 전형적인 양상이 아니며, 만약 통증을 동반한 척추측만증이라면 중증의 척추전방전위증이나 신경섬유종 또는 척추 종양과 같은 다른 원인들을 고려할 필요가 있다.

1)검사

척추측만증 자체의 평가와 함께 변형을 유발할만한 다른 원인이 없는지를 찾기 위한 철저한 신체검사 및 신경학적 검사를 시행해야 한다. 피부에 피부굴, 모반 등의 척추이분증을 시사하는 소견이나, 담갈색 반점(cafe-au-lait spots) 등의 신경섬유종을 시사하는 소견은 없는지 관찰한다. 옷을 완전히 벗긴상태에서 어깨, 견갑골, 유방, 골반 높이 및 옆구리 주름의 비대칭성을 관찰한 후, 제 7경추 극돌기 융기로부터 연추선을 떨어뜨려 봄으로써 연추선이 둔근간 주름(gluteal fold)에서 외측으로 편향되어 있는지를 확인

(plum line test)(그림 33-5)한다. 연추선이 둔근간 주름을 벗어나 한쪽으로 치우쳐 있으면, 대상부전(decompensation) 상태에 있는 것을 의미한다. 전방굴곡검사(Adam's forward bending test, 그림 33-6)는 척추측만증의 선별 검사로 가장 흔히 사용되는 검사이다. 피검자는 양발을 모으고 무릎을 편 상태에서 서서히 허리를 앞으로 90° 전방으로 구부리는데, 이 때 팔로 무릎을 짚으면 안 된다. 검사자는 피검자의 엉덩이 쪽에서 눈높이를 등과 같이하여, 늑골고(rib hump)나 요추 돌출고(lumbar hump)를 관찰한다. 이 때 측만계(scoliometer)를 사용하여 체간 회전 각도를 측정할 수 있다.[1,7,8]

방사선 검사는 측만증을 확인하고 측만증의 원인, 향후 치료나 예후를 측정할 수 있는 기본 검사이다. 방사선 검사는 기립 촬영을 원칙으로 하며, 관상면과 시상면의 변화를 보기위해 후전방 촬영과 측면 촬영을 시행한다. 만곡의 각도는 Cobb 방법(그림 33-7)이 주로 사용되는데, 이는 만곡의 위 끝 척추의 상 골단판과 아래 끝 척추의 하 골단판이 이루는 각을 측정하며, 오차를 줄이기 위해 항상 같은 골단판을 사용하여 측정한다. 측정오차 및 검사의 신뢰도를 고려하여, 5° 이상 증가할 때 진행하였다고 한다. 회전을 동반하는 척추측만증은 치료가 어렵고 폐기능에 영향을 미치므로, 추체의 회전 변형 정도를 측정하여야 한다. 단순 방사선 사진에서 척추경(pedicle)의 위치를 파악하여 회전의 정도를 측정하는 Nash와 Moe의 추체 회전 측정법(그림 33-8)이 널리 사용되고 있다. 만곡을 교정하는 방향으로 몸통을 굴곡시키는 측면 굴곡 촬영(side-bending

표 33-2 | 특발성 척추측만증의 분류

발병시기		만곡각		첨단의 위치		
					첨단	
진단 시 연령(년,개월)		Cobb 각			시작	끝
유아형	0~2, 11	Low	Low	5~15	경추	Disc C6-7
연소기형	3~9, 11		Low to moderate	16~24	경추-흉추	C7	T1
청소년기형	10~17, 11	Moderate	Moderate	25~34	흉추	Disc T1-2	Disc T11-12
성인형	18		Moderate to severe	35~44	흉추-요추	T12	L1
		Severe		45~59	요추	Disc L1-2	-
		Very severe		60 이상			

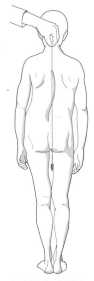

그림 33-5 | 연추선 검사(plum line test)
7번 경추 극돌기 융기로부터 떨어뜨린 연추선이 둔근간 주름(gluteal fold)에서 외측으로 편향되어 있으며, 대상부전(decompensation) 상태이다.

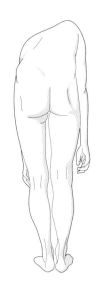

그림 33-6 | 전방굴곡검사

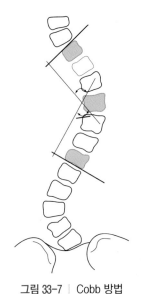

그림 33-7 | Cobb 방법
만곡 내에서 가장 기울어진 추체를 각각 상단 추체(a) 및 하단 추체(b)라고 하고, 만곡의 중심에서 가장 회전 변형이 많이 된 추체를 첨단 추체(c)라고 한다. Cobb 각도는 상단 추체의 상면과 하단 추체의 하면이 이루는 각도이다.

view)을 하여 만곡의 유연성을 검사한다. Lewonowski 등은 11세 이하의 특발성 척추측만증에서 자기공명영상 촬영을 권장하였으며, 그밖에 통증, 빠른 만곡의 진행, 좌측 흉부 만곡과 같은 희귀한 만곡 형태, 신경학적 이상 증상, 배변 및 방광 조절력 소실 등의 증상이 있는 경우 자기공명영상 검사가 필요하다.

2) 치료

특발성 척추측만증의 치료 목표는 만곡의 진행을 막거나 감소시키고, 호흡 장애를 예방(치료)하고, 통증을 예방(치료)하고, 자세 교정을 통해 외모를 호전시키는 데 있다.[8]

성장기 환자에서 $20°+/-5°$ 이하의 유연한 만곡이거나, 성장이 종료된 환자에서 $50°$ 미만의 만곡은 만곡의 진행 여부를 관찰하고 특별한 치료를 하지 않는다. 환아가 성장기에 있을 때는 성장이 끝날 때까지 3~6개월마다 추적 관찰하며, 성장이 종료된 후 $30~40°$ 만곡이 있는 경우 수년마다 추적 관찰한다. 보조기 치료는 유연한 만곡을 가지며, 만곡 각도가 $20~40°$이고, 골격 성장이 1년 이상 남아 있는 진행성 환자에서 효과적이다. 보조기의 목적은 만곡을 복원시키는 것이 아니라 진행을 정지시키는 것이다.

척추측만증에서 가장 먼저 처방되었으며 만곡의 진행을 막아주는 효과가 있는 것으로 알려진 척추보조기는 밀워키 보조기(Milwaukee brace)(그림 33-9)이다. 이 보조기는 경흉요천추 보조기로 후두부와 골반부 사이를 상하로 당기는 신연에 의한 교정력과 만곡의 돌출부를 후측방에서 압박하는 교정력을 동시에 제공한다. 그러나 미적으로 보기 좋지않고, 착용이 힘들기 때문에 이에 따른 정신적 스트레스가 발생할 수 있으며, 그 결과 보조기 착용의 순응도가 낮다는 단점이 있다. 흉요천추 낮은 프로파일(low profile) 척추측만증 보조기(Boston brace, Miami brace, Wilmington brace 등)(그림 33-10)는 미관상 밀워키 보조기보다 좋지만 상부 흉추 만곡에는 효과가 없으며, 하흉부 및 요부 만곡에서만 효과적이다. 보조기는 골격의 성장이 끝날 때까지 하루 18~23시간(최소 18시간) 동안 착용하는 것이 권장되며, 성장이 끝나 착용을 중지할 때에도 서서히 기간을 두고 점차 착용 시간을 줄여가는 것이 좋다. 이러한 경성 보조기들을 착용할 경우 반드시 운동을 병행하여 척추의 유연성을 유지하여야 한다.[8] 최근 탄성 스트랩을 이용하여 근육을 지속적으로 활동시켜 자세를 교정하도록 하는 유연성 동적 보조기(SpineCor brace)(그림 33-11)

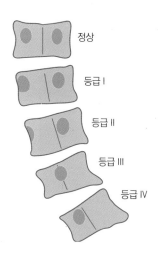

그림 33-8 | Nash와 Moe의 추체 회전 측정법

회전 변형이 없으면 척추경(pedicle) 음영은 추체의 양측에서 같은 거리에 위치한다. 척추경이 척추체의 말단으로부터 멀어지는 경우가 등급 I, 척추경이 추체의 중심선에 있는 경우가 등급 III이며, 그 사이가 등급 II이다. 척추경이 중심선을 완전히 벗어난 경우 등급 IV이다.

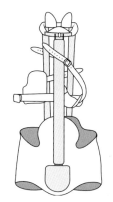

그림 33-9 | 밀워키 보조기

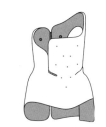

그림 33-10 | 보스턴 보조기

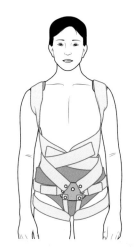

그림 33-11 | SpineCor 보조기

의 효과가 보고 되었다. 현재까지 특발성 척추측만증에서 보조기에 대한 연구들은 매우 부족하여,보조기의 효과, 순응도, 보조기가 삶의 질, 요통, 심리, 외모에 미치는 영향을 일반화하기는 어렵다. 그러나 민감한 시기의 소녀들이 보조기 착용의 주 대상이므로, 심리적 지지가 중요하다.

현재까지 운동 및 물리치료가 만곡을 감소시키거나 진행을 막아 준다는 확실한 증거는 없으나, 유연성(flexibility) 및 근력을 유지하기위해 권장된다. Schroth 운동과 같은 척추측만증 특화 운동들(physiotherapeutic scoliosis-specific exercises)은 신체 정렬에 대한 인지를 증가시키고, 통증을 감소시키며, 호흡 장애에 도움이 되며, 심리적으로도 도움이 된다고 하여 권장되고 있다.[9] 수술이 예정된 환자에서 수술 전 관절가동운동과 근력강화 운동을 시행하고, 호흡운동, 기침하는 법을 가르쳐서 호흡기계 합병증을 최소화하고, 수술 후에는 가능한 빨리 이동 및 보행 훈련을 시행한다. 기능적 전기자극은 이론적으로 만곡의 돌출부를 충분히 자극하여 오목한 부분에 압력을 줄여주는 장점이 있으나, 만곡의 진행을 막아주지는 못하는 것으로 보고 되었다. 성장기 아동에서 40~45° 이상의 만곡이 있는 경우, 적절한 보존적 치료에도 불구하고 만곡이 진행하는 경우, 성

장이 끝난 환자에서 50~60° 이상의 만곡이 있어 진행할 위험성이 높은 경우에 수술을 고려한다

2. 선천성 척추측만증

선천성 척추측만증은 척추의 배아 발생 과정 중 이상으로 척추 성장의 불균형이 발생하는 것으로 형성부전, 분절부전 또는 혼합형으로 분류된다. 특히 분절부전형인 골단띠(unsegmented bar)는 환측으로 척추의 성장을 억제하여 예후가 나쁘다.[1,9] 선천성 척추측만증은 생명을 위협할 수 있는 다른 선천 기형을 동반하는 경우가 많으므로 이에 대한 평가가 중요하다. 흔히 동반되는 기형으로는 요로계 기형(20~33%), 심기형(10~25%), 수막척수류 등의 척주 기형(20%)등이 있다. 빠르게 진행되는 경우에는 척수사슬증(tethered cord), 척수공동증(syringomyelia) 또는 기타 척수강내 이상증을 배제하기 위해 자기공명영상촬영이 필요하다.[1] 선천성 척추측만증 환자의 약 75%에서 만곡이 진행하며, 약 50%에서 치료를 요한다. 선천성 척추측만증의 치료 목표는 진행하는 측만증을 빨리 발견하여 심한 변형

을 막고, 폐성심 등의 합병증을 예방하는데 있다. 선천성 만곡은 유연성이 거의 없어서, 보조기에 의한 교정 효과를 기대하기 어렵다. 보조기는 1) 만곡의 진행을 가능한 늦추어 수술하기 적당한 시기인 9~10세경까지 수술을 연기시키거나, 2) 만곡 상부나 하부에 발생되는 보상 만곡을 조절하기 위한 목적으로 사용될 수 있다. 수술은 가능하면 만곡이 크지 않고 유연성이 있을 때 시행해야 하는데, 최상의 수술 시기를 판단하고 적절한 수술 방법을 선택하는데 많은 임상 경험을 요한다.

3. 신경근성 척추측만증

신경근성 척추측만증은 여러가지 신경 질환 및 근육병에 의해 이차적으로 발생하는 척추측만증을 말한다. 유병률은 진단에 따라 다양하며, 경직성 사지마비 뇌성마비 아동의 70%, 척수성 근위축증 환자의 67%, 두시엔느 근디스트로피(Duchenne muscular dystrophy)(그림 33-12)의 90%, 그리고 10세 미만의 척수손상 환자의 거의 100%에서 동반된다.[1] 신경근성 척추측만증은 대부분 빨리 진행하여 어린 나이에 큰 만곡을 갖게 되는데 종종 긴 C형 만곡을 보이지만, 보상 만곡이 구조화 되면서 S형으로 변할 수 있다. 마비로 인한 지속적인 비대칭성 근육 긴장 및 근육이나 연부조직의 구축 등으로 조기에 만곡이 경직되고, 마비는 진행되어 성장이 끝난 후에도 만곡이 진행된다. 그 결과 체간균형 저하, 상지기능 저하, 일상생활동작 수행능력 저하 및 심폐기능 저하를 초래한다. 척추보조기는 1) 만곡의 진행을 늦추어 수술시기를 최대한 연장하기 위해, 2) 좌위 균형 및 상지 기능 향상을 위해, 자세보조기구를 갖춘 휠체어 등과 함께 종종 처방되지만, 만곡의 진행을 막을 수는 없다. 또한 진행성 근디스트로피 환아들에서 보조기의 사용은 폐기능을 악화시킬 수도 있으므로 주의를 요한다. 부드러운 폼 소재의 보조기가 경성 보조기보다 호흡 기능을 덜 제한하여 선호 된다.[9] 대부분의 상부 운동신경원 질환(뇌성마비 등) 및 하부 운동신경원 질환에서 만곡이 40~50° 이상으로 좌위 균형이 나빠지기 시작하면 수술이 고려된다. 그러나 두시엔느 근디스트로피의 경우 폐기능 저하를 예방하기 위해 수술 시기를 점점 낮추는 추세이며, 12~13세경, FVC>35%, 만곡이 20~30°일 때 조기에 수술

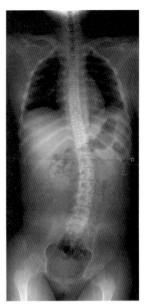

그림 33-12 │ 진행성 근디스트로피 남아(12세)에서 동반된 척추측만증,우측 고관절 아탈구 및 골반 경사

하는 것이 추천되고 있다.[9]

III. 고관절 질환

1. 발달성 고관절 이형성증(Developmental dysplasia of the hip)

1) 원인

신생아 시기에 고관절의 불안정성을 보이는 질환이다. 과거에는 선천성 고관절 탈구라고 하였으나 고관절 불안정성의 정도에 따라 고관절 이형성증, 아탈구 및 탈구의 유형을 보일 수 있다. 이형성된 고관절은 비구와 대퇴골두의 발달이 지연된 상태로서 방사선 검사상 비구의 경사도가 증가되고 대퇴골두의 발육 부전을 보인다(그림 33-13A). 골두가 비구로부터 전위되려는 경향이 발생하고 도수 조작으로 탈구시킬 수 있으며 탈구된 고관절은 스스로 정복된다. 발달성 고관절 이형성증의 정확한 원인은 알려져 있지 않다. 가족 내에서 발생률이 높아서 유전적 소인이 작용할 것으로 생각되고, 동물실험에서 에스트로겐 투여로 고관절 탈구가 유발되어 내분비계의 영향에 의해 발생할 가

능성이 있다. 태내에서 둔위(breech presentation)를 한 신생아에서 흔한 점은 기계적인 소인도 작용할 것으로 생각된다.[11] 사경, 중족골 내반증, 사두증 및 유아기 척추측만증 등 자궁내 압박에 의해서 발생할 수 있는 질환과 동반되어 나타나므로 영유아 진찰 시 유의하여야 한다.

2) 증상

고관절 외전 운동의 제한이 있고, 내측 대퇴부의 피부 주름이 비대칭이며, 대퇴부 길이가 짧은 것이 전형적인 고관절 탈구의 증상이다. 신생아에서는 증상이 명확하지 않고, 정상적으로도 내측 대퇴부 피부 주름이 비대칭인 경우가 있어서 진단에 어려움이 있다. 신생아 시기에 고관절 탈구가 의심되면 Ortolani 검사와 Barlow 검사를 시행한다. Ortolani 검사는 탈구된 고관절을 정복하는 검사법으로 앙와위에서 고관절과 슬관절을 굴곡시키고 한쪽 손으로 골반을 고정하고 다른 한 손으로 대전자부를 밀어 올리면서 외전시키면 '뚝'하고 고관절이 정복되는 느낌을 손으로 촉지 할 수 있다(그림 33-13B). Barlow 검사는 고관절 탈구를 유도하여 고관절의 불안정성을 검사하는 방법으로 앙와위에서 고관절을 90° 굴곡시키고 약간 외전시킨 자세로부터 점차 고관절을 내전시키면서 대퇴부를 외측 방향으로 밀어서 고관절 탈구를 유도한다(그림 33-13C). 이 검사로 탈구된 고관절은 천천히 외전시키면 저절로 정복된다. 신생아 시기는 대퇴골두가 골화되지 않았기 때문에 방사선 검사로는 정확한 대퇴골두의 위치를 알 수 없다. 비구도 연골로 이루어져 있고 탈구로 인한 이차적인 변화도 적은 시기이므로 신생아 시기는 고관절 탈구를 진단하기 위하여 방사선 검사보다는 초음파 검사가 효과적이다. 이차 골화 중심인 대퇴골두는 생후 4~6개월에 나타난다. 탈구된 고관절의 방사선 검사 소견은 비구 경사각이 증가되고, 대퇴골두 골단의 출현이 지연되거나 저형성되고, 대퇴골두 골단이 외상방으로 전위되어 Hilgenreiner 선 상방과 Perkins 선 외측에 위치하게 된다(그림 33-14). 대퇴골 이형성의 경우 Shenton 선이 유지되지만 탈구된 경우 Shenton 선이 파괴되고 비구의 이형성 소견이 관찰된다.

3) 치료

비구의 발달은 영아기에 가장 크기 때문에 고관절을 조기에 정복하면 정상적인 비구의 발달을 유도할 수 있다. 고관절 불안정성을 보이는 신생아에서 치료를 하지 않아도 저절로 좋아진다는 보고도 있으나 자연 치유 여부를 예측할 수 없으므로 반드시 치료하여야 한다. 경미한 고관절 불안정을 보이는 경우 기저귀를 두세 겹으로 두껍게 하여 고관절을 외전시킨 상태로 유지하면서 추적 관찰하는 것도 좋은 방법이다. 6개월 이하의 영아에서는 고관절을 외전 위치로 유도하여 정복을 도와주는 파브릭(Pavlik) 보장구가 가장 효과적이다(그림 33-15). 파브릭 보장구는 고관절의 굴곡과 외전은 허용하면서 신전과 내전을 방지하는 역할을 한다. 뇌성마비, 척수 수막류, 엘러스-단로스 증후군(Ehlers-Danlos syndrome) 또는 Ortolani 징후 음성으로 정복되지 않는 고관절 탈구에서는 사용해서 안 되고, 과도하게 외전 시킬 경우 대퇴골두의 무혈성 괴사가 올 수 있으며 과도하게 굴곡시키면 대퇴신경 마비나 후방 탈구 및 폐쇄공 탈구(obturator dislocation)가 생길 수 있으므로 주의하여야 한다.

생후 6개월이 지나면 대부분 Otolani 징후가 음성으로 도수 정복이 불가능하게 된다. 이 경우 견인요법 후 도수 정복을 시도한다. 견인은 고관절을 30~45° 굴곡시킨 위치

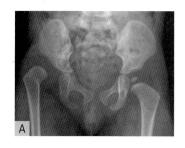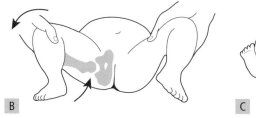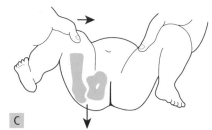

그림 33-13 │ 고관절 이형성증과 신생아기 고관절 탈구 검사
A: 우측 발달성 고관절 이형성증, B: Ortolani 검사, C: Barlow 검사

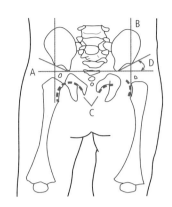

그림 33-14 ｜ 좌측 고관절 탈구의 방사선 소견
A: Hilgenreiner 선, B: Perkins 선, C: Shenton 선, D: 비구지수(acetabular index)

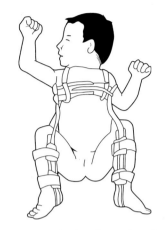

그림 33-15 ｜ 파브릭(Pavlik) 보장구

에서 시행하여야 하고 대퇴골두가 비구 아래로 견인되면 전신마취 후 도수 정복을 시도하고 재탈구되지 않는 범위에서 석고 고정을 한다. 도수 정복이 어려운 경우 침습적 정복을 해야 하고 보행기 이후 시기까지 적절한 치료가 이루어지지 않을 경우 고관절 기능의 완전 회복은 어렵다.

2. 레그-칼베-페르테스 병(Legg-Calve-Perthes disease)

1) 원인

레그-칼베-페르테스 병은 소아에서 특발성으로 발생하는 대퇴골두의 골괴사(osteonecrosis of femoral head)로써 발달과 정상의 대퇴골두에 혈관 공급이 차단되어 무혈성 괴사가 발생한다. 레그-칼베-페르테스 병은 반복된 경색(infarction)으로 골세포가 사멸하고 재생하는 과정을 거치게 되므로, 대퇴골 경부골절이나 외상성 탈구 후 발생하는 단순한 무혈성 괴사와는 달리 지속적인 재생 과정이 있다. 따라서 대퇴골두가 무혈성 괴사기(avascular necrotic stage), 재생기(regenerative stage) 및 잔여기(residual stage)의 진행 과정을 보인다. 4~12세에 발병하는데 대부분 7세 전후로 발생하고, 남아에서 여아보다 4배 정도 호발하며, 20%에서는 양측 모두 발생하지만 동시에 발병하는 경우는 드물다. 10~20%에서 가족력을 보이고, 자궁내 비정상적인 자세와 관련이 있으며, 저체중 출산 및 골성숙 지연과 관련이 있다. 성기나 요로의 이상과 서혜부 탈장 및 사소한 기형을 동반하는 경우가 있다.[10]

2) 증상

파행과 동통 및 고관절 외전과 내회전 제한을 보인다. 대부분의 소아에서 우연하게 시작한 통증의 과거력이 있고 서서히 진행되며 운동시 통증이 있고 쉬면 좋아진다고 한다. 서혜부 통증과 함께 슬관절의 방사통이 있을 수 있으므로 슬관절 통증을 주소로 하는 아동에서 고관절 질환을 의심할 필요가 있다.

고관절 운동 제한이 있는 경우 초기에는 고관절 내전근의 긴장에 의한 외전 제한과 트렌델렌버그(Trendelenburg) 양성 소견이 있을 수 있고, 후기에는 고관절 운동 제한과 함께 양하지 길이 차이가 있을 수 있는데 이는 관절 변형에 의한 경우로 심각한 대퇴골두 허탈(collapse)이 있다는 것을 의미한다.

진단은 방사선 검사로 할 수 있으며 전후면 촬영과 개구리다리자세(frog-leg) 측면 방사선 촬영을 한다. 골주사 검사와 자기공명영상 촬영이 조기 진단에 도움이 된다. 단순 방사선 검사는 병의 진행 단계와 골단의 침범 정도를 알 수 있다. 초기 소견은 대퇴골두가 외측으로 이동하고 골화 중심이 작아지는데 이는 허혈로 인하여 연골내 골화가 일시적으로 정지하기 때문이다. 무혈성 괴사기에는 대퇴골두의 음영이 균일하게 증가하고, 연골하 골음영이 감소하며, 대퇴골두가 편평해진다. 질환 시작 후 6개월 가량 경과하면 대퇴골두의 연골하 골절 소견이 보이는데 동통과 파행이 심해지는 시기이다. 재생기의 특징은 골 음영의 감소와 분절화이다. 대퇴골두의 생존 부분과 괴사 부분의 경계가 명확해지고 골두가 함몰되며 비구의 윤곽이 불분명해 진다. 잔여기가 되면 감소하였던 골 음영 부위가 점차 사라지고 정상적인 해면골로 대치되면서 대퇴골두의 모양이 둥글거나 납작해지고 대고(coxa magna)가 남는다.

3) 치료

초기 치료는 고관절의 통증과 강직을 감소시키는 것을 목표로 한다. 비스테로이드성 소염제를 처방하고 목발을 사용하여 체중을 부하시키지 않도록 한다. 장기적으로는 고관절 변형의 방지와 성장 장애의 교정 및 퇴행성 관절염의 예방을 목표로 한다. 이를 위하여 관절가동범위를 회복시키고 대퇴골두를 비구 내에 잘 유치하여야 한다. 이렇게 하면 재생기와 잔여기에 대퇴골두를 구형으로 만들 수 있다. 임상적으로 통증이 없고 방사선 검사상 대퇴골두가 비구 내에 치유된 소견을 보일 때까지 심한 운동을 제한한다. 보조기를 사용하여 대퇴골두를 비구내 유치할 경우 고관절을 외전 상태로 고정하고 슬관절과 족관절은 움직임을 허용하여 보행이 가능하게 한다.

대부분의 환자가 방사선 소견에 상관없이 통증 없는 고관절 능동 운동이 가능하고 정상적인 운동 기능을 회복한다. 그러나 퇴행성 고관절 질환의 발생률이 매우 높아서 치료받지 않은 경우 50%에서는 성인이 되어 골관절염을 보이고 50세경에는 심한 변형에 이르게 된다. 후유증으로서 관절염의 비율은 비구내에 치유된 골두가 얼마나 원형에 가까운가에 따라 비례한다.

6세 이전에 병이 시작된 경우 예후가 좋고, 9세 이후 병이 시작한 경우 경과가 나쁘다. 대퇴골두 괴사가 50% 미만일 때 예후가 좋고, 대퇴골두 외측 부위가 포함된 경우 예후가 나쁘다.[3]

3. **내반고**(Coxa vara)

1) 원인

대퇴경부의 원발성 연골 결손으로 대퇴골 경간 각(neck shaft angle)이 감소되어 보행 시 트렌델렌버그 양성 증상이 나타나는 질환이다. 선천성 내반고의 경우 태어날 때 뚜렷한 고관절의 내반 기형이 있고 대퇴골이 짧으며 다른 선천성 기형을 동반한다. 반면 발달성인 경우 출생 시 나타나지 않다가 보행을 시작할 때 발견되어 점차 내반 기형이

증가하여 유소년 시기에 대퇴 경부의 피로 골절을 유발하고 조기에 퇴행성 관절염이 생긴다. 내반고는 대퇴골 근위 성장판의 결손에서 기인한다고 알려져 있다. 고관절의 혈액 순환의 이상이나, 대퇴 근위부의 약한 성장판에 가해진 외력에 의해서 성장 장애가 일어난다는 주장도 있다.[10]

2) 증상

임상적으로 고관절 외전과 내회전이 감소되어 있다. 통증은 없고 보행 시 파행을 보이며 쉽게 피로를 느낀다. 내반고가 있는 쪽에 파행이 있고, 양측성인 경우 뒤뚱걸음(waddling gait) 양상을 보인다. 일측성인 경우 이환된 다리가 정상측에 비해 짧다. 방사선 검사 상 대퇴골 경간 각이 120° 이하이며 대퇴골 근위 성장판이 정상보다 수직 방향으로 나타나서 Hilgenreiner 선과 대퇴골 근위 성장판이 이루는 각이 증가한다.

3) 치료

Hilgenreiner 선과 대퇴골 근위 성장판이 이루는 각이 45° 이하이면 자연 교정되는 경우가 많지만 60° 이상되면 변형이 진행 되므로 수술이 필요하다. 45~60°일 경우 선천성인 경우 자연 교정되기도 하지만 발달성인 경우 진행하는 경우가 많아서 수술이 필요하다. 부목 고정이나 보조기 등은 효과가 적어서 3~5세 파행을 주소로 재활의학과를 찾는 아동에게 방사선 검사로 내반고 여부를 확인하는 것이 중요하다. 수술은 근위 대퇴부 외반 절골술을 시행하며 내전근건 절단술을 동시에 한다.

4. **일과성 고관절 윤활막염**(Transient synovitis of the hip)

1) 원인

일과성 고관절 윤활막염은 통증, 파행, 고관절 굴곡구축 및 내외전 장애를 보이는 질환이다. 고관절의 비특이성 염증 질환으로 특별한 치료 없이 저절로 치유된다. 10세 이하의 소아에서 발생하는 고관절 통증의 가장 흔한 원인으로 전체 소아의 3%에서 발생한다. 남아에게 2~3배 흔하고, 대부분 일측성으로 발생하지만 드물게 양측 고관절이 동시에 발병하기도 한다. 세균성 혹은 바이러스성 감염, 외상, 알레르기성 과민 반응 등이 원인으로 제시되고 있으

나 정확한 병인은 알려져 있지 않다.

2) 증상

대표적인 증상은 급작스런 고관절 통증으로 50% 가량에서 상기도 감염 등의 선행병력이 있다. 편측 고관절과 서혜부 통증이 있고, 슬관절로 연관통이 있다. 파행을 보이거나 체중 부하를 하지 않으려 한다. 이환된 하지는 굴곡, 외전 및 외회전 자세를 취하고 있다. 증상은 수주간 지속되며 대부분 4주 이내에 소실되지만 수개월간 지속되는 경우도 있다. 평균 증상 지속 기간은 10일 정도이다. 검사 소견으로 미열이 있고 혈구침강속도(ESR)가 약간 증가되며, 방사선 검사 상 관절강내 삼출액을 보일 수 있지만, 일반적으로 혈액 검사 및 방사선 검사 소견이 정상이다. 일과성 고관절 윤활막염은 다른 질병을 배제하고 나서 진단하게 되므로 세균성 관절염, 연소기 류마티스성 관절염, 레그-칼베-페르테스병, 유골골종 등과 감별하여야 한다. 드물지만 급성 일과성 윤활막염이 있는 동안에 일과성 허혈이 발생될 수 있고 레그-칼베-페르테스병으로 진행한다.

3) 치료

자연 치유되므로 치료는 대증적으로 한다. 기본적으로 휴식과 비스테로이드성 소염제의 투여가 중요하다. 고관절 통증이 완전히 사라지고 파행이 없어질 때까지 체중 부하를 금하고 침상 안정을 취한다. 통증이 소실되고 관절운동이 회복된 후에도 2주 정도 활동을 제한하는 것이 재발 방지를 위해 좋고 과격한 운동은 상당기간 금지하도록 한다. 약 5%에서 재발을 경험하는데 대부분 6개월 이내에 재발한다. 자주 재발하거나 증상이 장기간 계속되면 견인을 시행하기도 하며 이 경우 고관절을 45° 굴곡상태로부터 시작하여 증상이 호전됨에 따라 점차 신전시켜야 한다.

IV. 내반슬(Genu varum) 및 외반슬(Genu valgum)

1. 나이별 슬관절의 정렬 상태

태어났을 때 영아는 10~15°의 내반슬 상태이고, 1세 미만까지 정상적으로 내반슬 정렬을 보인다(varus phase). 이후 점차 다리가 똑바로 되어 18~22개월 때는 내반슬이 교정되어 무릎이 직선 배열을 하게 되고(neutral phase), 2~3세 이후 외반슬로 정렬이 바뀌게 된다(valgus phase). 3~4세에는 과교정 되어 최대 외반슬 상태가 되며, 6~7세까지 외반슬 상태로 있다가 성인이 되면 5~7° 가량의 외반슬 상태가 된다.11 그러나 모든 연령대에서 개인차가 큰 특징이 있다.

2. 내반슬

1) 원인

내반슬은 슬관절이 외측으로 활 모양으로 휘어진 상태로 O형 다리라고 한다. 소아에서 가장 많은 내반슬의 원인은 생리적 내반슬(physiologic genu varum)이다. 3세가 넘어서 생리적 범위를 넘어서는 내반슬이 있으면 다른 원인을 의심해야 한다.

경골 상단부 내측의 성장 장애로 생기는 유아기 경골 내반증(Blount disease), 비타민 D 결핍으로 오는 구루병(rickets), 외상 또는 감염에 의하여 경골과 대퇴골 내측 골단판의 성장이 일찍 멈추는 경우 등이 내반슬을 유발한다. 이 밖에 선천성 기형, 골간단 연골이형성증, 섬유연골 이형성증, 불완전 골형성증 등은 내반슬을 동반한다.

2) 증상

내반슬 환아는 양발을 많이 벌리고 발가락이 내측으로 향하는 내족지 보행(toe-in or pigeon toe gait)을 한다. 내반슬 유무는 환아가 선 상태로 뒤쪽에서 보면 눈으로 쉽게 확인할 수 있다. 내반슬의 심한 정도는 각도계(goniometer)를 이용하여 대퇴골과 경골이 이루는 각도를 측정하거나, 발목에서 내과(medial malleolus)를 서로 밀착시켰을 때 무릎의 간격이 벌어지는 슬관절 과간 거리(intercondylar distance)를 측정하여 알 수 있다. 슬관절 과간 거리가 5 ㎝ 넘는 경우 중증의 내반슬로 방사선 검사 등을 시행하여야 한다. 이 밖에도 3살이 넘도록 생리적 범위를 넘는 내반슬이 지속되는 경우와 내반슬이 일측성인 경우 및 슬관절 통증과 불안정성이 있는 경우 방사선 검사가 필요하다. 방사선 검사로 대퇴-경골 각(tibiofemoral angle), 골간단-골간 각

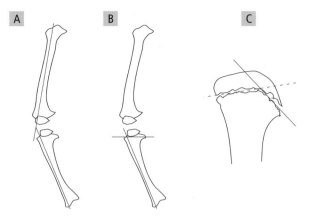

그림 33-16 | 내반슬의 방사선 검사
A: 대퇴-경골 각(tibiofemoral angle), B: 골간단-골간 각(metaphyseal-diaphyseal angle), C: 내측 골단판 경사 각(medial physeal inclination)

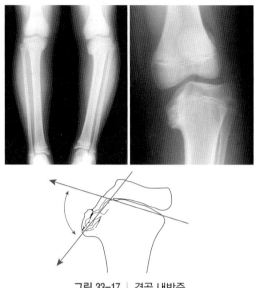

그림 33-17 | 경골 내반증

(metaphyseal-diaphyseal angle), 내측 골단판 경사 각(medial physeal inclination) 등을 측정할 수 있다(그림 33-16).

3) 생리적 내반슬의 관리

정상적인 대퇴-경골 각 형성의 절대적인 기준은 없고 정상 범위의 2 표준편차를 벗어나지 않는 경우 생리적이라고 할 수 있다. 생리적 내반슬은 대퇴-경골 각 형성이 생리적이고, 양측이 대칭적이고, 방사선 검사 상 골단판이 정상이고, 골간단-골간 각이 12° 이하인 경우를 말한다. 생리적 내반슬은 치료 없이 교정되지만, 과도한 생리적 내반슬의 경우 슬관절 과간 거리가 5 ㎝ 미만이면 도수 신전 운동을 하고, 앉을 때 다리 내측이 바닥에 닿게 하는 자세교정(television position)을 하고, 비만아의 경우 체중을 줄이면 좋은 결과를 얻을 수 있다.

3. 유아기 경골 내반증(Infantile tibia vara, Blount disease)

1) 원인

유아기 경골 내반증은 경골 근위 골단 후내측면의 부분적인 성장 장애로서 국소적인 슬관절 내전 변형을 야기한다. 비만아에게 흔하고 조기 보행하는 소아에서 많다. 원인은 정확히 모르지만 경골 골단판이 역학적인 스트레스로 손

상되면서 생리적 내반슬이 유아기 경골 내반증으로 진행하는 것으로 생각된다.

2) 증상

출생 시 뚜렷한 이상이 없는 유아가 보행을 시작한 이후 내 반슬이 진행되고 경골의 내회전 변형이 발생하는 특징이 있다.

3세 이전에 발생하는 유아형(infantile type) 이외에 4~10세 사이에 발생하는 연소형(juvenile type)과 11세 이후에 발생하는 청소년형(adolescent type)도 있으며, 나이가 들면서 편측성이 많아진다. 유아기 경골 내반증은 9~10개월에 많고 3세 이하에서 발생하므로 생리적 내반슬과의 감별이 어렵다. 유아기 경골 내반증은 내반슬과 함께 파행을 보이고 오리걸음을 하며 슬관절과 족관절의 통증을 호소한다. 초기에는 생리적 내반슬과 방사선 검사로 감별이 어렵고, 골주사 검사를 할 경우 내측 근위 경골 골간단에 흡수가 증가된 소견을 관찰할 수 있다. 후기에는 방사선 검사상 경골 근위부 골간단 내측에 새 주둥이 모양의 소돌기 형성(beaking) 및 경골 근위부 골간단 연골의 희박화(rarefaction)가 나타난다(그림 33-17).

3) 치료

자연 치유되기도 하지만 1~3세의 아동에서는 우선적으로

보조기 치료를 시도한다. 장하지 보조기를 사용하여 내반슬을 교정하는데 슬관절 움직임을 제한하는 수직대를 내측에 세우고 가죽대를 이용하여 외반 방향의 힘을 가하면서 족관절의 움직임은 허용하여 정상적인 보행이 가능하도록 한다. 3세 이후에도 지속적인 각 변형이 있고 골간단-골간 각이 30° 이상 지속되는 경우 경골과 비골에서 절단술을 시행한다.

4. 외반슬

1) 원인
슬관절이 과도하게 내측으로 휘어져 있는 변형으로 양측성으로 생기면 X자 형태의 다리가 된다. 외반슬의 가장 많은 원인은 외상으로 인한 골단판의 손상 및 감염이다. 영양 결핍에 의한 구루병이나 연소기 류마티스성 관절염에서는 양측성으로 발생한다.

2) 증상
환아는 걸을 때 양측 무릎이 서로 닿게 되므로(knock knee) 이를 피하기 위해서 다리를 옆으로 많이 벌리고 걷는다. 외반슬에서는 외측 슬굴곡근의 견인으로 대퇴골 원위부와 경골 및 족부가 외회전 하게 된다. 외반슬이 심해지면 대퇴사두근의 작용 기전이 외측으로 이동하여 슬개골이 외측으로 아탈구된다.

3) 치료
3~7세의 소아가 경도의 외반슬을 보일 경우 대부분 생리적인 것으로서 자연 교정되므로 치료할 필요가 없다. 보조적 방법으로 구두 내측을 높이거나 외반슬 보조기를 착용시키기도 한다. 심한 경우 골단판 유합술 혹은 절골술을 시행할 수 있다.

V. 족부 질환

1. 만곡족(Clubfoot)

1) 원인
선천성 만곡족은 첨내반족(talipes equinovarus)이라고도 하며 출생시 쉽게 발견된다. 발생률은 출생 1,000명당 한 명 정도이고, 50%에서 양측성으로 발생하며, 남아에서 여아보다 2배 정도 많다. 유전적인 인자, 조직학적 이상, 혈관 이상, 근육이상, 자궁내 인자 등이 원인으로 알려져 있으나 정확하지 않다. 사경이나 고관절 탈구 및 하지의 염전 변형이 동반되었는지 면밀히 관찰해야 한다. 선천성 만곡족은 다발성 관절 구축증, 척추 이형성증, 척수 종양, 소아마비, 진행성 근위축증, 뇌성마비 등으로 발행한 이차성 만곡족과도 감별하여야 한다.

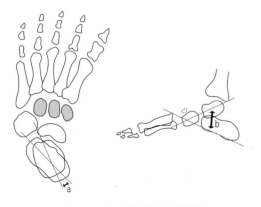

그림 33-18 | 만곡족의 방사선 검사
a: 전후면 거골-종골 각, b: 측면 거골-종골 각

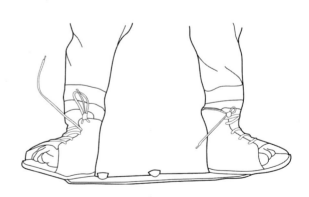

그림 33-19 | 만곡족의 치료를 위한 외전 부목 신발(Denis-Browne Bar)

2) 증상

만곡족은 내전, 내반, 첨족의 세가지 특징적 변형으로 육안으로도 쉽게 진단된다. 발의 모양이 전족부는 내전되고, 후족부는 내반되고, 족관절은 첨족 변형되어 있으며, 중족근관절의 요족 변형이 동반된다. 전족부를 외전시키면 내측에 저항을 느끼게 되고 환아를 일으켜 세우면 발 외측으로 서게 된다. 변형이 심하지 않아서 도수 정복으로 쉽게 교정되는 유연형(flexible type)과 변형이 심하여 도수 정복되지 않는 강직형(rigid type)으로 구분할 수 있으며 치료방침을 정할 때 유용하게 사용한다.

방사선 검사는 임상적 진단을 확인하기 위해서 사용될 수 있으며 관련된 질환을 배제하는데 도움이 된다. 전후면 사진과 함께 걷지 못하는 소아는 배측굴곡 측면 촬영을 하고 나이가 든 아동은 체중부하 상태에서 측면 촬영하도록 한다. 만곡족의 평가는 거골-종골 각(talocalcaneal angle)으로 하는데 전후면과 측면에서 각각 측정한다(그림 33-18). 정상 아동의 경우 전후면 거골-종골 각은 30~35°이고 측면 거골-종골 각은 25~50°로서, 두 각도의 합이 40° 이상이다. 만곡족의 경우 거골과 종골이 평행해지려는 경향이 있어서 거골-종골 각이 감소하게 된다.

3) 치료

만곡족의 치료는 발의 모양과 기능을 정상화시켜서 신발을 신을 수 있고 통증이 없는 유연한 발을 만드는 데 있다. 따라서 치료는 생후 일주일 내에 시작하여야 좋은 결과를 기대할 수 있다. 치료의 시작은 도수 교정 후 석고 고정하는 비수술적 방법을 우선적으로 시행한다. 교정 순서는 전족부 내전, 후족부 내반, 족관절 첨족의 순서로 교정한다. 만약 후족부 내반이 교정되기 전에 첨족을 교정하면 후족부 보다 중족부에서 배측 굴곡이 되어 발바닥이 밑으로 볼록한 호상족(rocker bottom foot)이 되기 때문이다. 6개월 이내에 족부 변형이 교정되면 족부 외전 부목 신발(Denis-Browne bar)을 착용시켜 유지하도록 한다(그림 33-19). 보행이 가능한 나이가 되면 교정신발이나 보조기를 신기고 족부 외전 부목 신발은 야간에 착용하도록 한다. 교정 신발은 내측을 직선으로 하고 구두 굽의 외측을 높이고 외측 T-스트랩을 부착하도록 한다. 최근에는 복사상 보조기(supramalleolar orthosis, SMO)를 많이 사용한다. 비수술적 치료에 반응하지 않는 경우는 강직형 만곡족인 경우가 많은데 과도한 정복을 시도하면 관절 연골 손상이나 호상족 등의 부작용이 따르므로 수술적 치료를 선호한다. 일반적으로 6세 미만의 경우 연부조직 유리술이 필요하고, 12세 이후에는 골에 대한 수술이 필요하다. 6~12세에는 건 이식과 제한된 골조직 수술을 하게 된다.

2. 편평족(Flat foot)

1) 원인

평편족은 두 발로 섰을 때 발바닥의 종축궁(longitudinal arch)이 낮아져서 발바닥이 편평해지는 변형을 일컫는 것으로 'pes planus'라고 한다. 후족부는 외반되고, 전족부는 회외되며, 거골하관절의 아탈구와 중족근관절의 외반이 동반된다. 일반적으로 소아는 편평족이다. 보행을 시작할 1세경에는 두 발을 벌리고 걷는 양상이며 이때에 체중은 발의 내측으로 향하여 발이 외반되고 전족부가 외전된다. 2~3세는 관절의 운동성이 가장 큰 시기로 이 시기 대부분의 소아가 편평족을 보인다. 이후 5~6세가 되면 종축궁이 나타나기 시작하고 10세가 되면 종축궁이 완성되는데 성인의 경우 10~20%에서 종축궁이 없는 편평족이 된다.[10] 그러나 종축궁이 낮아도 증상이 없는 경우가 많고, 종축궁 높이에 대한 정상 범위도 아직 인정되고 있지 않으므로 소아의 평편족 유병률은 정확히 알 수 없다. 편평족은 인대의 과도한 이완과 골 변형에 의해 발생하는 것으로 알려져 있

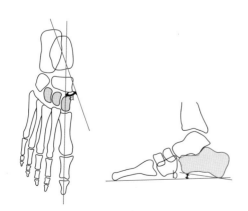

그림 33-20 | 편평족의 방사선검사
a: 전후면 거골-제1 중족골간 각, b: 측면 종골 경사 각

다. 과거에는 후경골근건 기능 장애(posterior tibial tendon dysfunction)가 주요한 원인으로 알려져 있었으나 이는 편평족에 따른 이차적 변화로 생각되어지고 있다.

2) 증상

신체검사로 과도한 인대 이완에 의한 관절의 과유연성이 있는지와 말초신경병증이 있는지에 대한 검사가 필요하고, 족부에서는 아킬레스건의 구축이 있는지, 족지 거상 시 거골하관절이 내전되는지 등을 검사한다. 편평족은 내측 종축궁이 낮고 전족부가 외전되어 있으므로 환자를 세워두고 뒤에서 바라볼 때 발가락이 많이 보이고(too many toe sign), 신발의 내측이 주로 닳는다. 방사선 검사로는 전후면 사진에서 거골-제1 중족골간 각(talus-first metatarsal angle)을 측정하거나, 측면 사진에서 종골 경사각(calcaneal pitch)을 측정한다(그림 33-20). 편평족의 경우 체중부하가 되면서 후족부가 외반되고 전족부의 외측주가 단축되므로 거골-제1 중족골간 각이 증가하고, 종축궁이 감소하면서 종골 경사각은 15° 이하로 감소된다.[3] 체중부하 시에만 편평족이 있는 경우를 유연성 편평족(flexible flat foot)이라 하고, 체중부하와 관계없이 발바닥이 편평한 경우를 강직성 편평족(rigid flat foot)이라 한다. 유연성 편평족은 치료하지 않아도 대부분 문제되지 않는다. 반면 강직성 편평족의 경우 선천적 기형에 의한 경우가 많아서 선천성 수직 거골(congenital vertical talus)과 선천성 족근골 융합(congenital tarsal coalition) 등이 동반된다. 이 밖에도 유연성 편평족이 조기 퇴행성 변화에 의하여 강직성으로 바뀌는 경우, 후족부 골절과 탈구의 후유증으로 강직성 편평족이 되는 경우, 부정 유합된 종골 골절, 류마티스성 관절염, 거골하관절의 감염, 종양 등으로 강직성 편평족이 되는 경우가 있다.

3) 치료

소아에서는 대부분 증상이 없지만 청소년기를 지나면서 통증을 호소하는 수가 있다. 따라서 치료는 나이, 증상, 변형의 정도에 따라서 결정하여야 한다. 증상이 없는 유연성 편평족은 치료하지 않는다. 교정 신발이나 보조기는 종축궁 발달의 자연 경과에 아무런 영향을 미치지 않고 정신적으로 의존성을 주기 때문에 불필요한 치료라고 할 수 있다. 이 경우 아동과 부모 교육이 더 중요하고 아킬레스건과 족저굴곡근의 신장 운동을 권해야 한다. 양측 발바닥을 바닥에 나란히 붙인 상태로 벽에 손을 대고 몸을 앞으로 기울려서 아킬레스건을 신장시키고, 발가락 끝으로 걷기와 발가락 위로 올리기 운동으로 후경골근을 강화시킨다. 반면 소아에서 운동 후 하퇴부와 족부의 통증을 호소하는 유연성 편평족의 경우 과다 사용으로 인한 피로 증후군으로 생각되므로 보존적 치료를 한다. 편평족 변형이 심하지 않을 경우 종아치 지지대를 착용하면 증상이 호전될 수 있다.

변형이 심한 경우 맞춤 신발이나 UCBL (University of California Biomechanics Laboratory) 보조기를 처방한다. 깔창(insole)을 제작할 경우 종축궁 지지대를 높게 만들고 아동이 적응함에 따라 점차 높여준다. 체중이 많이 나가는 경우 부드러운 깔창과 지지대만으로는 종축궁을 지지하지 못하게 되므로 맞춤 신발을 제작하는데 신발의 내측을 단단하게 하는 내측 보조대(medial counter)와 굽의 내측을 길게 하는 토마스 뒤축(Thomas heel)을 사용한다. 강직성 편평족에서도 통증은 경미한 경우가 많고 이 경우는 치료의 대상이 아니다. 통증이 있는 경우도 편평족에 의한 경우보다 변형된 관절에서 기인되는 경우가 많아서 치료에 유의하여야 한다. 통증이 있는 경우 비스테로이드 소염제를 투여하고 보행을 제한하며 물리치료와 신발교정을 하여야 한다. 보존적 치료에 효과가 없거나 변형이 심해지는 경우 수술을 한다. 수술 방법은 골성숙이 되기 전에는 아킬레스건 연장술 등 연부조직에 대한 수술을 하고 사춘기가 지나서는 절골술 및 관절 고정술 등을 할 수 있다.

3. 요족(Cavus foot)

1) 원인

요족은 체중부하시 내측 종축궁이 높아져 있는 경우로 후족부에 비하여 전족부가 족저굴곡된 첨족 변형이다. 원인을 모르는 경우가 많지만 요족 환자의 50~60%에서 신경학적 질환이 동반되어 있다는 보고가 있으므로 면밀한 신경학적 평가가 필요하다. 샤르코-마리-투스 병(Charcot-Marie-Tooth disease)과 같은 유전성 운동감각 신경병증, 척수수막류, 다발성 신경염, 근디스트로피, 척수근위축증 등은 양측성 요족을 유발하고, 인대-건 손상이나 신경 손상, 소아마비, 척수 지방종, 경직성 편마비 등은 편측성 요족을 유발한다.

2) 증상

요족이 있는 경우 전족부는 이를 보상하기 위하여 중족지절 관절이 과신전되고 지절간관절이 굴곡되는 갈퀴 족지 변형(claw toe deformity)을 동반한다. 요족 변형이 오래되면 족저근막이 구축되고 아킬레스건이 단축된다. 일반적으로 요족을 가진 환자는 평상시 증상이 없다. 오래 걷고 나면 쉽게 피로를 느끼거나 중족골두 하방과 근위 지절간 관절의 배측 피부가 자극되어 피부 경결(callus)이 생기고 압통을 호소한다. 요족이 있는 아동의 신체검사시 후족부의 유연성과 갈퀴 족지 변형의 유연성을 검사하여야 한다. 후족부 내반이 있는 경우는 발가락의 제 1열만 족저굴곡된 경우로 전족부는 회내되고 후족부는 내반되어 발이 꼬이는 양상을 보인다. 이런 아동을 발받침 위에 서게 하여 회내된 전족부를 교정하면 후족부 내반이 교정되는데 이경우는 후족부가 유연한 경우이므로 요족과 전족부 회내만 교정한다. 반면 후족부가 강직되어 내반이 교정되지 않는 경우는 후족부에 대한 치료도 병행하여야 한다. 갈퀴족지 변형의 유연성은 중족골두를 밀어 올려서 지절간관절의 굴곡과 중족지절관절의 과신전이 교정되면 유연성이 있는 것으로 보조기 치료를 할 수 있다.

3) 치료

우선적으로 신경학적 질환에 대한 치료를 한다. 그러나 치료 후에도 근육의 불균형은 해소되지 않고 요족이 진행되는 경우가 많아서 대증적 치료가 필요하다. 경도의 요족은 구축된 족저근막과 아킬레스건에 대한 신장 운동과 함께 족부 보조기 혹은 신발을 처방한다. 보조기는 중족골두에 대한 압력을 해소하기 위해서 중족골두 바로 뒤에 중족 패

드(metatarsal pad)를 대거나, 발바닥 전반에 압력이 고르게 미치도록 신발의 축(shank)과 종축궁 사이의 공간을 채우는 신발 삽입물(shoe insert)를 사용하며, 거골하관절에 유연성이 있으면 외측 뒤꿈치 쐐기(lateral heel wedge)를 사용하여 후족부 내반 변형을 교정한다. 너무 높은 종축궁 지지대를 사용하면 발의 내측에 압력이 가해져 거골하관절이 내번되고 발의 외측부로 체중의 대부분이 부하되므로 족관절 내반 변형이 악화된다. 진행성 변형으로 중족골두의 족저부와 제5 중족골 기저부에 통증을 동반한 굳은살이 형성되거나 족근관절의 불안정성이 있는 경우 수술적인 치료를 고려한다. 수술의 목표는 거골하관절을 안정화시키고 족관절 변형을 교정하며 족저부 연부조직 구축을 해소하고 건이전술로 족저굴곡력을 향상시키는 것이다. 이를 위하여 족저부 건유리술과 건이전술을 시행하고 골성장이 완성된 아동의 경우 절골술을 시행한다.

VI. 내족지(In-toeing) 및 외족지(Out-toeing) 보행

1. 하지 염전의 진찰

과도한 하지의 염전(torsion)은 자세와 보행의 이상을 초래한다. 주로 내족지 보행과 외족지 보행의 형태를 보이므로 증상 초기에 아동들이 재활의학과를 찾게 된다. 내족지 보행이 흔하며 무릎을 벌리고 발은 안쪽으로 진행시켜서 기우뚱하게 걷게 되며 심한 경우 발끝이 부딪쳐 넘어지기도 한다. 심하지 않은 내족지 및 외족지 보행은 별다른 치료를 하지 않더라도 성장하면서 저절로 교정되는 경우가 많

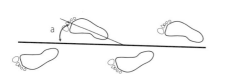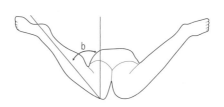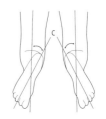

그림 33-21 | 하지 염전의 평가
a: 발 진행각(foot progressin angle; FPA), b: 고관절 회전각, c: 대퇴-족부 각도(thigh-foot angle)

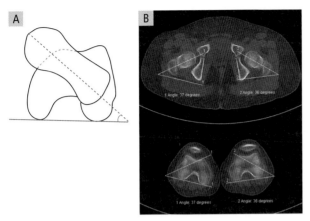

그림 33-22 │ 고관절의 전염각
A; 대퇴골 전염각의 개념도, B: 컴퓨터 단층촬영 사진

다. 그러나 부모들은 불안한 마음에 비의료인의 불필요한 신발교정이나 보조기를 하게 된다. 따라서 내족지 및 외족지 보행의 원인이 되는 회전 변형의 위치를 파악하고 정확한 평가와 병력 청취를 통하여 부모를 안심시키는 것이 중요하다. 성인이 되어 보행에 장애가 남거나 수술이 필요할 정도의 심한 변형이 있는 경우는 전체 환자의 1% 이하이다.[3]

하지 염전은 발 진행각(foot progressin angle, FPA), 고관절 회전각, 경골 염전각, 발의 형태로 평가할 수 있다(그림 33-21). 발 진행각이란 발의 종축과 보행의 진행선이 교차하는 각도를 말하며 정상 성인의 경우 5~9˚ 가량된다. 고관절 회전각은 대퇴골 전염(antetorsion) 각을 표현하며 복와위에서 고관절을 신전시키고 슬관절을 90˚ 굴곡 상태에서 고관절을 내회전 혹은 외회전시켜서 측정한다. 엎드린 자세로 측정하는 것은 전 장골 대퇴인대(anterior iliofemoral ligament)와 장요근(iliopsoas muscle)을 고정하여 고관절이 굴곡되지 않은 상태에서 고관절 회전 운동 범위를 측정하기 위해서이다. 경골 염전각은 슬관절에서 경골의 내측 및 외측 상과를 잇는 양상과 연결축(bicondylar axis)과 족관절에서 내과 및 외과를 잇는 양상과 연결축(bimalleolar axis)이 만드는 각도를 의미하며, 임상적으로는 대퇴-족부각도(thigh-foot angle)로 쉽게 측정할 수 있다(그림 33-21). 대퇴-족부각도는 복와위에서 슬관절과 족관절을 90˚ 굴곡시키고 발바닥 위에서 대퇴부 종축과 발의 종축이 이루는 각을 측정하는 것으로서, 내염전은 음의 각도로 나타나고

외염전은 양의 각도로 측정된다. 발의 형태는 전족부의 내전 혹은 외전을 평가하여 이로 인한 내족지 혹은 외족지 보행을 평가한다. 하지 염전의 정도가 심하고 대퇴골의 과도한 전염이 원인인 경우 정확한 대퇴골 전염각 측정을 위하여 전산화 단층 촬영이 필요하다. 전염각은 경부가 대퇴 내, 외과를 연결하는 관상선에 대해 전방으로 뒤틀린 정도를 나타내며, 출생 시 평균 30˚이며 서서히 감소하여 성인이 되면 15˚ 가량된다(그림 33-22).

2. 외족지 보행

임신 중에 태아의 고관절은 외회전되어 있으며 고관절의 외회전 구축은 생후 지속된다. 유아기의 고관절 외회전 및 외족지 보행은 비만아에서 심하게 나타나지만 성장함에 따라 저절로 호전되어 18개월 경에는 대부분 교정된다. 한쪽만 외족지인 경우는 드물기 때문에 반대편의 내회전 변형을 의심하여야 한다. 신생아에서 흔히 보이는 종외반족(calcaneovalgus)은 외족지 상태이지만 고관절 외회전과는 쉽게 구분된다.

3. 내족지 보행

내족지 보행의 원인은 대퇴골 전염(femoral antetorsion), 경골 내염전(tibidal internal torsion) 및 중족골 내전증(metatarsus adductus)으로 나눌 수 있다.

1) 대퇴골 전염

아동기 내족지 보행의 가장 흔한 원인으로 3세경에 발견되고 여아에서 흔하다. 특징적으로 고관절을 내회전하여 앉는 'W' 자세로 앉고, 차렷 자세를 취하면 무릎이 서로 마주 보게되므로 빨리 걸을 때 무릎이 서로 부딪히거나 뛰는 모습이 아둔해 보인다. 고관절 내회전은 정상 아동의 경우 평균 40~50˚이다. 고관절 내회전이 70˚ 이상이 되면 대퇴골 전염에 해당되며 고관절 내회전이 90˚ 이상이면 중증이라고 할 수 있다. 내족지 보행은 4~6세에 가장 심하다가 저절로 좋아지는데 이는 대퇴골 내염전이 감소하기도 하지만 경골의 이차적인 외염전이 생기기 때문이다.

8세 이상의 아동이 미용적 혹은 기능적 변형이 현저하면서 전염각이 50° 이상이고 고관절 내회전이 80°를 초과하는 경우 대퇴골 절골술을 고려한다.[3]

2) 경골 내염전

걸음걸이를 시작할 무렵에 관찰되는 내족지 보행의 원인 중 가장 흔한 것은 경골의 내염전이다. 대부분 양측성으로 발생하고 일측성으로 발생하면 좌측이 호발한다. 데니스-브라운 보조기(Dennis-Browne orthosis)가 치료에 사용되지만 대부분 성장과 더불어 저절로 교정된다. 보조기를 사용할 경우 활동을 제한하지 않도록 야간 부목으로 사용하는 것이 좋다. 8세 이상으로 대퇴-족부 각도가 -10° 보다 더 심한 내염전의 경우 수술의 적응증이 되지만 미용상의 문제보다는 활동 장애를 동반할 경우에 한하여 수술할 것을 권한다. 수술은 경골 회전 절골술을 상과 부위에서 시행한다.

3) 중족골 내전증

전족부가 내전된 변형을 말하며 90%에서 저절로 교정이 된다. 그러나 생후 초기부터 심한 중족골 내전증과 생후 2개월이 넘어서도 지속되는 경우 석고붕대를 이용한 교정술을 하거나 수동 신장 운동 및 보조기 착용으로 교정하여야 한다. 보존적 치료로 반응이 없는 경우 수술이 필요할 수 있으며 신발 신기 어려울 정도의 변형이나 동통이 심한 경우 수술을 고려한다. 그러나 장기적으로는 기능이나 미용상의 문제가 되지 않는 경우가 많으므로 보존적 치료를 권장하고 있다.

VII. 하지길이 차이

1. 원인

하지길이 차이(leg length discrepancy, LLD)를 초래하는 원인은 골절의 부정 유합이나 탈구와 같이 직접적으로 하지 길이를 변화시키는 요인과 외상이나 감염으로 골단판이 손상되거나 혈관 손상과 연소기 류마티스성 관절염 등으로 골 성장이 억제되는 경우가 있다. 드물게는 일측의 골 성장이 촉진되어 하지길이 차이가 발생하기도 하는데 종양이나 골간부 골절 후 대퇴골 과성장 등이 있을 수 있다. 하지길이 차이가 있는 소아는 성인에 비하여 적응을 잘하므로 일측 하지가 단축된 경우 골반을 위로 들어서 도약(vaulting)하며 걷는 성인과 달리, 단축된 하지 접지기에 발 뒤꿈치 대신 발 앞꿈치를 사용하는 까치발(tip-toe) 보행을 하게 된다. 하지길이 차이가 보행의 생역학에 미치는 영향이 매우 커서 족관절은 물론 슬관절, 고관절 및 척추에 전달되는 힘의 크기와 방향이 바뀌게 되므로 적절한 치료가 필요하다.

2. 증상

하지길이 차이의 평가는 방사선 검사보다 임상적 평가가 중요하다. 하지 길이의 측정은 간단히 줄자를 이용하여 측정할 수 있으며 극과거리(spine malleolar distance) 혹은 제과거리(umbilicus malleolar distance)를 측정한다. 극과거리는 실제 다리 길이를 반영하고 제과거리는 눈에 보이는 다리 길이에 해당된다고 할 수 있다. 짧은 다리의 발 밑에 나무토막을 받쳐서 양측 장골능이 동일 선상에 일치할 때의 나무토막의 두께로 양측 차이를 측정하는 나무받침 검사(wood block test)를 사용하여 신발 교정에 사용할 수 있다. 나무토막이 없는 경우 두꺼운 책을 짧은 다리의 발 밑에 받쳐서 양측 장골능의 높이가 같아지는 쪽 수(페이지)로 양 하지길이 차이의 정도를 알 수 있다.

이 밖에도 슬관절의 상대적 높이를 비교하고, 골반의 뒤틀림과 요추의 균형을 관찰하고, 슬관절과 고관절의 굴곡 구축 및 족관절의 첨족 변형 유무를 확인하여야 한다. 소아의 경우 긴 다리의 슬관절에 내반슬과 외반슬이 하지 길이 차이를 없애고자 대상성으로 발생할 수 있으므로 슬관절을 정상 위치로 한 후 양 하지길이 차이를 측정하여야 한다. 방사선학적 평가로는 하지 분절의 길이를 측정하는 수직 방사선 촬영법을 사용한다. 방사선에 보이는 자를 대고 고관절, 슬관절, 족관절에 주사선의 중심을 두고 각 관절을 옮겨 가면서 촬영한다(Bell-Thompson method). 컴퓨터 단층촬영으로 하지 분절들의 길이를 측정할 수도 있다(CT scanogram).[12]

3. 치료

하지길이 차이가 1.5 ㎝ 보다 작으면 특별히 치료할 필요가 없다. 소아의 경우 성장과 함께 하지길이 차이가 심화될 가능성이 있어서 주기적으로 관찰해야 하고, 1.5 ㎝ 이상의 차이가 나면 파행을 하게 되므로 교정이 필요하다. 1.5 ㎝ 미만의 차이가 나는 경우도 하지길이 차이가 파행의 원인이라고 생각되면 치료를 고려해야 한다. 하지길이 차이가 3 ㎝ 이하일 경우 신발로 교정할 수 있다.[12] 2 ㎝ 가량의 하지길이 차이는 신발 내부에 깔창으로 교정이 가능하고, 그 이상은 신발 굽을 높여서 교정한다. 성장기 아동의 경우 4~6 ㎝ 가량의 하지길이 차이도 일시적으로 신발 교정을 허용할 수 있다. 그러나 6 ㎝ 넘게 신발 굽을 높이면 거골하관절의 불안정성으로 족관절이 내전되어 염좌가 발생할 확률이 높다. 3~6 ㎝ 차이가 나면 긴 다리의 성장을 중지시키는 수술을 할 수 있으며, 영구적으로 성장을 중지시키는 골단 고정술(epiphysiodesis)과 일시적으로 성장을 지체시키는 골단 못 봉합(epiphyseal stapling) 방법이 있다. 이 방법은 성장 과정을 이용한 수술법으로 미성숙 뼈에서 연령과 성장 속도를 측정하여 성장 완료 시의 신장을 예측하여 수술 시기를 결정한다. 골 성장이 완료된 후에는 골 단축술과 골 연장술을 선택하여 시행한다. 이중 골연장술은 양 하지가 6 ㎝ 이상 차이가 나는 경우 유용하게 사용할 수 있으며 Wagner 혹은 Ilizarov 방법을 사용한다.[10] 족부의 복합 변형이 있거나 하지길이 차이가 심한 경우 수술 보다는 의지를 착용하는 것을 권하게 된다.

VIII. 선천성 다발성 관절 구축증

1. 원인

출생 시 여러 관절의 구축을 보이는 비진행성 질환으로, 관절은 형성되지만 관절 주위의 연부조직이 섬유화되어 다발성 관절 구축이 발생한다. 1841년 Otto가 처음 기술하였고 1932년 Stern이 선천성 다발성 관절 구축증(arthrogryposis multiplex congenita)이라고 명명하였다. 명확한 원인은 알지 못하지만 환경적 요인이 있을 것으로 여겨지고, 중추신경계를 침범하여 전각 세포의 운동신경원이 감소되거나, 기계적인 이상 혹은 바이러스 감염 등이 원인으로 제시되고 있고, 태생기 무활동성이 원인이라는 주장도 있다.[12]

2. 증상

사지를 모두 침범하는 경우가 흔하다. 그러나 하지가 상지 보다 심하고, 근위부가 원위부 보다 심하며 좌우 대칭성인 경우가 많다. 관절 운동이 현저히 감소되어 있고 피부는 피부아래 연부조직이 얇아서 긴장되고 빛이 나는 것처럼 보인다. 가장 흔한 변형은 첨내반족 및 고관절과 슬개골의 탈구이다. 일반적으로 고관절은 굴곡, 외전, 외회전 되고, 슬관절은 굴곡 또는 과신전 상태가 된다. 견관절은 내전 및 내회전 되어 있고, 주관절은 신전 또는 굴곡 상태로 고정되고, 수근관절은 굴곡되며 척측 전위되어 있고, 손가락은 길고 가늘며 물갈퀴 변형이 있다. 척추는 성장하면서 척추측만증이 나타나는데 흉요추에 걸친 긴 'C' 모양으로 만곡된다. 사지의 변형과 달리 감각과 지능은 정상적이다. 일부에서 안면부를 침범하여 귀의 위치가 낮고 턱이 작으며 목이 짧고 입천장이 높은 변형이 동반되기도 하고, 선천성 심장병과 폐 발육 부전, 잠복 고환증 등이 동반되기도 한다.[11]

3. 치료

신생아에서 발견 즉시 치료를 시작하여야 한다. 초기 치료는 구축된 관절을 수동 관절 운동과 연속적 석고 교정으로 가동 범위를 넓히는데 중점을 둔다. 이와 함께 부모에게 병변이 비진행성이고 장기간의 치료가 필요하며 기능적으로는 호전될 수 있음을 인식 시켜주어 재활치료에 적극 참여하도록 유도하는 것이 중요하다. 하지의 변형은 2세 이전에 모두 교정하여 체중부하가 가능하게 만든다. 족부는 연속적 도수 교정과 석고 고정을 하며, 필요하면 연부조직 유리술 후 단하지 보조기를 착용하여 발바닥이 바닥에 닿게 만든다. 족부의 교정이 보존적 방법으로 실패할 경우 거골 제거술을 하고 성장이 끝난 후 족관절 고정술을 한다. 슬관절과 고관절의 경우 굴곡 구축을 적극적으로 교정해야 한다. 지속적인 수동 관절 운동과 연속적인 장하지 석고 교정으로 슬관절을 신전시킨다. 고관절 굴곡 구축은 슬관절 굴곡 구축을 치료한 다음 하여야 하고 연부조직 연장술로 만족스럽지 못한 경우 절골술을 하여야 한다. 고관절 굴곡 구축은 고관절 탈구보다 더 큰 기능적 장애를 초래한다.

상지는 관절 운동과 함께 기능적 회복을 위한 작업치료를 우선적으로 시행한다. 변형에 대한 수술은 어느 정도 성장이 이루어진 후에 시행하는 것이 좋다. 독립적인 일상생활동작이 가능하도록 재활치료를 하여야 하며 근 긴장도와 근력이 기능적 예후를 좌우하게 된다. 척추 측만증은 도수 교정이나 보조기 등 으로 교정하고, 30° 이상의 진행성 만곡이 있는 경우 척추 유합술을 한다.

IX. 성장통

5세 미만의 소아는 통증의 정도나 위치를 정확히 기술하지 못하기 때문에 소아 환자가 근골격계 통증을 호소하는 경우 진단이 쉽지 않다. 성장통은 3세에서 12세 소아에서 흔히 발생하며 전체 소아의 1/3 가량에서 경험한다고 알려져 있다. 여아에게 흔하고 양측성이 흔하고 간헐적 통증을 호소하며 저절로 증상이 없어졌다가 수일에서 수개월 만에 재발하기도 한다. 주로 하퇴부나 대퇴부의 큰 근육과 슬관절 혹은 고관절에 통증이 있다. 많이 걷거나 심하게 운동한 날 통증을 호소하고 낮보다는 저녁에 통증이 심하다. 통증으로 잠을 깨기도 하지만 다음날 아침에는 통증이 소실된다. 일반적으로 파행, 관절 구축, 부종, 홍반 및 국소 압통을 동반하지 않으므로 이러한 증상이 동반된 경우는 성장통 이외의 원인을 찾아보아야 한다. 성장통의 원인은 명확하지 않으나 골 성장 속도가 근육의 성장 속도보다 빠른 것이 원인이라고 한다. 근육통의 하나로 보기도 하고, 스트레스에 의한 것이라는 주장도 있다.[4] 특별한 치료를 하지 않아도 자연 소실되지만 따뜻한 물로 목욕을 하거나 무릎이나 발에 핫팩을 하면 통증 감소에 도움이 된다. 심한 경우 진통제를 사용하도록 하지만 평소에 근육 신장 운동을 꾸준히 하도록 교육하고 성장통이라는 것을 인식시켜 주는 것이 중요하다.

참고문헌

1. 소아재활의학회. 소아재활의학, 2판, 서울: 군자출판사,2013, pp543-552.
2. Suhr MC, Oledzka M. Torticollis. J Child Neurol. 2013 Mar;28:365-378.
3. 최인호, 정진엽, 조태준, 유원준, 박문석. editors. 소아정형외과학 3판, 서울: 최신의학사 2009. pp475-480.
4. Karmel-Ross K. Congenital muscular torticollis. In: Campbell SK, Palisano RJ, Orlin MN, editors. Physical therapy for children. 4thed,St.Louis:Elsevier,2012,pp292-303.
5. Suhr MC, Oledzka M. Considerations and intervention in congenitalmuscular torticollis. Curr Opin Pediatr. 2015 Feb;27:75-81.
6. Kaplan SL, Coulter C, Fetters L: Physical therapy management of congenital muscular torticollis: an evidence-based clinical practice guideline: from the Section on Pediatrics of the American Physical Therapy Association. Pediatr Phys Ther 2013;25:348-94.
7. 최인호, 정진엽, 조태준, 유원준, 박문석. editors. 소아정형외과학 3판, 서울: 최신의학사 2009. pp483-512.
8. Negrini S, Aulisa AG, Aulisa L, et al. 2011 SOSORT guidelines: Orthopaedic and Rehabilitation treatment of idiopathic scoliosis during growth. Scoliosis 2012;7:3.
9. Murphy KP, Wunderlich CA, Pico EL, Driscoll W, Wolf EM, Rak M, Neseon MR. Orthopedics and musculoskeletal conditions. In: Alexander MA, Matthews DS, editors. Pediatric rehabilitation. 5th ed. New York: Demosmedical, 2014, 216-283.
10. 석세일, 정문상, 김기수, 김나현, 우영군, 유명철, 이석현, 조재림. 정형외과학. 5판, 서울, 최신의학사, 1999, pp469-556.
11. Murphy KP, Steele BM. Musculoskeletal conditions and trauma in children. In: Molnar GE, Alexander MA. Pediatric rehabilitation. 3rd Ed, Philadelphia: Hanley & Belfus, 1999, pp393-416 .
12. Do TT. Clinical and radiographic evaluation of bowlegs. Curr Opin Pediatr. 2001;13:42-46.

CHAPTER 34

소아 발달 장애
Developmental Disorders of Children

| 김명옥, 김붕년, 이정

발달은 점차적인 기능의 습득과 발전을 통해 이루어지게
되며 신경생리학적으로는 중추신경계의 성숙을 바탕으로
한다. 정상적으로는 예측된 순서와 시간 내에 새로운 기능
의 습득을 하게 되나 특정 기능의 습득 시기에는 개인적인
차이가 존재할 수 있다. 중추신경계의 이상이 있는 경우
정상 범위보다 발달과정이 지연될 수 있으며 환경적 요인
과 양육 방법도 발달에 영향을 줄 수 있다. 발달의 영역은
매우 다양하나 본 장에서는 언어, 사회성, 인지 발달 및 대
표적인 장애인 언어장애, 자폐장애, 지적장애에 대하여 정
리하였다.

I. 언어발달의 이론적 배경

1. 언어습득 이론

1) 언어행동주의(모방론)

1950~1960년대에는 Skinner를 중심으로 한 학파의 언어
행동주의 이론이 주류를 이루었으며, 이 이론은 자극-반
응-강화 메커니즘으로서 아동이 부모의 언어를 모방할 때
부모는 칭찬이나 물리적 보상으로 아동이 그 행동을 하도
록 한다는 것이다(1957).[1] 즉 언어는 타고나는 것이 아닌,
학습된 행동이라고 할 수 있다. 이와 같은 모방론의 문제

점으로는, (1) 듣는 모든 것을 모방해야 하는데 그렇지 않
은 경우가 많다는 점, (2) 부모들이 아동의 모든 올바른 구
어를 강화해야 하는데 실제로는 10% 정도 밖에는 강화하
지 않는다는 점, (3) 아동은 그가 들어본 것만을 말해야 하
는데 많은 아동은 그들이 한 번도 들어보지 못한 말을 하
는 경우가 있다는 점, (4) 모방-강화가 언어를 습득하는 경
로라고 하면 이를 언어장애 아동에게 적용했을 때 치료 효
과가 있어야 하는데, 이러한 강화법이 치료의 근거로 이용
되지 않는다는 점 등을 들 수 있다.[2]

2) 생득성 이론

1960-1970년대에는 Chomsky를 중심으로 한 학파의 선천
적 언어능력 이론이 주류를 이루었다(1965).[3] 인간에게는
문법구조에 대한 타고난 지식이 있고, 언어의 형식적인 문
장구조는 구어 환경 속에서 습득되는 것이 아니라 선천적
구문지식으로부터 진화, 개발되는 것이라는 이론이다. 이
와 같은 선천적 언어능력 이론의 문제점은 외부로부터 오
는 언어자극의 역할을 과소평가하게 된다는 점, 선천적 언
어능력의 실체를 증명할 수 없다는 점 등을 들 수 있으며,
구문발달만으로는 아동의 언어습득이 완성될 수 없다는
점에서 논란이 있었다. 그러나 생득성 이론은 아동 언어의
구조적인 면, 즉 음소 발달, 형태소 발달 및 문장 발달을
체계적으로 분석하고 살펴볼 수 있는 학문적 기초를 마련
하였다는 점에서 의의가 있다.

3) 인지·의미론

1970년대 전반기에는 언어습득의 인지적 기초를 강조하는 의미론적 이론이 등장하였다. Chomsky 학파의 구문습득 이론을 보완하기 위해서 아동의 문장을 구성하는 의미적 내용을 분석하기 시작하였으며, Bloom은 Piaget의 발달모델을 근거로 언어발달과 인지발달 사이에 깊은 관계가 있음을 시사하는 인지언어적 접근을 시도하였다(1970).[4] 아동의 구문 대신 의미적 내용을 강조하였고 아동이 어떤 사물이나 현상을 언어적 기호를 통하여 표현하려면 인지적 내용이 있어야 한다고 주장하였다. 즉 언어를 습득하기 위해서는 인지적 발달이 선행되어야 한다는 것이 인지·의미론의 근간이다. 언어에서 의미관계 발달, 초기언어에서 보편적 지식, 상징 행동의 발달 등이 인지적 언어습득 이론을 뒷받침한다.

4) 화용론

1970년대 후반기에 들어서면서 언어습득의 사회적 기초를 강조하는 화용론적 이론이 주를 이루었다. 언어가 사회적 문맥 속에서 어떠한 의도나 목적을 가지고 사용되며, 그러한 언어의 사회성이 아동의 언어습득에 유의한 영향을 미치게 된다는 것이다. Bruner 등 사회언어 이론 학자들은 아동이 언어의 기능적 효과(요구, 저항, 인사)를 경험함으로써 언어를 습득하게 된다고 가정하면서 부모-아동의 상호관계를 통한 언어의 기능에 연구의 초점을 맞추었다(1977). 이 이론에 의하면 아동은 말을 할 이유가 있을 때 비로소 언어가 습득된다. 즉 의사소통을 통하여 그의 환경에 영향을 미칠 수 있다는 것을 알게 될 때 아동은 언어를 사용하게 된다는 것이다.[5]

5) 다원적 이론

1980년대 이후로 언어의 언어학적, 인지적, 사회적 영역들을 기초로 하는 다원적 언어습득 이론이 등장하였다. 언어습득 과정은 단일 이론에 의해서 이루어지는 것이 아니라 언어를 구성하고 있는 영역들의 발달이 상호적으로 이루어진다고 생각하는, 다원적 언어습득 모델이 널리 받아들여지게 되었다. 이는 1950년대 이후 언어습득 이론들을 통합한 결과라고 할 수 있다. 즉 Skinner, Chomsk(언어습득의 언어학적 기초 마련), 신 Piaget 학파(언어습득의 인지적 기초 마련), Brunner와 Bates(언어습득의 사회적 기초 마련) 등

을 통합한 다원적 언어습득 이론은 이러한 각각의 기초적 영역들이 상호작용한다는 것을 강조하였다. 이를 통해 언어적 발달은 독립된 영역으로써가 아니라, 인지적 또는 사회적 영역들과 조화되어 발달하는 것이라는 것이 현재의 언어습득 이론의 바탕을 이루게 되었다.[6,7]

2. 뇌 발달과 언어발달의 관계

1990년 Satz 등은 생후 초기에 편측 뇌손상을 받은 대부분의 아동은 발달해가면서 점차 정상 범위 내의 언어 수행을 성취해 나간다고 주장하였다. 이는 조기 뇌손상이 같은 정도의 뇌손상을 받은 성인에 비해 덜 지속적이고 더 좋은 언어적 예후를 갖는다는 것을 이야기한다.[8] 또한 좌측 반구의 손상을 받은 아동이라 하더라도 실어증이 잘 발생하지 않고, 대부분의 연구에서 우측 반구 손상을 받은 아동들과 유의한 차이가 없다고 알려져 있다. 이 결과는 뇌 가소성, 즉 뇌의 재조직화의 증거를 제시해준다. 뇌 병소와 언어발달지연의 연관성을 검증하기 위한 여러 전향적 연구들에서, 아동은 성인에서 흔히 관찰되는 병소에 따른 증상과 상당히 다른 형태를 보이는 것이 밝혀졌다. 이는 매우 초기에 뇌손상이 발생한다면, 뇌의 병소와 다른 뇌 영역이 언어 학습 문제를 대신 해결하는 것으로 설명된다.[9]

언어습득이 일어나는 결정적 시기가 존재한다는 설이 끊임없이 주장됐으며, 이 시기를 민감기(sensitive period)라고 부르기도 한다. 언어습득의 결정적 시기를 검증하는 연구는 정상인에게 시행하기에 매우 비윤리적 실험이 될 것이므로 우연히 야생에서 발견된 동물인간들로부터 이 사실을 유추해 낼 수밖에 없다. 이와 같은 야생 아동의 예로서 대표적으로 프랑스의 아베이롱 12세 소년과 미국의 지니라는 13세 소녀가 있다. 1799년 아베이롱에서 발견된 12세 소년 빅토르는 숲에서 야생 상태로 살고 있다가 발견되었으며 동물처럼 네 발로 달렸고 음식물을 날것으로 먹었다고 한다. 이 아이는 소리를 낼 수는 있었지만, 언어 능력은 없었다. 결과적으로 이 아동은 집중적인 언어치료 시도에도 불구하고 몇 개의 단어 외에 적절한 언어를 습득하지 못하였고 이로 인해 생득적 언어습득을 주장하는 이론에 대해 상당한 문제가 제기되었다.[10] 또한, 생후 18개

월부터 13세까지 정신이상자인 아버지에 의해 시각장애인인 어머니와 감금되어 지내다가 1970년 미국 로스앤젤레스에서 발견된 13세 소녀 지니도 역시 정상적 언어를 습득할 수는 없었다.[11] 이를 통해 볼 때 언어습득은 어느 시점이 되면 자동으로 닫히는 것으로 보이지만, 아직 그 어떤 연구도 결정적 시기에 대해 명확한 규명을 하지 못하고 있다. 다만 그 시기가 빠르면 5~6세경이라는 설부터 12세경이라는 주장까지 다양하다. 태어날 때부터 청력 이상이 있었으나 생후 초기에 진단을 놓쳤던 청각장애인의 경우 언어적 예후가 더 좋지 않은 것도 이러한 가설의 한 예라고 할 수 있다.

3. 언어발달의 유전적 기초

언어발달 속도에서 아동들이 보이는 개인차도 어느 정도는 유전적 차이에 기인하는 것으로 판단된다. 대규모 쌍생아연구를 통해 볼 때 문법발달의 유전 가능성은 39%, 어휘발달의 유전 가능성은 25%라는 것을 발견하였다. 특히 어휘발달보다 문법발달의 유전가능성이 더 높다는 일관된 증거들을 제시하고 있다. 언어장애가 있는 아동은 정상적으로 발달하는 아동보다 언어장애를 보이는 가족 구성원이 있을 가능성이 훨씬 더 크다. 특히 일란성 쌍생아는 이란성 쌍생아보다 언어장애의 일치율이 더 높다. 어떤 유전적 특성이 언어장애를 일으키는지에 대한 학문적 증거는 아직 불충분하지만, 말더듬(PKST72), 언어실행증(FOXP2), 단순언어장애(CMIP, ATP2C2, FOXP1), 읽기장애 등에서 특정 유전 형질과의 관련성이 있다는 연구 결과들이 계속 보고되고 있다.[12-15]

Ⅱ. 의사소통과 언어발달

보통 우리는 첫돌이 되기 전 아기가 "다다", "마마"라고 소리 냈을 때 혹은 돌 무렵 "맘마" 등과 같은 첫 낱말이 나올 때부터 언어발달이 시작된다고 생각하기 쉬우나, 훨씬 더 이전 영아시기부터 언어발달에 필요한 언어 이전 기술이 이미 습득되고 있으므로 이것이 기초가 되어야 한다.[16]

1. 의사소통 능력의 발달

0~2세의 감각-운동기에는 언어가 사물을 상징하며, 그 언어를 사용하여 자기 의사를 전달할 수 있다는 인식을 하게 될 때 아동은 언어를 사용하게 된다. 소통의 발달 과정

표 **34-1** | 의사소통 능력의 발달

	단계	보기
0~3개월	초보적인 의사소통 행동단계	울음, 미소, 눈 맞춤
4~7개월	목표가 있는 의사소통 행동 단계	눈길로 물건에 관심 표시 성인의 눈길을 따라 간다 좀 더 다양한 소리를 낸다 까꿍, 짝짜꿍 같은 운율패턴에 반응한다 어른과 차례대로 번갈아 소리 낸다 흥미 있는 행동을 다시 반복한다
8~11개월	도구로써의 의사소통 행동단계	안아달라고 팔을 벌림 장난감을 가게 하라고 어른의 손을 그리로 갖다댐 어른의 관심을 끌려고 우스꽝스러운 행동을 함
11~14개월	언어이전의 의도적 의사소통 행동단계	과자가 멀리 있을 때 손을 뻗치거나 말, 소리를 내거나 엄마와 과자를 번갈아 봄 원하는 장난감을 똑바르게 가리킴 재미있는 장난감을 부모에게 보여줌 빠이빠이 하거나 고개로 안녕 인사함
14~16개월	언어로 하는 의사소통 행동단계	

을 단계별로 나누어 보면, 첫 번째 초보적 의사소통단계 (0~3개월)로써 울음, 미소, 눈 맞춤 등의 초보적 의사소통 행동이 있으나 아직 이것이 상대방에게 어떤 영향이 있는 지는 인지하지 못하는 단계이다. 두 번째로 목표지향적인 의사소통 행동단계인 4~7개월에는 즉각적인 목표를 달성하기 위하여 소리내기, 몸짓, 눈 맞춤 등의 행위를 한다. 세 번째 단계로 8~11개월 된 유아는 도구적인 전환기 행동으로, 계획된 목적을 위해 분명한 신호를 보낸다. 네 번째는 언어 이전의 의도적 의사소통단계로 11~14개월이 되면 자신이 요구하는 분명한 목적을 달성하기 위하여 여러 행동을 시도해 본다. 마지막으로 언어적 의사소통 행동단계에 이르는데 14~16개월이 되면 말을 사용하여 자신의 원하는 목적을 이루는 시기이다. 초기에는 몸짓과 말을 동시에 사용하다가 점점 말로만 의사 표현을 하게 된다.[16,17]

2. 언어 발달

1) 수용언어 발달

0~10개월의 유아는 이 시기에 말소리 및 억양, 강세 등에 구분된 반응을 보인다. 큰소리에 놀라는 반응(1개월), 소리 나는 곳을 향해 고개를 돌리고(3개월) 다른 목소리에 반응하며 자신의 이름을 듣고 반응한다(5개월). 7~11개월에는 노래나 음악을 흥미 있게 듣고 '안돼, 뜨거워' 등을 알아듣고 자기의 이름을 알아듣는다. 이때는 언어에 주의를 기울이는 시기로 다른 소리에 방해받지 않고 상대의 말을 듣는 시기이다. 다음 30개월까지는 어휘의 의미를 이해하기 시작하는 단계로, 초기에는 늘 사용하는 익숙한 말에 대해 바르게 반응하고 이때는 상대의 몸짓을 통해 이해하기도 하며 또는 상황적 단서에 따라 이해하기도 한다. 12~18개월에는 기본적인 신체부위와 익숙한 사물의 이름을 알고 일주일에 새로운 단어 한 개씩을 알아나간다. 18개월이 되면 약 150단어를 이해한다. 24개월에는 나, 너의 인칭대명사를 이해하기 시작한다. 아동의 수용어휘는 사람, 사물의 이름을 먼저 습득하고 동사로 확대되며 단단어에서 다 단어조합을 이해하게 된다. 다음은 만 36개월까지의 구문, 문법 이해시기로서 구문 구조나 낱말 배열순서 등에 의하여 문장을 이해하게 된다. 작은 신체 부위도

알고 가족 호칭의 개념을 이해하며 크기, 형용사를 이해하기 시작하고 하는 행위의 기능에 대해서도 이해하기 시작한다.[16-18]

2) 표현언어 발달

생 후 10개월까지는 옹알이를 비롯한 소리내기로부터 시작하여 6~8개월이 되면 음절 비슷한 옹알이로 바뀐다. 이 시기는 자신의 발성 및 조음기관에 익숙해지는 시기이다. 첫 낱말은 대개 10~16개월 사이에 발화되는데 남아가 여아보다 늦다. 아이의 초기 낱말은 자주 접하는 경험적 상황과 연계되어 습득된다. 이 시기에는 관습적인 소리나 행동을 사용하는데 일반상식으로 모두 그 뜻을 알 수 있는 것들이다. 이러한 발달과정이 청각장애가 있는 영아에서도 나타나므로 이는 인간 본연의 능력이라고 생각된다.[19] 12~18개월 사이에 모음의 발음이 정확해진다. 첫돌 때 나오는 첫 단어 이후로 언어발달이 상당히 빨라지는데 학동기 전에 어휘 능력이 매우 늘어난다. 18~21개월에는 20~25단어, 새로운 두 단어로 조합된 새로운 표현을 하게 되고 36개월까지는 세 단어조합의 문장이 발달한다. 자음의 발음도 정확해져 이때는 말하는 것의 50~80% 정도를 주변 사람이 알아들을 수 있다. 48개월에는 네 단어조합이 이루어지고 이후 간단한 줄거리를 이야기할 수 있는 정도로 발화 길이를 갖춘다. 음성이 발달하고 어휘는 많이 늘어나지만, 발음은 분명치 않을 수도 있다. 음절을 생략하거나 발음이 안 되면 대치하기도 한다. 더듬기, 유창함의 이상이 나타날 수 있으나 정상발달이라면 곧 없어진다. 반향어도 30개월 이전에 사라지고 만 4세가 되면 대부분의 소리를 남들이 알아들을 수 있는 정도가 된다.[16-18]

3. 조음 발달

1) 언어이전 단계(0~10개월)

우선 말소리의 구분 능력이 발달하면서 말소리를 낼 수 있는 능력도 발달한다. 발성단계와 초기 옹알이 단계를 지나 소리를 내면서 놀이하는 단계, 연달아 반복 음절을 소리내는 단계, 11~12개월이 되면 다양한 모음과 자음이 조합된 소리를 낸다.[16,17]

2) 말 단계

말소리를 습득하기 위해 초기 낱말단계, 음소발달단계, 음운 체계의 안정단계로 나눈다. 한국어에서의 조음발달을 보면 비음, 파열음 파찰음, 유음 그리고 마찰음의 순서로 말소리가 발달한다고 한다. ㅍ, ㅁ, ㅇ 등의 두 입술소리나 비음 등은 2~3세까지 완전히 습득되며, ㅂ, ㅃ 같은 ㅂ 계열의 음소들과 ㄷ, ㄸ, ㅌ 같은 ㄷ 계열의 파열음은 3~5세에 완전히 습득된다고 한다. ㅈ 계열의 파찰음은 4~5세가 되어야 완전히 습득되고 ㅅ 계열의 음소 즉 ㅅ, ㅆ은 6~7세나 되어서야 완전 습득된다.[20] 우리나라 아동의 자음정확도는 3세에 약 89%, 4세 약 93%를 보이는 것으로 조사된다.[20]

표 34-2 | 수용언어의 발달

	단계	보기
0~10개월	말소리 및 초분절적 특성에 대한 분별기	친숙한-낯선 목소리, 화난-다정한 목소리, 남녀 목소리 구분, 억양패턴 및 강세의 구분
10~30개월	낱말-의미의 이해기	비언어적 단서에 의한 이해: 손가락으로 멀리 있는 공을 가리키는 것을 가져오라는 말로 이해함 상황단서에 의한 이해: 연필을 필통에 넣는 것을 치우자로 이해함 운율, 강세에 의한 이해: 엄마 목소리가 커지면 '안돼'로 이해함 12개월 이후는 이러한 단서 없이도 낱말 자체의 의미를 알게 됨
30~36개월	구문-문법 이해기	문장 내에 있는 문법 형태소나 구문구조, 낱말이 배열된 순서에 의해 문장의 뜻을 이해함

표 34-3 | 표현언어의 발달

	단계	보기
0~10개월	음성 발달기	울음, 옹알이, 소리를 내며 놀기, 음절성 발음(후기 옹알이), 뜻을 알 수 없는 말, 싫다는 제스처
10~16개월	첫 단어 발화기	단어 사용: 맘마, 빠이빠이, 어부바, 멍멍
16~24개월	어휘의 팽창 단계	19개월에 평균 50단어 사용함
18개월 이후	구문 발달기	물 줘, 아가 예뻐, 이거 아니야
20개월 이후	문법으로의 전환기	두 단어를 묶어서 말 함. 한 단어를 축으로 하는 변형의 이해. "과자 더", "물 더"

표 34-4 | 바르게 발음한 아동의 백분율[20]

연령	음소발달 단계			
	완전 습득 단계(95~100%)	숙달단계(75~94%)	관습적 단계(50~74%)	출현단계(25~49%)
2~2세 11개월	ㅍ, ㅁ, ㅇ	ㅂ, ㅃ, ㄴ, ㄸ, ㅌ,	ㅈ, ㅉ, ㅊ, ㄹ	ㅅ, ㅆ
3~3세 11개월	ㅂ, ㅃ, ㄸ, ㅌ	ㄱ, ㄲ, ㅋ, ㅎ	ㅅ	
4~4세 11개월	ㄴ, ㄲ, ㄷ	ㅈ, ㅉ, ㅊ, ㅆ		
5~5세 11개월	ㄱ, ㅋ, ㅈ, ㅉ	ㅅ		
6~6세 11개월	ㅅ	ㄹ		

Ⅲ. 소아언어장애

구어(spoken language)를 이해하거나 표현하는 대뇌생리과 정에서의 결함으로 인하여 언어습득이 지체되며, 그 습득 과정이 정상적인 과정과 유의한 편차를 보이는 의사소통 장애의 유형을 통칭하여 언어장애라고 부른다. 소아언어 장애의 범주에는 아동 사이의 의사교환 과정의 결함, 다 른 사람의 말을 이해하고 표현하는 데 필요한 대뇌 중추 신경계를 통한 과정의 결함, 그리고 언어를 실제 말로 실 행하는 생리적 과정의 결함 등이 모두 포함될 수 있다. 여 기서 의사소통이란 사람 사이에 생각이나 의견, 감정 등 의 의사를 교환할 수 있는 모든 수단, 즉 구어, 문어(written language), 몸짓어(gestured language) 등 언어학적인 것은 물 론, 의사소통의 공간, 단순한 소리 등 비언어학적인 것도 있다.[21]

언어적 결함은 대체로 다음의 일곱 가지 영역의 이상으 로 파악된다.[22] 즉, 이들은 언어의 내용, 형식, 그리고 기능 을 대표하는 언어학적 단위들이기도 하다. 첫째 조음-음운 장애(phonological disorder)는 모국어를 사용하는 수준으로 말소리를 감지하거나 산출하지 못하면 해당되며 여기서 음운이란 한 언어에서 음소들이 결합하는 체계 또는 규칙 으로 음소(phoneme)를 그 기본 단위로 한다. 둘째 형태장 애(morphological disorder)는 모국어를 사용하는 수준으로 보편적인 형태소(어간 및 어미)를 사용하지 못하는 경우로 서, 여기서 형태란 한 언어에서 형태소들이 결합하여 낱말 을 형성하는 체계 또는 규칙으로 형태소(morpheme) 및 낱 말(word)을 그 기본 단위로 한다. 셋째 구문장애(syntactic disorder)는 문법규칙에 맞는 구나 문장을 이해하고 사용하 는 능력에 결함을 보이는 경우로서, 구문이란 낱말의 배열 에 의하여 구, 절, 문장을 형성하는 체계 또는 규칙을 말한 다. 넷째 의미장애(semantic disorder)는 단어, 시간개념과 관련된 문법적 형태나 구조, 문법구조의 의미나 문맥 등을 이해하는 능력에 결함을 보이는 경우로서, 여기서 의미란 말의 의미(내용)나 이해와 관련되는 언어의 영역을 뜻한 다. 다섯째 기능장애(pragmatic disorder)는 사회적 문맥에 적절하게 언어를 사용하는 능력에 결함을 보이는 경우, 즉 이상한 때 이상한 말을 하거나 공격적인 언어를 사용함으 로써 대화를 통한 상호작용을 할 수 없는 경우를 말한다. 이는 화용론적 장애라고도 하며, 여기서 화용 또는 기능이

란 실제 상황적 맥락에서 화자와 상대방에 의해서 쓰이는 말의 기능(사용)과 관계되는 영역이다. 여섯째 언어처리과 정장애(language processing disorder)는 모국어로 제시된 말 이나 글을 인식, 지각, 해석하는 데 결함을 나타내는 경우 로서 이는 언어장애적 측면보다 오히려 인지장애적 측면 이 더 강한 특성이 있어 순수한 언어장애의 범주에 넣는 것에 논란의 여지가 있다. 마지막으로 일곱째 언어장애는 음성장애이다. 음성장애는 성대음의 이상으로 일상적인 의사소통에 지장을 초래하는 경우로 객관적이고 의학적으 로 진단이 된 경우에 한한다. 이로 인해 음성기능의 손실 과 여러 환경에서 대화에 필요한 정도의 강도, 음도, 음질 을 충분히 생성하는 데 있어 장애가 있는 경우가 이에 해 당되며, 후두 전적축술이나 영구적인 기관절개술을 시행 한 때도 포함된다.

대표적인 언어장애에는 발달성 언어장애, 조음 장애, 음성 장애, 유창성 장애, 읽기 장애 등이 있으며, 그밖에 청각장애, 지적장애, 자폐증, 뇌성마비, 뇌전증(간질) 등의 연관된 질병들에 의해서 각기 특징적인 언어 증상이 나타 날 수 있다.

1. 발달성 언어장애

DSM-5에서는 의사소통장애(communication disorder)를 네 개의 항목으로 분류하였는데, 이에는 언어장애(language disorder), 말-음성장애(speech sound disorder), 아동기 유창 성장애(childhood-onset fluency disorder) 및 화용성 의사소 통장애(social communication disorder)가 포함된다. 이 가 운데 언어장애는 DSM-IV에서의 표현언어장애(expressive language disorder)와 혼재된 수용-표현 언어장애(mixed receptive-expressive language disorder) 모두를 대체한 것이 며, 말음성장애는 DSM-IV에서의 음운장애(phonological disorder)를 대체한 것이다. 아동기 유창성장애는 기존의 말더듬장애(stuttering)를 대체한 것이며, 화용성 의사소통 장애는 새로 추가된 항목으로 언어-비언어성 의사소통의 사회적 사용의 지속적인 어려움이 있을 때 진단된다.

또한 ICD-10에서는 말과 언어의 특수 발달장애(devel-opmental disorders of speech and language)라 하며, 조음장 애, 표현성 언어장애, 수용성 언어장애, 뇌전증을 동반한

후천성 실어증, 기타 발달장애로 분류하고 있다.[23]

언어능력과 관련된 지능, 청력, 신경학적 손상 없이 언어발달에만 문제가 있는 경우를 지칭하여 단순언어장애(specific language impairment, SLI)라고 부른다. 단순언어장애의 진단기준은 DSM-5에서 제시된 바와 같으나 언어발달이 어느 정도 늦어야 발달성 언어장애로 진단하는가에 대한 의견은 연구자마다 조금씩 다르다. Leonard는 표준화된 언어검사에서 -1.25 표준편차 이하를 제시하였고 비언어성 지능이 85 이상이어야 한다고 제시하였다.[24] Rita는 의미 있게 낮다는 것은 지능에 비해 발달지수가 15점 이상 낮다는 기준을 제시한다.[25] 참고로 미국정신과 자료를 보면 언어표현의 어려움이 있는 아동을 5%, 언어이해와 표현 모두에서 장애가 있는 아동을 3% 가량으로 보고 있다. 진단기준의 측면으로만 보면 단순언어장애 아동에서 언어 이외의 영역에는 두드러진 문제가 없다고 생각되지만, 종적인 연구들을 보면 아동기에 여러 문제가 동반되는 것으로 알려져 있다. 실례로 한 개의 종적인 연구를 보면, 언어장애아의 약 1/5에서 인지장애 및 신체적인 문제가 있었으며 청소년기에 들어서는 읽기 및 쓰기장애의 학습장애의 위험을 이야기하고 있다.[23,26]

2. 조음장애

일반적으로 혀, 입술, 치아, 입천장 등의 조음기관을 통하여 말소리를 만드는데 이상이 생겨 발음이 제대로 되지 않는 경우를 조음장애라 한다. 조음장애는 성인에게도 나타날 수 있지만 주로 아동에게 문제가 된다. 아동이 모든 말소리를 완벽하게 발음할 수 있게 되기까지는 대략 7~8년 정도의 시간이 걸린다. 그러므로 나이 어린 아동이 말소리를 습득하는 과정에서 나타내는 잘못된 발음들은 매우 자연스럽고 정상적인 현상이라 할 수 있다. 그러나 어느 정도 나이가 들어서까지 또래들과 달리 많은 잘못된 발음을 나타내어 다른 사람과의 의사소통에 방해가 된다면 이는 조음장애라 할 수 있다.[27]

조음장애가 생기는 경우로는 여러 가지가 있다. 조음기관의 결함에 의해서 생기기도 하지만 마비조음장애나 말실행증(verbal apraxia)에서와 같이 신경운동성 결함이 있는 경우, 청각장애 등 여러 요인이 작용하며, 나이, 지능, 성,

형제간 서열, 언어발달상태 등 인자들에 의해서도 영향을 받게 된다. 그 중 하나는 다른 언어장애 없이 단순히 발음만 이상한 경우이다. 이러한 경우에 조음장애는 아동의 나이를 기준으로 특정 말소리들을 올바르게 발음할 수 있는지의 기준으로 진단한다. 그러므로 아동이 어느 정도의 연령이 되었음에도 특정한 말소리를 정확히 발음하고 있지 않다면 조음장애를 의심해 볼 수 있다. 대부분 조음장애에서 음소를 첨가 또는 생략, 다른 음으로 대치, 왜곡시키기도 하며, 종성생략 또는 대치현상이 일어나기도 한다. 이 때문에 말의 명료도 역시 감소한다.

발음이 이상하면 대부분 혀가 짧은 경우(설소대 단축)만 생각하기 쉬우나, 그 외에도 치열 배열의 이상, 언어발달지체, 구개열, 뇌성마비, 실어증, 청각장애 등 다양한 장애들과 함께 나타나기도 한다. 이러한 기질적인 원인에 의해 조음장애가 생긴 아동의 경우에는 우선 기질적인 원인부터 다루어야 할 경우가 많다. 특히 아동기에 비음(코맹맹이소리)을 심하게 내는 경우 아직 진단되지 않은 점막하 구개열(submucous cleft palate)을 의심해 볼 수 있으므로 주의해서 관찰하여야 한다.[20]

3. 음성장애

음성장애는 소아에서 그리 큰 비중을 차지하지는 않는 언어장애이다. 목소리가 이상한 경우는 성대구조의 이상이나 성대기능의 이상으로 인해 생기며, 이를 음성장애라고 한다. 음성장애는 목소리의 높낮이인 음도, 목소리의 크기인 강도, 목소리의 질인 음질의 장애로 나눌 수 있다.[28]

개인에게 적합한 최적의 음도를 사용하지 않는 경우를 음도장애라고 한다. 예를 들어, 남성이 여성처럼 높은 음도로 발성하거나, 여성이 남성과 같이 저음으로 발성하는 경우, 음도나 억양이 지나치게 단조로운 경우, 음도가 갑작스럽게 변하는 경우, 가성을 사용하는 경우 등이 그것이다. 이는 성대의 이상에서 주로 발생하나 구개열 환자에서의 연인두폐쇄부전증(velopharyngeal incompetency)에서도 저음장애를 보이는 경우가 있다. 강도장애는 편안한 음성의 크기에 훨씬 못 미치는 너무 작은 목소리를 내는 경우, 과다하게 큰소리로 발성하는 경우, 소리를 전혀 내지 못하거나, 아니면 때때로 내지 못하는 경우, 정서적인 스트레

스로 인해 목소리를 상실한 경우 등을 말한다. 음질 장애란 명쾌한 목소리가 아닌 증상들, 예를 들어 목쉰 소리, 거친 소리, 허스키한 소리, 긴장되거나 쥐어짜는 소리, 콧소리가 지나치게 많이 나거나 적게 나는 소리 등을 통합적으로 칭한다. 큰소리를 많이 내는 사람에게 주로 오는 후두결절(singer's nodule)이 가장 대표적인 음질 장애이다. 그 밖에 후두 근긴장증(laryngeal dysphonia)의 경우 떠는 듯한 목소리를 보이며 성대의 긴장 때문에 첫 음을 구사하기 어려운 예도 있다. 이러한 여러 가지 음성장애 중에는 기질적으로 이상이 있는 경우와 기능적으로 이상이 있는 때도 있다. 기질적인 이상이 있는 경우는 이비인후과의 진단과 치료를 먼저 받아 기질적인 이상이 조절된 후 언어치료를 하는 것이 필요하며, 목소리를 지나치게 많이 사용하거나 잘못 사용하여 음성장애가 발생하였을 때는 음성치료를 통해 문제의 원인을 제거해야 재발을 막을 수 있다.[29]

4. 유창성 장애

왜 말을 더듬는가에 관해서는 아직까지 누구도 단 하나의 이론으로 설명하고 있지 못하다. 그만큼 말더듬은 밝혀지지 않은 부분이 많고 치료도 쉽지 않은 언어장애이다. 예전에는 말더듬이 긴장이나 내성적 성격에서 나타난다고 하여 심리적 요인이 강하게 작용하는 것으로 알려져 왔으나 최근 들어서는 말더듬은 생리적, 기질적, 유전적, 심리적, 환경적, 학습적인 요인들이 복합적으로 상호 작용하여 발생한다는 이론이 지배적이다. 다만 심리적 요인은 말더듬의 지배적 원인이라기보다 악화 요인일 것으로 생각되고 있다. 최근 발표되고 있는 논문들에서 보면 말더듬을 환경, 심리적 요인에서 보는 관점보다 뇌의 언어중추 변화에 더 무게를 두고 있다. 이는 말더듬이 심리치료를 통해 회복되는 경우가 거의 없으며, 최근 기능적 MRI 등 연구장비들이 개발되면서 말더듬의 기질적 원인의 비중이 크게 드러나고 있다.[30]

말더듬은 통상적으로 만 4세 전후와 6~7세경 등 두 차례 높은 빈도를 보이는 것으로 알려져 있다. 보통 2세에서 6세 사이의 아이들에게는 말-언어 발달 과정에서 유래하는 발달상의 말더듬이 종종 나타난다. 이 기간에 시작된 말더듬은 몇 주일 혹은 몇 달 동안 나타나다가 대부분은 자발적으로 없어진다. 그러나 일부 아동들은 말더듬이 성인이 되어서까지 심각하게 지속적으로 발전해 가기도 한다.[30,31]

말을 더듬는 사람은 말소리나 첫음절을 반복하거나 연장하며 때로는 첫마디가 막혀 말을 시작하지 못하는 예도 있다. 이 때문에 말더듬을 근본적으로는 말막힘 현상이라고 부르기도 한다. 유창성 장애로 인해 말의 구사가 막히기 때문에 말을 더듬게 된다는 것이다. 이에 따라 DSM-V에서도 말더듬이라는 용어를 폐기하고 아동기 유창성 장애로 대체하여 분류하고 있다. 말더듬의 정도는 항상 일정하지 않고 상황에 따라 심해지기도 하고 약해지기도 한다. 자신의 말더듬을 인식하게 되면서 말더듬 형태는 더욱 복잡해지고 만성적으로 된다. 따라서 말더듬에서 빠져나오려는 행동 혹은 말더듬을 회피하려는 행동이 나타나거나 자신이 자주 더듬는 낱말이나 사람, 상황을 두려워하는 현상까지도 초래하게 된다. 이를 연관반응(associated reaction)이라고 부른다.[31]

5. 읽기장애

읽기장애란 책을 읽을 때 정확도와 속도, 또는 이해력이 자신의 생활연령, 지능, 교육정도에 비해 현저하게 떨어지는 경우를 말한다. 읽기장애는 우선 아동들이 철자를 이해하고 발음할 수 있어야 하므로 그 특성상 학령기 전에 진단되는 경우는 거의 없으며 학령기 이후에야 발견되는 경우가 많다. 읽기에서 철자의 왜곡, 대치, 생략, 읽는 속도가 느리거나, 내용을 잘 이해하지 못한다든지 하는 오류 현상이 나타나게 된다. 간혹 지능이 높은 읽기장애 아동의 경우 저학년에서는 발견되지 못하고 고학년이 되어서야 진단을 받는 예도 있다. 조기에 발견하여 치료하는 경우 예후가 좋은 편이기 때문에 세심한 관찰이 필요하다. 특히 말-언어발달 지체 혹은 읽기와 쓰기에 문제가 있는 가족이 있거나(유전력), 어휘발달이 느렸다거나, 말과 글의 이해에 어려움이 있는 등 언어발달에 문제가 있었던 경우에는 읽기장애의 가능성을 의심해 볼 수 있다. 읽기장애는 특히 남자아이들에게 호발(60~80%)하는 것으로 알려져 있다.[32]

IV. 이학적 평가

언어발달지연을 주소로 외래를 방문한 아동에서 가장 중요한 감별진단은 아동의 주된 문제가 단순언어장애(specific language impairment, SLI)인지 자폐증이나 지적장애, 청각장애 등을 동반하는 복합장애인지 구분하는 것이다. Leonard가 제시한 단순언어장애의 조건을 보면, 첫째 언어능력이 정상보다 지체되어 있을 때, 둘째 지능이 정상 범주에 속하여야 하며(비언어성 지능지수가 85 이상), 셋째 청력에 이상이 없어야 하고, 넷째 간질이나 뇌성마비, 뇌손상과 같은 신경학적 이상을 보이지 않아야 하며 간질이나 신경학적 문제로 인해 약물을 복용한 경험이 없어야 하고, 다섯째 말 산출과 관련된 구강구조나 기능에 이상이 없어야 하며, 마지막으로 사회적 상호작용 능력에 심각한 이상이나 장애가 없어야 한다.[24] 이처럼 언어를 제외한 다른 영역의 문제를 나타내지 않는 단순언어장애의 경우 재활의학 영역의 좋은 치료 대상이 되므로 진찰실에서의 자세한 문진과 함께, 이학적 평가 및 언어평가, 전반적 발달평가를 통해 정확한 구분을 하는 것이 필요하다.[23-26,33]

진찰실에서 아동을 대할 때 이학적 진찰은 아이의 외관, 악안면 구조, 구강운동 및 구강구조, 호흡 양상 등에 대한 관찰에서 시작된다. 이와 같은 호흡기관, 발성기관 및 조음기관들은 주로 말소리의 산출에 영향을 미친다. 이러한 장애를 조음음운장애라고 부르기도 한다. 조음음운장애와 관련되는 조음기관이란 음소를 산출할 때 관여하는 안면의 여러 가지 구조들을 말하며, 혀, 입술, 연구개(soft palate) 등과 같이 움직일 수 있는 구조와 치아, 경구개(hard palate)와 같이 움직일 수 없는 구조들을 포함한다. 이러한 구조들에 결함이 있거나 기능이 저하되면 공기의 흐름을 조절하는데 어려움을 겪게 되고 정확한 말소리 생성에 오류가 발생하므로 자세히 관찰하여야 한다.[22]

입술은 구강의 입구 역할을 하는 곳으로 얼굴표정을 짓거나 조음을 하는 데 중요한 기능을 한다. 여러 가지 모음들은 입술의 모양에 따라 음소가 구별되며, 자음 가운데 양순음은 입술이 닫혀야만 발음할 수 있다. 입술에 관련되는 근육 가운데 구륜근(orbicularis oris)은 입술을 다물거나 오므라들게 하여 양순음이나 /u/와 같은 원순모음을 발음하는 데 중요하다. 또한 윗입술올림근(levator anguli oris)이나 아랫입술내림근(depressor anguli oris) 등은 입술을 여

는데 관계하며 소근(risorius)은 입술의 모서리를 잡아당겨 미소를 짓거나 /i/ 소리를 낼 때 중요한 역할을 한다. 윗입술이나 아랫입술을 잘 다물지 못하는 경우를 제외하고는 입술 형태의 결함이 조음장애에 직접적인 영향을 미치는 경우는 드물다.

혀의 결함으로 가장 흔한 것은 설소대(lingual frenulum)의 단축으로 인한 설구착증(ankyloglossia)이다. 설소대 단축은 '혀가 짧다'고 알려져 있는 구강구조의 장애로서 일반인들에게 조음장애를 유발하는 대표적 문제로 알려져 있어 병원을 찾아오는 많은 부모들이 아이의 혀가 짧은 것이 아닌지 물어보고 있다. 그러나 실제 설소대 단축을 보이는 경우는 드물며 설소대 단축이 있다 하더라도 혀끝을 내밀었을 때 입술 바깥으로 돌출시킬 수 있거나 혀의 끝이나 혀 등 부위가 치조, 경구개, 연구개에 닿을 수 있는 정도라면 조음장애의 유의한 요인으로 간주하지는 않는다. 특히 설소대 단축은 언어발달지연과 직접적인 관련성이 없으므로 설소대 절단술이나 연장술 등을 시행할 때 고려하여야 하며, 설소대 수술에도 불구하고 언어발달지연이 지속될 수 있음을 미리 주지시키는 것이 중요하다. 대설증(macroglossia)이나 소설증(microglossia) 등은 조음과 직접적 관계에 관한 연구가 미흡하나, 입술을 열고 있는 상태에서 혀를 늘 입 밖으로 내밀고 있는 경우 지적장애나 염색체 이상 등과의 관련성에 대해 추가 검사가 필요하다. 또한, 조음음운장애 또는 언어발달지연 환아에서 구조적 결함 없이도 혀끝을 입천장으로 올리지 못하거나 혀를 좌우회전시키는데 있어 기능적 약화를 흔히 보이므로 이에 대한 관찰이 필요하다.

치아, 턱의 비대칭이나 결함도 조음장애의 원인이 될 수 있으므로 세심하게 관찰할 필요가 있다. 앞니가 빠졌거나 치열이 비정상적인 경우 순치음(/f/, /v/)이나 치찰음에 오류를 나타낼 수 있다. 치열이 비정상적인 경우는 턱의 구조에 결함이 있는 경우(원심교합, 근심교합, 이개교합 등)와, 위, 아래 치아의 위치가 잘못된 경우(상치돌출, 하치돌출 등)가 있다.[21,22]

입천장(경구개, 연구개, 연인두)의 형태와 조음능력의 결함 사이에 직접적인 연관이 보고되지는 않았으나, 구개열의 경우 위에서 기술한 것처럼 과비음(hypernasality)이나 비강을 통한 공기방사(nasal emission) 등이 동반될 수 있다. 또한, 구개열의 크기와 비음 간에는 유의한 상관관계

가 없고 구개성형술(palatoplasty)을 시행하여 해부학적인 천공을 개선한 때도 기능적으로 비음이 지속되거나 조음장애가 남는 경우가 흔히 있다. 입천장이 정상보다 너무 높은 경우에도 정확한 폐쇄음(/ㄱ/, /ㅂ/, /ㄷ/)이나 /ㄹ/ 발음을 구사하는데 어려움을 초래할 수 있다. 실제로 구순열(cleft lip)은 출생시 대부분 발견되는데 비해 구개열은 뒤늦게 발견되는 경우가 더 흔하며, 특히 점막하 구개열(submucous type)의 경우 과비음이나 조음장애를 주소로 내원한 환아에서 흔히 진단되므로 처음 구강 내 진찰 시 관심을 두고 관찰하여야 한다. 특히 목젖갈림증(bifid uvula)의 경우, 점막하 구개열의 동반 가능성이 크므로 주의 깊게 관찰하여야 한다. 또한, 구개열이 있는 경우 비강을 통해 음식물이 역류하는 연인두폐쇄부전증(velopharyngeal incompetency) 현상이 동반되기도 하므로 증상이 의심되는 경우 비디오연하조영술(videofluoroscopic swallowing study)을 시행해 보아야 한다.

청력 이상이 심한 경우 언어발달의 지연이나 조음장애를 초래하는 것은 당연하나 의외로 늦게 발견되는 때도 있다. 아동의 조음 습득이 청각적인 자극이나 피드백에 의존하여 이루어지므로 청각장애 아동들은 음향학적 에너지가 낮거나 음도가 높은 음소(예: 마찰음)들을 왜곡하거나 생략시키는 경향이 많다. 양쪽 귀가 전혀 들리지 않는 경우는 비교적 쉽게 찾아낼 수 있으나, 청력이 경도나 중등도로 저하되어 있는 경우 경미한 조음장애만을 나타낼 수 있으므로 주의 깊게 관찰할 필요가 있다. 순음청력측정기(pure tone audiometry)를 사용하거나 더 어린 아동의 경우 뇌간청각유발전위(Brain Stem auditory Evoked Potential, BAEP, BERA)를 검사하여 확진할 수 있으나, 진찰실에서는 아이가 보지 않는 곳에서 소리 자극을 주어 어떤 반응을 보이는지 검사하는 방법도 있고, 부모를 통해 집에서 소리에 대한 민감 반응을 알아보기도 한다.

진찰실에서 자세한 언어평가를 시행하기 어려우므로 대부분 언어치료사에게 평가를 의뢰하고 있으나, 가능한 한 꼼꼼하게 상담함으로써 시어(始語)를 시작한 시기 및 언어발달 과정, 구사할 수 있는 어휘의 수, 두 단어 연결이 가능한지 아닌지, 표현력과 이해력의 습득 정도를 통해 아이의 언어발달지연 유형을 파악하고 언어평가의 시기가 적당한지 등을 보호자에게 설명하는 것이 좋다. 또한, 조음음운장애의 경우 진찰실에서도 간단한 그림조음검사나

단어 모방력 검사 등을 통해 미리 정보를 파악하는 것이 중요하다.

V. 소아 언어평가

소아 언어발달장애에 대한 평가는 크게 순수한 언어발달장애에 대한 평가와 언어발달지연에 영향을 미치는 다양한 복합장애에 대한 평가로 나눠진다. 복합장애가 있는 아동의 경우, 언어평가 외에 아동의 발달 상황을 확인하기 위해 Denver 영유아발달선별검사(Denver II)나 Bayley 아동발달검사(Bayley Scale of Infant Development II 또는 III), Capute 발달검사, 사회성숙도검사, 아동기 자폐증 스트리닝 검사(CARS), 주의집중력장애검사, 웩슬러 지능검사 등 다양한 발달검사들을 시행하여 감별 진단하는 것이 중요하다.[21,23,26,33]

1. 언어평가의 대상

발달장애 아동의 초기 언어평가는 다른 심리평가와 마찬가지로 우선 결함이 있는지를 알아보는 선별검사(screening test)와 그 결함의 성격을 규명하는 진단검사로 나누어진다. 언어평가는 초기 평가만으로 그쳐서는 안 되는데, 이는 언어치료를 시작한 후에도 계속되는 평가를 함으로써 아동의 변화에 민감하게 치료적 중재를 적용할 수 있어야 하기 때문이다.

언어평가서에는 일반적으로 1) 아동의 출생 및 성장 배경, 질병의 내역, 교육 및 가정환경 등에 대한 배경 정보 및 언어발달과 관련된 요인에 대한 정보가 있어야 한다. 이에는 장애를 유발시킨 출생 전, 중, 후의 문제, 즉 임신 중 약물복용, 출생시 산소결핍증, 저체중아, 구순-구개열 등이 포함된다. 2) 인지 및 신체발달, 즉 감각운동기의 인지발달, 운동 발달력(기기, 서기, 걷기 등), 구강 구조 및 기능 등의 정보가 포함되어야 한다. 3) 눈 맞춤, 착석, 엄마와의 분리 불안 여부, 주의력문제, 엄마와의 상호작용 참여 여부, 과다 행동(hyperactivity) 등의 행동문제를 관찰하여야 한다. 4) 언어 및 의사소통의 평가, 즉 언어발달 및 의

사소통의 발달 과정을 자세히 기술하여야 한다. 5) 구어(호흡, 발성, 조음) 및 청력평가에 대한 견해를 기술하여야 한다. 6) 언어평가 결과를 요약하고, 권고사항 등을 기재하여야 한다.

일반적으로 아동에게 언어장애가 있음을 걱정하고 내원하는 시기는 보통 생후 2세가 지나고 나서부터이다. 그 이전의 아동의 경우 말이 늦된다고 해도 대부분 관찰하는 경우가 많다. 일반적인 언어치료 지침에 따르면, 만 2세까지 단어의 구사가 시작되지 않거나(시어가 2세까지 나타나지 않을 경우), 만 3세가 넘도록 두 단어를 이용한 문장 형성(two word sentence)이 이루어지지 않는 경우 언어평가를 해 보도록 권하고 있다. 정상 아동발달에서 시어의 경우, 빠르면 생후 10개월, 평균적으로 12개월에 나타나며, 두 단어 연결의 경우 생후 18개월 무렵에 나타나게 된다. 즉, 정상적인 발현 시기보다 두 배 이상 늦어지도록 나타나지 않으면 일차 평가를 권하는 것이다. 이는 이 시기가 언어치료를 시작하기에 적기라는 것 보다 조기에 선천적 기형을 찾아낸다든지 중복된 복합장애를 발견할 기회를 가능한 한 일찍 제공할 수 있기 때문이다. 실제로 조기 언어 및 아동발달평가를 통해 구개열, 설소대의 심한 단축, 자폐증, 지적장애, 또는 청각장애 등의 중복장애를 일찍 발견하는 경우가 흔히 있다. 최근에는 단어 발현이 18개월까지 나타나지 않거나 두 단어 연결이 24개월까지 나타나지 않으면 병원을 조기에 방문하여 적극적인 평가를 하도록 권하는 추세이다.

언어장애 프로그램의 대상자 선정은 선별검사에서 대개 2년 이상의 언어 지체가 나타나는 경우, 또는 언어결함이 학습 진전에 영향을 미치고 있거나 미칠 가능성이 있는 경우로 설정하고 있으며, 치료적 중재는 어휘력이나 이해 능력이 폭발적으로 증가하기 시작하는 시기인 3세를 넘지 않는 것이 좋다고 본다. 최근에는 가능한 한 조기진단 조기치료를 원칙으로 진단 즉시 치료를 시행하도록 독려하는 것이 추세이다. 특히 구개열의 경우나 청각장애의 경우는 발견 즉시 언어적 중재가 필요하며 그 밖의 언어발달장애의 경우 일반적으로 환아와의 rapport(라포르) 형성이나 치료 효율성 면에서 만 3세 전후가 효율적인 시기로 간주한다.

2. 언어평가의 종류

1) 조음-음운론적 능력 평가

음운은 언어에서 사용되는 말소리 그 자체를 의미할 뿐 아니라 낱말들 속에서 이루어지는 말소리의 배열 규칙이나 첨가, 삭제 또는 대치시키는 모든 변화과정을 의미한다. 따라서 아동이 음운을 제대로 습득하기 위해서는 개개 말소리를 정확하게 산출해야 함은 물론 낱말 산출 시 말소리를 적절한 규칙에 기초하여 연결할 수 있어야 한다. 또한, 조음 역시 일련의 발달 과정에 따라 연령 증가와 함께 성숙되어 가게 된다. 음소에서는 생략, 대치, 왜곡, 첨가 등의 조음오류 형태를 보이며 음운과정에서는 생략 및 첨, 대치 음운과정, 동화에 따른 대치, 기식도나 긴장도에 따른 대치 등의 오류가 이에 속한다.

조음-음운 검사도구로는 그림자음검사(김영태, 1996)[20,21]와 한국어발음검사(이현복, 김선희, 1991)[34]가 먼저 개발되어 사용되다가, 우리말 조음-음운평가(U-TAP, 김영태, 신문자, 2004),[35] APAC 아동용 발음평가(김민정, 배소영, 박창일, 2007)[36] 등이 발표되어 흔히 사용되고 있다. 그림자음검사는 검사 시간이 짧고 비교적 간단하게 자음정확도를 산출할 수 있다는 점에서 흔히 사용되고 있으나, U-TAP이나 APAC 등의 검사들은 단어 수준뿐만 아니라 문장이나 연결발화를 함께 검사할 수 있다는 점에서 더 정확하게 조음-음운장애의 정도를 파악할 수 있다는 장점이 있다. 조음장애 평가에서 고려해야 할 또 하나의 문제점은 자음정확도가 만 6세가 넘어야 거의 100% 완성되기 때문에 나이에 대한 고려가 필요하다는 점이다. 즉, 만 3세 아동에서의 자음정확도 50%와 만 6세 아동에서의 50%는 절대 수치에서는 동등하지만, 아동의 조음장애의 중증도는 매우 차이가 난다고 할 수 있다. U-TAP이나 APAC과 같이 연령 별로 아동의 자음정확도에 따라 백분위 수가 계산되는 표준화 검사도구가 등가연령 계산이 가능하다는 측면에서 더 객관적이라고 할 수 있다. 그러나 우리나라 아동만 대상으로 한 표준화된 연구에서 만 3세 아동의 자음정확도의 평균치가 90%를 상회하고 있으므로 만 3세 이상의 아동 평가 시 자음정확도(%)를 기준으로 판단하여도 큰 오류가 발생하지는 않을 것으로 생각한다.

2) 형태론 및 구문론적 능력 평가

구문은 언어의 형식과 관련되는 것으로, 아동이 구문 능력을 갖추기 위해서는 형태소가 어떻게 결합하여 낱말을 이루고, 낱말이 어떻게 배열되어 구나 문장을 이루며, 구나 문장이 어떻게 연결되어 좀 더 복잡한 발화를 형성하는가에 대한 규칙을 습득해야 한다. 이를 평가하기 위해서는 평균발화길이 분석, 문법형태소 및 구문 분석 등의 측면을 진단하여야 한다.

한국에서 표준화된 구문능력검사에는 한국-노스웨스턴 구문선별검사(권도식, 이규식, 1985)[37]가 있으며, 문장이해력 검사(장혜성, 임선숙, 백현정, 1994)[38]나 구문의미이해력검사(배소영, 임선숙, 이지희, 장혜성, 2004)[39] 등도 구문의 의미나 문장의 이해력을 평가하기 위해 만들어진 것이다. 그동안 문장이해력검사가 많이 사용되어 왔으나 흑백 그림에 대한 아동들의 흥미도가 떨어지기 쉽고, 등가연령이 1년 간격으로 너무 넓게 되어있어 정밀한 진단을 하기에 다소 어려운 점이 있었다. 구문의미이해력검사는 가장 최근에 만들어진 검사로서 문장이해력검사를 수정 보완한 검사 도구이다. 이 도구는 만 4세에서 9세(또는 초등학교 3학년)의 구문의미이해력을 측정하는 표준화 언어검사 도구로 백분위 수, 등가연령의 산출이 가능하며 문장이해력검사에 비해 더 넓은 범위의 아동들을 대상으로 할 수 있는 장점을 갖고 있다.

3) 의미론적 능력 평가

의미는 언어의 내용과 관계되는 것으로 아동의 의미론적 능력은 개별 낱말의 의미를 습득하는 것이나 낱말과 낱말 간의 의미적인 조합을 인식하고 표현하는 측면, 또한 문장 속에 내포된 숨은 의미를 이해하고 표현하는 능력을 말한다. 이를 평가하기 위해서는 낱말의 의미, 문장의 의미, 숨은 의미 등의 측면을 진단하여야 한다.

대표적인 의미론적 능력 평가 방법으로는 언어이해-인지력검사(장혜성, 임선숙, 백현정, 1992)[40]가 있다. 이는 학령전 아동들의 언어이해력 및 인지력을 측정하는 검사 도구로서, 미국 Bangs Receptive Checklist (1990)를 기초로 표준화한 것이다. 대상 연령은 3세에서 5세 11개월까지이다. 이 검사는 유아의 인지력에 기초한 개념의 이해 능력(수용 의미론적 측면)을 측정하기 위하여 고안된 것으로서, 총 40개의 문항으로 구성되어 있다. 검사 방법은 유아가 검사자의 지시에 따라 수행하거나 자료(그림 또는 사물)를 지적하게 되어있으며, 결과는 백분위 점수와 등가연령으로 제시하였다. 이 검사는 언어장애는 물론 지적장애, 청각장애, 뇌손상, 자폐, 행동장애 또는 뇌성마비 아동들에게도 시행할 수 있다. 문제해결력검사와 마찬가지로 등가연령이 1년 단위로 제시되어 있어 세밀한 진단을 내리기 어려운 단점이 있다.

4) 화용론적 능력 평가

화용은 언어의 사용과 관계되는 것으로, 아동의 화용능력을 평가하기 위해서는 의사소통적 의도와 대화능력에 대한 측면을 진단하여야 한다. 여기서 의사소통적 의도에는 물건이나 행동 요구, 정보 전달(대답하기)이나 정보 요구(질문하기), 태도나 감정의 표현(거부하기), 사회적 상호작용의 통제(명령하기) 등이 포함되며, 대화 능력에는 차례 지키기나 주제 유지하기 등이 포함된다. 화용론적 능력 평가를 위한 검사로는 언어문제해결력검사가 대표적이다.

언어문제해결력검사(배소영, 임선숙, 이지희, 2000)[41]는 논리적인 사고 과정을 언어화하는 상위언어기술을 측정하기 위한 검사 도구로서, 50개의 항목으로 이루어져 있다. 검사방법은 아동에게 문제 상황이 표현된 그림판을 보여주고 그 그림과 관련된 검사자의 질문을 듣고 대답을 하게 하여, 문항별 채점 기준에 따라 0, 1, 2점 중 하나로 평가하게 된다. 총 점수는 원인 이유, 해결 추론, 그리고 단서 추측의 세 범주로 나누어 볼 수 있으며, 총점과 각각 세 범주에 대한 원점수를 토대로 아동이 속한 연령집단을 비교 기준으로 하여 백분위수를 제공하여 준다. 이 검사는 만 5세부터 12세 아동들을 대상으로 특정 상황에서 대답하는 능력을 평가함으로써 언어를 통한 문제해결 능력을 측정하는 데 목적이 있다.

5) 어휘력 검사

어휘력 검사는 의미론적 능력 가운데 낱말의 의미 항목에 포함될 수 있다. 대표적인 어휘력 검사 도구로는 그림어휘력검사(김영태, 장혜성, 임선숙, 백현정, 1995)[42]와 MCDI-K (MacArthur Communicative Development Inventory-Korean, 배소영, 1985),[43] 수용, 표현 어휘력검사(Receptive Expressive Vocabulary test, REVT, 김영태, 홍경훈, 김경희, 장혜성, 이주연, 2009)[44] 등이 있다.

그림어휘력검사(PPVT-K)[42]는 어휘이해력을 평가하는 검사도구로서 미국 Peabody Picture Vocabulary Test-Revised (PPVT-R, 1981)의 저자 Dunn & Dunn의 허락 하에 2세에서 8세까지만 표준화한 것이다. 그림어휘력검사가 절판되면서 새로 나온 어휘력검사 도구가 수용, 표현어휘력검사(REVT)[44]이다. REVT의 장점은 아동과 성인 모두를 대상으로 수용 및 표현언어를 검사할 수 있는 표준화 도구로 나왔다는 점이다. REVT는 만 2세 6개월부터 사용할 수 있으며 16세 이상의 성인에서도 사용할 수 있다. 검사 대상자의 어휘 능력에 대한 전반적인 정보를 제공하고, 검사 대상자의 어휘발달 수준을 백분위 점수로 제공하여 같은 생활 연령대의 대상자들에 대한 상대적인 어휘발달 수준을 제시하며, 품사별, 의미범주별 수행분석을 통하여 치료 진행 시 목표어휘의 선정과 치료 효과를 점검하는 데 활용할 수 있다.

MCDI-K(2000)[43]는 MacArthur Communicative Development Inventory: Toddlers (MCDI, Fenson, 1991)의 어휘 부분을 한글판으로 번안하여 만든 도구로서, MCDI 어휘 목록 중 한국어에서 잘 사용하지 않는 어휘들은 삭제하고 빈번하게 사용되는 73개 어휘와 문법형태소를 첨가하여 표현어휘력과 이해어휘력 각각 641개씩의 MCDI-K 어휘목록을 구성하였다. 부모가 점검표 식으로 평가하게 되어있으며, 특히 30개월 미만의 어린 아동들의 초기 어휘력 진단을 위해 유용하게 사용될 수 있다. 이 검사는 다른 표준화된 검사들보다 더 많은 양의 어휘발달 자료를 제공한다는 장점이 있으나 문항 수가 많아서 평가자(부모)가 피로를 느낄 수 있으므로 뒤쪽 문항으로 갈수록 신뢰도가 떨어진다는 단점이 있다.

6) 유창성 검사

유창성 검사는 주로 말더듬의 평가에 이용되고 있다. 많이 사용되고 있는 유창성 검사로는 말더듬 인터뷰(SI) 양식과, 말더듬의 심한 정도 평가(Stuttering Severity Instrument, SSI), 파라다이스-유창성 검사(Paradise-Fluency Assessment, P-FA) 등이 있다.[34,45]

SI는 취학전, 초등학교용(양식 A)과 초등상급학생, 중학교, 고등학교, 성인용(양식 B) 등 두 개의 인터뷰를 하기 위한 양식을 제공하며, 양식 A는 21개의 항목, 양식 B는 14개 항목에 걸쳐 총 시간(분) 동안 말더듬의 발현 개수

(SW)를 계산하여 말더듬의 정도(총 SW/M)를 나타내게 된다. 총점을 기준으로 말더듬의 중증도 정도를 0점부터 3점까지 평가한다. 이 검사는 치료 프로그램의 효과에 관한 사전 및 사후 측정으로 사용되며 자동적 구어에서부터 자연스러운 대화까지 검사된다. 또한, 이 검사는 말더듬 비율뿐만 아니라 말더듬 형태분석도 가능한 검사 도구이다.

SSI는 말더듬의 빈도를 측정하며, 말이 막히는(blocking) 시간과 신체적인 수반행동 등을 고려하여 심한 정도를 5단계로 분류하여 나타낸 검사도구이다. 말더듬의 빈도는 읽을 수 있는 사람과 읽을 수 없는 사람으로 나누어 읽을 수 있는 사람은 job 과업과 읽기 과업항목에 각각 2에서 9점까지의 점수를 부여하고, 읽지 못하는 사람은 4에서 18점까지의 점수를 부여한다. 머무는 시간(말이 막히는 시간) 평가는 막힌 시간을 측정하여 1에서 7점을 준다. 신체적 수반 행동은 0에서 5점의 평가척도를 사용하여 점수를 부여한다. 수반 행동의 종류로는 혼란을 주는 소리, 얼굴을 찡그림, 머리 동작, 사지의 동작 등이 있다. 아동들의 심한 정도 대조표와 어른들의 심한 정도 대조표가 각각 마련되어 사용된다. 빈도점수와 수반행동점수, 막힘지속시간 등의 점수들을 합산하여 총점 0부터 45점까지의 9단계의 중증도를 분류하며, 가장 심한 단계는 총점 38점에서 45점까지에 해당하는 97% ile 이상의 매우 심한 정도를 말한다.

P-FA45는 취학 전 아동용, 초등학생용, 중학생 이상용 등으로 나누어져 있으며, 유창성장애의 여부나 정도를 파악할 수 있도록 개발되었다. 이 검사 도구를 사용하여 유창성을 평가, 진단함은 물론 의사소통 태도 평가를 함께 실시함으로써 유창성문제의 전반적인 평가를 가능하게 하였다. 본 검사는 크게 구어 평가와 의사소통태도 평가의 두 가지 영역으로 이루어져 있다. 구어 평가는 취학전 아동, 초등학생, 중학생 이상과 같이 연령에 따라 검사과제세트가 나누어져 있다. 검사과제는 낱말그림, 따라 말하기, 문장그림, 읽기, 이야기그림, 말하기그림, 대화 등의 7가지이며, 필수과제와 선택과제로 나누어져 있고, 다양한 언어 반응을 요구함으로써 유창성 문제에 관여하는 요인들을 파악할 수 있도록 하였다. 의사소통태도 평가는 초등학생과 중학생 이상의 두 종류의 평가 문항이 마련되어 있으며, 말하기 또는 말더듬에 대한 생각과 그로 인한 심리적 부담감, 실제생활에서의 어려움 등을 평가할 수 있는

문항들이 포함되어 있다.

7) 전반적 언어발달검사

최근 가장 널리 이용되고 있는 언어발달검사 도구는 취학전 아동의 수용언어 및 표현언어 발달 척도(Preschool Receptive-Expressive Language Scale, PRES, 김영태, 2001)[46]와 영유아 언어발달선별검사(Sequenced Language Scale for Infants, SELSI, 김영태, 김경희, 윤혜련, 김화수, 2003)[47]이다. 두 검사는 각각 PLS (Preschool Language Scale, 1992)와 REEL (Receptive-Expressive Emergent Language Scale, 1971)을 대체하여 개발된 국산 검사라는 데 의의가 있다. 두 검사 모두 수용언어 및 표현언어의 (1) 인지능력과 관련되는 의미론적 언어능력, (2) 언어학적인 지식과 관련되는 구문론적 언어능력, (3) 사회적 상호작용능력과 관련되는 화용적인 언어능력을 두루 평가할 수 있도록 고안되었다는 점에서 공통점이 있다.

PRES[46]는 수용언어, 표현언어 각각을 19개월부터 21개월까지의 가장 낮은 나이 단계로부터 73개월에서 78개월까지의 가장 높은 나이 단계까지 나누어 검사하며, 수용언어부터 검사를 시작하여 표현언어로 마친다. 이 검사는 수용언어영역과 표현언어영역의 문항이 각각 45개씩, 총 90개의 문항으로 이루어져 있다. 두 영역 모두 15개의 언어발달 단계로 구성되어 있으며, 각 단계는 1세 7개월에서 4세까지는 3개월 간격으로, 4세 1개월에서 6세 6개월까지는 6개월 간격으로 나누어져 있다. 언어발달연령의 산출은 각 검사별로 기초 선이 확립된 이후 처음으로 두 개 이상의 문항을 틀린 연령단계의 평균연령으로 산출한다. 획득 점수에 기초하여서도 언어발달연령을 산출할 수 있는데, 이는 아동의 연령단계와 상관없이 아동이 기초선 이후 최고한계선까지 획득한 총 점수를 기초로 언어발달연령을 산출한다. 백분위 점수는 아동이 획득한 점수를 %ile로 표현하여 동 연령대 아동들 중에서 어느 정도에 해당하는지 상대적인 위치를 제시해 준다. 이 검사는 언어의 의미론, 구문론, 화용론 측면을 모두 포함하고 있어 포괄적인 언어영역들에 대한 평가가 가능하다는 장점이 있으나 실시해야 하는 문항 수가 많고 검사 방법이 다소 복잡한 문항들이 포함되어 있어 검사 실시 시간이 오래 걸린다는 단점이 있다.

SELSI[47]는 PRES에 비해 좀 더 어린 영유아기 아동들에게 시행하는 선별검사로서 영유아의 전반적인 언어능력을 제시해 준다. 또한 수용언어능력과 표현언어능력 중에 어느 능력이 더 지체되었는지 파악할 수 있게 해주며, 수용언어 및 표현언어의 더 포괄적인 영역, 즉 의미-인지능력, 음운능력, 구문능력, 화용능력 등을 모두 포함하고 있어 어느 영역에서 더 지체되었는지도 분석하게 해준다. 그러나 이 검사는 수용언어나 표현언어의 발달지체를 선별하는 검사로서, 이 검사결과만으로 아동의 언어능력을 평가하는 것은 바람직하지 않다. 다만 언어발달수준이 현저히 지연되어 있어 PRES를 검사하기 어려운 경우 SELSI를 검사하여 아동의 언어발달수준을 가늠해 볼 수 있다. 수용 및 표현언어점수가 해당 생활연령대의 평균점수로부터 -1 표준편차 이내에 해당하는 경우를 '정상발달'로 보며, 평균점수로부터 -1 표준편차와 -2 표준편차 사이에 해당하는 경우를 '약간 지체' 또는 '유의 요망'으로 판정한다. 수용 및 표현언어점수가 해당 생활연령대의 평균점수로부터 -2 표준편차 이하에 해당할 경우에는 '언어발달지체'로 판정한다. 검사결과가 '약간 지체' 또는 '언어발달지체'로 판정된 경우에는 의미-인지, 음운, 구문, 화용의 각 영역별 결과를 참고할 필요가 있다. SELSI는 일반인과 전문가의 차별적인 활용을 가능케 만들어 일반인에게는 선별검사적인 의미만을 부여하지만, 전문가에게는 질적 분석이 가능하도록 한 특성이 있다.

8) 음성검사

음성검사는 주로 이비인후과 의사들에 의해 이루어지는 경우가 많으나, 재활의학과 의사들도 음성장애를 흔히 보게 되므로 이에 대한 평가에 대한 이해가 있어야 한다.

장애 평가는 발성의 세 개 구성 요소인 강도(비정상 음량), 음도(비정상 조절), 음질(비정상 음질) 별로 이루어 질 수 있다. 음성장애와 구어장애는 분리하여 평가하며 장애 정도가 높은 장애의 장애등급으로 평가한다. 기본 검사 항목은 ① 신체검사, ② 내시경 검사(구강, 인두, 후두), ③ 후두스트로보스코피, ④ 음성언어치료사에 의한 듣기 평가 등이 있으며, 측정항목은 GRBAS scale, MPT (maximal phonation time), 문장 읽기(산책 또는 가을 문장) 등이다. 근접대화 능력은 기본적인 생활을 유지하기 위해 가족 및 보호자와 의사소통이 가능한 능력으로 평가방법은 피검자의 1.5미터 이내에서 검사자가 산책문장이나 가을문장을 이용한 문장 읽기로 다음의 항목을 이용하여 평가한다.[28,29] 이 가운데, GRBAS scale과 MPT는 흔히 임상에서 이용되는 평가검사들로, GRBAS는 Grade(음성), Roughness(거친 정도), Breathiness(숨이 새나오는 정도), Asthenia(가냘픈 정도), Strain(쥐어짜는 정도) 등을 0점에서 3점까지 4등급으로 점수화한다. 즉 예를 들어 G2R1B2A0S0식으로 표기한다. 아-에-이-오-우를 2초간 발성함으로써 측정하게 되는데, 신뢰도가 낮다는 단점이 있다. 또한, 목소리 크기와 높이에 대한 평가가 어렵다는 문제점도 도출되고 있다. MPT는 깊이 숨을 들이 마신다음 '아' 소리를 내어 측정한다. 한번의 숨을 내쉬는 동안 strain 없이 편안한 pitch와 loudness를 갖고 가능한 오랫동안 '아' 소리를 내게 한다. 스톱워치로 소리를 멈출 때까지 시간을 측정하게 되며, 3회 시도하여 가장 좋은 기록으로 결정하게 된다. 성인 남자는 25초에서 35초, 성인 여자는 15초에서 25초의 평균 시간을 보이게 되나, 개인차가 꽤 심하므로 진단적 가치는 크지 않다. 일반적으로 성문 효율성이 떨어지는 경우, 7초 이하의 MPT를 보이게 된다.[28,29]

VI. 언어치료의 개념

발달성 언어장애에 대한 치료 개념은 언어학적 접근과 인지적 접근법, 실용주의적 접근법, 음성학적 접근법 등이 이용되고 있다.[22] 첫째, 언어학적 접근법에서 언어치료사는 아동들이 기본적 패턴과 규칙을 발견하도록 간단한 언어모델을 제공하여 이해와 표현에서 느리지만 의미 있는 증가를 나타내도록 도와주는 역할을 하게 된다. 아동이 언어를 구사하여야 할 필요가 있는 가장 적절한 시점에 그 단어를 내뱉거나 단어들을 서로 연결하는 법을 발견하도록 하는 기회를 주기 위해서 이러한 모델을 바로 사용함으로써 아동은 자연스럽게 언어구조를 이해하고 그것을 사용하는 방법을 배우게 된다. 또한, 치료사는 확대기법을 사용하게 되는데 확대기법은 아동이 말을 하였을 때 아동의 표현이 뜻하는 바를 여러 가지 다른 구조(구문)로 바꾸어 표현해 주는 것을 뜻한다. 이 밖에 치료사는 확장기법을 통해 아동이 빠뜨렸거나 잘못 사용한 말을 채워줌으로

써 보다 성숙한 구조로 확대할 뿐만이 아니라 아동이 뜻하는 바를 보다 분명하게 해주는 구나 문장을 덧붙일 수 있도록 해준다. 또한, 교정기법은 아동이 언어규칙을 배우도록 돕기 위하여 가장 자주 사용하는 기법으로 치료사나 부모가 아동이 틀린 것을 그대로 반복해 들려 준 뒤에 틀린 것을 스스로 고치는 방법이다. 둘째, 인지적 접근법은 언어의 형식뿐만이 아니라 개념형성을 목표로 하는 접근 방법으로 비언어적 발달을 기초로 다양한 의미 기능을 이용하도록 하는 기법이다. 셋째, 실용주의적 접근법은 언어발달이 사회적 맥락에 의해 이해돼야 한다는 의견으로 치료의 목표 행동으로서는 감정표현, 정보를 받아들이기, 명명하기 등이 있다. 마지막으로 음성학적 접근법은 낱말을 만들어나가는 방법으로써, 음과 음의 연결을 아동에게 직접 지도하는 방법으로 청각식별, 모방 및 많은 연습을 통해서 언어를 습득한 후에 그들의 의미를 연관시키고 점점 복잡한 구와 문장에서 새로운 낱말을 사용하도록 모방을 통해서 배우도록 한다.[22]

조음장애에 대한 치료개념으로 전통적 접근법과 행동주의적 접근법, 언어학적 접근법, 화용론적 접근법 등이 열거되고 있다.[21] 첫째, 전통적 조음치료 프로그램들은 목표 음소를 독립음이나 음절, 단어 수준에서 집중적으로 훈련시킨 후 구나 문장으로 일반화시키는 기법이다. 대표적인 전통적 접근기법으로는 음소의 조음점지시법과 근육운동지각접근법, 열쇠낱말법 등이 있다. 조음점지시법은 목표 음소를 만들어내기 위해 입술, 혀, 턱 등의 조음기관의 위치나 움직임, 구강 내 공기의 흐름을 파열 또는 마찰시키는 방법에 초점을 둔 기법이다. 이를 위해 설압자나 면봉, 손가락, 거울 등의 도구를 이용하여 반복적 연습을 통해 정확한 조음을 하도록 유도하는 것이다. 아동이 오류음을 낼 때 현재 조음점을 어떻게 움직이면 목표음으로 정확히 발음할 수 있는지를 알려주는 오류음수정법도 조음점지시법의 일종이다. 청각적 피드백을 이용하지 않으므로 청각장애 환자들에게 매우 유용한 방법이다. 근육운동지각접근법은 치료사가 아동의 조음기관을 조작하고 자극함으로써 목표 음소의 올바른 산출을 시각적으로 보여주고 청각적으로 들려주는 개념이다. 이 방법은 청각적 피드백에 의존하지 않는 조음점지시법과 달리 청각적, 시각적, 촉각적, 근육운동지각적 피드백을 받아 새 음소를 끌어내게 되며 뇌성마비와 같은 신경언어장애 환자에게 널

리 활용된다. 열쇠낱말법은 아동이 목표 음소를 정확하게 발음하는 낱말을 찾아내어 낱말 내에서 그 음소를 연장하여 반복적으로 연습시키다가 점차로 목표 음소를 독립적으로 바르게 발음할 수 있게 하는 방법이다. 이 방법은 열쇠 낱말을 얼마나 쉽게 찾아낼 수 있는가 하는 점이 치료의 성패를 가늠하게 된다. 예를 들어 아동이 '사과'에서 '사' 발음이 안되는 경우 '시' 발음을 정확히 할 수 있다면 '시 → 시아 → 사' 식으로 음소를 연장시키는 쪽으로 반복적 훈련을 시키는 것이다. 둘째, 행동주의적 접근법은 다른 언어장애에서도 널리 이용되고 있는 기법으로 선행자극과 반응, 그리고 반응에 따른 강화를 근간으로 한다. 행동수정기법을 이용한 변형기법으로 점진적 접근법이 있으며 이는 아동이 목표 음소를 정확하게 발음하기 어려워하는 경우 목표 음소와 유사한 중간단계의 발음에 대해서도 함께 강화해 줌으로써 점진적으로 목표 음소를 조음하도록 유도하는 방법이다. 그러나 아동이 중간단계의 발음에 머물러 고착되어 또 다른 오류 음소를 학습시키는 결과를 초래할 수 있다는 점을 신중하게 생각해야 한다. 셋째, 언어학적 접근법에서는 조음음운장애를 하나의 언어학적 규칙 습득의 장애로 판단하여 말의 체계를 확립하는 것을 목표로 한다. 즉 아동이 한두 개의 음운규칙을 습득하면 이 능력이 다른 조음에도 일반화시켜 적용될 수 있다고 가정하는 것이다. 이에는 변별자질에 의한 치료법, 음운변동에 의한 치료법이 있다. 변별자질에 의한 치료법은 아동에게 없는 음운자질을 가진 하나 또는 그 이상의 목표 음소를 선정하여 가르치는 법을 말한다. 음운변동에 의한 치료법은 대부분 낱말 수준에서 치료를 시작하며 아동의 잘못된 음운변동패턴을 소거시키는 방법이다. 최소낱말짝치료법과 주기(cycle)를 이용한 조음치료법이 이에 속한다. 넷째, 화용론적 접근은 의사소통을 중시하는 기능적 언어훈련법이 확산함에 따라 자연스러운 학습 환경 속에서 조음을 훈련하도록 하는 접근법으로서 그림카드를 제시하여 많은 발음 연습을 시키는 대신 실생활과 유사한 사물이나 활동 속에서 자연스럽게 조음 훈련을 유도해 나가는 기법이다. 개별 치료에서는 전통적 기법의 조음치료와 병행하여 시도하는 경우가 많다.[21]

말더듬과 같은 유창성 언어장애에서 치료는 예방지도와 전문치료법으로 나눈다.[48] Johnson은 부모의 유창성에 대한 부적절하게 높은 요구와 정상적 비유창성에 대한 과

도한 관심이나 부정적 반응이 말더듬 행동을 강화한다고 하였다.[49] 아동이 말을 머뭇거리기 시작할 때 부모나 가족들은 무엇을 해주려고 하지 말아야 한다. 아동의 말더듬은 '아동의 입에서 시작되는 것이 아니라 엄마의 귀에서 시작된다.'는 말도 이를 뒷받침한다. 특히, 말더듬의 초기 단계에서는 어른이 말과 행동을 자연스럽게 해야 하며, 다른 언어장애와는 달리 부모와 가족들이 말더듬을 직접 고쳐주려고 하면 대부분 역효과를 가져온다. 예방지도법을 정리하면, 1. 부정적 정서(벌, 좌절, 불안, 죄의식, 적의)를 감소시킨다. 2. 유창성의 기준 낮추어야 한다. 3. 의사소통 요구를 감소시켜야 한다. 4. 스스로 생각할 수 있는 시간적인 여유를 충분히 주어야 한다. 5. 형제들이나 친구들이 아동의 말더듬을 놀리지 않도록 해야 한다. 6. 아동이 말이 막혀서 이어가지 못할 때, 도와주는 목적으로 하지 못한 나머지 말을 대신 해주어서는 안 된다. 7. 아동에게 다른 사람들도 말을 할 때 어느 정도는 더듬는다는 사실을 깨우쳐 주는 것이 좋다. 말더듬 전문치료는 말을 더듬을 때 이루어지는 행동에 대해 관찰함으로써 말더듬 그 자체를 감소시키는 동시에, 말더듬에 대한 공포와 회피를 줄이는 데 목적을 두고 있다. 말더듬 수정법은 말더듬에 대한 공포심과 그 공포와 관련된 회피행동을 줄여서 말하는 것에 대해 긍정적인 태도를 보이도록 하는 데 중점을 두며, 말이나 상황을 피하지 않고 단어공포나 상황공포에 대처하는 방법을 가르치고, 말더듬 아동의 사회적 적응능력을 길러줌으로써 유창성을 유지하는 개념이다. 자신이 말을 더듬는다는 것을 인정하여 자신의 문제를 감추지 않고 드러냄으로써 말을 더듬는 순간에 수반되는 투쟁과 긴장을 감소시키는데 주안점을 둔다. 이와 달리 유창성 접근법은 말에 대한 공포와 회피를 치료의 직접적인 목표로 삼지 않으며, 유창성이 증가하면 공포감도 더불어 감소하여서 자연적으로 말에 대한 태도가 긍정적으로 바뀐다고 보는 개념이다. 따라서 말을 느리게 하거나 말을 부드럽게 시작하게 하는 등의 방법을 사용한다. 먼저 치료실 안에서 이런 방법들을 통해 유창한 말을 형성한 다음, 일상생활 속에서 유창한 말이 사용되도록 점차 일반화시켜 가는 것이다. 치료 자체도 말더듬 수정법과 달리 엄격하게 통제된 상황에서 특별한 교수법과 자료에 의해 치료를 진행하게 해나가게 된다. 그러나 공포에 대하여 직접적인 훈련을 시키지 않으므로 치료실 내에서는 안정된 상태로 확립되지만 새

롭고 어려운 상황으로 전이될 때에 공포나 혼동된 감정을 긍정적으로 다루지 못하는 문제점이 나타날 수 있다. 그 밖에 말더듬 치료법으로 MIDVAS 치료법이 있는데, 이는 motivation, identification, desensitization, variation, approximation, stabilization의 여섯 단어의 첫 글자를 따서 만든 치료 단계의 과정이다. 즉 동기부여를 통해 치료사에 대한 신뢰를 구축하고 자신의 결함을 확인하고 적극적으로 부딪치며, 자신의 말더듬 자체에 대한 감수성을 무감각하게 둔감 시키고, 책을 읽을 때 더듬을 것으로 예측되는 단어들을 모두 건너뛰고 읽는 것처럼 전형적인 말더듬 행동에 변화를 일으키게 하여 말더듬 행동을 약화하는 것이 중요하다. 또한, 변형을 더 확대해서 그 방향을 정상 말의 형태로 점진적으로 접근시키는 단계가 필요하며 이때는 말더듬에 추가적인 변화가 일어날 때마다 칭찬을 아끼지 말아야 한다. 마지막으로 말더듬은 언어장애 중에서도 가장 재발이 많이 되는 장애이므로 치료실에 국한된 치료의 환경을 외부로 확대해야 하며, 대화의 대상도 여러 사람으로 확대해 전이, 유지훈련을 통하여 안정시키는 작업이 필요하다.[48,49]

구개열로 인한 언어장애도 치료에 특별한 관심을 가져야할 문제이다. 구개열에 의한 연인두폐쇄부전증에 따른 언어치료는 대체로 혀의 위치와 접촉점 인식, 혀의 움직임을 증가시키는 운동과 같은 혀 운동, 입술의 모양과 위치에 대한 훈련, 정확한 조음 점을 만들어내기 위한 훈련, 청력 변별훈련, 콧소리의 감소 및 정확한 기류의 산출, 구인두괄약근(palatopharyngeal muscle)과 조음근육 간의 협응훈련, 성문폐쇄음 산출 훈련, 마찰음 산출 훈련, 표정 훈련 등 다양한 음성치료를 통해 이루어진다.

VII. 소아 언어장애의 예후

어린 나이에 보이던 의사소통 장애의 자연적인 결과에 대해 별로 알려지지 않았다. 나중에 늦게 말문이 트이는 아동(slow talker)도 발달의 한 변형이라고 간주한다. 그러나 언어장애가 학령기가 지나서도 계속되면 학습장애로 이어지기 쉬우므로, 약 50%의 아동에서 학습능력이 떨어져 있다고 한다.[50] 의사소통장애아의 추적관찰 시 행동문제가

보일 수 있으며 과잉행동, 주의력 결핍 및 불안장애가 나타나는 경우가 이에 해당한다. 예후판단에 중요한 것은 발달평가이다. 가족력도 예후 인자로 적용할 수 있다. 만일 가족력에서 부모 중 한 사람이라도 2세 전까지 말하지 못했다면 그것이 첫 단어인지, 첫 구문인지 구별해서 물어보아야 한다. 지능검사에서 동작 지수가 정상이고, 수용언어가 정상, 비언어적 의사소통이 원활한 경우는 나중에 언어발달이 정상적으로 따라잡는 경우가 많다. 대체로 만 3세경에 언어발달지연으로 내원한 경우에 단순언어장애로 진단된다면 30%가량에서 8세 이후까지 언어 지연이 지속되며, 만 4세경에 단순언어장애로 내원한 경우는 약 40%에서 언어 지연이 지속한다는 보고가 있다.[51]

또한, 포괄적인 발달 평가를 하면 진단 및 예후를 알 수 있다. 시간을 두고 여러 전문가가 함께 관찰하면 발달의 과정과 속도를 알 수 있어 정확도를 높일 수 있다. 가장 중요한 단일 예측 인자는 전반적인 인지기능의 발달과 언어능력이다. 또한, 예후 측정 시 가장 중요한 것은 연속적인 발달평가이다. 즉 추적 관찰하면서 발달을 평가해 보는 것이다.[51,52]

소아 언어발달장애가 있을 때 아이의 언어지체 수준을 최대한 정확하게 파악하고 언어발달에 영향을 미치는 중복장애 요인을 분석하며, 진찰실과 치료실에서 시행할 수 있는 다양한 언어평가 도구들과 발달평가 방법들을 통해 가장 효과적인 치료방침을 정하는 것이 중요하다. 특정 언어장애에 대하여 가능한 모든 검사를 시행하는 것은 비용이나 시간의 측면에서 매우 낭비적 요소이며 아동에게도 큰 스트레스로 작용할 것이다. 각 언어장애의 음운론적, 구문론적, 의미론적, 화용론적 이상 유형에 맞추어 가장 적절한 시기에 적합한 검사를 시행하며, 또한 선천성 기형이나 복합장애를 조기에 발견할 수 있는 시스템을 갖추는 것이 무엇보다 중요하다고 할 수 있겠다. 이 장을 통해 소아에서 언어와 말의 발달 과정을 이해하고 여러 유형의 언어장애를 감별 진단하는 데 더욱 익숙해지며 각 평가도구의 사용 목적과 치료 개념을 좀 더 이해할 수 있게 되었기를 바란다.

VIII. 소아의 사회성 발달

사회성 발달은 인성발달과 대인관계의 발달을 포함한다. 사회성 발달의 문제는 학령전 시기 및 아동기, 청소년 시기에 따라 다양하게 나타나며 유전적인 요인과 환경적인 요인이 관여하게 되며 복합적인 양상을 보인다. 본 장에서는 사회성 발달장애의 대표적인 질환인 자폐장애의 정의, 역학, 원인, 임상소견, 평가, 치료 등에 대해 정리하였다.

1. 자폐스펙트럼장애(Autism Spectrum Disorder)

1) 개념 및 정의

자폐증에 대한 첫 번째 학술보고는 1943년 존스홉킨스 대학의 Leo Kanner 교수에 의해서 이루어졌다. 당시 11명의 증례를 보고하면서, 그는 자폐적 무관심, 같은 것에 대한 강박적 고집, 의사소통의 심각한 지연이 핵심문제라고 하였다. Kanner 이후 몇몇 학자들은 자폐증의 아형이라고 할 수 있는 특이한 아동들을 세분하여 기술한 바 있는데,

Asperger (1944)는 자폐증과 유사한 사회성의 문제를 가지나 언어발달과 지능 면에서 문제성이 훨씬 적은 아동들을 자세히 기술하였다. 이후 Rutter (1968)는 그때까지 보고된 모든 연구들을 면밀히 고찰한 후 유아자폐증을 하나의 독립된 질병군으로 보고 이들의 특징을 (1) 대인관계 사회성 발달의 심한 장애 (2) 언어 및 의사소통의 심한 장애 (3) 상동성 및 특이한 행동의 반복 (4) 30개월 이전의 발병 (5) 망상, 환각, 그리고 정신분열병에서 보이는 사고장애가 없는 것 등으로 기술하였는데, 이 개념이 국제적으로 통용되는 진단 기준인 WHO의 질병 및 관련건강문제의 국제통계분류-9 (International Statistical Classification of Diseases and Related Heath Problems, ICD-9)와 미국의 정신장애 진단 및 통계편람-III (Diagnostic and Statistical Manual of Mental Disorders: DSM-III) 기준의 틀이 되었다. 이후 미국에서 DSM-IV가 출간되며 자폐증은 발달전반에 걸친 장해로 개념화되어 전반적발달장애(pervasive delopmental disorder)라는 진단명 아래 5개의 아형으로 분류되었는데, 2013년 최근에 출간된 DSM-5에서는 아형의 구분을 없애고 자폐증스펙트럼장애(autism spectrum disorder)로 용어

표 34-5 │ 자폐스펙트럼장애의 DSM-5 진단기준

다음 A, B, C, D 진단 기준을 모두 충족해야 한다.

A. 다양한 맥락에 걸친 사회적 의사소통과 사회적 상호교유의 지속적인 장애로, 현재 또는 발달력 상에서 다음 모든 양상이 나타난다.
(1) 사회, 정서적 상호교환성의 결핍: 비정상적인 사회적 접근 및 주고받는 대화를 나누기 어려운 것(관심사, 감정, 정서의 상호교환과 반응이 적은 것 등에 의함)부터 사회적 상호작용을 전혀 시작하지 못하는 것까지의 범위에 걸쳐 있다.
(2) 사회적 상호작용에 사용되는 비언어적 의사소통 행동의 결핍: 잘 협응되지 않는 언어적, 비언어적 의사소통(눈맞춤이나 신체언어의 이상, 또는 비언어적 의사소통을 이해하고 사용하는 능력의 결핍)부터 얼굴 표정이나 제스처가 전혀 없는 것까지 이에 해당한다.
(3) 부모 이외의 사람과 발달연령에 맞는 적절한 관계를 형성하고 유지하지 못함: 서로 다른 사회적 상황에 맞게 행동을 조절하기 어려운 것(상징놀이를 공유하기 어렵거나 친구를 만들기 힘든 것으로 나타남)부터 타인에 대한 관심이 없는 것까지 포함된다.

B. 행동, 관심 및 활동이 한정되고, 반복적이고 상동적인 양상으로, 현재 또는 발달력 상에서 다음 중 2가지 이상의 양상이 나타난다.
(1) 상동화되고 반복적인 움직임, 사물의 사용, 또는 말(예: 단순한 운동 상동증, 장난감을 줄세우기, 사물을 뒤집는 행동, 반향어 또는 개인 특유의 어구 사용 등)
(2) 같은 상태를 고집함, 일상적으로 반복되는 관습적 행위에 대한 융통성이 없는 집착, 또는 틀에 박힌 언어적, 비언어적 행동(예: 사소한 변화에 대한 극심한 불편감, 하나에서 다른 것으로 전환을 어려워함, 융통성 없는 사고 패턴, 틀에 박힌 인사 패턴, 똑같은 일상 규칙을 반복해야 하는 것, 매일 같은 음식을 먹음)
(3) 매우 제한적이고 고정된 관심을 갖고 있으며, 그 강도나 집중의 대상이 비정상적임(예: 유별난 사물에 강한 애착을 보이거나 몰두함, 관심사가 매우 한정적이거나 집요함).
(4) 감각적인 자극에 지나치게 높거나 낮은 반응성, 또는 환경의 감각적 측면에 대해 유별난 관심을 보임(예: 통증/열감/차가운 감각에 대한 무반응, 특정한 소리나 질감에 대해 특이한 반응을 보임, 지나치게 사물의 냄새를 맡거나 만져보려 함, 불빛이나 빙글빙글 도는 물체에 대해 시각적으로 매료됨).

C. 증상은 어린 시절부터 나타나야 한다(하지만 사회적 요구가 제한된 능력을 상회하기 전에는 완전히 드러나지 않을 수 있다).

D. 증상은 일상 기능을 제한하고 장애를 유발해야 한다.

를 통일하였다. 또한 기존 DSM-IV에서는 자폐증을 진단하기 위한 3개의 핵심증상으로 (1) 사회적 상호교류의 질적인 이상, (2) 의사소통의 질적인 장애(구어발달지연 증상을 포함) (3) 한정된 관심사, 반복적이고 상동적인 행동을 기준으로 제시하였는데, DSM-5에서는 2개의 핵심증상으로 (1) 사회적 의사소통의 장애, (2) 한정된 관심사 및 반복적이고 상동적인 행동을 제시하고, 구어발달의 지연이 진단 기준에서 삭제되었다(표 34-5).[53]

2) 역학

자폐스펙트럼장애의 유병률은 최근 약 20여 년 간에 걸쳐 그 수가 점점 늘어나는 추세인데, 2014년 미국 질병통제예방센터(Center for Disease Control and Prevention, CDC)의 통계에서 자폐스펙트럼장애의 유병률은 59명 중 1명으로 보고하였다.[54] 이러한 유병률의 증가는 진단기준이 보다 확장된 것, 자폐스펙트럼장애에 대한 인식의 증가, 조기진단과 검진체계가 확립된 것과도 연관된다. 국내 아동을 대상으로 한 유병률은 연구마다 상이한 결과를 보고하여 향후 후속연구가 필요한 상황이다.[55] 남녀 비율은 일관되게 남아가 3~4배 이상 높은 것으로 보고되며, 사회경제적 계층과 유병율은 무관하다는 보고가 주류를 이룬다.[56]

3) 원인

(1) 유전적 요소

가족연구, 쌍생아연구, 입양아 연구 등에서 매우 일관되게 유전적 요인이 가장 중요한 요인임을 시사하고 있다. 일란성 쌍생아와 이란성 쌍생아의 비교연구에서 약 80%의 유전성(heritability)을 갖는 것으로 보고하고 있다. 또한 1차 친척에서의 발생 위험도는 20배 이상 증가, 형제에서의 상대 위험도는 일반인구의 약 25배인 것으로 추정된다. 전형적인 자폐증이 발병하지 않은 형제군이나 이란성 쌍생아군에서도 언어-인지발달의 문제에서 가벼운 자폐증상 등 넓은 의미의 자폐 표현형을 보이는 경우가 흔하다. 자폐스펙트럼장애는 다수 유전자의 변이가 동시에 작용하여 발생하는 복합 유전질환으로 여겨지고 있으며 실제 위험인자가 되는 취약유전자를 발견하기 위한 노력이 진행 중이다. 최근의 새로운 유전분석을 통한 연구들을 통해, 연관유전자가 다양하게 보고되고 있으며, 특히 신경시냅스를 구성하는 단백질과 신경 연접부 단백질 유전자의 이상이 광범위하게 보고되었다.

(2) 뇌질환 및 주산기 문제

일부 자폐아들이 기질적 뇌증후군을 앓고 있다. 뇌성마비, 선천성 풍진, 톡소플라즈마병, 결절성 경화증, 거대세포봉입체 질환, 납 뇌변경증, 뇌막염, 뇌염, 심한 뇌출혈, 여러 형태의 간질 등 광범위하게 다양한 신경학적 장애들이 자폐 증상을 보이는 것으로 보고되었다. 산전, 주산기, 산후 합병증이 자폐증 환자의 과거력에서 빈도가 높다는 주장이 있다. 그러나, 산전, 주산기, 생후 위험요소가 자폐증과 연관이 있는 정도는, 유전적 요인에 비하면, 미미할 것으로 판단되며, 그 인과적 관련성도 높지 않은 것으로 보고되어, 해석상의 주의를 요한다.

(3) 뇌영상 연구

다양한 방식의 뇌 자기공명영상 연구를 통해 자폐스펙트럼장애에서 뇌의 구조, 연결성, 기능 상의 이상이 확인되고 있는데, 특히 사회적 지각능력 관련되어 있다고 알려진 '사회적 뇌(social brain)' 부위의 구조와 기능에 대한 연구가 활발하게 이루어지고 있다(Center for Disease Control and Prevention, CDC).[57] 자폐스펙트럼장애의 사회적 인지 능력의 결함과 관련되어 있는 것으로 추정되는 영역은 ① 얼굴 자극의 인식과 구별에 중요한 역할을 하는 외측방추회(lateral fusiform gyrus), ② 시선 및 얼굴 표정 등 비언어적인 사회적 신호를 해석하는 데 중요한 위관자고랑(superior temporal sulcus), ③ 사회적 보상 및 강화와 관련된 안와전두피질(orbitofrontal cortex)과 복외측전전두엽(ventrolateral prefrontal cortex), ④ 타인의 감정을 인지하고 정서적 경험 처리에 중요한 편도(amygdala)와 변연계(limbic system) 등이 있다. 또한 자폐스펙트럼장애에서 보이는 사회적 학습 능력의 결함이 거울뉴런시스템(mirror neuron symtem)을 구성하는 하전두이랑(inferior frontal gyrus)와 하두정소엽(inferior parietal lobule) 영역의 이상과 관련되어 있다는 보고들이 있으며 상대방의 생각이나 추론하는 능력인 마음이론(theory of mind)과 관련된 내측전전두피질과 측두두정접합(temporoparietal junction) 영역의 구조 및 기능 상의 이상이 자폐스펙트럼장애와 관련되어 있음을 보고한 연구들도 있다.[58]

자기공명분광검사 Magnetic Resonance Spectroscopy 연구에서는 자폐군에서 신경조직과 연관된 화합물의 농도 및 비율이 감소되어 있다는 보고를 하고 있으며, 농도감소 와 신경심리학과 언어 검사 수행 결과가 상관성이 있음을 보고하였다. 양전자방출 단층촬영술 PET 연구에서는, 당 대사가 많은 뇌부위에서 대조군에 비해서 오히려 증가되 어 있다는 보고가 있고, 일부에서는 전전두엽 및 측두엽의 당대사가 감소되었다는 보고를 하기도 하였다.[59] 뇌백질 연결성을 평가하는 Diffusion Tensor Imaging에서도 다양 한 영역간의 연결성의 결함이 광범위하게 보고되었다.

(4) 생화학적 연구

자폐스펙트럼장애와 관련하여 뇌의 기능 및 발달에 연관 되는 다양한 신경전달물질의 이상소견들이 비특이적으로 보고되었다. 일부 연구에서는 뇌에서 흥분성 신경전달물 질(glutamate)과 억제성 신경전달물질(GABA)의 불균형을 시사하는 결과를 보고하였고, 뇌 발달 과정에서 세로토닌 시스템의 불균형으로 인해 신경 발달이 저해된다는 보고 가 있었다. 그 외에도 도파민, Peptides 등의 활성증가 및 감소가 보고되고 있다.

4) 임상소견

(1) 사회적 행동의 결손

Kanner(1943)는 사회적 결손을 자폐증의 핵심 증상으로 간주하였다. 영아기에는 눈맞춤을 피하고, 사람의 말 소리 에 거의 관심을 보이지 않고, 안기려고 팔을 내밀지도 않 으며, 감정이 무디고, 표정도 거의 없다. 대다수의 자폐아 가 격리 불안이나 낯선 이에 대한 불안을 보이지 않아 낯 선 사람에게도 부모처럼 쉽게 접근하지만 다른 아동들과 함께 노는데 흥미를 보이지 않으며 적극적으로 피하기조 차 한다. 아동 중기에는 부모나 다른 친숙한 성인에게 애 착을 보이긴 하나 집단 게임에 관심을 보이지 않고 또래들 과 관계를 맺을수 없는 심각한 사회적 어려움이 계속된다. 장애가 경한 아동들은 다른 아동들과의 게임이나 신체적 놀이에 수동적으로 참여할 수도 있으나 이런 사교는 피상 적인 것이 보통이다. 자폐아는 나이가 들면서 부모와 형제 들에게는 애정을 보이고 다정하게 대한다. 그러나 사회적 인 접촉을 먼저 시작하는 일이 거의 없고 사람들에게 정적

인 관심을 보이는 일 또한 거의 없다. 일부 경증 자폐아는 우정을 원하나 다른 사람의 관심과 정서를 알아차리지 못 해 사회적으로 부적절한 말을 하거나 행동을 하여 우정을 발달시키지 못한다.

(2) 의사소통의 문제

자폐아는 영아기에는 울거나 소리 지르는 것으로 그들의 욕구를 나타내고 유아기에는 원하는 것을 얻기 위해 성인 의 손을 끌거나 구체적인 몸짓을 사용한다. 그러나 이 때 적절한 표정이 수반되지는 않는다. 말과 함께 혹은 말의 대체로써 고개를 끄떡이거나 옆으로 흔드는 일이 거의 없 고 모방을 잘 하지 않는다. 아동 중기나 후기에도 다른 사 람의 몸짓은 꽤 잘 이해하나 몸짓을 사용하는 경우는 드 물다. 일반적으로 자폐아는 기쁨, 두려움, 분노의 감정을 나타내 보일 수 있으나 극단적으로만 표현하며, 일부 자 폐아는 대체로 나무막대처럼 딱딱하거나 감정이 없어 보 인다.

구어 이해의 손상 정도는 장애 정도에 따라서 다양한 데, 심하게 지체된 자폐인은 구어의 의미를 결코 이해하 지 못한다. 장애가 다소 덜 심한 자폐아는 상황에 맞는 간 단한 지시를 내리거나 몸짓과 함께 지시를 내리면 따를 수 있다. 장애가 경증인 경우에는 미묘하거나 추상적인 의미 만 이해하지 못하나 가장 영리한 자폐인도 유머나 관용적 인 표현에는 혼란스러워 한다. 자폐인의 절반 정도는 평 생 구어를 사용하지 못하며 말을 하는 경우에도 반향어나 대명사 정도를 보인다. 또한 말이 단조음이고 변화나 감정 표현이 없어 밋밋하여 로봇이 말하는 것과 유사하다. 일 부 자폐아는 자기 자극적인 목적으로 아무 의미도 없는 단 어나 구절을 반복한다. 말을 자발적으로 하는 자폐인의 경 우에도 말의 문법적인 구성이 미성숙하여 전치사, 접속사, 대명사를 빼거나 잘못 사용하기도 한다. 말을 잘 하는 자 폐인도 자신의 관심사에 대해서만 지나치게 이야기하고 상대방과 말을 주고받으며 상호 교류적으로 대화를 나누 지 못하여 일방적으로 말을 한다는 느낌을 준다.

(3) 비정상적인 행동패턴

자폐아가 보이는 특이한 반응은 몇 가지 형태를 취하는데, 첫 번째는 변화에 대한 저항이다. 친숙한 환경에 어떤 변 화가 일어나면 자폐아는 행동문제를 보이는데 반복되는

일상사에 작은 변화만 생겨도 힘들어하고 심한 우울, 분노 발작을 보이기도 한다. 많은 자폐아가 장난감이나 물건을 일렬로 세우는 행동을 보이는데 이를 방해하면 심한 스트레스를 받는다. 의례적이고 강박적인 행동을 어떤 절차를 엄격하게 지킨다든지(예: 특정 음식만을 먹는 행동) 상동적이고 반복적인 움직임(예: 손뼉을 치거나 손가락을 꼬거나 하는 등의 행동)을 포함한다. 청소년기에는 이런 행동들이 강박적인 증상(예: 같은 질문을 계속 반복하는데 답은 늘 똑같은 식으로 행해져야 한다)으로 발전하기도 한다. 많은 자폐아가 이상한 물건(예: 파이프 청소기, 작은 플라스틱 장난감)에 강한 애착을 형성한다. 그 물건을 항상 가지고 다니며 그것을 빼앗으면 저항하거나 짜증을 낸다. 자폐아는 빛, 무늬, 소리, 회전물체, 촉각적 감각에 사로잡히기도 한다. 어린 자폐아는 어떤 물체를 그 기능에 따라 사용하기보다는 일렬로 줄을 세우거나 쌓거나 회전시키는데 사로잡힌다. 감각적인 자극에 대해서 과소 혹은 과잉반응을 보인다. 그래서 농아나 약시나 맹아로 의심을 받기도 한다.

(4) 지능과 인지적 결손
대다수의 자폐아는 정신지체아로 약 40~60%는 IQ 50 이하이며, 단지 20~30%만이 IQ 70 이상이다. IQ가 높은 자폐아와 낮은 자폐아는 주요 증상에서는 비슷하지만, IQ가 낮은 자폐아가 사회적 발달에서 더 심한 손상을 보이고 상동행동과 자해행동 같은 일탈된 사회적 반응을 더 많이 보이며 예후도 좋지 않다.[60]

5) 평가
자폐증은 단일질환이 아니다. 자폐증은 여러 원인 요소에 의해 표현되는 행동증후군이다. 그러므로 일차적으로는 자폐증의 진단을 위해 부모로부터의 발달력 청취와 임상소견이 중요하지만 원인질환이나 동반되는 질환 그리고 감별진단을 위한 의학적 검사와 조사가 병행되어야 한다.[61]

자폐증의 진단은 지름길이 없다. 시간이 걸리고 복잡한 과정이 필요하다. 무엇보다도 한번에 적당히 진단을 내려서는 안 된다. 명확한 의학적 진단을 위해서만이 아니라 아이들을 직접 도와줄 교육자들이 유용하게 쓸 수 있도록 아동의 인지능력, 언어능력, 적응능력 등 자세한 정보가 얻어질 때까지 모든 평가가 진행되어져야 한다. 한 연구에서, 집중적인 생물학적, 의학적, 뇌신경학적 검사 실시를 통해 이미 동반 질환으로 잘 알려진 간질을 제외하고도 자폐증의 37%에서 적어도 한가지의 의학적 문제를 지닌 것으로 나타났다. 이 연구의 중요한 소견의 하나는 적어도 반수에서 의학적 조사를 열심히 하지 않았다면 진단이 얻어지지 않았을 것이라는 점이다. 다른 연구에서도, 자폐증에서 적어도 35%는 기저 원인 질환을 알 수 있고 5~10%에서는 명확히 유전적 요소가 관계됨을 알 수 있으며 50%는 아직 모르나 언젠가는 밝혀질 원인에 의한 주요 뇌기능 부전증후와 유전적 요소 또는 두 가지를 합한 경우이고 단지 5%에서만 명확한 원인을 알 수 없었다는 것을 보여주었다.[57]

(1) 현병력
체계적인 질문을 시작하기 전에 부모들 자신이 아동에 대해 걱정하는 것, 근심하는 것을 말할 수 있는 기회를 주는 것이 중요하다. 부모들이 자신의 아이에 대해 가장 잘 알고 있으므로 그들의 걱정거리에 관심을 두는 것이 도움이 되고 또한 가정에서 가장 문제가 되는 행동에 치료의 첫 번째 초점을 두는 것이 바람직하기 때문이다. 부모가 제시한 문제에서부터 체계적 질문을 시작하는 것이 좋은데 실제 행동을 자세하게 설명할 수 있도록 물어보는 것이 결정적으로 중요하다. 전체적으로 요약해서 말하는 것은 도움이 되지 않는다. 체계적으로 과거력을 청취하기 위한 방법으로 설문도구나 구조화된 면담도구들이 개발되었는데 이중 소아자폐증 평가표 Childhood Autism Rating Scale, 자폐증 부모 면담 도구 Autism Diagnostic Interview 등이 널리 쓰이고 있다. 이 두 도구는 모두 국내 표준화가 되어 있다.

(2) 발달력
현재 문제에 대한 적절한 답을 얻고 나면 발달에 대한 정보를 얻는 것이 다음 단계다. 자폐증은 발달 장애이므로 시간 순으로 발달에 대해 물어보는 것이 편리하다. 즉각 임신 시와 출산에 대해 물어보기 보다는 처음 뭔가 잘못됐다고 느낀 것은 언제이고 그때에 걱정한 것은 무엇이었는지를 물어본다. 특정 시기의 사회적 관계나 반응에 대한 중요한 정보를 얻기 위해 그 시기에 초점을 맞춘 일련의 질문을 해야 한다. 마찬가지로 놀이에 있어서도 특정연령 시기의 아동의 놀이에 대해 자세하게 물어본다. 특별히 생후 첫 5년에 관한 위의 발달력이 얻어졌으면 현재의 각 영역에 관한 아동의 능력을 알아보는 것이 필요하다. 이러한 종적 발달력을 언어영역, 사회적 관계영역(부모와의 애착, 또래 놀이 등), 놀이영역, 인지영역, 운동영역에 걸쳐 자세히 물어보아야 한다.

(3) 면담 및 관찰

진찰실에서는 가족과 함께 아동을 봄으로써 그 관계를 관찰할 뿐 아니라 익숙한 사회적 상황에서의 아동을 관찰할 수 있다. 덜 구조적 상황에서 아동을 만나면서 편안한 상호작용을 가능한 유도하는 것이 좋다. 진찰실은 아동의 흥미와 발달수준에 맞게 잘 선택된 몇 개의 장난감이 있어서 이를 이용하여 관계를 맺고 같이 놀 수 있고 상상놀이를 할 수 있어야 한다. 아동을 맞이한 뒤 처음에는 다소 수동적 역할을 하여 아동이 장난감과 사회적 상황에 어떻게 대처하나를 본다. 그러고 나서 다소 적극적이 되어 다양한 자극을 주면서 상호교환성과 반응성을 평가하는 것이 중요하다. 보통 처음 보는 의사에게는 어느 정도의 위축을 보이는 것이 정상이고 차차 편안해진다. 사회성, 언어, 표정 등을 관찰 평가한다. 사회적 접근과 반응에 동반되는 감정표현의 정도와 함께 감정의 범위, 질 그리고 적절함을 주목해야 한다. 구조적 놀이를 통해 아동을 체계적으로 관찰, 평가하는 도구로서 자폐증 진단 관찰표 Autism Diagnostic Observation Schedule (Lord 등, 1989)가 있고, 이는 국내 표준화가 되어 있는데 주로 정확한 진단과 연구목적으로 많이 활용되고 있다.

(4) 인지적 평가

현재의 인지능력을 가능한 객관적으로 평가하려는 시도로서 다양한 표준화된 검사도구를 사용할 수 있다. 사회성숙도검사는 자조능력, 이동능력, 적응능력, 의사소통능력 등 다양한 기능을 포괄적으로 평가하고, 보호자와의 면담을 통해서 완성할 수 있다. 바인란드 적응 능력 검사 Vineland Adaptive Rating Scale는 의사소통, 일상생활 기술, 사회성, 운동기술, 부적응 행동 영역으로 이루어져 있는데 전체적 적응능력을 체계적으로 포괄하며 각 영역의 점수를 알 수 있다.

아동의 전체 지능은 아동의 환경에 대한 호기심, 즉 새로운 상황에 어느 정도의 호기심을 갖는지와 사물이 어떻게 작용하는지 알아내는 능력, 문제해결 방식, 사회적 성숙도, 놀이 등을 통해 평가해야 한다. 물론, 이와 더불어 구조화된 검사 가 필요하다. 어린 아동이나 지체가 심한 나이 든 아동, 언어능력이 크게 결핍된 아동에게는 비언어적 지능검사 인 라이터검사 Leiter test가 유용한데 실시연령은 2~7세이고 비언어적 지능뿐만 아니라 주의력 및 기억력도 평가 가능하다. 학령기 아동으로서 심하게 지체되지 않은 경우에는 아동용 Wechsler 지능검사가 가장 적합한데, 넓은 범위의 인지능력을 포괄하고 표준화가 잘 되어 있으며 전체지능 지수와 함께 언어이해, 지각추론, 작업기억, 처리속도지수를 모두 알 수 있기 때문이다. 교육진단검사 Psychoeducational Profile는 자폐증을 포함한 발달장애 아동의 평가를 발달적 측면에서 평가하며 개별 교육계획을 세우는데 사용된다.

(5) 의학적 검사

임상적으로 시행되는 의학적 평가는 치료할 수 있거나, 자폐증 증후군의 양상을 보이는, 기저 의학적 질환을 감별하고, 진단하기 위해 시행하는 경우가 대부분이다. 신경학적 징후에 대한 검사와 특이한 외모과 자세, 걸음걸이에 대한 평가가 필수적이다. 또한 미세 신체 기형 여부를 조사하는 것도 중요한데, 미간, 귀모양, 입천장, 손금 등에서 이상을 보이는 눈과 귀의 검사는 중요하므로 철저히 해야 한다. 진단적으로 중요할 뿐 아니라 교육적 개입을 실시할 때 아동의 능력과 한계를 아는데 도움이 된다.

뇌영상 검사는 아직 일반적으로 사용되지는 않으나, 가능한 시행을 하여, 뇌기능 및 구조적 이상여부를 확인하는 것이 도움이 된다. 뇌파 검사의 경우 이견이 많지만, 일반적 검사로 시행하는 것은 추천되지 않고, 경련 고위험군에 해당하면 시행하는 것이 좋다.[56]

6) 치료

자폐장애의 치료는 가능한 한 조기에 발견하여 치료를 시작해야 한다. 또한, 특정한 방법만을 사용하기보다는 발달전체를 도와주는 다각적이고 다학적인 접근 방법을 써야 한다. 자폐증의 치료는 자폐아의 사회적, 언어적 발달을 촉진시키고 부적응 행동(과잉활동, 상동행동, 자해행동, 공격성)을 최소화하는 것을 목표로 하고 있다.[62]

(1) 부모 교육 및 가족 지원

부모 교육과 부모상담은 장기적인 도움이 필요한 자폐아에서 매우 중요하다. 특히 초기에 진단과정에서 부모가 아동의 자폐증을 받아드리고 어떻게 도와야 할지를 알도록 적극적인 교육이 필요하다. 따라서 부모를 보조 치료자로 훈련시키고 집에서 치료교육을 실시할 수 있도록 도와 주어야한다.

(2) 치료교육

학령전기에 자폐아를 확인하여 매우 구조화된 환경에서 특수교육 프로그램을 통해 치료하며, 자폐아의 가족들이 더 잘 적응하도록 돕기 위해 가족과 밀접하게 협력하는 것에 초점을 맞추어야 한다. 교육적 치료는 많은 시간, 구조적이고, 지속적으로, 다양한 방법을 통해 이루어져야 한다. 자조기술, 사회성 기술, 의사소통 기술을 획득하도록 도와주어야 한다. 특히, 중요한 것은 시각, 카드, 기타 어떤 방법을 동원하든 의사소통을 돕는 것이다. 치료교육의 최근 동향은 자폐아의 모든 행동결함과 인지·언어적 장해가 사회성 및 사회인지의 결손과 밀접한 관계가 있으므로, 치료개입에 있어서도 사회-정서적 소통을 향상 시키는 쪽에 맞추어져야 한다는 것이다.

(3) 행동치료

Lovaas 등 많은 행동치료 관련 연구자들은 구체적인 행동분석-목표설정-행동주의적 치료방침의 일관되고 반복적이며 지속적인 적용을 통해 행동문제 및 사회적 상호작용이 향상될 수 있음을 증명하였다. 자폐아에 대한 행동치료의 원칙은, 첫째, 자폐아는 개인차가 심하므로 행동치료 프로그램이 개인별로 작성되어야 한다. 둘째, 일반화에 문제가 있으므로 일반화를 위한 단계가 필요하다. 셋째, 아동의 사회적 발달을 촉진시키는 것이 치료목적의 하나이므로 시설에서의 장기간의 치료는 명확히 바람직하지 않다는 것이다.[63]

(4) 약물치료

약물치료가 자폐증의 핵심결함을 완전히 교정하지는 못하지만 과잉운동, 위축, 상동증, 자해행동, 공격성, 수면장애, 우울감, 감정조절 실패 등과 같은 적응능력과 교육효과를 떨어뜨리는 문제들을 감소시키는 데에는 중요한 역할을 하고 있다. 특히 최근에는 비전형도파민 길항제가 개발됨에 따라, 매우 안전하고, 효과적으로 이러한 행동-정서 조절능력을 향상시키고, 문제행동을 교정하는 데에 기여할 수 있게 되었다. 그 밖에 강박적인 행동은 Clomipramine이나 SSRI를 통해 치료적 도움을 줄 수 있고, 주의력문제는 중추신경자극제 등의 ADHD 치료제를 통해서 도움을 주고 있다.[63]

7) 예후

자폐증은 아동기의 사회적, 언어적, 행동적 어려움들이 나이가 들어가면서 다소 다른 유형을 취하기는 하지만 만성적인 질병이다. 청소년기에 지적 능력의 감소 같은 진행성 퇴행을 보이는 경우는 소수인데 약 10~20%에서 퇴행 소견을 보였다. 또한 청소년기 후기까지 약 10~30%의 환아에서 경련성 질환이 발병하였다. 성인기까지의 장기간 추적결과는 적으나, 현재까지 알려져 있기는 약 10~20% 자폐문제를 가진 성인이 고용상태로 직업적인 능력을 발휘하였다. 그러나, 결혼 등 사회정서적 기술이 많이 요하는 과제는 매우 수행하기 어려운 것으로 조사되었다. 자폐아의 예후에 관해서는 Lotter (1978)는 5~17%의 자폐아가 전반적인 사회적 적응에서 좋은 결과를 보였다고 보고하였고, Gillberg (1991)도 소수의 자폐인은 생산적이고 자족적인 성인기를 보냈다고 보고했다. 그러나 그들 역시 대인관계에서는 어려움을 나타내었고 몇 가지 이상한 행동을 보였다. 예후와 관련된 요인으로는 지능지수(IQ), 구어사용 여부, 행동장애의 심각도 등이었고, 이 중에서도 지능지수가 가장 높은 예측정도를 보였다.[59]

IX. 소아의 인지 발달

1. 소아의 인지 발달 과정

인지 발달은 감각 자극의 해석, 정보의 저장, 회상, 상징의 이용, 추론, 문제 해결, 지식 습득 등의 과정을 수행할 수 있는 능력이 향상되는 것을 의미한다. 인지 발달과 관련된 여러 이론 중 피아제(Piaget)의 인지 발달 4단계를 살펴보면 첫번째 단계가 출생 후부터 생후 18개월까지의 감각 운동기(sensorimotor stage)이다. 이 시기에는 미성숙한 반사와 감각 운동 반응들을 보이다가 점차 감각 및 운동 기능이 향상되면서 목적하는 행동을 수행할 수 있도록 발달하게 된다. 두번째 단계는 전조작기(preoperational stage)이며 아동이 언어를 습득하기 시작할 때부터 6~7세가 될 때까지의 시기이다. 이 시기의 아동은 언어, 모방, 상상, 상징 놀이, 그림 등을 통해 표상적 구조(representative scheme)를 상징적으로 표현하게 된다. 세번째 단계는 구체적 사고의 시기(the stage of concrete operational thought)이며 6~7세에서부터 11세까지에 해당한다. 이 시기의 아동은 정규 교육 과정을 시작하게 되고 논리적 사고, 분류 및 체계화하는 능력을 향상시키게 된다. 네번째 단계는 형식적 사고의 시기(the stage of formal operational thought)이며 11~12세에 해당한다. 이 시기의 아동은 동시에 상호작용하는 여러 변수를 개념적으로 정리할 수 있으며 추상적 추론을 할 수 있게 된다.[61]

2. 지적장애(Intellectual disability)

1) 개념 및 정의

지적장애는 이전에는 정신지체(mental retardation)으로 표기되었으나, 최근의 의학계, 교육계, 미국 지적장애 및 발달장애협회(American Association on Intellectual and Developmental Disabilities, AAIDD) 등 전문가 집단에서 정신지체라는 용어를 지양하고, 지적장애 혹은 지적발달장애라는 용어를 주로 사용하고 있다. 이에 따라 2013년 출간된 DSM-5에서는 지적장애(intellectual disability)로 명칭을 변경하였고, 2018년 개정 완료 예정인 ICD-11에서는 지적발달장애(intellectual developmental disorder)로 변경될 예정이다.

기존 ICD-10과 DSM-Ⅳ에 의하면 정신지체/지적장애는 다음과 같이 정의하였다. (1) 지능지수 IQ가 정상 이하 (70 이하)이고 인지기능의 저하를 갖는 경우이다. 이때 지능지수는 객관적으로 표준화된 지능검사로 측정되어야만 한다. (2) 지적장애를 진단함에 있어서 사회생활에 적응장애를 초래하는 정도(사회적응수준)가 중요하게 고려되어야만 한다. (3) 18세 이전에 나타나야 하는데 이러한 연령 규

준은 지적장애가 발달장애로 여겨지고 있음을 의미한다.

지능검사 결과와 더불어 적응적 수준에 대한 평가가 지적장애의 개념화하는데 중요한 것으로 받아들여지고 있다. 정의에 의하면 지능검사 점수로는 지체의 범주에 들지만 집과 학교, 직장에서 생활하는 데에는 문제가 없는 사람들은 지적장애라고 진단하지 않는다. 즉 65~70의 지능지수라도 적응능력이 좋은 경우에는 지적장애 진단은 내릴 수 없다. 또한 지능검사 점수는 낮지 않으면서 적응행동에 결함이 있는 경우에도 지적장애로 진단하지 않는다. 적응기능의 장애는 환자의 현재 증상을 반영해 주는데, 적응기능은 자신이 처해 있는 상황에 대하여 자신의 나이를 고려하여 효과적으로 대처할 수 있는 능력을 의미한다. 이러한 능력은 개인의 교육상태, 동기, 성격적 특성, 공존하는 정신장애와 신체질환에 의하여 결정된다. 1992년 미국 정신지체협회(American Associationon Mental Retardation, AAMR, 현재 AAIDD)는 이전의 개념을 수정하여 지적장애를 (1) 지적 기능이 평균 이하이며, 동시에 (2) 의사소통, 자기 보호, 가정생활, 사회적 기술, 지역사회 자원의 활용, 자기관리, 건강과 안전, 기능적 학업, 여가, 그리고 직업의 영역 등에서 두 가지 이상의 영역에서 분명한 적응기능의 저하가 확인되어야 하는 것으로 보았다. 이러한 개념 변화는 지적장애를 개인의 불변의 절대적인 특징으로 이해하기 보다는, 환경과 개인의 상화 작용 속에서 가변적인 적응적 상태로 이해하려는 시도이다.[66]

2013년 출간된 DSM-5에서는 이러한 지적장애에서의 적응기능의 중요성을 반영하여 지적장애를 '발달시기에 시작되어 지적기능과 적응 기능 모두에 결함이 있는 상태'로 정의하고, 지적기능의 결함을 IQ 70과 같은 특정 값이 아닌, '평균으로부터 2 표준편차를 벗어난 경우'로 개념화하여 경우에 따라 경계선 지능지수 범위를 포함하는 유연성을 가질 수 있도록 하였고, 지적 장애의 정도(severity)를 지능지수 IQ가 아닌 적응 기능에 따라 결정하도록 기술하고 있다. 이는 적응기능에 따라 도움이 필요한 정도가 결정되며 낮은 지능지수 IQ 범위에서는 지능검사의 타당성이 떨어지는 것을 반영한 것이다(표 34-6).

지적장애의 진단은 개인이 환경 내에서 실제로 어떤 기능을 하느냐에 달려있고, 기능이 변화하면 진단도 변화할 수 있다. 기능은 능력과 관계되며, 능력은 개인이 생활하고 학습하고 놀고 일하고 사회활동을 하는 환경과 상호

표 34-6 | 지적장애의 DSM-5 진단 기준

지적장애(지적발달장애)는 발달 시기에 시작되어 개념, 사회, 실행영역의 지적 기능과 적응 기능 모두에 결함이 있는 상태를 말한다. 다음의 세가지 조건을 충족해야 한다.

A. 지적 기능(추론, 문제해결, 계획, 추상적 사고, 판단, 학습, 경험 학습 등)의 장애가 임상적 평가와 개별화, 표준화된 지능검사에서 확인되어야 한다.

B. 적응 기능의 장애로 인해 개인의 자립과 사회적 책무에 대한 발달학적, 사회문화적 기준을 충족하지 못한다. 지속적인 도움없이는 적응 기능의 결함으로 다양한 환경(집, 학교, 일터, 공동체 등)에서 하나 이상의 일상활동(의사소통, 사회참여, 독립적인 생활)에 지장을 받는다.

C. 지적 결함과 적응능력의 결함은 발달 시기 동안에 시작되어야 한다.

현재의 심각도 명시*
317(F70)   지적장애, 경도
318.0(F71)   지적장애, 중등도
318.1(F72)   지적장애, 중증
318.2(F73)   지적장애, 최중증

* 개념, 사회성, 실행능력으로 구성된 세가지 영역에서의 제약 정도에 따라 심각도를 분류하도록 하고 있으며 그 판정 기준이 될 표를 제시함.

작용한다. 이 모델은 또 개인의 기능과 그에게 주어지는 지원이 상호 연관되어 있다는 것을 보여준다. 일반적으로 기능은 적절한 지원이 주어지면 향상된다고 가정한다.

2) 역학

연간 발생률은 아직 구체적으로 규명되지 못하였다. 유병률은 IQ (70)만을 기준으로 했을 때 전체인구의 2~3%가량 되는 것으로 판단된다. 그러나 지적장애를 IQ와 적응기능 둘 다에 의해 정의할 경우에는 유병률이 1% 이하로 떨어진다. 이 차이는 경도 지적장애자의 절반가량은 환경에 충분히 적응적인 행동을 하므로 지적장애로 진단되지 않는다는 사실을 반영한다. 연구자에 따라 상당한 차이가 있으나 대략적인 유병률은 전체인구의 약 1% 정도로 보고되고 있다. 성별로는 전체적으로 남자에서 더 흔하나 중증 지적장애나 최중증 지적장애는 남녀가 비슷한 유병률을 갖는다. 사회 경제적인 상태로는 중증 지적장애와 최중증 지적장애는 사회경제적인 상태와 무관하나, 경도 지적장애는 낮은 사회경제적 상태에서 더 흔히 나타난다.[67]

3) 원인

지적장애를 가진 사람들에 대해 적극적인 의학적 검사를 시행할 경우, 약 60%의 사람들에서 관련 원인을 규명할 수 있다. 특히 지적장애의 정도가 심할수록 분명한 원인이 발견되는 경우가 많다.[68]

(1) 생물학적 원인

가장 잘 알려진 지적장애의 원인인 유전적 증후군(다운증후군)과 태아기 독성물질에 노출된 경우(태아알코올증후군)이 30%를 차지한다. 그리고 단일 유전자 이상(취약X증후군, 복합결절성경화증 등), 선천성 대사장애 등으로 인한 유전적 원인은 5%, 임신과 주산기 합병증(손상, 조산, 저산소증 등)은 10%, 후천적 의학적 질환(납중독, 두부외상 등)은 5%를 차지한다.[55]

(2) 환경적 또는 사회경제적인 원인

특히 경도 지적장애의 경우 사회경제적 원인들이 중요한 원인으로 작용할 수 있는데, 환경적인 원인이 지적장애를 일으키는 기전은 다음과 같이 설명될 수 있다.

① 산전의 적절한 의학적인 검사가 부족할 가능성과 영양상태의 불량 가능성
② 10대 임신인 경우, 산과적 합병증의 위험성과 미숙아
③ 산후 산모에 대한 불량한 의학적 배려와 유아의 영양불량
④ 독성물질 또는 외상 등에 노출
⑤ 가족 내에 불안정성, 잦은 이사, 부적절한 보살핌
⑥ 어머니의 교육정도가 낮아 아이에게 적절한 자극을 주지 못할 가능성
⑦ 아동학대 및 방임의 장기간 경험

4) 임상양상과 공존장애

지적장애는 지능저하와 적응행동의 장애뿐 아니라 각종 소아정신과적 장애를 동반할 수 있고, 일부 환자의 경우에는 분명한 신경학적 장애를 동반하는 복합장애로 나타나기도 한다. 지적장애자의 정신장애 유병률은 일반인보다 최소 3~4배 높으며, 특히 중증 지적장애자는 약 50%에서 다른 정신장애를 볼 수 있다. 흔히 볼 수 있는 정신장애는 주의력결핍/과다행동장애, 자폐장애, 상동행동장애 등이며, 이식증도 가끔 볼 수 있다. 흔히 과잉활동증상, 좌절에 대한 낮은 내성, 공격적인 행동, 분노발작, 정서불안, 상동적인 행동, 자해적인 행동 등이 나타난다. 특히 자해적인 행동은 지적장애의 정도가 심해질수록 더 자주, 더 심하게 나타난다.

심한 경우에서 신경근육계 장애, 시력, 청력 또는 언어장애, 간질 등의 복합장애를 많이 볼 수 있다. 각각의 지적장애의 정도에 따라 임상특징을 살펴보면 다음과 같다.[69]

(1) 경도 지적장애(IQ 50~70)

전체 지적장애의 약 85%를 차지하며 교육적인 관점에서는 '교육가능군'으로 분류되고, 대개 초등학교 6학년 수준까지 교육은 가능하다. 소아가 학교에 입학할 때까지 진단이 내려지지 않을 수도 있는데, 이들은 대인관계를 맺는 능력이나 언어발달상태가 학령전기에서는 크게 문제가 되지 않을 수도 있으며 또한 감각운동기능에 있어서도 최소한의 장애만이 동반되기 때문이다. 점차 나이가 들수록 추상적 사고능력의 결핍과 같은 인지적인 기능의 저하나 자기중심적인 사고 등으로 인해 또래 다른 아이들과 구분된다. 성장하여 획득한 직업적인 기술로 혼자서 살아가는 수도 있지만 스트레스 하에서는 도움이 필요하다.

(2) 중등도 지적장애(IQ 35~50)

전체 지적장애의 약 10%를 차지하며 교육가능 수준은 대개 초등학교 2학년 정도이다. 경도의 지적장애보다는 더 어린 나이에 진단이 내려지는데 이것은 언어발달이 더 느리고 초등학교에서부터 대인관계의 발달이 문제가 되기 때문이다. 직업훈련에 의하여 도움을 받을 수도 있고 적절한 감독을 받으면 스스로 돌볼 수 있는 능력을 갖출 수도 있으며, 비교적 높은 수준의 감독이 계속 요구되지만 도움을 받는 상황에서는 직업적 업무를 적절히 수행할 수 있다.

(3) 중증 지적장애(IQ 20~35)

전체 지적장애의 약 3~4%를 차지한다. 보통 학령전기에도 진단이 가능한데, 이는 언어의 발달이 일어나지 않거나 극도로 제한되어 있고 또한 운동의 발달에 심한 지연이 있기 때문이다. 학령기가 되면 약간의 언어발달이 일어나며, 스스로 돌볼 수 있는 기본적인 능력은 어느 정도 갖출 수 있다. 학습능력은 가, 나, 다 정도나 간단한 셈은 가능하며, 성인이 되면 철저한 감독 하에 간단한 일은 할 수 있다.

(4) 최중증 지적장애(IQ 20 미만)

전체 지적장애의 1~2%를 차지한다. 최중증 지적장애는 지속적인 감독이 필요하며 언어나 운동발달에 심한 장애가 동반된다. 성인이 되면 약간의 언어발달과 간단한 자조능력은 갖추게 되나 독립적인 생활은 어려우며 타인의 도움이 필요하다.

5) 평가

지적장애의 진단은 학령기 이전에는 정신신체적 발육상태를 평균적인 발달수준과 비교함으로써 추정할 수 있으며, 학령기에는 학습능력 그리고 성인기에는 사회적응력을 통해 평가할 수 있다.[70]

(1) 가족력과 임신력

모성 산과적 병력은 유산이나 불임, 약물과 화학물질의 노출, 특히 태아의 움직임에 주의를 기울여야만 한다. 태아곤란이나 조기 분만의 부가적인 병력이 도움을 줄 수 있으며, 부모들은 흔히 태아 움직임의 감소나 태아 크기에서의 문제를 정확하게 보고할 수 있다. 정신 지체의 가족력은 특히 남아에 있어서 매우 유용한 정보를 제공해줄 수 있다. 약물과 알코올 병력은 그 양과 노출의 빈도 모두를 물어 보는 것이 도움이 된다.

(2) 일반적 이학적 검사

세 가지 이상의 경한 이상이 발견될 경우 검사자는 비정상적인 형태발생학적 증후군의 가능성에 대해 주의를 두어야 한다. 이러한 이상이 발견되면 초음파와 CT, MRI 등의 필요한 검사를 해야 한다. 비정상적인 머리카락 패턴은 흔히 대뇌 비형성증의 예견에 도움을 주는데, 왜냐하면 이런 패턴은 뇌의 성장을 반영하며, 그 결과로 인한 두피의 확장을 반영하기 때문이다. 이런 비정상적인 모습은 흔히 임신 18주 초기 뇌의 성장 문제를 암시하고 있다. 특히 얼굴 중앙선의 비정상적 소견과 성장 실패 등의 중간 얼굴 비대칭성은 내포된 중추신경계의 변형을 반영하고 있으며, 그 결과로 인해 지적장애를 초래한다. 신경학적 검사나 신경 발달학적 평가는 동작의 대칭성에 대한 주의 깊은 진찰, 유아나 소아 울음의 음조, 종소리나 악수 등의 자극에 대한 반응이 포함되어야만 한다. 흔히 높은 음조의 울음은 오랫동안 지속된 산전 손상을 암시하고 있으며 비정규적인 움직임, 극단적 흥분성, 과다하게 놀라는 반응을 보이는 소아는 발달 장애의 위험이 있을 수도 있다.

(3) 정신과적 면담 및 심리검사

① 정신과적 면담

지적장애 환자나 그 가족들과의 면담 시 다음과 같은 사항들을 주의하여야 한다.

ⅰ) 환자의 정신연령에 의거해서 면담하지 말고 실제 연령에 의거하는 것이 바람직하다. 왜냐하면 만약 아이 취급을 받는다면 상처를 받고 화를 내거나 비협조적인 태도를 취할 것이며, 수동적이고 의존적인 환자인 경우 면담자가 아이로 취급하면 면담자가 바라는 대로 아이처럼 행동할 가능성이 있는데, 어느 경우든지 객관적인 올바른 평가가 어렵기 때문이다.

ⅱ) 환자가 자신의 부모와 대화하는 특징을 관찰하거나 또는 병력을 기초로 환자의 언어능력을 평가하고, 환자가 비언어성대화를 시도할 때에는 기다려 주어야 한다.

ⅲ) 많은 지적장애 환자들은 이미 많은 부분에서 실패를 경험해 왔으므로 면담에 대해서도 불안해 할 가능성이 크기 때문에 모든 진단적인 과정에 대하여 미리 자세하게 설명을 해주는 것이 좋다.

ⅳ) 환자의 나쁜 행동 때문에 병원에 오게 되었다는 인상을 주어서는 안 된다.

ⅴ) 지지와 칭찬을 적절히 사용한다.

ⅵ) 유도 질문은 피하는 것이 좋다.

ⅶ) 주제에서 벗어나지 않기 위하여 약간의 지시나 체계적 면담 및 강화가 필요할 수도 있다.

ⅷ) 환자의 방어기제 특성, 성숙한 정도, 충동조절 능력, 자존심의 정도에 대하여도 평가한다.

② 심리검사

유아기 심리검사의 기능 예측에 대해서는 논란이 많다. 그러나 검사시행 연령이 증가하는 것에 비례하여 예측도가 증가하는 것은 분명한 듯하다.

ⅰ) 시각-운동 협동기능검사: Copying geometric figures, Goodenough Draw-A-Person test, Corsi blocks test, Geometric puzzles 등이 시행될 수 있다.

ⅱ) 지능검사

유아기: Gesell developmental schedules, Cattell infant scale for intelligence, Bayley test 등이 시행된다.

소아기: Stanford-Binet test, Wechsler Intelligence Scale for Children-revised (WISC-R) 등이 시행될 수 있다. 그러나 이 두 검사의 문제점은 첫째, 문화적으로 소외된 소아들은 부당한 취급을 받을 수 있고, 둘째, 문화적인 편견이 많고, 셋째, 사회적 기능보다는 주로 학업 성취를 측정한다는 점이며, 마지막으로 지능지수 50 이하에서는 신뢰도가 떨어진다는 점 등이다. 언어장벽 환자들이나 심한 지적장애 환자들에게도 적용할 수 있게 하기 위하여 개발된 방법이 Peabody vocabulary test이다. 이 검사는 비영어권자, 언어발달의 지연이 있는 경우 또는 문맹자들에게도 적용이 가능한 검사법이다. 뇌손상이 의심되는 경우에는 Bender-Gestalt test, Bentonvisual retension test 등이 시행될 수 있다.

(4) 진단검사의학적 평가

많은 선별검사 연구들이 이용되고 있다. 소변 amino acid 선별검사는 phenylketonuria 등 식이를 통해 치료 되어 질 수 있는 질환을 진단하는데 중요한 역할을 한다.

Fragile X를 포함한 염색체 분석은 중요하며, 이때 적절한 병력과 신체검사 소견 및 이학적 검사결과의 제공은 실험실검사가 특정 배양과 염색 방법을 사용할 수 있도록 결정하는데 도움을 줄 것이다. 혈청 lactate, pyruvate, bicarbonate level과 최근 정맥 pH는 신생아, 특히 산성증 신생아의 대사 결점을 진단하는데 도움이 되는 것으로 인식되어져 왔다. 지적장애 소아들에게 있어서 이식증(pica)이나 의미 있는 납중독이 의심될 때, 납의 혈액 농도나 빈혈을 측정하는 것이 중요할 수 있다.

(5) 분자 유전학적 검사

분자 유전학과 세포유전학 기술의 발전은 지적장애와 연관된 수많은 증후군에 대한 진단의 정확성을 증가시켰다. 이런 기술은 fluorescence in situ hybridization (FISH), 다른 특정 DNA marker methods 및 DNA probe의 적용 등을 포함한다.

고해상도 banding과는 달리, 이런 새로운 분자학적 기술은 인간 유전자의 비정상적 영역을 결정할 수 있다. 즉, 특정 임상적 특징과 관련된 DNA 분자학적 변이는 유전학자들이 부모와 다른 친척들에 있어서 유사한 패턴을 찾아서 재발의 가능성에 관해 유전학적 자문을 제공해줄 수 있게 되었다. Prader-Willi syndrome은 특정 DNA marker가 확장된 prophase banding 기술에 의해서 제자리를 찾게 된 질환의 예이다. X염색체와 연관된 지적장애인 fragile X증후군(site Xq27.3)은 FMR1 gene의 돌연변이로 인해 X염색체 장완 long arm의 말단에서의 위축으로 fragment의 모양이 부서져있는 것처럼 보인다. 지적장애의 가장 흔한 유전 형태중의 하나이다.[71]

6) 치료

지적장애에 대한 최선의 치료는 예방이다.[72]

(1) 1차 예방

지적장애와 관련된 질환을 발생시키는 상황을 줄이는 과정이 이에 속한다. 방법으로는 ① 대중교육 ② 공중보건정책 향상을 위한 노력 ③ 모자보건 제공을 위한 입법 ④ 중추신경계 질환의 근절 등이 이에 속한다. 예를 들면 지적장애와 관련된 유전질환의 가족력이 있는 가계에 대한 상담, 사회경제수준이 낮은 계층에 대한 산후 관리, 보조 프로그램의 시행 등이 여기에 해당된다.

(2) 2차 예방 및 3차 예방

2차 예방은 조기발견, 조기치료로서 일단 지적장애와 관련된 질환이 확인되면 그 질환의 경과를 단축시키기 위한 치료과정이다. 3차 예방은 재활로써 후유증이나 잔류 장애를 최소화하는 치료과정을 의미한다.

① 소아에 대한 교육

적응기술훈련, 사회성 증진훈련, 직업훈련 등 포괄적인 특수교육 프로그램이 필수적이다. 특히 의사소통과 삶의 질을 향상시키는 데 초점이 맞추어져야 하며, 집단치료가 효과적일 수도 있다.

② 행동치료, 인지치료 및 역동적 정신치료

ⅰ) 행동치료: 사회적 행동을 늘리고, 공격적이고 파괴적인 행동을 줄이는데 유용하다. 긍정적 강화와 가벼운 정도의 벌을 줄 수 있다.

ⅱ) 인지치료: 지시를 따를 수 있는 정도라면 잘못된 생각을 없애거나 이완운동을 하기 위한 목적으로 사용할 수 있다.

ⅲ) 역동적 정신치료: 불안, 분노, 우울을 야기하는 요소와 관련된 갈등을 줄이기 위한 환자 및 그 가족을 대상으로 시행할 수 있다.

③ 가족에 대한 교육

가족에 대한 교육은 환자에 대한 현실적인 기대를 유지시키면서 환자의 능력과 자존심을 향상시킬 수 있는 중요한 방법 중의 한 가지가 될 수 있다. 흔히 가족들은 어느 정도로 환자의 독립을 촉진시키면서, 동시에 보호하는 환경을 마련해야 할지 판단이 어려울 경우가 많다. 이러한 문제에 대하여 지속적으로 상담 또는 가족치료를 함으로써 부모에게 도움을 줄 수 있으며, 이를 통해 부모 자신의 죄책감, 낙심, 분노 등의 감정을 표현할 수 있는 기회도 제공하게 된다.

(3) 약물치료

지능을 호전시켜 주는 약물은 없지만, 동반된 정서-행동 문제를 해결해 줌으로써, 적응적인 기능 상태를 현저히 개선시킬 수 있다.[67]

① 항정신병 약물

비전형적 항정신병 약물이 가장 흔히 시도되고 있다. 위약통제연구에서도 뚜렷한 임상효과를 보인다는 것이 반복적으로 증명되었다.

② Lithium, valproic acid 등 기분조절제

동반된 양극성 정동장애나, 공격적 행동이 심한 경우 도움이 된다. 위약으로 통제된 연구를 통하여 기분조절제가 효과적으로 공격적인 행동을 감소시켰다는 보고가 있다.

③ 항우울제

지적장애와 우울증이 동반된 경우에 항우울제가 효과가 있다. 선택적 세로토닌 재흡수 차단제 SSRI 등의 항우울제가 가장 많이 시도된다.

④ 중추신경흥분제

지적장애와 과잉운동, 주의력 결핍증, 충동적인 행동이 동반된 경우에 중추신경흥분제가 시도되었으나 결과가 일정하지 않다. 현재로서 결론을 내리기는 어려우나

ⅰ) 나이가 어린 경우 ⅱ) 지적장애의 정도가 경도 또는 중등도의 범위에 있는 경우 ⅲ) 주의력 결핍증상 또는 충동적인 증상이 뚜렷한 경우 ⅳ) 상동적인 행동 또는 자해적인 행동이 없는 경우에는 시도해볼 만하다.

7) 예후

대부분의 지적장애에서 지적인 기능 자체는 호전되기 어려울 수도 있다. 다만 지지적이고 좋은 환경이 제공된다면 적응수준은 향상될 수 있으며, 특히 경도 지적장애는 조기에 적절한 교육을 받으면 상당한 수준의 적응상태를 기대할 수 있으므로, 개별적 상태에 맞는 적극적인 교육-환경적 지지가 필요하다. 동반된 정신과적 장애가 있는 경우에는 예후에 악영향을 미칠 수 있으므로, 조기진단 조기치료가 필요하다.

참고문헌

1. Skinner BF. Verbal behavior. NY: Appleton, 1957.
2. Ornat SL, Gallo P. Acquisition, Learning, or Development of Language? Skinner's "Verbal Behavior" Revisited. The Spanish Journal of Psychology 2004; 7: 161-170.
3. Chomsky N. Aspects of the Theory of Syntax, Cambridge, Massachusetts: MIT Press, 1965, pp965.
4. Bloom L. Language development; form and function in emerging grammars. Cambridge, Massachusetts: MIT Press, 1970, pp270.
5. Bruner JS. Early social interaction and language acquisition. In: Schaffer HR, editor. Studies in Mother-infant Interaction, London: Academic Press, 1977, pp271-289.
6. Harris RA. The Linguistics Wars, New York: Oxford University Press, 1993.
7. Hoff E. Language development. 3rd ed, Thomson learning, 2005.
8. Satz P, Strauss E, Whitaker H. The ontogeny of hemispheric specialization: Some old hypotheses revisited. Brain and Language, 1990; 38: 596-614.
9. Bate E, Roe K. Language development in children with unilateral brain injury. In Nelson CA & Luciana M, editors. Handbook of developmental cognitive neuroscience. Cambridge, MA: MIT Press, 2001.
10. Lane H. Wild boy of Aveyron. Cambridge: Harvard University Press, 1979.
11. Curtiss S. Genie. Academic Press, 1977.
12. Vernes SC, Newbury DF, Abrahams BS, Winchester L, Nicod J. A functional genetic link between distinct developmental language disorders. N Engl J Med 2008; 359: 2337-2345.
13. Newbury DF, Winchester L, Addis L, Paracchini S, Buckingham LL. CMIP and ATP2C2 modulate phonological short-term memory in language impairment. Am J Hum Genet 2009; 85: 264-272.
14. Hamdan FF, Daoud H, Rochefort D, Piton A, Gauthier J. De novo mutations in FOXP1 in cases with intellectual disability, autism, and language impairment. Am J Hum Genet 2010; 87: 671-678.
15. 김명옥, 유승돈. 소아재활의학 제2판. In: 대한소아재활발달의학회. 언어발달 및 장애, 서울: 군자출판사, 2013, pp333-366.
16. 남용현, 김명옥. 소아재활의학. In: 성인영 등(발간위원장). 의사소통과 언어장애, 서울: 군자출판사, 2006, pp315-346.
17. 안현섭. 홍창의 소아과학. 개정10판, 서울: 미래엔, 2012.
18. Molnar GE, Alexander MA. Pediatric rehabilitation. 3rded,Hanley & Belfus, 1998.
19. Murphy RF. Social change and acculturation. Trans N Y Acad Sci. 1964; 26: 845-854.
20. 김영태. 그림자음검사를 이용한 취학 전 아동의 자음정확도 연구. 말-언어장애연구, 1996; 10: 82-96.
21. 김영태. 아동언어장애의 진단 및 치료. 서울: 학지사, 2002.
22. 권도하. 언어치료학 개론. 대구: 한국언어치료학회, 1994.
23. 김성우, 신정빈, 유성, 양은주, 이선경, 정희정. 언어발달이 지연된 환아들의 진단과 이에 따른 임상양상. 대한재활의학회지 2005; 29: 584-590.
24. Leonard LB, Sabbdini L, Leonard JS, Volterra V. Specific language impairment in children: a cross-linguistic study. Brain Lang 1987; 32: 233-252.
25. Rita N. The development and predictive relations of play and language across the second year. Scand J Psychol 1999; 40: 177-186.
26. 권정이, 김준성, 우아미, 김현진, 정명은, 김현숙. 말 장애 및 언어 발달 지연을 주소로 내원한 아동들의 진단. 대한재활의학회지, 2006; 30: 309-314.
27. Westerlund M. Relationship between a global rating of speech ability at the age of 3 yrs and a phonological screening 1 yr later: a prospective field study. Scand J Caring Sci, 2001; 15: 222-227.
28. Roy N, Merrill RM, Gray SD, Smith EM. Voice disorders in the general

population: prevalence, risk factors, and occupational impact. Laryngoscope, 2005; 115: 1988-1995.

29. Ma EP, Yiu EM, Abbott KV. Application of the ICF in voice disorders. Semin Speech Lang, 2007; 28: 343-350.

30. Yaruss JS. Application of the ICF in fluency disorders. Semin Speech Lang, 2007; 28: 312-322.

31. 안용팔, 강세윤, 박경희, 한재순. Delayed Auditory Feedback을 사용한 말더듬 교정의 효과. 대한재활의학회지, 1985; 9: 72-76.

32. Smith SD, Kimberling WJ, Pennington BF, Lubs HA. Specific reading disability: identification of an inherited form through linkage analysis. Science 1983; 219: 1345-1347.

33. 곽금주, 박혜원, 김청택. K-WISC III (한국웩슬러아동용지능검사-III). 서울: 도서출판특수교육, 2002.

34. 이승환. 학령기아동의 말-언어장애 진단 및 치료교육. 서울: 한국언어병리학회, 1998.

35. 김영태, 신문자. 우리말 조음-음운평가. 서울: 학지사 2004.

36. 김민정, 배소영, 박창일. APAC 아동용 발음검사. 인천: 휴브알엔씨, 2007.

37. 권도하, 이규식. 한국-노스웨스턴 구문선별검사. 대구: 대구대학교출판부, 1985.

38. 장혜성, 임선숙, 백현정. 문장이해력 검사. 서울: 서울장애인종합복지관, 1993.

39. 배소영, 임선숙, 이지희, 장혜성. 구문의미이해력검사. 서울: 서울장애인종합복지관, 2004.

40. 장혜성, 임선숙, 백현정. 언어이해-인지력 검사. 서울: 서울장애인종합복지관, 1992.

41. 배소영, 임선숙, 이지희. 언어문제해결력 검사. 서울: 서울장애인종합복지관, 2000.

42. 김영태, 장혜성, 임선숙, 백현정. 그림어휘력 검사. 서울: 서울장애인종합복지관, 1995.

43. 최은희, 배소영. MCDI-K. 2000.

44. 김영태, 홍경훈, 김경희, 장혜성, 이주연. 수용표현 어휘력검사. 서울: 서울장애인종합복지관, 2009.

45. 심현섭, 신문자, 이은주. 파라다이스 유창성 검사. 서울: 파라다이스 복지재단, 2004.

46. 김영태, 성태제, 이윤경. 취학전 아동의 수용언어 및 표현언어 발달 척도 (PRES). 서울: 서울장애인종합복지관, 2003.

47. 김영태, 김경희, 윤혜련, 김화수. 영-유아 언어발달 검사(SELSI). 서울: 도서출판특수교육, 2003.

48. Guitar B. Stuttering: An Integrated Approach to Its Nature and Treatment. San Diego: Lippincott Williams & Wilkins, 2005.

49. Johnson KN, Walden TA, Conture EG, Karrass J. Spontaneous regulation of emotions in preschool children who stutter: preliminary findings. J Speech Lang Hear Res 2010; 3: 1478-1495.

50. Silva PA. The prevalence, stability, and significance of developmental language delay in preschool children. Dev Med Child Neurol, 1980; 22: 768-777.

51. Accardo PJ. The child who does not talk. In: Accardo PJ, Rogers BT, Capute AJ, editors. Disorders of language development, Baltimore: York Press Inc, 2002; 113-124.

52. Beitchman JH, Brownlie EB, Inglis A, Wild J, Mathews R, Schachter D, Kroll R, Martin S, Ferguson B, Lancee W. Seven-year follow-up of speech/language impaired and control children: speech/language stability and outcome. J Am Acad Child Adolesc Psychiatry, 1994; 33: 1322-1330.

53. American Psychiatric Association(APA). Diagnostic and statistical manual of mental disorders, Arlinton VA: American Psychiatric Association, 2013.

54. Autism and Developmental Disabilities Monitoring Network Surveillance Year 2010 Principal Investigators. Prevalence of Autism Spectrum Disorder Among Children Aged 8 Years-Autism and Developmental Disabilities Monitoring Network, 11 Sites, United States, 2010. MMWR Surveillance Summaries 2014; 67: 1-23.

55. 홍강의, DSM-5에 준하여 새롭게 쓴 소아정신의학, 학지사, 2014.

56. American Academy of Child and Adolescent Psychiatry(AACAP). Practice parameters for the assessment and treatment of children, adolescents, and adults with autism and other pervasive developmental disorders. J Am Acad Child Adolesc Psychiatry 1999; 38 (12 suppl): 32-54.

57. Pelphrey KA, Carter EJ. Brain mechanisms for social perception: Lessons form autism and typical development. Annals of the New York Academy of Sciences, 1145, 283-299

58. Martin A, Bloch MH, Volkmar FR. Lewis's child and adolescent psychiatry: a comprehensive textbook, 5th edition, Philadelphia: Wolters Kluwer Health, 2017.

59. Rutter M. Infantile autism and other pervasive developmental disorders in Child and Adolescent Psychiatry, London: Blackwell, 1997.

60. Mundy P, Sigman M. Specifying the Nature of the Social Impairment In Autism, New York: Guilford Press, 1989.

61. American Psychiatric Association. Diagnostic and Statistical Manual of Mental Disorders, 4th Edition. Washington DC: American Psychiatric Association, 1994.

62. Campbell M, Schopler E, Cueva JE, Hallin A. Treament of autistic disorder. J Am Acad Child Adolesc Psychiatry 1996; 35: 134-143.

63. Volkmar FR, Klin A, Marans W, Cohen DJ. Childhood disintegrative disorder. In D. J. Cohen & F.R. Volkmar(Eds.), Handbook of autism and pervasive developmental disorders. New York: Wiley & Wilkins, 1997.

64. World Health Organization. The ICD-10 Classification of Mental and Behavioural Disorders. Geneva: WHO, 1992.

65. American Psychiatric Association. Diagnostic and Statistical Manual of Mental Disorders, 4th ed, Washington DC: American Psychiatric Association, 1994.

66. American Association on Mental Retardation. Definition, Classification, and Systems of Supports, 9th ed, Washington DC: American Association on Mental Retardation, 1992.

67. 조수철. 소아정신약물학 개정판, 서울: 서울대학교 출판부, 2000.

68. Harris JC. Developmental Neuropsychiatry. Oxford, UK: Oxford University Press, 1995.

69. Luckasson R, Coulter DL, Polloway EA, et al. Mental retardation: Definition, classification, and systems of supports. Washington DC: American Associationon Mental Retardation, 1992.

70. Russell AT, Tanguay PE. Mental Retardation in Child and Adolescent Psychiatry, 2nd ed, Baltimore: Williams and Wilkins, 1996.

71. Szmanski LS, Crocker AC. Mental retardation, in Comprehensive Textbook of Psychiatry/IV, 5th ed, Baltimore: Williams & Wilkins, 1989.

72. Szmanski LS, Kaplan LC. Mental Retardation, in Textbook of Child & Adolescent Psychiatry, 2nd ed, Washington DC: American Psychiatric Press, 1997.

CHAPTER 35

신경근육질환의 재활

Rehabilitation of patients with Myopathy and Motor Neuron Disease

| 신형익

운동 단위(motor unit)란 척수 전각세포(anterior horn cell)와 말초신경, 신경근육 접합부(neuromuscular junction) 및 근육으로 구성되며 신경근육질환이란 운동 단위의 질환을 의미한다. 척수 전각세포는 대뇌에서 시작한 피질척수로(corticospinal tract)의 종착지인 동시에 축삭(axon)이 시작되는 곳이기도 하다(그림 35-1).

신경근육질환은 근육 수축 조절의 기능적, 구조적 장애로 비슷한 임상 양상을 보여 근력 약화, 지구력 감소, 근위축, 관절 구축, 자세 이상이나 골격계의 변형 등의 증상을 보인다.

신경근육질환은 운동 단위의 구성에 따라 다양한 질병이 있으나 본 장에서는 주로 척수전각세포를 침범하는 근위축성 측삭경화증과 근육을 침범하는 두시엔느 근디스트로피를 중심으로 서술하였으며 질병의 기초 의학적인 측면보다는 재활 치료의 원칙을 중심으로 서술하였다. 본 장에서 간략하게 기술하거나 기술하지 않은 신경근육질환에서도 같은 방식의 재활 치료 접근을 사용할 수 있을 것이다. 또한 운동 단위의 질환 중 말초신경질환의 재활은 별도로 제 49장에 기술되어 있다.

Ⅰ. 근위축성 측삭경화증(Amyotrophic lateral sclerosis, ALS)

일명 루게릭병(Lou Gehrig's disease)이라고 하는 신경계 퇴행성 질환이며 상부 및 하부 운동신경원을 선택적으로 침범하여 진행성 근력 약화가 대표적인 증상이다. 임상 경과가 빠르고 대부분 사망에 이르게 하는 치명적인 질환이다.

1. 역학

가족력이 있는 경우(familial ALS)는 47~52세에 발병하며 산발적인 경우(sporadic ALS)에서는 58~63세에 발병한다.[1] 일생 중 근위축성 측삭경화증에 이환될 가능성은 1 : 1,000이며 남성에서 그리고 가족력이 있는 경우 빈발한다.

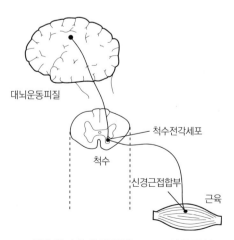

대뇌운동피질

척수전각세포

척수

신경근접합부

근육

그림 35-1 | 운동단위(motor unit)의 구성

2. 발병 원인

근위축성 측삭경화증은 단일 질병이라기보다는 상부운동신경원과 하부운동신경원을 동시에 침범하는 여러 병인에 의한 질병군이라고 보는 것이 타당하다(그림 35-2). 따라서 단일 원인이라기보다는 여러 발병 기전의 조합에 의한 발생의 가능성이 높을 것으로 생각되고 있다. 글루탐산염 흥분독성(glutamate excitotoxicity), 산화기의 자극(oxygen free radical stress), 자가 면역 등 발병 원인에 대한 이론은 많으나 아직 확실한 기전은 밝혀져 있지 않다.

3. 임상 양상

진행하는 인후두부 근육, 상하지, 몸통 근육 등의 약화가 근위축성 측삭경화증의 가장 특징적인 임상 양상이다. 안구 운동과 항문괄약근은 드물게 약화된다. 인지 장애는 20~50%까지 보고되었으며 전체의 3~5%에서는 치매 증상이 나타난다. 발병 후 생존 기간은 2~4년으로 알려져 있으나 10년 이상 생존하는 경우도 있다.

4. 진단

진단은 표 35-1에서와 같이 임상 양상으로 진단하며 근전도 소견이 도움을 줄 수 있다. 상부운동신경원(upper motor neuron) 징후는 심부건반사의 증가, 경직, 바빈스키 징후 등으로 나타나고 하부운동신경원(lower motor neuron) 징후는 근 위약, 근 위축, 섬유속자발수축(fasciculation) 등으로 나타난다. 근위축성 측삭경화증은 임상 양상으로 진단하므로 철저한 신체검사, 근전도, 영상 검사 등이 병행되어야 한다.

엘 에스코리알(El Escorial) 진단기준(표 35-2)은 주로 연구 목적으로 이용되는데, 이 기준에서 '부위'는 연수부, 경수부, 흉수부, 요천수부 등을 의미한다.[2]

증상 및 징후가 비전형적이라면 추적 관찰을 해 보아서 진행하지 않는다면 진단을 재검토해 보아야 한다. 진단의 전달은 숙련된 의사가 하여야 하며 당사자 및 가족들이 포기하지 않도록 많은 시간을 할애하여야 한다.[3]

표 35-1 | 근위축성 측삭경화증의 진단 기준

- 근위축성 측삭경화증은 다음의 징후를 가지고 있어야 한다(positive criteria).
  하부운동신경원 징후
  (임상 소견이 나타나지 않으면 근전도 소견도 포함됨)
  상부운동신경원 징후
  증상 및 징후의 진행
- 근위축성 측삭경화증은 다음의 징후가 없어야 한다(diagnosis by exclusion).
  감각 증상
  괄약근 기능 이상
  시각 이상
  자율신경 증상
  기저핵(basal ganglia) 기능 이상
  알츠하이머 증상

표 35-2 | 엘 에스코리알(El Escorial) 진단 기준

- 임상적으로 확실한(definite) 근위축성 측삭경화증
  상부운동신경원 징후와 하부운동신경원 징후가 3부위에서 나타남
- 임상적으로 확실한(definite) 근위축성 측삭경화증: 검사소견과 병행
  상부운동신경원 징후 또는 하부운동신경원 징후가 1부위에서 나타나며 유전자 검사에서 병인 유전자 돌연변이(pathogenic genetic mutation)의 보인자(carrier)임
- 임상적으로 예상되는(probable) 근위축성 측삭경화증
  상부운동신경원 징후와 하부운동신경원 징후가 2부위에서 나타남
- 임상적으로 예상되는(probable) 근위축성 측삭경화증
  상부운동신경원 징후가 1부위 이상에서 나타나며 근전도 검사에서 하부운동신경원에 합당한 소견이 2부위 이상에서 나타남
- 임상적으로 가능한(possible) 근위축성 측삭경화증
  상부운동신경원 징후와 하부운동신경원 징후가 1부위에서 나타남 또는 상부운동신경원 징후가 2부위 이상에서 나타남

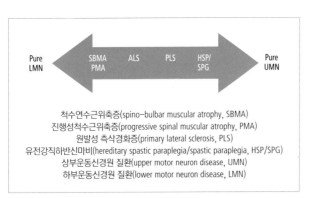

그림 35-2 | 근위축성 측삭경화증과 다른 운동신경원 관련 질환과의 관계

5. 약물 치료

현재까지 질병의 진행을 늦추어 생존 기간을 늘릴 수 있다고 알려진 약물은 riluzole뿐이었다.[4] 통상적으로 1일에 100 ㎎을 2회로 나누어서 복용하도록 처방하며 연구에 따라 생존기간을 6~20개월까지 늘릴 수 있다고 보고되고 있다.[5]

산화기 스트레스(oxidative stress)를 줄이는 자유라디칼 제거제(free radical scavenger)로 알려진 edaravone 약물이 2017년 미국 FDA 승인을 획득하였다. 이 약물은 원래 내피세포(endothelial cell) 및 신경세포에 대한 보호 작용으로 일부 국가에서 허혈성 뇌졸중을 적응증으로 하여 승인 받았던 약물이었다. 적응 대상은 Revised ALS Functional Rating Scale (ALSFRS-R)의 모든 항목에서 2점 이상, 노력성 폐활량에서 예측치의 80% 이상, 유병기간이 2년 이내 등 비교적 초기의 환자들이다.[6] 아직까지 진행된 근위축성 측삭경화증 환자들에 대한 근거는 부족한 상태이다.

6. 증상에 대한 대처 및 재활

대증 치료 및 재활은 환자 및 환자 가족의 삶의 질을 높이는 것이 우선적인 목표이며 특히 호흡 재활은 환자의 생존 기간을 연장시킬 수 있다.[7]

1) 침과다증(Sialorrhoea)

과다한 침 분비와 침 흘림은 무엇보다도 환자에게 불편을 초래하며 사회생활에 지장을 초래할 수 있으며 구강 감염의 원인이 될 수 있다. 침 생성이 많이 되는 경우는 드물며 대부분 구강 인두 근육에서 침을 식도로 넘기지 못하는 것이 원인이다. 증상 완화를 위해서 amitriptyline 25~50 ㎎을 하루 2~3회 사용할 수 있다. 또는 atropine drop을 설하로 0.25~0.75 ㎎을 하루 3회 사용하거나 scopolamine 패치 제제를 사용할 수 있다.

2) 객담의 제거

호흡근과 인후두근 약화가 진행함에 따라 적절한 객담 배출이 어려워진다. 특히 연수형 근위축성 측삭경화증(bulbar type ALS)에서는 질병 경과 초기에 객담 배출이 어려워

질 수 있다. 불충분한 객담의 제거는 잦은 상기도 감염과 폐렴 등을 유발하고 입원 빈도를 증가시킨다.

제 37장 호흡기계 질환의 재활에서 기술한 바와 같이 도수적 보조 기침법, 호흡 보조기 등을 이용하여 객담 배출을 도와야 하며 N-acetyl-cysteine 200~400 ㎎, 1일 3회 등과 같은 점액용해제를 사용할 수 있다. 또는 베타 아드레날린 수용체 길항제 또는 항콜린 기관지 확장제제를 분무기를 사용하여 투약할 수 있다.

3) 정서적 불안정성(Emotional lability), 불안, 불면

부적절한 웃음과 울음이 나타날 수 있으며 이는 정동장애이거나 질병에 대한 반응일 수도 있지만 근위축성 측삭경화증에 동반하는 뇌의 기질적인 문제에 기인한 것일 수도 있다. 항우울제가 도움이 될 수 있다.[8]

불안 증상은 호흡기 증상이 나타나면서 심해질 수 있는데,[9] benzodiazepine계 약물로 적절히 증상을 조정해야 한다. 불안 증상이 나타나면 과이산화탄소증에 의한 것인지 확인한 후 대증적 약물 투여를 한다.

4) 근육경련(Cramp) 및 경직(Spasticity)

근육경련은 질병 경과 초기부터 나타날 수 있으며 일상생활이나 수면에 지장을 줄 수 있다. 통상적인 온열치료와 관절운동으로 증상이 완화될 수 있으며 carbamazepine, phenytoin, gabapentin 등을 사용할 수 있다.

경직 증상의 호전을 위하여 이학적 요법이나 약물 치료를 시행할 수 있다.

5) 통증

Jensen 등은 신경근육계 환자의 73%에서 통증을 호소하였으며 27%에서는 시각상사척도(Visual Analogue Scale, VAS) 7점 이상의 심한 통증을 호소하였다고 보고하였다.[9] 특히 근위축성 측삭경화증 환자에서는 심한 통증을 호소하는 비율이 61%로 다른 질환보다 높았으며 주된 통증 부위는 허리(49%), 어깨(43%), 목(40%)이었다.

견관절의 아탈구, 경추 신전근의 약화에 따른 목 떨어짐(head drooling) 등이 통증 발생과 관련이 있을 것으로 생각되나 인과 관계에 대한 체계적인 연구는 부족한 상태이다. 통증 완화를 위하여 비스테로이드성 소염진통제 및 항간질제제인 gabapentin, carbamazepine 등의 약물치료,

주사치료, 온열치료, 전기치료 등을 시행할 수 있다.

6) 의사소통

근위축성 측삭경화증 환자에서 나타나는 의사소통 장애는 대부분 언어 기능 저하가 아닌 조음곤란(dysarthria)에 기인한 것이다. 그러나 일부 전두엽치매 증상이 나타나는 환자에서는 언어 기능의 저하가 있을 수 있다.

정기적으로 의사소통 기능에 대한 평가를 시행하여야 하며 조음곤란이 진행하면 음성을 사용하지 않는 보조적 의사소통 방법을 정립하여야 한다. 그림 35-3과 같이 글자, 숫자, 그림 등을 조합한 의사소통판(communication board)을 사용할 수 있다. 적외선을 조사하여 안구의 움직임을 감지해 컴퓨터를 제어하는 안구 마우스 등이 제품화되었으나 비용문제 등으로 아직은 널리 사용되고 있지 못하다.

7) 연하 장애(Dysphagia)

흡인 증상이 있는지 여부, 삼키는 동작을 할 때 후두의 충분히 올라가는지 등을 정기적으로 확인하여야 하며 삼키는 기능의 저하가 의심되면 비디오투시 연하 검사를 시행하여 음식물 섭취 시 흡인 유무를 확인하여야 한다.

연하 장애의 초기에는 물에 경화제(fluid thickener)를 타서 물의 경도(consistency)를 변화시키는 등 음식물의 성상을 변화시키거나 삼킬 때 목을 전방으로 숙이는 등 식사 시 자세를 변경하는 방법을 사용한다. 그러나 연하 장애가 진행함에 따라 이러한 방법을 사용하여도 경구를 통하여서는 충분한 영양 공급이 불가능해지고 튜브를 통한 영양 공급이 필요하게 된다. 정기적인 체중의 측정이 필수적이며 10% 이상 체중이 감소하면 튜브를 통한 영양 공급을 지체하지 말고 시도해야 한다.[10]

튜브를 통한 영양 공급을 위하여 경피적 위루술(Percutaneous Endoscopic Gastrostomy, PEG)이 가장 많이 사용된다. 이 시술은 내시경을 이용하기 때문에 진정을 위한 약물을 사용하는데, 호흡 장애가 진행한 경우 호흡의 억제를 유발할 수 있어 시술 중 비침습적 인공호흡기를 사용하는 경우가 많다. 이와 같은 문제점을 극복하기 위하여 최근에는 진정을 필요로 하지 않는 경피적 방사선학적 위루술(Percutaneous Radiologic Gastrostomy, PRG)을 시도하기도 한다.

8) 비침습적 인공호흡기의 적용

호흡근이 약화됨에 따라 안정 시에도 숨찬 증상이 나타나거나 앉은 자세에서 호흡 곤란이 완화되는 좌위호흡(orthopnea) 증상이 나타난다. 통증이나 정동 장애에 의하지 않은 수면 장애나 식욕감퇴, 아침에 호소하는 두통, 낮 시간 동안의 기면 상태, 집중력 저하 등도 호흡근 약화에 따른 환기 저하에 의한 것이다.

환기 저하에 의한 증상은 폐렴 등에 의한 저산소증과는 달리 모호한 경우가 많고 환기 저하가 상당히 진행될 때까지 산화혈색소 포화도가 떨어지지 않는 경우가 많으므로 환기 저하에 의한 증상임을 확인하기 위하여서는 호기말 이산화탄소 분압(end tidal CO_2 pressure)을 측정하여 과이산화탄소증을 확인하여야 한다. 이 시기에 비침습적 인공호흡기를 적용하여 과이산화탄소증을 교정하면 증상의 완화와 생존 기간의 연장을 도모할 수 있다. 비강 마스크나 비구강 마스크 등을 주로 사용하나 연수형 근위축성 측삭경화증에서는 비침습적 방법으로는 충분한 환기를 할 수 없

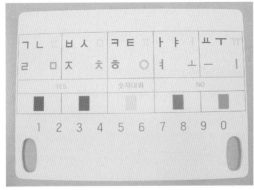
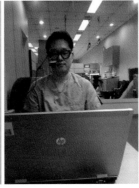

그림 35-3 │ 의사소통을 위한 보드 (communication board)와 안구 마우스

어 조기에 기관루(tracheostomy)를 거치하여야 하는 경우가 빈번하다.

비침습적 인공호흡기의 구체적인 적용 요령에 대하여서는 제 37장에서 기술하였다.

II. 척수 근위축증(Spinal muscular atrophy, SMA)

근력의 약화에 따른 합병증을 예방 및 치료하고 삶의 질을 높이는 것이 척수 근위축증 환자에 있어서 재활 치료의 목적이다. 재활 치료 및 모니터링이 필요한 의학적 문제는 두시엔느 근디스트로피나 근위축성 측삭경화증 등에서와 유사하며 호흡기계의 관리에 대한 구체적인 내용은 제 37장 호흡기계 질환의 재활에 기술되어 있다. 따라서 이 부분에서는 척수 근위축증에 대한 일반적인 사항 및 척수 근위축증 1형과 2형 중 조기에 발병하는 경우와 같이 일찍 발병하여 빠르게 진행하는 신경근육질환에서 흔히 나타나는 위식도 역류에 대하여서만 기술하였다.

1. 분류 체계 및 역학

임상적, 유전학적 분류에 따른 많은 종류의 척수 근위축증이 있으며 가장 흔한 형태를 1, 2, 3형으로 분류하기도 한다. 성인기에 발병하여 느리게 진행하는 드문 경우를 3B 또는 4형으로 분류하기도 한다(표 35-3). 1~3형은 상염색체 열성 유전을 하며 합쳐서 발병률은 6,000~10,000명의

신생아 중에서 1명꼴이다. 척수 근위축증은 염색체 5q13 부위에 위치한 survival motor neuron 1(SMN1)의 결손(deletion)에 의한 것으로 알려져 있으며 survival motor neuron 2(SMN2)는 질병의 중증도와 관련이 있다.

2. 진단

SMN1 유전자는 9개의 엑손(exon)으로 구성되어 있는데, 95%의 환자에서 중합효소연쇄반응(polymerase Chain Reaction, PCR) 방법을 이용하여 엑손 7이 결손 되어 있음을 확인할 수 있으며 척수 근위축증의 진단을 위한 가장 강력한 방법이다. 유전학적 검사로 위양성의 가능성이 있고 SMN1 유전자와 관련이 없는 척수 근위축증이 있으므로 전기진단 검사가 필요할 수 있다. 감각신경전도 검사는 모든 형의 척수 근위축증에서 정상이며 1형의 경우에는 운동신경전도 검사에서 근위축 정도와 비례하여 진폭의 감소가 관찰되며 침 근전도 검사에서 최대 수의적 수축을 했을 때 적은 수의 운동단위활동전위가 관찰된다. 전각세포의 빠른 소실을 보상할만한 신경재생이 없어 근육병증 때와 비슷한 작은 운동단위활동전위가 관찰될 수 있다. 2, 3형의 척수 근위축증에서는 큰 진폭(10~15 ㎷ 이상)의 운동단위활동전위가 나타나며 1형에서 보다는 섬유속자발전위(fasciculation)가 흔하게 나타난다. 모든 형에서 탈신경에 의한 섬유자발전위(fibtillation potential)와 양성예파(positive sharp wave)가 나타난다.

표 35-3 │ 척수 근위축증의 임상적 분류

유형	발병 연령	출생 시 호흡보조 필요 여부	앉기	서기	걷기	기대 여명	SMN2 유전자 복제 수
0	출생 전	필요	불가능	불가능	불가능	<6개월	1
1	<6개월	불필요	불가능	불가능	불가능	<2세	2
2	6~18개월	불필요	가능	불가능	불가능	10~40세	3
3	>18개월	불필요	가능	가능	부분적 가능	성인	3 to 4
4	>5세	불필요	가능	가능	가능	성인	>4

3. 임상 경과

1형은 앉은 자세가 불가능하며, 2형은 앉은 자세는 가능하나 보행은 불가능하며, 3형은 보행이 가능한 경우가 가장 일반적인 경과이다.[11]

1형은 Werdnig-Hoffman병이라고도 하며 출생 시 근긴장 저하 영아 증후군(floppy infant syndrome)의 소견을 보인다. 손과 발을 제외하고 자발적인 움직임이 거의 없고 고관절 외전과 슬관절 굴곡이 동반된 개구리 다리 자세(frog leg position)로 누워 있는 경우가 많다. 빠는 힘이 부족하여 영양 부족 상태로 되기 쉬우며 호흡근의 약화로 흉부의 역행성 운동이 흔히 나타난다. 대부분 2세 이전에 사망한다. 2형에서도 근 긴장 저하 소견이 나타나나 손을 바닥에 짚지 않고 앉은 자세를 취할 수 있는 정도까지 운동 발달은 가능하다.

3형은 Kugelburg-Welander병이라고도 하며 아동기 또는 사춘기에 증상이 시작된다. 발생 후 20~40년까지 보행이 가능하나 발의 변형, 척추 전만증 및 측만증 관절의 구축 등 근골격계의 변형이 흔히 나타난다. 폐기능 검사에서 제한성 폐질환 소견이 나타나 일상생활에서는 증상이 없더라도 수면 중에는 호흡 부전이 발생하여 수면 장애가 있을 수 있다.

4. 제1형 척수근위축증(type 1 spinal muscular atrophy)에서 증상 및 증후에 대한 대처

척수근위축증에서 발생하는 여러 증상에 대한 대처 기법은 근위축성 측삭경화증이나 근육병에서와 유사하다. 다만 출생 후 초기부터 빠르게 진행하는 제1형 척수 근위축증에서는 다른 질환에서보다 좀 더 흔하게 접하는 문제들이 있다.[12]

1) 영양 공급
수유시간이 길어지거나 수유 시 기침을 하고 수유 중 쉽게 피로해 지는 경우가 많다. 이런 경우 체중이 증가하고 있는지 확인하는 것이 필수적이며 체중 증가가 이루어지지 않거나 오히려 감소하는 경우에는 조기에 위루술(gastrostomy)을 시행하는 것이 일반적으로 받아들여지고 있다. 가

족들이 호흡기 적용에는 반대할 수 있으나 위루술은 환아를 배고프지 않게 하고 감염 등을 방지한다는 측면에서 권유할 수 있다. 경구식이가 줄어듦에 따라 위루술로 투입되는 칼로리를 점점 증가시켜서 적절한 영양 공급이 이루어지도록 한다.

2) 위식도 역류
1형과 비교적 조기에 발병하는 2형과 같이 조기에 발생하고 빠른 경과를 보이는 신경근육질환에서는 위식도 역류, 변비, 복부 팽창 등과 같은 소화기 문제가 발생하며 특히 위식도 역류는 직접적인 사망의 원인이 될 수 있다.

식이 후 자주 침이 흘러나오거나 구토를 하는지 복부의 불편감이 있는지 여부 등을 문진해 보아야 하며 식이 후 불편감 때문에 식이를 거부하지는 않는지 등을 살펴보아야 한다. 고지방 식이는 위 통과시간(gastric emptying time)을 증가시켜 위식도 역류의 위험을 높인다. 흡인 또는 흡인성 폐렴이 의심되거나 발생하였을 때 흡인이 삼키는 과정에서 일어난 것인지 위식도 역류에 의한 것인지 임상적으로 판별하기가 어렵고 두 가지 원인이 동시에 한 환아에서 흡인의 원인이 될 수 있다. 따라서 상부위장관 조영술(upper gastrointestimnal series)과 비디오투시 연하 검사(videofluoroscopic swallowing study)가 동시에 필요할 수 있다.

위식도 역류를 완화시키기 위하여 metoclopramide, erythromcin 등과 같은 위장운동 촉진제(prokinetic drug)를 사용할 수 있다. 주로 위식도 역류에 의한 흡인의 경우에 위루술은 도움이 되지 않으며 오히려 기도 보호를 위한 기침 유발을 방해할 수 있다. 삼키는 과정에서 흡인이 의심되는 경우에는 식이의 성상을 변화시키거나 자세를 변화시킴으로써 흡인의 위험을 줄일 수 있다(제 17장 참조).

외과적인 방법으로 복강경 기법을 이용한 Nissen 위저부주름술(fundoplication)을 단독으로 또는 위루술과 병행하여 시행할 수 있다. 마취와 외과적 방법의 위험도, 반복적인 흡인 및 불량한 영양공급 등을 고려하여 적극적으로 수술적 방법을 고려해야 하는 경우가 있으나 수술의 적응증에 관해서는 아직 명확한 기준이 정립되어 있지는 않다.

3) 보조기구를 이용한 관절의 보존과 자발 운동의 유도
척수성 근위축증 1형에서는 특히 초기부터 발목관절의 구축, 고관절의 탈구 등이 발생할 수 있기 때문에 그림 35-4A

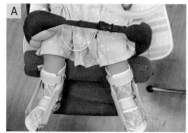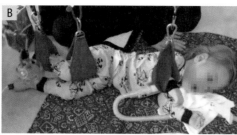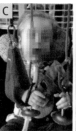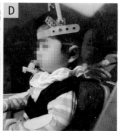

그림 35-4 | 관절 구축 예방을 위한 보조기의 적용(A), 자발 운동을 위한 슬링 운동(B, C), 목가누기 보조를 위한 보조(headpod)(D)

에서와 같은 보조기가 필요하다. 특히 고관절은 내전시키면 탈구의 위험이 증가하는 반면, 반대로 외전시킨 상태에서 보조기를 사용하면 외전 구축이 잘 일어나기 때문에 관리가 어렵다. 자발 운동을 유도하기 위하여 그림 35-4B, C와 같이 슬링을 이용하기도 한다. 또한 고개가누기를 보조하기 위한 보조기(그림 35-4D)를 사용하기도 한다.

4) 호흡보조기 사용

그림 35-5과 같은 비마스크(nasal mask) 또는 안면마스크 등을 사용하여 신생아기 때부터 비침습적 인공호흡기를 사용할 수 있다. 이단계 양압 방식(Bi-level positive pressure)을 통상적으로 사용하는데, 비침습적 인공호흡기를 사용하면 폐 발달, 흉곽 형태의 발달 등을 촉진시킬 수 있는 것으로 알려져 있다.[13]

인공호흡기 적용시간은 처음에 야간에만 4~6시간 정도 적용하다가 호흡 근력 약화가 진행함에 따라 사용시간은 점점 늘어나게 된다. 흔히 감염, 기도분비물 증가 등의 이유로 기관루를 고려하는데, 이 때 적극적으로 치료를 진행할지 여부에 대하여 가족들과 상담을 해야 한다.

제1형의 경우 기관루를 시행하면 여명기간 동안 계속 호흡기를 착용하여야 한다. 그렇지만 제1형의 경우에도 호흡기를 착용한 상태로 학교에 다니는 경우도 있기 때문에 단순히 생존기간을 늘린다는 측면보다는 삶의 질을 향상시킨다는 측면에서 상담하여야 한다.

5. 유전학적 기법을 이용한 척수성 근위축증의 치료

1) 척수성 근위축증의 유전학적 병인

척수성 근위축증의 병인은 SMN1의 결손 또는 변이(mutation)에 의하여 기능적인 단백질이 만들어지지 않는 것이다. 임상 양상이 다양한 이유는 인접한 SMN2에서 전사(transcription)되어 만들어지는 단백질의 양과 기능, SMN2 유전자의 copy 숫자가 다양하기 때문이다. SMN2 유전자의 copy 수가 많을수록 기능적인 SMN 단백질이 만들어질 가능성이 높고 보다 경미한 임상 양상과 관련된다. 이러한 유전학적 지식이 정립되면서 SMN2에서 전사되는 단백질이 SMN1에서 전사되는 단백질의 기능을 대치하도록 하려는 시도가 시작되었다.

2) antisense oligonucleotide를 이용한 치료기법의 개발

SMN2 인트론(intron) 7(인트론은 엑손과 달리 단백질은 합성하지 않는 유전자 부위를 지칭)에는 mRNA에 엑손 7이 포함되지 않도록 하는 인트론 이어맞추기 증폭인자(intronic splicing silencer)라는 부위가 존재하는데, 이 부분을 불활성화 시키는 antisense oligonucleotide인 nusinersen이

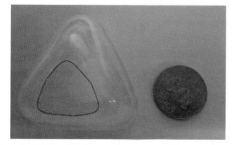

그림 35-5 | 신생아 비침습적 호흡보조기 적용 시 인터페이스로 사용할 수 있는 비마스크(nasal mask) 삼각형 모양의 선으로 표시한 것이 코가 들어가는 부분임.

라는 약제가 개발되어 2016년 미국 FDA의 승인을 받았다. 분자생물학에서 이어맞추기(splicing)는 초기 전구단계 mRNA (nascent precursor messenger RNA, pre-mRNA)를 편집하여 최종적인 mRNA (mature messenger RNA, mRNA)를 구성하는 과정을 의미한다. 이어맞추기 과정에서 인트론은 제거되고 엑손 부위가 합쳐져서 단백질을 전사하게 된다.

경막내(intrathecal) 주사로 주입되는 이 약제에 의하여 인트론 이어맞추기 증폭인자가 불활성화되어 엑손 7이 SMN2 최종적인 mRNA에 포함되면 전장(full-length) SMN 단백질이 번역(translation) 되는 기전으로 작용한다.[14]

3) 치료의 한계와 미래

Nusinersen 치료를 받은 환자들에게서 효과는 확인되었으나 정상 수준의 운동기능에까지 도달하였다고 볼 수는 없었다. 또한 SMN의 부족이 척수 이외의 장기(심혈관계, 소화기계, 면역계 등)에서 어떠한 영향을 미치는지 알지 못하는 상황에서, 주로 척수에만 영향을 줄 수밖에 없는 경막내 방식의 주입방법이 한계점이 될 수 있다. 무엇보다는 큰 한계는 고가의 약제를 매 3~4개월마다 주사하여야 한다는 것이다. 그럼에도 불구하고 이 약제는 임상에서 활용될 첫 번째 혁신적인 유전자 치료 약물이며 향후 치료제 개발의 바탕이 될 첫 모델이 될 것이다. 이 약물 이외에도 바이러스 매개체(viral vector)를 매개로 한 유전자 치료, SMN2 mRNA에 엑손 7이 포함되기 위한 작은 분자량의 경구 제제 등이 초기 임상단계에 있다.

III. 두시엔느 근디스트로피(Duchenne muscular dystrophy, DMD)

두시엔느 근디스트로피는 점진적인 근력의 감소로 인한 보행 능력의 상실과 호흡 근력의 약화, 심장 기능 약화, 호흡부전 또는 심부전에 의한 사망 등을 특징으로 하는 질환이다. 어차피 진행하는 질병이지만 진행 단계에 맞추어 최선의 기능을 오래 유지하고 합병증을 예방하는 것이 재활 치료의 목적이다. 비침습적 인공호흡기의 사용으로 생존

기간을 늘릴 수 있으며 적절한 객담 배출로 반복적인 폐렴을 예방할 수 있다. 호흡기 관리에 대하여서는 제 37장 부분에서 기술하였다.

1. 근디스트로피의 분류 체계

디스트로핀(dystrophin)이라는 유전자가 발견되기 이전에는 근디스트로피를 발병 연령과 임상 양상에 따라 선천성 근디스트로피(Congenital Muscular Dystrophy, CMD), 두시엔느 근디스트로피, 베커 근디스트로피(Becker Muscular Dystrophy, BMD), 지대형 근디스트로피(Limb Girdle Muscular Dystrophy, LGMD), 안면견갑상완 근디스트로피(Facioscapulohumeral Muscular Dystrophy, FSHD), 근긴장성 디스트로피(Myotonic Dystrophy, MD) 등으로 구분하였고 현재까지도 임상에서는 이러한 용어를 사용한다. 그러나 이러한 용어는 질병군에 대한 용어이며 유전학적 진단에 기반에 둔 것이 아니다. 예를 들어 지대형 근디스트로피와 관련된 유전자는 15개 이상 알려져 있으며 환자에 따라 돌연변이 된 유전자가 각각 다르고 그 결과 다른 단백질을 생성한다.

본 장(章)에서는 주로 두시엔느 근디스트로피에 대한 재활 치료 기법을 소개하였다. 임상군이 다르더라도 적용할 재활 기법은 유사하므로 두시엔느 근디스트로피에 사용하는 기법을 임상군과 환자 개개인의 특성에 맞추어 적용할 수 있을 것이다.

2. 역학 및 발병 원인

두시엔느 근디스트로피는 진행성 근디스트로피 중에서 가장 많이 발생하여 약 3,500명의 남아 출생 당 1명꼴로 발생한다. 두시엔느형과 베커형은 X 염색체 단완(short arm)의 일부분(Xp21)의 돌연변이으로 인해 결손이 생겨 근세포막의 구성단백질인 디스트로핀이 생성되지 않아 지속적인 근육의 손실이 일어난다.

디스트로핀은 427kDa의 분자량을 가진 단백질이며 β-dystroglycan과 같이 기능적인 단위를 이루어 횡문근 형질막하 액틴망(subsarcolemmal actin network)과 기저막

(basal lamina)을 연결하는 역할을 한다.

X 염색체 열성으로 유전되나, 3분의 1에서는 자발 돌연변이(spontaneous mutation)에 의한다.[15]

3. 임상 양상

진행하는 근력의 위약을 특징으로 한다. 2세가 될 때까지 대부분의 부모들은 보행의 이상을 알지 못한다. 달리기와 점프하기가 잘 안되며 다리를 약간 벌리고 걷는 모양으로 조기에 이상을 알아채는 부모도 있다. 6세 이전에 보행이 부자연스럽거나 자주 넘어지는 일이 발생하고 이 시기에 이미 종아리 근육의 가성 비대(calf pseudohypertrophy)가 관찰될 수 있다. 종아리 근육의 가성 비대는 실제 근육의 비대가 아니며 근육 조직이 변성과 재생을 반복하다가 지방과 괴사된 근육 조직으로 대체된 것이다. 이 시기 이후에 바닥에서 일어날 때 자신의 몸을 짚고 일어서는 가우어 징후(Gower' sign)가 나타나며 계단을 오르는 것이 어려워진다(그림 35-6).

근력의 약화가 진행하여 12세경에는 보행이 불가능해진다. 보행이 불가능해진 후 척추 측만증이 약 90%의 환아에서 나타나며 호흡근의 약화가 진행한다. 대부분 20대 초반에 호흡부전으로 사망하며 감기와 같은 호흡기감염과 관련이 있는 경우가 많다. 심장 근육의 약화도 역시 진행하여 90%의 환아에서 심전도상의 이상을 보인다. 그러나 대부분에서는 심부전의 증상을 보이지는 않는다.

4. 진단

병력, 가족력에 대한 문진, 신체검사 및 신경학적 검사가 우선되어야 한다. 혈중 creatine kinase 검사를 선별검사(screening)로 사용한다. 혈중 creatine kinase는 3~6세 사이에 보통 정상의 50~100배 증가하고 병이 진행됨에 따라 점점 낮아지나 정상범위까지 낮아지지는 않는다. 디스트로핀 결손(deletion)및 중복(duplication) 여부를 확인하는 유전자 검사가 가장 진단적인 검사이며 이 검사에서 결손이나 중복이 확인되면 근육 생검(muscle biopsy)은 필요하지 않다. 임상적으로 의심이 되나 디스트로핀 결손 및

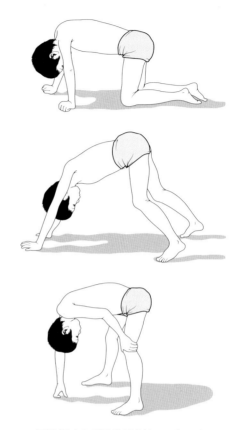

그림 35-6 | 가우어 징후(Gower' sign)
바닥에서 일어나기 위하여 우선 양손과 양 무릎으로 바닥을 디딘다. 몸통을 들어올리기 위하여 손으로 다리를 잡고 민다. 이 증후는 근위부 근육을 침범하는 신경근육질환에서 볼 수 있으며 두시엔느 근디스트로피에만 특이한 증후는 아니다.

중복이 확인되지 않을 경우 유전자 염기서열 분석(genetic sequencing)을 시행하여 변이를 확인하거나 근육 생검을 시행하여 디스트로핀 단백질이 존재하는지 여부를 확인한다.[16] 근육 생검에서는 근섬유의 국소적 괴사와 유리질화(hyalization)가 보이며 병이 진행함에 따라 지방 침윤의 증가와 근내막의 증식(endomyseal proliferation)이 보인다. Western blot을 사용하여 디스트로핀의 양을 측정하여 두시엔느형 근디스트로피와 베커형 근디스트로피를 감별하는 경우도 있다. 디스트로핀 양이 3% 미만이면 두시엔느형 근디스토로피, 20% 이상이면 베커형 근디스트로피를 시사한다. 가장 전형적인 진단 방법은 그림 35-7과 같다.

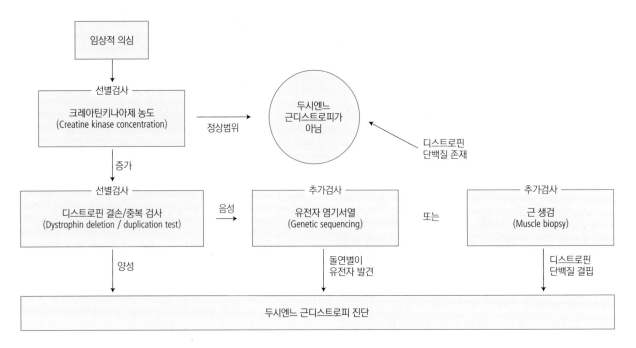

그림 35-7 │ 두시엔느 근디스트로피의 진단 과정

5. 증상 및 증후에 대한 대처와 재활 치료

재활 치료 기법은 근위축성 측삭경화증과 많은 부분에서 중복이 된다. 이하에서는 두시엔느 근디스트로피에서 특징적인 재활의학적 측면만을 기술하였다.

1) 영양관리

두시엔느 근디스트로피 환아에서는 비만과 영양 결핍이 모두 나타날 수 있어 비만의 경우에는 수면 중 무호흡, 영양 결핍의 경우에는 전반적인 호흡 기능에 나쁜 영향을 줄 수 있다. 따라서 체질량 지수(body mass index) 등 정기적인 영양 상태의 평가가 필요하며 필요시 영양사와 정기적인 면담을 하여야 한다.

영양 결핍은 주로 병의 진행 말기에 나타나는 저작과 삼킴 근육의 약화에 기인하며 이 시기에는 약 3분의 1의 환자에서 삼킬 때 음식물이 기도로 넘어가는 흡인 증상을 호소한다.[13]

흡인 증상의 확인을 위하여 비디오투시 연하 검사를 시행할 수 있으며 경구로 충분한 영양을 안전하게 공급할 수 없는 것으로 확인되면 위루술을 고려하여야 한다.

2) 심장질환

두시엔느 근디스트로피 환아의 10~20%는 심부전으로 사망하여 심부전은 호흡기에 의한 사망 다음으로 흔한 사망의 원인이다.[17]

심실성 부정맥의 위험도 증가하므로 학령기 이후부터는 매년 심전도 및 심초음파 검사를 시행하여야 한다. 최근에는 deflazacort를 사용한 환아에서 심부전의 빈도가 줄었다는 보고가 있다.[18]

3) 스테로이드 제제의 사용

경구 스테로이드 제제는 근육량을 늘리고 근력의 약화 속도를 늦추어 보행할 수 있는 시기를 연장하고 호흡기능의 저하 속도를 늦출 수 있다고 알려져 있다. 그러나 체중 증가, 쿠싱양 변화(cushingoid appearance), 다모증, 홍반, 두통, 비인두염 등 부작용이 있기 때문에 모든 환아에게 일률적으로 처방되는 것은 아니다. 대부분 5~15세 사이에 처방하기 시작하며 prednisone을 가장 흔하게 사용한다. 최근에는 prednisone의 oxazoline 변이체인 deflazacort를 사용하기도 하는데, 유사한 수준의 효과를 가지면서도 부작용이 적을 수 있다.[19] Deflazacort 0.9 ㎎은 prednisone

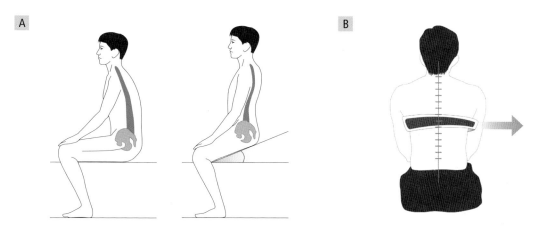

그림 35-8 │ 전방으로 기울어진 의자를 이용한 요추 전만 강화(A)와 척추 측방 부하(B)

0.75 ㎎에 해당한다. Griggs 등은 deflazacort 0.9 ㎎/㎏/d, deflazacort 1.2 ㎎/㎏/d 및 prednisone 0.75 ㎎/㎏/d의 효과와 부작용을 비교하였을 때 사용 12주 및 52주 시점에서 prednison군에서 유의하게 체중 증가가 더 관찰되었다고 보고한 바 있다.[20]

일반적으로 prednison 0.75 ㎎/㎏ 보다 용량을 올려도 임상적인 효과의 증대는 미미할 것으로 알려져 있으며, 최대 효과는 아니더라도 임상적인 이득이 있는 용량은 prednison 0.3 ㎎/㎏으로 알려져 있다.[21]

4) 척추측만증

거의 모든 환아에서 척추측만증이 발생하며 독립 보행 시기를 지난 10대에 시작한다. 일단 코브각(cobb angle)이 30°를 넘어서면 연령과 성장에 따라 더 기울어지게 된다.[22] 특발성 척추 측만증과는 달리 보조기를 이용한 측만증 관리 효과가 없으며 곡선의 진행을 늦추지 못한다.

코브각이 30°와 50° 사이인 시기에 수술을 적극적으로 고려하여야 하며 폐기능이 떨어지거나 심장 기능이 떨어져 마취의 부담이 커지기 전에 수술을 하여야 한다.

강제 폐활량이 예측치의 40% 이상인 경우 수술 성적이 좋다고 알려져 있으나 최근에는 수술 후 적극적인 객담의 배출 및 비침습적 인공 호흡기의 사용으로 점차적으로 폐기능이 예측치의 40% 미만인 경우에도 수술을 하는 경우가 많아졌다. Kerr 등은 그림 35-8A에서와 같이 두시엔느형 근디스토로피 환자들을 그림과 같이 전방으로 기울어진 의자에 앉혀서 요추전만을 유도하였을 경우 척추 측방 방향으로의 하중(그림 35-8B)에 대한 내성(tolerance)이 증가하였음을 보고하였다. 저자들은 요추전만을 강화하였을 때 추간관절(facet joint)의 잠금현상(locking)이 발생하여 척추안정성에 기여한다고 설명하였다.[23]

이러한 기존의 보고들은 보행능력을 소실한 초기부터 척추의 신전자세를 유지하고 굴곡자세를 취하지 못하도록 하여 최대한의 안정성을 유지하면 척추측만증의 발생에 예방적인 효과가 있을 가능성을 시사한다.

5) 관절운동 제한의 방지

특별한 치료 없이 자연 상태에서는 근력의 약화가 비대칭적으로 진행하기 때문에 작용근(agonist)과 길항근(antagonist) 근력의 균형이 무너져 각 관절에서는 구축(contracture)이 발생한다.

거의 모든 경우에 있어서 고관절의 굴곡근의 고관절 신전근 보다 강하여 고관절 굴곡 구축이 발생하고 슬관절 굴곡근이 슬관절 신전근보다 강하여 슬관절의 굴곡 구축이 발생한다. 또한 족관절의 족저굴곡근(ankle plantar flexor)이 배측굴곡근(ankle dorsiflexor)보다 강하여 족관절에서 족저굴곡 구축이 발생한다. 관절의 구축이 발생하면 약한 쪽의 근육은 항상 신장된 상태로 있게 되어 수축을 위한 적절한 근육의 길이를 확보하지 못하게 된다. 이에 따라 근력의 약화가 가속되고 보행 등 기능의 소실에 앞당겨지게 된다.

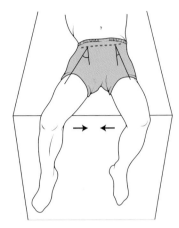

그림 35-9 ㅣ 장경인대(iliotibial band)의 구축에 의한 고관절 외전 구축을 평가하기 위한 방법

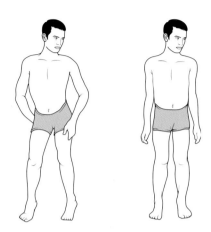

그림 35-10 ㅣ 고관절 굴곡 및 외전 구축에 의한 기립자세의 변형과 정상 자세의 비교

두시엔느 근디스트로피에서는 특징적으로 대퇴근막장근(tensor fascia lata)와 장경인대(iliotibial band)의 구축이 자주 발생한다. 이 부위에 구축을 알기 위하여 그림 35-9와 같이 환아의 무릎 이하 부분을 검사대의 바닥면을 향해 떨어뜨리고 무릎을 붙이려고 할 때 저항이 느껴지거나 붙여지지 않는지 여부를 확인함으로써 알 수 있다. 고관절의 굴곡 구축과 장경인대(iliotibial band)의 구축이 진행되면 그림 35-10과 같이 기립 시 척추 전만을 증가시키고 다리를 벌리고 선 자세를 취하게 된다. 관절 구축을 예방 또는 속도를 늦추려면 관절의 구축이 잘 일어나는 관절에서 약화된 근육의 방향으로 집중적으로 스트레칭 운동을 시행하여야 한다(그림 35-11).

인대 연장술은 환자가 보행에 지장이 없는 상태, 즉 초기에 시행하여야 한다. Rideau 등은 관절 구축이 발견된 직후 또는 기립 자세의 변화가 생긴 직후 수술을 하여야 한다고 주장하였다.[24] 그렇지만 최근에는 두시엔느 근디스트로피 환아에서는 인대 연장술을 거의 시행하지 않고 필요에 따라 진행 속도가 느린 베커 근디스트로피의 경우에 주로 시행하는 추세이다.[25] 주요 수술 부위는 그림 35-9에서와 같이 고관절 굴곡, 고관절 외전, 슬관절 굴곡, 족관절 족저굴곡과 관련된 근육 및 인대이다.

수술 후 석고붕대는 최소한으로 하여 석고붕대를 한 채로 보행이 가능하도록 하고(walking cast), 석고붕대 고정의 시기도 가능한 짧게 하여야 한다.

6) 근력강화 운동

보행에 문제가 없을 정도의 진행 초기에는 근력 강화 운동으로 근력을 강화시키는 것이 가능하다. 그러나 강화시킨 근력이 별도의 근력 강화 운동을 하지 않은 근육보다 더 오래 근력을 유지하여 기능 유지에 유리하게 작용한다는 근거는 없다. 강화시킨 근육에서는 병이 진행함에 따라 근력을 잃는 속도가 빨라져 결국 기능을 잃는 시기는 근력 운동을 하지 않은 경우와 마찬가지일 수 있다(그림 35-12).

중력을 이길 수 없을 정도로 근력이 약화된 경우 근력 강화 운동은 오히려 근력의 손실을 촉진시킨다.[26] 디스트로핀 결핍으로 기계적 스트레스에 취약한 근육의 막에 원심수축(eccentric contraction) 등 강한 근력을 유발시키면 근육세포의 사멸을 촉진시킨다는 실험적 연구가 많이 나와 있다.

따라서 근력 강화 운동은 진행 관정의 초기에 신중하게 시행하는 것이 타당하며 여타의 근육질환에서도 진행 속도가 느린 경우거나 질병 초기에만 시행하여야 한다.

7) 호흡기 관련 모니터링 및 호흡재활

보행이 가능한 시기에는 1년에 1회 정도 노력성 폐활량(Forced Vital Capacity, FVC)을 측정한다. 보행을 못하는 시기부터는 최소한 6개월에 1회씩은 노력성 폐활량뿐만 아니라 경피적 맥박 산소포화도 측정기기(percutaneous pulse oximetry)를 이용한 산소포화도 측정, 최대기침 유속 측정

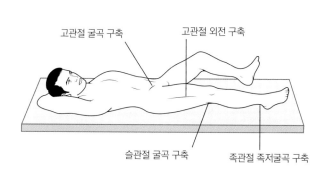

고관절 굴곡 구축
고관절 외전 구축
슬관절 굴곡 구축
족관절 족저굴곡 구축

그림 35-11 | 구축이 잘 일어나는 부위

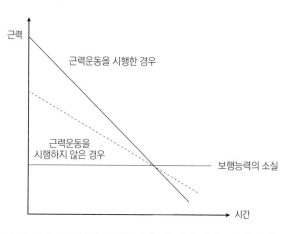

그림 35-12 | 근력 강화 운동이 보행 기능의 유지에 도움이 되지 않을 수도 있음을 제시하는 개념도

(Peak Cough Flow, PCF) 등을 병행한다.[25] 필요 시 최대 흡기 및 호기압(maximum inspiratory and expiratory pressure)을 측정할 수도 있다.

저환기(hypoventilation)가 의심되거나 노력성 폐활량이 연령과 성별에 따른 예상치의 50% 미만인 경우, 호흡보조기를 사용하고 있는 경우에는 최소한 1년에 한 번씩은 각성시 호기말 이산화탄소 분압 측정(end tidal CO₂ level)을 시행한다.

가정에서도 모니터 기구를 구입하고 사용할 수 있도록 교육하여야 하는데, 상기도 감염 등 호흡기계 감염이 있을 때에는 최대기침 유속이 270 L/min 미만일 때에는 맥박 산소포화도 측정기기를 사용하여 가정에서 모니터할 수 있도록 하여야 한다. 최대기침 유속이 160L/min일 때에는 호흡기계 감염과 관련 없이 항시 가정에서 모니터할 수 있도록 준비하여야 한다.

호흡곤란 증상이 명백히 나타나는 저산소증과는 달리 저환기에 의한 고이산화탄소증은 증상이 모호한 경우가 많다. 막연한 피로감, 두통(특히 아침), 야간에 자주 깸, 자주 악몽을 꿈, 집중이 되지 않음, 숨이 편안하지 않아서 깸 등 심리적인 증상과 구분이 되지 않을 경우가 많다. 저환기 증상의 가능성이 있을 때에는 호기말 이산화탄소 분압을 측정하는 것이 안전하고, 주간에 측정하였을 때 이산화탄소 분압이 정상 범위에 있을지라도 야간에 고이산화탄소 혈증이 발생하는 경우가 많으므로 수면 중 측정을

추가적으로 시행하는 것이 바람직하다.[27] 특히 노력성 폐활량이 예측치의 40% 미만이고 호기말 이산화탄소 분압이 45 ㎜Hg를 초과하는 경우, 경피적 맥박 산소포화도가 95% 미만으로 측정될 때에는 수면 중 이산화탄소 분압을 측정하는 것이 권장된다.[25]

호흡 기능을 관리하는 구체적인 요령에 대하여서는 제37장에서 다루었다.

Ⅳ. 기타 근디스트로피 질환

1. 베커 근디스트로피(Becker muscular dystrophy)

베커 근디스트로피는 두시엔느 근디스트로피와 같은 유전자의 변이에 의하여 발생하기 때문에 X 염색체 열성으로 유전되고 유사한 임상 양상을 나타내지만 좀 더 늦게 발현하고 좀 더 서서히 진행한다. 전형적인 베커 근디스트로피에서는 16세 이상에서도 보행이 가능하며 10대 후반이나 20대에 휠체어를 이용하게 된다. 그렇지만 30~40대까지 보행이 가능할 정도로 완만하게 진행하는 경우도 있으며 반대로 빨리 진행하여 13~16세에 보행이 불가능한 경우도 있다.

관절의 구축이나 척추 측만, 호흡기능의 저하는 두시엔느 근디스트로피에서의 경우보다 늦게 발생하며 천천히 진행한다.

베커 근디스트로피에서 임상적으로 중요한 점은 심장 질환이 동반되고 진행할 가능성이 높은 것이다. 심장 운동 감소는 팔다리의 근력이나 호흡 능력과 비슷한 속도록 떨어지지 않고 상대적으로 빨리 감소하는 경우가 있기 때문에 정기적으로 심전도와 심장 초음파를 시행하여야 한다. 심전도 검사에서의 이상 소견이 75%에서 나타나며 흔히 비정상 Q파, 좌우 심실 비대, 우방실다발갈래 차단(right bundle branch block) 등이 나타난다. 심장 초음파에서는 좌심실 확대와 심장 운동 감소(hypokinesia) 소견이 나타나며, 심장 기능의 이상소견은 임상적으로 잘 나타나지 않는다. 전신 신체 기능에 비하여 심장 운동 감소가 빨리 진행하는 경우에는 심장 이식술의 적응이 된다.[28]

2. 안면견갑상완형 근디스트로피(Facioscapulohuneral muscular dystrophy)

안면견갑상완형 근디스트로피는 안면과 견갑대의 진행성 근력 약화를 특징적으로 보이는 근디스트로피이다. 유병율은 100만명에 10~20명이며 염색체 4q31 부위와 연관된 상염색체 우성 유전을 한다.

사춘기나 성년기 초기부터 발생하기 시작하며 안면 근육의 약화가 가장 먼저 생긴다. 안륜근(orbicularis oculi), 구윤근(orbicularis oris) 등의 약화로 병의 경과 초기부터 입술을 모으거나 휘파람 불기, 눈을 꽉 감기 등에 어려움을 느낀다. 특징적으로 저작근(masseter), 인두부위 근육, 안구 근육 등은 침범하지 않는다. 또한 전거근(serratus anterior), 능형근(rhomboid), 광배근(laftissimus dorsi), 승모근(trapezius) 등의 약화로 견갑골이 외측, 위쪽으로 전이되는 익상견갑(scapular winging) 소견(그림 35-13)이 나타나며 견관절 외전근, 견관절 외회전근, 주관절 굴곡근, 주관절 신전근 등의 약화도 흔히 관찰된다. 하지에서는 주로 골반대 근육(pelvic girdle muscle)의 약화가 먼저 나타난다. 다른 근디스트로피와는 달리 비대칭적으로 근력의 약화가 발생하는 경우가 많다.

관절의 구축은 흔히 나타나지 않으며 약 80%에서 척추

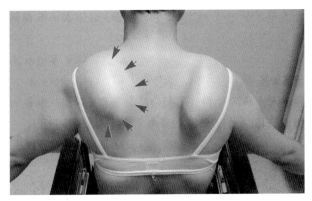

그림 35-13 | 익상견갑(scapular winging) 소견

의 변형이 나타난다. 고관절 신전근의 약화를 보상하기 위한 척추 전만증과 척추 측만증이 나타나지만 수술적 교정이 필요할 정도로 진행하지는 않는다. 심장 합병증은 드물며 호흡근의 약화로 보조적인 호흡기를 사용하여야 하는 경우도 드물다.

두시엔느 근디스트로피와는 달리 혈청 혈중 creatine kinase는 정상 범위이거나 약간만 증가되어 있다. 근전도 소견은 근육 질환에 합당하게 나오나 서서히 진행하므로 근육성 운동단위 활동전위(myogenic motor unit actin potential)과 신경성 운동단위 활동전위(neurogenic motor unit actin potential)가 같이 나올 수 있다.

수명에는 영향을 주지 않는 것으로 알려져 있으나 약 20%의 환자에서는 보행 능력을 상실한다. 또한 안면견갑상완형 근디스트로피의 변형으로 영유아 시기에 조기에 발병하고 20~30대에 보행능력을 상실하는 Coats 증후군과의 감별이 필요하다. Coats 증후군에서는 진행성 삼출성 모세혈관확장증(progressive exudative telangiectasia)이 발생하기 때문에 영구적인 시력 손상을 막기 위하여 이상 혈관에 대한 광응고(photocoagulation)를 시행하여야 한다. 안면견갑상완형 근디스트로피에서 청력 손상의 빈도가 높다는 보고가 있으므로 정기적인 이비인후과 안과적인 검진이 필요하다.[29]

3. 지대형 근디스트로피(Limb girdle muscular dystrophy)

지대형 근디스트로피의 유병율은 인구 10만 명당 2명으로

알려져 있으며 하나의 질환이라기 보다는 유사한 임상 양상을 나타내는 질병군으로 보아야 한다. 이 질병군과 관련된 유전자 부위가 최소 15개 발견되었다. 변이된 유전자 부위에 따라 상염색체 열성(더 흔함) 또는 상염색체 우성으로 유전된다.

근력 약화는 고관절 굴곡근, 신전근, 외전근 등 골반대 근육(pelvic girdle muscle)에서 먼저 나타나며 그 다음에 어깨 주변 근육이 침범된다. 20~30대에 증상이 시작되는데, 골반대 근육의 약화로 뒤뚱거리며 걷거나(wadding gait), 요추의 과신전, 무릎 관절의 과신전 등의 소견이 나타난다. 많은 예에 있어서 보행 능력을 상실한다고 알려져 있다.

안면견갑상완형 근디스트로피와는 달리 안면 근육은 보존되며 관절의 구축, 심장 질환, 제한성 폐질환(restrictive lung disease)은 드물다. 혈중 creatine kinase는 정상의 10배 정도 증가하며 근전도 검사에서 근육 질환에 합당한 소견이 나타난다.

4. 긴장성 근디스트로피(Myotonic dystrophy)

근긴장(myotonia)은 근육이 뻣뻣하다는 증상으로 나타나는데, 증상이 경미할 경우 별로 불편을 느끼지 않아 의심을 하고 문진을 하지 않으면 진단 과정에서 놓칠 수 있다. 근긴장이 가장 잘 나타나는 부위는 손이다. 주먹을 꽉 쥐었다가 펼 때 충분히 펴지지 않거나 펴는 데 시간이 걸리는 것(action myotonia)이 전형적인 증상이다. 반복적으로 근육을 수축시키면 근긴장이 완화되거나(warm up phenomenon) 근육을 두드렸을 때 근긴장이 유발되기도 한다(percussion myotonia). 근긴장을 유발하는 다양한 근육 질환 중 긴장성 근디스트로피가 가장 흔하며 10만 명당 3~5명의 유병률을 보인다.

상염색체 우성으로 유전하며 단백질 키나아제를 위한 19q13.3 염색체에 위치한 유전자의 이상으로 그 부위에 CTG 삼뉴클레오티드의 불안정한 반복을 보인다. 분자 유전자 검사가 상용화 되어 있어 정상의 경우 CTG 반복이 37개보다 적으나 긴장성 근디스트로피에서는 50~수천 개의 반복을 보인다. 영유아기에 발병하는 선천성 근디스트로피의 경우 1,000개 이상의 반복을 보이고 발병 연령이 늦고 증상이 경미한 경우에는 50~100개의 반복을 보인다.

특징적인 외모를 나타내어 성인 긴장성 근디스트로피의 경우에는 일반적으로 길고 가는 얼굴을 보이고 젊은 남자에서는 전두부 대머리가 흔하다. 선천성 긴장성 근디스트로피에서는 윗입술이 알파벳 V를 뒤집어 놓은 모양이 특징적이며 임신 중 태동이 적었다는 점이 진단의 단서가 될 수 있다.

근전도 검사에서 증감하는(axing and waning) 패턴의 근긴장 자발 전위가 나타날 수 있으며 폭탄이 떨어지는 듯한(diving bomb) 특징적인 소리가 들린다. 안정 시에 섬유자 발전위와 양성예파가 나타날 수 있는데, 탈신경에 의한 것이라기보다는 근육세포막의 불안정성으로 근육섬유의 자발적 탈분극(spontaneous depolarization)에 의한 것이다. 혈중 크레아틴키나아제는 정상 범위이거나 약간 증가한 소견을 보인다.

심장의 이상이 흔하여 70~75% 환자에서 심전도와 심장 초음파에서 이상 소견이 나타난다. 심장전도 결손이 일차소견이며 PR 간격의 연장, 비정상 축 등으로 드물게 급사를 일으킬 수 있으며 심장박동 조절기가 필요한 경우도 있다. 호흡곤란, 심계항진, 흉통 등 심장 증상이 있는지 문진해 보아야 하며 정기적인 심장 검사가 추천된다.

선천성 긴장성 근디스트로피 환자는 평활근의 침범으로 연하 곤란과 변비가 흔히 나타나며 영유아 시기에 이미 호흡곤란을 보이는 경우가 많다. 또한 정신지체 범위의 지능 지수를 나타내는 경우가 많다. 비선천성 긴장성 근디스트로피에서는 생애 후반기에서만 폐기능 장애가 타나나며 다양한 지능 검사 점수를 보인다. CTG 반복 횟수가 적을수록 인지 기능은 보존된다.

백내장이 흔하며 전신 마취 시 심폐기의 합병증 빈도가 높다. 남성에서는 정소의 위축과 발기 부전이 생길 수 있으며 여자에서는 유산 및 임신 합병증의 빈도가 높다. 다음 세대로 유전될 가능성은 50% 정도로 알려져 있으며 세대가 거듭될수록 임상 양상은 악화되는 것이 일반적이다. 양수 천자나 융모막 융모(chorionic villus) 채취로 산전 진단이 가능하다.

참고문헌

1. Kiernan MC, Vucic S, Cheah BC, Turner MR, Eisen A, Hardiman O et al. Amyotrophic lateral sclerosis. Lancet. 2011 Mar 12;377(9769):942-55.

2. Brooks BR, Miller RG, Swash M, Munsat TL. Escorial revisited : revised criteria for the diagnosis of amyotrophic lateral sclerosis.Amyotroph Lateral Scler Other Motor Neuron Disord 2000; 1: 293-299

3. Leigh PN, Abrahams S, Al-Chalabi A, Ampong MA, Goldstein LH, Johnson J et al. The management of motor neuron disease. J Neurol Neurosurg Psychiatry 2003; 70: 32-47

4. Miller RG, Mitchell JD, Lyon M, Moore DH. Riluzole for amyotrophic lateral sclerosis(ALS/motor neuron disease (MND)). Cochrane Database Syst Rev 2002; 2: CD001447

5. Bensimon G, Lacomblez L, Meininger V. A controlled trial of riluzole in amyotrophic lateral sclerosis/Riluzole Study Group. N Engl J Med 1994; 330: 585-591

6. Abe K, Aoki M, Tsuji S, Itoyama Y, Sobue G, Togo M et al. Safety and efficacy of edaravone in well defined patients with amyotrophic lateral sclerosis: a randomised, double-blind, placebo-controlled trial. Lancet Neurol 2017 Jul; 16(7): 505-512

7. Forshew DA, Bromberg MB. A survey of clinicans'practice in the symptomatic treatment of ALS. Amyotroph Lateral Scler Other Motor Neuron Disorder 2003; 4: 258-263

8. Gallagher JP. Pathological laughter and crying in ALS : a search for their origin. Acta Neuron Scand 1989; 80: 114-117

9. Jensen MP, Abresch RT, Carter GT, McDonald CM. Chronic pain in persons with neuromuscular disease. Arch Phys Med Rehabil 2005; 86: 1155-1163

10. Heffernan C, Jenkinson C, Holmes T, Feder G, Kupfer R, Leigh PN et al. Nutritional management in MND/ALS patients: an evidence based review. Amyotroph Lateral Scler Other Motor Neuron Disord 2004; 5: 72-83

11. 10. Iannaccone ST. Spinal muscular atrophy. Semin Neurol 1998; 18: 19-25

12. 11. Mercuri E, Bertini E, Iannaccone ST. Childhood spinal muscular atrophy: controversies and challenges. Lancet Neurol 2012 May; 11(5): 443-52

13. Roper H, Quinlivan R. Implementation of "the consensus statement for the standard of care in spinal muscular atrophy" when applied to infants with severe type 1 SMA in the UK. Arch Dis Child 2010 Oct; 95(10): 845-9

14. Finkel RS, Chiriboga CA, Vajsar J, Day JW, Montes J, De Vivo DC. Treatment of infantile-onset spinal muscular atrophy with nusinersen: a phase 2, open-label, dose-escalation study. Lancet. 2016 Dec 17;388(10063):3017-3026.

15. Deconinck N, Dan B. Pathophysiology of duchenne muscular dystrophy: current hyposthesis. Pediatr Neurol 2007; 36: 1-7

16. Bushby K, Finkel R, Birnkrant DJ, Case LE, Clemens PR, Cripe L et al. DMD Care Considerations Working Group. Diagnosis and management of Duchenne muscular dystrophy, part 1: diagnosis, and pharmacological and psychosocial management. Lancet Neurol 2010 Jan; 9(1): 77-93

17. Yotsukura M, Yamamoto A, Kajiwara T, Nishimura T, Sakata K, Ishihara T et al. QT dispersion in patients with duchenne-type progressive muscular dystrophy. Am Heart J 1999; 137: 672-7

18. Silversides CK, Webb GD, Harris VA, Biggar DW. Effects of deflazacort on left ventricular function in patients with Duchenne muscular dystrophy. Am J Cardiol 2003; 91: 770-772

19. Biggar WD, Gingras M, Fehlings DL, Harris VA, Steele CA. Deflazacort treatment of Duchenne muscular dystrophy. J Pediatr 2001; 138: 45-50

20. Griggs RC, Miller JP, Greenberg CR, Fehlings DL, Pestronk A, Mendell JR et al. Efficacy and safety of deflazacort vs prednisone and placebo for Duchenne muscular dystrophy. Neurology 2016 Nov 15; 87(20): 2123-2131

21. Griggs RC, Moxley RT 3rd, Mendell JR, Fenichel GM, Brooke MH, Pestronk A et al. Prednisone in Duchenne dystrophy. A randomized, controlled trial defining the time course and dose response. Clinical Investigation of Duchenne Dystrophy Group. Arch Neurol 1991 Apr; 48(4): 383-8

22. Smith AD, Koreska J, Moseley CF. Progression of scoliosis in Duchenne muscular dystrophy. J Bone Joint Surg Am 1989; 71: 1066-1074

23. Kerr TP, Lin JP, Gresty MA, Morley T, Robb SA. Spinal stability is improved by inducing a lumbar lordosis in boys with Duchenne Muscular Dystrophy: a pilot study. Gait Posture. 2008 Jul;28(1):108-12.

24. Rideau Y, Duport G, Delaubier A, Guillou C, Renardel-Irani A, Bach JR. Early treatment to preserve quality of locomotion for children with Duchenne muscular dystrophy. Semin Neurol 1995; 15: 9-17

25. Bushby K, Finkel R, Birnkrant DJ, Case LE, Clemens PR, Cripe L et al. DMD Care Considerations Working Group. Diagnosis and management of Duchenne muscular dystrophy, part 2: implementation of multidisciplinary care. Lancet Neurol 2010 Feb; 9(2): 177-89

26. Sander M, Chavoshan B, Harris SA, Iannaccone ST, Stull JT, Thomas GD et al. Functional muscle ischemia in neuronal nitric oxide synthase-deficient skeletal muscle of children with Duchenne muscular dystrophy. Proc Natl Acad Sci USA 2000; 97: 13818-13823

27. Bauman KA, Kurili A, Schmidt SL, Rodriguez GM, Chiodo AE, Sitrin RG. Home-based overnight transcutaneous capnography/pulse oximetry for diagnosing nocturnal hypoventilation associated with neuromuscular disorders. Arch Phys Med Rehabil 2013 Jan; 94(1): 46-52

28. Quinlivan RM, Dubowitz V. Cardiac transplantation in Becker muscular dystrophy. Neuromuscul Disord 1992; 2: 165-167

29. Meyerson MD, Lewis E, Ill K. Facioscapulohumeral muscular dystrophy and accompanying hearing loss. Arch Otolaryngol 1984; 110: 261-268

CHAPTER 36

심장재활
Cardiac rehabilitation

| 김원석, 신형익

I. 머리말

통계청에서 발표한 2016년 대한민국의 주요 사망원인을 보면 심장질환은 악성신생물에 이어 2위에 위치하고 있다.[1] 인구의 고령화, 식습관의 서구화, 신체활동의 감소와 동반되어 관상동맥 질환(coronary artery disease)의 환자수가 증가하고 있지만 급성기 치료 시스템의 발달로 인해, 사망은 점차 감소하면서 발병 후 재발율 및 장기 사망률을 낮추기 위한 노력의 필요성이 강조되고 있다. 약물치료를 통해 관상동맥질환의 2차 예방 효과를 기대할 수 있지만 운동기반의 심장재활 프로그램은 추가적으로 유의한 사망률, 재입원의 감소와 삶의 질 호전의 효과가 있으므로 임상에서 적극적으로 고려될 필요가 있다.[2] 미국심장학회에서는 임상적 근거 수준을 바탕으로 관상동맥질환에서 시술 및 수술 이후에는 반드시 심장재활 시행을 고려할 것을 권고하고 있다.[3] 이는 스코틀랜드, 일본 등 다른 나라의 임상지침에서도 동일하며,[4,5] 최근 국내에서도 심근경색환자에서의 임상진료지침 개발이 진행되고 있어 국내실정을 고려한 지침을 임상현장에서 참고할 수 있을 것으로 기대된다. 본 장에서는 심장재활을 개괄적으로 소개하고자 하며, 보다 자세한 내용은 미국심폐재활협회(American Academy of Cardiovascular and Pulmonary Rehabilitation, AACVPR)의 심장재활 가이드라인을 참조하기를 바란다.[6]

II. 심장재활 요소

심장재활의 목적은 심장 질환을 가진 환자를 최적의 생리-신체적, 심리학적, 직업적, 교육적 상태로 만들거나 유지시키는 것이다. 또한 심장질환의 악화 및 재발을 막고 예방 가능한 사망을 최소화는 데 있다. 협심증, 심근경색 등 관상동맥질환으로 카테터 시술이나 관상동맥우회술을 받은 경우 외에도 심장이식수술 환자, 판막수술 환자, 심부전과 부정맥 환자, 말초동맥질환(peripheral arterial disease) 환자 등도 심장재활의 대상이 될 수 있다. 심장재활의 성공적 수행을 위해 재활의학과 의사, 내과 의사, 간호사, 물리치료사, 작업치료사, 임상심리사, 영양사, 사회사업사 등이 포함된 다학제적 접근이 필요하다. 심장 재활의 생리-신체적, 정신적, 직업적, 교육적 구성요소는 다음과 같다.

1. 생리-신체적 요소

운동 처방 및 운동치료/물리치료를 중심으로 관련된 내과적/외과적 치료, 영양학적 처방 등이 이에 해당한다. 급성기 심장수술이나 시술 이후의 중환자실 시기부터 현재의 투약 및 의학적 상태를 고려하고, 활동에 따른 심혈관계 관련 지표를 모니터링을 하여, 안전하고 효과적인 활동 수준을 유지, 조정 할 수 있는 운동프로그램을 제공하고, 질환에 맞게 식이를 조절하는 것 등을 포함한다. 심장재활 치료진의 모든 구성원은 환자의 상태변화 및 치료과정에 대한 정보를 공유하고, 질환 악화 등의 상황에서 적절히 대처할 수 있는 체계를 조직해 환자의 변화에 능동적으로 대응할 수 있어야 한다.

2. 정신적 요소

환자의 심장질환 후 우울, 불안감, 스트레스는 사망, 재발 등 예후와 연관되어 있고, 심장재활 프로그램의 참여를 저해한다.[7,8] 환자의 질환에 대한 적응과정을 모니터링 하면서 재활의지를 북돋고, 임상심리 선별평가를 통해 심한 우울증 등이 동반되는 경우는 심리상담 등 적절한 치료의 제공을 고려한다.

3. 직업적 요소

환자의 직업의 종류 및 환경을 고려한 심장재활 스케줄 및 프로그램 구성요소 조정을 통해 심장재활 참여도를 높이고,[9] 성공적인 직업복귀를 도울 수 있다. 환자의 직업에 대한 정보는 병원기반 심장재활 외에 재가 재활프로그램 등 대체 프로그램의 종류 및 방식을 선택하는데 중요하다.

4. 교육적 요소

관상동맥 질환 발생은 생활습관과 밀접한 관련이 있다. 심장병 자체에 대한 인식부터 식이 및 운동, 일상생활에서의 활동량, 혈압, 혈당, 혈중지질 등 의학적 수치 관리 및 투약, 심리적 접근에 필요한 교육 프로그램, 금연까지 여러 요인에 대한 교육이 주기적으로 환자의 필요에 맞게 제공되는 것이 중요하다. 심장 재활에 참여하는 여러 직역은 교육에 대한 내용을 공유하여 환자의 혼선을 최소화해야 한다. 특히 운동 중심의 심장재활프로그램은 관상동맥 질환 등에서 그 효과가 입증되어 있으므로,[2] 교육에 있어서도 효과적인 운동 실천의 중요성을 더욱 강조해야 할 것이다.

III. 운동 생리

심장 재활에서 운동은 가장 중요한 부분을 차지한다. 운동 중에서, 단거리 경주나 역기를 드는 운동과 달리, 걷기나 오래 달리기처럼 큰 근육군을 주기적으로 움직이며 비교적 오래 지속하는 유산소 운동에 대해서 이해하는 것이 중요하다. 이는 프로그램의 효과와 안전을 위해서 필요하겠다.

1. 기본 개념

1) 유산소 능력(Aerobic capacity)
유산소 운동의 강도를 서서히 증가시킬 때, 강도 증가에 따라 인체의 산소 소모량이 증가하다가 정점에 이른 후에는 운동 강도 증가에도 불구하고 산소 소모량은 증가하지 않는다(그림 36-1). 이 상태에서의 산소 소모량을 최대 산소 소모량(maximal oxygen consumption)이라 부른다. 운동 강도가 증가하면 이는 작업 부하(workload)가 증가되는 것과 같다. 최대 산소 소모량은 유산소 운동을 할 수 있는 능력을 잘 반영하므로 유산소 능력과 동일한 개념으로 사용한다. 운동을 하지 않고 산소 소모량이 가장 적은 자세를 취하였을 때, 체중 70 kg인 사람은 1분에 체중 1 kg당 산소 3.5 mℓ를 소모하게 되며, 이를 단위로 1 MET라 표현한다. 1 MET는 기초대사율(basal metabolic rate)에 해당한다. 유산소 능력을 mℓ/kg/min 또는 MET 등의 단위로 나타낼 수 있다.

2) 심박출량(Cardiac output)
운동 강도 증가에 따른 작업부하 증가에 따라 심박출량은 증가하는 경향을 보인다. 산소 소모량과 심박출량 사이의 관계 그래프에서 비례 관계가 꺾이는 부분은 운동 중 체온의 상승과 근육에서의 산도(acidity) 및 이산화탄소 분압 등과 관련된다(그림 36-2). 심박출량은 간단히 일회 심박출량(stroke volume)과 심박수(heart rate)의 곱으로 나타낸다.

3) 심박수(Heart rate)
산소 소모량이나 운동 부하가 증가될 때 심박수는 직선적으로 증가하다가 한계에 다다르면 더 이상 증가하지 않는

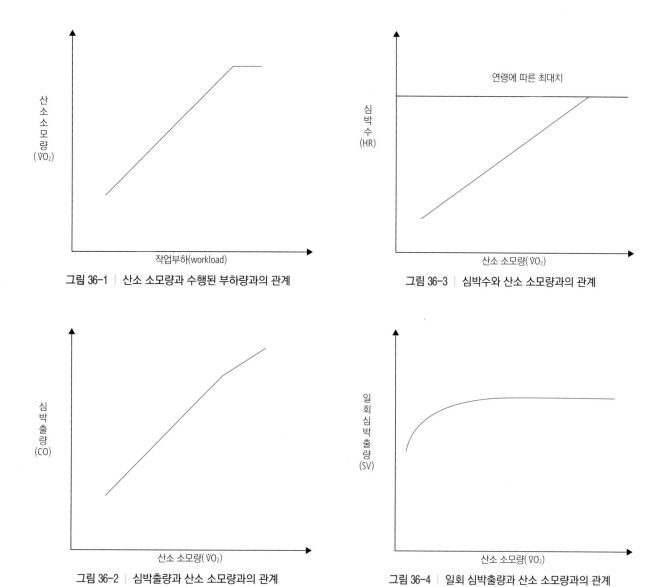

그림 36-1 | 산소 소모량과 수행된 부하량과의 관계

그림 36-3 | 심박수와 산소 소모량과의 관계

그림 36-2 | 심박출량과 산소 소모량과의 관계

그림 36-4 | 일회 심박출량과 산소 소모량과의 관계

다. 한계점에서의 심박수를 최대심박수라고 한다면 이는 나이가 들면서 점점 감소한다. 운동부하 검사가 어려울 때 '220 – 나이'로 최대심박수를 추정할 수는 있지만, 환자의 실제 운동 처방에 이용할 때에는 주의가 필요하다(그림 36-3).

4) 일회 심박출량(Stroke volume)
일회 심박출량은 심장이 한번 수축할 때마다 뿜어지는 혈액량을 나타낸다. 서 있는 자세에서 최대 산소 소모량의 40% 정도에 이를 때까지 증가하다가 증가율이 줄어들면

서 이후에는 일정하게 유지된다. 누운 자세에서는 처음부터 최대 일회 심박출량과 거의 같으며, 이 때의 심박출량이 작업부하 증가에 따라 증가되는 것은 심박수가 상승하는 데에 따른다(그림 36-4).

5) 심근 산소 소모량(Myocardial oxygen consumption, MVO$_2$)
심장 근육의 수축을 위해 산소가 쓰이는데, 심근에서 쓰는 산소의 양이 심근 산소 소모량이다. 작업부하 또는 전신 산소 소모량이 증가하면 증가되는데, 관상동맥에 병변이 있는 경우에 '허혈성 또는 협심증 역치(ischemic or anginal

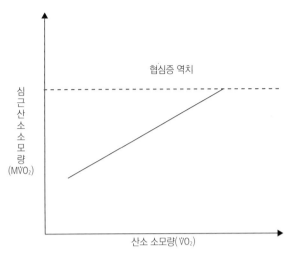

그림 36-5 │ 심근 산소 소모량과 전신의 산소 소모량과의 관계

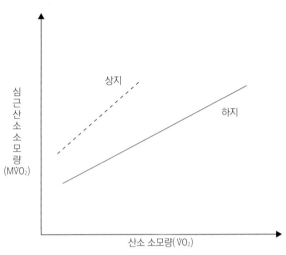

그림 36-6 │ 상지와 하지의 운동에 따른 심근 산소 소모량의 비교

threshold)'에 도달하면 심근 산소의 실제 소모량은 그 한계에 달해 최대 산소 소모량까지 도달하지 못할 수 있다. 심근 허혈은 심전도에서 ST 분절 하강(ST segment depression), 심초음파상의 심벽 운동 이상(wall motion abnormalities), 핵의학 영상의 가역적 관류 부족(reversible perfusion deficit) 등으로 나타날 수 있으며, 협심증(흉통)이 있기 전의 상태에서도 관찰될 수 있다(그림 36-5). 전신의 산소 소모량과 심근 산소 소모량은 비례하지만, 상황에 따라 비례 정도가 달라질 수 있다. 하지를 움직일 때 보다는 상지를 움직일 때, 트레드밀의 손잡이를 잡는 것처럼 등척성(isometric) 요소가 들어갈 때, 심리적 긴장이 있을 때, 흡연 후, 식사를 한 후, 그리고 불편할 정도의 찬 공기에 노출될 때 상대적으로 심근 산소 소모량이 증가된다(그림 36-6, 7).

심근 산소 소모량을 정밀하게 측정하는 것은 관혈적인(invasive)한 방법이 있으나, 임상적으로는 추정식을 사용하게 된다. 즉, 심근 산소 소모량의 근사값은 심박수(HR)와 수축기 혈압(systolic blood pressure, SBP)을 곱한 값으로 파악하며 심박수-혈압-곱(rate pressure product, RPP, 간단히 이중곱(double product, DP)이라고 부르기도 함)이라 한다.

$$MVO_2 = RPP = HR \times SBP$$

협심증의 증상으로서 흉통을 느끼거나 심근 허혈이 발생한 심박수, 즉 협심증 역치나 허혈성 역치를 관찰하게

되면, 이후에 운동 시 심박수를 관찰된 역치의 심박수보다 10 낮은 범위로 한정해야한다.

2. 유산소 운동

1) 원칙

(1) 강도(exercise intensity)

유산소 운동을 할 때, 강도, 지속 시간, 빈도와 운동 방법을 지정할 수 있다. 운동의 강도를 지정할 때, 걷기나 달리기의 속도, 사용하는 운동 기구의 저항이나 일률, 심박수, 심박수-혈압-곱(RPP, DP), 운동 자각 지수(rate of perceived exertion, RPE) 등으로 표현할 수 있지만, 고전적으로 심박수를 이용하는 방법이 통상적이다. 예를 들어, 운동 부하 검사에서 측정된 최대 심박수의 60%의 심박수가 되도록 운동을 하는 것이다. 자전거 작업계를 이용할 때 저항을 일률로 환산한 값, 트레드밀에서 걷는 속도나 트레드밀의 경사도 등을 이용해 처방할 수 있다.

(2) 지속 시간(Time)

일반적으로, 건강한 사람의 운동 지속 시간은 20~30분에 효과를 얻을 수 있는데, 운동 강도가 낮으면 긴 지속 시간이, 운동 강도가 높으면 짧은 지속 시간이 비슷한 효과를

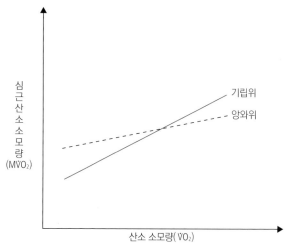

그림 36-7 | 기립위와 앙와위에서 하지의 운동에 따른 심장의 반응 비교

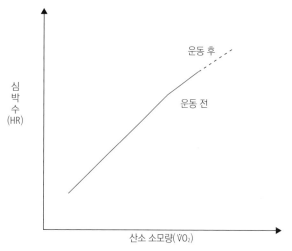

그림 36-9 | 심박출량과 산소 소모량과의 관계에 대한 운동의 효과

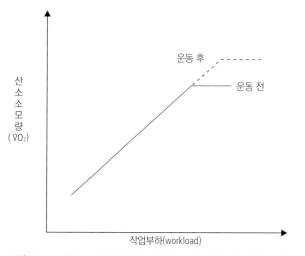

그림 36-8 | 산소 소모량과 작업 부하와의 관계에 대한 운동의 효과

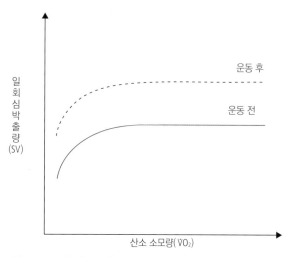

그림 36-10 | 일회 심박출량과 산소 소모량과의 관계에 대한 운동의 효과

가져온다. 심장재활 중 높은 강도의 운동을 간헐적으로 시행하는 간헐적 고강도 운동(High intensity interval training, HIIT)이 지속적인 중등도 운동(moderate intensity continuous training, MICT) 보다 심폐기능을 호전시키는데 더 효과적이면서 부작용은 차이가 없다는 최근 메타 분석결과 등을 근거로 저위험군 환자에게는 간헐적 고강도 운동 처방을 고려할 수 있겠다.[10]

(3) 빈도(Frequency)
대부분의 성인에서 유산소 운동은 1주일에 3~5일 시행

하는 것이 권장되며, 구체적으로는 중등도 강도의 운동은 1주일에 5일 이상, 고강도의 운동은 1주일에 3일 이상, 중등도와 고강도 운동을 혼합한 경우 1주일에 3~5일 시행하도록 한다.[11,12]

(4) 운동 방법(Type)
운동 방법에 따라 훈련되는 근육군이 달라지는 특이성(specificity)이 있다. 그러므로, 어떤 종류의 운동을 할 지를 적절히 정해 주는 것이 필요하다. 상지를 많이 사용하는 일을 위해서는 상지에 중심을 둔 운동이 적절하며, 같

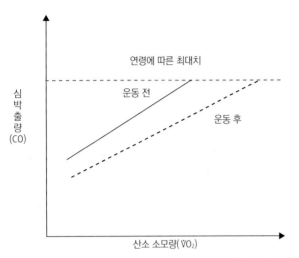

그림 36-11 │ 심박수와 산소 소모량과의 관계에 대한 운동의 효과

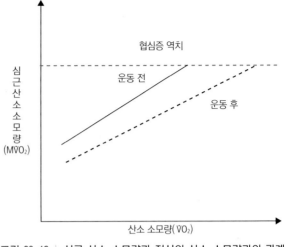

그림 36-12 │ 심근 산소 소모량과 전신의 산소 소모량과의 관계에 대한 운동의 효과

은 하지 운동이라도 트레드밀(treadmill)과 자전거 작업계(cycle ergometer) 사이에도 훈련되는 양상이 달라서, 훈련된 운동 방법과 같은 방법으로 훈련 효과를 측정하는 것이 좋다. 다양한 근육군을 훈련에 포함하는 것이 필요할 수 있겠다.

2) 효과

예를 들어 12주간의 유산소 훈련에 의한 효과가 나타날 경우, 최대 산소 소모량과 최대 심박출량이 모두 훈련 전에 비해 증가하나 최대 심박수는 일정하다. 만약 최대에 못 미치는 작업부하(운동강도) 상태에서 산소 소모량과 심박출량을 측정한다면 같은 부하에서의 산소 소모량과 심박출량은 훈련 전과 동일하지만, 일회 심박출량(stroke volume)은 증가하고 심박수는 낮아지며, 수축기 혈압도 이전보다 낮아져서 심근 산소 소모량은 감소하게 된다(그림 36-8, 9, 10, 11).

허혈성 역치는 관상동맥의 구조와 관련이 있기 때문에 관상동맥우회이식술이나 카테터로 관상동맥을 넓혀주는 등 혈관의 구조적 변화가 없이 유산소 운동만으로 허혈성 역치 시점에 심박수-혈압-곱(RPP)이 변하는 것은 아니지만, 같은 허혈성 역치에서 실제 할 수 있는 작업부하나 운동강도는 유산소 운동의 효과로서 증가하게 된다. 만약 작업부하나 운동강도가 동일한 조건이면 피로해지는 정도가

줄어들게 된다(그림 36-12).

IV. 심장 기능의 평가

1. 병력과 신체검사

심장의 수축기능 부전이 있을 때, 감당 가능한 범위를 벗어난 상태가 되거나 심한 운동을 하면 호흡곤란이 발생하게 된다. 그 외 호흡곤란의 원인으로 감별해야 할 것으로는 만성폐쇄성폐질환, 제한성폐질환, 폐색전증, 대사성산증, 통증증후군, 과도한 불안 및 탈조건화(deconditioning) 등이 있겠다. 누울 때 호흡 곤란이 심해지는 경우(orthopnea)나 잠을 자다가 호흡 곤란으로 깨는 경우(paroxysmal nocturnal dyspnea), 활동량 증가에 따른 호흡 곤란(dyspnea on exertion) 등은 심장 기능이상을 더 시사하는 소견이다. 기침 자체는 특이성이 떨어지지만, 밤에 심해지거나 가래가 없고 선 자세에서 좋아지면 울혈성 심부전 등 심장 질환에 기인할 가능성이 높아진다. 흉통 중에서 흉골 안쪽을 짓누르는 양상 또는 가슴을 죄는 듯한 통증은 허혈성 심장질환을 좀 더 시사한다. 그 외에도 판막성 질환, 부정맥,

폐렴 등에서의 흉막 자극 증상, 흉벽 질환 등 여러 근골격계 병변의 통증과 감별을 해야 한다.

자신의 맥박을 느끼는 심계항진(palpitation)은 운동 강도를 높이거나 맥박에 주의를 기울일때 정상적으로도 관찰될 수 있지만 심각한 부정맥의 증상일 수도 있다. 안정 시 심전도만으로 부정맥을 배제하기는 힘들고, 24시간 Holter 모니터링이 필요하다. 심성 실신(cardiac syncope)은 특별한 전조증상 없이 갑자기 관찰되기도 하며, 운동 중 흉통 및 심전도 변화 이후에 발생하는 경우도 있다. 그 원인으로서 심한 대동맥판막 협착증, 심실 비대와 관련되기도 하는 특발성 비후성 대동맥판막 하부 협착, 특발성 폐동맥 고혈압, 심실성 부정맥, 고도 방실 차단 또는 동기능 부전 증후군 등이 있다. 체위성 실신(postural syncope)은 자율신경 기능부전이나 심리적 자극 등으로 인해 발생할 수 있기에 병력을 통해 감별하는 것이 중요하다.

심장질환이 말초성 부종의 원일일 수 있지만, 체위성 부종, 간 질환, 신장 질환, 심부 정맥 혈전증, 봉와직염 혹은 림프계 폐색 등도 가능한 원인으로 고려해야 한다. 울혈성 심부전에 의한 부종인 경우 체중이 늘어나거나, 기침, 숨참, 경정맥의 충혈(engorged jugular vein) 및 복수가 동반될 수 있다.

피로는 심부전에서 흔히 관찰되나, 우울증, 육체적 탈진 및 탈조건화(deconditioning)을 감별해야 하며, 약물도 원인으로서 고려해야 한다.

2. 운동 부하 검사

심장 재활에서 운동 부하 검사(exercise tolerance test, ETT)는 환자의 위험도 측정, 운동처방, 운동의 효과 판정 및 예후 추정 등의 목적으로 시행한다. 심장 질환의 유무를 보기 위한 진단적 검사의 경우와 실행 목적 측면에서 차이가 있겠다.

1) 목적
허혈성 심장 질환 여부를 보기 위한 진단적 운동 부하 검사는 휴식 시에는 증상이 없다가 운동량이 높아지면 흉통 등의 증상이 생기는 경우에 시행할 수 있겠다. 기능성 운동 부하 검사는 진단 및 치료 계획의 큰 방향이 잡힌 상태에서 세부 치료 계획을 세울 때 시행한다. 검사를 통해 심폐운동기능을 평가하여 기존 신체활동으로 복귀할 수 있는지, 어느 정도의 운동 강도가 적절할 지를 판단할 수 있다. 진단적 검사는 ST 분절의 하강이 운동 부하 증가에 따라 생기는지, 어떤 특정 전극에 보이는지를 확인하지만, 기능적 운동 부하 검사는 운동 부하에 대한 정상적인 혈역학 반응을 확인하고, 또한 최대 심 기능에 이를 때까지 계속 검사하는 것이 주된 과정이다. 그러나, ST 분절의 하강과 같이 운동종료 고려 기준에 해당하는 소견이 관찰되면 검사 종료를 고려해야 한다는 점에선 동일하다. 보통 심장재활 시 기능적 운동부하검사는 심장 기능과 관련된 약을 평소와 같이 유지한 채 검사를 진행해서 최대한의 심장 기능을 볼 수 있도록 준비하지만, 진단적 검사는 임상적 상황에 맞게 검사 전에 영향을 미치는 약을 끊어서 병변을 확인하는 데에 주력한다.

2) 운동 부하 정도에 따른 분류
급성기 입원 심장재활을 시행한 경우 퇴원 직전에 저강도의 최대하 운동 부하 검사(submaximal ETT)를 시행하기도 한다. 환자의 심장 질환 재발률과 위험 단계를 확인하고 퇴원 후 활동량을 지정하는 데에 도움을 준다[13]. 발병 4~6일 정도의 안정기 이후에 트레드밀 또는 자전거 작업계를 이용해 시행할 수 있다[14]. 검사 도중 운동의 중단 기준(표 36-1)에 해당할 경우에는 멈추며, 중단 기준에 해당하지 않더라도 아래와 같이 미리 정해둔 기준에 해당하면 멈춘다. 미리 정해두는 기준의 예시는 분당 심박수 120회 초과, 환자 연령에 의해 예측한 최대 심박수의 70%에 도달한 때, 임의로 정한 MET(보통 5~7)에 도달한 때, RPE(운동 자각 지수, rating of perceived exertion; Borg 6-20 grade scale)>15 인 경우 등이 있다[15]. 베타 차단제 복용자의 경우 50세 이상이면 Kattus 운동법으로 2.0 mph의 속도와 10%의 경사도에 도달한 때, 50세 미만이면 2.5 mph의 속도와 10% 경사도에 도달한 때를 종료시점으로 하고 최대하 운동 부하 검사를 시행하기도 한다. 외래 심장 재활을 시작할 때, 환자의 상태가 가능할 경우 최대 운동 부하 검사(symptom-limited maximal ETT)를 시행 후 운동처방을 한다. 최대 운동부하 검사시 표 36-1의 소견이 있을 경우 운동부하 검사를 종료(절대적 적응증)하거나 종료를 고려(상대적 적응증)하게 된다.

표 36-1 | 운동 부하 검사를 종료해야 하는 적응증[16]

절대적 적응증

- V1과 aVR을 제외한 심전도채널에서 비정상 Q 파가 없는 ST분절의 상승(1 mm 이상)
- 수축기 혈압이 운동부하를 증가시키는 중 10 mmHg 이상 감소 혹은 안정 기립시 측정 수축기 혈압보다 낮아지는 경우가 심근허혈의 증상 또는 징후와 동반된 경우
- 중증 이상의 협심증(Angina scale상 Grade 3-4)
- 어지러움(dizziness), 실조(Ataxia), 실신성 어지럼증(Near syncope) 등의 신경계 증상 악화
- 창백(cyanosis or pallor)
- 지속되는 심실성빈맥
- 수축기 혈압 및 심전도 모니터링의 기술적 어려움(Technical difficulties)
- 환자가 그만두기를 원할 때

상대적 적응증

- ST분절 또는 QRS군의 변화(예: 2 mm 이상의 ST 분절의 horizontal 혹은 downsloping depression ST) 및 심축변화(marked axis shift)
- 운동부하를 증가시키는 중 허혈성 증상 및 징후가 동반되지 않은 10 mmHg 이상의 수축기 혈압 감소 혹은 안정 기립시 측정한 수축기 혈압 이하로 감소
- 수축히 혈압 >250 mmHg 또는 이완기 혈압 >115 mmHg
- 흉통의 증가
- 피곤감(fatigue), 호흡곤란(shortness of breath), 천명(wheezing), 하지경련(leg cramp), 간헐적 파행(intermittent claudication)
- 심실상성빈맥 등 지속되는 심실성 빈맥을 제외한 비교적 경한 부정맥(예: multifocal premature ventricular complexes (PVC), triplets of PVCs, supraventricular tachycardia, heart block, bradyarrhythmia)
- 심실성 빈맥과 구별되지 않는 다발갈래차단(bundle branch block) 또는 심실내 전도지연(intraventricular conduction delay)

3) 운동 부하 방법

운동 부하를 주는 방법에는 트레드밀(treadmill test), 자전거 작업계(bicycle ergometer test), 상지 작업계(upper extremity ergometer test), 의자차 작업계(wheel-chair ergometer test) 등이 있다.

트레드밀을 이용해서 걷거나 뛰면서 심전도를 측정하는 것이 가장 널리 사용되는 방법이며, 혈압, 맥박수, 환자의 증상 등을 지속적으로 모니터링 한다. 트레드밀에서 걷거나 달리는 데 문제가 되는 신경학적 문제나 근골격계 문제가 동반된 경우, 기술적으로 트레드밀을 사용할 수 없는 경우 또는 환자의 트레드밀에 대한 거부감히 심한 경우 등에 자전거 작업계 등 다른 기구를 추천하게 된다[17]. 자전거 작업계를 이용한 검사는 대부분 운동 부하를 25W로 시작하여, 2분 동안 유지 후 25W씩 운동 부하를 높인

다. 트레드밀 검사에 비해 같은 힘든 정도에서 최대심박수가 적게 측정되는 경향이 있는데, 이는 대퇴사두근이 집중적으로 쓰임으로써 쉽게 피로를 느끼는 것과 관련이 있겠다.[18] 최대 산소 소모량과 무산소 역치 또한 트레드밀 검사에 비해 낮게 측정되는 경향이 있다.

상지 작업계 검사는 하체의 장애로 트레드밀이나 자전거 작업계를 이용한 부하를 감당하기 힘든 경우나 상체를 이용한 활동이 주가 되는 환자(상체를 주로 사용하는 직업 또는 상체를 주로 사용하는 운동선수)에서 고려할 수 있다. 상지 작업계 검사는 하체에 주로 부하가 걸리는 트레드밀이나 자전거 작업계를 이용한 검사에 비해 같은 운동 강도에서 심박수와 수축기 혈압이 높게 관찰되나, 연령 기반의 예측 최대심박수에는 잘 도달하지 못하는 경향이 있다.

4) 검사의 실제

검사 시작 3시간 전부터는 많은 양의 식사를 하지 않고, 금연 및 금주를 하도록 하고 카페인이 있는 음식도 피한다. 심전도 측정에 방해를 주는 로션 등을 가슴 등에 바르는 것을 금하며, 검사 전 24시간 동안 심한 운동을 하지 않도록 한다. 심장 재활의 운동 처방 등 기능적인 목적의 운동 부하 검사를 할 경우에는 복용하고 있는 약을 유지하며, 특히 적절한 시간에 약을 섭취했는지 확인하는 것이 중요하다. 운동 부하 검사는 위험성 보다 환자의 이득이 높고 사망률도 검사 만명 당 0.5 정도로 낮은 편이지만, 충분한 설명 후 동의서를 받도록 한다.

운동 부하 검사를 계획하는 단계부터 환자의 병력, 증상, 신체검진 및 검사결과를 검토하여 실시 여부 및 시점을 결정해야 한다. 만약 운동 부하 검사의 필요성 떨어지고 검사의 위험성이 높을 때는 검사를 미루거나 피한다(표 36-2).

환자의 검사시점의 탈조건화(deconditioning) 및 유산소 운동 능력 정도를 고려하여 검사 프로토콜을 정하게 된다. 첫 단계가 약 4.6 MET 정도 되는 Bruce 프로토콜이 가장 많이 쓰이나, 탈조건화나 유산소 능력이 저하되었을 것으로 생각되는 환자(예: 고령의 환자, 심부전 환자)는 앞의 두 단계가 추가된 수정된 Bruce 프로토콜 등 보다 점진적으로 운동강도를 증가시키는 프로토콜을 고려하게 된다.

검사를 하면서 심전도를 지속 모니터링하며, 일정한 시

표 36-2 | 운동 부하 검사에 대한 금기증

운동 부하 검사에 대한 심혈관계의 절대적인 금기증

1. 최근에 가슴에 통증이 있는 불안정형 협심증
2. 치료받지 않은 생명을 위협하는 심장 부정맥
3. 보상되지 않는 울혈성 심부전
4. 진행성 심방심실 전도 장애
5. 급성 심근염 또는 심낭염
6. 위험한 대동맥 협착증
7. 심각한 비후성 폐쇄성 심근병증
8. 조절되지 않는 고혈압
9. 급성 심근경색
10. 활동성 심내막염

운동 부하 검사에 대한 비심혈관계의 절대적인 금기증

1. 급성 폐색전증 또는 폐경색
2. 급성 전신 질환

상대적인 금기증

1. 심각한 폐고혈압
2. 심각한 동맥성 고혈압
3. 부정빈맥 또는 부정서맥(tachyarrhythmia or bradyarrhythmia)
4. 중증도의 심장 판막증
5. 심근성 심장 질환
6. 전해질 이상
7. 좌측 주관상 동맥 폐쇄
8. 비후성 심근병증
9. 정신병증

표 36-3 | 흉통 척도

1+	Light, barely noticeable	가볍고, 거의 느낄 수 없다
2+	Moderate, bothersome	보통이고, 약간 괴롭다
3+	Severe, very uncomfortable	심하고, 매우 불편하다
4+	Most severe pain ever experienced	이전에 경험했던 것보다 심하다

표 36-4 | 주관적 피로도(Borg's RPE scale)

6 7	Very, very light	전혀 힘들지 않다
8 9	Very light	힘들지 않다
10 11	Fairly light	보통이다
12 13	Somewhat hard	약간 힘들다
14 15	Hard	힘들다
16 17	Very hard	매우 힘들다
18 19 20	Very, very hard	매우 매우 힘들다

각에 주기적으로 혈압, 심박수, 호흡수, 운동 자각 지수(rate of perceived exertion, RPE), 흉통 여부 및 정도(표 36-3) 등을 기록한다. 주관적 피로도(표 36-4)는 심박수의 정상 반응이 예상되지 않는 베타차단제 복용 환자 등에서 심박수 자체보다 더 중요한 판단자료로 사용할 수 있다. 주관적 피로도는 산소 소모율, 잔여 심박률(percent heart rate reserve)과 직선적 비례관계를 보인다.

검사 환경은 실내 온도가 섭씨 22도를, 습도가 60%를 넘지 않는 정도로 유지한다.

5) 운동 계획표(protocol)

(1) Bruce 계획표

가장 고전적인 계획표는 Bruce 계획표이며, 10% 경사도의 트레드밀에서 1.7 mph의 속도로 걸으며 첫째 단계를 시작하는데, 이 때의 산소 섭취량은 4.6 MET 정도이다. 3분 마다 경사도와 속도가 증가되어 2~3 MET 정도씩 운동 부하가 증가한다.[19] 첫 단계에서 검사가 종료되는 경우에 시간이 흐르면서 운동 부하의 증가에 따른 심혈관계 반응이 정상인지 여부를 파악하기가 힘든 데, 심장재활을 필요로 하는 환자에서는 Bruce 계획표의 첫 단계에서 검사가 종료되는 경우도 많기 때문에, 좀더 낮은 운동부하로 시작하는 프로토콜을 고려하게 된다. 수정된 Bruce 계획표는 1.7 mph의 속도에서 경사도가 0%와 5%인 각각 3분의 단계가 Bruce 계획표의 앞에 추가되므로, 심장재활 대상자에게 좀더 적합하다(표 36-5). 변형된 Bruce 계획표의 첫 단계는 2.3 MET 정도의 운동부하이다. Bruce 계획표와 수정된 Bruce 계획표는 단계마다 운동부하의 차이가 커 급격한 운동부하의 상승에 환자가 적응하기 힘들 수 있고 트레드밀의 손잡이를 잡을 경우 잡지 않은 경우에 비해 같은 단계에서의 산소소모량이 10~20% 정도 감소할 수 있다.

표 36-5 | 트레드밀 검사의 계획표

종류	단계	시간(분)	속도(MPH)	기울기(%)	MET
수정된 Bruce	0	3	1.7	0	2.3
	0.5	3	1.7	5	3.5
	1	3	1.7	10	4.6
	2	3	2.5	12	7
	3	3	3.4	14	10
	4	3	4.2	16	13
	5	3	5.0	18	16
수정된 Naughton	1	2	2	0	2.5
	2	2	2	3.5	3.4
	3	2	2	7.0	4.4
	4	2	2	10.5	5.3
	5	2	2	14	6.3
	6	2	2	17.5	7.3
Balke	1	2	3	0	3.3
	2	2	3	2.5	4.3
	3	2	3	5.0	5.4
	4	2	3	7.5	6.3
	5	2	3	10.0	7.4
	6	2	3	12.5	8.4
	7	2	3	15.0	9.5
	8	2	3	17.5	10.5
Kattus	1	3	1.5	10	4
	2	3	2.0	10	5
	3	3	2.5	10	6
	4	3	3.0	10	7
	5	3	3.5	10	8
	6	3	4.0	10	9

표 36-6 | Branching 트레드밀 계획표

(METs)	트레드밀 속도(MPH)에 따른 기울기(%)						
	2.0	2.25	2.5	2.75	3.0	3.25	3.5
2	0	0					
3	1.5	1	0	0	0	0	0
4	5	4	3	2	1.5	1	0.5
5	9	7	6	5	4	3	2.5
6	12.5	10	9	7.5	6.5	5.5	5
7	16	13.5	12	10	9	7.5	7
8	20	17.5	15	13	11	10	9
9	20	17.5	15	13.5	12	11	
10	20	18	16	14	13		
11	21	18	16.5	15			
12	21	19	17				

* 시간 간격: 매 2분

이는 것이 부담스러운 고령 환자의 경우 등에 고려할 수 있다.

6) 심전도 기준

J point에서 80 ms 지난 시점에서 1 ㎜ 이상 하강이 지속되는 수평(horizontal) 혹은 하강 양상의(downsloping) ST 분절 하강(ST segment depression), 특히 2 ㎜ 이상 하강을 유의한 심근 허혈의 기준으로 삼는다(그림 36-13)[22]. 정상적으로 운동시 J point가 하강하면서 ST 분절 하강이 나타나고 이 때는 상승하는(upsloping) 모양의 ST 분절을 보인다. 따라서 상승하는 형태의 ST 분절 하강은 임상적 의미가 떨어지나 상승하는 경사도가 정상에 비해 완만한 경우는 다른 임상적 증상, 징후 및 기타 운동부하 검사 시 고려하는 변수를 감안해 임상적 유의성을 판단하도록 한다(그림 36-13). ST 분절의 하강이 나타나는 채널의 위치를 가지고 심장허혈의 해부학적 위치를 판단할 수는 없다.

운동 중 aVR, V1, V2 채널 외에서 보이는 ST 분절의 상승은 대개 유의한 심근 허혈을 시사하며, 나타나는 채널의 위치를 통해 허혈의 해부학 위치를 추측하는데 도움을 준다. ST 분절의 상승은 J point에서 80 ms 지난 시점에서 수평 혹은 상승하는 모양으로 1 ㎜ 이상 상승이 3개 이상의 박동에서 연속될 때 임상적으로 유의하다.[22] 심근경색 후 안정시 심전도에서도 Q 파가 확인되는 채널에서의 운동중 ST 분절의 상승은 대개 임상적 의미가 떨어지며 심

(2) Naughton 및 Balke 계획표(표 36-5)

이 경우에는 Bruce 계획표보다 낮은 운동부하에서 운동 첫 단계가 시작되며, 단계 사이에 운동부하 정도의 차이가 적다. 울혈성 심부전이나 노령 환자에서 유산소 능력이 떨어져 있는 경우에 보다 적합할 수 있겠다.[20,21]

(3) Kattus 계획표

경사도를 10%로 고정한 상태에서 보행 속도를 점진적으로 증가시켜 운동 부하를 증가시키는 계획표로서 경사도 변경에 무리가 있는 신체장애가 있을 때 적합하겠다.

(4) Branching 계획표(표 36-6)

환자가 2.0~3.5 mph의 보행 속도 중에서 편안한 속도를 선택한 후, 속도를 고정한 채, 2분마다 경사도를 증가시켜서 약 1 MET 씩 운동 부하를 증가시킨다. 보행 속도를 높

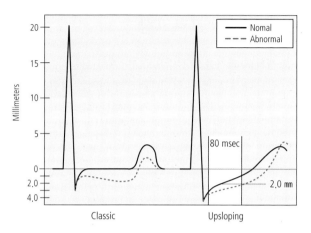

그림 36-13 | 운동 중 ST 분절의 변화(Modified from ACSM's Guidelines for Exercise Testing and Prescription, 9th edition16)

근벽의 비정상적 움직임을 반영하는 소견일 수 있어 다른 임상적 증상, 징후를 고려해 판단해야 한다.[22]

7) 심전도 이외의 기준

안전한 운동 부하 검사를 위해서, 또한 추후 훈련에 적용할 기준을 찾기 위해서 검사 중에 관찰하여야 할 부분이 많다.

작업부하가 증가하면 수축기 혈압은 상승한다. 작업부하가 증가했는데도 수축기 혈압이 적절하게 증가하지 않는다면 심근 허혈이나 좌심실 기능부전을 시사하며, 운동 부하 검사의 종료를 고려해야 한다. 허혈 외에 수축기 혈압의 감소 관련인자로서 심근병증, 부정맥, 미주신경 반사(vasovagal reaction), 좌심실 유출로 폐색(Left ventricular outflow tract obstruction), 항고혈압제, 혈액순환량 감소(hypovolemia)와 운동 시간이 한계를 넘어 지속되는 것 등이 있다. 확장기 혈압은 정상적으로 운동 중에 유지되거나 약간 감소하는 경향도 관찰되지만, 크게 변하거나 상승하는 것은 비정상 혈역학 반응으로 간주될 수 있다. 운동 부하가 줄어들면 수축기 혈압은 서서히 감소하는데, 정상인에서도 심한 운동을 하고 나면, 운동 후 저혈압이 생길 수 있다. 이는 운동 부하를 서서히 줄이는 것으로써 어느 정도 예방이 된다.

허혈에 의한 흉통의 경우 심전도 상 ST 분절 하강 등의 소견 없이는 관찰될 수도 있으며, 이런 경우에는 핵의학

적 운동 부하 검사나 심초음파를 이용한 운동 부하 검사가 도움이 된다. 최대 산소 섭취량 또는 유산소 능력은 예후를 예측하고 심장 재활 훈련 프로그램에서의 목표 운동강도를 계산하는 데에 유용하다. 낮은 유산소 능력은 예후가 나쁘며, 재발 가능성이 높다.

8) 기타 심장 부하 검사

(1) 약물 부하 검사

운동 부하 검사가 더 생리적이지만, 신체의 문제가 있어서 정상적 운동 부하 검사가 힘들 경우, 약물 부하 검사가 도움이 된다. 약물 부하 검사는 관상 동맥 협착 등의 심혈관 질환을 진단하고 위험도를 예측할 수는 있지만, 운동을 이 결과에 따라 처방하는 데에는 제한이 있다. 약물을 투여한 후에 추가적으로 심초음파 또는 핵의학적 검사 등을 통해 허혈 여부를 확인하며, 등장성 수부 파악(isometric hand grip) 또는 다른 저강도의 운동을 추가하여 검사의 정확도를 올린다. 디피리다몰(dipyridamole)이 고전적인 약물이다.[23] 디피리다몰은 아데노신의 재흡수를 방해하여 아데노신의 농도를 높여 혈관을 확장시킨다. 디피리다몰은 관상동맥의 정상 세동맥(arteriole)을 확장시키는데 비해, 동맥경화가 있는 부위는 확장에 의한 혈류증가 효과가 적어 정상 부위로 혈류를 빼앗기는 효과가 있다(cardiac steal). 투약 후 12~35분에 심장 영상을 얻으며 180~240분에 영상을 다시 얻어 허혈 부위를 확인한다.

아데노신(adenosine)은 혈관 확장 효과가 강력하다.[24] 약물의 효과가 비교적 빠르게 나타나고, 반감기가 약 10~30초로 짧아서 반복 검사가 가능하다. 도부타민(dobutamine)은 교감신경작용제로 심근 수축력을 증진시키며(inotropy), 동시에 심박동수도 올리게 되어(chronotropy) 심근산소요구량을 올리게 된다. 다른 약제에 비해 관상동맥 질환 병력이 확인된 환자에게 좀더 안전한 제제로서 추천될 수 있다. 천식 등 폐질환이 있는 경우에 디피리다몰과 아데노신이 기관지 수축 등을 유발할 수 있으므로, 대신 도부타민 사용을 고려할 수 있다.[25]

(2) 심초음파 부하 검사(Stress echocardiography)

심초음파 부하 검사는 부하시 심근 허혈이 있는 심장 근육의 움직임이 둔해지는 기전을 이용한다. 운동이나 약물로

부하를 주고, 심초음파로 허혈 여부(심장근육 움직임의 둔화) 등을 확인한다. 심초음파만 사용할 때에 비해 관상동맥 질환에 대한 진단 특이도와 예민도가 모두 증가한다.[26] 자전거 작업계나 트레드밀을 사용하여 운동 부하를 주게 되는데, 자전거 작업계를 이용하면 지속적으로 심초음파 모니터링이 가능한 장점이 있다. 심근 허혈이 발생하게 되면, 심초음파 이상 이외에도 심근의 수축력이 떨어지면서 다른 부위에 비해 운동 부조화(dyssynergy)가 관찰된다. 심전도 운동 부하 검사에서 불명확한 소견이 나오거나 이미 심전도에 이상 소견이 있어서 추가적인 허혈 여부를 확인하기 힘든 환자, 여성 환자처럼 위양성이 심전도에서 많이 나오는 경우 등에 더 추천된다.

(3) 핵의학적 부하 검사

약물 또는 운동으로 심장에 부하를 주면서 탈륨-201 혹은 테크네슘-99 m 등의 핵종을 사용하여 심장의 허혈 등을 스펙트(단일양자방출 전산화 단층 촬영, SPECT)로 영상화한다. 심전도를 기본적으로 같이 사용하기 때문에 심전도만을 단독으로 사용하는 부하 검사에 비해 정확도가 높다. 탈륨의 주사 시점은 최대 운동 부하 시기이다. 탈륨의 일차 심장 통과 시기에 혈류량에 비례해서 Na-K 펌프 기전에 의해 심근 세포에 85% 정도 포획된다. 이런 기전으로 인해 탈륨 주사 5분 이내 촬영된 최초 영상은 최대 운동 부하 시기의 혈류량을 반영하며 약 2~4시간 지나서 얻은 지연 영상은 세포 수준의 생존 여부(viability)를 반영한다. 테크네슘은 운동 부하 도중에 주사를 하며, 주사 후 15분 이내에 영상을 얻는다. 2차 주사는 충분한 휴식 후에 주사하며 1차 사진과 비교하여 차이가 나는 허혈 부위를 확인할 수 있다. 스펙트 영상에서 심근에 핵종이 고르게 분포되어 있는 소견이면, 정상 또는 음성 소견으로 간주할 수 있겠다. 심근 부하에 의해 휴식기에는 정상이나 핵종 분포가 결손 되거나 감소하는 양상을 보이는 부위는 가역성 허혈 부위를 시사한다. 핵종의 결손이 휴식기와 부하기 모두에서 보이는 부분은 심근 경색 또는 반흔 조직 등으로 간주할 수 있겠다. 운동을 하면 심박출계수(ejection fraction)가 정상적으로 5% 정도 증가하게 되는데, 운동 시 심박출계수가 오히려 감소하는 것은 나쁜 예후를 시사한다.[27] 심근의 결손 자체 보다 심박출계수의 변화가 예후와 밀접한 관련이 있다.[28]

VI. 심장 재활 프로그램

심장 재활의 과정을 고전적으로 4단계로 나눈다. 첫째 단계는 심근 경색 후 입원 상태에서 이루어지는 일련의 과정으로 입원기로 칭하고, 둘째 단계는 현대에는 거의 사라진 회복기, 셋째 단계는 외래에서 치료하는 훈련기, 넷째 단계는 평생 지속되는 유지기이다.

1. 입원 심장 재활

환자의 상태가 안정화되는 대로 환자의 상태에 따른 프로그램에 의해 점진적으로 활동량을 늘려서 부동증후군의 발생을 방지한다. 위험 요인과 병력을 조사하여 개별화하되, 일반적인 경과이고 임상적으로 안정되면 심장 재활 운동 프로그램을 점진적으로 시행할 수 있다. 직전 8시간 동안 새로운 흉통이 발생하지 않았고, 심근 특이 효소 등의 혈액 검사 수치 악화가 없으며, 비대상성 심부전(uncompensated heart failure)의 징후가 없을 뿐만 아니라, 8시간 이상 심전도 상의 심각한 이상이 없다면 재활 프로그램의 시작을 고려한다. 심실 빈맥 등의 심각한 부정맥, 안정 시 호흡곤란이나 폐부종, 저혈압 등의 심부전 징후 등을 면밀히 확인하고, 이를 프로그램 적용 시에도 고려해야 한다. 프로그램은 침상 활동처럼 쉬운 것부터 시작하며, 서기, 걷기, 계단 보행 등으로 활동량을 점차 늘려 나간다(표 36-7). 간호사, 물리치료사, 작업치료사 등이 의사의 지도에 따라 환자에게 적용한다.

중환자실에서 나올 수 있는 조건이 되면 최대한 조기에 적절한 보행 훈련을 시행한다. 복도나 침대 옆을 걷거나 트레드밀을 이용한 훈련을 할 수 있다. 트레드밀의 경우, 어느 정도 보행 훈련이 된 경우 1.6 ㎞/h의 속도로 경사도 없이 10~15분간 걷고, 이후 점차 운동 시간과 속도를 높일 수 있다.

운동을 시작하면서 운동에 대한 주의 사항을 지속적으로 환기시켜야 한다. 허혈의 증상일 수 있는 흉통, 폐울혈과 관계된 호흡곤란/기침, 평소와 다른 피로감, 힘 빠짐, 집중력 저하 등을 보고하도록 해서 필요하면 신체검진을 추가로 하며, 환자가 원하면 즉시 운동을 멈춘다. 심전도를 통해 허혈이나 부정맥 등에 변화가 있는지도 확인해야 한다.

표 36-7 | 점진적 활동량 증가를 위한 계획표

일수	Wenger 프로토콜	Beth-Israel 프로토콜
1	수동적 운동, 능동적 발목 운동; 스스로 식사하기, 프로그램에 대한 인식 확립	침대 끝에 앉기, 침대 밑으로 발 내리기, 능동적 보조 운동, 도움을 받아서 허리까지 굽혀 세면하기, 변기 이용, 30분간 의자에 앉아있기
2	같은 운동 반복; 침대 밖으로 다리 내리기	도움 없이 허리까지 굽혀 세면하기, 능동적 운동, 60분간 의자에 앉아있기, 스스로 식사하기, 30~50보 정도 걷기
3	능동적 보조 운동; 의자에 앉기, 침상에서 실내 변기 이용 프로그램에 대한 좀 더 상세한 설명; 가벼운 오락 활동	상기 운동 모두 하기, 하루에 두 번 100보 정도 걷기, 혼자서 욕실 이용
4	최소 저항 운동; 앉아있는 시간 연장, 환자 교육, 탈 것을 이용한 가벼운 운동	상기 운동 지속, 하루에 두 번 150보 정도 걷기
5	중증도 저항 운동; 시간 제한 없이 앉기, 앉아서 식사하기, 앉아서 일상 생활 동작 하기, 지속적인 환자 교육	퇴원 계획 수립 후 1/2에서 1층 정도 계단 오르내리기
6	저항의 강도 증가; 욕실로 걸어가기, 일어서서 일상 생활 동작 하기, 한 시간 가량 그룹 미팅	
7	서서 준비 운동 하기, 편안한 속도로 100피트 정도 걷기, 욕조에서 목욕하기; 그룹 미팅에 걸어가기	
8	서서하는 능동적 운동량 증가, 보행시간의 증가, 걸어서 계단 내려오기(올라갈 때는 승강기 이용), 지속적인 환자 교육	
9	운동량 증가; 에너지 보존과 보행 기법에 대한 재검토	
10	가벼운 물건을 이용한 운동량의 증가와 보행 거리의 증가, 탈것을 이용한 운동량의 증가, 가정에서의 운동 프로그램에 대한 토론	
11	각각의 운동량 시간 증가	
12	걸어서 계단을 두 층 내려오기, 운동 시 저항 강도 증가	
13	같은 운동을 반복	
14	걸어서 계단을 한 층 내려와서 올라가기, 가정에서의 운동 프로그램 교육 완성 및 일상생활 동작하기	

허혈이나 심각한 부정맥 등이 관찰되면 운동을 멈춘다. 혈압은 운동 시작 후 일정한 시간 경과 후, 보통 3분 후 측정하게 되며, 안정기에 비해 20 ㎜Hg 이상 상승하지 않는 범위에서 운동강도를 조절한다. 운동부하를 올리는데 수축기 혈압이 떨어지는 경우나 정상적인 혈압 상승이 일어나지 않는 경우에는 좌심실 기능부전을 의심하며 운동 중단을 급히 고려해야 한다. 맥박수는 운동량을 실시간으로 측정하기에 좋은 지표이다. 연령을 고려한 최대 예측 심박수의 70%는 넘지 않도록 하면서 안정기 심박수 보다 20회가 넘지 않도록 조절한다. 안정기의 심박수가 100회를 넘으면 심부전의 증상일 수 있으므로, 다른 지표를 더 확인해야 한다. 이 시기의 목표는 운동능력을 향상시키는 것 보다는 탈조건화를 막고 안전성을 높이는 수준으로 이루어진다. 활동량을 점차 늘려나가는 것은 병전 상태의 일상생활동작으로 인한 위험성 여부를 확인하는 측면이 있어서 중요하겠으나, 과도한 훈련이 되지 않도록 한다. 5 MET 정도되는 계단오르기를 제외한 대부분의 일상생활동작은 4 MET 이하로서 병전 상태로 쉽게 도달이 가능하다.

2. 이행기

고전적으로 입원 심장재활이 완료되는 시점에 최대하 운동부하검사를 실시해서 퇴원 후 일상생활의 지표로 삼는데, 일반적으로 휴식기 심박수보다 20~25회 증가하는 범위로 제한을 하며, 이 시기에는 모니터링을 하지 않는 유산소 운동을 적극적으로 권장하지는 않는다. 심장의 반흔이 형성되길 기대하던 고전적인 4~6주의 기간에서 점차 줄어들어서 요즘은 심근 경색 퇴원 후 1~3주 이내에 외래 심장재활을 저강도로 시작하므로 '집에서 지내던 회복기'의 개념은 거의 사라지고, 외래 심장재활의 초기 저강도 운동 정도로 대체되는 경향이다.

3. 외래 심장 재활

이 시기는 유지기의 심장재활 효과를 위해서 적절한 운동 강도로 점차 끌어 올리는 시기이다. 환자의 임상 조건이 증상 제한적 운동 부하 검사(symptom-limited exercise tolerance test)를 허락할 때까지 저강도의 입원 심장 재활에 준한 유산소 운동을 유지하되 서서히 운동 강도를 올린다. 증상 제한적 운동 부하 검사를 시행하여 운동 강도를 올릴 때 생길 수 있는 위험 요소를 확인하며, 운동 부하 검사 정보와 여러 임상 정보를 통합하여 운동의 위험도를 개별화한다. 제대로 혈압 상승이 되지 않는 환자는 심부전에 준해서 낮은 운동 강도를 목표운동강도로 설정하고, 그 외 심각한 부정맥 등 운동을 하지 말아야 할 조건 등을 확인한다. 운동 부하 검사를 토대로 훈련 효과가 나오길 기대하는 운동 강도를 정해주게 된다.

Karvonen 방법은 운동 부하 검사에서 측정된 최대 심박수(peak heart rate, PHR)에서 휴식기 심박수(resting heart rate)를 뺀 값인 여유 심박수(heart rate reserve)의 개념을 이용하여 운동 시 목표 심박수(target heart rate)를 정한다.[29]

목표 심박수
= 휴식기 심박수+(최대 심박수 – 휴식기 심박수)×i

운동을 할 때의 위험도에 따라 위험도가 높으면 낮은 강도, 위험도가 낮으면 비교적 높은 강도까지 사용할 수 있는데, 비례 상수 (i)는 보통 0.4~0.85이며 환자에 따라 개별화한다. 운동 중 위험도를 분류함으로써 심혈관계 모니터링을 얼마나 오랜 기간 할지를 판단하는 데 참고할 수 있다. 심혈관계 모니터링은 심전도 모니터링, 혈압 등의 신체 검진, 맥박, 운동자각지수 및 흉통 등의 증상을 포함한다. 운동 중 위험도가 높게 예상되면, 지속적 또는 간헐적(intermittent) 심전도 모니터링을 포함한 심혈관계 모니터링을 충분한 기간 동안 해야 하며, 위험도가 높은 경우는 아래와 같은 경우를 포함한다.[6]

- 좌심실 구획률(Left ventricular ejection fraction)이 40% 미만
- 운동 도중이나 운동 후에 심각한 실실성 부정맥이 생기는 경우
- 심한 숨가쁨이나 어지러운 느낌, 두통 등이 5 MET 이하의 낮은 운동 부하나 운동 후 회복기에 보일 때
- 운동 검사 도중이나 운동 후 회복기 에 ST 분절 2 ㎜ 이상 하강하는 등 심근허혈의 가능성이 높을 때
- 운동부하가 증가되는데 심박수나 수축기 혈압의 정상적 증가가 없거나 없거나 감소할 때 또는 운동 후 회복기에 심한 저혈압이 오는 등 비정상적 혈역학적 반응이 나올 때
- 병력에서 심정지 등의 심각하고 갑작스런 경우가 기술되어 있는 경우
- 휴식기에 심각한 부정맥이 있는 경우
- 심근 경색이나 심혈관중재술 이후 호흡곤란 등 심각한 합병증이 있었던 경우
- 울혈성 심부전이 있는 경우
- 스텐트 부위의 협착 및 심근 허혈 등의 진행이 관찰되는 경우
- 심각한 우울증이 있는 경우

운동 강도를 지정할 때, 베타 차단제를 쓰는 등으로 인해 심박수의 신빙성이 떨어지는 경우 RPE(운동 자각 지수, rating of perceived exertion; Borg 6-20 grade scale) 12~14 등으로 처방할 수 있다.[30]

매일 운동을 하는 것은 단기간에 유지기로 가는 데에 도움을 줄 수는 있지만, 근골격계 손상의 빈도가 높아지는 점을 고려해야 한다. 단, 저강도 운동인 경우에는 매일 운동해서 저강도 운동의 단점을 보상하기도 한다. 1회 운동 시간 중에서 실제 목표 심박수에 도달한 강도로 유지되는 기간은 20~60분 정도이다. 중간에 쉬는 시간을 둘 수 있으며, 앞 뒤로 충분한 준비 운동과 정리 운동이 있어야 한다. 특히 운동을 하다가 갑자기 멈추는 경우 저혈압이 발생할 가능성이 있다. 준비 운동 시간에는 가벼운 체조나

걷기 등을 시행하며 본 운동에 적응할 시간적 여유를 주는데, 보통 5~10분 정도 시행한다. 정리 운동 시간에 천천히 걷다가 스트레칭 등으로 이어지는데, 보통 5~20분 정도 시행한다.

심장 재활 운동으로서 2,350,000환자-시간 당 21건의 심정지가 보고된 바 있는데, 이중 3명만 사망하여서 783,972환자-시간 당 1명의 사망으로 비교적 안전한 것으로 간주된다. 환자의 임상 양상에 따라 심장재활 훈련 여부를 결정해야 하지만, 일반적으로 불안정성 협심증, 보상되지 않은 심부전, 조절되지 않은 부정맥, 심한 대동맥 협착, 비대성 협착성 심근병증, 심한 폐고혈압, 안정기 수축기 혈압 200 mmHg 이상, 안정기 이완기 혈압 110 mmHg 이상, 심근염 또는 심외막염, 심내막염, 대동맥 등 대혈관의 혈관 꽈리(aneurysm)나 혈관 박리(dissection), 혈전증 등에서는 심장재활을 연기하게 된다. 당뇨가 있을 때 혈당을 수시로 체크하는 것이 필요하다. 저혈당에 빠질 위험성이나 케톤산증 등을 사전에 파악해야 한다. 예를 들어 혈당이 100 mg/dl가 되지 않으면 오렌지 주스 등으로 탄수화물을 보충하고 훈련을 시작하며, 훈련 중간에도 혈당을 체크한다. 혈당이 300 mg/dl을 초과하면 훈련을 하지 않는 것을 원칙으로 한다. 항혈소판제제나 항응고제를 복용하는 환자는 출혈이 잘 생기므로, 혈관절중에 주의하되 멍이 생기는지 여부를 관찰하며 운동을 지속한다.

항응고제(warfarin 등)를 복용하는 환자는 혈액 응고 검사에서 프로트롬빈(PT) 시간이 일정 정도(INR 5) 이상 되는 경우 특히 운동을 하지 않는 것을 권한다. 운동의 종류로는 유산소 운동을 처방하게 되는데, 트레드밀이나 자전거 작업계를 많이 이용하며, 실내의 트랙을 이용하여 걷는 경우도 있다. 운동에 의한 정상적인 혈역학 반응으로서 적절한 맥박수 및 수축기 혈압의 상승을 확인하고, 어지러움이나 심계항진, 흉통 등이 생기는지 확인한다. 근력 강화 운동을 같이 처방하기도 하는데, 등척성 운동은 수축기 혈압을 과도하게 상승시켜서 심근 허혈을 조장할 수 있으므로 하지 않도록 하며, 가벼운 무게로(예를 들어 쉬지 않고 30번 정도) 반복할 수 있는 등장성 운동을 처방하기도 한다. 외래 심장 재활의 기간은 환자에 따라 개별화해야 하지만, 유지기에서 처방할 운동 강도, 운동 시간, 운동 빈도 등을 고려하여 목표에 도달하였는지 확인하는 과정이 필요하겠다.

4. 유지기

외래 심장 재활을 성공적으로 마치면서 운동 부하 검사를 새로 하게 되며, 이 결과에 따라 유지기 운동 처방의 근거로 삼는다. 유지기에는 모니터링이나 직접적 조언 없이 혼자 운동을 하는 점이 그 이전 시기와의 차이점이며, 훈련 강도를 높이기 보다는 유지하는 것을 목표로 하되, 관상동맥질환에서 1주일 에너지 소모량이 1500 kcal보다 많으면 사망률을 줄인다는 보고를 고려한 처방이 될 수 있도록 고려하는 것이 필요하겠다.[31] 단, 너무 숫자를 맞추려 무리하는 것 보다는 가능한 한 레저 활동 등을 통해서 보충하려는 노력이 중요하겠다. 실제 일주일 에너지 소모량 1500 kcal를 넘는 심장 재활 환자에서 675 kcal는 레저 시간에 소비한 것이었던 보고도 있었다. 심장 재활 환자의 훈련 효과의 단순 유지를 위해서는 일주일에 2회만 적절한

표 36-8 | 흔히 하는 여가 활동 및 작업의 운동량

METS	작업 활동	여가 활동
2~4	탁상 작업, 타이프 치기 운전 가벼운 용접 실내 목수일 물청소, 왁스 칠하기 손공구 사용하기 기계 조립하기 기중기 조종하기 주유소 일	카드 게임 활쏘기 편자 던지기 비행기 조종 볼링 보트에서 낚시 하기 카트(cart)로 골프 원반 던지기 정원 가꾸기 승마 자전거 타기(6 mph) 걷기(2~3 mph) 음악 연주하기
5~6	벽돌 직공 페인트 칠 잔디 깎기 도배 기압식 기구 조절 65 lbs 들기	스케이트 타기 복식 테니스 경기 춤추기 낚시 배구 자전거 타기(8 mph) 걷기 조깅하기(4 mph)
7~8	삽으로 땅파기 배관공 손도끼, 톱 쓰기 눈 치우기 65~85 lbs 들기	배드민턴 테니스 스키 수영 사냥 자전거 타기(11~12 mph) 걷기 조깅하기(5 mph) 카누, 카약 크로스 컨트리

훈련을 해도 되는 것으로 알려져 있으나, 훈련을 지속하기 위해서는 1주에 3회 이상의 훈련이 필요하겠다. 훈련을 중단하면 그 효과는 수 주일에 걸쳐서 소멸되기 때문에 환자에게 유지를 강조하는 것이 필요하다. 기존에 해 오던 운동을 스스로 할 수 있도록 하되, 운동 환경을 고려해야 할 것이며, 환자의 흥미를 고려한 적합한 운동을 권해주는 것도 필요하겠다. 일상 생활 동작의 운동 강도를 알아두는 것은 평소 활동량 조절에 있어서도 중요하다(표 36-8).

VI. 질환별 심장 재활

1. 협심증의 재활

안정 협심증 환자는 심장 재활의 유산소 훈련에 의해 협심증 역치가 변하지는 않지만, 같은 운동강도에서의 심근 산소 요구량이 감소하기 때문에 심근 허혈 없이 가능한 운동 강도가 증가한다.[32] 운동 부하 검사를 시행하여 위험도 및 운동 강도를 정할 수 있고, 외래 심장 재활에 준해서 훈련을 시작한다. Karvonen 방식 등 여러 방법으로 운동 강도를 결정하나, 협심증 증상이 있는 경우는 협십증 역치에 해당하는 심박동수보다 10 정도 낮은 심박동수 범위로 운동강도를 제한한다.

2. 심근경색 후 재활

심근 경색 후 임상적으로 안정화되면 바로 심장 재활의 경과를 시작하되, 상당한 부담이 되는 유산소 운동은 심근 경색 발병 2~4주 정도에 시작하도록 한다. 중증의 심근경색 혹은 심근경색 이후에 심부전의 증상이 있었던 환자는 4~6주 정도에 유산소 운동을 시작하는 등의 개별적인 조절이 고려되어야 한다. 심장 재활에 성공하게 되면 심근 혈류가 개선되고 악성 부정맥이나 급사를 줄이는 등의 기전으로, 심장 관련 사망률이 줄어든다.[33-35] 심근경색 환자가 심장 재활에 참여한 경우 3년 생존율이 95%인데 비해, 참여하지 않은 경우의 생존율은 64%이었다.[36]

3. 우회 수술 후 재활

상태가 안정적일 경우 수술 다음날부터 심장 재활을 시작하는데 수술 후 첫째 날은 침상 운동으로서 앉기, 다리 운동 등을 시행하며, 침상 밖으로의 이동 동작을 상태에 맞게 추가한다. 수술 후 상태가 안정적이지 못하거나 심한 심부전증이 있는 경우에는 시작 시기를 늦추게 된다. 조기에 시작하는 이동 훈련은 심부 정맥 혈전증과 폐색전증 등의 합병증을 막아주며, 전신적으로도 탈조건화(decon-ditioning)를 막아서 빠른 회복을 유도한다. 수술 후 2일째부터 5일째까지는 보행과 운동량을 서서히 증가시키는데, 초기에 상태를 모니터링하며 50~70미터 정도 걷는 것으로 시작할 수 있으며, 휴식기 심박수보다 30회를 넘지 않는 범위에서 시행한다.[37] 이후 단계는 주로 퇴원 후에 시행하며 고위험 환자는 재활의학과로 전과하여 입원상태로 시행하기도 한다. 환자의 상태에 따라 수술 후 2~5주째에 운동부하검사를 시행하며 이에 따라 운동처방의 운동 강도를 더욱 안전하게 올릴 수 있다. 운동량을 환자의 상태에 맞게 올리되, 상지 운동을 제한한다. 완벽한 재관류가 일어난 환자는 증상이 없지만, 불완전한 재관류가 일어난 환자는 운동 중 허혈성 흉통을 느낄 수 있다.

흉골 절개술을 한 경우 수술 후 6주까지, 길게는 12주까지 상체의 강한 운동을 금지한다. 유산소 운동과 근력 강화 운동을 함께 하면 좀더 빠른 기능향상을 기대할 수 있다.

4. 심장 이식 수술 후 재활

심장 이식 수술 이후 환자는 가능하다면 대개 24시간 이내에 빨리 기도 삽관을 제거 하며 사지의 수동적 관절범위 운동을 시작으로 조금씩 좌위, 기립 및 보행을 점차 진행시켜나가도록 한다.[38]

보행 및 자전거 작업계(Cycle ergometer)의 시간을 20~30분 정도로 늘리며 운동 자각 지수(주관적 피로도, RPE)는 11~13의 강도로 운동을 하루 2~3 세션의 빈도로 하도록 한다.

보통의 경우 수술 후 합병증이 없는 환자에서 7~10일 가량 입원하게 되는데, 만약 이식거부반응이 심할 경우 이러한 운동계획은 변경되어야 하며 중등도의 거부반응일 경우 운동을 유지할 수는 있으나 높은 단계로 나가는 것은 어렵다. 심한 급성 이식거부 반응 시 수동적 관절범위운동을 제외한 모든 운동은 중단한다.[6]

이식 수술 후 퇴원 한 환자는 약 3개월 간 집중적인 추적관찰을 받게 되며 이상적으로 주 3회의 세션의 운동프로그램(supervised)과 최소 주당 3세션 이상의 스스로 운동을 하도록 하는 것이 좋다. 초기 몇 차례 운동 세션에서 심전도 모니터링을 시행하도록 하는데 이 시기의 모니터링은 운동평가를 위한 것은 아니며, 운동처방을 위한 평가는 합병증이 없었던 환자에서 수술 후 8주 정도에 시행하도록 한다.

심장 이식수술을 받은 환자의 재활은 우회 수술을 받은 환자와 거의 동일하지만, 심박수는 예외다. 수술로 인하여 심장으로 가는 부교감 신경이 제거되므로 휴식기 심박수가 분당 100회 정도에 이른다. 운동량이 증가하면 혈중 카테콜아민의 효과로 심박출량이 증가하지만 심박수의 증가는 느리다. 최대 심박수는 같은 연령의 사람보다 20~25% 정도 낮은 편이다. 따라서 운동 강도는 RPE (borg scale)로서 12~14정도가 적절하다. 앞 뒤로 충분한 준비 운동(warm up)과 정리 운동(cool down)이 있어야 한다. 30~60분 정도로 유산소 운동을 점차 증가시켜 나가며 빈도는 주 3~6 세션 정도로 한다. 운동의 종류로는 실외 보행부터 쇼핑, 등/하교 및 트레드밀과 자전거 작업계, 계단 오르는 것 등이 포함된다.

수술에 의하여 시행 되었던 흉부 절개(Sternal incision)에 대하여 상지의 관절범위 운동이 필요하다. 대개 수술 후 6주 정도에 술부 봉합 부위의 치유가 완료되므로, 그 무렵부터 노 젓는 운동(rowing), arm cranking, arm-leg ergometry, outdoor cycling, 하이킹(hiking), 조깅(jogging), 수영(swimming) 등을 시행할 수 있다.

이식 수술을 받은 환자는 수술 이전의 오랜 만성 심부전에 의한 근 위축 및 오랜 기간의 탈조건화(deconditioning), 그리고 수술 후 투약된 스테로이드 및 면역억제제로 인하여 골격근의 약화가 빈번하다. 제지방 체중(lean body mass)은 수술 전후에 10~50% 정도 감소하며 최대 작업 능력과 최대 산소 소모량이 감소한다. 따라서 근력 강화운동이 필요한데, 술부 봉합에 지장을 주지 않기 위하여 술후 초기 6주 간은 양측 상지에 4.5 kg 미만의 무게만 들도록 한다. 술부 상처 치유가 되는 6주 무렵부터 중등도의 강도로 훈련을 시작하여, 세트마다 10~20회의 반복을 하여 1~3 세트의 대근육 운동을 시행하도록 하며, 주 2~3 세션으로 운동하도록 한다.[39]

5. 심근병증 환자의 재활

좌심실 기능의 부전으로 인해 단순히 우회 수술을 받은 환자나 심근 경색을 앓은 환자와는 달리 급작스런 사망의 위험성을 안고 있다. 또한 운동에 대한 생리적인 반응이 다른 질환자나 일반인과는 달라 운동하는 동안의 심박출률이 오히려 감소하기도 한다. 일회 심박출량이 감소하고 혈압이 떨어지고 지구력이 약해지며 쉽게 피곤해 한다. 이러함 문제점에도 불구하고 운동으로 인한 효과는 분명히 존재한다. 심박출량이 20% 이하인 환자도 심장 재활을 견디어 낼 수 있으며 훈련을 하면 최대 산소 소모량이 증가하여 최대 작업 능력이 증가한다. 작은 MET의 증가에도 타인의 의존성을 줄여주어 독립적인 생활을 가능하게 한다.

불안정 협심증, 비대상성 심부전(decompensated CHF)및 불안정한 부정맥이 있으면 금기이고 장시간의 준비운동과 마무리 운동은 오히려 정해진 작업 능력을 마치지 못하게 할 수 있으며 운동 시 저혈압, 심각한 호흡 곤란 및 부정맥이 발생하면 다음 세션에서는 목표 심박수를 10 정도 낮추어 운동한다.

6. 심부전 환자의 재활

심부전 환자라도 심장 재활 후에 최대 산소 소모량의 증가를 기대할 수 있다. 효과는 3주부터 발생하기 시작하여 훈련을 계속하면 6개월까지 증가한다.[40] 심부전 환자는 꾸준히 지속적으로 훈련하도록 해야 한다. 호기성 운동뿐만 아니라 구간(interval) 훈련과 근력 강화 훈련을 병행하는 것이 호기성 운동만 하는 것보다 효과적이다.

7. 심장 판막 질환자의 재활

수술 후 환자에게 심장 재활을 시행하면 작업능력이 60%

정도 증가한다. 대부분의 환자들이 항응고제를 복용하므로 혈관절증(hemarthrosis)이나 타박상을 운동 중에 입지 않도록 조심한다.

VII. 심장 재활의 효과

관상 동맥 질환 환자는 운동을 포함한 심장 재활에 성공한 이후에 사망률이 감소하였다.[34] 훈련 효과와 자율 신경계 기능 호전 및 심장 기능 향상과의 연관성이 논의되고 있다.[41,42] 운동의 효과로 감당할 수 있는 부하가 커진 것 이외에도 행복감과 자신감이 증가하고 덜 피곤해지고 흉통이 감소하고 덜 우울해지고 불면증이 호전되는 등 거의 100%의 환자에서 재활의 효과가 있다.

1. 말초 효과

골격근은 혈액으로부터 전보다 많은 산소를 획득하여 정맥으로 되돌아가는 산소량이 줄어들어 동정맥혈 산소 분압차가 증가한다. 근육 속의 산소 효소가 증가함에 따라 활동중인 근육의 산소 소모가 증가한다. 3~6개월 운동을 한 후에 최대 산소 소모량이 심근 경색의 경우 11~56% 증가하고 관상동맥 우회 수술을 받은 환자의 경우 14~66% 증가한다.

조건화된 환자는 심박수가 떨어지고 혈압이 감소하고 심박수-수축기 혈압의 곱(RPP)이 감소한다. RPP는 심근의 산소 요구량의 좋은 지표이므로 RPP의 감소는 심근의 산소 요구량의 감소를 의미하고 협심증 환자에게는 일상 생활 활동이 협심증 역치 아래에 있음을 의미한다.

2. 심근 효과

말초 효과보다는 심근 효과가 발생하는 비율이 떨어지지만 2년 이상의 훈련 과정을 거치면 ST 분절의 하강이 1 ㎜ 이상 감소하는 효과가 생기기도 하고 최대 심박수의 85~90%로 운동하면 심실 수축력이 상승하고 탈륨 스캔에서 심근의 관류량이 증가한다.

3. 사망률

3년 이상의 기간 동안에 심혈관 질환으로 인한 사망률이 운동 후에는 20~30% 정도 감소하는 것으로 보고하고 있다.

4. 위험 인자의 감소

훈련의 효과로 환자들의 체중은 감소하고 고지질 단백(HDL)은 증가하고 저지질 단백(LDL)과 중성 지방(TG)은 감소하며 수축기 및 확장기 혈압이 감소하고 내당성이 호전된다. 이러한 효과들은 단기간이어서 운동을 멈추면 수 개월간만 지속되므로 지속적인 훈련이 필요하다.

참고문헌

1. 2016년 사망원인통계. In: 통계청, ed. 2016.
2. Anderson L, Thompson DR, Oldridge N, et al. Exercise-based cardiac rehabilitation for coronary heart disease. The Cochrane database of systematic reviews 2016:CD001800.
3. Smith SC, Benjamin EJ, Bonow RO, et al. AHA/ACCF secondary prevention and risk reduction therapy for patients with coronary and other atherosclerotic vascular disease: 2011 update: a guideline from the American Heart Association and American College of Cardiology Foundation. Circulation 2011;124:2458-73.
4. Guidelines for rehabilitation in patients with cardiovascular disease (JCS 2012). Circulation journal : official journal of the Japanese Circulation Society 2014;78:2022-93.
5. Cardiac rehabilitation: A national clinical guideline. In: Network SIG, ed. 2017.
6. (AACVPR) Aaocapr. Guidelines for Cardiac Rehabilitation and Secondary Prevention Programs. 4th ed: AACVPR; 2004.
7. Thombs BD, de Jonge P, Coyne JC, et al. Depression screening and patient outcomes in cardiovascular care: a systematic review. JAMA 2008;300:2161-71.
8. Ruano-Ravina A, Pena-Gil C, Abu-Assi E, et al. Participation and ad-

herence to cardiac rehabilitation programs. A systematic review. Int J Cardiol 2016;223:436-43.

9. Im HW, Baek S, Jee S, Ahn JM, Park MW, Kim WS. Barriers to Outpatient Hospital-Based Cardiac Rehabilitation in Korean Patients With Acute Coronary Syndrome. Annals of rehabilitation medicine 2018;42:154-65.

10. Hannan AL, Hing W, Simas V, et al. High-intensity interval training versus moderate-intensity continuous training within cardiac rehabilitation: a systematic review and meta-analysis. Open access journal of sports medicine 2018;9:1-17.

11. Garber CE, Blissmer B, Deschenes MR, et al. American College of Sports Medicine position stand. Quantity and quality of exercise for developing and maintaining cardiorespiratory, musculoskeletal, and neuromotor fitness in apparently healthy adults: guidance for prescribing exercise. Medicine and science in sports and exercise 2011;43:1334-59.

12. Haskell WL, Lee IM, Pate RR, et al. Physical activity and public health: updated recommendation for adults from the American College of Sports Medicine and the American Heart Association. Circulation 2007;116:1081-93.

13. Vanhees L, Schepers D, Fagard R. Comparison of maximum versus submaximum exercise testing in providing prognostic information after acute myocardial infarction and/or coronary artery bypass grafting. American Journal of Cardiology 1997;80:257-62.

14. Senaratne MP, Smith G, Gulamhusein SS. Feasibility and safety of early exercise testing using the Bruce protocol after acute myocardial infarction. Journal of the American College of Cardiology 2000;35:1212-20.

15. Gibbons RJ, Balady GJ, Bricker JT, et al. ACC/AHA 2002 guideline update for exercise testing: summary article: a report of the American College of Cardiology/American Heart Association Task Force on Practice Guidelines (Committee to Update the 1997 Exercise Testing Guidelines). Journal of the American College of Cardiology 2002;40:1531-40.

16. Ferguson B. ACSM's Guidelines for Exercise Testing and Prescription 9th Ed. 2014. The Journal of the Canadian Chiropractic Association 2014;58:328.

17. Currie PJ, Kelly MJ, Pitt A. Comparison of supine and erect bicycle exercise electrocardiography in coronary heart disease: accentuation of exercise-induced ischemic ST depression by supine posture. The American journal of cardiology 1983;52:1167-73.

18. Niemeyer M, D'haene E, Pauwels E. Alternative stress methods for the diagnosis of coronary artery disease. The Netherlands journal of medicine 1992;41:284-94.

19. Bruce R, Blackmon J, Jones J, Strait G. Exercising testing in adult normal subjects and cardiac patients. Pediatrics 1963;32:742-56.

20. Balke B, Ware RW. An experimental study of physical fitness of Air Force personnel. United States Armed Forces Medical Journal 1959;10:675-88.

21. Naughton J, Balke B, Nagle F. Refinements in method of evaluation and physical conditioning before and after myocardial infarction. The American journal of cardiology 1964;14:837-43.

22. Higgins JP, Higgins JA. Electrocardiographic exercise stress testing: an update beyond the ST segment. Int J Cardiol 2007;116:285-99.

23. Leppo JA. Dipyridamole-thallium imaging: the lazy man's stress test. Journal of nuclear medicine: official publication, Society of Nuclear Medicine 1989;30:281-7.

24. Belardinelli L, Linden J, Berne RM. The cardiac effects of adenosine. Progress in cardiovascular diseases 1989;32:73-97.

25. Ruffolo Jr RR. The pharmacology of dobutamine. The American journal of the medical sciences 1987;294:244-8.

26. Ritchie JL, Trobaugh GB, Hamilton GW, et al. Myocardial imaging with thallium-201 at rest and during exercise. Comparison with coronary arteriography and resting and stress electrocardiography. Circulation 1977;56:66-71.

27. Bonow RO, Kent KM, Rosing DR, et al. Exercise-induced ischemia in mildly symptomatic patients with coronary-artery disease and preserved left ventricular function: identification of subgroups at risk of death during medical therapy. New England Journal of Medicine 1984;311:1339-45.

28. Mazzotta G, Pace L, Bonow RO. Risk stratification of patients with coronary artery disease and left ventricular dysfunction by exercise radionuclide angiography and exercise electrocardiography. Journal of Nuclear Cardiology 1994;1:529-36.

29. Karvonen MJ. The effects of training on heart rate; a longitudinal study. Ann Med Exp Biol Fenn 1957;35:307-15.

30. Borg G, Linderholm H. Exercise performance and perceived exertion in patients with coronary insufficiency, arterial hypertension and vaso-regulatory asthenia. Journal of Internal Medicine 1970;187:17-26.

31. Schairer JR, Keteyian SJ. Exercise in patients with cardiovascular disease. Cardiac Rehabilitation: Springer; 2007:169-83.

32. Stubbe I, Gustafson A, Nilsson-Ehle P, Agren B. In-hospital exercise therapy in patients with severe angina pectoris. Archives of physical medicine and rehabilitation 1983;64:396-401.

33. Gunning MG, Walker J, Eastick S, Bomanji JB, Ell PJ, Walker JM. Exercise training following myocardial infarction improves myocardial perfusion assessed by thallium-201 scintigraphy. International journal of cardiology 2002;84:233-9.

34. Heran BS, Chen JM, Ebrahim S, et al. Exercise-based cardiac rehabilitation for coronary heart disease. Cochrane database of systematic reviews 2011:CD001800. 1-CD. 92.

35. Kalapura T, Lavie CJ, Jaffrani W, Chilakamarri V, Milani RV. Effects of cardiac rehabilitation and exercise training on indexes of dispersion of ventricular repolarization in patients after acute myocardial infarction. American Journal of Cardiology 2003;92:292-4.

36. Witt BJ, Jacobsen SJ, Weston SA, et al. Cardiac rehabilitation after myocardial infarction in the community. Journal of the American College of Cardiology 2004;44:988-96.

37. Medicine ACoS. ACSM's guidelines for exercise testing and prescription: Lippincott Williams & Wilkins; 2013.

38. McGREGOR CG. Cardiac transplantation: Surgical considerations and early postoperative management. Mayo Clinic Proceedings; 1992: Elsevier. p. 577-85.

39. Webborn A. ACSM's exercise management for persons with chronic diseases and disabilities. British journal of sports medicine 1997;31:354.

40. Belardinelli R, Georgiou D, Purcaro A. Low Dose Dobutamine Echocardiography Predicts Improvement in Functional Capacity After Exercise Training in Patients With Ischemic Cardiomyopathy: Prognostic Implication 1. Journal of the American College of Cardiology 1998;31:1027-34.

41. Ehsani AA, Biello DR, Schultz J, Sobel BE, Holloszy JO. Improvement of left ventricular contractile function by exercise training in patients with coronary artery disease. Circulation 1986;74:350-8.

42. Lucini D, Milani RV, Costantino G, Lavie CJ, Porta A, Pagani M. Effects of cardiac rehabilitation and exercise training on autonomic regulation in patients with coronary artery disease. American heart journal 2002;143:977-83

호흡기계 질환의 재활
Respiratory rehabilitation

| 신용범, 신명준, 신형익

1994년에 미국국립보건원(National Institutes of Health, NIH)은 호흡재활을 '폐질환을 가진 환자와 그 가족들이 독립적인 생활을 유지하고 공동체 안에서 기능적 수준을 최대한 성취할 수 있게 도와주는 여러 분야 전문가들로 이루어진 팀에 의한 서비스'라고 정의하였다. 호흡재활은 다양한 평가를 통해 제공되는 환자 별 맞춤형 치료로서 단순히 운동뿐만 아니라 교육, 영양, 정신의학적 치료 등 모든 요소가 포함되어야 하며, 이를 통해 만성 폐질환 환자들의 건강상태를 적절하게 유지하도록 제공되는 다학제적 통합치료 프로그램이다.[1] 본 장에서는 임상에서 호흡재활의 주요 대상이 되는 만성폐쇄성폐질환과 신경근육 질환의 재활에 대하여 살펴보도록 하겠다.

I. 만성폐쇄성폐질환(COPD)의 호흡재활

폐기능검사에서 확인할 수 있는 1초 강제호기량(FEV1)은 만성폐쇄성폐질환(Chronic Obstructive Pulmonary Disease, 이하 COPD) 환자의 평가에 중요하지만, 호흡재활 치료의 선정기준으로는 충분하지 못하다. 폐기능 수치와 무관하게, 악화되는 호흡곤란 증상은 환자의 운동 능력을 감소시키고 이로 인해 일상생활이 어려워지면서 삶의 만족도가 저하되며 불안, 우울감 등이 동반될 수 있다.[1] 그러므로 적절한 내과적 치료에도 불구하고 증상이 지속되어 자주 병

원 치료가 필요하거나 기능장애, 삶의 질 저하가 동반된 COPD 환자들은 호흡재활 치료가 고려되어야 한다. 본 단원에서는 한정된 지면상 질환의 병태생리나 내과적 치료에 관한 내용은 가급적 줄이고 호흡재활에 초점을 맞춰 기술하도록 하겠다.

1. COPD의 발생 원인과 병리

흡연은 FEV1 감소의 주된 원인이 되고 흡연자의 15%는 COPD로 진행한다. 흡연 시작 연령, 총 갑년(pack year), 그리고 현재 흡연 상태가 모두 COPD 사망률의 예측인자가 되므로 효과적인 호흡재활 프로그램의 시작을 위해선 금연이 우선적으로 고려되어야 한다. COPD 진행 경과의 대부분에선 증상이 나타나지 않고 증상이 나타나도 무시되거나 노화 과정으로 잘못 해석될 수 있다. 초기에

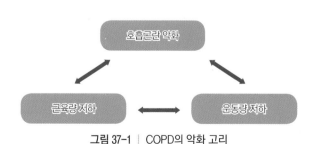

그림 37-1 | COPD의 악화 고리

표 37-1 | mMRC 호흡곤란 점수

호흡곤란 점수	호흡곤란 내용
0	힘든 운동을 할 때만 숨이 차다.
1	평지를 빨리 걷거나, 약간 오르막길을 걸을 때 숨이 차다.
2	평지를 걸을 때 숨이 차서 동년배보다 천천히 걷거나, 자신의 속도로 걸어도 숨이 차서 멈추어 쉬어야 한다.
3	평지를 약 100 m 정도 걷거나, 몇 분 동안 걸으면 숨이 차서 멈추어 쉬어야 한다.
4	숨이 너무 차서 집을 나설 수 없거나, 옷을 입거나 벗을 때도 숨이 차다.

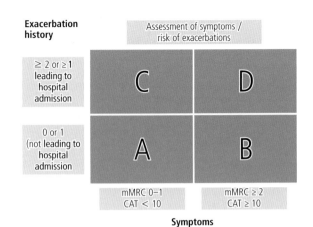

그림 37-2 | COPD 약물치료의 환자군 분류(GOLD guideline 2017)

는 오르막길을 오르거나 빠른 걸음으로 걸을 때 숨이 차게 되고, 더 진행하면 가슴이 답답하고 기침, 객담이 증가하며 불안, 우울감 등이 동반되기도 한다. 결국 휴식 시에도 호흡곤란이 지속되고 이로 인해 운동량이 부족해 지면서 근육량 저하가 진행되는 악순환에 빠지게 된다(그림 37-1). 호흡곤란이 얼마나 심한지에 따라 치료시작 여부를 결정하게 되는데, 이러한 신체 활동에 따른 호흡곤란의 정도를 쉽게 측정할 수 있는 지표가 mMRC (modified Medical Research Council)이다(표 37-1).

2. COPD의 의학적 관리

포괄적 관리는 예방으로부터 시작하지만 증상에 따라 기관지 확장제, 소염제, 산소, 적절한 영양, 운동, 심리치료, 악화관리 등이 추가된다. 기관지 위생 유지와 기도 폐색 경감, 우울증에 대한 조절로도 증상완화를 기대할 수 있다. 휴식 또는 운동 시 산소포화도가 90% 미만의 환자에게는 저산소증을 막기 위한 산소요법이 처방된다. 일부 환자는 만성적인 과호흡을 잘 견디면서 지내기도 하지만, 이런 환자들에게 진정제를 사용하는 경우 이산화탄소 증가에 따른 호흡성산증이 심해질 수 있다. 경구 약물로 반응을 보이지 않는 환자도 흡입제로는 다소 증상완화를 보일 수 있지만 이는 대부분 휴식기에 국한된다.

1) 예방

의사는 환자가 금연에 성공할 수 있도록 적극적으로 안내해야 한다. 2015년부터 국민건강보험공단에선 금연치료를 희망하는 모든 국민에게 연 2회까지 금연치료를 지원하고 있으므로 환자의 의지만 확인된다면 이전보다 쉽게 금연치료 프로그램을 시작할 수 있다. 먼지, 곰팡이, 미립자와 알레르기 유발 물질뿐만 아니라 집 페인트나 용제 같은 기관지 자극제로부터 노출을 피하는 것도 COPD 악화를 예방하는데 중요하다. 최근 미세먼지에 의해 악화된 대기오염이 사회적 이슈가 되고 있다. COPD 환자들의 경우 외출 전 대기오염 정도를 확인하고 마스크 착용이나 외출시간을 줄이는 등의 주의가 필요하다. 호흡기 감염은 심각한 합병증으로 이어질 위험성이 높으므로 겨울을 앞두고 그해에 유행하는 인플루엔자 예방주사를 접종하길 권한다. 세균 감염을 일으키는 흔한 개체인 폐구균에 대한 예방주사도 시행해야 한다.

2) 약물치료

국내 COPD 진료 지침에 따른 COPD 질환의 단계별 약물치료는 폐기능 검사에서의 FEV1, 1년간 증상 악화 횟수, 그리고 호흡곤란정도와 자각증상에 대해 평가하는 mMRC, CAT (COPD Assessment Test)의 점수에 따라 군을 나누고 각 군별로 적합한 약제를 추천하고 있다. 모든 COPD 환자들에게는 적절한 신체활동이 권유되어야 하고 적절한 약물치료에도 mMRC 2점 이상의 호흡곤란이 지속되는 COPD 환자들은 호흡재활 치료 대상으로 반드시 선정되어야 한다. 참고로 세계만성폐쇄성폐질환 기구(Global initiative for chronic Obstructive Lung Disease, GOLD)에선 2017년 새로운 가이드라인을 발표하였고 기존의 약물치료 가이드라인에서 지표로 활용되던 FEV1을 ABCD 분류에서 제외하고 급성악화횟수, 주관적 증상 (mMRC or CAT)만으로 구분하는 것으로 단순화하였다(그림 37-2). 아마 국내 지침도 조만간 이에 따라 변경될 것으로 생각된다.

3. COPD 호흡재활의 목표

호흡곤란 증상의 완화, 운동 능력 최대화 및 일상생활에서 독립성 증진을 통해 삶의 질을 향상시킴으로써 장기적으로 건강 증진 상태를 유지시키는 것이 COPD 호흡재활의 목표이다.[1] 호흡재활 프로그램에는 단순히 운동 능력의 저하에 대한 운동 치료뿐만 아니라 의학적 치료에서 적절히 다루어지지 않는 상대적인 사회적 고립, 불안, 우울증과 같은 정신의학적 평가 및 개입이 필요하다. 또한 질병에 대한 이해, 금연, 급성악화시의 대처와 행동 지침(action plan) 등에 대한 포괄적인 교육과 근육 약화, 체중 감소에 따른 영양 치료 등도 포함되어야 한다.[1,2] 이런 문제들은 서로 복합적으로 연계되어 있으며, 일부 문제만 호전을 보이더라도 악순환의 고리를 끊을 수 있고 그 긍정적 효과는 질환의 전반적인 면에서 나타날 수 있다.

4. 호흡재활 프로그램

COPD 환자들에게는 개인별로 맞춤형의 포괄적인 호흡재활 프로그램이 제공되어야 한다. 폐기능 저하나 기능장애가 이미 심할 경우 호흡재활의 효과를 기대하기 어렵기 때문에 호흡재활 치료 전문가들은 호흡기질환 환자에 대한 재활뿐만 아니라 일반인에 대한 교육과 의료인에 대한 원내교육을 통해 호흡기 질환의 조기발견과 예방적 재활 치료의 중요성에 대해서도 강조해야 한다. 호흡재활 대상 환자 선정을 위한 초기 평가를 통해 환자의 개별화된 목표에 따른 치료 계획을 수립할 수 있다. 이러한 평가는 호흡재

활 팀의 의료진(의사, 물리치료사, 간호사)과 프로그램 코디네이터 등에 의해 시행되어야 한다.

1) 호흡재활 대상 환자 선정

환자들은 증상이 심해지고 운동 능력이 떨어지면서 일상생활이 어려워지게 되어 재활 치료가 필요하게 된다(표 37-2).[3] 호흡재활 치료의 대상자 선정을 위해서는 단순히 폐 기능검사에서 확인되는 FEV1뿐만 아니라 그 외 표준화 된 여러 가지 평가방법을 종합적으로 활용해야 한다. 호흡곤란 정도를 평가하는 mMRC 점수는 사용하기 간편하며 유효성이 입증되어 있고 재현성이 높아 호흡재활 치료 대상 환자를 선정하는데 유용하게 사용될 수 있다.[4,5] GOLD 문서와 BTS (British Thoracic Society) 지침에서는 mMRC 2점 이상의 호흡곤란이 있는 환자를 외래 호흡재활 치료의 대상으로 권고하고 있다.[6,7] CTS (Canadian Thoracic Society)지침은 FEV1이 80% 미만인 COPD 환자들에게 호흡재활 치료를 권고하고 있다.[8]

2) 호흡재활 치료의 금기 및 주의해야 할 동반질환

COPD 환자에서 동반질환들은 호흡곤란 등의 증상 및 기능장애를 더 악화시키는데 영향을 줄 수 있으며, 운동하는 동안에 잠재적 위험요인이 될 수 있다. 그러므로 호흡재활 치료 시 문제를 일으킬만한 동반질환에 대해선 사전에 파악하고 적절한 조치를 취해야 한다. 호흡재활 치료 대상자를 최종적으로 선정하고 배제하는 것은 해당과의 임상전문의사와 호흡재활 팀의 의료진 판단에 따라 결정되어야 하는데, 일반적으로 불안정한 심혈관 질환(불안정 협심증, 급성심근경색, 심한 대동맥판 협착증 등) 및 치료하지 않은 심한 폐동맥고혈압은 호흡재활 치료의 금기이다.[3] 반면, 안

표 37-2 | 호흡재활 치료를 위해 의뢰되는 환자들의 상태

- 호흡곤란, 피로감, 만성적인 호흡기 증상들
- 건강과 관련된 삶의 질 저하
- 기능장애
- 직장에서의 일의 능률 저하
- 일상생활수행의 어려움
- 약물사용의 어려움
- 기저 호흡기질환에 의한 정신의학적 문제
- 영양결핍
- 의료이용의 증가(예: 입원, 응급실 방문, 의사 방문)
- 저산소증을 포함한 가스교환 장애

정화된 심장질환이나 폐동맥고혈압 환자들은 호흡재활팀과 전문의와의 긴밀한 협조 하에 개별화된 호흡재활 치료를 받을 수 있다. 이외에도 퇴행성 관절염이나 근감소증 등의 근골격계 문제, 뇌졸중, 어지럼증 유발 질환, 정신질환 등의 기저질환이 있을 경우 초기평가단계에서 의료진과 호흡재활 팀의 임상적 판단에 따라 호흡재활 시행 여부 및 프로그램 수정 여부를 결정하는 것이 필요하다.

3) 호흡재활 대상환자의 평가

만성호흡부전 소견을 보이는 환자들에 대한 호흡재활 치료를 시행하기에 앞서 대상환자의 평가를 시행하여야 한다. 다양한 평가들이 검증되어 있고 유용한 정보를 얻을 수 있지만 전부 다 시행하는 것은 현실적으로 어렵기에 필수 평가 항목과 가능하다면 시행하는 평가 항목으로 구분 지어 설명하고자 한다(표 37-3).

(1) 필수 평가 항목

필수 평가 항목 중 재활의학 관점에서 중요한 몇 가지를 살펴보자. 호흡곤란은 예후를 결정하는 인자이며, 운동제한이나 삶의 질에 관여하는 중요한 인자이기 때문에 평가가 필요하다. mMRC나 CAT 등으로 평소 호흡기 증상의 정도를 평가할 수 있으며, 0에서 10점으로 구성된 수정 Borg (modified Borg scale) 척도(표 37-4)는 운동 시 호흡곤란 정도, 근육 피로감 정도를 평가하는데 사용된다. 운동 능력평가 중 6분 보행검사는 6분 동안 최대 보행거리를 측정하는 검사이고 표준화된 지침이 있다. 재활 효과의 평가라는 측면에서 보면, COPD 환자에서 6분 보행거리의 유의미한 개선으로 판정하는 최소한의 차이(Minimal Clinical Important Difference, MCID)는 54 m로 보고된 바 있으나,[9] 최근 중증 COPD 환자를 대상으로 한 연구에서는 MCID를 26 ± 2 m로 제안하였다.[10] 또다른 연구에서는 기저치의 10%에 해당하는 변화를 유의미한 개선으로 보고한 바 있다.[11] 산소포화도의 경우 90% 이상을 유지하도록 권고되고 있는데 운동 중 연속 측정 및 기록을 위해선 손목 착용형 맥박산소계측기를 활용하는 것이 편리하다. 산소 처방에 대한 자세한 설명은 뒤에 다시 다루도록 하겠다.

(2) 가능하다면 시행하는 평가 항목

편의상 구분 지었지만 임상적으로 중요한 평가 항목들이

표 37-3 | 호흡재활 대상환자의 평가 항목

필수 평가 항목
병력
신체검사
폐기능검사(Pulmonary Function Test)
흉부 방사선 촬영
심전도
전혈구계산(CBC)
산소포화도(안정 시, 보행 시)
증상 평가(호흡곤란 정도, 피로감)
운동 능력 평가(6분 보행검사)
가능하다면 시행하는 평가 항목
심폐운동부하검사, 셔틀보행검사
호흡근 근력(최대흡기압, 최대호기압) 평가
사지 근력 평가
일상생활동작 수행 평가
삶의 질 평가
정신의학적 평가
심장초음파, 홀터 검사
영양 평가

표 37-4 | 수정 Borg 호흡곤란척도

등급	증상
0	전혀 호흡곤란 증상이 없음
0.5	아주 아주 경미한 호흡곤란(신경을 써야 알 수 있을 정도)
1	아주 경미한 호흡곤란
2	약간의 호흡곤란
3	중간 정도의 호흡곤란
4	약간 심한 호흡곤란
5	심한 호흡곤란
6	
7	아주 심한 호흡곤란
8	
9	아주 아주 심한 호흡곤란(거의 최대로 느끼게 되는 정도)
10	최대 호흡곤란(질식)

므로 시행 가능한 항목들은 함께 평가하는 것이 좋다. 호흡근 근력 평가의 경우 호흡압력측정기를 통해 측정한 최대흡기압(Maximal Inspiratory Pressure, MIP)은 흡기근육 근력을, 최대호기압(Maximal Expiratory Pressure, MEP)은 호기근육 근력을 의미한다. 호흡근의 쇠약이 있는 환자를 대상으로 필요한 경우에 시행할 것을 권고하고 있고 평가를 통해 호흡근 훈련이 필요한 대상자의 선별에 도움이 된다.[1] 근력평가의 경우 일반적으로 1RM (Repetition Maximum; 한 번에 들어 올릴 수 있는 최대 무게, 예를 들면 3RM은 3번은 반복하여 들 수 있는데 4번은 들어 올리는데 실패하는 정도의 무게) 측정이 권장되나 측정이 어려운 경우가 많아 악력계나 소형 힘 측정계(hand-held dynamometer) 등으로 측정하기도 한다. 때로는 Thera-Band를 이용하는 경우도 많은데 이 경우는 반복 가능한 횟수를 기준으로 강도를 설정한다. COPD 환자는 호흡곤란으로 인해 건강관련 삶의 질이 저하되기 때문에 중증도 평가 또는 호흡재활 프로그램의 효과 판정 시 건강관련 삶의 질 평가가 중요하며 St Georges Respiratory Questionnaire (SGRQ) scores, SF-36, CAT 등이 사용 가능하다. SGRQ는 Symptom domain을 사용하여 지난 12개월 동안의 다양한 증상에 대한 평가가 가능하며 한국어판에 대한 타당도와 신뢰도 연구가 이루어져 있다.[12]

4) 호흡재활 운동치료

(1) 운동치료의 원칙과 필요성

COPD 환자에서 운동 능력 감소의 원인으로는 폐 기능 감소가 일차적인 원인이나 최근에는 COPD에 동반된 골격근 대사이상과 근 위축에 의한 컨디션저하의 중요성이 강조되고 있다. 따라서 운동 프로그램을 통하여 기능이 저하된 골격근을 재조건화(reconditioning) 시킴으로써 운동 능력을 향상시키는 것이 성공적인 재활 프로그램의 필수적인 요소이다.[13]

호흡재활에서 운동치료는 가장 중요한 요소이며 중증의 COPD 환자에서도 충분한 운동 효과를 얻을 수 있다.[14,15] 임상에서 COPD 환자에게 운동처방을 할 때는 환자의 능력에 맞게 개별화하여 처방하는 것이 중요하다. COPD 환자는 다른 질환이 흔히 동반되므로 이에 대한 고려 및 조정이 필요하다.[16] 운동치료에서 가장 중요한

표 37-5 | FITT의 구성요소

Frequency	운동 빈도
Intensity	운동 강도
Time (duration)	운동 시간
Type	운동 종류

유산소운동은 최대운동 능력의 60% 이상의 강도로 20~60분, 운동 빈도는 주 3~5회가 권고되고 있다. 고강도 운동이 바람직하지만 고강도 운동이 불가능한 환자에서는 저강도 운동 또는 단순 걷기가 권고된다.

근력운동은 근육량을 증가시키고 효율을 향상시킴으로써 운동 능력이 향상되며, 호흡곤란 증상이 호전될 수 있다. 근력운동은 최대근력의 60~70%의 강도로 10회 반복 세션을 주 2~3회 하도록 권장되고 있으나,[7] 부상의 위험성이 있는 고령자들이나 쇠약한 환자들의 경우 초반에는 15~20회 반복 가능한 무게로 시행하기도 한다. 유산소운동 및 근력운동은 미국스포츠의학회에서 운동처방 시 이용되는 FITT (Frequency, Intensity, Time and Type) 틀이 적용될 수 있다(표 37-5).

(2) 유산소운동

유산소운동은 쉽게 피로해지지 않거나 피로한 상태에서도 운동을 지속할 수 있는 심폐지구력을 향상시키는 운동으로 인체의 많은 근육군을 동시에 사용한다. 유산소운동에 의한 심폐계의 적응 현상으로 일회심박출량, 최대심박출량 및 최대산소섭취량이 증가하고, 일회호흡량과 최대호흡수의 증가에 따른 최대폐환기량이 증가한다. 이러한 심폐계의 증가는 폐확산능력을 향상시키는 효과를 가져와 결국 산소 섭취에 유리한 조건을 형성하게 된다. 운동 중에 섭취할 수 있는 산소의 최대값인 최대산소섭취량(VO_2max)은 심폐지구력을 결정하는 가장 유용한 지표로 사용된다. 심폐지구력을 향상시키는 생활 속의 유산소운동으로는 걷기, 계단 오르기, 자전거타기, 트레드밀, 수영 등이 있다.

심폐지구력 향상에 도움을 주는 유산소운동은 COPD 환자에게 보행거리를 증가시키고 심폐기능을 강화하며 말초근육에서의 산소소비량을 증가시키는 매우 효과적인 운

표 37-6 | COPD 환자를 위한 유산소운동 FITT

FITT	경증 만성폐쇄성폐질환 환자	중증 만성폐쇄성폐질환 환자
빈도	적어도 3~5일/주	적어도 3~5일/주
강도	수정 Borg 호흡곤란척도기준 5~6	수정 Borg 호흡곤란척도기준 3~5
시간	20~60분/일, 6~8주 이상	20~60분/일, 6~8주 이상
종류	걷기, 자전거타기, 수영	걷기, 자전거타기

동방법이다.[17] COPD 환자에서 유산소운동은 환자의 특성에 맞는 FITT를 적용해야 한다. ACSM (American College of Sports Medicine)에서는 일주일에 3~5회, 1회에 20~60분, 경도의 COPD 환자에선 건강한 노인과 마찬가지로 중강도의 경우 5~6(수정 Borg 호흡곤란척도기준), 고강도의 경우 7~8의 운동이 추천되며, 중등도 이상의 COPD 환자에선 최대일률(peak work rate)의 60% 이상을 추천한다. 만약 호흡곤란이나 근육의 탈조건화(deconditioning)가 매우 심한 경우엔 정해진 시간 내에서 적응 가능한 수준의 가벼운 운동부터 점차 부하를 올리는 것을 추천한다.[18] 미국호흡기학회(American Thoracic Society)에서는 일주일에 3일, 1회 30분, 최대운동량의 60% 강도 또는 호흡곤란의 정도에 따라 4~6 강도를 권장하고 있다.[19] 일반적인 COPD 환자를 위한 유산소운동 FITT를 요약하면 다음과 같다(표 37-6).

유산소운동은 하지와 상지를 이용한 방법으로 구분하여 실시할 수 있다. 특히 하지 운동을 통한 심폐지구력운동의 효능성은 매우 높다고 보고되고 있으며 또한 많은 지침에서 권장되고 있다.[15] 하지 운동을 통한 대표적인 유산소운동에는 걷기, 자전거, 트레드밀 등이 있다. 이에 반해 상지 운동은 일상적인 보행이나 달리기가 불편한 환자에게 유용한 운동으로 대표적인 유산소운동에는 팔 에르고미터가 있다.

유산소운동의 강도 결정은 운동부하검사에서 얻어진 최대산소섭취량을 이용해서 결정하는 방법이 가장 좋지만 실제로 모든 환자에서 운동부하검사를 시행하기엔 어려움이 있다. 이러한 경우 과거엔 HRR (heart rate reserve)법과 HRmax (maximal heart rate)법 등을 이용하여 운동강도를 결정하기도 하였으나 중증의 COPD 환자에선 휴식 시

HR이 상승되어 있고 환기 제한 및 일부 약물이 예측되는 HRmax에 영향을 주므로 부정확하다는 제한점이 보고되었다. 최대일률(Peak work rate), 최대산소섭취량(VO$_2$peak)을 대신하여 수정 Borg 호흡곤란척도기준 3~6 정도로 처방하기도 하는데 이는 각각 VO$_2$peak의 53%에서 80%에 해당한다.[20]

일반적으로 COPD 환자들은 유산소운동 중 수정 Borg 호흡곤란척도 7 이상을 보이거나 평소와 다른 호흡곤란이나 흉통, 극도의 피로, 현기증 등의 증세를 나타내면 즉시 운동을 중지해야 한다. 또한, 산소포화도(SpO$_2$)가 90% 미만에서 교정되지 않거나(물론, 필요에 따라 운동 중 산소를 공급하여 이러한 상황을 피하고자 노력한다), 심박수가 연령별 최대심박수(220-나이)의 85% 이상이 되면 운동을 중지한다.

(3) 근력운동

근력운동의 목적은 근력 및 근지구력의 증가, 근횡단면적의 확대, 근육 내 대사기능의 개선 및 최대작업능력의 향상이다. 근력운동과 지구력운동의 적절한 결합은 각각의 운동을 독립적으로 수행하는 것 보다 더 큰 결과를 얻을 수 있다. 근력운동의 강도는 1RM의 측정이 가능한 경우, 환자가 정확한 동작을 수행하는 것을 전제로 1RM의 50~60%에서 운동을 시작하고 1RM의 재평가를 통해 운동 강도를 수정한다. 최종적으로 1RM의 80%까지 향상을 목표로 한다. 고령으로 1RM 측정이 어려운 경우 환자가 2~3회 들 수 있는 중량을 1RM의 80%로 간주한다. 근력운동의 빈도는 일반적으로 15회 반복 3세트 운동을 기준으로 일주일에 2~3회 실시한다. 그리고 1일 운동을 한 후 적어도 하루는 휴식을 취할 수 있도록 계획을 세워야 한다.

(4) 유연성운동

COPD 환자의 적절한 호흡재활을 위해서는 스트레칭을 통한 자세교정과 유연성 회복이 필수적이다.[21] 활동성이 감소된 COPD 환자는 유연성이 감소되고 이는 흉곽가동성 감소의 원인이 된다. 호흡 주동근인 횡격막의 기능저하는 호흡보조근육의 보상성 과다사용을 야기하며 이와 동반된 호흡곤란에 대한 공포감 등과 함께 자세긴장성을 증가시키는 요인으로 작용한다. 이러한 긴장성 증가는 만성적인 통증, 운동 능력감소, 유연성 감소 등의 악순환을 만

든다.[22] 뻣뻣해진 몸통근육에 의해 발생될 수 있는 구부정한 몸통자세는 흉곽가동운동(chest mobilizing exercise)을 통하여 개선될 수 있다. 흉곽가동운동이란 깊은 호흡(deep breathing)과 병행하는 몸통과 팔다리운동이다.[21] 바른 자세 교육과 스트레칭 운동은 뼈대계통 근육의 길이-긴장(length-tension) 관계를 개선시켜 호흡곤란의 증상완화와 호흡보조근육의 기능개선으로 호흡기전을 향상시켜준다.[23] COPD 환자의 목, 어깨 그리고 가슴부위의 호흡보조근육 유연성 훈련은 근육의 역학적 문제를 개선시켜 근피로를 감소시킬 수 있다. 올바른 유연성 훈련 방법은 참을 수 있을 정도의 통증이 느껴지게 되는 운동범위의 최대 지점까지 천천히 신전한 후 잠시 동안 그 상태를 유지하고 다시 서서히 원래 위치로 되돌아오는 방법을 수 차례 반복하는 것이다. 가장 효과적인 유지시간이나 반복횟수는 최대 신전상태에서 15~20초 가량 유지하는 것을 4회 정도 반복하는 것이다.

(5) 호흡근운동(Ventilatory muscle training, VMT)

호흡곤란으로 인한 호흡 요구 증가는 호흡근의 피로를 야기할 수 있으며 근력이 약화된 호흡근에 더 부담을 주게 된다. 그러므로 호흡근 훈련은 호흡근에 지구력과 근력을 제공하고 호흡근 피로와 부전의 발생을 늦추거나 감소시키도록 고안되었다. 그 중 흡기근 훈련의 종류로는 흡기 저항 훈련(inspiratory resistance training), 흡기 역치 훈련(inspiratory threshold training) 그리고 등탄산 과호흡 훈련(isocapnic hyperventilation training)이 알려져 있다. 흡기 저항 훈련은 점점 더 작은 구멍으로 숨을 들이쉬게 하여 흡기근의 저항성 훈련을 통해 호흡근을 강화시키는 방법이다. 흡기 역치 훈련은 조절 가능한 밸브를 통해 흡입을 시도하는데 일정한 압력을 초과하면 공기의 흐름이 이루어져 흡기가 가능하게 되어 흡기근의 근력 강화 및 지구력 향상에 도움이 된다. 등탄산 과호흡 훈련은 환자를 일정시간 동안 최대로 과호흡 하도록 하여 호흡근 지구력을 강화시키는 훈련이다.

사실상 아직 흡기근 훈련의 효과에 관한 연구 결과는 논란이 있다. 흡기 저항 훈련은 호흡근 근력과 지구력을 증가시키고 호흡곤란을 감소시킨다고 보고되어 있다.[24] 하지만 흡기근 훈련이 운동 능력 향상이나 삶의 질에 영향을 준다는 증거는 명확하지 않았다. 그래서 AACVPR

의 근거중심 임상 지침 4판에서는 호흡재활을 시행할 때 모든 환자에게서 통상적으로 흡기근 훈련을 사용하는 것은 근거가 부족하지만, 몸이 쇠약하거나(cachexia), 스테로이드 사용으로 인한 호흡근 약화가 있는 경우 또는 사지의 근지구력과 근력 강화 훈련에도 불구하고 호흡곤란 증상이나 운동 시 제약이 있는 경우에 흡기근 훈련을 고려할 수 있다고 기술되어 있다.[25,26] 흡기근 훈련은 일주일에 4~5일, 최대 흡기 압력(maximal inspiratory pressure, MIP)의 30~40%의 강도, 하루에 30분 1세트 또는 하루에 15분 2세트를 적어도 2개월 이상 시행할 것을 권고한다.[19,24]

5) 호흡재활-자기관리를 위한 교육

호흡재활에서 교육은 통합적 자기 관리를 중점으로 환자의 행동 변화를 촉진하는 것이 가장 중요한 목적이다. 그러나 교육 내용은 환자마다 처한 상황이 다르기 때문에 각 환자의 필요와 관심사항, 진단, 중증도, 동반질환에 맞추어 개별화 되어야 한다. 우선 그룹으로 교육을 하고, 그 후에 보완하는 형태로 스태프가 환자마다 개별 보충을 하는 형태가 일반적이다. 교육 내용은 환자마다 특수한 상황에 맞게 개개인의 필요를 충분히 충족시킬 수 있어야 한다.

(1) 호흡법 재훈련

COPD 환자는 흉곽 구조 변화, 근력 감소, 폐 과팽창과 탄력성 감소, 가스 교환 이상, 횡격막 처짐 등으로 발생한 호흡 펌프 기능 저하로 호흡곤란이 발생한다. 호흡법 재훈련은 이런 변화에 일시적으로 맞서는 하나의 방법으로 호흡곤란을 덜고 가스 교환을 향상시키는 데 목적을 둔다. 호흡법 재훈련 기술의 효율성을 평가하기 위해 호흡곤란 정도와 동맥혈 포화도를 평가하는 것이 부분적인 도움이 된다.

오므린 입술 호흡법(Pursed lip breathing)을 통해 입안에서 생긴 양압이 기도 내로 전달되어 소기도의 폐쇄를 막아주고 분비물 축적도 방지한다. 호기를 연장시켜 분당 호흡수를 감소시키고, 안정 시 1회 흡기용적을 증가시키고, 운동 능력을 향상시킨다. 시행 방법은 목과 어깨 근육이 이완된 상태로 천천히 깊게 코를 통해 흡입하고 호기 시 입술을 둥글게 모아 촛불을 불 듯 천천히 공기를 배출한다. 흡기와 호기의 비율이 1:2가 되도록 한다. 이 때, 이완된 상태로 천천히 길게 호흡하도록 유도하고 강제적 호기는

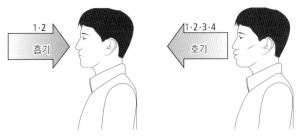

그림 37-3 │ 오므린 입술 호흡법

동영상 37-1

피하도록 한다(그림 37-3).[27-30]

　횡격막 호흡법(Diaphragmatic breathing)은 환자로 하여금 덜 힘들게 호흡을 하도록 하며 환기의 효율성을 증가시키고, 횡격막의 상승과 하강 거리를 증가시킨다. 환자는 편안한 자세를 취하도록 하고(일반적으로 누워서 기댄 자세; Semi-Fowler's position), 각각 배와 가슴에 손을 올려놓고 흡기 시 가슴은 움직이지 않고 배가 움직이는 것을 느끼며 호흡하도록 한다. 처음에는 5~10분간 하루 3~4회 실시하고 점차 운동 시간을 늘린다(동영상 37-1).

(2) 객담 배출법

기관지의 만성 염증 소견은 급성 염증과 점액 과분비와 중복되어 있다. 점액은 뱉기 힘들 정도로 진하고 점도가 높아지다가 세균 감염이 동반되면 추가 손상으로 생명을 위협하는 정도의 분비물이 기도를 막게 된다. 환자는 기침으로 객담을 효과적으로 제거할 수 있어야 하지만, 그렇지 못한 경우가 많다. 대체 방법으로서 기침을 할 때 전체 폐용량까지 후두가 열린 채 헛기침(huffing)을 여러 번 끊어서(staccato-like) 함으로써 작은 기도의 허탈, 기관 수축, 계속되는 기침으로 인한 피로를 최소화 할 수 있다. 보조 기침(Assist cough)은 환자의 복근이 약한 상태일 때 기침 시 손을 사용하여 복압을 추가하는 방법이며, 수술한 환자

의 경우 통증으로 효율적인 기침이 불가하여 기침 보조법(splint cough)을 사용할 수도 있다.[31-33] 그 외에도 체위배담법, 경타법, 진동법 등 다양한 객담 배출법이 있다. 또한 객담량이 많을 경우 고빈도흉벽진동기(High frequency chest wall oscillation)나 기침보조기(Mechanical Insufflations-Exsufflator (MIE)/Cough assist machine)와 같은 장비를 사용할 수도 있다. 이상의 방법에 대해서는 곧이어 다룰 신경근육 질환에서의 호흡재활의 객담 배출법 단원을 참고하기 바란다.

(3) 영양 섭취

영양 상태 증진은 근력과 호흡근의 지구력 개선, 면역력 유지에 매우 중요하기 때문에 호흡재활에 중요한 요소이다. 매우 빠르고 얕은 호흡을 하는 환자의 경우 식사 중 기도흡인의 가능성이 높으며, 식사 후 위가 팽만되면 호흡곤란을 가중시킬 수 있다. 체중 감소로 추정할 때 만성폐쇄성폐질환 환자의 약 25%가 정상 영양 상태를 유지할 수 없다. 만일 환자가 입원할 정도로 악화된 상태라면 약 50% 정도에서 비정상 영양상태이다. 영양 결핍은 가스교환 이상 환자에게 더욱 흔하며, 단백질과 순 체중 감소는 근력과 호흡근 약화를 초래한다. 열량 공급의 최상 목표는 없으나 단백질 부족과 전해질 이상을 초래하게 해서는 안된다. 숨이 가쁜 경우 음식 섭취는 적게 자주하며 식사 중 산소 공급을 하여 산소포화도 감소를 초래하지 않게 한다.

(4) 산소 공급

많은 환자들이 산소치료가 필요하다는 것을 부정한다. 환자에게 산소 공급 방법을 스스로 결정하게 하고 산소가 더 오래 살 수 있게 하는 요소라는 것을 이해시켜야 한다. 저산소증 환자 생존율은 산소 투여 시간에 비례하여 증가되므로 저산소증의 교정과 예방에 주의를 기울여야 한다. 산소치료는 폐동맥압과 폐혈관 저항 저하, 이차적 혈구 증가 감소, 심장기능 강화, 정신 능력 향상, 운동 능력 강화로 일상생활동작을 향상시킨다. 동맥혈 가스분석 결과 동맥혈 산소분압(PaO$_2$)이 안정 시 55 ㎜Hg 이하(폐성심 징후 동반 환자는 69 ㎜Hg 이하) 환자는 저산소증을 의미하므로 산소치료를 처방한다. 산소치료 처방전은 내과, 흉부외과 및 소아의 경우 소아청소년과 전문의가 발행할 수 있다. 처방전이 발행 될 경우 상용화 된 실내용 산소발생기 및 휴대

용 산소발생기의 대여료를 국민건강보험공단에서 대부분 지원하므로(중복 처방 가능) 환자부담은 그리 크지 않다. 휴대용 산소발생기의 경우 약 1~3 L/min(Pulse flow mode)의 산소를 공급하면서 1.5~5시간 사용 가능하므로 호흡곤란으로 이동이 어려웠던 외래 환자들의 경우나 좀 더 활동적인 호흡재활훈련 시 큰 도움이 된다.

산소는 동맥혈 산소분압 60 ㎜Hg를 초과하는 것을 목표로 처방되는데 이는 일반적으로 동맥혈 산소포화도 90%에 해당한다. 산소포화도를 훨씬 더 높게 유지하기는 어려울 뿐만 아니라 오히려 이산화탄소 축적을 야기할 수 있다. 말기 COPD에서 산염기 균형으로 보상된 만성 과호흡은 호흡회수를 낮추도록 유도하여 적응 가능하나 급성 과호흡은 응급을 요하는 호흡부전 상태로 간주해야 한다. 호흡재활 치료를 받는 환자가 적극적인 생활방식을 유지하도록 훈련 받으려면 운동 중에도 적당히 산소가 공급되어야 하며 산소포화도가 90%를 초과하여 유지되도록 한다. 맥박산소계측기(pulse oximetry)는 일반적으로 이런 임상 검사에서 사용되나 고도로 정확하지는 않으며 조직관류(tissue perfusion)가 나쁜 환자에서는 정확도가 더 떨어지게 된다. 상황에 따라서는 운동 후 측정한 동맥 가스분석을 통해 부가적인 정보를 얻을 수 있다.

5. 호흡재활의 효과 및 근거

1) 호흡곤란
2009년 시행한 체계적인 메타분석에 따르면 호흡재활 치료군은 대조군에 비해 호흡곤란을 비롯한 임상 증상이 향상되는 것으로 나타났다. Chronic Respiratory Questionnaire (CRQ)를 이용한 호흡곤란 평가에서 가중 평준 차이

(mean difference, 95% CI)가 1.06(0.85,1.26)으로 임상적으로 의미 있는 최소 증가 기준(MCID)인 0.5점을 상회하였다. SGRQ scores를 보고한 6개의 임상 연구를 분석하였을 때는 가중 평균 차이가 임상적으로 의미 있는 감소 기준인 4점 이상이었다.[34] 2012년 COPD 연구그룹 또한 호흡곤란에 대한 호흡재활 치료의 효과를 검토 하였으며, 최소 4주 이상의 호흡재활 치료 후 명백한 호흡곤란의 감소를 보고하였다.[35]

2) 운동수행 능력
호흡재활 전후 자전거 에르고미터를 통한 운동부하검사를 시행하였고 최대 운동 능력의 가중평균 차이가 8.43 watts (95% CI 3.4, 13.4)로 향상되었다. 6분 보행검사 호전 정도를 분석한 연구에서는 치료군에서 48 m 증가하여, 임상적으로 의미 있는 증가 기준인 54 m에는 미치지 못하였으나, 호흡재활방법, 강도, 기간 등을 고려하여 세부 분석을 시행한 결과 치료 기간이 길수록(6개월 이상), 운동 치료 횟수가 많을수록(28회 이상) 효과가 증가하는 경향이 관찰되었다.[36]

3) 삶의 질
코크란리뷰[34]에서는 삶의 질에 대해 CRQ와 SGRQ의 두 가지 지표에 대하여 각각 11개와 6개의 연구들을 대상으로 호흡재활 치료의 효과에 대한 메타분석을 한 바 있다. CRQ는 호흡곤란(Dyspnea), 피로감(Fatigue), 감정상태(Emotional function), 자기제어(Mastery)의 영역으로 나눠지며 각각의 영역 모두에서 호흡재활 치료군이 임상적으로 유의한 삶의 질의 향상을 보였다. SGRQ는 총점(Total), 증상(Symptom), 영향력(Impact), 활동성(Activity)의 측면에서 평가하며, 증상 영역을 제외한 나머지 모든 영역에서

표 37-7 | 호흡재활 권고사항

호흡재활 치료는 COPD 환자의 호흡곤란을 개선하기 위하여 권고한다.	(근거수준: A)
호흡재활 치료는 COPD 환자의 운동 능력 개선을 위해 권고한다.	(근거수준: A)
호흡재활 치료는 COPD 환자의 삶의 질을 향상시키기 위하여 권고한다.	(근거수준: A)
COPD 환자의 호흡재활 치료는 외국에서 비용-효과가 증명되었으므로 권고한다.	(근거수준: B)
호흡재활 치료는 COPD 환자의 심리사회적 안정을 위하여 권고한다.	(근거수준: A)

호흡재활 치료를 시행한 군이 통계적으로 유의하게 삶의 질이 향상되었다. Troosters 등의 연구[37]에서는 6개월의 외래 호흡재활 치료 후 보인 삶의 질 향상 정도가 18개월 후에도 감소하지 않고 유지되었고, 이는 장기간 재활 치료 시 그 효과가 더 오랜 기간 유지될 수 있음을 시사하는 것이다.

4) 의료비용 절감효과

호흡재활 치료 후 보건의료 이용의 감소를 통해 장기적으로 의료비용 절감효과가 있음이 최근 연구들에서 보고되고 있다.[38,39] 이는 호흡재활 치료가 입원 횟수나 입원 기간을 줄여줄 뿐만 아니라 급성악화의 빈도를 줄여 응급실 방문이나 외래 방문의 횟수를 감소시켜 주기 때문일 것으로 보인다.[40,41] Griffith 등은 무작위 대조연구를 통해 6주간 총 18회의 호흡재활 치료를 받은 환자와 일반적인 치료를 받은 환자들을 비교하였고 1년 동안의 의료비용을 분석한 결과 호흡재활 치료 비용을 감안하더라도 보건의료 이용의 감소를 통해 분명한 의료비용 감소효과가 있음을 보고 하였다.[40]

5) 심리사회적 효과

메타분석[42]에 의하면, 포괄적 호흡재활 치료를 시행한 군에서 표준 치료를 시행한 군에 비해 불안과 우울감이 감소하였으나, 운동과 교육의 단독치료만 시행한 경우에는 유의한 효과를 보이지 못하였다(표 37-7).

II. 신경근육 질환에서의 호흡재활

신경근육계 질환(neuromuscular disease)은 운동 단위(motor unit)의 이상에 의하여 발생하는 질환을 의미하며 운동단위는 척수 전각세포(anterior horn cell)와 말초신경, 신경근육 접합부(neuromuscular junction) 및 근육으로 구성되어 있다. 신경근육계 질환은 다양한 질병이 있으나 호흡재활이 주요 적용되는 질환은 근위축성 측삭경화증(amyotrophic lateral sclerosis), 척수성 근위축증(spinal muscular atrophy), 뒤시엔느 근이영양증(Duchenne muscular dystrophy) 등과 같이 질병의 진행이 빠르고 심하여 호흡 기능의

약화가 발생하는 질환이다(표 37-8). 따라서 이러한 질환을 가진 환자들의 재활 치료의 목표는 호흡 기능에 국한되지 않고, 이동 동작, 자세와 변형, 섭식과 영양 등을 포함하여 포괄적으로 평가한 후 치료를 진행해야 한다.

본 장에서는 신경근육계 질환에서 일반적으로 사용할 수 있는 호흡재활 기법과 기관루(tracheostomy) 등 특수한 고려점에 대하여 기술하고자 한다. 이 장의 마지막에는 급격한 근력저하를 특징으로 하는 제1 형 척수성 근위축증과 뒤시엔느 근이영양증에서 호흡재활을 진행할 때의 주의사항을 덧붙였다.

1. 질병의 진행에 따른 호흡재활 진행

신경근육계 질환들은 대부분 진단 당시에는 호흡 관련 증상이 나타나지 않지만 병이 진행함에 따라 호흡기 증상이 나타나기 시작한다. 효과적인 환기는 호흡근의 사용방식과 흉곽의 순응도에 의해 결정되는데, 신경근육계 질환에서는 횡격막과 늑간근의 약화와 근육의 섬유화로 인해 순응도가 감소하여 흉곽의 효과적인 팽창을 저해하기 때문에, 결과적으로 제한성 폐질환이 발생한다. 호흡기와 관련하여 최초로 문제가 되는 것은 객담 배출 능력의 감소이다. 그러나 병이 진행함에 따라 주로 야간의 호흡 부전부터 시작하여 인공 환기를 필요로 하는 시간이 길어진다. 신경근육계 질환의 호흡재활은 상기도 감염, 폐렴 등의 합병증을 최소화하고 호흡 증상을 완화시켜 최선의 기능 상태를 유지하여 삶의 질을 높이고 생존 기간을 연장하는 것을 목표로 한다.[44] 따라서 질환의 진행 정도에 맞추어 호흡재활의 목표와 방법을 선택적으로 적용하여야 한다. 표 37-9에서는 대표적인 신경근육계 질환인 뒤시엔느 근이영양증 환자에서 호흡재활 프로그램의 예를 정리하였다.

2. 초기 호흡근 강화 운동

호흡근 강화 운동은 통상적으로 그림 37-4에서와 같은 흡입기(spirometer)를 이용하여 시행한다. 그러나 호흡근 강화 운동으로 인한 호흡근의 피로 유발은 잠재적인 위험요소로 작용할 수 있어 운동 필요성에 대한 논란이 있으며,

표 37-8 | 호흡재활이 필요한 대표적인 신경근육계 질환[43]

Myopathies	Motor neuron disease	Brain stem/Basal Ganglia	Spinal cord*
Muscular dystrophies	Amyotrophic lateral sclerosis	Stroke	Trauma
– Duchenne muscular dystrophy	Spinal muscular atrophy	Neoplasm	Spinal infarction or hemorrhage
Glycogen storage disease	Primary lateral sclerosis	Progressive bulbar palsy	Demyelinating disease
– Pompe's disease	Postpolio syndrome	Parkinson's disease	Disk compression
– McArdle disease		Multiple sclerosis	Syringomyelia
Mitochondrial myopathy			Neoplasm
Congenital myopathy			

* 척수손상에서는 제12흉수 이상 손상에서 호흡기 문제가 발생할 수 있다.

표 37-9 | 뒤시엔느 근이영양증에서 호흡재활 프로그램의 진행 예

구분	초기	중기	후기
기능수준	보행가능	휠체어보행	휠체어보행 잦은 폐렴 호흡곤란
측정/평가	최대기침유량 폐활량	최대기침유량 폐활량 산소포화도 호기말 이산화탄소 수면다원검사	최대기침유량 폐활량 산소포화도 호기말 이산화탄소 수면다원검사
재활훈련	공기누적훈련 흡입기(inspirometer)	공기누적훈련 혀인두 호흡법 훈련	공기누적훈련 혀인두 호흡법 훈련
객담제거	도수 보조 기침법	기침 유발기+도수 보조 기침법	기침 유발기+도수 보조 기침법
인공환기	불필요	비침습적 호흡기(야간)	비침습적 호흡기(주야간)
기관루	불필요	불필요	대개 불필요(필요 시 고려)

폐기능 검사에서 측정한 FVC가 정상예측치의 25% 이하 또는 $PaCO_2$가 45 ㎜Hg 이상에서는 호흡근 강화 운동이 효과적이지 않다고 알려져 있다.[45] 따라서 필요 시 호흡근력 강화 운동을 시행하고, 그림 37-5와 같이 흉곽 스트레칭은 지속적으로 시행하는 것이 바람직하다고 볼 수 있다. 흡입기를 사용할 때에도 근력 보다는 지구력을 위주로 한 프로토콜로 시행하는 것이 타당한데, 예를 들면 흡입하는 유속을 최대한으로 하는 것보다는 최대 속도의 절반 정도의 유속으로 오랫동안 들이마시도록 한다. 호흡근의 피로가 발생하지 않도록 흡기 후 1분 이상의 휴식 시간을 두어야 한다.

호흡근 강화를 위한 유산소운동과 저항성 운동의 적합한 치료의 횟수, 강도 및 운동종류에 대해서는 연구가 제한적이다. 하지만, 질병 초기의 잔여 근력이 양호할 때 최대하 수준에서의 수영이나 에르고미터와 같은 호흡기계 운동을 도울 수 있는 유산소운동은 효과적일 수 있다. 운동 후 발생하는 심한 근육통과 운동 후 24시간 이내에 발생한 마이오글로빈뇨(myoglobinuria)는 근육과로(overexertion)와 수축으로 인한 근육손상을 의미하기 때문에 반드시 운동 강도에 대한 수정이 필요하다(동영상 37-2).

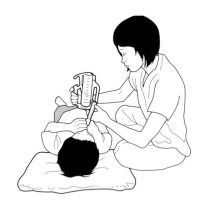

그림 37-4 | 흡입기를 사용한 호흡 운동

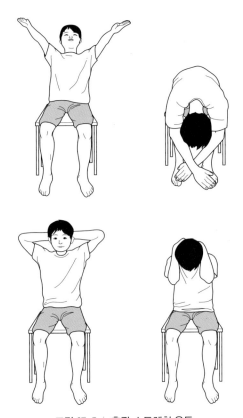

그림 37-5 | 흉곽 스트레칭 운동

동영상 37-2 | 상지 에르고미터를 사용한 유산소운동

3. 객담 배출법

객담 배출법은 기도 청결(airway clearance) 또는 기도 기관지 위생술(bronchial hygiene)으로도 불리며, 호흡재활에서 빼 놓을 수 없는 부분이며 특히, 객담 배출 능력이 저하된 신경근육질환 환자에게는 특히 중요하다. 성인에서 흔히 사용되는 체위배액법(postural drainage)은 소아에서 사용하기 어려운 경우가 많은데, 2세 이전에는 하부식도 괄약근이 충분히 발달하지 못하여 역류의 가능성이 높기 때문이다.[46] 이러한 경향은 신경근육질환 환아의 경우에 더 심하여 2세 이후까지 지속될 수 있으므로 주의해야 한다.

1) 객담 배출 능력의 측정
적절한 객담의 배출은 신경근육계 질환 환자들에게 있어서 무기폐와 폐렴을 예방하기 위한 중요한 과정이다. 적절하지 못한 객담의 배출은 경한 상기도 감염에서 조차도 폐렴으로의 악화 가능성을 높이고, 조기의 급성호흡부전을 일으켜 사망 시기를 앞당기는 등 삶의 질에 치명적인 저해요소로 작용한다. 객담을 스스로 배출할 수 있는 기침 능력을 가질 수 있는지 알 수 있는 지표로는 MIP, MEP, 최대 기침 유속(Peak Cough Flow, PCF), 폐활량 등이 있는데, 이 중 PCF가 객담 배출 능력을 가장 잘 반영한다. PCF는 그림 37-6과 같이 기침 유속기를 입에 물고 최대한의 기침을 하여 측정을 하며 기침 유속이 160 L/min 미만일 때에는 적절한 기침 능력이 부족하다고 판단할 수 있다. 그러나 상기도 감염 등 호흡기계에 감염이 있을 때에는 기침 유속이 160 L/min 이상일 때에도 적절한 객담 배출이 이루어지지 않을 수 있으므로 주의하여야 한다. 통상적으로 기침 유속이 270 L/min 이하로 감소하면 보조적 기침법에 대한 훈련을 시작한다.[47] 보조적 기침법은 질병에 이환되었을 때뿐 아니라 평상시 기도 청결을 향상시키고 무기폐를 예방하기 위해 하루에 1회 또는 2회 유지요법으로 시행하는 것이 중요하다.

2) 도수 보조 기침법(manually assisted coughing method)
정상인의 경우에서는 무의식적으로 기침을 하지만 기침의 과정은 생리학적으로 결코 간단한 것이 아니다. 효과적인 기침을 하기 위해서는 숨을 폐활량의 90% 가까이 들여 마신 다음 성문을 닫고 복압 및 흉곽을 이용하여 압력을 높

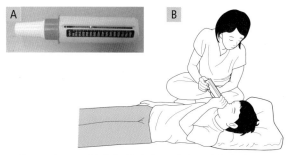

그림 37-6 | A: 기침 유속 측정기. 공기가 구강에서 새어나가지 않도록 마우스 피스 대신 안면 마스크를 사용할 수도 있다. B: 누운 자세에서 최대한으로 힘차게 기침을 하면서 기침 유속을 측정한다.

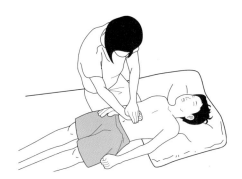

그림 37-7 | 복부압박을 이용한 보조적 기침법

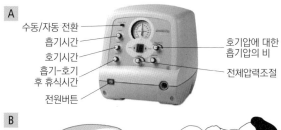

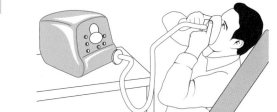

그림 37-8 | 기침보조기(A)와 사용 방법(B)

동영상 37-3

인 다음 성문을 여는 동시에 호기근을 강하게 수축시켜야 한다. 신경근육계 질환 환자들은 호흡근력이나 인후두부 근력이 약화되어 있어 위와 같은 과정이 잘 일어나지 않아 그림 37-7과 같은 도수 보조 기침법이 필요하다.

　치료자는 양손을 환자의 명치 부위에 놓고 환자가 기침을 할 때 손바닥면을 이용하여 명치 부위에서 후상방 방향으로 압력을 주어 기침을 보조한다.[48] 지나치게 세게 하면 늑골 골절이 일어날 수 있으므로 특히 고령의 환자의 경우 주의하여야 한다. 공기 누적 운동과 병행하면 좀 더 강한 기침을 유도할 수 있는데, 기침 유속 측정기를 사용하여 도수 보조 기침법을 사용하였을 때 어느 정도 속도의 기침이 유발되었는지 측정하여 기침 보조 기술이 적절한지 여부를 반드시 확인해 보아야 한다.

3) 기침 유발기(Mechanical Insufflation/Exsufflator, MIE)

기침 보조기(그림 37-8A)는 폐에 양압을 가하여 폐에 공기를 충분히 주입시킨 뒤 순간적으로 진공청소기처럼 음압을 가하여 강력한 호기 기류를 발생시킴으로써 객담을 제거할 수 있는 기구이다. 그림 37-8B에서와 같이 비 구강 마스크 또는 마우스피스를 사용할 수 있으므로 기관 절개 없이 객담을 효과적으로 제거할 수 있는 것으로 알려져 있다. 기침 보조기는 원위부 모세 기관지까지 압력을 전달할 수 있고 기관지 섬모(cilia)의 손상을 주지 않으므로 기관루를 통한 석션 카테터에 의한 객담제거보다 더 효과적이라고 볼 수 있다.[49]

　흡기와 호기 시 압력은 초기에 +15/-15 ㎝H$_2$O으로 시작하며, +/-40 ㎝H$_2$O를 목표로 5~10 ㎝H$_2$O의 간격으로 환자의 적응도에 맞추어 서서히 증가시켜 조절한다. 흡기는 1~3초 동안 시행하고 호기 시 도수 보조 기침법을 병용하면 보다 효과적인 객담제거를 유도할 수 있다.[50]

　기침유발 5회를 한 세션으로 하여 4~5회의 세션을 시행하며 과호흡을 방지하기 위하여 세션 간격은 30초 이상 두어야 한다. 일반적으로 하루 4차례 정도의 치료 횟수가 필요하지만, 상기도 감염 등 호흡기계 감염이 있으면 시행하는 횟수를 늘려야 한다. 처음 적용 시에는 기침 보조기의 시간과 압력을 환자가 잘 적응할 수 있는 수준으로 설정하여야 하며, 이후에 객담제거의 최대화를 위해 압력과 시간의 조절을 시행한다. 이를 통해서 환자의 적응을 쉽게 할 수 있고, 기흉, 위식도 역류, 폐출혈 등의 합병

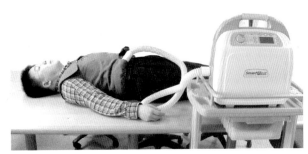

그림 37-9 | 조끼형 흉벽 진동기

증도 예방할 수 있다.[51] 만약, 압력손상으로 인해 수포성폐기종(bullous emphysema), 기흉, 종격동기종(pneumomediastinum) 등이 최근 발생한 기왕력이 있다면 사용에 주의를 요한다.

4) 흉벽 진동기(chest wall vibrator or oscillator)

특별한 체위 변경 없이 조끼를 착용하고 고 빈도의 진동 자극을 통해 전단력(shear force)을 가하여 기관지 벽에 붙어 있는 객담을 떨어 뜨려 객담이 상기도로 이동하는 것을 도와주는 도구이다. 상업화된 제품은 30 Hz까지의 진동이 가능하며 사용 방법이 간단하여 체위배액, 도수적 기침 보조, 기침 보조기 등과 병행하여 사용할 수 있다(그림 37-9). 주로 낭성섬유증(cystic fibrosis) 환자들에게 사용되었으나, 최근에는 그 적용 범위를 넓혀 근육병 환아와[52] 척수성 근위축증에서 성공적으로 사용되고 있다.[53] 다른 객담 배출법에 비해서 다양한 자세에서 적용이 가능하고 환자의 능동적인 노력이 필요하지 않기 때문에 신경근육질환 환자들에게 적용이 쉽고 일관된 객담제거효과를 기대할 수 있다.

4. 흉곽 및 폐의 유연성 유지를 위한 재활 치료

1) 최대주입용량(Maximum Insufflation Capacity, MIC)의 개념

최대주입용량은 성문(glottis)을 닫았을 때 폐에 담을 수 있는 최대한의 공기량을 뜻한다. 최대주입용량은 폐활량과는 달리 경구, 인두 및 후두 근육의 근력에 비례할 뿐 호흡근육의 근력과는 명확한 관련성이 없다.[54]

정상인의 경우에는 의식적 또는 무의식적으로 숨을 깊게 들이 쉬어 폐를 최대 용적까지 팽창시키나 호흡근의 약화가 있는 신경근육계 질환 환자는 폐를 충분히 확장시키지 못하여 흉곽의 근육이 단축되고 근육이 섬유화되며 폐 내에서도 미세무기폐(microatelectasis)가 진행하여 폐의 유순도가 감소하게 된다. 이러한 변화는 기침과 객담제거 능력을 감소시켜 잦은 호흡기계의 감염의 위험인자가 된다.

기침 유속은 최대주입용량에 좌우되며 공기 누적 운동으로 최대주입용량을 유지하여 보조적 기침법을 사용하면 적절한 기침 유속을 유지할 수 있다. 신경근육계 질환이 진행함에 따라 폐활량은 줄어들지만 적절한 공기 누적 운동과 보조적 기침법으로 최대주입 용량은 유지되거나 오히려 증가할 수도 있다.[55]

2) 공기 누적 운동(air stacking exercise)

(1) 적응증

신경근육계 환자에서 공기 누적 운동은 초기부터 시행하는 것이 좋으며 폐활량이 정상예측치의 70% 이하로 감소하기 전에 시행해야 한다.[44] 객혈, 최근에 발생한 기흉, 폐기종, 심한 폐쇄성 폐질환, 최근 폐엽 절제술 등을 시행 받은 경우, 뇌압이 올라가 있는 상태, 협조가 되지 않는 경우 등에서는 시행하지 않도록 한다. 기관루(tracheostomy)를 한 경우에도 공기 누적 운동을 시행할 수 있으나 이 때에는 반드시 기관루 커프에서 공기를 뺀 다음 시행하여야 한다. 기도삽관 상태(endotracheal tube)에서는 일반적으로 시행하지 않는다.

(2) 시행 요령

① 시행 전 준비 사항

그림 37-10에서와 같이 심폐 소생술에 사용하는 백과 튜브, 편측 밸브(one way valve), 코와 입을 덮는 안면 마스크 또는 마우스피스 등을 연결하여 사용한다. 앉은 자세에서 시행하기 용이하나 그림 37-11에서와 같이 누운 자세에서 시행하고 보조적 기침법과 병행하여 시행할 수 있다. 시행 전에 미리 환자에게 폐가 충분히 팽창된 느낌이 들거나 심하게 불편할 때에 수신호 등을 이용하여 표현할 수 있게 약속을 정한다. 공기 누적 운동은 식사 전이나 취침 전에 시행하는 것이 좋으며 식사 직후에는 시행하지 말아야 한다. 공기 누적은 한 세션(session) 시행에 3회에서 5회 반복한다. 통상적으로 하루에

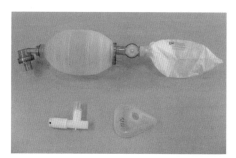

그림 37-10 | 공기 누적 운동에 필요한 도구

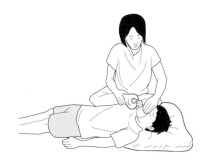

그림 37-11 | 안면 마스크를 이용한 공기 누적 운동

동영상 37-4

4세션 이상 시행하며 객담이 많은 경우에는 보조적 기침법과 병행하여 세션 사이에 10분 간격 이상을 두고 지속적으로 시행할 수 있다. 과호흡이 발생할 수 있기 때문에 시간 간격은 정확히 지켜야 한다.

② 시행 방법

마우스피스를 사용하는 경우에는 클립을 이용하여 코를 막고 환자가 최대한으로 숨을 들이 마신 뒤 내쉬지 말고 참도록 한다. 즉, 마우스피스를 꽉 물어 공기가 새지 않도록 한다. 치료자가 서서히 백을 짜면서 환자에게 들어오는 공기에 맞추어 숨을 들이쉬라고 지시한다. 환자가 충분히 팽창된 느낌을 신호로 알릴 때까지 2~5회 반복한다. 환자가 신호를 보낸 뒤에 바로 숨을 내쉬지 말고 3초 정도 상태를 유지하도록 한다. 유지 후 그냥 내쉴 수도 있고 보조적 기침법을 사용하여 객담 배출을 시도할 수도 있다. 이와 같은 방법을 3회에서 5회 반복하며 반복 후 10분 이상 휴식 시간을 두어야 한다. 마우스피스 주위로 공기가 새면 그림 37-11과 같이 코와 입을 덮는 안면 마스크를 사용하여야 한다.

③ 혀인두호흡(Glossopharyngeal breathing)

혀인두호흡을 이용하여 공기누적운동의 효과를 거두어 최대주입용량를 증가시키고 기침 능력을 향상시킬 수 있다.[56] 구강 및 인두 근육의 기능이 충분해야 시행할 수 있어 상부경수손상 환자에게 가장 이상적으로 적용해볼 수 있으며, 폐활량과는 상관없이 이 호흡법을 적용할 수 있다. 숨을 최대한으로 들이쉰 후 숨을 참은 뒤 공기를 15~20회 꿀꺽꿀꺽 삼키는 요령으로 시행하는데, 처음 호흡법을 익힐 때에는 폐활량계(spirometer)

를 이용하여 삼킨 공기 양을 측정하여야 정확한 방법으로 시행하였는지 여부를 확인할 수 있다.[57] 이 호흡법은 인공호흡기가 고장이나 정전으로 작동을 중지하였을 때에도 사용할 수 있으므로 공기누적운동법을 시행하는 시기에 병행하여 연습하여야 한다.

5. 비침습적 인공호흡의 적용

1) 비침습적 환기의 개념

비침습적 기계 환기란 기관내 삽관이나 기관절개 등의 침습적 방법을 사용하지 않고 환기를 시키는 방법을 뜻하며, 구체적으로는 비강 혹은 안면 마스크 등을 통하여 양압을 공급해 주는 비침습적 환기(non-invasive ventilation)가 가장 널리 쓰인다(그림 37-12). 이것은 마치 다리의 근력이 떨어지면 지팡이로 보조하듯이 호흡근이 약하기 때문에 비침습적 인공호흡기로 호흡보조를 하는 것이라고 비유할 수 있다. 다리의 힘이 약간만 떨어진 사람은 계단이나 언덕을 올라갈 때에는 지팡이를 사용하다가도 평지에서는 사용을 하지 않고 지팡이를 그냥 들고 다닐 수 있듯이 비침습적 인공호흡기도 밤에만 사용 한다든지 낮에 잠깐만 사용을 하여 호흡근을 보조할 수 있다.[58] 병이 진행함에 따라 호흡 보조 시간이 늘어나겠지만 비침습적 인공호흡의 목적은 수면의 질을 향상시키고 낮 시간 동안의 기력을 회복시키는 등 삶의 질을 높이는 데에 있음을 당사자 및 가족들에게 설명을 하여야 한다. 성인에서는 고탄소혈증을 동반한 급성 호흡부전, 급성 심인성 폐부종, 면역저하환자에서 효과적인 것으로 알려져 있어서 비침습적 인공호흡기 사용이 추천된다. 또한 중환자실에서 기도발관에 실패하는

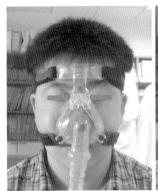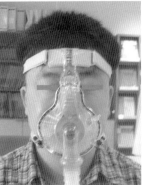

그림 37-12 │ 비강 마스크, 비구강 마스크

환자들의 이탈(weaning) 과정을 촉진하기 위해 사용하고 있으며, 일반 병동과 응급실은 물론 가정에서까지 점차 그 적용범위를 넓혀가고 있다.[59] 인공호흡기에 대한 일반인의 인식은 매우 나빠서 인공호흡기를 사용하기 전에 본인과 가족들과 충분한 상담을 해 보아야 한다. 진행하는 신경근육계 환자들에게 언제까지 적극적인 치료를 해야 할지에 대한 합의된 윤리적인 기준은 아직 마련되어 있지 않다. 그러나 적어도 비침습적 인공호흡기의 적용까지는 반드시 시행하여야 할 재활 기법이며 이는 윤리적인 선택이 아니라 의무임을 명백히 설명하여야 한다.

2) 적용 시기 결정

이론적으로 적절한 비침습적 인공호흡기의 적용 시기는 호흡근력의 약화로 불충분한 환기(ventilation)가 발생하여 고이산화탄소증(hypercapnia)이 나타나기 시작하는 시기이다. 그러나 이 시기는 어느 날 갑자기 오는 것이 아니며 처음에는 주로 야간에 나타나고 앉은 자세보다는 누운 자세에서 먼저 발생한다.

저환기에 의한 고이산화탄소증은 혈중 산성도를 높이기 때문에 이에 대한 보상으로 신장에서 중탄산염의 배설을 줄인다. 중탄산염(bicarbonate)는 뇌에서 호흡 드라이브를 낮추기 때문에 고이산화탄소증은 악화된다. 고이산화탄소증은 초기부터 호흡곤란이 나타나는 저산소증(hypoxia)과는 달리 증상이 늦게 또한 모호하게 발현한다. 예를 들어 야간에 수면 장애가 있다든지, 누워서는 잠들지 못하고 베개를 포개어 앉은 자세로 잠을 자야 한다는 등의 증상이 나타나면 고이산화탄소증을 의심해 보아야 한

다. 막연히 불안과 무기력을 호소하는 경우도 많다. 따라서 세밀한 증상에 대한 문진을 시행하고 이산화탄소 분압이 45 mmHg이상이거나 연속 5분 이상 야간의 산소포화도(O_2 saturation)가 88% 이하거나 최대 흡기 압력이 60 ㎝ H_2O 미만 혹은 노력성폐활량이 50% 이하면 야간 적용을 고려해야 한다.[3] 고이산화탄소증이 상당히 진행한 후에야 비로소 저산소증이 나타나므로 산소포화도만으로는 악화되는 호흡 상태를 초기에 정확히 알 수 없다.

비침습적 인공호흡기의 상대적 금기증은 인지기능저하, 고유량산소치료가 필요한 경우, 인공호흡기 적용으로도 SpO_2가 94% 이상 유지되지 않을 때, 조절되지 않는 경련, 비강 혹은 안면 마스크 등의 인터페이스를 적용하기 어려운 안면의 구조적 이상 등을 들 수 있다. 이러한 경우에는 의료진의 판단에 따라 모니터링 하에 비침습적인 인공호흡기를 적용하거나, 기도절개관 시술의 필요성에 대해서 고려할 필요가 있다.

3) 적용 방법

인공호흡기를 용적형 인공호흡기(volume ventilator)로 할지 압력형 인공호흡기(pressure ventilator)로 할지에 대한 일관된 견해는 없다. Bach는 용적형 인공호흡기가 폐를 팽창시키는(insufflation) 효과가 있으므로 신경근육계 질환의 환자에서 유리한 면이 있다고 주장하였다.[47] 이 주장은 제한성폐질환과 객담 배출이 잘 되지 않는 환자에서 압력형을 사용할 경우 충분한 양의 공기가 들어가기 전에 압력이 상승될 가능성이 많다는 점에서 충분히 설득력이 있다.

용적형 인공호흡기를 적용할 때 초반에는 대부분 환자 자신의 호흡근력으로 발생시키는 흡입 압력 또는 유속을 인공호흡기에서 인식하고 세팅된 용적의 공기를 공급하는 assist control 모드를 사용한다.[5] Assist control volume mode에서는 인공호흡기를 이용한 공기누적훈련이 가능하며 상대적으로 큰 불륨의 공기를 전달할 수 있다는 장점이 있다.[60]

성인에서 일회호흡량(tidal volume)은 침습적 인공호흡에서는 통상적으로 500 ㎖에서 700 ㎖를 사용하나 비침습적 인공호흡기에서는 그보다 많은 800~1500 ㎖를 사용한다. 이는 환자 자신이 입을 꾹 다물거나 입을 약간 벌려 공기가 빠져나가게 하면서 폐로 유입되는 공기의 양을 스스로 조정할 수 있게 하기 위함이다.[47] 소아에서는 보통 체

중 1 kg당 8~10 ㎖로 시작한다.

호흡수는 영아를 제외하고 대부분 10~12회/분을 사용한다. assist/control 모드에서는 이 횟수는 지원율(backup rate)을 의미한다. 예를 들어 10회/분으로 설정하였을 경우 6초 동안 흡입 압력 또는 유속이 인공호흡기에 감지되지 않으면 셋팅 된 양의 공기가 유입이 되는 것이다.

용적형 인공호흡기를 사용할 때는 고이산화탄소혈증의 교정이 효과적으로 이뤄지는지 모니터링을 하여 일회호흡량 및 호흡수의 조절이 필요하다. 사용 중 모니터상에서의 흡기 압력이 초기보다 감소하는 경우에는 마스크나 인공호흡기 circiuit에서 새는 부분이 있는지 확인이 필요하며, 반대로 압력이 올라가면 우선적으로 객담 등으로 인한여 기도 저항이 증가하지 않았는지 또는 circuit에 물이 차지 않았는지 확인해 보아야 한다.

알람 설정은 인공호흡기보다는 산소포화도 모니터가 중요하며 비침습적 인공호흡기의 사용방법과 소모품 교체 등에 대하여 가족들이 숙지하고 있어야 한다.

6. 기관루 시술의 결정 및 관리

연수형 근위축성 측삭경화증(Bulbar type amyotrophic lateral sclerosis)과 같이 인후두부 근육을 초기에 침범하는 경우를 제외하면 삼킴 기능과 발성 기능이 남아 있는 한 기관루 시술을 반드시 해야만 하는 경우는 별로 없다.

기관루는 기관지 협착, 육아조직(granulation tissue) 생성에 의한 기관지 협착, 부비동염의 가능성을 높인다. 또한 객담의 생성을 증가시켜 기관루 자체의 폐색에 의한 급사의 위험이 있다. 뿐만 아니라 삼킴 기능을 방해하며 통증과 불편함을 유발하며 정기적인 소독과 교체가 필요하다. 기관루를 설치하면 냄새로 인하여 식욕이 감퇴하며 사회 활동을 결정적으로 저해한다. 이와 같이 기관루는 삶의 질을 현격하게 떨어뜨리므로 삼킴 기능과 발성이 가능할 정도의 인후두부 근육의 근력이 있다면 시행을 보류하여야 하며 폐렴 등 감염에 의하여 일시적으로 기관루를 시행한 경우라면 제거를 적극적으로 고려하여야 한다.

기관루를 제거하기 위하여서는 우선 통상적인 튜브를 튜브 상방부에 창이 있는(fenestrate) 이중벽(double lumen) 튜브로 교환하는 것이 좋다(그림 37-13). 기관루 입구를 마

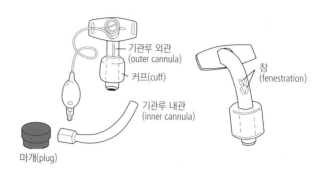

그림 37-13 │ 창이 있는(fenestrate) 이중 벽(double lumen) 기관루관

개로 막고 그림 37-13에서 보이는 커프를 제거한 형태의 기관루를 사용하였을 때 자발 호흡에 문제가 없거나 비구강 마스크와 같은 안면 마스크를 사용한 비침습적 인공 환기 보조만으로도 호흡에 문제가 없는 것이 확인되면 기관루를 제거할 수 있다. 이 때 주관적인 증상 이외에도 산화헤모글로빈 포화도, 호기말 이산화탄소 분압, 혈압 및 심박동수 등을 확인하여야 한다. 또한, 기관루 입구를 막고 입으로 측정한 기침유속이 최소 160 L/min 이상이 된다면 기관루 제거의 기준이 될 수 있으며 일반적으로 기관루 제거 이후에 기침유속은 약 30 L/min 정도 증가를 기대해 볼 수 있다.[61]

기관루를 통한 인공호흡을 가정용 호흡기 등을 사용하여 장기간 지속할 경우에는 기관지 협착 또는 육아종 생성과 같은 부작용을 최소화해야 하며, 과도한 커프 압력으로 인한 기관연화증, 기관식도루 등의 합병증을 예방하기 위해 커프 압력은 20~30 ㎝H$_2$O의 적정수준으로 유지하는 것이 중요하다. 커프를 제거하여 사용하는 경우에는 인공호흡기에서 들어오는 공기가 기도 바깥으로 누출되므로 일회호흡량(tidal volume)을 통상적인 폐쇄회로에서의 일회호흡량(8~12 ㎖/kg)보다 높게 잡아야 한다. 산소포화도와 호기말 이산화탄소 분압 등을 모니터하면서 적절한 일회호흡량을 정한다.

7. 호흡 부전에 대한 대처

신경근육질환은 호흡근육이 마비가 진행되어 제한성 폐질환의 특징을 보이며, 호흡기계 합병증으로 인한 초기의 증

상은 주로 야간의 저환기가 특징적이며 원인 질환의 교정이 없다면 점차 낮시간 저환기 및 호흡부전으로 진행하게 되어 결국에는 인공호흡기의 적용이 필요할 수 있다.[62]

비침습적 또는 기관루를 통한 침습적 인공호흡기를 가정에서 사용하게 되는 전후의 시점부터는 산소포화도를 반드시 모니터해야 한다. 숨찬 증상이 심해진다거나 산소포화도의 갑작스러운 떨어짐은 대부분 객담이 적절히 배출되지 못하여 발생한다.

따라서 가정에서도 산화헤모글로빈 수치가 떨어지면 도수 보조 기침법, 기침 보조기 등으로 적극적인 객담 배출을 하도록 미리 가족들에게 교육을 하여야 한다.

대부분의 호흡 부전은 상기도 감염에 의하여 기도의 저항이 증가함으로써 발생한다. 따라서 신경근육계 환자의 호흡부전에 대한 대처는 객담제거가 우선이며 폐 실질에 병소가 없는 한 산소의 공급은 하지 않는다. 오히려, 산소 투여는 고이산화탄소증을 악화시켜 고이산화탄소혈증 혼수(hypercapnic coma) 발생 또는 호흡부전을 악화시킨다. 또한 호흡 드라이브를 낮추는 신경안정제 등의 투여는 피해야 한다.

이러한 호흡부전을 예방하기 위해서는 산소포화도, MIP, MEP, PCF, 호기말 이산화탄소 분압 및 폐활량을 포함한 주기적인 폐기능검사를 바탕으로 비침습적 인공호흡기의 적용 시기를 적절히 결정할 수 있어야 한다.

8. 질환별 고려사항

1) 제1형 척수성 근위축증(Spinal Muscular Atrophy type 1, SMA 1)

적절한 호흡기 관리와 재활 치료를 받지 않은 제 1형 척수성 근위축증 환아의 80%가 1세 이전에 사망하는 것으로 알려져 있다. 적절한 호흡재활을 시작하지 않으면 호흡기 감염 때문에 입원하여 기관 삽관을 하게 되고, 이탈(weaning)에 대부분 실패하기 때문에 기관절개술을 시행하는 수순을 밟는다. 그러나 미국에서 수행된 후향적 연구 결과를 보면, 106명의 SMA type 1 환아 중에서 기관절개를 한 군과 기관절개 없이 비침습적 환기를 시행한 군 사이에는 생존기간에 유의한 차이가 없었고, 비침습적 환기군에서 재입원율이 유의하게 낮았으며 구두로 의사소통을 할 수 있

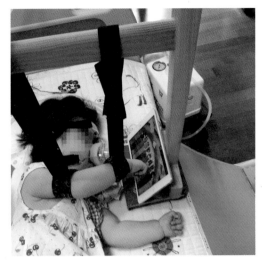

그림 37-14 │ 제1형 척수성 근위축증 환아가 아이패드를 가지고 노는 모습
코마스크를 사용하여 비침습적 인공환기를 적용하고 있고, arm sling을 사용하여 근위부 근육의 위약을 보상하면서 스스로 놀이에 참여하고 있다.

는 경우도 더 많았다.[63] 따라서 SMA 1 환아에서도 적극적으로 비침습적 기계환기를 적용할 필요가 있다.

2) 뒤시엔느 근이영양증(Duchenne Muscular Dystrophy)

뒤시엔느 근이영양증 환자의 폐활량은 10세에서 12세 사이에 절정에 도달한 후 4~6년의 안정기 이후 매년 5~10%씩 감소한다. 환기 보조장치를 사용하지 않을 경우 90%의 환자가 20세 이전에 사망하는 것으로 알려져 있었다. 그러나, 이러한 치명적인 호흡기 합병증도 사실 대수롭지 않은 감기에서 시작되는 경우가 대부분인데, 객담을 효과적으로 배출하지 못하기 때문에 결국 생명을 위협하는 폐렴이나 급성 호흡부전으로 이어지게 된다. 뒤시엔느 근이영양증 환자는 인공호흡기를 사용하지 않을 경우 20세 이내 사망률이 높으며, 비침습적 인공호흡기의 사용과 함께 적절한 보조 기침법을 사용하면 30세 이상 생존할 수 있다.[45] 따라서, PCF가 270 L/min 이하로 감소하는 시점부터는 객담 배출법을 사용하고, 저환기 증상이 나타나면 야간에 비침습적 환기를 시작하여 호흡근의 피로를 감소시키고 호흡기 합병증을 미연에 예방하는 것이 중요하다. 만약, 야간에 비침습적 환기를 사용하는 동안이라도 저녁시간의 저환기 증상이 의심된다면 추가적으로 낮시간의 1~2시간 비침습적 환기를 사용함으로써 증상의

호전을 기대해볼 수 있으므로 환자의 증상에 맞추어 호흡기 적용 스케줄을 계획하는 것이 필요하다. 질환의 말기에도 24시간 비침습적 호흡기를 적절히 사용하면 기관절개술을 시행하지 않아도 되며, 정상적인 의사소통과 경구 식이를 할 수 있으며 기관절개관으로 인한 합병증도 피할 수 있다.

신경근육질환의 흔한 합병증인 척추측만증은 적절한 예방 및 치료가 되지 않는다면 폐활량 감소와 함께 환자의 예후에 부정적인 영향을 준다. 특히, 뒤시엔느 근이영양증 환자의 경우 근 위약이 진행되어 휠체어 사용시간이 늘어날수록 척추측만증의 유병율은 현저히 증가하게 된다. 척추 만곡이 40° 이상이 되면 폐활량에 미치는 영향이 더욱 커지므로 폐기능의 저하를 예방하기 위해서는 적절한 수술 시기를 결정 하여야 하며, 수술적 치료와 비침습적 인공호흡기를 함께 사용하였을 때 환자의 생존율의 증가를 기대할 수 있다.[64]

III. 중환자 재활 치료

국내에서도 중환자들을 대상으로 한 호흡재활 프로그램이 확산되고 있다. 중환자실에서 사용되는 호흡재활 프로그램은 앞서 언급한 COPD 호흡재활 프로그램과 유사한 점이 많다. 하지만 환경적 제약과 중환자들의 신체 상태 등으로 인해서 유산소운동보다는 객담제거, 호흡 재훈련, 흉곽 유연성 유지 등의 전통적인 흉부물리치료에 집중되어 있었다. 2007년 이후 중환자들에게 ABCDEF 묶음 치료(Awakening Trials and Breathing trials, Choice of sedation & analgesia, Delirium monitoring & management, Early Mobility, Family engagement)를 적용하면 중환자실 입실기간, 기계 환기 치료 기간, 병원 입원 기간을 단축할 수 있으며, 기능적 회복에도 도움이 된다는 것이 입증되면서 중환자 재활 치료에서 조기 운동치료(early mobilization)가 강조되기 시작했다. 조기 운동치료는 앉기, 서기 등의 활동을 포함하고 있는데, 이런 활동 전후에도 호흡재활을 통한 적절한 객담 배출과 호흡 상태 유지 등은 실전에서 매우 중요한 요소이다. 조기 운동치료가 국내 여건상 인력 문제, 수가 문제로 적용하는데 어려움이 많지만, 호흡재활 프로그램

표 37-10 | 중환자 재활 치료 제외 기준

인공 호흡기 사용
$FiO_2 > 0.6$
$PEEP > 10 cmH_2O$
호흡수 > 35 /min
$SpO_2 < 90$ %
pH < 7.25

혈액학적 또는 신경학적 불안정
새로 발생한 심장 허혈(24시간 이내)
새로운 항부정맥제 추가(24시간 이내)
2시간 내 승압제 추가 혹은 증량
호흡수 < 5회/분 > 35회/분 또는 급성호흡부전이 진행하고 있는 경우
심박수 > 130회/분 또는 < 40회/분
평균 동맥압(Mean Arterial Pressure, MAP) < 55 mmHg 또는 > 140 mmHg
$SpO_2 < 90\%$
도파민/도부타민 > 15 µg/kg/min 노르에피네프린 > 0.15 µg/kg/min 바소프레신 < 0.02 unit/min * 니트로글리세린, 니트로프루사이드, 니카르디핀, 딜티아젬, 에스몰롤, 라베탈롤 지속 정주 시 제외
Lactic acid > 4 mmol/L 이상의 shock
PLT < 20 k/㎣, INR > 3
조절되지 않는 출혈
두개 내압 > 20 cmH_2O

기타
신경근육차단제(neuromuscular blocker)를 투여 중인 경우
임종이 예상되는 회복 불가능 상태의 경우
고열, 심한 중성구 감소증, 경련 등 중환자 재활 치료를 시행할 수 없는 경우

부터 단계적으로 시행해가다 보면 보다 많은 병원에서 중환자 재활 프로그램을 제공할 수 있을 것이라 생각된다.

1. 중환자 재활 치료 대상 선정

중환자 재활 치료 프로그램을 제공하기 위해서는 중환자 주치의, 간호사, 재활의학과 협진의사, 물리치료사, 작업

표 37-11 | RASS 에 따른 단계적 재활 치료 방법 예시

Non-responsive and non-cooperative patient	Responsive and adequate patient
• RASS Score<-2	• RASS Score≥-2
• RASS Score>+2	• RASS Score≤+2

Passive Exercise	Active Exercise
• Passive Exercise (level 2) 　- Repetition: 5 times/joint 　- Sets: 1 　- Frequency: Once daily • Stretching (level 2) 　- Duration: 20 mins • Passive cycling (level 2) 　- Duration: 20 mins 　- 20 cycles/min (initial) • NMES (level 1 and 2) 　- Duration: 60 mins 　- Intensity: 45 Hz 　- Frequency: Daily • CPM (level 2) 　- 3×3 hours daily • Splinting (level 4) 　- Duration: 2 hrs on and 　　2 hrs off	• Exercise Therapy (level 4) 　- Intensity (level 4) Borg 11-13 　- Duration (level 4) 　　Repetition 8-10 　- Sets: 3 (level 4) 　- Frequency: 1-2 times daily 　　(level 4) 　- Build up (level 4) 　　Step 1 : increased duration • Increased repetitions to 10 　Step 2 : increased number of sets • From 1 set to 3 sets 　Step 3 : increased intensity • From Borg scale 11 to 13 　Step 4 : increased frequency • From one daily to twice daily • ADL training : Balance, standing, 　　walking (level 3) • Out of Bed mobilization (level 2) • Cycling (level 2) 　- Duration : 20 mins 　- Build up interval training toward 　　20 mins

표 37-12 | 중환자 재활 치료를 중단해야하는 경우

중환자 재활 치료를 중단해야하는 경우
평균동맥압 (MAP)<65 mmHg
심박수<40회/분, >130회/분
호흡수<5회/분, >40회/분
SpO_2<88 %
환자-인공호흡기 부조화(dysynchrony)가 심해질 때
환자가 고통을 호소할 때 – 비언어적 몸짓이나 신체적으로 저항할 때
새로운 부정맥 발생
심근 허혈이 우려될 때
기도유지가 어렵다고 판단될 때
환자가 주저 앉았을 때 또는 환자가 거부할 때
인공 기도가 발관되었을 때
의료진이 중단하는 것이 좋겠다고 판단될 때

치료사, 언어치료사, 영양사 등 많은 인력이 필요하다. 또한 시시각각 변화하는 환자의 상태를 파악하고 적절한 재활 치료를 시행하기 위해서는 중환자 주치의와의 면밀한 정보 공유가 필요하다. 그렇기에 적절한 중환자 재활프로그램을 제공하기 위해서 중환자 재활 치료의 대상을 선정하고 재활 치료 시의 중단기준을 명확하게 제시하는 것이 필요하다. 또한 재활 치료 중 발생하는 여러가지 변화들을 기록하고 그 정보를 공유하기 위해서 정기적인 재교육과 각 병원에 맞는 체크리스트를 만들어서 제공하는 것이 필요하다.

1) 중환자 재활 치료 대상 스크리닝

중환자 재활 치료가 가능한 환자들을 선별하는 것이 가장 먼저 선행되어야 한다. 미래에는 모든 환자들에게 재활 치료 프로그램을 제공할 수 있겠지만, 한정된 자원을 가지고 효율적으로 서비스를 제공하기 위해서는 어떤 질환에 집중할 것인가 또는 어떤 상태에 집중할 것인가를 병원들 상황에 맞게 기준을 세우는 것이 도움이 된다. 그리고 어제 치료가 가능했던 환자라도 밤사이 환자의 상태가 나빠져서 치료를 중단해야하는 경우가 있을 수 있다. 계속 변화하는 환자 상태를 빠르게 공유하고, 치료 중단 여부를 결정하는 것에 대한 명확한 기준을 마련하는 것이 중요하다.

2) 중환자 재활 치료 대상 모니터링

중환자 재활 치료를 제공할 대상이 정해졌다면, 가능한 매일 인지기능, 근력 등의 신체 기능을 평가하고 모니터링 해야한다. 운동치료에 자발적으로 참여할 수 있을 정도의 인지상태인지를 파악하는 것이 가장 중요하다. 일반적으로 RASS (Richmond agitation sedation scale) (+1~-2) 수준의 경우에는 능동적 운동을 시행할 수 있다. 또한 근위약이 진행되는 경우 정기적으로 전기진단검사를 통해서 중환자실 치료 중 발생 가능한 다발성말초신경병증과 근

육병의 발병 유무를 확인하고, 체성분 분석을 통한 근육량 평가가 도움이 된다. 근위약은 상지의 wrist extensor, elbow flexor, shoulder abductor과 하지의 ankle dorsiflexor, knee extensor, hip flexor를 도수근력검사(MRC scale)로 평가하며, 총합이 46점 미만인 경우 중환자 획득 쇠약(ICU acquired weakness)로 진단할 수 있다. 하지만 근력을 측정하기 위해서 도수 근력검사 방법 이외 표면근전도를 이용하거나 계측기(hand-held dynamometer)를 사용하는 경우 더 객관성을 높일 수 있다.

3) 중환자 재활 치료 시 모니터링

수동적 운동과 능동적 운동 모두 재활 치료 시에는 생체징후를 반드시 잘 관찰해야 한다. 안정시에는 혈압, 맥박, 호흡수, 산소포화도 등이 잘 유지되는 환자들도 재활운동 시 예기치 못한 반응들을 보이기 때문이다. 이런 이유로 조기 운동치료를 시행하기 전에 호흡재활을 반드시 먼저 시행하는 것이 필요하다. 특히 자세 변화만으로도 이런 변화들이 발생하는 중증 환자들이 있기에, 중환자 재활 치료 제외 기준에 포함되지 않아서 재활 치료를 시작하는 모든 환자들에서 단계 변화 시마다 1~2회 정도 재활의학과 의사의 감시하에 재활 치료를 시행하는 것을 권장한다.

각 병원들 상황에 맞는 중단 기준을 명확하게 정해두고, 치료 도중 생체 신호 또는 징후는 누가 관찰하고 기록할지 분명히 해두는 것이 필요하다. 가장 많은 치료 중단 사유가 빈호흡 및 빈맥이며, 중단해야 하는 절대적인 생체 신호 및 징후를 미리 정해두지만 완전히 중단하기보다는 1~2분 정도 휴식을 취한 뒤 환자 상태가 안정화되면 다시 시도해 보는 것이 운동량을 늘려가는 데 도움이 된다. 중환자들이 재활 치료에 적극적으로 임할 수 있도록 너무 힘이 들게 해서 거부감을 주거나 불편감을 주지 않도록 주의해야 한다.

4) 중환자 재활 치료 시 필요한 장비

대부분의 호흡재활 장비가 중환자 재활 치료시에 필요하다. 인공호흡기를 사용하고 있는 환자들의 경우에는 고빈도흉벽진동기 및 기침보조기(MIE), 폐내진동기(intrapulmonary percussive ventilator, IPPV)가 주로 많이 사용된다. 최근에 국내에 도입된 MetaNeb®의 경우 기존에 사용되던 폐내진동기의 소독문제가 해결되어 격리가 필요한 환자에게도 사용이 가능하다. 인공호흡기를 사용하지 않는 환자들의 경우 폐내 고빈도 진동과 호기 양압 호흡훈련이 가능한 아카펠라 같은 소도구 등도 중환자실에서 유용하게 사용될 수 있다.

호흡재활과 관련된 장비들 이외에는 근력운동을 위한 탄력밴드, 모래 주머니 등이 사용된다. 서기와 걷기 및 침대 밖으로 이동(out of bed) 등에 부분체중부하 시스템이 도움이 될 수 있으며, 보행 보조도구 등이 도움이 되기도 한다. 침대 자체가 의자형으로 변환되거나 기울기가 변환(tilting)되어 서기 기능을 가지고 있는 중환자 전용 장비도 유용하다. 근육량 소실을 예방하고 근력을 향상시키기 위해서 전기치료(electrical stimulation)를 시행하는 것이 필요하나, 국내 현실상 예방적 치료에 수가가 없어서 적용하기가 어렵다. 침상에서 사용이 가능한 하지 에르고미터가 하지의 관절 가동범위를 유지시켜주는 효과가 있으나 수동으로 적용 시에는 근육을 거의 사용하지 않기 때문에 가급적 능동 모드로 적용해야한다.

위에 언급된 장비 이외에도 중환자실 환자들을 평가하기 위한 휴대용 전기진단검사 기기, 휴대용 초음파, 무선 모니터링 시스템 등이 도움이 될 수 있다. 모든 장비는 감염관리 문제로 환자에게 접촉되는 부위는 1회용 또는 소독 가능한 재질로 구성되어야 하며, 이를 개선하기 위해서 개인용 재활 치료기기의 개발이 필요하다고 생각된다.

참고문헌

1. Spruit, M. A. et al. An official American Thoracic Society/European Respiratory Society statement: key concepts and advances in pulmonary rehabilitation. American journal of respiratory and critical care medicine 188, e13-e64 (2013).

2. Hill, K., Vogiatzis, I. & Burtin, C. (Eur Respiratory Soc, 2013).

3. Cardiovascular, A. A. o. & Rehabilitation, P. Guidelines for pulmonary rehabilitation programs. (Human Kinetics, 2010).

4. Mahler, D. A. & Wells, C. K. Evaluation of clinical methods for rating dyspnea. Chest 93, 580-586 (1988).

5. Bestall, J. et al. Usefulness of the Medical Research Council (MRC) dyspnoea scale as a measure of disability in patients with chronic obstructive pulmonary disease. Thorax 54, 581-586 (1999).

6. Marc Decrame, A. G. A., Jean Bourbeau, Bartolome R. Celli, Rongchang Chen, Gerard Criner, Peter Frith, David Halpin, M. Victorina López Varela, Masaharu Nishimura, Claus Vogelmeier. (2016).

7. Bolton, C. E. et al. British Thoracic Society guideline on pulmonary rehabilitation in adults: accredited by NICE. Thorax 68, ii1-ii30 (2013).

8. Marciniuk, D. D. et al. Optimizing pulmonary rehabilitation in chronic obstructive pulmonary disease—practical issues: a Canadian Thoracic Society Clinical Practice Guideline. Canadian respiratory journal 17, 159-168 (2010).

9. Redelmeier, D. A., Bayoumi, A. M., Goldstein, R. S. & Guyatt, G. H. Interpreting small differences in functional status: the Six Minute Walk test in chronic lung disease patients. American journal of respiratory and critical care medicine 155, 1278-1282 (1997).

10. 1Puhan, M. A. et al. The minimal important difference of exercise tests in severe COPD. European Respiratory Journal 37, 784-790 (2011).

11. Puhan, M. A. et al. Interpretation of treatment changes in 6-minute walk distance in patients with COPD. European Respiratory Journal 32, 637-643 (2008).

12. Kim, Y. S. et al. Validation of the Korean version of the St. George's respiratory questionnaire for patients with chronic respiratory disease. Tuberculosis and Respiratory Diseases 61, 121-128 (2006).

13. Lacasse, Y., Guyatt, G. H. & Goldstein, R. S. The components of a respiratory rehabilitation program: a systematic overview. Chest 111, 1077-1088 (1997).

14. Sala, E. et al. Effects of endurance training on skeletal muscle bioenergetics in chronic obstructive pulmonary disease. American journal of respiratory and critical care medicine 159, 1726-1734 (1999).

15. Whittom, F. et al. Histochemical and morphological characteristics of the vastus lateralis muscle in patients with chronic obstructive pulmonary disease. Medicine and science in sports and exercise 30, 1467-1474 (1998).

16. Garvey, C., Fullwood, M. D. & Rigler, J. Pulmonary rehabilitation exercise prescription in chronic obstructive lung disease: US survey and review of guidelines and clinical practices. Journal of cardiopulmonary rehabilitation and prevention 33, 314-322 (2013).

17. BIANCHI, L. & ROCA, J. Pathophysiology of exercise and exercise assessment. Pulmonary Rehabilitation 1, 112 (2005).

18. Medicine, A. C. o. S. ACSM's guidelines for exercise testing and prescription. 10th edn, (Wolters Kluwer, 2018).

19. Nici, L. et al. American thoracic society/European respiratory society statement on pulmonary rehabilitation. American journal of respiratory and critical care medicine 173, 1390-1413 (2006).

20. Ferguson, B. ACSM's Guidelines for Exercise Testing and Prescription 9th Ed. 2014. The Journal of the Canadian Chiropractic Association 58, 328-328 (2014).

21. Kisner, C. & Colby, L. A. Therapeutic exercise: foundations and techniques. (Fa Davis, 2012).

22. Peno-Green, L., Verrill, D., Vitcenda, M., MacIntyre, N. & Graham, H. Patient and Program Outcome Assessment in Pulmonary Rehabilitation: AN AACVPR STATEMENT. Journal of cardiopulmonary rehabilitation and prevention 29, 402-410 (2009).

23. Langer, D. et al. A clinical practice guideline for physiotherapists treating patients with chronic obstructive pulmonary disease based on a systematic review of available evidence. Clinical rehabilitation 23, 445-462 (2009).

24. Ries, A. L. et al. Pulmonary rehabilitation: joint ACCP/AACVPR evidence-based clinical practice guidelines. CHEST Journal 131, 4S-42S (2007).

25. Weiner, P., Magadle, R., Beckerman, M., Weiner, M. & Berar-Yanay, N. Maintenance of inspiratory muscle training in COPD patients: one year follow-up. European Respiratory Journal 23, 61-65 (2004).

26. Geddes, E. L., O'Brien, K., Reid, W. D., Brooks, D. & Crowe, J. Inspiratory muscle training in adults with chronic obstructive pulmonary disease: an update of a systematic review. Respiratory medicine 102, 1715-1729 (2008).

27. Casciari, R. J. et al. Effects of breathing retraining in patients with chronic obstructive pulmonary disease. Chest 79, 393-398 (1981).

28. Irwin, S. & Tecklin, J. S. Cardiopulmonary physical therapy: A guide to practice. (Mosby Incorporated, 2004).

29. Mueller, R. E., Petty, T. L. & Filley, G. F. Ventilation and arterial blood gas changes induced by pursed lips breathing. Journal of applied physiology 28, 784-789 (1970).

30. Bianchi, R. et al. Chest wall kinematics and breathlessness during pursed-lip breathing in patients with COPD. Chest Journal 125, 459-465 (2004).

31. Frownfelter, D. L. Chest physical therapy and pulmonary rehabilitation: an interdisciplinary approach. (Year Book Medical Pub, 1987).

32. Frownfelter, D. & Dean, E. Cardiovascular and Pulmonary Physical Therapy: Evidence to Practice. (Elsevier Health Sciences, 2014).

33. Hillegass, E. & Sadowsky, H. S. Essentials of Cardiopulmonary Physical Therapy - E-Book. (Elsevier Health Sciences, 2010).

34. Lacasse, Y., Martin, S., Lasserson, T. & Goldstein, R. (2007).

35. Group, C. W. Pulmonary Rehabilitation for Patients With Chronic Pulmonary Disease (COPD): An Evidence-Based Analysis. Ontario Health Technology Assessment Series 12, 1-75 (2012).

36. Lacasse, Y., Goldstein, R., Lasserson, T. J. & Martin, S. Pulmonary rehabilitation for chronic obstructive pulmonary disease. The Cochrane database of systematic reviews 4 (2006).

37. Troosters, T., Gosselink, R. & Decramer, M. Short-and long-term effects of outpatient rehabilitation in patients with chronic obstructive pulmonary disease: a randomized trial. The American journal of medicine 109, 207-212 (2000).

38. Hui, K. P. & Hewitt, A. B. A simple pulmonary rehabilitation program improves health outcomes and reduces hospital utilization in patients with COPD. CHEST Journal 124, 94-97 (2003).

39. Ries, A. Effects of pulmonary rehabilitation on dyspnea, quality of life, and healthcare costs in California. J Cardiopulm Rehabil 24, 52-62 (2004).

40. Griffiths, T. L. et al. Results at 1 year of outpatient multidisciplinary pulmonary rehabilitation: a randomised controlled trial. The Lancet 355, 362-368 (2000).

41. Guell, R. et al. Long-term effects of outpatient rehabilitation of COPD:

a randomized trial. CHEST Journal 117, 976-983 (2000).

42. Coventry, P. A. & Hind, D. Comprehensive pulmonary rehabilitation for anxiety and depression in adults with chronic obstructive pulmonary disease: systematic review and meta-analysis. Journal of psychosomatic research 63, 551-565 (2007).

43. Benditt, J. O. & Boitano, L. J. Pulmonary issues in patients with chronic neuromuscular disease. American journal of respiratory and critical care medicine 187, 1046-1055 (2013).

44. Gomez-Merino, E. & Bach, J. R. Duchenne muscular dystrophy: prolongation of life by noninvasive ventilation and mechanically assisted coughing. American journal of physical medicine & rehabilitation 81, 411-415 (2002).

45. LoMauro, A., D'Angelo, M. G. & Aliverti, A. Assessment and management of respiratory function in patients with Duchenne muscular dystrophy: current and emerging options. Therapeutics and clinical risk management 11, 1475-1488, doi:10.2147/tcrm.s55889 (2015).

46. Button, B. M., Heine, R. G., Catto-Smith, A. G., Phelan, P. D. & Olinsky, A. Postural drainage and gastro-oesophageal reflux in infants with cystic fibrosis. Archives of disease in childhood 76, 148-150 (1997).

47. Bach, J. R. Management of Patients with Neuromuscular Disease. (Hanley & Belfus, 2004).

48. Kirby, N. A., Barnerias, M. & Siebens, A. An evaluation of assisted cough in quadriparetic patients. Archives of physical medicine and rehabilitation 47, 705-710 (1966).

49. Bach, J. R., Alba, A. S. & Saporito, L. R. Intermittent positive pressure ventilation via the mouth as an alternative to tracheostomy for 257 ventilator users. Chest 103, 174-182 (1993).

50. Bach, J. R. et al. Airway secretion clearance by mechanical exsufflation for post-poliomyelitis ventilator-assisted individuals. Archives of physical medicine and rehabilitation 74, 170-177 (1993).

51. Auger, C., Hernando, V. & Galmiche, H. Use of mechanical insufflation-exsufflation devices for airway clearance in subjects with neuromuscular disease. Respiratory care 62, 236-245 (2017).

52. Yuan, N. et al. Safety, tolerability, and efficacy of high-frequency chest wall oscillation in pediatric patients with cerebral palsy and neuromuscular diseases: an exploratory randomized controlled trial. Journal of child neurology 25, 815-821 (2010).

53. Keating, J. M., Collins, N., Bush, A. & Chatwin, M. High-frequency chest-wall oscillation in a noninvasive-ventilation-dependent patient with type 1 spinal muscular atrophy. Respiratory care 56, 1840-1843 (2011).

54. Kang, S.-W. & Bach, J. R. Maximum insufflation capacity: vital capacity and cough flows in neuromuscular disease. American journal of physical medicine & rehabilitation 79, 222-227 (2000).

55. Lechtzin, N., Shade, D., Clawson, L. & Wiener, C. M. Supramaximal inflation improves lung compliance in subjects with amyotrophic lateral sclerosis. CHEST Journal 129, 1322-1329 (2006).

56. Bach, J. R., Bianchi, C., Vidigal-Lopes, M., Turi, S. & Felisari, G. Lung inflation by glossopharyngeal breathing and "air stacking" in Duchenne muscular dystrophy. American journal of physical medicine & rehabilitation 86, 295-300 (2007).

57. Dail, C. W., Affeldt, J. E. & Collier, C. R. Clinical aspects of glossopharyngeal breathing: Report of use by one hundred postpoliomyelitic patients. Journal of the American Medical Association 158, 445-449 (1955).

58. Bach, J. R. & Alba, A. S. Noninvasive options for ventilatory support of the traumatic high level quadriplegic patient. Chest 98, 613-619 (1990).

59. Boldrini, R., Fasano, L. & Nava, S. Noninvasive mechanical ventilation. Current opinion in critical care 18, 48-53, doi:10.1097/MCC.0b013e32834ebd71 (2012).

60. 호흡기학회, 대. 및. 호흡재활지침서 2015. (서울:(주)메드랑, 2015).

61. McKim, D. A. et al. Tracheostomy decannulation and cough peak flows in patients with neuromuscular weakness. American Journal of Physical Medicine & Rehabilitation 91, 666-670 (2012).

62. Rabinstein, A. A. Acute neuromuscular respiratory failure. CONTINUUM: Lifelong Learning in Neurology 21, 1324-1345 (2015).

63. Bach, J. R., Saltstein, K., Sinquee, D., Weaver, B. & Komaroff, E. Long-term survival in Werdnig–Hoffmann disease. American journal of physical medicine & rehabilitation 86, 339-345 (2007).

64. Eagle, M. et al. Managing Duchenne muscular dystrophy–the additive effect of spinal surgery and home nocturnal ventilation in improving survival. Neuromuscular disorders 17, 470-475 (2007).

65. Barr, J. et al. Clinical practice guidelines for the management of pain, agitation, and delirium in adult patients in the intensive care unit. Critical care medicine 41, 263-306 (2013).

66. Engel, H. J., Needham, D. M., Morris, P. E. & Gropper, M. A. ICU early mobilization: from recommendation to implementation at three medical centers. Critical care medicine 41, S69-S80 (2013).

67. Pohlman, M. C. et al. Feasibility of physical and occupational therapy beginning from initiation of mechanical ventilation. Critical care medicine 38, 2089-2094 (2010).

68. Sessler, C. N. et al. The Richmond Agitation-Sedation Scale: validity and reliability in adult intensive care unit patients. American journal of respiratory and critical care medicine 166, 1338-1344 (2002).

69. Sommers, J. et al. Physiotherapy in the intensive care unit: an evidence-based, expert driven, practical statement and rehabilitation recommendations. Clinical rehabilitation 29, 1051-1063 (2015).

CHAPTER 38

스포츠 재활
Sports Rehabilitation

| 방문석, 이시욱, 김미정

최근 건강에 대한 관심이 증가하고 그에 따라 운동을 하는 인구가 많아졌다. 자연적으로 운동에 따른 스포츠 손상의 빈도가 증가하였으며, 이런 손상의 적절한 평가 및 진단, 치료 그리고 예방에 대한 관심도가 높아졌다.

스포츠 손상 후 재활 치료의 일차적인 목적은 부상 선수를 가능한 빨리 경기로 복귀시키는 데 있다. 적절한 재활 치료가 이루어지지 않고 스포츠 활동에 복귀하게 되면 같은 부위에 다시 손상을 당하거나, 부상 이전에 가능했던 운동 동작이 불가능해지거나, 다른 부위의 손상을 입게 되므로 스포츠 손상 후 적절한 재활은 매우 중요한 분야이다.

재활의학은 해부학, 생역학, 근골격계 손상의 병태생리학, 기능적 재활 등에 대한 연구 및 수련을 하는 학문으로써 재활의학 전문의는 이런 스포츠 의학에 있어서 매우 중요한 역할을 담당할 수 있다. 더구나 스포츠로 인한 손상의 경우 거의 대부분은 수술적 치료를 필요로 하지 않고 적극적인 보존적 치료가 필요하며, 재활의학의 치료방식인 다방면의 팀 접근 방식을 이용하여 치료하여야 한다는 점에서 재활의학과 전공의사의 역할이 필요한 분야이다.

I. 스포츠 손상의 형태와 원인

스포츠 손상은 운동선수에서뿐만 아니라, 최근 다양한 스포츠를 즐기는 일반인구가 증가함에 따라 그 종류가 다양해지고, 빈도도 증가하였다. 일반적으로 스포츠 손상은 근육, 신경, 인대, 뼈와 관절에 대한 과도한 부하에 의해 발생한다. 특히 무릎, 발 그리고 발목에서 흔히 발생한다.[1] 손상의 종류와 위치는 어떤 운동을 하느냐에 따라 달라진다. 야구, 테니스, 배구와 같이 손을 머리 위로 드는 동작이 많은 스포츠의 경우 어깨와 수근관절에 많은 손상을 유발하며, 체간의 회전, 굴곡 및 신전을 많이 하는 체조, 다이빙 등은 체간과 척추의 손상을 유발한다. 달리기와 점프가 포함된 스포츠의 경우 무릎과 발목에 손상을 유발한다. 나이에 따라서도 손상의 기전이 달라지는데,[2] 젊은 여성인 경우 과도한 사용이나 인대의 이완(laxity)으로 인하여 손상이 발생하는 데 반해, 나이가 많은 경우는 운동으로 인하여 퇴행성 변화가 촉진되어 발생한다.

1. 스포츠 손상의 형태

스포츠 손상은 크게 두 가지 형태로 분류할 수 있다.

1) 급성 대손상(Acute macrotrauma injuries)

급성 대손상은 명확히 알 수 있는 한 순간의 동작이나 사건으로 인하여 발생한 손상이다. 예를 들면, 전방십자인대 손상, 골절과 같은 것이다. 대손상의 치료 목표는 증상의 경감과 변형된 해부학적인 구조물의 교정이다. 손상 당시 혹은 손상 후 치료과정 중에 근력의 약화나 유연성 감소 등의 문제가 발생할 수 있어 이런 문제들도 반드시 예상하고 치료하여야 한다.

2) 만성 반복적 미세손상(Chronic repetitive microtrauma injuries)

만성 손상은 시간이 지남에 따라 발생하는 문제이다. 운동에 따른 조직 및 세포의 항상성(homeostasis)의 붕괴로 인하여 유발된다.[3,4] 즉 지속적인 운동에 따른 조직의 반복적인 미세손상으로 인하여 이러한 손상의 회복에 관여하는 기계적 혹은 호르몬 인자의 변화가 발생한다. 미세손상에 대한 회복 기전의 점진적인 실패 혹은 부전으로 인하여 유연성 감소, 근력 약화, 부하에 견디는 힘이 약화되며 이 결과로 운동 기능이 저하된다. 이러한 변화에도 불구하고 지속적으로 운동을 하는 경우 증상을 나타내게 된다. 만성 족부 근막염, 만성 아킬레스 건염, 외측 상과염(lateral epicondylitis), 요통, 회전근개 질환, 스트레스 골절 등이 그 예이다. 이런 질환을 평가함에 있어서 유의할 점은 환자의 현재 상태가 앞서 기술한 일련의 과정에 따른 결과이며 환자의 몸 상태는 이러한 변화에 적응(adaptation)함으로써 생리적, 생체역학적으로 변화된 상태라는 점이다. 따라서 재활 치료에 있어서 원인 질환의 치료뿐만 아니라 그로 인한 생체역학적 변화도 반드시 평가하고 교정하여 재발 방지를 위하여 노력하여야 한다는 점이다.

2. 스포츠 손상의 원인

크게 외부 요인과 내부 요인으로 나눌 수 있다. 외부 요인으로는 잘못된 훈련 방법, 부적절한 도구의 사용, 주행 노면의 불규칙성 등을 들 수 있다. 잘못된 훈련 방법은 달리기로 인한 손상이 60%를 차지한다.[5] 내부 요인으로는 인대의 이완(ligamentous laxity), 유연성 부족, 이상배열(malalignment)등을 들 수 있다. 어린 선수의 경우 성장에 따른 유연성 감소 및 체간 근력 부족으로 인하여 요통이 잘 생기며 여성의 경우 슬개골의 이완과 하지 이상배열로 인하여 슬관절 신전근 기전 장애(knee extensor mechanism disorder)를 겪기도 한다.[6,7]

II. 스포츠 손상의 평가

스포츠 손상의 평가에 있어서 가장 중요한 점은 손상의 결과이든 손상의 치료과정 중에 발생한 문제이든 간에 해부학적, 생리학적, 생체역학적 변화가 반드시 존재한다는 점이며 적절한 재활 치료 프로그램의 수립을 위해서는 이를 반드시 평가하고 치료하여야 한다는 점이다. 예를 들면, 극상근에 발생한 회전근개 건염의 경우 견관절 후방 관절막, 극하근, 견갑골 안정에 관여하는 근육에 과부하가 발생하며 이로 인한 내회전 장애, 견갑골의 외측 이동 등의 변화가 예상되므로 이를 찾아내고 교정하는 재활 치료 프로그램을 반드시 포함하여야 한다.

환자의 병력 청취에 있어서는 스포츠의 종류, 손상의 기전, 손상의 심한 정도, 이전의 손상 병력, 이전의 치료 방법, 소아 및 청소년의 경우 성장과 발달사항, 월경력, 그 외 의학적 및 정신과적인 문제를 포함하여야 한다. 신체검사로는 관절가동범위 제한, 근력 약화, 근육의 불균형, 신경학적 결함, 고유수용감각의 저하, 유연성, 스포츠 관련 기술 등을 평가하여야 한다.

주상골(scaphoid)의 골절에서 손목의 척측 편위(ulnar deviation) 단순 방사선 검사, 경골의 피로 골절의 진단을 위한 골주사(bone scan), 척추 분리증의 진단을 위한 컴퓨터 단층 촬영, 회전근개 파열의 진단을 위한 자기공명영상 검사 등 영상학적 검사가 꼭 필요한 경우도 있다.

III. 스포츠 재활 원리와 재활 과정

스포츠 손상의 재활은 하나의 프로토콜로 모든 환자를 치료하는 것이 아니라 개인에 맞게 디자인해야 한다. 운동선수마다 손상 전의 운동 능력, 성격, 생활방식 등이 모두 다르기 때문이다. 이렇게 환자에 따라 다른 프로그램을 진행하므로 스포츠 손상의 재활 과정에 처방되는 운동은 반드시 정확하게 그 수행 방법, 진행여부를 명확하게 해주어야 한다. 당연한 얘기이지만 가능하면 조기에 시작하는 것이 좋다.[8]

1. 손상에 대한 연조직의 반응

손상 후 연조직의 회복에 따른 병태생리, 단계 및 시기에 대한 이해는 성공적인 재활 치료 계획을 수립하는 필수적이다. 손상 후 조직의 반응은 다음과 같이 3가지 단계로 이루어진다.

1) 급성 염증기(Acute inflammatory phase): 0~72시간
손상된 조직에 적혈구, 염증세포가 나타나며, 24시간 이내에 이들 괴사 세포에 대한 대식작용(phagocytosis)이 나타난다. 섬유모세포(fibroblast)가 서서히 아교질 상흔(collagen scar)을 만든다.

2) 증식/회복기(Proliferation/repair phase): 2일~6주
섬유모세포가 주된 세포로서 아교질 상흔을 더욱 많이 만들며 이런 콜라겐 상흔 사이의 교차연결(cross link)이 증가한다. 이 시기에 적절한 긴장도를 유지하는 운동을 하면 교차연결은 감소하고 조직의 긴장강도(tensile strength)가 증가한다.

3) 재형성/숙성기(Remodeling/maturation phase): 4주~12개월
조직 내에 존재하는 총 아교질의 양이 감소하며 아교질 상흔은 손상 전 조직의 상태로 변화된다. 완전한 재형성 및 숙성이 이루어지기까지 걸리는 시간을 결정하는 데 있어서 가장 중요한 요소는 최초 손상의 정도이다.

2. 시기에 따른 재활 과정

스포츠 손상의 재활 과정은 조직의 치유과정과 더불어 기능의 회복 과정에 맞추어 진행되어야 한다. 시기에 따라 급성기, 회복기, 기능 회복기의 3시기로 구분할 수 있다. 재활 치료의 목표는 조직 통합성(tissue integrity)의 회복, 다른 신체 부위의 기능 유지, 손상 원인의 제거, 스포츠 활동으로의 복귀이다.[9] 각 시기에 따른 치료 목표와 구체적인 치료 방법은 표 38-1에 표시하였다.

표 38-1 | 근골격계 스포츠 손상의 재활에 있어서 시기별 목표 및 치료방법

시기	목표	치료방법
급성기	증상의 치료 손상부위보호	RICE* 전기 및 물리치료 스트레칭, 관절가동운동 등척성 운동 전신적인 조건화
회복기	생체역학적 손상의 교정 근육 조절 및 균형의 향상 고유수용체 감각의 회복 스포츠관련 동작의 시작	전기 및 물리치료 스트레칭, 관절가동운동 근력강화운동 체간 강화 프로그램 고유수용감각 신경-근육 촉진운동 스포츠 특이적 운동
기능 회복기	근력과 지구력 강화 신경-근육 조절의 향상 전체 생역학 고리의 회복 경기로의 복귀	근력강화운동 신경-근육 조절 운동 플라이오메트릭(plyometric) 운동 스포츠 특이적 진행 및 복귀

RICE*: Rest, Ice, Compression, and Elevation

1) 급성기 재활
급성기 재활은 증상과 손상부위 조직의 치료에 중점을 둔다. 물리 치료를 이용하여 급성 염증 및 부종을 감소시키며 조직의 회복에 도움을 줄 수 있다. 항염증 약제, 적절한 부목, 때로는 수술적 치료가 필요하기도 한다.

근력의 유지 및 근육 위축을 방지하기 위해서 등장성(isotonic)운동을 처방하여야 한다. 등장성 운동이 불가능한 경우는 등척성(isometric)운동을 처방한다. 등척성 운동은 손상 초기에 매우 유용하며 다양한 각도에서 최대한의 수축을 유도하여야 한다. 보통 5~10초 동안의 수축을 여러 번 반복하여 시행하는 것이 좋다. 만약 통증이나 부종으로 인하여 등척성 운동이 불가능한 경우 저강도의 전기 자극을 추가로 처방하여 근육의 동원을 도와줄 수도 있다.[10] 이 경우 능동 운동은 근육 수축 시 통증이 없으면 바로 시작하는데, 초기에는 외부 부하를 최소화하여 시행한다.

손상된 부위 이외의 부위에 대하여도 적절한 기능을 유지할 수 있도록 노력하여야 한다. 즉 연골판 손상이나 발목 인대 손상의 경우에 상지의 근력을 유지하기 위한 운동을 처방하여야 한다. 이 시기로부터 다음 시기로의 진행여부를 결정하는 기준은 통증이 치료 전에 비하여 1/3 이하

로 감소되고, 정상 관절운동범위의 2/3의 범위 내에서 관절운동 시 통증이 없는 경우이다.

2) 회복기 재활

회복기 재활에는 손상된 조직의 치유, 과부하된 조직과 생체역학적 기능이상의 회복에 그 목표가 있다. 즉 급성기의 증상의 치료에서 진행하여 기능의 회복에 중점을 두는 시기이다. 스포츠 재활 시기 중 가장 긴 부분이다. 물리 치료 및 약물을 통한 항염증 치료는 그 비중이 줄어들어서 부가적인 기능을 한다. 조직에 적절한 부하를 주는 것이 중요한 시기이다. 아교질 조직이 손상으로부터 회복되는 과정에 적절한 부하가 주어져야만 조직의 강화에 도움이 된다는 것은 잘 알려진 사실이다. 따라서 근력과 유연성 증가를 위한 등척성, 등장성 및 등속성(isokinetic)근력 운동이 처방된다. 그러나 손상된 조직은 신장력을 견디는 힘이 저하되어 있어 운동 시 부하(load)를 증가시킬 때는 서서히 증가시켜야 한다.

치료에 있어서는 표재열, 초음파, 전기자극, 근육신장과 근력강화를 시행한다. 근력강화 운동에는 동적인 운동(dynamic exercise)이 포함되어야 한다.

유연성 운동은 정적(static)인 방법뿐만 아니라 동적인 방법으로도 시행하여야 한다. 두 개 혹은 그 이상의 관절을 지나는 근육, 예를 들어 대퇴직근(rectus femoris), 슬굴곡근(hamstring)등과 같은 근육은 손상에 의해 단축(shortening)이 되기 쉬우므로 정적인 스트레칭이 필요하다. 스트레칭 방법은 하루 3회 이상, 30초 이상 시행하는 것을 3회 반복하는 것이 좋다. 근육의 길이 변화는 보통 7일 이후에 나타나며, 매일 스트레칭하면 그 효과는 21일 동안 지속된다고 보고된 바 있다.[11]

고유감각성 신경근육촉진(proprioceptive neuromuscular facilitation, PNF)은 정적인 스트레칭과 함께 수축-이완과 수축-이완- 길항근 수축-이완의 방법으로 시행하는데, 스트레칭의 기간은 10초 정도로 짧다.[12] 이는 치료사의 도움으로 같이 시행하는데, 수축-이완의 방법은 먼저 스트레칭을 하고자 하는 근육을 스트레칭시키고, 치료자의 손으로 저항을 주면서 수축을 유발하고 이후 이완시킨 후 같은 과정을 새로운 관절각도에 대하여 하는 방법이다(그림 38-1).

동적인 스트레칭 방법은 몸의 움직임을 이용하여 점점 가동 각도와 운동 속도를 증가시키는 방법이다. 시상

면, 관상면, 횡단면 등 각 부분의 동작면(planes of motion)에 대하여 모두 시행하며 원심성, 등척성, 구심성 근육 수축과 동시에 시행하는 방법도 있다(그림 38-2).

근력강화 운동은 이 시기의 재활 치료에 있어서 매우 중요한 부분이다. 근력강화에 이용할 수 있는 운동의 종류로 열린 사슬 운동(open kinetic chain exercise)과 닫힌 사슬 운동(closed kinetic chain exercise)이 있다. 근력강화는 열린 및 닫힌 사슬 운동의 적절한 조합을 통하여 이루어진다.

닫힌 사슬 운동은 운동하는 상지 혹은 하지의 원위부가 고정된 것을 말한다. 닫힌 사슬 운동은 여러 개의 관절에서 연관된 근육의 조화로운 수축을 통하여 일어난다. 예를 들면 상지의 경우 팔굽혀펴기(그림 38-3), 하지의 경우 다리 굽혔다 펴기(그림 38-4) 등이 있다. 닫힌 사슬 운동은 연관된 관절의 조화로운 움직임, 관절 중심의 적절한 조절, 근육의 조화로운 수축[13]이 일어나야 하며, 관절, 인대에 가해지는 부하와 전단력(shear force)을 최소로 하면서 기능적인 동작을 하고, 신경-근육의 조절 기능을 적절하게 이용하기 때문에 열린 사슬 운동에 비하여 더 기능적이며 스포츠 특이적 운동에 가깝다.[14,15]

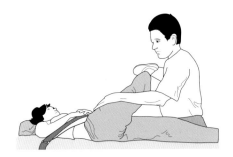

그림 38-1 | 판고유감각성 스트레칭

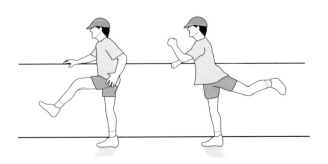

그림 38-2 | 동적 스트레칭

열린 사슬 운동은 사지의 원위부가 자유롭게 움직이는 것이며 한 관절을 분리하여 따로 운동할 수 있는 방법으로 원심성 및 구심성 수축을 동시에 할 수 있는 운동이다. 예를 들면 아령들기, 앉아서 다리들기(그림 38-5) 등이 있다. 상지의 경우 열린 사슬 운동은 던지기 동작과 같이 스포츠 동작과 유사한 운동으로 스포츠 복귀 과정에서 반드시 필요한 운동이다.

체간 강화 운동(core strengthening exercise)도 근력강화 프로그램에 반드시 포함하여야 한다. 복부근육, 고관절 신전근, 척추 주위근, 골반근육 등은 스포츠 동작을 하는 동안 척추를 고정하여 안정된 동작의 기초(platform)를 제공하는 부위이므로 반드시 근력강화를 하여야 한다.

고유수용감각 훈련(proprioceptive training)과 재활도 중요한 부분이다. 고유수용감각은 우리 몸이 동작을 하는 동안 안정성을 유지하는 기능을 한다. 발목, 무릎, 어깨, 척추 등의 부위에 손상이 있는 경우 고유수용감각의 손상이 동반되며 이로 인하여 지속적인 손상의 위험성이 있다. 운동 방법은 양측 하지로 바닥에서 서있는 방법으로부터 눈을 뜨고 한쪽 다리로 서기, 눈을 감고 한쪽 다리로 서기, 균형판 위에 서기(그림 38-6) 등이 있다.

이 시기의 마지막에는 스포츠 특이적 운동, 예를 들면 던지기나 점프와 같은 동작이 추가된다. 다음 시기로의 진행여부를 결정하는 기준은 조직의 기능회복으로, 통증이 없고 관절운동범위가 정상측의 80~85%이며, 근력이 정상측의 75% 이상인 경우이다.

3) 기능회복기 재활

스포츠 재활의 마지막 과정으로 운동 중 손상 예방 프로그램도 포함하게 된다. 조직의 치유과정에서 숙성 및 재형성 과정에 해당되며 결체 조직의 재배치가 일어나는 시기이다. 이 시기의 재활 치료는 근력과 지구력의 강화를 도모하면서 동시에 신경근육 조절과정을 향상시키는데 목표가 있다. 이 시기의 주된 치료 방법은 플라이오메트릭(plyometric) 운동이다. 이 운동 방법은 먼저 원심성 수축을 하고 바로 이어서 순간적인 구심성 수축을 하는 방법이다. 예를 들면 장애물을 앞에 두고 점프하여 넘기(그림 38-7)가 있다. 점프를 하기 위하여 몸을 낮추는 신장수축 단계에 이어서 점프를 하는 순간적이고 폭발적인 단축수축의 과

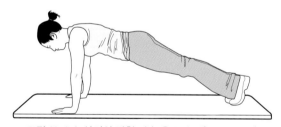

그림 38-3 | 상지의 닫힌 사슬 운동의 예(팔굽혀펴기)

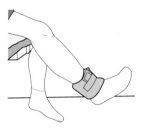

그림 38-5 | 하지의 열린 사슬 운동의 예(앉아서 다리들기)

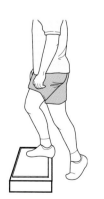

그림 38-4 | 하지의 닫힌 사슬 운동의 예(다리 굽히기)

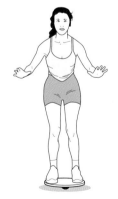

그림 38-6 | 균형판 위에 서서 균형 잡기

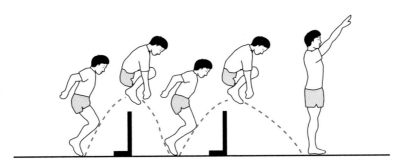

그림 38-7 | 플라이오메트릭 운동의 예

정이 반복되는 형태의 운동이다. 신경-근육 조절의 촉진과 더불어 더 강력한 근육 수축을 통한 근력강화를 이룰 수 있다. 또한 스포츠 특이적 훈련을 통한 기술 향상, 유연성의 유지에도 도움을 준다.[10]

환자는 이 시기에 스포츠 활동으로 복귀할 준비가 되었거나, 보호 장구를 착용하고 복귀하여 스포츠 활동을 하기도 한다. 기능적인 회복에 중점을 두고 던지기, 점프 등의 동작을 수행함에 있어서 정상적인 생체 역학적 동작을 훈련하게 된다. 따라서 신장수축과 근육간의 균형 수축이 강조되는 시기이다. 점프, 던지기 같은 스포츠 특이적 동작을 하는 경우 반드시 세심하게 관찰하여 교정할 부분이 있는지 확인하는 것이 중요하다. 스포츠 활동으로의 복귀 초기에는 보호장구를 처방하는 것이 좋다. 스포츠 활동으로의 복귀 여부를 결정하는 기준은 조직의 완전한 회복, 정상 관절가동범위, 정상측과 동일한 근력, 복귀 스포츠 활동에서 요구되는 수준의 근력의 회복과 점진적인 요구 동작의 수행 가능 여부이다. 점진적인 요구 동작이란 야구에서 가벼운 공 던지고 받기, 농구에서 체간 비틀기나 고공 점프 등이다.

4) 전조건화(Prehabilitation)
스포츠 손상 후에는 같은 부위 혹은 다른 부위의 손상이 발생하는 것을 예방하는 것이 매우 중요하다. 이런 이유로 인하여 전조건화라는 개념이 제시되었다. 전조건화란 이전의 손상을 받은 운동선수에게 스포츠 동작을 하기 위한 조건화 프로그램(conditioning strategies)으로 정의된다. 전조건화 프로그램은 해당 스포츠 동작과 관련하여 약하거나 손상을 받기 쉬운 근골격 부위에 대한 신장, 근력강화

및 플라이오메트릭 운동으로 이루어진다. 신장 운동이 근골격계의 유연성을 증가시키기는 하지만 손상을 예방할 수는 없으며[16] 적절한 준비운동과 스포츠 특이적 동적 동작(sports specific dynamic movement)을 통하여 예방이 가능하다.[17] 근력강화 운동 역시 손상을 예방하는 효과가 있고, 특히 신장수축 운동이 운동선수의 슬굴곡근 손상(hamstring strain)의 예방에 꼭 필요한 운동이며, 따라서 달리기 훈련 및 전조건화에 반드시 포함되어야 한다.[18] 균형 훈련, 점프 후 착지동작, 방향전환동작, 플라이오메트릭 운동은 여성운동 선수에서 전방십자인대 손상의 예방에 효과적인 운동으로 손상방지 프로그램에 포함시키도록 한다.[19,20]

IV. 스포츠 재활에서의 운동의 원칙

운동을 하게 되면 그 목표 조직(target tissue)은 근육이다. 스포츠 손상은 근육뿐만 아니라, 인대, 힘줄 등에도 발생하게 되는데, 비록 근육이 일차적인 손상의 부위가 아니라고 하더라도 급성 손상에서 회복 후 주위 근육강화운동을 통하여 손상된 조직의 기능을 보완하고 손상의 재발을 방지하는 것이 필요하다. 따라서 스포츠 재활 치료에 있어서 운동의 역할은 매우 중요하며 스포츠 재활 과정에 있어서 어떤 시기에 어떤 운동을 처방하느냐는 문제가 전부라고 해도 과언이 아니다. 여기서는 근육의 조건화(conditioning), 유연성, 신경-근육 조절(균형, 고유수용감각), 기능적 운동, 심혈관 피트니스에 대하여 기술하고자 한다. 내용의 일부는 제 11장 '운동 치료'와, 일부는 전술한 스포츠 재활

의 시기와 겹치는 부분이 있으나 운동이 그만큼 중요하기 때문이므로 독자의 이해를 바란다.

1. 근육의 조건화(Muscle conditioning)

스포츠 손상으로 인하여 근육은 초기의 통증과 염증 반응에 의해 위축되며, 지구력이 감소된다. 급성기 치료를 위하여 고정을 하게 되는 경우 근육 위축과 더불어 단축도 오게 된다. 이러한 근육의 변화에 대한 적절한 평가를 통하여 근력이 약한 부분은 강화하고 단축된 부분은 스트레칭하며, 정확한 근육 활동의 타이밍을 재교육하는 일련의 과정을 근육의 조건화 과정으로 정의할 수 있다.

근육 조건화의 원칙은 첫째, 특성 적응(specific adaptation)이다. 즉, 훈련 프로그램을 환자의 수행활동의 요구에 맞게 처방하는 것이다. 근육 수축의 종류, 속도와 강도 등은 운동의 특이성 원칙에 따라 특정 훈련 효과(exercise specificity principle)를 가지므로 스포츠 복귀를 최종 목표로 하는 재활 치료는 치료 후 환자가 수행할 스포츠 활동의 요구에 필요한 근육 수축의 종류, 속도, 강도를 강화할 수 있는 방향으로 처방하여야 한다. 둘째는 과부하(overload)의 원칙이다. 근력, 파워, 지구력을 증가시키기 위해서 반드시 근육에 대한 과부하가 이루어져야 한다. 근육 수축의 속도, 저항, 반복횟수, 훈련 빈도 및 기간을 증가시킴으로써 근육에 대한 과부하를 줄 수 있다.

1) 근육 조건화의 구성요소

근육 조건화를 이루기 위한 네 가지 구성요소는 근육의 활성화 및 재교육, 근력, 근육의 파워, 근지구력이다. 이 네 가지 요소는 스포츠 손상으로 인하여 그 수행능력이 감소되므로 이를 평가하고 적절하게 재활하는 것이 중요하다.

(1) 근육의 활성화 및 재교육

손상에 따른 통증과 부종으로 인하여 근육 수축이 억제된다. 이런 경우 억제된 근육을 활성화하는 방법을 환자에게 교육하여야 한다. 예를 들면 전방십자인대 손상 환자의 경우에 대퇴사두근의 수축 및 활성화가 억제되어 있으므로 이를 등척성 운동부터 시작하여 활성화시켜야 한다.

근육의 재교육은 어깨, 서혜부 및 골반, 요추 부위의 손상에서 특히 중요하다. 어깨의 만성 충돌 증후군(chronic impingement syndrome)의 경우, 충돌 증후군으로 인하여 견갑골 안정근(scapular stabilizer)의 기능이 감소되고 이로 인하여 견갑골이 후방 돌출 및 상방 전위가 일어나게 된다. 이로 인하여 견갑골의 고정에 기여하는 큰 근육, 예를 들면 승모근(trapezius)의 수축에 비효율성이 발생하고 이는 곧 견봉하 공간(subacromial space)의 감소로 이어져 충돌 증후군이 더 악화되는 요인이 된다. 보통 이런 부적절한 근육의 활동 패턴은 만성적으로 발생한 것이므로 이런 생역학적 변화를 잘 평가하여 환자로 하여금 새로운 동작 패턴을 익히도록 교육하는 것이 필요하다. 많은 시간과 인내를 필요로 하는 작업이며, 각각의 동작 패턴을 구성 요소별로 하나씩 구분하고 각 요소를 따로 익히게 한 다음 이를 마지막에 통합하는 방법으로 근육 재교육을 한다. 충돌 증후군의 예를 들면, 먼저 환자는 관절와-상완골의 움직임이 없도록 하면서 견갑골 고정운동을 한다. 적절한 패턴이 익혀지면 어깨 관절의 거상운동을 각도를 약간씩 증가시키면서 한다. 정확한 동작 패턴이 일어나는 것을 확인하며 차츰 가벼운 아령을 들고 같은 동작을 반복하며 이어서 부하를 증가시킨다.

(2) 근력강화 훈련

근력은 힘을 내는 근육의 능력이며 그 종류에는 등장성, 등척성, 등속성 근력강화 운동이 있다.

① 등척성 운동(Isometric exercise)

손상 후 근력강화 운동에서 가장 먼저 시행하는 형태이다. 손상부위의 통증이 매우 심하거나, 고정을 하고 있는 경우에 특히 중요하며, 통증이 없이 운동을 할 수 있으면 가능하면 빨리 시행하도록 한다. 그 외에 근육의 약화가 너무 심하여 관절가동운동도 할 수 없을 때, 슬개골 탈골이나 견관절 탈구와 같이 다른 운동을 할 수 없는 경우에도 시행할 수 있다. 균형을 잡는 데 필요한 근육을 강화하는 데 있어서도 체간 안정화 근육에 대한 등장성 운동이 효과적이다.

대개 5초간 수축시키고 10초 휴식하는 방법으로 하며 10회 반복하는 세트를 여러 번 하도록 한다. 세트의 횟수는 재활 치료 시기에 따라 달라진다. 관절의 각도에 따라서도 특성화 원리가 적용되므로 각 관절의 다양한 모든 각도에서 통증이 없는 범위 내에서 시행하여야 하며, 여러 가지 관절 각도에 대해 등척성 운동을 하여도 통증이 없으면 동적 운동을 시행할 수 있다.

② 등장성 운동(Isotonic exercise)

관절을 움직일 때 저항을 주거나 무게를 들게 하여 근력을 강화하는 방법이다. 근육 수축의 종류에 따라 단축수축과 신장수축으로 나눌 수 있다. 신장수축은 운동 단위당 근육 내 힘이 더 많이 필요하고 주위 조직에 더 많은 긴장력(tension)을 유발한다. 신장수축을 단축수축이 일어나기 바로 직전에 하게 되면 단축성 근력 발생의 효과를 증가시킨다. 점프하기 전에 슬관절을 구부리는 동작을 하게 되는데, 이 과정에서 대퇴사두근의 신장수축이 일어나며 이를 통해 슬관절을 굴곡시키지 않고 점프하는 것보다 더 높이 뛸 수 있는 것이 그 예이다.

신장수축을 이용한 근력강화 운동은 운동 후 통증(postexercise soreness)이 더 많이 생기며, 잘못된 방법으로 운동하면 손상의 위험도 많다. 따라서 처음에는 매우 낮은 부하로부터 서서히 빈도 및 강도를 증가시켜야 한다.

③ 등속성 운동(Isokinetic exercise)

고정된 속도를 가지는 특별한 기구를 이용하여 하는 운동이며 각속도가 고정되어 있지만 관절 각도에 따라 저항이 변화하게 된다. 이러한 원리로 환자에게 등척성 운동에 비하여 더 많은 운동량을 줄 수 있다. 자세한 사항은 제11장을 참고하기 바란다.

(3) 근육의 파워

근육의 파워란 근육이 주어진 일을 하는 속도이다. 이는 근육의 폭발력과 같은 의미이다. 이를 증가시키기 위해서는 빠른 속도로 등척성 및 등속성 근력강화 운동을 하도록 하며, 플라이오메트릭(plyometric) 동작을 처방하는 것이 필요하다.

(4) 근육의 지구력 훈련

근육이 지속적으로 수축할 수 있는 능력이 지구력이며 저부하, 고반복(low-load, high repetition)운동으로 향상시킬 수 있다. 자전거 타기, 수영, 서킷트레이닝 등이 쉽게 처방할 수 있는 운동이며, 운동의 특성화 원칙에 따라 지구력

훈련에 사용된 근육에서만 지구력이 향상됨을 명심하여야한다. 즉, 상지 에르고미터를 이용한 지구력 훈련이 하지의 지구력 증가에는 아무런 효과가 없으므로 지구력 증가가 필요한 근육을 정확히 찾아내고 그 근육에 대한 특정한 지구력 증가 훈련을 처방하여야 한다.

2. 유연성

손상 후 주위 근육의 경련(spasm)이나 염증으로 인한 근육-건의 탄력성 감소 등에 의해 유연성이 감소하게 된다. 유연성은 관절의 가동영역을 완전하게 회복시키는 관절가동화(joint mobilization)와 근육-건 유연성을 회복시키는 스트레칭으로 나눌 수 있다.

1) 관절가동범위

손상으로 인한 통증이나 손상의 치료로 사용하는 부목, 석고 고정을 통한 고정으로 인하여 관절가동영역이 감소하며, 관절막, 인대, 근육, 건 등의 관절주위조직, 관절 연골 등에 문제를 유발한다. 관절가동범위를 증가시키는 방법에는 지속적 수동운동(continuous passive motion), 수동 가동화(passive mobilization), 수동 및 능동 운동, 능동-보조 운동이 있다.

2) 근육-건 유연성

스트레칭에 의하여 증가시킬 수 있다. 정적 스트레칭(static stretching), 발리스틱 스트레칭(ballistic stretching), 고유감각성 신경근육촉진(proprioceptive neuromuscular facilitation)의 3가지 방법이 있다.

(1) 정적 스트레칭

한 자세로 서서히 부드럽게 30~60초 동안 정지하여 시행한다. 스트레칭하는 근육에 통증을 유발해서는 안 된다. 스트레칭 동안에 발생하는 통증은 과신전(overstretch)의 징후이다. 같은 자세를 유지하고 있으면 스트레칭으로 인한 근육의 긴장(tension)은 근육신전반응(myotactic stretch reflex)을 유발하여 근육의 이완을 유발한다. 3가지 스트레칭 방법 중 가장 안전한 방법이고 근육에 주어지는 긴장도도 가장 작다.

(2) 발리스틱 스트레칭

근육을 끝까지 스트레칭한 후 반동을 주어서 더 스트레칭하는 방법이다. 급격한 반동에 의해 근육의 수축을 오히려 유발하며 이로 인한 근육 긴장도의 증가로 인한 손상의 가능성이 있다.

(3) 고유감각성 신경근육촉진

작용근과 길항근에 대한 근육 수축과 이완을 교대로 하는 스트레칭 방법이다. 작용근과 길항근이 같이 수축하면 근육의 이완이 촉진된다는 사실로부터 착안한 방법이다. 구체적인 시행 방법은 다음과 같다. 먼저 치료자가 환자의 근육을 스트레칭하여 불편감을 느끼는 부분에서 정지한다. 환자는 이 순간에 해당 근육에 대한 등장성 수축을 하고 근육을 이완시킨다. 그 상태에서 치료자는 근육을 더 스트레칭한다. 다른 방법에 비해 더 많은 유연성 증가를 얻을 수 있지만, 과신전의 위험도 존재한다. 따라서 숙련된 치료자가 필요하다.

(4) 스트레칭의 원칙

스트레칭의 원칙은 반드시 준비 운동을 하고 운동 전과 후에 스트레칭을 해주어야 하며, 그 과정은 서서히 부드럽게 시행하고, 통증이 유발되지 않는 범위에서 시행하여, 긴장이 느껴지는 부분까지만 시행해야 한다는 것이다. 스트레칭의 준비운동은 조깅, 자전거타기, 수영 등의 운동을 통하여 약간 땀이 날 때까지 하여야 한다. 스트레칭 전에 온열치료를 통하여 조직의 탄력성을 증가시킬 수도 있다.

3. 신경-근육 조절

손상 후 신경 말단과 신경 경로가 손상되고 이로 인하여 반사 운동의 적절한 신경 통로에 문제가 생기게 된다. 그 결과 균형의 감소, 조화운동의 저하, 관절위치감각의 감소 등이 일어나서 운동 도중 넘어지거나 반사행동이 부적절하게 나타날 수 있다.

고유수용감각 및 균형 훈련은 손상 후 가능하면 빨리 시행하는 것이 좋다. 환자의 상태가 전 체중 부하가 가능해지면, 고유수용감각의 입력이 시작된다. 가장 쉽게 하지의 신경-근육 조절을 향상시키는 방법은 한쪽 발로 서기이다. 차츰 상체를 움직이는 것과 같이 신체의 다른 부위를 움직이는 동작을 추가하여 균형을 유지하는 능력을 훈련하며, 눈을 감고 서있거나, 발뒤꿈치를 들고 서있기 등으로 점차 난이도를 증가시킨다. 공(ball), 균형보드(balance board)와 같은 기구를 이용하여 균형감각을 더 증가시킬 수 있다.

4. 기능적 운동(Functional exercise)

근력, 근파워, 지구력, 유연성, 신경-근육 조절 등이 적절한 수준으로 회복되면 기능적 운동을 처방한다. 기능적 운동이란 환자가 하던 운동이나 스포츠의 기본이 되는 기능적 동작을 의미한다. 예를 들어 달리기, 조깅 등이다. 이런 동작은 특히 운동선수에 있어서는 실전에 대비하여 육체적, 정신적으로 대비할 수 있게 해준다. 걷기부터 시작하여 조깅, 달리기, 단거리 질주, 8자 달리기, 민첩성 훈련 등을 서서히 속도, 거리 속도와 거리를 증가시킨다.

5. 심혈관계 적응(Fitness)

반드시 모든 스포츠 손상의 재활 프로그램에 포함되어야 하는 운동이다. 손상 부위에 상관없이 반드시 포함하여야 하므로 하지의 손상이 있는 환자에서 수영, 물속 운동, 상지 에르고미터 등의 처방이 필요하다. 하지의 손상 후 재활 치료를 할 때 환자의 회복에 따라 손상부위에 대한 운동이 부분 혹은 전 체중부하(total weight bearing)의 상태로 이루어진다 하더라도 심혈관계 적응 운동은 이전대로 체중부하 없이(non-weight bearing) 시행하여야 한다. 이는 과사용(overuse)에 의한 손상인 경우에 적응 운동에 따른 손상의 가능성을 방지하기 위함이며, 재활 프로그램의 완료 후 회복된 뒤라도 적응 운동 방식을 체중부하 없이 하는 방식으로 바꾸는 것이 바람직하다.

V. 스포츠 손상의 예방

건강을 증진시키고, 삶의 질을 높이는 스포츠가 대중화, 다양화되고, 스포츠 활동에 참여하는 인구도 급증하고 있다. 특히, 축구나 야구, 농구나 배구, 골프나 테니스 등 스포츠를 직업으로 하는 전문적인 선수들의 증가뿐만 아니라, 여가나 취미활동의 일환으로 달리기나 자전거, 탁구나 배드민턴, 사이클이나 마라톤 등 다양한 종목의 스포츠 활동에 규칙적으로 참여하는 일반인들도 급증하고 있다. 하지만, 스포츠 활동의 격렬함에 비례해 스포츠 손상의 가능성도 높아지는 역기능이 있으므로, 이를 예방하여 스포츠 활동의 순기능을 증대시키려는 노력이 필요한 상태이다. 스포츠 손상의 예방을 위해서는 스포츠 종목에 따른 위험요인이나 손상기전, 참가자들의 신체능력 등에 따라 다각적인 접근이 필수적이다. 가장 기본적으로는 모든 스포츠 활동의 시행 전에 충분한 준비운동과 스트레칭을 시행하고, 종목에 따라 스포츠 활동에서 요구되는 기본적인 장비와 보조기, 테이핑 등의 보호장구 등을 착용한 후 요건이 구비된 시설이나 환경에서 정해진 규칙과 규정에 따라 시행하는 것이 필수적이다.[21]

스포츠 손상은 신체 조직이 감당할 수 있는 이상의 부하가 급성, 또는 만성적으로 가해질 때 발생되므로, 효과적인 손상 예방을 위해서는 외부의 부하를 감당하는 조직능력을 최대한 증대시키고, 외부의 부하는 가능한 최소화시키도록 하여야 한다. 가령, 하지 정렬 이상으로 인한 과부하가 예상되는 경우, 쿠션이 보강된 신발 등의 보조기를 사용하여 외부의 부하를 줄이도록 하여야 한다. 스포츠 손상을 예방하기 위한 기본적인 전략은 크게 3가지(훈련관련, 장비나 시설관련, 경기규칙/규정관련)로 대별되며, 내적 신체적 문제들에 대해서도 미리 준비해야 할 것이다.

1. 훈련(Training) 관련

1) 준비운동(Warm up)

준비운동은 근역학(muscle dynamics)을 증진시켜 스포츠에서 요구되는 부하에 신체조직을 대비하는 운동이다. 그 효과는 근육으로 가는 혈류를 증가시키고, 산화혈색소 분해를 촉진하여 산소운반을 증가시키며, 혈관저항을 줄이고,

미오글로불린으로부터의 산소유리를 증가시키며, 세포 대사로 인한 화학반응을 촉진하는 것이다. 또한 신경전달속도를 증가시키며, 신경수용체의 감수성을 증가시키고, 스트레칭에 대한 근육예민도를 감소시키고, 운동범위를 증가시키며, 결체조직의 유연성을 증가시켜 손상의 줄이고, 심혈관 반응을 증가시키는 등의 효과가 있다.[22,23] 준비운동은 일반적인 준비운동뿐만 아니라 운동의 특이성에 근거해 시행될 종목에 특이적인 운동을 포함하여 구성되어야 한다. 일반 준비운동으로 조깅이나 유연성 운동을 포함하며, 종목에 따른 특정준비운동은 시행될 스포츠 활동에 적합한 스트레칭과 운동동작을 포함한다. 최근의 많은 연구들도 일관되게 잘 구성진 준비운동으로 운동손상이 감소된다고 보고하고 있다.[24] 준비운동의 강도와 지속시간은 스포츠 종목이나 개인의 능력에 따라 달라져야 하지만, 준비운동의 효과가 대략 30분 정도 지속되므로 너무 일찍 준비운동을 하는 것은 권장되지 않는다. 일반적으로 운동 직전 15분 정도 피로감이 없이 가볍게 땀을 흘리는 정도, 대략 VO_2max의 40~60% 정도의 강도가 추천된다.[25]

2) 스트레칭(Stretching)

스트레칭은 통증을 유발하지 않는 범위에서 근육과 연부조직을 늘리는 것으로 그 시행강도에 대해서는 개인차에 따라 유동적이다. 흔히 사용되는 방법으로 (1) 동적(dynamic), (2) 정적(static), (3) 고유감각성 신경근육촉진(proprioceptive neuromuscular facilitation) 스트레칭이 있다.[26] PNF는 정적 스트레칭, 등척성수축, 이완을 하나의 조합으로 연속해서 시행하는 방법이다. 일반적인 정적(static) 스트레칭은 한 자세를 30초 이상 유지하는 것이 효과적이며, 특히 근육의 길이는 스트레칭 직후 15분 이내에 가장 많이 늘어나고 24시간까지도 효과가 지속된다고 한다.[27] 반면 과도한 스트레칭은 오히려 근섬유의 손상을 유발하여 근력을 저하시킬 수 있으므로 다음과 같은 주의를 요한다. 먼저 스트레칭 전 준비운동을 하며, 저강도로 가능한 천천히 동작을 수행하고, 근육통을 유발하지 않는 범위 내에서, 운동 전후에 모두 시행하는 것이 바람직하며, 특히 두 개의 관절을 지나는 근육 즉, 슬건근, 고관절 굴곡근, 대퇴직근 등의 스트레칭이 중요하다.[25]

3) 훈련

훈련은 궁극적으로 경기력 향상이 주목적으로 주기화(periodization), 특이성(specificity), 과부하(overload), 개별성(individuality)의 원칙이 적용되는데, 이런 훈련 과정 중의 잘못은 곧바로 스포츠 손상과 직결되므로 스포츠 종목과 선수 상태에 적합한 훈련방법을 실행하는 것이 중요하다고 할 수 있다.[26]

2. 장비(Equipment)나 시설(Facility)관련

1) 테이핑과 보조기

테이핑이나 보조기는 불필요하고 유해한 운동을 제한하고 원하는 운동을 허용하여 스포츠 손상을 예방하기 위해 사용하는 한편, 손상 후 손상부위의 보호를 위해서도 사용하며, 고유감각을 증진시키기도 한다.[28]

테이핑의 주목적이 유해한 운동의 제한인 경우, 비신축성 접착테이핑이 유용하며, 테이핑의 재질도 접착성이 있는 반면 피부에 자극적이지 않고 시술자에 의해 잘 찢어지는 것이 좋다. 테이핑은 상지와 하지, 척추 등 다양하게 사용되고 있으나, 족관절의 테이핑을 제외하고 손상 예방효과에 대한 객관적인 증거는 아직도 미흡한 상태이다.[29] 족관절의 테이핑은 족관절의 과도한 운동을 예방하는 효과가 알려져 있으며 다양한 재질의 테이프와 반창고가 사용되고 있다.[30] 테이핑의 부작용으로는 꽉 끼는 테이핑에 의한 혈액 순환 저해, 알레르기 반응과 같은 피부자극, 시간 경과에 따른 효과 감소 등이 있다.

보조기는 테이핑보다 장점이 많다. 즉, 착용하는데 특별한 기술이 필요치 않아 시술자의 도움 없이 스스로 착용이 간편하며, 반복사용이 불가능한 테이핑에 비해 장기간 사용이 가능하므로 경제적으로도 유리하다. 하지만, 보조기 착용으로 에너지소비가 증가되고, 운동 수행 능력에 오히려 악영향을 줄 수도 있어 꼭 필요한 경우에만 착용하도록 한다.[31]

2) 보호 장비

스포츠 종목에 따른 적합한 의복과 장비의 사용은 운동능력을 향상시키고 운동손상을 예방하기 위해 필수적이다. 보호장비는 기본적으로 가볍고 안락해야 하며, 착용 후에

도 운동범위를 제한하지 않으며, 넓은 운동범위 내에서도 보호기능을 유지하여야 한다. 또한 착용하기에 안전하고, 외부충격으로부터 경기자와 상대방을 보호하도록 안정성을 구비해야 한다. 신체 각 부위별로 두부를 보호하는 헬멧부터 얼굴을 보호하는 마스크, 안경, 치아를 보호하는 마우스피스, 몸통이나 상하지 보호대, 특수보강신발 등 다양한 보호장비가 스포츠 종목에 따라 사용되고 있다.[32,33] 보호 장비는 정확하게 착용하는 것이 중요하며, 보호장비를 잘못 사용하는 경우 오히려 스포츠 손상을 유발할 수도 있다. 보호장비의 사용은 선수들의 자신감을 높여 심리적인 안정감을 제공하기도 한다. 가장 기본적인 장비인 신발(shoes)의 경우, 종목에 따라 러닝화, 축구화, 농구화, 골프화, 스키부츠 등 다양하다.[34,35]

3) 시설

농구나 배구, 핸드볼과 같이 실내경기에서는 경기장 바닥면이 스포츠 손상의 주요 요인으로 작용하기도 한다. 가령 보행에는 체중의 2배 정도의 충격이 지면을 통해 발생되는 반면, 달리기나 점프 동작에는 체중의 최대 5~12배의 충격이 발생되므로 경기장 바닥면과 같은 스포츠 시설의 영향도 매우 중요하다. 1900년 초 유럽 핸드볼 경기에서 마찰력이 큰 인조 바닥에서 마찰력이 작은 나무바닥에서 운동하는 것에 비해 여성 선수들의 전방십자인대 손상 비율이 증대됨이 확인된 이래 경기장 시설의 중요성이 강조되고 있다. 풋볼이나 축구 등은 잔디의 종류나 상태, 알파인 스키에서 눈의 상태 등 시설이나 외부 환경 요인이 스포츠 손상과 연관됨이 알려져 있다.[36,37]

3. 경기규칙/규정 관련

나이가 어린 운동선수나 여성, 장애인이나 고령의 스포츠 참가자들은 일반선수들과는 신체적 특성이 다르므로, 동일한 종목의 경기를 수행 시에도 다른 경기규칙을 적용해야 스포츠 손상을 줄일 수 있다.[38] 가령 축구나 야구 등의 종목에서는 연령별, 성별 경기장 규격과 경기 시간, 선수들의 참여가능 경기 일정 등이 모두 스포츠 손상을 예방을 목적으로 규칙을 정해 시행하고 있다. 또한, 공정한 경쟁과 더불어 선수자신의 건강을 보호할 목적으로 전세계적

인 반도핑 규정이 운영되고 있는 것도 스포츠관련 손상을 예방하고자 하는 경기규칙의 하나라 할 수 있다.

4. 비정상적인 신체 생역학 문제들

스포츠 참가자의 신체적 문제도 손상을 유발할 수 있어 사전 예방이 필수적이며, 흔한 상하지의 문제들은 다음과 같다.

1) 하지의 비정상 생역학 문제
하지에서 흔한 비정상적 문제로는 족관절의 과도한 회내전과 회외전, 골반의 비대칭 등이 있다.

(1) 과회내(excessive pronation)
하지의 거골하 관절(subtalar joint)이 과도하게 회내전되면 종골(calcaneus)의 외반(eversion)을 유발하고 하퇴는 내회전되어 슬개골의 외측 아탈구 및 대퇴사두근의 불균형을 초래하게 되어 슬개건염 등을 유발한다. 발에도 지면 반발력이 내측으로 과도해져 무지외반증과 종자골통, 주상골의 스트레스 골절을 유발할 수 있다. 또한 보행의 추진기에 비골근의 과도한 만성적 수축으로 비골의 스트레스 골절 유발요인이 되므로 운동 전 적절한 교정으로 손상을 예방해야 한다(그림 38-8).

(2) 과회외(excessive supination)
거골하 관절의 과도한 회외전은 종골의 내반과 거골의 외전 및 배측 굴곡을 초래하고 하퇴는 외회전되며 하지에 미치는 외측부하의 증가로 장경인대 경직이나 대퇴골 외상과의 점액낭염을 유발할 수 있다. 또한 경비골이나 발의 외측부 제 5중족골의 스트레스 골절 등을 유발하기 쉬우므로 사전조치가 필요하다(그림 38-9).

(3) 골반 비대칭
골반 주위의 근육이상이나 척추측만증, 하지길이 차이 등으로 골반 비대칭이 발생되므로 토마스검사(Thomas test), 일리검사(Ely test), 오버검사(Ober test), 슬와각(popliteal angle), 양하지 길이 측정 등으로 그 원인을 찾아서 교정해야 한다.

2) 상지의 비정상적인 생역학 문제
상지의 비정상적인 근육이나 뼈의 배열은 특히 머리 위로 상지를 들어올리는 동작을 반복하는 스포츠에서 손상을 유발할 수 있다. 또한 야구나 배구 등 던지기 동작을 반복하는 경우, 견관절의 외회전 범위가 늘어나 공을 던지는 힘이 세지는 반면 견관절 전방 관절막의 약화와 파열을 유발해 안정성을 해치는 등 스포츠 자체가 견관절과 상지의 근육과 뼈에 생역학적인 변화를 초래하기도 하므로 주의를 요한다.

5. 기타

그 밖에도 부적절한 영양공급이나 심리적 이상도 손상을 초래할 수 있어 적절한 영양과 심리적 안정도 손상 예방을 위해 필요하다.

VI. 스포츠 손상의 치료

1. 상지 손상의 치료

1) 견관절 손상
견관절은 큰 상완골 골두에 비해 얇고 작은 관절와로 인해 인체 관절 중 가장 가동성이 큰 반면 불안정성이 유발되기

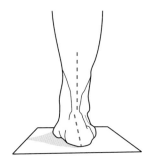

그림 38-8 |
체중부하시의 과회내

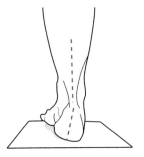

그림 38-9 |
체중부하시의 과회외

쉬운 구조적 취약점이 있다. 이로 인해 견관절의 안정성은 운동 중에는 회전근개(rotator cuff)와 견갑골 안정근(scapular stabilizer)에 의해 유지되며, 안정 시에는 상완관절인대와 관절낭, 관절순, 관절와 등의 주위 연부조직에 의해 유지된다. 견관절의 손상은 급격한 외상에 의하거나, 농구나 배구, 수영, 야구나 테니스 종목에서와 같이 만성적인 과사용에 의해 발생한다.

(1) 회전근개 손상

회전근개는 극상근과 극하근, 견갑하근, 소원근으로 구성된 4개의 근육으로 마치 하나의 기관처럼 움직여 팔의 운동과 안정성에 중요한 역할을 한다. 회전근개 질환은 성인 어깨에서 발생하는 만성통증의 가장 흔한 원인으로 견관절의 과도한 운동이 반복되는 야구투수나 테니스 선수, 수영 선수들에서 호발하는 대표적인 과사용 손상(overuse injury)이다. 특히 젊은 선수에서 회전근개의 과사용 손상은 종종 견관절의 불안정성과도 연관된다. 이 질환은 1972년 Neer에 의해서 널리 알려지고 중요시된 질환으로 상체를 머리 위로 들어 올릴 때마다 견관절의 안정장치(stabilizer)인 회전근개, 인대, 관절막, 관절순 등에 반복적인 압박에 의해 무리가 오고, 이런 생역학적 스트레스로 인해 상완골두의 전이와 회전근개의 2차 충돌(impingement)에 의한 통증 등을 유발하게 된다. 흔히 팔이 빠져나가거나(slip out), 끊어진다고(dead) 호소하며, 팔을 올릴 때 힘이 빠진다고 호소하게 된다.

좀 더 나이가 든 선수들은 견봉의 모양이 갈고리처럼 휘어지거나 견봉쇄골관절의 퇴행성 변화에 의한 골극, 비후한 오구견봉인대에 의해 원발성 충돌(primary impingement)증상으로 나타나기도 한다. 즉, 견관절 70°에서 120° 사이의 외전 시에 회전근개에 통증을 호소하며, 고령 선수일수록 휴식할 때, 특히 밤에 잘 때 회전근개의 파열로 인한 통증을 호소하기도 한다.

회전근개 손상의 치료는 가능한 손상 직후부터 보존적 치료로 시작하는 것이 기본이다.[39] 보존적 치료의 목표는 통증을 경감시키고, 정상적인 관절운동각도로 회복시키며, 근력 저하를 교정하고, 근육 균형을 유지하며, 증상이 없이 정상적인 생활로 복귀시키는 것이며, 아래와 같이 급성기, 회복기, 기능기로 분류하여 치료할 수 있다.

급성기에는 주로 염증을 줄여 조직손상을 치료하고 통증 등의 증상을 완화하며, 회전근개와 견관절의 안정화구조물들을 보호하는 것이 중요하다. 더불어 통증이 없는 범위 내에서 관절운동을 시행하고 근위축을 방지하며 전신 건강을 유지하도록 한다. 이를 위해 한랭치료와 더불어 견관절 부위에 전기자극을 시행하고, 회전근개와 견갑부 근육에 대한 정적인(static), 폐쇄사슬(closed chain) 운동을 시행하고 동시에 하지와 체간에 대한 근력강화운동을 병행한다.

회복기에는 정상적인 견관절 운동각도와 견갑근육 조절 및 정상적인 근력과 균형 회복에 초점을 둔다. 상완관절의 내회전 결함과 같은 생역학적, 기능적 장애와 투구동작 이상이 교정되어야 한다. 치료로는 표재열치료, 심부열치료로 초음파치료, 견갑대동원(shoulder girdle mobilization), 후관절낭신전, 근력강화운동을 한다. 근력강화운동은 벽에 대고 팔굽혀펴기 등의 회전근개와 견갑안정화 근육에 대한 닫힌 사슬 운동을 시행한다. 통증이 없는 범위 내에서 가벼운 무게를 이용 회전근개와 견갑안정화 근육에 대한 개방사슬(open chain) 운동을 병행한다. 중심체간, 골반, 하지근력강화를 위한 기능적 운동으로 쪼그리기(squat), 찌르기(lunge), 회전(rotation)운동도 시작한다. 스포츠 특이적 훈련도 치료 프로그램에 포함시켜 환자가 다음 재활단계로 가기 전에 증상 없이 스포츠 프로그램으로 복귀하도록 지도해야 한다.

기능기에는 신경근육조절을 강화하면서 상지의 힘과 지구력을 증진시키는 것에 초점을 둔다. 재활은 전체 운동사슬(kinematic chain)을 망라해 근육균형과 역동적 유연성(dynamic flexibility), 투구기술에 집중한다. 이 프로그램은 손상으로 인한 재활 치료가 필요하지 않도록 미리 근력을 강화시키는 전재활(prehabilitation)과 지속적으로 연결되어 궁극적으로 재손상을 예방하는 것이다.

(2) 견관절 탈구

견관절의 전방 탈구는 팔을 외회전, 외전 상태로 넘어졌을 때 발생하며 가장 흔한 스포츠 손상의 하나이다. 대부분 전방 관절와면의 관절순 부착부에서 관절순이 분리되고(Bankart 병변), 전방 관절와의 동반 골절(골성 Bankart 병변)이 발생하기도 한다. 보존적 치료의 경우, 탈구된 견관절은 정복이 빠를수록 용이하다. 따라서 혈관이나 신경손상이 없음이 확인되면 대부분은 먼저 팔을 약간 앞으로 굴곡, 외전시켰다가 약하게 내회전시키는 정복을 시행하고 정복 직후에 가능한 바로 방사선촬영으로 정복을 확인한다. 정복에 실패한 경우에는 환자를 침대에 엎드려 누인 채로 손목에 5~10 lb 무게를 달고 침대 아래로 팔을 떨어뜨려 정복을 시도한다. 만약 골절이나 신경, 혈관 손상이 의심되면 정복 전에 먼저 방사선 촬영을 시행하고, 정복 후에도 방사선 촬영을 통해 확인한다. 최초 전방 탈구의 치료방침에 대해서는 아직도 이견이 있으나, 수술 자체의 위험성이 있어 환자의 연령, 활동성, 직업 등 다양한 고려가 필요하다. 또한 정복 후 고정시기도 일부에서는 6주까지로 권고하고 있으나, 일반적으로는 초기 고정 후 통증이 없는 범위 내에서 기능적 재활훈련을 시행하면서 점차 가동 범위를 증진시키는 방법을 권장한다. 견갑골의 후방 탈구는 아주 드물어서 팔을 내전, 내회전 상태에서 쭉 펴진 상태로 떨어지거나 견관절의 전방에서 가해진 직접 외상으로 발생된다.

(3) 견관절의 불안정성

견갑골의 관절와면에 대하여 상완골 골두중심의 이동정도를 전이(translation)라 하며, 견관절의 불안정성이란 예상되는 정도 이상의 관절 전이로 견관절의 기능 이상이나 불편감의 증상이 있는 경우를 말한다. 견관절의 불안정성은 전방, 후방, 하방 또는 다방향성일 수 있다. 불안정성의 진단은 단순 방사선 촬영과 CT, CT-Arthrography, MRI, MR-Arthrography 등이 이용되며 흔히 외상에 의한 경우와 외상에 의하지 않은 경우로 대별된다. 진찰로는 불안검사(apprehension test), 구사인(sulcus sign), 부하이동검사(load-and-shift test)가 가장 흔히 시행된다.

견관절 불안정성의 분류는 원인에 따라서는 외상성 vs 비외상성, 불안정의 정도에 따라서는 아탈구 vs 탈구, 방향에 따라서는 일방향 vs 다방향, 전반적인 인대이완이나 자발적 불안정성 등 다양하게 분류한다. 특히 원인에 따른 분류는 치료방침 결정에 매우 중요해서, 흔히 외상에 의한 TUBS (Traumatic, Unidirectional, Bankart lesion Responding to Surgery)와 비외상성인 AMBRI (Atraumatic, Multidirectional, Bilateral responding to Rehabilitation and Inferior capsular shifting)가 사용되었다. 즉, TUBS란 외상으로 발생되고 일측성이며 전방 관절와관절순이 분리되어 생기는 Bankart 병변이 관찰되고 수술로 치료하여야 호전되는 불

안정성을 말한다. 이 병변은 15~34세의 젊은 연령층에 많으며 흔히 회전근개 파열이 동반될 수 있고 상완 신경총의 신경 손상과 혈관 손상 등의 순환계 이상이 동반될 수 있다. 반면 AMBRI는 반복 손상에 의한 비외상성, 다방향 불안정성으로 양측으로 발생되며, 수술보다는 재활 치료에 더 잘 반응하는 경우로 관절낭 축소술이 도움이 될 수 있는 견관절 불안정성을 의미한다. 역시 14~30세의 젊은 나이에 빈발하며 특이한 외상의 기전이 없이 자발적 탈구 및 정복이 가능하며, 관절이 시리고(soreness)와 쑤시는(aching) 통증을 호소하며, 초기 재활 치료로는 약화된 견갑 안정화근과 회전근개 근육의 강화운동을 시행하도록 권장되었다. 또한 불안정성의 빈도(Frequency), 원인(Etiology), 방향(Direction), 중증도(Severity)을 합쳐 FEDS분류라는 환자들의 문진을 통한 분류법이 높은 타당도와 신뢰도를 보인 바 있다.[40]

Stanmore 분류는 환자를 polar 1형: 외상성 구조적(Bankart 병변과 관절표면 손상), 일측성 불안정성으로 정상 근육패턴을 보인 경우, polar 2형: 비외상성 구조적(관절낭의 기능이상과 정상 관절면), 일측성 또는 양측성 불안정성으로 정상근육패턴을 보인 경우, polar 3형: 외상성 양측성 다방향 불안정성으로 비정상 근육패턴을 보인 경우로 분류한 바 있다. 다만 이 분류는 불안정성의 특별한 방향을 포함하지는 않았다.[41]

견관절의 후방불안정성(posterior glenohumeral instability, PGHI)은 임상양상이 다양하여 진단이 쉽지 않으므로, 손쉬운 진단을 위해 ABC 분류체계가 사용된다. 즉, A: 처음 발생(first time), B: 동적(dynamic), C: 정적(static)으로 분류하며, 이들 각각은 다시 2개의 아형(subtype, type 1, type 2)으로 분류하여 A1: 급성 후방 아탈구(subluxation), A2: 급성 후방 탈구(dislocation), B1. 기능적 동적 후방 불안정성, B2: 구조적 동적 후방 불안정성으로 나누고, 1형(1A, 1B, 1C)은 보조적치료, 2형(2A, 2B, 2C)은 수술적 치료를 하는 것으로 분류하고 있다.[42]

견관절 불안정성의 재활 치료는 환자의 연령이 매우 중요한 요소로 탈구 재발의 예방뿐 아니라 동반된 손상의 치료, 수술 후 직업, 운동으로의 복귀 및 기능 회복을 모두 고려하여 수술 또는 보존적 재활 치료 여부를 결정하여야 한다.

(4) 견봉쇄골관절 손상

견봉쇄골관절은 가동 관절(diarthroidal joint)로 관절면은 관절 연골(articular cartilage)로 덮혀 있으며 견관절과 마찬 가지로 내재적인 불안정성을 특징으로 2개의 중요한 견봉 쇄골인대와 오구쇄골인대로 이루어진 한 쌍의 인대와 2개 의 근육으로 안정성을 유지하게 된다. 손상은 축구와 같은 접촉성 운동에서 흔해서 견관절부위가 직접 부딪히면서 견관절 견봉이나 견갑골의 골극부위에 직접적인 충격으로 발생되며, 견관절 불안정성이나 탈골로 이어지는 경우가 많다. 상박이 거상될 때 쇄골은 회전이 일어나는데 견봉 쇄골 관절은 쇄골 회전이 일어나서 완전한 상지의 거상이 가능토록 하는데 중요한 역할을 하는 관절이다. 손상은 견 봉과 쇄골의 해부학적 관계에 따라 6가지로 분류되며, 손 상의 빈도는 견관절 탈구의 12%에 해당하는 빈도로 남자 가 여자에 비해 5~10배 빈발하며 불완전 탈구이 완전 탈 구의 2배에 이른다.

치료는 손상 정도를 고려해 1, 2형은 비수술적 치료로 팔을 지지하고 상지를 안정하게 유지시키기 위한 팔걸이 (sling)이 사용되고, 통증이 소실되고 관절운동이 완전해질 때까지는 무거운 물건 들기나 접촉 스포츠는 피해야 한다. 대개 1형은 2주, 2형은 6주 정도가 소요된다. 3형의 치료 는 수술과 보존적 치료에 대해 다소 이견이 있으며 4~6형 은 수술적 치료를 요한다.

2) 주관절 손상

주관절은 안정된 관절구조로 인해 아주 큰 외상이 있어야 만 골절이나 탈구가 발생될 수 있고, 대부분은 야구와 테 니스, 농구 등과 같은 스포츠에서 복 과사용에 의한 손상 이 흔하다.

표 38-2 | 견봉쇄골관절 손상의 분류

1형	관절막의 파열 있으나 쇄골과 견봉사이의 연속성 유지
2형	관절막의 파열 있으나, 오구쇄골인대 정상
3형	관절막의 파열과 오구쇄골인대 손상
4형	견봉에 대비 쇄골의 후방전위
5형	승모근 파열과 동반된 쇄골의 상방전위
5형	쇄골의 하방전위

(1) 골절과 탈구

팔을 뻗은 상태로 지면에 접촉해 생기는 충격이 큰 경우 주관절은 약간 굴곡되며 후측방 탈구가 발생한다. 주관절 이 완전 신전 상태에서는 충격이 요골로 전달되어 요골두 나 상완골소두 골절이 생기며, 외반 또는 외반력이 작용 되면 그에 따라 과두(condylar)또는 과상(supracondylar) 골 절이 생긴다. 직접충격에 의한 주두(olecranon)골절도 가 능하다. 주관절의 골절은 관절강직 특히, 신전제한을 합병 할 수 있어 적극적 치료가 필수적이다. 치료는 조기 정복 과 동반 골절의 치료, 관절구축을 예방하기 위한 조기관절 운동이 중요해서, 대개 완전고정은 2주를 넘지 않으며 이 후엔 능동 관절운동이 가능하도록 탈착 가능한 부목을 이 용해 관절을 운동시키며, 골절이나 탈구가 안정화되며 보 다 적극적 관절운동을 한다. 경기에 복귀할 때는 관절보호 를 위한 보조기나 테이핑을 하여 과신전을 예방하고 외반 력으로부터 보호한다.

(2) 연부조직의 과사용 손상

내측, 외측 상과염(epicondylitis)이나 측부인대 손상, 신 경 손상 등이 발생될 수 있다. 대개 국소적인 부위의 통증 을 호소하고 완관절의 저항성 신전이나 굴곡 시에 악화되 므로, 진찰은 국소 압통을 촉지하고, 국소 근약화를 확인 하거나, 통증 재발을 유도하는 검사를 통해 진단한다. 신 경 손상을 확인하기 위해 근전도 검사를 시행할 수도 있 다. 치료는 비스테로이드성 소염제와 더불어 휴식과, 얼음 등의 한랭치료 등의 물리치료를 시행한다. 상과염의 경우, 완관절 신전운동은 초기에는 주관절 굴곡상태에서 시작해 점진적으로 주관절을 신전시키면서 시행하며 일반적인 기 능 회복과 더불어 견관절의 근력강화운동도 반드시 시행 한다. 통증이 심한 경우 국소 스테로이드 주사로 재활 치 료를 빨리 진행할 수도 있으며 시합복귀에는 보조기의 사 용도 권장된다. 또한 운동종목에 맞는 기술을 습득시켜 재 발을 방지한다. 척골인대 손상의 경우도 외반 스트레스를 피하고 상지 근력을 강화시키며 운동 특이적 기술을 습득 시킨다. 적합한 재활 치료를 3~6개월 시행해도 증상호전 이 없는 경우 수술치료를 고려한다.

3) 완관절과 수부 손상

전체 운동손상의 3-9%를 차지하며 투구동작이나 직접 충격에 의해 발생되며, 골절보단 연부조직손상이 더 흔하다. 특히, 골단 손상으로 인해 성인보다 사춘기에 더 많이 발생된다.

(1) 골절과 탈구

손목 뼈 중엔 주상골이 가장 잘 골절되며 해부학 코담배갑(anatomic snuffbox)부위의 국소 통증이 있으며 척골 편향(ulnar deviation) 방사선검사를 반드시 시행하고, 방사선 결과가 음성이어도 임상적으로 골절이 의심되면 2주간 무지맥수대붕고(thumb spica cast)를 시행하여 증상 소실을 확인하고, 증상 지속 시 골주사 검사나 반복 방사선 촬영, 또는 MRI 등을 통해 골절을 확인한다. 전위가 없는 주상골 골절은 골절 유합까지 대략 6~8주 고정하며, 전위되었거나 근위부 골절은 조기에 수술 및 내고정을 시행하기도 한다.

탈구는 근위지절관절의 탈구가 가장 흔하며 치료는 즉시 고정 후 3~6주간 테이핑을 한다.

(2) 연부조직 손상

손의 가장 흔한 폐쇄성 인대 건 손상은 망치 손가락으로 과신전된 원위지절관절에 직접충격에 의한다. 치료는 대개 6주 정도 고정과 이후 4주 정도 밤에만 고정하는 보조기를 사용하는 것으로 적어도 2개월 정도 보조기 착용이 반드시 요구된다.

인대 손상으로는 무지를 외전, 과신전 상태로 넘어지거나 외상으로 무지의 척골측부인대가 손상된 사냥터지기 무지(gamekeeper thumb)가 가장 흔하여, 심하지 않은 경우 4주간 무지맥수대붕고를 시행하나 심하거나 골절이 동반되면 수술을 시행한다.

과사용 손상으로는 장무지외전근(abductor pollicis longus)이나 단무지신전근(extensor pollicis brevis)의 손상에 의한 De Quervain 증후군이 흔하며 초기 안정과 고정, 비스테로이드성 소염제와 국소 물리치료로 치료한다. 상지에서 다음으로 흔한 척측수근신근(extensor carpi ulnaris) 건초염도 유사한 방법으로 치료한다.

과사용 손상 재활의 중요한 기본 개념은 급성기엔 부종을 경감시키고, 손상부위를 보호, 고정하며 손상되지 않은 부위의 관절운동을 유지하고 근력을 회복시켜 복귀시키는 것으로 근력강화는 통증이 없는 범위에서 각 관절을 훈련시키는 것이다.

2. 하지 손상의 치료

1) 고관절과 서혜부 손상

축구나 야구와 같이 몸을 돌리고 발로 차거나, 방향전환이 많은 스포츠에서 잘 발생한다. 내전근이나 장요근의 염좌는 국소적 압통이나 수동적 관절운동을 통한 통증유발을 통해 진단하며 치료는 초기 PRICE요법을 기본으로 점진적인 재활 치료를 시행한다. 고관절의 손상 중 특히, 청소년의 급성 건열골절이나 만성 골단염이 발생되지 않도록 주의해야 하며, 최근 MRI 검사의 증가로 고관절 통증의 원인으로 관절와순의 파열이 확인되고 있다. 치료는 관절경 등 수술적 치료가 시행된다.

복벽에 관련된 서혜부 통증으로 '스포츠맨 탈장' '축구선수 탈장' 등의 병명으로 서혜부 후벽 약화에 의한 통증을 호소하는 경우가 있으며, 초음파 검사 등을 통해 진단하고 수술적 치료를 시행한다.

2) 슬관절 손상

슬관절 손상은 달리기나 점프, 방향 전환과 같은 동작이 빈번한 축구나 농구, 네트볼과 알파인 스키와 같은 스포츠 활동에서 특히 잘 발생한다. 슬관절 손상은 축구의 태클 동작과 같이 크게 외반자극에 의한 급성 접촉손상과 농구의 차단과 같이 방향전환과 감속에 의한 비접촉성 급성 손상과 더불어 달리기나 점프, 역도 등 지속적인 과다사용이나 누적 외상으로 인한 만성 손상으로 나눌 수 있다.

슬관절의 급성 손상은 병력과 진찰 소견으로 진단이 가능하므로 병력을 자세히 듣고 손상 기전과 그에 따른 증상, 즉 동통이나 휘청거림(giving way) 등과 더불어 가해진 외력의 방향에 대한 정보도 알아야 한다. 급성 손상 시의 통증은 슬관절 손상의 정도와 반드시 일치하지 않으며 부종의 정도와 시작 시간은 매우 중요해서 혈슬관절증이 있는 경우 수상 후 12시간 내 부종이 발생한다. 혈슬관절증의 원인은 주요 인대 손상이나 슬개골 탈구, 골연골 골절, 내측반월연골의 변연부 손상, Hoffa 증후군, 드물게 출혈소인이 있는 경우 등이다. 슬관절부의 안정성 검사에는 슬관절을 30° 굴곡하여 경골을 앞쪽으로 당기는 Lachman

검사, 슬관절을 90° 굴곡하여 앞으로 당기는 전방 전위 검사, 뒤로 당기는 후방 전위 검사, 슬관절을 동시에 굴곡, 회전시키면서 시행하는 McMurry 검사, 주축변위(pivot shift) 검사 등이 있으며, 방사선이나 초음파, 자기공명영상 검사 및 관절경 검사 등을 시행할 수 있다.

(1) 전방십자인대 손상(Anterior cruciate ligament Injury)

전방십자인대의 손상은 아주 흔하며 축구, 농구, 네트볼, 스키와 같은 고부하 운동을 하는 여자 선수에서 호발하며, 선수로 하여금 장기간 운동을 못하게 하는 가장 흔한 외상이다. 전방십자인대는 일차적으로 슬관절의 굴곡 시 과신전과 전방경골전이를 막아주고 이차적으로는 내반과 외반력에 저항하는 중요한 정적 안정조직(static stabilizer)이다. 따라서 손상은 흔히 점프 후 착지, 선회축(axial rotation), 또는 급감속(deceleration)할 때 발생하며, 한 선수가 다른 선수의 무릎 위로 넘어질 때도 일어난다. 대부분의 완전 파열은 손상 즉시 통증이 심하며, 부종이 생기고, 관절가동이 제한된다. 진찰은 때로는 불확실하긴 해도 아주 전형적이어서 전방십자인대 파열이 있으면, 운동 제한 특히 신전 제한을 받고 전체적으로 경도의 압통을 느낄 수도 있다. 내측반월연골 손상을 같이 동반할 경우 내측 관절선에 동통이 나타날 수 있다. Lachman 검사와 측방으로의 주축 변위 검사를 시행하여 전방십자인대 결손을 진단할 수 있다. 전방 전위 검사는 전방십자인대 파열에서 주로 양성이나 특이도가 가장 낮은 검사이다. 방사선 검사에서는 경골에 부착되어 있는 인대의 건열과 함께 특유의 경골 조면 외측에 작은 골절인 'Segond 골절'이 나타날 수 있다. 자기공명 영상은 전방십자인대 파열을 증명하는 데 도움을 줄 수 있으나 필수적인 것은 아니다.

급성손상의 치료에서는 추가손상을 방지하기 위한 주변 이차적인 구조물의 보호가 가장 중요하여, 재활 치료의 진행은 이런 이차손상의 정도에 따른다. 전방십자인대는 완전 신전이나 과신전상태에서 자극 받으므로 슬관절을 완전히 신전하지 않도록 특별히 주의한다. 조기에 하퇴를 고정시킨 상태로 시행하는 폐쇄고리 근력운동은 대퇴근과 슬굴곡근의 근력은 증강시키고 슬관절의 부하는 줄일 수 있어 권장된다.

반복적으로 불안정한 슬관절을 보이는 일부 환자는 과거에 손상이 있어 고정을 하였으나 재활 치료를 제대로 시행 받지 못했던 경우로 근력약화와 고유수용감각기능을 개선하고 기능적 훈련을 시행하는 재활 치료가 도움이 된다. 하지만 반복적인 전후방 불안정성은 점프 같은 고강도 운동이 기능적으로 불가능하므로 조기에 반월판 손상과 더불어 퇴행성 관절염을 초래한다. 따라서 이런 선수는 슬개건이나 반힘줄모양근-박근건을 이용한 인대 재건술이 최선의 치료이다.

전방십자인대 재건술 후 치료 원칙은 표 38-3과 같이 수술 후 첫날부터 적극적인 재활을 시행하는 것이다.

냉치료와 압박, 거상의 조기 사용이 술 후 부종을 감소시키며, 술 후 수일 내에 완전 수동신전과 능동굴곡을 시행하는 것이 매우 중요하다. 대개 목발을 이용한 부분체중 부하도 술 후 바로 시작한다. 재활의 빠른 진행은 수술과 관련된 관절경직, 근약화와 위축, 대퇴슬개 통증 등의 합병증을 감소시키며, 초기 재활에서 가장 중요한 것은 재건 인대에 부하를 주는 슬관절 신전 30° 이내의 개방 고리 저항 대퇴사두근 신전운동을 피하는 것이다. 하지만 개방고리운동 슬관절 굴곡 45~90° 사이에선 안전하게 할 수 있다. 부분쪼그리기(minisquat), 걷기(step), 돌진(lunge) 등의 폐쇄고리운동은 이식부에 적당한 전단력을 주고 대퇴사두근을 강화할 수 있다. 부력을 줄 수 있는 수중운동은 봉합사가 제거되자마자 가능한 빨리 시행하여 점진적인 체중부하를 유도한다.

개인에 따라 정상적인 관절가동각도나 근력, 고유수용감각, 운동 특이적 기술 회복에 걸리는 속도는 다르지만 경기 복귀 전에 반드시 회복되어야 한다. 일반적으로 이런 조기재활 프로그램을 통해 술 후 6개월 정도면 운동복귀가 가능해 진다.

표 38-3 | 전 십자인대 수술 후 재활

급성기	수술 후 부종 감소, 완전신전회복, 유착방지를 위한 슬개골 운동(mobilization) 마지막 신전 30°에서 전방십자인대 부하 예방
회복기	완전 슬관절 가동각도 회복, 대퇴사두근 조절력 회복, 대퇴와 중심 근육 강화 고유수용체와 균형훈련, 운동의 3면(plane)에서 기능성 활동 수행 회복
기능기	전체운동역학사슬 강화, 근력운동 완성, 운동특이적훈련과 활동 복귀 고유수용체와 균형훈련을 통한 전재활(prehabilitation)으로의 이동

(2) 반월연골의 손상

반월연골은 충격을 흡수하고, 체중부하를 분산시키며 정상적인 슬관절 운동을 돕는다. 슬관절을 통과하는 압박부하의 50%까지가 반월연골을 통해 전달되며, 이는 슬관절의 굴곡 시에 증가된다. 따라 반월연골의 손상은 슬관절의 체중부하를 감소시켜 관절연골의 손상과 퇴행성 변화를 유발한다. 손상은 흔히 슬관절의 과도한 굴곡이나 비틀린 상태에서 급격한 충격이 오거나, 만성적인 달리기나 점핑으로 인한 미세손상에 의한다. 반월연골은 노화에 취약하며 나이든 운동 선수에서는 연골의 퇴행성 변화로 급성 외상 없이 반월연골 손상이 생길 수 있다.

증상은 활동 시 통증과 부종부터 다양하며 바로 나타나지 않고 24~48시간 지난 후에 심해지기도 한다.

전방십자인대 손상과 흔히 동반되며, 반월연골 손상의 검사에서 중요한 증후는 관절선의 압통과 관절 부종이다. 진단은 McMurray검사와 Apley마멸검사(grinding test)가 가장 많이 사용되고, 방사선검사나 자기공명영상, 관절경 검사도 사용된다.

반월연골에 적은 손상이나 퇴행성 변화를 보이는 대부분의 경우는 4~6주 정도의 비스테로이드성 소염제와 한랭치료, 근력강화, 체중부하 감소를 포함한 재활 치료를 시행하며, 증상이 지속되거나 젊은 선수에선 수술을 고려한다. 반월연골 수술 후 재활은 조기에 체중을 부하하고 점진적 관절운동을 시행하는 조기재활 프로그램이 권장되며, 단 수술 후 과도한 굴곡과 회전, 축상부하는 피한다.

(3) 내측측부인대 손상

흔히 슬관절을 약간 구부린 상태에서 외반력(valgus stress)이 가해질 때 발생되며, 스키 활강 도중이거나 격렬한 접촉 운동 중 외반상태로 무릎 내측으로 부딪힐 때 발생한다. 내측측부인대 손상의 치료는 손상의 정도에 따라 결정되며 보존적인 재활 프로그램을 포함하며, 동반되는 전방십자인대 손상 등으로 수술을 받은 경우에도 재활 치료 후 운동으로 복귀할 수 있다.

(4) 슬개대퇴 동통 증후군(Patellofemoral pain syndrome)

슬개대퇴 동통 증후군은 슬관절 주위의 해부학적 선행 요인에 의해 슬관절의 신전 기구(extensor mechanism)의 과사용 손상으로 이해되며, 정확한 병태생리는 밝혀지지 않았으나 슬관절 전방통증의 가장 흔한 요인으로 알려져 있다. 달리기나 계단, 점프할 때 통증이 유발되며, 여러 요인에 의해 통증이 유발된다고 알려져 있다. 슬개골의 잘못된 움직임(maltracking of patella), 대퇴골의 내염전(internal torsion)이나 고관절굴곡근, 슬굴곡근, 장경인대, Achilles 건 등이 너무 단단하거나 발의 회내전이 증가된 경우, 대퇴사두근의 약화 등이 통증과 관련된다.

증상은 대부분 슬개골 변연을 따라 무릎의 앞쪽에 동통을 호소하며 대개 양측성이다. 무릎을 구부리거나 오래 앉아 있거나 계단이나 경사진 길을 내려갈 때 악화된다. 진단은 신전 기구의 정렬 불량을 조사하기 위해 먼저 서있는 자세에서 슬관절의 외반이나 내반, 족부의 회내(pronation), 경골의 내염전 등의 여부를 관찰하고, 계단 오르내리기나 무릎 구부리기 검사를 시행하여 염발음이나 통증의 유무를 알아본다. 차례대로 환자를 진찰대에 앉히고, 다음으로 눕혀서 관절 삼출액의 유무, 슬개골과 슬개건의 정렬 상태, 관절운동시의 변화를 관찰한다. 단순방사선 검사와 골주사, CT, MRI를 찍기도 한다.

급성기에는 통증과 염증을 경감시키고 근 위축을 예방하기 위하여 약물이나 물리 요법을 사용하며 통증을 유발하는 걷기, 달리기, 뛰기, 계단 오르내리기, 등산, 자전거 타기, 꿇어 앉기, 쭈그려 앉기 등을 금한다. 비수술적 치료가 주가 되며 특히 재활 운동 중 기본이 되는 것은 내측광근의 선택적인 근력 강화 운동과 슬굴곡근, 비복가자미근, 대퇴사두근, 대퇴근(특히 외측장근), 장경골대 등의 스트레칭 운동이 중요하고, 슬개대퇴 보조기(brace)나 테이핑 등도 도움을 준다.

3) 족관절 손상

(1) 족관절 염좌(ankle sprain)

족관절의 안정성은 내측과 외측 측부인대에 의해 유지되며 특히, 족관절 외측측부인대 중 전거비인대(anterior talofibular ligament)가 가장 취약해 손상이 가장 흔하고, 그 다음으로 종비인대(calcaneofibular ligament)의 손상이 흔하다. 급성 외측 족관절 염좌의 초기치료는 부종과 통증을 줄이고 외측 인대를 보호하는 것으로 냉치료와 거상, 테이핑 등으로 보호, 안정시키고 비스테로이드성 소염제로 염증을 줄여 주는 것이다. 재활 치료는 통증 없는 범위 내의 관절운동과 기능적 보조기 착용을 하는 것이며, 회복기에는 근력운동과 고유수용체훈련, 점진적인 폐쇄고리운동을 시행하고 기능적인 회복을 유도하는 것이다. 운동에 복귀한 후에도 족관절 보조기는 수상 후 약 6개월 정도 착용하는 것이 권장된다.

3. 두부와 경부 손상

운동 중 빈도가 흔하지는 않지만 충격에 의한 직접사망의 원인으로 가장 중요한 것이 두부손상이다. 약 90%의 두부손상은 후유증 없이 가벼운 뇌진탕이지만 일부는 심각한 뇌부종이나 뇌출혈까지 다양하며 즉각적인 처치를 요한다. 축구의 헤딩 동작과 같이 직접 접촉운동에서 심각한 두경부 손상이 발생되며, 두부손상이 척추손상보다 흔하다. 특히, 사소한 뇌진탕, 뇌좌상의 경우에도 손상 후 수일 수주 내에 두 번째 두부손상을 당하면 미세한 두부 충격에도 급격히 의식이 저하되고 동공확대와 호흡마비까지 진행하는 이차 충격 증후군(second impact syndrome)이 발생될 수 있어 즉각적인 조치와 검사가 필수적이며, 반드시 1차 손상이 완전 회복 후 경기에 임하도록 해야 한다. 따라서 경기장내에서 선수를 진단하기 위한 sport concussion assessment toot (SCAT-3)가 개발되어 사용 중이다.[43]

경부에선 스포츠 관련 가속/감속손상에 의한 편타손상(whiplash injury)이 흔하며, 경부통과 더불어 두통과 관절운동제한이 문제가 되고 심하면 경추 골절을 야기할 수도 있어 주의를 요하며, 단순 편타손상의 경우, 조기 재활 치료로 가능한 빨리 정상활동으로 복귀시키는 것이 중요하다.

4. 결론

스포츠의 전문화 및 보편화로 스포츠 손상의 빈도 또한 증가되고 있는 현실에 비추어, 스포츠 종목에 따른 철저한 사전 준비운동과 스트레칭을 통해 신체를 준비하고, 적합한 장비와 보호장구 등을 착용, 잘 구비된 시설이나 환경에서 스포츠를 시행하여 손상을 예방하는 것이 최선이라 할 것 이다. 또한, 스포츠로 손상된 신체 각부에 대한 재활 치료도 점점 더 조기에 적극적인 치료가 가능해지고 있으나, 스포츠 참여정도 및 각각의 손상이나 중증도에 대한 체계적인 치료법이 미흡하여 아직도 재활 팀의 모두에게 도전이 되는 분야이기도 하다. 무엇보다 스포츠 재활의 원리를 이해하고 개개인의 상황에 맞는 적절한 재활 치료를 하는 것이 중요하며 일반적인 원칙으로 스포츠 손상 후 과도한 침상안정으로 인한 부동 증후군의 역효과를 최소화 시키며, 반면, 과도한 운동으로 인해 회복중인 조직에 재손상을 피하고, 재활의 각 단계별 기준에 의거 단계적인 회복을 유도하여야 한다. 치료의 전 과정에 현대적 과학적 지식과 연구에 근거한 치료를 행하고 각 손상에 따라 철저히 개별화된 접근을 시도하며, 재활의학 팀에 의한 포괄적 치료를 시행하도록 하여야 한다.

VII. 장애인 스포츠

1. 장애인 올림픽의 역사[44,45]

역사적으로 장애를 가진 선수를 위한 스포츠는 100년 이상 되었으며, 청각 장애인을 위한 최초의 스포츠클럽은 베를린에서 1888년에 이미 존재하였다. 1944년 영국의 Ludwig Guttmann 박사는 정부의 요청에 따라 Stoke Mandeville 병원에 척추 부상 센터를 개설하였고, 이후 재활 스포츠에서 레크리에이션 스포츠로, 그리고 경쟁 스포츠로 진화하였다.

1948년 Guttmann 박사는 휠체어 선수를 위한 Stoke Mandeville 경기의 첫 번째 대회를 개최하였다. 이 대회에는 총 16명이 휠체어 농구, 양궁경기 등에 참가하였다. 1952년 네덜란드 전역 군인들은 이러한 움직임에 동참하여 국제 Stoke Mandeville 경기를 창립하였다. 이 게임은 이후 23개국에서 400명의 선수들이 참여한 1960년 이탈리아 로마 장애인 올림픽 게임의 효시가 되었다. 이는 첫 장애인 올림픽 형태로 이때부터 패럴림픽(paralympic)이라 부르게 되었다. 패럴림픽은 전치사 'para(함께 하는)'와

'olympic'의 합성어로 '함께 하는 올림픽'이라는 의미이다. 이후로 매 4년 주기로 여름마다 개최하였고, 1976년에 처음으로 동계 장애인 올림픽이 스웨덴에서 개최되었다. 동계 장애인올림픽은 국제 장애인 올림픽 위원회(International Paralympic Committee, IPC)와 국제 올림픽 위원회(International Olympic Committee, IOC) 간의 계약으로 1988년 서울 하계 올림픽과 1992년 알 베르빌 동계 올림픽 이후부터 올림픽과 같은 도시와 장소에서 개최되고 있다.

1960년 전역 군인 세계 연맹의 후원 아래, 장애를 가진 사람을 위한 스포츠의 문제점을 연구하는 장애인 스포츠 국제 워킹 그룹이 창립되었다. 이는 국제 Stoke Mandeville 경기에 참여할 수 없는 장애인 선수들에게 대회 참여의 기회를 제공하는 International Sport Organization for the Disabled (IOSD)의 창립하는 데 공헌했다. 이후 1978년에 국제뇌성마비인경기연맹(Cerebral Palsy International Sports and Recreation Association, CPISRA) 및 1980년에 국제시각장애인경기연맹(international blind sports asociation, IBSA)과 같은 다른 장애 중심의 국제기구도 창립되었다. 상기 4개의 국제기구는 1982년에 장애에

맞게 올림픽 게임을 조정하는 것이 필요하다고 판단하여, International Co-coordinating Committee Sports for the Disabled in the World (ICC)을 창립하는데 합의하였다.

마지막으로 1989년 9월 22일, 국제 장애인 올림픽 위원회가 독일의 뒤셀도르프에 국제 비영리 단체로 창립되며, 이는 장애인 스포츠의 국제적인 관리 기관 역할을 하게 되었다. 국제 장애인 올림픽 위원회가 주관한 첫 번째 올림픽은 1994년 릴리함메르 동계장애인 올림픽이다.

장애의 등급분류(classification)는 초기에는 Stoke Mandeville 병원의 재활 프로그램의 일환으로 시작되었다. 이는 의학에 기반을 둔 등급분류로 척수손상, 절단, 그 외의 신경계나 근골격계 문제로 나누어졌다. 그러나 1992년 바르셀로나 장애인 올림픽부터는 종목별 기능적 분류(sports-specific functional classification)으로 바뀌었다. 분류는 단순히 경쟁 구조로 레슬링, 복싱, 역도에서 체중으로 분류하는 것과 달리, 장애를 가진 선수에서는 장애에 의해 제공 기능의 정도에 의해 정의된 등급 분류로 그룹화되게 되며, 장애인 올림픽에 속한 10가지의 장애유형은 다음과 같다(표 38-4).

표 38-4 | 장애인 올림픽에 속한 장애유형

분류	정의
근위약(Impaired muscle power)	근수축력에 장애가 있는 사람들에 해당하는 분류로 하반신마비, 사지마비, 근이영양증, 척수이분증 등의 환자군을 포함한다.
관절수동운동장 (Impaired passive range of movement)	수동적 관절운동에 장애가 있는 사람들이 속하는 분류로, 견관절탈구, 관절염 등은 제외된다.
상하지 절단(Limb deficiency)	선천적, 후천적으로 관절이나 뼈의 결손으로 인해 절단지를 갖게 된 사람들이 속하는 분류이다.
하지길이비대칭(Leg length difference)	편측 하지 뼈가 짧아져 두 다리 길이가 다른 사람들이 속하는 분류이다.
저신장(Short stature)	주로 선천적 원인으로 인해 몸통이나 팔다리 길이가 짧은 사람들이 속하는 분류로, 연골발육부전증 같은 질병이 대표적 예가 된다.
근긴장항진(Hypertonia)	근긴장도의 비정상적 증가와 신장력 감소를 보이는 사람들로, 뇌성마비, 뇌졸중과 같은 질병이 대표적 예이다.
운동실조(Ataxia)	조화운동불능인 사람들로 뇌성마비, 뇌졸중, 다발성경화증 같은 질병이 대표적인 예이다.
무정위운동(Athetosis)	느린비틀림운동 양상을 보이는 사람들로 뇌성마비, 뇌졸중 같은 질병이 대표적 예이다.
시야 결손(Vision impairment)	시각경로의 일부 혹은 전부에 이상을 보이는 사람들의 분류이다.
지적장애(Intellectual Impairment)	지적 기능의 저하를 가진 사람들의 분류로, 일반적으로 '18세 이전에 시작된 지적 기능과 적응적 행동의 현저한 저하'로 정의된다.

2. 장애인 스포츠 종목[44,46]

1) 개요

비장애인의 스포츠 활동과 마찬가지로, 장애인 올림픽에서는 기술, 민첩성, 힘, 지구력, 정신력 등이 승리에 있어 중요한 요소가 될 수 있도록 하는 시스템을 갖춤으로써 평등한 기회 부여와 공정한 경쟁을 보장하고 있다.

이를 위해 가장 중요한 것이 스포츠 클래스(sport class)로, 이는 장애로 인한 활동 제한의 정도에 따라 선수들을 분류하는 항목을 말한다. 각 종목마다 어떤 종류의 장애를 지닌 사람들을 참여하도록 할 것인지 결정하는 것은 분류 기준(classification rule)에 따른다. 육상(athletics)이나 수영(swimming)과 같이 장애의 종류와 무관하게 참여할 수 있는 종목이 있고, 골볼(goalball)과 같이 한 종류의 장애만 참여할 수 있는 종목도 있다. 또한 몇 가지 종류의 장애를 지닌 사람들에게 참여의 기회가 있는 사이클(cycling) 같은 종목도 있다. 선수가 경기에 참여하기 위해서는 스포츠 연맹(sport federation)의 분류 위원회(classification panel)의 승인을 받는 과정인 선수 평가(athlete evaluation)을 거쳐야 한다.

2) 개별 종목 소개

장애인 올림픽 종목은 크게 하계와 동계로 구분할 수 있으며, 세부적인 내용은 표 38-5와 같다.

(1) 골볼(goalball)

골볼은 1946년 실명 용사들의 재활을 위하여 고안된 것으로, 1976년 캐나다의 토론토 장애인 올림픽 대회를 통해 널리 알려졌다. 3명의 선수가 직사각형의 마루코트에서 상대팀의 골대에 소리 나는 볼을 이용하여 볼을 넣는 경기이다. 선수는 촉각을 이용하여 골대와 경기장라인에 들어있는 실을 통해 경기장 및 자신의 위치를 파악하고, 청각을 이용하여 볼의 위치를 파악하여 공격과 수비를 주고받는 게임이다. 이는 시각장애인들에게 가장 비중 있는 엘리트 스포츠로, 경기 특성상 경기장의 모든 표시는 손으로 만져서 알 수 있도록 돌출되어 있어야 하고 볼 속에는 방울이 들어있어 청각적 신호를 발산해야 한다. 경기가 시작해서 끝날 때까지 모든 선수들은 눈가리개를 착용한다.

표 38-5 | 장애인 올림픽 종목

하계올림픽
양궁(Archery)
육상(Athletics)
보치아(Boccia)
사이클(Cycling)
승마(Equestrian)
시각 축구(Football 5-a-Side)
뇌성 축구(Football 7-a-Side)
골볼(Goalball)
유도(Judo)
카누(Canoeing)
트라이애슬론(triathlon)
론볼(Lawn bowls)
역도(Powerlifting)
세일링(Sailing)
사격(Shooting)
수영(Swimming)
탁구(Table Tennis)
배구(Volleyball)
휠체어 농구(Wheelchair Basketball) (그림 38-10)
휠체어 댄스스포츠(Wheelchair Dance Sport)
휠체어 펜싱(Wheelchair Fencing)
휠체어 럭비(Wheelchair Rugby)
휠체어 테니스(Wheelchair Tennis)

동계올림픽
알파인 스키(Alpine skiing)
바이애슬론(Biathlon)
크로스컨트리스키(Cross country skiing)
아이스 슬레이지 하키(Ice sledge hockey)
스노보드 (Snowboard)
휠체어 컬링(Wheelchair curling)

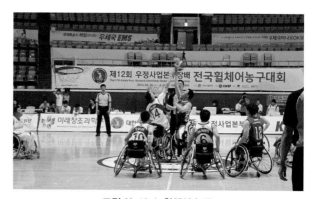

그림 38-10 | 휠체어 농구
(대한장애인농구협회 http://www.kwbf.or.kr/)

(2) 휠체어 댄스스포츠(wheelchair dance sport)

휠체어 댄스스포츠는 장애인과 비장애인이 짝을 이루어 휠체어에 앉고 선 자세에서 커플을 이루어 진행된다. 룸바, 자이브, 차차차, 파소도블레와 같은 라틴댄스와 왈츠, 탱고, 비에니즈 왈츠, 폭스트롯, 퀵스텝의 모던댄스가 포함되며, 1977년에 스웨덴에서 최초로 국제 휠체어 댄스 대회가 열렸던 바 있다.

(3) 론볼(lawn bowls)

론볼 경기는 흰 유니폼을 반드시 착용해야만 경기장 출입이 허가되는 등 예의를 중시하는 경기로, 1996년 애틀랜타 올림픽 대회부터 시각장애 부문이 신설되어 시각장애인들도 론볼 경기에 참가할 수 있게 되었다. 경기장은 정사각형 평면으로 도랑과 둑의 형태를 취하고 있으며, 경기는 흰색의 둥근 표적구를 던져 놓고 4개의 공을 추가적으로 던져 표적구에 가까운 정도에 따라 점수를 얻게 된다. 공은 그 자체에 치우침 성질이 있어 60% 정도 굴러나가다가 휘어져 가게 되어 있으며, 상대방에 많은 득점을 할 우려가 있는 경우 표적구를 자신에게 유리한 곳으로 밀어낼 수도 있어 작전과 기술이 필요하다. 1엔드에 최대 4점까지 득점 할 수 있다.

(4) 보치아(boccia)

보치아 경기는 1982년 덴마크 국제경기에서부터 국제경기종목으로 부상하였다. 이는 뇌성마비 중증장애인들을 위한 경기로서 조용한 환경이 보장되는 실내에서 주로 진행된다. 경기는 개인전, 2인조, 단체전 등 7개 경기가 있고, 각각에 대해 엄격한 선수 구성이 규정되어 있다.

(5) 사이클(cycling)

사이클 경기에는 뇌성마비, 절단 및 기타장애인, 시각장애인, 지적장애인, 청각장애인이 참가할 수 있으며 장애별로 경기 거리에 차이가 있다. 2010년 국제 사이클 연맹(Union Cycliste Internationale, UCI)의 새로운 등급분류체계에 따라 탠덤 사이클(tandem cycle), 핸드 사이클(hand cycle) 등 탈것의 유형에 따라 경기를 분류하여 시행한다. 탠덤 사이클(tandem cycle)은 비장애인 선수가 앞좌석에 앉고 시각장애인 선수가 뒷좌석에 앉아 경기를 펼치는 경기이며, 핸드 사이클(hand cycle)은 하지마비 환자군이 주로 선수로 참여하여 손으로 페달을 돌려 동력을 전달할 수 있는 경기이다. 도로경기로서 개인도로와 도로독주, 도로단체전이 있으며, 트랙경기로는 개인추발, 독주, 스프린트(sprint), 팀스프린트(team sprint)가 진행된다. 시각장애인 선수는 어떤 장애인 사이클 경기에서나 파일럿 최대 1명이 허용된다.

(6) 수영(swimming)

수영은 많은 종류의 장애에 대한 치료와 재활의 수단으로 사용되며, 장애인 올림픽에 있어 모든 수영 영법은 국제수영 연맹(Federation Internationale de Natation, FINA)의 규칙을 적용한다. 지적장애 및 청각장애 선수들을 제외한 나머지 선수들은 영법과 무관하게 풀사이드(poolside), 출발대, 물속에서 출발할 수 있다.

(7) 양궁(archery)

양궁 경기는 휠체어 규정을 제외한 모든 규칙이 일반 양궁과 동일하며 장애인 스포츠 종목 중 유일하게 비장애인과 경쟁이 가능한 종목으로 양궁경기는 3등급으로 구분되어 실시하는데 경추를 다친 중증장애인 부문은 ARW1등급, 휠체어를 사용하는 모든 장애인은 ARW2등급, 또 서서 쏠 수 있는 ARST등급으로 구분된다. 이 등급 분류에서 AR은 양궁(archery)을 뜻하며, W는 휠체어(wheelchair)를 뜻한다.

(8) 역도(power lifting)

역도 경기는 국제역도연맹(International Weightlifting Federation, IPF)의 규칙을 준수한다. 시각장애, 지적장애, 청각장애에 대해 스쿼트(squat), 벤치프레스(bench press), 데드리프트(dead lift) 형태의 경기방식으로 실시하며, 각각 성공된 중량의 합계를 각 선수의 기록으로 인정한다. 척수장애, 절단 및 기타장애, 뇌성마비 경기는 벤치프레스(bench press)만 실시한다.

(9) 유도(judo)

시각장애, 청각장애 부문은 남녀 각각 7체급에서 실시되는데 시각장애 부분 경기는 경기개시 시 주심이 양 선수를 접근시켜 서로 잡을 수 있는 거리에 위치하게 하며, 청각장애 부문 경기는 신체 접촉, 수신호로 심판 판정을 전달한다.

(10) 육상(athletics)

국제 아마추어 육상경기 연맹(international association of athletics federation, IAAF) 규칙이 전 세부종목에 적용되며, 국제시각장애인경기연맹(international blind sports asociation, IBSA), 국제스토크맨드빌휠체어경기연맹(international stoke mandeville wheelchair sports federation, ISMWSF), 국제장애인경기연맹(international sports federation of the disabled, ISOD), 국제뇌성마비인경기연맹(Cerebral Palsy International Sports and Recreation Association, CPISRA)의 장애별 국제스포츠기구에 따라 약간의 예외규정이 있다.

① 트랙경기: 100 m, 200 m, 400 m, 800 m, 1,500 m, 10 ㎞ 단축마라톤이 있다.

② 휠체어레이스: 선수는 출발위치에서 출발선이나 그 전 방지면에 휠체어의 앞바퀴가 닿아서는 안 된다. 릴레이 경기는 각 팀에게 2개의 인접된 코스가 배정되며 선수는 배정된 두 코스 중 하나를 택할 수 있다.

③ 시각장애: 다양한 안내 방식이 존재하는데, 선수의 팔 꿈치를 잡고 뛰거나, 끈으로 인도하는 방법, 서로 나란히 뛰는 방법 등이 있다. 안내자는 선수가 결승선을 통과할 때 반드시 선수 뒤에 위치하고 선수와 명확히 구분될 수 있도록 밝은 오렌지색의 셔츠를 착용한다.

④ 필드경기: 원반던지기, 창던지기, 포환던지기, 높이뛰기, 멀리뛰기, 제자리멀리뛰기, 멀리던지기, 정확히던지기, 곤봉던지기 등이 포함된다.

⑤ 휠체어경기: 필드경기용 휠체어는 4개의 바퀴를 가져야 하며 쿠션의 최대 높이는 63 ㎝를 초과할 수 없고 두께는 10 ㎝를 초과할 수 없다. 투척 경기 시 휠체어가 안정될 수 있도록 서클 앞쪽 상반부로부터 약 1 m 떨어진 바닥에 금속으로 된 말뚝으로 고정한다.

(11) 좌식 배구(sittint-volley ball)

1950년대 네덜란드의 전쟁피해자협회의 후원 아래 장애인들이 스포츠 활동을 행하게 되었는데, 이 과정에서 좌식 배구가 시작되었다. 좌식 배구는 국제장애인배구연맹(world organization volleyball for disabled, WOVD)의 규정을 적용하며 6명이 한 팀이 되는데, 둔부 감각이 감소한 경우 경기에 참여할 수 없다.

(12) 탁구(table tennis)

척수장애, 절단 및 기타장애, 뇌성마비를 함께 묶어 경기에 참여할 수 있도록 하는데, 기능에 따라 10등급으로 구분하며, 1~5등급까지는 휠체어를 사용하는 등급이고 6~10등급까지는 입식등급이다. 개인전과 단체전이 있고 조별 리그전 또는 토너먼트방식으로 실시한다.

(13) 휠체어 럭비(wheelchair rugby)

휠체어 럭비는 경추손상으로 인한 사지마비 장애인을 위한 스포츠로 1977년 캐나다에서 휠체어 농구와 아이스하키의 경기규칙을 기본으로 수정, 보완하여 고안되었으며, 1996년 아틀란타 장애인 올림픽에서 시범종목으로, 2000년 시드니 장애인 올림픽부터 정식종목으로 채택되어 장애인만을 대상으로 하는 스포츠로는 보치아와 골볼에 이어 세 번째로 정식종목이 되었다. 세계적으로 휠체어 농구에 이어 가장 많은 장애인들이 참가하고 있는데, 선수는 남녀 구분 없이 4명의 출전 선수와 8명의 후보 선수가 한 팀을 이루게 된다. 공을 소유한 선수가 상대편의 득점선 내에 자신의 휠체어 바퀴 중 2개를 닿도록 하면 득점이 인정되며, 각 득점시마다 1점씩의 점수가 인정된다.

(14) 아이스 슬레이지 하키(ice sledge hockey)(그림 38-11)

아이스 슬레이지 하키는 아이스하키를 장애인들이 즐길

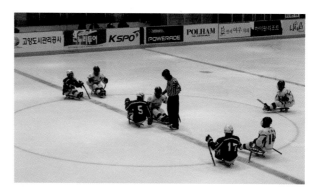

그림 38-11 │ 아이스 슬레이지 하키
(대한장애인아이스하키협회 http://kihad.kosad.kr/)

표 38-6 | 대한장애인체육회 가맹단체

대한장애인체육회 가맹단체	소개
대한장애인골볼협회	2006년 창립
대한장애인농구협회	1997년 4월 한국휠체어농구연맹 창립
대한장애인댄스스포츠연맹	2002년 창립 2006년 04월 27일 대한장애인 체육회 가맹
대한장애인럭비협회	2005년 창립
대한장애인론볼연맹	1987년 론볼 국내도입 2006년 대한 장애인 론볼 연맹 창립(대한 장애인 체육회 가맹단체)
대한장애인배구협회	1988년 서울장애인올림픽대회 정식종목으로 국내 소개 및 보급 2006년 대한장애인체육회 가맹
대한장애인배드민턴협회	2000년 전국장애인배드민턴연합회 창립 2003년 경기단체 인정단체인증 매년 각종 경기 참가 및 교육 프로그램 개설
대한장애인보치아연맹	1988년 서울장애인올림픽 때 처음 우리나라에 소개 2006년 3월 18일 대한 장애인 보치아 연맹 창립
대한장애인볼링협회	2002년 12월 한국장애인볼링협회 창립 2006년 대한장애인체육회 가맹단체 인증, 26회 전국장애인체육대회 정식 종목 채택
대한장애인사격연맹	1997년 창립 1999년도부터 매회 한국장애인사격연맹회장배 전국사격대회 개최
대한장애인사이클연맹	1987년 창립
대한장애인수영연맹	2003년 창립
대한장애인스키협회	1996년 창립
대한장애인승마협회	2012년 대한장애인 체육회 가맹단체 인준
대한장애인아이스하키협회	2003년 한국아이스슬레지하키협회 창립 2006년 대한장애인체육회 가맹단체 인증(대한장애인아이스하키협회 출범)
대한장애인양궁협회	1992년 전국양궁 동우회 창립 2003년 대한장애인체육회 가맹단체 인증
대한장애인역도연맹	1995년 한국장애인역도연맹 발족 1996년 대한장애인체육회 가맹단체 인증
대한장애인요트연맹	2006년 창립 2007년 대한장애인체육회 가맹단체 인증
대한장애인유도협회	1988년 한국장애인유도협회 창립 1996년 경기단체 가맹 인증 2009년 대한장애인체육회 가맹단체 인증
대한장애인육상연맹	2002년 2월 한국장애인육상경기연맹 창립총회 개최
대한장애인조정연맹	2006년 발기인총회 2008년 대한장애인체육회 가맹단체 인증
대한장애인축구협회	2007년 대한장애인축구협회 창립총회(시각장애 뇌성마비 지적장애 통합) 2008년 대한장애인체육회 가맹단체 인증
대한장애인컬링협회	2003년 강원드림휠체어컬링클럽 창단
대한장애인탁구협회	1993년 한국장애인탁구협회 창립 2006년 대한장애인체육회 가맹단체 인증
대한장애인테니스협회	1993년 창설 1993년 국제휠체어테니스연맹 한국대표로 가입 및 인준
대한장애인펜싱협회	2006년 대한장애인펜싱협회 창립

수 있도록 변형한 경기로, 일반 아이스하키의 보호 장비를 사용하며, 스케이트를 대신하여 양날이 달린 썰매를 사용한다. 썰매의 높이는 양날 사이로 퍽(puck)이 통과할 수 있는 높이로 제작되며, 스틱의 한쪽 끝에는 썰매의 추진을 위한 픽(pick)과 다른 한쪽에는 퍽을 칠 수 있는 블레이드(blade)가 달린 폴(poles)이 사용된다. 6명이 한 팀을 이루는데, 골키퍼 1명, 수비수 2명, 공격수 3명의 포지션이 주로 사용된다.

(15) 알파인 스키(alpine ski)
① 회전경기(slalom)

회전경기는 스키 경기 가운데 가장 많은 기문을 통과하는 경기이고 1, 2회전의 시간의 합으로 승부가 결정된다.

② 대회전경기(giant slalom)

대회전경기는 회전경기의 턴 기술과 활강경기의 속도 기술이 종합적으로 평가되는 경기로, 통과할 기문을 회전경기보다 줄여 활주속도를 높인다. 회전경기와 마찬가지로 2회 실시한 시간의 합계로써 우열을 가리게 된다.

③ 수퍼대회전경기(super giant slalom)

수퍼 G라고도 불리는 이 경기는 대회전경기보다 설면의 경사가 가파르고 기문수도 적어 활강 경기에 더 가까운 형태로 1회 실시한다.

④ 활강경기(down hill)

다른 경기에는 없는 3일간의 공식연습이 의무화되어 있으며 1회 실시된다. 예방용 헬멧을 반드시 사용해야 한다.

3. 한국의 현황[46]

한국의 장애인 체육은 1981년 유엔이 제정한 세계 장애인의 해를 맞이하여 장애인 체육은 발전의 전기를 맞이하게 되었다. 이후 모든 장애 유형이 참여하는 종합체육행사인 전국장애인체육대회가 열리게 되었다. 대한장애인체육회에는 15개의 시도지부에 체육회가 있으며, 27개의 가맹단체, 4개의 장애유형별 체육단체, 8개의 인정 단체가 현재 활동 중이다. 각 가맹 단체에 대해서는 간략한 연혁을 아

래 소개하였다(표 38-6).

VIII. 결론

스포츠의 전문화 및 보편화로 스포츠 손상의 빈도 또한 증가되고 있는 현실에 비추어, 스포츠 종목에 따른 철저한 사전 준비운동과 스트레칭을 통해 신체를 준비하고, 적합한 장비와 보호장구 등을 착용, 잘 구비된 시설이나 환경에서 스포츠를 시행하여 손상을 예방하는 것이 최선이라 할 것이다. 또한, 스포츠로 인한 손상에도 손상된 신체 각부에 대한 재활 치료도 점점 더 조기에 적극적인 치료가 가능해지고 있으나, 아직도 재활 팀의 모두에게 도전이 되는 분야이기도 하다. 무엇보다 스포츠 재활의 원리를 이해하고 개개인의 상황에 맞게 적절한 재활 치료를 하는 것이 중요하며 일반적인 원칙으로 부동 증후군의 역효과나 기능 조정 이상 증후군을 최소화시키며, 과도한 운동으로 인해 회복 중인 조직의 재손상을 피하고, 재활의 각 단계별 기준에 의거 단계적인 회복을 유도하고, 모든 치료 과정에 현대적 과학적 지식과 연구에 근거한 치료를 행하고 각 손상에 따라 철저히 개별화된 접근을 시도하며, 재활의학팀에 의한 포괄적 치료를 시행하도록 하여야 한다.

참고문헌

1. Frontera WR. Epidemiology of sports injuries: implications for rehabilitation. In: Frontera WR, ed. Rehabilitation of sports injuries: scientific basis. Massachusetts: Blackwell, 2003, pp3-9.
2. Frontera WR, Micheo WF, Amy E, Meledez E, Aguirre G, Correa JJ, Camunas JF. Patterns of injuries evaluated in an interdisciplinary clinic. P R Health Sci J 1994; 3: 65-170.
3. Kibler WB: Physiology of Injury. In Schafer MA(ed): AAOS Instructional Course Lectures, Vol 43;in press.
4. Leadbetter WB: Physiology of Tissue Repair. In: Athletic Training and Sports Medicine. Park Ridge IL, American Academy of Orthopedic Surgeons, 1991, pp43-55.
5. Fredericson M. Common injuries in runners. Sports Med 1996; 21: 49-72.
6. d'Hemecourt PA, Gerbino PG II, Micheli LJ. Back injuries in the young athlete. Clin Sports Med 2000; 19: 663-679.
7. Arendt EA, Orthopaedic issue for active and athletic women. Clin Sports Med 1994; 13: 483-503.
8. Levin S. early mobilization speeds recovery. Physician Sports med 1993; 21: 7-4.
9. Nirschl RP, Pettrone FA : Tennis elbow. J Bone Joint Surg 1979; 61: 832-393.
10. Frontera WR. Exercise and musculoskeletal rehabilitation: restoring optimal form and fuction. Phys Sports Med 2003; 31: 38-45.
11. Schwellnus M. Flexibility and joint range of motion. In: Frontera WR, ed. Rehabilitation of sports injuries: scientific basis. Massachusetts: Blackwell, 2003, pp232-257.
12. Krivickas L. Training flexibility. In: Frontera WR, Dawson DM, Slovik DM, eds. Exercise in rehabilitation medicine. Champaign: Human Kinetics, 1999, pp83-102.
13. Kibler WB. Closed kinetic chain rehabilitation for sports injuries. Phys Med Rehabil Clin N Am 2000; 11: 369-384.
14. Escamilla RF, Fleisig GS, Zheng N, Barrentine SW, Wilk KE, Andrews JR. Biomechanics of the knee during closed kinetic chain and open kinetic chain and open kinetic chain exercises. Med Sci Sports Exerc 1998; 30: 556-569.
15. Micheo W. Amy E. Anterior cruciate ligament sprain. In: Frontera WR, Silver JK, eds. Philadelphia: Hanley & Belfus, 2002, pp301-307.
16. Thacker SB, Gilchrist J, Stroup DF, et al. The impact of stretching on sports injury risk: a systematic review of the literature. Med Sci Sports Exerc 2004; 36: 371-378.
17. Young WB, Behm DC, Should static stretching be used during a warm-up for strength and power activities? Streng Cond J 2002; 24: 33-37.
18. Brockett CL, Mongan DL, Proske V. Predicting hamstrings strain injury in elite athletes. Med Sci Sports Exerc 2004; 36: 379-387.
19. Harmon KG, Ireland ML. Gender differences in non-contact anterior cruciate ligament injuries. Clin Sports Med 2000; 19: 2987-2302
20. Myklebust G, Engebretsen L, Braekken IH, Skjøberg A, Olsen OE, Bahr R. Prevention of anterior cruciate ligament injuries in female team handball players: a prospective intervention study over three seasons. Clin J Sports Med 2003; 13: 71-78.
21. 이시욱, 김., 스포츠재활, in 재활의학, 방. 한태륜, Editor. 군자출판사: 서울, 2008, pp743-760.
22. Rosenbaum, D. and E.M. Hennig, The influence of stretching and warm-up exercises on Achilles tendon reflex activity. J Sports Sci 1995; 13: 481-90.
23. Stewart, I.B. and G.G. Sleivert, The effect of warm-up intensity onr ange of motion and anaerobic performance. J Orthop Sports Phys

Ther 1998; 27: 154-61.
24. Herman, K., et al., The effectiveness of neuromuscular warm-up strategies, that require no additional equipment, for preventing lower limb injuries during sports participation: a systematic review. BMC Med 2012; 10: 75.
25. Woods, K., P. Bishop, and E. Jones, Warm-up and stretching in the prevention of muscular injury. Sports Med 2007; 37: 1089-99.
26. 김미정, 손상예방의원칙, in 스포츠의학, 대한스포츠의학회, Editor. 한솔의학, 2011, pp78-107.
27. de Weijer, V.C., G.C. Gorniak, and E. Shamus, The effect of static stretch and warm-up exercise on hamstring length over the course of 24 hours J Orthop Sports Phys Ther 2003; 33: 727-33.
28. Barkoukis, V., et al., Effectiveness of taping and bracing in balance. Percept Mot Skills 2002; 94:566-74.
29. Marshall, S.W., et al., Evaluation of protective equipment for prevention of injuries in rugby union. Int J Epidemiol 2005; 34: 113-8.
30. Verhagen, E.A., W. van Mechelen, and W. de Vente, The effect of preventive measures on the incidence of ankle sprains. Clin J Sport Med 2000; 10: 291-6.
31. Mickel, T.J., et al., Prophylactic bracing versus taping for the prevention of ankle sprains in high school athletes: a prospective, randomized trial. J Foot Ankle Surg 2006; 45: 360-5.
32. Bergenstal, J., et al., Pediatric bicycle injury prevention and the effect of helmet use: the West Virginia experience. W V Med J 2012; 108: 78-81.
33. Hansom, D. and A. Sutherland, Injury prevention strategies in skiers and snowboarders. Curr Sports Med Rep 2010; 9: 169-75.
34. Hennig, E.M., The influence of soccer shoe design on player performance and injuries. Res Sports Med 2011; 19: 186-201.
35. Percy, M.L. and H.B. Menz, Effects of prefabricated foot orthoses and soft insoles on postural stability in professional soccer players. J Am Podiatr Med Assoc 2001; 91: 194-202.
36. Orchard, J.W., et al., Rye grass is associated with fewer non-contact anterior cruciate ligament injuries than bermuda grass. Br J Sports Med 2005; 39: 704-9.
37. Ford, K.R., et al., Comparison of in-shoe foot loading patterns on natural grass and synthetic turf. J Sci Med Sport 2006; 9: 433-40.
38. Sims, E.L., W.M. Hardaker, and R.M. Queen, Gender differences in plantar loading during three soccer-specific tasks. Br J Sports Med 2008; 42: 272-7.
39. Ryosa, A., et al., Surgery or conservative treatment for rotator cuff tear: a meta-analysis. Disabil Rehabil 2017; 39: 1357-1363.
40. Kuhn, J.E., et al., Development and reliability testing of the frequency, etiology, direction, and severity (FEDS) system for classifying glenohumeral instability. J Shoulder Elbow Surg 2011; 20: 548-56.
41. Warby, S.A., et al., Multidirectional instability of the glenohumeral joint: Etiology, classification, assessment, and management. J Hand Ther 2017; 30: 175-181.
42. Moroder, P. and M. Scheibel, ABC classification of posterior shoulder instability. Obere Extrem 2017; 12: 66-74.
43. Begasse de Dhaem, O., et al., Post-traumatic headache: the use of the sport concussion assessment tool (SCAT-3) as a predictor of post-concussion recovery. J Headache Pain 2017; 18: 60.
44. http://www.paralympic.org
45. Alexander, Michael A., and Dennis J. Matthews, eds. Pediatric Rehabilitation: Principles & Practices. Demos Medical Publishing, 2009.
46. http://www.kosad.or.kr

CHAPTER 39

경부 통증
Cervical Pain

| 이시욱

일반적으로 경부 통증은 목 뒤쪽의 통증을 의미한다. 그러나 경추(cervical spine) 부위의 질환은 목 주위의 통증뿐만 아니라, 어깨 및 상지, 경우에 따라서는 두통까지 유발할 수 있다. 이 단원에서는 경부와 그 주위 및 경추부 질환으로 인한 두통에 대한 진단적 접근 및 치료에 대해 설명하고자 한다.

I. 경부 통증의 역학(Epidemiology)

경부 통증은 일반 대중에서 매우 흔한 증상이다. 성인의 30~50%, 소아와 청소년의 20~40%에서 최근 1년간 경부통을 겪은 경험이 있는 것으로 보고되었고, 이전에 통증을 겪었던 기왕력이 없는 사람의 경우도 15~20%의 새로운 경부 통증을 호소하게 된다.[1] 특히 컴퓨터 작업이나 의료 업계 종사자의 경우 경부 통증이 더 많이 발생하는 것으로 보고되고 있다.

경부 통증의 경과는 대부분의 경우 심각하지 않아서 일상생활을 방해하지는 않아 이를 주소로 병원에 내원하는 경우는 드문 것으로 알려져 있다.[2] 그러나 50~80% 정도에서는 지속적이거나 재발성으로 나타난다. 통증이 발생한 이후 대체적으로 호전되는 양상을 보이는데, 일상생활에 방해가 될 정도로 심한 통증이라 하더라도 1년 이내에 36.6% 정도는 회복되고, 37.3%에서는 지속적인 통증

을 호소하게 된다.[3] 그러나 편타손상 연관 질환(whiplash-associated disorders, WAD)의 경우에는 예후가 좋지 않아 50% 정도에서 1년 혹은 그 이상 회복이 지연되며, 12% 정도는 1년 후에도 매일 통증에 시달린다고 보고된 바 있다.[4]

경부 통증의 예후인자에 대한 보고는 연구자에 따라 다양한 결과를 보이는데, 대체적으로 일치하는 예후인자로는 나이를 들 수 있다. 즉, 환자의 나이가 젊을수록 예후가 좋다는 것인데, 45세 이상인 경우 통증 회복이 불완전하며 지속적으로 통증을 호소하는 경우가 많았다.[2] 한 연구에서 45~59세의 환자가 30세 이하의 환자에 비해서 지속적인 통증을 호소하는 경우가 4배, 30~44세나 60~75세인 경우는 2배나 많다고 보고한 바 있다.[5]

그 외 초기 통증의 강도, 지속 시간, 경부 손상의 병력, 경부나 어깨의 증상 여부, 요통의 병발 여부 등도 약하긴 하지만 경부 통증의 예후에 영향을 주는 것으로 보고되었다. 그러나 경추의 퇴행성 변화가 예후에 영향을 주는지 여부에 대한 것은 잘 디자인된 연구가 없어서 속단하기는 힘들다.[1]

사회적 요인과는 특별한 관련이 없다고 알려져 있는데, 일상생활에서의 활동도 정도는 연구에 따라 다른결과를 보이고 있는데, 규칙적으로 자전거를 타는 경우에는 경부 통증이 더 증가한다는 보고도 있다.[5]

II. 해부학 및 병태생리

1. 해부학

경추 부위의 해부학적 상호관계에 대한 이해는 경부 통증의 병태생리를 이해하는 데 중요하다. 경추는 몸의 축이 되는 골격구조로 머리를 지탱하고 안정된 상태로 유지시키면서 머리를 모든 방향으로 움직일 수 있도록 하고 척수(spinal cord), 척수신경근(spinal nerve root), 척수신경(spinal nerve) 및 척추동맥(vertebral artery)을 보호하는 기능을 한다.[6] 경추는 7개의 척추 뼈로 구성되어 있고 8개의 신경근이 경추 사이에 위치한다.

각 경추 관절의 주된 움직임은 표 39-1에 정리하였다. 경부의 결합된 움직임은 돌기사이관절(zygapophyseal joint)이 시상면(sagittal plane)에서 45° 가량 기울어져 있어 더 쉽게 일어날 수 있다.[7] 돌기사이관절은 경추내에서 움직임을 가능하게 하고 각 척추 분절을 연결하는데, 척추신경의 등쪽가지(dorsal rami)에서 나오는 내측가지(medial branch)에 의해 신경지배를 받는다.[8,9] 환추-후두관절(C0-C1)은 제1 경추신경의 배쪽가지(ventral rami)의 신경지배를 받고, 환축관절(C1-C2)의 경우 가쪽(lateral side)은 제2 경추신경의 배쪽가지(ventral rami)에서, 안쪽(medial side)은 제1, 2, 3 경추의 동굴척추신경(sinuvertebral nerve)에서 신경지배를 받는다. 따라서 이 중 내측분지 부위가 경추 후관절 통증의 진단을 위한 진단적 내측가지차단술(medial branch block)의 표적이 된다.[10,11]

하부 경추는 갈고리돌기(uncinate process) 사이에 윤활관절(synovial joint)과 같은 구상돌기관절(uncovertebral joint) 혹은 Luschka 관절이라고 부르는 독특한 관절이 존재한다(그림 39-1).[12] 이 관절에 퇴행성 변화가 생기면 추간공(intervertebral foramen)이 좁아져 신경근을 압박할 수 있다(그림 39-2).[13,14] 추간공은 제2-3 경추(C2-3)에서 가장 넓고 하부 경추로 갈수록 크기가 작아진다. 후근신경절(dorsal root ganglion), 척수신경근(spinal nerve root), 척수신경(spinal nerve)과 주변을 둘러싸는 구조(sheath)의 신경근복합체(radicular complex)가 척추간공 단면적의 20~35% 가량을 차지한다. 나머지 척추간공의 부피는 신경근을 둘러싸는 느슨한 성근조직(areolar tissue)이나 지방조직(adipose tissue), 호프만 인대(Hoffman's ligament), 뿌리동맥(radicular artery)과 수많은 정맥통로(venous conduit)로 채워져 있다. 신경공(neuroforamen)은 구상돌기관절(uncovertebral joint)이 전방내측, 척추뿌리(pedicle)가 상측과 하측, 그리고 척추의 종말판(end plate)과 추간판(intervertebal disk)이 내측을 둘러싼 구조이다(그림 39-2).[9]

추간판(intervertebral disk)은 제2 경추부터 제7 경추까지 각척추체 사이에 위치한다. 각 디스크의 외측에는섬유륜(annulus fibrosus)이 있는데, 섬유륜의 후방 가측(posterolateral)은 동굴 척추신경(sinuvertebral nerve)에 의해 신경지배를 받고 전방은 척추신경(vertebral nerve)의 지배를 받는다. 디스크의 내측 부분은 젤라틴 성분의 수핵이 있어 축성 부하를 다양한 범위의 움직임을 통해 줄여주는 역할을 한다. 각 추간판은 앞쪽이 뒤쪽보다 두꺼워서 경추전만굴곡(cervical lordotic curvature)에 기여한다.[9] 정상적인 경추부 해부학적 구조물이 퇴행성 혹은 외상성 변화를 겪게 되면 다양한 경추부 질환으로 나타날 수 있다.

표 39-1 | 경추관절의 움직임

관절(Joint)	움직임(Motion)
환추-후두관절 (atlanto-occipital joint: C0-C1)	굴곡 10°, 신전 25°
환축관절 (atlantoaxial joint: C1-C2)	좌우 45° 회전
제3-4경추, 제4-5경추관절 (C3-C4, C4-C5)	가장 많은 측방굴곡(lateral bending)
제4-5경추, 제5-6경추관절 (C4-5, C5-6)	가장 많은 경추굴곡(flexion)

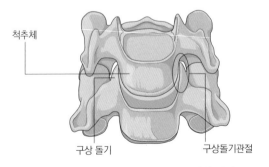

그림 39-1 | 구상돌기와 구상척추관절

척추체

구상 돌기　　　　구상돌기관절

2. 병태생리

어떤 해부학적 구조물이 통증의 원인이 되기 위해서는 일단 신경지배를 받고 있어야 하고, 임상양상과 비슷한 통증을 유발하며, 통증을 유발할 수 있는 질환에 민감한 구조물이어야 한다. 경부의 비신경구조물(nonneural structure)들인 추간판, 돌기사이관절, 뒤세로인대(posterior longitudinal ligament), 근육과 같은 구조물들은 통증 병소로 작용할 수 있고 상지로의 체성연관통(somatical referred pain)을 유발할 수 있다.[16-19] 비신경적 구조물에서 기인하는 통증은 생역학적 또는 생화학적 문제로 인한 압박이나 염증을 통해 통증과 관련된 신경 섬유를 자극하여 연관통이 생기는 것으로 알려져 있다. 경추 돌기사이관절의 기계적 자극이나 지배신경의 자극에 의해서도 경부 통증과 함께 상지연관통이 나타난다. 경추 돌기사이관절(zygapophyseal joint)에서 기인하는 통증은 비교적 일정한 패턴을 보이는 것으로 보고된 바 있는데, 그 형태는 그림 39-3과 같다.[20-23] 때에 따라서는 제1-5 경추 추간관절에서 기인하는 통증은 얼굴까지, 제3-6 경추 추간관절에서 기인하는 통증은 머리까지 연관통이 있을 수 있다. 각 관절은 단측 내지는 양측으로 증상을 보이기도 한다. 경추 추간판의 기계적 자극으로도 이와 매우 유사한 통증 패턴이 발생될 수 있다고 알려져 있다.[24-27]

경부 방사통은 축성 통증과는 달리 주로 심한 상지통증을 주증상으로 나타내기 때문에, 연관통의 위치가 상지인 경우 연관통과 방사통의 감별이 어려울 수 있으므로 원인질환을 찾아내기 힘들어 주의를 요한다. 대부분의 경추신경근병증(cervical radiculopathy) 통증은 상지로의 심한 통증을 일으킬 수 있으나, 제4 경추 또는 제5 경추 신경근병증의 경우는 견갑골이나 승모근 주변의 통증이 경부 통증보다 심할 수 있다. 대개는 심한 상지 통증이 동반되나 상지 통증 없이 경부나 견갑골 주변의 통증을 일으킬 수 있으므로 유의해야 한다.[28]

추간공(intervertebral foramen) 내에서 신경 이상은 추간판(intervertebral disk), 추간관절(zypophyseal joint), 구상척추관절(uncovertebral joint)의 세 개의 구조물로부터 기인하는데 가장 흔한 척추신경근병증의 원인은 추간판탈출(herniated intervertebral disk)이다.[29] 추간판탈출이나 척추증(spondylosis)이 어떤 기전으로 방사통을 일으키는지는 확실하지 않으나 직접적인 신경압박, 신경근의 염증, 후근신경절(dorsal root ganglion)의 증가된 신경신호 방출, 신경근의 기계적 압박이나 화학적 자극에 대한 민감도 증가 등이 원인으로 보고된 바 있다.[30-33] 그 밖에 경추신경근병증을 일으킬 수 있는 질환으로는 종양, 외상, 유육종증(sarcoidosis), 동맥염, 뇌성마비 등이 있다.[34-38]

경추 추간판 손상은 크게 2종류로 나눌 수 있는데 추간판 내장증(internal disruption)과 추간판탈출(herniated intervetebral disk)이다. 추간판탈출은 일반적인 용어로, 세분화하면 돌출(protrusion), 압출(extrusion), 분리(sequestration)로 나눌 수 있다(그림 39-4). 추간판 퇴행은 우선 반복적인 미세손상에 의해 주변의 바깥 섬유륜 파열이 찢어져 추간판으로의 혈류 및 영양 공급 장애가 일어나고, 결국 방사상의 파열 양상(radial fissure)으로 진행하여 수핵의 건조가 일어나게 된다. 이로써 추간판 공간이 좁아져 추간판은 점점 형태가 변하면서 파열이 더 진행하고 제2형 프로테오

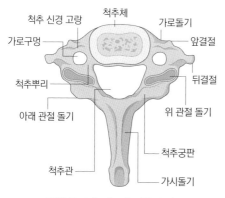

그림 39-2 │ 제 7번 경추의 가로면
화살표는 척추간공(intervertebral foramen)을 나타냄

척추 신경 고랑
척추체
가로돌기
가로구멍
앞결절
뒤결절
척추뿌리
위 관절 돌기
아래 관절 돌기
척추궁판
척추관
가시돌기

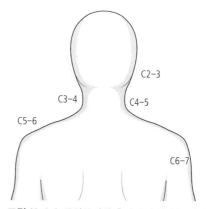

그림 39-3 │ 구상돌기와 추간관절 연관통 패턴

C2-3
C3-4
C4-5
C5-6
C6-7

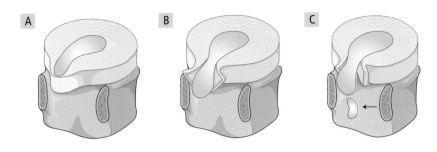

그림 39-4 | 경추 추간판탈출
A: 돌출(protrusion), 수핵이 섬유륜내에서 돌출되어 나옴, B: 압출(extrusion), 수핵이 섬유륜 밖으로 나옴, C: 분리(sequestration), 수핵에서 절편이 떨어져분리됨, 화살표는 분리된 절편

글리칸(type 2 proteoglycan)이 점점 파괴되는데, 이와 같은 생화학적인 자극이 지속되어 결국 추간판은 점점 생화학적 자극에 대한 방어력이 감소하게 되며 추간판 탈출이 발생하게 된다.

경추 돌기사이관절(zygapophyseal joint) 손상은 큰 외상(macrotrauma)과 미세외상(microtrauma)으로 발생한다. 가속-감속에 의한 돌기사이관절 손상은 관절기둥(articular pillar)이나 관절면 또는 연골하골(subcondral bone) 손상, 관절내 혈관절증(hemarthrosis), 관절내 연골의 좌상이나 추간관절낭의 파열을 발생시킬 수 있다. 통증이 심한 추간관절병증은 경추 추간판의 퇴행성 변화의 결과로 나타날 수도 있으며, 추간판탈출과 마찬가지로 생화학적, 생역학적 효과가 경추 돌기사이관절 증상을 일으킬 수 있다.[8,20-22,39,40]

III. 경부 통증의 진단적 접근

경부와 그 주위의 통증(어깨, 상지 및 두통)을 호소하는 환자를 진단적으로 접근 할 때는 원인이 되는 해부학적 위치에 따라서 분류하고 기술하는 방법이 흔하게 사용된다. 그러나 경부 통증이 발생한 상황과 정도에 따라 접근법 및 치료방법이 달라지므로 경부 통증 발생 당시의 상황과 그 심한 정도를 기준으로 분류하는 편이 더 임상가 입장에서 접근하기 용이하다고 볼 수 있다. 2000년 1월 세계보건기구(WHO)에서는 '뼈와 관절의 10년(Bone & Joint decade)'을 선언하였고, 그 후 2000-2010 경추통 특별자문위원회(Neck Pain Task Force)에서는 다음의 자세한 임상 가이드라인을 제시하였다.[41]

이 가이드라인은 우선 환자가 병원에 찾아오는 상황에 따라 크게 손상을 받고 응급실로 내원한 경우와 외래진료실로 방문한 경우로 나누고 경부 통증의 심한 정도에 따라 표 39-2와 같은 4개의 등급으로 크게 분류한다.[42]

1. 손상을 받고 응급실로 내원한 경우

이런 경우는 재활의학과의 영역에서 다루는 것이 적절하지 않다고 본다. 주로 응급실 의사의 역할이 중요하므로 간략하게 설명하고자 한다.

의식의 저하, 약물 중독이나 그 외의 심각한 손상이 있는 경우는 경추 골절이나 탈골을 의심해야 하며 이 경우

표 39-2 | 경부 통증의 보드 범주(Board grades of neck pain)[42]

범주(Grade)	기술(Description)
I	심각한 병변의 징후가 없으며, 일상 생활에 방해가 없는 경부 통증(Neck pain with no signs of serious pathology and no or little interference with daily activity)
II	심각한 병변의 징후가 없으나 일상 생활에 방해가 되는 경부통증(Neck pain with no signs of serious pathology, but interference with daily activity)
III	신경 압박의 징후가 있는 경부통증(Neck pain with neurologic signs of nerve compression)
IV	주요 구조물의 병변이 의심되는 경부통증(Neck pain with signs of major structural pathology)

CT검사가 필요하다.[43] 손상이 의심되지만 의식이 명료하고 안정적인 상태이면 손상의 상태에 따라 판단하는데, 예를 들어 캐나다 경추 규칙(Canadian C-spine rule)[44]에 의거하여 65세 이상, 계단 5개 이상 혹은 90 m 이상의 높이에서 떨어진 경우, 100 ㎞ 이상의 속력으로 후방 추돌 혹은 차 밖으로 튕겨져 나가거나 전복된 경우, 다이빙과 같이 종축 방향의 손상, 오토바이나 자전거 사고인 경우를 제외하고는 방사선 검사가 꼭 필요하지는 않다고 가이드라인에는 기술하고 있다. 상기 범위에 해당되는 경우에는 방사선 검사(전후방, 측면, open mouth view)를 확인할 필요가 있겠다.

2. 외래의 경우

재활의학과에서 주로 접하게 되는 경우로서 가장 먼저 환자의 병력을 조사해야 한다. 병력 청취에 있어서 가장 중요한 요소로 "위험 징후(Red flags)"가 있는데, 이 문제가 있으면 손상이 없다고 하더라도 심각한 질환의 가능성을 염두에 둔 진단과정이 필요하다(표 39-3).[42] 심각한 질환의 원인은 병적 골절, 종양, 전신 염증, 감염, 척수병증, 이전의 척수 수술 등이 있다.

위험 징후(Red flags)가 나타나지 않는 경우 환자의 증상과 심각성에 따라 크게 4단계로 분류하고 각 단계에 따라 진단 및 치료방침을 그림 39-5와 같이 진행한다.[42]

IV. 흔한 임상 질환

1. 경부 긴장과 염좌(cervical sprain and strain)

경부 긴장(strain)은 경부 척추에 가해진 과도한 외력에 따른 과부하 손상으로 발생한 근육과 건의 손상을 의미하고,[45] 경부염좌(sprain)는 척추 인대의 과도한 스트레칭이나 파열을 의미한다. 임상적으로 더 많이 볼 수 있는 경우는 경부 긴장인데, 이는 대부분의 경부 근육이 건으로 이어져 있지 않고 근막 조직을 통해서 바로 골막에 부착하기 때문이다.[46] 대부분의 근육 손상은 편심성 수축(eccentric contraction)에 의해서 발생한다.

진단은 자세한 병력 청취와 이학적 검사로 대부분 가능하다. 손상의 기전을 자세하게 확인하여야 하며, 손상과 증상 발현 시기, 통증의 위치, 연관통 여부 및 다른 증상에 대하여 확인하여야 한다. 증상은 주로 목과 어깨 부분에만 국한된 통증이다. 이학적 검사상 경부의 관절 가동범위 감소 소견이 관찰되는데, 이는 통증을 피하고자 하는 근육의 긴장에 따른 현상이다. 압통이 가장 많이 관찰되는 부위는 상부승모근(upper trapezius)과 흉쇄유돌근(sterno-cledomastoid)이다. 신경학적 검사는 정상 소견이며 신경공 압박 검사에서 상지로의 방사통은 나타나지 않는다. 근력은 통증으로 인하여 감소되는 경우가 있으나 신경학적 원인과는 확연히 구분된다.

표 39-3 | 응급실이 아닌 진료실에서 경부 통증 환자의 위험 징후(Red Flags of Neck Pain Patients in Nonemergency Care)[41]

범주(Grade)	기술(Description)
외상(Trauma)	경미한 외상이나 외상이 없는 경우더라도 골다공증 혹은 코르티코스테로이드 치료로 인해 골흡수가 감소한 경우 (Minor or no trauma but decreased bone loss due to osteoporosis or corticosteroid treatment)
종양/암/악성종양 (Tumor/Cancer/Malignancy)	암의 과거력, 설명할 수 없는 체중 감소, 한달간 치료해도 호전 없는 경우(Previous history of cancer, unexplained weight loss, failure to improve with a month of therapy)
척수 손상 (Spinal cord compromise)	경추척수병증(경추척수병증 환자의 약 반정도가 경부 통증 또는 상지통증 호소; 대부분의 환자가 상지,하지 증상을 호소하고 혹은 드물게 대소변 장애를 호소함)(Cervical myelopathy (where about half of patients with cervical myelopathy have pain in their neck or arms; most have symptoms of arm, leg or, uncommonly bowel and bladder dysfunction))
전신 질환(Systemic disease)	강직성 척추염, 염증성 관절염 혹은 다른 질환(Ankylosing spondylitis, inflammatory arthritis or other)
감염(Infections)	정맥주사 마약남용, 비뇨기계 감염 혹은 피부 감염(Intravenous drug abuse, urinary tract infection or skin infection)
통증(Pain)	난치성 통증, 척추체의 압통(Intractable pain, tenderness over vertebral body)
과거 병력(Post medical history)	이전의 척추 수술(Previous neck surgery)

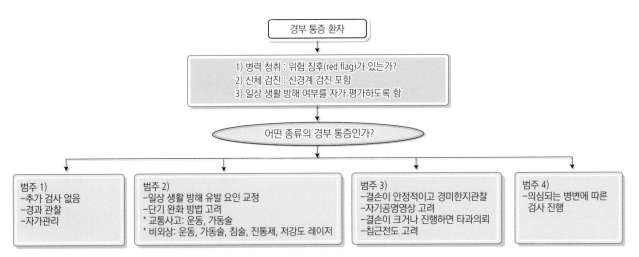

그림 39-5 | 일차진료에서의 경부 통증 평가 및 치료(Assessment and management of neck pain in primary care settings)[42]

일반적으로 단순 방사선 검사를 시행해 볼 수도 있지만 특별한 위험인자가 없으면 반드시 필요하지는 않다고 알려져 있다.[42] 단순 방사선 검사에서는 정상 소견이거나 비특이적인 경추 만곡(cervical lordosis)의 감소가 관찰되기도 한다. 일반적으로 단순 방사선 검사는 전후방, 측면 굴곡 및 신전, odontoid view를 관찰해야 하는데, 측면 굴곡과 신전 영상에서 전후방 이동이 3.5 mm 이상이거나 회전각이 11° 이상인 경우는 경부인대의 손상이 의심되므로 추가적인 검사가 필요하다.

치료는 급성기에는 통증완화가 주 목표이며, RICE (rest, ice, compression, elevation) 원칙에 따라 치료하고 비스테로이드성 소염제를 사용해 볼 수 있다. 수면 장애가 있거나, 손상을 예방하는 목적으로 연성 경부 보조기(soft cervical collar)를 필요에 따라 사용할 수 있는데, 손상 후 72시간 이내로 제한하는 것이 좋다.

대개 손상 2~4주 후에는 활동을 재개할 수 있는데, 기능회복, 운동프로그램 및 자세 재교육을 통하여 기능 회복에 도움을 줄 수 있다.

2. 경추신경근병증(cervical radiculopathy)

경추신경근병증은 다양한 원인에 의한 척추신경근의 압박이나 자극 등의 손상으로 인하여 근력저하, 감각이상, 심

부건 반사저하 등의 증상을 나타내는 질환이다. 발병률은 10만 명당 83.2명으로 보고된 바 있으며 50~54세 사이에서 가장 흔하게 발병한다고 알려져 있다. 명백한 손상의 병력이 있는 경우는 15% 이하이며 가장 흔하게 발병하는 부위는 경추 신경근 7번(70%), 6번(9~25%), 8번(4~10%), 5번(2%)의 순서이다.[47]

경추신경근병증의 가장 흔한 원인은 경추추간판탈출증이며 척추의 퇴행성 변화가 두 번째로 흔한 원인이다.[49] 척추의 퇴행성 변화는 인대의 비후, 과골화증(hyperostosis), 추간판변성(disc degeneration), 돌기사이관절염(zygapophyseal joint arthropathy) 등을 주요 원인으로 들 수 있는데 주로 척추간공의 협착으로 인한 신경근 손상을 유발한다.[29]

증상은 원인질환에 따라 양상이 다르게 나타나는데, 급성 추간판 탈출에 의한 경우 경부 통증과 심한 상지통증을 호소하는 반면, 퇴행성 변화에 의한 경우는 좀더 서서히 증상이 발현된다. 상지 방사통은 침범하는 신경근의 피부절에 해당하는 부위에 발생한다(그림 39-6).

기침, 재채기, 발살바(valsalva) 법과 같이 경막하 압력을 높이는 행동은 통증을 악화시키며, 심각한 척추 협착증이 있는 경우는 경부 신전(cervical extension)으로 증상이 악화된다. 병변측 상지를 머리 위로 올리는 동작(Bakody's sign)을 하면 증상이 호전되는데 이를 진단에 유용하게 이용하기도 한다(그림 39-7).

이학적 검사는 시진(inspection)상 환자가 통증이 있는 쪽으로 머리를 기울이는 지 확인할 수 있으며, 해당 신경근의 지배를 받는 근육의 근력 저하와 만성적인 경우 근위축도 발견할 수 있는데, 근력의 저하는 감각의 이상보다 특이도가 높다고 보고된 바 있다.[49] 단일 신경근의 손상만으로는 심각한 근력저하(MRC grade 3 이하)가 나타나지는 않으므로 이런 경우는 여러 개의 신경근 침범의 가능성과 함께 앞뿔세포 병변(anterior horn cell lesion), 신경얼기병증(plexopathy), 말초신경질환 등도 의심해야 한다. 또한 척수병증(myelopathy)의 가능성을 확인하기 위해 호프만 증후(Hoffman's sign)나 바빈스키 증후(Babinski's sign)등 장로징후(long tract sign)를 확인하여야 한다. 경추 신경근 긴장도 증가나 신경공의 협착을 유발하는 유발 검사도 유용

한 검사이다. 경추신경근 압박 검사(Spurling's maneuver, 그림 39-8)는 경추 신전, 외측 굴곡과 병변측으로 회전시킴으로써 신경근병증의 증상을 유발하는 검사로 진단의 특이도는 높으나 민감도는 낮다.[50] 신경근 긴장(nerve root tension) 증가를 위하여 고개를 증상의 반대쪽으로 축방향 회전(axial rotation)하고 증상과 같은 쪽 어깨를 외전과 신전시키며 주관절 신전, 완관절 신전을 하면 신경근의 긴장도를 증가시키게 되어 증상을 유발하는 방법도 있는데 경추신경근 압박 검사와 비교하여 민감도는 높지만 특이도는 낮다.[51] 레미트 증후(L'hermitte's sign)는 환자가 앉은 자세에서 빠르게 경부굴곡을 시킴으로써 전기가 통하는 듯한 느낌이 척수와 상지에 나타나는지 확인하는 검사로 척수의 침범여부를 확인하는 검사이다(그림 39-9).

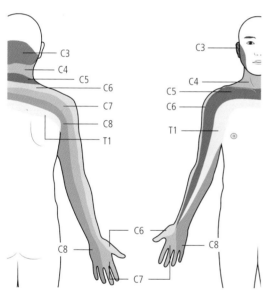

그림 39-6 | 경부 신경근 피부절

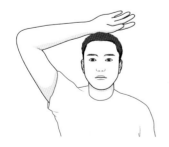

그림 39-7 | 바코디의 징후(Bakody's sign)
병변측 상지를 머리 위로 올리는 동작

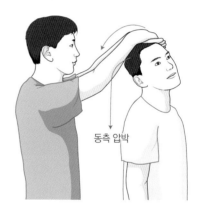

그림 39-8 | 경추신경근 압박 검사(Spurling's maneuver)

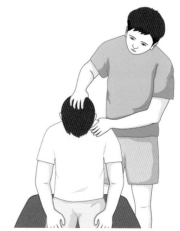

그림 39-9 | 레미트 증후(L'hermitte's sign)

이학적 검사에 있어서 상지의 근골격계로부터 기인하는 질환에 대한 감별이 매우 중요하다. 환자의 증상이 견관절 부위의 통증인 경우 견관절에 대한 검사를 주의깊게 시행하여야 한다. 견관절 관절가동영역 및 충돌증후군(impingement syndrome)에 대한 세심한 검사를 통하여 통증의 원인이 견관절로부터 기인하는지 여부를 확인하는 것이 중요하며, 같은 이유로 외측 및 내측 상과(epicondyle)에 대한 진찰도 중요하다.

확진을 위한 검사로는 영상의학적 검사와 전기진단학적 검사가 있다. 영상의학적 검사 중에서 척수신경근병증이 의심되는 경우에는 자기공명영상이 가장 좋은 검사이다.[53]

추간판, 인대, 골 및 신경 병변을 잘 보여주기 때문인데, 비싸고 장시간 움직이지 않아야 되는 등 환자의 협조가 필요하며 폐쇄공포증이 있는 환자에서 하기 어렵다는 단점이 있다. 추간판의 병변 만을 보는 경우는 조영증강 CT (contrast enhanced CT)가 정확한 정보를 제공해준다. 그러나 임상적인 증상이 없어도 추간판 병변을 보이는 경우가 많으므로 반드시 임상 양상과 연관하여 해석해야 한다. 단순 방사선 검사는 측면 굴곡, 신전, 전후방, 치아돌기 영상(odontoid view)을 모두 촬영하는데, 척추의 불안정성이 있는 류마티스 관절염이나 강직성 척추염의 가능성을 확인하는 데 유용하다.

전기진단학적 검사는 숙련된 검사자가 시행하는 경우 확진에 도움이 되며, 손상의 정도와 예후에 대한 정보를 제공할 수 있다. 전기진단에 대한 자세한 사항은 7장 전기진단학 부분을 참조하기 바란다.

경추신경근병증의 경우 초기에는 증상 완화, 근력 약화 회복, 척수 손상 예방 및 재발 방지를 목적으로 치료한다.[53] 경추신경근 병증의 경우에도 요추와 마찬가지로 자연경과에 의해 회복되는 경우가 보고되고 있어서 초기에는 보존적 치료가 원칙이며, 수술적 치료의 절대적 적응증은 신경손상이 진행하는 경우이다. 치료의 선택은 환자의 활동도에 따라 결정하는 것이 좋다. 상대적으로 활동량이 적은 환자의 경우는 보존적 치료 후 약간의 불편함을 견디는 정도의 치료가 만족스러울지 모르지만, 운동선수라면 빠른 회복을 요하거나 치료 후 격렬한 신체 활동에 따른 증상 악화를 예방하는 목적으로 수술적 치료를 고려해 볼 수도 있겠다. 그러나 수술적 치료의 성공률, 수술에 따른 합병증 등에 대하여 해당 전문의와 충분한 상담 후 신중하게 결정할 필요가 있다.

보존적 치료는 약물치료, 물리치료 및 보조기 착용, 환자교육 등으로 이루어진다. 약물치료는 주로 항염증제(antiinflammatory agent)를 사용하는데, 추간판탈출에 의한 신경병증의 병태생리에 있어서 염증반응이 중요하게 작용한다는 사실에 근거를 두고 시행한다. 비스테로이드성 항염제를 1차 약제로 사용하는데 저용량에서는 통증의 감소를, 고용량에서는 항염증 작용을 기대할 수 있으나, 부작용으로 위장관 점막의 자극, 혈소판 기능저하, 신장기능 저하 등이 있으므로 주의해야 한다. 항염증제와 같이 사용할 수 있는 보조 약제로서 근이완제(muscle relaxant), 삼환계 항우울제(tricyclic antidepressant), 항경련제(antiepileptics) 등이 있다. 항우울제는 입마름(dry mouth), 소변저류, 졸림, 변비 등의 항콜린성 부작용을 가져올 수 있고, gabapentin과 같은 항경련제는 졸음(lethargy), 피로, 실조(ataxia), 입마름 등의 부작용이 있을 수 있어 주의를 요한다.[52] 마약성 진통제는 방사통이 극심하거나 수면에 방해가 되는 경우 사용해 볼 수 있다. 단기간의 단기작용(short acting) 마약성 진통제-항염제 복합제제는 통증으로 인한 수면장애에 유용하게 처방해 볼 수 있으나 장기간 사용하는 것은 피하는 것이 좋다. 물리치료는 온열치료, 한랭치료 등을 사용할 수 있는데, 현재까지는 경추신경병증에 어떤 물리치료법을 사용하는 것이 좋은지에 대한 과학적 근거는 아직 부족한 상황이다. 자세한 사항은 9장 물리치료 부분을 참조하길 바란다. 경부 통증과 관련하여 물리의학 치료 중 특이 사항은 경추 견인에 대한 것이다. 경추 견인은 전통적으로 경추 신경근병증 환자에게 적용된 치료법이지만 그 효과에 대해서 과학적으로 규명된 바는 없다.[52] 작용 기전은 경부 연조직과 추간판의 압력 감소를 통해 작용하는 것으로 추정되고 있다. 표재열, 마사지 혹은 경피적전기신경자극(TENS)과 같은 물리의학적 치료를 경부 견인 이전에, 혹은 동시에 사용함으로써 경부근육의 이완을 도와줄 수 있다. 한 문헌에 따르면 24° 각도로 25분간 견인시에 경추부 중간부위의 견인효과를 위해서는 25 lb의 힘이 필요하다고 보고된 바 있다.[54]

진단이 불분명한 경우이거나 물리치료 및 재활 치료로 호전되지 않는 경우는 주사치료를 시행해 볼 수 있다. 자세한 사항은 13장 재활의학적 중재시술치료의 주사치료 부분을 참조하면 되겠다.

수술적 적응증으로는 지속적인 통증, 심각한 근력 약화, 척수병증으로의 진행 등이 있다. 수술과 보존적 치료의 효과를 본 연구에서는 수술 후 3개월에는 통증 감소, 근력 및 감각의 회복이 보존적 치료에 비해 빠른 호전을 보였으나 1년 후에는 비슷한 결과를 보였다.[55]

3. 경추 후관절 통증

경부 통증을 호소하는 환자 중 경추 후관절로부터 기인한 통증의 유병률은 36~60%로 다양하게 보고되고 있다.[56-58] 진단적 차단술로 확인하면, 원인으로 가장 흔한 수준이 C2-3(36%)이고 이어서 C5-6(35%)와 C6-7(17%)이다.[59] 경추 후관절 통증이 있는 환자에서 52%에서는 하나의 관절에서만 통증을 나타내며 2개 혹은 그 이상의 관절에서 통증이 나타나는 경우는 매우 드물다고 알려져 있다.[59] 경추 후관절은 만성 외상후 경부 통증의 흔한 원인으로 유병률은 54~64% 정도로 보고되고 있으며 흔히 추간판 병변이 있는 수준의 척추와 같은 레벨에서 발생한다.[56] 두통도 흔하게 동반되어 58~88%에서 두통을 호소한다고 알려져 있으며, 편타손상후 후두부 두통의 흔한 원인으로 C2-3 후관절의 통증이 보고된 바 있다.[57]

진단에 있어서는 병력 청취가 매우 중요하다. 특히 외상의 병력이 있는 경우 수상 당시의 경부의 위치에 대한 자세한 정보를 얻는 것이 침범되는 구조물을 확인하는데 도움을 준다.

후관절 통증의 위치는 흔히 일측성(unilateral)이며 중앙부 옆쪽(paramidline)에 발생하여 견갑골 주위 통증이 동반되기도 하고 해당 수준에서 경추부 후외측으로 국소 압통을 호소하기도 한다.[60]

경부 굴곡 및 회전을 45° 정도 했을때 후두부아래쪽(suboccipital) 통증이 발생하거나 심해지면 경추 1-2번간 관절의 통증을 의미한다고 보고된 바 있다.[21] 그러나 아직까지는 임상적으로 경추 후관절 통증을 진단하는 데 있어 특이한 임상소견은 보고된 바 없다.

영상의학적 검사는 관절 아탈구(subluxation)나 골절을 진단할 수는 있으나 연부조직의 손상에 대해서는 제한적인 진단적 가치를 가진다. 핵의학 검사에서 후관절의 이상이 있는 경우 방사성 동위원소의 섭취가 증가하지만 통증

여부와는 무관하게 양성 소견을 보이므로 임상적 가치는 부족하다.

치료는 급성기에는 통증과 염증의 감소를 위하여 항염증제제를 포함한 약물 및 물리치료를 시행해 볼 수 있다. 급성기에는 온열치료 보다는 냉치료가 더 도움을 줄 수 있으며, 연성 경부 보조기(cervical collar)를 단기간(72시간 이내) 사용할 수 있다. 급성기 통증이 감소되면 관절 가동영역의 회복 및 근력 강화운동을 시작한다.

경추 후관절 통증에 있어서 중재적 시술은 진단적인 가치를 지닌다. 환자의 통증이 후관절로부터 기인하는지 여부에 대한 확진은 현재까지는 진단적 후관절 차단술에 의해서만 가능하므로, 증상의 원인에 대한 정확한 진단을 위해서 진단적 후관절 차단술을 시행해 볼 수 있다. 치료 목적의 후관절 시술은 약물이나 물리치료로 호전되지 않는 경우 시행할 수 있다. 후관절 시술은 관절강내 스테로이드 주사, 고주파 신경 차단술 등을 시행해 볼 수 있는데 두 가지 모두 효과가 과학적으로 명확하게 입증된 바는 없다.[61]

4. 경추부 척수병증(cervical myelopathy)

경추부 척추증에 의한 척수병증(spondylitic myelopathy)은 중년 이후의 경추부 척수 손상의 가장 흔한 원인으로, 50대 이후에 주로 발생하며 남자에 더 많다고 알려져 있다. 척수병증의 경우 많게는 17%에서 다른 원인이 있을 수 있으므로 감별진단이 중요하다(표 39-4).[62]

증상은 대부분 서서히 시작되는데, 상지나 하지의 둔한 느낌이나 감각 이상, 하지에서 더 심한 근력 약화, 내재근의 근력 약화 등을 호소한다.[62] 70%의 환자에서 질환의 진행 경과 중에 경추부 중심의 통증(axial pain)을 대개 호소

표 39-4 | 경추부 척수 손상의 원인

경추 척추증(Cervical spondylosis)
다발성 경화증(Multiple sclerosis)
운동신경원질환(Motor neuron disease)
혈관염(Vasculitis)
신경매독(Neurosyphilis)
아급성 복합변성(Subacute combined degeneration)
척수공동증(Syringomyelia)
척수 종양(Spinal tumors)

하며 자연경과는 일반적으로 초기에 악화되었다가 수년간 그 상태가 유지된다.[63] 협착이 동반된 경우 일측성 혹은 양측성의 신경근 통증을 호소할 수도 있는데, 이 경우를 척수신경근병증(myeloradiculopathy)으로 지칭한다. 이학적 검사상 근력 약화, 다양한 감각이상과 함께 호프만 증후, 심부건반사 증가, 바빈스키 증후 등의 상부 운동신경원 증후(upper motor neuron sign)가 나타나며 상지에서 증상 및 증후가 전혀 없는 경우는 드물다. 일반적으로 이러한 신경학적 이상소견의 수준은 영상의학적 검사상에서의 압박 부위 보다 한 개 혹은 두 개의 수준 아래에서 나타난다.[62] 단순 방사선 검사상 중심 척수강 크기의 감소, 추간판 간격의 감소, 후방 과골화(hyperostosis), 신경공의 협착, 아탈구 등의 소견을 볼 수 있다. 증상이 있는 환자에서 중심 척수강의 반경이 10 mm 이하인 경우는 척수병증을 시사하는 소견이지만, 64세 이하의 성인의 경우 16%에서는 증상이 없더라도 척수강 협착의 소견이 발견되기도 한다.[64] 자기 공명영상 검사에서는 척수 압박에 따른 신호변화 및 위축으로 척수연화증의 소견을 보인다. 압박 부위의 척수의 크기는 예후 예측에 중요한 인자로써 수술 전의 척수에서 압박이 가장 심한 부위의 횡단면적이 최종 임상적 결과를 반영하며, 수술 후 척수의 크기가 임상적인 회복과 연관되어 있다는 보고도 있다.[65]

보존적 치료는 경미하거나 증상의 진행이 없으면서 보행 이상이나 병적 반사의 확고한 소견이 없는 경우 시행해 볼 수 있는데, 물리치료와 경부 보조기를 이용한다. 보존적 치료의 효과는 33~50%의 환자에서 감각 및 운동 기능 이상의 호전이 보였다고 보고된 바 있다.[66] 심하거나 진행하는 증상이 있거나 보존적 치료가 실패한 경우 수술적 치료의 적응증이 된다.

5. 경부기인성 두통(cervicogenic headache)

경부기인성 두통은 일반인에 있어서는 0.4~2.5% 정도로 낮은 유병율을 보이나 두통을 호소하는 환자 중에서는 많게는 36.2%까지 보고된 바 있다.[67] 여성과 40대에서 호발하는 것으로 보고되고 있고 40대에 흔하며 증상의 기간은 6.8년 정도로 긴 축에 속한다.[68] 경부의 다양한 구조물이 두통을 유발할 수 있는데 주된 기전은 수렴론(convergence

theory)으로 설명할 수 있다. 즉, 두개의 다른 신체부위(두부, 경부)로부터의 구심성 섬유가 같은 2차 척수내 신경원(secondary interspinal neuron)에 모임(convergence)으로써 한쪽(경부) 구심성 섬유의 통증 신호가 다른 부위(두부)의 통증으로 인식된다는 것이다.[69] 퇴행성 변화, 외상, 혹은 특별한 생역학적 원인 없이 발생하며 흔하게는 C2-3 후관절[57]과 C2-3, C3-4, C4-5, C5-6 추간판[27]이 원인이라고 보고된 바 있다.

임상양상은 편두통과는 달리 대부분 일측성이며 통증의 위치는 1번 삼차신경부위(trigeminal branch)이고 대부분은 후두부나 경부에서 시작하여 두피를 따라 앞쪽으로 퍼져서 귀 주위나 하악골 혹은 광대뼈 부위까지 통증이 나타날 수 있다. 후두-목 경계부위(후두융기부에서 2~3 cm 외측)나 상부 척추의 횡돌기 부위에서 압통을 촉지할 수 있으며 환자의 두통과 비슷한 양상으로 퍼져나가는 양상을 보이기도 한다.[70] 경부의 관절 가동 범위 감소, 근경직, 연부조직 유연성 감소 등의 소견이 관찰되며 후관절 통증에서 기술한 국소 압통을 보이기도 한다.

경부기인성 두통은 흔히 1차성 두통과 임상양상이 혼재된 경우가 많아, 전형적인 증상이 아닌 경우에는 감별진단에 있어 주의 깊게 보아야 한다. 오래 지속되는 일측성 두통은 긴장성 두통(tension-type headache), 편두통(mi-

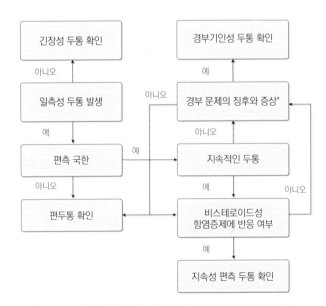

그림 39-10 | 장기간 지속되는 일측성 두통 발생 감별진단의 예
*는 경부 압통점을 손으로 눌렀을 때 혹은 특정한 자세에 의한 통증, 경부 운동범위의 감소와 동측 견갑부와 상지로의 방사통을 지칭함.

graine), 지속성 편측 두통(hemicranias continua)과 감별진단이 필요한데 그 예는 그림 39-10과 같다.[71] 이와 같은 임상양상을 확인하여 각 질환을 감별하게 된다. 경부기인성 통증과 편두통은 임상양상이 비슷하여 감별진단이 특히 중요한데, 주된 감별점은 통증이 시간에 따라 어떻게 변하는가와 경부의 자세나 움직임에 의해 통증이 유발되는지 등을 들 수 있다.

두통을 호소하는 환자를 진료할 때 증상이 경추부에서 기인할 수 있음을 인지하는 것은 중요하다.

6. 편타손상 증후군(whiplash syndrome)

편타손상(과굴곡-과신전)과 편타손상 증후군은 개념적으로 다음과 같이 구분될 수 있다. 먼저 편타손상은 자동차 사고로 발생한 경부의 과굴곡-과신전에 의한 조직의 손상을 의미하며 편타손상 증후군은 편타손상에 따른 증상의 집합체로 정의한다. 원인이 되는 사고는 자동차 후방 충돌로 인한 손상이 가장 흔하지만 정면 추돌이나 측면 추돌에 의해서도 발생할 수 있다.[72]

충격의 방향과 상관없이 편타손상은 외부의 힘에 의한 경부의 수동적인 움직임으로 정의되는데, 경부 근육이 손상을 일으킬 수 있는 외부 힘에 충분히 빨리 반응하지 못해 경추를 적절히 지탱하지 못해서 발생한다. 후방 충돌 후, 제5-6 경추 추간판 공간이 앞쪽으로 벌어져서 돌기사이관절(zygapophyseal joint)의 관절 돌기(articular process)가 서로 인접하게 되고 추간판 내에서는 후방 전단(shear)이 발생할 수 있다. 추간판 전방, 전종인대(anterior longitudinal ligament), 추간판 후방 또는 섬유륜과 경부 돌기사이관절이 편타 손상 때 손상의 위험이 높은 구조물이다.[72-74] 경부의 연부조직에도 손상이 일어나 염좌(sprain)나 긴장(strain)을 일으키기도 하는데, 대부분 상대적으로 단기간에 호전되는 경우가 많다.[75] 편타손상의 가장 흔한 증상은 어깨부분으로 내려오는 두통과 경부통증, 상지의 이상감각이나 근력약화 등이고, 흔하지 않은 증상으로는 어지럼증, 시력장애와 이명 등이 있다.[72] 그 밖에 관절운동범위 감소, 경부 움직임의 가속과 속도 감소, 부드러운 움직임의 제한과 비정상적인 경부 운동 축 양상 등을 보이기도 한다.[76] 진단은 환자의 병력 및 머리와 목의 신체검진

을 통해 하게 되는데, X-ray는 경추 골절과 같은 다른 질환이 동반되어 있는지 확인하기 위해 시행할 수 있다. 치료는 관절범위 운동, 비스테로이드성 항염증제제나 근이완제, 진통제, 항우울제 등을 통한 약물치료, 도수치료, 열전기치료 등을 할 수 있다.

대부분의 편타손상 증후군 환자들은 2~3개월 내로 호전되어 2년 후에 80% 가량이 특별한 증상 없이 지낸다. 편타손상 환자들의 6% 정도가 3개월 후에도 심한 증상을 보이는데 2년 후에는 4% 정도로 줄어든다.[77] 편타손상이 만성적으로 진행하는 것이 법적인 문제와는 독립적이어서 치료에 대한 반응과도 큰 연관이 없었다는 연구가 있다.[78,79] 임상가는 이차적인 이득때문에 통증이 있다고 생각하기보다는 편타손상 증후군의 평가와 치료에 더 중점을 두어야 하겠다.

V. 경부 통증의 운동치료

경부 통증을 위한 여러 가지 치료 중 약물치료, 물리치료, 보조기의 이용, 도수치료 및 주사치료 등은 세부 치료 각론을 참고하도록 하고, 이 장에서는 경부 통증의 운동치료에 대해 기술하고자 한다.

운동치료는 경부 통증의 종합적인 보존 치료로 널리 이용되고 있다. 운동치료에 앞서 환자들의 잘못된 자세에 대한 평가가 필요한데, 경부 통증 환자의 경우 비정상적인 경추 만곡과 두부 전방 이동과 같은 자세 이상을 보일 수 있다. 경추 만곡은 육안이나 경부 X-ray를 통해 평가하며 두부 전방 이동은 귀의 이주(tragus) 부위가 어깨의 견봉(acromion)의 앞쪽 끝보다 앞에 놓인 경우 확인할 수 있다. 이러한 자세 이상은 경부의 근육 불균형을 초래하여 경부 통증의 진행에 기여한다고 알려져 있다. 운동치료는 이와 같은 자세 이상을 원래대로 하기 위한 관절가동범위 운동, 스트레칭 및 근력운동으로 구성된다.

1. 만성 경부 통증

만성 경부 통증의 경우 운동치료를 통해 장애 및 통증 정

도, 등척성(isometric) 경부 근력이 단기적으로 향상되었다는 보고가 있고, 장기적인 기능 향상에 도움이 된다는 보고도 있다.[80] 많은 리뷰 논문과 메타 분석에서 운동치료가 아닌 다른치료에 경부의 스트레칭 및 관절가동범위운동을 병행했을 때, 부가적인 더 뚜렷한 통증의 호전이 관찰되지는 않았다는 연구 결과가 있었다.[81-83] 반면, 근력운동과 자세훈련을 병행했을 때에는 경부 통증에 도움이 된다는 보고가 있지만 등척성 근력운동만 했을 때에는 장기적인 효과를 보이지 못했다.[82,84,85] 관절가동범위 운동과 등척성 근력 운동 및 자세훈련을 병행했을 때에는 역시 통증과 기능에는 단기 및 장기적인 향상을 보였으나 삶의 질에서 장기적으로 큰 차이를 보이지는 않았다.[82,86,87] 반면, 여기에 스트레칭을 더하여 경부 관절가동범위 운동과 스트레칭, 경부 및 견갑흉부 근력운동 및 자세 훈련을 한 경우에는 단기간뿐만 아니라 장기간에도 통증 및 기능 향상과 만족도 증가를 보였으며 삶의 질 측면에서도 호전을 보인 경우가 많았다.[82,88-91] 그러나 일반적인 휘트니스 및 유산소

운동만 한 경우에는 만성 경부 통증에 효과를 보이지 않았다는 연구가 대부분이었고,[88,92,93] 경부와 연관하여 상지 스트레칭과 경부 및 견갑흉부 근력운동 및 유지 운동은 만성 경부 통증에는 효과를 보이지 않았다고 보고되고 있다.[94,95] 그 밖에 일반적인 전신 스트레칭 및 유지운동 역시 효과에서 근거가 아직 부족한 경우가 많다.[86,87,93,96]

2. 경부기인성 두통

경부기인성 두통에 있어서 제1-2 경추(C1-2) 스트레칭 및 관절가동범위 운동이 단기 및 장기적으로 통증 호전에 효과가 있었다는 보고가 있다.[97] 또한, 경부 및 견갑흉부 근력운동과 유지운동과 더불어 두부경부 압력 바이오피드백을 병행한 경우, 중등도 정도의 근거로 통증이 크게 감소하였고 기능에서도 호전을 보였다고 한다.[82,98]

참고문헌

1. Carroll LJ, Hogg-Johnson S, van der Velde G, et al. Course and prognostic factors for neck pain in the general population: results of the Bone and Joint Decade 2000-2010 Task Force on Neck Pain and Its Associated Disorders. Spine 2008;33:S75-82.
2. Cote P, Cassidy JD, Carroll LJ, Kristman V. The annual incidence and course of neck pain in the general population: a population-based cohort study. Pain 2004;112:267-73.
3. Von Korff M, Ormel J, Keefe FJ, Dworkin SF. Grading the severity of chronic pain. Pain 1992;50:133-49.
4. Carroll LJ, Holm LW, Hogg-Johnson S, et al. Course and prognostic factors for neck pain in whiplash-associated disorders (WAD): results of the Bone and Joint Decade 2000-2010 Task Force on Neck Pain and Its Associated Disorders. Spine 2008;33:S83-92.
5. Hill J, Lewis M, Papageorgiou AC, Dziedzic K, Croft P. Predicting persistent neck pain: a 1-year follow-up of a population cohort. Spine 2004;29:1648-54.
6. Mink JH, Gordon RE, Deutsch AL. The cervical spine: radiologist's perspective. Physical medicine and rehabilitation clinics of North America 2003;14:493-548, vi.
7. Malanga GA. The diagnosis and treatment of cervical radiculopathy. Medicine and science in sports and exercise 1997;29:S236-45.
8. Bogduk N. The clinical anatomy of the cervical dorsal rami. Spine 1982;7:319-30.
9. Slipman CW, Chow DW, Isaac Z, et al. An evidence-based algorithmic approach to cervical spinal disorders. 2001;13:18.
10. Kimmel DL. Innervation of spinal dura mater and dura mater of the posterior cranial fossa. Neurology 1961;11:800-9.
11. Klein GR, Vaccaro AR, Albert TJ. Health outcome assessment before and after anterior cervical discectomy and fusion for radiculopathy: a prospective analysis. Spine 2000;25:801-3.
12. Moore KL, Agur AM. Essential Clinical Anatomy. Baltimore: Williams & Wilkins; 1995.
13. Hoyland JA, Freemont AJ, Jayson MI. Intervertebral foramen venous obstruction. A cause of periradicular fibrosis? Spine 1989;14:558-68.
14. Swanberg H. The Intervertebral Foramina in Man. Chicago: Scientific Publishing; 1995.
15. Bogduk N, Windsor M, Inglis A. The innervation of the cervical Intervertebral discs. Spine 1988;13:2-8.
16. Campbell DG, Parsons CM. Referred head pain and its concomitants - Report of preliminary experimental investigation with implications for the post traumatic "head" syndrome. J Nerv Ment Dis 1944;99:544-51.
17. Feinstein B, Langton JN, Jameson RM, Schiller F. Experiments on pain referred from deep somatic tissues. The Journal of bone and joint surgery American volume 1954;36-A:981-97.
18. Keegan JJ, Garrett FD. The segmental distribution of the cutaneous nerves in the limbs of man. The Anatomical record 1948;102:409-37.
19. Kellgren JH. Observations on referred pain arising from muscle. Clin Sci 1938;3:175-90.
20. Aprill C, Dwyer A, Bogduk N. Cervical zygapophyseal joint pain patterns. II: A clinical evaluation. Spine 1990;15:458-61.
21. Dreyfuss P, Michaelsen M, Fletcher D. Atlanto-occipital and lateral atlanto-axial joint pain patterns. Spine 1994;19:1125-31.
22. Dwyer A, Aprill C, Bogduk N. Cervical zygapophyseal joint pain patterns. I: A study in normal volunteers. Spine 1990;15:453-7.

23. Bogduk N, Marsland A. The cervical zygapophysial joints as a source of neck pain. Spine 1988;13:610-7.

24. Cloward RB. Cervical Diskography - a Contribution to the Etiology and Mechanism of Neck, Shoulder and Arm Pain. Ann Surg 1959;150:1052-64.

25. Grubb SA, Kelly CK. Cervical discography: clinical implications from 12 years of experience. Spine 2000;25:1382-9.

26. Schellhas KP, Smith MD, Gundry CR, Pollei SR. Cervical discogenic pain. Prospective correlation of magnetic resonance imaging and discography in asymptomatic subjects and pain sufferers. Spine 1996;21:300-11; discussion 11-2.

27. Slipman CW, Plastaras C, Patel R, et al. Provocative cervical discography symptom mapping. The spine journal : official journal of the North American Spine Society 2005;5:381-8.

28. Slipman CW, Plastaras CT, Palmitier RA, Huston CW, Sterenfeld EB. Symptom provocation of fluoroscopically guided cervical nerve root stimulation. Are dynatomal maps identical to dermatomal maps? Spine 1998;23:2235-42.

29. Yu YL. Management of cervical spondylitic myelopathy. Lancet 1984;2:170-1.

30. Howe JF, Loeser JD, Calvin WH. Mechanosensitivity of dorsal root ganglia and chronically injured axons: a physiological basis for the radicular pain of nerve root compression. Pain 1977;3:25-41.

31. Bogduk N. The anatomy and pathophysiology of neck pain. Physical medicine and rehabilitation clinics of North America 2011;22:367-82, vii.

32. Liversedge LA, Hutchinson EC, Lyons JB. Cervical spondylosis simulating motor-neurone disease. Lancet 1953;265:652-5.

33. Rappaport ZH, Devor M. Experimental pathophysiological correlates of clinical symptomatology in peripheral neuropathic pain syndromes. Stereotactic and functional neurosurgery 1990;54-55:90-5.

34. Atkinson R, Ghelman B, Tsairis P, Warren RF, Jacobs B, Lavyne M. Sarcoidosis presenting as cervical radiculopathy: a case report and literature review. Spine 1982;7:412-6.

35. Poindexter DP, Johnson EW. Football shoulder and neck injury: a study of the" stinger". Archives of physical medicine and rehabilitation 1984;65:601-2.

36. 36. Sanchez MC, Arenillas JIC, Gutierrez DA, Alonso JLG, Alvarez JD. Cervical Radiculopathy - a Rare Symptom of Giant-Cell Arteritis. Arthritis Rheum 1983;26:207-9.

37. Vargo MM, Flood KM. Pancoast tumor presenting as cervical radiculopathy. Archives of physical medicine and rehabilitation 1990;71:606-9.

38. Fuji T, Yonenobu K, Fujiwara K, et al. Cervical radiculopathy or myelopathy secondary to athetoid cerebral palsy. The Journal of bone and joint surgery American volume 1987;69:815-21.

39. Lind B, Sihlbom H, Nordwall A, Malchau H. Normal range of motion of the cervical spine. Archives of physical medicine and rehabilitation 1989;70:692-5.

40. Fukui S, Ohseto K, Shiotani M, et al. Referred pain distribution of the cervical zygapophyseal joints and cervical dorsal rami. Pain 1996;68:79-83.

41. Nordin M, Carragee EJ, Hogg-Johnson S, et al. Assessment of neck pain and its associated disorders: results of the Bone and Joint Decade 2000-2010 Task Force on Neck Pain and Its Associated Disorders. Spine 2008;33:S101-22.

42. Guzman J, Haldeman S, Carroll LJ, et al. Clinical practice implications of the Bone and Joint Decade 2000-2010 Task Force on Neck Pain and Its Associated Disorders: from concepts and findings to recommendations. Journal of manipulative and physiological therapeutics 2009;32:S227-43.

43. Hoffman JR, Mower WR, Wolfson AB, Todd KH, Zucker MI. Validity of a set of clinical criteria to rule out injury to the cervical spine in patients with blunt trauma. National Emergency X-Radiography Utilization Study Group. The New England journal of medicine 2000;343:94-9.

44. Kerr D, Bradshaw L, Kelly AM. Implementation of the Canadian C-spine rule reduces cervical spine x-ray rate for alert patients with potential neck injury. The Journal of emergency medicine 2005;28:127-31.

45. Cole AJ, Farrell JP, Stratton SA. Functional rehabilitation of cervical spine athletic injuries. In: Kibler WB, Herring SA, Press JM, ed. Functional Rehabilitaion of Sports and Musculoskeletal Injuries. New York: Aspen; 1998.

46. Press JM, Herring SA, Kibler WB. Rehabilitation of musculoskeletal disorders In: The Textbook of Military Medicine. Washington DC: Borden Institute, Office of the Surgeon General; 1996.

47. Radhakrishnan K, Litchy WJ, O'Fallon WM, Kurland LT. Epidemiology of cervical radiculopathy. A population-based study from Rochester, Minnesota, 1976 through 1990. Brain : a journal of neurology 1994;117 (Pt 2):325-35.

48. Hunt WE, Miller CA. Management of cervical radiculopathy. Clinical neurosurgery 1986;33:485-502.

49. Yoss RE, Corbin KB, Maccarty CS, Love JG. Significance of symptoms and signs in localization of involved root in cervical disk protrusion. Neurology 1957;7:673-83.

50. Viikari-Juntura E, Porras M, Laasonen EM. Validity of clinical tests in the diagnosis of root compression in cervical disc disease. Spine 1989;14:253-7.

51. Rubinstein SM, Pool JJ, van Tulder MW, Riphagen, II, de Vet HC. A systematic review of the diagnostic accuracy of provocative tests of the neck for diagnosing cervical radiculopathy. European spine journal : official publication of the European Spine Society, the European Spinal Deformity Society, and the European Section of the Cervical Spine Research Society 2007;16:307-19.

52. Ellenberg MR, Honet JC, Treanor WJ. Cervical radiculopathy. Archives of physical medicine and rehabilitation 1994;75:342-52.

53. Wolff MW, Levine LA. Cervical radiculopathies: conservative approaches to management. Physical medicine and rehabilitation clinics of North America 2002;13:589-608, vii.

54. Colachis SC, Jr., Strohm BR. Effect of duration of intermittent cervical traction on vertebral separation. Archives of physical medicine and rehabilitation 1966;47:353-9.

55. Persson LC, Moritz U, Brandt L, Carlsson CA. Cervical radiculopathy: pain, muscle weakness and sensory loss in patients with cervical radiculopathy treated with surgery, physiotherapy or cervical collar. A prospective, controlled study. European spine journal : official publication of the European Spine Society, the European Spinal Deformity Society, and the European Section of the Cervical Spine Research Society 1997;6:256-66.

56. Barnsley L, Lord SM, Wallis BJ, Bogduk N. The prevalence of chronic cervical zygapophysial joint pain after whiplash. Spine 1995;20:20-5; discussion 6.

57. Lord SM, Barnsley L, Wallis BJ, Bogduk N. Chronic cervical zygapophysial joint pain after whiplash. A placebo-controlled prevalence study. Spine 1996;21:1737-44; discussion 44-5.

58. Manchikanti L, Singh V, Rivera J, Pampati V. Prevalence of cervical facet joint pain in chronic neck pain. Pain physician 2002;5:243-9.

59. Cooper G, Bailey B, Bogduk N. Cervical zygapophysial joint pain maps. Pain medicine 2007;8:344-53.

60. Jull G, Bogduk N, Marsland A. The Accuracy of Manual Diagnosis for Cervical Zygapophysial Joint Pain Syndromes. Med J Australia 1988;148:233-6.

61. Carragee EJ, Hurwitz EL, Cheng I, et al. Treatment of neck pain: injec-

tions and surgical interventions: results of the Bone and Joint Decade 2000-2010 Task Force on Neck Pain and Its Associated Disorders. Journal of manipulative and physiological therapeutics 2009;32:S176-93.

62. Yu YL, Woo E, Huang CY. Cervical spondylotic myelopathy and radiculopathy. Acta neurologica Scandinavica 1987;75:367-73.

63. Nurick S. The natural history and the results of surgical treatment of the spinal cord disorder associated with cervical spondylosis. Brain : a journal of neurology 1972;95:101-8.

64. Teresi LM, Lufkin RB, Reicher MA, et al. Asymptomatic degenerative disk disease and spondylosis of the cervical spine: MR imaging. Radiology 1987;164:83-8.

65. Morio Y, Teshima R, Nagashima H, Nawata K, Yamasaki D, Nanjo Y. Correlation between operative outcomes of cervical compression myelopathy and mri of the spinal cord. Spine 2001;26:1238-45.

66. Phillips DG. Surgical treatment of myelopathy with cervical spondylosis. Journal of neurology, neurosurgery, and psychiatry 1973;36:879-84.

67. Nilsson N. The prevalence of cervicogenic headache in a random population sample of 20-59 year olds. Spine 1995;20:1884-8.

68. Haldeman S, Dagenais S. Cervicogenic headaches: a critical review. The spine journal : official journal of the North American Spine Society 2001;1:31-46.

69. Bogduk N. Cervicogenic headache: anatomic basis and pathophysiologic mechanisms. Current pain and headache reports 2001;5:382-6.

70. Fredriksen TA, Hovdal H, Sjaastad O. "Cervicogenic headache": clinical manifestation. Cephalalgia : an international journal of headache 1987;7:147-60.

71. Vincent MB. Cervicogenic headache: a review comparison with migraine, tension-type headache, and whiplash. Current pain and headache reports 2010;14:238-43.

72. Barnsley L, Lord S, Bogduk N. Whiplash injury. Pain 1994;58:283-307.

73. Kaneoka K, Ono K, Inami S, Hayashi K. Motion analysis of cervical vertebrae during whiplash loading. Spine 1999;24:763-9; discussion 70.

74. Panjabi MM, Ito S, Pearson AM, Ivancic PC. Injury mechanisms of the cervical intervertebral disc during simulated whiplash. Spine 2004;29:1217-25.

75. Newham DJ. The consequences of eccentric contractions and their relationship to delayed onset muscle pain. European journal of applied physiology and occupational physiology 1988;57:353-9.

76. Jull GA. Considerations in the physical rehabilitation of patients with whiplash-associated disorders. Spine 2011;36:S286-91.

77. Radanov BP, Sturzenegger M, Di Stefano G. Long-term outcome after whiplash injury. A 2-year follow-up considering features of injury mechanism and somatic, radiologic, and psychosocial findings. Medicine 1995;74:281-97.

78. Norris SH, Watt I. The prognosis of neck injuries resulting from rear-end vehicle collisions. The Journal of bone and joint surgery British volume 1983;65:608-11.

79. Sapir DA, Gorup JM. Radiofrequency medial branch neurotomy in litigant and nonlitigant patients with cervical whiplash: a prospective study. Spine 2001;26:E268-73.

80. Pangarkar S, Lee PC. Conservative treatment for neck pain: medications, physical therapy, and exercise. Physical medicine and rehabilitation clinics of North America 2011;22:503-20, ix.

81. Allan M, Brantingham JW, Menezes A. Stretching as an adjunct to chiropratic manipulation of chronic neck pain - before, after or not at all? European Journal of Chiropractic 2003;50:41-52.

82. Kay TM, Gross A, Goldsmith CH, et al. Exercises for mechanical neck disorders. The Cochrane database of systematic reviews 2012;8:CD004250.

83. Kjellman G, Oberg B. A randomized clinical trial comparing general exercise, McKenzie treatment and a control group in patients with neck pain. Journal of rehabilitation medicine : official journal of the UEMS European Board of Physical and Rehabilitation Medicine 2002;34:183-90.

84. Goldie I, Landquist A. Evaluation of the effects of different forms of physiotherapy in cervical pain. Scandinavian journal of rehabilitation medicine 1970;2:117-21.

85. Helewa A, Goldsmith CH, Smythe HA, Lee P, Obright K, Stitt L. Effect of therapeutic exercise and sleeping neck support on patients with chronic neck pain: a randomized clinical trial. The Journal of rheumatology 2007;34:151-8.

86. Rendant D, Pach D, Ludtke R, et al. Qigong versus exercise versus no therapy for patients with chronic neck pain: a randomized controlled trial. Spine 2011;36:419-27.

87. von Trott P, Wiedemann AM, Ludtke R, Reishauer A, Willich SN, Witt CM. Qigong and exercise therapy for elderly patients with chronic neck pain (QIBANE): a randomized controlled study. The journal of pain : official journal of the American Pain Society 2009;10:501-8.

88. Bronfort G, Evans R, Nelson B, Aker PD, Goldsmith CH, Vernon H. A randomized clinical trial of exercise and spinal manipulation for patients with chronic neck pain. Spine 2001;26:788-97; discussion 98-9.

89. Chiu TT, Hui-Chan CW, Chein G. A randomized clinical trial of TENS and exercise for patients with chronic neck pain. Clinical rehabilitation 2005;19:850-60.

90. Franca DL, Senna-Fernandes V, Cortez CM, Jackson MN, Bernardo-Filho M, Guimaraes MA. Tension neck syndrome treated by acupuncture combined with physiotherapy: a comparative clinical trial (pilot study). Complementary therapies in medicine 2008;16:268-77.

91. Martel J, Dugas C, Dubois JD, Descarreaux M. A randomised controlled trial of preventive spinal manipulation with and without a home exercise program for patients with chronic neck pain. BMC musculoskeletal disorders 2011;12:41.

92. Andersen LL, Kjaer M, Sogaard K, Hansen L, Kryger AI, Sjogaard G. Effect of two contrasting types of physical exercise on chronic neck muscle pain. Arthritis Rheum 2008;59:84-91.

93. Takala EP, Viikari-Juntura E, Tynkkynen EM. Does group gymnastics at the workplace help in neck pain? A controlled study. Scandinavian journal of rehabilitation medicine 1994;26:17-20.

94. Viljanen M, Malmivaara A, Uitti J, Rinne M, Palmroos P, Laippala P. Effectiveness of dynamic muscle training, relaxation training, or ordinary activity for chronic neck pain: randomised controlled trial. BMJ 2003;327:475.

95. Ang BO, Monnier A, Harms-Ringdahl K. Neck/shoulder exercise for neck pain in air force helicopter pilots: a randomized controlled trial. Spine 2009;34:E544-51.

96. Lundblad I, Elert J, Gerdle B. Randomized controlled trial of physiotherapy and Feldenkrais interventions in female workers with neck-shoulder complaints. J Occup Rehabil 1999;9:179-94.

97. Hall T, Chan HT, Christensen L, Odenthal B, Wells C, Robinson K. Efficacy of a C1-C2 self-sustained natural apophyseal glide (SNAG) in the management of cervicogenic headache. The Journal of orthopaedic and sports physical therapy 2007;37:100-7.

98. Jull G, Trott P, Potter H, et al. A randomized controlled trial of exercise and manipulative therapy for cervicogenic headache. Spine 2002;27:1835-43; discussion 43.

99. Wiedemann AM, von Trott P, Ludtke R, Reisszlihauer A, Willich SN, Witt CM. Developing a qigong intervention and an exercise therapy for elderly patients with chronic neck pain and the study protocol. Forsch Komplementmed 2008;15:195-202.

CHAPTER 40

요통
Low Back Pain

| 정선근, 이인식

I. 역학

요통은 질병이 아니라 여러 가지 원인에 의해 유발되는 증상으로 늑골언에서부터 엉덩이 주름사이에서 일어나는 통증을 일컫는다. 요통은 매우 흔한 증상이며 일생 동안 한 차례 이상 요통을 경험하는 경우가 전체 인구의 84%에 달하고[1] 최근 6개월 간 한 차례 이상의 요통을 호소하는 비율이 40%에 이른다.[2] 요통의 발생률(incidence)은 대개 1년을 기준으로 하는데, 초발과 재발을 합한 요통 발생률은 1.5%에서 36%까지 다양하게 보고된 바 있다.[3] 대부분의 급성 요통은 특별한 치료 없이 호전되나, 재발이 흔하며 일부에서는 만성화되고, 이로 인해 장애가 발생하게 된다. 요통에 의해 지출되는 사회경제적 비용의 규모는 미국의 경우, 1998년 기준으로 907억 달러에 달하며 영국도 직접 비용과 간접 비용을 합하면 2000년 기준으로 110억 파운드에 달한다. 전체 환자 숫자로 보더라도 요통 때문에 클리닉을 방문하는 환자는 상기도 문제로 방문하는 숫자 다음으로 많다.[4,5]

요통은 20대부터 발생하기 시작하여 전체 유병률은 65세까지 지속적으로 증가하는 양상을 보이다가 그 이후부터는 서서히 감소한다.[6,7] 대부분의 연구에서는 남녀 간의 요통 유병률의 차이는 없는 것으로 보고되었으나,[8-10] 고령에서 여성의 유병률이 높으며,[11,12] 요통으로 인한 휴직일수, 의료비용 지출, 그리고 만성 요통으로 진행할 확률이 남성에 비해 여성에서 높은 것으로 나타났다.[9,13,14]

급성 요통의 경우, 특별한 치료 없이 시간이 경과함에 따라 호전되는 경우가 대부분인 것으로 알려져 있는데, 여러 가이드라인에서 급성 요통 환자의 90%가 6주 내로 호전되며, 요통이 발생한지 1년이 지난 시점에서 통증이 호전된 비율은 54~90%에 달하는 것으로 보고되었다.[15,16] 이와 같이 요통의 자연 경과에 대해 낙관적인 통계 수치는 요통을 아주 가벼운 증상으로 오해하게 만든다. 특히, 특정한 요통 환자를 수년간 지속적으로 관찰할 기회가 적은 임상가들은 자신이 치료한 환자들이 다시 방문하지 않으면, 호전되었거나 다시 비슷한 강도로 아프지는 않을 것이라고 잘못된 믿음을 갖는 경우가 적지 않다. 실제로 요통은 재발이 매우 흔한데, 첫 증상 발생 후 1년 내로 재발할 확률이 50%, 2년 내로 재발할 확률이 60%, 5년 내로 재발할 확률은 70%에 달하며,[17] 다른 연구에서는 요통 환자의 40%가 첫 증상 발생 후 6개월이 지난 시점에도 여전히 통증을 호소한다고 보고하였다.[18] 급성 요통 환자의 상당수는 만성 요통 또는 지속적인 통증으로 증상의 양상이 변화하게 된다.[19] Hestbaek 등의 연구에 따르면 환자의 1/3은 30일 이상의 기간 동안 요통을 경험하며, 이 집단의 40%가 추적관찰 1년과 5년 후에도 여전히 통증을 호소하는 것으로 나타났으며, 오직 9%만이 5년 후에 통증이 사라진 것으로 확인되었다.[20] 요통이 재발할 확률은 연령이 높을수록, 남자보다 여자에서 더 높은 것으로 알려져 있다.[21] 이같이 요통은 한 번 발생하면 지속적으로 증상이 나타나거나 악화와 호전을 반복하기 때문에 설령 기능 평가 결과

는 양호하더라도 환자는 계속 불편함을 느끼게 된다.[22]

다음 사례는 앞서 설명한 요통의 자연 경과와 앞으로 소개될 적절한 치료의 중요성을 잘 보여주는 사례라고 할 수 있다.

증례 1. 요통의 일생: 남/69(출생연도: 1944년)
- 36세(1980년): 의자가 부서지면서 주저앉는 사고로 흉추 11번 골절이 발생함.
- 48세(1992년): 심한 요통으로 일주일 간 침상 안정
- 61세(2005년 7월): 골프 친 후로 심한 요통이 발생함. 보존적 치료(투약, 물리치료, 운동)로 증상은 호전됨. 당시 촬영한 자기공명 영상에서 요추 1-2번 추간판의 돌출이 관찰됨.
- 63세(2007년 6월): 무거운 짐을 든 후 다시 요통이 재발함(양측 발바닥 저린 증상 및 우측 허벅지와 엉덩이 통증이 발생).

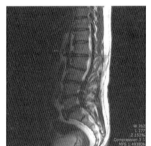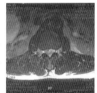
그림 40-1 | 2005년 11월 25일 자기공명 영상(#1)

보존적 치료 시행하였으나 증상 호전되지 않아, 두 번째로 자기공명 영상을 시행함(요추 4-5번 추간판의 돌출 및 분리가 관찰됨).

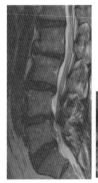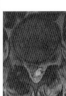
그림 40-2 | 2007년 11월 26일 자기 공명 영상(#2)

우측 요추 4-5번에 경추간공 경막외 스테로이드 주사를 시행하고 통증이 호전됨.

2008년 1월, 추적관찰 목적으로 시행한 자기공명 영상에서 추간판 돌출 부위가 사라진 것을 확인함.
- 64세(2008년 7월): 우측 슬굴곡근과 허리 근육이 당기는 증상 및 간헐적인 우측 둔부 통증을 호소함(앉은 자세 시 통증이 가장 심하고 장시간 운전 후 우측 사타구니 부위가 당기는 증상이 동반됨). 자가로 운동 시작하여 체중 4 kg 감량함.

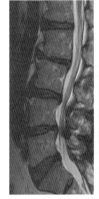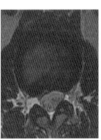
그림 40-3 | 2008년 1월 8일 자기공명 영상(#3)

- 66세(2010년 6월): 허리운동을 열심히 하였으나 요통은 더욱 심해진 상태로 외래 방문함.
당시 촬영한 자기공명 영상에서 요추 4, 5번에 type 1 Modic change가 관찰됨. 이에 허리에 무리가 가는 운동을 중단하도록 하고 McGill 운동 교육 시행함.

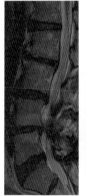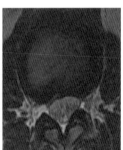
그림 40-4 | 2010년 6월 12일 자기공명 영상(#4)

- 68세(2012년 5월): 허리 통증이 호전되지 않아 심하게

우울한 상태임. 트레드밀 보행(시속 3 ㎞) 20분 시행 후 양측 전경근 경련 발생하여 예정된 여행을 취소함.

우측 하지 근육 위축이 발생하였으나 방광 및 장 증상은 동반되지 않음. 타병원에서 굴곡 운동 교육 받아 시행하고 있는 상태로 외래 방문함.

모든 허리 운동을 중단하고 걷기 운동만 하도록 지시함.

- 68세(2012년 6월): 한 달 후 외래에서 여전히 증상 호소함(특히 많이 걷고 나면 아프다고 함).

  보행 자세 및 기립 자세 불량하여 정확한 자세 교육함.
- 68세(2012년 7월): 지난 번 외래에서 기립 및 보행 자세 교정 후 증상 호전됨.

이처럼 요통은 일생을 걸쳐 일어나는 "기계적 손상에 대한 생물학적 치유"의 끝없는 반복인 것이다. 환자나 의료인은 요통을 어떤 한 순간에 갑자기 발생한 증상이 아닌, 반복적인 손상-치유 과정을 거쳐서 발현되는 증상임을 이해하고, 한 번의 시술 또는 수술로 요통을 완전히 해결할 수 있다는 잘못된 믿음을 버려야 한다. 또한 의료인은 환자의 기나긴 병력에 귀를 기울이고 사소한 취미활동, 작업자세 등에 대해서도 관심있게 청취하여야 비로소 성공적인 요통치료가 가능해 질 것이며, 향후 치유되어 나가는 자연경과와 이를 방해할 수 있는 기계적 손상의 가능성에 대해서도 정확히 예측할 수 있어야 한다.

II. 요추의 해부학 및 생역학

척추의 기능은 크게 두 가지로 구분되는데, 주변 근육 및 인대와 함께 신체를 지지하고 척추체 내 구조물인 척수를 감싸서 보호하는 기능과 척추 사이의 추간판과 함께 척추 전체의 동작을 팔다리의 움직임에 맞추어 유연하게 해 주는 기능이다. 요추에서 특징적으로 관찰되는 전만(lordosis)도 유연성과 충격 흡수에 유리한 구조이다. 척추의 기본 단위는 하나의 추간판 및 위아래 척추체와 인접한 종판, 그리고 두 개의 후관절로 이루어진 삼관절 복합체로 구성되어 있다.

1. 척추관절을 구성하는 구조물: 척추체, 추간판, 후관절

1) 척추체

일반적으로 요추는 다섯 개의 척추체로 이루어져 있다. 일부에서는 요추 개수가 네 개(다섯 번째 요추의 천추화) 또는 여섯 개(첫 번째 천추의 요추화)인 경우도 있다. 요추는 구조적으로 척추체, 신경활(neural arch), 척추 뒷부분으로 나뉜다.

척추체의 크기는 아래쪽으로 갈수록 커지며 요추 3번부터 5번까지는 상대적으로 앞부분이 뒷부분보다 길기 때

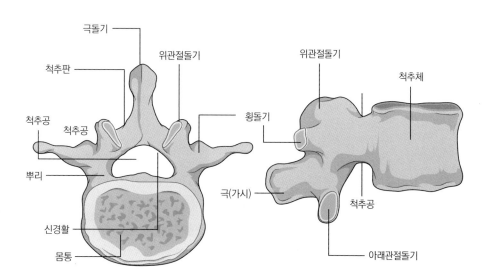

그림 40-5 │ 요추의 수평단면상과 측면상

문에 전형적인 요추 전만의 형성에 유리하고 체중에 의해 걸리는 부하를 잘 지지한다. 신경활은 허리뼈 뿌리(pedicle)로 이루어져 있으며, 허리뼈 뿌리는 척추뼈의 측면에 위치하여 척추체와 척추 뒷부분을 연결해주는 부위이다. 허리뼈 뿌리는 과도한 굴곡이 일어나지 않도록 제한하고 척추체에 가해지는 압력을 척추 뒷부분으로 전달한다. 척추 뒷부분은 후궁(lamina), 관절돌기(articular process), 극돌기(가시돌기, spinous process)로 구성되어 있다(그림 40-5).

아래 요추의 위관절돌기와 위 요추의 아래관절돌기가 만나서 후관절(zygapophyseal joint)을 이루고, 같은 요추의 위관절돌기와 아래관절돌기를 연결하는 후궁의 일부를 관절간부(pars interarticularis)라 부른다(그림 40-6). 관절간부에 과도한 굽힘력이 작용하면 피로골절이 흔히 발생하게 되는데 이를 척추 분리증(spondyloysis)이라 부르며 후궁에 수직방향으로 전해진 힘이 허리뼈 고리뿌리에 수평방향으로 변환될 때 일어나는 것으로 생각된다.[23] 척추체는 대부분 단단한 피질골으로 구성되어 있는데, 윗면과 아래면의 가운데 일부는 척추종판이라고 불리는 연골과 인접하여 있다. 척추종판은 산소와 포도당과 같은 영양분이 통과할 수 있는 다공성 구조이다(그림 40-7).

2) 추간판

추간판과 추간판의 위아래에서 맞닿은 척추종판은 이차 연골관절 혹은 섬유연골결합으로 간주된다. 추간판(intervertebral disc)의 안쪽은 수핵(nucleus pulposus), 바깥쪽은 섬유륜(annulus fibrosus)으로 구성되며 척추체의 일부인 척추종판이 추간판의 위아래면과 맞닿아 있는데,[24] 자기공명 영상에서 추간판과 종판 구조물은 마치 잼이 들어 있는 도너츠 혹은 앙금을 품고 있는 찹쌀떡처럼 보인다(그림 40-8).

수핵의 내부는 아교질(gelatinous substance)로 차 있으며, 아교질은 수분, 프로테오글라이칸, 콜라겐으로 구성된다. 출생 당시에는 수핵의 성분 중 90%가 수분이지만, 시간이 지날수록 수분이 줄고 추간판의 퇴행이 진행하면서 추간판의 높이도 낮아지게 된다. 이로 인해 전체 신장도 나이가 들어감에 따라 줄어들게 되는 것이다(그림 40-9).

섬유륜은 여러 층의 섬유들이 다른 방향으로 배열되어 있어 어떤 방향으로 압력이 가해져도 견딜 수 있게 되어 있다(그림 40-10). 섬유륜은 안쪽에서 바깥쪽으로 갈수록

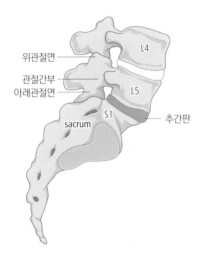

그림 40-6 | 요추의 관절돌기와 관절간부

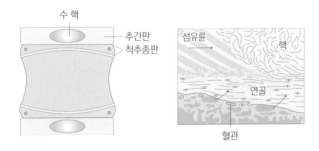

그림 40-7 | 척추체와 척추종판
척추종판은 연골로 이루어진 구조물로서 산소와 영양분이 통과할 수 있는 구조임.

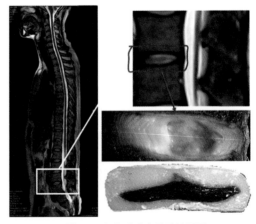

그림 40-8 | 추간판과 종판의 구조
두 개의 종판 사이에 위치하는 추간판은 수핵과 섬유륜으로 이루어짐. 추간판은 충격을 흡수하는 구조물로서 타이어처럼 강한 껍질이 가운데 젤리를 품고 있는 구조물임.

콜라겐 성분이 높아지고 수분과 프로테오글라이칸 성분이 낮아지는데,[25] 이는 인대의 구성 성분과 유사하다. 따라서 바깥쪽 섬유륜은 굴곡, 신전, 회전 움직임에 저항하여 구조물을 안정시키는 인대와 동일한 기능을 수행한다. 전방 섬유륜이 후방 섬유륜에 비해 두꺼우며, 상대적으로 두께가 얇은 후방 섬유륜은 허리를 앞으로 구부리면 더 얇아져서 손상을 받기 쉽게 된다.[26] 이러한 섬유륜의 특성 때문에 추간판 손상을 막기 위해서는 손상을 받기 쉬운 후방 섬유륜이 두꺼워지는 요추 전만 자세가 후만 자세에 비해 더 유리함을 알 수 있다.[27]

추간판은 축 방향으로 가해지는 충격을 보통 두 가지 방법으로 처리한다. 첫째로 추간판 내 구조물인 섬유륜이 충격을 흡수한다. 축 방향으로 하중이 발생하면, 수핵은 압축되지 않고 압력을 섬유륜으로 전달하는데, 이때 섬유륜의 섬유 일부가 늘어나면서 하중을 흡수한다. 만약 섬유륜이 하중을 이기지 못하고 파열되면, 그 사이로 수핵이 탈출하게 된다(그림 40-11). 둘째로 추간판의 상하로 맞닿아 있는 구조물인 종판의 압축성을 이용한다. 뼈와 연골의 성격을 모두 갖고 있는 종판은 특유의 압축성을 갖는데

이는 종판을 지지하는 척추체 내의 해면골의 생체 역학적 특성이 기여를 하는 것으로 알려져 있다. 이처럼 추간판에 가해지는 압력의 일부가 종판으로 전달되기 때문에 요추 전만 자세에서 척추의 종축으로 강한 압력이 가해지게 되면 종판이 손상되게 되는 것이다(그림 40-12). 요추 후만 자세에서 척추의 종축방향으로 강한 힘을 받게 되면, 후방 섬유륜이 파열되고 그 부위로 수핵이 탈출되는 현상이 실험적으로 재현 되었다(그림 40-13).[28] 위 실험에서 중요한 점은 후방 섬유륜의 파열과 그로인한 추간판 탈출은 요추가 굴곡된 상태인 요추 후만 자세에서만 관찰되었다는 점이다.[24] 즉, 요추 전만 자세가 추간판을 보호할 수 있는 자세임을 시사하는 결과로 볼 수 있다.

3) 후관절

후관절은 Z-joints라고도 불리는데, 활막(synovium)과 캡슐로 구성된 윤활관절이며(그림 40-14), 후관절을 이루는 두 관절돌기의 관절면 방향이 해당 부위의 움직임 방향을 결정한다. 요추의 경우, 이 관절면이 시상면에서 마주하기 때문에 굴곡과 신전이 요추 후관절의 주된 운동 방향이고

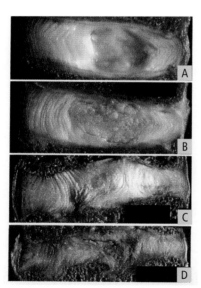

그림 40-9 | 육안으로 관찰한 시간에 따른 추간판 퇴행(요추 추간판의 정중시상 절단면)
A. 무정형의 하얀색 추간판핵: 추간판의 퇴행이 관찰되지 않음.
B. 성숙한 추간판핵: 시간이 경과함에 따라 추간판핵 내부에 섬유덩어리가 형성되는 양상이 관찰됨.
C. 퇴행 중인 추간판핵: 내측 섬유륜에 균열이 관찰됨.
D. 퇴행이 진행된 추간판핵

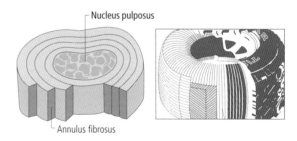

그림 40-10
추간판 가운데는 젤리와 같은 수핵이 있고 이를 섬유륜이 껍질처럼 단단히 둘러싸고 있음. 섬유륜은 마치 타이어처럼 겹겹이 층을 이룸.

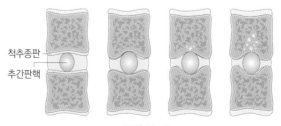

그림 40-11
추간판 가운데는 젤리와 같은 수핵이 있고 이를 섬유륜이 껍질처럼 단단히 둘러싸고 있음. 섬유륜은 마치 타이어처럼 겹겹이 층을 이룸.

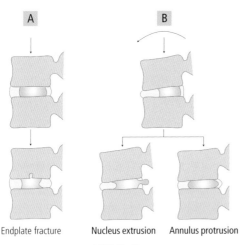

Endplate fracture   Nucleus extrusion   Annulus protrusion

그림 40-12

A: 허리를 꼿꼿이 펴고 위에서 강한 힘을 가하면 종판이 깨어지고, B: 허리를 구부리고 힘을 가하면 후방 수핵이 뒤로 탈출되거나 수핵이 뒤로 밀리면서 섬유륜이 찢어짐. 허리를 곧게 편 상태에서 추간판에 손상이 가해지려면 훨씬 더 큰 힘이 필요함(Adams 2001).

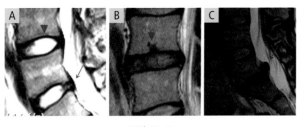

그림 40-13

A: 위쪽은 수핵(흰색)이 섬유륜(검은색)에 의해 둘러싸인 정상추간판이 관찰됨(화살표 머리). 아래쪽은 후방섬유륜이 손상된 추간판이 관찰됨. 수핵이 뒤쪽으로 밀려가는 양상으로 후방 섬유륜의 일부가 파열됨(화살표). B: 척추종판 손상(화살표 머리)이 관찰됨. C: 추간판이 후방으로 탈출함(화살표).

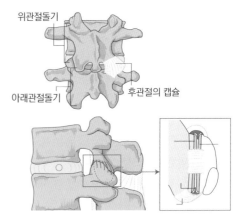

위관절돌기   후관절의 캡슐   아래관절돌기

그림 40-14

위 척추체의 아래관절돌기와 아래 척추체의 위관절돌기가 만나서 후방관절을 형성함. 후방관절은 활막과 캡슐로 구성된 윤활관절임.

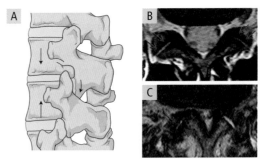

그림 40-15

A: 추간판이 손상되고 퇴행성 변화가 발생하여 추간판의 높이가 낮아지게 되고 후방관절이 더 강하게 맞물리게 됨. B: 정상 후방 관절(화살표) C: 손상된 후방관절로서 화살표 머리의 방향이 반대쪽(그림 기준 우측)으로 가야 양측 후방관절에서 퇴행성 비후(화살표)가 관찰됨.

측면으로 기울기나 회전 운동은 제한되어 추간판에 가해질 수 있는 비틀림 응력을 제한한다. 한편 회전 운동의 경우 주로 흉추관절에서 이루어진다. 후관절의 굴곡과 신전 운동이 대부분 일어나는 부위는 L4-L5와 L5-S1이며, 추간판과 관련된 문제도 해당 분절에서 가장 많이 발생한다.

후관절의 손상과 퇴행성 변화는 전방에 있는 추간판 상태에 의해 영향을 받는다. 즉, 추간판의 높이가 정상인 경우, 체중 부하의 90%가 추간판에 가해지고 후관절에는 10%만 가해지게 된다. 그러나 추간판에 퇴행성 변화가 일어나서 추간판의 높이가 낮아지는 경우에는 후관절을 이루는 두 관절돌기 간의 간격이 좁아지고 압력이 증가하여

종축으로 가해지는 부하의 70%까지 후관절에 작용하게 되어,[29] 결국 후관절의 손상 및 퇴행성 변화를 유발한다(그림 40-15).

2. 척추관절의 주변 구조물: 인대, 근육, 신경

1) 인대

종인대(longitudinal ligament)와 분절간 인대(segmental ligament)는 요추와 관련된 주된 인대들이다. 두 개의 종인대가 척추체 앞뒤로 위치하며, 각각 전종인대(anterior longi-

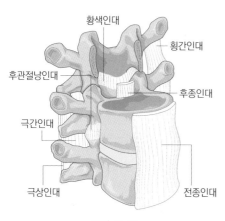

그림 40-16

척추 인대는 크게 두 개의 종인대(전종인대, 후종인대)와 세 개의 분절간 인대(황색인대, 극상인대, 극간인대, 횡돌기간인대)로 나뉨.

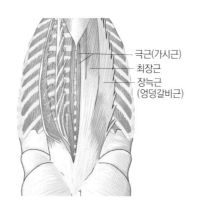

그림 40-17

요추에서 기원한 후면근육 중 척추 기립근은 가시근, 장늑근, 최장근으로 이루어짐.

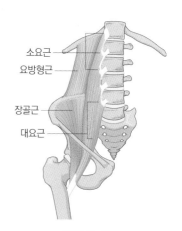

그림 40-18

요추에서 기원한 전면근육은 요근과 요방형근으로 이루어짐.

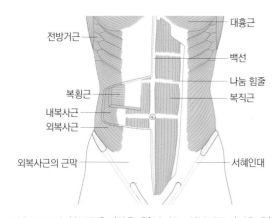

그림 40-19 │ 복부근육: (얕은 층)복직근, 외복사근, (깊은 층)내복사근, 복횡근

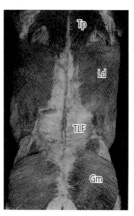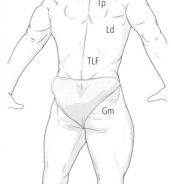

그림 40-20 │ 흉요추근막(TLF), 광배근(Ld), 삼각근(Tp), 대둔근(Gm)

tudinal ligament)와 후종인대(posterior longitudinal ligament)라고 불린다. 전종인대는 신전, 회전, 평행이동을 제한하고 후종인대는 굴곡 운동 시 요추의 움직임을 제한한다. 전종인대가 후종인대보다 더 강하며, 종인대의 파열은 신전과 굴곡보다 회전 시에 주로 발생한다.

대표적인 분절간 인대는 황색인대(ligamentum flavum)으로 후궁 간을 이어주는 인대이며, 요추천자 시술 때, 바늘이 통과하는 인대로 매우 강하나 굴곡을 허용할 만큼 탄성이 있다. 이외에도 극상인대(supraspinous ligament), 극간인대(interspinous ligament), 횡돌기간인대(transverse spinous ligament)가 있는데, 이 세 인대들은 황색인대와 함께

척추의 과도한 굴곡 운동 시 발생하는 전단력을 제한하여 척추 손상을 방지한다(그림 40-16).

2) 근육

(1) 요추에서 기인하는 근육

요추에서 기원한 근육들은 해부학적 위치에 따라 전면 근육과 후면 근육으로 나눌 수 있다. 후면 근육에 속하는 것들은 광배근(latissimus dorsi)과 척추주위근(paraspinals)이며, 척추주위근은 척추의 주된 신전근인 척추 기립근 erector spinae(장늑근 iliocostalis, 최장근 longissimus, 가시근

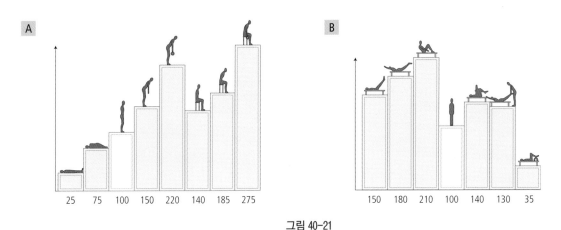

그림 40-21

A: 다양한 일상생활 동작에 따른 요추 3번 추간판에 가해지는 압력(또는 부하)의 변화 양상, B: 다양한 근력 강화 운동 동작에 따라 요추 3번 추간판에 가해지는 압력(또는 부하)의 변화 양상, 중립 기립자세를 기준 자세로 정하고 이때 가해지는 압력을 100%로 가정함 다양한 자세와 활동에 따른 상대적인 압력 변화를 조사함.

spinalis)과 더 깊은층에 위치하는 회전근(rotators) 및 다열근(multifidi)로 구분된다(그림 40-17). 다열근에서는 근방추가 많이 관찰되는데 이는 요추의 굴곡 운동 조절뿐 아니라 척추의 고유감각 수용 역시 해당 근육의 중요한 기능임을 시사한다.

전면 근육에 속하는 것들은 요근(psoas)과 요방형근(quadratus lumborum)이다(그림 40-18). 요근은 요추에 바로 부착되어 있어서 요근이 수축하면 요추의 정상 전만이 강화되나 이는 척추 뒷부분에 강한 힘을 가해 후관절 통증을 야기시킬 수 있다. 요방형근은 가측 굴곡을 일으키며 요추의 굴곡을 도와주는 작용도 한다.

(2) 복부 근육과 흉요추 근막

복부 근육은 위치에 따라 얕은 층과 깊은 층으로 나눌 수 있다. 얕은 층에 위치하는 근육은 복직근(rectus abdominis)과 외복사근(external obliques)이고 깊은 층에 위치하는 근육은 내복사근(internal obliques)과 복횡근(transversus abdominis)이다(그림 40-19). 복횡근은 내복사근, 흉요추 근막과 함께 요통의 치료와 관련된 중요한 구조물로 주목 받고 있다. 복횡근과 외복사근이 수축하면서 이 근육들과 연결된 흉요추 근막(thoracolumbar fascia)에 장력을 전달하는데, 이 장력이 요추를 신전시키고 다른 근육에 의해 발생된 전단력을 줄임으로써 '복부 보조대'와 같은 역할을 하는 것으로 알려져 있다.[30]

흉요추근막은 상, 하지의 가장 큰 근육인 광배근과 대둔근(gluteus maximus)의 부착부로 작용하여 지면 반발력과 하지의 강한 근력이 허리를 지나 상지로 옮겨지는 과정에서 매우 중요한 역할을 한다. 동시에 두 거대 근육의 강력한 힘이 요추를 안정되게 붙잡는 역할을 할 수 있도록 매개를 하므로 요통의 재활에 중요한 해부학적 구조물이다(그림 40-20).

(3) 골반 안정근

골반 안정근(pelvic stabilizer)는 코어 근육에 속한다. 중둔근(gluteus medius)은 보행 중에 골반을 안정시키는 역할을 하며, 중둔근의 위약이 발생하면 골반의 움직임이 불안정해지고 요추가 측면으로 휘거나 회전하게 되어 추간판에 가해지는 전단력 및 뒤틀림 응력이 증가하게 된다. 이상근(piriformis)은 고관절과 천추의 회전근이며, 만약 과도하게 긴장되면 고관절과 천추가 과도하게 외회전하게 되고, 이로 인해 요천추 부위에 전단력이 증가하여 요추 5번과 천추 1번 추간판이나 후관절 문제를 발생시킨다.

어떤 근육들이 요추 안정화에 가장 중요한 기여를 하는가에 대해서는 많은 논란이 있었다. 호주의 리차드슨 등은 심부 근육인 복횡근과 다열근만이 요추 안정화에 기여하므로 이들 근육에 대한 선택적인 수축, 조절 능력을 키우는 것이 요추 안정화의 핵심이라 주장하며, 근육의 선택적 수축 및 조절 능력의 향상을 위해 hollow in maneuver

RAMI　　TRUNK　　ROOTS

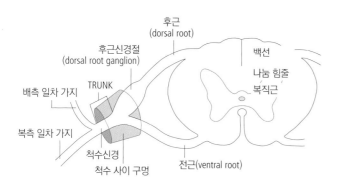

그림 40-22 | 척수신경의 경로

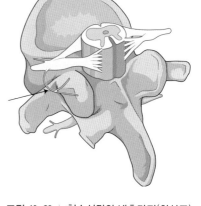

그림 40-23 | 척수신경의 내측가지(화살표)
후방관절 통증 환자에서 고주파 절제 신경 절단술을 시행하는 부위임.

를 강조하였다.[31] 반면 캐나다의 맥길은 요추 전만의 구조적인 배열과 이를 유지시키기 위한 코어 근육 전체의 수축이 중요함을 주장하였고 나아가 흉요추근막을 요추안정화에 이용하기 위해 둔부근육과 광배근의 강화 및 활성화를 강조하였다. 저자는 다년 간에 걸쳐 두 가지 방법을 임상적으로 적용한 결과, 전자에 비해 후자가 훨씬 실제적으로 의미있는 이론이라는 결론을 도출하였다.

　　요추 주변 근육의 활동은 추간판 내부의 압력과 관계되어 있다. 요추 주변 근육의 활동이 증가하면 추간판 압력도 높아진다. 이 압력은 척추의 모양과 움직임에 따라 달라진다. 그림 40-21은 요추 3번 추간판 압력이 다양한 자세와 동작에서 어떻게 변화하는지 보여준다. 요추 전만의 자세에서 굴곡 혹은 후만의 자세에 비해 추간판 내부 압력이 훨씬 낮은 것을 볼 수 있고, 이를 통해 요추 전만 자세가 추간판 손상을 막는데 도움이 된다는 것을 유추할 수 있다.[27,32] 이미 굴곡된 자세에서 회전 동작이 추가되면 추간판 내부의 압력은 더 증가하게 된다.[32]

3) 신경

척수원추(conus medullaris)는 보통 요추 2번에서 끝나고 그 이하는 마미(cauda equina)로 불린다. 마미에서 배측 잔뿌리와 복측 잔뿌리(rootlet)가 함께 합쳐진다. 척추 사이 구멍(intervertebral foramen)을 빠져 나간 후에는 척수 신경이 되고 다시 복측 일차 가지와 배측 일차 가지로 나뉘게

된다(그림 40-22).

　　척수신경에서 복측 일차 가지(ventral primary ramus)가 분지하여 요추와 요천추 신경얼기를 형성하여 하지 신경을 지배한다. 배측일차가지(dorsal primary ramus)는 내측, 중간, 외측의 세 갈래로 나뉘어 척추체의 뒤쪽과 척추주변근, 후관절, 그리고 등쪽 감각을 담당한다. 후관절과 다열근(multifidi)을 지배하는 내측 가지(그림 40-23)는 후관절 통증 환자에서 고주파 절제 신경 절단술을 시행하는 부위이므로 중요하다.[33] 임상가가 내측 가지 고주파 절단술을 정확하게 시행할 경우, 다열근의 탈신경을 초래하여[34] 장기적으로는 요추의 기계적 강도를 약화시킬 수 있다는 사실을 기억해야 한다.

Ⅲ. 요통의 병태생리

1. 추간판성 요통 대對 신경근 통증

요통에 있어서 추간판의 손상과 퇴행이 기여하는 바는 지대하다. 추간판성 요통(Discogenic Low Back Pain, DLBP)과 추간판 탈출증(Herniated Inter-Vertebral Disc, HIVD)은 서로 다른 병변이 아니라 추간판 손상과 퇴행의 진행과정 속

에서 공존하거나 번갈아 가면서 나타날 수 있는 문제들이다. 통상 추간판 내부의 손상과 퇴행으로 인하여 발생하는 통증을 추간판성 요통으로 지칭하며, 요통의 39%가 이에 해당하는 것으로 알려져 있다.[35] 추간판의 탈출(팽윤과 돌출을 포함)로 인하여 신경근에 자극이 가해짐으로써 발생하는 소위 좌골신경통을 신경근 통증(radicular pain)으로 부르는데, 요통의 약 30% 정도를 차지하는 것으로 알려져 있다.[36] 그러나 후관절증이나 척추관협착증과 같은 요통의 다른 원인들도 결국 추간판의 손상과 퇴행에 의해 유발되므로,[29,37] 추간판 손상과 퇴행을 요통의 가장 근본적인 문제로 볼 수 있다. 요통이 "두 발로 걷는 것에 대한 저주"라고 불릴 정도로 일생 동안 지속적으로 발생하는 문제임을 생각할 때, 추간판 손상과 퇴행의 문제를 어떻게 진단하고 치료하는지가 요통 치료의 핵심이다.

추간판성 요통은 추간판 탈출증으로 인한 신경근 통증의 소견 없이 추간판의 손상과 퇴행으로 인하여 발생하는 요통을 뜻하며 추간판 내부(섬유륜과 수핵)의 퇴행과 척추 종판(vertebral endplate)의 손상으로 발생한 염증이 추간판 내부의 감각신경을 자극하여 발생하는 것으로 알려져 있다.[38] 특히, 수핵이 외측 섬유륜에 있는 신경과 접촉하게 되면 신경이 손상되고, 손상된 신경 말단이 추간판 내부(내측 섬유륜과 수핵)까지 침투하는 것으로 알려져 있다.[39] 이때 혈관과 골지 힘줄 기관(golgi tendon organ)과 같은 감각기, 교감신경도 새롭게 생성된다.[40] 즉, 추간판성 요통의 가장 중요한 요소는 다양한 손상과 퇴행에 의해 발생한 염증과 통각 신경의 만남이다.

염증을 유발하는 퇴행과 손상의 원인으로는 나이, 비만, 흡연, 진동, 강한 기계적 압박, 그리고 유전적인 소인을 들 수 있다.[41] 기계적인 압박은 부하가 가해진 상태로 굴곡 운동을 하거나,[42,43] 굴곡 운동과 비틀림 운동이 동시에 일어날 때 발생하는 것으로 알려져 있다.[44] 이를 종합하면 그림 40-24와 같이 표현된다.[38]

신경근 통증(radicular pain)은 배측 신경 혹은 배측 신경절에서 발산되는 이소성 방출(ectopic discharge)에 의한 통증이며 2~3인치 두께로 찌르는 듯한 통증이 하지로 방사되는 양상을 보인다.[45] 이러한 통증 양상은 말초 신경에서는 보이지 않고 배측 신경이나 배측 신경절을 자극했을 때에만 보이는 것으로 알려져 있다. 따라서 배측 신경이나 신경절을 자극하는 상황이 신경근 통증의 원인이 된다.

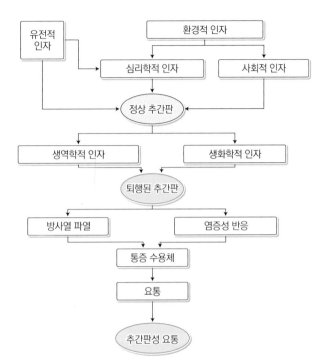

그림 40-24 | 추간판성 요통의 발생 기전에 대한 개념도

배측 신경과 신경절을 자극하는 가장 흔한 원인은 추간판 탈출증(Herniated Inter-Vertebral Disc, HIVD)이다. 추간판 탈출증을 수핵 탈출증(Herniated Nucleus Pulposus, HNP)으로 부르는 경우도 있으나, 추간판 탈출증 수술에서 얻은 조직을 분석해보면 수핵만 탈출되는 경우보다 수핵, 섬유륜, 종판 성분이 혼합되어 탈출되는 경우가 더 많으므로,[46] 수핵 탈출증으로만 부르는 것은 옳지 않다.

앞서 추간판성 요통에서 설명한 것과 마찬가지로 추간판 탈출증의 원인도 나이, 비만, 흡연, 진동, 강한 기계적 압박, 그리고 유전적인 소인을 들 수 있다.[47] Adams는 사체 실험에서 요추가 중립 위에서 압박을 받으면 종판의 손상이 오는 반면, 굴곡 상태에서 압박을 받으면 수핵이 후방섬유륜에 손상을 발생시키고 결국에는 수핵이 섬유륜을 뚫고 탈출된다는 소견을 확인한 바 있다.[42] 즉, 반복적인 굴곡 부하가 추간판 탈출증의 기계적인 원인임을 밝힌 것이다.

1934년, Mixter와 Barr가 좌골신경통을 호소하는 청년의 요추를 수술하여 신경을 압박하고 있는 종양과 같은 구조물로 탈출된 추간판을 기술한 이후 오랜 기간 동안 추간판 탈출에 의한 기계적인 압박이 신경근 통증의 원인으로 간주되었다. 그러나 생전에 신경근 통증을 앓은 적 없었던 시신을 부검했더니 40% 정도에서 디스크 탈출이 관찰된 점, 자기공명 영상 상 신경근 통증이 없는 정상인의 60%에서도 추간판 탈출증이 발견되는 점, 추간판 탈출증에 의해 압박되는 병변이 확연히 보이지 않음에도 신경근 통증이 심한 경우, 때로는 탈출된 추간판을 제거하여도 신경근 통증이 남아있는 점, 탈출된 추간판 부위가 줄어들지 않고 그대로 남아 있는 경우에도 신경근 통증이 호전이 되는 현상 등으로부터 추간판 탈출증으로 인한 신경근 통증이 반드시 기계적인 요인만은 아닐 것이라는 가설이 대두되었다.

1990년대 말과 2000년대 초반이 되면서 동물실험에서 수핵의 내용물을 배측 신경절에 접촉시키는 것만으로도 신경근 통증이 생기고 축삭의 손상을 동반한 신경전도속도의 감소를 일으키는 것이 보고되어,[48,49] 추간판 탈출증에 의한 신경근 통증이 염증성 반응에 의해 발생한다는 실험적 증거가 제시되었다. 탈출된 추간판의 구조물 중, 신경근에 염증을 일으키는 요소는 섬유륜보다는 수핵이라는 것도 실험적으로 증명되었다.[50] 수핵이 배측 신경근에 강력한 염증 반응을 일으키는 것은 수핵 속에 존재하는 수핵 세포에 의한 것으로 실험적 연구에서 밝혀졌다.[51,52] 즉, 수핵 세포를 배양하여 신경근에 접촉하였을 때 신경근 병변이 발생하였으나,[51] 수핵 세포를 냉동시켜 수핵세포를 사멸시킨 후 적용하였을 때는 신경근 병변이 발생하지 않았다.[52] 이후의 연구에서 수핵 세포에 존재하는 종양괴사인자(Tumor Necrosis Factor-α, TNF-α)와[53-57] 아산화질소(Nitrous Oxide, NO) 등에 의해[58,59] 염증 반응이 발생한다고 밝혀졌다. 실험적으로 수핵에 의해 발생된 신경근의 염증 반응을 국소적인 스테로이드나[60] 항종양괴사인자 물질로[56,57,61,62] 감소시킬 수 있음이 밝혀져 추간판 탈출 시 수핵에 의한 신경근의 염증 반응이 항염증 물질로 치료될 수 있음을 강력히 시사하였다.

동물 실험에서는 수핵만으로 유발된 신경근 병변과 수핵과 기계적인 압박을 동시에 가한 경우 신경근의 손상이 비슷한 정도로 보였으나,[48] 탈출된 추간판 물질 중에 수핵과 종판의 조성이 높을수록 통증이 더 심한 양상을 보고 한 Wilburger 등의 연구가 있다.[63] 또한, Aota 등이 편측 좌골신경통을 호소하는 83명의 환자의 자기공명 영상을 세밀히 분석하여 배측신경절의 부종이 심하고 탈출된 추간판에 의한 함몰이 심할수록 하지 방사통이 심해지는 양상을 보인 결과를 볼 때,[64] 수핵에 의한 비기계적인 염증 반응과 탈출된 추간판 물질에 의한 기계적인 압박이 동시에 작용하면 더 심한 신경근병변을 일으키는 것으로 보인다.

2. 척추의 퇴행성 변화

Kirkaldy-Willis 등은 척추증(spondylosis), 추간판 탈출에서 시작하여 최종적으로는 척추협착증까지 이르게 되는 퇴행성 요추 질환에서 일어나는 연쇄 반응에 대한 이론을 제시하면서 비록 추간판과 후관절이 해부학적으로는 분리되어 있으나, 어느 한 구조물에 작용하는 외력과 병소는 다른 구조물에도 영향을 준다고 주장하였다.[65] 만약 척추에 과도한 압축력이 가해지면 척추 종판이 손상되고 그로 인해 퇴행성 추간판 질환이 발생하여 후관절에 부하가 가해지면 퇴행이 발생한다. 이러한 손상이 특정 레벨에서 발생하게 되면 위쪽과 아래쪽 구조물도 영향을 받게 되어 결과적으로 광범위한 척추증의 형태로 진행하게 된다.[66]

후관절에 미세 손상이 반복되면 연골이 파괴되고 활막이 두꺼워지는 퇴행성 변화가 일어난다. 후관절의 퇴행성 변화는 관절의 불안정성과 골관절 비대의 원인으로 작용한다. 비대해진 골관절로 인해 척수관이 좁아지고 신경근을 압박한다. 이러한 연쇄반응은 추간판에서도 마찬가지로 일어나는데, 반복된 미세손상으로 섬유륜의 파열이 일어나게 된다. 섬유륜 파열 방향이 후외측으로 진행하게 되면 추간판 탈출이 발생하고 내부로 진행하면 추간판 내장증이 발생하며, 이 두 가지 문제는 추간판의 높이를 낮추고, 척추의 불안정성을 유발하여 결과적으로 외측 함요와 신경공(neural foramen)의 협착이 일어난다. 이러한 일련의 과정으로 척추의 퇴행성 변화가 어떻게 일어나는지 잘 설명되지만, 임상 사례 중 척추의 상태는 정상이지만 장애 수준의 극심한 통증을 호소하는 경우와 그와 반대로 영상에서 관찰되는 척추의 퇴행성 변화는 매우 심각하지만 통증을 거의 느끼지 않는 경우와 같이 척추의 퇴행성 변화와 요통 간의 괴리에 대해서는 여전히 잘 설명되지 않는다.[67-69]

아마도 조직 혹은 구조물이 손상 받은 후 시간에 따른 상태의 변화와 요추 불안정성의 정도, 그리고 이 두 가지 조건의 복합적 작용 등에 따라 증상의 유무, 증상의 심한 정도가 결정되는데 반해 이 두 가지 조건이 영상의학적 소견(예: 자기공명 영상 등)에 명백히 반영되지 않기 때문이라고 생각된다. 전형적인 예로 심한 척추협착증과 퇴행성 척추증을 갖고 살아온지 10년 이상된 80대 환자가 최근 3개월 전부터 비로소 요통을 경험하여 병원을 찾는 경우를 드물지 않게 본다. 이는 오랜 기간 서서히 진행하던 요추의 퇴행(손상과 회복의 반복)으로 영상 소견으로는 퇴행이 심하지만 큰 통증을 느끼지 못하다가 최근 발생한 비교적 강한 손상에 의해 통증이 유발되고 이 손상이 기존에 존재하던 불안정성에 의해 지속되고 있을 가능성이 있다.

3. 신경인성 파행의 기전

위에서 언급한 기전들이 척추협착증에 의한 신경인성 파행을 설명할 수도 있으나 최근에는 척추 주위 혈관의 역할이 중요하게 대두되고 있다. 척추협착증의 전형적인 증상인 신경인성 파행은 좁아진 척수관의 기계적 압박 외에 주위 혈관의 혈류 문제에 의해서 유발되는 것으로 알려져 있다. 이는 척추협착증의 증상이 감압술만으로 호전되지 않는다는 사실에서도 확인할 수 있다. 척추협착증과 관련된 혈류 문제는 크게 두 가지로 구분되는데, 하나는 정맥 확장(venous engorgement)이고 다른 하나는 동맥 부전(arterial insufficiency)이다. 정맥 확장 이론은, 척추협착증 환자의 정맥이 확장되어 울혈과 혈류 정체를 일으키고 울혈과 정체된 부위가 경막외 압력과 경막내 압력을 증가시켜 미세순환 문제와 신경 허혈 손상을 유발함으로써 전형적인 신경인성 파행 증상이 나타나게 된다는 것이다. 이와 반대로 동맥 부전 이론에서는 정상적인 혈관 확장 반응이 척추협착증 환자에서는 나타나지 않는다는 것이다. 특히 척추협착증과 죽상동맥경화증은 모두 고령에서 호발하는 질환이므로 동맥 부전이 동반될 가능성이 높다.[70]

4. 요통을 유발하는 인자

허리는 여러 조직이 합쳐진 구조물이며 통증의 원인인 구조물도 다양하다. 요통의 원인을 밝히기 위한 방법 중 하나는 해당 구조물이 특정 신경의 지배를 받는지 여부에 대해 알아보는 것이다. 동굴척수신경(sinuvertebral nerve)은 척추체의 앞쪽, 섬유륜의 바깥쪽, 그리고 후관절인대를 지배한다. 후관절인대는 신경지배를 많이 받는 조직이며, 따라서 추간판 탈출로 인한 요통 발생과 밀접하게 관련되어 있다. 배측 일차 가지의 내측 가지는 후관절과 극간인대, 그리고 요추 다열근(lumbar multifidi)을 지배한다. 배측 일차 가지의 다른 가지들은 척추체의 뒤쪽과 요추 주위 근육 및 근막을 지배한다. 전종인대(anterior longitudinal ligament)는 요추 교감신경줄기에서 분지하는 회색교통가지(gray rami communicans)에 의해 신경지배된다. 섬유륜 내측과 수핵은 신경지배를 받지 않으므로 정상적인 상태에서는 통증 감각이 전달되지 않는다. 통증의 원인이 될 수 있는 다양한 구조물 중 실제 원인인 것을 찾기 위해서 이제까지 여러 이론들이 제시되어 왔다. 이 중 가장 잘 알려진 이론 몇 가지를 소개하고자 한다.

1) 분절 불안정성(segmental instability)
하나의 분절은 추간판, 추간판의 위쪽과 아래쪽으로 접하는 척추체의 두 면, 근육, 그리고 인대로 구성된다. 분절 불안정성은 특정 분절이 과도하게 유동적일 때 발생하며, 과도한 유동성은 조직의 손상, 근육의 지구력 저하, 근육의 조절 이상에 의해 발생한다. 조직이 손상되면 척추의 구조에도 변화가 생기는데, 그 예로써, 인대가 손상되면 관절 이완(joint laxity)이 발생하고, 척추 종판이 손상되거나 추간판 손상으로 인해 추간판의 높이가 감소하게 되면 해당 분절의 구조물이 변화하여 기능 이상이 나타나게 된다. 근육은 척추를 안정시키는데 중요한 역할을 하며, 운동으로 훈련시킬 수 있기 때문에 특히 재활의학에서 중요하다.

2) 근육 불균형
요통과 관련된 근육 문제의 발생은 일부에서는 요통의 발생보다 선행하지만, 대부분의 경우는 요통 발생 후 달라진 환경에 근육이 적응하는 과정에서 발생한다. 척추 구조물이 손상되었을 때, 주위 근육이 더 긴장되어 있는 양상이 관찰되는데, 이는 손상된 구조물을 보호하려는 근육의 반응으로 생각된다. 요통 환자가 균형잡기 어려운 자세를 취하거나 무거운 물건을 들어 올릴 때에는 정상인과 달리 척추 근육 중 깊은 층에 위치하는 안정근과 복횡근에서 비정상적 흥분 소견과 근력비(strength ratio) 이상 및 근지구력 감소 소견이 관찰된다. 또한 만성 요통 환자의 경우, 다열근에서 심한 위축이 발생하고 이러한 변화는 요통이 호전된 이후에도 회복되지 않는 것으로 알려져 있다. 또한 요통 환자의 위축된 다열근에 대한 생검 소견에서 Type 2 근섬유의 위축과 Type 1 근섬유의 구조 변화가 확인되었고 이러한 변화는 추간판 탈출 환자를 대상으로 한 연구에서도 동일하게 관찰되었다. 5년 후에 다시 시행한 근육 생검 결과에서 Type 2 근섬유의 위축은 모든 환자에서 관찰되었으나, 증상 호전을 보인 집단에서는 비정상적인 Type 1 근섬유의 구조 변화 정도가 감소한 반면, 증상 호전이 없던 집단에서는 Type 1 근섬유의 비정상 구조가 오히려 늘어났다. 이러한 연구 결과는 요통의 치료가 통증 완화 목적 외에 손상된 생체역학을 회복시키는 노력이 병행되어야 한다는 이론을 뒷받침하는 소견이라고 생각된다.[68]

3) 사회정신적 요소

통증은 개인의 경험, 생체역학적 요소, 그리고 신경학적 요소가 모두 반영되어 나타나는 증상이며, 이중 하나만으로는 설명될 수 없다. 여러 가지 정신사회 요소가 요통과 관련되어 있다. 대표적인 예로, 우울, 불안, 분노와 같은 감정적인 요소와 통증에 대한 개인적인 믿음, 인식과 같은 인지적인 요소를 들 수 있다.

만성 요통 환자의 30~40%는 우울증이 동반하는 것으로 보고되었다. 이는 우울증 환자가 정상인에 비해 요통 발생률이 높으며 통증으로 인한 장애 발생률도 높고 역으로 통증이 지속되면 우울증이 동반될 가능성도 높아지기 때문으로 생각된다. 급성통증에서 만성통증이나 통증으로 인한 장애로 진행하는 경우도 정신사회학적 요인과 밀접하게 관련된 것으로 나타났다. 다른 연구에서는 분노, 불안, 공포, 사고 후 스트레스가 통증과 유의한 관계가 있음을 보고하였다.

통증에 대한 개인의 인식은 사실에 근거하기보다는 지극히 개인적인 믿음과 관련되어 있다. 요통 환자 중 일부는 그들이 경험하는 통증이 영구적이고 신체활동과 관련되어 있으며, 운동이 오히려 통증을 악화시킬 것이라고 믿는다. 이러한 요통에 대한 공포로 인해 일부 환자들은 직장으로 복귀하지 못 하는 경우도 있다. 이러한 방식의 행동과 믿음을 공포-회피 반응이라고 부른다. 공포-회피 반응의 정도는 실제 통증이나 진단명보다 자기 보고 형식의 장애 정도나 휴직 기간을 더 정확하게 반영한다고 알려져 있다. 이는 Waddell 등이 "통증에 대한 공포가 통증 그 자체보다 더 기능 장애를 유발한다"고 언급하는 근거가 되었다. 통증에 대한 부정적인 인식 역시 심각한 통증이나 그로 인한 장애를 겪는 것과 밀접히 관련되어 있음이 알려졌다. 다행스러운 것은 통증에 대한 믿음과 인식도 치료를 통해 개선할 수 있다는 점이다. 통증과 관련된 여러 전문분야적 접근 방식의 치료가 공포-회피 반응의 정도를 감소시키는데 효과적이라고 알려져 있다. 또한 만성 요통 환자를 대상으로 인지-행동 치료법을 시행한 결과, 통증의 강도, 회피-반응의 정도에서 유의한 호전이 관찰되었고, 장애 정도도 유의하게 개선되었음이 관찰되었다.[71]

4) 통증의 중심화(centralization)

통각에 대한 경험은 신체 내에서 복잡한 경로를 통해 가공된다. 통증이 손상에서 시작하여 인지로 끝나는 단순한 고리라는 주장은 통증 발생 과정을 지나치게 단순화한 잘못된 이론이다. 통증은 척수에서 시작하여 뇌의 광범위한 부위와 연결되어 있고 환자가 최종적으로 경험하는 통증은 여러 오름 신경경로와 내림 신경경로를 거쳐서 나온 결과물의 총합이다. 여러 연구 결과가 만성 통증은 통증의 중심화에 의해 발생한다는 이론을 뒷받침하고, 통증의 중심화에 의해 만성 요통에서 왜 통증의 원인을 밝힐 수 없는지에 대해서도 설명이 가능하다.

IV. 요통에 대한 진단적 접근

구체적인 병명이 아닌 허리가 아픈 증상을 뜻하는 "요통"이라는 단어가 마치 질병명 처럼 사용이 되는 이유는, 요통이 대단히 흔히 발생하는 문제임에도 불구하고 정확한 해부학적 진단이 이뤄지는 경우가 15% 정도 밖에 되지 않기 때문이다.[72] 따라서 정확한 해부학적 진단이 불가능한 85%의 요통을 요부 염좌(lumbar sprain or strain), 기계적 요통(mechanical low back pain), 비특이적 요통(non-specific low back pain), 혹은 특발성 요통(idiopathic low back pain)이라고 부르고 있다. 그런데 전체 요통 중 85%가 비특이적 요통이라고 주장한 Deyo 등이 2001년 New England Journal of Medicine에 발표한 종설을 보면, 15%에 해당하는 해부학적 진단명이 부여된 사례에서 추간판 탈출증, 척추관협착증 등의 진단명은 포함되어 있는 반면, 추간판성 요통과 후관절증은 제한적으로 기술되어 있다.[72]

추간판성 요통은 앞서 설명한 대로 추간판의 내부 구조물 특히 후방 섬유륜이나 종판이 손상되면서 발생되는 통증으로 Schwarzer 등은 만성 요통 환자의 39%가 통증 유발성 추간판 조영술(provocative discography)에 양성 반응을 보이는 추간판 내장증(internal disc derangement) 환자로 보고할 정도로 요통의 중요한 병인으로 간주되고 있다.[35] 후관절증이 요통에 기여하는 정도는 Dreyfuss 등이 138명의 만성 요통 환자들을 대상으로 고주파를 이용한 내측분지차단의 효과를 보기 위한 연구에서 찾아 볼 수 있다.[73] 그들은 138명의 환자들에 대해 신체검진과 CT, MRI 검사로 다른 문제를 배제하였고 마지막으로 두 가지 지속기간을 갖는 국소마취제를 순차적으로 후관절주사에 정확히 주사를 하여 통증의 경감이 두가지 국소마취제의 작용시간과 일치하는 경우에만 후관절증으로 진단을 하였는데 15명이 확진이 되었다. 따라서 아마도 만성 요통의 10% 정도를 차지할 것으로 생각할 수 있다. 추간판조영술의 진단적 가치에 대해서는 논란이 많으나[74-80] 두 연구 모두 상당히 침습적인 방법으로 확진을 시도하였던 만큼 심하지 않은 요통에 기여하는 정도까지 고려한다면 실제 유병율은 좀 더 높을 것으로 생각된다. 일례로 워터루대학의 스튜어트 맥길 교수의 경우, 좌골신경통이 없는 대부분의 기계적인 요통을 추간판성 요통으로 진단하고 치료하는데,[81] 저자도 이에 동의하는 바이다.

1. 병력청취

요통과 관련된 신체 구조물은 심부에 위치하고 있어서 이에 대한 직접적인 신체 검진은 어렵다. 따라서 자세한 병력 청취를 통해 환자가 겪고 있는 요통의 양상을 정확히 파악하여 진단적 방향을 정하는 것이 중요하며, 병력 청취 단계에서 어느 정도의 진단이 이루어져야만 한다. 임상의사가 요통 환자에게 병력청취를 할 때 요통과 관련하여 반드시 포함시켜야 할 요소로는, 요통의 위치, 성격, 강도, 시기(시작 시점, 기간, 빈도), 경감인자, 악화인자, 동반 징후 및 증상 등이 있다.

1) 통증의 위치와 성격
요통에 있어 통증의 위치는 매우 중요하다. 특히 하지 방사통이 있는지 아니면 허리 가운데만 아픈지 만으로도 신경근 통증의 유무를 감별할 수 있다. 허리 가운데 혹은 그 주변에만 통증이 국한되는 경우는 기계적인 통증인 추간판성 통증이나 후 관절증의 가능성이 많아 진단이 비교적 간단하다. 그러나 하지에 통증이 있는 경우, 신경근 염증으로 인한 방사통(좌골신경통)과 추간판성 통증이나 후관절증 등에 의해 발생되는 연관통을 구분하기 어렵다. 하지 통증이 무릎을 지나 그 아래로 내려가는지 아닌지를 기준으로 방사통과 연관통을 나누기도 하고 통증의 양상에 따라 나누는 경우 즉, 저리고 찌르는 통증은 전자에 가깝고 뻐근한 통증은 후자에 가까운 것으로 판단하는 방법이 흔히 알려져 있지만 모두 잘못된 접근으로 생각된다. 왜냐하면 추간판 탈출로 인한 신경근의 염증으로 발생하는 전형적인 방사통도 초기에는 허리 가운데에서 시작하여 시간이 지남에 따라 차츰 엉덩이, 무릎 뒤나 옆, 하퇴 쪽으로 내려가고 염증이 가라 앉으면서 다시 허리 가운데로 통증이 올라오는 말초화와 중심화 양상을 보이기 때문에,[82] 어느 시점에 환자를 만나느냐에 따라 통증을 호소하는 부위가 다를 수 있고 따라서 통증이 하지 쪽으로 얼마나 내려갔는지를 기준으로 해부학적 진단을 한다는 것은 옳지 않다(그림 40-25). 통증의 성격만으로도 구분이 어려운데 이유는 방사통이 항상 피부감각신경에서만 유발되는 것이 아니라 근막이나 골막의 감각신경으로부터 유래되는 경우도 흔히 있고 이때는 저리고 찌르는 느낌보다 근육 혹은 뼈에서 유발되는 둔한 통증으로 느껴지기 때문이다. 따라서 요통의 위치와 성격이 진단에 있어 매우 중요하지만 통증의 시작과 경과, 유발요인, 신체검사, 영상검사 등의 다른 소견들과 조합하여 최종 판단을 내리는 것이 필요하다.

2) 통증의 강도
요통의 강도는 얼마나 급격하게 구조물의 손상이 진행되는지, 반복적 손상이 누적되는지, 탈출된 수핵에 의한 신경근 염증이 존재하는지 등에 따라 다양한 양상을 보인다. 심한 경우 시각상사척도(visual analog scale)상 8~9점이 될 정도로 아픈 경우도 적지 않지만 척추체 급성 골절만큼은 아프지 않은 경우가 많다. 따라서 극심한 통증은 병적 상황을 동반하는 골절일 가능성이 있으므로 'red flag sign'으로 의심하는 것이 필요하다.

3) 통증의 발생 시기(시작 시점, 기간, 빈도)

전형적인 급성 기계적 요통은 허리가 삐끗하는 병력을 보이는 경우가 많으나 반드시 기억할만한 큰 손상과 동반되지는 않는다. 오히려 장시간의 여행 혹은 컴퓨터 작업 등 오랜 시간 앉아 있는 습관을 가진 환자가 바닥에 떨어진 서류를 집어올리는 아주 사소한 동작을 취하는 순간 요통이 시작하는 경우가 흔하다. 특별한 손상의 기억 없이 어느 날 아침에 일어나니 허리가 아프더라는 병력도 드물지 않다. 신경근 염증으로 인한 방사통이 동반되지 않는 급성 요통은 3개월 이내에 80~90%가 저절로 호전되므로,[83,84] 3개월을 기준으로 급성, 만성 요통을 나눈다. 방사통을 동반하는 디스크 탈출증은 특별한 재발이 없으면 6개월 정도에 상당 부분 호전이 된다.[85] 이러한 자연경과에도 불구하고 요통으로 고생을 하는 만성 요통 환자들이 많은데 대부분 자연경과로 호전이 되다가 다시 손상을 받아 재발과 회복을 반복하는 경우로 보면 된다. 따라서 수 년 동안 한결같이 허리가 아팠는지 아니면 기간에 따라 호전과 악화를 반복하였는지를 물어보는 것이 중요하다.

4) 통증 경감인자/악화인자

허리에 기계적인 부하를 가할 때 요통이 심해지고 부하가 줄어들 때 통증이 줄어드는 현상은 요통의 원인이 기계적인 것인지 아닌지를 감별하는데 매우 중요하다. 예를 들면 누워 있으면 통증이 없어지고 앉아 있거나 앉아 있다가 일어설 때 통증이 심해지는 것은 전형적인 기계적 요통이다. 이에 비해 앉거나 눕거나 늘 통증이 심하게 느껴진다면 기계적인 요통이 아닌 감염, 종양, 혹은 골절과 같은 주의해야 할 상황(red flag sign)일 가능성이 높다. 추간판 내부 손상에 의한 통증, 즉 추간판성 통증이 있는 경우 허리를 구부리고 있다가 펴는 동작에서 통증이 유발되는 경우가 많고 심한 경우에는 기침이나 재채기에 의해 통증이 유발되기도 한다. 오래 서 있거나 걸음을 걸을 때 통증이 유발되는 경우도 추간판성 통증의 특징이다. 허리를 중립 위에서 더 신전시킬 때 생기는 통증은 후관절증을 시사한다고 보는 경우도 많으나 엄밀하게는 추간판성 통증과 감별이 쉽지 않다. 기계적인 요통에서는 경감-악화 인자가 치료 방침 결정에 도움을 줄 수 있다. 즉, 기계적인 부하가 적게 걸리는 자세와 동작을 취했을 때, 요통이 완화되거나 없어지는지를 확인함으로써 치료가 적절하게 이루어지는지를 판단할 수 있다.

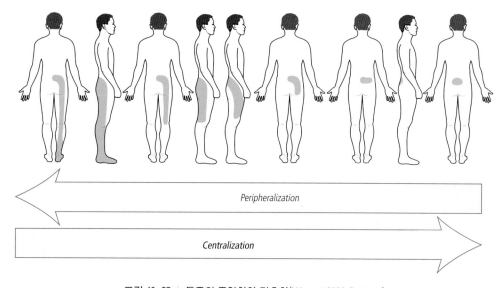

그림 40-25 │ 통증의 중앙화와 말초화(Wetzel 2003 Spine J)

5) 동반 징후 및 증상

요통에 동반되는 다른 증상은 요통에 숨어 있는 심각한 질환, 소위 말하는 'red flag sign'을 시사하는 경우가 많다. 고열, 체중감소, 무력감, 감각 손실, 근력 약화, 다른 말초관절의 종대, 통증 등에 대한 적극적인 문진이 필요하다.

임상의사는 상세한 병력청취를 통해 환자가 호소하는 요통에 대한 진단, 치료, 그리고 예후에 대한 판단을 내리게 된다. 병력청취의 주된 목적은 통증의 정확한 원인을 찾으면서 통증과 관련된 중대한 원인의 존재 유무를 확인하기 위해서이다. 요통의 치명적인 원인은 'red flag sign'이라고도 불리는 종양, 감염, 추체로 징후(pyramidal tract sign), 골절과 같은 경우를 의미한다(표 40-1). 임상의사는 'red flag sign'과 관련된 요소가 있는지 병력청취를 통해 환자에게

확인해야 하며, 'red flag sign'을 시사하는 요인이 발견되면 즉시 추가 검사를 시행해야 할 것이다(표 40-2).

병력 청취의 목적은 이외에도 환자의 병식과 질병경험(illness experience)을 확인하는 것도 있다. 이미 여러 연구에서 환자의 정신사회적 요소가 요통의 예후와 관련되어 있다고 보고되었으며, 물질 남용, 직업에 대한 불만족, 장애에 대한 보상 심리, 법적 소송 문제 포함, 통증에 대한 부정적인 생각, 우울증의 동반, 과도한 휴식이 요통의 예후에 부정적인 영향을 끼치는 것으로 알려졌다. 예후와 관련된 이러한 부정적 요인을 'yellow flags'라고 부른다. 임상의사는 병력청취 중 'yellow flags'와 같은 정신사회적 요소를 발견할 경우, 이에 대한 추가적인 평가 및 치료를 반드시 시행해야 한다. 예를 들면, 환자가 생각하는 통증의

표 40-1 | Red flag sign: 병력청취와 신체검진 결과 중에서 주의깊은 관심과 즉각적인 조치가 필요한 병적 상태에 해당하는 경우

18세 미만에서 심한 통증을 호소하거나 55세 이상에서 생애 처음으로 통증이 발생한 경우
심각한 사고 병력이 있는 경우
동작과 관련없이 지속되는 통증 또는 야간통
종양 환자
전신 스테로이드 사용
약물 남용
인체면역결핍바이러스 감염 상태(HIV infectioin) 또는 면역기능 저하 상태
달리 설명되지 않는 체중 감소
감염
신체구조적 변형
배뇨/배변 장애의 동반
지속적인 위약 또는 보행 장애
조조강직 현상
말초관절에도 증상이 발생한 경우
홍채염, 피부발진, 장염, 요도분비물 또는 류마티스 질환의 증상이 동반되는 경우

Nachemson A, Vingard E: Assessment of patients with neck and back pain: A best evidence synthesis. In Nachemson AL, Johnsson B, editors: Neck and back pain: the scientific evidence of causes, diagnosis, and treatment, Philadelphia, 2001, Lippincott Williams & Wilkins.

표 40-2 | 요통을 유발하는 특정 원인에 대한 병력청취와 신체검진 검사의 민감도 및 특이도

질병	증상 또는 징후	민감도	특이도
척추 종양	50세 초과	0.77	0.71
	종양 과거력	0.31	0.98
	달리 설명되지 않는 체중감소	0.15	0.94
	침상안정으로 완화되지 않는 통증	0.90	0.46
	1개월 이상 지속되는 통증	0.50	0.81
	보존적 치료를 1개월 간 지속하여도 호전되지 않는 통증	0.31	0.90
	ESR > 20 mm	0.78	0.67
척추 감염	정맥주사 약제 남용, 요도 감염, 피부감염	0.4	
	발열	0.27~0.83	0.98
	척추 압통	적절한 수준 (Resonable)	낮음 (Low)
압박 골절	50세 초과	0.84	0.61
	70세 초과	0.22	0.96
	코르티코스테로이드 사용	0.66	0.99
추간판 탈출증	좌골신경통	0.95	0.88

Nachemson A. Vingard E: Assessment of patients with neck and back pain: A best evidence synthesis. Nachemon AL, Johnsson B, editors: Neck and back pain: the scientific evidence of causes, diagnosis, and treatment, Philadelphia, 2001, Lippincott Williams & Wilkins.

원인, 통증에 대한 두려움과 감정, 통증과 치료에 대하여 환자가 기대하는 것, 통증이 환자에 미치는 영향 등에 대한 질문이 통증과 관련된 정신사회적 요소의 정보를 얻는 데 도움이 될 것이다.

2. 신체검사

1) 관찰
관찰 대상은 피부, 근육, 골격, 그리고 자세까지 포함되어야 한다. 족지의 비정상 피부색이나 영양성 변화(trophic change)는 말초혈관 질환의 유무를 판단하는데 도움이 된다. 하지에 대상포진이 있는 경우 하지 방사통과 감별이 어려운데, 이때 피부 발진을 확인하는 것이 감별점이 될 수 있다. 요통에 동반된 근육의 위축은 신경근병증이 근육 약화를 초래하였을 가능성이 높으므로 양측 하지의 근육의 크기를 비교하는 것이 중요하다. 환자가 평소 습관대로 앉아 있는 자세는 많은 정보를 주는데 특히 요추 전만이 소실되어 허리가 굴곡된 자세로 유지되어 있는지를 봐야 한다. 이런 자세를 가진 사람은 추간판성 요통이나 추간판 탈출증이 생기기 쉽다. 서 있는 자세에서도 옆에서 관찰하여 요추 전만이 소실되어 있는지를 확인하는 것이 마찬가지의 이유로 중요하다. 정면에서 보았을 때 허리가 옆으로 기울어져 있는 경우를 보는데 이는 요통이 생기기 이전부터 가져왔던 특발성 척추 측만증 때문일 수도 있고 추간판 탈출증으로 인하여 신경근 통증이 유발될 때 신경근과 탈출된 추간판 사이의 거리를 멀리하기 위한 통증 회피(pain avoidance) 자세일 가능성도 있다. 측만증과 요통의 발생 시기를 비교하여 감별하게 된다. 고령의 만성 요통 환자의 경우 추간판의 퇴행이 좌측이나 우측으로 더 심해지면서 생기는 퇴행성 척추측만증을 가진 경우도 드물지 않게 관찰된다. 보행 역시 원인과 관련 인자를 파악하는데 도움을 주는 중요한 요소이다. 보행 시 관찰되는 파행(limping)은 신경근의 침범으로 인한 운동신경의 마비를 시사하며 발끝이 땅에 끌리거나 이를 막기 위해 무릎을 높이 들어 올리는 계보(steppage gait), 말기 입각기에 발뒤축 들림이 없어지는 하퇴삼두근 위약 보행 혹은 대상성 혹은 비대 상성 중둔근 보행 등이 요통과 관련하여 흔히 보이는 병적 보행이다. 이런 경우 근전도 검사를 통하여 정확한 원인과 손상 부위, 손상 정도를 확인하는 것이 필수적이다. 때로는 파킨슨씨병의 초기에 허리 통증을 먼저 호소하는 경우도 있으므로 이때 경미한 점진성 보행을 세심하게 관찰한다면 진단의 실마리가 될 수 있다. 기계적 요통이 있는 환자들에서는 보행 중 요추 전만이 소실되는지를 관찰해야 한다.

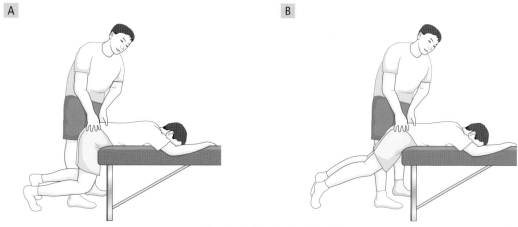

그림 40-26 │ 전단 불안정성 검사

A: 환자는 고관절을 90°로 굴곡시켜 탁자 위에 엎드린 자세를 취한다. 검사자는 천추에서부터 요추까지 검사를 시행함(검사 시 가해지는 힘은 1 kg 이하). 환자가 통증을 호소하거나 검사자가 전단 불안정성을 감지하는 부위가 불안정한 분절임. B: 불안정한 분절을 찾게 되면, 검사자는 환자에게 무릎을 신전 시켜서 허리 신전근을 수축하도록 함. 이 자세에서 검사자가 다시 동일한 압력을 분절에 가했을 때, 통증이 완화되면 양성 검사결과로 판정함(만약 환자가 통증을 지속적으로 호소할 경우, 통증에 민감한 경우이거나, 무릎을 신전시키면서 요추 대신 고관절을 신전시킨 경우에 해당됨).

2) 촉진

환자가 서 있을 때, 앉아 있을 때, 누워 있을 때, 모두 시행한다. 촉진을 통해 확인할 수 있는 것은 척추 주변근의 위축 정도, 양측 차이 여부, 척추 극돌기의 종적 배열의 변형(측만증의 여부), 극돌기의 전후방 전위, 그리고 추간판의 손상을 진단하는데 가장 유용한 전단 불안정성(shear instability) 등이다.[24] 전단 불안정성은 요추 주변근이 이완된 상태에서는 손상된 추간판에 인접한 척추체의 극돌기에 압력을 가하면 압통이 유발되나 요추 주변근을 수축시키게 되면 같은 정도의 압박에도 불구하고 통증이 유발되지 않는 현상을 보는 것이다. 이를 위하여 환자를 완전히 이완된 상태로 침대에 엎드리게 하고 인접한 추간판이 존재하지 않는 천추 2번의 극돌기를 눌러 추간판 손상과 관계 없는 압통 정도를 경험하게 한 다음 한 레벨씩 올라가면서 같은 정도의 압력을 가하면서 압통을 체크한다. 이때 천추 2번의 극돌기에서 느껴진 압통보다 강한 압통을 느끼는 레벨이 확인되면 환자의 상체나 하체를 스스로 신전하게 하여 척추 주변근의 수축을 유발한 상태에서 다시 같은 정도의 압박을 가할 때 압통이 소실되면 전단 불안정성 양성으로 판정하게 된다(그림 40-26). 요통의 발생에 가장 큰 기여를 하는 추간판을 직접 촉진할 수 있는 방법이 없는 만큼 전단 불안정성 검사의 유용성이 높다.

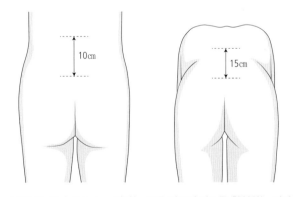

Schober test

그림 40-27 | Schober 검사는 굴곡 정도의 감소를 확인하는 검사
환자가 서 있는 상태에서 요추 5번 극돌기의 위치와 그 지점에서 10 cm 위를 표시함. 허리를 굴곡시킨 상태에서는 이 거리가 15 cm 이상인 경우가 정상임(5번 극돌기의 위치: 일반적으로 후상장골극이나 비너스 보조개 Dimple of Venus와 일치함).

3) 운동범위 측정

척추관절의 운동범위는 여러 가지 방법으로 측정할 수 있다. 1개 혹은 2개의 경사 측정기를 이용하거나 서 있는 자세와 앞으로 굽힌 자세에서 손가락 끝과 지면까지의 거리를 잴 수도 있고 Schober test를 사용할 수도 있다(그림 40-27).

2개의 경사 측정기를 이용하는 방법은 영상의학적 측정과 가장 일치하는 방법이고 손가락 끝과 지면까지의 거리를 재는 방법은 신뢰도가 높은 방법이지만, 검사결과가 이상으로 나타나는 원인 중에는 슬굴곡근(넙다리뒤근육, hamstring muscle)의 문제와 같이 척추 외적인 문제도 포함될 수 있다는 사실을 생각해야 한다. Schober test는 강직척추염 환자에서 전방굴곡 정도의 감소를 확인할 때 주로 사용되는 방법으로 알려져 있다. Schober test의 민감도는 높지만 특이도는 낮다. 척추의 정상 운동범위는 전방굴곡 $40{\sim}60°$, 신전 $20{\sim}35°$, 측면굴곡 $15{\sim}20°$, 회전 $3{\sim}18°$로 무증상 성인에서는 그 변이가 크다. 정상인에서도 척추의 운동범위가 감소한 것을 확인할 수 있고 척추의 운동범위는 환자의 노력, 일중 변동 등의 여러 인자에 의해 영향을 받아 변할 수 있기 때문에 척추의 운동범위가 감소한 것과 요통과의 관계는 불분명하다. 검사자는 운동범위를 측정하면서 발생하는 이상에 대해서도 주의깊게 관찰해야 한다. 관절 운동범위를 측정하는 중에 통증과 함께 발생하는 'catch' 현상은 진단에 도움을 줄 수 있다. 전방굴곡 시 발생하는 통증은 추간판 질환과 관련되며 신전 시 발생하는 통증은 척추전방 전위증, 후관절 질환, 또는 척추협착증과 관련되어 있다.

4) 신경학적 검진

하지에 대한 신경학적 검진은 신경근 충돌증후군과 다른 신경학적 원인으로 인해 발생하는 하지 통증을 배제할 수 있다. 신경학적 검진은 좌골신경통(sciatica)과 가성 파행증후군(pseudoclaudication) 여부를 확인하는데 유용하다.

신경학적 검진의 항목은 근력, 감각, 반사, 그리고 하지직거상검사 등의 특수검사로 이루어지며 상부운동신경원 병소 유무는 반드시 확인되어야 한다. 추간판 탈출에 대해 정확히 진단하기 위해서는 여러 개의 신경학적 검진을 동시에 시행하는 것이 추천된다. 흔히 사용되는 신경학적 검진의 민감도와 특이도에 대한 연구는 이미 수차례 수행되었다(표 40-3).

표 40-3 | 좌골신경통이 동반된 요천추 신경근병증 환자

	민감도 (%)	특이도 (%)	요천추 신경근병증 양성	요천추 신경근병증 음성
운동 검사				
족배굴곡 위약	54	89	4.9	0.5
동측 비복근 위약	29	94	5.2	0.8
감각 검사				
하지 감각 이상	16	86	NS	NS
반사 검사				
족반사 이상	48	89	4.3	0.6
기타 검사				
하지직거상 검사	79~98	11~61	NS	0.2
교차 하지직거상 검사	23~43	88~98	4.3	0.8

McGee SR: Evidence-based physical diagnosis, Philadephia, 2001, Saunders / NS: Not significant.
진단기준: 요천추 신경근병증(수술 중 추간판 탈출로 인해 신경근 압박이 관찰된 경우), 비복근 위약(반대측과 비교했을 때, 가장 두꺼운 부분의 비복근 둘레가 1cm 이상 차이날 경우), 하지직거상 검사(하지를 거상하였을 때, 요통과 하지 방사통이 발생하는 경우(고관절 통증은 제외)), 교차 하지직거상 검사(반대측 하지를 거상하였을 때, 병측 하지에 통증이 유발되는 경우)

5) 근골격계 검사

요통은 탈건조화, 지구력 저하, 근육 간의 불균형 등에 의해 발생한다. 따라서 근육의 비정상적인 혹은 비효율적인 운동 패턴을 파악하는 것이 중요하다. 특히 복근의 근력과 지구력은 척추를 안정시키는데 중요한 역할을 하기 때문에 이에 대한 평가가 중요하다. 복근의 근력과 조정력을 측정하는 방법에는 여러 가지가 있다(그림 40-28).

복부 근육 외에 등 근육과 고관절 외전근과 같은 골반 안정근의 근력과 유연성을 평가하는 것도 중요하다. 고관절 굴곡근과 슬굴곡근(넙다리뒤근육, hamstring muscle)의 유연성, 그리고 고관절 신전근과 비복근의 길이를 평가하는 테스트가 흔히 사용된다. 외발 서기와 같은 평행 검사도 환자의 기본 상태를 평가하는데 필요하다. 좌골신경통(sciatica)이나 가성 파행 증후군을 동반한 환자에게는 하지직거상 검사를 시행하여 신경근의 압박이나 자극 여부를 확인한다. 환자가 편측 하지를 60° 이상 들어 올리지 못하면 신경근의 문제가 동반되었음을 의심할 수 있다.

근골격계 질환에서 특정 관절을 평가할 때는 반드시 그 관절의 상부 관절과 하부 관절도 함께 평가해야 한다. 이는 요통 질환에서 특정 부위를 평가할 때도 동일하게 적용

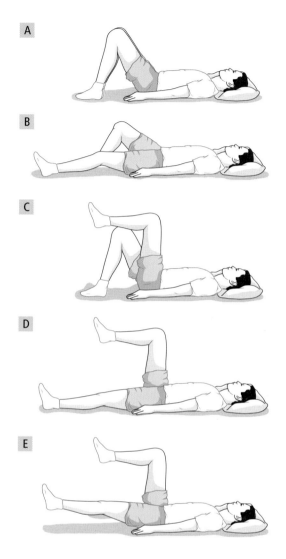

그림 40-28 | 복부 근력 평가

A. 준비 자세: 환자는 복와위 상태에서 양쪽 무릎을 굽히고 양발의 뒤꿈치를 지면에 닿은 상태에서 척추의 중립상태(약간의 요추 전만은 허용함)를 유지하면서 검사자의 지시(배꼽을 척추 쪽으로 당기세요)에 따라 횡복근을 수축함. 이 때 검사자는 양측 하지의 자세를 변경하여 척추에 가해지는 부하를 변경하면서 환자의 척추 중립상태를 유지하는 능력을 평가함.
B. Grade 1: 한쪽 다리는 준비 자세와 동일하게 유지하고 다른 쪽 다리는 발뒤꿈치를 지면에 닿게 하고 무릎을 편 상태에서 척추의 중립상태를 유지할 수 있음.
C. Grade 2: 한쪽 다리는 준비 자세와 동일하게 유지하고 다른 쪽 다리는 고관절 90° 굴곡, 슬관절 90도 굴곡시킨 상태에서 척추의 중립상태를 유지할 수 있음.
D. Grade 3: 한쪽 다리는 고관절 90°도 굴곡, 슬관절 90° 굴곡시키고 다른 쪽 다리는 발뒤꿈치를 지면에 닿게 하고 무릎을 편 상태에서 척추의 중립상태를 유지할 수 있음.
E. Grade 4: 한쪽 다리는 고관절 90° 굴곡, 슬관절 90° 굴곡시키고 다른 쪽 다리는 발뒤꿈치를 지면에 닿지 않게 들고 무릎을 편 상태에서 척추의 중립상태를 유지할 수 있음.
(그림 없음) Grade 5: 양쪽 다리는 발뒤꿈치를 지면에 닿지 않게 들고 무릎을 편 상태에서 척추의 중립상태를 유지할 수 있음.

된다. 따라서 고관절을 평가하면서 무릎과 발목 관절도 신속히 살펴보고 흉추 부위의 관절운동 범위와 촉진도 동시에 시행한다.

특히, 둔부 통증 혹은 전형적인 하지 방사통(좌골 신경통)을 동반한 요통 환자의 신체 검진 때에는 반드시 고관절에 대한 검진을 같이 시행하여야 한다. 고관절 자체의 병변의 경우 서혜부 쪽 통증을 호소하는 경우가 많으나 둔부통을 동반되는 경우도 20% 가량 되는 것으로 보고된다[86]. 또한 대전자부 주변에 생긴 석회성 건염이나 종양 등은 요통에 흔히 동반하는 둔부통이나 전형적인 하지 방사통을 유발하는 경우가 드물지 않다. 따라서, 고관절의 관절 가동범위, 관절 운동중 통증 유발 유무, 고관절(서혜부)에 대한 압통 여부, 대전자부 주변에 대한 압통 여부 등을 반드시 확인 해야 한다.

6) 기타

일부 환자에서 상해와 무관한 부위에도 통증을 호소하는 경우가 있다. 이러한 질병 행태(illness behavior)는 학습된 행동과 환자들이 자신의 고통을 투사할 때 나타나는 반응이 복합적으로 나타난 것이다. 일부 만성 요통 환자나 만성 통증 증후군 환자는 신체검진 중에 공황발작 수준의 심각한 불안을 호소하는 경우가 있다. 이러한 불안 증세는 관절운동 범위의 감소나 근력 검사 시에 비협조와 같은 회피 반응으로 나타나게 된다. 환자가 질병 형태를 보이는 다른 원인으로는 통증을 장애로 인정 받으려는 의도이거나 꾀병을 부리기 때문이다. 질병 행태와 관련된 신체검진은 Waddell 징후를 찾는 것이다. Waddell 징후는 신체검진상 통증의 원인이 기질적인 것이 아니라 정신적 고통에서 기인하는 것으로 추정되는 여러 징후들을 말한다.

- 너무 광범위하거나 피상적인 양상의 압통
- 가벼운 압력을 가하는 것만으로도 통증이 유발됨: 머리에 가벼운 압력을 가하면 통증이 유발된다거나 통증 유발과는 무관한 자세인 허리를 돌리는 것만으로도 통증을 호소하는 경우
- 하지직거상 검사와 같이 동일한 검사를 반복적으로 시행하는데도 불구하고 검사 결과가 매번 다르게 나오는 경우
- 근력이나 감각 손실이 해부학적으로는 설명 불가능한

곳에서 발생하는 경우
- 신체검진 중에 나타나는 과도한 반응

다섯 가지 징후 중 세 가지 이상이 관찰될 경우 정신적 고통에서 기인한다고 볼 수 있으며 다른 신체검진들 중 환자의 노력이 필요하거나 증상을 이야기해야 하는 것들 역시 부정확한 것으로 간주할 수 있다.

3. 영상의학적 검사

요통 환자에 대한 영상 검사는 충분한 병력 청취와 신체 검진을 시행하여 특정 병태 생리가 의심될 경우에 국한하여 시행되어야 하나, 현실에서는 필요 이상으로 과도하게 시행되고 있다. 컴퓨터단층촬영이나 자기공명 영상 검사에서 관찰되는 추간판 탈출이나 돌출 등의 퇴행성 변화는 증상과 관계없이 흔하게 발견되는 소견으로,[68, 87] 진단 과정에서 영상 소견에 지나치게 큰 비중을 둘 경우, 과잉 진단의 위험성이 높아져 환자의 불안감을 가중시킬 수 있다. 따라서 영상 검사의 시행 여부는 충분한 병력 청취와 신체 검진 결과를 바탕으로 결정하여야 한다.

1) 일반 방사선촬영

일반 방사선촬영은 병력 청취 상, 골절, 종양과 같은 'red flag sign'을 시사하는 경우나 6주 간의 보존적 치료에도 불구하고 증상 호전이 없는 경우에 시행한다. 일반적으로 전후면과 측면 영상을 촬영한다. 경사면은 척추 분리증이 의심되는 경우에 촬영하며 'Scottie dog'이라 불리는 관절 간부의 골절을 확인하는데 용이하다. 측면 굴곡-신전 영상은 동적 불안정성을 확인하는데 유용하다고 알려져 있지만, 이에 대해서는 논란이 있으며, 그보다는 척추 전방 전위증 환자 중 수술이 필요한 대상자를 선별하는데 유용하다. 일반 방사선 촬영 검사의 민감도와 특이도는 낮은 편이므로 적혈구 침강속도(Erythrocyte Sedimentation Rate, ESR), 전혈구계산(Complete Blood Count, CBC), C-Reactive Protein과 같은 검사를 추가로 시행하는 것이 도움이 된다.

2) 자기공명 영상(Magnetic Resonance Imaging, MRI)

자기공명 영상은 퇴행성 추간판 질환, 추간판 탈출, 그리고 신경근병증을 평가하는데 탁월한 도구이다. T2 영상에서는 섬유륜이 수핵과 구분되며 섬유륜 파열은 고신호 구역(high intensity zone)으로 관찰된다. 이 고신호 구역의 임상적 중요성에 대해서는 논란이 있지만,[75,88] 통증 유발 부위로 추정할 수 있다. 가돌리늄 조영 영상은 혈관이 발달한 조직을 구분하는데 도움을 준다. 조영 영상은 종양이나 감염 부위를 감별하는데 유용한데, 수술받은 환자가 신경근 증상을 호소할 때 감염 여부를 판단하거나, 특정 영상 소견이 디스크 질환의 재발에 의한 것인지 단순 흉터 조직인지 구분할 때 이용된다. 이러한 장점에도 불구하고 자기공명 영상으로 통증의 원인 병소를 파악하는 것은 어렵다. 자기공명 영상에서 퇴행성 변화, 수핵 탈출 및 돌출이 관찰됨에도 불구하고 요통을 호소하지 않는 경우가 흔하며, Boden 등이 보고한 바에 따르면 67명의 무증상군을 대상으로 한 자기공명 영상의 1/3에서 중요한 이상 소견이 관찰되었다고 한다.[87] 추간판 돌출과 퇴행은 흔히 관찰되는 소견이며 추간판 탈출과 척추관협착증도 20~30%에서 관찰되었다. Jensen 등의 연구에서는 무증상군의 자기공명 영상 상 36%만이 정상 소견을 보였다고 보고하였다.[68] 증상이 없는 사람의 경우에도 추간판 탈출과 돌출 소견은 매우 흔한 것으로 알려졌다.[67,68,70]

3) 컴퓨터 단층 촬영술(Computed Tomography, CT)

자기공명 영상이 컴퓨터 단층 촬영술을 대신하여 요통과 신경근병증의 대표적인 영상검사가 되었지만 여전히 일부 영역에서는 컴퓨터 단층 촬영술이 더 선호된다. 골 병변이 의심되거나 금속 이식물이 삽입된 척추 수술 환자의 경우, 컴퓨터 단층 촬영술이 자기공명 영상보다 적합한 영상 검사법이다.

4) 척수강 조영술

척수강 조영술은 조영제를 경막낭으로 주사하고 단순방사선 촬영을 시행하여 경질막의 경계와 내부에 대한 정보를 얻는 방법이다. 과거에는 수술 전에 선별 검사로 많이 이용되었지만 현재는 대부분 자기공명 영상이나 컴퓨터 단층 촬영술로 대체되었다.

5) 신티그래피

방사선 골 스캔은 숨은 골절, 골 전이, 감염에 대해 민감도는 높으나 특이도는 낮다. 특이도를 높이기 위해서 SPECT 골스캔을 사용한다. 일부 연구에서는 후관절증이 의심되는 환자에서 SPECT를 시행하면 주사 치료에 대한 반응을 예측하는데 도움이 된다고 보고하였다.[89]

4. 전기생리학적 검사

전기생리학적 검사는 신경근병증의 하지 방사통에 대한 진단보다는 하지 근력 위약이 있을 때 진단적 가치가 높다. 즉, 하지 근력 약화의 원인으로 말초 신경 손상, 신경총 병변, 신경근 병변 등을 감별하는데 큰 도움이 된다. 때로는 타과로부터 신경근 병증 의증 하에 전기생리학적 검사가 의뢰되었는데 초기 운동신경원성 질환(motor neuron disease)으로 진단되는 경우도 드물지 않으므로, 감별 진단을 항상 염두해 두고 치밀하게 접근하여야 한다. 신경근 병증이 의심되어 전기생리학적 검사를 시행하는 경우, 신경근 병변이 신경전도 검사로 평가할 수 없는 근위부에 위치한다는 점과 신경근에 축삭 손상 없이 탈수초화 병변만 있는 경우 위음성으로 나올 수 있다는 점을 주지해야 한다. 이러한 이유로 신경근 병증의 증상 및 신체검사 소견과 전기생리학적 검사 결과가 일치하지 않는 경우가 많은 것으로 보고 되어 있다.[90]

5. 검사실 검사

혈액검사는 요통 환자에서는 드물게 사용되는 진단 도구이다. 염증성 질환이나 다발성 골수종이 의심되는 경우, 혈액 검사는 진단을 내리는데 도움이 된다.

V. 요통의 감별 진단

요통에 대한 감별진단의 시작은 기계적인 요통인지 아닌지로부터 시작한다. 기계적인 요통이란 척추를 구성하는

표 40-4 | 요통의 감별진단*

기계적 요통 또는 하지 방사통(97%)	기타 척추 문제(1%)	내부 장기 질환(2%)
요추 염좌(70%)£	종양(0.7%)	골반장기 질환
추간판, 후관절의 퇴행성 변화(10%)	- 다발골수종	- 전립샘염
추간판 탈출(4%)	- 전이암종	- 자궁내막증
척추관 협착(3%)	- 림프종	- 만성 골반염질환
골다공증성 압박골절(4%)	- 백혈병	신장 질환
척추 전방 전위증(2%)	- 척수암	- 신장결석증
사고로 인한 골절(<1%)	- 후복막종양	- 신우신염
선천적 질환(<1%)	- 일차성 척추암	- 신장주위농양
- 과도한 척추 후만증/측만증	감염(0.01%)	대동맥류
- 이행성 척추	- 골수염	위장관계 질환
척추 분리증¥	- 패혈성 추간판염	- 이자염
추간판 내장증 또는 추간판성 요통	- 척추주위 농양	- 담낭염
*예기된 불안정성(presumed instability)	- 경막외 농양	- 궤양
	염증성 관절염(HLA-B27과 관련됨)(0.3%)	쇼이에르만병(Sheuermann disease, 척추만곡증)
	- 강직성 척추염	파제트병
	- 건선성 척추골염	
	- 라이터 증후군	
	- 염증성 장질환	
	쇼이에르만병(Sheuermann disease, 척추만곡증)	
	파제트병	

*괄호 안에 비율은 일차의료기관을 방문한 성인 요통 환자를 대상으로 조사하였음.[91-94]
이탤릭체로 표시된 질환은 하지 신경통을 흔히 동반함.
£염좌는 병리해부학적 원인을 알 수 없는 비특이적 표현으로서 '원인불명의 요통'이 더 적절한 표현임.
¥척추 분리증은 요통 환자와 정상인에서 모두 흔히 관찰되는 소견이기 때문에 요통의 유발 원인으로 단정하기 어려움.
추간판 내장증은 추간판조영술에 의해 진단되지만 추간판 조영술은 정상인에서도 종종 통증을 유발시키며, 추간판 조영술에서 양성으로 나온 요통 환자의 다수는 저절로 증상이 호전되기 때문에 추간판 조영술 결과의 의미는 불분명함. 추간판성 요통은 추간판 내장증과 동일한 의미를 지님.
★예기된 불안정성은 방사선 촬영 측면상에서 4 mm 이상의 척추 전위 또는 10도 이상의 경사가 관찰되는 경우로 정의함. 하지만 진단 기준, 자연경과, 수술 적응증에 대해서는 여전히 논란이 있음.

해부학적 구조물의 기계적인 손상, 퇴행에 의한 요통을 뜻하며 비기계적인 요통은 종양, 감염, 염증성 질환 및 내장 장기로부터 유래되는 요통을 뜻한다(표 40-4).[72] 비기계적인 요통이 전체 요통의 3%에 지나지 않지만 대부분의 비기계적인 요통은 진단이 늦어질 경우 잠재적으로 심각한 문제를 일으킬 수 있는 질환(red flag sign)이므로 이에 대한 감별진단이 요통에 대한 진단적 접근의 첫 단계가 되어야 한다.

기계적인 요통은 하지 방사통의 동반 유무에 따라 축성 요통(axial back pain)과 방사통을 동반한 요통으로 나누는데 전자는 요부부 염좌로 불리는 비특이적 요통, 퇴행성 요통, 추간판 내장증(internal disc derangement), 골다공증 혹은 손상에 의한 척추 골절, 후관절증, 천장관절증, 만성 요통 등이 해당되고 후자는 추간판 탈출증이나 척추관 협착증이 해당되는 것으로 알려져 있다. 하지만 실제로는 추간판 탈출증 환자에서 탈출된 수핵이 신경근에 염증을 일으켜 방사통을 유발하는 동시에, 추간판 자체의 손상으로 인한 추간판성 통증이 발생하므로 축성 요통과 방사통이 함께 있는 경우가 대부분이다. 추간판 내부손상으로 인한 추간판 내장증이나 후관절 손상에 의한 후관절증도 축성 요통을 주로 일으키나 엉덩이나 허벅지쪽으로 연관통을 유발 할 수 있어 축성 요통과 방사통을 항상 구별할 수 있는 것은 아니다. 요통 환자의 진단시 통증이 어느 구조물에서 기원했는지 구분하는 것보다는 추간판이 일생에 걸쳐 손상과 회복을 반복한다는 사실에 초점을 두고 접근해야 한다.

예를 들면 처음 겪는 요통은 추간판에 가벼운 손상이 가해져 발생하는 경우가 대부분이므로 짧게는 하루, 길게는 한달 내로 저절로 해결되는 경우가 90% 이상이다.[95] 이런 요통을 요부 염좌 혹은 비특이적 요통, 급성 비특이적 요통이라고 부르고 이러한 용어는 요통의 자연경과가 매우 양호하다는 인상을 준다. 그러나 이러한 급성 비특이적

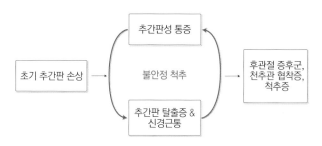

그림 40-29 | 척추의 불안정성으로 인한 경과

요통을 겪은 사람들의 40% 가량은 6개월 내에 추간판 손상 등 여러 원인들로 통증의 재발을 경험하는 것으로 보고되었고, 재발을 수차례 겪으면서 재발 사이 간격은 짧아지고 회복까지의 기간은 길어지며 침범된 분절의 불안정성이 진행하는 것으로 알려져 있다.[96] 그 과정에서 수핵이 탈출될 정도로 추간판이 손상되면 한두 번의 방사통(좌골신경통)을 경험하게 되어 6개월 이상 요통과 방사통을 겪다가 방사통은 서서히 호전되고 축성 요통(추간판성 요통)은 훨씬 더 오래 지속되는 양상을 보인다. 분절 불안정성이 지속되면서 이러한 과정이 반복되어 추간판이 점점 더 퇴행되면 후관절의 손상과 퇴행이 동반되어 후관절 증후군이 발생하고 추간판과 후관절의 퇴행이 더욱 더 진행되어 퇴행성 척추증 상태가 되며 동시에 후종인대, 황색인대가 비후되면서 척추관 협착증이 발생하게 된다(그림 40-29).

따라서 기계적인 요통에 대한 접근 시, 현재 요통을 일으키는 해부학적 구조물을 진단하고 이에 대한 적절한 치료를 시행하는 것도 중요하지만 그보다 훨씬 더 중요한 것은 향후 10년, 20년 혹은 그 이상 시간이 흐른 이후에도 건강한 허리를 유지할 수 있도록 하는 것이다. 임상가들은 요통 환자에서 침습적인 시술이나 수술 여부를 결정할 때 반드시 이 점을 고려하여야 하며, 평균 수명이 늘어날수록 장기적 관점에서 접근하는 것이 중요함을 명심하여야 한다.

VI. 요통의 치료

1. 투약

1) 비스테로이드성 소염제

여러 연구 결과에서 비스테로이드성 소염제를 규칙적인 간격으로 투여하는 것이 급성과 만성 요통 환자에서 통증 경감에 도움이 되는 것으로 보고하였다. 비스테로이드성 소염제 유형 간의 효과 차이는 없는 것으로 확인되었다.[97,98] 비스테로이드성 소염제의 부작용으로 위장관 출혈, 신장 기능 이상, 심혈관계 부작용 등이 있다. 요통 환자에게 비스테로이드성 소염제를 장기간 처방하는 것에 대한 효과나 부작용의 근거는 아직 부족한데,[99] 코크란 리뷰 상 치료의 기간이 2주를 넘는 경우가 51개의 임상 시험 중 6개에 불과하고, 최장 기간 치료 기간이 6주여서 장기간 복용이라고 보기에는 어려운 측면이 있다.[100]

2) 근육 이완제

근육 이완제의 사용에 대해서는 여전히 논란이 있다. 그 중 하나는 근육 경련이 기계적 요통에서 어떠한 역할을 하는지에 관한 것인데, 일부 그룹에서는 골격근은 근육 경련과 관계가 없고 평활근에서만 융합 지배 패턴(syncytial innervation pattern)이 존재하기에 실제로 경련이 일어날 수 있다고 주장하는 반면, 다른 연구자들은 근육과 요통과는 관련이 없다고 주장한다. 그럼에도 불구하고 일차 의료 기관을 방문하는 요통 환자의 35%는 근육 이완제를 처방받는다.[101] 근육 이완제는 크게 세 가지로 분류되는데 벤조다이아제핀 제제, 진정제, 항경련성 약물이다.

벤조다이아제핀 제제의 작용 기전은 억제성 신경전달물질인 감마아미노부티르산(Gamma Amino-Butyric Acid, GABA)의 작용을 항진시키는 것이다. 제한된 연구에서 벤조다이아제핀 제제가 급성 요통 환자와 만성 요통 환자에서 단기간 통증 완화 효과가 있는 것으로 보고되었다. 하지만 벤조다이아제핀 제제의 부작용으로는 진정, 어지럼증, 기분 장애가 있으며 급작스러운 투약 중단은 경련을 유발할 수 있다. 이 제제는 심각한 남용과 중독의 위험성이 있기 때문에 기계적 요통 환자에서는 예외적인 경우에 단기간만 사용 가능하다.[99,101] 동일 근육 이완제 내 우월

성은 입증되지 않았다.[100,102]

진정제는 여러 작용 기전을 포함한 약제들로서 cyclobenzaprine, carisoprodol, methocarbamol 등이 대표적인 약물이다. Cyclobenzaprine은 삼환계 항우울제와 구조적으로 유사하며 뇌간에 작용하는 것으로 알려져 있다. Carisoprodol은 척수의 신경세포 간 활동과 그 물체로의 이동을 제한한다. Methocarbamol의 기전은 명확하게 알려져 있지 않으나, 중추신경계의 활동을 제한시키는 것으로 알려져 있다. 진정제의 대표적인 부작용은 졸음과 어지러움이며, 몇몇 연구에서 급성 요통 환자에게 단기간 사용할 경우 효과적인 것으로 알려져 있으나 만성 요통 환자에 대한 연구는 거의 이루어지지 않았다. 동일 진정제 간에 우월성은 입증되지 않았다. 항경련제도 요통 환자에게 치료목적으로 사용되었다. Baclofen은 GABA 유도체로서 급성 요통 환자에게 단기간 사용 시 통증 경감 효과가 있는 것으로 보고되었다 . Dantrolene은 근육에 작용하며 근육 세포질 세망(sarcoplasmic reticulum) 칼슘 채널을 차단한다. Dantrolene은 다른 근육 이완제와 달리 졸음의 부작용은 없으나 드물게 심각한 간독성을 유발할 수 있다.[101] Tizanidine은 중추 신경계에 작용하는 약물이며 급성 요통 환자에서는 효과적인 것으로 보고되었으나 만성 요통 환자에서는 연구된 바 없다.[100]

3) 항우울제
삼환계 항우울제는 통증과 관련된 여러 상황에서 효과적인 치료제이다. 당뇨병성 신경병증, 대상포진 후 신경통(postherpetic neuralgia), 섬유근육통, 그리고 두통에서 효과적이다. 그러나 급성요통에 효과가 있는지에 대해서는 연구된 바 없으며, 만성 요통에는 효과적인 것으로 알려져 있다.[103] 적정 용량은 우울증 치료의 사용량 이하로 알려져 있으며, 흔한 부작용은 구강 건조, 시야 흐림, 변비, 어지러움, 떨림, 그리고 요실금이다. 하지만 삼환계 항우울제와 달리 선택적 세로토닌 재흡수 억제제(Selective Serotonin Reabsorption Inhibitor, SSRI)나 트라조돈은 요통에는 효과가 없는 것으로 보고되었다.[103]

4) 아편유사제
아편유사제는 급성 요통 치료에 널리 사용되고 있지만 만성 요통의 경우에는 여전히 결론이 도출되지 않았다. 만성

요통 치료에 아편유사제를 사용하는 비율은 3%에서 66%로 치료센터별로 다양하게 보고되었다.[104] 여러 연구에서 보고한 아편유사제로 인한 부작용의 발생률은 참가자의 절반 이상에 달하며, 아편유사제의 부작용은 오심, 변비, 졸림, 어지러움, 그리고 피부소양증 등이 있는 것으로 보고되었다.[105] 속효성 제제와 지속성 제제 간의 효과를 비교한 연구에서는 지속성 제제가 통증 완화 효과가 우월하고 남용의 위험성도 낮은 것으로 보고되었으나 아직까지는 아편유사제의 다양한 부작용 때문에 장기간 사용은 권장되지 않으며, 사용 중에도 지속적인 추적 관찰과 치료 중단 시점에 대한 논의가 필요하다.[99,105]

5) 기타 약제
항경련제 중 가바펜틴과 프레가바린은 신경병적 통증에 널리 사용되었다. 하지만 무작위 임상시험에서는 여전히 요통 환자에 대한 상기 약제의 효과는 불분명한 것으로 보고되었다. 트라마돌은 만성 요통 환자에서 단기간 사용할 경우 효과가 있는 것으로 보고되었다.[106] 스테로이드 전신 요법은 요통 환자에게는 효과가 없는 것으로 밝혀졌다.[100]

2. 물리치료
만성 요통에서 물리치료의 효과는 일시적이고 제한적인 것으로 알려져 있다.[107-109] 하지만 물리 치료는 즉각적인 통증 완화 효과가 있어 대증적 요법으로 널리 사용되고 있으며 운동치료의 전 단계 요법으로서 치료 효과를 높여줄 수 있다. 즉, 물리치료가 요통의 경과를 변화시켜 장기적인 효과를 보인다는 보고는 없지만, 일시적 통증 완화 효과로 운동치료를 더욱 적극적으로 시행하는데 도움을 줄 수 있겠다. 요통에 사용될 수 있는 전기치료는 경피 신경 전기 자극(Transcutaneous Electrical Nerve Stimulation, TENS)과 간섭파 치료(Interferential Current Therapy, ICT)가 있는데 피부나 근육에 대한 전기 자극이 척수에서 통증 조절에 작용을 하는 것으로 알려져 있고 효과는 일시적이지만 자극을 종료한 이후에도 수시간은 지속되므로 운동치료 전 적용할 경우 도움을 받을 수 있다. 요통 환자에서 경피 신경 전기 자극의 효과에 대한 메타 분석에 따르면, 양질의 연구가 많지는 않지만 경피 신경 전기 자극 단독으

로는 유의한 치료 효과를 보이지 않는 것으로 보고되었
다.[107]

3. 기계적 치료

1) 도수치료

도수치료는 역사적으로 오래된 치료법이다. 척추에 치료
자가 손을 이용하여 척추 분절을 조작(manipulation)하고
움직임을 가하는(mobilization) 도수치료가 일반 물리치료
보다 더 효과적이라는 보고가 있으며,[111] 적극적인 운동보
다 더 효과가 좋았다는 결과도 있으나,[112] 2004년 코크란
리뷰에서 척추도수치료가 다른 치료에 비해 급성, 만성 요
통의 치료에 더 효과적이라는 증거가 없다고 정리가 되었
다.[113] 도수치료를 가하면 빠른 신전에 의해 인슐린 유사
성장 인자(IGF-1)의 상향 조절이 일어나 효과를 볼 것이라
는 비교적 과학적 가설을 제기한 경우도 있으나,[114] 척추
도수치료는 특성상 치료의 효과가 치료자에 의존하는 부
분이 많으므로 과학적 효과를 입증하기가 쉽지 않은 분야
로 보인다.

2) 보조기

요통에 보조기를 사용하는 경우는 대부분 요천추부 코르
셋과 같은 연성 보조기이다. 척추 보조기는 복부를 압박하
여 척추에 걸리는 부하를 감소시키고 척추의 안정성을 기
할 수 있으나 오랜 기간 착용하면 오히려 체간 근육의 위
약을 초래하여 요통의 해결에 악영향을 끼치는 것으로 알
려져 있다. Jellema 등은[115] 153개의 만성 요통에 대한 보
조기의 효과를 본 연구 중 과학적인 방법론을 적용한 13개
의 연구에서 요천추부 보조기의 만성 요통 예방 효과는 없
으며 치료 효과에 대해서도 연구마다 상반된 결과를 보인
다고 보고하였다. 이들은 특히 요추부 보조기를 처방하였
을 때 그 순응도에 대한 검토가 선행되어야 함을 지적하
고 있는데 국내 연구에 따르면 척추 전이암 환자들에 대한
척추 보조기의 순응도가 64% 정도인 것으로 볼 때,[116] 만
성 요통에 대한 보조기 치료는 그 순응도가 더 낮을 것으
로 보인다. 따라서 급성 요통의 초기에 통증 조절 목적으
로 보조기를 사용할 수는 있으나 장기적인 사용은 피하는
것이 좋다.

3) 견인치료

2003년 42명의 요통 환자를 대상으로 일반적인 물리치료
(온열치료, 초음파, 운동치료)를 시행한 군과 추가적으로 견
인치료를 한 환자-대조군 연구에서 견인치료가 의미있는
효과를 보이지 않았다는 보고가 있었다.[117] 최근 모터 및
모터 제어 기술이 발달함에 따라 새로운 기계적 특성을 갖
는 고가의 견인치료기가 도입되고 있으나 기계적인 요통
이 앉거나 서 있을 때, 즉 요추에 부하가 가해지는 상황에
서 문제가 되는데 비하여 견인치료는 누워있는 자세에서
수동적인 견인만 가하게 되므로 견인치료 후 다시 부하가
가해지는 상황이 되었을 때도 그 효과가 지속될지는 의문
이다.

4) 침상 안정

증상 호전에 도움이 되지 않으며 요통의 회복을 지연시키
기 때문에 추천되지 않는다.

5) 운동 치료

기계적 요통에 대한 운동 치료는 가장 중요한 치료이므로
독립된 섹션에서 기술하겠다(VII. 요통에 대한 운동 치료 참
조).

4. 주사 및 시술

1) 경막외 스테로이드 주사(Epidural Steroid Injections, ESI)

1993년 추간판 탈출에 의한 신경근병증이 단지 기계적인
압박만이 아니라 추간판 구성 물질, 특히 수핵이 신경근에
접촉함으로 인해 발생되는 일련의 염증 반응에 의한 것이
라는 실험 결과가 발표되었고[49] Komori 등에 의해 탈출된
추간판의 자연 소실이 보고되면서 추간판 탈출증으로 인
해 발생하는 신경근병증 시 통증 조절을 위한 경막외 스테
로이드 주사는 강력한 과학적 근거를 갖게 되었다.[118] 수
차례에 걸쳐 시행된 무작위 대조군 연구에서도 경막외 스
테로이드 주사의 효과가 입증되었는데, 급성기 혹은 일정
기간 보존적 치료를 해도 증상의 호전이 없는 경우에 주사
치료를 시행할 시, 자연 경과에 비해 3개월 간 유의하게
증상 완화 효과가 높다는 결과를 얻었다.[85,119,120] 따라서
경막외 스테로이드 주사는 추간판 탈출증으로 인한 방사

통이 있을 때 우수한 증상 완화 효과를 기대할 수 있으므로 수술의 필요성을 줄일 수 있는 중요한 치료 단계로 간주된다.

2) 후관절 주사(facet joint injections)

후관절 주사는 그 효과가 오랜 기간 지속적되는 않으므로 요통에 대한 치료적인 목적보다는 진단적으로 사용되는 경우가 더 많다. 후관절에서 기인하는 통증은 심한 관절염이 있는 경우뿐만 아니라 정상적으로 보이는 후관절에서도 발생할 수 있으며, 요통이 없는 경우에도 방사선 소견상 후관절에 퇴행성 변화를 보이는 경우는 매우 흔하므로 후관절에서 기인하는 요통을 진단할 수 있는 유일한 방법이 후관절 주사법이라고 볼 수 있다.[121] 진단적 목적으로 후관절 주사를 할 때에는 1회의 주사로 판정하기에는 위양성율이 38%에 이르는 것으로 알려져 있으므로 지속기간이 다른 국소마취제를 사용하여 충분한 시간 간격을 두고 2회 이상 진단적 주사를 시행하도록 권장되고 있다.[122]

3) 내측 분지 차단술(Medial Branch Block, MBB)

내측 분지 차단술은 통증을 유발하는 것으로 의심되는 척추 후관절의 감각을 담당하는 척추 신경근 후지의 내측 분지를 고주파를 이용하여 파괴시키는 시술이다. 이 시술은 요통의 원인이 척추 후관절에 의한 것임을 확인한 후에 시행하는데, 해당 척추 후관절과 그 상부 후관절에 시행하였을 때 최대의 효과를 볼 수 있다.[123] 통상 시술 받은 환자의 절반이 50% 이상의 통증 호전을 보이지만, 6개월에서 12개월 내 재발을 하는 경우에는 재시술이 필요하다.[124] 내측 분지 차단술을 척추 다열근의 탈신경을 유발하는 것으로 알려져 있는데, 이로 인하여 장기적으로는 척추의 생체 역학에 문제가 생길 수 있다는 이론이 제기되어 내측 분지 차단술 시행 여부에 대해서 의견이 엇갈리고 있다. 저자는 척추 다열근의 위축이 척추 안정화에 부정적 영향을 미치므로 장기적인 관점에서 볼 때는 내측 분지 차단술을 시행하지 않는 것이 옳다고 보는 입장이다.

4) 추간판 내부 시술(Intra-discal Procedures)

추간판 내부 시술은 추간판의 후방 섬유륜에 고열을 가하여 통각 신경을 파괴하고 글리코사미노글리칸(Glycos-aminoglycan)에 변화를 가하여 섬유륜을 더 강하게 하는 기전으로 추간판성 통증을 호전시키는 것으로 생각하였으나,[125] 후자의 기전은 확실하지 않는 것으로 보고 있다.[126,127] 엄격하게 시행된 임상시험에서는 대상 환자의 40%에서 50% 이상의 통증 호전을 보였으나, 대상 환자의 50%에서는 큰 호전이 없다고 보고하였고,[128] 다른 임상시험에서는 통증, 삶의 질 지표 등에서 충분한 호전이 없었다고 보고하였다.[129] 또한 단지 1회의 추간판 조영술만을 시행하더라도 시술 10년 후에는 추간판 퇴행이 더 심해지고 탈출의 위험도 높아진다는 연구 결과를 고려할 때,[77] 추간판 내부 시술은 단기적으로 획기적인 증상 완화 효과도 없고 장기적으로는 오히려 해로울 가능성이 높으므로 저자의 의견으로는 시행하지 않는 것이 옳다고 본다.

5) 증식치료(Prolotherapy)

인대나 건에 용액을 주입하여 연부 조직의 증식을 유발함으로써 손상된 혹은 약해진 연부 조직을 더 강하게 만드는 것이 증식치료이다. 주로 고농도(10~20%)의 포도당(dextrose)을 사용하거나 국소마취제, 글리세롤 등을 첨가하기도 한다. 요통 치료를 위해서는 장요인대(ilio-lumbar ligament)나 극간인대 등에 주사를 하는데 체계적 고찰에서는 증식치료만을 사용하여 대조군보다 만성 요통의 호전을 보인 경우는 없으며 단지 다른 치료, 도수치료, 운동 등과 같이 사용하면 약간의 추가적인 효과가 있는 것으로 보고하고 있다.[130,131] 문제는 증식치료가 실제로 인대나 건에 증식을 통해 강화되는 효과를 보이느냐 하는 것인데 임상 증례 보고에서는 긍정적인 결과가 보고되었으나,[132] 수차례의 동물 실험에서는 인대와 건이 두꺼워지는 경향은 있으나 생체역학적인 강도가 증가하지는 않는 것으로 보고되었다.[133,134]

6) 유발점 주사(Trigger Point Injection, TPI)

근육의 특정 부위를 눌렀을 때, 심한 통증이 유발되고 단단하게 촉지되는 부위를 유발점이라 한다. 유발점에 대한 치료 중, 생리식염수, 국소마취제 혹은 주사 바늘만으로 유발점에 시술하는 것을 유발점 주사라고 부른다. 유발점과 근막통 증후군이 처음 알려졌을 때는 특정한 진단과 치료가 잘 안되는 경우, 유발점을 찾아서 치료하여 통증 완화를 볼 수 있었기 때문에 많은 관심의 대상이 되었다. 일부에서는 모든 근골격계 통증을 유발점 주사로 해결할 수 있다는 의견도 제시되었으나 최근에는 근막통과 유발점은 다른 병적 상태(추간판성 통증이나 방사통 등)에 의해 유발된 현상이라고 보고 있다. 따라서 유발점 주사를 통해 일시적인 통증의 호전은 기대할 수 있으나 기저의 병적 상태가 해결되지 않는 한 통증은 재발되는 것으로 보고 있다. 체계적 고찰에서도 만성 요통에 대한 유발점 주사의 효과에 대해서 의문을 제기하고 있으며 유럽의 만성 요통 치료에 대한 가이드라인에서 유발점 주사는 빠져있는 상태이다.[135]

5. 수술적 치료

요통에 대한 수술적 치료는 크게 감압술(decompression surgery)와 고정술(fusion surgery)로 나눌 수 있다.

감압술은 추간판 탈출증, 척추관협착증 등 신경근을 압박하는 구조물을 제거하거나 절제하여 신경근 압박을 해소하는 방법으로 배설 장애, 운동 마비 등의 신경학적 증상이 진행할 때는 가능한 빨리 시행해야 한다. 마미증후군이 생겼을 때는 48시간 내에 감압술을 시행하는 것이 그 이후에 시행하는 것보다 확연히 우수한 결과를 보이므로 수술적 판단에 이견이 없다.[136] 추간판 탈출증으로 인한 방사통은 시간이 지나면서 신경근의 염증이 소실되면서 자연적으로 호전되는 경과를 보이고 탈출된 추간판 역시 자연적 위축이 일어나므로 보존적 치료에 효과가 있는 경우 감압술을 할 필요가 없다. 문제는 보존적 치료에도 불구하고 방사통이 지속되는 경우인데, 보존적 치료를 언제까지, 어느 단계까지 시행한 후에 감압술을 시행할 것인지가 관건이다. 저자의 생각으로는 방사통의 원인이 되는 신경근의 레벨을 정확히 진단하고 그 신경근에 대해 경추간공 선택적 경막외 스테로이드 주사를 2~3주 간격으로 3회까지 시행하고 6개월 정도 정밀하게 처방된 운동치료 및 자세 교정을 시행하였음에도 불구하고 일상생활을 수행하기 어려운 정도의 방사통이 여전히 지속될 경우, 감압술을 고려하는 것이 좋다고 본다. 이처럼 감압술을 결정하기 전에 최선의 보존적 치료를 충분한 기간해야 하는 이유는, 추간판 탈출증에 대한 보존적 치료와 감압술의 효과를 10년간 추적 관찰한 대조군 연구에서 감압술을 받은 경우

초기에 증상 완화 효과가 더욱 빠르고 컸으며 10년 후 증상 호전을 보인 비율이 높은 것으로 보고된 반면에,[137] 그 비율이 68% 대 61%로 차이가 크지 않고 직업 관련 장애 정도는 차이가 없었기 때문에 감압술의 우월성이 뚜렷하게 나타나지 않았기 때문이다. 이에 비해 감압술 시행 후 재발에 의한 재수술의 빈도는 90일 이내에 1.1~3.4%, 1년 이내에 2.8~12.5%, 4년 이내에 8.1~24.5%로 알려져 있어[138] 최적의 보존적 치료로 방사통이 해결된다면 감압술을 시행할 필요가 없다고 생각된다.

감압술이 방사통 혹은 신경근병증에 적용이 되는데 반해 고정술은 심한 축성 요통에 적응이 된다. 심한 축성 요통은 추간판성 통증 즉, 추간판 내장증이나 퇴행성 추간판에서 유래되므로 통증이 유발되는 척추 분절을 유합, 고정하여 통증을 제거하려는 목적에서 시행된다. 그러나 고정술의 경우 감압술에 비해 성공률이 훨씬 낮게 보고되었는데, 축성 요통에 대한 치료로 고정술과 보존적 치료를 2년간 추적 관찰한 연구에서 고정술(63%)이 보존적 치료(29%)보다 높은 성공률을 보였다는 연구 결과도 있으나,[139] 대조군에 대해 적극적인 재활 치료를 한 연구에서는 2년 후 두 군 간의 유의한 차이를 확인할 수 없었다.[140,141] 고정술은 근본적으로 두 가지 문제점을 갖고 있는데, 하나는 고정된 분절 아래 혹은 위 레벨에서 발생하는 인접 분절 퇴행(adjacent segment degeneration)이다. 인접 분절 퇴행은 척추 고정술 후 5년 내 20~35%,[142-145] 10년 내 50~100%가 발생하므로 수술을 받은 환자의 대부분이 겪는 문제이다. 또 다른 근본적인 문제는 고정술의 치료 효과가 환자마다 크게 차이가 나는데 수술 결과가 좋을 것으로 예측 가능한 인자가 별로 없다는 것이다.[146] 따라서, 고정술을 시행하기 전에 보존적 치료를 적극적으로 시행하여야 하며, 고정술을 시행할지 여부를 결정할 때 감압술의 경우보다 훨씬 더 신중하게 접근해야 한다. 저자의 견해로는 추간판성 통증에 대한 가장 효과적인 보존적 치료는 올바른 자세와 적절한 운동 치료라고 본다. 추간판성 요통의 자연 경과를 2년까지 보는 견해도 있으므로 고정술 결정 전에 최적의 보존적 치료를 2년 이상 시행하는 것이 옳다고 본다.

최근에 단일 분절에 대해 고정술 대신 인공 추간판 치환술(artificial disc replacement)이 더 효과적이라는 주장이 있으나 2010년 체계적 고찰에서 5년간 추적 관찰한 결과, 고정술보다 우월하다는 증거는 없으며, 오히려 인공 추간

판 치환술 과정에서 발생되는 부작용이 7.3% 내지 29.1%에 이르고 치환물의 장기적인 수명을 보장할 수 없는 상태라 연구 목적 외에는 사용하지 않는 것이 좋겠다는 결론을 내리고 있다.[147]

VII. 요통에 대한 운동치료

기계적인 요통이 전체 요통의 97%를 차지하는 만큼 요통에 대한 기계적인 해결 방법이 중요하다. 요통에 대한 기계적 치료법은 크게 환자 스스로의 움직임과 노력을 통해 기계적인 관점에서 호전을 얻어내는 적극적 기계적 치료와 타인 혹은 장비 등의 힘을 빌어 치료를 받는 수동적 기계적 치료로 나눌 수 있다. 앞서 설명한 척추 견인, 도수치료, 보조기 등이 전형적인 수동적 기계적 치료이며 엄밀하게 보면 감압술, 고정술 등의 수술적 치료도 수동적 기계적 치료라고 볼 수 있다. 오랜 인류 역사 동안 수많은 수동적 기계적 치료가 개발되고 널리 시행되고 있지만 여전히 기계적 요통에 대한 성공적 치료 방법으로 평가받는 것은 별로 없다. 그 이유는 기계적 요통의 발생 기전이 수없이 반복되는 부하에 의한 것임을 고려할 때, 척추 구조물에 부하가 거의 가해지지 않는 상태에서 시행되는 수동적 기계적 치료는 경미한 변화를 일으킬 뿐, 환자의 척추에 부하가 가해지는 자세를 취할 경우 짧은 시간 내에 원래 상태로 돌아갈 가능성이 높기 때문이다. 역으로 수동적 기계적 치료로 강한 기계적 변화를 초래하는 경우(분절 고정술 등), 척추 전체가 차후 가해질 반복적인 기계적 부하에 오히려 더 취약해질 가능성(인접 분절 퇴행 등)이 매우 크다는 문제가 있다. 이런 경우 수동적 기계적 치료를 위해 원래의 해부학적 구조물(손상받은 추간판 혹은 후관절)을 희생시키는 것이 기능적인 관점에서 타당한 것이냐에 대한 깊은 고찰이 필요하다.

능동적 기계적 치료는 운동치료가 주종을 이루는데 이러한 치료 방침이 중요하다는 것은 의학적 지식이 없는 사람들에게도 널리 알려진 사실이다. 아마도 끊임없이 반복되는 혹은 지속적으로 작용하는 부하에 의해 요통이 발생된다는 사실을 누구나 느끼기 때문일 것이다. 문제는 수많은 과학적, 비과학적 방법의 능동적 기계적 치료가 시도되

고 있으나 요통에 긍정적인 치료효과가 있는지, 어떤 운동이 가장 효과적인지 등에 대해 여전히 많은 논란이 있다는 점이다. 가장 큰 이유는 요통의 발생기전에 대해 아직 모르고 있는 부분이 많기 때문이다. 따라서 현재까지 밝혀진 요통에 대한 운동치료의 효과를 요통의 발생기전과 요통에 대한 여러 해부학적 구조물들의 연관관계를 통해 해석하여 새로운 통찰적 관점을 확보하는 것이 필요하다.

1. 요통에 대한 운동치료의 효과

2008년 발표된 리뷰에 따르면 요통 운동치료는 급성 요통에는 효과가 없고 아급성기 요통에는 일부 효과를 보이며 만성 요통에는 다수의 긍정적인 효과가 보고되지만 부정적인 결과도 적지 않은 것을 알 수 있다.[148] 과학적인 논리로 보면 운동치료의 효과가 명확함에도 불구하고 임상 연구에서는 이처럼 일관되지 않는 결과를 보이는 이유에 대해 대상 환자이 이질적이기 때문이라는 주장이 제기되었다. 대상 환자의 이질성을 극복하기 위해 하위군 분석(subgroup analysis)를 시행한 연구들이 발표되었다. 그 중 대표적인 것이 방향 선호에 따른 운동 처방에 관한 연구인데, 요통 환자들에게 특정 방향으로 운동을 시켰을 때 즉시 혹은 장시간 통증 호전을 보이는 방향 선호(directional preference)를 보이면 해당 방향의 운동을 지속하는 것이 더 큰 효과를 보였다고 보고하였다.[149] 이들은 방향선호를 확실히 보인 대상자들에 대한 2차 분석에서 방향선호에 따른 운동 처방의 효과가 급성 대 만성, 축성 통증 대 방사통, 신경학적 증상의 유무에 따른 분류에 우선함을 보고하여 방향 선호 운동 처방의 중요성을 재강조하고 있다.[150] 그러나 이들이 주장하는 방향 선호의 개념이 요통에 대한 엄정한 병태생리를 근거로 한 것이 아니라 운동방향에 대한 환자의 주관적 증상을 가설화한 McKenzie의 개념에서 출발한 것으로 완전히 동의할 수 없는 부분이 있다. 저자의 생각으로는 방향 선호를 하나의 현상으로 받아들일 것이 아니라 특정 해부학적 구조물의 병변이 요추의 운동 방향에 따라 특정한 반응을 하면서 통증에 영향을 주는 기전 자체로 해석하는 것이 보다 적절한 운동 처방을 할 수 있는 길이라고 본다.

방향 선호의 구체적인 예를 보면 추간판성 통증이 있는

경우 요추 굴곡은 추간판 내압을 증가시키고 후방 섬유륜에 기계적 자극을 가하여 통증이 증가되며 요추 신전(예: 멕켄지(McKenzie) 신전 동작)은 그 반대의 효과로 통증이 호전됨으로 설명된다.[151] 이에 비해 요추 신전에 의해 통증이 증가되는 것은 신경근 염증으로 방사통이 있어 신전에 의해 손상된 디스크가 신경공(neural foramen) 쪽으로 팽윤이 되고[152,153] 이로 인해 신경근의 압박이 생기는 경우이거나 후관절증으로 통증이 심해지는 경우일 것이다.[154] 저자의 생각으로는 이런 경우 통증이 완화되는 방향으로만 움직이는 것이 과연 요통의 장기적인 치료에 도움이 될 것이냐는 것이다. 그 이유로는 시기에 따라 특정한 구조물로부터 유래되는 통증이 우세하지만 대부분의 요통은 상기 세 가지의 병적 상태, 즉 추간판성 통증, 추간판 탈출증으로 인한 방사통, 후관절증 등이 공존하고 있고 이들 모두 추간판이 손상이 되어가는 도도한 흐름 속에 시기에 따라

나타나는 특징에 가깝다. 따라서 이에 대한 운동치료의 근간은 손상된 추간판을 회복시키고 더 이상 손상을 받지 않도록 하는 것이어야 하며 특정 시기에 더 심한 통증을 보이는 병적 구조물에 대해서는 그 상황에 적합한 운동 치료의 수정이 필요하다고 본다.

2. 요통에 대한 운동치료의 종류

1) 유연성 운동(flexibility exercise)
요통 환자들이 가장 흔히 하는 운동이 허리를 앞으로 구부리는 요추 굴곡 스트레칭일 것이다. 요통 환자들이 요추 굴곡 스트레칭을 많이 하는 이유는 스트레칭을 하면 약 20분 정도 시원한 느낌을 받기 때문이며 요통 치료 전문가들이 이를 추천하는 이유는 요통이 근육이 뭉쳐서,[155]

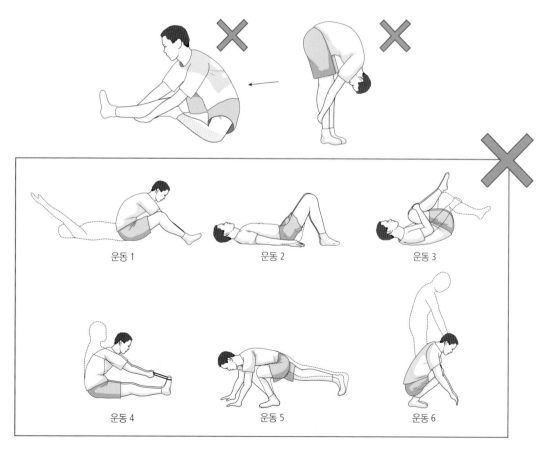

운동 1　　　운동 2　　　운동 3

운동 4　　　운동 5　　　운동 6

그림 40-30 │ 깊은 요추 굴곡 스트레칭과 대표적인 굴곡 운동인 윌리암스 운동. 요통이 있는 환자에게 처방해서는 안 되는 운동들이다.

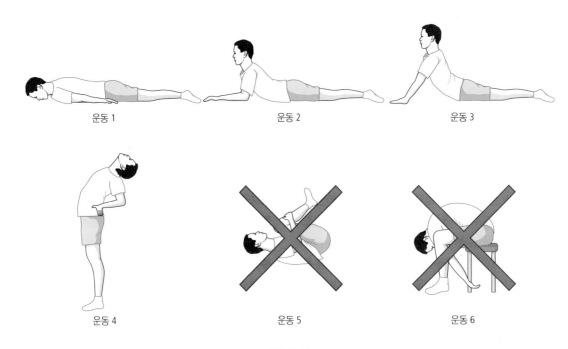

운동 1

운동 2

운동 3

운동 4

운동 5

운동 6

그림 40-31

맥켄지 운동 중 신전 동작은 다양한 연구에서 추간판 손상의 회복에 도움이 되는 것으로 보고되고 있으나 저자의 견해로는 5, 6번 운동은 요추에 굴곡 스트레칭을 가하여 디스크 손상을 유발 할 수 있으므로 시행하지 않는 것이 좋다고 본다.

요추 전만이 심해져서, 허리가 경직되어서[156] 생긴다는 잘못된 믿음 때문이다. 전문가들의 잘못된 믿음은 요통과 요통에 수반되는 현상들을 해석함에 있어서 원인과 결과를 혼돈하였기 때문이라고 생각된다.

　요추에 대한 굴곡 스트레칭은 요통을 더 심화시킨다는 결과가 보고되었으며,[157,158] 요추에 대한 스트레칭보다는 대퇴주변근, 슬관절 주변 근육에 대한 스트레칭이 요통에 도움이 된다는 것이 정설이다.[159]

(1) 윌리엄스 운동

요추 굴곡 운동은 요추 전만증을 감소시켜 척추 후관절 연골에 가해지는 스트레스를 줄여주고, 요추의 부척추근과 근막을 스트레칭시킨다는 개념의 운동으로 대표적인 운동으로는 윌리암스 운동을 들 수 있다(그림 40-30). 그러나 1930년대에 잘못된 도그마에 근거하여 고안된 이 운동이 시상면 밸런스(sagittal balance)가 무엇보다 강조되고 있는 2010년대에도 여전히 시행되고 있다는 것이 놀라울 따름이다. 앞서 설명한 요추 굴곡 스트레칭이 요통에 해로운

것과 마찬가지로 요추 전만을 감소시키는 것을 지상 목표로 하는 윌리엄스 운동은 이제 중지되어야 한다.

(2) 요추 신전 운동(맥켄지 운동, McKenzie exercise)

요추 신전 운동은 요추 전만이 요통의 원인이라고 굳게 믿고 있던 1950년대에 우연한 기회로 심한 좌골신경통 환자에게 요추 전만을 강조하는 자세를 취하게 한 후 통증이 급격히 사라지는 현상을 경험한 맥켄지가 주창한 운동이다(그림 40-31).[160] 맥켄지 운동은 특정 방향의 허리 동작에서 통증이 줄거나 중심화(centralization)되는 현상을 관찰하여 이를 방향 선호(directional preference) 현상으로 보고 요통을 세분하였고,[82] 각각의 방향 선호에 따른 운동 처방을 하는 것이 특징이다.[161] 이 운동은 운동 치료법의 표준화라는 측면에서 의의가 있으나, 방향 선호로 요통의 해부병리를 적극적으로 설명할 수 없다는 한계가 있다. 하지만 맥켄지가 주창한 신전 동작을 통해 후방으로 밀리는 수핵을 전방으로 환원시키는 효과가 있다는 사실이 동적 MRI 연구를 통해 증명되었다.[162-164] 따라서 맥켄지의 신전 동

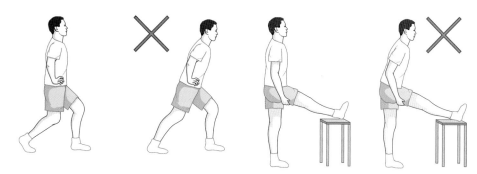

그림 40-32 | 구축된 하지 근육에 대한 스트레칭은 요통에 도움이 되는데 이때 요추에 굴곡 스트레칭이 가해지지 않도록 하는 것이 중요하다.

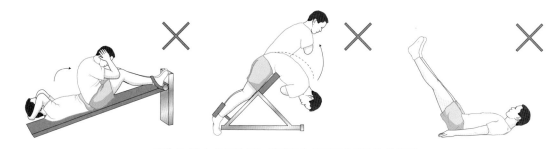

그림 40-33 | 요통이 있는 환자에게 처방하지 말아야 할 운동
체간 근육 강화를 위해 요추를 반복적으로 굴곡-신전 시키는 운동들. 근육은 강화되나 그 과정에서 추간판의 손상을 초래할 가능성이 매우 높다.

작은 디스크 손상으로 인한 요통의 치료에 큰 도움이 될 것으로 생각된다.

(3) 하지 근육 스트레칭

요통 치료를 위한 스트레칭은 엄격하게 하지 근육에 한정되어야 하고 이 과정에서 요추에 스트레칭이 가해지지 않도록 주의하여야 한다. 예를 들면, 요근(psoas muscle)의 단축은 요통 환자에서 흔히 관찰되는 문제로서,[165] 고관절의 스트레칭 운동이 단축을 해소하는데 도움이 된다. 하지만 부적절한 자세에서 스트레칭을 하면 오히려 요추에 불필요한 부하가 가해지므로 이를 피하기 위해서 몸통을 바로 세운 상태에서 스트레칭을 해야 한다(그림 40-32).

2) 근력 강화 운동

요통 환자들에게서 관찰되는 근육의 위축과 약화에 대한 치료로서 일반적으로 체간의 근육 즉, 복근과 배근의 근력강화에 집중하는 경우가 많은데 sit-up, leg raise, trunk extension 운동 등이 대표적이다(그림 40-33). 그러나 이러

한 운동 동작은 디스크 내부의 압력을 급작스럽게 높이게 되어,[166] 손상된 추간판을 더 손상시킬 우려가 높다. 또한, 사체 혹은 동물 실험에서 척추 분절에 이러한 동작을 반복적으로 가하면 처음에는 추간판의 섬유륜이 손상되고 반복의 횟수가 늘어가면 추간판 탈출에 이른다는 다수의 보고가 있다.[42,167] 뿐만 아니라 대부분의 일상 생활 동작에서 요추의 안정성을 유지하기 위한 근력은 체간의 최대 근력의 10% 정도 내외의 수축으로 충분한 것으로 알려져 있다.[168] 따라서 요통 치료를 위해 과도한 체간 근력 강화 운동은 요추 안정성에 도움을 주기보다 추간판에 손상을 가할 위험이 커지므로 운동 처방에서 제외함이 마땅하다. 요추 안정성을 도모하기 위해서는 근력 자체보다 여러 근육을 적절한 시점에 적절한 정도의 수축으로 동원하는 운동 조절(motor control)과[169] 어떤 동작을 지속하는 동안 적절한 운동 조절을 유지할 수 있는 지구력(endurance)이 훨씬 더 중요하다.[170] 즉, 요추 안정성을 최대화 할 수 있도록 운동 조절을 숙달하는 것과 추간판에 손상이 가해지지 않는 범위 내에서 요추 안정화 자세를 유지하는 지구력 훈

련, 그리고 어느 정도의 근력 강화 운동이 요통 치료의 핵심이 되겠다.

강한 근력 강화 운동은 추간판 손상의 우려가 있는 체간 근육에 시행하는 것이 아니라 요배근막(등허리근막, lumbodorsal fascia)의 원위부와 근위부에 부착된 광배근, 대둔근에 시행해야 한다. 이유는 요배근막이 복근과 배근과 함께 요추 안정에 지대한 기여를 하기 때문이다.[29] 특히, 상지와 하지에 강한 힘을 가하는 복합적 동작(스포츠 활동, 무거운 물건을 옆으로 옮기는 동작 등)에서 척추에 가해지는 하중을 줄이고 손상 위험도 낮추는 역할을 한다. 단, 이 운동은 손상된 추간판이 어느 정도 회복되고 요추 안정화 자세를 유지하기 위한 운동 조절 훈련이 충분히 된 상태에서 시행해야 한다.

3) 유산소운동(aerobic exercise)

유산소 운동은 요통 치료를 위한 다른 운동의 기초가 되고 타 운동들(근력 강화 운동, 유연성 운동 등)과 밀접하게 연관되어 있기 때문에, 이에 대한 연구들을 해석하는 데 어려운 경우가 많다. 여러 연구 결과, 근력 강화와 신장 운동 위주의 마루 운동과 저충격(low impact) 유산소 운동을 결합한 형태의 집단 치료가 통증과 장애를 낮추는 데 효과적이었다고 한다.[171] 어떤 유산소 운동 유형이 가장 유산소 능력치 증가와 통증 감소에 효과적인지에 대해서는 아직 보고된 바가 없다.

요통 치료에 있어 어떤 형태의 운동을 시행하는지 보다는, 얼마나 규칙적으로, 일정한 강도의 운동에 참여하는지 여부가 더 중요한 요소로 보인다. 한 소규모 연구에서 요통 환자들에게 트레드밀, 고정식 자전거, 상지 근력 운동 기구(upper extremity ergometer)를 이용한 운동 부하 시험을 시행한 후 그 효과를 비교하였다.[172] 트레드밀에서 검사를 중지한 시점의 통증 점수가 다른 두 운동에서보다 높았다. 이는 고정식 자전거와 상지 근력 운동에서 근육 피로가 조기에 와서 검사를 일찍 중지했기 때문으로 보이고, 반면 트레드밀 시에는 운동 부하 시 대상자가 느끼는 통증이 견딜만 하여 더욱 높은 심장 박동수와 최대 산소 섭취량에 도달할 수 있었던 것으로 보인다. 일상 활동 중에서 유산소 능력을 높이려면 걷기가 가장 효과적인 것으로 보인다. 만성 요통 환자들은 보행 분석에서 통증 없는 사람들에 비해 속도가 낮은 것으로 나온다. 이것은 통증 자

체보다는 통증에 대한 두려움과 공포 회피 행동과 연관되어 있다.[173] 흥미롭게도 낮은 보행 속도로 걸을 경우, 척추의 움직임은 적어지고 조직에 정적인 부하가 가해져서, 팔을 흔들면서 걷는 속보보다 척추에 더욱 큰 부하가 가해지며 통증의 빈도도 높아진다. 속보는 조직에 정적인 부하가 아닌 주기적 부하를 가하여 결과적으로 척추에 가해지는 힘은 감소한다. 팔을 흔드는 것도 탄성 에너지의 효율적인 저장과 사용을 가능하게 하여 각 답보(踏步)에 필요한 근육 수축의 필요성을 감소시킨다.[81] 요통 환자에게 속보는 다른 유산소 활동처럼 치료적 효과를 보이는 것으로 밝혀졌다.[81,174] 즉, 어려운 운동 방법을 가르치기 힘든 경우에는 올바른 자세(다음에 설명할 복부 고정 자세)를 유지한 상태에서 속보로 걷는 것을 권장한다.

4) 수중 운동(aquatic exercise)

일반적인 운동을 잘 견디지 못하는 환자들에게 가끔 수중에서의 운동이 필요할 때가 있는데 그 장점으로는 첫째로 부력으로 인한 중력 부하의 감소이다. 물에 잠긴 부분이 많을수록 이 효과는 커진다. 예를 들어 수직 자세로 목까지 잠긴 경우 90% 정도의 중력 감소 효과가 있다.[175] 둘째로 물은 그 자체로 관문 조절설에 근거하여 통증을 줄일 수 있다. 즉, 물 온도, 수압, 소용돌이 등으로부터 다양한 감각 유입이 있어 통증을 덜 느낄 수 있다. 보호적 근육 수축이나 근육 과활동 등도 따뜻한 물 속에서는 감소한다. 움직임에 대한 공포와 재상해의 두려움이 있는 환자들에게는 수영장에서 움직이는 것이 자신감을 키워 주어서 물 없는 곳에서의 운동도 가능하도록 진행시킬 수 있다. 환자들은 중립 자세를 배우고, 안정화 운동을 포함한 다른 근력 강화 운동을 시도할 수 있다. 물 속에서 걷고 달리고 헤엄치면서 유산소 능력도 향상시킬 수 있다.[175] 이 분야에 대한 연구는 많지 않으나 몇몇 연구에서는 요통 환자에서 유효한 운동으로 보고 있다.[175,176]

5) 요추 안정화를 위한 운동 조절 훈련

요추 안정화와 요통 치료 목적으로 시행되는 운동 조절 운동을 통칭하여 코어 운동 혹은 코어 안정화 운동이라 한다.[177] 이론적으로는 신경근육계의 기능을 증진시켜 척추에 대한 조절과 보호 작용을 할 수 있도록 하는 것으로 정의할 수 있으며 실제적으로는 운동을 통해 요추-골반에

대한 조절을 향상시키는 것이다.[178]

이 운동의 이론적인 근거는, 요통 환자들에서 체간 근육의 위축과 약화, 부조화가 관찰되기에 이를 교정해 준다는 것이다.[180,181] 체간근육의 부조화로는 주로 굴곡근과 신전근의 동원 양식의 차이,[182] 천부 근육과 심부 근육의 비정상적인 동원 양식,[183] 혹은 시상면 상의 균형(Sagittal balance)을 회복하는 능력의 상실 등이 보고되고 있다.[184] 요통 환자에서 단순히 체간 근육이 약화된 것만이 아니라, 정상인과는 다른 동원양식을 보여 척추와 골반의 조절에 불안정성이 관찰된다는 것이다. 따라서 체간 근력 강화 운동과 더불어 근육 조절 훈련을 시행하는 것이 코어 안정화 운동의 근간이다.

코어 안정화 운동에는 크게 두 가지 접근 방법이 있는데 요추와 골반에 대한 조절 능력을 호전시키기 위해 심부 근육에 특정한 수축을 조절하게 훈련하는 복부 공동화(ab-dominal hollowing) 모델과[185,186] 요추를 가장 안정된 자세로 유지한 상태에서 요추 주변근의 등척성 수축을 통하여 체간의 강직도(stiffness)를 증가시켜 요추 구조물의 손상을 최소화하려는 복부 고정 기법(abdominal bracing)이 있다. 전자는 호주의 Richardson, Hides 등의 연구자가 고안한 운동으로, 복횡근(transversus abdominis)과 다열근만을 특이적으로 수축시켜야 하고 이를 위해 초음파 영상을 사용하기도 한다. 이들은 이 방법을 통해 많은 성과를 보고하고 있는데,[187] 최근에는 뇌가소성(brain plasticity)까지 영향을 준다는 보고를 하였다.[188] 그러나 저자가 느낀 바로는, 이 운동이 이론적으로는 그럴 듯 하지만 실제로 임상에 적

용하는 과정에서는 적절하지 않은 부분이 많다는 것이다. 그 이유로는 복횡근만 특이적으로 수축하는 것이 쉽지 않을 뿐더러, 설령 복횡근만 수축하더라도 실제로 요추 안정도에 기여하는 정도가 미미하다는 점을 들 수 있다.[189,190]

이에 비해 맥길 교수가 주창하는 코어 안정화 운동인 복부 고정 기법은 임상에 적용하기에 용이하고 적절하다. 복부 고정 기법은 요추 신전 자세로 통증이 유발되지 않는 안정된 배열을 확보한 이후, 복근, 복사근, 척추 주변근에 약간의 근수축을 유발하여 흉곽, 허리, 골반을 한 덩어리로 만드는 운동이다. 근력 강화보다 근신경 조절에 중점을 두는 방법으로 이 조절이 확립되는 것을 최우선 목표로 한다. 정적이고 간단한 자세이지만 만성적인 요통을 앓고 있는 환자들에게 복부 고정 기법을 훈련시키는 데에는 상당한 노력과 시간이 필요하다. 코어 안정화 운동의 기본인 운동 조절(motor control)로 복부 고정 기법을 숙련한 이후 다음 단계로 진행하는 것이 바람직하다.[191]

(1) 복부 고정 기법 훈련

복부 고정 기법 훈련은 최적의 요추 배열을 찾는 것으로 시작된다. 대부분의 경우 약간의 요추 전만이 있는 자세인데 후관절증이 있거나 방사통이 심한 경우 전만 각도를 줄여서 통증이 유발되지 않는 배열을 찾아야 한다. 최적의 요추 배열을 찾고 나면 그 상태에서 복벽을 손으로 눌러 복벽의 긴장도를 느끼게 하고 헛기침을 할때 가해지는 복벽의 긴장도를 약 5초간 유지하도록 한다. 훈련이 진행되면서 점차 헛기침을 하지 않고도 적절한 복벽 긴장도를 유

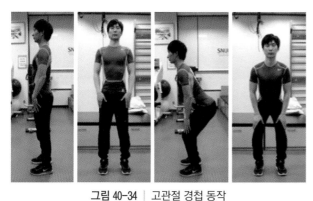

그림 40-34 | 고관절 경첩 동작
복부 고정 자세에서 허리의 움직임은 최소화하고 고관절을 굴곡하여 몸을 앞으로 구부리는 동작을 훈련한다.

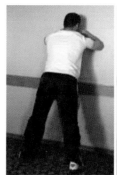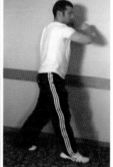

그림 40-35 | 월-플랑크-롤
체간을 널판지(플랑크)처럼 긴장시켜 벽에 양측 전완을 붙여서 기댄 상태에서 좌, 우측으로 회전 운동을 한다. 이때 복부 고정 자세를 유지하는 것이 중요하다.

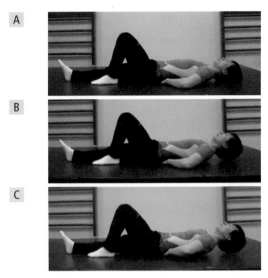

그림 40-36 | 컬-업(복근 강화 운동)

A: 양손을 허리 밑에 댄 상태에서 한쪽 무릎을 90°로 구부린다.
B: 그대로 머리와 어깨를 바닥에서 뗀다. 이 때, 흉추가 움직임의 중심이
　되도록 하고 경추는 굽히지 않도록 한다. 이 자세로 약 8초간 유지한
　후 휴식한다. 반대쪽 무릎을 90°로 구부려서 같은 운동을 시행한다.
C: 위 동작이 숙달되면 팔꿈치를 바닥에서 뗀 자세로 복근 강화 운동을
　할 수 있다.

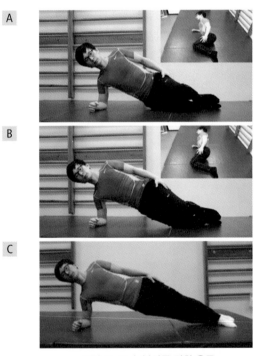

그림 40-37 | 복사근 강화 운동

A: 옆으로 누운 자세에서 한쪽 팔꿈치와 엉덩이로 바닥을 지지하고 무릎
　을 90°로 굽힌다. 초심자는 고관절을 굽힐 수 있다.
B: 몸통을 바로 펴서 무게가 무릎과 팔꿈치로 지지되도록 한다. 이러한
　자세를 약 8초간 유지한다.
C: 위 동작이 숙달되면 다리를 쭉 펴고 시작하여 팔꿈치와 발로 무게를
　지지하도록 할 수 있다.

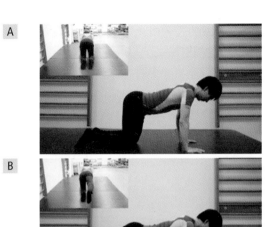

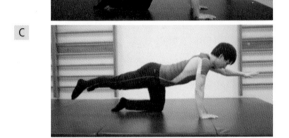

그림 40-38 | 척추 주변근 강화운동

A: 양손과 무릎으로 몸통을 지지한 상태에서 시작한다.
B: 한 팔과 반대쪽 다리를 동시에 들어올린다. 이 때 팔과 다리는 수평을
　넘지 않도록 하고, 척추가 중립 자세를 유지하고 있어야 한다. 이 자세
　로 약 8초간 유지한 후 시작 자세로 돌아온다.
C: 위 동작이 숙달되면 유지동작에서 시작자세로 돌아올 때, 손과 팔꿈
　치에 무게가 실리지 않도록 할 수 있다.

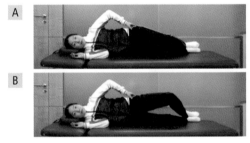

그림 40-39 | 중둔근 강화-조절운동

A: 그림과 같이 옆으로 누운 자세에서 엄지 손가락을 전상장골극(Ante-
　rior Superior Iliac Spine, ASIS)에 대고, 손가락은 중둔근에 닿는다.
B: 고관절과 무릎을 구부린 상태로 조개껍질처럼 무릎을 벌린다. 발은 서
　로 붙어있어야 한다.

지할 수 있도록 하고 유지 기간도 점차 늘여가는 것이 첫 번째 단계이다.

(2) 고관절 경첩(hip hinge)
복부 고정 기법의 첫 번째 단계가 확립되면 다양한 움직임 속에서도 복부 고정 상태를 유지하는 훈련을 하게 된다. 허리를 구부리지 않고 고관절의 굴곡만을 이용하여 몸을 굽히는 고관절 경첩 동작을 훈련한다. 이 동작은 근력 강화가 주된 목적이 아니라 운동 조절(motor control)을 훈련하는 것임을 주지해야 한다(그림 40-34).

(3) 월-플랑크-롤(Wall plank and roll)
다음 단계에서는 월-롤(wall roll)혹은 월-플랑크-롤(wall plank and roll)동작을 훈련한다. 우선 벽으로부터 40~50 ㎝ 떨어져 선 다음 양측 전완부로 벽을 지지하여 플랑크 자세를 취한다. 이후 발뒤꿈치를 약간 들어 발의 앞부리를 축으로 하여 좌우측으로 번갈아 회전하는 동작을 훈련하는 것이다. 플랑크 자세를 취하고 양측으로 회전하는 동안, 복부 고정 자세를 완벽하게 유지하여 체간이 하나의 덩어리로 움직이도록 하는 것이 이 운동의 핵심이라고 할 수 있다(그림 40-35).

(4) 맥길의 빅3(Big three) 운동
맥길 교수가 개발한 세 가지 운동 방법은 디스크를 손상시키지 않고 척추 주변근과 복근을 강화하여 요추 안정화에 기여하는 근육들의 지구력을 향상시키는데 큰 도움이 된다.

- 컬-업(curl up)
  복직근의 지구력 강화를 위한 운동으로 운동 과정 중 요추의 복부 고정 자세가 유지되도록 하는 것이 중요하다(그림 40-36).
- 사이드 브리지(side bridge)
  복사근 그룹에 대한 운동이며 역시 복부 고정 자세를 유지하는 것이 중요하다. 브리지가 된 자세에서 허리가 옆으로 구부러지지 않는 것이 중요하다(그림 40-37).
- 버드-독(bird-dog)
  척추 주변근에 대한 운동으로 팔과 다리를 너무 높이 올리지 않도록 한다. 복부 고정 자세를 유지해야 함은 물론이다(그림 40-38).

빅3 운동의 일차적인 목적은 지구력 향상에 있다. 따라서 역피라미드식 반복을 하는 것이 좋은데 예를 들면 5회 반복 후 1분 휴식, 4회 반복 후 1분 휴식, 3회 반복 후 1분 휴식 등의 방법으로 진행하도록 한다.

(5) 둔부 근육 강화 운동
일상 생활과 스포츠 활동 등에서 겪게 되는 여러 가지 동작에서 요추의 안정도를 보장하는 가장 중요한 기전은 복부 근육과 척추 그 다음으로 중요한 근육이 대둔근과 중둔

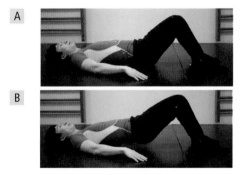

그림 40-40 | 대둔근 강화-조절 운동
A: 무릎을 구부리고 누운 상태에서 손가락은 대둔근에 접촉시켜 수축을 느낄 수 있게 한다. 요추는 중립 위를 유지하고 대둔군을 조인다.
B: 대둔근을 수축하여 몸통을 들어올린다. 이 때, 슬굴곡근(hamstring muscle)에 먼저 힘이 들어가지 않도록 한다. 대퇴사두근에 약하게 힘을 주어 시작하면 대둔근 위주의 수축을 도울 수 있다.

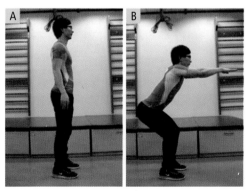

그림 40-41 | 변기통 스쿼트 동작
A: 양다리를 어깨 넓이만큼 벌리고 허리를 편 상태에서 시선은 정면을 향한다.
B: 무릎을 굽히면서 자연스럽게 엉덩이를 뒤쪽으로 뺀다. 이 때, 무릎이 과도하게 굽혀지지 않도록 한다.

근은 요추의 움직임(spine hinge) 대신 고관절의 움직임(hip hinge)을 통한 각종 동작을 가능케 하여 요추의 안정도에 큰 기여를 한다. 대둔근의 지구력 강화를 도모할 수 있는 좋은 두 가지 운동 방법은 아래와 같다.

- 무릎 조개(knee clam)
  근력 강화보다는 운동 조절(motor control)을 훈련하는 것이므로 중둔근의 수축을 손가락으로 모니터하는 것이 중요하다(그림 40-39).
- 브리지(bridging)
  이 운동 중에도 복부 고정 자세를 유지하는 것이 중요하고 엉덩이를 너무 높게 들지 않는 것이 좋다(그림 40-40).
- 변기통 스쿼트(potty squat)
  슬관절을 구부려 스쿼트 동작을 취하되 슬관절이 앞으로 튀어나오지 않도록 변기통에 쭈그리고 앉듯이 엉덩이를 뒤로 쭉 빼는 동작이라 붙여진 이름이다. 요추 안정도 향상에 큰 도움이 되며 이 때에도 복부 고정 자세가 유지되어 요추의 굴곡 운동(spine hinge)이 발생하지 않도록 하는 것이 중요하다. 스쿼트를 너무 깊이 할 경우, 즉, 슬관절이 심하게 굴곡될 경우 요추의 굴곡 운동이 필연적으로 발생하므로 슬관절 굴곡을 제한하는 것이 필요하다(그림 40-41).

(6) 상급 요추 안정화 운동

이상의 기본적인 요추 안정화 운동으로 일상생활 동작에서 느껴지던 통증이 호전되고 기능의 향상을 보이면 좀 더 높은 강도의 요추 안정화 운동으로 진행할 수 있다. 맥길의 빅3 각 동작도 쉬운 단계에서부터 차츰 고난도의 동작으로 진행하도록 하고 이에 덧붙여 멀티 디렉셔널 런지(multi-directional lunge), 플로어 플랭크 롤(floor plank and roll), 일측 하지 스쿼트(one leg squat) 등 요추 안정화 개념을 기본으로 한 다양한 운동 방법이 있다. 운동 선수 혹은 젊고 왕성한 활동을 해야하는 요통 환자들은 이 단계까지 진행하는 것이 필요하다.

6) 요통에 좋은 자세와 나쁜 자세

요통에 대한 적극적 기계적 치료에서 운동만큼 중요한 것이 일상 생활 중의 자세이다. 요추 전만이 요통의 원인으로 여겨졌던 과거에는 일상생활 동작에서 요추 전만을 가능하면 없애고 허리를 구부리도록 했었다.[156] 그러나 동적 MRI 연구를 통해 요추 전만이 없어지면 후방 섬유륜이 얇아져서 섬유륜 손상의 가능성이 높아진다는 사실이 밝혀졌고,[163] 나이가 들어감에 따라 요추 전만의 소실이 척

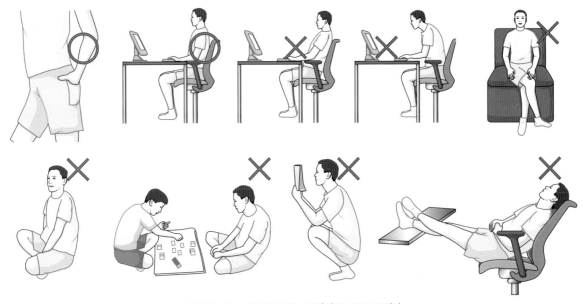

그림 40-42 | 허리에 좋은 자세(O)와 나쁜 자세(X)

추 전체의 시상면상 불균형(sagittal imbalance)를 초래한다는 연구 결과 등을 토대로 볼 때,[192,193] 일상생활 동작 중 가능하면 요추 전만을 유지토록 하는 것이 요통의 치료 및 예방에 도움이 된다고 결론 내릴 수 있겠다.

"요추 전만 자세를 유지하라"는 지시만 듣고 이를 충실하게 수행하는 요통 환자는 거의 없다. 요추 전만이 무엇인지 이해를 잘 못하는 경우도 있고 설령 이해를 하더라도 실제 상황에 어떻게 적용을 해야 할지를 모르는 경우가 대부분이다. 따라서 자세 교육 시에는 아래 그림과 같이 구체적인 상황을 예로 들어 한 가지씩 가르쳐야만 한다(그림 40-42).

VIII. 각론

1. 추간판 내장증(Internal Disc Derangement, IDD)

1) 개요
추간판의 손상으로 인해 통증이 발생한다는 추간판성 요통의 개념은 1970년 Dr. Crock이 isolated disc resorption 이라는 용어를 처음 사용하면서 시작되었다.[194] 이후 디스크의 외양은 거의 정상인데 심한 요통, 때로는 하지 통증을 유발되는 상황을 기술하면서 "internal disc disruption" 이라는 용어가 사용되기 시작하였으며[195] 요즘은 "internal disc derangement"도 같은 뜻으로 사용된다. 추간판 내장증의 특징적 소견은 수핵(nucleus pulposus)의 파괴와 섬유륜의 방사형 균열(radial fissure)이며(그림 40-43), 추간판 탈출증으로 인한 신경근 통증의 소견 없이 추간판 자체의 손상과 퇴행으로 인하여 축성 요통이 발생한다. 이는 추간판 내부(섬유륜과 수핵)의 퇴행과 척추 종판(endplate)의 손상으로 발생된 염증이 추간판 내부의 감각 신경을 자극하여 발생하는 것으로 알려져 있다.[38] 특히, 수핵이 외측 섬유륜에 있는 신경과 접촉하게 되면 신경이 손상되고, 손상된 신경 말단이 추간판 내부(내측 섬유륜, 수핵)까지 침투하며[39] 이 때 혈관, 골지 힘줄 기관(golgi tendon organ)을 포함하는 감각기, 교감 신경도 형성되는 것으로 알려져 있다.[40] 즉, 추간판 내장증에 의한 요통의 가장 중요한 기전은 다양한 손상 및 퇴행에 의해 발생된 염증과 통각 신경의 만남이다. 통상 만성 요통의 39%가 이에 해당하는 것으로 알려져 있다.[35]

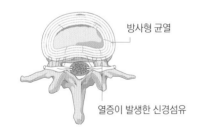

그림 40-43 | 추간판 내장증
수핵의 파괴, 섬유륜의 방사형 균열, 그리고 이로 인해 신경섬유가 추간판 내로 확장되는 양상이 관찰됨.

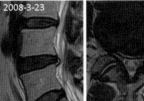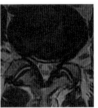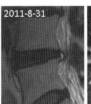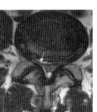

그림 40-44 | 고신호 구역(High-intensity zones)
후방 섬유륜에 고강도로 보이는 고신호 구역(화살표)을 관찰할 수 있다. 저강도의 섬유륜으로 둘러싸여 수핵으로부터 명확히 구분되며, 수핵보다 더 고강도로 나타난다.

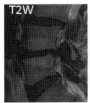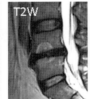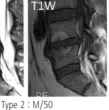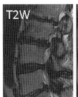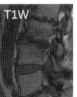

Type 1 : M/66 Type 2 : M/50 Type 3 : M/75

그림 40-45 | 모딕 변화(Modic change)[198]
척추종판과 연골하골의 퇴행성 변화. 제1형과 2형은 만성 요통 환자에서 흔하게 관찰되며 무증상의 일반인에서도 간혹 관찰될 수 있다.

2) 진단

추간판 내장증에 의한 통증의 양상은 추간판 탈출증에 의한 전형적인 방사성 통증과 달리 축성 통증으로 나타나는 것이 특징적이다. 추간판 내장증을 진단하는데 추간판 조영술이 사용되었으나 정확성에 대해서는 논란이 많다. 또한 진단을 목적으로 시행한 추간판 조영술이 오히려 추간판 퇴행을 조장할 수 있다는 보고가 있어,[196] 진단을 위한 추간판 조영술은 그 진단적 과정이 얼마나 중요한지를 반드시 고려하여 시행 여부를 결정해야 한다.

자기공명 영상은 퇴행성 추간판 질환을 평가하는데 탁월한 도구이다. T2 영상에서는 섬유륜이 수핵과 구분되며 섬유륜 파열은 고신호 구역(high-intensity zone)으로 관찰된다(그림 40-44). 이 고신호 구역의 임상적 중요성에 대해서는 논란이 있지만,[75,88] 통증 유발 부위로 추정할 수 있다. 가돌리늄 조영 영상은 혈관이 발달한 조직을 구분하는데 도움을 준다.[197] 조영 영상은 종양이나 감염 부위를 감별하는데 유용하며 수술받은 환자가 신경근 증상을 호소하는 경우, 디스크 질환의 재발과 흉터 조직을 감별하는데 이용된다. 일명 모딕 변화(Modic change)로 알려진 종판의 변화도 추간판 퇴행의 중요한 소견으로 간주된다(그림 40-45). 그러나 자기공명 영상에서 퇴행성 변화, 수핵 탈출 및 돌출이 관찰됨에도 불구하고 요통을 호소하지 않는 경우가 흔하기 때문에[67,68,70] 자기공명 영상으로 통증의 원인 병소를 파악하는 것은 어려움이 있다.

3) 자연경과

추간판 내부 손상의 초기에는 가벼운 증상이 발생하여 짧게는 하루, 길게는 한달 내에 저절로 호전되는 경우가 90% 이상이기에, 요통의 자연 경과가 양호하다고 대수롭지 않게 여길 수 있다. 그러나 급성 비특이적 요통을 겪은 사람들의 40%는 6개월 내에 수차례 재발을 겪게 되고, 점차 재발 사이 간격이 짧아지게 되며 요통이 호전되기까지 걸리는 시간은 길어지게 된다. 또한 침범된 분절의 불안정성이 진행되고 점차 추간판 탈출증 및 요추부 후관절 증후군으로 진행하게 된다. 또한 이러한 반복적인 추간판 및 척주종판의 손상으로 신경 말단이 추간판 내부에 침투하고[39] 혈관, 감각기, 교감신경이 생성되면서[40] 점차 축성 요통(추간판성 요통)이 훨씬 더 오래 지속되는 양상을 보이게 되며 이 상태를 추간판 내장증이라고 부른다. 추간판 내장증의 자연경과에 대한 연구는 많지 않다. 4년 간의 추적 관찰에서 68%의 대상환자가 호전을 보였다는 보고가 있는 반면[199] 비슷한 기간동안 20.6%에서만 호전을 보였다는 비관적 보고도 있다.[200] 대상 환자의 차이일 수도 있으나 한가지 확실한 것은 적절한 능동적 기계적 치료, 즉, 치료적 운동이나 자세 교육 등의 중재적 개입이 없었다는 것이다. 저자의 경험으로는 앞서 기술한 요통 운동과 자세를 엄격히 지키면 대부분의 경우 상당한 통증의 호전을 볼 수 있었다. 중요한 것은 자세 및 운동 치료를 하여 임상적 호전을 볼 때까지 상당히 긴 기간이 소요된다는 것이다.

4) 치료원칙

추간판 내장증에서 치료의 원칙은 보존적 치료로서, 증상이 발생하고 최소한 18개월에서 2년이 지나기 전에는 성급하게 수술을 결정하여서는 안된다. 보존적 치료로는 비스테로이드성 소염제, 근육 이완제를 비롯한 약물치료, 물리치료 및 견인치료, 보조기 적용 및 가장 중요한 운동치료가 있으며, 이들에 대하여는 'IV. 요통의 치료'에서 자세히 기술하였으므로 참고하기 바란다.

주사 및 시술 중 추간판 내부 시술은 추간판의 후방 섬유륜에 고열을 가하여 통각신경을 파괴하고 글리코사미노글리칸(Glycosaminoglycan)에 변화를 가하여 섬유륜을 더 강하게 하는 기전으로 추간판성 통증을 호전시키는 것으로 생각하였으나[125] 후자의 기전은 확실하지 않는 것으로 보고 있다.[126,127] 그러나 그 효과가 뚜렷치 않고,[128,129] 단지 1회의 추간판 조영술으로도 시술 10년 후 추간판 퇴행 및 탈출의 위험을 높인다는 연구 결과를 고려할 때,[77] 저자의 의견으로는 시행하지 않는 것이 옳다고 본다.

심한 축성 요통의 경우 고정술을 고려할 수 있는데, 이는 통증이 유발되는 척추 분절을 유합, 고정하여 통증을 제거하려는 목적이다. 그러나 고정술은 근본적으로 인접 분절 퇴행(adjacent segment degeneration)이 수술을 받은 환자의 대부분에서 발생하며,[142-145] 그 치료 효과가 환자마다 크게 차이가 나는데 성공적 수술 결과를 예측할 만한 근거가 별로 없다는 문제가 있으므로[146] 저자의 견해로는 추간판성 통증에 대한 가장 효과적인 보존적 치료는 올바른 자세와 적절한 운동치료라고 본다. 추간판성 요통의 자연경과를 2년까지 보는 견해도 있으므로 고정술 결정 전에 최적의 보존적 치료를 2년 이상 시행해야 할 것이다.

2. 추간판 탈출증 및 신경근병증

1) 개요

신경근 증상은 신경근에 가해지는 기계적 압박 혹은, 염증 반응과 같은 화학적 반응에 의해 발생한다. 실제로는 추간판 탈출(disc herniation)에 의한 신경근 증상이 대부분을 차지하고 감염, 종양, 골절과 같은 다른 원인은 1% 미만에 불과하다.[71] 신경근 증상이 이런 드문 원인에 의해 발생할 경우에는 발열, 체중 감소, 야간 통증, 종양의 과거력 여부를 반드시 확인해야 한다. 요추 추간판 탈출이 발생하는 부위의 95%는 요추 4번과 5번 사이, 그리고 요추 5번과 천추 1번 사이이다.[69,201] 다음으로 흔한 부위는 요추 3번과 4번 사이, 2번과 3번 사이의 순이다. 가장 흔히 발생하는 요천추 신경병증의 위치는 요추 5번과 천추 1번이다. 추간판 탈출의 위치와 정도에 따라 압박을 받는 신경근이 다를 수 있는데, 예를 들면, 요추 3/4번 추간판 탈출이 가장 흔한 탈출 위치인 관절하(subarticular)로 탈출되면 제4요수 신경근 압박을 받게되나 추간공(foraminal)으로 탈출되면 제3 요수 신경근의 압박이 발생된다(그림 40-46). 반면, 정중으로 추간판 탈출이 발생하면 요추 5번 신경근과 천추 1번 신경근에 영향을 미친다. 하나의 추간판 탈출에 의해서 여러 신경근이 영향 받을 수도 있는데, 정중 추간판 탈출로 인하여 마미가 압박되는 경우가 그 예이며 전체 추간판 탈출 중 1%가 마미증후군과 관련되어 있음이 보고되었다. 마미증후군은 응급 수술을 요하는 질환으로 48시간 내 감압술 시행 여부가 이후 장과 방광 기능 회복과 관

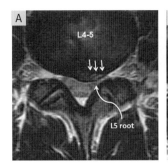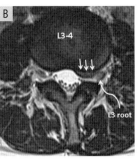

그림 40-46 │ 추간판 탈출 위치에 따른 신경근 압박의 차이

A: 요추 4/5번 추간판의 관절하 탈출로 인하여 요추 5번 신경근이 압박됨. B: 요추 3/4번 추간판의 추간공쪽 탈출로 요추 3번 신경근이 압박됨.

련되어 있다.[202]

2) 진단

요통 환자에 있어 통증의 위치는 매우 중요하며, 하지 방사통 동반 여부를 통해 신경근 통증의 유무를 감별할 수 있다. 허리 가운데 혹은 그 주변에만 통증이 국한되는 경우는 기계적인 통증인 추간판성 통증이나 후관절증의 가능성이 많아 진단이 간편하나, 하지 통증이 있는 경우, 신경근 염증으로 인한 방사통(좌골신경통)과 추간판성 통증이나 후관절증 등에 의해 발생되는 연관통을 구분하기 어렵다. 추간판 탈출로 인한 신경근의 염증으로 발생하는 전형적인 방사통도 초기에는 허리 가운데에서 시작하여 시간이 지남에 따라 차츰 엉덩이, 무릎 뒤나 옆, 하퇴 쪽으로 내려가고 염증이 가라앉으면서 다시 허리 가운데로 통증

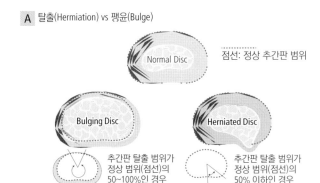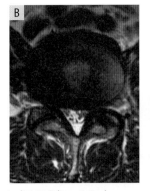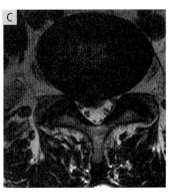

그림 40-47 │ 팽윤(bulge)과 탈출(herniation)

A: 추간판 탈출 범위가 정상 추간판 범위의 50~100%이면 팽윤이라고 부르며(좌하단) 추간판 탈출 범위가 정상 추간판 범위의 50% 내이면 탈출이라고 부름(우하단). B: 팽윤의 MRI 소견. C: 탈출의 MRI 소견.

이 올라오는 말초화와 중심화 양상을 보이기 때문에,[82] 어느 시점에 환자를 만나느냐에 따라 호소하는 증상이 다를 수 있다.

자기공명 영상을 이용한 추간판 탈출의 평가는 유용하나, 앞서 언급한 바와 같이 자기공명 영상에서 퇴행성 변화, 수핵 탈출 및 돌출이 관찰됨에도 불구하고 요통을 호소하지 않는 경우가 흔하기 때문에 통증의 원인 병소를 파악하는 데 제한이 있다.

전기생리학적 검사는 신경근병증의 하지 방사통에 대한 진단보다는 하지 근력 위약이 있을 때 말초신경 손상, 신경총 병변, 신경근 병변 등을 감별하는데 큰 도움이 된다. 신경근 병변이 신경전도 검사상 미치지 않는 근위부에 위치하므로 축삭 손상이 있어 침근전도 검사상 탈신경 소견을 보이는 경우는 진단이 어렵지 않지만 신경근에 탈수초화 병변만 있는 경우에는 위음성의 가능성이 높다는 것을 알고 있어야 한다. 이러한 이유로 신경근병증의 증상과 신체검사 소견과 전기진단학적 검사 결과가 잘 맞지 않는 경우가 많은 것으로 보고되어 있다.[90]

한편, 추간판 탈출증의 심한 정도는 탈출된 추간판의 정도에 따라서 분류할 수 있다. 탈출된 정도가 전체 추간판 둘레의 50%를 초과하면 팽윤(bulge)이라고 표현하고 50% 미만인 경우에는 탈출(herniation)로 표현한다(그림 40-47).

탈출은 다시 돌출(Protrusion)과 압출(Extrusion)으로 구분되는데, 돌출은 탈출된 수핵의 최대 직경이 섬유륜 파열 부위보다 짧을 경우이며 압출은 탈출된 수핵의 최대 직경이 섬유륜 파열 부위보다 긴 경우를 의미한다(그림 40-48).

추간판 내에서 가장 흔한 탈출 부위는 후측방(postero-lateral)인데, 그 부위가 섬유륜의 가장 약한 부분이기 때문이다. 후측방 추간판 탈출이나 추공외(extraforaminal) 추간판 탈출의 경우, 신경근이 압박될 수 있으며 정중 추간판 탈출은 마미(cauda equina)를 압박할 수 있다. 추간판 탈출에 의해 나타나는 전형적인 증상은 신경근 증상(radicular symptom)이지만, 축성 통증(axial pain)만 나타나는 경우도 있다.

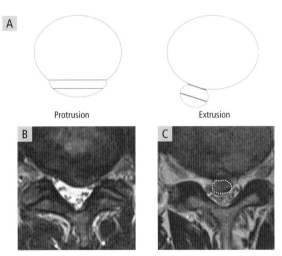

그림 40-48 | **돌출(Protrusion)과 압출(Extrusion)**

A: 돌출은 탈출된 수핵의 최대직경이 섬유륜 파열 부위보다 짧을 경우이며 압출은 탈출된 수핵의 최대직경이 섬유륜 파열 부위보다 긴 경우를 의미함. 모식도에서 붉은 선은 섬유륜의 파열 부위이며 푸른 선은 탈출된 수핵의 최대 직경임. B: 돌출의 MRI 소견. C: 압출의 MRI 소견.

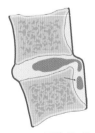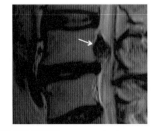

그림 40-49 | **추간판 분리(Sequestration)**

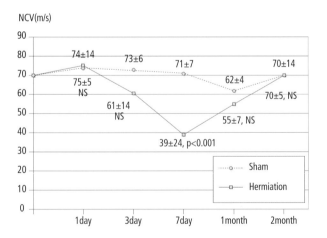

그림 40-50 | **신경근의 전도속도**

정상 신경근(점선), 수핵 물질과 접촉한 신경근(실선). 수핵 물질과 접촉한 신경근의 전도속도는 7일 째 가장 감소하였다가 2개월이 되는 시점에서는 정상 속도로 회복됨.[203]

3) 자연경과

동물 실험에서는 추간판 탈출에 의해 발생한 염증 반응은 2개월이 지나면 완전히 가라앉는 것으로 알려져 있는데,[203] 이는 탈출된 추간판의 수핵 세포가 신경뿌리와 만나 염증 반응을 일으킨 후 모두 사라지는데 걸리는 시간과 일치한다(그림 40-50). 수핵 세포가 다 없어지면 염증 반응도 더 이상 일어나지 않게 되며 신경뿌리는 원래의 상태를 회복한다. 탈출된 추간판 부위의 크기가 줄어들어 손상 전의 모양으로 돌아가는 것은 신경 염증 소실로 인한 통증 호전보다는 지연되어 일어난다(그림 40-51). 즉, 탈출된 추간판이 줄어들기 전에 이미 그로 인한 요통과 좌골신경통은 호전되는 양상을 보이는데 이는 추간판 탈출에 의한 통증이 반드시 압박에 의해서만 발생되는 것이 아니라 신경의 염증에 의해서도 발생한다는 점을 시사한다. 따라서 방사통을 동반하는 디스크 탈출증은 특별한 재발이 없으면 6개월 정도에 상당 부분 호전이 되는데,[85] 이러한 자연경과에도 불구하고 요통으로 고생을 하는 만성 요통 환자의 경우 대부분 자연경과로 호전이 되다가 다시 손상을 받아 재발과 회복을 반복하는 것으로 생각할 수 있다.

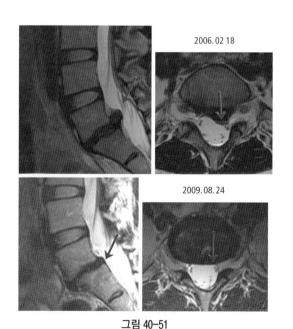

2006. 02 18

2009. 08. 24

그림 40-51
2006년에 촬영한 자기공명 영상에서 관찰되는 요추 5번과 천추 1번 사이 추간판 탈출이 2009년에 촬영한 자기공명 영상에서는 관찰되지 않음(병변이 사라짐).

4) 치료원칙

탈출된 추간판과 이로 인한 급성 신경근병증이 저절로 호전되는 자연경과를 가짐을 고려할 때, 치료의 원칙은 보존적 치료가 우선되어야 할 것이다. 비스테로이드성 항염증제와 경구 스테로이드제제는 신경근병증 환자에게는 효과적이지 않다고 알려져 있으며, 항경련제나 삼환계 항우울제가 방사통(radicular pain)을 호소하는 환자에서 사용되고 있다. 추간판 탈출증도 구조적으로는 디스크의 기계적 손상이다. 따라서 앞장에서 설명한 운동 요법이 가장 중요한 치료이다(VII. 요통에 대한 운동 치료에서 설명하였다). 추간판 탈출증으로 인한 신경근 통증이 심하면 요추 전만 자세를 취할 때 통증이 심해지는 양상을 보게 된다. 이런 경우 투약과 경막외 스테로이드 주사 등 신경근 통증에 대한 적극적인 치료를 통해 증상을 완화하고 적절한 운동 치료를 할 수 있도록 해야 한다.

추간판 탈출증으로 인한 신경근 통증이 있는 환자군을 대상으로 시행된 다수의 무작위 대조군 연구에 따르면, 경막외 스테로이드 주사를 급성기 통증 혹은 일정 기간 보존적 치료를 하였음에도 증상의 호전이 없는 경우에 시행할 경우 3개월 간은 대조군에 비해 유의하게 높은 증상 완화 효과를 보였다고 한다.[85,119,120] 이처럼 경막외 스테로이드 주사는 급성기 통증 완화 효과가 있으므로 수술의 필요성을 줄일 수 있는 중요한 치료 단계로 간주할 수 있겠다.

추간판 탈출증으로 인한 방사통은 시간이 지나면서 신경근의 염증이 소실되며 자연적으로 호전되는 경과를 보이고 탈출된 추간판 역시 자연적 위축이 일어나므로 보존

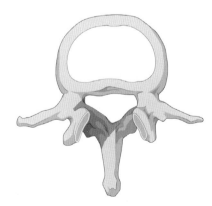

그림 40-52 | 반측 척추궁 절제술(hemilaminectomy)
파란색 부위가 절제 부위임.

적 치료에 효과가 있는 경우 감압술을 할 필요가 없다. 문제는 보존적 치료에도 불구하고 방사통이 지속되는 경우인데, 보존적 치료를 언제까지, 어느 단계까지 시행한 후에 감압술을 시행할 것인지가 관건이다. 저자의 생각으로는 방사통의 원인이 되는 신경근의 레벨을 정확히 진단하고 그 신경근에 대해 경추간공 선택적 경막외 스테로이드 주사를 2~3주 간격으로 3회까지 시행하고 6개월 정도 정밀하게 처방한 운동치료 및 자세 교정을 시행하였음에도 불구하고 일상생활을 수행하기 어려운 정도의 방사통이 여전히 지속될 경우, 감압술을 고려하는 것이 좋다고 본다. 추간판 탈출증으로 감압술을 시행할 시 기대되는 증상 호전 효과가 보존적 치료에 비해 월등하게 높지 않고 직업 관련 장애 정도도 차이가 없는 반면에, 수술 이후 재발로 인해 재수술을 시행하는 비율이 90일 이내에 1.1~3.4%, 1년 이내에 2.8~12.5%, 4년 이내에 8.1~24.5%로 알려져 있기 때문이다. 따라서 저자는 최적의 보존적 치료로 방사통이 해결된다면 감압술을 시행할 필요가 없다고 생각한다. 감압술을 시행할 경우 흔히 추간판 절제술과 함께 시행하는 반측 척추궁 절개술(hemilaminotomy), 또는 반측 척추궁 절제술(hemilaminectomy)을 시행한다(그림 40-52).

3. 요추부 후관절 증후군

1) 개요

만성 요통 환자를 대상으로 하는 연구에서 후관절과 관련된 통증의 유병률은 15~40%인 것으로 나타났으며, 통증과 관련된 부위는 요추 4/5번, 요추 5번/천추 1번이 가장 흔한 것으로 확인되었다. 후관절의 손상과 퇴행성 변화는 전방에 있는 추간판 상태에 의해 영향을 받는다. 즉, 추간판의 높이가 정상인 경우, 체중의 90%가 추간판에 걸리고 후관절은 10% 정도를 받는다. 그러나 추간판에 퇴행성 변화가 일어나서 추간판의 높이가 낮아지는 경우에는 후관절을 이루는 두 관절돌기 간의 간격이 좁아지고 압력이 증가하여 종축으로 가해지는 부하의 70%까지 후관절에 작용하게 되어,[29] 결국 후관절의 손상 및 퇴행성 변화를 유발시킨다.

2) 진단

후관절 및 추간판의 퇴행성 변화로 인한 증상은 유사하여 두 질환 모두 중심성 요통과 둔부와 하지의 연관통이 나타날 수 있으므로 증상만으로 통증의 원인이 되는 구조물을 알아내는 것은 매우 어렵다. 영상 검사로도 후관절의 퇴행성 변화가 중심성 요통의 원인인지를 확인하기 어려운데, 무증상의 환자에서도 영상 검사에서 척추증 변화(spondylotic changes)가 관찰되며, 이런 소견은 특히 고령의 환자에서는 증상 여부와 관계없이 흔히 발견되기 때문이다. 또한 후관절의 퇴행성 변화는 추간판의 퇴행성 변화나 협착증과 같은 통증의 원인이 될 수 있는 다른 원인들과 함께 관찰되는 경우가 흔하다.

후관절 증후군 진단에 있어 병력청취나 신체검진, 영상 검사 중에서 특이적인 진단 도구는 없다. 후관절에서 기인하는 통증은 심한 관절염이 있는 경우뿐만 아니라 정상적으로 보이는 후관절에서도 발생할 수 있으며, 요통이 없는 경우에도 방사선 소견상 후관절에 퇴행성 변화를 보이는 경우는 매우 흔하기 때문이다. 따라서 후관절로 인한 요통을 진단할 수 있는 유일한 방법이 후관절 주사법이라고 볼 수 있다(그림 40-53).[121] 진단적 목적으로 후관절 주사를 할 때에는 1회의 주사로 판정하기에는 위양성율이 38%에 이르는 것으로 알려져 있으므로 지속 기간이 다른 국소 마취제를 사용하여 충분한 시간 간격을 두고 2회 이상 진단적 주사를 시행하는 것이 권장되고 있다.[122] 이 때 검사자는 통증의 변화를 관찰함으로써 후관절 증후군의 진단과 치료를 동시에 할 수 있으나 그 효과가 오래 지속되지는 않는다.

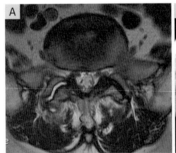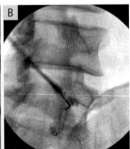

그림 40-53

A: 후관절증. 양측 후관절의 퇴행성 변화가 보이며 우측 후관절에는 삼출액이 관찰됨. B: 투시 유도하 후관절 차단술.

3) 자연경과

Kirkaldy-Willis 등은 척추증(spondylosis), 추간판 탈출에서 시작하여 최종적으로는 척추협착증까지 이르게 되는 퇴행성 요추 질환에서 일어나는 연쇄 반응에 대한 이론을 제시하면서 비록 추간판과 후관절이 해부학적으로는 분리되어 있으나, 어느 한 구조물에 작용하는 외력과 병소는 다른 구조물에도 영향을 준다고 주장하였다.[65] 척추에 과도한 압축력이 가해지면 척추 종판이 손상되고 퇴행성 추간판 질환이 발생하여 추간판의 높이가 낮아지며, 이로 인해 후관절에 미세 손상이 반복되면 연골이 파괴되고 활막이 두꺼워지는 퇴행성 변화가 일어난다. 이러한 후관절의 퇴행성 변화는 관절의 불안정성과 골관절 비대의 원인으로 작용하여 척추관협착증으로 발전할 수 있다.

4) 치료원칙

후관절 증후군에 대한 치료는 일반적으로 다른 요통에 대한 치료와 같이 보존적인 치료로 시작하게 되므로 비스테로이드성 소염제, 근육 이완제를 비롯한 약물치료, 물리치료 및 견인치료, 보조기 적용 및 운동치료를 고려할 수 있겠다(이들에 대하여는 VI. 요통의 치료에서 논의하였다). 그 외 통증을 유발할 것으로 의심되는 척추 후관절의 감각을 담당하는 척추 신경근 후지의 내측 분지를 고주파를 이용하여 파괴시키는 내측 분지 차단술을 시행할 수 있으나 척추 다열근의 탈신경을 유발하여 척추 안정화에 부정적 영향을 미친다는 의견이 제기되고 있으므로 장기적인 관점에서 접근할 때 저자는 내측 분지 차단술을 시행하지 않는 것이 옳다고 보는 입장이다.

4. 요추부 척추관협착증(spinal stenosis)

1) 개요

척추관 협착증은 퇴행성 변화에 의해 척추관이 좁아져서 척추관 내부의 신경 및 혈관 구조물들이 압박되어 발생하는 질환으로, 그 증상으로는 엉덩이 부위를 포함한 하지의 통증과 요통, 하지 피로감, 신경인성 파행 등이 있다. 이러한 임상 증상은 보행 혹은 직립 자세에 의해 유발되고 요추부 굴곡이나 앉기, 기대는 동작에 의해서는 완화되는 특징을 가진다.[204]

요추부 척추관협착증은 요추 4번/5번 분절에서 가장 호발하고 여러 분절에서 동시에 발생하는 경우도 흔하다. 각 척추 분절에서 협착 부위에 따라 중심성, 외측 함요부, 신경 구멍(추간공) 협착 등으로 구분할 수 있고(그림 40-54), 협착 부위에 따라 양측성 하지 혹은 편측성 엉덩이-하지 증상이 유발된다. 외측 함요부 협착 및 신경구멍 협착을 합쳐서 외측성 협착이라 분류하기도 한다.

자기공명 영상과 같은 영상 검사 상, 협착 소견의 중증도와 임상 증상 및 예후 간에는 상관관계가 미약한 실정이기에 최근까지도 척추관 협착증에 대해 명확하게 합의된 진단 기준이 없는 실정이다.[204,205] 따라서, 발생 빈도와 유병률에 대해서는 신뢰할 만한 연구가 거의 없는 실정이지만, 요통 환자 중 3% 정도의 유병률을 보인다는 보고가 있다.[206]

2) 발생기전: 요추부 퇴행성 연속 병변의 종착역

요추부 척추관협착증은 노령 인구에 흔하게 발생되므로 많은 사람들이 척추의 자연적인 노화로 기인하거나 노령의 척추에서 외상 등에 의해 갑자기 발생하는 질환으로 오인하는 경향이 있다. 요추부 척추관협착증은 절대 단기간에 걸쳐 발생하는 질환이 아니다.

척추는 빠르면 10대부터 퇴행성 변화가 일어나기 시작하는데 가장 먼저 추간판의 퇴행성 변화부터 시작되어 변성된 추간판 내 수핵이 후방 섬유륜을 뚫고 추간판 탈출

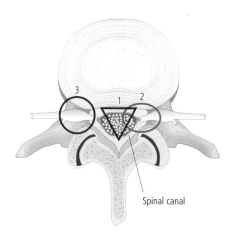

그림 40-54 | 척추관 협착증의 분류: 중심성(1), 외측 함요부(2), 신경구멍(3) 협착

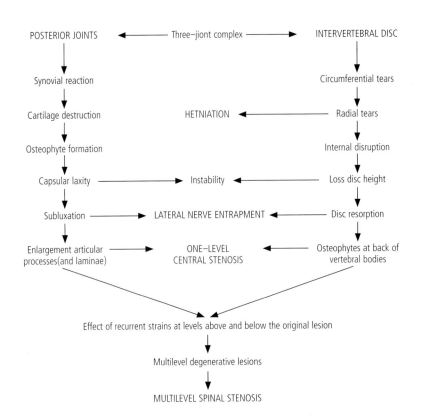

그림 40-55 | 추간판 및 척추후관절 중심의 요추부 퇴행성 연속 병변에 의한 요추부 척추관협착증의 발생 기전[208]
(Kirkaldy-Willis WH et al, Spine, 1978)

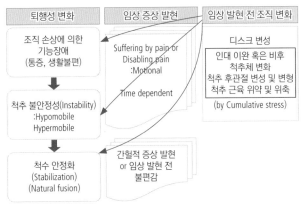

그림 40-56 | 척추의 퇴행성 연속 병변 과정 중 척추 안정화 과정에서의 조직 변화

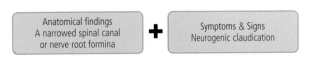

그림 40-57 | 요추부 척추관협착증의 진단

을 일으키며, 추간판 탈출로 인해 야기된 척추의 불안정성(instability)이 결국에는 척추의 전방에 위치한 척추 종판(endplate)과 척추뼈, 그리고 척추의 후방에 위치한 척추 후관절까지 과부하를 주게 되어 일련의 퇴행성 연속 병변을 초래하게 된다. 이러한 퇴행성 연속 변화 과정 중에 척추 안정화를 시키려는 자연 보상 과정에서 척추를 구성하는 조직들의 비후와 변성으로 인해 중심 척추관이나 신경구멍(추간공) 등이 서서히 좁아지게 되면서 중심성 혹은 외측성 척추관 협착증이 초래되는데, 척추관 협착증은 궁극적으로 척추의 퇴행성 연속 병변의 종착역이라고 할 수 있다(그림 40-55, 56).[207,208]

이러한 일련의 과정으로 척추의 퇴행성 변화가 어떻게 일어나는지 잘 설명되지만, 척추의 퇴행성 변화와 실제 발현하는 척추 통증 간에는 괴리가 있는 경우를 자주 보게 되며, 실제 발현된 통증의 정확한 발생 기전에 대해서 여전히 잘 설명되지 않는 경우도 흔하다.[209,210] 필자는 실제

통증의 발현은 퇴행성 연속 병변의 결과물인 요추부 척추관협착증 부위에서 발생한 새로운 조직 손상이나 새로운 척추 불안정성과 관련이 있을 것으로 추정한다.

3) 진단

앞서 언급하였듯이 현재까지 명확한 진단기준이 없지만, 통상적인 관점에서는 영상검사 상 협착 소견과 이에 부합되는 증상/증세가 있을 경우 진단을 내릴 수 있다(그림 40-57). 요추부 척추관협착증의 4대 주요 증상/증세들로는 (1) 서 있거나 걸을 때 발생하는 통증, (2) 요통보다는 다리 통증, (3) 쇼핑 카트 징후 및 (4) 앉을 때 경감되는 통증 등을 들 수 있겠다. 추간판 탈출증에 의한 통증은 대부분 요추부 굴곡 자세에서 요통 및 하지 방사통이 발생한다는 점에서 감별이 될 수 있다.

걸을 때 걷는 시간이 경과함에 따라 양측성 하지 통증 혹은 편측성 엉덩이를 거치는 하지 통증이 발생하여 보행을 중단하고 허리를 숙이는 동작을 통해 통증을 경감시키는 것이 신경인성 파행이 특징적인 임상 증세이며, 이는 혈관성 파행과 반드시 감별하여야 한다(표 40-5).

영상 검사는 척추관협착증 환자의 협착 위치와 정도를 평가하는 목적으로 흔히 시행된다. 자기공명 영상은 신경의 압박 여부와 척추관의 단면적을 확인하는 데 가장 적절한 비침습적인 검사이다(그림 40-58).[204] 자기공명 영상을 촬영할 수 없는 임상 상황에서는 CT 척수조영술이나 CT 검사를 통해 대체할 수 있다.[204] 하지만 영상검사에서

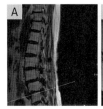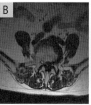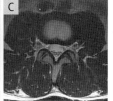

그림 40-58
제4/5 요추부 척추관협착증(중심성) 환자의 MRI T2 강조 영상 시상면(A) 및 횡단면(B) 소견, 그리고 정상인의 제4/5 요추부 척추관 횡단면 소견(C)

척추관 협착이 많이 진행된 소견을 보이는 환자도 임상적으로 별다른 증상을 호소하지 않는 경우가 흔하고, 환자의 임상양상의 정도와 영상검사 상 협착 정도 간에 상관관계도 명확하지 않기에 영상 검사는 척추관협착증의 진단에 있어서 병력 청취와 신체검진의 보조적 도구로 사용되는 것이 바람직하다.[204]

전기진단학 검사는 하지 증상의 원인을 감별하고, 말초 신경병증 여부나 다른 신경계 질환들을 배제하는데 도움이 될 수 있으며, 특히 척추주위근 침근전도 검사는 영상검사 상 협착 소견을 수반한 경도 혹은 중등도 증상의 환자들에서 확진에 도움이 된다는 정도만 알려져 있다.[204] 하지만, 노인 환자에서는 근전도 검사가 자기공명 영상보다 병변과 증상 간의 관계를 파악하는데 더 우월한 것으로 알려져 있으며,[211,212] 특이도도 높은 것으로 보고되었다.[213]

한편, 2010년부터 Barz 등[214]은 자기공명 영상 검사 상 최대 협착 부위의 아래쪽 부위의 횡단면 영상에서 척수 신경근들의 침전 양상을 평가하여 환자들의 임상양상과 비교한 결과 94%의 민감도와 100%의 특이도를 보이는 'Nerve Root Sedimentation Sign(신경근 침전 징후)'의 진단적 유용성을 주장하면서, 척추관내 뇌척수액 공간에서 신경근 침전을 방해하는 압력의 증가로 인해 발생하는 신경근의 결박(tethering)으로 설명하고 있다(그림 40-59).[215]

4) 신경인성 파행

중심성 혹은 신경구멍의 물리적 협착 현상을 척추관협착증에 의한 신경인성 파행의 주요 기전으로 생각할 수 있으나, 그것만으로는 설명되지 않는 부분들이 있다. 대표적인 예로 영상검사 상 소견과 임상 증상의 불일치를 들 수 있

표 40-5 | 신경인성 파행과 혈관성 파행의 감별

	신경인성 파행	혈관성 파행
악화	보행, 기립	보행 등 하지를 사용할 때
경감	허리 굽히기	보행 등의 운동 중단
오르막	문제 없음	통증 증가
내리막	통증 흔함	통증 증가
통증 부위	근위부에서 원위부로	다리에 국한
통증 경감 시간	천천히	빨리
통증 발생 거리	다양	일정
원위부 동맥	문제 없음	비대칭적 감소

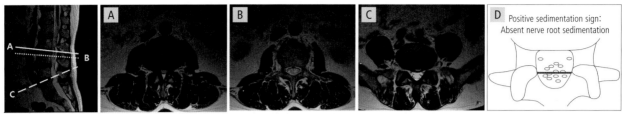

그림 40-59 | 제2/3 요추부 척추관협착증(중심성) 환자의 MRI T2 강조 영상 시상면 소견
제2/3 요추부의 최대 협착 부위 횡단면(A), 최대 협착부 아래쪽 부위에서의 양성 신경근 침전 징후를 보이고 있는 척추관 횡단면(B) 소견, 그리고 정상 신경근 침전 징후를 보이고 있는 제4/5 요추부 척추관 횡단면 소견(C), 양성 신경근 침전 징후 소견의 정의(D)

는데, 영상검사 상 비슷한 정도의 물리적 협착 소견을 보이더라도 실제 발현되는 임상양상은 매우 다양하다. 일반적으로 외측성 협착에 의해서는 해당 신경구멍(추간공)으로 빠져나가는 편측 신경근병증에 해당하는 증상을 호소하며, 중심성 협착은 최악의 경우 마미증후군(Cauda Eqina syndrome)까지 초래할 수 있지만, 양측성 제5 요수 혹은 제1 천수 신경근병증들의 복합된 침범 양상을 흔히 보이게 된다.

신경인성 파행을 포함한 이러한 척수 신경근병증의 증상 및 증세의 발현 정도는 매우 다양하여 심할 때는 급성 신경근병증의 shooting pain 양상을 보이기도 하며, 서서히 발현하는 경우에는 만성 신경병증성 통증의 양상을 호소하게 된다.

영상검사 상의 물리적 협착 정도와 임상양상과의 낮은 상관 관계로 인해 척추 주위 혈관의 역할이 증상 발현 기전에서 중요하게 대두되고 있다. 즉, 척추관협착증의 전형적인 증상인 신경인성 파행은 좁아진 척수관의 기계적 압박 외에 주위 혈관의 혈류 문제에 의해서 유발되는 것으로 알려져 있다. 이는 척추관협착증의 증상이 감압술만으로 호전되지 않는다는 사실에서도 확인할 수 있다. 척추협착증과 관련된 혈류 문제는 크게 두 가지로 구분되는데, 하나는 정맥 확장(venous engorgement)이고 다른 하나는 동맥 부전(arterial insufficiency)이다. 정맥 확장 이론은, 척추협착증 환자의 정맥이 확장되어 울혈과 혈류 정체를 일으키고 울혈과 정체된 부위가 경막외 압력과 경막내 압력을 증가시켜 미세순환 문제와 신경허혈 손상을 유발함으로써 전형적인 신경인성 파행 증상이 나타나게 된다는 것이다. 이와 반대로 동맥 부전 이론에서는 정상적인 혈관 확장 반응이 척추협착증 환자에서는 나타나지 않는다는 것이다. 특히 척추협착증과 죽상동맥경화증은 모두 고령에서 호발하는 질환이므로 동맥 부전이 동반될 가능성이 높다.[216]

또한, 앞서 언급하였듯이 '신경근 침전 징후'의 양성 소견을 유발하는 척추관 내 뇌척수액 압력 증가로 인한 신경근 결박 현상, 그리고 여러 가지 복합적인 기전에 의한 궁극적인 신경 염증(neural inflammation) 등이 증상 발현의 기전으로 제시되고 있다.[215,217]

5) 자연경과

척추관협착증의 자연경과는 비교적 양호한 것으로 알려져 있다. 2013년에 발표된 북미척추학회(NASS)의 임상지침[1]에 따르면, 경도 혹은 중등도의 임상 증상을 보이는 요추부 척추관협착증 환자에서 급속 악화 혹은 재앙적인 신경학적 결손에 관한 보고는 거의 전무하였으며, 임상적 혹은 영상검사 상 중증의 협착증의 경우에는 자연 경과를 예측 혹은 규정하기에는 임상적 근거가 불충분하다고 하였다.

개별적인 보고들을 살펴보면, Johnsson 등의 연구에 따르면 척추관협착증 환자들을 4년간 추적 관찰한 결과, 환자가 느끼는 증상의 정도는 70%에서 변화가 없었고, 호전된 경우는 15%, 악화된 경우는 15%였으며 보행 능력의 경우 호전된 경우는 42%, 변화 없는 경우는 32%, 악화된 경우는 26%였다.[218] 또한 Amundsen 등의 보고에 따르면 수술 시기가 지연된 경우에도 수술 후 결과가 나쁘지 않음이 확인되었다.[219] 또한 수술을 하지 않은 환자에서도 증상이 급격하게 나빠진 경우가 드물었으며, 대부분의 환자에서 증상은 특별한 변화 없이 유지되었다.

이렇듯 대부분의 연구들이 신경학적 파행 등 통증에 큰 비중을 두고 있고, 임상적으로 운동마비나 소대변 장애 등 신경학적 결손을 오랜 기간에 걸쳐 발현되기에, 척추관협착증의 자연 경과를 정확하게 파악하기는 쉽지 않은 실정이다.

6) 치료원칙

척추관협착증도 다른 요추부 질환처럼 보존적으로 치료하는 것이 우선이며, 비스테로이드성소염제, 근육 이완제를 비롯한 약물치료, 물리치료 및 견인치료, 보조기 적용 및 가장 중요한 운동치료를 시행할 수 있겠다(이들에 대하여는 IV. 요통의 치료에서 논의하였다). 경구약제는 신경근병증에서 사용되는 약제와 동일하지만, 척추관 협착증 환자의 대부분은 고령 환자이므로 약제 사용시, 부작용 발생 여부에 더욱 주의를 기울여야 한다. 한편, 경구 스테로이드 제제를 뇌척수액 공간 압력 완화 및 신경 염증의 완화를 위해 단기간 사용해 볼 수는 있으나, 장기적 효과에 대해서는 불확실한 상태이다.

Botwin 등은 척추협착증 환자에게 경막외 스테로이드 주사를 시행하는 것이 도움이 된다고 보고했는데, 수술 적응증에 해당하는 척추협착증 환자를 대상으로 경막외 스테로이드 주사를 시행하고 1년 후 추적관찰 결과에서 64%가 증상이 호전되었다고 응답하였으며 17% 환자만이 수술을 받았다.[220]

2013년 북미척추학회(NASS) 임상 지침에 따르면, 약물 치료 및 중재적 시술을 받은 군과 아무런 치료도 받지 않은 자연 경과군과 비교한 연구들은 아직 없다고 한다.[204]

보존적 치료에도 불구하고 통증이 조절되지 않거나 신경학적 결손이 진행되는 경우, 수술을 고려할 수 있다. 수술은 보존적 치료에 비해 통증 조절에는 우월한 효과를 보였으나 기능 향상 측면에서는 차이가 없는 것으로 나타났다.[221] 척추궁 절제술이 가장 흔하게 시행되는 감압술이며 척추 불안정성, 퇴행성 척추 전방 전위증, 혹은 척추 변형이 동반되는 경우에는 척추고정술을 함께 시행한다. 그러나 척추고정술의 성공률이 높지 않고 성공하더라도 인접 부위 퇴행 등의 문제가 적지 않으므로 수술 결정 전에 충분한 기간 보존적 치료를 시도해야 한다. 문제는 어떤 보존적 치료가 가장 적절하며 어느 정도 기간이 충분한 기간인가 하는 것인데 이에 대한 명쾌한 답은 없다. 저자의 경험으로는 앞장에서 기술한 능동적 기계적 치료를 1년 이상 엄격하게 적용하는 것이 필요하다고 본다.

7) 예방 및 조기 대응

궁극적으로 가장 중요한 것은, 요추부의 퇴행성 연속 과정 중 병변을 조기에 발견하여 종착역인 협착증까지 이르지 않게 하는 것이라고 할 수 있겠다. 따라서, 젊은 시절에 빈번한 요통을 겪고 있거나 겪었던 경우, 1~2주 이상 요통으로 고생하고 추간판 탈출증으로 진단된 경우, 혹은 척추 전방 전위증이 동반된 경우는 퇴행성 연속 병변 과정의 중간 정차역에 있으므로 미래를 대비하는 전략이 필요하겠다.

5. 척추 분리증

1) 개요

척추 분리증(Spondylolysis)은 관절간부(pars interarticularis)의 결손을 의미하며 소아와 청소년 요통의 흔한 원인이다(그림 40-60). 반복적인 과신전으로 인해 미성숙한 척추의 관절 간부에 부하가 가해져서 발생하는 문제로 알려져 있다. 심각한 과신전 손상으로 갑자기 관절 간부의 골절이 발생하는 경우는 드물다.[222] 척추 분리증은 대부분 7~8세에 많이 발생하며,[223] 성장기에 해당하는 11세부터 15세까지도 지속적으로 발생한다. 척추 분리증 환자의 90%가 요추 5번과 천추 1번 사이에서 발생한다.

2) 진단

전형적인 임상 양상은 척추 신전 시 통증이 악화되고 휴식이나 활동을 제한할 경우 통증이 완화되는 형태로 표현된다. 단순 방사선 촬영의 사위상(oblique view)에서 관절 간

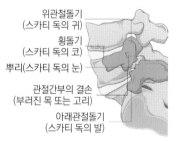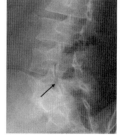

그림 40-60 | 요천추 부위의 사위면에서 표시된 'Scottie dog'과 척추 분리증(화살표)

부의 결손이 잘 관찰되며, 전후방상과 횡측면상도 함께 촬영하면 척추 전방 전위증이나 골 병변이 있는지 확인할 수 있다. 단일 광자 방출 전산화 단층촬영(SPECT)는 단순 방사선 촬영이나 평면 골주사검사(planar bone scan)에 비해 민감도가 높은 것으로 나타났다.

3) 자연경과
일반적으로 보존적 요법으로 1년 이내에 회복되는 경과를 보이며, 메타분석에서는 척추 분리증을 보존적 방법으로 치료했을 때, 84%의 환자가 1년 동안 통증 없이 활동이 가능한 수준으로 회복되었다고 보고된 바 있다.[224]

4) 치료원칙
척추 분리증 치료는 보존적인 치료가 주를 이룬다. 보존적인 치료는 통증을 증가시키는 활동은 피하고 휴식을 취하는 것부터 시작하며 일반적으로 휴식 기간은 3개월 정도이다.[225] 보조기는 흔하게 사용되지만 반드시 필요하지는 않다. 방사선 촬영에서 안정적인 골유합 소견이 치료 목표이지만, 반드시 달성되어야 되는 목표는 아니다. 같은 메타분석에서 방사선 촬영에서 안정적인 골유합 소견이 관찰되는 비율이 28%인 것으로 보고 되었다.[224] 보존적인 치료는 유산소 컨디셔닝 프로그램부터 시작하여 척추 재활 프로그램까지 단계적으로 진행한다.

척추 분리증 소견만 관찰되는 경우 수술을 요하는 경우가 드물지만, 척추 전방 전위증이나 신경근병증이 동반되는 경우에는 수술도 고려해야 한다. 척추 분리증의 자연경과는 대부분 양호하나 성장기 청소년의 경우 드물게 진행

하는 경우도 있다.[226]

6. 척추 전방 전위증

1) 개요
척추 전방 전위증(Spondylolisthesis)은 여러 원인에 의해 상부 척추가 하부 척추에 대해 전방으로 전위되는 경우를 의미한다. 척추 전방 전위증은 선천성, 협부, 퇴행성, 외상성, 병적, 의인성, 여섯 가지 분류로 나뉠 수 있는데, 협부 척추 전방 전위증이 가장 흔하다(그림 40-61).

협부 척추 전방 전위증의 원인은 척추 분리증 또는 관절간부의 피로 골절로 알려져 있다. 선천성 척추 전방 전위증은 천추 상부의 후관절의 형성 이상으로 발생한다. 퇴행성 척추 전방 전위증는 퇴행성 후관절 질환이나 퇴행성 추간판 질환에 의한 분절간 불안정성이 지속될 경우 발생할 수 있으며 가장 흔히 발생하는 부위는 요추 4번과 5번이다. 외상성 척추 전방 전위증은 드물게 사고로 인한 급성 골절 시 발생할 수 있다. 병적 척추 전방 전위증은 골질환으로 인해 뼈의 강도가 감소하여 발생하게 된다. 의인성 척추 전방 전위증은 과도한 감압술 시행으로 인해 발생한 불안정성이 원인으로 작용하나, 최근에는 감압술 시행 후 고정술을 시행하므로 드물다.

2) 진단
척추 전방 전위증 환자는 전형적으로 요통을 호소하며 척추의 불안정성 때문에 신경근이 자극될 경우 방사통이 동

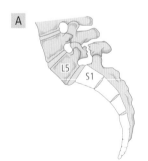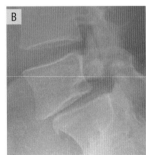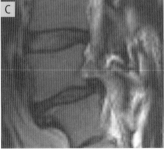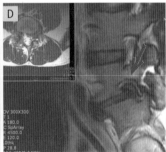

그림 40-61

협부 척추 전방 전위증(Spondylolisthesis)의 모식도(A)와 단순방사선 사진(B), MRI 소견(C), 많은 경우 추간공 협착증(foraminal stenosis)(D)를 유발함 (화살표는 좁아진 추간공과 그 속에 눌려있는 좌측 제5 요수 신경을 나타냄).

반된다. 신체검사 결과는 척추 분리증 소견과 유사하다. 수술 전 감별검사로는 단순 방사선 촬영의 측면 굴곡-신전면을 시행하는 것이 유용하다. 척추 전방 전위증은 측면 방사선 사진에 나타나는 척추의 전이 정도에 따라서 1단계부터 5단계까지 구분할 수 있다(표 40-6).[227]

3) 자연경과
척추 전방 전위증은 시간이 지나면서 안정화되므로 자연경과가 양호한 편이다. 성인에서는 전이 진행(slip progression)이 드물지만 청소년에서는 척추 전방 전위증이 3단계 또는 4단계로 심할 경우, 전이 진행이 일어날 수 있다. 전이 진행과 관련된 위험인자는 전이 정도, 퇴행성 추간판 질환, 나이, 인대 이완(ligamentous laxity)가 있다.

4) 치료원칙
협부 척추 전방 전위증의 치료는 척추 분리증의 치료와 유사하다. 청소년의 경우, 3등급 이상이면 수술이 필요할 수 있다. 퇴행성 척추 전방 전위증의 치료는 퇴행성 후관절 질환의 보존적인 치료와 비슷하다. 보존적 치료로 해결되지 않는 통증에 대해서는 수술이 도움이 될 수 있다.

7. 종양의 척추 전이

1) 개요
종양이 골전이가 되는 부위 중 가장 흔한 곳이 척추이며, 척추체 전이는 전체 암환자의 1/3에서 관찰된다. 척추로 전이가 잘 되는 암을 순서대로 나열하면 폐, 유방, 전립선, 그리고 신장 순이다.[228] 척추 전이가 가장 잘 일어나는 부위는 흉추이며, 대장-결장암의 경우, 요추가 흔한 전이 부위이다.[229]

2) 진단
50세 이후에 처음 발생한 경우, 달리 설명되지 않는 체중 감소가 동반되는 경우, 누운 자세에서도 호전되지 않거나 야간에 특히 심해지는 경우, 그리고 보존적인 치료에 전혀 효과를 보지 못하는 경우도 종양에 의한 통증을 의심해야 한다. Deyo 등은 척추 전이에 대한 병력 청취 항목의 민감도와 특이도를 조사하였는데, 가장 민감도 높은 항목

표 40-6 | 척추 분리증에 관한 Meyerding 등급 체계

등급	미끄러진 정도*
1	<25
2	25~49
3	50~74
4	75~99
5	100 이상(척추하수증)

*Meyerding은 1번 천추체의 전후방 직경을 사등분하고 각각 등급을 부여하였다.

은 침상 안정 시 통증의 호전 여부이고 가장 특이도가 높은 항목은 종양의 과거 병력 여부라고 보고하였다.[230] 종양의 과거 병력 여부는 특이도 98%, 민감도 31%이며, 침상 안정 시 통증의 호전 여부는 민감도가 90% 이상, 특이도는 낮은 것으로 나타났다. 자기공명 영상은 척추 전이를 진단하는데 표준 영상 검사로써 골수 내의 초기 변화를 찾아내거나 골파괴 또는 신경 압박 여부를 확인하는데 유용하다.[229,231]

3) 자연경과
통증은 매우 흔한 증상으로, 서서히 시작하고 지속적인 양상이 관찰되며 병적 골절이 발생할 경우, 통증도 갑자기 악화되는 양상을 보인다. 신경학적 결손은 일반적으로 요통 발생 후 수개월 뒤에 나타나며 종양의 종괴 효과(mass-effect)로 인한 기계적 압박이나 척추 구조물 파괴가 그 원인으로 작용한다.[231]

4) 치료원칙
Patchell 등이 전이성 척추 종양을 가진 환자들을 대상으로 시행한 연구가 보고된 이후,[232] 급성으로 발생한 요통에서 발견된 전이성 척추 종양에 있어 일차적인 표준 치료는 수술로 확립되었다. 다만 방사선 치료에 반응이 좋은 백혈병, 림프종, 다발성 골수종 및 생식 세포종은 제외되었다. 일반적으로 증상이 발생한 이후 24시간 이내에 수술을 시행하는 것이 가장 이상적이며, 수술 시행 후 방사선 치료를 추가로 시행할 수 있다.

만성 요통을 호소하는 전이성 척추 종양 환자의 경우에는 보존적 치료를 시행할 수 있으며, 일반 요통에서와 마

찬가지로 약물치료, 물리치료, 기계적 치료 및 주사치료를 시행할 수 있으나, 물리치료의 경우에는 종양의 위치 및 물리치료의 금기증을 고려하여 시행하여야 한다.

8. 염증성 척추관절염(Inflammatory Spondyloarthritis)

1) 개요

추간판 탈출증, 전방 전위증 등과 같이 기계적(mechanical) 요통을 주증상으로 하는 척추 질환들에 별개로 염증성 요통을 수반하는 일련의 척추 질환들이 존재한다. 이들 중에는 척추 뼈 자체를 침범하는 화농성 척추염과 같은 척추병증(spondylopathy), 척추 분절 전체의 퇴행성 관절 변화에 해당하는 척추증(spondylosis), 그리고 척추의 모든 관절 질환을 지칭하는 척추관절병(증)(spondyloarthropathy 또는 spondyloarthrosis) 등과 같이 여러 용어들이 혼재되어 사용되고 있다. 이 중 염증성요통(inflammatory back pain), 말초관절염 및 골부착부염(enthesitis) 등의 전형적인 임상소견과 유전학적 특성을 가진 질환군을 척추관절염(spondyloarthritis, SpA)이라고 하며, 염증성 척추 관절염(inflammatory spondyloarthritis) 혹은 염증성 척추 관절병증(inflammatory spondyloarthropathy) 등으로 지칭되기도 한다. 전체 인구의 1% 정도에서 40세 미만의 청장년기에 발생하는 만성 염증성 질환인 염증성 척추 관절염에는 척추와 천장관절을 주로 침범하는 강직성 척추염(ankylosing spondylitis)을 대표 질환으로 하는 축성 척추 관절염(axial SpA)과 말초 관절의 골부착부염 혹은 손발가락염(dactylitis) 등이 주로 침범되는 건선 척추 관절염, 반응성 관절염, 염증성 장질환 연관 관절염 등과 같은 말초성 척추 관절염(peripheral SpA)으로 나눌 수 있다(그림 40-62).[233] 남성에서 여성보다 2~3배 정도 더 많이 호발하며, 많은 환자들이 경도의 질환 활성도로 인해 진단이 되지 않은 상태로 지낼 수도 있는 것으로 추정되고 있어 실제 유병률은 더 높을 것으로 추정된다.

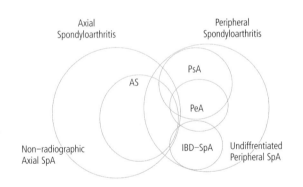

그림 40-62 | 염증성 척추 관절염의 범위를 도시한 벤 다이어그램
AS: ankylosing spondylitis. PsA: psoriatic arthritis. ReA: reactive arthritis. IBD-SpA – inflammatory bowel disease associated arthritis.[233]

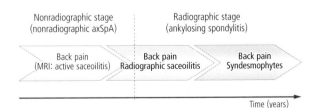

그림 40-63 | 축성 척추관절염의 발병 과정을 초기에서 후기까지 통합하여 도시한 개념도[234]

표 40-7 | 염증성 통증 및 기계적 통증의 감별

	Inflammatory Pain	Mechanical Pain
발생연령	주로 45세 이하	Any age
발생양상	Insidious → Flare	Acute, Insidious, Cumulative
증상지속기간	3개월 이상	대부분 3개월 이내
Night pain (Dawn pain)	Common	Rare
Resting pain	Common	Rare
Morning Stiffness	Common	Rare, but Common in Facet involvement
Effect of Exercise	Improved	Usually worse in acute pain
Pain Characteristics	Stiffness in no motion	Motional pain in acute, Time dependent pain in healing phase

표 40-8 | 염증성 요통의 ASAS 기준[235]

3개월 이상의 만성 요통 환자들 대상으로
• 발병 연령이 40세 미만
• 점진적으로 서서히 발병
• 운동 시 호전
• 휴식 시 호전이 안 되며,
• 야간 통증(일어나서 움직이면 호전)
5개의 인자들 중 최소 4개 이상일 때, 염증성 요통의 기준에 충족됨.

한편, 생물학적 제제의 등장 및 발전으로 인해 Assessment of SpondyloArthritis International Society (ASAS)에서는 강직성 척추염의 조기진단을 위하여 2009년 새로운 진단 기준을 제시하였으며, 2005년에는 전형적인 강직성 척추염과 구별하여 '비방사선 축성 척추 관절염(nonradiographic axial SpA)'의 개념까지 정립되었다(그림 40-63).[233,234]

2) 염증성 요통

염증성 요통은 기계적(mechanical) 요통과는 다른 여러 특징적인 소견을 보인다(표 40-7). 2009년 ASAS에서는 염증성 만성 요통의 특징을 (1) 40세 이전에 발현되고 (2) 점진적으로 서서히 발병되며 (3) 운동을 하면 호전되고 (4) 휴식으로 호전되지 않으며, (5) 야간 통증(일어나서 움직이면 호전되는 양상 포함) 등으로 재정립하여 발표하였다(표 40-8).[235]

하지만, 기계적 요통에서도 여러 기전에 의해 척추 후관절에 염증 및 관절액 증가 소견을 보일 수 있어, 염증성 요통과의 감별이 어려운 경우가 종종 있다. 이 때에는 휴식 시 호전되는지 여부가 감별점이 되겠는데, 척추 후관절 통증의 경우 기계적 원인에 의해 악화되는 염증성 통증이므로 휴식시에 호전되는 양상을 보인다.

염증성 요통은 때로는 증상이 경미하게 나타나기 때문에 모르고 지나갈 수 있으며 대개 증상의 호전 및 악화가 반복되는 경과를 보인다. 하지만, 최근의 여러 연구들에 의하면 척추 관절염의 시작 및 악화에는 기계적 스트레스가 방아쇠 역할을 하는 것으로 알려져 있다.[236,237] 예를 들면, 척추 관절염의 발현이 양측이 아닌 편측 천장관절의 염증에 의한 경우를 임상에서 종종 접하게 되는데, 이는 앉는 자세가 편측으로 편중되어서 발생하는 것일 수 있고, 영상검사 상 추간판 탈출증이 동일한 방향으로 동반된 경우도 흔하게 관찰된다. 기계적 스트레스 외에 대사성 증후군, 장염, 상기도 감염 등과 같은 전신의 염증성 조건에서도 발현되기도 한다.

척추 분절 간 융합으로 강직이 발생되면 염증성 요통은 감소하면서 침범된 척추의 관절운동 제한에서 오는 기능장애가 발생한다. 척추 운동 장애는 꼬리에서 머리쪽 방향으로 진행되며 굴곡과 신전뿐 아니라 모든 방향의 척추 운동 장애가 일어나며, 단순방사선 소견에서 대나무 척추(bamboo spine)의 소견이 관찰된다.

3) 진단 기준

강직성 척추염의 진단 기준은 Rome criteria(1961), New York criteria(1966), Modified New York criteria(1984) 등의 순으로 발전되어 왔고,[238] 2000년대 들어 생물학적 제제(biologic agent, biologics)인 종양괴사인자 길항제가 새로운 치료제로 등장하면서 강직성 척추염의 조기진단을 위하여 ASAS에서는 2009년에 축성 척추관절염(그림 40-64A),[239,240] 2011년 말초성 척추관절염(그림 40-64B)[241]에 대한 새로운 진단 기준들을 각각 제시하였다.

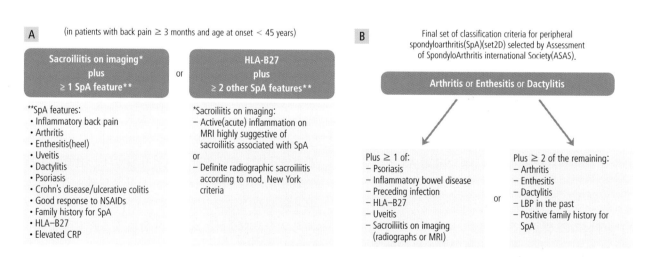

그림 40-64 │ 축성 척추관절염(A)[239,240] 및 말초성 척추관절염(B)[241]의 ASAS 진단 기준

표 40-9 | 강직성 척추염의 Modified New York criteria[242]

▶Clinical criteria :
- Low back pain and stiffness for more than 3 months that improves with exercise, but is not relieved by rest.
- Limitation of motion of the lumbar spine in the sagittal and frontal planes.
- Limitation of chest expansion relative to normal values correlated for age and sex.
▶Radiological criterion :
- Sacroiliitis grade ≥ 2 bilaterally or grade 3~4 unilaterally.
Definite AS if the radiological criterion is associated with at least one clinical criterion

표 40-10 | 방사선학적 천장관절염의 침범 분류[243]

▶Grade 0 : nomal.
▶Grade 1 : suspicious changes.
▶Grade 2 : minimal abnomality-small localised areas with erosion or sclerosis, without alteration in the joint width.
▶Grade 3 : unequivocal abnormality-moderate or advanced sacroiliitis with one or more of: erosions, evidence of sclerosis, widening, narrowing, or partial ankylosis.
▶Grade 4 : severe abnormality-total ankylosis.

Modified New York criteria(표 40-9)[242]는 이전의 진단 기준과 비교하였을 때 초기 강직성 척추염의 진단에 우수한 민감도를 보여 현재도 사용되고 있으며, 염증성 요통의 임상적인 특성을 제시하였고 흉곽 확장 제한과 관련된 임상 기준에 대해서도 나이와 성별에 대한 보정을 하였다. 하지만 이 기준에 의하면 강직성 척추염으로 분류하기 위해서는 단순 방사선 검사에서 천장관절염이 양측으로 grade 2 이상이거나 편측으로 grade 3 이상이어야 한다(표 40-10).[243] 이 기준은 이미 진행된 질환의 진단에는 유용하나 단순 방사선 검사에서 관절 변화가 미미하면 강직성 척추염 진단을 내릴 수 없으며 천장관절 및 척추 변화에만 집중할 뿐 관절 외 임상 양상을 포함하지 않는다는 제한점이 있다. 자기공명 영상(MRI) 검사를 통한 천장관절 혹은 천장관절 주위의 '염증' 소견을 평가할 수 있게 되었는데, T2 지방 억제 영상 상 관절 주위의 골수 부종(bone marrow edema) 소견 및 조영제를 사용한 T1 강조 영상 상에서의 천장관절 주위의 골염(osteitis) 소견이 대표적인 '염증' 소견이다. 이로써 자기공명 영상검사를 통해 단순 방사선 검사 소견만으로는 발견할 수 없었던 '비방사선 천장관절염(non-radiographic sacroiliitis)'을 진단할 수 있게 되었다. 이같이 축성 척추관절염 질환군을 더 조기에 진단하기 위해 자기공명 영상 소견을 포함하는 한편 관절 외 임상 양상, 가족력 문진을 보강한 새로운 분류 기준이 ASAS 진단 기준이다.

4) 병태생리와 생물학적 제제
염증성 척추관절염은 염증과 신생 골 형성에 의한 골 변화라는 병리학적 특징을 보이며, human leukocyte antigen

(HLA)-B27을 포함한 주조직성 복합체 1형(major histocompatibility complex class I, MHC I)과 관련된 CD8+T세포의 이차적인 후천성 면역 반응 과정에서 생성되는 종양 괴사 인자(tumor necrosis factor, TNF)-α, IL-17, IL-23 등과 같은 사이토카인(cytokine)들이 병태 생리에 관여하는 것으로 알려져 있으나,[244,245] 아직까지 명확한 병태생리에 대해서는 규명되지 않은 상태이다. 이외에도, 장내 세균총 불균형[246] 및 기계적 스트레스가 강직성 척추염의 촉발 인자 및 지속 요인으로 작용할 수 있다는 근거들이 제시되고 있다.

골부착부염 이후 발생하는 신생 골 형성에 의한 골화 과정은 염증 발생 후 파괴된 뼈가 회복하는 remodeling 과정에서 뼈가 과도하게 생성되어 발생한다는 가설과 염증과는 별개로 기계적 부하가 뼈 생성에 더 중요하게 작용한다는 가설 등으로 생각되고 있다.[247]

생물학적 제제는 종양 괴사 인자(tumor necrosis factor, TNF) 억제제를 시작으로 현재 시점에서는 IL-23/IL-17 경로를 차단하는 제제까지 실제 임상에 도입되고 있다. 종양 괴사 인자 억제제의 경우 비스테로이드성 소염제(nonsteroidal antiinflammatorydrugs, NSAIDs)에 저항성을 보이는 염증성 요통에 상당 부분 효과를 보였으나 류마티스 관절염에서는 방사선학적 악화 예방 효과가 입증된 반면 척추관절염에서는 해당 효과를 보이지 않았다는 한계점이 보고되었다. 이에 비해 비스테로이드성 소염제는 장기간의 복용을 통해 통증의 조절과 더불어 척추관절염의 방사선학적 악화를 예방하는 효과까지 있는 것으로 알려져 있다(그림 40-65).[247]

한편, 염증성 척추관절염은 골부착부염을 특징으로 하

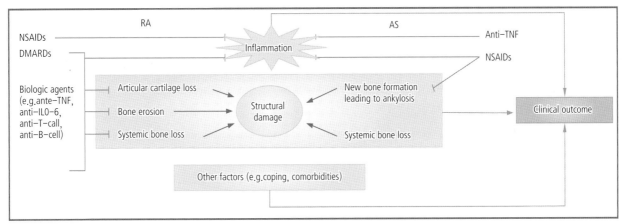

그림 40-65 | 만성 관절염의 생물학적 제제를 포함한 약물치료에 대한 임상 결과[247]

므로 추간판 조직 중 종말판(endplate) 조직도 침범하게 된다. 염증성 척추관절염 환자들에서 추간판의 대사 작용이 감소되어 있다는 인체실험 보고들이 발표되고 있으나,[248,249] 장기 추적 관찰 등의 임상연구 보고는 아직까지 없는 실정이다.

5) 치료원칙

2006년 ASAS/EULAR (European League Against Rheumatism)에서 제시한 강직성 척추염의 치료 권고[250]는 강직성 척추염 치료에 대한 최초의 종합적인 권고이면서, 종양 괴사 인자(TNF) 억제제의 사용을 최초로 권고한 지침이다. 하지만, 2006년에는 Modified New York criteria를 진단 기준으로 주로 사용하였기에, 2009년 및 2011년 ASAS 진

단 기준이 발표된 후 2016년에 개정 발표된 축성 척추관절염에 대한 ASAS/EULAR 치료 권고[251]에서는 비방사선 축성 척추관절염까지 포함시킨, 질병의 전체 과정을 아우르는 포괄적이고 체계적인 치료 권고[251]를 제시하고 있다. 약물치료가 치료의 근간을 이루고 있지만, 생활습관 관리, 중등도 강도의 운동, 물리치료 등도 강력한 근거는 없지만 치료적 권고[251]는 되고 있다.

저자는 요통 환자를 진료할 때 염증성 요통을 유발하는 염증성 척추관절염의 진단을 가능한 조기에 할 수만 있다면, 비스테로이드성 소염제와 생활습관 관리, 그리고 중등도 강도의 운동 치료 등을 통해서 통증의 조절과 뼈 변형의 예방을 충분히 이룰 수 있을 것으로 판단한다.

참고문헌

1. Walker BF. The prevalence of low back pain: a systematic review of the literature from 1966 to 1998. Journal of spinal disorders. Jun 2000;13(3):205-17.

2. Von Korff M, Dworkin SF, Le Resche L, Kruger A. An epidemiologic comparison of pain complaints. Pain. Feb 1988;32(2):173-83.

3. Hoy D, Brooks P, Blyth F, Buchbinder R. The epidemiology of low back pain. Best Practice & Research Clinical Rheumatology. 2010;24(6):769-81.

4. Andersson GBJ. Epidemiological features of chronic low-back pain. The Lancet. 8/14/ 1999;354(9178):581-85.

5. Hart LG, Deyo RA, Cherkin DC. Physician office visits for low back pain. Frequency, clinical evaluation, and treatment patterns from a U.S. national survey. Spine. Jan 1 1995;20(1):11-9.

6. Lawrence RC, Helmick CG, Arnett FC, et al. Estimates of the prevalence of arthritis and selected musculoskeletal disorders in the United States. Arthritis and rheumatism. May 1998;41(5):778-99.

7. Loney PL, Stratford PW. The Prevalence of Low Back Pain in Adults: A Methodological Review of the Literature. Physical Therapy. April 1, 1999 1999;79(4):384-96.

8. Kopec JA, Sayre EC, Esdaile JM. Predictors of back pain in a general population cohort. Spine. Jan 1 2004;29(1):70-7; discussion 77-8.

9. Linton SJ, Hellsing AL, Hallden K. A population-based study of spinal

pain among 35-45-year-old individuals. Prevalence, sick leave, and health care use. Spine. Jul 1 1998;23(13):1457-63.

10. Toroptsova NV, Benevolenskaya LI, Karyakin AN, Sergeev IL, Erdesz S. "Cross-sectional" study of low back pain among workers at an industrial enterprise in Russia. Spine. Feb 1 1995;20(3):328-32.

11. Bressler HB, Keyes WJ, Rochon PA, Badley E. The prevalence of low back pain in the elderly. A systematic review of the literature. Spine. Sep 1 1999;24(17):1813-9.

12. Matsui H, Maeda A, Tsuji H, Naruse Y. Risk indicators of low back pain among workers in Japan. Association of familial and physical factors with low back pain. Spine. Jun 1 1997;22(11):1242-7; discussion 48.

13. Smith BH, Elliott AM, Hannaford PC, Chambers WA, Smith WC. Factors related to the onset and persistence of chronic back pain in the community: results from a general population follow-up study. Spine. May 1 2004;29(9):1032-40.

14. Thomas E, Silman AJ, Croft PR, Papageorgiou AC, Jayson MIV, Macfarlane GJ. Predicting who develops chronic low back pain in primary care: a prospective study. BMJ. 1999-06-19 00:00:00 1999;318(7199):1662-67.

15. Schiøttz-Christensen B, Nielsen GL, Hansen VK, Schødt T, S ørensen HT, Olesen F. Long-term prognosis of acute low back pain in patients seen in general practice: a 1-year prospective follow-up study. Family Practice. June 1, 1999 1999;16(3):223-32.

16. van den Hoogen HJ, Koes BW, Deville W, van Eijk JT, Bouter LM. The prognosis of low back pain in general practice. Spine. Jul 1 1997;22(13):1515-21.

17. Stanton TR, Henschke N, Maher CG, Refshauge KM, Latimer J, McAuley JH. After an episode of acute low back pain, recurrence is unpredictable and not as common as previously thought. Spine. Dec 15 2008;33(26):2923-8.

18. Philips H, Grant L. The evolution of chronic back pain problems: a longitudinal study. Behaviour research and therapy. 1991;29(5):435-41.

19. Von Korff M, Deyo RA, Cherkin D, Barlow W. Back pain in primary care: outcomes at 1 year. Spine. 1993;18(7):855-62.

20. Hestbaek L, Leboeuf-Yde C, Engberg M, Lauritzen T, Bruun NH, Manniche C. The course of low back pain in a general population. Results from a 5-year prospective study. Journal of manipulative and physiological therapeutics. 2003;26(4):213-19.

21. Chenot JF, Becker A, Leonhardt C, et al. Sex differences in presentation, course, and management of low back pain in primary care. The Clinical journal of pain. Sep 2008;24(7):578-84.

22. Carey TS, Garrett J, Jackman A, McLaughlin C, Fryer J, Smucker DR. The Outcomes and Costs of Care for Acute Low Back Pain among Patients Seen by Primary Care Practitioners, Chiropractors, and Orthopedic Surgeons. New England Journal of Medicine. 1995;333(14):913-17.

23. Bogduk N. Clinical anatomy of the lumbar spine and sacrum 3rd ed. Philadelphia, Pa: Churchill Livingstone. 1997;128.

24. McGil S. Low back disorders: evidenced-based prevention and rehabilitation. Human Kinetics; 2007.

25. Best BA, Guilak F, Setton LA, et al. Compressive mechanical properties of the human anulus fibrosus and their relationship to biochemical composition. Spine. 1994;19(2):212-21.

26. McKenzie R. The Lumbar Spine: Mechanical Diagnosis and Therapy Waikanae. New Zealand: Spinal Publications. 1981;7640.

27. NACHEMSON AL. The lumbar spine an orthopaedic challenge. Spine. 1976;1(1):59-71.

28. Adams M, Bogduk N, Burton K, Dolan P. The Biomechanics of Back Pain. Churchill Livingstone, Edinburgh, London, New York. Oxford, Philadelphia, St Louis, Sydney, Toronto; 2002.

29. Adams MA, Bogduk N, Burton K, Dolan P. The Biomechanics of Back Pain. Edinburgh: Churchill Livingstome; 2002.

30. Gracovetsky S, Farfan H, Helleur C. The abdominal mechanism. Spine. 1985;10(4):317-24.

31. Richardson CA, Jull GA, Hodges P, Hides JA. Therapeutic Exercise for Spinal Segmental Stabilization in Low Back Pain. Edinburgh.: Churchill Livingstone; 1999.

32. Nachemson AL. Disc pressure measurements. Spine. 1981;6(1):93-97.

33. Bogduk N. The innervation of the lumbar spine. Spine. 1983;8(3):286-93.

34. Aprill C, Bogduk N. High-intensity zone: a diagnostic sign of painful lumbar disc on magnetic resonance imaging. British Journal of Radiology. 1992;65(773):361-69.

35. Schwarzer AC, Aprill CN, Derby R, Fortin J, Kine G, Bogduk N. The prevalence and clinical features of internal disc disruption in patients with chronic low back pain. Spine (Phila Pa 1976). Sep 1 1995;20(17):1878-83.

36. Zhang Y-g, Guo T-m, Guo X, Wu S-x. Clinical diagnosis for discogenic low back pain. International journal of biological sciences. 2009;5(7):647.

37. Hicks GE, Morone N, Weiner DK. Degenerative lumbar disc and facet disease in older adults: prevalence and clinical correlates. Spine (Phila Pa 1976). May 20 2009;34(12):1301-6.

38. Zhang YG, Guo TM, Guo X, Wu SX. Clinical diagnosis for discogenic low back pain. Int J Biol Sci. 2009;5(7):647-58.

39. Takahashi K, Aoki Y, Ohtori S. Resolving discogenic pain. Eur Spine J. Dec 2008;17 Suppl 4:428-31.

40. Garcia-Cosamalon J, del Valle ME, Calavia MG, et al. Intervertebral disc, sensory nerves and neurotrophins: who is who in discogenic pain? J Anat. Jul 2010;217(1):1-15.

41. Kalichman L, Hunter DJ. The genetics of intervertebral disc degeneration. Familial predisposition and heritability estimation. Joint Bone Spine. 2008;75(4):383-87.

42. Adams MA, Freeman BJ, Morrison HP, Nelson IW, Dolan P. Mechanical initiation of intervertebral disc degeneration. Spine (Phila Pa 1976). Jul 1 2000;25(13):1625-36.

43. Veres SP, Robertson PA, Broom ND. The morphology of acute disc herniation: a clinically relevant model defining the role of flexion. Spine (Phila Pa 1976). Oct 1 2009;34(21):2288-96.

44. Veres SP, Robertson PA, Broom ND. The influence of torsion on disc herniation when combined with flexion. Eur Spine J. Sep 2010;19(9):1468-78.

45. Bogduk N. On the definitions and physiology of back pain, referred pain, and radicular pain. Pain. 2009;147(1-3):17-19.

46. Moore RJ, Vernon-Roberts B, Fraser RD, Osti OL, Schembri M. The origin and fate of herniated lumbar intervertebral disc tissue. Spine (Phila Pa 1976). Sep 15 1996;21(18):2149-55.

47. Kalichman L, Hunter DJ. The genetics of intervertebral disc degeneration. Familial predisposition and heritability estimation. Joint Bone Spine. Jul 2008;75(4):383-7.

48. Cornefjord M, Olmarker K, Rydevik R, Nordborg C. Mechanical and biochemical injury of spinal nerve roots: a morphological and neurophysiological study. Eur Spine J. 1996;5(3):187-92.

49. Olmarker K, Rydevik B, Nordborg C. Autologous nucleus pulposus induces neurophysiologic and histologic changes in porcine cauda equina nerve roots. Spine. Sep 1 1993;18(11):1425-32.

50. Iwabuchi M, Rydevik B, Kikuchi S, Olmarker K. Effects of anulus fibrosus and experimentally degenerated nucleus pulposus on nerve root conduction velocity: relevance of previous experimental investigations using normal nucleus pulposus. Spine. Aug 1 2001;26(15):1651-5.

51. Kayama S, Olmarker K, Larsson K, Sjogren-Jansson E, Lindahl A, Rydevik B. Cultured, autologous nucleus pulposus cells induce functional changes in spinal nerve roots. Spine. Oct 15 1998;23(20):2155-8.

52. Olmarker K, Brisby H, Yabuki S, Nordborg C, Rydevik B. The effects of normal, frozen, and hyaluronidase-digested nucleus pulposus on nerve root structure and function. Spine. Mar 1 1997;22(5):471-5; discussion 76.

53. Igarashi T, Kikuchi S, Shubayev V, Myers RR. 2000 Volvo Award winner in basic science studies: Exogenous tumor necrosis factor-alpha mimics nucleus pulposus-induced neuropathology. Molecular, histologic, and behavioral comparisons in rats. Spine. Dec 1 2000;25(23):2975-80.

54. Aoki Y, Rydevik B, Kikuchi S, Olmarker K. Local application of disc-related cytokines on spinal nerve roots. Spine. Aug 1 2002;27(15):1614-7.

55. Murata Y, Onda A, Rydevik B, Takahashi K, Olmarker K. Distribution and appearance of tumor necrosis factor-alpha in the dorsal root ganglion exposed to experimental disc herniation in rats. Spine. Oct 15 2004;29(20):2235-41.

56. Olmarker K, Larsson K. Tumor necrosis factor alpha and nucleus-pulposus-induced nerve root injury. Spine. Dec 1 1998;23(23):2538-44.

57. Olmarker K, Rydevik B. Selective inhibition of tumor necrosis factor-alpha prevents nucleus pulposus-induced thrombus formation, intraneural edema, and reduction of nerve conduction velocity: possible implications for future pharmacologic treatment strategies of sciatica. Spine. Apr 15 2001;26(8):863-9.

58. Kawakami M, Tamaki T, Hashizume H, Weinstein JN, Meller ST. The role of phospholipase A2 and nitric oxide in painrelated behavior produced by an allograft of intervertebral disc material to the sciatic nerve of the rat. Spine. May 15 1997;22(10):1074-9.

59. Brisby H, Byrod G, Olmarker K, Miller VM, Aoki Y, Rydevik B. Nitric oxide as a mediator of nucleus pulposus-induced effects on spinal nerve roots. J Orthop Res. Sep 2000;18(5):815-20.

60. Olmarker K, Byrod G, Cornefjord M, Nordborg C, Rydevik B. Effects of methylprednisolone on nucleus pulposus-induced nerve root injury. Spine. Aug 15 1994;19(16):1803-8.

61. Onda A, Yabuki S, Kikuchi S. Effects of neutralizing antibodies to tumor necrosis factor-alpha on nucleus pulposus-induced abnormal nociresponses in rat dorsal horn neurons. Spine. May 15 2003;28(10):967-72.

62. Karppinen J, Korhonen T, Malmivaara A, et al. Tumor necrosis factor-alpha monoclonal antibody, infliximab, used to manage severe sciatica. Spine. Apr 15 2003;28(8):750-3; discussion 53-4.

63. Willburger RE, Ehiosun UK, Kuhnen C, Kramer J, Schmid G. Clinical symptoms in lumbar disc herniations and their correlation to the histological composition of the extruded disc material. Spine. Aug 1 2004;29(15):1655-61.

64. Aota Y, Onari K, An HS, Yoshikawa K. Dorsal root ganglia morphologic features in patients with herniation of the nucleus pulposus: assessment using magnetic resonance myelography and clinical correlation. Spine. Oct 1 2001;26(19):2125-32.

65. Kirkaldy-Willis W, Wedge J, Yong-Hing K, Reilly J. Pathology and pathogenesis of lumbar spondylosis and stenosis. Spine. 1978;3(4):319-28.

66. Freemont A. The cellular pathobiology of the degenerate intervertebral disc and discogenic back pain. Rheumatology. 2009;48(1):5-10.

67. Boden S, Davis D, Dina T, Patronas N, Wiesel S. Abnormal magnetic-resonance scans of the lumbar spine. J. Bone Joint Surg. Am. 1990;72:403-08.

68. Jensen MC, Brant-Zawadzki MN, Obuchowski N, Modic MT, Malkasian D, Ross JS. Magnetic resonance imaging of the lumbar spine in people without back pain. N. Engl. J. Med. Jul 14 1994;331(2):69-73.

69. Spangfort EV. The lumbar disc herniation. A computer-aided analysis of 2,504 operations. Acta orthopaedica Scandinavica. Supplementum. 1972;142:1.

70. Jarvik JJ, Hollingworth W, Heagerty P, Haynor DR, Deyo RA. The longitudinal assessment of imaging and disability of the back (LAIDBack) study: baseline data. Spine. 2001;26(10):1158-66.

71. Della-Giustina DA. Emergency department evaluation and treatment of back pain. Emergency medicine clinics of North America. 1999;17(4):877-93.

72. Deyo RA, Weinstein JN. Low Back Pain. New England Journal of Medicine. 2001;344(5):363-70.

73. Dreyfuss P, Halbrook B, Pauza K, Joshi A, McLarty J, Bogduk N. Efficacy and validity of radiofrequency neurotomy for chronic lumbar zygapophysial joint pain. Spine. May 15 2000;25(10):1270-7.

74. Carragee EJ, Tanner CM, Khurana S, et al. The rates of falsepositive lumbar discography in select patients without low back symptoms. Spine (Phila Pa 1976). Jun 1 2000;25(11):1373-80; discussion 81.

75. Carragee EJ, Paragioudakis SJ, Khurana S. 2000 Volvo Award winner in clinical studies: Lumbar high-intensity zone and discography in subjects without low back problems. Spine (Phila Pa 1976). Dec 1 2000;25(23):2987-92.

76. Carragee EJ, Lincoln T, Parmar VS, Alamin T. A gold standard evaluation of the "discogenic pain" diagnosis as determined by provocative discography. Spine (Phila Pa 1976). Aug 15 2006;31(18):2115-23.

77. Carragee EJ, Don AS, Hurwitz EL, Cuellar JM, Carrino JA, Herzog R. 2009 ISSLS Prize Winner: Does discography cause accelerated progression of degeneration changes in the lumbar disc: a ten-year matched cohort study. Spine (Phila Pa 1976). Oct 1 2009;34(21):2338-45.

78. Carragee EJ, Chen Y, Tanner CM, Truong T, Lau E, Brito JL. Provocative discography in patients after limited lumbar discectomy: A controlled, randomized study of pain response in symptomatic and asymptomatic subjects. Spine (Phila Pa 1976). Dec 1 2000;25(23):3065-71.

79. Guyer RD, Ohnmeiss DD. Lumbar discography. Spine J. May-Jun 2003;3(3 Suppl):11S-27S.

80. Wolfer LR, Derby R, Lee JE, Lee SH. Systematic review of lumbar provocation discography in asymptomatic subjects with a meta-analysis of false-positive rates. Pain physician. Jul-Aug 2008;11(4):513-38.

81. McGill S. Normal and injury mechanics of the lumbar spine. Low back disorders: evidence-based prevention and rehabilitation. Champaign: Human Kinetics; 2002:87-136.

82. Wetzel FT, Donelson R. The role of repeated end-range/pain response assessment in the management of symptomatic lumbar discs. Spine J. Mar-Apr 2003;3(2):146-54.

83. Henschke N, Maher CG, Refshauge KM, et al. Prognosis in patients with recent onset low back pain in Australian primary care: inception cohort study. BMJ. 2008;337:a171.

84. Croft PR, Macfarlane GJ, Papageorgiou AC, Thomas E, Silman AJ. Outcome of low back pain in general practice: a prospective study. BMJ. May 2 1998;316(7141):1356-9.

85. Karppinen J, Malmivaara A, Kurunlahti M, et al. Periradicular infiltration for sciatica: a randomized controlled trial. Spine. May 1

2001;26(9):1059-67.

86. Prather H, Hunt D, Fournie A, Clohisy JC. Early intra-articular hip disease presenting with posterior pelvic and groin pain. PM R. Sep 2009;1(9):809-15.

87. Boden SD, Davis DO, Dina TS, Patronas NJ, Wiesel SW. Abnormal magnetic-resonance scans of the lumbar spine in asymptomatic subjects. A prospective investigation. J Bone Joint Surg Am. Mar 1990;72(3):403-8.

88. Ito M, Incorvaia KM, Yu SF, Fredrickson BE, Yuan HA, Rosenbaum AE. Predictive signs of discogenic lumbar pain on magnetic resonance imaging with discography correlation. Spine (Phila Pa 1976). Jun 1 1998;23(11):1252-8; discussion 59-60.

89. Makki D, Khazim R, Zaidan AA, Ravi K, Toma T. Single photon emission computerized tomography (SPECT) scanpositive facet joints and other spinal structures in a hospitalwide population with spinal pain. Spine J. Jan 2010;10(1):58-62.

90. Lauder TD, Dillingham TR, Andary M, et al. Effect of history and exam in predicting electrodiagnostic outcome among patients with suspected lumbosacral radiculopathy. Am J Phys Med Rehabil. Jan-Feb 2000;79(1):60-8; quiz 75-6.

91. Assendelft WJ, Morton SC, Emily IY, Suttorp MJ, Shekelle PG. Spinal manipulative therapy for low back painA meta-analysis of effectiveness relative to other therapies. Annals of internal medicine. 2003;138(11):871-81.

92. Al-Obaidi SM, Al-Zoabi B, Al-Shuwaie N, Al-Zaabie N, Nelson RM. The influence of pain and pain-related fear and disability beliefs on walking velocity in chronic low back pain. International Journal of Rehabilitation Research. 2003;26(2):101-08.

93. Baker AR, Collins TA, Porter RW, Kidd C. Laser Doppler study of porcine cauda equina blood flow: the effect of electrical stimulation of the rootlets during single and double site, low pressure compression of the cauda equina. Spine. 1995;20(6):660-64.

94. BADALAMENTE MA, DEE R, GHILLANI R, Chien P-F, DANIELS K. Mechanical stimulation of dorsal root ganglia induces increased production of substance P: a mechanism for pain following nerve root compromise? Spine. 1987;12(6):552-55.

95. Spivak JM. Current Concepts Review - Degenerative Lumbar Spinal Stenosis*. The Journal of Bone & Joint Surgery. 1998;80(7):1053-66.

96. Kalichman L, Cole R, Kim DH, et al. Spinal stenosis prevalence and association with symptoms: the Framingham Study. The spine journal : official journal of the North American Spine Society. 2009;9(7):545-50.

97. Van Tulder M, Waddell G. Conservative treatment of acute and subacute low back pain. Neck and Back Pain: The Scientific Evidence of Causes, Diagnosis and Treatment. Philadelphia: Lippincott Williams & Wilkins. 2000:241-69.

98. Van Tulder M, Goossens M, Waddell G, Nachemson A. Conservative treatment of chronic low back pain. Neck and back pain: the scientific evidence of causes, diagnosis and treatment. Philadelphia: Lippincott Williams & Wilkins. 2000:271-304.

99. Ballantyne J, Fishman S, Abdi S, Borsook D, LeBel A, McPeek B. The Massachusetts General Hospital handbook of pain management. Lippincott Williams & Wilkins; 2002.

100. Chou R, Huffman LH. Medications for acute and chronic low back pain: a review of the evidence for an American Pain Society/American College of Physicians clinical practice guideline. Annals of internal medicine. 2007;147(7):505-14.

101. van Tulder MW, Touray T, Furlan AD, Solway S, Bouter LM. Muscle relaxants for nonspecific low back pain: a systematic review within the framework of the cochrane collaboration. Spine. 2003;28(17):1978-92.

102. Nibbelink D, Strickland S, McLean L, Gould A. Cyclobenzaprine, diaz-

epam and placebo in the treatment of skeletal muscle spasm of local origin. Clin Ther. 1978;1(6):409-24.

103. Staiger TO, Gaster B, Sullivan MD, Deyo RA. Systematic review of antidepressants in the treatment of chronic low back pain. Spine. 2003;28(22):2540-45.

104. Martell BA, O'Connor PG, Kerns RD, et al. Systematic review: opioid treatment for chronic back pain: prevalence, efficacy, and association with addiction. Annals of Internal Medicine. 2007;146(2):116-27.

105. Bartleson J. Evidence for and against the use of opioid analgesics for chronic nonmalignant low back pain: a review. Pain Medicine. 2002;3(3):260-71.

106. Schnitzer TJ, Ferraro A, Hunsche E, Kong SX. A comprehensive review of clinical trials on the efficacy and safety of drugs for the treatment of low back pain. Journal of pain and symptom management. 2004;28(1):72-95.

107. Khadilkar A, Milne S, Brosseau L, et al. Transcutaneous electrical nerve stimulation (TENS) for chronic low-back pain. Cochrane database of systematic reviews (Online). 2005(3):CD003008.

108. Clarke JA, van Tulder MW, Blomberg SE, et al. Traction for low-back pain with or without sciatica. Cochrane database of systematic reviews (Online). 2007(2):CD003010.

109. French SD, Cameron M, Walker BF, Reggars JW, Esterman AJ. Superficial heat or cold for low back pain. Cochrane database of systematic reviews (Online). 2006(1):CD004750.

110. Brosseau L, Milne S, Robinson V, et al. Efficacy of the transcutaneous electrical nerve stimulation for the treatment of chronic low back pain: a meta-analysis. Spine. Mar 15 2002;27(6):596-603.

111. Bronfort G, Haas M, Evans RL, Bouter LM. Efficacy of spinal manipulation and mobilization for low back pain and neck pain: a systematic review and best evidence synthesis. The Spine Journal. 2004;4(3):335-56.

112. Maruti Ram G, Jerrilyn AC, Marion M, et al. A randomized clinical trial and subgroup analysis to compare flexion?distraction with active exercise for chronic low back pain. European Spine Journal. 2006;V15(7):1070-82.

113. Assendelft WJ, Morton SC, Yu EI, Suttorp MJ, Shekelle PG. Spinal manipulative therapy for low back pain. Cochrane Database Syst Rev. 2004(1):CD000447.

114. Johnson IP. Hypothesis: Upregulation of a muscle-specific isoform of insulin-like growth factor-1 (IGF-1) by spinal manipulation. Med. Hypotheses. Aug 22 2008.

115. Jellema P, van Tulder MW, van Poppel MN, Nachemson AL, Bouter LM. Lumbar supports for prevention and treatment of low back pain: a systematic review within the framework of the Cochrane Back Review Group. Spine. Feb 15 2001;26(4):377-86.

116. Han T, Kim J, Chung S, Shin H. The Early Usage Pattern of Spinal Orthosis in Patients with Spinal Metastasis. J. of Korean Acad. of Rehab. Med. 1999;23(4):869-74.

117. Borman P, Keskin D, Bodur H. The efficacy of lumbar traction in the management of patients with low back pain. Rheumatology international. Mar 2003;23(2):82-6.

118. Komori H, Shinomiya K, Nakai O, Yamaura I, Takeda S, Furuya K. The natural history of herniated nucleus pulposus with radiculopathy. Spine. Jan 15 1996;21(2):225-9.

119. Carette S, Leclaire R, Marcoux S, et al. Epidural corticosteroid injections for sciatica due to herniated nucleus pulposus. N. Engl. J. Med. Jun 5 1997;336(23):1634-40.

120. Buttermann GR. Treatment of lumbar disc herniation: epidural steroid injection compared with discectomy. A prospective, randomized study. J Bone Joint Surg Am. Apr 2004;86-A(4):670-9.

121. Schwarzer AC, Wang SC, Bogduk N, McNaught PJ, Laurent R. Prevalence and clinical features of lumbar zygapophysial joint pain: a study in an Australian population with chronic low back pain. Ann Rheum Dis. Feb 1995;54(2):100-6.

122. Schwarzer AC, Aprill CN, Derby R, Fortin J, Kine G, Bogduk N. The false-positive rate of uncontrolled diagnostic blocks of the lumbar zygapophysial joints. Pain. Aug 1994;58(2):195-200.

123. Slipman CW, Bhat AL, Gilchrist RV, Issac Z, Chou L, Lenrow DA. A critical review of the evidence for the use of zygapophysial injections and radiofrequency denervation in the treatment of low back pain. Spine J. Jul-Aug 2003;3(4):310-6.

124. Schofferman J, Kine G. Effectiveness of repeated radiofrequency neurotomy for lumbar facet pain. Spine. Nov 1 2004;29(21):2471-3.

125. Shah RV, Lutz GE, Lee J, Doty SB, Rodeo S. Intradiskal electrothermal therapy: a preliminary histologic study. Arch Phys Med Rehabil. Sep 2001;82(9):1230-7.

126. Kleinstueck FS, Diederich CJ, Nau WH, et al. Acute biomechanical and histological effects of intradiscal electrothermal therapy on human lumbar discs. Spine. Oct 15 2001;26(20):2198-207.

127. Freeman BJ, Walters RM, Moore RJ, Fraser RD. Does intradiscal electrothermal therapy denervate and repair experimentally induced posterolateral annular tears in an animal model? Spine. Dec 1 2003;28(23):2602-8.

128. Pauza KJ, Howell S, Dreyfuss P, Peloza JH, Dawson K, Bogduk N. A randomized, placebo-controlled trial of intradiscal electrothermal therapy for the treatment of discogenic low back pain. Spine J. Jan-Feb 2004;4(1):27-35.

129. Freeman BJ, Fraser RD, Cain CM, Hall DJ, Chapple DC. A randomized, double-blind, controlled trial: intradiscal electrothermal therapy versus placebo for the treatment of chronic discogenic low back pain. Spine. Nov 1 2005;30(21):2369-77; discussion 78.

130. Dagenais S, Mayer J, Haldeman S, Borg-Stein J. Evidenceinformed management of chronic low back pain with prolotherapy. Spine J. Jan-Feb 2008;8(1):203-12.

131. Dagenais S, Yelland MJ, Del Mar C, Schoene ML. Prolotherapy injections for chronic low-back pain. Cochrane Database Syst Rev. 2007(2):CD004059.

132. Fullerton BD. High-resolution ultrasound and magnetic resonance imaging to document tissue repair after prolotherapy: a report of 3 cases. Arch Phys Med Rehabil. Feb 2008;89(2):377-85.

133. Jensen KT, Rabago DP, Best TM, Patterson JJ, Vanderby R, Jr. Response of knee ligaments to prolotherapy in a rat injury model. Am J Sports Med. Jul 2008;36(7):1347-57.

134. Jensen KT, Rabago DP, Best TM, Patterson JJ, Vanderby R, Jr. Early inflammatory response of knee ligaments to prolotherapy in a rat model. J Orthop Res. Jun 2008;26(6):816-23.

135. Malanga G, Wolff E. Evidence-informed management of chronic low back pain with trigger point injections. Spine J. Jan-Feb 2008;8(1):243-52.

136. Ahn UM, Ahn NU, Buchowski JM, Garrett ES, Sieber AN, Kostuik JP. Cauda equina syndrome secondary to lumbar disc herniation: a meta-analysis of surgical outcomes. Spine (Phila Pa 1976). Jun 15 2000;25(12):1515-22.

137. Atlas SJ, Keller RB, Wu YA, Deyo RA, Singer DE. Long-term outcomes of surgical and nonsurgical management of sciatica secondary to a lumbar disc herniation: 10 year results from the maine lumbar spine study. Spine (Phila Pa 1976). Apr 15 2005;30(8):927-35.

138. Martin BI, Mirza SK, Flum DR, et al. Repeat surgery after lumbar decompression for herniated disc: the quality implications of hospital and surgeon variation. Spine J. Feb 2012;12(2):89-97.

139. Fritzell P, Hagg O, Wessberg P, Nordwall A, Swedish Lumbar Spine Study G. 2001 Volvo Award Winner in Clinical Studies: Lumbar fusion versus nonsurgical treatment for chronic low back pain: a multicenter randomized controlled trial from the Swedish Lumbar Spine Study Group. Spine (Phila Pa 1976). Dec 1 2001;26(23):2521-32; discussion 32-4.

140. Fairbank J, Frost H, Wilson-MacDonald J, et al. Randomised controlled trial to compare surgical stabilisation of the lumbar spine with an intensive rehabilitation programme for patients with chronic low back pain: the MRC spine stabilisation trial. BMJ. May 28 2005;330(7502):1233.

141. Brox JI, Sorensen R, Friis A, et al. Randomized clinical trial of lumbar instrumented fusion and cognitive intervention and exercises in patients with chronic low back pain and disc degeneration. Spine (Phila Pa 1976). Sep 1 2003;28(17):1913-21.

142. Anandjiwala J, Seo JY, Ha KY, Oh IS, Shin DC. Adjacent segment degeneration after instrumented posterolateral lumbar fusion: a prospective cohort study with a minimum five-year follow-up. Eur Spine J. Nov 2011;20(11):1951-60.

143. Imagama S, Kawakami N, Kanemura T, et al. Radiographic Adjacent Segment Degeneration at Five Years After L4/5 Posterior Lumbar Interbody Fusion With Pedicle Screw Instrumentation: Evaluation by Computed Tomography and Annual Screening With Magnetic Resonance Imaging. J. Spinal Disord. Tech. Feb 19 2013.

144. Ishihara H, Osada R, Kanamori M, et al. Minimum 10-year follow-up study of anterior lumbar interbody fusion for isthmic spondylolisthesis. J. Spinal Disord. Apr 2001;14(2):91-9.

145. Kanamori M, Yasuda T, Hori T, Suzuki K, Kawaguchi Y. Minimum 10-Year Follow-up Study of Anterior Lumbar Interbody Fusion for Degenerative Spondylolisthesis: Progressive Pattern of the Adjacent Disc Degeneration. Asian Spine J. Jun 2012;6(2):105-14.

146. Willems P. Decision making in surgical treatment of chronic low back pain: the performance of prognostic tests to select patients for lumbar spinal fusion. Acta orthopaedica. Supplementum. Feb 2013;84(349):1-35.

147. van den Eerenbeemt KD, Ostelo RW, van Royen BJ, Peul WC, van Tulder MW. Total disc replacement surgery for symptomatic degenerative lumbar disc disease: a systematic review of the literature. Eur Spine J. Aug 2010;19(8):1262-80.

148. Henchoz Y, Kai-Lik So A. Exercise and nonspecific low back pain: A literature review. Joint Bone Spine. Sep 16 2008.

149. Long A, Donelson R, Fung T. Does it matter which exercise? A randomized control trial of exercise for low back pain. Spine (Phila Pa 1976). Dec 1 2004;29(23):2593-602.

150. Donelson R, Long A, Spratt K, Fung T. Influence of directional preference on two clinical dichotomies: acute versus chronic pain and axial low back pain versus sciatica. PM R. Sep 2012;4(9):667-81.

151. Powers CM, Beneck GJ, Kulig K, Landel RF, Fredericson M. Effects of a single session of posterior-to-anterior spinal mobilization and press-up exercise on pain response and lumbar spine extension in people with nonspecific low back pain. Phys Ther. 2008;88(4):485-93.

152. Zou J, Yang H, Miyazaki M, et al. Dynamic bulging of intervertebral discs in the degenerative lumbar spine. Spine (Phila Pa 1976). Nov 1 2009;34(23):2545-50.

153. Singh V, Montgomery SR, Aghdasi B, Inoue H, Wang JC, Daubs MD. Factors affecting dynamic foraminal stenosis in the lumbar spine. Spine J. Sep 2013;13(9):1080-7.

154. Hestbaek L, Kongsted A, Jensen TS, Leboeuf-Yde C. The clinical aspects of the acute facet syndrome: results from a structured discussion among European chiropractors. Chiropractic & osteopathy. 2009;17:2.

155. Nouwen A, Bush C. The relationship between paraspinal EMG and

chronic low back pain. Pain. Oct 1984;20(2):109- 23.

156. Cailliet R. Soft tissue pain and disability. Ed. 3. ed. Philadelphia: F.A. Davis; 1996.

157. Nachemson AL. Newest knowledge of low back pain. A critical look. Clin Orthop Relat Res. Jun 1992(279):8-20.

158. Biering-Sorensen F. A one-year prospective study of low back trouble in a general population. The prognostic value of low back history and physical measurements. Dan. Med. Bull. Oct 1984;31(5):362-75.

159. Saal JA, Saal JS. Nonoperative treatment of herniated lumbar intervertebral disc with radiculopathy. An outcome study. Spine (Phila Pa 1976). Apr 1989;14(4):431-7.

160. McKenzie R, May S. The Lumbar Spine: Mechanical Diagnosis and Therapy. 2nd ed. Waikanae, New Zealand,: Spinal Publications.; 2003.

161. Clare HA, Adams R, Maher CG. A systematic review of efficacy of McKenzie therapy for spinal pain. Aust J Physiother. 2004;50(4):209-16.

162. Fennell AJ, Jones AP, Hukins DW. Migration of the nucleus pulposus within the intervertebral disc during flexion and extension of the. spine. Spine (Phila Pa 1976). Dec 1 1996;21(23):2753-7.

163. Edmondston SJ, Song S, Bricknell RV, et al. MRI evaluation of lumbar spine flexion and extension in asymptomatic individuals. Man Ther. Aug 2000;5(3):158-64.

164. Brault JS, Driscoll DM, Laakso LL, Kappler RE, Allin EF, Glonek T. Quantification of lumbar intradiscal deformation during flexion and extension, by mathematical analysis of magnetic resonance imaging pixel intensity profiles. Spine (Phila Pa 1976). Sep 15 1997;22(18):2066-72.

165. McGill S, Grenier S, Bluhm M, Preuss R, Brown S, Russell C. Previous history of LBP with work loss is related to lingering deficits in biomechanical, physiological, personal, psychosocial and motor control characteristics. Ergonomics. 2003;46(7):731-46.

166. Nachemson A, Elfstrom G. Intravital dynamic pressure measurements in lumbar discs. A study of common movements, maneuvers and exercises. Scand. J. Rehabil. Med. Suppl. 1970;1:1-40.

167. Tampier C, Drake JD, Callaghan JP, McGill SM. Progressive disc herniation: an investigation of the mechanism using radiologic, histochemical, and microscopic dissection techniques on a porcine model. Spine (Phila Pa 1976). Dec 1 2007;32(25):2869-74.

168. McGill S. Low back disorders : evidence-based prevention and rehabilitation. Champaign, IL: Human Kinetics; 2002.

169. Bystrom MG, Rasmussen-Barr E, Grooten WJ. Motor control exercises reduces pain and disability in chronic and recurrent low back pain: a meta-analysis. Spine. 1976;38(6).

170. Kankaanpaa M, Taimela S, Laaksonen D, Hanninen O, Airaksinen O. Back and hip extensor fatigability in chronic low back pain patients and controls. Arch Phys Med Rehabil. 1998;79(4):412-7.

171. Mannion AF, Muntener M, Taimela S, Dvorak J. Comparison of three active therapies for chronic low back pain: results of a randomized clinical trial with one-year follow-up. Rheumatology (Oxford). Jul 2001;40(7):772-8.

172. Wittink H, Michel TH, Kulich R, et al. Aerobic fitness testing in patients with chronic low back pain: which test is best? Spine. Jul 1 2000;25(13):1704-10.

173. Al-Obaidi SM, Nelson RM, Al-Awadhi S, Al-Shuwaie N. The role of anticipation and fear of pain in the persistence of avoidance behavior in patients with chronic low back pain. Spine. May 1 2000;25(9):1126-31.

174. Sculco AD, Paup DC, Fernhall B, Sculco MJ. Effects of aerobic exercise on low back pain patients in treatment. Spine J. Mar-Apr 2001;1(2):95-

101.

175. Konlian C. Aquatic therapy: making a wave in the treatment of low back injuries. Orthop Nurs. Jan-Feb 1999;18(1):11-8; quiz 19-20.

176. Ariyoshi M, Sonoda K, Nagata K, et al. Efficacy of aquatic exercises for patients with low-back pain. Kurume Med J. 1999;46(2):91-6.

177. Akuthota V, Nadler SF. Core strengthening. Arch Phys Med Rehabil. Mar 2004;85(3 Suppl 1):S86-92.

178. Hodges PW. Core stability exercise in chronic low back pain. Orthop Clin North Am. Apr 2003;34(2):245-54.

179. Verbunt JA, Seelen HA, Vlaeyen JW, et al. Disuse and deconditioning in chronic low back pain: concepts and hypotheses on contributing mechanisms. Eur J Pain. 2003;7(1):9-21.

180. Renkawitz T, Boluki D, Grifka J. The association of low back pain, neuromuscular imbalance, and trunk extension strength in athletes. The Spine Journal. 2006;6(6):673-83.

181. Hubley-Kozey CL, Vezina MJ. Differentiating temporal electromyographic waveforms between those with chronic low back pain and healthy controls. Clinical Biomechanics. 2002;17(9-10):621-29.

182. van Dieen JH, Cholewicki J, Radebold A. Trunk muscle recruitment patterns in patients with low back pain enhance the stability of the lumbar spine. Spine. Apr 15 2003;28(8):834-41.

183. Silfies SP, Squillante D, Maurer P, Westcott S, Karduna AR. Trunk muscle recruitment patterns in specific chronic low back pain populations. Clinical Biomechanics. 2005;20(5):465-73.

184. O'Sullivan PB, Burnett A, Floyd AN, et al. Lumbar repositioning deficit in a specific low back pain population. Spine. May 15 2003;28(10):1074-9.

185. Hides JA, Richardson CA, Jull GA. Magnetic resonance imaging and ultrasonography of the lumbar multifidus muscle. Comparison of two different modalities. Spine. Jan 1 1995;20(1):54-8.

186. Hides JA, Richardson CA, Jull GA. Multifidus muscle recovery is not automatic after resolution of acute, firstepisode low back pain. Spine. Dec 1 1996;21(23):2763-9.

187. Hides JA, Jull GA, Richardson CA. Long-term effects of specific stabilizing exercises for first-episode low back pain. Spine. Jun 1 2001;26(11):E243-8.

188. Tsao H, Galea MP, Hodges PW. Driving plasticity in the motor cortex in recurrent low back pain. Eur. J. Pain. Sep 2010;14(8):832-9.

189. Grenier SG, McGill SM. Quantification of Lumbar Stability by Using 2 Different Abdominal Activation Strategies. Arch. Phys. Med. Rehabil. 2007;88(1):54-62.

190. Stokes IA, Gardner-Morse MG, Henry SM. Abdominal muscle activation increases lumbar spinal stability: analysis of contributions of different muscle groups. Clin Biomech (Bristol, Avon). Oct 2011;26(8):797-803.

191. McGill S. Developing the exercise program. Low back disorders: evidence-based prevention and rehabilitation. Champaign: Human Kinetics; 2002:239-57.

192. Le Huec JC, Charosky S, Barrey C, Rigal J, Aunoble S. Sagittal imbalance cascade for simple degenerative spine and consequences: algorithm of decision for appropriate treatment. Eur Spine J. Sep 2011;20 Suppl 5:699-703.

193. Barrey C, Roussouly P, Perrin G, Le Huec JC. Sagittal balance disorders in severe degenerative spine. Can we identify the compensatory mechanisms? Eur Spine J. Sep 2011;20 Suppl 5:626-33.

194. Venner RM, Crock HV. Clinical studies of isolated disc resorption in the lumbar spine. J Bone Joint Surg Br. 1981;4:491-4.

195. Crock HV. Internal disc disruption. A challenge to disc prolapse fifty years on. Spine. 1976;11(6):650-3.

196. Carragee EJ, Don AS, Hurwitz EL, Cuellar JM, Carrino J, Herzog R. 2009 ISSLS prize winner: does discography cause accelerated progression of degeneration changes in the lumbar disc: a ten-year matched cohort study. Spine. 2009;34(21):2338-45.

197. Ross J, Modic M, Masaryk T. Tears of the anulus fibrosus: assessment with Gd-DTPA-enhanced MR imaging. American journal of neuroradiology. 1989;10(6):1251-54.

198. Jensen RK, Leboeuf-Yde C, Wedderkopp N, Sorensen JS, Jensen TS, Manniche C. Is the development of Modic changes associated with clinical symptoms? A 14-month cohort study with MRI. European Spine Journal. 2012;21(11):2271-79.

199. Smith S, Darden B, Rhyne A, Wood K. Outcome of unoperated discogram-positive low back pain. Spine. 1995;20(18):1997-2000; discussion 00-1.

200. Peng B, Fu X, Pang X, et al. Prospective clinical study on natural history of discogenic low back pain at 4 years of follow-up. Pain physician. 2012;15:525-32.

201. Deyo RA, Loeser JD, Bigos SJ. Herniated lumbar intervertebral disk. Annals of internal medicine. 1990;112(8):598-603.

202. Ahn UM, Ahn NU, Buchowski JM, Garrett ES, Sieber AN, Kostuik JP. Cauda equina syndrome secondary to lumbar disc herniation: a meta-analysis of surgical outcomes. Spine. 2000;25(12):1515-22.

203. Otani K, Arai I, Mao G-P, Konno S, Olmarker K, Kikuchi S. Experimental disc herniation: evaluation of the natural course. Spine. 1997;22(24):2894-99.

204. Kreiner DS, Shaffer WO, Baisden JL, Gilbert TJ, Summers JT, Toton JF, Hwang SW, Mendel RC, Reitman CA; North American Spine Society. An evidence-based clinical guideline for the diagnosis and treatment of degenerative lumbar spinal stenosis (update). Spine J. 2013;13(7):734-43.

205. Tomkins-Lane CC, Quint DJ, Gabriel S, Melloh M, Haig AJ. Nerve root sedimentation sign for the diagnosis of lumbar spinal stenosis: reliability, sensitivity, and specificity. Spine (Phila Pa 1976). 2013;38(24):E1554-60

206. Jarvik JG, Deyo RA. Diagnostic evaluation of low back pain with emphasis on imaging. Ann Intern Med. 2002;137(7):586-97.

207. Jeong GK, Bendo JA. Spinal disorders in the elderly. Clin Orthop Relat Res 2004;(425):110-125.

208. Kirkaldy-Willis WH, Wedge JH, Yong-Hing K, Reilly J. Patho-logy and pathogenesis of lumbar spondylosis and stenosis. Spine (Phila Pa 1976) 1978;3:319-328.

209. Boden SD, Davis DO, Dina TS, Patronas NJ, Wiesel SW. Abnormal magnetic resonance scans of the lumbar spine in asymptomatic subjects: a prospective investigation. J Bone Joint Surg Am 1990;72:403-408.

210. Jensen MC, Brant-Zawadzki MN, Obuchowski N, Modic MT, Malkasian D, Ross JS. Magnetic resonance imaging of the lum-bar spine in people without back pain. N Engl J Med 1994;331:69-73.

211. Haig AJ, Geisser ME, Tong HC, et al. Electromyographic and Magnetic Resonance Imaging to Predict Lumbar Stenosis, Low-Back Pain, and No Back Symptoms. The Journal of Bone & Joint Surgery. 2007;89(2):358-66.

212. Haig AJ, Tong HC, Yamakawa KS, et al. Spinal Stenosis, Back Pain, or No Symptoms at All? A Masked Study Comparing Radiologic and Electrodiagnostic Diagnoses to the Clinical Impression. Arch Phys Med Rehabil. 2006;87(7):897-903.

213. Haig AJ, Tong HC, Yamakawa KS, et al. The sensitivity and specificity of electrodiagnostic testing for the clinical syndrome of lumbar spinal stenosis. Spine. 2005;30(23):2667-76.

214. Barz T, Melloh M, Staub LP, Lord SJ, Lange J, Röder CP, Theis JC, Merk HR. Nerve root sedimentation sign: evaluation of a new radiological sign in lumbar spinal stenosis. Spine (Phila Pa 1976). 2010;35(8):892-7.

215. Barz T, Staub LP, Melloh M, Hamann G, Lord SJ, Chatfield MD, Bossuyt PM, Lange J, Merk HR. Clinical validity of the nerve root sedimentation sign in patients with suspected lumbar spinal stenosis. Spine J. 2014;14(4):667-74.

216. Jarvik JJ, Hollingworth W, Heagerty P, Haynor DR, Deyo RA. The longitudinal assessment of imaging and disability of the back (LAIDBack) study: baseline data. Spine. 2001;26(10):1158-66.

217. Barz T, Melloh M, Staub LP, Lord SJ, Lange J, Merk HR. Increased intraoperative epidural pressure in lumbar spinal stenosis patients with a positive nerve root sedimentation sign. Eur Spine J. 2014;23(5):985-90.

218. Johnson KE, Rosean I, Udean A. The natural course of lumbar spinal stenosis. Clinical orthopaedics and related research.1992;279:82-86.

219. Amundsen T, Weber H, Nordal HJ, Magnaes B, Abdelnoor M, Lilleas F. Lumbar spinal stenosis: conservative or surgical management?: A prospective 10-year study. Spine. 2000;25(11):1424-36.

220. Botwin KP, Gruber RD, Bouchlas CG, et al. Fluoroscopically guided lumbar transformational epidural steroid injections in degenerative lumbar stenosis: an outcome study. Am J Phys Med Rehabil. 2002;81(12):898-905.

221. Weinstein JN, Tosteson TD, Lurie JD, et al. Surgical versus Non-Operative Treatment for Lumbar Spinal Stenosis Four Year Results of the Spine Patient Outcomes Research Trial (SPORT). Spine. 2010;35(14):1329.

222. Ferguson RL, ALLEN JR BL. A mechanistic classification of thoracolumbar spine fractures. Clinical orthopaedics and related research. 1984;189:77-88.

223. Newman P, Stone K. The etiology of spondylolisthesis. Journal of Bone & Joint Surgery, British Volume. 1963;45(1):39-59.

224. Klein G, Mehlman CT, McCarty M. Nonoperative treatment of spondylolysis and grade I spondylolisthesis in children and young adults: a meta-analysis of observational studies. Journal of Pediatric Orthopaedics. 2009;29(2):146-56.

225. Standaert CJ, Herring SA. Expert opinion and controversies in musculoskeletal and sports medicine: core stabilization as a treatment for low back pain. Archives of physical medicine and rehabilitation. 2007;88(12):1734-36.

226. Saraste H. Long-term clinical and radiological follow-up of spondylolysis and spondylolisthesis. Journal of Pediatric Orthopaedics. 1987;7(6):631&hyhen;.

227. Wiltse LL, Winter R. Terminology and measurement of spondylolisthesis. J Bone Joint Surg Am. 1983;65(6):768-72.

228. Patel S, Benjamin R. Soft tissue and bone sarcomas and bone metastases. HARRISONS PRINCIPLES OF INTERNAL MEDICINE. 2001;1:625-27.

229. Ratliff JK, Cooper PR. Metastatic spine tumors. Southern medical journal. 2004;97(3):246-53.

230. PAIN PLB. What can the history and physical examination tell us about low back pain? 1992.

231. Gerrard G, Franks K. Overview of the diagnosis and management of brain, spine, and meningeal metastases. Journal of Neurology, Neurosurgery & Psychiatry. 2004;75(suppl 2):ii37-ii42.

232. Patchell RA, Tibbs PA, Regine WF, et al. Direct decompressive surgical resection in the treatment of spinal cord compression caused by metastatic cancer: a randomised trial. Lancet. 2005;366(9486):643-8.

233. Raychaudhuri SP, Deodhar A. The classification and diagnostic criteria of ankylosing spondylitis. J Autoimmun. 2014;48-49:128-33.

234. Rudwaleit M, Khan MA, Sieper J. The challenge of diagnosis and classification in early ankylosing spondylitis: do we need new criteria? Arthritis Rheum. 2005;52(4):1000-8

235. Sieper J, Rudwaleit M, Baraliakos X, Brandt J, Braun J, Burgos-Vargas R, Dougados M, Hermann KG, Landewé R, Maksymowych W, van der Heijde D. The Assessment of SpondyloArthritis international Society (ASAS) handbook: a guide to assess spondyloarthritis. Ann Rheum Dis. 2009;68 Suppl 2:ii1-44.

236. Jacques P, Lambrecht S, Verheugen E, Pauwels E, Kollias G, Armaka M, Verhoye M, Van der Linden A, Achten R, Lories RJ, Elewaut D. Proof of concept: enthesitis and new bone formation in spondyloarthritis are driven by mechanical strain and stromal cells. Ann Rheum Dis. 2014;73(2):437-45.

237. Jacques P, McGonagle D. The role of mechanical stress in the pathogenesis of spondyloarthritis and how to combat it. Best Pract Res Clin Rheumatol. 2014;28(5):703-10

238. Kelly WN, Harris ED, Ruddy S, Sledge CB: Textbook of Rheumatology. 4th ed, WB Saunders company, 1993, pp943-60

239. Rudwaleit M, Landewé R, van der Heijde D, Listing J, Brandt J, Braun J, Burgos-Vargas R, Collantes-Estevez E, Davis J, Dijkmans B, Dougados M, Emery P, van der Horst-Bruinsma IE, Inman R, Khan MA, Leirisalo-Repo M, van der Linden S, Maksymowych WP, Mielants H, Olivieri I, Sturrock R, de Vlam K, Sieper J.The development of assessment of Spondyloarthritis International Society classification criteria for axial spondyloarthritis (part I): classification of paper patients by expert opinion including uncertainty appraisal. Ann Rheum Dis, 2009;68(6):770-776

240. Rudwaleit M, van der Heijde D, Landewé R, Listing J, Akkoc N, Brandt J, Braun J, Chou CT, Collantes-Estevez E, Dougados M, Huang F, Gu J, Khan MA, Kirazli Y, Maksymowych WP, Mielants H, Sørensen IJ, Ozgocmen S, Roussou E, Valle-Oñate R, Weber U, Wei J, Sieper J.The development of assessment of Spondylo Arthritis International Society classification criteria for axial spondyloarthritis (part II): validation and final selection Ann Rheum Dis, 2009;68(6):777-783

241. Rudwaleit M, van der Heijde D, Landewé R, Akkoc N, Brandt J, Chou CT, Dougados M, Huang F, Gu J, Kirazli Y, Van den Bosch F, Olivieri I, Roussou E, Scarpato S, Sørensen IJ, Valle-Oñate R, Weber U, Wei J, Sieper J. The assessment of SpondyloArthritis International Society classification criteria for peripheral spondyloarthritis and for spondyloarthritis in general . Ann Rheum Dis, 2011;70(1):25-31

242. van der Linden S, Valkenburg HA, Cats A. Evaluation of diagnostic criteria for ankylosing spondylitis. A proposal for modification of the New York criteria. Arthritis Rheum 1984;27:361-8.

243. Bennett P, Burch T. Population studies of the rheumatic diseases. Amsterdam, The Netherlands: Excerpta Medica Foundation, 1968: 456-7.

244. Tsui FW, Tsui HW, Akram A, Haroon N, Inman RD. The genetic basis of ankylosing spondylitis: new insights into disease pathogenesis. Appl Clin Genet. 2014;7:105-15.

245. Smith JA, Colbert RA. Review: The interleukin-23/interleukin-17 axis in spondyloarthritis pathogenesis: Th17 and beyond. Arthritis Rheumatol. 2014;66:231-41.

246. Costello ME, Elewaut D, Kenna TJ, Brown MA. Microbes, the gut and ankylosing spondylitis. Arthritis Res Ther. 2013;15:214.

247. Lories R. The balance of tissue repair and remodeling in chronic arthritis. Nat Rev Rheumatol. 2011;7(12):700-7.

248. Resorlu M, Gokmen F, Resorlu H, Adam G, Akbal A, Cevizci S, Sariyildirim A, Savas Y, Guven M, Aras AB. Association between apparent diffusion coefficient and intervertebral disc degeneration in patients with ankylosing spondylitis. Int J Clin Exp Med. 2015;8(1):1241-6

249. Schleich C, Müller-Lutz A, Matuschke F, Sewerin P, Sengewein R, Schmitt B,Ostendorf B, Wittsack HJ, Stanke K, Antoch G, Miese F. Glycosaminoglycan chemical exchange saturation transfer of lumbar intervertebral discs in patients with spondyloarthritis. J Magn Reson Imaging. 2015;42(4):1057-63.

250. Zochling J, van der Heijde D, Burgos-Vargas R, Collantes E, Davis JC Jr, Dijkmans B, et al. ASAS/EULAR recommendations for the management of ankylosing spondylitis. Ann Rheum Dis 2006;65:442-52.

251. van der Heijde D, Ramiro S, Landewé R, Baraliakos X, Van den Bosch F, Sepriano A, Regel A, Ciurea A, Dagfinrud H, Dougados M, van Gaalen F, Géher P, van der Horst-Bruinsma I, Inman RD, Jongkees M, Kiltz U, Kvien TK, Machado PM, Marzo-Ortega H, Molto A, Navarro-Compàn V, Ozgocmen S, Pimentel-Santos FM, Reveille J, Rudwaleit M, Sieper J, Sampaio-Barros P, Wiek D, Braun J. 2016 update of the ASAS-EULAR management recommendations for axial spondyloarthritis. Ann Rheum Dis. 2017;76(6):978-991

상지통
Upper Extremity Pain

정선근, 이상윤

I. 견부 통증

견부 통증의 유병률은 보고마다 차이가 있어 일반인들을 대상으로 시행된 단면적 연구에서는 조사방법에 따라 10% 정도[1,2]부터 20~48%[3]까지 이르는 것으로 알려져 있다. 다른 부위의 근골격계 통증과 마찬가지로 악성 종양이나 감염 등 적색경보(red flags)의 상황이 아닌 한 견부 통증이 생명에 위협이 되지는 않는다. 또한, 견관절은 한 쪽이 아프면 반대쪽으로 기능을 대신할 수 있으므로 서고 걷기가 힘들어지는 요통이나 하지 통증에 비해 장애의 정도가 심하지 않다고 볼 수도 있다. 그러나 급성 석회성 건염이나 급성 고도(high grade)의 회전근개(rotator cuff) 손상, 경추 추간판 탈출로 인한 급성 신경근병증(radiculopathy), 염증성 통증이 심한 초기의 유착성 관절낭염 등의 경우 견관절을 움직이지 않아도 극심한 통증이 유발되어 잠을 제대로 못 잘 정도가 된다. 안정 시에는 통증이 없고 견관절을 움직일때 통증을 보이는 많은 경우, 즉, 유착이 진행된 유착성 관절낭염, 회전근개 건증이나 손상, 충돌 증후군, 견관절 불안정성 등에서는 이환된 견관절을 적극적으로 움직이지 않아도 되는 경우에는 큰 장애 없이 지낼 수도 있지만 피치 못하게 상지를 지속적으로 사용해야 하는 경우에는 그 어려움의 정도가 매우 심해진다. 견부 통증에 대한 접근은 먼저 통증의 해부병리학적 원인을 찾고 그 상태가 향후 환자의 기능에 어떠한 영향을 미칠 것인지를 개별적 조건에 따라 판정하여 가장 적절한 치료 방법을 선택하는 것이 핵심이 된다.

1. 견부 통증에 대한 해부–생체역학적 고려

1) 견관절의 안정성과 운동성

견관절은 고관절과 자주 비교가 되는 볼-소켓 관절이다. 상대적으로 크고 깊은 소켓이 볼을 감싸고 있는 고관절은 안정성이 높은 반면 견관절은 볼에 비해 소켓이 작아 볼의 일부만 소켓과 닿아 있는 해부학적 구조로 안정성은 떨어지되 운동성은 매우 높은 관절이다(그림 41-1). 뼈의 구조뿐만 아니라 관절의 안정성을 위한 연부조직의 구성과 기능도 크게 다르다. 고관절은 두껍고 강한 인대가 관절의 안정성을 강화하지만 견관절은 얇은 관절낭(joint capsule)과 이와 결합된 상완와관절인대(glenohumeral ligaments)가 있으나 관절낭의 부피가 커서 관절가동범위의 끝에서 운동을 제한하는 기능을 할 뿐이고 관절가동범위의 대부분의 범위에서 관절의 안정성을 유지하는 것은 회전근개이다.[4] 견관절의 안정성을 인대와 같은 수동적 조직이 아니라 근육으로 조절할 수 있는 회전근개가 담당하고 있다는 것은 안정성보다는 운동성이 더욱 강조되는 또 다른 증거이다. 해부학적으로 관절의 안정성을 희생하면서 더 큰 운동성을 얻는 견관절은 운동성이 떨어지거나(예: 유착성 관절낭염) 관절이 불안정해질 때(예: 전방 불안정성) 장애와 통증을 유발하게 된다. 또 견관절을 구성하는 연부조직의

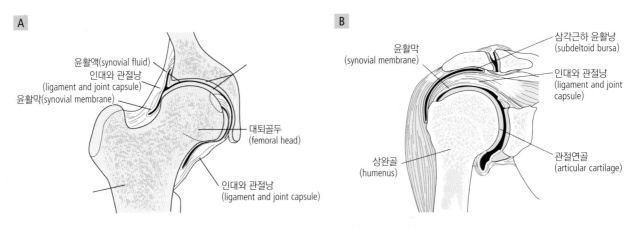

그림 41-1 | 볼-소켓 관절인 고관절(A)과 견관절(B)의 비교

손상(예: 회전근개 손상이나 관절와순(labrum)의 손상)이 있을 때 그 손상으로 인한 통증이 유발되는 방향으로의 운동성(관절가동범위)이 떨어지는 양상을 보이게 된다.

2) 견관절을 구성하는 근육과 인대

견관절 주변의 해부학적 구조물을 피부 쪽에서부터 심층으로 보면 견관절의 가장 바깥쪽에는 삼각근(deltoid), 대흉근(pectoralis major), 광배근(latissimus dorsi) 등의 강한 근육이 있어 견관절을 강력히 움직이는데 기여를 한다. 그

안쪽으로는 견봉-쇄골관절(acromio-clavicular joint)과 오구돌기(coracoid process)가 있고 그 다음 층에 견갑하근건(subscapularis tendon), 극상근건(supraspinatus tendon), 극하근건(infraspinatus tendon), 소원근건(teres minor tendon)으로 이루어진 회전근개가 견관절을 감싸고 있다. 회전근개는 바깥쪽 근육들에 비해 근력은 약하나 관절의 중심과 가까운 작용선을 가져 관절의 동작보다는 안정성에 기여하여 '동적 인대(dynamic ligament)'의 역할을 한다. 즉, 높은 운동성을 가지는 견관절의 모든 움직임에 대해 시시각각

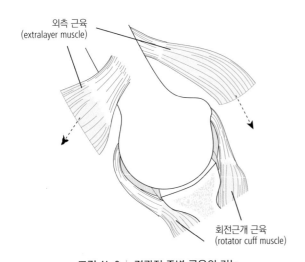

그림 41-2 | 견관절 주변 근육의 기능

회전근개 근육은 견관절의 강한 움직임을 담당하는 외측 근육들과 견관절의 안정성을 유지한다.

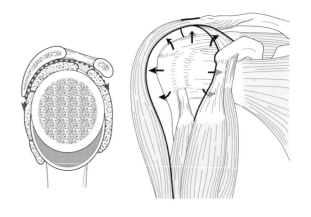

그림 41-3 | 상완-견갑접면(humeroscapular motion interface; HSMI)

견봉과 오구 그리고 오구-견봉인대(coraco-acromial ligament)가 소켓이 되고 상완 골두를 덮고 있는 회전근개와 회전근개 간격(rotator interval)이 볼(ball)이 된다.

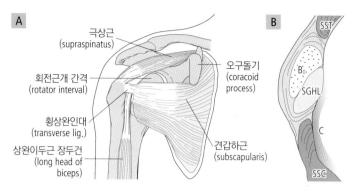

그림 41-4 | 회전근개 간격(rotator interval)
A: abc로 둘러싸여진 공간이 회전근개 간격
B: abc공간의 단면(SSC: 견갑하근건, SST:극상근건, B0: 상완이두근 장두건,
C: 오구상완인대, SGHL: 상상완와관절인대)

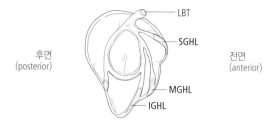

그림 41-5 | 견관절낭과 상완와관절인대(glenohumeral ligaments)의 관계
견관절낭을 펼쳐 내측을 들여다 보는 그림. 실제 해부에서는 상완와관절인대들과 관절낭의 구분이 그림처럼 명확하지는 않다.
LBT: 상완이두근 장두건(long biceps tendon), SGHL: 상상완와관절인대(superior glenohumeral ligament), MGHL: 중상완와관절인대(middle glenohumeral ligament), IGHL: 하상완와관절인대(inferior glenohumeral ligament)

으로 작용하여 관절안정성을 유지하는 기능을 하게 된다(그림 41-2).[5] 따라서 회전근개는 견관절의 기능에 가장 중요한 영향을 주는 구조물로 회전근개 근력의 강화는 견관절 안정성을 높이는 중요한 재활 치료가 된다.[6,7]

견봉-쇄골관절과 오구돌기는 주변의 인대들과 연계하여 견관절의 안정성에 기여를 하는 것과 동시에 상완골두를 감싸고 있는 회전근개와 인접하여 기능적인 관절을 형성한다. 즉, 견봉과 오구 그리고 오구-견봉인대(coracoacromial ligament)가 소켓이 되고 상완골두를 덮고 있는 회전근개와 회전근개 간격(rotator interval)이 볼(ball)이 되는 상완-견갑접면(humeroscapular motion interface, HSMI)을 형성한다(그림 41-3).[5] 기능성 관절인 상완-견갑접면에서는 약 4 cm 정도의 활주운동(gliding motion)이 일어나며 이 과정에서 견봉하 삼각하 윤활낭의 정상적 기능이 필수적이다.[8] 임상적으로 견봉하충돌 증후군이 발생하는 부위이다.

회전근개 간격(rotator interval)은 회전근개가 상완골두의 전 후와 상부를 감싸는데 전상부에 상완이두근의 장두건(tendon of the long head of biceps)이 견관절 내로 진입하는 부위에 열려 있는 공간으로 극상근건(supraspinatus tendon)의 전면부와 견갑하근건(subscapularis tendon)의 상연(superior margin)에 의해 둘러싸여진다.[9,10] 내용물은 상완이두근 장두건, 오구상완인대(coracohumeral ligament), 상상완와관절인대(superior glenohumeral ligment) 등이다(그림 41-4). 최근 회전근개 간격에 대한 임상적 중요성이 높아지는데 유착성 관절낭염의 초기에 회전근개 간격의 구

조물이 두꺼워진다는 보고도[11-13] 많이 볼 수 있고 회전근개 간격의 구조물 자체의 손상도 보고되어[14-17] 회전근개 간격이 견관절의 관절가동범위 장애와[17] 불안정성을 초래[9] 할 수 있는 중요한 구조물로 인식되고 있다. 회전근개를 이루는 4개의 건에서 나오는 섬유의 진행이 모두 회전근개 간격쪽으로 향한다는 연구결과를[18] 보면 회전근개 간격의 생체역학적 중요성은 더욱 높아질 것으로 보인다.

회전근개의 안쪽에는 관절낭이 있는데 회전근개건이 상완골에 부착되는 부위 근처에서는 관절낭이 회전근개건과 단단히 붙어 있다.[19] 즉, 회전근개는 상완골두에 부착될 뿐만 아니라 견관절낭에도 부착점을 갖는다. 견관절낭의 얇은 곳은 1 mm 이하의 두께를 가지며 회전근개건의 부착부위는 1~2 mm 정도이고 가장 두꺼워지는 회전근개 간격에서는 2 mm 이상의 두께가 된다. 상완골두부터 견관절와(glenoid cavity)까지를 원통으로 연결하는 견관절낭은 회전근개 간격에서 상완이두근 장두건이 관절 밖으로 나가는 부위를 빼고는 완전히 막혀있다. 그러나 엄밀하게는 견관절낭이 상완이두근 장두건을 따라 돌출되어 상완이두근 윤활낭(biceps bursa)을 이루는 것이므로 정상적인 견관절낭은 물샐 틈이 없는 구조물이라고 볼 수 있다. 그러한 이유로 관절낭이 유착되어 통증이 발생하는 유착성 관절낭염에서 수액을 주입하여 관절낭을 팽창시키는 수압팽창술이 가능해진다.[20,21] 유착성 관절낭염은 관절낭에 염증이 생겼다가 회복되면서 섬유혈관성 비후(fibrovasulcar hyperplasia)가 일어나는 것으로 견관절 가동범위가 감소하

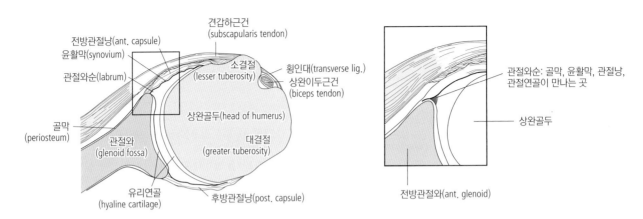

그림 41-6 | 회전근개건, 관절낭, 관절와순의 관계

고 움직일 때 심한 통증이 수반된다.[22] 회전근개건의 전층 파열(full-thickness tear)이 있는 경우 부착하고 있던 관절낭이 같이 손상되므로 더 이상 관절낭의 물샐 틈 없는 특성이 없어진다고 볼 수 있다.[23,24]

전방 견관절낭, 즉, 견갑하근쪽 견관절낭은 상, 중, 하 상완와관절인대(superior, middle, inferior glenohumeral ligaments)로 보강되어 있는데 이 상완와관절인대들은 견관절낭의 일부가 견관절낭의 안쪽(관절면쪽)으로 두꺼워진 구조물이다.[19] 따라서 통상적인 자기공명영상에서는 잘 보이지 않고 관절낭속에 조영제를 가득 채운 자기공명관절조영술로 볼 수 있다(그림 41-5). 상완와관절인대는 관절 불안정성이나 탈구 때 손상을 받는데 견관절와(glenoid)측에서 떨어질 수도 있고(예: Bankart 병변) 상완골두측에서 손상되기도 한다(예: humeral avulsion of glenohumeral ligaments (HAGL) 병변).

관절낭은 견관절와의 테두리에 부착되는데 이 부착부 바로 내측(관절강측)에 섬유연골성 조직(관절와순, glenoid labrum)이 있어 견관절와(소켓)의 깊이를 증가시켜 관절 안정성을 높여준다(그림 41-6). 관절와순은 견관절와를 보호하는 기능도 하며 상부에는 상완이두근의 장두건이 부착되는 구조물로 작용한다. 따라서 견관절에 심한 충격이 있거나 미세한 손상이 반복적으로 가해지는 동작을 지속적으로 하는 경우 상완이두근 장두건이 관절와순을 물고 떨어지며 손상(superior labrum anterior to posterior, SLAP 병변)을 받기도 하고[25] Bankart 병변으로 상완와관절인대가

손상을 받을 때 관절와순의 손상이 동반되기도 한다.

3) 견관절 주변 관절

통상적으로 견관절은 상완과 견갑골이 이루는 관절로 국한되나 실제 견관절의 움직임은 상완와관절(glenohumeral joint), 견봉-쇄골관절(acromioclavicular joint), 흉골-쇄골관절(sternoclavicular joint)과 해부학적으로 관절은 아니지만 기능적인 관절의 역할을 하는 흉곽-견갑관절(thoracoscapular joint) 등의 4개의 관절이 같이 작용한다. 따라서 견부 통증이 있는 경우 이들 각 관절에 대한 평가가 반드시 시행되어야 한다. 특히, 견갑골 움직임은 견관절과의 위치를 결정함으로써 상완-견관절와의 안정성에 지대한 영향을 미친다.[26,27] 회전근개 손상이나 관절와순 손상(예: SLAP 병변)에 앞서 견갑골의 이상운동이 관찰된다는 보고[28]도 있으나 견관절 손상에 의해 2차적으로 견갑골 이상운동이 올 가능성도 배제할 수는 없다.

2. 견부 통증에 대한 진단적 접근

견부 통증에 대한 진단을 위해서는 다른 근골격계 통증과 마찬가지로 병력청취, 신체검사, 영상의학적 및 검사실 검사소견 등이 필요하다. 견관절은 운동성이 높은 관절이므로 통증의 상당부분이 생체역학적 과부하나 손상에 의해 발생된다. 따라서 자세한 병력청취를 통해 생체역학적 원

인이 될만한 동작이나 외상 등을 찾아내는 것이 매우 중요하다. 증상을 일으키지 않는 영상의학적인 이상 소견이 많으므로 영상의학적 소견만 보고 진단을 해서는 절대로 안되며 신체검사와 병력이 이를 충분히 설명할 수 있어야만 의미있는 진단이 될 수 있다. 견부 통증에 대한 진단적 접근을 위해서는 여러가지 방면(병력, 신체검사 소견, 영상의학적 검사 소견 등)에 대한 다면적 평가가 필요하고, 때로는 서로 상충되는 다양한 소견들을 잘 정리하고 요약하여 환자가 겪고 있는 문제의 핵심에 다가가야 한다.

1) 병력청취

통증의 위치가 감별진단에 많은 도움이 되는데 가장 심한 통증의 위치와 이의 연관통이 어디로 가는지를 알아보는 것이 중요하다. 견관절(상완와관절) 부위, 견봉하 부위 혹은 상완골의 근위부에 통증을 호소하면 견관절의 구조물로 인한 통증일 가능성이 많고 견관절보다 근위부 즉, 견갑대(shoulder girdle)의 통증은 경추부의 문제로 인한 통증일 가능성이 많다. 견관절로 인한 통증의 경우 연관통이 주관절보다 원위부로 가는 경우는 극히 드물고 이런 경우 경추부 추간판 탈출증을 의심해 보는 것이 필요하다. 유착성 관절낭염과 같은 관절낭의 문제일 경우 전형적으로 상완골의 근위부 즉, 삼각근이 상완골에 부착부 쪽에 통증을 호소한다. 반드시 유념해야할 것은 통증 및 연관통의 위치는 개개인의 변이가 매우 크므로 상기 기술한 것의 예외가 있다는 것이다. 견관절로부터 심한 통증이 주관절을 지나 손까지 뻗쳐가는 통증을 호소하여 경추 추간판 탈출증을 의심하였으나 많은 검사 후 결국 유착성 관절낭염으로 밝

혀져 이에 대한 치료로 회복되는 경우도 드물지만 경험을 하게 된다.

이 밖에도 어떤 동작에서 더 심해지거나 호전되는지, 하루 중 통증이 어떻게 변하며 수면 중 통증이 더 심해지는지, 통증이 갑자기 생겼는지 아니면 서서히 생겼는지, 점점 심해지는지, 외상과 관련이 있는지 등에 대해 자세히 알아내는 것이 중요하고 특히, 기능과 장애에 대한 영향을 알아보기 위해 "현재의 통증 때문에 하고 싶거나 해야 하는데 못하는 일들이 어떤 것이 있는지?"를 물어보는 것이 중요한데 이는 치료의 방향을 결정하는데 중요한 근거가 되기 때문이다.

2) 신체검사

견관절에 대한 신체검사는 크게 시진, 관절가동범위 측정, 압통점 확인, 유발검사 그리고 신경학적 검사로 진행된다.

(1) 시진(inspection)

해부학적 위치에서 전, 후, 측면을 자세히 관찰하는 것이 필요하다. 견부의 전방에서는 견봉-쇄골관절이나 흉골-쇄골 관절의 종창이나 변형을 확인하고 소흉근(pectoralis minor)의 구축으로 견갑골이 전방으로 기울어져 있는지를 확인해야 한다(그림 41-7). 견관절 불안정성이 있는 경우 측면에서 견봉하 함몰(sulcus)을 볼 수도 있다(그림 41-8). 신경학적 문제가 있거나 회전근개 손상이 오래 지속된 경우에는 후면에서 볼 때 극상근이나 극하근의 위축도 관찰할 수 있다. 흉추부나 흉곽의 변형이 이차적인 충돌 증후군의 원인이 될 수도 있으므로 이에 대한 관찰도 필요

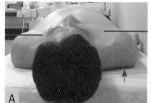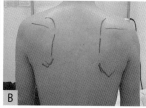

그림 41-7 | 견갑골의 이상 위치
A: 소흉근(pectoralis minor)의 구축으로 견갑골이 전방으로 기울어져 있는 47세 남자 환자
B: 후면에서 보았을때 견갑골이 아래로 쳐지고 외전된 양상을 보인다. 견갑골 위치 이상을 보인 이 환자는 나중에 SLAP으로 진단되었다.

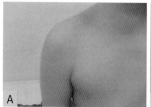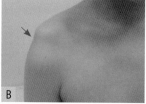

그림 41-8 | 견봉하 함몰(sulcus)
수의적 견관절 불안정성이 있어 스스로 아탈구 상태를 만듦(화살표).
A: 안정상태, B: 수의적 아탈구 상태

하다. 환자에게 능동적 외전이나 굴곡을 하도록하여 상완과 견갑골의 움직임이 정상 견갑-상완 리듬(scapulohumeral rhythm)으로 움직이는지 아니면 팔을 갑자기 떨어뜨리는 양상(drop arm sign)이 나오는지도 확인해야 한다.

(2) 관절가동범위(Range of motion) 측정

견관절은 운동범위가 넓은 관절이므로 관절가동범위 측정에서 많은 정보를 얻을 수 있다. 누워서 측정할 수도 있고 앉아서 측정할 수도 있으나 근력 약화에 의한 능동적 가동범위 감소를 보기 위해서는 앉아서 측정하는 것이 더 유리하다. 환자의 관절가동범위를 모르는 상태에서 수동적 관절가동범위를 먼저 측정하면 자칫 심한 통증을 유발할 수 있기 때문에 환자 스스로 팔을 들어 올리게 하는 능동적 관절가동범위 측정을 먼저 시행한다. 능동적 관절가동범위는 보통 팔을 옆으로 들어올리게 하는 외전(abduction), 앞으로 들어올리게 하는 굴곡(flexion 혹은 forward flexion), 굴곡상태에서 손을 목뒤로 넘겨 가운데 손가락이 닿을 수 있는 제일 낮은 척추 분절을 보는 외회전(external rotation), 손을 내려 등 뒤로 돌려 엄지손가락이 닿는 제일 높은 척추 분절을 보는 내회전(internal rotation) 등 네가지 방향을

측정하게 된다.

능동적 관절가동범위를 보고 대충의 가동범위를 아는 상태에서 검사자가 완전히 이완된 환자의 팔을 잡고 견관절을 움직여 수동적 관절가동범위를 측정하게 되는데 이때 가장 중요한 것은 견갑골을 잘 고정해야만 견관절(상완와관절, glenohumeral joint)의 관절가동범위를 정확히 측정할 수 있다는 것이다. 이를 위해 한 손은 상완부를 잡고 다른 손은 견관절 근위부 즉, 견갑골극(scapular spine)과 쇄골을 동시에 눌러 단단히 고정해야한다. 관절가동범위를 측정할때 눈대중으로 각도를 재는 것보다는 각도계(goniometer)를 이용하는 것이 좋으며 이때는 견갑골극과 쇄골을 누르고 있는 손으로 각도계의 중심부를 잡고 상완을 움직이는 손으로 각도계의 한쪽 레버를 잡으며 남은 레버는 자유롭게 움직이도록 하여 지면에 수직이 되도록 하는 것이 좋다(그림 41-9). 그림에서와 같이 외회전의 측정은 견관절을 해부학적 위치에 두고 주관절을 90°로 굴곡하여 측정할 수 있는데 내회전을 각도계로 측정하기는 매우 어렵다. 이유는 상기의 외회전을 측정하는 자세에서는 복부때문에 내회전을 제대로 측정할 수가 없어 견관절을 90°로 외전한 상태에서 측정해야 하는데 이는 정상인에서는 가능하나

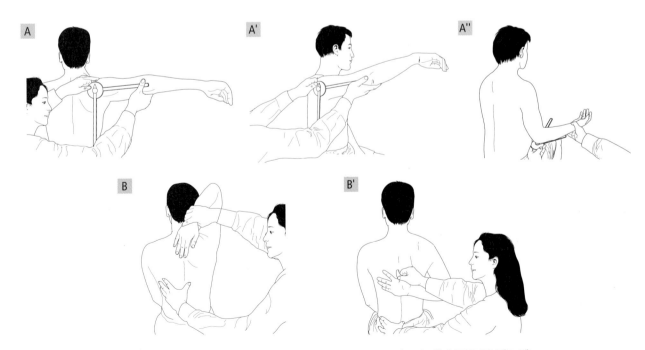

그림 41-9 │ 각도계를 이용한 수동적 견관절 가동범위 측정 방법(A, A'. A'')과 등긁기검사(B, B')

관절가동범 위의 제한이 있는 경우는 불가능하다. 따라서 내회전은 상기 능동적 관절가동범위 측정에서 기술된 등 긁기 검사(scratch test) 방법으로 잴 수밖에 없다.

수동적 관절가동범위가 능동적 범위에 비해 확연히 크게 나오는 경우는 견관절 외회전근의 약화가 있거나 극상근건의 고도 혹은 완전 손상이 있을 때 볼 수 있다. 유착성 관절낭염에서는 네가지 방향 모두에서 가동범위의 감소를 볼 수 있는 경우가 많다. 회전근개로 인한 통증이 있을때는 한가지 방향-주로 극상근건이 당겨지는 내회전-으로의 가동범위가 제한되며 상완와관절인대(glenohumeral ligament)나 관절와순의 손상이 있는 경우는 손상된 구조물에 스트레스가 가해지는 방향으로 가동범위의 제한이 보이는데 이는 통증유발을 줄이려는 방어적 기전이라고 볼 수 있다.

(3) 압통점

관절가동범위 측정후 압통점을 보는 것이 좋은데 이유는 압통점을 정확히 보기 위해 견관절을 특정한 자세로 움직여야 하는 경우가 많기 때문이다. 극상근건을 제대로 만지기 위해서는 견관절을 내회전 상태(요추 등긁기 자세)로 하는 것이 좋고 견갑하근건을 만지기 위해서는 상완을 체간에 붙인 상태에서 외회전을 시켜야 하며 극하근건이나 소원근건은 견관절을 수평내전(cross-body adduction)해서 압통을 보게 된다(그림 41-10). 견봉-쇄골관절이나 흉골-쇄골관절로 인한 통증도 압통으로 진단하기 쉬우며 근막통 증후군이 의심되면 해당 근육에 대해 압통점을 확인하게 된

다.

압통을 볼 때는 엄지나 검지 손가락의 끝을 이용하여 약한 힘으로 누르기 시작하여 차츰 압력을 증가시키는 것이 필요하다. 급성 석회성 건염과 같은 심한 압통을 유발하는 환자에게 갑자기 강한 힘으로 압통을 보게 되면 극심한 통증을 유발하게 되어 환자를 괴롭힐 뿐만 아니라 그 이후의 신체검사가 불가능해진다. 검사자의 손 힘이 강하거나 환자가 통증에 예민한 경우에는 병적 소견이 없어도 누르는 힘 자체에 의해 통증을 호소하는 '위양성'의 결과를 보일 수 있다. 이런 상황이 의심되면 건측과 환측을 같은 힘으로 눌러 압통의 차이가 있는지를 확인하는 것도 좋은 방법이 되겠다.

(4) 유발검사(Provocation test)

운동성이 강조되는 견관절은 특정한 동작으로 통증을 유발하는 유발검사가 다양하게 사용된다. 견부 통증에 경험이 적은 의사들이 유발검사에 대해 흔히 가지는 두 가지 오해가 있는데, 하나는 모든 견부 통증환자에게 모든 유발검사를 다 시행해야 한다는 것이고 또 다른 하나는 유발검사의 특이도가 매우 높다고 생각하는 것이다. 지금까지 기술된 병력청취, 관절가동범위 측정, 압통점 확인 등의 과정이 끝나면 견부 통증의 원인이 될 수 있는 개략적인 방향이 잡히게 되고 이를 확인하는 과정에서 유발검사가 필요하므로 감별 진단을 위한 논리적인 추론을 통해 적절한 검사를 취사선택하는 것이 필요하다. 또 특정한 유발검사의 양성이 하나의 특정한 질환만을 의미하지 않는다. 예

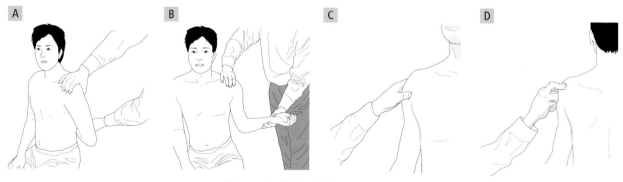

그림 41-10 │ 회전근개건의 압통을 보는 방법
A: 극상근건, B: 견갑하근건, C: 상완이두근 장두건, D: 극하근건

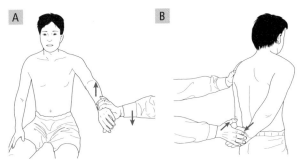

그림 41-11 | 회전근개의 긴장도를 증가하여 통증을 유발하는 검사
A: 극상근의 근력이나 통증을 보는 깡통비우기 검사, B: 견갑하근을 보는 밀어내기 검사

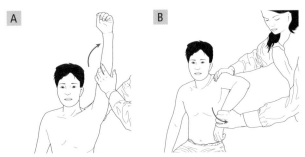

그림 41-12 | 견봉하충돌 증후군을 보기위한 Neer 검사(A)와 Hawkins 검사(B)

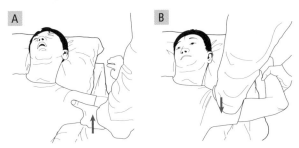

그림 41-13 | 전방불안정성을 보기 위한 지렛대 검사(A)와 재위치 검사(B)
지렛대 검사에서 통증이 유발되었을 때의 표정과 재위치를 했을 때 편안한 표정이 대조적임을 알 수 있다.

를 들면, 회전근개 질환에서 양성이 보이는 것으로 알려진 깡통 비우기(empty can) 검사나 밀어내기(lift off) 검사(그림 41-11)의 경우 관절와순 손상이 심한 경우에도 양성이 보일 수 있고 유착성 관절낭염의 초기 염증기에도 양성으로 보일 수 있다. 따라서 유발검사를 통하여 통증이 유발되는지 유무만 확인할 것이 아니라 유발되는 통증의 위치에 대해서도 물어봐야 하며, 무엇보다도 병력이나 다른 신체검사 소견, 영상의학적 소견 등을 종합해서 해석하는 것이 필요하다. 한가지 유발검사의 결과가 애매하거나 다른 소견들과 맞지 않을 때는 같은 구조물을 보는 다른 유발검사를 추가로 시행하여 확인하는 것이 반드시 필요하다. 예를 들면 극상근건의 압통이 없이 깡통비우기 검사에서 통증이 유발되면 극상근건의 문제인지를 확인하기 위해 Neer 충돌검사(그림 41-12A)나 Hawkins 충돌검사(그림 41-12B)를 추가해서 확인하는 것이 좋다. 견관절의 불안정성이 의심될 때는 전후방, 상하방 전이(translation) 검사를 할 수 있으며 지렛대 검사와 재위치 검사가 매우 특이적이다(그림 41-13). 나아가 SLAP (superior labrum anterior to posterior)과 같은 관절와순의 문제가 있는지를 확인하기 위한 오브라이언 검사(O'Brien test)나 전방밀기 검사, 휘플 검사(Whipple test), 수평-내전 검사(horizontal adduction test) 등을 시행하는 것이 필요하다(그림 41-14).

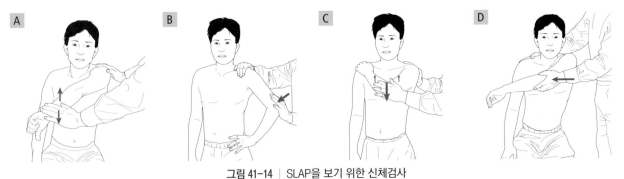

그림 41-14 | SLAP을 보기 위한 신체검사
A: O'Brien 검사, B: 전방밀기 검사, C: Whipple 검사, D: 수평-내전(horizontal adduction) 검사

(5) 신경학적 검사

견부 통증에서 신경학적 검사가 필요한 경우는 경추 추간판탈출증으로 인한 신경근병증(radiculopathy), 상완신경총병증(brachial plexopathy), 척수부신경병변(spinal accessory nerve lesion) 등 신경손상에 의한 통증이 의심될 때이다. 해당 부위에 감각자극을 가하여 감각신경을 평가하고 심부건반사를 확인할 수 있으며 근력 검사도 반드시 시행해야 한다. 상완신경총병증과 같이 근력의 약화가 심한 경우는 양측 차이가 확연하지만 경미한 경추 신경근병증으로 인한 근력 약화는 엄밀한 도수근력검사를 통해 양측을 비교해야만 알아낼 수 있는 경우가 많아 주의해야 한다.

3) 검사실 검사

일반혈액검사(CBC)와 적혈구 침강속도(ESR), C반응성 단백질(CRP) 등은 반드시 시행하는 것이 좋고 출혈가능성이 있는 시술이 필요할 것으로 보이면 응고검사를 해 두어야 한다. 혈중 칼슘, 인, 알칼리성 인산분해효소(alkaline phosphatase), 요산 레벨 등을 같이 확인할 수도 있다. 유착성 관절낭염에서 HLA-B27이 양성으로 나오는 경우가 많

다고 해서 이를 검사에 포함할 수도 있으나 실제로는 큰 도움이 되지 않는다. 류마티스 관절염이나 강직성 척추염이 의심되는 경우 이에 대한 검사를 추가로 시행할 수 있겠다.

4) 영상의학적 검사

단순 방사선 촬영과 초음파 검사, 자기공명영상검사가 흔히 쓰인다. 견부 통증이 있을 때 선별검사로 반드시 단순 방사선 촬영을 하는 것이 중요하다. 회전근개의 문제를 보기 위해서는 초음파나 자기공명영상검사를 해야하는데 각기 장단점이 있다. 불안정성이 있어 관절와순이나 상완와 관절인대의 문제가 의심이 될 때는 초음파나 일반적인 자기공명영상검사로는 불충분하고 자기공명관절조영술을 해야 한다.[29]

(1) 단순 방사선 촬영

견관절부의 골절이나 골관절염을 확인하는데 유용하며 회전근개 질환이나 불안정성을 보는데도 도움이 될 수 있다. 체간에 대한 통상적인 전후방 영상(conventional AP view)

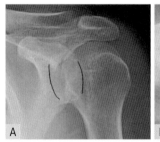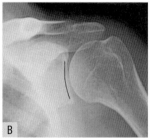

그림 41-15 │ 통상적 전후상(A)과 정확한 전후상(B)
견관절와(glenoid) 모양(선으로 표시함)이 달리 보임을 알 수 있다.

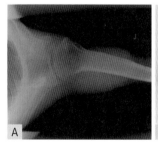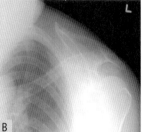

그림 41-17 │ 액와상(A)과 30° 미추경사상(B)
액와상은 관절와와 상완골두의 관계를 보는데 유용하고 30° 미추경사상은 견봉하골극의 관찰에 도움이 된다.

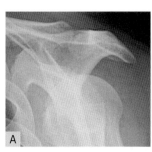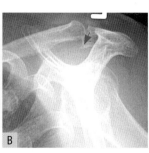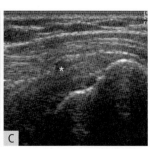

그림 41-16 │ 견봉하부의 모양을 보기 위한 견갑출구영상
A: 비교적 편평하나 B: 골극(화살표)으로 후크형의 모양을 보여준다. C는 B 환자의 초음파 영상
*: 윤활낭측 손상

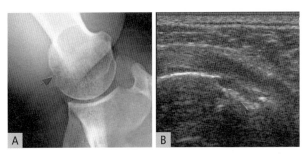

그림 41-18 | 전방탈구로 발생된 상완골두 후상방 골연골 결손(Hill-Sachs 병변)
A: Stryker notch상 소견, B: 같은 환자의 초음파 소견, 화살표: 병변

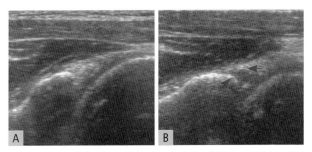

그림 41-20 | 견관절을 움직일 때만 관찰되는 후방관절와순의 파열
견관절이 해부학적 위치에 있을 때(A)는 보이지 않다가 팔을 수평-내전하면서 보이게 됨. 화살표는 관절와순이 견관절와로부터 분리되는 것을 보여준다.

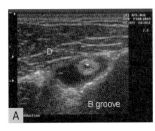 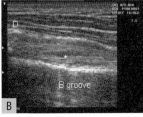 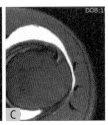

그림 41-19 | 상완이두근 장두건의 내부에 발생한 작은 파열
초음파 영상(A: 횡단, B: 종단)에서는 잘 관찰되나 자기공명관절조영술(C)에서는 잘 보이지 않는다. B groove : 상완이두근고랑(Biceps groove), De: 삼각근(deltoid)

뿐만 아니라 견관절면을 정확히 볼 수 있는 견관절 자체에 대한 전후방 영상(true AP view)을 얻는 것이 중요하다(그림 41-15). 견갑출구상(scapular outlet view 혹은 scapular Y view)으로는 회전근개의 윤활낭 측면과 견봉의 관계를 볼 수 있으며(그림 41-16) 액와상(axillary view 혹은 axial view)은 견갑골 및 견관절와(glenoid)와 상완골두의 관계를 보는 데 도움이 되어 불안정성에 의한 탈구를 관찰하기 좋으며 드물지만 견봉골(os acromiale)을 볼 수도 있다. 30° 미추경사상(30° caudal tilt view)은 견봉하 골극을 잘 보여주는 영상이다(그림 41-17).[30]

견관절 탈구의 병력이 있고 불안정성이 의심이 되면 Stryker notch상을 촬영하여 상완골두의 후상방의 골연골 결손(Hill-Sachs lesion)을 확인해야 한다(그림 41-18). 유착성 관절낭염 자체로는 단순 방사선 소견상 이상을 보이지 않으므로 여러 방향으로의 관절가동범위가 감소되어 유착성 관절낭염이 강력히 의심되는 경우 단순 방사선 촬영을 하지 않는 경우를 자주 보는데 이는 잘못된 접근 방법이다. 왜냐하면 견관절의 골관절증에서도 여러 방향으로의 관절가동범위가 감소되어 유착성 관절낭염과 유사한 임상양상을 보이는데 이런 경우 단순 방사선 촬영만으로도 쉽게 감별이 되기 때문이다. 이러한 이유로 유착성 관절낭염의 진단기준에 "정상 단순 방사선 촬영 소견"이라는 조건이 필요한 것이다.[22] 한가지 중요한 것은 급성 석회성 건염이나 건초염으로 극심한 통증을 호소하는 것이 확연한 환자는 여러 가지 자세로 단순 방사선 촬영을 하는 것 자체가 지극히 힘든 과정이므로 전후상 정도만 촬영하고 바로 초음파 검사 등으로 확진을 하는 것이 좋다.

(2) 초음파 검사
견관절은 근골격계 초음파 검사가 가장 흔히 적용되는 관절이다. 자기공명영상에 비해 회전근개 등의 구조물이 확대되어 보이고(그림 41-19) 관절의 움직임에 따른 연부조직의 변화(그림 41-20)를 볼 수 있으며 양측을 비교할 수 있다는 장점이 있다. 비용도 싸고 진료실에서 바로 시행할 수 있는 면도 큰 장점이라고 볼 수 있다. 그러나 자기공명영상은 몇 가지의 영상습득과정을 통해 병변의 성상을 보여주며 초음파에 비해 검사자의 숙련도와 상관없이 수준 높은 단면 해부학적 정보를 제공해 준다. 무엇보다 중요한 것은 초음파는 골조직에 가려진 부분은 전혀 볼 수 없는 데 비해 자기공명영상검사로는 관절, 관절와순, 골수(bone

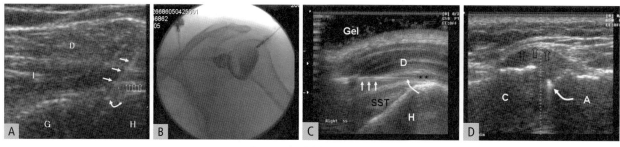

그림 41-21 | 영상유도하 주사의 예

A: 초음파를 이용하여 후방접근법으로 관절낭속에 주사침을 삽입한 소견, B: 투시영상에서 전방접근법으로 주사침을 삽입하고 조영제를 주입한 소견.
C: 견봉하 삼각근하 윤활낭(**)에 주사침을 삽입한 모습. 윤활낭을 잘 보기위해 많은 양의 젤리(Gel)를 사용하여 초음파 탐색자의 압력을 최소화하였음.
D: 견봉-쇄골관절에 단축 접근법으로 주사침을 삽입한 소견.
S: 피부(skin), De: 삼각근(deltoid), I: 극하근(infraspinatus), H: 상완골(humerus), L: 관절와순(labrum), Cl: 쇄골(clavicle), Ac: 견봉(acromion), 속이 빈 화살표: 관절낭을 지시함. 속이 찬 직선화살표: 주사침, 속이 찬 곡선화살표: 주사침의 끝.

marrow), 상완와관절인대 등 모든 구조물을 볼 수 있다는 장점이 있다. 통상적으로 초음파는 회전근개, 회전근개 간격, 윤활낭 등의 구조물을 관찰하는데 매우 유용하여 회전 근개의 전층 파열의 진단에는 자기공명영상과 비슷하나 부분층 파열의 진단에는 초음파가 더 우수하다고 알려져 있다.[31] 따라서 견관절의 불안정성이 있어 관절와순이나 상완와관절의 손상이 의심되지 않는 한 초음파 검사로 견 부 통증의 많은 문제가 감별될 수 있다.

견관절에 대한 근골격계 초음파 검사는 치료적으로도 중요한 의미를 갖는데 초음파 유도하 시행하는 관절 시술 들이 견부통증을 해결하는데 유용하게 사용된다. 흔히 사용되는 방법은 초음파 유도하 관절낭내 주사, 견봉하 삼각 근하 윤활낭 주사, 상완이두근 장두건 윤활낭 주사, 석회 흡인술, 관절액 흡인술, 수압 팽창술 등이 가능하다(그림 41-21). 따라서 근골격계 초음파 검사는 견부 통증의 진료 에 핵심이 되는 도구라고 볼 수 있다.

(3) 관절조영술

요즘은 관절조영술만 단독으로 시행하여 진단적으로 사용 하는 경우는 없고 컴퓨터단층촬영이나 자기공명영상검사 를 할 때 해당 검사의 조영제를 관절내로 주입하여 관절와 순이나 상완와관절인대를 더욱 선명하게 보거나 회전근개 의 전층 파열로 조영제가 견봉하 삼각근하 윤활낭 쪽으로 새어나가는 것을 확인하기 위해 사용된다. 치료를 위한 수 압팽창술도 관절조영술의 기본적인 방법을 이용한다.

(4) 컴퓨터단층촬영과 자기공명영상 검사

컴퓨터단층촬영은 골의 구조를 정확히 보는 데는 자기공 명 영상보다 뛰어나 골절의 위치를 정확히 파악하는 데 가 장 좋은 검사로 특히 3차원 컴퓨터단층촬영이 많이 사용 된다. 견관절낭에 조영제를 주입하고 컴퓨터단층촬영을 하는 컴퓨터단층 관절조영술(CT arthrography)은 관절와순 및 상완와관절인대(glenohumeral ligaments)의 병변을 잘 보 여준다. 그러나 연부조직의 문제에는 자기공명영상이 더 우월하다.

견관절에 대한 자기공명영상 검사는 해부학적 위치로 누워 견관절을 약간 외회전시킨 자세에서 극상근의 장축 에 평행한 단면을 보는 사위관상면(oblique coronal plane), 극상근의 장축에 직각의 단면을 보는 사위시상면(oblique sagittal plane)에서 T1강조영상, 지방포화 T2강조영상을 얻 고 축상면(axial plane)에서 지방포화 T2강조영상을 얻는 것을 기본으로 한다. 견관절의 각 구조물들을 세 가지의 단면에서 관찰할 수 있고 각 병변의 성상을 파악할 수 있 으므로 가장 뛰어난 영상검사법이라 할 수 있다. 특히, 관 절와순, 관절 연골, 상완와관절인대, 관절내 상완이두근 장두건, 견봉에 가려져 있는 회전근개 간격부위, 골막내부 의 골수 등의 구조물들은 초음파나 다른 영상장비로는 보 이지 않으므로 자기공명영상 검사가 꼭 필요하다. 그러나 관절와순이나 상완와관절인대의 경우 일반 자기공명영상 에서도 병변을 확인하는데 어려움이 많아 자기공명영상 조영제(gadollinium)를 이용하는 자기공명관절조영술이 많

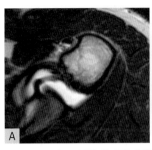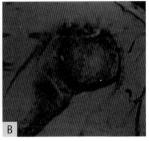

그림 41-22 | 동일한 환자에서 얻은 자기공명관절조영술(A)과 일반 자기공명영상(B)
자기공명관절조영술로 얻은 영상에서는 관절낭과 하상완와관절인대복합체(inferior glenohumeral ligament complex)의 구조물이 확연히 보임.

이 사용된다(그림 41-22). 직접 관절낭 속에 희석된 자기공명영상조영제를 주입한 후 자기공명영상을 촬영하는 직접법과 조영제를 혈관주사로 맞고 영상을 촬영하는 간접법이 있으나 직접법의 영상이 훨씬 더 우수하다. 즉, 초음파검사로 접근이 어려운 구조물들은 일반 자기공명영상검사보다 자기공명관절조영술에서 훨씬 더 잘 보이므로 견관절에 대한 근골격계 초음파검사의 수준이 충분히 높으면 자기공명영상검사는 할 필요가 없고 자기공명관절조영술을 주로 시행하게 된다.

3. 견부 통증에 대한 치료

견부 통증 전반에 대해 일차적으로는 비스테로이드성 소염진통제(NSAIDs)와 물리치료를 사용할 수 있으며 정확한 통증의 원인을 진단하게 되면 적합한 치료 방법을 선택해야 한다. 병변이 있는 구조물을 확인하여 이에 특이적인 운동치료를 시행하게 되고 초음파나 투시장비를 이용한 주사나 시술이 사용될 수도 있다. 운동치료는 구축이 있는 구조물을 스트레칭(stretching)시키거나 회전근개에 대한 근력 강화가 도움이 되며 견갑골의 위치와 움직임을 정상화 시킬 수 있는 운동-견갑 안정화 운동(scapular stabilizing exercise)-도 견부 통증 재활에 중요한 역할을 한다.

1) 주사와 시술
영상유도하에서 시행되는 관절낭내 주사, 견봉하 삼각근하 윤활낭 주사, 상완이두근 장두건 윤활낭 주사, 석회흡인술, 수압팽창술 등은 통증이 발생되는 해부학적 조직에 특이적으로 작용하므로 치료효과가 빠르게 나타난다. 석회흡인술이나 수압팽창술 등의 시술은 보다 근본적인 치료를 제공하며 스테로이드 주사는 약물이나 물리치료에 비해 통증과 관절가동범위의 제한을 빠른 시간에 호전시킬 수 있는 것으로 알려져 있다.[32-34] 스테로이드 주사에 대하여 두 가지 잘못된 태도를 보는데 그 하나는 통증 완화만을 목적으로 반복적으로 스테로이드 주사를 사용하는 남용의 문제와 스테로이드 주사는 단지 통증완화를 위한 임시 방편일 뿐이라는 생각에 아무런 치료적 의미가 없거나 부작용만 있다고 생각하는 경우다. 스테로이드 주사는 통증을 유발하는 조직의 염증을 줄이고 이를 통하여 통증이 감소되는 것이므로 전체적인 재활과정에서 적절히 사용하는 것은 매우 효과적이다. 예를 들면, 극상근건 충돌증후군에서 건주변(periarticular) 스테로이드 주사를 하면 건의 염증과 부종이 감소하여 충돌 정도를 줄이고 통증을 호전시켜 견갑안정화 운동을 효과적으로 할 수 있게 된다. 스테로이드 주사가 치료적 의미를 갖기 위해서는 견부 통증의 원인을 정확히 진단해야 하며 주사 후 적절한 재활과정이 진행되어야만 한다.

2) 운동치료
견부 통증에 대한 보존적 치료의 가장 핵심적인 부분은 적절한 운동치료이다. 주사와 약물들을 이용하여 통증과 염증을 해결한 다음 건전한 생체역학을 되찾게 해주는 것이 근본적인 해결방법이라고 볼 수 있다. 즉, 손상을 최소화하고 통증을 유발하지 않으면서 최대의 견관절 운동성을 되찾는 것이 목표가 된다. 이를 위한 운동치료는 스트레칭을 통해 최대한의 관절가동범위를 얻고 견갑안정화 운동을 통해 회전근개의 근원이 되는 견갑골의 움직임을 정상적으로 조절할 수 있게 된 다음 회전근개에 대한 강화운동을 시행하는 것이다.[28]

(1) 스트레칭
스트레칭은 구축된 연부조직을 신장시켜 관절가동범위를 증가시키는 방법이다. 치료자가 시행할 수도 있고 환자 스스로 수행할 수도 있다. 환자 스스로 수행할 때는 T자형 막대나 수건 등을 이용할 수도 있고 견관절물레(shoulder wheel)나 머리 위 도르래(overhead pulley), 벽계단(wall

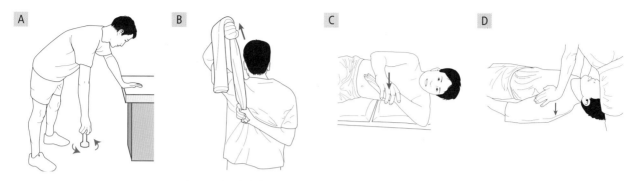

그림 41-23 │ 견관절 가동범위를 증가시키기 위한 대표적인 운동방법들
A: Codman의 운동법, B: Apley의 스트레칭, C: 잠자는 사람의 스트레칭, D: 치료사에 의해 시행되는 소흉근의 스트레칭

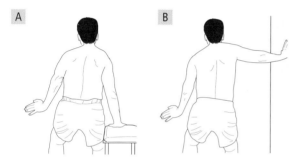

그림 41-24 │ 기본적인 견갑안정화 운동
A: 아래노젓기 운동, B: 견갑시계 운동

ladder) 등을 이용하기도 한다. 통상 수동적 관절가동범위
가 허용하는 최대한의 범위에서 천천히 스트레칭을 가하
며 약 10초 정도 유지한다. 잠시 쉬었다가 다시 스트레칭
을 할 때는 처음보다 좀더 영역을 넓게 되는 방법으로
10~15회 정도 반복한다. 급격한 동작은 손상을 입혀 통
증을 증가시키고 결국은 구축을 더 심하게 할 수 있으므
로 피하는 것이 좋다. 몇가지 중요한 스트레칭 방법이 그림
41-23에 소개되어 있다.

(2) 견갑안정화 운동

견갑안정화 운동은 견갑골의 움직임을 정상화하여 견관절
의 안정성을 도모하는 것이다. 즉, 안정 시의 견갑골의 위
치나 상체의 운동 시 견갑골의 이상운동이 견관절의 문제
를 초래하는데 중요한 요인이 된다는 생각에 근거한다. 정
상 견갑골의 움직임은 견관절의 운동에 있어서 견관절와
(glenoid)와 견봉(acromion)의 위치를 결정함으로써 견관절
에 작용하는 근육에 대한 최적의 길이-장력 관계를 제공

동영상 41-1

동영상 41-2

동영상 41-3

동영상 41-4

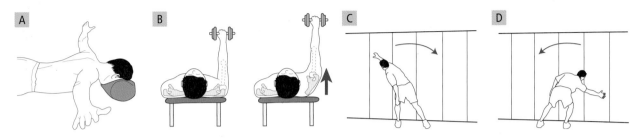

그림 41-25 | 여러가지 견갑안정화 운동
A: 하부승모근의 근력강화를 위한 Blackburn 운동의 기본동작, B: 전거근 강화운동을 위한 Punch out 운동, C, D: 견갑안정화 운동과 회전근개 운동이 조합된 벽씻기 운동

하며 견봉하 충돌없이 견관절 굴곡 혹은 외전이 가능하도록 한다.[28] 견갑안정화를 위해서는 견갑골 주변 근육뿐만 아니라 체간의 자세 그리고 이를 조절하는 하체 근육에 대한 운동도 반드시 필요하다.

견갑안정화 운동은 아래로 노젓기(low-row)로 시작하는데 그림 41-24 및 동영상 41-1과 같이 체간을 신전시키고 견갑골을 후퇴(retraction)시킨 상태로 팔을 아래로 뻗어 후방으로 힘을 가하는 것이다. 그 다음으로는 견갑시계운동(scapular clock)을 그림과 같이 손으로 벽을 짚은 상태에서 고정된 손에 대해 견갑골을 12시 방향에서 6시 방향으로 또, 9시 방향에서 3시 방향으로 움직이는 동작을 반복한다. 이때 견관절의 외전 및 굴곡 각도를 여러 가지로 변형해가면서 운동하는 것이 좋다. 또한 견갑안정화 운동은 치료사의 도움 하에 더욱 정확하게 진행할 수 있는데 슈러그 운동(동영상 41-2) 및 버터플라이 운동(동영상 41-3)을 치료사의 도움으로 시행하는 것을 확인할 수 있다.

이 단계가 지나면 견갑주변근에 대한 구체적인 근력강화를 시작하는데 주로 하부 승모근(lower trapezius)과 전거근(serratus anterior)을 강화시킨다(그림 41-25)(동영상 41-4에서 견관절의 외전을 다양한 각도로 하여 Blackburn 운동을 시행하는 것을 확인할 수 있다). 견갑안정화가 어느 정도 진행이 되면 견갑안정화 운동과 회전근개 근력강화를 동시에 시킬 수 있는 벽씻기(wall wash) 운동을 시행하고 더 진행해서는 하지근력강화와 견갑안정화 운동 그리고 회전근개 근력강화를 동시에 시킬 수 있는 운동을 하게 된다.

(3) 회전근개 근력강화
회전근개 근력강화는 견관절의 안정성을 높여 손상된 조

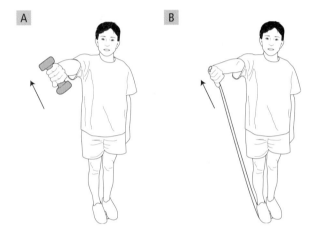

그림 41-26 | 회전근개 강화 운동의 예시
아령(A)과 고무밴드(B)를 이용하여 깡통비우기 동작으로 극상근을 강화시키는 모습

직들을 보호하려는 의도로 적용된다. 관절가동범위가 정상화되고 견갑안정화 운동이 어느 정도 진행이 되었을 때 시작하도록 하며 초기에는 등척성 운동(isometric exercise)으로 시작해서 점차 근력이 강화되면 아무런 저항 없이 전체 가동영역에서 움직이다가 차츰 저항을 높이는 방법을 사용한다. 저항을 위해서는 아령 등의 무게를 사용할 수도 있고 고무밴드를 이용할 수도 있다(그림 41-26). 충분한 근력 강화가 이루어지면 근수축의 반대방향으로 빠르게 신장한 후 순간적으로 강력한 근수축을 발휘하는 플라이오메트릭(plyometric) 운동을 시도할 수 있다. 플라이오메트릭 운동이 가능해지면 견부 재활이 어느 정도 완성되었다고 할 수 있다.

(4) 수술적 치료

정확한 진단 후 지속적으로 시행된 보존적 치료에도 불구하고 통증이나 장애가 해결되지 않으면 수술적 치료를 고려해야 한다. 대부분의 경우 견부 통증에 대한 구체적인 진단 결과가 나오면 그 상태와 예후, 향후 치료 과정을 자세히 설명하게 되는데 이때, 보존적 치료로 해결되지 않으면 수술이 필요할 수 있음을 미리 알려 주는 것이 좋다. 악성종양이나 감염 등의 적색경보(red flags) 상황이 아닌 대부분의 견부 통증은 생명에 영향을 주는 것이 아니므로 환자들이 수술에 대해 막연한 거부감을 갖는 경우를 자주 보게 된다. 그러나 수술을 통하여 통증과 장애의 호전이 확실히 예측되면 예후에 대한 자세한 설명을 통해 수술에 대한 결정을 도와줄 필요가 있다.

4. 견부 통증의 감별진단

견부 통증을 일으키는 해부학적 구조물은 다양하므로 이들을 체계적으로 분류하여 진단의 방향을 정하고 병력, 진찰, 검사를 진행하며 감별진단의 범위를 좁혀 나가는 것이 좋다. 감별진단의 분류는 저자마다 조금씩 다를 수 있으며 본 교과서에서는 해부학적 구조물의 위치에 따라 분류하는데 이는 임상증상과 영상학적 소견과 연관 짓기가 쉬운 장점이 있다. 저자의 견부 통증의 감별진단은 크게 견관절(glenohumeral joint)의 문제(회전근개 포함), 주변 관절/근육의 문제, 경추부 질환, 신경계 질환, 적색경보(red flags) 등으로 나누고 각 분류마다 해부학적 위치에 따른 소분류를 포함 한다(표 41-1).

　견관절의 문제로는 회전근개 병변(rotator cuff lesions), 유착성 관절낭염을 포함하는 통증성 견부강직(painful stiff shoulder), 불안정성(shoulder instability), 관절증(arthropathy) 등이 흔하며 주변 관절/근육의 문제로는 견봉-쇄골관절, 흉골-쇄골관절의 병변과 근막통 증후군을 들 수 있다. 경추부 질환은 추간판병증, 후관절증, 퇴행성 변화, 불안정성 등이 포함되며 신경계 질환으로는 추간판 탈출증으로 인한 신경근병증, 후종인대 골화 등으로 인한 척추관 협착증, 흉곽탈출 증후군, 신경통 근육위축증(neuralgic amyotrophy) 및 견관절 주변의 말초신경 손상 등을 들 수 있겠다. 악성종양이나 감염은 상기의 모든 감별진단들과

표 41-1 | 견부 통증의 해부학적 구조물에 따른 대표적 감별 진단

견관절 (회전근개 포함) 의 문제	회전근개와 그 주변(rotator cuff and related structures) • 회전근개건증, 파열, 건파열 　(Rotator cuff tendon tendinitis, tear, rupture) • 상완이두근건과 화전근개 간격 질환 　(Biceps tendon and Rotator interval lesions) • 석회성 건염(Calcific tendinitis) • 석회성 윤활낭염과 같은 윤활낭염 　(Bursitis including calcific bursitis) 관절낭(capsule) 통증성 견부강직(painful stiff shoulder) • 특발성 유착성 관절낭염(idiopathic adhesive capsulitis) • 이차성 유착성 관절낭염(secondary adhesive capsulitis) 관절와순/상완와관절인대(Labrum/GH ligaments) • 불안정성(instability) • Bankart 병변 또는 관련 질환(Bankart or Bankart related lesions) • 상관절와순전후손상(SLAP) 관절연골(articular cartilages) • 골관절염(osteoarthritis) • 회전근개관절증(cuff arthropathy) • 염증성 관절염(inflammatory arthropathy: RA, SpA, …)
견관절 외부의 관절/근육 (joints/muscles out of GH joint)	견봉-쇄골관절(AC joint) • degeneration • sprain/subluxation/dislocations 흉골-쇄골관절증(SC joint) • degeneration • sprain/subluxation/dislocations 근막통 증후군(myofascial pain syndrome)
경추부 질환 (cervical origin)	추간판병변(cervical disc disease) 후관절증(facet joint syndrome) 퇴행성변화(cervical spondylosis) 불안정성(cervical instability)
신경계 질환 (neurologic problems)	추간판탈출증으로 인한 신경근 병변(radiculopathy due to HIVD) 척추관 협착증(cervical spinal stenosis) 신경통근육위축증(neuralgic amyotrophy) 견관절 주변의 말초신경손상
적색 경보 (red flags)	악성 종양(malignant tumor) 감염(infection) 골절(fracture)

GH: glenohumeral, RA: rheumatoid arthritis, SpA: spondyloarthropathy
AC: acromio-clavicular, SC: sterno-clavicular
HIVD: herniated intervertebral disc

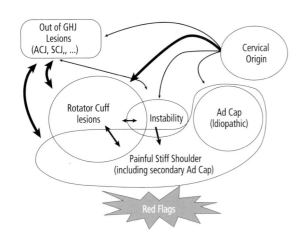

그림 41-27 | 견부 통증의 대표적인 원인 질환들의 상호관계

ACJ: 견봉-쇄골관절(acromio-clavicular joint), SCJ: 흉골-쇄골관절 (sterno-clavicular joint), Ad Cap: 유착성 관절낭염(adhesive capsulitis), GHJ: glenohumeral joint

달리 생명에 지장을 초래하므로 견부 통증의 환자를 볼 때 항상 제일 먼저 의심하고 배제해야 할 진단이다.

견부 통증 환자를 볼 때 먼저 병력 청취와 견관절 및 경추부 관절가동범위 검사를 시행하여 경추부의 문제인지 견부의 문제인지를 감별하게 되고 견부의 문제라면 소위 견관절부 통증의 가장 흔한 3대 질환인 회전근개 병변, 통증성 견부강직, 불안정성을 먼저 생각하여 추가적인 유발검사를 시행하고, 의심이 되는 문제가 발생하게 된 기전과 통증의 변화 양상에 대해 다시 한번 자세한 병력을 물어보게 된다. 기본적인 검사실 검사와 단순방사선촬영 검사를 시행하고 근골격계 초음파 검사를 하게 되면 불안정성으로 인한 관절와순이나 상완와관절인대의 손상을 제외하고는 대부분의 문제를 확인할 수 있다. 병력과 진찰소견에서 불안정성이 확연하면 단순 자기공명영상이 아닌 직접적 자기공명관절조영술로 불안정성에 대한 해부학적 진단을 할 수 있다. 비용 등의 문제로 통상 보존적인 치료를 먼저 시행해보고 적절한 효과가 보이지 않아 수술적 고려를 해야 할 때 직접적 자기공명관절조영술을 하는 경우도 많다. 다른 모든 검사는 제대로 보지 않아도 환자의 생명에는 지장이 없지만 기본적인 검사실 검사와 단순방사선촬영 검사는 적색경보를 알아낼 수 있는 실마리를 제공하게 되므로 주의 깊게 확인해야 한다.

견부 통증의 감별진단에 있어 반드시 기억해야 할 것은 한가지 이상의 문제들이 복합적으로 있을 가능성을 항상 생각해야 한다는 것이다. 회전근개 병변과 통증성 견부강직이 같이 있는 경우는 흔히 볼 수 있으며 SLAP과 같은 관절와순 손상과 회전근개 병변이 동시에 관찰되는 경우도 많다. 제5, 6 경수 신경근 병증과 회전근개 병변도 자주 접하게 되는 문제로 감별진단을 매우 어렵게 한다. 견부 통증에서 복합적인 진단을 자주 보게 되는 이유는 각각의 문제들의 유병률이 높기 때문일 수도 있으나 그것보다는 여러 해부학적 구조들이 잘 조직되고 통합적으로 움직여 최대의 운동성을 얻게 되는 견부의 특성상한 구조물의 병변이나 손상이 다른 구조물의 손상을 초래하는 원인이 되기 때문으로 보는 것이 옳을 것이다. 즉, 견부 통증의 많은 원인 병변들은 "높은 운동성"을 매개로 상호간에 끊임없이 영향을 주고 받는다(그림 41-27). 따라서 견부 통증 환자를 볼 때는 그 환자가 현재 갖고 있는 문제들이 초래되기 위해 어떠한 손상들이 누적되었는지를 생각해야 하며 지금의 문제들 때문에 향후 어떠한 손상들이 추가로 발생할 것인지를 고려해야 한다. 즉, 견부 통증의 과거(past), 현재(present) 그리고 미래(future)를 파악하는 것이 감별진단의 완성이라고 볼 수 있겠다.

5. 개별 질환의 진단 및 치료

저자의 개념으로는 견부 통증을 일으키는 개별 질환을 회전근개 병변, 통증성 견부강직(유착성 관절낭염), 불안정성으로 대별되는 세 개의 중요질환과 그 외의 질환으로 나누어 접근한다. 본 과에서는 지면의 한계로 3대 중요질환에 대해서는 비교적 자세히 기술하고 그 외의 질환에 대해서는 간략히 기술한다.

1) 회전근개 건증(Tendinosis)과 파열(Tear)

회전근개는 견관절의 움직임에 따라 항상 작용하여 동적 인대의 역할을 하므로 많은 손상이 따르고 매우 흔한 견부 통증의 원인이다. 뚜렷한 파열이 보이지 않고 건의 두께만 증가하는 회전근개 건증(rotator cuff tendinosis)부터 윤활낭측(bursal), 관절면측(articular) 혹은 건내(intramural) 부분층 파열(partial tear)도 볼 수 있고 건의 전층이 파열되는 전층파열(full-thickness tear)이나 전체 두께와 넓이에 걸쳐 건 자체가 파열되는 건파열(rupture)도 발생된다(그림 41-28). 네개의 회전근개 중 극상근건의 파열이 95% 이상으로 가장 흔하고 그 다음으로 극하근건이나 견갑하근건이 생기며 소원근건의 파열은 가장 드물다. 극상근건 이외의 건이 단독 파열되는 경우는 퇴행성인 경우는 드물고 강한 충격에 의한 손상일 때 간혹 보게 된다.

(1) 발병원인

과도한 신장으로 인한 손상, 혈관공급의 경계(critical zone)에서 발생하는 허혈상태, 노화로 인한 퇴행성 변화 등을 포함하는 내재적 요인(intrinsic factors)과 견봉하 골극이나 오구-견봉인대(coraco-acromial ligament)에 의한 견봉하 충돌(subacromial impingement) 혹은 상완을 120° 이상 외전하고 뒤로 젖혀 심한 외회전을 가하는 동작(예: 야구 투수의 코킹 동작)때 회전근개건의 관절면측이 견관절와(glenoid)의 후상방에 의해 충돌되는 내측 충돌(internal impinement) 등의 외적 요인(extrinsic factors)들로 생각되고 있다.

Neer가 1972년 견봉하 충돌이 있으면 95%에서 회전근개 손상이 온다고 보고[35]한 후 Bigliani와 Morrison은 견봉의 하부 구조(그림 41-16 참조)를 세가지 형태(flat, curved, hooked)로 분류하여 제3형에서 전층 파열이 잘 발생한다는 연구결과[36]로 견봉하 충돌 증후군의 개념을 발전시켰고 이는 견봉하부에 대한 수술적 치료로 회전근개 손상을 해결할 수 있는 길을 열었다. 그리하여 많은 사람들이 회전근개 손상과 충돌 증후군을 비슷한 개념으로 사용하게 되었는데 이는 잘못된 개념이다. 왜냐하면 견봉하 충돌에 의해서는 윤활낭측 건손상이 잘 오는 것으로 알려져 있는데[37] 실제로는 회전근개건의 손상이 있는 경우 관절면측 건손상이 더 심하게 관찰되고[38] 관절면측 손상이 회전근개 손상의 90% 이상을 차지하는 것[39]으로 알려져 있기 때문이다. 즉, 충돌 증후군은 회전근개 손상의 일부를 설명할 수 있는 원인 기전 중 하나일 뿐이며 회전근개 손상은 한가지 기전만으로 설명될 수는 없고 다요인적 질환으로 보는 것이 옳겠다.

(2) 임상 양상

40대 이상에서 발병하고 대부분의 경우 한 번의 강한 손상이나 아니면 반복적인 과사용의 병력이 있다. 대부분은

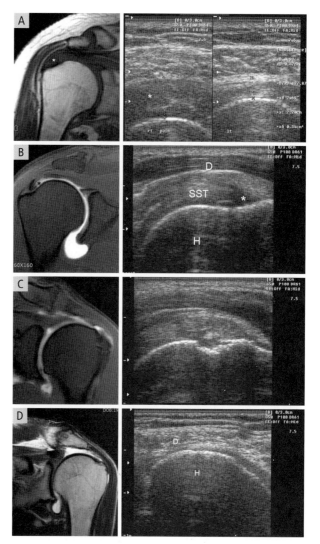

그림 41-28 │ 회전근개 병변의 자기공명영상과 초음파 소견
A: 건증, B: 관절면측 부분손상, C: 전층파열, D: 건파열, De: 삼각근 (deltoid), SST: 극상근건(supraspinatus tendon), H: 상완골(humerus), *: 병소

반복적 손상에 의해 통증 시작 시점이 명확하지 않으며 어깨와 팔의 외측으로 둔한 통증이 발생된다. 수면 중 통증이 심해지며 손상이 있는 쪽으로 모로 누우면 더 통증이 심해 깨기도 한다. 손상이 많이 진행되었거나 강한 힘에 의한 큰 손상이나 광범위파열이 되었을 경우 견관절 외전 근력의 약화를 보일 수도 있다.[40,41] 전형적인 양상으로는 60대 남자가 손을 땅에 짚으면서 세게 넘어지고 나서 심한 견부통증과 외전 근력 약화를 보이는 경우(급성 전층 파열)도 볼 수 있으며 요리사나 용접공 등의 직업으

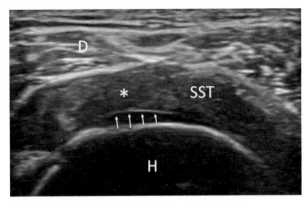

그림 41-29 │ 이중접면소견(double interface sign)
극상건이 전층 파열(＊)된 65세 여자 환자의 초음파 소견으로 힘줄이 없어지면 힘줄 아래에 있는 관절면에 도달한 후 반사되는 초음파 에너지가 강하여 관절 연골을 따라 고음영의 곡선(화살표)을 보이게 되는데 이를 이중접면소견이라고 한다. D: 삼각근(deltoid), SST: 극상근건(supraspinatus tendon), H: 상완골(humerus)

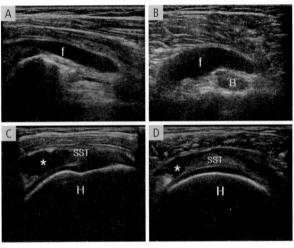

그림 41-30 │ 견봉하 삼각근하 윤활낭의 종창
견봉하 삼각근하 윤활낭(subacromial-subdeltoid bursa)의 종창이 Longitudinal (A)과 transverse (B) 뷰에서 관찰되고 있다. 극상건의 전층 파열(＊)과 관련된 종창으로 생각된다. f: 윤활액 집적(fluid collection), B: 이두근건(biceps tendon) SST: 극상근건(supraspinatus tendon), H: 상완골(humerus)

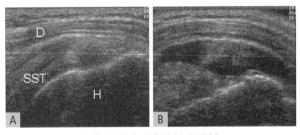

그림 41-31 │ 초음파 관절조영술
큰 부분층파열처럼 보이나 관절낭내 수액 주입후 전층파열임을 확인할 수 있다. De: 삼각근(deltoid), SST: 극상근건(supraspinatus tendon), H: 상완골(humerus)

로 어깨를 많이 사용하는 경우(만성 반복적 손상)에도 볼 수 있다. 반복적 손상을 가하는 작업이 반드시 머리위 활동(overhead activity)이라야 할 필요는 없다. 또 견봉하 충돌도 반드시 견봉하부 구조 때문이 아니라 견갑골의 이상 운동, 견관절 불안정성, 근력약화, 흉벽의 변형 등으로 발생할 수도 있음을 기억하는 것이 중요하다.[41]

증상이 오래된 경우에는 극상근과 극하근의 위축이 보일 수 있고 손상이 있는 회전근개부에 압통이 있으며 회전근개 손상의 95% 이상을 차지하는 극상근건의 손상에서는 손을 허리뒤로 돌리는 내회전 자세(Crass position)에서 통증을 일으키는 경우가 많다. 견봉하 충돌을 보기 위한 Neer검사나 Hawkins 검사에서 양성을 보이는 경우도 있지만 충돌 없이 발생하는 경우가 더 많으므로 깡통비우기 검사를 보편적으로 시행하는 것이 좋겠다.

(3) 영상의학적 소견

단순방사선촬영상 회전근개 파열의 직접적인 소견을 볼 수는 없다. 견갑출구상(scapular outlet view)에서 견봉하부의 모양을 확인하여 견봉하 충돌 증후군을 의심할 수는 있으나 견봉 하부가 제3형인 갈고리 모양이라해도 충돌 증후군이 없는 경우가 많으므로 반드시 압통, 유발검사(깡통비우기, Neer 검사, Hawkins 검사 등)로 확인해야 하며 나아가 병력상 충돌 증후군이 발생할만한 활동을 하였는지도 물어봐야 한다.

경험이 많은 검사자에 의한 초음파 검사는 회전근개의 상태를 정확히 파악할 수 있게 해준다. 회전근개 건증(ten-dionsis)은 건에 특별한 결손은 보이지 않고 전반적인 음영이 감소되어 있고 건이 두꺼워진 소견을 보인다. 건파열은 음영이 떨어진건 결손이 전층 혹은 부분층에 걸쳐서 보이게 되고 손상부의 관절면에 이중접면소견(double interface sign)(그림 41-29)이나 피질미란(cortical erosion) 등의 이차성 소견이 보일 수도 있다.[43,44] 광범위 파열(massive tear)이 있는 경우는 삼각근과 상완골 사이에 회전근개가 전혀 관찰되지 않는다(그림 41-28D 참조). 주변 윤활낭의 종창도 건파열의 존재를 시사한다(그림 41-30).[45] 간혹 전층파열이 있으나 양측 파열단의 분리가 크지 않아 큰 부분층파열과 감별이 어려운 경우는 견관절낭내 수액을 12~15 ㎖ 정도 주입하고 다시 검사를 하여 주입된 수액이 견봉하 삼각근하 윤활낭 부위로 새어나가는 것을 확인하여 감별하는 방

법도 유용하게 사용된다(그림 41-31).[46-48]

자기공명영상 검사에서는 건의 비후, 위축, 불연속, 부재 등 외형의 변화로 확인할 수 있고 T1, T2 혹은 프로톤(proton) 강조영상 상 신호강도의 변화로도 알 수 있다.[49,50] 프로톤 강조영상에 비해 T2 강조영상에서 건의 내부에 신호가 증강되어 관절액의 존재[51]로 파열을 알 수 있으며 견봉하 삼각근하 윤활낭의 지방신호선(fat stripe)이 없어지며 관절액이 차는 것으로 확인할 수도 있다.[52] 자기공명관절조영술도 마찬가지로 조영제가 관절면측 부분층 파열로 들어가거나 건의 전층을 지나 견봉하 삼각근하 윤활낭 부위로 주입되는 것으로 부분층 파열과 전층 파열을 진단할 수 있다.[53] 그러나 저자의 의견으로는 비등방성 인공음영(anisotropic artifact)과 회전근개의 단면 해부학에 익숙한 검사자가 초음파를 시행하고 필요에 따라 초음파 관절 조영술(arthrosonography)을 하게 된다면 회전근개의 문제를 확인하기 위해 자기공명영상검사나 자기공명관절조영술을 할 필요는 거의 없다고 본다.

(4) 진단
최근의 메타 분석[54]에 따르면 충분히 과학적인 방법으로 시행된 사체해부 연구를 토대로 57세 이상의 사체 2,553구에서 18.49%의 부분층 파열과 11.75%의 전층 파열을 보여 모두 30.24%의 회전근개 파열을 보였다. 통증이 있는 환자 490명(평균나이 43.6세)의 자기공명영상에서 전층 파열은 40.8%였고 부분층 파열은 8.6%였던 것에 반해 비슷한 연령군의 통증이 없는 정상인에서도 전층 파열 10.3%, 부분층 파열 15.9%로 보고되어 무증상의 회전근개 파열이 모두 26% 가량이 된다는 것이다. 따라서 견부통증이 있고 회전근개 파열의 영상소견이 보인다고 해서 의미 있는 회전근개 파열로 진단하는 것은 불가능하며 진찰소견과 병력이 합당해야만 진단이 가능하다.

(5) 치료
치료의 기본 목적은 통증 없이 견관절을 움직일 수 있도록 하는 것이다. 이를 위해서는 염증을 감소시켜 통증을 줄이고 적절한 운동을 통해 정상적인 생체역학을 되찾게 해야 한다.

염증을 줄이기 위해서는 비스테로이드성 소염진통제를 경구 투여할 수도 있고 국소적으로 적용하는 것도 도움이

된다. 더 빠른 효과를 위해서는 스테로이드 주사를 사용할 수 있는데 윤활낭측 부분층 손상일 때는 견봉하 삼각근하 윤활낭 부위에 주사를 하게 되고 관절낭측 손상에는 관절낭내 주사를 하는 것이 효과적이다.[40] 영상유도 없이 주사를 하는 경우 약물이 정확히 주입될 확률은 견봉하 삼각근하 윤활낭 주사는 약 70% 정도의 확률을 보이고[55] 견관절낭내 주사는 접근방법에 따라 26.8~80%까지의 정확도를 보인다.[56,57] 따라서 영상유도를 사용하는 것이 필수적이다(그림 41-21 참조).

정상적인 생체역학을 되찾기 위해서는 먼저 적절한 스트레칭을 통하여 수동적 관절가동범위를 정상화하고 그 다음으로 회전근개의 근력강화운동과 견갑안정화운동을 시행한다. 초음파 온열치료, 전기치료, 레이저 치료 등의 치료효과에 대한 과학적인 근거는 많지 않으나 상기의 운동치료를 적절히 수행하기 위한 보조적인 치료로 많이 사용된다.[40]

대부분의 회전근개 병변은 상기 기술된 비수술적, 보존적 치료로 해결되는 경우가 많다. 그러나 3~6개월 동안의 보존적 치료에도 불구하고 통증과 운동장애가 지속되면 수술적 치료를 고려해야 한다. 수술적 치료를 하기 위한 결정은 환자의 나이, 전신상태, 활동량 등을 고려해야 한다. 일반적으로 젊고 활동적인 사람이 외상에 의해 갑자기 발생한 전층파열이 있고 이로 인하여 근력약화가 있을 때는 바로 수술적 치료를 하는 것이 좋다.[40]

(6) 치료에 대한 예후
40명의 부분층 파열 환자에 대한 10년간의 추적 관찰을 통해 4명은 파열이 없어지고 4명은 파열의 크기가 줄어들었으며 21명은 크기가 커지고 11명은 전층 파열로 진행하였다는 보고[58]가 있으나 임상적으로는 평균 55개월 추적 관찰에서 85%에서 대단히 좋거나 만족할 만한 결과를 보였다는 보고도[59] 있으므로 충분한 기간동안 보존적 치료를 해보는 것이 좋다. 특히, 견봉성형술(acromioplasty)과 변연절제(debridement)를 시행한 경우는 보존적 치료에 비해 우월한 치료효과가 없는 것으로 알려져[60,61] 최근에는 부분층 손상에 대한 수술도 복원(repair)하는 방향으로 바뀌고 있다.[62]

전층 파열의 경우 보존적 치료로 통증 완화와 기능의 회복을 보이는 확률은 62~74% 정도로 알려져 있는데 근

력이 강할수록, 또 치료 전 증상 지속기간이 짧을수록 성
공의 가능성이 높은 것으로 알려져 있다.[63-65] 회전근개 힘
줄의 전층 파열에 대해 적극적인 수술적 치료를 해야 한다
는 주장은 시간이 지남에 따라 파열의 크기가 증가한다는
Yamaguchi의 연구 등으로 뒷받침되고 있다.[66] 또한 부분
층 파열의 경우에도 시간이 지남에 따라 크기가 증가하거
나 전층파열로 진행한다는 연구결과가 이러한 주장을 옹
호하고 있다.[67] 그러나 앞서 언급한 Reilly의 사체해부 연
구를 보면 평균 연령 70.1세의 2,553개 견관절에서 회전근
개 파열이 총 30.2%에서 관찰되었다.[68] 무증상 견관절에
서 회전근개 파열의 유병률을 초음파 연구로 보고한 논문
에서도 50대의 13%, 60대의 20%, 70대의 31%, 80대 이상
의 51%에서 회전근개 힘줄의 파열이 관찰되었다.[69] 따라
서 힘줄의 파열이 존재한다고 해서 바로 적극적인 수술적
치료를 고려해선 안되며 보존적 치료로 임상 경과를 먼저
확인하는 것이 중요하겠다. 최근 극상근건의 전층 파열이
발견되어 수술적 치료를 권유 받았지만 수술을 하지 않은
24명의 환자를 대상으로 자연 경과를 관찰한 연구에서 수
술을 권유 받은 후 3.5년까지도 극상근건 파열의 평균 크
기가 증가되지 않음을 보고하였고 이는 회전근개 힘줄 손
상의 치료에 있어 보존적 치료가 우선되어야 한다는 주장
을 강력히 뒷받침하고 있다.[70] 5 ㎝ 이상의 파열이나 두 건
(주로 극상근건과 극하근건)이 동시에 파열되는 경우에도 보
존적 치료로 어느 정도 통증을 조절하며 지낼 수 있는 것
으로 보고되고 있다.[71]

회전근개 전층 파열 환자에게서 수술적 치료와 보존적
치료의 효과를 비교한 무작위배정 임상연구도 소개되었
다. 2014년 Moosmayer 등[72]은 3 ㎝ 미만의 회전근개 전
층파열 환자 103명을 무작위 배정하여 수술적 치료(tendon
repair)와 보존적 치료(physiology)의 효과를 5년간 비교하
였다. 통증, 일상생활동작, 관절가동범위 및 근력을 종합
적으로 확인하는 기능평가(Constant score) 결과, 수술치
료를 받은 그룹에서 임상적으로 의미있는 효과가 확인되
지 않았다. 이 연구를 포함한 3개의 임상연구를 소재로 최
근 발표된 메타분석 논문에서도 수술적 치료가 통증 개
선과 기능 호전에 있어 그 효과 미미한(below the level of
minimal clinically important difference) 것으로 확인되었다.[73]
2018년 Boorman 등은 104명의 회전근개 전층 파열 환자
를 대상으로 코호트 연구를 진행하였고, 5년 이상 보존적

치료를 시행하였을 때 약 75%에서 효과적으로 치료된 것
으로 확인되었고 총 3명의 환자만이 수술적 치료를 받은
것으로 보고되었다.[74]

따라서 회전근개 힘줄의 전층 파열이 있어도 적극적인
통증 조절 후 정확한 견갑안정화 운동을 시행하면 수술적
치료없이 파열전 활동 수준을 회복 할 수 있는 경우가 많
으므로 반드시 보존적 치료가 우선되어야 한다.[75]

2) 통증성 견부강직(Painful stiff shoulder) 혹은 유착성 관절낭염(Adhesive capsulitis)

방사선 소견은 정상인데 삼각근 부착부의 견부 통증이 서
서히 진행되고 관절가동범위의 제한을 보이는 현상에 대
해 1872년 Duplay가 견관절 주변염(periarthritis scapulo
humerale)이라고 명명하였고 1934년 Codman이 동결견
(frozen shoulder)이라는 명칭을 사용하였다. 1945년 Nevia-
ser가 처음으로 관절낭의 병리학적 보고를 하면서 유착성
관절낭염(adhesive capsulitis)이라고 하였는데 이 후 관절주
변염(periarthritis), 관절낭주변염(pericapsulitis) 등의 이름
도 사용되었다.[76] 통증성 견부강직(painful stiff shoulder)은
유착성 관절낭염의 진단이 남발되고 있어 특발성인 경우
만 유착성 관절낭염이라하고 이차성인 경우는 통증성 견
부강직(painful stiff shoulder)이라고 해야 한다는 주장[77]을
위해 처음 기술된 것으로 보이는데 최근에는 유착성 관절
낭염과 같은 의미로 사용되는 경우가 많다.[21] 저자의 의견
으로는 특발성 유착성 관절낭염은 유착성 관절낭염으로
명명하고 특발성과 이차성을 합쳐서 넓은 의미에서 통증
성 견부강직(painful stiff shoulder)으로 부르는 것이 옳다고
본다. 특발성과 이차성 유착성 관절낭염은 임상양상, 치료
등에서 거의 차이를 보이지 않는다.

(1) 발병 원인
통증성 견부강직의 원인은 아직 확실치 않으며 유발요인
으로 40대 이상, 외상 혹은 고정(immobility), 수술(반드시
견부 근처의 수술이 아니라 발가락의 수술도 유발요인이 됨), 당
뇨 혹은 갑상선 질환 등의 내분비 질환, 경추부 추간판 탈
출증, 심폐질환, 뇌졸중 등의 신경계 질환 등이 알려져 있
다.[22] 병리학적으로는 윤활액조직(synovium)의 염증에 의
해 관절낭에 반응성 섬유화가 일어나 관절낭이 두꺼워지
고 협착되는 것으로 알려져 있다.[77,78] 최근에는 윤활액조

직에 특정 사이토카인의증가를 보고[79]하기도 하여 윤활액 조직의 염증에 대한 근거를 보여주고 있다.

(2) 임상 양상

서서히 통증이 시작되고 시간이 지날수록 차츰 관절의 구축이 진행되어 심해지면 많은 통증과 장애를 초래한다. 저절로 낫는 것으로 알려져 있으나 수 년간의 장기 추적 관찰에서 지속적인 관절가동범위의 장애가 남는다는 보고가 있어[80,81] 적극적인 치료가 필요한 것으로 보고 있다. 더욱이 저절로 낫더라도 통상적으로 1~3년간의 경과를 거치는데 이 기간을 얼마나 단축시킬 수 있는지도 치료의 관건이 된다. 전 인구의 2~10%에서 이환되며 당뇨가 있는 경우 20%까지 유병률이 높아진다. 여성이 70% 정도를 차지하며 양측성으로 오는 경우 20~30% 가량 된다. 재발하는 경우는 많지 않은 것으로 알려져 있다.[76]

가장 전형적인 증상은 견관절 가동범위가 모든 방향으로 다 감소되는 양상을 보여 회전근개나 관절와순 손상 등에서 보이는 특정 방향으로 감소되는 양상과 대비가 된다 (그림 41-32). 능동적 및 수동적 관절가동범위 모두 감소되며 외회전이 특히 많이 감소된다.[82] 유착성 관절낭염에 대해 병기(stage)를 나눈 보고가 있는데 유병기간, 통증의 정도, 관절가동장애의 정도, 마취하 관절가동장애의 정도, 관절경 소견, 병리소견 등의 6가지 항목을 기준으로 제1기 염증기, 제2기 동결진행기(freezing stage), 제3기 동결기(frozen stage), 제4기 해동기(thawing stage)로 나누었다.[77] 그들이 주장한 각 병기별 시기는 실제 임상에서는 잘 안 맞으며 유착성 관절낭염의 병기만을 결정하기 위해 관절경이나 병리검사를 할 수는 없는 한계가 있지만 염증에 의

한 통증이 주된 문제인 제1기와 염증과 함께 관절낭의 섬유화가 진행되는 제2기, 그리고 염증은 소실되면서 섬유화가 최대한 진행된 제3기로 나누는 것은 매우 타당해 보이며 치료 방침의 결정에 많은 도움이 된다. 즉, 염증이 주된 문제가 되는 시기에는 염증의 치료(예: 관절낭내 스테로이드 주사)에 주력하는 것이 도움이 되고 섬유화로 인한 관절구축이 주된 문제일 때는 두껍고 수축된 관절낭을 유연하게 신장시키는 치료에 주력해야 하는 것이다.

(3) 영상의학적 소견

유착성 관절낭염을 진단하기 위해서는 단순 방사선 촬영 소견이 정상이어야 한다. 이는 견관절의 골관절염 혹은 관절증으로 인한 다방면의 관절가동범위 감소가 아님을 확인해야 하기 때문이다. 뿐만 아니라 골절, 골종양 등의 적색경보를 배제하는 의미에서도 반드시 단순 방사선 촬영을 확인해야 한다.

최근 유착성 관절낭염 환자의 초음파 검사 소견상 회전근개 간격(rotator interval)에 에코음영이 감소되고 파워도플러상 국소 혈류의 증가가 보고되었으며[11] 자기공명영상에서 조영증강을 보였다는 연구들이 있는데[84,85] 회전근개 간격에 관절낭이 포함되어 있으며 오구상완인대(coracohumeral ligament)나 상상완와관절인대(superior glenohumeral ligament)가 관절낭과 같은 조직임을[18,19] 고려하면 수긍이 가는 결과이다. 그러나 이러한 기준이 아직 임상적 진단을 위해서 사용되지는 않고 있는데 앞서 언급한 연구들에 포함된 유착성 관절낭염 환자들 중 초음파 검사상 견관절이 정상 소견을 보이는 경우가 상당한 수에 이름을 알 수 있으며 임상에서도 모든 유착성 관절낭염 환자에서 상기한

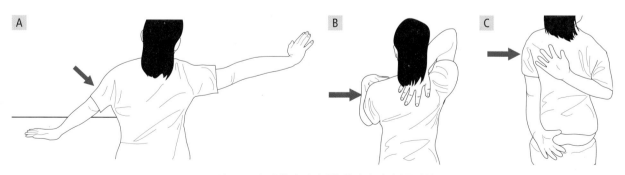

그림 41-32 | 유착성 관절낭염 환자의 관절가동범위
모든 방향의 가동범위가 전부 심하게 감소됨. 화살표가 환측을 가리킴. A: 외전 제한, B: 외회전 제한, C: 내회전 제한

소견이 관찰되지 않는 것을 경험하게 되어 진단적 가치가 아주 높은 소견은 아닌 것으로 보인다.

초음파나 자기공명영상이 유착성 관절낭염의 진단에 직접적으로 필요하지는 않지만 흔히 동반되는 석회성 건염, 회전근개 병변, 관절와순 손상, 윤활낭염 등의 유무를 판별하는 데는 도움이 된다. 특히, 제1~2기 유착성 관절낭염은 상기의 문제들에 의한 통증인지를 감별하기가 쉽지 않아 더욱더 단면해부학적 검사가 필요한데 치료의 초기에는 경제적 부담이 큰 자기공명영상보다는 초음파 검사가 합리적이라고 본다.

(4) 진단 기준

유착성 관절낭염의 진단기준은 발표자마다 약간의 차이가 있으나 공통적인 부분이 있는데 이들을 종합하면 "최소한 1개월 이상의 견관절부 통증이 있어야 하며, 여러 방향으로 능동적/수동적 관절가동범위의 장애가 있어야 하고, 단순방사선 소견이 정상이어야 한다."는 것이다. 최소한 1개월 이상의 통증을 진단기준으로 하는 이유는 석회성 건염 등 급성통증으로 인한 관절가동범위의 장애가 아니어야 한다는 의미이며 정상 단순방사선 소견은 유착성 관절낭염과 아주 비슷한 관절가동범위 장애를 보이는 견관절증과 감별하기 위함이다. 문제는 '여러 방향으로 관절가동범위의 장애'라는 조건인데 보통 두 가지 이상의 방향을 기준으로 잡고 있으며 어느 정도의 가동영역 감소를 기준으로 해야 할 지는 보고마다 상당한 차이가 있다.[76] 엄격한 대조군 연구를 발표한 Buchbinder 등은 두 가지 이상의 방향에서 정상측보다 30° 이상 제한이 있을 때를 기준으로 삼았고[21] 또 다른 경우는 25% 이상의 제한으로,[86] 더 엄격한 기준에서는 전방 굴곡이 100° 이하이며 외회전이 건측의 50% 이상 감소한 것을 기준으로 제시하고 있다.[87]

상기 언급된 병기를 판별하는 것이 치료방법의 선택에 도움이 되는데 통증이 거의 없으면서 관절의 구축만 있는 경우는 쉽게 제3기로 판단할 수 있다. 그러나, 제1~2기의 유착성 관절낭염의 경우 다른 견부 통증의 문제들과 감별하기가 쉽지 않고 제2기에서 제3기로 이행되는 경우에는 어디에 속하는지를 알기 어렵다.

(5) 치료

통증성 견부강직 혹은 유착성 관절낭염의 치료 목표 역시 다른 견부 질환과 마찬가지로 "통증을 완화하고 운동성을 회복하는 것"이다. 운동성의 장애를 주는 것은 관절낭의 병적 상태-섬유화로 인한 비후와 구축상태-이며 통증의 원인은 관절낭의 염증이 주된 것이지만 움직일 때의 통증에는 관절낭의 섬유화도 많은 영향을 끼친다. 따라서 치료는 염증을 줄이고 관절낭을 유연하게 하는 것이 핵심이 되며 그 중에서도 후자를 통해 보다 근본적인 해결을 할 수 있는 것이다.

염증의 치료를 위해서는 비스테로이드성 제재의 경구 투여나 국소 적용을 할 수도 있고 온열치료 등의 물리치료를 할 수도 있다. 가장 강력한 것은 스테로이드의 관절낭내 주입(그림 41-21 참조)이며 제1~2기에는 매우 빠른 효과를 볼 수 있다. 일회의 관절낭내 주사로 거의 완전 회복을 보일 수도 있으며 1~2개월 통증을 관찰하면서 통증이 증가하면 염증의 증가로 판단하여 다시 주사를 시행할 수 있다. 관절낭의 비후와 구축을 해결하기 위해서는 스트레칭이 가장 중요한 치료 방법이다. 효과적인 스트레칭을 위해 온열치료를 먼저 시도하는데 이때 초음파 치료를 통해 관절낭의 온도가 충분히 상승되도록 하는 것이 중요하다.

스트레칭을 통해 관절가동범위의 회복이 잘 안되거나 느릴 경우 더 효과적인 방법을 사용하게 되는데 수압팽창술, 마취하 도수조작법, 관절경 수술 등이 사용된다. 수압팽창술은 영상유도하에 주사침을 관절낭내 삽입하여 수액을 주입하여 관절낭을 파열시키는 방법으로 현재까지 30여 보고가 있으나 다양한 성공률을 보였다.[20,88-90] 최근 엄밀한 대조군 연구를 통하여 단기적 효과는 확연한 것으로 보고되고 있고[21] 마취하 도수조작법보다 수압팽창술의 효과가 더 우월하다는 보고도 있었다.[91] 마취하 도수조작법은 전신마취하에서 견관절을 여러 방향으로 스트레칭하여 정상 관절영역을 확보하는 방법인데 장기 추적 관찰에서 양호한 성적을 보고하는 연구[92,93]가 있는 반면 Loew 등은 시술 전후 자기공명관절조영술을 시행하여 시술 후 관절낭의 손상, SLAP, 상완와관절인대의 손상 등이 있음을 발견하였다.[94] 상기의 치료 방법으로 해결이 되지 않는 경우는 관절경 혹은 개방적 수술을 이용하여 관절낭 유리술로 해결하는 수밖에 없다.[87,92,95] 그 외의 치료방법으로는 견갑상신경차단(suprascapular nerve block) 및 칼시토닌 주사가 사용되기는 하나 널리 이용되고 있지는 않다.

저자의 연구팀에서는 수액을 주입하면서 관절낭내 압

력을 실시간 측정하며 관절낭을 파열시키지 않는 수압팽창술을 개발하여 임상에서 사용하고 있다.[96] 수압팽창술에서 수액의 주입으로 관절낭을 파열시키면 유착성 관절낭염의 유착된 부분이 해소됨으로써 좋은 효과를 볼 수 있다[97]는 주장이 있으나 수압팽창술에 의해 파열되는 부분은 유착성 관절낭염의 문제가 되는 관절낭 자체보다는 관절낭의 견갑하 오목임이 보고되기도 하였다. 이에 저자들은 관절낭을 파열시키지 않고 최대의 수액을 주입하는 비파열 수압팽창술이 안전하며 통증 감소 및 관절운동범위 증진에도 효과 높은 치료법임을 확인하였다.[98, 99] 뿐만 아니라 비파열 수압팽창술은 반복 시술이 가능하므로 심한 유착성 관절낭염의 치료에 더욱 적합한 방법이라고 볼 수 있다.[100-102](동영상 41-5는 초음파 유도하에 유착성 관절낭염 환자에게 수압 팽창시술을 하는 초음파 영상이다.)

동영상 41-5

3) 견관절 불안정성(Shoulder instability)

불안정성이란 관절이 과도하게 전이되어 통증 등의 증상을 만드는 것이다. 심하면 상완골두가 견관절와(glenoid)로부터 완전히 빠지는 탈구(dislocation)가 될 수 있고 그렇지 않으면 아탈구(subluxation) 상태에서 상완와관절인대(glenohumeral ligament)나 관절와순에 스트레스를 가하여 통증을 일으킬 수 있다.

(1) 발병 원인

불안정성은 한 번의 강한 외력에 의해 발생하는 경우(traumatic instability)도 있으며 반복되는 작은 외력이 지속되어 발생(repetitive microtrauma)할 수도 있다. 외력이 전혀 없이 발생하는 경우(atraumatic instability)도 있으며 스스로 탈구나 아탈구를 만들 수도 있다(voluntary instability)(그림 41-8 참조).[103] 강한 외력에 의해 급성으로 발생하는 탈구는 일측성으로 발생하고 여러 방향 불안정성은 외상 없이 발생하는 경우가 많다.

강한 외력에 의해서는 특정한 자세에 의해 한 가지 방향으로 탈구가 되는 것을 주로 보게 된다. 전방 탈구는 전체 탈구의 90~95%를 차지하며 견관절을 외전과 외회전 한 상태에서 팔을 쭉 뻗고 넘어지는 경우 잘 발생한다. 3~5%를 차지하는 후방 탈구는 견관절을 내전과 내회전한 상태에서 팔을 짚으면서 넘어지는 경우에 발생할 수 있다. 강한 외력에 의해 발생되는 급성 불안정성(acute

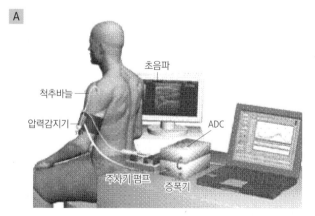

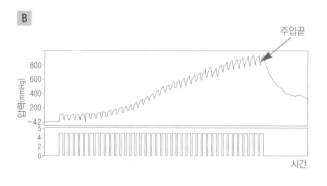

그림 41-33 │ 비파열 수압팽창술

A: 유착성 관절낭염의 구축된 관절낭을 파열시키지 않고 팽창만 시킬수 있도록 고안된 실시간 압력측정 수압팽창술의 방법, B: 측정된 압력곡선, 가로축은 시간이고 세로축은 압력임. 아래의 톱니형 기록선은 수액주입 펌프의 간헐적 작동을 뜻함. ADC: 아날로그-디지털 변환기(analog-digital converter)

instability)은 재발(recurrent instability)의 가능성이 높다. 재발 확률은 처음 탈구가 발생한 연령에 반비례하여 어릴 때 처음 탈구가 되었을수록 재탈구 가능성이 높아 20세 전에 탈구된 경우 재발률이 90%가 넘는 것으로 알려져 있다.[104] 특별한 외상 없이 발생하는 불안정성은 주로 여러 방향으로 나타나는데 세가지 방향(전, 후, 하) 모두 불안정성을 보이는 경우는 드물고 전-하방 혹은 후-하방 불안정성을 많이 보인다.

불안정성의 원인이 외상이나 외력인지 아닌지에 따라 불안정성의 양상이 많이 다르므로 TUBS (Traumatic onset, Unidirectional and anterior with a Bankart lesion responding to Surgery)와 AMBRI (Atraumatic etiology, Multidirectional, Bilateral shoulders responding to Rehabilitation and rarely surgery in the form of Inferior capsular shift)로 크게 나누기도 한다. 그러나 Neer가 주장한 작은 외력이 반복적으로 작용하여 발생하는 후천성 불안정성(acquired instability)도 중요한 임상적 의미를 가진다. 또한 TUBS나 AMBRI를 전혀 다른 상태로 보기도 어렵다. 나이가 들어감에 따라 노출되는 견관절부의 스트레스로 AMBRI 환자가 후천성 불안정성을 거쳐 TUBS로 가는 경우도 흔히 볼 수 있기 때문이다. 즉, 이들을 하나의 스펙트럼으로 보는 것이 옳을 것이다.

(2) 임상 양상

불안정성이 있을 때에는 정확한 위치를 알기 어려운 통증을 보이며 특정한 자세, 예를 들면 공을 던지는 자세, 테니스 서비스를 하는 자세 등에서 심한 통증을 느끼게 된다. 이는 불안정성에 의해 손상을 받은 관절와순이나 인대에서 발생하기도 하며[105] 이차적으로 회전근개의 충돌 등이 생기며 발생하기도 한다.[103]

TUBS의 전방 불안정성이 있는 경우는 전후방 전이검사에서 양성을 보이고 지렛대 검사와 재위치 검사에서 특징적인 소견을 보인다(그림 41-13 참조). AMBRI 환자는 다른 관절에서도 정상보다 유연한 소견(hyper-flexibility)을 보이지만 특별한 견관절 통증은 없는 경우도 많다. 그러나 나이가 들어가면서 무거운 물건을 들거나 견관절을 과사용하는 경우 후천성 불안정성이 발생하면서 통증이 시작되는 경우도 자주 본다. 이 때에는 SLAP과 같은 관절와순의 문제가 있는지를 확인하기 위한 O'Brien 검사나 전방

밀기 검사, Whipple 검사 등에서 양성이 보일 수 있다(그림 41-14 참조). 주의할 것은 SLAP이 있다고 해서 모든 유발검사에서 양성이 나오는 것은 아니라는 것이다.

(3) 영상의학적 소견

급성 탈구는 단순 방사선 촬영으로 진단하게 되나 탈구를 정복하고 나면 상완골두의 후상방에 보이는 골연골 결손인 Hill-Sachs 병변을 관찰할 수 있다. 전방 탈구의 병력이 있으나 전후방 촬영에서 Hill-Sachs 병변이 보이지 않으면 Stryker notch 상을 얻는 것이 필요하다.

간혹 후방 관절와순의 손상이 있는 경우 확인이 가능하지만 일반적으로 초음파 검사는 불안정성에 대한 평가로는 적합하지 않다. TUBS에 의한 관절와순이나 상완와관절인대의 손상을 확인하거나 AMBRI 때 보이는 회전근개 간격(rotator interval)의 약화를 정확하게 평가하기 위해서는 자기공명관절 조영술이 가장 적합한 검사이다.

전방 불안정성이 있는 환자에서는 전-하방 관절와순의 손상을 보이는 Bankart 병변이나 이의 변이된 병변인 ALPSA 병변(anterior ligamentous periosteal sleeve avulsion)이나 Perthe 병변, GLAD 병변(glenolabral articular disruption), HAGL (humeral avulsion of the glenohumeral ligament)을 볼 수 있고 후천성 불안정성 환자에서는 SLAP 병변을 자주 본다. 그러나 SLAP 병변은 일회적 손상에 의해 발생하는 경우도 자주 있으며, 불안정성이 있는 환자의 경우 회전근개의 병변이나 다른 구조물의 이상 소견이 같이 관찰되는 경우도 흔하다(그림 41-34).

(4) 진단

특징적인 병력과 신체검사 소견, 영상의학적 검사 소견을 종합하여 진단하게 된다. 진단은 환자의 견부 통증이 불안정성에 의한 것인지를 판단하여 어떠한 불안정성에 의한 것인지, 회전근개 등 다른 구조물의 이상은 없는지를 파악하는 것이 중요하다. 이를 통하여 어떤 검사를 시행할 것이며 보존적 치료를 할 것인지 수술적 치료를 할 것인지를 판단할 수 있다.

예를 들면, 특별한 손상없이 여러 방향으로의 불안정성을 보이는 환자(AMBRI)가 견관절 과사용의 병력이 확인하지 않고 통증이 심하지 않는 경우에는 자기공명관절조영술에서 이상소견이 보이지 않는 경우가 많으므로 단순

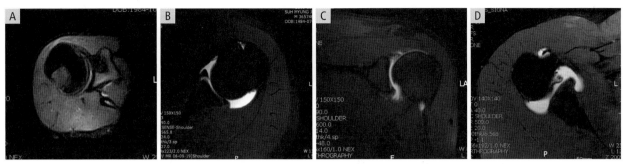

그림 41-34 | 대표적인 견관절 불안정성의 자기공명관절조영술 소견
A: 재발성 전방탈구로 인해 발생된 Hill-Sachs 병변, B: Bankart 병변의 일종으로 상완와 관절인대가 장력을 받아 골막이 손상된 소견, C: SLAP 병변으로 조영제가 차들어가는 소견, D: 하상완와관절인대가 상완측에서 손상된 소견

방사선촬영과 초음파 검사를 통해 다른 질환을 배제하고 바로 보존적 치료를 시작하는 것이 좋을 것이다. 이에 반해 수 년 동안 수영이나 테니스 같은 반복적인 동작을 한 운동선수가 특정한 자세에서 심한 통증을 호소하고 SLAP을 시사하는 신체검사 소견을 보이면 보존적 치료를 먼저 시행하되 치료에 반응이 없을 때는 자기공명관절조영술을 통하여 병변을 확인한 후 수술적 치료를 계획하는 것이 필요하다. 강한 외력에 의해 전방 탈구를 받았던 병력이 있으며 이후 재탈구로 고통을 겪고 있는 TUBS 환자라면 보존적 치료를 하는 것보다는 자기공명검사 후 수술적 치료를 고려하는 것이 옳을 것이다.

(5) 치료

보존적 치료는 관절고정, 수동적 관절운동, 회전근개 근력강화, 견갑안정화 운동 등이 있다. 급성 탈구 이후라면 약 3주간 관절 고정을 하고 6주까지는 수동적 관절가동운동을 세한된 범위(특히, 외회전 방향을 제한)에서 시행하게 한다. 6주 이후부터는 견갑안정화 운동과 회전근개 근력강화를 시행하고 12주가 지나면 스포츠 동작도 가능하다.[104]

수술적 치료는 보존적 치료에 비해 재탈구를 막는 효과가 현저히 높다.[106] 외상이 없는 불안정성이나 20세 이상에서 발생한 외상성 불안정성, 후천성 불안정성 등은 일단 보존적 치료를 하는 것이 원칙이며 보존적 치료를 적절히 시행하였음에도 증상의 호전이 없는 경우나 외상성 탈구인데 첫 탈구가 20세 이전에 발생하였을 때는 수술적 치료를 하는 것이 좋다.[107]

4) 회전근개 관련 기타 질환

(1) 상완이두근 장두건 및 회전근개 간격 질환

회전근개 간격(rotator cuff interval)은 오구상완인대(coracohumeral ligament), 상상완와관절인대(superior glenohumeral ligament), 상완이두근 장두건, 회전근개 간격 관절낭으로 이루어지는데 상완이두근 장두건이 가장 중요한 구조물이다. 상완이두근 장두건은 해부학적으로는 회전근개에 포함되지 않지만 임상적으로는 회전근개의 한 부분으로 간주된다. 상완이두근 장두건에는 여러 가지 문제가 발생할 수 있는데 건증(tendinosis), 아탈구나 탈구, 건파열[주로 건 내파열(intramural tear)과 완전파열(total rupture)](그림 41-35A, B) 등을 들 수 있다. 견봉하 충돌 증후군에 의해 손상을 받을 수 있으며 오구상완인대가 손상되거나 극상근건이나 견갑하근건의 손상이 있는 경우 상완이두근 장두건의 아탈구나 탈구가 일어나게 된다. 상완이두근 장두건은 탈구가 되면 원래의 위치보다 내측 즉, 견갑하근건 쪽으로 이동하여 견갑하근건의 손상을 일으킨다(그림 41-35C, D).

(2) 석회성 건염(Calcific tendinitis) 및 석회성 윤활낭염(Calcific bursitis)

견관절의 석회결절은 매우 흔히 볼 수 있는 문제로 견부 통증이 없으면 3% 정도에서 관찰되고 견부 통증이 있는 경우는 40%에서 보인다. 전체 인구의 10%에서 회전근개에 석회침착을 볼 수 있으며 이들 중 1/3에서 통증이 동반된다. 양측성으로 오는 경우도 흔하며 원인은 확실치 않으

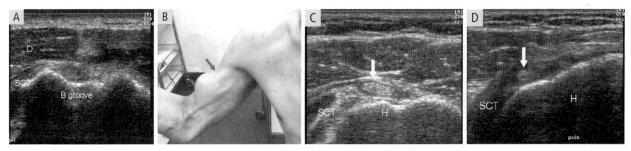

그림 41-35 │ 상완이두근 장두건의 병변

상완이두근 장두건의 완전파열의 초음파 소견(A)과 이로 인해 상완이두근 근위부가 함몰(B, 화살표)되는 소견임. 다른 환자에서 상완이두근 장두건(화살표)이 탈구되는 소견(C)으로 견갑하근건 쪽으로 탈구가 되어 견갑하근건을 파열시킨 소견(D). D: deltoid, SCT: subscapular tendon, B: bicipital, H: humerus

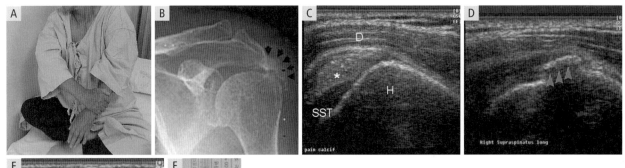

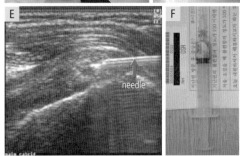

그림 41-36 │ 극상근건에 발생한 석회결절의 양상

A: 흡수기의 석회성 건염으로 극심한 통증을 호소하는 66세 여자 환자의 모습, B: 동일 환자의 단순방사선촬영. 석회결절(여러개의 화살표로 표시)이 견봉하공간에 퍼져있는 소견, C: 지속적인 견부 통증을 호소하는 50세 여자 환자의 극상근건에서 발견된 흡수기의 석회결절(*표시). 결절 표면의 에코신호강도가 감소되어 후방그림자(posterior shadow)가 관찰되지 않으며 결절 내부가 잘 들여다 보인다. D: 휴지기 석회결절 소견을 보이는 43세 남자. 석회 결절이 단단하여 결절 표면의 에코신호강도가 증가되고 그 뒤에는 강한 후방그림자가 보인다. E: C의 결절(50세 여자)에 대해 흡인술을 시행하는 소견, F: 상기 50세 여자 환자에서 흡인된 석회물질의 육안소견, SST: supraspinatus tendon, D: deltoid, H: humerus

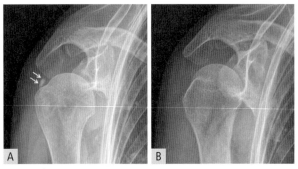

동영상 41-6

동영상 41-7

그림 41-37 │ 극상근건 석회결절의 치료 전(좌측)과 치료 후(우측) 견관절 단순방사선촬영

화살표로 표시된 석회결절이 치료 후 소실된 것을 확인할 수 있음(A)

나 회전근개의 손상 후 치유과정에서 발생하거나 허혈부에서 발생되는 것으로 추정된다. 극상근건에서 가장 흔히 발생하나 그 외의 회전근개나 상완이두근 장두건에서도 발생할 수 있다.

　석회침착의 병기(stage)에 따라 형성기(formative phase)나 휴지기(resting phase)에는 통증이 없거나 있더라도 과사용 후둔한 통증을 호소하게 된다. 침착되었던 석회덩어리가 치약과 같은 성상이 되면서 흡수가 되는 흡수기(resorptive phase)에는 극심한 통증을 유발하게 된다. 이 때는 팔을 조금만 움직여도 눈물이 나게 아프며 행여 누가 자신의 아픈 팔을 건드릴까봐 아픈 팔을 몸통에 붙이고 반대측 손으로 보호하는 양상을 보여 준다(그림 41-36A). 이런 경우는 초음파 검사상 후방 그림자(posterior shadow)가 없이 엉성하게 보이는 석회덩어리를 확인할 수 있으며 때로는 석회질이 윤활낭 쪽으로 침투하여 윤활낭이 심하게 종대된 것을 볼 수도 있다. 통증이 워낙 심하므로 가능하면 빨리 치약과 같은 성상의 석회덩어리와 종대된 윤활낭의 삼출물을 영상유도하에 주사기로 흡인하고 필요에 따라 국소마취제를 섞은 생리식염수로 관류를 시켜주고 소량의 스테로이드를 투여하면 빠른 호전을 볼 수 있다(그림 41-36, 37). 동영상 41-6는 석회성 건염 환자에게 초음파 유도하에 석회를 흡인하는 시술 영상으로 시술 전후 석회의 크기 및 양상이 변한 것을 확인할 수 있다.

(3) 윤활낭염
견관절의 윤활낭으로 견봉하 삼각근하 윤활낭, 상완이두근 윤활낭, 견갑하 윤활낭(subscapular bursa), 오구하 윤활낭(subcoracoid bursa)들이 있다. 상완이두근 윤활낭은 견관절낭과 통해 있어 상완이두근의 종대(swelling)는 윤활낭염에 의해 생기기 보다는 견관절낭에 발생된 삼출물일 경우가 많다는 것을 기억해야 한다. 견갑하 윤활낭이 견관절낭과 소통이 되는가에 대해서는 아직도 의견이 분분하나 최근 해부학적 연구에서 직접적인 소통은 없으나 회전근개 간격 근처에서 얇은 활액막을 사이에 두고 서로 인접해 있음[108]이 보고되었다. 따라서 이 활액막부위를 통해 서로 연결될 수 있는 가능성이 높다. 견봉하 삼각근하 윤활낭이나 오구하 윤활낭은 견관절낭과 연결이 없으며 이들의 종대는 윤활낭을 시사할 수도 있고 회전근개의 손상에 대한 반응성일 수도 있으므로[45] 반드시 압통 등을 검사하여 환자가 겪고 있는 견부 통증을 재현할 수 있는지 확인해야 한다. 견봉하 삼각근하 윤활낭은 견봉하에서 회전근개가 미끄러지는 동작에 도움을 주는 생체역학적으로 중요한 구조물로 과사용에 의한 손상이 올 수 있으며 때로는 유착이 발생되기도 하여 견봉하 충돌증후군을 더욱 조장하기도 한다.[109] 윤활낭염이나 유착이 확인되면 영상유도하 주사가 도움이 된다(그림 41-21의 C 참조, 동영상 41-7)은 견봉하 삼각근하 윤활낭에 초음파 유도하에 스테로이드 주사를 시행하는 영상임). 물론, 통증 완화 이후 적절한 운동치료가 필수적이다.

5) 견관절의 관절연골질환
견관절에 발생하는 관절증은 일차성 골관절염, 불안정성에 의해 발생하는 이차성 골관절염, 류마티스 관절염, 무혈성 괴사, 회전근개 관절증(rotator cuff arthropathy), 관절낭봉합술관절증(capsulorraphy arthrophty) 등이다.[110] 통증을 동반하는 골관절염이 많지는 않으나 관절연골에 미란이 생기고 관절면이 편평해지며 골극이 생기고 전방 관절낭과 견갑하근건의 구축이 일어나며 후방견관절와가 비대칭적으로 소모되어 통증과 장애를 발생한다.[111] 두개 이상의 회전근개건 손상(massive tear)이 오랜 기간 지속되면 상완골두가 견봉쪽으로 올라가며 견관절, 견봉쇄골관절, 견봉 등에 미란이 생기고 상완골두에 골감소가 보이며 더 심해지면 상완골두는 대퇴골두처럼되고 오구견봉궁(coracoacromial arch)과 견관절와는 고관절와처럼 되어 견관절의 움직임이 거의 불가능해진다(그림 41-38).[112] 무혈성 괴사나 류마티스 관절염에 의해서도 비슷한 정도의 통증과 움직임의 장애를 보이게 된다. 겉으로 보기에는 유착성 관절낭염으로 인한 움직임의 장애와 구별이 되지 않지만 단순 방사선 소견에서 관절연골의 손상 등으로 감별할 수 있다. 치료는 통증을 최소화하고 운동성을 최대로 얻는 것이 목표가 되는데 관절증에 의한 관절가동범위의 장애는 유착성 관절낭염 보다 호전이 어렵고 회전근개 전층파열이 있는 경우는 파열된 쪽으로 수액이 흘러나오므로 수압팽창술도 사용할 수 없다. 간혹 견관절 치환술도 시행이 되는데 고관절이나 슬관절에 비해 서는 그 빈도가 훨씬 낮다.[111]

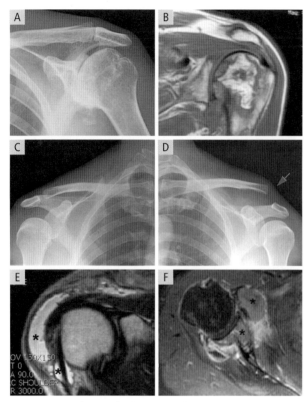

그림 41-38 | 견관절과 주변관절의 질환들

A: 극상근건, 극하근건, 견갑하근이 파열된 광범위 회전근개 파열 후 발생된 회전근개 관절증(rotator cuff arthropathy)의 단순방사선 소견, 견봉하 공간이 좁아져 있고 견관절면이 소실됨, B: 상완골두와 경부에 T2강조영상에서 무혈성 골괴사를 보이는 62세 남자 환자, C: 교통사고로 인한 견봉-쇄골관절의 탈구가 있던 54세 남자 환자의 정상측 견관절, D: 탈구된 좌측 견봉-쇄골관절(화살표), E: 우측 견관절의 통증과 가동범위 제한을 보였던 66세 남자 환자의 감염성 견관절염으로 인한 윤활낭의 종대 소견(*표시), F: 소세포 폐암이 전이되어 가돌리늄 조영증강 T1 지방포화 축상영상에서 견갑골의 오구와 견관절와(glenoid)가 조영증강(*표시) 되는 소견

6) 견봉-쇄골관절(Acromioclavicular joint)과 흉골-쇄골관절(Sternoclavicular joint) 질환

견봉-쇄골관절에 발생할 수 있는 문제는 쇄골 골절, 관절의 파열로 인한 불안정성, 감염, 골관절염, 종양, 윤활낭종 등이 있겠다. 이들 중 재활의학과에서 흔히 보는 것은 관절의 파열로 인한 불안정성과 골관절염이다. 관절의 파열로 인한 불안정성은 팔을 몸통에 붙인 상태로 견봉쪽에 강한 손상이 가해지거나 팔이 아래로 심하게 당겨지는 장력(예: 무거운 물건을 드는 경우)에 의해 발생한다. 양손에 5 kg 정도의 무게를 들고 전후상을 촬영하여 관절

동영상 41-8

의 넓이가 6 ㎜ 이상이면 불안정성이 있다고 본다(그림 41-38C, D).[113] 견봉-쇄골관절의 골관절염은 비교적 흔히 보는데 통증이 반드시 견봉-쇄골관절에 국한되지는 않는다. 견관절을 수평-내전(horizontal adduction)할 때 가장 심한 통증을 느끼며 견봉-쇄골관절에 압통을 볼 수 있다.[114] 단순방사선소견이나 초음파 검사상 관절강이 불규칙하게 좁아지고 골극을 보이는 퇴행성 관절 소견을 볼 수 있는데 무증상의 퇴행성 변화가 훨씬 많으므로 반드시 신체검사 소견이 양성으로 보일 때 진단을 해야 한다. 치료는 견봉-쇄골관절에 무리를 가하는 운동(팔굽혀펴기, 벤치프레스, 평행봉 등)을 피하고 견갑 안정화운동을 동반하여 통증 없는 범위에서 운동을 시행한다. 관절강내 스테로이드 주사(그림 41-21 아래 우측 그림 참조)도 통증 경감에는 도움이 된다.[114] 동영상 41-8는 견봉쇄골관절염 환자에게 초음파 유도하에 관절강내 스테로이드 주사를 시행하는 영상이다.

흉골-쇄골관절에는 골관절염, 염증성 관절염, 탈구, 종양 등의 질환이 생긴다. 강직성 척추염과 같은 척추관절병증(spondyloarthropathy)에서 자주 흉골-쇄골관절을 침범한다. 흉골-쇄골관절의 통증도 운동동작 수정, 물리치료, 약물치료, 스테로이드 주사치료 등으로 통증을 줄이고 통증 없는 범위에서 근력강화 운동을 하면 거의 해결이 된다.[115] 적절한 보존적 치료에도 불구하고 호전되지 않는 흉골-쇄골관절이나 견봉-쇄골관절 병변은 수술적 의뢰가 필요하다.

7) 근막통 증후군

근막통 증후군도 견부 통증의 원인이 될 수 있으나 근막통 증후군은 다른 질환(경수신경근병증, 회전근개 병변 등)으로 인한 이차적 반응성 증상일 가능성이 많으므로 일차적인 견부 통증의 원인 질환을 놓치지 않기 위해서는 근막통 증

후군을 감별진단 항목들 중에 가장 아래에 두는 것이 좋다.

8) 경추부 질환

추간판병변(cervical disc disease), 후관절증(facet joint syndrome), 퇴행성 변화(cervical spondylosis), 불안정성(cervical instability) 등은 견관절 쪽으로 연관통을 보낼 수 있어 반드시 감별해야 한다. 자기공명영상 등의 검사로는 무증상 병변이 많으므로 반드시 경추부에 대한 압통, 관절가동범위, 통증유발검사의 결과와 영상의학적 소견이 일치할 때 감별할 수 있다.

9) 신경 질환에 의한 견부 통증

추간판탈출증으로 인한 신경근 병변(radiculopathy due to HIVD), 척추관 협착증(cervical spinal stenosis), 신경통 근육위축증(neuralgic amyotrophy), 견관절 주변의 말초신경손상 등을 감별해야 하는데 경추 추간판탈출증으로 인한 통증은 견관절에서 유래하는 통증과 구별하기가 매우 어렵다. 경추 신전시 통증이 유발되는지를 보는 것이 중요하고 스펄링 징후(Spurling's sign)나 바코디 징후(Bakody's sign)를 확인하는 것이 도움이 된다. 특히, 바코디 징후는 견관절의 전방 굴곡/외회전 자세에서 경수신경근의 긴장이 감소되면서 통증이 완화되는 징후로 견관절의 문제가 있다면 이 자세에서 통증이 증가하는 경우가 많아 좋은 감별점이 된다(그림 41-39). 그 외 통증이 전완이나 손까지 전이되는 양상이 보일 때 경수신경근일 가능성이 높으며 감각신경, 운동신경 검사 등으로 진단을 더욱 정확히 할 수 있다.

　신경통 근육위축증(neuralgic amyotrophy) 때 보이는 견관절 통증도 견부 통증의 감별진단에 들어가나 이 경우는 수일 정도 지속되는 통증이 있다가 근력약화가 진행되는 양상을 보고 구별할 수 있다.

10) 적색 경보(Red flags) 질환

근골격계 통증이나 질환에 대한 접근에서 가장 기본이 되는 것은 생명에 영향을 줄 수 있는 적색 경보 질환들이 있는지 항상 의심하고 주의 깊게 살펴봐야 한다는 것이다. 일반적인 근골격계 질환은 내가 진단하고 치료하지 못하면 환자가 다른 의사를 찾아가서 해결하면 되지만 적색 경보 질환을 놓치게 되면 환자는 치료할 수 있는 시간을 그만큼 놓치게 되기 때문이다(그림 41-38 참조).

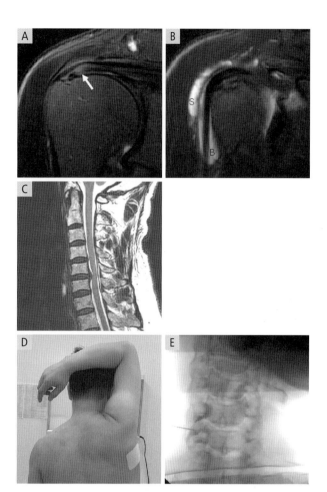

그림 41-39 | 견부 통증에서 반드시 고려해야 할 경추부로 인한 통증
A: 우측 견부 통증을 호소하는 59세 남자환자의 견관절 자기공명영상 T2 강조 사위관 상면 소견에서 극상근건의 관절면측 부분파열(화살표의 조영증강) 소견이 보임, B: 견봉하삼각근하 윤활낭(S)과 상완이두근 윤활낭(B)의 종대를 보임, C: 제 5-6경추간 추간판 탈출증 보임, D: 팔을 들어올렸을 때 통증의 완화를 보이는 전형적인 Bakody 증후, E: 제 5-6경추간공 스테로이드 주사로 통증이 호전되어 경추 추간판 탈출증이 견부 통증의 원인이었음을 확인함.

6. 견부 통증의 성공적인 재활을 위한 올바른 접근

저자는 견부 통증과 연관 증상에 대한 감별진단을 그림 41-40과 같이 분류하고 이의 진단과 치료를 위한 접근은 그림 41-41의 흐름도의 체계를 따른다. 물론 경우에 따라 적절한 변화가 필요하다. 중요한 것은 하나의 견관절이 여러 가지의 문제를 가질 수 있고 그 문제점들은 시간의 흐름에 따른 생체역학적 필연으로 서로 연결되어 있을 가능

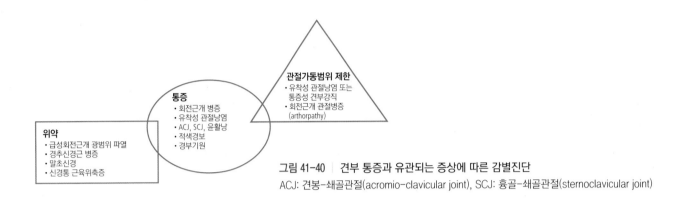

그림 41-40 | 견부 통증과 유관되는 증상에 따른 감별진단
ACJ: 견봉-쇄골관절(acromio-clavicular joint), SCJ: 흉골-쇄골관절(sternoclavicular joint)

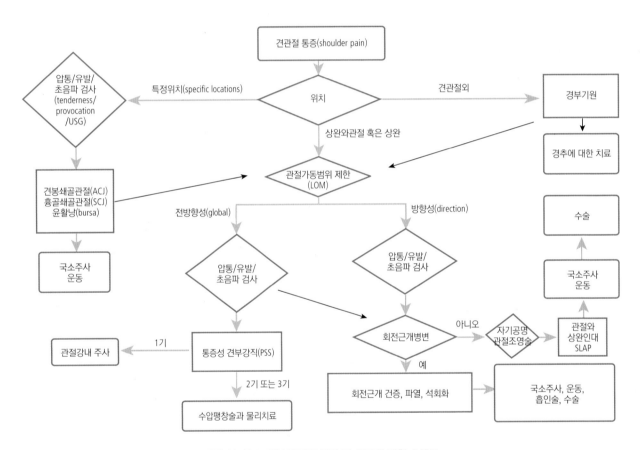

그림 41-41 | 견부 통증의 진단 및 치료에 대한 흐름도
USG: 초음파검사(ultrasonography), ACJ: 견봉-쇄골관절(acromio-clavicular joint), SCJ: 흉골-쇄골관절(sterno-clavicular joint), LOM: 관절가동범위 제한(limitation of motion), PSS: 통증성 견부강직(painful stiff shoulder), SLAP: 상관절와순전후손상(superior labrum anterior to posterior)

성이 높다. 또한 그 문제점들은 앞으로 시간이 지남에 따라 새로운 문제점들을 일으킬 수 있다는 것을 반드시 고려해야 한다. 따라서 견부의 통증이나 장애를 일으키는 해부학적 구조물을 정확히 찾아내고 이들의 병적 생체역학을 이해하여 최소한의 통증으로 최대한의 운동성을 회복하기 위해 다면적인 치료 방법을 사용하는 것이 성공의 열쇠라고 본다.

II. 주관절, 전완, 손목관절 및 수부의 질환

주관절은 요골과 상완골, 척골과 상완골, 요골과 척골 사이의 관절로 구성되며, 일종의 경첩 관절로써 수부를 근위 또는 원위로 움직이게 하는 기능을 하고 있다. 이는 수부가 적절한 기능을 발휘할 수 있도록 알맞은 위치를 잡아주는 역할을 하게 된다. 전완과 연결된 수부와 수근부는 해부학적으로 매우 복잡한 구조물로써, 전완의 근육들이 수근을 통하여 수지에 닿으며, 이와 관련된 힘줄과 인대의 손상이 흔한 부분이다. 수부의 질환은 일상생활 동작과 밀접한 연관을 가지고 있기 때문에 정확한 진단과 치료가 필요하다.

1. 주관절의 병변

1) 외측 상과염(lateral epicondylitis)

외측 상과염은 손목관절과 수부의 반복적인 과신전으로 인해 발생하는 과사용 증후군의 대표적인 예이다. 흔히 테니스 엘보우라고 알려져 있으며, 선수들의 50% 정도에서 질병의 발생이 보고되고 있다. 테니스라는 특정 운동에서 뿐만 아니라, 외측 팔의 근육에 과도하고 반복적인 스트레스를 주는 야구, 골프와 같이 긴 도구를 사용하는 구기 운동에서도 다양한 정도로 발생한다. 외측 상과염은 35세 이상에서 흔히 생기며, 40~50세에서 가장 많이 발생한다.[116-118] 테니스 선수에 있어 여성보다는 남성 선수들에게 더 잘 생기나, 일반적 인구에서는 성별의 차이는 없다고 알려져 있다. 외측 상과염의 병적인 변화는 염증이 아닌 퇴행성으로 발생하기 때문에 '상과염'이라는 용어는 잘못 사용되어진 용어라 할 수 있다. 병변의 정확한 조직학적 변화는 논란의 대상이 되고 있지만, Nirschl은 손상된 조직에서 혈관성 육아종을 발견하여 보고하였으며 이를 혈관섬유모세포 과증식이라고 명명하였다.[117] 그 이후 여러 연구들에서는 이 병변이 테니스 엘보우에서 발생한다는 것이 확인되었다.[119] 따라서 이 병에 대한 용어로 외측 상과염보다는 '외측 상과증(lateral epicondylosis)'이 더 적합할 것이다. 외측 상과증에서의 퇴행성 건병증은 단요측수근신근(extensor carpi radialis brevis)의 시작부분에서 가장 흔하게 발생하지만, 약 30%에서는 수지공통신근(extensor digitorum)의 시작 부분에서 발생한다.[117] 드물게 장요측수근신근(extensor carpi radialis longus)과 척측수근신근(extensor carpi ulnaris)에서도 발생하기도 한다.

외측 상과증으로 인한 통증은 대부분 서서히 발생하나, 외상에 의한 경우는 갑작스럽게 증상이 나타날 수도 있다. 테니스 스윙 중 수근의 신전과 팔의 회외-회내가 반복되는 백핸드 스윙과 같은 동작이나 주먹을 강하게 움켜쥐는 활동을 할 때 증상이 유발될 수 있다. 신체 검진 시 외측 상과부에 압통점이 있으며(그림 41-42), 코젠 검사(Cozen's test)(그림 41-43)에서 양성 반응이 나타난다. 요골신경의 후골간신경(posterior interosseous nerve)이 압박되는 경우 외측 상과증과 비슷한 압통이 나타날 수 있지만, 이런 경우 압통점이 외측 상과가 아니라 외측 상과의 원위 3~4부위에 있다.[120] 단순 방사선 검사에서 전후 및 측면 영상에서는 정상으로 보이나, 사위(oblique)에서는 신전근 건의 시

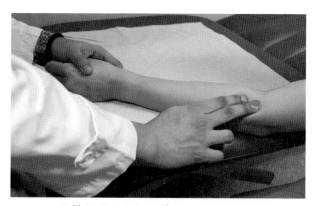

그림 41-42 | 외측 상과(epicondyle)의 압통

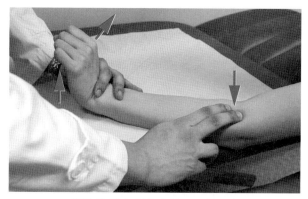

그림 41-43 | 코젠 검사(Cozen's test)

작부위에 석회화 침착이 보일 수 있다.[121] 단순 방사선 검사에서 주관절의 퇴행성 관절염과 박리성 골연골염(osteochondritis dissecans)과 같은 외측 상과증과 비슷한 증상이나 감별해야할 진단들을 배제하는 것도 임상에서 중요한 과정이다. 초음파 영상검사는 외측 상과증의 원인이 되는 힘줄의 병변을 다양한 방향으로 진단할 수 있고 초음파 유도하에 다양한 주사치료도 가능하기에 현재 임상에서 많이 사용되고 있다. 초음파 영상 검사를 통해 힘줄의 두께가 건측에 비해 두꺼워진 힘줄증(tendinosis), 힘줄의 파열, 저에코 병변, 석회결절, 혈관과다(hypervascularity) 등의 소견을 직접 확인할 수 있다.[122]

외측 상과증의 초기 치료는 유발요인이 되는 활동의 중단이다. 라켓 운동 중 유발되는 통증의 경우 과도하게 라켓을 움켜쥐는 습관과 손목관절을 무리하게 사용하는 백핸드 스윙을 교정해야 한다. 이와 함께 지구력의 향상 및 유연성 결함을 교정하기 위한 운동 프로그램이 시행되어야 하며, 수근신근의 원심성(eccentric) 근력운동은 외측 상과증 치료를 위한 운동 프로그램의 하나이다. 운동하는 동안 전완부에 밴드를 착용하는 것도 증상을 완화시킬 수 있으며, 환자가 적절한 장비와 기술을 사용하기 위해서 어떠한 동작 또는 자세가 증상을 악화시키는지 분석해야 한다. 테니스 운동시에는 자기에게 잘 맞는 라켓의 선택과 올바른 쥐는 방법의 훈련이 매우 중요하며, 적절한 훈련 프로그램의 적용 또한 필수적이다. 이와 함께 보존적 치료인 소염제 복용과 물리치료과 증상 완화에 도움이 된다. 증상 초기에는 국소부위에 적용하는 한랭치료법이 증상을 완화시킬 수 있다. 이온삼투요법 역시 통증 완화에 도움이 되어 사용되어 왔으나, 한 이중맹검 위약-대조군 연구에서는 이온삼투요법의 효과가 의미 없는 것으로 나타났다.[123]

상기한 보존적 치료에도 증상이 지속되는 경우 힘줄 주변 부위에 다양한 주사치료가 시도해볼 수 있다. 전통적으로 힘줄 주변에 스테로이드를 주사하는 치료가 임상에서 많이 시도되어 왔지만, 주사 후 1년간 장기간 관찰한 연구에서 치료를 하지 않은 자연경과 군에 비해 치료 성공률이 높지 않았다.[124] 최근 한 메타분석 연구에서도 외측 상과증의 스테로이드 주사치료는 장기간 효과가 없음이 보고되기도 하였다.[125] 또한 스테로이드 자체가 힘줄의 퇴행성 변화 및 파열을 일으킬 수 있기에 주의해야 한다. 석회성 결절을 동반한 외측 상과증의 경우 석회성 결절을 흡

동영상 41-9

인하는 주사치료도 도움이 될 수 있다. 동영상 41-9은 공통 수근신전근(common extensor tendon)에 석회성 결절로 인해 외측 상과염이 발생한 환자에게 초음파 유도하에 석회 흡인술을 시행하고 있는 영상이다. 고삼투압의 포도당액 등을 힘줄 병변 부위에 주사하는 증식치료(prolotherapy)도 일부 환자에서 도움이 된다고 보고되고 있으나[126] 장기간의 효과나 대조군 비교 연구에서는 그 효과가 뚜렷하게 확인되지 않아 최근 발표된 네트워크 메타분석 연구에서는 추천되지 않는 치료법으로 분류되었다.[127] 자가 혈소판 풍부 혈장(platelet rich plasma, PRP)을 이용한 외측 상과염의 치료도 현재 많이 시도되고 있고 이에 대한 많은 연구 결과가 나오고 있다. 그러나 Krogh 등이 무작위 임상시험으로 발표한 것처럼 PRP 주사의 효과가 스테로이드 혹은 생리식염수 주사의 효과에 비해 뚜렷한 우월성이 없는 것으로 나타났다.[128,129] 최근에 발표된 체계적 문헌고찰에서도 PRP주사가 만성 외측 상과염에 효과가 없다는 강력한 근거로 이를 비판하기도 하였다.[130] 비록 PRP에 대한 기초적인 분자생물학적 연구와 동물실험에서 긍정적인 결과들이 많이 보고되고 있지만 힘줄의 재활 치료 과정에 있어서 PRP의 임상적용 시점 및 성분의 표준화 그리고 최적의 투여 방법에 대해서는 아직 과학적으로 증명되지 못한 부분이 많기에 PRP 주사의 적용에 대한 명확한 기준 설정이 필요한 상태이다.[131,132] 가장 최근에는 힘줄조직 재생을 위한 중간엽 줄기세포 주사를 이용한 세포치료도 임상시험 단계로 연구되고 있다.[133] 그러나 아직 줄기세포 치료의 안전성에 대해 충분한 근거가 축적되지 못했고 무작위 배정 비교임상 연구 결과 또한 보고되지 않아 임상 적용까지는 보다 많은 연구가 필요할 것으로 판단된다.[134]

상기한 비수술적 치료에 효과가 없는 환자들은 수술적 치료를 시행할 수 있다. 수술적 치료의 예후에 있어

Nirschl은 수술적 치료를 받은 환자의 85%에서 완전하게 통증이 감소되고 전체 활동이 가능해지며, 약 12%에서는 유의한 통증 감소 효과는 있지만 경한 활동의 제약이 있고, 3%의 환자에서는 증상을 호전시키지 못하는 것으로 보고하였다.[135] 따라서 수술의 적응증을 세밀하게 잡는 것이 필요하겠고 수술 전후에도 재활 운동치료를 포함한 보존적 치료가 반드시 동반되어야 하겠다.

2) 내측 상과염(medial epicondylitis)

흔히 골퍼 엘보우(golfer's elbow)라고 알려져 있는 내측 상과염은 병리적으로 외측 상과염과 동일하게 힘줄의 퇴행성 병변이 주된 소견이다. 따라서, 이 역시 내측 상과염보다는 '내측 상과증'으로 명명하는 것이 더 적합할 것이다.[136] 내측 상과증은 외측 상과증에 비해 1/3에서 1/7 정도로 그 발생률이 낮은 것으로 알려져 있으며, 이러한 퇴행성 변화가 나타나는 주된 해부학적 위치는 원회내근(pronator teres)과 요측수근굴근(flexor carpi radialis)의 기시 부인 공통 굴곡건(common flexor tendon)이다.[136] 환자들은 반복적으로 손을 움켜 쥐거나, 수근 굴곡, 아래팔 회내와 회외를 요구하는 활동에 의해 악화되는 내측 상과 부위의 통증을 주로 호소하게 되며, 주먹을 쥐는 힘의 강도가 약해지는 것을 느끼게 된다. 내측 상과증은 외상성으로도 발생할 수 있으며, 이 경우 주로 주관절의 내측수근측부 인대의 파열이 함께 동반될 수도 있다. 신체검사상 내측 상과 부위에 압통이 생기며, 주먹을 쥐는 파악력의 약화, 주먹을 세게 쥘 때의 통증, 수근관절 굴곡과 전완의 회내시

통증을 확인할 수 있다(그림 41-44). 단순 방사선 영상에서는 이상 소견이 없는 경우가 많지만 사위영상에서 공통 굴곡건의 기시 부위에 석회화 침착을 확인할 수 있으며,[121] 덧붙여 이 소견은 비슷한 증상으로 감별진단이 필요한 후내측 주두(olecranon)의 퇴행성 변화와 감별진단 하는데 중요하다.

비수술적 치료는 증상을 악화시키는 활동의 중단, 소염제의 복용과 국소적 냉요법 등이 있다. 직류 전기 자극법이나 이온삼투요법 같은 다른 방법들은 초기 치료가 실패할 경우 사용될 수 있다. 통증 완화에 스테로이드 주사치료가 사용될 수 있지만, 힘줄에 직접 주사되거나 반복적으로 사용할 경우 힘줄의 퇴행과 파열을 조장할 수 있다. 다른 비수술적 치료에 반응하지 않는 경우 외측 상과증처럼 같이 체외충격파 요법을 사용해 볼 수 있다.[137] 그러나 외측 상과증과 달리 내측 상과증의 병변은 말초신경인 척측신경과 인접해 있으므로 체외충격파 치료로 인한 척측 신경병증(ulnar neuropathy)의 발생에 주의를 해야 한다.[138] 스포츠를 비롯한 특정 동작에서 증상이 유발되는 경우 이를 교정할 수 있는 동역학적인 접근도 반드시 치료 초기에 반드시 시행해야 한다. 통증이 조절된 후에는 자세를 유지하기 위한 근력과 지구력의 향상, 유연성의 불균형 및 결함을 교정하는 프로그램이 바로 시작되어야 한다. 적절한 운동 프로그램을 진행하고 추가적인 퇴행적 변화를 막기 위해 내측 저항력 띠를 사용할 수도 있다. 반복적인 증상의 발생으로 비수술적 치료에 실패한 경우에는 드물지만 수술적 치료를 고려할 수 있다.

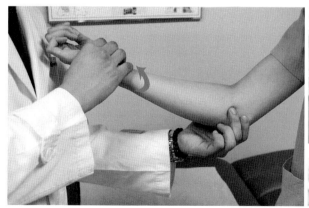
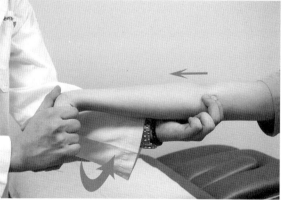

그림 41-44 | 골퍼 엘보우(Golfer's elbow) 검사

3) 원위부 상완이두근 건염과 파열(distal biceps tendinitis and rupture)

원위부 상완이두근 건염은 주로 던지는 동작을 하는 운동선수에서 던지기의 감속 동작이나 마무리 동작에서 반복적으로 원위부 상완이두근에 원심성 부담이 가게 되면 발생한다. 환자들은 반복적으로 팔을 구부리거나, 던지기의 마무리 동작 시 주와(cubital fossa)에 통증을 느끼게 되고, 신체검사상 원위부 상완이두근건에 압통과 주관절 굴곡 시 통증을 느끼게 된다. 단순 방사선 검사에서는 이상소견을 관찰할 수 없다. 원위부 상완이두근 건염의 치료는 건에 부담을 주는 동작의 금지하고 냉치료를 적용하면서 소염제 복용으로 시작한다. 다른 힘줄의 병변과 마찬가지로 동작을 수행함에 있어서 동역학적 이상은 재활 과정 초기에 반드시 교정되어야 한다. 통증이 조절되고 환자가 근력 향상을 위한 프로그램에 참여할 수 있으면, 원심성 운동을 반드시 시행해야 한다. 운동 프로그램은 환자의 기능적인 활동을 계획하여, 점진적으로 확대하며, 운동범위와 강도가 완전히 회복될 때까지는 활동을 제한해야 한다.

원위부 상완이두근 건의 파열은 건염과 같이 임상적으로 많이 발생하지 않는다. 주로 30~50세에서 발생하며, 남성과 우성 팔에서 더 잘 생기는 것으로 보고되어 있다.[139-141] 대부분 주관절을 90° 굴곡하고 무거운 것을 들어올릴 때 잘 발생하게 되며, 힘줄 파열의 해부학적 위치는 섬유건막과 다양하게 관여하는 원위부 상완이두근건의 요골 조면(radial tuberosity)의 삽입부위에 잘 생긴다.[142] 비록 완전히 파열될 때까지 전구증상이 없는 경우가 많다. 원위부 상완이두근건이 파열된 환자들은 무거운 것을 들어올

릴 때 팔오금(cubital fossa)의 급격한 통증과 거대 관절음, 파열감을 느끼게 된다. 주관절 굴곡과 전완의 회외시 근력의 감소는 호소하는 경우가 많다. 신체검사상 팔오금 부위에 반점상의 출혈, 부종, 발적 등이 발견될 수 있으며 원위부 상완이두근의 건이 촉지되지 않는다. 상완이두근의 건은 근육을 부풀리기 위해 수축하는 동안에 기형적인 모습을 보이지만(그림 41-45), 주관절의 굴곡과 아래팔의 회외는 상완요골근과 회외근의 작용으로 인해 여전히 근력저하를 보이지 않을 수 있다. 단순 방사선 사진은 요골 조면의 견열골절(avulsion fracture)을 배제하기 위해 시행해야 한다. 신체검사나 단순 방사선 사진으로 진단이 명확하지 않을 경우에는 초음파 검사(그림 41-46)나 자기공명영상 검사의 시행이 진단에 도움을 줄 수 있다. 상완이두근건 파열의 치료는 수술이며, 초기 치료가 권장된다.

4) 원위부 상완삼두근 건염과 파열(distal triceps tendinitis and rupture)

상완삼두근은 주두(olecranon)의 원위부에 부착해서 주관절 신전 동작의 일차적인 기능을 담당하게 된다. 던지기나 들어올리기, 망치 사용 같은 반복적으로 주관절의 신전을 요구하는 활동은 원위부 상완삼두근에 손상을 일으키며 건염을 야기시킨다. 원위부 상완삼두근건염은 주관절의 후방 부분에 유리체(loose bodies) 또는 외측 상과염과 함께 발생하기도 한다.[143] 환자가 호소하는 증상은 원위부 상완삼두근에 쑤시고 타는듯한 통증이다. 이 통증은 초기에 원위부 상완삼두근 건에 부담을 주는 활동을 한 후에 발생하지만 점차적으로 증가되어 결국에는 활동 기간 전부에서

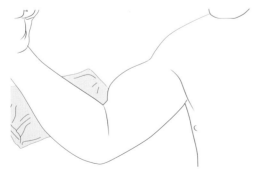

그림 41-45 │ 원위부 상완이두근 파열시 확인할 수 있는 뽀빠이 근복(Popeye's belly)

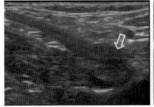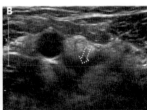

그림 41-46 │ 초음파 영상으로 진단된 상완이두근 원위부 힘줄의 파열 소견

Longitudinal axis (A) 힘줄이 요골로부터 떨어져 뭉쳐있는 것(화살표)이 보이며 short axis (B)에서는 힘줄 아래에 삼출액이 고여있는 것(점선 화살표)을 확인할 수 있다.

통증을 호소하게 된다. 신체검사상 원위부 상완삼두근 건 부위에 압통과 주관절 신전 시 통증이 생긴다(그림 41-47). 단순 방사선 사진 상에서는 특이소견이 관찰되지 않는다. 상완삼두근 건염의 치료에는 통증 완화를 위한 유발 동작 및 활동의 조절, 냉치료, 소염제 복용을 시행한다. 병의 초기에 관절가동범위를 조절해야 하고, 통증이 조절되면 근력강화운동을 포함한 재활 프로그램이 시행하여야 하며, 특히 만성적인 통증을 호소하는 환자에 있어서는 상완삼두근의 원심성 근력운동이 고려되어야 한다. 수술적 치료는 거의 필요하지 않다.

상완삼두근의 파열은 손을 뻗쳐서 넘어지거나 상완삼두근 근육에 직접적인 손상을 받은 경우에 발생한다. 이전에 상완삼두근건 주위에 스테로이드를 주입하였거나, 전신적인 문제로 만성적으로 스테로이드를 복용하고 있는 환자에게서는 작은 외상으로도 건 파일이 일어날 수 있으며,[143,144] 주로 상완삼두근의 주와(cubital fossa)의 부착 부위와 주와로부터 견열골절이 발생할 수 있는 부위에서 파열이 발생한다. 원위부 상완삼두근건의 파열은 전형적으로 손을 뻗은 상태로 넘어졌거나, 상완삼두근에 직접적인 외상을 받은 경우에 발생하는데 손상 시 찢어지는 '뚝'하는 소리를 들을 수도 있다. 신체검사상 주관절 신전의 위약, 파열부위의 발적, 반상출혈, 부종 등이 관찰되며, 결손부위를 직접 촉진할 수도 있다. 주관절근이 손상받지 않았다면 주관절를 신전 동작은 능동적으로 가능하지만, 근력은 반대편 팔에 비해 유의하게 감소된다. 단순 방사선 검사상 주관절의 외측면에서 작은 견열 골절(avulsion fracture)이 관찰될 수 있으며,[145] 초음파 검사나 자기공명영상

검사를 통해 손상된 건의 병리소견을 확인할 수 있다.[146] 상완삼두근 힘줄의 파열은 수술적 치료가 권장된다.

5) 발음성 상완삼두근(snapping triceps tendon)
주관절 굴곡 및 신전시 원위부 상완삼두근 건이 내측 상과를 넘어 딱 소리가 나는 느낌을 일으킬 수 있다.[147] 임상에서는 이러한 상완삼두근 건의 내측 전위를 척골신경의 전위와 감별해야 하지만, 이 두 질환은 동시에 발생할 수 있다. 환자는 주관절을 굴곡, 신전 시 내측 주관절에서 큰 관절음이나 건의 전위를 경험하게 된다. 내측 상과에 걸쳐진 상완삼두근건의 전위는 신체 검사상 촉지될 수도 있다. 보존적 치료로 깊은 마사지, 상완삼두근의 스트레칭, 국소적 스테로이드 주사요법이 사용된다. 보존적 치료에 효과가 없는 경우는 수술적 치료가 요구된다.

6) 주두 윤활낭염(olecranon bursitis)
주두 윤활낭은 주두돌기의 피하에 위치해 있으며, 주두 윤활낭염은 세균성이나 무균성으로 양쪽 모두로 발생할 수 있다. 무균성인 경우에는 큰 외상으로 인한 급성 출혈성 윤활낭염이거나 반복적인 작은 외상으로 인해 만성적으로 발생하게 되며, 세균성 윤활낭염은 국소적 혹은 전신적인 감염으로 인해 발생한다. 무균성 윤활낭염은 종종 축구나 하키 경기처럼[148] 직접적인 강한 외상으로 인해 시작될 수 있지만, 일부 환자들에게서는 작은 찰과상이나 열상 후에 점진적으로 증상이 나타나기도 한다. 손상이 만성적이며 반복적 가해진다면, 처음에 액체가 차있는 작은 주머니 같은 느낌의 부종을 느끼게 되며, 결국은 영구적으로 주머

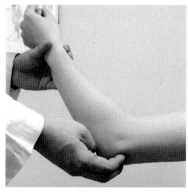
그림 41-47 ㅣ 삼두근건의 압통

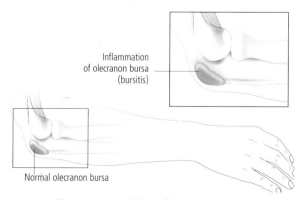
그림 41-48 ㅣ 주두 윤활낭염(olecranon bursitis)

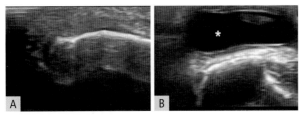

그림 41-49 | 주두 윤활낭염(olecranon bursitis)의 초음파 영상 소견
건측에 비해(A) 환측(B)의 윤활낭에 fluid collection(asterisk)이 된 것을 확인할 수 있다.

니 안에 띠를 가진 두꺼워진 형태로 변하게 된다(그림 41-48). 세균성 윤활낭염은 감염된 주머니 부위에 발적, 부종, 열감이 나타나며, 흔히 전신 감염 증상을 동반하기도 한다. 신체검사를 통해 압통을 동반하는 주두 부위에 부종을 발견할 수 있으며, 조직의 긴장과 통증으로 인해 주관절의 운동 범위가 제한된다. 만약 윤활낭이 감염되었다면, 그 부위에 열감이 느껴지고 환자의 백혈구 수치가 증가할 것이다. 주두 끝에 골극이나 윤활낭에 석회화 침착이 있는지 결정하기 위해 방사선학적 검사를 시행해야 한다. 초음파 검사를 통해 건측과 비교 시 윤활낭에 액체가 저류(fluid collection)된 것을 확인할 수도 있다(그림 41-49). 급성 외상성 무균성 윤활낭염의 초기 치료는 감염된 윤활낭에 대한 멸균적 흡입술을 시행한 뒤 압박 드레싱을 하는 것이다. 환자는 소염제의 사용과 냉치료를 염증부위에 시행하여야 하며, 일상생활에서 주관절 패드를 사용하여, 병변부위

를 보호해야 한다. 만성 윤활낭염에서도 부종이 동반있다면, 압박 드레싱이 필요하며, 무균성 만성 윤활낭염의 경우에는 스테로이드(corticosteroid)를 윤활낭 안으로 주입하는 주사요법이 도움이 될 수 있다. 위와 같은 치료에 반응하지 않는 무균성 윤활낭염의 경우에는 윤활낭 안에 테트라사이클린(tetracycline)을 주입하는 경화 요법이 시도되기도 한다.[149] 수술적 절제 또한 위의 방법으로 해결되지 않는 환자들에게 실행될 수 있다. 세균성 윤활낭염은 증상적 완화뿐 아니라 적절한 항생제 선택을 위한 그람염색(Gram stain), 배양검사, 항생제 감수성 검사와 결절 분석을 시행하기 위해서 반드시 멸균적 흡인술을 시행해야 한다. 흡인 후 병변부위에 압박 드레싱을 시행하고 병변부위의 팔을 거상시킨다. 정맥내 항생제는 전신 증상이 있는 환자에게서 사용하며, 국소적인 증상만 있는 경우에는 경구 항생제를 사용한다. 상기 방법으로 증상이 개선되지 않은 환자는 절개와 배농을 시행해야 한다.

7) 내측측부인대의 염좌(ulnar collateral ligament sprain)

주관절의 내측측부인대 손상은 대부분 외반 압력(valgus stress)에 의한 것이다. 강력한 단 한 번의 외상으로도 주관절 내측측부인대의 손상이 발생할 수 있지만, 대부분의 경우에서 공을 던지는 동작과 관련하여 반복적인 작은 부하들로 인해 발생한다. 머리 위를 통해서 던지는 동작에서 거상기(cocking phase)에 주관절에는 약 64 Nm의 외반 압력이 걸리게 된다.[150] 가속기 동안에 주관절에 걸리는 외

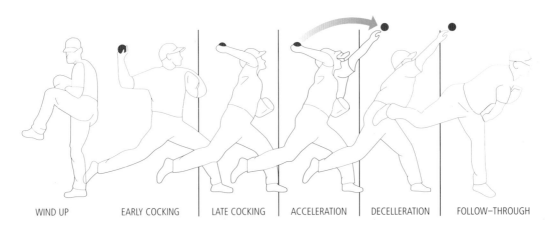

WIND UP   EARLY COCKING   LATE COCKING   ACCELERATION   DECELERATION   FOLLOW-THROUGH

그림 41-50 | 던지기 동작 시 거상기(cocking)와 가속기(acceleration)에 발생하는 주관절의 외반력

반 압력은 증가하게 되고, 내측측부인대의 부하 역시 증가하게 된다(그림 41-50). 내측측부인대는 전, 후, 횡섬유로 구성되어 있으며, 일차적으로 전섬유에 의해 고정되어 있다. 전섬유는 얇은 표면층과 두꺼운 심부층으로 나누어져 있으며, 이들이 각각 또는 하나의 단위로 찢어질 수 있다.[151] 내측측부인대가 손상된 환자들은 내측 주관절에 통증을 느끼게 되며, 앞서 언급했던 것처럼, 머리 위를 통해 던지기 동작을 할 때, 거상기와 가속기에 증상이 악화된다.[152] 급성으로 내측측부인대 손상이 발생할 경우, 손상을 유발하는 강력한 압력에 의해 '뚝'하는 소리를 들을 수도 있지만, 대부분의 경우 증상은 서서히 나타난다. 내측측부인대가 손상되면 던지기 동작을 주로 하는 운동선수들에서 던지는 속도와 정확성이 떨어지게 된다. 단순 방사선 검사의 시행시에는 주관절의 전후, 외측, 사위영상을 시행하여야 한다. 내측측부인대의 석회침착이 있을 수있으며, 상완이나 척측 부착부의 견열 골절(avulsion fracture)을 배제해야 한다.[153] 초음파영상 검사는 내측측부인대의 손상과 동반된 관절 및 힘줄의 병변을 함께 확인하는 데 진단적 가치가 높다.[154] 심부 섬유에만 국한되어 내측측부인대가 부분적으로 찢어진 경우에는 자기공명 영상이 진단에 도움이 된다.[153] 내측측부인대의 부분적 손상은 먼저 비수술적인 방법을 사용한다. 보존적인 치료는 3~6주 동안 내측 주관절에 내반 압력을 줄 수 있는 던지기 동작을 피하고 관절 범위운동을 시작한다. 통증 부위에 대한 테이핑(그림 41-51A), 열전기 치료와 소염제 복용이 도움이 될 수 있다. 내측전완근육들은 외반 압력에 대항하여 내측 주관절을 고정하는 역할을 하기 때문에 통증이 조절된 후 이 근육들에 대한 근력훈련이 병행되어야 한다(그림 41-51B). 증상 초기

에 주관절 관절의 지지와 안정을 위해 보조기를 사용하기도 하며, 외반압력에 대한 내측 주관절에 테이핑을 시행하는 것도 도움이 될 수 있다. 보존적인 치료에 효과가 없는 경우는 내측측부인대 재건술을 고려해야 한다. 전층의 내측측부인대 손상 환자들은 비수술적 방법으로 좋은 결과를 얻는 경우는 드물고, 인대 재건술이 최종 치료를 위해 요구된다. 그러나 인대 재건술의 결과가 좋은 않은 경우도 많으므로 수술 후 활동정도 등을 고려하여 수술의 적응증을 적절히 잡는 것이 필요하겠다. 내측측부인대 재건술의 하나로 프로야구 투수들에게 자주 시행되고 있는 토미존수술(Tommy John Surgery)는 Frank Jobe에 의해 시작되어 미국 메이저리그에서만 매년 수십 명의 선수들이 수술을 받고 있다. 그러나 토미존수술을 받은 메이저리그 투수 92명과 동일한 부상을 당한 후 보존적 치료만 시행한 대조군 192명에 대한 후향적 연구 결과 수술 여부가 수술 후 경기력에 영향을 미치지 못함이 보고되기도 하였다.[155]

2. 전완과 수근부의 병변

1) 척측수근굴근 건염(flexor carpi ulnaris tendinitis)

척측수근굴근 건염은 라켓 스포츠나 골프 같은 수근굴곡과 척측 편위를 계속하게 되는 경우 발생하는 척측수근굴근건에 반복적인 미세한 외상에 의해 일어난다. 척측수근굴근건에 두상골(pisiform bone)이 파묻혀 있기 때문에 두상삼각골관절염(pisotriquetral osteoarthritis)에 의한 두상삼각 압박증후군(pisotriquetral compression syndrome)과도 종종 연관되어 발생하기도 한다(그림 41-52). 척측수근굴근건

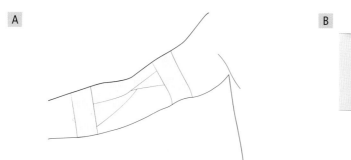

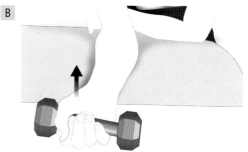

그림 41-51 | 주관절 내측측부인대 염좌에서 시행할 수 있는 테이핑(A)과 전완 굴곡근 강화운동(B)

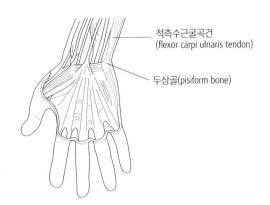

척측수근굴곡건
(flexor carpi ulnaris tendon)

두상골(pisiform bone)

그림 41-52 | 두상골 위에 있는 척측수근굴건

염 환자는 점진적으로 나타나는 수근부의 척측, 손바닥측 통증을 호소한다. 수근굴곡과 척측편위의 반복적인 행동은 이러한 통증을 악화시킨다. 환자는 손목을 움직이는 동안에 두상삼각관절부분에 마찰음을 느끼기도 한다. 신체 검사상 국소화된 부종과 척측수근굴근건의 원위부를 촉진 했을 때 압통이 있다. 삼각골(triquetrum)에 저항하여 두상 골을 압박하면 이 부위에 골관절염이 있을 때 통증을 유발 할 수 있다. 약간의 회외전과 신전상태에서의 수부외측방 사선 촬영으로 두상삼각관절의 골관절염을 알 수 있다. 치료는 행동변화, 냉치료, 소염증제로 시작할 수 있다. 손바닥측으로 25° 굴곡되는 수근-수부 보조기는 통증 조절에 도움이 될 수 있다. 부목은 수근 관절가동범위와 고정으로 인한 합병증을 막기 위해 적어도 하루 두 차례는 제거되어야 한다. 직류전기자극, 이온삼투요법이 치료에 도움이 될 수 있다. 치료에 반응이없는 경우에는 국소적인 스테로이 드 주사에 반응을 보일 수 있다. 증상이 감소되었을 때 전 완의 근력, 유연성, 지구력 향상을 위한 재활프로그램을 점진적으로 시행해야 한다. 환자의 이전 능력을 되찾기 위한 기능적인 발전이 있어야 한다. 상기한 비수술적 치료에 반응하지 않는 환자는 척측수근굴근건 힘줄의 길이를 연 장하는 Z 성형술(Z plasty) 등이 효과적일 수 있다.

2) 요측수근굴근 건염(flexor carpi radialis tendinitis)

요측수근굴근 건염은 비교적 드물지만 수근관절 굴곡과 요측편위가 동반된 반복적으로 움켜쥐는 동작을 수행 시 이 쉽게 발생하게 된다.[156] 증상은 서서히 나타나고 움켜 쥘 때 요측편위 상태에서 강하게 수근 굴곡 시 요측수근

통증을 동반한다. 신체검사상 요측수근굴근건의 원위부를 촉진했을 때의 압통과 수동적인 수근관전 신전 또는 요측 편위를 동반한 저항을 준 수근굴곡 때 통증이 나타난다. 초기치료로는 증상을 악화시키는 행동을 중단하고, 냉치 료, 소염제를 시작해볼 수 있다. 부목이 필요한 경우 수근 관절을 25° 굴곡시키는 수근-손 보조기가 적절하다.[42] 환 자는 오랜 고정으로 인한 합병증을 막기 위해 최소 하루에 두 번은 보조기를 제거하고 관절운동을 시행한다. 직류전 기자극과, 이온삼투요법이 보조적 치료수단으로 쓰일 수 있다. 건주위 스테로이드 주사요법은 치료가 잘 되지 않 는 환자에서 효과적일 수 있다. 주사 시에는 건파열과 같 은 합병증에 주의해야 한다. 적절한 통증 조절 후에는, 전 완 근육조직의 근력, 지구력, 유연성 약화를 교정하기 위 한 재활프로그램이 적용되어야 하며, 점차적으로 기능적 운동성이 회복되면서 환자의 증상도 좋아진다.

3) 드퀘베인 증후군(de Quervain's syndrome)

수근관절 배부의 첫 번째 배측 구획은 장무지외전근 (abductor pollicis longus)건과 단무지신근(extensor pollicis brevis)건을 포함하고 있다. 이 건들은 요골경상돌기의 배 측면위의 초(sheath) 아래를 주행한다. 이 영역에 비틀림과 반복적인 미세손상이 드퀘베인 증후군이라고 하는 협착성 윤활막염을 만든다.[158] 드퀘베인 증후군은 수근관절의 가 장 흔한 건염이고 수근관절의 요측편위를 동반한 강력한 움켜쥠이나 반복적인 엄지의 사용이 요구되는 행동을 하 는 환자에서 발생한다.[159,160] 환자는 라켓스포츠나 골프, 낚시 같은 행동에 의해 악화되는 점진적인 수근관절의 요 측, 배측면의 통증이 있다. 환자들은 수근관절의 마찰음이 나는 듯한 감각을 느낄 수 있다. 신체검사상 수근의 요측, 배측면에 국소적 부종과 첫 번째 배측 구획의 촉진 시 압 통이 종종 있다. 핑켈스타인 검사(Finkelstein test)가 진단 에 특징적이다(그림 41-53).[161] 드퀘베인 증후군의 치료는 안정, 냉치료, 소염제로 시작할 수 있고 엄지와 손목의 운 동을 제한하는 보조기가 도움이 된다. 보조기 사용 시에는 장기간의 고정으로 인한 합병증 방지를 위해 적당한 관절 가동운동이 필요하며 따라서, 하루에 여러 차례 보조기를 제거하고 지낼 필요가 있다. 직류 전기 자극, 이온삼투 요 법이 염증과 통증조절에 도움이 될 수도 있다. 첫 번째 배 측 구획의 힘줄 주위에 스테로이드를 주사요법은 상당히

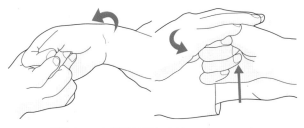

그림 41-53 │ 휜켈스타인 검사(Finkelstein test)

동영상 41-10

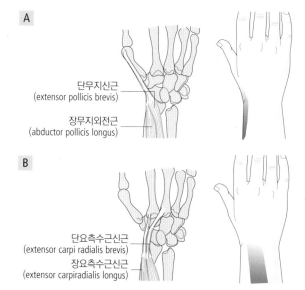

그림 41-54 │ 드쿼베인 증후군과 교차증후군의 병소 및 통증 부위
A: 드쿼베인 증후군, B: 교차증후군

효과적인 것으로 알려져 있으나, 건파열과 같은 스테로이드 주사의 부작용을 반드시 염두해 두어야 하고 초음파 유도 주사로 힘줄에 직접 주사하는 것을 피하는 것이 추천된다. 동영상 41-10은 드쿼베인 증후군 환자에게 초음파 유도 하에 힘줄 주위에 스테로이드를 주사하는 영상이다. 적절한 통증 조절 뒤에는 전완 근육조직의 유연성, 근력, 지구력 부족에 대하여 재활프로그램을 시작해야 한다. 잘못된 훈련과 기술은 종종 이런 상황을 유발하며 치료프로그램의 한 부분으로 바로 잡아야 한다. 위 치료에 반응이 없다면 수술적 치료가 필요할 수 있다.

4) 교차증후군(intersection syndrome)

장무지외전근(abductor pollicis longus)과 단무지신근(extensor pollicis brevis)의 건은 장요측수근신근(extensor carpi radialis longus), 단요측수근신근(extensor carpi radialis brevis)의 건과 리스터 결절(Lister tubercle)의 근위부 4~6 ㎝지점에서 교차한다. 이러한 건들의 반복적인 마찰에 의해 염증 반응이 발생하며, 이러한 증상이 노젓는 동작, 역도선수, 라켓 스포츠 선수에게서 흔히 볼 수 있는 교차증후군이다 (그림 41-54).[157,161,162] 교차증후군에서는 전완부의 요측 및 배측에서 점진적으로 통증이 발생하며, 이는 반복적인 수근관절 신전동작 시행시 악화 된다.[157] 신체검사상 가벼운 부종과 리스터의 결절 4~6 ㎝ 근위부의 급성압통이 나타나며, 흔히 수근관절의 굴곡이나 신전 상태에서의 마찰음이 관찰된다. 치료방법으로는 충분한 안정, 급성 통증 시 냉치료, 소염제 복용, 중립 수근-수부 보조기를 사용할 수 있다. 보조기의 고정으로 인한 합병증 예방을 위해 보조기 탈착 후 손의 관절 운동을 하루에 두 번정도 시행하여야 한다. 깊은 조직 마사지, 직류전기자극, 이온삼투요법 등도 보조 치료로서 이용될 수 있다. 재활프로그램을 통해 근력, 지구력, 유연성 훈련을 시행하여야 한다. 최대 압통 부위의 스테로이드 주사는 초기치료에 반응하지 않는 환자에서 사용할 수 있다. 건파열의 가능성에 대하여 주사전 환자에게 미리 설명해야 한다. 교차증후군은 수술적 치료를 거의 필요로 하지 않는다.

5) 척측수근신근 건염과 부분탈구(extensor carpi ulnaris tendinitis and subluxation)

척측수근신근 건염은 수근관절에서 두 번째로 흔히 발생하는 건염이다. 테니스 스윙 동작 중 투핸드 및 백핸드에서 비우성쪽의 손에서 흔히 발생하는 것으로 알려져 있고, 척측 편위를 동반한 반복적인 수근관절 신전 동작이 이 병

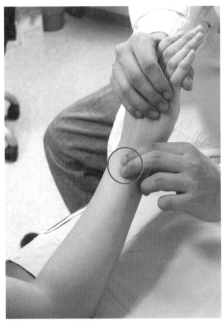

그림 41-55 | 척측수근신근 건위치에서의 압통

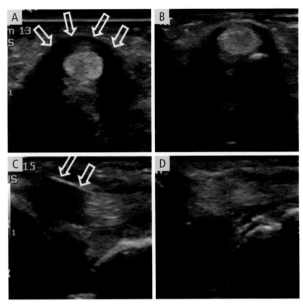

그림 41-56 | 척측수근신근건염(extensor carpi ulnaris tenonsynovitis) 환자의 초음파 영상 소견

Short axis(A, B) 및 Longitudinal axis(C, D) 영상에서 건측(B, D)에 비해 환측(A, C)의 건초가 두꺼워진 것(화살표들)이 관찰된다.

의 선행 요인이다.[157] 건의 쇠약 또는 파열은 척측수근신근건[163] 강하고 반복적인 수근관절 신전 동작과 척측편위를 유발하는 동작 수행 시 통증이 유발되며, 이는 수근관절의 척측, 등쪽에서 점진적으로 발생한다. 건의 부분탈구가 있는 환자에서는 강한 수근관절의 수장측 속발성 통증을 동반한 굴곡 동작이나 척측편위가 있었던 과거력을 관찰할 수 있다.[163] 신체검사상 척측수근신근건 위치에서 촉진시 압통(그림 41-55)과 척측편위를 시키며 저항을 준 상태에서 수근관절 신전 동작 수행 시에 통증이 나타난다. 부분탈구는 전완부가 완전히 외회전 되었을 때 능동적으로 수근관절이 척측편위되며 나타날 수 있다. 척측수근신근건은 척골경상돌기 위에서 시진으로 탈구가 보일 수도 있으며, 촉진도 가능하다((그림 41-56)에서 척측수근신근건염 환자의 초음파 영상소견을 확인할 수 있다).[157] 치료는 안정, 냉치료, 소염제와 중립의 수근-수부 보조기이다. 보조기는 고정으로 인한 합병증 방지를 위해 하루 두 번 보조기 탈착 후 관절운동을 시행하여야 한다. 직류전기자극 또는 이온삼투요법은 초기치료에 반응하지 않을 시에 사용해볼 수 있다. 국소적으로 건주위 스테로이드 주사 치료

를 사용할 수 있으나, 합병증에 주의해야 한다. 적절한 통증 조절 뒤에 전완부의 근력, 유연성, 지구력 부족을 교정하는 재활 치료에 초점을 맞추어야 한다. 운동사슬의 확인 및 교정에도 주의해야 하며, 체계적인 훈련과 기술적인 오류도 확인하고 교정해야 한다. 위 치료에 반응하지 않는 환자에게서 삼각섬유연골 복합체 손상 같은 유사 척측수근신근건염을 의심해 보아야 한다. 급성 척측수근신근건의 부분탈구는 수근을 내전하고 배측으로 굴곡한 상태로 6주간의 고정치료를 할 수 있다.[164] 그러나 급성손상 시의 조기 수술이 예후를 향상시킬 수도 있다.[143] 만성의 재발성 부분탈구로 인한 손상은 건초의 수술적 치료가 필요하다.

6) 주상-월상골 불안정(scapholunate instability)

인대손상으로 인한 주상-월상골 불안정은 수근에서 발생 가능한 인대 손상 중에 가장 흔한 종류이다.[165] 수근관절 신전, 척측편위 및 회내된 채로 떨어질 때에 잘 발생한다. 주상골인대의 손상 후에는 월상골과 삼각골이 신전되는 반면에 주상골은 굴곡 상태가 된다. 이러한 패턴은 DISI (dorsal intercalated segmental intability)와 관련되어 있다.[166]

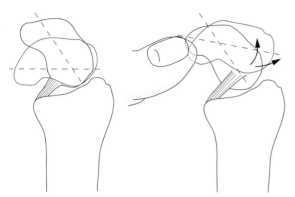

그림 41-57 │ 왓슨 주상골 이동검사(Watson scaphoid shift test)

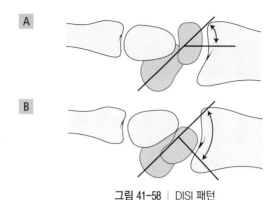

그림 41-58 │ DISI 패턴

A: 정상 주상골 각도: 30~60°, B: 60° 이상의 주상골 각도, 주상골 탈구를 시사

만약 이러한 진단이 초기에 되지 않고 적절한 치료를 받지 못하면 수근관절증이 생기고, 주상골은 허탈상태(collapse)가 된다.[167] 주상골 손상환자는 손을 편 상태에서 떨어지고 동반된 수근의 부종, 반상출혈, 관절가동범위의 제한이 있다. 신체검사상 주상골-월상관절의 손상부위, 특히 수근부 배측으로 압통이 있다. 주상골 압박으로 주상골과 요측면의 움직임에 의한 통증이 재현되는 Watson 검사 양성 소견을 보인다(그림 41-57).[168] 방사선 촬영은 전후방, 주먹을 꽉 쥔 상태에서의 전후방, 외측, 사위방향에서의 영상을 포함해야 한다.[167] 동반된 골절의 확인이 필요하며 외측영상은 DISI 성향의 손상을 나타낼 수 있다(그림 41-58). 이것은 주상골과 월상골 사이의 배측방향각도가 60° 이상인 것이 특징이다.[168] 전후방 사진에서 주상골과 월상골 사이가 3 ㎜ 이상인 것도 주상골 불안정 진단에 도움이 된다. 주먹을 꽉 쥔 상태에서 사진은 이러한 결과를 더욱 강조해서 보여준다. 영상의학적 평가는 반드시 건측 수근의 영상과 비교하는 것이 좋다. 만약 방사선 촬영이 진단에 도움이 되지 않는다면, 관절조영술이나 자기공명영상 같은 다른 검사를 할 수 있고 수근관절의 관절조영술이 진단에 가장 확실한 검사이다. 급성 주상골 인대의 손상은 수술적 치료가 필요하다. 만성주상골 손상은 치료가 더 어렵고 수술적 치료를 계속 요한다. 만성 주상골 불안정은 부분관절고정술이 필요할 수 있고, 주상골의 허탈상태(collapse)를 치료하기 위해 수근골의 근위부 절제를 하기도 한다.[168]

7) 주상골 골절(scaphoid fracture)

수근골 골절의 70%는 주상골 골절을 동반한다.[169] 주상골은 요골의 원위부에 있고, 수근골 근위부 열의 한 부분이다. 주상골은 과도한 수근관절 신전의 첫 번째 저항점이기 때문에 손상 받기 쉽다. 주상골 골절은 중간 1/3이 80%, 근위 1/3이 15%, 원위 1/3이 4%을 차지하고 원위결절에서의 골절은 단 1%만 차지한다.[169] 주상골은 요골동맥에서 혈액을 공급받는다. 혈행은 원위부에서 들어오며 근위부는 원위부의 혈행에 의존한다. 따라서 근위부 1/3 또는 중간 1/3 지점에서 무혈성 괴사 및 비유합이 잘 일어난다.[169] 주상골 골절 환자 대부분은 수근관절이 신전된 상태에서 낙상한다. 수근관절의 요측부분, 특히 배측면의 통증을 호소하고 해부학적 코담배갑(anatomical snuffbox) 위치(그림 41-59)에 가벼운 부종과 반출혈이 있다. 신체검사에서 해부학적 코담배갑은 촉진하기 쉽다. 신체검사 시 신경혈관다발의 기능은 꼭 확인해야 한다. 방사선 촬영은 전후방, 외측, 좌/우 사위, 주먹을 꽉 쥔 상태가 포함되어야 한다.[169] 주상골 골절이 미세할 경우 단순 방사선 촬영으로는 진단이 어려운 경우가 많다. 관련된 수근 불안정 성향은 방사선 촬영으로 평가해야 하며 특히 주상-월상골 분리(dissociation)에 주목해야 한다. 주상-월상골 분리는 주먹을 꽉 쥔 상태에서 전후방 사진상 3 ㎜ 또는 그 이상의 주상골과 월상골 사이의 간격이 보이거나 외측사진에서의 DISI 패턴이 있을 때 의심할 수 있다.[169] 이러한 골절에서는 부종이 발생하기 때문에 조기의 석고붕대 고정술이 사용될 수 있다. 이탈이 없는 중간 또는 근위부 1/3 골

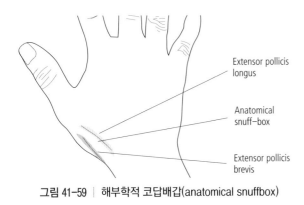

그림 41-59 | 해부학적 코담배갑(anatomical snuffbox)

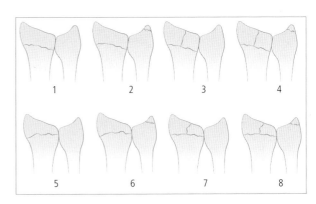

그림 41-60 | 요골 원위부 골절에 대한 Frykman 분류

절에서 첫 6주간 주관절은 90° 굴곡, 수근은 신전/굴곡 중립, 엄지가 약간의 신전과 외전상태로 제 1중수지절관절이 포함된 수근 중립편위된 상태로 장완무지나선상붕대(long arm thumb spica)를 사용한다.[169] 만약 골절이 주상골 원위 1/3 지점에서 일어나거나 방사선 촬영에는 나타나지 않지만 주상골 골절이 많이 의심되는 경우에는 장완무지 나선상붕대(long arm thumb spica)와 마찬가지 상태에서 단완무지 나선상붕대(short arm thumb spica)를 사용한다. 관절의 탈구를 동반하지 않는 중간 또는 근위 1/3 골절환자는 6주 후 장완무지 나선상붕대에서 단완무지 나선상붕대로 교체할 수 있고 단순 촬영상 유합 정도에 따라 총 12~20주간 고정해야 한다. 원위부 1/3 골절환자는 단완무지 나선상붕대로 10~12주간 고정해야 한다. 방사선 촬영은 유합이 확인될 때까지 매 2~3주간 촬영해야 한다.[169] 주상골 골절이 의심되거나 단완무지 나선상붕대 착용 2주 후에도 환자가 코담배갑에 압통이 있고 방사선 촬영에서 계속 음성이면 확진을 위하여 다른 진단을 찾기 위해 골주사이나 자기공명영상을 시행해야 한다. 골주 사이나 자기공명영상 검사상 이탈이 없는 골절이 확인되면 위에 열거한 치료를 시행한다. 석고붕대고정기간 동안 환자는 관절가동범위를 증가시켜야 하고 고정되지 않은 상지의 근력강화운동을 시행해야 한다. 고정기간이 끝난 후에는 환자는 고정되었던 관절의 관절가동범위와 근력회복을 위해 운동프로그램을 시행해야 한다. 주상-월상골 분리가 지속되거나 무혈성괴사, 비유합으로 생각되는 전위골절 환자는 수술적 치료를 고려해야 한다.

8) 요골 원위부 골절(distal radial fracture)

요골의 원위부는 흔하게 골절되는 부위 중 하나이다. 폐경후 여성과 아이들에게서 발생하기 쉽다.[170] Frykman은 요골원위부 골절의 분류하였는데 분류 1과 2 골절은 관절강 밖의 골절, 분류 3과 4는 요골수근관절을 포함한 관절강내 골절이다. 분류 5와 6 골절은 요척관절을 포함한 관절강내 골절, 분류 7과 8은 요척관절, 요골수근관절 모두를 포함한 관절강내 골절이다. 짝수 번호로 분류된 골절은 척골경상돌기(ulnar styloid)의 골절과 관련이 있음을 시사한다. Frykman 분류의 숫자가 올라 갈수록 예후는 좋지 않다(그림 41-60). 요골원위부 골절환자의 대부분은 수근이 펴진

표 41-2 | FRYKMAN'S CLASSIFICATION OF COLLES FRACTURE

Type	Fracture
I	Extra-articular radial fracture
II	Extra-articular radial fracture with an ulnar fracture
III	Intra-articular fracture of the radiocarpal joint without an ulnar fracture
IV	Intra-articular fracture of the radiocarpal with an ulnar fracture
V	Fracture of the radoulnar joint
VI	Fracture into the radoulnar joint wth an ulnar fracture
VII	Intra-articular fracture involving radiocarpal and radoulnar joint
VIII	Intra-articular fracture involving radiocarpal and radoulnar joint with an ulnar fracture

채로 수상한다. 신체검사상 국소 부종과 반상출혈이 골절 부위를 따라 나타난다. 골절부위에 촉진 시 압통이 있다. 검사하는 동안 정상 신경혈관기능이 있는 것이 중요하다. 요골원위부 골절은 전후방, 외측, 사위촬영된 방사선 사진으로 평가할 수 있다.[150] 전후방 사진은 요골 경사와 길이를 알 수 있고, 외측 사진은 수장측 기울기를 알 수 있다. 가장 흔한 요골원위부 골절은 콜리스 골절(Colles' fracture)이라 부르는 frykman 분류 1이다.[150] 이 골절은 골절선이 요골원위부에서 2 ㎝ 근위부에 있고, 원위부골절편이 배측경사(dorsal angulation)되어 있다. 약간만 이탈된 분류 1 또는 2골절은 폐쇄정복 후 수근이 척측편위 및 약간 굴곡상태로 설탕집게부목(sugar tong splint)으로 고정하는 것으로 치료할 수 있다.[170] 수상 후 약 3일 후에 비전위 골절 환자는 수근관절을 중립으로 한 채로 단완 석고붕대를 6주간 착용하며, 방사선 촬영은 6주간 매 2주마다 촬영해야 한다. 정복을 시행한 이탈된 골절 환자는 정복이 유지됨을 확인하기 위해 3일 후 방사선 촬영하고 수근의 약간 굴곡, 척측편위, 전완중립, 주관절 90° 굴곡 상태로 3~4주간 장완 석고붕대를 착용 한다.[170] 이것은 상처 치유가 일어날 때까지 3~4주 이상 수근관절을 중립한 상태로 단완 석고붕대로 바꿀 수도 있다. 고정되지 않은 관절은 가동운동을 해야 하며, 고정이 끝난 후에는 관절가동범위와 상지 근력의 회복을 위한 재활프로그램이 시행된다. 분류 3 또는 그 이상의 환자, 분쇄골절, 불안정한 전위 골절환자는 정형외과적 치료를 필요로 한다.

9) 키엔뵉병(Kienböck's disease)

1910년 Kienböck이 월상골의 진행성 붕괴로 특징되는 질환을 처음으로 기술하였다.[171] 이 질환은 현재 '키엔뵉병'으로 알려져 있으며, 손목에 반복적인 압박력이 작용하여 월상골에 미세골절을 유발하고, 이에 따라 혈관이 압박되어 무혈성 괴사를 유도하게 되며, 동시에 월상골의 붕괴(collapse)를 초래하게 된다(그림 41-61).[171,172] 이 질환은 척골의 결손이형(Minus 형)에서 더 흔히 발병하게 된다(그림 41-62). 주된 증상은 환자가 손목의 통증과 뻐근함을 호소하며, 신체검사시 수근관절 가동범위의 제한과, 수근관절 배측부의 월상골 위쪽을 촉진하게 되면 압통이 유발된다(그림 41-63). 방사선학적 검사시 전형적인 수근의 척골 변이형 소견을 보이게 된다.[172] 초기에는 월상골이 정상으

로 보일 수 있으나, 흔히 낭성 변화를 동반한 월상골의 경화소견을 관찰할 수 있으며, 진행된 경우에는 월상골의 조각과 붕괴를 관찰할 수도 있다. 골주사검사에서는 단순방사선 검사에서 정상 소견을 보이는 환자에서도 섭취율의 증가소견을 관찰할 수 있다. 자기공명영상검사도 키엔뵉병 진단에 유용하다(그림 41-64). 키엔뵉병의 초기에 혈관의 재관류를 촉진하기 위하여 수근의 고정이 필요하다.[173]

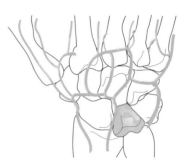

그림 41-61 | 키엔뵉(Kienböck) 병
월상골(A)의 무혈성 괴사

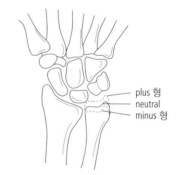

그림 41-62 | 척골의 변이형

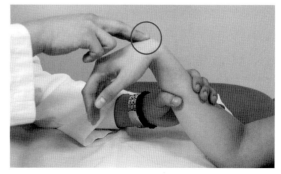

그림 41-63 | 수근관절의 굴곡은 월상골의 촉지를 용이하게 한다.

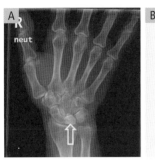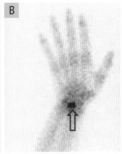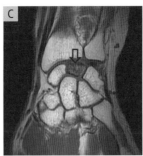

그림 41-64 | 키엔뷕병(Kienbock disease)의 영상 검사소견

우측 손목관절의 통증을 주소로 내원한 76세 여자 환자에게 단순방사선 검사(A)를 시행하였을 때 우측 월상골(lunate)의 경화성 병변(sclerotic lesion, 화살표)이 관찰되었고 골주사 검사(B)에서도 동일 부위에 섭취율의 증가소견이 확인되었다. 자기공명영상 검사(C)에서 T1 강조영상의 관상면(coronal view)을 보았을 때 월상골에서 신호강도가 떨어지는 소견이 확인되었다.

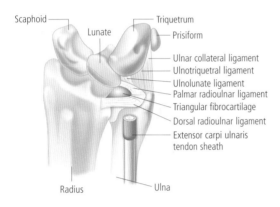

그림 41-65 | 삼각섬유연골복합(triangular fibrocartilage complex)의 구조

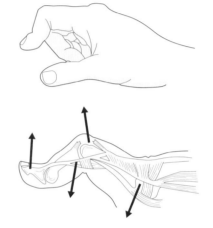

그림 41-67 | 단추구멍 변형(Boutonniere deformity)

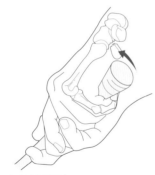

그림 41-66 | 삼각섬유연골(triangular fibrocartilage)의 손상기전

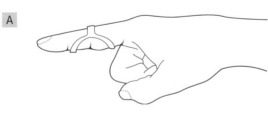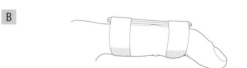

그림 41-68 | 단추구멍 손상용 부목(Boutonniere deformity splint)
A: 반지형 부목, B: 배측신전 부목

동영상 41-11

만약 환자가 수근의 척골 변이형일 경우, 요골 단축술 혹은 척골의 연장술을 시행할 수도 있다. 진행된 키엔뷕병의 경우, 부분적 수근 관절고정술, 연부조직을 포함한 월상골 절제 혹은 실리콘 치환술이 필요할 수도 있다.

10) 삼각섬유연골복합 손상(triangular fibrocartilage complex injuries, TFCC injuries)

삼각섬유연골복합은 무혈관성의 중심 관절원반(disc)과 혈관성의 배측과 수장측의 요척인대로 이루어져 있다(그림 41-65). TFCC의 첫 번째 기능은 원위부 요척관절의 안정 기로서의 역할이며, 손을 뻗친 상태로 떨어지거나 하는 급성 손상 또는 체조와 같은 미세한 외상이 반복되면서 손상을 받는다. 수근의 축부하(axial loading)의 18% 정도가 TFCC에 걸리게 되며, 나머지 82%가 수근관절에 걸리게 된다. 척골 증가이형의 경우 TFCC에 걸리는 부하를 증가시켜 TFCC 손상의 발생을 증가시킨다. TFCC 손상 환자들은 손상을 유발될만한 한 번의 외상을 말하는 경우도 있으며, 점진적인 발생을 하는 경우도 있다. 외상성 손상은 젊은 운동선수에서 흔히 일어나며, 퇴행성 손상은 나이든 사람에서 나타난다. 급성손상 환자에서는 수근의 회전성 압박과 관련된 측부하(axial loading)에 의해 손상이 유발된다(그림 41-66). 환자들은 수근의 걸리는 느낌과 맞물림 증상을 느낄 수도 있다. 신체검사상 척측수근굴근건과 척측수근신근건 사이의 요골경상돌기 원위부의 오목부위를 촉진 시 압통을 유발할 수 있다. 방사선학적 검사 시 수근 전후면 사진에서 척골 변이형(plus형)을 확인할 수 있다. 초음파영상, 수근관절조영술, 자기공명영상(MRI), 자기공명영상 관절조영술이 TFCC 손상의 진단에 도움을 준다. TFCC 손상의 비수술적 치료로 처음 4~6주간 고정 장치를 이용하여 손목 고정을 하고 비스테로이드성 소염진통제를 사용하며 때때로 스테로이드 주사가 도움이 될 수 있다(동영상 41-11). 고정기간 이후 물리치료를 병행하는 것이 더 효과적인 경우도 있다. TFCC 중심 관절원반의 급성 손상 시에는 수술적 절제술이 최선책이다. 이 경우 90%의 치료효과를 나타내고 있다. TFCC의 주변부 손상 시에도 수술적 치료에 잘 반응을 보이나, 수술후 회복이 중심 관절원반 손상과 비교 시 느리게 나타난다. TFCC의 퇴행성 손상환자에서는 척골 변이형을 확인하여 TFCC의 수술적 절제술과 동시에 척골 단축술도 고려를 해야한다.

3. 수부의 병변

1) 단추구멍 수지(Boutonniere finger extensor tendon central slip disruption)

단추구멍 변형은 손가락의 중수골의 기저부에서 신근건의 중앙건막(central slip)이 파열되면서 발생한다. 단추구멍 변형의 특징은 근위 지절간관절의 능동적인 신전동작에 제한이 생기나, 수동적인 관절운동은 유지된다. 근위 지절간관절이 굴곡 상태로 있는 이유는 신전동작시 근위 지절간관절의 외측띠가 바닥 쪽으로 이동하여 관절에 굴곡력이 작용하기 때문이다. 그러나 외측띠는 원위 지절간관절에서는 신전력으로 작용한다(그림 41-67). 직접적인 외상, 지절간관절이 강하게 굽혀지거나, 혹은 근위 지절간관절의 수장측으로의 탈구로 인해서 발생할 수 있다. 환자들은 대부분 손가락의 손상을 호소하며, 굴곡된 근위지절간관절을 신전 동작을 수행하지 못한다. 신체검사시 손가락 배측을 촉진시에 압통이 발생한다. 능동적인 근위 지절간 신전동작은 불가능하나 수동적인 신전은 가능하다. 근위지절간관절의 방사선학적 검사는 중절골의 배측근위부에서 발생가능한 견열골절(avulsion fracture)을 평가하기 위해서 반드시 시행되어야 한다. 만약 손상이 6주 이내에 발견되고, 환자가 완전한 수동적인 신전이 가능하다면, 근위 지절간관절을 완전히 편 상태로 부목을 5~6주간 시행하여야 한다(그림 41-68). 원위 지절간관절 부목은 필요하지 않으며, 치료의 초기에 원위 지절간관절의 굴곡운동을 실시하여야 한다. 또한, 근위 지절간관절이 치료시행 중 한번이라도 굽혀지게 되면, 성공적인 치료가 이루어질 수 없기 때문에, 환자에 대한 교육과 순응도가 중요하다. 만성적인 단추구멍 변형 혹은 근위 지절간관절의 수동적 신전이 불가능하다면, 완전한 수동적 관절가동범위의 회복을 위한 적극적인 재활 프로그램과 석고붕대 및 부목치료가 필요하다. 적절한 수동관절가동범위와 증상이 없어지면 더 이상의 치료는 필요치 않다. 하지만 근위 지절간관절의 신전 가동범위가 회복되지 않는다면 수술적 치료가 필요하다. 그러나 수술적 치료의 효과가 다양하기 때문에, 모든 환자에서 수술적 치료 시행 전에 비수술적 치료가 시행되어져야 한다. 그러나 손가락 중위지골의 견열골절을 동반한 단추구멍 변형 환자에서는 수술적 치료가 우선시 된다.

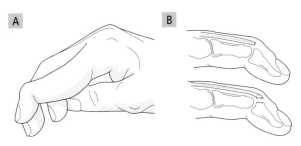

그림 41-69 │ 망치수지(Mallet finger)
신근건 손상 및 견열골절로 인해 발생한 망치수지

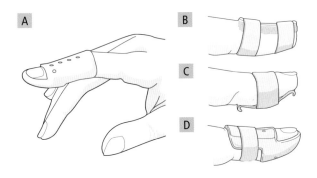

그림 41-70 │ 망치수지용 부목의 종류
A: 망치수지용 부목, B: 알루미늄 부목, C: 패드가 없는 알루미늄 부목,
D: 더미부목(stack splint)

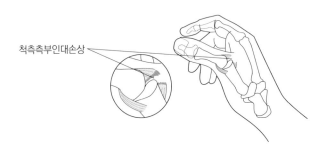

척측측부인대손상

그림 41-71 │ 사냥터 지기 무지(Gamekeeper's thumb)

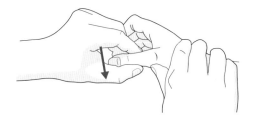

그림 41-72 │ 척측측부인대에 압력을 주는 검사
무지의 첫 번째 굴곡시 종말점(end point)이 느껴진 후 요측으로 편위된
다. 제1 중수골과 근위지골 간의 각도(a)를 평가할 수 있다.

2) 원위부 신근건 부착부위의 파열(망치수지, terminal extensor tendon disruption, Mallet finger)

신근건의 부착부인 손가락 원위지골의 근위부 배측 부위에서 손상이 일어난 것을 망치수지(Mallet finger)라고 한다(그림 41-69). 수지 원위지골의 근위부 배측 부위에서 건의 파열이나 견열골절에 의해 발생한다. 신전 상태의 원위 지절간관절에 강력한 굴곡외력이 작용을 했을 때 일어난다. 신근건 원위부의혈관분포과소부위가 손상에 취약한 부분이다. 환자들은 원위 지절간관절의 통증과 원위 지절간관절의 신전장애를 호소하게 된다. 신체검사 시 원위 지절간관절이 굴곡된 상태이며, 신전 동작을 수행하지 못한다. 원위 지절간관절의 배측부위 촉진 시 압통을 호소하며, 최근 손상의 경우 홍반, 반상출혈, 부종을 동반한다. 원위 지절간관절의 방사선학적 검사는 수지 원위지골의 배측 근위부에서 발생하는 견열골절을 확인하기 위해 반드시 시행되어져야 한다. 보통 비수술적 치료를 시행하나, 큰 견열골절이 있을 때에는 수술적 치료가 시행되어야 한다. 비수술적 치료 방법으로는 6~8주간 하루 24시간 동안 원위 지절간관절의 부목치료를 시행한다(그림 41-70). 환자에게 원위 지절간관절의 굴곡 동작을 하지 못하도록 교육하여야 하며, 치료 기간동안 굴곡 동작을 시행하면 적절한 회복의 방해 및 치료의 지연을 초래할 수 있다. 부목치료가 끝난 후 환자는 관절가동범위의 회복 및 근력, 유연성, 전완과 손의 지구력의 회복을 위해 재활 치료 프로그램을 수행하여야 한다.

3) 심지굴근 파열(flexor digitorum profundus rupture)

심지굴근건의 원위부 파열은 예를 들면 축구선수가 상대편 선수의 운동복을 잡고 태클을 하는 경우와 같이, 격렬한 쥐는 동작을 수행 시 발생할 수 있다. 이런 이유로 심지굴근 파열은 흔히 "운동셔츠 손가락(jersey finger)"이라고 불린다. 약지의 심지굴근의 건이 다른 손가락에 비해 낮은 파괴강도를 가지고 있어 다른 손가락에 비해 손상의 발생이 증가하게 된다. 운동을 셔츠 손가락 환자들은 격렬한 쥐기 동작 후에 발생하는 갑작스럽고 심한 통증을 호소한다. 손상된 원위지절간관절의 능동적인 굴곡 동작을 수행할 수 없게 된다. 신체검사에서 주먹을 쥐라고 했을 때, 손상 받은 원위 지절간관절의 능동적인 굴곡 작용을 수행할 수 없다. 파열된 건이 장측에서 만져질 수도 있으며, 원위 지절간관절의 단순방사선 검사는 동반된 견열골절을 확인하기 위해 시행되어야 한다. 수술적 치료가 원칙이며 만약 건이 장측으로 당겨져 있다면, 유착을 방지하기 위해 7~10일 안에 수술이 시행되어야 한다. 하지만, 만약 건이 근위 지절간관절 밑으로 당겨져 있지 않다면, 손상 후 6~8주 안으로 지연 회복술(delayed repair)을 시행할 수 있다. 동반된 골절도 수술 시 고려되어야 한다.

4) 제1 척측 중수지절관절 척측측부인대 염좌(first meta-carpophalangeal joint ulnar collateral ligament sprain)

제1 중수지절관절을 향한 요측에서 주어지는 힘은 척측측부인대 손상을 유발할 수 있다. 이 손상은 스키어에서 종종 보이는 "사냥터지기 무지(gamekeeper's thumb)"로 알려져 있다(그림 42-71). 제1 척측 중수지절관절의 척측측부인대 손상은 3단계 인대 염좌표에 의해 분류될 수 있다. 제1 척측 중수지절관절의 척측측부인대의 3등급 염좌는 제1 근위지골의 기저부부터 인대의 말단부까지의 찢어짐 때문일 수 있고, 제1 근위지골 기저부와 척측측부인대의 파열된 끝부분 사이에 무지외전근건이 위치할 가능성이 있다. 이것은 Stener 영역이라 불리며 이런 손상에서 적절한 치유를 방해하고, 만성적인 관절통과 불안정성을 유발할 수 있다. 이러한 환자들은 제1 중수지절관절에 요측력은 병력이 있다. "뚝"하는 소리와 관절의 불안정을 느낀 환자도 보고된다. 신체검사상 척측측부인대의 촉진시 압통이 나타난다. Stener 영역이 있다면 제1 중수지절관절의 척측에 척측측부인대의 찢김을 나타내는 촉진되는 종괴가 만져질 수 있다. 최초의 진찰에서는 국소마취제를 사용하지 않을 수도 있지만 척측측부인대에 압력을 주는 검사는 국소 마취 후에 시행되어야 한다. 압력검사는 관절이 완전히 신전 상태와 30° 굴곡상태 둘 다에서 시행되어야 한다. 완전파열은 제1 중수지절관절의 압력 검사상 손상부위와 비손상부위의 각도 차이가 15~30° 이상 날 때 알 수 있다. 압력검사 도중 종말점이 없는 것도 척측측부인대의 완전파열을 의미할 수 있다(그림 41-72). 방사선 촬영은 골절이나 관절탈구를 확인하기 위해 전후방, 외측, 사위상이 포함되어야 하며, 초음파영상 혹은 자기공명영상은 연부조직 손상을 더 잘 확인할 수 있다. 치료는 한랭치료, 소염제, 10~14일간의 무지나선석고붕대와 이어서 2주간의 수근-수지-무지 나선붕대 보조기, 그리고 2~4주 이상의 수무지

나선붕대가 있다. 운동선수의 경우, 남은 기간 동안 무지 나선부목을 착용해야 한다. 움직이는 동안 안정을 위한 테이핑은 부목고정이 끝난 후 사용할 수 있다. 매일 2회씩 부목을 제거 후 부드러운 관절가동운동을 시행하고 움직임은 가능한 범위까지만 한다. 조기수술은 척측측부인대의 완전 파열 시 추천된다. 수지골 원위부의 견열골절 3 ㎜ 이상의 전위 또는 만성 반복적인 불안정이 있을 때 수술이 필요할 수 있다.

5) 제2-5 수지절간관절 근위부와 원위부 측부인대 손상 (collateral ligament injuries of the second to fifth proximal and distal interphalangeal joints)

수지절간관절의 근위~원위의 요/척 측부인대 손상은 탈구를 동반 가능한 다발성 인대손상과 관련이 있거나, 단독으로 일어난다. 수지절간관절의 측부인대 손상은 표준 3단계 염좌표에 의해 분류될 수 있다. 수지절간관절의 근위-원위의 요/척 측부인대 손상기전은 관절에 대한 요/척 압력에 의한 것이다. 신체검사상 손상받은 인대의 압통이 있고 손가락의 국소마취 후의 요/척측 관절로의 압력을 줌으로서 안정성을 평가할 수 있다. 방사선 촬영은 골절을 평가하기 위해 전후방, 외측, 사위방향 촬영을 해야 한다. 운동 안정성 평가가 필요하면 손가락 국소마취 후 투시촬영검사를 시행하면서 관절을 굴곡 또는 신전한다. 요/척 측부인대의 부분 파열은 냉치료, 소염제, 3~6주간의 근처 손가락 테이핑을 통해 치료할 수 있다. 일상생활동작은 가동 가능한 범위 내에서 시행가능하다.

6) 방아쇠 수지(trigger finger)

수지의 전방에는 수지 도르래(혹은 활차, finger pulley)가 있어 수지 굴곡건을 붙들고 있으며 이를 통해 수지의 기능을 원활하게 하게 하는 역할을 해준다. 손바닥에서 수지의 끝을 향해 5개의 수지 도르래가 존재하고(그림 41-73) 이 곳에 염증 등으로 인한 병리 소견이 발생하면 수지가 잘 펴지지 않거나 관절부위가 부어오르는 증상이 발생한다. 임상적으로 중수지절관절(metacarpophalangeal joint)의 바로 근위부에 위치한 A1 pulley에 이러한 병리적 현상이 가장 쉽게 발생하며 굴곡건을 둘러싼 건초 내에서 활막염이 발생할 경우 수지의 굴곡이 부드럽게 일어나지 않게 된다. 수지가 굴곡할 때 활막염으로 인해 건초의 폐쇄된 곳을 통

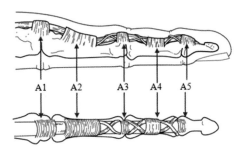

그림 41-73 │ 수지 도르래(finger pulley)의 해부학적 위치 및 명칭

동영상 41-12

동영상 41-13

과하면서 방아쇠를 당기는 것처럼 처음에는 힘들게 이루어지다가 통과후에 갑자기 움직임이 쉽게 일어나는 현상을 관찰할 수 있고 이를 방아쇠 수지(trigger finger)라고 부르며 엄지에서 발생한 경우 방아쇠 무지(trigger thumb)으로 부른다(동영상 41-12은 방아쇠 무지 환자가 엄지를 굴곡시킬 때 triggering이 발생하는 현상을 초음파로 관찰한 영상임). 이 과정에서 통증이 발생할 수 있고 수지가 골곡된 채 신전되지 않아 수동적으로 신전시켜야 하는 경우도 있다. 촉진 상 A1 pulley 근처에서 압통이 있을 수도 있으며 검사자의 손에 결절이 느껴지기도 한다. 당뇨병이나 류마티스 관절염이 동반되는 경우도 많으므로 방아쇠 수지를 보이

는 환자는 이에 대한 임상적 검사를 해보는 것도 좋다. 대부분의 방아쇠 수지는 굴곡건 건초에 스테로이드를 주사하면 효과적으로 치료될 수 있으나(동영상 41-13) 주사에 효과가 없는 경우는 수술적으로 A1 pulley 유리술(release)을 시행하기도 한다.

참고문헌

1. Walker-Bone K, Palmer KT, Reading I, Coggon D, Cooper C. Prevalence and impact of musculoskeletal disorders of the upper limb in the general population. Arthritis Rheum 2004;51(4):641-51.

2. Badcock LJ, Lewis M, Hay EM, McCarney R, Croft PR. Chronic shoulder pain in the community: a syndrome of disability or distress? Ann Rheum Dis 2002;61(2):128-31.

3. McBeth J, Jones K. Epidemiology of chronic musculoskeletal pain. Best Pract Res Clin Rheumatol 2007;21(3):403-25.

4. Kibler WB, Herring SA, Press JM, Lee PA. Functional Rehabilitation of Sports and Musculoskeletal Injuries. Gaithersburg: An Aspen Publication; 1998.

5. Rockwood CA, Matsen FA, Wirth MA, Lippit SB. The Shoulder. Philadelphia: W.B. Saunders Company; 2004.

6. McConville OR, Iannotti JP. Partial-thickness tears of the rotator cuff: evaluation and management. J Am Acad Orthop Surg 1999;7(1):32-43.

7. Malanga GA, Jenp YN, Growney ES, An KN. EMG analysis of shoulder positioning in testing and strengthening the supraspinatus. Med Sci Sports Exerc 1996;28(6):661-4.

8. Birnbaum K, Prescher A, Heller KD. Anatomic and functional aspects of the kinetics of the shoulder joint capsule and the subacromial bursa. Surg Radiol Anat 1998;20(1):41-5.

9. Kim KC, Rhee KJ, Shin HD, Kim YM. Estimating the dimensions of the rotator interval with use of magnetic resonance arthrography. J Bone Joint Surg Am 2007;89(11):2450-5.

10. Plancher KD, Johnston JC, Peterson RK, Hawkins RJ. The dimensions of the rotator interval. J Shoulder Elbow Surg 2005;14(6):620-5.

11. Lee JC, Sykes C, Saifuddin A, Connell D. Adhesive capsulitis: sonographic changes in the rotator cuff interval with arthroscopic correlation. Skeletal Radiol 2005;34(9):522-7.

12. Lee JC, Guy S, Connell D, Saifuddin A, Lambert S. MRI of the rotator interval of the shoulder. Clin Radiol 2007;62(5):416-23.

13. Kerimoglu U, Aydingoz U, Atay OA, Ergen FB, Kirkpantur A, Arici M. Magnetic resonance imaging of the rotator interval in patients on long-term hemodialysis: correlation with the range of shoulder motions. J Comput Assist Tomogr 2007;31(6):970-5.

14. Boileau P, Ahrens PM, Hatzidakis AM. Entrapment of the long head of the biceps tendon: the hourglass biceps--a cause of pain and locking of the shoulder. J Shoulder Elbow Surg 2004;13(3):249-57.

15. Bennett WF. Subscapularis, medial, and lateral head coracohumeral ligament insertion anatomy. Arthroscopic appearance and incidence of "hidden" rotator interval lesions. Arthroscopy 2001;17(2):173-80.

16. Vinson NE, Major MN, Higgins DL. Magnetic resonance imaging findings associated with surgically proven rotator interval lesions. Skeletal Radiol 2007.

17. Morag Y, Jacobson JA, Shields G, Rajani R, Jamadar DA, Miller B, Hayes CW. MR Arthrography of Rotator Interval, Long Head of the Biceps Brachii, and Biceps Pulley of the Shoulder. Radiology 2005;235(1):21-30.

18. Clark JM, Harryman DT, 2nd. Tendons, ligaments, and capsule of the rotator cuff. Gross and microscopic anatomy. J Bone Joint Surg Am 1992;74(5):713-25.

19. Clark J, Sidles JA, Matsen FA. The relationship of the glenohumeral joint capsule to the rotator cuff. Clin Orthop Relat Res 1990(254):29-34.

20. Andren L, Lundberg BJ. Treatment of Rigid Shoulders by Joint Distension During Arthrography. Acta Orthop Scand 1965;36:45-53.

21. Buchbinder R, Green S, Forbes A, Hall S, Lawler G. Arthrographic joint distension with saline and steroid improves function and reduces pain in patients with painful stiff shoulder: results of a randomised, double blind, placebo controlled trial. Ann Rheum Dis 2004;63(3):302-9.

22. Pearsall AW, Speer KP. Frozen shoulder syndrome: diagnostic and treatment strategies in the primary care setting. Med Sci Sports Exerc 1998;30(4 Suppl):S33-9.

23. Bjorkenheim JM, Paavolainen P, Ahovuo J, Slatis P. The intraarticular pressure during shoulder arthrography. A diagnostic aid in rotator cuff tear. Acta Orthop Scand 1987;58(2):128-9.

24. Resnik CS, Fronek J, Frey C, Gershuni D, Resnick D. Intra-articular pressure determination during glenohumeral joint arthrography. Preliminary investigation. Invest Radiol 1984;19(1):45-50.

25. Nam EK, Snyder SJ. The diagnosis and treatment of superior labrum, anterior and posterior (SLAP) lesions. The American journal of sports medicine 2003;31(5):798-810.

26. Kibler WB, McMullen J. Scapular dyskinesis and its relation to shoulder pain. J Am Acad Orthop Surg 2003;11(2):142-51.

27. Burkhart SS, Morgan CD, Kibler WB. Shoulder injuries in overhead athletes. The "dead arm" revisited. Clin Sports Med 2000;19(1):125-58.

28. Burkhart SS, Morgan CD, Ben Kibler W. The disabled throwing shoulder: spectrum of pathology part III: the SICK scapula, scapular dyskinesis, the kinetic chain, and rehabilitation. Arthroscopy: The Journal of Arthroscopic & Related Surgery 2003;19(6):641-61.

29. Ostlere S. Imaging the shoulder. Imaging 2003;15(4):162-73.

30. Davies A, Hodler J. Imaging of the shoulder. Berlin: Springer; 2004.

31. Dinnes J, Loveman E, McIntyre L, Waugh N. The effectiveness of diagnostic tests for the assessment of shoulder pain due to soft tissue disorders: a systematic review. Health Technol Assess 2003;7(29):iii, 1-166.

32. van der Heijden GJ, van der Windt DA, Kleijnen J, Koes BW, Bouter LM. Steroid injections for shoulder disorders: a systematic review of randomized clinical trials. Br J Gen Pract 1996;46(406):309-16.

33. Winters JC, Sobel JS, Groenier KH, Arendzen HJ, Meyboom-de Jong B. Comparison of physiotherapy, manipulation, and corticosteroid injection for treating shoulder complaints in general practice: randomised, single blind study. BMJ 1997;314(7090):1320-5.

34. van der Windt DA, Koes BW, Deville W, Boeke AJ, de Jong BA, Bouter LM. Effectiveness of corticosteroid injections versus physiotherapy for treatment of painful stiff shoulder in primary care: randomised trial. BMJ 1998;317(7168):1292-6.

35. Neer CS, 2nd. Anterior acromioplasty for the chronic impingement syndrome in the shoulder: a preliminary report. J Bone Joint Surg Am

1972;54(1):41-50.

36. Bigliani LU, Ticker JB, Flatow EL, Soslowsky LJ, Mow VC. The relationship of acromial architecture to rotator cuff disease. Clin Sports Med 1991;10(4):823-38.

37. Ogawa K, Yoshida A, Inokuchi W, Naniwa T. Acromial spur: relationship to aging and morphologic changes in the rotator cuff. J Shoulder Elbow Surg 2005;14(6):591-8.

38. Ko JY, Huang CC, Chen WJ, Chen CE, Chen SH, Wang CJ. Pathogenesis of partial tear of the rotator cuff: a clinical and pathologic study. J Shoulder Elbow Surg 2006;15(3):271-8.

39. Payne LZ, Altchek DW, Craig EV, Warren RF. Arthroscopic treatment of partial rotator cuff tears in young athletes. A preliminary report. Am J Sports Med 1997;25(3):299-305.

40. Gomoll AH, Katz JN, Warner JJ, Millett PJ. Rotator cuff disorders: recognition and management among patients with shoulder pain. Arthritis Rheum 2004;50(12):3751-61.

41. Trojian T, Stevenson JH, Agrawal N. What can we expect from nonoperative treatment options for shoulder pain? J Fam Pract 2005;54(3):216-23.

42. Brukner P, Khan K. Clinical Sports Medicine. 2nd ed. Roseville: McGraw-Hill Book Company; 2002.

43. Papatheodorou A, Ellinas P, Takis F, Tsanis A, Maris I, Batakis N. US of the shoulder: rotator cuff and non-rotator cuff disorders. Radiographics 2006;26(1):e23.

44. Rutten MJ, Jager GJ, Blickman JG. From the RSNA refresher courses: US of the rotator cuff: pitfalls, limitations, and artifacts. Radiographics 2006;26(2):589-604.

45. Arslan G, Apaydin A, Kabaalioglu A, Sindel T, Luleci E. Sonographically detected subacromial/subdeltoid bursal effusion and biceps tendon sheath fluid: reliable signs of rotator cuff tear? J Clin Ultrasound 1999;27(6):335-9.

46. Lee HS, Joo KB, Park CK, Kim YS, Jeong WK, Kim YS, Park DW, Kim SI, Park TS. Sonography of the shoulder after arthrography (arthrosonography): preliminary results. J Clin Ultrasound 2002;30(1):23-32.

47. El-Dalati G, Castellarin G, Martone E, Ricci M, Vecchini E, Caffarri S, Fusaro M, Pozzi Mucelli R. Standard sonography and arthrosonography in the study of rotator cuff tears. Radiol Med (Torino) 2005;110(5-6):616-22.

48. Baek S, Lee H, Lee S, Chung S. The Usefulness and Indications of Arthrosonography to Differentiate Full-thickness Tears from Partial-thickness Tears of the Rotator Cuff. J Korean Acad Rehab Med 2007;31(6):741-9.

49. Rafii M, Firooznia H, Sherman O, Minkoff J, Weinreb J, Golimbu C, Gidumal R, Schinella R, Zaslav K. Rotator cuff lesions: signal patterns at MR imaging. Radiology 1990;177(3):817-23.

50. Hodler J, Kursunoglu-Brahme S, Snyder SJ, Cervilla V, Karzel RP, Schweitzer ME, Flannigan BD, Resnick D. Rotator cuff disease: assessment with MR arthrography versus standard MR imaging in 36 patients with arthroscopic confirmation. Radiology 1992;182(2):431-6.

51. Carrino JA, McCauley TR, Katz LD, Smith RC, Lange RC. Rotator cuff: evaluation with fast spin-echo versus conventional spin-echo MR imaging. Radiology 1997;202(2):533-9.

52. Bachmann GF, Melzer C, Heinrichs CM, Mohring B, Rominger MB. Diagnosis of rotator cuff lesions: comparison of US and MRI on 38 joint specimens. Eur Radiol 1997;7(2):192-7.

53. Sahin G, Demirtas M. An overview of MR arthrography with emphasis on the current technique and applicational hints and tips. Eur J Radiol 2006;58(3):416-30.

54. Reilly P, Macleod I, Macfarlane R, Windley J, Emery RJ. Dead men and

radiologists don't lie: a review of cadaveric and radiologicalstudies of rotator cuff tear prevalence. Ann R Coll Surg Engl 2006;88(2):116-21.

55. Yamakado K. The targeting accuracy of subacromial injection to the shoulder: an arthrographic evaluation. Arthroscopy 2002;18(8):887-91.

56. Sethi PM, Kingston S, Elattrache N. Accuracy of anterior intra-articular injection of the glenohumeral joint. Arthroscopy: The Journal of Arthroscopic & Related Surgery 2005;21(1):77-80.

57. Sethi PM, El Attrache N. Accuracy of intra-articular injection of the glenohumeral joint: a cadaveric study. Orthopedics 2006;29(2):149-52.

58. Yamanaka K, Matsumoto T. The joint side tear of the rotator cuff. A followup study by arthrography. Clin Orthop Relat Res 1994(304):68-73.

59. Wright SA, Cofield RH. Management of partial-thickness rotator cuff tears. J Shoulder Elbow Surg 1996;5(6):458-66.

60. Brox JI, Gjengedal E, Uppheim G, Bohmer AS, Brevik JI, Ljunggren AE, Staff PH. Arthroscopic surgery versus supervised exercises in patients with rotator cuff disease (stage II impingement syndrome): a prospective, randomized, controlled study in 125 patients with a 2 1/2-year follow-up. J Shoulder Elbow Surg 1999;8(2):102-11.

61. Kartus J, Kartus C, Rostgard-Christensen L, Sernert N, Read J, Perko M. Long-term clinical and ultrasound evaluation after arthroscopic acromioplasty in patients with partial rotator cuff tears. Arthroscopy 2006;22(1):44-9.

62. Deutsch A. Arthroscopic repair of partial-thickness tears of the rotator cuff. J Shoulder Elbow Surg 2007;16(2):193-201.

63. Wirth MA, Basamania C, Rockwood CA, Jr. Nonoperative management of full-thickness tears of the rotator cuff. Orthop Clin North Am 1997;28(1):59-67.

64. Bokor DJ, Hawkins RJ, Huckell GH, Angelo RL, Schickendantz MS. Results of nonoperative management of full-thickness tears of the rotator cuff. Clin Orthop Relat Res 1993(294):103-10.

65. Goldberg BA, Nowinski RJ, Matsen FA, 3rd. Outcome of nonoperative management of full-thickness rotator cuff tears. Clin Orthop Relat Res 2001(382):99-107.

66. Yamaguchi K, Tetro AM, Blam O, Evanoff BA, Teefey SA, Middleton WD. J Shoulder Elbow Surg. 2001;10(3):199-203.

67. Yamanaka K, Matsumoto T. Clin Orthop Relat Res. 1994;(304):68-73.

68. Reilly P, Macleod I, Macfarlane R, Windley J, Emery RJ. Ann R Coll Surg Engl. 2006;88(2):116-21.

69. Tempelhof S, Rupp S, Seil R. J Shoulder Elbow Surg. 1999;8(4):296-9.

70. Fucentese SF, von Roll AL, Pfirrmann CW, Gerber C, Jost B.J Bone Joint Surg Am. 2012;94(9):801-8.

71. Morrison DS, Frogameni AD, Woodworth P. Non-operative treatment of subacromial impingement syndrome. J Bone Joint Surg Am 1997;79(5):732-7.

72. Moosmayer S, Lund G, Seljom US, et al. Tendon repair compared with physiotherapy in the treatment of rotator cuff tears: a randomized controlled study in 103 cases with a five-year follow-up. The Journal of bone and joint surgery American volume 2014;96:1504-14.

73. Ryosa A, Laimi K, Aarimaa V, Lehtimaki K, Kukkonen J, Saltychev M. Surgery or conservative treatment for rotator cuff tear: meta-analysis. Disabil Rehabil 2017;39:1357-63.

74. Boorman RS, More KD, Hollinshead RM, et al. What happens to patients when we do not repair their cuff tears? Five-year rotator cuff quality-of-life index outcomes following nonoperative treatment of patients with full-thickness rotator cuff tears. J Shoulder Elbow Surg 2018;27:444-8.

75. Zingg PO, Jost B, Sukthankar A, Buhler M, Pfirrmann CW, Gerber C. Clinical and structural outcomes of nonoperative management of massive rotator cuff tears. J Bone Joint Surg Am 2007;89(9):1928-34.

76. Brue S, Valentin A, Forssblad M, Werner S, Mikkelsen C, Cerulli G. Idiopathic adhesive capsulitis of the shoulder: a review. Knee Surg Sports Traumatol Arthrosc 2007;15(8):1048-54.

77. Neviaser RJ, Neviaser TJ. The frozen shoulder. Diagnosis and management. Clin Orthop Relat Res 1987(223):59-64.

78. Rizk TE, Christopher RP, Pinals RS, Higgins AC, Frix R. Adhesive capsulitis (frozen shoulder): a new approach to its management. Arch Phys Med Rehabil 1983;64(1):29-33.

79. Bunker TD, Reilly J, Baird KS, Hamblen DL. Expression of growth factors, cytokines and matrix metalloproteinases in frozen shoulder. J Bone Joint Surg Br 2000;82(5):768-73.

80. Hazleman BL. The painful stiff shoulder. Rheumatol Phys Med 1972;11(8):413-21.

81. Shaffer B, Tibone JE, Kerlan RK. Frozen shoulder. A long-term followup. J Bone Joint Surg Am 1992;74(5):738-46.

82. Reeves B. The natural history of the frozen shoulder syndrome. Scand J Rheumatol 1975;4(4):193-6.

83. Hannafin JA, Chiaia TA. Adhesive capsulitis. A treatment approach. Clin Orthop Relat Res 2000(372):95-109.

84. Connell D, Padmanabhan R, Buchbinder R. Adhesive capsulitis: role of MR imaging in differential diagnosis. Eur Radiol 2002;12(8):2100-6.

85. Carrillon Y, Noel E, Fantino O, Perrin-Fayolle O, Tran-Minh VA. Magnetic resonance imaging findings in idiopathic adhesive capsulitis of the shoulder. Rev Rhum Engl Ed 1999;66(4):201-6.

86. Rundquist PJ, Anderson DD, Guanche CA, Ludewig PM. Shoulder kinematics in subjects with frozen shoulder. Archives of physical medicine and rehabilitation 2003;84(10):1473-9.

87. Omari A, Bunker TD. Open surgical release for frozen shoulder: surgical findings and results of the release. J Shoulder Elbow Surg 2001;10(4):353-7.

88. Hsu SY, Chan KM. Arthroscopic distension in the management of frozen shoulder. Int Orthop 1991;15(2):79-83.

89. Piotte F, Gravel D, Moffet H, Fliszar E, Roy A, Nadeau S, Bedard D, Roy G. Effects of repeated distension arthrographies combined with a home exercise program among adults with idiopathic adhesive capsulitis of the shoulder. Am J Phys Med Rehabil 2004;83(7):537-46; quiz 47-9.

90. Vad VB, Sakalkale D, Warren RF. The role of capsular distention in adhesive capsulitis. Arch Phys Med Rehabil 2003;84(9):1290-2.

91. Quraishi NA, Johnston P, Bayer J, Crowe M, Chakrabarti AJ. Thawing the frozen shoulder: A RANDOMISED TRIAL COMPARING MANIPULATION UNDER ANAESTHESIA WITH HYDRODILATATION. 2007. p 1197-200.

92. Ogilvie-Harris DJ, Biggs DJ, Fitsialos DP, MacKay M. The resistant frozen shoulder. Manipulation versus arthroscopic release. Clin Orthop Relat Res 1995(319):238-48.

93. Reichmister JP, Friedman SL. Long-term functional results after manipulation of the frozen shoulder. Md Med J 1999;48(1):7-11.

94. Loew M, Heichel TO, Lehner B. Intraarticular lesions in primary frozen shoulder after manipulation under general anesthesia. J Shoulder Elbow Surg 2005;14(1):16-21.

95. Castellarin G, Ricci M, Vedovi E, Vecchini E, Sembenini P, Marangon A, Vangelista A. Manipulation and arthroscopy under general anesthesia and early rehabilitative treatment for frozen shoulders. Arch Phys Med Rehabil 2004;85(8):1236-40.

96. Kim K, Lee KJ, Kim HC, Lee KJ, Kim DK, Chung SG. Capsule preservation improves short-term outcome of hydraulic distension in painful stiff shoulder. J Orthop Res. 2011;29(11):1688-94.

97. Koh ES, Chung SG, Kim TU, Kim HC. Changes in biomechanical properties of glenohumeral joint capsules with adhesive capsulitis by

repeated capsule-preserving hydraulic distensions with saline solution and corticosteroid. PM R. 2012;4(12):976-84.

98. Lee KJ, Lee HD, Chung SG. Real-time pressure monitoring of intraarticular hydraulic distension for painful stiff shoulders. J Orthop Res. 2008 Jul;26(7):965-70.

99. Rizk TE, Gavant ML, Pinals RS. Treatment of adhesive capsulitis (frozen shoulder) with arthrographic capsular distension and rupture. Arch Phys Med Rehabil 1994;75(7):803-7.

100. Ibrahim T, Rahbi H, Beiri A, Jeyapalan K, Taylor GJ. Adhesive capsulitis of the shoulder: the rate of manipulation following distension arthrogram. Rheumatol Int 2006.

101. Amoretti N, Grimaud A, Brocq O, Roux C, Dausse F, Fournol M, Chevallier P, Bruneton JN. Shoulder distension arthrography in adhesive capsulitis. Clin Imaging 2006;30(4):254-6.

102. Gavant ML, Rizk TE, Gold RE, Flick PA. Distention arthrography in the treatment of adhesive capsulitis of the shoulder. J Vasc Interv Radiol 1994;5(2):305-8.

103. Dahm DL, Lajam CM. Shoulder instability in thefemale athlete. Operative Techniques in Sports Medicine 2002;10(1):5-9.

104. VandenBerghe GMD, Hoenecke HMD, Fronek JMD. Glenohumeral Joint Instability: The Orthopedic Approach. Semin Musculoskelet Radiol 2005(01):34-43.

105. Taylor DC, Arciero RA. Pathologic changes associated with shoulder dislocations. Arthroscopic and physical examination findings in first-time, traumatic anterior dislocations. Am J Sports Med 1997;25(3):306-11.

106. Arciero RA, Wheeler JH, Ryan JB, McBride JT. Arthroscopic Bankart repair versus nonoperative treatment for acute, initial anterior shoulder dislocations. Am J Sports Med 1994;22(5):589-94.

107. Burgess B, Sennett BJ. Traumatic shoulder instability. Nonsurgical management versus surgical intervention. Orthop Nurs 2003;22(5):345-50; quiz 51-2.

108. Colas F, Nevoux J, Gagey O. The subscapular and subcoracoid bursae: descriptive and functional anatomy. J Shoulder Elbow Surg 2004;13(4):454-8.

109. Machida A, Sugamoto K, Miyamoto T, Inui H, Watanabe T, Yoshikawa H. Adhesion of the subacromial bursa may cause subacromial impingement in patients with rotator cuff tears: pressure measurements in 18 patients. Acta Orthop Scand 2004;75(1):109-13.

110. Parsons IM, Weldon EJ, Titelman RM, Smith KL. Glenohumeral arthritis and its management. Phys Med Rehabil Clin N Am 2004;15(2):447-74.

111. Kelly Ii JD, Norris TR. Decision making in glenohumeral arthroplasty. The Journal of Arthroplasty 2003;18(1):75-82.

112. Visotsky JL, Basamania C, Seebauer L, Rockwood CA, Jensen KL. Cuff tear arthropathy: pathogenesis, classification, and algorithm for treatment. J Bone Joint Surg Am 2004;86-A Suppl 2:35-40.

113. Ferri M, Finlay K, Popowich T, Jurriaans E, Friedman L. Sonographic examination of the acromioclavicular and sternoclavicular joints. J Clin Ultrasound 2005;33(7):345-55.

114. Buttaci CJ, Stitik TP, Yonclas PP, Foye PM. Osteoarthritis of the acromioclavicular joint: a review of anatomy, biomechanics, diagnosis, and treatment. Am J Phys Med Rehabil 2004;83(10):791-7.

115. Meis RC, Love RB, Keene JS, Orwin JF. Operative treatment of the painful sternoclavicular joint: A new technique using interpositional arthroplasty. J Shoulder Elbow Surg 2006;15(1):60-6.

116. Kamien M. A rational management of tennis elbow. J Sports Med 1990 9:173-191

117. Nirschl R. The etiology and treatment of tennis elbow. Am J Sports Med 1974:2

118. Gellman H. Tennis elbow (lateral epicondylitis). Orthop Clin North Am 1992; 23:75-82

119. Regan W, Wold L, Coonrad R, et al. Microscopic pathology of leteral epicondylitis. Am J Sports Med 1992; 20:746

120. WernerC. Lateral elbow pain and posterior interosseous nerve entrapment. Acta Orthop Scand Suppl 1979;174:1-62.

121. Coonrad R, Hooper WR. Tennis elbow: its course, natural history, conservative and surgical management. J Bone Joint Surg Am 1973; 55:1177-1182

122. Connell D, Datir A, Alyas F, Curtis M. Treatment of lateral epicondylitis using skin-derived tenocyte-like cells. Br J Sports Med 2009; 43:293-8.

123. Runeson L, Haker E. Iontophoresis with cortisone in treatment of lateral epicondylalgia (tennis elbow)- a double blind study. Scand G Med Sci Sports 2002; 12:136-142.

124. Smidt N, van der Windt DA, Assendelft WJ, Devillé WL, Korthals-de Bos IB, Bouter LM. Corticosteroid injections, physiotherapy, or a wait-and-see policy for lateral epicondylitis: a randomised controlled trial. Lancet. 2002; 359:657-62.

125. Coombes BK, Bisset L, Vicenzino B. Efficacy and safety of corticosteroid injections and other injections for management of tendinopathy: a systematic review of randomised controlled trials. Lancet. 2010; 376:1751-67.

126. Rabago D, Lee KS, Ryan M, et al. Hypertonic dextrose and morrhuate sodium injections (prolotherapy) for lateral epicondylosis (tennis elbow): results of a single-blind, pilot-level, randomized controlled trial. Am J Phys Med Rehabil. 2013;92:587-96.

127. Dong W, Goost H, Lin XB, et al. Injection therapies for lateral epicondylalgia: a systematic review and Bayesian network meta-analysis. Br J Sports Med. 2016;50:900-8.

128. Krogh TP, Fredberg U, Stengaard-Pedersen K, et al. Treatment of lateral epicondylitis with platelet-rich plasma, glucocorticoid, or saline: a randomized, double-blind, placebo-controlled trial. Am J Sports Med 2013;41:625-35.

129. Paoloni J, De Vos RJ, Hamilton B, et al. Platelet-rich plasma treatment for ligament and tendon injuries. Clin J Sport Med 2011;21:37-45.

130. de Vos RJ, Windt J, Weir A. Strong evidence against platelet-rich plasma injections for chronic lateral epicondylar tendinopathy: a systematic review. Br J Sports Med 2014;48:952-6.

131. Altay T, Gunal I, Ozturk H. Local injection treatment for lateral epicondylitis. Clin Orthop 2002; 398:127-130.

132. Newcomer K, Laskowski ER, Idank DM, et al. Corticosteroid injection in early treatment of lateral epicondylitis. Clin J Sport Med 2001; 11:214-222.

133. Lee SY, Kim W, Lim C, Chung SG. Treatment of Lateral Epicondylosis by Using Allogeneic Adipose-Derived Mesenchymal Stem Cells: A Pilot Study.Stem Cells. 2015;33:2995-3005.

134. Pas HIMFL, Moen MH, Haisma HJ, Winters M. No evidence for the use of stem cell therapy for tendon disorders: a systematic review. Br J Sports Med. 2017;51:996-1002.

135. Nirsch R, Petrone FA. Tennis elbow: the surgical treatment of letaral epicondylitis. J Bone Joint Surg Am 1979; 61:832-839

136. Olliviere C, Nirschl RP, Pettrone FA. Resection and repair for medial tennis elbow. Am J Sports Med 1995; 23:214-221

137. Ogden J, Alvarez RG, Levitt R. et al. Shock wave therapy (orthotripsy) in musculoskeletal disorders. Clin Orthop 2001; 387:22-40.

138. Shim JS, Chung SG, Bang H, Lee HJ, Kim K. Ulnar Neuropathy After Extracorporeal Shockwave Therapy: A Case Report. PM R 2015;7:667-70.

139. Anzel S, Covey KW, Weiner AD, et al. Disruption of muslces and tendons: an analysis of 1,014 cases. Surgery 1959; 45:406.

140. Baker B, Bierwagen D. Ruptureof the distal tendon of the biceps brachii: operative versus non-oprative treatment. J Bone Joint Surg Am 1985; 67:414-417.

141. Dobbie R. Avulsion of the lower biceps brachii tendon: analysis of 51 previously reported cases. Am J Surg 1941; 51-661.

142. Postacchini F, Pudda G. Subcutaneous rupture of the distal biceps brachii tendon. J Sports Med Phys Fitness 1975; 15:84-90.

143. Sollender J, Rayan GM, Barden GA. Triceps tendon rupture in weight lifters. J Shoulder Elbow Surg 1998; 7:151-153

144. Twinning R, Marcus WY, Garey JL. Tendon rupture in systemin lupus erythematosus. J AM Med Assoc 1964;187:123-124

145. Farrar E, Lippert FG. Avulsion of the triceps tendon. Clin Orthop 1981

146. Tiger E, Mayer DP, Glazer R. Complete avulsion of the triceps tendon: MRI diagnosis. Comput Med Imaging Graph 1993;17:51-54

147. Dugas J, Andrew JR. Throwing injuries in the adult. In:DeLee J, Drez D, Miller MD, eds. Orthopedic sport medicine principles and practice. Philadelphia: Saunders; 1003:1236-1249

148. Larson R, Ostering LR. Traumatic bursitis and artificial turf. J Sports Med 1974; 2:183:188

149. Hassell A, Fowler PD, Dawes PT. Intra-bursal tetracycline in the treatment of olecranon bursitis in patients with rheumatoid artiritis. Br J Rheumatol 1994; 33:859-860

150. Fleisig G, Andew JR, Dillman CJ, et al. Kinetics of baseball pitching with implications about injury mechanism. Am J Sports Med 1995; 23: 233-239

151. Timmerman L, Andrew JR. The histologic and arthroscopic anatomy of the ulnar collateral ligament of the elbow. Am J Sports Med 1994;22:667-673

152. Timmerman L, Andrew JR. Undersurface tear of the ulnar collateral ligament in baseball players: a newly described lesion. Am J Sports Med 1994; 22:33-36

153. Schwartz M, Al-Zahrani SA. Diagnostic imaging of elbow injuries in the throwing athlete. Oper Tech Sports Med 1996;4:84-90

154. Wood N, Konin JG, Nofsinger C. Diagnosis of an ulnar collateral ligament tear using musculoskeletal ultrasound in a collegiate baseball pitcher: a case report. N Am J Sports Phys Ther;5:227-33.

155. Makhni EC, Lee RW, Morrow ZS, Gualtieri AP, Gorroochurn P, Ahmad CS. Performance, Return to Competition, and Reinjury After Tommy John Surgery in Major League Baseball Pitchers: A Review of 147 Cases. Am J Sports Med. 2014;42:1323-32.

156. Rettig A. Athletic injuries of the wrist and hand. Part II: overuse injuries of the wrist and traumatic injuries to the hand. Am J Sports Med 2004; 32:262-273

157. Colkin J, White W. Stenosing tenosynovitis and its possible relation to the carpal tunnel syndrome. Surg Clin North Am 1960; 40:531-540

158. Lipscomb P. Stenosing tenosynovitis at the radial styloid process (De Quervain's disease). Am J Surg 1951; 134:110-115

159. Lapidus P, Guidotti FP. Stenosing tenovaginitis of the wrist and fingers. Clin Orthop 1972; 83:87-90.

160. Wood M, dobyns J. Sports-related extra-articular wrist syndromes. Clin Orthop 1986; 202:93-102.

161. Cooney W. Sports injuries to the upper extremity. Postgrad Med 1984; 76:45-50.

162. Osterman A, Moskow L, Low DW. soft tissue injuries of the hand and wirst in racquet sports. Clin Sports Med 1988;7:329-348.

163. Rowland S. Acute traumatic subluxation of the extensor carpi ulnaris tendon at the wrist. J hand Surg 1986; 11A:809

164. Burkhart S, Morgan CD. The peel-back mechanism: its role in producing and extending posterior type II SLAP lesions and its effect on SLAP repair rehabilitation. Arthroscopy 1998;14:637-640

165. Mayfield J, Johnson RP, Kilcoyne RK. Carpal dislocation: pathomechanics and progressive perilunar instability. J Hand Surg AM 1980; 5:226-241.

166. Linscheid RL, Beabout JW, Bryan RS. Traumatic instability of the wrist. Disgnosis, classification, and pathomechanics. J Bone Joint Surg Am 1972; 54:1612-1632.

167. Rettig A. Athletic injuries of the wrist and hand. Part I: traumatic injuries of the wrist. AM J Sports Med 2003; 31:1038-1048.

168. MageeD. Forearm, wrist, and hand. In:Magee D, ed. Orthopedic physical assessment. Philadelphia: Saunders;2006.

169. Eiff M, hatch RL, Calmbach WL. Carpal fracture. In: Eiff M, Hatch RL, Calmbach WL, eds. Fracture management for primary care. Philadelphia: Saunders; 1998:65-77.

170. Eiff M, hatch RL, Calmbach WL. Radius and Ulnar fracture. In: Eiff M, Hatch RL, Calmbach WL, eds. Fracture management for primary care. Philadelphia: Saunders; 1998:79-95.

171. McCue F, Bruce JF, Koman JD, Wrist and Hand. In: DeLee J, Drez D, MillerMD, eds. Orthopaedic sports medicine principles and practice. Philadelphia: Saunders; 2003:1337-1431

172. Gelberman R, Salamon PB, Jurist JM, et al. Ulnar variance in Kienbock's disease. J Bone joint Surg AM 1975; 57:674-676.

173. Stahl F. On lunatomalacia (Kienbock's disease), a clinical and roentgenological study, especially on its pathogenesis and the late rsults of immobilization treatment. Acta Chir Scand(Suppl) 1947; 126:1-133.

CHAPTER 42

하지 통증
Lower Extremity Pain

| 이시욱, 이상윤

심한 외상을 받지 않고 발생한 근골격계 문제는 거의 대부분이 수술적 치료를 하지 않고 해결된다. 적극적인 보존적 요법을 통하여 성공적으로 환자의 문제를 해결해 주려면, 의사는 정확한 진단 및 감별진단을 할 수 있는 능력과 재활 치료 프로그램을 구성할 수 있어야 한다. 물리치료, 수술 등과 같은 여러가지 치료법 중 환자의 기능을 회복시키는데 가장 적합한 치료법은 어떤 것인지 판단할 능력도 필요하다. 그러기 위해서는 자신의 분야뿐만 아니라 다른 분야의 전문의 및 치료사 등과 적절한 소통을 통한 포괄적 치료가 필요하며, 이런 측면에서 재활의학 전문의가 1차적인 치료자로서 적임자이다. 하지의 각 관절은 생체역학적으로 밀접한 연관을 가지고 있기 때문에 하지의 통증을 평가하고 치료할 때는 통증이 있는 부위뿐만 아니라 요추, 고관절, 슬관절, 족관절, 족부를 모두 고려하여야 한다.

I. 고관절, 대퇴부 및 둔부의 통증

고관절 주위의 통증은 흔하지만, 여러가지의 원인에 의한 비특이적인 증상을 보인다. 가능한 원인으로 퇴행성 관절염, 대퇴골두괴사, 골절, 근육 및 인대의 파열, 탈장, 내전근 관련 문제, 치골염(osteitis pubis), 대퇴전자 및 장요근 점액낭염, 골연골종증(osteochondromatosis), 연골종증(chondromatosis) 등을 들 수 있다.

골반, 고관절, 대퇴부의 손상은 전체 스포츠 손상의 약 5%를 차지하고 있으며, 그 원인으로 82.4%가 과사용에 의한 손상(overuse injuries)이며 17.6%가 외상으로 보고되고 있다. 성인에서뿐만 아니라 소아에서도 흔한 질환으로써 어린이의 스포츠 손상 중 10~24%를 차지한다. 일반적인 스포츠 의학 클리닉의 경우 내원하는 환자의 20%에 해당할 만큼 많이 보는 질환이다.[1]

이처럼 흔하게 발생하는 이유는 특히 고관절이 스포츠와 관련된 동작에 필수적인 역할을 하기 때문이다. 고관절에 가해지는 부하는 달리기나 점프 시 몸무게의 3~5배까지 이른다. 이러한 이유로 많은 부상이 따라오게 되는 것이다. 고관절은 척추에서 내려오는 무게를 분산시키는 역할을 할 뿐만 아니라 동작의 시작과 그 수행에 중요한 역할을 하는 관절이다. 따라서 고관절과 연결되어 있는 골반, 대퇴부는 따로 분리하여 생각할 수 없고 하나의 생역학적인 연결고리(biomechanical chain)로 고려되어야 하며, 이 부위의 병변에 대한 재활 치료 또한 이 연결고리 모두에 대한 스트레칭, 근력강화 및 유연성 증가에 목표를 두고 시행되어야 한다.

1. 통증 부위에 따른 원인 질환

고관절 주위의 통증은 크게 부위에 따라 둔부의 통증과 고관절관련통증, 서혜부의 통증으로 나눌 수 있다.

1) 둔부(Buttock)의 통증

둔부의 통증은 단독으로 나타나기도 하지만 많은 경우에 있어서 요통 혹은 대퇴 후방부위의 통증과 연관되어 나타난다. 요추 및 요천추 관절의 이상에 의한 방사통의 가능성도 있으므로 진단에 주의가 필요한 부분이다. 따라서 통증이 국소부위에 제한된 것인지, 방사통인지 그 여부를 구별하는 것이 중요한데, 허리통증과 동시에 둔부의 통증이 있으면 요추의 이상을 의심해야 하며 서혜부 통증이 동반되는 경우에는 요천추 관절 이상 여부를 반드시 확인하여야 한다.

(1) 천장관절 이상(Sacroiliac joint disorders)

둔부의 통증이 있을 경우 가장 먼저 감별하여야 할 질환이다. 요추 5번 아래의 부위에서 통증을 호소하며 둔부, 서혜부 및 대퇴 후방부에 통증을 호소하며 때로는 음낭이나 음순 부위까지 연관통을 나타낸다. 천장관절 기능장애를 진단하기 위한 여러 가지의 검사법이 있으나 이러한 검사방법들은 신뢰도가 떨어지는 것으로 알려져 있으며 여러 가지 천장관절검사에 양성소견을 보이면 신뢰도를 올릴 수 있다. 자주 쓰이는 검사법으로는 기립과 좌위 굴곡 검사, 외다리 검사, 능동적 하지 직거상 검사 그리고 Patrick 혹은 FABER 검사 등이 있다(이 질환에 대한 기술은 제47장, 중재적 시술 술기는 제13장 참고).

(2) 슬굴곡근 건병변(Hamstring tendinopathy)

슬굴곡근(hamstring)의 급성의 과도한 긴장이 부적절하게 치료된 경우나 과사용(overuse)에 의해 발생한다.[2] 운동 선수의 경우 단거리선수에서 주로 발생한다. 좌골 결절(is-chial tuberosity) 부위에 보행 혹은 달리기 시 통증이 발생하며 신체 검사상 압통이 있고 슬굴곡근 스트레칭(stretching) 시와 저항하에 수축(resisted contraction) 시 통증을 호소한다. 특히 저항하에 슬관절 굴곡 혹은 고관절 신전 시 통증을 호소한다. 병변 부위는 슬굴곡근 건이 부착되는 부위의 건내 혹은 근육-건 연결 부위(musculo-tendinous junction)이다. 햄스트링 기시부의 만성 건병증의 경우에는 섬유성 유착이 발생하여 좌골 결절 바로 위의 내측에서 외측으로 내려가 대퇴이두근 아래로 주행할 때 좌골신경을 자극하게되는 햄스트링 증후군이라고 불리는 섬유성 유착(fibrous adhesion) 이 있을수 있다.[3] 이 경우 슬와부 아래도 방사되는 위치가 불분명한 둔부통증을 호소할 수 있다.

단순 방사선 검사상 건 부착부위에 견열골절(avulsion fracture)이 존재하는 경우도 있으므로 반드시 확인하도록 한다. 비록 견열골절이 발견되더라도 보존적인 치료를 한다는 점에는 변함이 없다. 다만 골절에 따른 안정시기가 건병변만 있는 경우에 비해 길어질 뿐이다.

치료는 초기에는 안정(rest)하고 필요한 경우 목발이나 지팡이 같은 보행보조기를 이용할 수도 있다. 국소부위에 통증과 부종이 심한 경우 냉치료를 한다. 비스테로이드성 항염제를 처방할 수도 있다. 급성기가 지나면 슬굴곡근의 스트레칭과 근력 강화를 시행한다. 근력 강화에 있어서는 원심성 수축 훈련을 포함하도록 한다. 원심성 수축은 근육에 가해지는 부하를 흡수하도록 함으로써 재활 치료 후 재발방지 역할을 한다. 필요하면 국소부위에 스테로이드제제를 주사하여 재활 치료를 조기에 시행하고, 적극적으로 운동 프로그램에 참여할 수 있도록 도와줄 수도 있다. 운동으로 인하여 발생한 경우는 반드시 운동 동작과 환경에

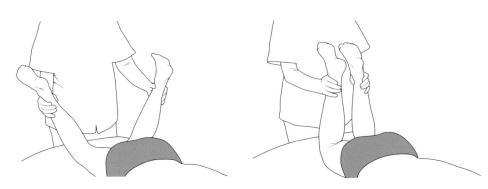

그림 42-1 │ 이상근의 단축 여부 검사법

대하여 분석할 필요가 있다. 예를 들면 보행 혹은 달리기 방법상의 문제를 반드시 확인하여 교정할 부분이 있으면 교정하여 주어야 한다.

(3) 좌골둔근 윤활낭염(Ischiogluteal bursitis)

좌골둔근 윤활낭은 슬굴곡근(hamstring)의 건과 좌골결절 (ischial tuberosity)사이에 있으며 윤활낭염이 있으면 앉거나 달리기를 할때 통증이 있으며 국소부위 압통을 보인다. 임상양상이 슬굴곡근의 건병변과 같아서 감별이 힘들다. 초음파를 통하여 진단이 가능하며 국소 스테로이드 주사로 쉽게 호전된다.

그러나 통증으로 인한 근육 수축의 억제로 인하여 슬굴곡근의 근력약화가 동반되는 경우가 많아 반드시 확인하고 재활 치료 시 근력강화를 해 주어야 한다.

(4) 근막통 증후군

중둔근(gluteus medius)과 이상근(piriformis)에서 가장 많이 발견된다. 둔부와 대퇴 후방으로의 연관통을 나타내며 근육이 짧아진 경우도 많다. 진단과 치료는 근막통 증후군 부분을 참고하면 된다. 근막통 증후군은 많은 경우에 있어서 2차적인 현상이며 요추 질환이나 요추-골반 불안정 (lumbopelvic instability)의 가능성에 대한 평가 및 치료가 중요하다.

(5) 대퇴사각근 손상(Quadratus femoris injury)

좌골결절에서 기시하여 대퇴의 사각 결절(Quadrate tubercle)에 부착하는 대퇴사각근은 햄스트링의 기시부에 근접해 있기 때문에 종종 햄스트링에 병리소견이 있는 것으로 잘못 진단되기도 한다.[4-6] 근육손상으로 인해 혈종이 발생할 경우 좌골 신경을 자극해서 후대퇴부 아래로 내려가는 증상이 있을수 있다.

(6) 이상근 상태(Piriformis condition)

이상근은 미추의 전방면에서 기시하여 후외방으로 좌골절흔(sciatic notch)을 지나서 대퇴골의 대전자부의 상부에 부착하는 근육이다. 좌골신경은 대부분(87%)의 경우 이상근의 하방에서 골반을 나오며, 약 10%의 경우에 있어서는 이상근을 뚫고 나온다.[7] 흔히 보이는 두가지의 이상근 상태는 충돌(impingement)과 근육 과긴장(strain)이 있다.

이상근에 의한 좌골신경의 압박에 의하여 둔부 및 대퇴 후방, 때로는 하퇴부 및 족부에 감각이상을 초래하는 질환을 이상근 증후군으로 정의할 수 있다. 반드시 근육의 문제로부터 발생한 것을 의미하며 요추 등 좌골신경의 다른 경로에서의 압박이 있는 경우 이상근 증후군이 아니다. 특이한 임상양상으로 인하여 지나치게 과장되어 있으며 실제 빈도는 요통환자의 1% 미만이다.[8] 이상근 좌상(piriformis muscle strain)의 경우 급성의 경우 근육경련이나 만성적인 근육의 단축에 의한 경우 나타날 수 있다.

증상은 전술한 바와 같이 좌골신경 압박에 의한 증상 이외에 둔부의 통증과 이상근의 압통이 나타난다. 딱딱한 바닥에 병변 측 엉덩이를 대고 앉으면 이상근에 압박이 가해지므로 통증이 더 잘 나타난다.[9] 신체검사소견상 둔부의 대좌골공(greater sciatic foramen) 부위에서 압통이 거의 모든 환자에서 나타난다. 앉은 자세에서 저항하면서 하지를 외전시킬 때 통증을 나타내는 Pace 검사와 대퇴부 신전상태에서 수동적으로 강하게 내회전시킬 때 통증이 유발되

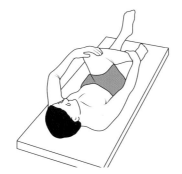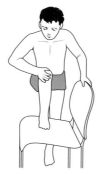

그림 42-2 │ 이상근 단축 시 스트레칭 방법 고관절 굴곡, 내전, 내회전의 방향으로 스트레칭한다.

는 Freiberg 검사가 특징적인 이학적 검사 소견이다.[10,11] 또한 이상근의 단축이 나타나기도 하므로 양측의 비교를 통하여 이상근 단축여부를 확인하여야 한다(그림 42-1). 근전도상 경골 및 비골신경의 지배근육에서 이상소견이 나타나며 상둔신경(superior gluteal nerve)과 하둔신경(inferior gluteal nerve)의 지배근육에서는 정상소견을 보인다. 자기공명영상 검사상 드물기는 하지만 이상근의 손상 혹은 부종 소견이 보인다.

치료는 보존적인 치료로 대부분 호전된다.[12] 물리치료 및 비스테로이드성 항염제, 근이완제로 치료할 수 있다. 이상근(그림 42-2)과 고관절 외회전근의 스트레칭도 반드시 해주도록 한다. 스트레칭 및 물리 치료, 약물 치료로 효과가 없는 경우 국소마취제와 스테로이드 제제를 주사할 수도 있다. 국소 주사로 효과가 없는 경우 미추 경막외 주사로 치료할 수도 있다.[13] 3회 이상 주사치료하여도 효과가 없는 경우 수술적 치료를 고려한다. 이상근 및 고관절 외회전근의 단축과 약화는 요추-골반의 균형에 영향을 미쳐 근육 불균형(muscle imbalance)에 의해 다른 부위의 문제를 유발할 수 있으므로 고관절 굴곡 및 신전근의 근력강화운동을 처방하여야 한다.

(7) 천추의 피로 골절

장거리 달리기 선수에게 특히 여성에게서 가장 흔하게 발생한다. 월경 장애나 식이조절로 인한 골감소증(osteopenia)과 연관되어 있다. 일측성이고 비특이적인 둔부 및 요통 혹은 고관절 통증을 호소하며 체중부하 운동으로 심해진다. 골주사 혹은 자기공명영상 검사로 진단하며 적어도 1~2주간, 통증이 없어질 때까지 체중부하를 피하여야 한다. 이후 점진적으로 체중 부하를 증가시키는데, 재활 치료로는 초기에는 체중부하가 없는 수영, 자전거, 물 속 달리기 등을 하도록 한다. 이후 12주에 걸쳐 점진적으로 부하를 증가시킨다.[14]

(8) 근위 햄스트링 건열손상(Proximal hamstring avulsion injuries)

슬관절이 완전 신전상태로 고정되어있을 때 고괄절 굴곡이 강하게 일어날 경우나 두다리를 180°로 벌리기(splits)할 때 발생할 수 있다. 뚝소리가 나거나, 파열감이 둔부나 근위 후대퇴부에 발생하며 체중을 실을 수 없게 된다.[15,16] 자기공명검사상 2 ㎝ 이상의 완전한 햄스트링 그룹의 퇴

축(retraction)은 수술을 위한 적응증이 되며,[15] 대증적치료로 양측 목발을 사용해서 체중을 실리지 않게 해서 햄스트링에 부하를 주지 않게 해야 하며 목발 없이 편안하게 거동할 수 있다면 움직일 수 있는 범위 내의 운동과 점진적인 강화 운동을 시작할 수 있다.

(9) 좌골 결절의 견인 골단염(Apophysitis)

청소년기에 슬굴곡근이 부착되는 좌골 결절(ischial tuberosity) 부위에 견인 골단염이 발생한다. 90% 이상에서 남자에서 발병하며 주된 원인은 과도한 사용(overuse)이다.[17] 손상을 가장 많이 유발하는 스포츠는 축구와 체조이다. 활동이 활발한 청소년에서 둔부의 통증이 있으면 의심하여야 하고 단순방사선검사는 골단이 골화되지 않은 시기이므로 정상으로 나타나는 경우가 많다. 초음파로 쉽고 빠르게 진단이 가능하다. 치료는 보존적 치료로 충분하며 초기에는 냉치료, 휴식, 목발을 이용한 보행, 항염증제의 투여로 치료한다. 통증이 줄어들면 부드러운 스트레칭(gentle stretching)과 근력강화 운동을 한다. 근력이 정상측의 50% 이상으로 회복되면 점진적인 운동을 하도록 할 수 있고, 근력이 정상화되면 스포츠를 할 수도 있다.[18] 대부분의 경우 2~4주 내에 회복된다. 병변 자체는 저절로 회복(self limiting)되는 질환이나 견열골절(avulsion fracture)이 발견되고 2 ㎝ 이상의 전이가 있는 경우[13] 수술적 치료를 하는 것이 더 좋다.

2) 고관절 및 서혜부 통증

고관절 및 서혜부는 체간을 갑자기 비틀거나 돌릴 때, 축구의 킥 동작으로 인하여 발생한다. 가장 흔한 원인은 내전근의 손상 및 건병변, 고관절 내의 문제이다. 고관절 및 서혜부의 통증은 통증의 위치에 따라 고관절 앞쪽 통증, 고관절 외측 통증, 서혜부 통증으로 나눌 수 있다. 자기공명영상검사(MRI)와 고관절 관절경같은 검사를 통해 고관절 관절순(labrum)과 고관절와(acetabulum)질환과 대퇴-관절와 충돌과 같은 해부학적인 변이가 고관절과 서혜부 통증의 흔한 원인임을 알게 되었다.

(1) 고관절 앞쪽 통증

① 대퇴-관절와 충돌(Femoroacetabular Impingement)

전방 대퇴경부와 전방-상방 고관절와 변연부의 충돌이

발생하는 질환으로 환자는 최대굴곡, 내회전, 혹은 외전시에 날카로운 전방고관절부 통증을 호소한다. 전체 인구의 20% 정도에서 보이는 뼈의 변형으로, 여러 연구에서 와순파열, 연골병증, 고관절의 퇴행성 관절염과 같은 관절강내 고관절 병리들의 증가현상과 연관되어 있다고 한다. 병변의 원인에 따라 대퇴골두와 경부사이 연결부분의 이상병변인 캠병변(cam lesion), 고관절와(acetabulum)의 과도 덮힘(overcoverage) 병변인 핀서충돌(pincer impingement), 캠과 핀서가 동시에(mixed) 보이는 3가지 형태가 있다.[19]

병변이 심해지면 외회전시 혹은 계단올라갈 때, 오래 앉아있을 때 등에서 외측 혹은 후방 통증을 호소한다. 이학적 검사로 고관절을 90° 굴곡상태에서 최대 내회전시 서혜부 통증이 있으면 양성 충돌 검사(positive impingement test)가 있다. FABER (flexion-abduction-external rotation) 혹은 figure-of-four 검사도 유용하다. 환자를 바로 누인 상태에서 고관절을 굴곡, 외전, 외회전하는 검사로 환자의 외측 무릎과 검사테이블 사이의 거리가 반대측과 차이가 나거나 통증이 있으면 양성이다.[25,26] 영상의학적 검사로 자기공명영상 검사가 유용하다. 수술적 치료를 필요로 하며, 관절경 수술 후 93%의 운동 선수가 이전의 경기력을 회복했으며 75%에서 관절경 수술 1년 후 좋은 결과를 보였다는 보고가 있다.[27,28]

② 관절순 파열(Labral tear)

교통사고나 고관절을 땅에 부딪히며 떨어지는 것과 같은 손상에 의하여 발생하기도 하고, 고관절 불안정이나 구조적 이상(만성 대퇴골두 골단분리증, chronic slipped capital femoral epiphysis)에 의하여 발생한다. 증상은 서혜부에 찌르는 듯한 통증을 호소하며 때로는 둔부의 통

증이 동반되기도 한다. 보통 움직이거나 걷거나 오래 앉아있는 경우 더 심해진다. 50% 정도의 환자에서 관절이 움직이지 않거나(catching) 통증을 동반한 딸깍거림(clicking) 현상을 호소한다. 이학적 검사 상 트렌델렌버그(Trendelenburg) 보행을 하거나 절뚝거리며 양성 충돌 징후(positive impingement sign)을 나타낸다. 충돌 검사(동영상제공예정)는 고관절을 90° 굴곡, 내전, 내회전 상태에서 서혜부 통증이 심해지는 경우에 양성이다. 최근 자기공명영상 검사의 발달로 매우 진단이 쉬우며, 4주 이상 지속적인 통증이 있는 경우 관절경으로 검사하며 관절경적 변연 제거술(arthroscopic debridement)과 봉합술로 치료한다.

③ 관절염

외상(trauma)의 병력이 있으면서 관절의 퇴행성 변화로 발생한다. 장거리 달리기와 같은 체중 부하 운동과 관련이 없음이 밝혀졌다. 그 외 치료에 대한 사항은 관절염 부분을 참고하면 된다.

④ 대퇴골두 무혈성 괴사(Avascular necrosis of the femur head)

대퇴골두 부분의 혈관 공급 저해로 인한 골괴사 병변으로 대퇴경부골절, 골관절 주위 수술, 스테로이드 제제 복용 혹은 관절내 주사로 인하여 발생한다. 골주사, 자기공명영상 검사 등으로 조기진단하고 수술적 치료를 하여야 하는 질환이다.

⑤ 관절내 유리체

관절 운동 시 붙잡는 느낌(catching)이 들거나 잠김(locking)현상, 딸깍거림(clicking), 혹은 무너짐(giving way) 등

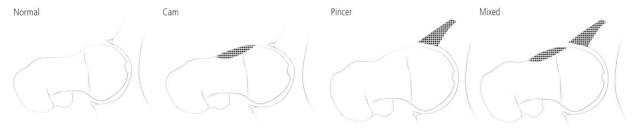

Normal   Cam   Pincer   Mixed

그림 42-3 │ 대퇴-관절와 충돌(Femoroacetabular Impingement)의 3가지 형태

의 증상이 나타난다. 앞쪽 서혜부의 통증이나 고관절의 뻑뻑함을 호소하기도 한다. 병력상 만성 고관절 탈구나 낮은 강도의 외상(low-energy trauma)이 있는 경우가 있다. 이학적 검사상 가장 흔한 소견은 관절운동의 제한, 붙잡는 느낌(catching), 혹은 맷돌로 가는 느낌(grinding)이다. 골화되거나 골연골성 유리체(osteochondral loose body)의 경우 단순 방사선 검사나 CT상 쉽게 발견된다.[29,30] 그러나 연골성 유리체인 경우 gadolinium 조영 자기공명영상 검사가 유용한 검사이다.[31]

증상이 있는 유리체는 관절내 연골 파괴의 가능성에 따른 퇴행성 관절염의 원인이 되며, 이 경우 관절경을 통한 제거가 필요하다. 관절내 유리체를 유발하는 원인으로는 윤활막연골종증(synovial chondromatosis)이 가장 흔하며, 퇴행성 관절염, 대퇴골두 괴사 등이 있다. 이처럼 다른 질병과 연관된 경우가 흔하므로 원인질환 규명이 반드시 필요하다.

⑥ 관절막 이완(capsular laxity)
관절막 이완이 진정한 질병인지는 아직 분명치는 않다. 외상으로 고관절의 탈구가 발생한 경우 관절막이 느슨해지는 경우와 지속적인 과사용이나 체중부하 상태에서 반복적인 회전으로 인한 비외상성으로 나눌 수 있다. 환자는 수동 관절가동영역 검사 시 통증과 가동역의 제한을 보이며, 만성적인 환자의 경우 의도적인 탈구가 가능할 수도 있다. 고관절 전방부의 통증을 호소하며 엎드린 상태에서 수동으로 고관절 신전, 외회전 시 전방부의 통증을 나타낸다.[29]

관절막 이완이 있으면 장요근(iliopsoas)이 과다한 활동을 하게되므로 관절 경직, 국소 동통, 심한 경우 굴곡 구축의 소견을 보이기도 한다.

단순방사선 검사로 골반의 전후방 촬영, 개구리 다리 외측 촬영(frog-lateral view)를 확인해야 하며 경미한 관절구 형성이상(acetabular dysplasia)과 같이 해부학적인 원인이 있는지 확인해야 한다. 자기공명영상 검사로 관절순 파열, 미세골절, 대퇴 골두 좌상(femoral head contusion), 장골대퇴골 인대(iliofemoral ligament) 파열, 관절액 증가, 관절 연골 병변 등을 확인하여야 한다.

만성 비외상성 관절막 이완의 경우 초기에는 약물치료와 물리치료를 병행하여 시행한다.[29] 치료 효과는 좋

은 것으로 보고되고 있으나 자기공명영상 검사상 대퇴골두괴사나 심각한 관절구 형성이상이 보이는 경우는 수술적 치료가 필요하다.

(2) 고관절 외측 통증
① 발음성 고관절(Snapping hip)
고관절의 관절 운동 시 딸깍거리는 소리(clicking sound)가 들리거나 만져지거나, 혹은 볼 수 있는 상태를 포괄적으로 발음성 고관절이라 한다. 생기는 부위에 따라 외부(extrinsic)형과 내부(intrinsic)형으로 나눈다.

외부형은 고관절 외측에서 대퇴근막장근(tensor fascia lata)이나 대둔근(gluteus maximus)의 외전섬유가 대퇴골의 대결절을 지나면서 소리를 만들어내는 형으로 통증이 없다. 특별한 이상이 아니므로 환자를 안심시키고, 유발하는 동작이나 운동을 잠시 쉬게 하거나 운동의 동작을 바꾸어주는 방법으로 치료한다.

내부형은 장요근(iliopsoas)이 장치융기(iliopectineal eminance), 대퇴골두, 혹은 소전자부(lesser trochanter)를 지나면서 소리를 발생시키며 환자는 고관절 굴곡상태에서 신전 시 서혜부 전방의 통증을 호소한다. 간헐적인 붙잡는 느낌(catching)이나 딸깍거림(clicking)이 발생할 수 있다. 내부형 발음성 고관절은 장요근의 건염을 의미한다.[30]

이학적 검사상 장요근 건에서 압통이 있으며 저항하에 고관절 굴곡 시에 통증을 호소한다. 환자의 하지를 FABER 자세에서 신전, 내전, 내회전 자세로 움직이면 발음성을 촉진할 수도 있다. 초음파상 건의 두꺼워짐이나 건내의 저에코성, 건주위에 액체가 관찰되는 점액낭염(bursitis)의 소견이 발견되며, 칼라 도플러상 혈류증가의 소견을 발견하기도 한다.[31]

초기 치료는 비스테로이드 항염제와 물리치료이다. 만약 지속적인 통증을 호소하는 경우 초음파 유도하에 스테로이드 주사를 시행하여 통증을 경감시켜 줄 수 있다.[32]

② 전자부 점액낭염(trachanteric bursitis)을 포함하는 장경골대(iliotibial band) 병변
노인에서 흔하게 나타나며 젊은 사람의 경우 특히 장거리 달리기를 하는 사람에서 많다. 대전자부 주위의 외

측 고관절 부분에서 통증을 호소하며, 대퇴부 외측으로 방사통을 나타내기도 한다. 계단을 올라간다거나 자동차에서 내릴 때 통증이 심해진다.

이학적 검사상 환자는 전자부위에서 압통을 보이며, 장경골대 긴장도 증가(tightness)가 있는 경우 오버 검사(Ober test)를 시행볼 수 있다(그림 42-4). 환자의 통증이 없는 쪽이 아래로 오도록 옆으로 눕힌 후 슬관절을 90° 굴곡한 상태에서 증상이 있는 쪽 고관절을 외전상태에서 내전상태까지 수동으로 내리도록 한다. 환자의 하지가 수평위치로는 오지만 더 아래로는 내려가지 않는다면 양성이다.[33] 응용 토마스 검사(Modified Thomas test)를 통하여 고관절 주위의 근육의 긴장도 증가나 경축 등도 확인하여야 한다.

치료는 초기에 휴식을 하도록 하며 필요한 경우 스테로이드 주사를 할 수 있다. 이후 대둔근 스트레칭 및 근력강화운동을 하도록 한다. 장경골대의 스트레칭은 상체를 이용하면 더 증가시킬 수 있는데, 서있는 상태에서 상지 신전을 추가하거나 대각선 방향으로 상체를 기울이면 장경골대의 스트레칭이 더 많이 된다고 보고된 바 있다.[34] 많은 경우에 있어서 골반의 외측 경사(lateral pelvic tilt)나 근육 단축과 같은 생체역학적 이상에 의하여 발생하므로 크로스컨트리 스키 운동이나 양팔을 흔들면서 보행하기와 같은 골반 안정화 운동이 재활과정에 꼭 필요하다.[33]

③ 대퇴 경부(femoral neck)의 피로골절(stress fracture)
대퇴, 골반부에서 피로골절이 가장 흔하게 발견되는 부위는 대퇴 경부이다. 대퇴 경부에서도 위쪽면이 가장

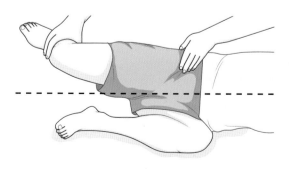

그림 42-4 | 오버 검사(ober test)

긴장도가 커서 전위(displacement)의 위험성이 가장 크다. 아래쪽인 경우는 압박도가 크지만 전위의 위험은 적다.[41] 환자는 운동 후에 고관절, 서혜부, 대퇴부위의 통증을 호소하며 무릎까지 방사통을 나타내는 경우도 있다.[42] 이학적 검사상 고관절이나 서혜부의 광범위한 방사통 이외에는 특별한 소견이 없다. 초기에는 단순방사선 검사 소견상에서도 10% 정도의 민감도를 보이므로 발견하기 힘든 질병이다. 자기공명영상검사나 골주사 검사가 유용하며 긴장 부하를 받는 위쪽면에 골절이 있는 경우는 수술적 치료를 하나, 압박 부하를 많이 받는 아래쪽면의 골절은 6~8주간의 제한적인 체중 부하로 치료한다.[41] 전위가 없는 골절의 경우 평균 18년간의 추적 검사에서도 대퇴골두괴사나 관절염의 유병율이 증가하지 않음이 보고되어 예후는 좋다.[41]

④ 소둔근과 중둔근 손상
넓은 골반으로 인하여 여성에서 더 흔하다. 환자는 외측 고관절 부위에 둔한 통증을 호소하는 경우도 있고, 둔근의 부착부위에서 국소 동통을 호소하기도 한다. 고관절 외전근력이 약한 경우도 있다.[39]

이학적 검사로 고관절 90° 굴곡상태에서 수동으로 혹은 저항을 가하면서 외회전시 통증이 유발되거나, 30초 이상 한쪽 다리로 버티고 서있으면 통증이 유발되는 소견이 나올 수 있다.[39] 단순방사선 검사상 특이한 소견이 없으나 자기공명영상 검사 상 대전자부에 부착하는 건의 병변을 확인할 수 있으며 부분 및 완전 파열이나 둔근의 지방화 위축, 건부착부의 석회화 등을 관찰할 수 있다. 최근에는 초음파로 건의 두꺼워짐이나 주위 조직액의 증가 소견이 증상과 잘 맞아떨어짐이 보고된 바 있다.[40] 치료는 전자부 점액낭염과 같이 보존적 요법이다.

(3) 서혜부 통증
① 내전근 과도긴장(Strain)
내전근의 과도긴장은 갑작스런 근육 수축에 의해 발생한다. 특히 축구, 하키, 스키와 같은 스포츠 도중 발생하며 가장 흔하게 생기는 부위는 근육이 기시하는 하치골(inferior pubic ramus) 부분이다. 가장 많이 침범하는 근육은 장내전근(adductor longus)이다.[35] 해부학적으로

장내전근의 골반 부착부위가 건부분은 작고 상대적으로 근육부분이 많아서 과도긴장이 많이 발생하기 때문이다.[36]

증상은 서혜부나 내측 대퇴부에 통증을 호소하며 급성으로 발생하는 경우는 단순방사선 검사를 통해 견열 골절의 존재 여부를 확인하여야 한다. 이학적 검사상 국소 압통과 내전근을 따라 국소 부종이 있으며, 근력 저하와 수동적 스트레칭 및 저항 하에 대퇴부 내전시 통증을 호소한다. 경우에 따라서는 자기공명영상 검사를 시행하여 골반골염, 스포츠 탈장 등과의 감별이 필요하다.[37]

발생 48시간 이내에는 PRICE (protection, rest, ice, compression, elevation)의 원칙에 따라 치료하며 통증이 없는 범위 내에서 능동 관절가동 운동을 한다. 이후 점진적인 스트레칭(그림 42-5) 및 근력 강화 운동을 시행한다. 내전근의 스트레칭은 통증을 수반하는 경우가 매우 흔하므로 반드시 통증이 없는 범위 내에서 시행하도록 주의하여야 한다. 내전근의 유연성 감소는 고관절의 굴곡 및 내회전 운동 장애를 유발하므로 둔근 및 대퇴 외회전근도 스트레칭 해 주어야 한다. 초기에 지나치게 적극적으로 치료하는 경우 손상을 오히려 증가시킬 수 있으므로 주의해야 한다.

일반적으로 하지 근육 과도긴장의 재활 치료는 회복 후 재발 방지가 매우 중요하다. 하지의 다른 부분의 해부학적, 생체역학적 평가를 통하여 근육 과도긴장을 유발할 수 있는 위험요소를 반드시 찾아서 교정하도록 하여야 한다.

② 내전근 건병변

서혜부 근위부에서 통증이 있으며 운동이나 동작을 하면 시간이 지날수록 통증이 심해지는 특징이 있다. 신체검사상 건부위 및 치골결절(pubic tubercle) 부위에 압통을 보인다. 수동적인 고관절 외전 시, 그리고 저항하 고관절 내전 시 통증을 보인다. 만성적인 경우 내전근의 약화가 관찰되기도 한다. 초음파와 자기공명영상검사로 진단할 수도 있으나 영상의학적 검사상 특이한 소견이 보이지 않는 경우도 흔하다.

치료는 급성기에는 휴식 및 필요한 경우 비스테로이드성 항염제를 처방한다. 만성적인 통증이 있는 경우 휴식 및 전기치료를 하는 방법보다는 적극적인 재활 치료를 하는 것이 통증없이 운동복귀하는 경우가 10배나 높게 보고되었다.[38] 재활 치료 과정은 내전근의 등장성 수축과 복근 근력 강화운동 및 능동적 고관절 외전 운동 등과 함께 골반 주위 근육의 근력 강화 및 협동(coordination) 동작을 포함한다.

③ 장요근(Iliopsoas) 과도긴장(strain)

장요근은 고관절의 가장 강력한 굴곡근이다. 킥 동작 같은 과도한 고관절 굴곡을 많이 한 경우에 발생할 수 있으며 한쪽 서혜부에서 깊은 부분으로부터 느껴지는 통증(deep ache)을 호소한다. 신체검사상 근위부에서 근육을 직접 촉진하여 압통을 찾는 방법이 있으나 마른 환자가 아닌 경우에는 힘들다. 다른 방법으로 장요근을 스트레칭시켜서 통증 및 근육단축을 확인하는 방법이 있다. 그림 42-6과 같은 자세를 취하여 장요근을 스트레

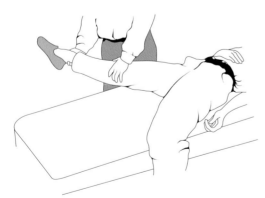

그림 42-5 │ 내전근 스트레칭 방법

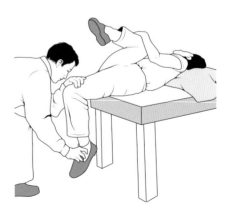

그림 42-6 │ 장요근의 단축 여부 검사법

칭시킬 때 통증이 있거나 저항을 주면서 고관절 굴곡을 시키면 통증이 심해지면 진단을 내릴 수 있다. 장요근이 기시하는 상부요추부위의 이상소견이 있는 경우에도 장요근의 병변이 발생할 수 있으므로 이 부분에 대한 검사도 반드시 하도록 한다.

치료는 일반적인 근과도긴장과 동일하며 장요근에 대한 스트레칭(그림 42-7) 및 근력강화 운동을 시행한다.

④ 골반 골염(Osteitis pubis)

치골결합(pubic symphysis)부위에 골의 변화가 관찰되며 이로 인한 서혜부 통증이 주된 질병의 양상이다. 운동 선수에서 많이 발견되는데, 방사선 사진상 치골결합의 경계를 따라 뜯어 먹은 모양(moth-eaten appearance)을 보이면서 비대칭적인 골 미란(bony erosion), 골극(osteophyte), 골 경화의 소견이 보이며 골주사 소견상 지연 영상에서 골섭취가 증가된 소견을 보인다.

치료는 스테로이드제제를 주사하거나 경구 투여할 수 있으며[43] 증식치료도 효과가 있는 것으로 보고되고 있다.[44] 3~6개월 간 비스포스포네이트(bisphosphonate)와 파미드로네이트(pamidronate) 정맥주사가 효과 있었다는 증례보고도 있다.[45]

⑤ 치골지(Pubic ramus)의 피로골절(Stress fracture)

장거리 달리기 선수와 같은 과사용의 소인이 있는 경우 발생하는데, 서혜부의 통증이 있다는 점에서 내전근 건 병변과 감별이 어렵다. 감별점은 저항하면서 내전근 수축시나 수동적 외전시 통증이 유발되지 않는다는 점이

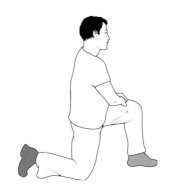

그림 42-7 | 장요근의 스트레칭 방법

다. 영상의학적 진단은 골주사상 방사성원소 섭취 증가의 소견으로 할 수 있고, 치료는 국소 압통이 사라질 때까지 운동을 하지 않는 것이다. 휴식으로 인한 다른 신체부위의 합병증 방지를 위하여 체중부하를 하지 않는 수영이나 자전거 타기를 하도록 하여야 한다. 영양 결핍, 근육 불균형, 생체역학적 이상 등이 유발요인으로 작용하므로 이를 발견하고 교정하여야 한다.

3) 전방 대퇴부 통증

전방 대퇴부는 대퇴사두근(quadriceps femoris)이 있는 부위로 주로 스포츠 손상이 많은 부위이다.

(1) 대퇴사두근 좌상(Contusion)

대퇴사두근이 있는 전방 대퇴부에 대한 직접적인 타격과 같은 손상에 의해서 발생한다. 축구, 농구와 같이 신체접촉이 심한 스포츠의 경우 상대방의 신체로 인한 타격에 의해서 유발되거나 하키와 같은 스포츠의 경우에 높은 속력을 가지는 공에 의해서 손상을 받아서 발생한다.

근육에 대한 손상은 국소 출혈을 유발하고 이로 인한 조직 압력의 증가로 인하여 국소부위의 저산소증이 발생하여 이차적인 조직 손상이 발생한다. 시간이 지나면서 조직내 혈종이 생긴다. 손상의 정도는 손상 24시간 후에 수동적 슬관절 굴곡의 정도로 평가할 수 있다. 정상에 비하여 슬관절 굴곡 제한이 5~20%이면 경증, 20~50%이면 중간, 그 이상이면 중증으로 분류한다.

진단은 외상의 병력과 국소적 압통과 종창, 그리고 혈종으로 인해 상대적으로 단단한 종괴 및 멍이 관찰되는 소견으로 할 수 있다. 초음파 소견상 혈종을 관찰할 수도 있으며 자기공명영상 검사를 통해서도 관찰을 할 수도 있다.

치료는 경증인 경우에는 첫 24~48시간 이내에는 PRICE (protection, rest, ice, elevation)의 원칙에 따라 치료하면 대부분 정상 관절가동영역을 회복하며 이후 자전거, 달리기, 수영 등 기능적인 근력강화운동을 하도록 한다.

중간 정도 이상인 경우 초기에는 PRICE의 원칙으로 치료하며 통증이 유발되지 않는 범위 내에서 관절가동운동을 한다. 이후 통증이 없이 관절운동이 가능해지면, 부분 체중 부하(partial weight bearing) 운동으로부터 전체중 부하(total weight bearing) 운동을 하도록 한다. 스트레칭 및 등장성 근력 강화운동을 한다. 이후 전체중 부하를 하여도

통증이 없는 경우 기능적인 운동(점프, 달리기 등)을 추가하여 시행한다.

(2) 대퇴사두근 과도긴장(Strain)

특히 대퇴직근에서 과도긴장이 흔하게 관찰된다. 수동적 신전이나 강한 압박에만 통증을 보이는 경한 손상에서부터 부종과 피부색깔 변화(멍)와 같은 심한 손상에까지 임상적 소견은 손상의 정도에 따라 다르게 나타난다. 완전 과도긴장의 경우 근육 손상 부위에 종괴가 촉지되기도 한다. 환자는 손상이 없어도 보통 운동 도중에 망치로 때리는 듯한 극심한 통증을 느끼는 경우가 많고 이후 24~48시간 내에 부종 및 피부색깔 변화가 나타나게 된다.

급성기 치료는 PRICE (protection, rest, ice, elevation)의 원칙에 따라 한다. 비스테로이드성 항염제는 항혈소판 작용으로 인하여 국소 출혈을 증가시킬 수 있는 위험이 있어 심한 손상이 있는 경우에 조기 사용을 피하는 것이 좋다. 재활 치료는 초기에는 통증이 없는 범위 내에서 스트레칭 운동을 하여 서서히 근육의 길이를 증가시키도록 한다. 스트레칭 방법은 손상 근육에 따라 다른데, 대퇴광근(vastus muscle)의 경우 기시부가 대퇴골에서 이루어지므로 고관절의 굴곡, 신전여부에 무관하게 슬관절 굴곡으로 가능하나 대퇴직근의 경우 골반뼈에서 기시하여 슬개골에 부착하므로 반드시 고관절 신전 상태에서 스트레칭하여야 한다(그림 42-8). 근력강화 운동은 관절 가동 운동이 통증이 없이 전 가동영역에서 가능하여지면 시작한다. 등장성 혹은 낮은 저항으로 여러 번 반복하는 방법에서 시작하여 전 가동영역에서 점진적인 저항을 주면서 시행한다. 원심성 및 구심성 근력 강화 운동을 포함하되 초기에는 원심성 근육 수축은 조직 손상의 위험이 있어 피하는 것이 좋다. 상지를 이용한 심혈관계 유산소 운동 능력을 유지하도록 상지 에르고미터, 상지만을 이용한 수영 등을 처방하여야 한다.

(3) 골화성 근염(Myositis ossificans)

결체조직 내 비종양성의 연골 혹은 골형성 과정을 의미하는데, 대퇴사두근에서 가장 흔하게 보인다. 대퇴사두근 타박에 따른 합병증으로 발생하는데, 처음에는 비특이적인 증상으로 통증, 열감, 압통 등으로 나타난다. 시간이 지남에 따라 연부조직 종창, 결과적으로는 종괴가 생긴다. 주위 관절의 관절구축도 흔히 동반된다. 조기 발견은 초음파나 골주사로 가능하며 대부분의 경우 3~6개월 사이에 고정화되어 단순 방사선 소견에서도 발견할 수 있다.[39] 예후는 좋은 편이라 대부분의 경우 저절로 흡수된다. 근육 내에 있는 경우는 잘 흡수되나 건과 가까이 있는 경우는 흡수가 되지 않는다.

치료는 초기에는 PRICE (protection, rest, ice, elevation) 원칙에 따라 하며, 발견 즉시, 자연흡수를 돕기 위해 고정하는 것이 좋다. 예방적으로 디포스포네이트(diphosphonate, bisphosphonate), 인도메타신(indomethacin)을 사용하기도 하나 효과가 없는 것이 밝혀졌다. 병변의 숙성도를 단순방 사선상 골피질(bony cortex)의 존재여부나 골주사 소견상 냉점(cold spot)의 여부로 판명하며 성숙된 병변이면 운동을 시작하여도 된다. 수술적 치료가 필요한 경우는 매우 드물지만, 병변이 성숙한 후에도 6~12개월 이상의 지속적인 통증과 관절 가동영역의 제한이 있는 경우 수술

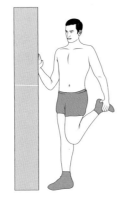

그림 42-8 │ 대퇴직근의 스트레칭 방법

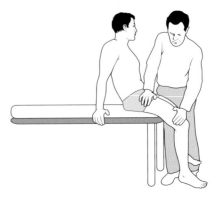

그림 42-9 │ 매달림 검사(hang test)

적 대상이 된다.

(4) 전방구획증후군(Anterior compartment syndrome)
대퇴부위가 단단하며 대퇴 전방부 혹은 복재신경(saphe-nous nerve)의 압박으로 하퇴부에 감각이 떨어져 있으면 의심할 수 있다. 가장 중요한 소견은 손상의 정도에 비해서 통증이 극심하다는 것이다. 누워 있으면 증상이 완화되는 경우도 이 병변을 의심하여 보아야 한다. 의심되면 즉시 수술에 대한 준비를 해야한다. 조직 내 압력이 40 ㎜Hg 이상인 경우에는 근막절개술(fasciotomy)를 하여야 한다.

(5) 대퇴골 피로 골절
대퇴골의 피로 골절은 하지를 많이 사용하는 장거리 달리기, 마라토너에서 전방 대퇴부에서 위치가 특정 부위에 정해지지 않으면서 무딘 통증을 호소하는 경우에 의심해 보아야 한다. 벤치나 높은 의자에 다리를 늘어뜨리고 앉을 경우 대퇴 간부(femur shaft)가 의자의 끝에 눌리면서 통증이 유발되는 경우도 있으며 그 부위에서 대퇴부를 위로부터 눌러서 통증을 유발하는 매달림 검사(hang test, 그림 42-9) 혹은 지렛목 검사(fulcrum test)로 진단할 수도 있다. 골 주사 검사 혹은 자기공명영상 검사로 진단할 수 있으며 치료는 휴식이며 다른 부위의 심혈관계 운동을 위해 수영, 상지 자전거 등을 처방한다. 매달림 검사상 통증이 유발되지 않으면 서서히 운동을 시작하여도 좋다.[47] 지나치게 운동하거나, 생체역학적 이상, 월경이상(menstrual distur-bance) 등이 유발인자이므로 이에 대한 평가 및 교정을 위하여 노력하여야 한다.

4) 후방 대퇴부 통증

(1) 슬굴곡근 과도긴장(Hamstring strain)
대퇴부의 손상 중에서 가장 흔한 병변이다. 주로 단거리 달리기, 허들이나 축구에서의 킥과 같은 동작을 할 때 발생한다. 가장 흔하게 침범되는 근육은 대퇴이두근의 단두(short head of biceps femoris)이다.[48] 그 이유로 반막상근(semimembranosus), 반건상근(semitendinosus), 대퇴이두근의 장두는 경골신경의 지배를 받으나 대퇴이두근의 단두는 비골신경의 지배를 받는 해부학적인 사실과 관련이 있다는 견해도 있다.[49]

환자는 수상 당시 대퇴 후방부에 망치로 때리는 듯한 느낌이나 끊어지는 듯한 느낌과 함께 통증을 호소한다. 이후 24~48시간 이내에 종괴, 멍, 그 부위의 압통이 보이게 된다. 대부분의 경우 근육-건 연결부위에서 발생한다.

유발 요인으로 나이가 많은 경우, 이전의 손상 병력, 유연성 감소, 근력 약화, 요추골반의 위치 이상 등의 내부적 요인과 적절하지 못한 준비운동(warm-up exercise), 피로, 전반적인 근골격계 적응상태(fitness)가 부족한 경우 등과 같은 외부적인 요인을 들 수 있다.

영상의학적 진단은 초음파, 자기공명영상 검사로 가능하며 초음파는 비용이 저렴하여 유리한 반면, 자기공명영상 검사는 추적검사로 조직의 치유 상태를 파악하기 좋은 장점이 있다.

급성기 치료(48시간 이내)는 PRICE (protection, rest, ice, elevation)의 원칙에 따라 하며 보행 시 보행 보조기를 이용하여 체중 부하를 감소시켜 준다. 앉은 자세에서 통증

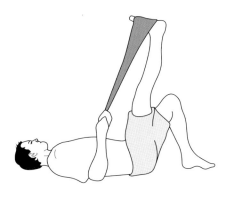

그림 42-10 | 슬굴곡근의 스트레칭 방법

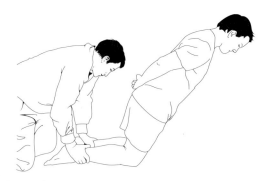

그림 42-11 | 노르딕 원심성 운동(Nordic eccentric hamstring ex-ercise)

이 없는 범위 내에서 능동적 슬관절 굴곡 운동을 시행한다. 초기에 비스테로이드성 항염증제는 사용 하지 않는 것이 좋다. 물리치료만 시행한 경우와 비교하여 약제 사용의 특별한 효과가 없었다는 보고[40]가 있으며 약제로 인한 화학주성(chemotaxis)의 저하로 근육재생 과정을 방해할 수 있기 때문이다.[51] 근육 내 국소 스테로이드 주사가 효과가 있다는 연구보고[52]가 있기는 하나 일반적으로는 혈종 흡수를 저해하고 근육재생을 방해하므로 금기이다.[53]

48시간 이후에는 스트레칭을 통하여 통증이 없이 전 관절운동범위에서 관절 움직임이 가능하도록 하여야 한다. 스트레칭을 하는 기준은 환자가 근육에서의 스트레칭되는 느낌과 통증이 유발되는 시점간의 선후관계로 결정하는데, 스트레칭되는 느낌보다 통증이 먼저 느껴지면 스트레칭을 해서는 안된다. 통증의 유발이 스트레칭되는 느낌과 동시에 혹은 그 이후에 나타나는 경우는 스트레칭을 할 수 있다. 스트레칭은 누운 상태에서 하며 수건을 이용하여 할 수도 있다(그림 42-10). 스트레칭은 서서히, 낮은 강도로 하는데, 30~60초간 통증이 없는 범위에서 하는 것이 좋다. 스트레칭과 함께 근력 강화 운동도 동시에 시행한다. 등장성 운동으로부터 시작하여 점차 저항을 늘려가면서 등척성, 등속성 운동을 포함하도록 한다. 근력 강화 운동은 근육의 길이가 정상측과 같아지고, 아주 적은 저항을 주면서 등장성 수축을 하게 하였을 때 통증이 유발되지 않으면 시작하여도 좋다. 이런 구심성 수축 이외에 원심성 수축은 근육의 부하를 흡수하는 데 중요한 기능을 하므로 반드시 근력강화 운동에 포함하여야 한다. 특징적으로 단거리 달리기 선수에 있어서는 출발 자세에서 많은 손상이 발생하고 이 자세에서의 원심성 근력 강화 운동이 필요하다. 그림 42-11에서 나타난 것과 같은 노르딕 원심성 운동(Nordic eccentric hamstring exercise)을 통하여 근력 강화 운동을 하면 효과적이다. 원심성 수축은 근육의 손상과 연관된 경우도 많으므로 반드시 손상 후 충분한 시간이 지나고 시행하여야 한다.

슬굴곡근과 함께 고관절의 신전을 담당하는 둔근도 근력강화의 필요성이 있다. 둔근이 약하면 슬굴곡근에 상대적인 과부하가 가해지며 이는 슬굴곡근의 과도긴장으로 이어질 수 있기 때문이다. 골반의 위치 변화(전방 혹은 후방 기울어짐, anterior or posterior tilting)도 슬굴곡근의 길이를 변화시키므로 수축시 최적의 상태를 유지하지 못하여 손

상 유발의 원인이 되므로 교정하여 주도록 한다.[54]

2. 천장관절 기능이상의 재활 치료

천장관절의 기능이상(dysfunction)이란 좁은 의미에서는 상후장골극(posterior superior iliac spine, PSIS)에 국소 통증이 있는 천장관절 증후군을 의미하나, 넓게는 천장관절의 불안정성이나 골반 경사로 인한 통증을 모두 포함한다. 천장관절 위의 통증, 천극인대와 천골결절인대위의 압통, 치골결합에서 재현되는 통증을 동반하게 된다. 천장관절의 기능장애를 유발할 수 있는 요인으로 고관절주위 근육의 불균형과 디리길이의 불균형, 과도한 거골화 회내(excessive subtalar pronation)와 같은 생체역학적 비정상적 소견이 있다.

1) 근육의 불균형
고관절 굴곡근, 신전근, 내회전근과 외회전근 간의 불균형이 천장관절의 이상을 초래한다. 반면에 내전근과 외전근의 불균형은 특별한 영향을 미치지는 않는다. 한 근육이 약하면서 이의 길항근(antagonistic muscle)은 그렇지 않거나, 한 근육이 짧아져 있는데 이의 길항근은 그렇지 않을 경우 근육의 불균형이 발생하고 이로 이하여 천장 관절의 이상이 발생하게 된다. 근육의 불균형은 한 근육에 국한되어 나타나기도 하지만 여러 근육을 침범하기도 한다.

근육 불균형의 평가는 각 근육의 길이와 근력을 측정함으로써 할 수 있다. 이러한 평가를 통하여 발견된 근육의 불균형은 약화된 근육인 경우 점진적인 저항 운동(progressive resistive exercise)를 통하여 강화한다. 주로 등속성 혹은 등척성 운동을 통하여 좌우 근육의 근력이 같아질 때까지 강화한다. 짧아진 근육의 경우는 낮은 강도(low intensity)의 지속적인 스트레칭(prolonged stretching)을 통하여 교정한다. 환자는 각 근육에서 낮은 강도의 편안한 스트레칭(low-level comfortable stretch)을 느낄 때까지 스트레칭하도록 한다. 스트레칭감이 사라지면(stress relaxation) 다시 스트레칭을 하도록 한다. 하루 2~3회씩 한 번에 2~3회의 스트레칭 운동으로 근육의 스트레칭이 가능하다. 근력 강화 혹은 스트레칭 운동 후 3~5일에 다시 근육의 길이와 근력을 평가하여 근육의 균형과 천장관절의 움직임에 대한 영향을

모니터하도록 한다.

2) 하지 길이의 차이

하지 길이의 차이는 내측 종축궁(medial longitudinal arch)의 높이가 다른 경우에 나타날 수 있다. 내측 종축궁의 양측 차이는 검사자의 검지를 이용하여 환자의 내측 종축궁 아래에 넣어서 얼마나 깊이 들어가는지, 그 차이를 살펴봄으로써 평가할 수 있다. 또 다른 방법은 양측 후경골근(tibialis posterior muscle)의 근력을 평가하는 것이다. 후경골근이 약하면 종축궁의 지지가 약화되어 내측 종축궁이 낮아지게 된다.

이외에 실제로 한쪽 하지가 해부학적으로 짧아서 하지 길이의 차이가 나타날 수도 있다. 한쪽 종축궁이 낮으면, 족부는 특히 보행시 상대적인 회내(pronation)를 나타내며 이는 천장 관절의 이상을 초래할 수 있다.

하지 길이 차이는 보조기(arch support)를 이용하거나 후경골근의 근력 강화를 통하여 치료할 수 있다.

3) 장골요추 인대 염좌(Iliolumbar ligament sprain)

제5 요추 횡돌기에서 장골릉(iliac crest) 후방에 부착하는 이 장골요추 인대부터 인한 통증과 천장관절 및 주변인대로 인한 통증을 감별하기는 힘들다. 장골릉의 장골요추 인대 부착부위에 국소 마취제와 스테로이드제제의 혼합물을 주사하여 효과적으로 통증을 조절할 수 있다.[55]

II. 슬관절 통증

1. 슬관절의 문제

1) 관절염

슬관절에 발생할 수 있는 관절염은 크게 3가지로 퇴행성 관절염 혹은 골관절염(osteoarthritis), 류마티스 관절염(rheumatoid arthritis) 및 외상 후 관절염(post-traumatic arthritis)이다. 이번 챕터에서는 골관절염만을 다루기로 한다.

국민건강영양조사 원시자료를 토대로 시행된 국내 연구에 따르면, 2010년 50세 이상 한국 성인의 37.8%가 방사선학적 슬관절의 골관절염이 있었고, 방사선학적 이상

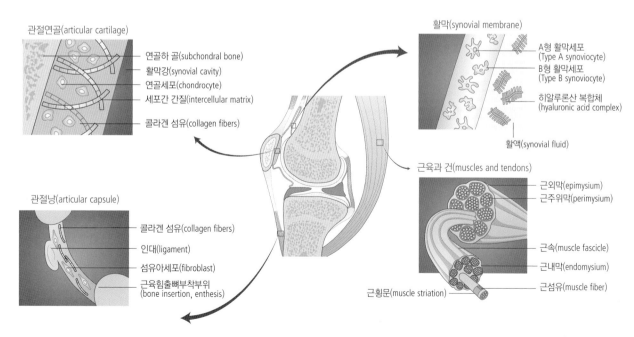

그림 42-12 | 슬관절과 주위 조직

과 슬관점의 통증을 동반한 유병률은 14.3%(여성의 22.1%, 남성의 5.3%)에 이를 정도로 근골격계 질환 중에서 흔한 질환 중 하나이다.[56] 연령이 증가함에 따라 유병률을 더욱 증가하여 80세 이상 성인의 72.4%가 방사선학적 골관절염이 있고, 33.6%에서 증상을 동반한 골관절염 환자이다.[57]

(1) 슬관절의 구조와 병태생리

슬관절은 대퇴골의 하단, 경골의 상단, 슬개골, 뼈를 둘러싸는 연골, 활막(synovial membrane), 내측과 외측의 반월상 연골, 십자인대와 내외측 측부인대, 관절낭, 활액낭, 대퇴사두근과 슬굴곡근, 비복근으로 구성되어 있다(그림 42-12). 뼈를 둘러싸는 연골은 연골세포, 세포간 간질(intercellular matrix), 콜라겐 섬유로 구성된다. 슬관절 연골의 두께는 노화에 따라 감소하는 것으로 알려져 있고, 슬관절 자기공명영상을 통한 연구 결과 연골의 두께가 남자는 6.4 mm, 여자는 4.5 mm로 보고되었다.[58] 슬관절에서 활막은 두 종류의 활막세포(synoviocyte)로 구성되며 각기 다른 중요한 역할을 담당한다. 이중 A형 활막세포는 'macrophagic cells'로 면역기능을 담당하고, B형 활막세포는 'fibroblast-like cells'로 활막의 세포간 간질을 만들어 구조를 유지하고 히알루론산 복합체(hyaluronic acid complex)를 만드는 역할을 한다.[59] 활막에서 만들어진 히알루론산 복합체는 활액의 점도를 유지하여 슬관절의 충격 흡수와 윤활 작용을 동시에 하게 한다. 활액은 연골에 영양을 공급하며 관절의 윤활작용, 충격의 흡수, 관절을 감싸며 외부 손상 인자들로부터 장벽을 만들어 연골을 보호하는 역할을 한다. 여기서 외부 손상 인자란 대식세포, 연골 분해 효소(chondrolytic enzyme), 브래디키닌, 프로스타글란딘과 같은 염증 물질을 말하며 이러한 인자들이 통증 수용체(nociceptor)의 자극,

연골 조직을 파괴하는 것을 막는 활액의 기능을 'barrier exclusion'이라 한다. 활액은 관절내 공간에 있다가 관절낭(joint capsule)에 있는 림프계나 모세혈관으로 흡수되어 사라진다.

나이가 들면서 연골 구성물 중 수분 함량의 변화가 생기고 연골 분해 효소 활성이 증가하여 연골내 연골세포의 밀도가 감소한다. 이로 인해 연골이 얇아지고 조직이 깨지게 되며 반복적인 자극에 노출될 때 염증을 일으키고 대퇴골 및 경골의 변화를 초래하게 된다(그림 42-13). 슬관절의 골관절염은 백인보다 동양인에 호발하고 위험인자로 고령, 유전, 심한 부상이나 반복적인 관절 사용, 비만이 제시되고 있다. 신체비만지수(body mass index)가 상위 20%에 속하는 군에서 36년 후에 슬관절염이 생길 비교위험율(relative risk)은 남성은 1.5, 여성은 2.1이며 심한 슬관절염이 생길 위험도는 남성에서 1.9이고 여성에서는 3.2이다. 아직 슬관절염이 발생하지 않은 사람에서 5 kg의 체중감소는 슬관절염이 생기는 위험도를 50% 낮추는 것으로 보고되었다.[60] 또한 최근 연구 결과에서 근감소성 비만(sarcopenic obesity)이 슬관절염과 연관되어 있으며,[61] 하지의 근육량이 감소할수록 슬관절염의 유병률 증가됨이 보고되기도 하였다.[62]

(2) 슬관절염의 진단

슬관절염은 내측 또는 외측 대퇴경골 구역 또는 슬개 대퇴 구역에 발생한다. 서있거나 걸을때, 계단을 오를때 무릎의 내측 관절면의 통증을 호소한다. 관절을 움직일 때 연발음이 들릴 수 있고 관절면의 압통이 이학적 검사의 특징적인 소견이다. 슬관절염이 심해지면 내반 또는 외반 변형과 굴곡 또는 신전 구축이 생겨 기능 장애를 일으킬 수 있다. 미국 류마티스 학회(American Rheumatism Association)에서는 슬관절염을 임상적으로 슬관절 통증이 있으며 연령(50세 이상), 30분 미만의 관절 경직, 연발음, 골압통, 슬관절 부종, 촉진할 때 열감이 없는 것 중 세 가지 이상을 만족하면 진단할 수 있는 진단 기준을 제시하기도 하였다(표 42-1).[63] 영상검사로 슬관절염을 확인하는 목적은 슬관절염의 진단과 경중도를 평가하고 치료에 대한 반응과 진행의 경과를 살피며 합병증의 병발을 관찰하는 것이다. 그중 단순 방사선 촬영은 가장 쉽게 슬관절염을 확인하는 방법이다. 관절강의 협착(joint space narrowing), 골극(osteophyte), 연골하

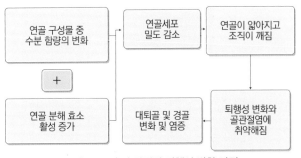

그림 42-13 | 슬관절의 퇴행성 변화 과정

표 42-1 | 슬관절염의 진단 기준

임상 및 검사 소견	임상 및 방사선 소견	임상 소견
슬관절 통증 + 다음 중 5개 이상 • 50세 이상 • 30분 미만의 관절 경직 • 연발음 • 골압통 • 골부종 • 촉진 시 열감의 부재 • 적혈구침강속도 40 mm/h 이하 • 류마티스 인자 음성 • 활액 검사상 점성이 있고 맑으며 백혈구 수치 2,000/㎟ 미만	슬관절 통증 + 다음 중 3개 이상 • 50세 이상 • 30분 미만의 관절 경직 • 연발음 • 방사선 검사에서 골극	슬관절 통증 + 다음 중 3개 이상 • 50세 이상 • 30분 미만의 관절 경직 • 연발음 • 골압통 • 골부종 • 촉진 시 열감의 부재
92% 민감도 75% 특이도	91% 민감도 86% 특이도	95% 민감도 69% 특이도

표 42-2 | 슬관절염의 단순 방사선 영상학적 평가(Kellgren-Lawrence classification)

Grade	Observation
1	Doubtful narrowing of joint space and possible osteophytic lipping
2	Definite osteophytes, possible narrowing of joint space
3	Moderate multiple osteophytic and possible deformity of bone contour
4	Large osteophytes, marked narrowing of joint space, severe sclerosis and definite deformity of bone

골경화(subchondral sclerosis), 연골하 골낭종(subchondral cyst)를 확인한다. 단순 방사선 촬영 결과로 슬관절염을 평가하는 방법은 Kellgren-Lawrence classification을 가장 흔히 사용한다(표 42-2).[64] 영상학적 이상이 전혀 없는 0등급부터 관절강의 뚜렷한 협착과, 큰 골극, 연골하 골경화 및 골단의 기형(deformity)이 모두 확인되는 4등급까지로 나뉘어 등급을 평가할 수 있다. 보다 정밀하게 자기공명영상(MRI)을 통해서 연골의 두께, 반월상 연골 손상 및 관절 주변 구조물의 동반 손상을 확인할 수도 있다. 이러한 영상검사들은 슬관절염의 진단에 도움을 주긴 하나 반드시 임상 증상과 연관시켜야 한다.

(3) 슬관절염의 치료

① 생활습관 변경 및 보조기 착용

슬관절염 치료의 근본과 시작은 보존적 치료이다. 보존적 치료의 핵심은 생활 습관 변경으로 단순히 체중 감소만으로도 관절의 부하가 감소되어 통증을 완화시킬 수 있고,[65] 대퇴사두근을 포함한 하지 근력 운동과 유산소 운동이 관절의 기능을 향상시키고 통증을 감소시켜주는 효과가 있다. 슬관절염 환자에 대한 대규모 임상연구들을 대상으로 진행된 메타분석 연구에서도 근력강화운동이 슬관절의 통증을 완화시키고, 유산소 운동은 보다 장기간의 기능적 호전에 도움이 됨이 보고되었다.[66,67] 슬관절 보조기는 초기 관절염에서 흔히 사용하는 보존적 치료법 중 하나이며 주로 활동성이 높은 환자에게 더 적합하다. 보조기의 기능은 착용시 관절에 기계적인 로딩을 줄이고 환자들이 인지하는 불안정성을 향상시켜주는 목적으로 사용될 수 있다. 117명의 단구획(unicompartmental) 슬관절염 환자를 대상으로 슬관절 보조기의 효과를 확인한 무작위배정 임상연구 결과에 따르면 보조기 착용으로 1년간 보행거리에 더 길어졌고 내반슬 혹은 중증의 관절염에서 더 효과가 있는 것으로 보고되었다.[68] 또한 내측 구획(medial compartment) 슬관절염이 있는 경우 신발 안창의 바깥쪽 높이를 올려주는 lateral wedge orthosis를 적용하면 내반력(varus moment)를 줄여줌으로써 통증의 호전과 기능 개선을 기대해볼 수 있다.[69]

② 재활 치료

재활 치료의 목적은 급성기의 통증과 부종의 감소와 장기적으로 대퇴사두근과 슬굴곡근의 근력을 증진하여 슬관절에 가해지는 압력을 줄이는 것이다. 급성기의 감염이 동반되지 않은 경우 온열치료와 안정을 시키며 부종과 통증이 감소하는 것을 관찰한다. 통증이 조절되면 운동 치료를 진행하게 되는데 어떤 운동이 도움이 되는지에 대한 것은 연구자에 따라 그 효과가 다르게 보고되고 있다. 지면에서 운동하는 것과 물에서 운동하는 것, 유산소 운동과 무산소 운동 등 여러 운동 모두에서 슬관절염의 치료와 재발 방지에 도움이 되는 것으로 보이며 일반적으로 과도한 압력을 슬관절에 가하지 않고 전신 운동을 하는 것을 추천하고 있다. 흔하게 처방되는 운동으로 수영, 평지 걷기, 아쿠아 운동이 있으며 계단 오르내리기, 가파른 산을 오르기는 추천되지 않는다. 시기별로 보다 자세한 재활 치료의 방법은 "관절염의 재활" 장에서 다루기로 한다.

③ 경구용 약물치료

상기한 비약물적 보존적치료에 증상 완화 효과가 없거나 질환이 진행됨에 따라 약물치료를 고려할 수 있다. 그러나 비약물적 보존적치료는 골관절염 치료와 관리의 근간이므로 반드시 아래의 치료들과 병행되어야 한다.

경구용 진통제로, 아세트아미노펜(acetaminophen)은 비스테로이드 항염제(non-steroidal anti-inflammatory drugs, NSAIDs)와 유사한 효능 및 상대적으로 적은 부작용과 경제성으로 경증의 골관절염에서 1차 약제로 추천되고 있으나,[70] 복용편의성 및 부작용을 줄인 선택적 NSAIDs (selective NSAIDs, cyclooxygenase[COX]-2 억제제)의 개발로 최근에는 약제의 선호도가 변화하는 추세이다. 메타분석 연구 결과에 의하면 아세트아미노펜은 위약(placebo) 대비 휴식 및 활동기에 통증을 감소시키고 유의한 기능적 호전을 보였으나,[71] Cochrane review에서는 아세트아미노펜이 NSAID와 비교 시에는 고관절 및 슬관절 관절염에서 약한 통증조절 효과가 보고되었다.[72] 경구용 NSAID는 골관절염 치료에서 가장 흔히 쓰이는 약제로, 골관절염의 중등도 혹은 중증의 통증조절에 흔히 사용되며, 국내에서도 100여 종이상이 다양한 상품명으로 시판되고 있다.[73] NSAID는 그 성상에 따라 propionic acid 유도체(ibuprofen, naproxen, ketoprofen, pelubiprofen 등), aceticacid 유도체(indomethacin, aceclofenac, diclofenac 등), enolic acid 유도체(piroxicam, meloxicam 등), fenamates 및 COX-2 억제제(celecoxib) 등으로 분류할 수 있다. 그러나, 약제의 다양한 종류에도 불구하고, 관절염에서 통증이 완화되는 효능은 비슷하여, 복용 편의성 및 적은 상부위장관부작용을 가진 약제가 선호되고 있다.

COX-2 억제제는 COX-1보다 COX-2에 최소 200~300배의 선택성을 가진다. 따라서, COX-1에 의해 매개되는 혈소판 응집이나 출혈 시간에는 유의한 영향을 미치지 않으므로, 이론적으로는 COX-2 억제제는 위약에 필적하는 적은 위장관 부작용을 가지면서, 비선택적 NSAID에 상응하는 진통효과를 가지게 된다. 반면, COX-2를 억제함으로써 신혈류와 심혈관 확장을 조절하는 prostacyclin의 생성을 저하시켜, 신독성이나 심혈전증을 악화시킬 가능성이 있다. 실제 rofecoxib와 valdecoxib는 과도한 빈도의 심근경색증 발생으로 각각 2004년과 2005년 퇴출되었다. 이는 COX-1의 혈소판 응집효과는 영향을 받지 않으면서, COX-2에 의한 prostacyclin 생성이 저하되는 불균형으로 인한 것으로 추정되고 있다.[74] 그러나, 심혈관계 위험에 대한 COX-2 억제제와 전통적인 비선택적 NSAID의 비교연구는 부족한 실정으로 비선택적 제제 역시 COX-2 선택적 제제보다는 낮지만 심혈관계 위험을 증가시킬 가능성은 있다. 따라서, 심혈관계 위험요인이 있는 환자에서는 비선택적 NSAID나 COX-2 선택적 억제제의 사용은 모두 심혈관계 위험성을 증가시킬 수 있으므로 주의를 요한다.[73,75] 국제골관절염학회(Osteoarthritis Research Society International)의 2010년 치료지침에서는 아세트아미노펜이 1차 약제로 권고되고 있으며, 2차 약제는 위험-효용도를 평가하여, 심질환의 위험도가 없는 경우 위장관 부작용의 예방에 따른 비용-효용성으로 COX-2 억제제를 2차 약제로 권고하고 있다.[76] 미국류마티스학회(American College of Rheumatology)의 2000년 지침에서는 COX-2 억제제는 아세트아미노펜으로 통증이 조절되지 않는 환자, 특히 위장관합병증의 위험인자를 가지는 환자에서 2차 약제로 권고되고 있다.[70] 따라서, COX-2 선택성 여부는 위장관 합병증 및 심근경색의 위험도를 고려해서 신중히 선택해야 할 것이다.

아편양 진통제(opioid)는 아세트아미노펜과 NSAID 사용이 금기이거나 반응이 적은 경우 혹은 수술적 치료가 필요한 중등도 혹은 중증의 관절염에서 수술적 치료를 거부하거나 곤란한 경우 사용이 제안되고 있다. Tramadol은 약한 합성 아편양 작용제(weak synthetic opioid agonist)로 norepinephrine과 serotonin의 재흡수를 저해하여, ibuprofen이나 diclofenac과 비슷한 진통효과를 가진다.[77] 그러나 구역, 변비 및 기면 등의 부작용과 장기 사용 시 의존성이 발생할 가능성이 있으므로 사용에 주의를 요한다.[78] 강한 마약성 진통제(strong opioids)는 다른 약물에 효과가 없는 매우 심한 골관절염 통증치료에 고려될 수 있으나 의존성 및 남용 우려가 있어 매우 선별적인 사용이 권고된다. 3,244명의 관절염 환자를 분석한 메타분석에서는 13~18주 투여 후 통증 호전에 상당한 효과가 있고, 유의한 기능의 호전도 관찰되었으나, 위약군(7%) 대비 높은 탈락률(25%)을 보고하고 있어, 마약성 진통제의 효능을 부작용이 상쇄하는 단점이 있다.[79] 따라서, 사용 시 저용량에서 시작하되 의존성 혹은 중독에 대한 감시가 필요하며, 고령의 환자에서는 낙상의 위험이 증가하여 골다공증성 골절이 발생할 수 있으므로 주의를 요한다.[80] 최근에는 고령의 환자들에서 신장과 간에 영향이 적고, 편의성을 높인 patch제제가 소개되고 있다.[73]

SYSADOA (symptomatic slow-acting drugs for osteoarthritis)는 골관절염에서 기존 약물에 비해 효과가 서서히 나타나면서 진통 등의 증상호전의 효과가 있는 약물을 통칭하며, 연골파괴를 연기 혹은 예방하여 초기 골관절염의 경과에 긍정적인 영향을 기대할 때 DMOAD (disease-modifying osteoarthritis drugs) 혹은 구조개선 골관절염 치료제(structure-modifying osteoarthritis drug, STMOAD)라 명명하나, 골관절염의 진행을 차단하는 확실한 방법은 아직까지 없다.[73] 또한 연구용 자기공명영상을 이용하더라도 연골재생에 대한 평가는 대단히 어려워 치료효과를 증명하기 곤란하고, 일부 연구에서 확인된 방사선학적 관절 간격 감소효과와 임상적 의미와의 상관관계도 입증이 부족한 실정이다. 이러한 범주에는 glucosamine sulphate, chondroitin sulphate, diacerhein, avocado soybean unsponifiables, hyaluronan 등이 있다. Glucosamine은 연골에서 세포외 기질을 구성하는 글리코사미노글리칸(glycosamninoglycan)의 전구체이다. 증상호전에 대한 연구로, 2005년 Cochrane review에서는 중등도의 호전을 보고하였고, 2007년 국제골관절염학회에서는 이를 근거로 증상이 있는 슬관절염 환자에서 효용이 있을 수 있다고 기술한 바 있다.[81] 그러나 현재까지 출판된 20여 편의 무작위 대조군 연구들을 분석하면 glucosamine hydrochloride에서는 유의한 증상 호전이 관찰되지 않았고, glucosamine sulphate의 경우 중등도의 진통 효과가 관찰되나, 연구자간의 결과의 편차가 크고(I2=87%, P<0.0001), 투고 잡지에 따른 출판편향성(P=0.009)을 보이고 있다.[76] Chondroitin

은 세포외 기질을 구성하는 중요한 glycosaminoglycan의 하나로, 정확한 작용기전은 아직 밝혀져 있지 않다. 메타분석에서 chondroitin 단독으로는 슬관절 혹은 고관절골관절염에 효과가 없고, glucosamine 복합제에서 효과가 있는 것으로 보고되어 흔히 glucosamine과 함께 복합체의 형태로 시판되고 있다.[82] 최근 메타분석에서는 비교적 큰 진통효과가 보고되고 있으나,[82] 역시 출판편향성이 크고, 연구자간 결과의 편차가 심하며(I2=92%), 최근 연구일수록 효능이 감소하는 경향을 보인다.[76]

④ 관절강내 주사

정상관절의 점탄성은 히알루론산(hyaluronic acid)에 의해 유지되므로 관절강내 히알루론산 주사를 점성보충(viscosupplementation)이라고 명명하기도 한다. 히알루론산 주사치료는 중등도 이하의 골관절염 환자 중 NSAID 사용이 금기이거나 효과가 부족한 경우 사용을 고려할 수 있으나 진통 효과는 시간이 지나면서 감소하여 14주를 넘지 않는 것으로 알려져 있다.[83] 그러나 국제골관절염학회의 2010년 권고에서는 슬관절염에서 히알루론산 주사치료에 대한 연구 결과들은 연구

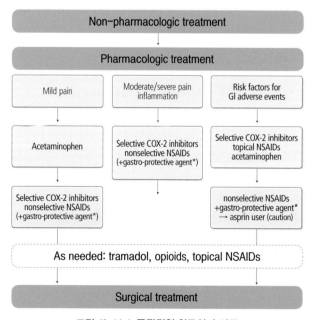

그림 42-14 | 골관절염 치료의 순서도

자간 결과의 편차가 크고(considerable heterogeneity of outcomes), 투고 잡지에 따른 출판편향성이 있기에 유의한 진통 효과를 관찰할 수 없다고 기술하여 본 제제의 진통효과에 대해서는 아직 논란의 여지가 있는 실정이다.[76] 삼출이나 국소 염증 증상을 보이면서 중등도 이상의 통증이 있는 골관절염 환자에서, 단기적인 증상 완화의 목적으로 스테로이드 관절강내 주사를 고려할 수 있다. 그러나 반복적인 관절내 투여는 연골 손상을 악화시킬 수 있고 주사술기와 관련된 감염의 가능성이 있기에 최소 3~6개월의 간격을 두고 주사할 것이 추천된다.

⑤ 수술적 치료

수술적 치료는 상기한 보존적 치료로는 관절 통증의 적절한 조절이 되지 않고, 기능이 심각하게 저하되어 일상생활의 제한이 있으면서 의학적 금기사항이 없는 경우 적응증이 된다(그림 42-14). 수술적 방법은 관절염의 부위, 중증도, 예후, 전신상태 등을 고려하여 관절경 수술, 교정 절골술, 인공관절 수술 등을 고려할 수 있다. 수술적 치료 전후에도 반드시 상기한 보존적 치료들이 병행되어야 하고, 수술 후 재활 치료는 환자의 기능 개선과 유지를 위해 반드시 동반되어야 한다. 슬관절 성형술 후 재활 치료는 "골절과 관절 성형술 재활" 장에서 보다 자세히 다루기로 한다.

2) 인대 손상 (Ligament injury)

(1) 전방십자인대 손상(Anterior cruciate ligament injury)

전방십자인대는 대퇴골의 외측과(femur lateral condyle)의 내측과 경골 고원부(tibial plateau)를 연결한다(그림 42-15). 전방십자인대는 반월상 연골을 보호하고 경골이 대퇴골에 비해 상대적으로 앞으로 전이하거나 내회전 하는 것을 제한하여 슬관절의 안정성에 역할을 한다.[84] 경골의 전방전위 검사시 전위력에 대한 저항의 약 86%를 차지할 정도로 슬관절의 안정성을 유지하는데 핵심적인 역할을 한다.

전방십자인대 손상은 슬관절의 종말이라고 일컬어질 정도로 회전 불안정성, 반월상 연골 파열, 관절연골의 퇴행과 그로 인한 외상성 관절염 등을 병발한다고 알려져 있다. Beynnon 등은 전방십자인대 손상 환자의 60~90%에

서 외상성 관절염이 나타난다고 보고하였다.[85] 전방십자인대는 슬관절의 인대 중 손상의 빈도가 가장 많은 구조물이며, 최근 교통사고 및 운동경기 중 사고가 증가함에 따라 흔히 접할 수 있다. 또한 생활 수준의 향상으로 레저 활동을 하는 인구가 증가함에 따라 그 빈도가 더욱 증가하고 있다. 그중 80%에서는 접촉이 없이 생기는 것인데 발을 접지한 상태로 회전(pivot)을 하거나 점프를 한 후 착지할 때 발생한다. 급성기에는 무릎의 통증뿐 아니라 혈종도 동반할 수 있으며 간혹 통증이 없는 경우도 있다. 서서히 진행하다가 생긴 경우는 부종 없이 연발음과 다리를 비틀 때 슬관절이 불안정하다고 느낀다. 다른 구조물과의 손상이 같이 있는 경우가 흔한데 주로 반월상 연골의 손상이나 관절연골 손상이 동반되어 발생할 수 있다. 일반적으로 전방십자인대 손상 후 관절염은 인대 단독 파열에서 13%, 반월상 연골의 손상이 같이 있는 경우 21~48%라고 알려져 있다.

손상을 받으면 전방전위 검사(anterior drawer test)와 라크만(Lachman) 검사에서 경골의 대퇴골에 비해 상대적인 전방 전위가 크게 일어난다. 전방전위 검사는 슬관절이 90° 굴곡한 상태에서 시행하여 슬굴곡근의 근력이 강하게 작용해 전위를 막거나 반월상 연골 파열이 동반되어 있을 때 전위가 되지 않을 수 있다. 또한 후방십자인대 손상을 받은 경우 경골이 후방으로 빠져있어 전방전위 검사 시 상대적으로 경골이 앞으로 당겨나와 위양성을 나타낼 가능

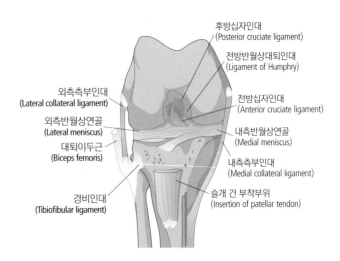

그림 42-15 │ 전방십자인대와 주변 구조물

성이 있어 라크만 검사가 전방십자인대 불안정성을 감지하는데 민감도가 더 크다고 보고되었다. 라크만 검사는 슬관절을 15~20° 굴곡한 상태에서 경골을 전방으로 견인한다(그림 42-16).

단순 방사선 검사로 삼출을 확인할 수 있고 경골 고원부 측방에 분리된 작은 관절낭 견열골절을 세곤드 골절(Segond fracture)이라 하는데, 전방 십자 인대 파열 존재의 병인과 관련이 있다(그림 42-17).[86] 자기공명영상검사는 확진을 하는데 사용되고 주변 구조의 동반 손상을 찾을 때 유용하다.

초기 치료는 부종을 감소시키는데 중점을 두어 냉찜질과 압박을 하고, 관절 내 혈종을 흡인해 준다. 무릎 고정기 또는 경첩이 있는 무릎 보조기는 초기에 무릎 관절의 안정성을 제공해 주기 위해서 사용될 수 있다. 전방십자인대 파열의 수술적인 치료는 환자의 활동 수준에 의해 결정한다. 심한 경쟁을 하는 스포츠에 참가하려는 젊고 건강한 사람들은 무릎 안정성을 증가시키고 만성적으로 불안정한 무릎에서 생기는 외상 후 관절염의 발생 기회를 감소시키기 위해서 인대 재건술을 고려한다.[87,88] 전방십자인대 손상의 비수술적 치료로 성공적인 결과를 기대할 수 있는 기준은 관절 삼출이 없는 경우, 정상측 무릎관절에 비해 온전한 수동 무릎관절 가동범위 유지, 이환된 하지의 하지직거상 동안 온전한 무릎관절 신전, 이환된 하지의 대퇴사두근의 최대 자발적 수축력이 정상측 하지의 75%인 경우, 이환된 하지로 한 다리 도약(single-leg hopping)이 통증 없이 가능한 경우, 다른 인대나 반월판 연골 손상이 없는 경우이다.

Odensten 등[89]은 급성 전방십자인대 파열 환자에 있어서 수술적 치료와 보존적 치료를 단기간(18개월)에 걸쳐 비교하였는데, 수술적 치료를 시행한 경우에서 슬관절의 안정성에는 확실히 호전을 보였으나 기능면에서는 보존적 치료를 시행한 경우와 큰 차이가 없었다고 보고하였다. Streich 등[90]도 전방십자인대 파열로 진단받은 80명의 환자에서 40명은 수술적 치료를, 40명은 보존적 치료를 시행후 장기간에 걸쳐 비교하였는데, 주관적인 슬관절 기능면에서 차이가 없었고, 재건술이 퇴행성 골관절염의 발생률

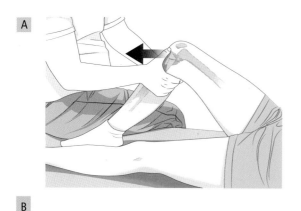

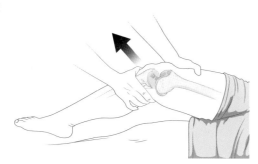

그림 42-16 | 전방십자인대 손상을 확인하기 위한 전방전위 검사(A)와 라크만 검사(B)

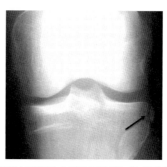

그림 42-17 | 전방십자입대 손상과 동반 가능한 세곤드 골절(Segond fracture)

표 42-3 | 전방십자인대 재건술 후 재활 프로그램의 원칙

- 완전한 관절가동범위를 회복하고, 관절 내 염증과 관절섬유증을 줄이기 위해 수술 전 부종을 완전히 없앰
- 완전한 수동 신전 회복에 초기 중점을 둔 초기 체중지지와 관절가동범위 유지
- 대퇴사두근 및 슬굴곡근 활동 조기 시작
- 근육 억제 및 위축을 제한하는 부종과 통증을 조절하기 위한 노력. 열린/닫힌 역학적 사슬운동의 적절한 사용
- 포괄적인 하지 근육 신장과 강화
- 동요훈련(perturbation training)을 포함한 신경근과 고유감각 재훈련
- 치료 목표 달성을 기반으로한 점진적 진행
- 운동 복귀 전 기능검사, 기능적 스포츠 관련 교육 실시

을 늦추지 못하였다고 보고하였다. 반면에 보존적 치료를 받았던 상당수의 사람에게서 결국에는 전방십자인대 재건술을 시행하였음을 보고하였는데,[91] Strehl과 Eggli[92]는 전방십자인대 파열이 MRI로 증명된 38명을 대상으로 보존적 치료를 시행하였고 평균 13개월의 추시 결과 2/3에서는 결국 재건술이 필요하였고, 최종적으로는 약 16%에서만 보존적 치료가 만족스러운 결과를 가져왔다고 보고하였다.

전방십자인대 재건 수술 후에는 반드시 재활 프로그램을 실시하여 수술의 효과를 최대화 시킬 수 있고 재활 프로그램은 다음과 같은 기본 원칙을 갖는다(표 42-3). 수술 후 발생하는 통증과 부종은 근육활동을 반사 억제할 수 있고 수술 후 근위축을 유발할 수 있다. 조기에 관절가동범위를 유지하고 근육 강화 운동을 시행해 조절해야 한다. 일반적인 물리치료는 냉동치료, 압박, 거상이 있다. 수술 후 슬개골을 움직여 부근 연조직의 유착을 막고 첫 주 내에 완전한 신전 운동 범위를 확보한다. 부종이 가라앉고 완전 신전 운동 범위가 확보되면 저항 없는 자전거 타기와 양측 목발 보행을 시작해서 수술 후 한 달쯤 되는 시기에 편측 목발로 걷는다. 한달 이후에는 관절 범위를 더 늘이고 대퇴사두근과 슬굴곡근의 근력을 강화하며 기능적 활동으로 진행한다. 2~3개월에는 조깅을 시작할 수 있고 완전한 활동으로 복귀는 대퇴사두근, 슬굴곡근, 고관절 주요

근육들의 근력이 90% 이상 회복되고 임상적으로 추축 변위 징후(pivot shifting sign)가 없으면 시작할 수 있다.

(2) 후방십자인대 손상(Posterior cruciate ligament injury)
후방십자인대는 경골 근위부의 후방과 내측 대퇴융기의 외측에 부착한다. 두가지 다발로 구성되어 있으며 보다 큰 전방외측 다발은 무릎 굴곡 시 장력이 증가하며 보다 작은 후방내측 다발은 무릎 신전 시 장력이 증가한다(그림 42-18). 후방인대 손상은 전방십자인대 손상만큼 흔하지는 않으며 주로 근위부 경골에 직접 충격을 받거나(dashboard injury) 발바닥 굴곡자세 또는 무릎 과신전 상태에서 무릎 위로 낙상이 있을 때 발생한다. 예를 들어 축구 골키퍼가 공을 막으며 넘어질 때 상대방이 경골 위로 떨어지며 충격을 주거나 앞좌석에 앉은 사람이 교통사고를 당하며 경골이 계기판 속으로 들어가는 경우 일어난다.

통증, 관절가동범위 감소, 관절 내 혈종의 발생이 상대적으로 적으며 역 라크만 검사(reverse Lachman's test)(그림 42-19), 후방 전위 검사에서 양성으로 나타난다. 이 외 후방 처짐 검사(posterior sag test), 대퇴사두근 능동 검사(quadriceps active test), 역축이동 검사(reverse pivot shift test)도 후방십자인대 손상을 평가하는 방법이다.

단순 방사선 사진에서는 흔히 음성으로 나타나지만 부하 방사선 사진으로 손상을 진단할 수 있다. 자기공명영상

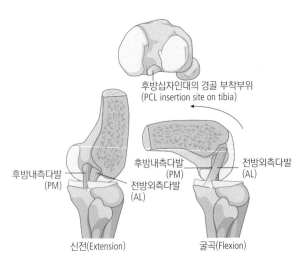

그림 42-18 | 후방십자인대의 부착점과 슬관절 굴곡에 따른 장력

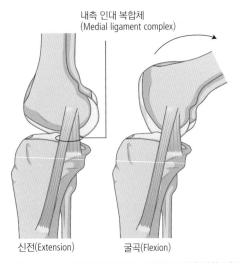

그림 42-20 | 내측측부인대와 슬관절 굴곡에 따른 장력

이 후방십자인대 열상 진단에 민감도가 매우 높지만(97%), 부분 파열과 완전 파열 감별에 대한 민감도는 높지 않다(67%). 뼈스캔 검사는 후방십자인대 손상 이후 무릎 운동학(kinematics)의 변화로 인한 연골하 부하의 증가를 증명하는데 사용할 수 있다.

후방십자인대 단독 손상의 경과는 아직 논란이 있다. 많은 경우에서 비수술적 치료로 잘 치유가 되는 것으로 알려져 있지만 다른 연구들에서는 보존적 방법 이후 결과가 좋지 않다는 보고도 있다. 하지만 전방십자인대 손상보다 기능적인 문제는 적다고 알려져 있다.[93] 초기에는 통증 조절을 위해 얼음찜질, 거상 등을 시행하며 부드럽게 관절 가동 운동을 한다. 이후 대퇴사두근 강화 운동부터 시작해서 고관절 근육과 슬굴곡근의 강화 운동을 시행한다. 대개 2개월 이후에 완전한 활동으로 회복이 된다. 3등급의 손상인 경우 비수술적 치료로 결과를 예측하기 어려우며 단기간 고정이 필요할 수 있으며 초기는 수동적 운동으로 시작하고 소극적인 근력운동 프로그램을 시행한다.

(3) 내측측부인대 손상(Medial collateral ligament injury)
내측측부인대는 대퇴 내측과(femur medial condyle)과 경골 내측 근위부를 연결하며 표층과 심부 조직으로 나뉜다(그림 42-20). 표층측부인대는 무릎의 신전 상태에서 가해지는 외반력(valgus)을 제한하고 이차적으로 외회전과 전방 후방으로의 전위를 제한한다. 심층측부인대는 경골의 외반력에 대항하는 이차적 안정화 기능을 한다. 임상적으로 심층 내측측부인대가 표층보다 파열되는 경우가 더 많다. 단독 내측측부인대 손상은 외부에서 가해지는 대퇴부나 하퇴부의 직접적인 충격에 의한 외반력으로 일어난다. 비접촉 외회전력도 손상의 원인이 될 수 있다. 손상은 경골 부착부에서 발생할 수도 있지만 대부분은 대퇴골의 지착점 또는 무릎관절선 부위의 중간 부위에서 생긴다.

보통 많은 부종을 일으키지는 않고 많은 삼출액의 경우 십자인대 또는 반월상 연골판 파열 또는 골절이 동반된 것을 의미할 수 있다. 충격을 받을 때 찢어지는 느낌이나 소리를 들을 수 있는데 보통 삼출액이 차서 손상부위가 국소적으로 부어오른다. 삼출 소견이 없는 경우 심각한 열상을 통해 관절 바깥이나 주위 조직으로 삼출액이 흘러나간 경우일 수도 있다. 손상을 확인하기 위해 무릎이 30° 굴곡된 상태에서의 외반 부하 검사(valgus stress test)를 시행한다(그림 42-21). 검사 테이블에 부상당한 다리를 올려놓고, 검사자는 다리를 지지하기 위해 뒤꿈치 밑에 한 손을 위치시키고 다른 한 손은 무릎에 외반력을 가한다. 검사할 때 허벅지가 회전되지 않게 하고 반대쪽 무릎도 동일하게 검사하여 양쪽 관절 사이의 벌어지는 정도를 비교한다. 내측측부인대의 손상 정도는 표 42-4와 같다.

단순 방사선 검사로 손상을 확인하기 위하여 전후방, 측면 사진 그리고 머천트 뷰(Merchant views)를 촬영한다. 자기공명영상 촬영은 단독 내측측부인대 손상에는 필요하지 않지만 십자인대 손상이 같이 동반된 것으로 의심될 경우 확인하는 것이 필요하다.

1단계 손상은 초기 염증 치료 후 보조기 착용, 근력 강화 운동과 유연성 운동의 재활 프로그램을 시행한다. 활동이 많은 환자는 1~2개월 간의 보조기 착용이 필요하다. 2단계 손상은 초기 수 주 동안은 보조기를 하며 마지막 20~30°의 신전을 제한한다. 2주부터 20~75° 내에서 운동을 하고 통증이 없는 범위 내에서 조기 기동을 권한다.

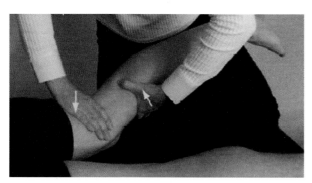

그림 42-19 | 역 라크만 검사

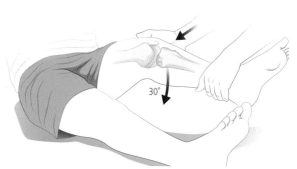

그림 42-21 | 슬관절 외반 부하 검사

표 42-4 | 내측측부인대 손상의 분류

단계	임상증상	조직	임상검사	외반검사 시 벌어지는 정도(㎜)
1	압통은 있으나 불안정성은 없는 상태	미세 외상	인대 압통과 정상 외반 이완	0~5
2	통증과 염증으로 신전의 제한이 있는 상태	표재 섬유의 파열	20° 굴곡상태에서 외반 검사상 이완 소견있으나 견고한 종말점(firm endpoint) 보임	5~10
3	수시간 내 관절 혈종과 슬관절의 굴곡/신전과 관계없이 불안정성을 보이는 상태	심부와 표재 섬유의 완전 파열	30° 굴곡상태에서 외반 검사상 심한 이완과 분명하지 않은 종말점	>10

3~4주 내에 전 관절의 운동 범위가 회복되도록 한다. 한 달 후부터 보조기를 한 채 완전 체중 부하와 굴곡 신전을 전 범위에서 허용한다. 삼출이 줄어들고 통증이 더 이상 악화되지 않으면 고관절과 슬관절을 안정시키는 근육들에 대한 강화 운동을 한다. 4~5주 후에는 민첩성 운동, 스포츠에 관련된 활동을 시작한다. 근력이 90% 이상 회복되고 민첩성 운동을 할 때 통증이 없으면 정상 운동을 시작한다. 3단계 손상은 환자의 다치기 전 활동 요구 정도에 따라 치료 방법을 정한다. 수상 전 활동으로 복귀하고자 하는 젊고 활동적인 사람은 수술을 하고 관리하기 원하는 사람은 보존적 치료를 하는 경우가 많다. 내측측부인대 단독 손상일 경우는 보존적인 치료로도 좋은 결과가 보고된다.[94]

(4) 외측측부인대 손상(Lateral collateral ligament injury)

외측측부인대는 대퇴 외측과(femur lateral condyle)에서 기시하여 비골두(fibular head)로 주행하며 무릎의 내반력에 저항한다(그림 42-15).[95] 외측측부인대는 단독으로 손상되는 것은 드물지만 무릎의 다인대 손상이나 탈구 시에 찢어질 수 있다. 단독 손상의 경우에는 내측측부인대 손상과 치료 방법이 비슷하다. 비골두 수준에서 비골 신경(peroneal nerve)의 손상이 동반될 수 있다. 비골 신경의 손상은 직접 손상에 의해서 생기거나, 부적합한 테이핑이나 보조기, 냉치료 등에 의해서 생길 수 있다. 3단계 손상은 관절낭이나 십자인대의 부전을 동반하는 경우가 많다. 이 경우에는 수술을 해주는 것이 나중에 관절의 퇴행을 막을 수 있고 활동의 회복에 좋다.

3) 반월상 연골 손상(Meniscal injury)

반월상 연골은 한 개의 슬관절에 내측과 외측 연골로 두 개가 존재한다. 내측 연골은 보다 넓은 'C' 모양을 하며 외측 연골은 'O' 모양을 한다(그림 42-22). 반월상 연골

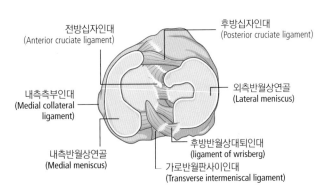

전방십자인대
(Anterior cruciate ligament)
후방십자인대
(Posterior cruciate ligament)
내측측부인대
(Medial collateral ligament)
외측반월상연골
(Lateral meniscus)
내측반월상연골
(Medial meniscus)
후방반월상대퇴인대
(ligament of wrisberg)
가로반월판사이인대
(Transverse intermeniscal ligament)

그림 42-22 | 반월상 연골의 구조

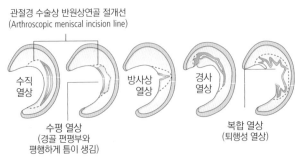

관절경 수술상 반원상연골 절개선
(Arthroscopic meniscal incision line)

수직 열상
방사상 열상
경사 열상
수평 열상
(경골 편평부와 평행하게 틈이 생김)
복합 열상
(퇴행성 열상)

그림 42-23 | 반월상 연골판 손상의 종류

의 기능은 대퇴골과 경골의 접촉면을 증가시킴으로써 관절면에 작용하는 단위 면적당 부하를 최소화한다. 또한 중심부의 압박력을 주변으로 전달함으로써 관절연골에 작용하는 접촉 압력을 더욱 감소시킨다. 슬관절을 완전히 신전할 때 슬관절 압박 하중의 절반이 반월상 연골을 통해 전달되며 90° 굴곡 시 85%의 부하가 연골판을 통해 전달된다. 외측 반월상 연골이 내측에 비해 운동성이 더 크다. 내측 연골은 운동성이 작아 후각(posterior horn)에 큰 부하를 초래하여 손상을 받기가 쉽다. 이로 인해 내측 연골판의 후각 파열이 높은 비율을 차지한다. 반월상 연골 파열은 슬관절 굴곡 자세에서 하퇴가 지면에 고정되고 강한 회전력이 가해질 때 일어난다. 반월상 연골 손상의 종류는 그림 42-23과 같다 세로 파열(longitudinal tear)이 방사상 파열(radicular tear)보다, 단순 파열이 복합 파열보다 더 예후가 좋다.

전형적인 증상은 손상 이후에 서서히 시작되는 부종과 체중을 실을 때 또는 비틀 때 생기는 통증을 호소하며 종종 무릎 안에서 딸깍거리는 소리를 호소한다. 삼출액은 인대 손상처럼 빠른 시간에 생기지 않고 24~48시간에 걸쳐서 생긴다. 무릎이 따로 움직이는 느낌(giving away)이나 잠김(locking)이 있고 관절선을 따라서 압통이 있다. 무릎이 고정된 경우 양동이 손잡이형 파열(bucket handle tear)을 의미한다. 신체검지상 관절의 안쪽 및 가쪽 압통과 부종 그리고 맥머리(McMurry) 검사 양성을 보인다. 맥머리 검사는 앙와위에서 슬관절을 최대 굴곡 위로부터 신전시키면서 하퇴를 회전시켜서 통증이 있거나 딸각거리는 소리

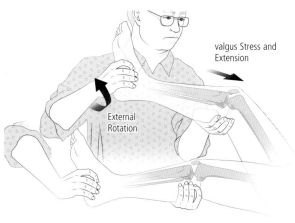

그림 42-24 | 맥머리 검사

가 느껴지면 양성이다(그림 42-24). 외회전과 외전으로 내측 연골 손상을, 내회전과 내전으로 외측 연골 손상을 추정할 수 있다.

단순 방사선 사진으로 확진하기 어려우며 자기공명영상으로 반월상 연골의 손상 여부, 손상 종류를 확인할 수 있다. 또한 수술적인 방법인 관절경으로 직접 관찰할 수 있다.

반월상 연골의 바깥쪽은 혈관이 풍부하여 '붉은 구역(red zone)'이라 불린다. 이 부위의 손상은 혈관이 없는 안쪽 즉 '흰 구역(white zone)'보다 회복이 빠르다. 관절경 수술은 나이가 어리거나 붉은 구역의 손상, 기능의 제한과 증상이 지속되면 고려할 수 있다.

초기에 통증과 부종을 조절하고 슬굴곡근과 장경인대(iliotibial band)의 신전, 대퇴사두근의 등척성 운동을 한다. 이후 서서히 운동의 강도를 높이지만 회전력이 동반된 체중부하는 피한다. 체중부하는 방사상 파열에서 전위정도를 증가시킬 수 있으나 세로 파열에서는 오히려 파열면을 근접시켜 조기 운동을 하는 것이 추천된다. 반월상 연골을 봉합하였을 때 흰 구역의 경우 수술 후 첫 4주간 체중부하를 제한하고 슬관절 굴곡을 60° 이내로 제한한다.

2. 슬관절 주위 구조의 문제

1) 윤활낭염(Bursitis)

(1) 거위발 윤활낭염(Pes anserine bursitis)
거위발 윤활낭은 세 가지 힘줄이 무릎의 내측면에 붙는 내측 경골의 근위 부위 바로 아래에 있는 윤활낭이다. 여기에 붙는 세 가지 힘줄은 슬굴곡근(hamstring) 중의 하나인 반거상근(semitendinosus)과 2개의 내전근인 봉공근(sartorius)과 치골 경골근(gracilis)이다(그림 42-25). 거위발 건염과 거위발 윤활낭염을 임상적으로 구별하기는 매우 어렵다. 보통 윤활낭염은 건의 이상 기능 때문에 생긴다고 알려져 있다. 내측 슬굴곡근이나 고관절 내전근(hip adductor muscle)의 약화와 같은 생역학적인 요소들도 영향을 줄 수 있다. 대퇴가 비대하고 슬관절의 골관절염이 있는 여자에게서 흔하다.

흔히 호소하는 증상은 거위발 윤활낭이 있는 부위의 통

증이다. 이러한 통증은 계단을 오를 때 심해진다. 촉진에서 건이 부착되는 부위에 국소 압통을 호소하고 하지를 내회전시키면서 슬관절을 굴곡-신장시키면 통증이 유발되기도 한다. 거골하관절(subtalar joint)의 비정상적인 움직임과 경골의 비정상 회전도 관심을 갖고 살펴보아야 한다.

단순 방사선 검사는 흔히 시행하지 않는다. 하지만 기존에 존재하는 뼈나 관절의 손상이 때때로 거위발 건의 이차적인 기능 이상을 야기할 수 있어서 슬관절의 이상 유무, 피로 골절이나 반월상 연골의 손상을 확인하기 위해 시행하기도 한다. 초음파나 자기공명영상에서 건 부착 부위에 있는 윤활낭의 부종을 관찰할 수 있으나 모든 경우에서 나타나지는 않는다.

초기 치료는 냉찜질과 소염진통제를 투약하고 안정을 하여 통증과 부종을 조절한다. 또한 운동화와 깔창을 이용하여 개개인의 생역학을 교정할 수 있다. 반응이 없거나 증상 호전이 느린 경우 또는 능동적 운동을 촉진하기 위하여 국소 스테로이드 주사를 고려할 수 있다. 재활 운동 시에 거위발 근육의 유연성, 근력, 지구력 및 운동 조절을 최대화 시키면서 전반적인 운동 사슬(kinetic chain)도 관심을 가져야 한다. 중심 조절은 최대로 훈련을 하여 슬굴곡근과 고관절 내전근의 상태를 최적화시킬 수 있다. 전후와 좌우 근육의 불균형을 파악해서 재활 치료를 해야 한다. 달리기 선수와 자전거 선수의 경우 달리는 걸음과 자전거를 타는 생역학을 주의 깊게 보아서 필요 시 수정하여야 한다.

(2) 전슬개낭염(Prepatellar bursitis)

무릎을 꿇고 일하는 사람에 많아 가정부 무릎(housemaid's knee)이라고 불리는 전슬개낭염은 슬관절 앞의 통증과 부종의 가장 흔한 원인이다. 전슬개낭염은 원예사나 혹은 매트와 마찰이 많은 레슬링 선수에게서도 많이 발생한다. 대개 압박을 가할 때만 통증이 있고 휴식기에 통증이 있는 경우는 드물다. 슬관절의 운동 범위는 약간 제한이 있을 수 있다. 부종은 슬관절 안이 아닌 윤활낭 안에 국한된다. 치료는 증상을 악화시키지 않고 안정을 하는 것이다. 가능하면 무릎을 꿇거나 마찰이 있는 것을 피하며 피치못할 경우 패드를 사용하기도 한다. 급성기에 얼음 압박과 진통소염제는 통증과 부종을 줄이는데 효과적이다. 흡인 이후에 국소 스테로이드 주입이 효과적이나 감염에 의한 윤활낭염을 감별해야 한다. 치료에 반응이 없는 경우 윤활낭 제거술이나 배액을 하는 경우도 있다.

2) 장경인대 증후군(Iliotibial band syndrome)

장경인대는 대퇴부 외측을 주행하여 근위경골의 앞 위쪽에 있는 거디결절(Gerdy tubercle)에 부착하는 두꺼운 섬유성 조직이다. 장경인대의 일차적인 기능은 외측 고관절과 무릎을 안정시키고 고관절 내전과 무릎 내회전을 제한하는 것이다. 장경인대 증후군은 달리기 등 반복적으로 슬관절이 굴곡, 신전을 할 때 장경인대가 대퇴골 상과(epicondyle of femur) 위를 지나면서 통증을 유발하는 현상이다. 장경인대 증후군을 일으키는 요인으로는 경사면 달리기,

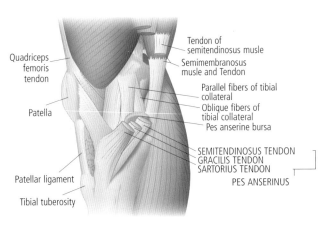

그림 42-25 | 거위발 윤활낭과 3개의 힘줄

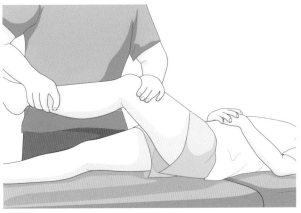

그림 42-26 | 노블압박검사

양하지 길이 차이, 경골 내반(tibia vara), 족부의 과도한 회내전, 장경인대 구축 등이 있다.

환자는 달리기 중 서서히 발생하는 통증, 압박감을 무릎 관절 외측에서 느끼게 된다. 대퇴골 상과 부위에 국소적 통증이 있고 달리기를 하면 악화된다. 이학적 검사로 그림 42-4와 같은 오버 검사(ober test) 또는 앙와위에서 슬관절을 90° 굴곡시킨 후 대퇴골 상과나 약간 근위부를 누른 채로 슬관절을 신전시키면 통증이 유발되는 노블 압박 검사(Noble compression test)가 있다(그림 42-26).

조기에는 급성 염증을 완화시킨다. 이후 재활 치료는 장경인대와 고관절 굴곡근 및 대둔근의 신전 운동을 하고 족부 회내전을 교정하며 달리기를 금지하거나 편평한 곳에서만 달리게 한다. 장경인대에 부착하는 대퇴근막장근(tensor fascia lata)과 대둔근을 강화하여 과사용에 의한 손상을 예방하며 구축이 일어난 장경인대에 의한 힘에 대항할 수 있게 고관절 내전근도 강화시킨다. 스테로이드와 국소 마취제를 대퇴골 외상과 부위에 주사하기도 한다.

3) 슬개대퇴 통증 증후군(Patellofemoral pain syndrome)

슬개대퇴 통증 증후군은 청장년층에서 슬관절 통증의 가장 흔한 원인이다. 슬개대퇴 통증 증후군은 낙상과 같이 급성 외상으로 인해서 발생할 수도 있지만 점차적으로 발전하는 경우가 더 많다. 슬관절이 굽혀지고 펴짐에 따라 슬개골은 정상적으로 도르래 이랑 안에서 근위부 혹은 원위부로 움직인다. 운동 사슬에 따른 비정상적인 역학이 슬관절의 부적절한 움직임을 유발할 수 있다. 환자는 전형적인 생체역학적인 문제점을 가지는 경우가 많다. 딱딱한 대퇴사두근은 도르래 이랑 안에서 슬개골을 위로 들어올리고, 이로 인해 슬관절 뒤의 연골에 비정상적인 힘을 가하게 된다. 슬관절 외측 지지띠에 섬유를 통하여 부착하고 있는 장경인대(iliotibial band)가 딱딱해지면 슬관절을 외측으로 돌아가게 만들 수 있다. 비효율적인 내측광근(vastus medialis)의 경사 부분이 딱딱한 장경인대의 외측으로 당기는 힘의 반대작용을 하지 못한다. 평발도 경골 내회전과 관련이 있으며 이로 인해 무릎의 인대를 당겨서 무릎이 안쪽으로 돌아갈 수 있다. 역학 사슬의 몸 중심을 보면 비효율적인 고관절 외회전근의 편심작용으로 인해 달리기할 때 대퇴 내회전근이 제대로 제어되지 못하여 슬개대퇴에 부담을 주게 되고 약한 고관절 외전근(hip abductor muscle)

은 장경인대에 주는 부담이 커진다.

슬관절 전면에 통증이 있고 의자에서 일어나거나 계단을 오를 때 마찰음이 들리기도 한다. 슬관절을 오래 구부리고 있으면 악화된다(theater sign). 환자의 병력을 물어보면, 예를 들면 무릎 보호대 없이 마루에 무릎 꿇고 있었거나 최근 달리기 속도를 늘리는 등의 활동량이 증가한 것을 알 수 있다. 임상적 진단의 주된 지표는 촉진 시 슬관절 내측과 외측의 압통이다. 슬관절의 내측 및 외측 미끄럼 검사나 기울임 검사 시 통증이나 공포도 진단에 도움이 된다. 기능 검사상 생체역학적인 결손을 찾아야 한다. 슬개건염과 같이 생체역학적으로 위험 인자가 슬개대퇴 통증 증후군과 같이 존재할 수 있다. 감별 진단으로 슬개하 혹은 슬개상낭염(infra-or suprapatellar bursitis), 윤활막주름(synovial fold), 대퇴건염, 슬개건염, 신딩-라르센-요한슨 병(Sinding-Larsen-Johanson disease) 및 반월상 연골 파열과 같은 관절내 병변이 있다.

초기 치료는 진통소염제, 약하거나 균형이 맞지 않은 근육의 강화, 장경인대와 같이 딱딱한 구조의 신장을 포함하는 일상적인 것이다. 예를 들어 달리기 대신 수영과 같은 행동 수정이 중요하다. 많은 사람들이 슬개대퇴 통증 증후군에서 테이프 요법이 통증을 감소시키고 슬개대퇴 제한을 방지한다고 이야기한다. 특수한 슬개대퇴 조절 받침대가 통증을 감소시키고 근육의 활동성을 50%까지 증가시킨다.[96] 전향적인 연구에 따르면 대퇴 근육의 강화가 증상 완화와 관련이 있다고 보고하고 있다.[97,98]

환자와 치료진의 최고의 노력에도 불구하고 슬개대퇴 증상은 난치병이 될 수 있다. 환자가 기본적인 치료에 반응이 없을 경우, 스테로이드 주사, 히알루론산염 주사, 관절경 검사를 고려할 수 있다. 아주 드문 경우에서 외측 지지대 이완수술과 내측 슬개대퇴 인대의 성형술을 통하여 이랑내에서 슬개골의 위치와 증상의 향상을 가져올 수 있다.

참고 문헌

1. Clement D, Taunton J, Smart G, McNicol K. 1: 30 pm: A survey of overuse running injuries. Medicine & Science in Sports & Exercise. 1981;13:83.

2. Fredericson M MW, Gillet M. High hamstring tendinopathy in runners. Phys Sports Med. 2005;33:32-43.

3. Puranen J, Orava S. 1be hamstring syndrome. A new diagnosis of gluteal sciatic pain. Am J Sports Med 1988;16(5):517-21.

4. O'Brien SO, Bui-Mansfield LT. MRI of quadratus femoris muscle tear: another cause of hip pain. Am J Roenlgenol2007;189(5): 1185-9.

5. Peltola K, Heinonen OJ, Orava S et al. Quadratus femoris muscle tear, an uncommon cause for radiating gluteal pain. ClinJ Sport Med 1999;9(4):228-30.

6. Willick SE, Lazarus M, Press JM. Quadratus femorisstrain. Clin J Sport Med 2002;12:130- 31.

7. Beaton LE, Anson BJ. The relation of the sciatic nerve and of its subdivisions to the piriformis muscle. The Anatomical Record. 1937;70:1-5.

8. Goldner J. Piriformis compression causing low back and lower extremity pain. American journal of orthopedics (Belle Mead, NJ). 1997;26:316, 318.

9. Hanania M, Kitain E. Perisciatic injection of steroid for the treatment of sciatica due to piriformis syndrome. Regional Anesthesia and Pain Medicine. 1998;23:223-228.

10. Silver JK, Leadbetter WB. Piriformis syndrome: Assessment of current practice and literature review. Orthopedics. 1998;21:1133.

11. Beatty RA. The piriformis muscle syndrome: A simple diagnostic maneuver. Neurosurgery. 1994;34:512-514.

12. Parziale J, Hudgins T, Fishman L. The ps-a review paper. Am J Orthop. 1996;25:819-823.

13. Mullin V, de Rosayro M. Caudal steroid injection for treatment of piriformis syndrome. Anesthesia & Analgesia. 1990;71:705-707.

14. Fredericson M, Salamancha L, Beaulieu C. Sacral stress fractures: Tracking down nonspecific pain in distance runners. The Physician and sportsmedicine. 2003;31:31.

15. Sallay PI. Diagnosis, classification and management of acute proximal hamstring avulsion injuries. Op Tech Sports Med 2009;17(4):196-20.

16. Abebe ES, Moonnan CT, Garrett WE. Proximal hamstring avulsion in juries: injury mechanism, diagnosis and disease course. Op Tech Sports Med2009;17(4):205-9.

17. Waters P, Millis M. Hip and pelvic injuries in the young athlete. Clinics in sports medicine. 1988;7:513.

18. Scopp JM, Moorman CT. Acute athletic trauma to the hip and pelvis. Orthopedic Clinics of North America. 2002;33:555-564.

19. Fredericson M, Moore W, Biswal S. Sacral stress fractures: magnetic resonance imaging not always definitive for early stage injuries. Am J Sports Med 2007:35(5108)5 - 9.

20. Paletta Jr G, Andrish J. Injuries about the hip and pelvis in the young athlete. Clinics in sports medicine. 1995;14:591.

21. Colson E, Mitchell B, Brukner P, Crosstey K, Carrington E, Fehlberg M. Area of pain presentation in hip arthroscopy patients. 2004 Australian Conference of Science and Medicine in Sport Hot topics from the Red Centre. 2004;7:77-77.

22. Krebs VE. The role of hip arthroscopy in the treatment of synovial disorders and loose bodies. Clinical orthopaedics and related research. 2003;406:48-59.

23. Mullis BH, Dahners LE. Hip arthroscopy to remove loose bodies after traumatic dislocation. Journal of orthopaedic trauma. 2006;20:22-26.

24. Neckers AC, Polster JM, Winalski CS, Krebs VE, Sundaram M. Comparison of mr arthrography with arthroscopy of the hip for the assessment of intra-articular loose bodies. Skeletal radiology. 2007;36:963-967.

25. Guanche CA, Bare AA. Arthroscopic treatment of femoroacetabular impingement. Arthroscopy: The Journal of Arthroscopic & Related Surgery. 2006;22:95-106.

26. Philippon MJ, Schenker ML. Arthroscopy for the treatment of femoroacetabular impingement in the athlete. Clin Sports Med. 2006;25:299-308.

27. Philippon M, Schenker M, Briggs K, Kuppersmith D. Femoroacetabular impingement in 45 professional athletes: Associated pathologies and return to sport following arthroscopic decompression. Knee Surgery, Sports Traumatology, Arthroscopy. 2007;15:908-914.

28. Larson CM, Giveans MR. Arthroscopic management of femoroacetabular impingement: Early outcomes measures. Arthroscopy: The Journal of Arthroscopic & Related Surgery. 2008;24:540-546.

29. Shindle MK, Ranawat AS, Kelly BT. Diagnosis and management of traumatic and atraumatic hip instability in the athletic patient. Clin Sports Med. 2006;25:309-326.

30. Flanum ME, Keene JS, Blankenbaker DG, DeSmet AA. Arthroscopic treatment of the painful "internal" snapping hip results of a new endoscopic technique and imaging protocol. The American Journal of Sports Medicine. 2007;35:770-779.

31. Blankenbaker DG, De Smet AA, Keene JS. Sonography of the iliopsoas tendon and injection of the iliopsoas bursa for diagnosis and management of the painful snapping hip. Skeletal radiology. 2006;35:565-571.

32. Ilizaliturri VM, Villalobos FE, Chaidez PA, Valero FS, Aguilera JM. Internal snapping hip syndrome: Treatment by endoscopic release of the iliopsoas tendon. Arthroscopy: The Journal of Arthroscopic & Related Surgery. 2005;21:1375-1380.

33. Fredericson M, Weir A. Practical management of iliotibial band friction syndrome in runners. Clinical Journal of Sport Medicine. 2006;16:261-268.

34. Fredericson M, White JJ, MacMahon JM, Andriacchi TP. Quantitative analysis of the relative effectiveness of 3 iliotibial band stretches. Archives of physical medicine and rehabilitation. 2002;83:589-592.

35. Zarins B, Ciullo J. Acute muscle and tendon injuries in athletes. Clinics in sports medicine. 1983;2:167.

36. Strauss EJ, Campbell K, Bosco JA. Analysis of the cross-sectional area of the adductor longus tendon a descriptive anatomic study. The American Journal of Sports Medicine. 2007;35:996-999.

37. Cunningham PM, Brennan D, O'Connell M, MacMahon P, O'Neill P, Eustace S. Patterns of bone and soft-tissue injury at the symphysis pubis in soccer players: Observations at mri. American Journal of Roentgenology. 2007;188:W291-W296.

38. Hölmich P, Uhrskou P, Ulnits L, Kanstrup IL, Nielsen MB, Bjerg AM, Krogsgaard K. Effectiveness of active physical training as treatment for long-standing adductor-related groin pain in athletes: Randomised trial. The Lancet. 1999;353:439-443.

39. Lequesne M, Mathieu P, Vuillemin-Bodaghi V, Bard H, Djian P. Gluteal tendinopathy in refractory greater trochanter pain syndrome: Diagnostic value of two clinical tests. Arthritis Care & Research. 2008;59:241-246.

40. Kong A, Van der Vliet A, Zadow S. Mri and us of gluteal tendinopathy in greater trochanteric pain syndrome. European radiology. 2007;17:1772-1783.

41. Pihlajamäki H, Ruohola JP, Weckström M, Kiuru M, Visuri T. Long-

term outcome of undisplaced fatigue fractures of the femoral neck in young male adults. Journal of Bone & Joint Surgery, British Volume. 2006;88:1574-1579.

42. Mattila VM, Niva M, Kiuru M, Pihlajamäki H. Risk factors for bone stress injuries: A follow-up study of 102,515 person-years. Medicine and science in sports and exercise. 2007;39:1061.

43. Holt MA, Keene JS, Graf BK, Helwig DC. Treatment of osteitis pubis in athletes results of corticosteroid injections. The American Journal of Sports Medicine. 1995;23:601-606.

44. Topol GA, Reeves KD, Hassanein KM. Efficacy of dextrose prolotherapy in elite male kicking-sport athletes with chronic groin pain. Archives of physical medicine and rehabilitation. 2005;86:697-702.

45. Maksymowych WP, Aaron SL, Russell AS. Treatment of refractory symphysitis pubis with intravenous pamidronate. The Journal of Rheumatology. 2001;28:2754-2757.

46. Ackerman L, Ramamurthy S, Jablokow V, Drunen M, Kaplan E. Case report 488. Skeletal radiology. 1988;17:310-314.

47. Johnson AW, Weiss CB, Wheeler DL. Stress fractures of the femoral shaft in athletes-more common than expected a new clinical test. The American Journal of Sports Medicine. 1994;22:248-256.

48. Heiser TM, Weber J, Sullivan G, Clare P, Jacobs RR. Prophylaxis and management of hamstring muscle injuries in intercollegiate football players. The American Journal of Sports Medicine. 1984;12:368-370.

49. Agre J. Hamstring injuries. Proposed aetiological factors, prevention, and treatment. Sports medicine (Auckland, NZ). 1985;2:21.

50. Reynolds J, Noakes T, Schwellnus M, Windt A, Bowerbank P. Nonsteroidal anti-inflammatory drugs fail to enhance healing of acute hamstring injuries treated with physiotherapy. South African Medical Journal-Cape Town-Medical Association Of South Africa-. 1995;85:517-517.

51. Petersen J, Hölmich P. Evidence based prevention of hamstring injuries in sport. British journal of sports medicine. 2005;39:319-323.

52. Levine WN, Bergfeld JA, Tessendorf W, Moorman CT. Intramuscular corticosteroid injection for hamstring injuries a 13-year experience in the national football league. The American Journal of Sports Medicine. 2000;28:297-300.

53. Järvinen TAH, Järvinen TLN, Kääriäinen M, Kalimo H, Järvinen M. Muscle injuries biology and treatment. The American Journal of Sports Medicine. 2005;33:745-764.

54. Sherry MA, Best TM. A comparison of 2 rehabilitation programs in the treatment of acute hamstring strains. Journal of Orthopaedic and Sports Physical Therapy. 2004;34:116-125.

55. Berthelot J-M, Labat J-J, Le Goff B et al. Provocative sacroiliac joint maneuvers and sacroiliac joint block are unreliable for diagnosing sacroiliac joint pain. Joint Bone Spine 2006;73(1):17-23.

56. Shin DW, Nam S, Bang YS, Lee JY. Estimation of the prevalence of Korean adults aged 50 years or more with knee osteoarthritis based on the data from fifth Korea National Health and Nutrition Examination Survey. J Korean Med Assoc 2013;56:431-436.

57. Baek GH. Are we prepared for geriatric orthopedics? Clin Orthop Surg 2010;2:129.

58. Cicuttini FM, Wluka AE, Wang Y, Davis SR, Hankin J, Ebeling P. Compartment differences in knee cartilage volume in healthy adults. J Rheumatol 2002;29:554-6.

59. Iwanaga T, Shikichi M, Kitamura H, Yanase H, Nozawa-Inoue K. Morphology and functional roles of synoviocytes in the joint. Arch Histol Cytol 2000;63:17-31.

60. Hart DJ, Leedham-Green M, Spector TD. The prevalence of knee osteoarthritis in the general population using different clinical criteria: the Chingford Study. Br J Rheum 1991;30:72.

61. Lee S, Kim TN, Kim SH. Sarcopenic obesity is more closely associated with knee osteoarthritis than is nonsarcopenic obesity: a cross-sectional study. Arthritis Rheum 2012; 64: 3947?3954.

62. Lee SY, Ro HJ, Chung SG, Kang SH, Seo KM, Kim DK. Low Skeletal Muscle Mass in the Lower Limbs Is Independently Associated to Knee Osteoarthritis. PLoS One. 2016;11(11):e0166385.

63. Altman R, Asch E, Bloch D, Bole G, Borenstein D, Brandt K, et al. Development of criteria for the classification and reporting of osteoarthritis. Classification of osteoarthritis of the knee. Diagnostic and Therapeutic Criteria Committee of the American Rheumatism Association. Arthritis Rheum. 1986;29:1039-49.

64. Kellgren JH, Lawrence JS. Radiological assessment of osteoarthritis. Ann Rheum Dis. 1957;16:494-502.

65. Christensen R, Bartels EM, Astrup A, Bliddal H. Effect of weight reduction in obese patients diagnosed with knee osteoarthritis: a systematic review and meta-analysis. Ann Rheum Dis. 2007;66(4):433-9.

66. Pelland L, Brosseau L, Wells G: Efficacy of strengthening exercises for osteoarthritis (part I): A meta-analysis. The Physical Therapy Review 2004;9:77-108.

67. Brosseau L, Pelland L, Wells G: Efficacy of aerobic exercises for osteoarthritis (part II): A meta-analysis. The Physical Therapy Review 2004;9:125-145.

68. Brouwer RW, van Raaij TM, Verhaar JA, Coene LN, Bierma-Zeinstra SM. Brace treatment for osteoarthritis of the knee: a prospective randomized multi-centre trial. Osteoarthritis Cartilage. 2006;14(8):777-83.

69. Krohn K. Footwear alterations and bracing as treatments for knee osteoarthritis. Curr Opin Rheumatol. 2005;17(5):653-656.

70. Recommendations for the medical management of osteoarthritis of the hip and knee: 2000 update. American College of Rheumatology Subcommittee on Osteoarthritis Guidelines. Arthritis Rheum 2000;43:1905-1915.

71. Lee C, Straus WL, Balshaw R, Barlas S, Vogel S, Schnitzer TJ. A comparison of the efficacy and safety of nonsteroidal antiinflammatory agents versus acetaminophen in the treatment of osteoarthritis: a meta-analysis. Arthritis Rheum 2004;51:746-754.

72. Towheed TE, Maxwell L, Judd MG, Catton M, Hochberg MC, Wells G. Acetaminophen for osteoarthritis. Cochrane Database Syst Rev 2006;(1):CD004257.

73. Baek SH, Kim SY, Pharmacologic treatment of osteoarthritis. J Korean Med Assoc 2013;56(12):1123-1131.

74. Fitzgerald GA. Coxibs and cardiovascular disease. N Engl J Med 2004;351:1709-1711.

75. Zhang W, Nuki G, Moskowitz RW, et al. OARSI recommendations for the management of hip and knee osteoarthritis, Part III: changes in evidence following systematic cumulative update of research published through January 2009. Osteoarthritis Cartilage 2010;18:476-499.

76. Beaulieu AD, Peloso PM, Haraoui B, et al. Oncedaily, controlled-release tramadol and sustained-release diclofenac relieve chronic pain due to osteoarthritis: a randomized controlled trial. Pain Res Manag 2008;13:103-110.

77. Lee KJ, Min BW, Bae KC, Cho CH, Kwon DH. Efficacy of multimodal pain control protocol in the setting of total hip arthroplasty. Clin Orthop Surg 2009;1:155-160.

78. Avouac J, Gossec L, Dougados M. Efficacy and safety of opioids for osteoarthritis: a meta-analysis of randomized controlled trials. Osteoarthritis Cartilage 2007;15:957-965.

79. Korean Knee Society Subcommittee on Osteoarthritis Guidelines. Guidelines for the treatment of osteoarthritis of the knee. J Korean

Knee Soc 2010;22:69-74.

80. Kim SR, Ha YC, Kim JR, Kim R, Kim SY, Koo KH. Incidence of hip fractures in Jeju Island, South Korea: a prospective study (2002-2006). Clin Orthop Surg 2010;2:64-68.

81. Towheed TE, Maxwell L, Anastassiades TP, et al. Glucosamine therapy for treating osteoarthritis. Cochrane Database Syst Rev 2005;(2):CD002946.

82. Reichenbach S, Sterchi R, Scherer M, Trelle S, Burgi E, Burgi U, Dieppe PA, Juni P. Meta-analysis: chondroitin for osteoarthritis of the knee or hip. Ann Intern Med 2007;146:580-590.

83. Reichenbach S, Blank S, Rutjes AW, Shang A, King EA, Dieppe PA, Juni P, Trelle S. Hylan versus hyaluronic acid for osteoarthritis of the knee: a systematic review and meta-analysis. Arthritis Rheum 2007;57:1410-1418.

84. Noyes FR, Butler DL, Grood ES, Zernicke RF, Hefzy MS. Biomechanical analysis of human ligament grafts used in knee ligament repairs and reconstructions. J Bone Joint Surf 1984;66:344-352.

85. Beynnon BD, Fleming BC. Anterior cruciate ligament strain in-vivo: a review of previous work. J Biomech 1998;31:519-525.

86. Clancy W, Ray J. Acute tears of the anterior cruciate ligament, J Bone Joint Surg 1988;70:1843-1848.

87. Anderson C, Odensten M, Gillquist J. Knee function after surgical or nonsurgical treatment of the acute rupture of the anterior crudiate ligament: a randomized study with a long-term follow-up period. Orthopedics 1991;264:255-263.

88. Casteleyn P, Handelberg F. Non-operative management of anterior cruciate ligament injuries in the general population. J Bone Joint Surg 1996;78:446-451.

89. Odensten M, Hamberg P, Nordin M, Lysholm J, Gillquist J. Surgical or conservative treatment of the acutely torn anterior cruciate ligament. A randomized study with short-term follow-up observations. Clin Orthop Relat Res. 1985;198:87-93.

90. Streich NA, Zimmermann D, Bode G, Schmitt H. Reconstructive versus non-reconstructive treatment of anterior cruciate ligament insufficiency. A retrospective matched-pair long-term follow-up. Int Orthop. 2011;35:607-13.

91. Ciccotti MG, Lombardo SJ, Nonweiler B, Pink M. Non-operative treatment of ruptures of the anterior cruciate ligament in middle-aged patients. Results after long-term follow-up. J Bone Joint Surg Am. 1994;76:1315-21.

92. Strehl A, Eggli S. The value of conservative treatment in ruptures of the anterior cruciate ligament (ACL). J Trauma 2007;62:1159-62.

93. Parolie JM, Bergfeld JA. Long-term results of non-operative treatment of isolated PCL injuries in the athlete. Am J Sports Med 1986;14:35-38.

94. Haimes J, Wroble R, Grood E, Noyes FR. Role of he medial structures in the intact and ACL-deficient knee. Am J Sports Med 1994;22:402-409.

95. Kannus P. Nonoperative treatment of grade II and III sprains of the lateral ligament compartment of the knee. Am J Sports Med 1989;17:83-88.

96. Powers CM. The effects of patellar bracing on clinical changes and gait characteristics in subjects with patellofemoral pain. Pys Ther 1998;30:48.

97. Kannus P, Nittymaki S. Which factors predict outcome in the non-operative treatment of patellofemoral pain syndrome? A prospective follow-up study. Med Sci Sports Exerc 1994;26:289-296.

98. Steinkamp LA, Dillingham MF, Markel MD, Hill JA, Kaufman KR. Biomechanicalconsiderations in patellofemoral joint rehabilitation. Am J Sports Med 1993;21:438-444.

CHAPTER 43

족부 질환
Foot and Ankle Disorders

| 오무연, 박근영

I. 머리말

직립보행하는 인간에게 있어 모든 체중이 부하되는 발과 관련된 문제는 어쩔 수 없이 발생하게 된다. 또한 인구가 노령화되고 일반 사람들의 건강과 운동에 대한 관심이 높아지면서 통증과 근골격계 질환으로 내원하는 환자들이 늘어남에 따라 상당수의 재활의학과 의사들이 족부 질환 클리닉을 운영하고 있다. 재활의 궁극적인 목적이 환자의 기립, 보행 및 일상생활 동작을 향상시키는데 있으므로, 족부 질환에 관한 지식은 재활의학과 전문의가 필수적으로 알아야 하는 분야라 할 수 있다. 환자들이 족부 통증으로 내원하는 경우가 대부분인데, 근골격계의 족부 질환은 흔히 생체역학적인 이상이 내재적으로 질환에 기여하고 있기 때문에 이점을 영상검사가 아닌 문진 및 신체검사(history and physical examination)에서 추론해내는 것이 성공적인 치료의 관건이 된다. 또한 족부 질환은 신체의 다른 부위와 달라서 신발이 자연적으로 중요한 유발요인이 되기도 하며 치료에 중요하게 사용되므로 신발에 대한 의학적 이해가 강조된다. 더불어 족부 통증이나 증상이 전신질환의 일부로 나타날 수 있다는 점 또한 염두에 두어야 중요한 진단을 놓치는 경우를 피할 수 있다. 환자도 치료 과정에서 자신의 질환에 대해 이해하고 적극적인 치료팀의 멤버로서 역할을 할 때 치료가 성공할 수 있으므로 이점을 환자와 처음부터 상의하는 것이 중요하다. 이 장에서는 광범위한 족부 질환을 모두 기술하기보다 환자가 흔히

호소하는 증상들을 문진 및 신체검사를 통하여 주어진 시간 안에 효과적으로 분석하고 생체역학적 요소를 어떻게 치료에 적용하여 해결하는지에 중점을 두고자 한다. 이 장의 마지막에서는 실제 증례를 통해 앞서 설명된 원칙들이 어떻게 적용되는지 살펴볼 수 있도록 하였다.

II. 해부학적 고려

발은 크게 3부위로 이루어져 있으며 후족부(hindfoot, rearfoot), 중족부(midfoot), 전족부(forefoot)라고 한다. 후족부는 거골(talus)와 종골(calcaneus)로, 중족부는 주상골(navicular bone), 입방골(cuboid), 설상골(cuneiform)로, 전족부는 중족골(metatarsus)과 지골(phalanx)로 구성되어 있으며, 이러한 모든 뼈들은 여러 관절을 형성한다.

족관절(ankle joint)은 거골두(head of talus)의 선방부가 후방부보다 넓어서 족저굴곡(plantar flexion) 상태에서 비골(fibula)이 하방으로 움직임에도 불구하고 골격적 안정성이 떨어져 인대가 관절의 안정성에 중요한 역할을 하게 된다. 거골하관절(subtalar joint) 역시 골격의 안정성보다 경부 및 골간인대(cervical and interosseous ligaments)와 후경골근건(tibialis posterior tendon) 등의 연조직들이 관절의 안정성에 큰 역할을 한다. 거주관절(talonavicular joint)은 거골두가 오목한 주상골(navicular bone)과 재거돌기

(sustentaculum tali), 스프링 인대, 삼각 인대 및 이분 인대 (bifurcate ligament)로 이루어진 소켓 속에 들어가 있어 '발의 고관절'이라 불리기도 하는데, 모양뿐만 아니라 기능적으로도 여러 방향으로 움직임이 가능하면서도 동시에 안정성을 필요로 하는 것이 특징이다. 거주관절은 발의 다른 관절의 유연성에도 영향을 미치는데 관절 고정술 등으로 거주관절의 움직임이 줄어들면, 거골하관절과 종입방관절 (calcaneocuboid joint)의 움직임도 심한 제한을 받는다. 설상골(cuneiform)과 중족골(metatarsal bone)의 기저부는 모두 등쪽 부분이 넓은 쐐기 형으로 생겨 아치를 이루고 있는데, 제2 중족골과 설상골(cuneiform)이 아치의 중심이 된다. 제2 중족골의 기저 부분은 다른 중족골들 보다 길어 설상골들 사이에 박혀 있으면서 중족부의 격자(mortise)를 이루고 리스프랑 인대 복합체(Lisfranc ligament complex)와 더불어 안정성을 주게 된다. 이 부위에 외상을 받거나 당뇨병성 샤르코 신경병성 관절(Charcot joint)이 생긴 경우 발의 안정성에 큰 영향을 받게 된다. 발 외측의 제4, 5 중족입방관절 (metatarso-cuboidal joint)은 내측의 중족설상관절(metatarso-cuneiform joint)과는 대조적으로 상당한 움직임이 있어 유연하다. 외측 발목 또는 발의 염좌 때 흔히 손상되며 지속적으로 통증이 있는 환자에서 반드시 촉진해야 하는 관절이다.

발의 정적인 안정성을 유지하는 대표적인 구조물로는 내측 및 외측 종아치(medial and lateral longitudinal arch), 횡아치(transverse arch)와 족저근막이 있다. 족저근막은 내측 종골결절에서 시작하여 다섯 부분으로 나누어져 발가락에서 끝나며 진출기(push off)에 제1 중족지관절(meta-tarsophalangeal joint)에서 배측굴곡이 일어날 때 족저근막

이 이 관절에서 말리면서 아치를 들어 올리는 역할을 한다 (Windlass 효과). 한편 동적인 안정성을 유지하는 구조물로는 발의 많은 내재근(intrinsic muscle)과 후경골근건, 전경골근건, 비골근건 등이 있다.

Ⅲ. 발의 생체역학

족관절의 축은 관상면(coronal plane)에 가깝게 평행하므로 주된 움직임이 배측굴곡과 족저굴곡이지만, 거골하관절의 경우에는 관절의 축이 관상면, 시상면(sagittal plane)과 횡단면(transverse plane)에서 상당히 벗어나 있기 때문에(그림 43-1) 이 관절에서 일어나는 움직임은 세 면(tri-plane)에서의 움직임이 된다. 즉, 거골하관절의 회내(pronation)는 시상면에서는 배측굴곡, 관상면에서는 외번(eversion), 그리고 횡단면에서는 외전(abduction)을, 회외(supination)는 족저굴곡, 내번(inversion), 내전(adduction)을 하게 된다(그림 43-2). 그러므로 거골하관절은 보행시에 골반의 횡단면상의 회전 방향을 바꾸어 주어 몸이 앞으로 똑바로 전진하도록 도와준다. 중족근골관절(midtarsal joint)는 거주상골관절(talonavicular joint)과 종입방관절(calcaneocuboidal joint)로 이루어져 있어 중족근골관절 복합체(midtarsal joint complex)라고도 하는데 이 장에서는 편의상 중족근골관절로 기술하겠다. 중족근골관절의 움직임은 사선(oblique)과 세로(longitudinal), 두 개의 축을 중심으로 일어난다. 사선 축은 족관절의 축과 거의 평행하므로 배측굴곡과 저측굴

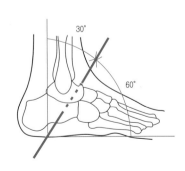

그림 43-1 │ 시상면에서의 거골하관절의 축
그림의 각도는 평균적 숫자이며 상당한 다양성이 있다.

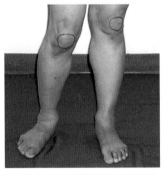

그림 43-2 │ 회내반응과 회외반응
우측 하지는 회내반응을 좌측 하지는 회외반응을 보이고 있다.

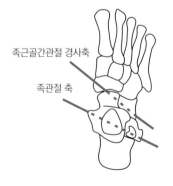

그림 43-3 │ 중족근골관절(midtarsal joint)의 경사(oblique)축과 족관절의 축

곡이 주된 움직임이어서, 중족근골관절이 '이차적 족관절'이라고 불리게 되는 것은 이런 두 관절들의 움직임의 유사성을 지적하는 것이다(그림 43-3). 중족근골관절의 세로축에서는 전족과 후족의 상대적인 내번과 외번 움직임이 가능하며, 생체역학적 이상이 있을 때 보상적 움직임이, 예를 들면 과도한 후족 회내(hindfoot pronation)의 경우 보상적 전족 내반(forefoot varus)이 흔히 일어나는 관절축이다. 여기서 중요한 점은 중족근골관절의 움직임과 유연성은 거골하관절이 회내 또는 회외 되었는지에 따라 직접적인 지배를 받는다는 것이다. 거골하관절이 회내되었을 때, 중족근골관절이 열리게 되어 상당한 움직임이 일어나게 되고, 거골하관절이 회외되면 중족근골관절은 고정되어 움직임이 한정된다.

1. 회내반응(Pronation response)과 회외반응(Supination response)

회내반응과 회외반응은 보행시 닫힌 운동사슬(closed kinetic chain)로 발이 지면에 접지되어 있을 때 발에만 국한된 것이 아니라 하지 및 골반까지 복합적으로 일어나는 연쇄 반응이다. 회내반응은 보행 주기에서 뒤축딛기(heel strike) 때부터 입각기 중간(midstance)까지 일어나는데 골반, 대퇴골 및 경골이 안쪽으로 회전(internally rotate)되면서 무릎은 굴곡, 외반되고, 거골하관절의 회내로 종골은 외번되고 전족부는 외전, 배측굴곡하며 아치가 낮아지게 된다. 회내반응 때는 발이 유연해져 평평하지 않은 지면에 발이 적응하고 충격을 완화시키도록 해준다. 회외반응은 입각기 중간에서 시작하여 진출기까지 일어나는 복합 연쇄 반응이며 회내반응과 반대의 동작이다. 회외반응때는 거골하관절의 회외로 중족근골관절에서의 움직임이 제한되면서 발은 단단한 지렛대 역할을 하여 진출기에 몸무게를 지탱할 수 있게 된다(그림 43-2).

2. '세 족관절'의 개념

발은 '수동적' 기관(organ)으로 생체역학의 많은 부분이 지면반력(ground reaction force)이나 보행 시 몸의 추진력(propulsive force)에 의해 지배를 받게 된다. 발과 발목은 입각기(stance phase) 때 몸이 앞으로 나아갈 수 있도록 시상면에서 배측굴곡되어야 하는데, 이 배측굴곡은 족관절, 거골하관절과 중족근골관절('세 족관절')의 연합된 움직임으로 일어나게 된다. 정상 보행 시 10~20° 정도의 배측굴곡이 족관절에서 허용되어야 하는데, 그렇지 못한 경우(예를 들면, 하퇴 삼두근(triceps surae)의 단축이 있는 경우) 거골하관절과 중족근골관절에서의 배측굴곡이 상대적으로 증가하게 된다. 즉, 이런 경우 과다한 회내 움직임이 거골하관절에서, 배측굴곡 움직임이 중족근골관절에서 일어나게 된다. 심한 족부 변형으로 배측굴곡이 세 관절들 모두에서 충분히 일어나지 않는 경우, 예를 들면 외상으로 인한 첨족변형 또는 경직성 편마비(spastic hemiplegia) 환자의 발에서는, 무릎에서 보상적 과신전이 일어날 수 있다. 환자가 무릎 주변의 통증과 함께 이런 소견을 보이면, 족부 변형을 치료대상에 포함시켜야 한다.

IV. 족부 질환 환자의 병력 청취

제한된 시간에 효과적인 병력 청취를 하기 위해서는 흔한 족부 질환의 병력에 대한 광범위한 지식이 필요하며, 임상의 각자가 진단과 관련된 단서를 얻기 위한 나름대로의 질문 체계가 서 있어야 한다. 아래는 저자의 병력 청취 방법인데 이것은 하나의 예로 소개하고자 한다.

1. 직업, 취미, 다양한 신체 활동

특별한 직업에 종사하는 사람들에서 많이 보이는 질환들이 있다. 예를 들면 주차 안내원같이 장시간을 서 있어야 하는 경우에 족저근막염을 흔히 볼 수 있다. 또한 외상에 의한 족부 질환의 경우에는 외상이 직업과 관련되어 일어난 것은 아닌지, 법적인 소송이 걸려있지 않은지를 알아보아 이차적 이득의 가능성을 염두에 두어야 한다.

평소 일상생활에서는 증상이 없다가 스포츠 활동과 연관되어 증상이 있는 경우가 흔한데, 이때는 포착하기 어려운 경한 정도의 생체역학적 이상을 의심해 보아야 하겠다.

장거리 달리기와 같이 반복적인 움직임이 원인이 되는 경우에는 건초염이나 긴장골절 등이 많이 생기며 기동성을 요하는 활동을 많이 하는 운동에는 인대 염좌나 견열 골절(avulsion fracture) 등이 많이 발생한다.

2. 전신 질환, 수술병력

족부 통증이 전신 질환의 한 증상으로 나타날 수 있는데, 강직성 척추관절염, 라이터 증후군(Reiter's syndrome), 건선 관절염(psoriatic arthritis)과 같은 혈청반응음성 척추관절증(seronegative spondyloarthropathy)에서 발꿈치 통증이 나타날 수 있는 것이 좋은 예이다. 당뇨 환자에서 반복적으로 발과 발목이 붓고 통증을 호소하면 샤르코 신경병성 관절(Charcot joint)의 가능성을 의심해야 한다. 족관절경 수술 후에 족관절의 전방 혹은 내측 부위, 관절경 삽입 장소 근처에 통증이 생기면, 표재성 비골신경이나 복재신경에 신경종이 형성된 것을 의심할 수 있으며, 거골하관절과 족관절의 관절고정술은 나중에 인접한 관절에 과도한 보상성 움직임에 의한 관절증을 유발할 수 있다.

3. 통증의 위치

발에서는 압통의 위치가 대부분 병소와 일치하며, 주관적인 통증의 위치가 질환의 위치를 가리키는 경우가 대부분이다. 이에 예외가 될 수 있는 경우는 신경이나 신경뿌리(nerve root)의 병변들로 흔히 환자들이 통증의 위치를 정확하게 가리키지 못하는 때가 있다. 이런 경우 발뿐만 아니라 다리 위까지 신경의 경로를 따라 티넬 징후(tinel sign) 등의 소견을 검사하도록 한다. 예를 들면, 발목과 발꿈치 안쪽에 통증이 있는 경우 복재 신경(saphenous nerve)의 경로를 따라 무릎의 거위 발 윤활낭(pes anserine bursa)까지 촉진해 보도록 한다. 때때로 통증의 위치가 처음의 병소와 달라져서 진단에 혼란을 초래할 수가 있다. 족부 내측 병변을 가진 환자들 중 내측 부위의 통증을 피하기 위하여 외측으로 걷는 경향이 있으며 결과적으로 발의 외측 부위에 통증을 일으키게 된다. 대표적인 예로 강직족무지(hallux rigidus), 족저근막염 등이 있다. 또 질병이 진행함에 따라 통증의 위

치가 변하기도 하는데 후경골근건 부전증(posterior tibialis tendon insufficiency, PTTI)의 경우 처음에는 족부의 내측에 통증이 생기지만 회내가 진행됨에 따라 비골과 종골이 근접하거나 비골과 거골이 인접하여 체중 부하시 서로 부딪히기 때문에 족부 외측에 통증이 발생하게 된다.

4. 통증의 특징

신경통(neuralgia), 포착증(entrapment), 신경 자극, 지단홍통증(erythromelalgia) 및 복합부위통증증후군(complex regional pain syndrome)과 같은 신경 질환은 작열감, 저림(tingling), 무감각 및 밤에 악화되는 양상으로 나타난다. 족부 질환에서는 근골격계 질환과 신경 질환이 동반되어 있는 경우가 흔히 있다. 예를 들어, 족저근막염 환자가 상기 증상을 호소하면 의사는 족근관 증후군(tarsal tunnel syndrome), 하방종골신경(inferior calcaneal nerve)의 포착증, 복재신경의 병변 등을 동반하지 않았는지 확인해야 한다.

장딴지나 발의 허혈성 파행은 걷기를 멈추면 통증이 완화되며, 양측 하지의 혈관에 모두 병변이 있다고 하여도 한쪽에만 통증이 오면 더 이상 보행이 어려워져 경한 쪽에는 증상이 나타나지 않을 때가 많다. 허혈성 통증이 더욱 진행되면 잠자리에 든 후 통증이 오는 '휴식 시 동통(rest pain)'이 오게 되는데, 이런 환자의 경우 다리에 부종이 있는 경우가 많다. 환자가 다리를 내려놓아서 허혈증 통증을 경감시키려고 함에 따라 부종이 생기게 되는데, 이 부종이 통증과 더불어 심한 허혈의 단서가 되기도 한다.

5. 통증의 강도

족부 질환에서 견딜 수 없는 심한 통증은 흔하지 않으며, 심한 발의 통증을 호소하는 환자에서는 통풍, 급성 허혈성 질환(색전증, 혈관염, 동맥 혈전증), 구획 증후군(compartment syndrome), 복합부위통증증후군, 대상 포진, 다양한 원인에 의한 통증성 소섬유 신경병증 등을 의심해야 한다. 통풍에 의한 통증은 발의 어느 부위에서나 발생할 수 있으며, 급성 염증의 전형적인 징후를 보일 수도 있고 그렇지 않을 수도 있다. 발과 발목 골절로 인한 통증이 손상 정도

에 비해 너무 심하거나, 근육의 수동 신전 때에 통증이 심하게 나타나면 발의 구획 증후군을 의심해 보아야 한다.

6. 통증 악화 및 완화 요소

다른 근골격질환에서와 같이 통증을 악화시키거나 완화시키는 요인을 조사하는 것은 족부 질환의 진단에 크게 도움이 될 수 있다. 무지 외반증이나 지간 신경통의 경우 발을 꽉 죄는 신발을 신을 때 증상이 더 악화된다.

반대로 신발을 신을 때 증상이 호전되는 경우도 있는데, 발목의 관절증이나 관절 고정술 후에는 보행 시 족관절의 배측굴곡과 족저굴곡에 제한이 있어 맨발로 걷는 것이 아주 어렵게 되며, 이런 경우에는 적당한 굽이 있고 흔들의자바닥(rocker-bottom)이 있는 신발을 신으면 보행이 용이하게 된다. 요족(pes cavus) 환자는 굽이 있는 신발을 선호하는데 이는 이런 신발이 요족의 생체 역학적인 결점을 보상하기 때문이다.

통증이 발의 특정 위치와 관련이 있기도 하는데 거골하 관절염, 후경골근건 부전증, 삼각인대 손상의 경우 발 내측으로 서면 통증이 악화하고 발 외측으로 서면 통증이 완화된다. 진단시 통증이 발생하는 시간도 고려해야 하는데, 족저근막염은 아침에 통증이 심하고, 지방패드 위축증(fat pad atrophy)은 서 있는 시간이 오래 경과할수록 통증이 악화된다.

V. 족부 통증의 진찰

1. 신발의 검사

신발 밑창(outsole)이 닳는 양상이나 갑피(upper)가 변형되는 방향은 환자의 생체 역학을 이해할 수 있는 유용한 정보이다. 신발 자체가 질환에 긴밀하게 연관되어 있는 경우도 있는데, 꽉 죄는 신발은 지간신경염, 중족골통 혹은 제2 중족지절 관절병증의 가능성을, 외측 밑창이 닳은 신발은 반복되는 내번성 발목염좌, 비골근건염(peroneal tendinitis),

발목의 내반 변형(varus deformity) 등의 가능성을 상기시키는 정보이다. 이와는 대조적으로 환자는 자기가 가장 편안한 신발을 선택하므로 임상의는 환자가 신고 있는 신발을 관찰함으로써 진단과 치료의 실마리를 잡을 수 있다. 위에서 언급한 요족 환자가 바로 이런 경우이다.

2. 보행

보행을 관찰할 때에는 움직임의 좌우 양측의 대칭, 시상면에서의 관절 움직임, 몸무게를 싣는 발의 부분, 그리고 회내반응이나 회외반응에 중점을 둔다. 시상면의 움직임 중 무릎의 과신전이 있는 경우, 첨족이나 하퇴삼두근의 위축 가능성을 생각해야 하며, 족부 외측으로 체중부하하며 걷는 환자에서는 족부 내측의 통증이 있는 병변을 의심할 수 있다. 족부 회내가 양쪽에서 보이면서 슬개골이 안으로 모이는 것은 고관절의 전굴(anteversion)로 인한 보상적 회내일 수 있다. 이때는 회내 교정을 위한 교정기는 효과가 없거나 오히려 역효과를 초래할 수 있다. 하지길이 차이(leg length discrepancy)가 있는 환자에서의 회내 또는 회외는 하지 길이 차이의 원인 또는 보상 작용의 결과일 수 있다. 대개 하지가 짧은 쪽 하지는 회외 상태로, 긴 쪽 하지는 회내 상태로 걷게 되며, 이런 경우에 긴 하지의 회내를 교정하면 역효과가 나게 된다.

3. 생체 역학적 평가(Biomechanical assessment)

굳은살이 생기는 양상을 관찰하면 생체역학적인 이상을 판단하는데 도움이 된다. 예를 들면 대부분의 편평족(flat foot)에서는 굳은살이 엄지발가락의 안쪽(pinch callus)에, 요족에서는 굳은살이 제1, 5 중족골두에 많이 생긴다. 제2 중족골두에 굳은살이 생기면서 제1 중족골두에 체중이 실린 흔적이 없는 것은 제1 열 부전증(1st ray insufficiency)(그림 43-4) 또는 몰톤 발가락(Morton's toe)을 시사한다(그림 43-5).

족관절, 거골하관절, 중족근골관절의 관절가동범위를 측정함으로써 환자의 증상을 생체역학적 요인을 통하여 계통적으로 설명할 수 있다. 족관절의 배측굴곡은 비골이 이루는 선과 제5 중족골이 이루는 선 사이의 각도를 측정

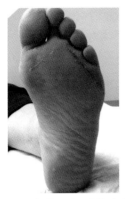

그림 43-4 | 제1열 부전증의 환자의 발바닥
굳은살이 제2 중족골에 생기면서 제1 중족골
두에는 체중이 실린 흔적이 없다.

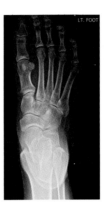

그림 43-5 | 몰톤 발가락(Morton's toe) 환자의 단순방사선사진

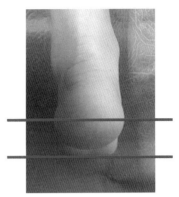

그림 43-6 | 전족부와 후족부의 관계

한다. 물론 이때 진찰의는 거골하관절이 중립(neutral)으로 되어 있는 것을 확인하여야 한다. 족관절의 배측굴곡 제한은 인접한 관절에 막대한 영향을 주어 거골하관절과 중족근골관절의 보상적 회내를 조장하고 슬관절의 과신전을 조장하며 나중에는 이 관절들에 병적인 변화를 초래한다. 편평외반족에서 하퇴삼두근 단축이 많이 보이는데 하퇴삼두근 단축이 편평외반족의 결과인지 편평외반족을 더 조장하는 지에 대해서는 확실하지 않다.

거골하관절의 유연성은 발에 하중을 가하지 않은 상태(non-weight bearing foot)에서 손으로 평가할 수 있지만 관절가동범위를 정량적으로 평가하는 것은 어렵다. 거골하관절의 유연성에 대한 정보는 발 변형을 교정(correction)할 것인지 순응(accommodation)시킬 것인지에 대한 치료의

방향을 제시해준다. 거골하관절의 유연성은 부분적으로 발에 체중을 가한 후 경골을 외회전 시켜 기능적으로 평가하는 방법이 있다. 이때 종아치(longitudinal arch)의 상승과 동반되어 거골하관절과 중족근골관절이 정상 회외를 보이면 이들 관절 복합체가 유연한 것으로 간주할 수 있다.

후족부와 전족부의 내반(varus) 및 외반(valgus) 변형을 검사하려면 환자를 침대에 복와위 자세를 취하게 한 후 다리를 숫자 '4 자세(figure 4 position)'로 두어야 한다. 이 검사는 정량적이라기보다 정성적인 검사로 다른 이학적 검사와 통합적으로 해석되어야 하며 측정된 각도만으로 치료를 결정하지 않도록 주의해야 한다. 후족의 변형은 거골하관절을 중립에 둔 상태에서 다리의 경골을 이등분하는 선과 종골을 관상면(coronal plane)에서 이등분하는 선

표 43-1 | 족저면의 압통과 대표적인 진단

진단	압통의 위치와 진단의 단서
지간신경염(interdigital neuritis)	제3(2) 지간, 검사자의 손 혹은 뾰족한 연필 지우개로 촉진한다. 검사자의 검지와 엄지로 중족골두(metatarsal head)의 근위부(proximal)를 옆에서 눌러 압착한다(측면 전족 압착 검사, forefoot squeeze test); 중족골두를 직접 압착하면 중족골통이나 무지 외반증에서도 통증이 생기므로 피한다). 주사 치료가 진단에 이용될 수 있다.
중족골통(metatarsalgia)	중족골두(특히 2번째)의 족저면 통증. 감별진단은 중족골두의 허혈괴사, 윤활낭염, 윤활막염 등이다.
종자골염(sesamoiditis)	제1 중족골두의 족저면 중 내측. 압통의 부위가 제 1중족지관절을 과신전하면 원위부(distal)로 이동한다.
강직 족무지(hallux rigidus)	제1 중족지관절의 배면. 환자가 외측 족저면으로 걷는 경우 발의 외측에 압통이 있을 수 있다.
장무지굴근건염(flexor hallucis longus tendinitis)	내측 족저. 제1 중족지관절을 과신전하면 촉진 가능
족저근막염(plantar fasciitis)	발꿈치 바닥 내측면, 발꿈치내측 원위 사분원, 종골극 아래의 윤활낭과 감별이 어렵다.
장비골근 건염(peroneus longus tendinitis)	외과의 후방, 입방골의 하방에서 제1 중족골 쪽으로 발바닥을 가로 지르는 위치

표 43-2 │ 내측 및 후방의 압통과 대표적인 진단(그림 43-7A)

진단	압통의 위치와 진단의 단서
후경골근(tibialis posterior) 건염/근육염	내과의 후방, 내과와 주상골의 사이, 경골의 후방 경계를 따라 압통이 있을 수 있음
거주상골 관절증(talonavicular arthrosis)	주상골의 바로 근위부. 거골 골두는 내번/외번을 하면 촉지 가능.
스프링 인대 병변(spring ligament injury)	재거돌기(sustentaculum tali-내과에서 손가락 한마디 아래)와 주상골 사이
외측 족저신경의 첫번째 분지 (inferior calcaneal nerve)의 압박	후족부 발바닥의 내측, 발꿈치 지방 패드의 시작 부위, 종종 내측 종골 결절 부위. 족저근막염과 흔히 혼동된다.
내측 족저신경의 포착(jogger's foot)	주상골의 하방(master knot of Henry; 장무지굴근(flexor hallucis longus)건과 장지굴근(flexor digitorum longus)건이 교차되는 부분)
내측 족저고유족지신경병증(medial plantar proper digital neuropathy, Joplin's neuroma)	제1 중족골두 내측. 티넬징후(Tinel sign)를 확인할 수 있으며 무지건막류(bunion)과의 감별이 필요하다.
후종골 윤활낭염(retrocalcaneal bursitis)	종골의 위, 아킬레스건의 전방. 양쪽에 있는 경우 혈청반응음성 척추관절증 가능성을 염두에 두어야함
전종골 윤활낭염(precalcaneal bursitis, pump bump)	종골의 표면, 아킬레스 건의 후방
부착부 아킬레스건염(insertional Achilles tendinitis)	아킬레스건의 종골 부착부
아킬레스건증 (Achilles tendinosis)	아킬레스 건 부착부에서 5~6 ㎝ 상방. 아킬레스 건 전체에 증상이 있는 경우도 있다.

표 43-3 │ 외측 및 배부의 압통과 대표적인 진단(그림 43-7B)

진단	압통의 위치와 진단의 단서
장비골근 건염/근육염 (peroneus longus tendinitis/myositis)	비골을 따라서 정강이의 외측, 외과의 후방, 때때로 입방골의 하방, 발바닥의 내측. 제1 열의 저항성 족저굴곡 때 쉽게 촉지됨. 장비골근에 압통이 있기도 함. 외과 골절 후, 외측이 닳아버린 신발, 발보조기의 아치가 너무 높은 경우 생기거나 악화될 수 있다.
단비골근 건염(peroneus brevis tendinitis)	외과 후방, 제5 중족골의 경상돌기. 감별 진단으로는 견열 골절(avulsion fracture), 제5 중족골의 존스 골절(Jones fracture)
족근동 증후군 (tarsal sinus syndrome)	족근동. 흔히 발목 염좌의 병력이 있고, 관절의 불안정을 호소함
종입방 관절/인대 병변 (calcaneocuboidal joint/ligament lesion)	족근동의 아래. 종골 골절 혹은 발목 내번 염좌 후 생길 수 있음
중족입방 관절/인대 병변 (metatarsocuboidal joint/ligament lesion)	제4,5 중족골의 골두를 배측면과 족저면으로 움직여 보면 중족골의 근위부를 만져 볼 수 있고 압통이 있다.
거주 관절/인대 병변 (talonavicular joint/ligament lesion)	발을 외번 및 내번 하면서 발등의 발목 주름의 바로 아래에서 거골 골두와 주상골을 내측에서 촉진한다.
리스프랑 인대 손상 (Lisfranc ligament complex injury)	제2 중족골의 기저에서 내측 설상골까지. 제1 중족골두를 배측굴곡과 저측굴곡을 시키면 통증을 유발할 수 있음
제5 중족골 기저의 긴장 골절	제5 중족골의 경상 돌기의 전방을 촉진한다.
다른 중족골의 긴장 골절	중족골의 간부에 국소적인 압통, 중족골을 원위부에서 근위부로 다 만져본다.
표재 및 심부 비골신경 포착증	연필 지우개 끝으로 신경을 따라 두드린다, 병변을 두드리면 신경통(저림, 타는 듯한 감각, 찌르는 감각)이 유발된다.
배부 무지 분지(표재 비골 신경병변과 무지 외반증(hallux valgus))	신경은 신발의 재봉선과 내측융기(medial eminence)에 일치한다. 신경의 손상이 있으면 심한 통증이 있다.

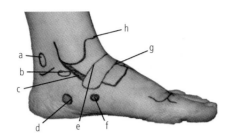

그림 43-7A | 발 내측의 참조 표점이 되는 표면 해부학 구조

a: 후종골 윤활낭(retrocalcaneal bursa), b: 재거돌기(sustantaculum tali), c: 후경골근건 (tibialis posterior tendon), d: 외측 족저신경의 제1 분지(1st branch of lateral plantar nerve(Baxter's nerve)), e: 거주상골관절(talonavicular joint), f: 헨리 매듭(master knot of henry-tender point for jogger's foot), g: 주상설상관절(naviculocuneiform joint), h: 족관절(ankle joint)

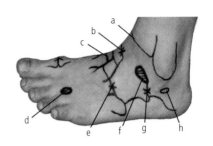

그림 43-7B | 발 외측과 등면의 참조 표점이 되는 표면 해부학적 구조

a: 족관절(ankle joint), b: 거주상관절(talonavicular joint)은 족관절과 매우 가까움. c: 제2 중족설상 관절(2nd metatarsocuneiform joint(mortise)), d: 지간신경염의 압통부위, e: 제4 중족입방관절(4th metatarsocuboidal joint), f: 족근동(sinus tarsi), g: 종입방관절(calcaneocuboidal joint), h: 종골의 비골결절(peroneal tubercle of calcaneus). 단비골근(peroneus brevis)은 이 결절 위를 지나가고 장비골근은 그 아래를 지나감.

을 비교하여 결정하는데, 종골을 양분하는 선이 환자의 중심 쪽으로 꺾여 있으면 후족부 내반이 있다고 본다. 전족부 변형은 종골의 바닥면이 이루는 선과 중족골두들의 바닥면이 이루는 선 사이의 관계를 보고 결정하게 된다(그림 43-6). 전족부와 후족부의 변형은 대개의 경우 반대되는 변형끼리 짝을 지어 나타나게 되는데, 가장 많이 볼 수 있는 패턴은 편평족에서 후족부 외반이 있으면서 대상성(compensatory) 전족부 내반이 있는 경우이다. 경직성 전족부 외반은 대개 후족부 내반이 동반되어 있는데 샤르코-마리-투스 병(Charcot Marie Tooth disease)은 이러한 발 변형 패턴의 좋은 예이다.

4. 촉진과 압통 부위

족부 통증을 진단하기 위해서는 뼈의 기준점(reference point), 인대, 건 등을 자세하게 촉진하는 것이 필요하다. 압통의 위치와 대표적인 진단을 표 43-1, 표 43-2 및 표 43-3에 정리하였다.

5. 혈관 평가

환자의 혈관 상태가 치료에 영향을 미치며, 압박치료 등의 물리치료나 발 보조기의 처방 등에 필요한 중요한 정보이기 때문에 모든 환자에서 혈관 평가를 하도록 한다. 환자의 족부 검사에서 맥박을 반드시 촉진해야 하며 일반적으로 족배동맥(dorsalis pedis artery)과 후경골동맥(posterior tibial artery)의 맥박을 촉진한다. 맥박이 만져지지 않거나, 운동 시 악화되는 다리 통증(exertional leg symptoms)이 있거나, 65세 이상, 당뇨병, 흡연력이 있는 환자의 경우 비침습적 혈관 검사를 시행한다.[1]

함요부종(pitting edema)의 원인으로는 정맥 부전증, 임파 부종, 약물(칼슘 채널 차단제, 비스테로이드 항염 치료제), 내과적 질환(심부전, 신부전) 등이 있다. 앞에서 기술한 바와 같이 동맥 부전이 있고 휴지기 통증이 있는 환자는 허혈성 통증을 완화하려고 발을 아래로 내려놓기 때문에 부종이 생길 수 있다. 또한 보조기나 신발을 처방하기 전에는 가급적 부종을 먼저 치료해야 한다.

6. 신경 검사

발과 발목부위에서 포착 또는 압박 등의 원인으로 신경병증이 발생하는 경우 마비와 같은 운동증상을 주소로 내원하는 경우는 드물며 대부분은 통증, 저림, 감각저하 등의 감각증상을 호소한다. 검사할 감각신경으로는 표재성 및 심부 비골신경, 비복신경, 복재신경, 내측 종골신경, 내측 및 외측 족저신경을 들 수 있다. 사고나 수술의 병력이 있는 경우 상처나 절개 부위를 따라 피부를 두드려 보면서 통증이 유발되는 것을 관찰한다. 내재성 족부 근육의 근력을 각각 측정 하는 것은 불가능하다. 그래서 수축 시에 근육의 볼록한 부분을 촉진하여 좌우 양쪽을 비교하는 것이 현실적이다. 족하수가 있는 환자에서 바빈스키 반사를 정확히 증명해 내면 비골신경 병변의 가능성을 배제하는데 도움이 된다. 요족의 가족력이 있으면 유전성 신경병증을 의심해야 한다.

VI. 영상의학적 검사

발의 기본적인 단순방사선사진은 전후 촬영, 측면 촬영 그리고 내사위(medial oblique) 촬영이다. 전후 촬영에서는 전족부와 중족부를 분석할 수 있으며, 전후 촬영에서 10~15° 정도 각을 주는 축전후영상(axial A-P view)에서는 중족부를 좀 더 자세히 관찰할 수 있는 장점이 있다. 측면 촬영에서는 거골과 종골 그리고 중족부와 족관절의 관계를 잘 볼 수 있으며, 내사위 촬영은 중족부를 관찰하는데 좋은데 특히 제3, 4, 5 족근중족관절과 중족골과 설상골의 병렬 상태를 볼 수 있다. 단순촬영은 체중부하를 하지 않는 촬영과 체중부하를 하는 촬영으로 구분할 수 있는데, 평발, 류마티스 관절 질환, 후경골인대 질환, 중족부 질환, 당뇨성 족부 관절 질환, 기타 관절 질환이 의심스러울 경우에는 체중부하 촬영을 할 필요가 있다. 체중부하 촬영에서는 환자들이 통증이 있는 부위의 체중부하를 경감시키기 위해 발의 자세를 바꾸는 경우를 염두에 두어야 한다. 특히 체중부하 측면 촬영에서는 중족부의 골극(osteophyte)과 아치 높이의 변화를 잘 관찰할 수 있다.

족관절의 기준 사진은 전후 촬영, 격자 촬영(mortise view), 그리고 측면 촬영이다. 발목외측 인대의 불안정성이 의심될 때에는 내반 부하 촬영(varus stress view)을 하며 내측 인대의 불안정성이 의심될 때에는 외반 부하 촬영(valgus stress view)을 한다. 체중부하 측면 촬영에서는 경골과 거골의 골극을 잘 관찰될 수 있으며, 격자 촬영은 경골과 비골의 겹치는 부위, 격자(mortise), 거골의 돔(talar dome)을 잘 관찰할 수 있다.

핵의학적 골스캔 검사는 긴장 골절, 골막의 염증성 질환(경골 부목 증후군, 부착부 병증(enthesopathy)), 전이성 종양의 진단에 특히 도움이 되는데, 발목과 족부의 통증 원인이 명확하지 않을 때에도 골스캔 검사의 적응증이 된다.

골스캔 검사는 보통 병소 부위의 삼위상 촬영 또는 전신 촬영을 시행한다. 골스캔 검사는 민감도는 높지만 특이도는 낮은 단점이 있으며 이상 소견은 빠르면 6개월 정도에 사라지기도 하지만 평균 2년 정도 지속될 수도 있다.

발의 초음파검사는 비용 대비 효과가 높고 움직이는 상태에서 검사할 수 있어 발의 병변을 관찰하는데 매우 적합하다. 그러나 임상의의 지식과 기술에 크게 좌우되는 검사 방법이므로, 족부 질환에 대한 광범위한 지식이 필수적이다. 또한 초음파 소견은 임상 증상이 사라진 후에도 상당 기간 지속할 수 있으므로 해석에 임상적인 판단이 필요하다. 족부 통증을 일으키는 구조물들이 피부 가까이에 위치하기 때문에 검사가 용이하면서 높은 주파수의 탐촉자(transducer)를 사용하여 자세한 사진을 얻을 수 있는 장점이 있다. 발의 초음파 촬영에서 가장 정보를 많이 얻을 수 있는 조직이 근육, 건과 인대이지만 또한 지간신경종이나 이물질을 발견하는 데도 유용하다.

전산화단층촬영법은 뼈의 정확한 구조를 관찰하고 골절의 위치나 족근골 융합을 진단하는데 적절하며 자기공명영상의 역할은 인대, 건, 윤활낭 등의 연부조직을 진단하는데 있다. 이들 촬영들에 대한 자세한 기술은 문헌을 참조하기 바란다.

VII. 전기진단학적 평가

전기진단은 족부질환에 있어서 직접 진단의 목적보다는 보조적이거나 다른 질환을 배제하는데 더 유용하게 사용될 수 있지만, 발의 증상이 신경에 기인히는 것으로 의심이 되는 경우는 다른 영상검사와 함께 전기진단학적 검사가 시행되어야 한다. 족부 통증 진단에 도움이 되는 전기진단을 하기 위해서는 전기진단의가 족부 질환에 대한 깊은 이해가 있어야 하며, 전기진단상의 이상 소견이 반드시 환자의 증상을 설명하지 못하는 경우가 흔히 있음을 알고 있어야 한다. 또한, 전기진단은 기술적으로 미세한 족지신경의 문제를 찾아내지 못하는 결점이 있는데, 예를 들면 족지신경염은 신체검사 또는 진단적 주사요법으로 진단이 되며 전기진단으로는 진단이 극히 어렵다. 운동신경 전도검사는 심부 비골신경, 내측 및 외측 족저신경 그리고 하종골신경이 대상인데, 발에는 선천적으로 근육의 전기진단학적 운동점(motor point)이 사람마다 다를 수 있어 검사가 힘들다.[2] 족근관 증후군이 의심되는 환자에게는 내측 및 외측 족저신경을 사용하는 복합신경전도검사가 표준검사이다. 발의 내재성 근육에 대한 침근전도 검사의 신뢰도에 대해서는 과거부터 논란이 많았으나, 가장 최근 보고에 의하면 정상인들에서 탈신경 전위(denervation potential)가 나오는 경우는 2~4%로[3], 뚜렷하게 이런 결과가 보이면 이상 소견으로 간주한다고 한다. 침근전도 검사에서 중요한 근육은 무지외전근(내측 족저신경), 단소족지외전근(하종골신경), 단족지신근(심부 비골신경), 제4 골간근(외측 족저신경) 등인데, 양쪽 발을 검사 비교하는 것이 권장된다.

VIII. 족부 통증을 치료하는데 필요한 재료와 임상 기술

테이핑, 패딩, 안창변형(그림 43-8) 등 클리닉에서 간단한 재료를 사용해서 바로 적용할 수 있는 다양한 방법이 있지만 이 장에서는 몇 개의 기본적인 원리와 매일 환자 치료에 활용할 수 있는 기초적인 내용에 중점을 두고 기술하고자 한다.

1. 테이핑

테이핑의 목적은 관절, 근육, 인대, 건을 고정하는데 있으며 또한 건과 족저근막의 긴장도를 완화하는데 있다. 테이핑은 또한 패드나 쐐기 등을 부착할 수 있는 2차 피부의 역할을 하기도 한다. 테이핑 방법은 다양하나 그 중에서 로우다이 테이핑(Low dye taping)은 족저근막염에 자주 쓰이는 방법이며(그림 43-9) 이외에도 발꿈치 지방패드 위축증, 중족부 관절염, 리스프랑 인대 염좌에도 조금씩 변형하여 사용할 수 있다.

2. 접착성 패딩(패드 드레싱)

패딩의 목적은 조직을 지지하고 병변 부위에 가해지는 압력을 인접한 부위로 이동시키는데 있다. 또한 발의 조직들을 선택적으로 고정시켜 어느 정도 움직이지 못하게 함으로써 마찰을 줄이는 역할을 한다. 패드 드레싱은 피부 특히 발바닥에 패드를 직접 붙이는 치료법인데, 장점은 첫째, 임상의가 외래에서 바로 시행할 수 있으며, 둘째, 패딩의 위치 변동이 적어 특정 위치의 압력을 줄이거나 지지하는 효과가 크고, 셋째, 신발안에서 공간을 적게 차지한다. 적응증으로는 티눈, 궤양, 물집, 뼈 돌출 부위, 충격 완화, 아치 지지, 리프트와 물집 방지 등이다. 효과가 일시적이므로 환자가 만족스러운 효과를 보이는 경우에는 가능한 빨리 지속 가능한 치료법인 맞춤 신발이나 보조기로의 전환을 시도한다.

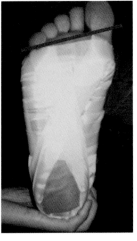

그림 43-9 | 족저근막염에 쓰는 로우다이 테이핑
원위부가 거의 발가락 근처까지 오게 한다.

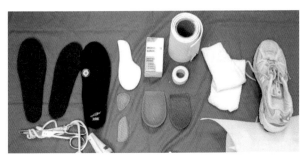

그림 43-8 | 족부 클리닉에서 쓰이는 재료들

표 43-4 │ 흔한 겉창 수정 또는 변형

수정/변형 종류	임상적 적응증	생체역학적 기능 및 주의점
쿠션 발꿈치(Cushion heel) 연성 발꿈치(Soft heel) (그림 43-10)	족관절 저측 굴곡 가동범위 제한 발목 유합, 족관절염이나 통증	족관절의 저측굴곡과 유사한 기능을 하며, 배측굴곡근에 대한 역학적 부담을 줄임, 비교적 비쌈.
경사 발꿈치(Beveled heel)	쿠션 발꿈치와 같음	쿠션 발꿈치와 같음. 보행 시 신발 발꿈치가 지면과 닿는 부분에서 족관절까지의 거리를 줄여주어 보행 초기의 발의 저측굴곡을 약화시킨다.
넓힘 및 지지대 (Flare & Buttress)	내측 플래어-회내 변형, 외측 플래어-회외 변형	보행 시 회내나 회외를 줄임.
토마스 발꿈치(Thomas heel)	회내, 편평족	회내를 줄임, 최근에는 잘 사용하지 않는 방법임.
흔들의자 바닥(Rocker sole) (그림 43-10)	족관절 배측굴곡이 제한되어 있는 경우(예: 발목유합 및 관절염, 강직족무지/제한족무지) 전족부에 피부궤양이 있는 당뇨발 치료	제1 중족지관절, 중족, 거골하, 족관절의 배측굴곡을 대신하는 기능. 중족골두를 포함하는 전족부의 압력을 감소시키는 기능. 단점은 허리쇠(steel shank)와 함께 사용되는 경우 무겁고 비싸며, 균형 잡는데 영향을 줄 수 있으며, 바닥이 딱딱한 신발에만 사용될 수 있음. 흔들의자 바닥 디자인은 전족부쪽으로만 있고 발꿈치 쪽으로는 평평해야 함.
발가락 스프링(Toe spring)	강직 족무지나 제한 족무지	전족부의 배측굴곡과 유사한 기능을 함. 신발에 부가적인 변형이 필요 없어 가벼움. 신발안에 탄소판(carbon plate)과 함께 사용될 수 있는데 이 경우 신발 안에 공간이 충분한지 꼭 체크해야 함.
경성 바닥(Rigid sole or steel shank)	중족부의 통증이나 불안정, 제한 무지	중족부에 안정성을 제공하고 제1 중족지관절의 배측굴곡을 감소시킴. 당뇨환자에게 적용 시 주의를 요함. 무겁고 신발이 벗겨지는 느낌을 줄 수 있어 흔들의자 바닥을 같이 넣어주거나 발가락 스프링이 있는 신발에 사용하도록 함.

3. 신발의 변형

밑창과 안창 변형의 임상적 적용과 생체역학적 기능을 표 43-4와 표 43-5에서 기술하였다.[4,5]

4. 물리치료와 운동치료

물리치료 처방은 치료 효과를 높이기 위해 자세하고 명확하게 기술한다. 기술적인 내용은 물리 치료 단원(제9장)을 참조하기 바란다. 장딴지근육(calf muscle)의 신장운동은 비복근(gastrocnemius muscle)과 가자미근(soleus muscle)들의 단축으로 유발 또는 악화되는 여러 질환(족저근막염, 후경골근 부전증, 중족골통 및 중족부 관절염 등)에 유용하다. 비복근을 신장시키기 위해서는 해당 다리의 무릎을 완전히 신전시킨 상태에서 시행하고 가자미근을 신장시키기 위해서는 무릎을 굴곡시킨 상태에서 시행한다. 환자의 거골하관절과 족근골간관절을 약간 회외시키고 전족부를 내전하여 고정시킨 상태에서 아킬레스건의 신장운동을 시

키는 것이 중요한데, 조그마한 수건이나 발보조기로 아치를 지지하는 것은 거골하관절의 회내를 억제하는데 도움을 준다. 족저근막염이나 다른 원인의 발꿈치 통증 질환에서는 족저근막을 신장하는 것이 효과적인 운동이다. 족

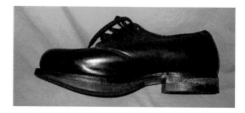

그림 43-10 │ 흔들의자 변형과 쿠션 발꿈치 변형이 된 신발

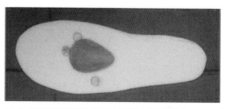

그림 43-11 │ 중족골 패드의 위치를 플라스타조트(plastazote) 위에 보여주고 있다. 바닥의 3개의 붉은색 표시가 환자의 중족골두 위치이다.

표 43-5 | 안창의 수정및 변형

종류	설명	임상적 적용및 주의점
중족골 패드 (Metatarsal pad) (그림 43-11)	패드를 중족골두 족저면의 바로 근위부에 위치시킴(보통 제1~5 중족골두 사이) 중족골 긴장성 골절이나 리스프랑 인대 염좌시에는 높지 않고 길고 넓은 중족골 패드를 약간 더 근위부에 위치시킬 수 있음. 중족골 패드를 넣으면 발 길이가 길어질 수 있으므로 더 큰 신발을 사용하도록 한다.	중족골통, 지간신경염(원위부 위치) 중족골 긴장성골절, 리스프랑 인대 염좌(근위부, 딱딱한 바닥의 신발을 꼭 같이 사용하도록 함.) 조이지 않는 적절한 길이와 넓이의 신발을 쓰고 얇고 넓은 패드를 쓰는 것이 환자에서 순응도가 좋음.
종자골 패드 (Sesamoid pad)	긴 중족골 패드에 종자골 부위 보정이 같이 있음.	종자골 부위의 압력을 줄이기 위해 감압(pressure relief) 구멍의 크기가 아주 작아야함(커다랗게 구멍을 만들면 종자골이 바닥에 닿아서 효과가 없음).
두부조정 패드 (Head accommodative pad or Dancer's pad)	제1, 제5 중족골두에 걸리는 압력을 줄이기 위해서는 제2~4 중족골두를 지지해주는 긴 중족골 패드를 씀. 같은 원칙이 다른 중족골두에도 적용됨.	제1,5 중족골이 두드러진 요족. 제1 중족지관절의 압력을 줄이기 위해서는 제 1~4중족골 체부와 제2 중족지관절을 지지해 줘야함.
전족 쐐기 (Forefoot wedge)	중족골두에 과다한 압력이 가해지거나 신발안에 전족부의 공간이 너무 작아지는 것을 피하기 위해서 전족쐐기를 중족골두족저부의 바로 근위부에 위치시켜 중족골 체부를 지지해 줘야함.	굳은 전족 내반(rigid forefoot varus), 제1 열 부전(1st ray insufficiency)
혀 패드 (Tongue pad)	신발 혀의 안쪽부위에 위치시킴. 패드는 모서리에서 잘 경사지게 만들고 발가락 브레이크 선(toe break line)을 넘어서면 안됨. 보통 3~6 mm 두께를 씀	신발이 앞으로 밀려서 생기는 전족부에 오는 압력을 줄여주고, 큰 신발에서 발이 밖으로 나오는 것을 막아줌. 요족 등의 원인으로 발 배부의 돌출이 있어 통증 등의 증상이 있는 경우 패드에 구멍을 내어 특별한 부위를 완화해 줄 수 있음.
아치 패드 (Arch pad, wing, scaphoid pad)	합성고무나 펠트(felt)로 만들어진 기성품 패드를 내측 아치 아래에 위치시킴. 족저근막염에서 테이핑요법과 같이 쓰일 수 있다.	아치패드가 너무 높으면 내측 아치하부의 불편함이나 통증, 또한 발이 외측으로 미끄러짐(이 경우 비골근이 과사용됨)을 호소할 수 있음.
입방뼈 패드 (Cuboid pad)	제 5중족골 경상돌기(styloid process) 바로 근위부 발바닥에 위치시킴. 이 패드의 크기는 종입방관절(calcaneo-cuboidal joint)에서 입방-제5 중족골관절까지의 거리로 결정됨.	종입방관절이나 제4, 5 중족골-입방 관절의 손상, 관절염, 입방골의 탈구.
내측 후족부 쐐기 (Medial Hindfoot wedge (post))	회내를 조절하기 위해서 쐐기를 신발의 안창 밑의 내측 후족부에 위치시킴.	1기 후경골건 부전(Stage 1 posterior tibial tendon insufficiency), 내측인대 손상, 부주상골(accessory navicular). 내측 넓힘(medial flare)과 같이 적용시 더 효과적임.
외측 후족부 쐐기 (Lateral Hindfoot wedge (post)) (그림 43-12)	회외를 조절하기 위해서 외측 후족부에 위치시킴.	외측 발목 인대 손상, 비골근염, 유연성요족, 재발성 외측 발목 염좌에는 외측 쐐기를 외측 넓힘(lateral flare)을 적용한 신발과 같이 처방할 수 있음.
바튼 쐐기 (Barton wedge)(그림 43-12)	회내를 조절하기 위해 내측 후족부와 전족부에 위치시킬 수 있음. 후족부와 전족부를 함께 지지하는데 용이함.	전족부의 변형(forefoot varus)이 있는 내측후족부 쐐기를 쓰는 경우와 유사한 상황에서 사용가능
발꿈치조정패드 (Heel Accommodative pad)	윤활낭염이나 골극이 있는 부위의 압력을 경감시키기 위해 해당 부위에 구멍이 있는 발꿈치 패드. 족저근막염에는 열린 말굽 발꿈치 패드를 쓸 수 있다.	발꿈치 윤활낭염, 골극(spur), 족저근막염
발꿈치 컵 (Heel cup (silicone, rubber))	지방패드를 지지하기 위해서는 옆면이 없는 실리콘 발꿈치 컵보다 옆면이 있는 발꿈치 컵이 더 좋음.	발꿈치 지방 패드 위축, 족저근막염, 하종골신경 포착병증(Baxter's nerve entrapment)
발꿈치 올림 (Heel lift)	6 mm, 9 mm, 12 mm 두께의 합성코르크와 같이 딱딱한 재질이 발꿈치를 올리는데 좋음. 여러 두께로 조정할 수 있는 고무로 만든 것도 사용할 수 있음. 일반적인 신발은 6 mm, 신발목이 높은 경우 12 mm까지 신발 안에 넣어 조절 가능함. 12 mm 이상을 조절하려면 밑창 에 적용시켜야 함.	발목 첨족, 전족 첨족 변형을 보정하기 위해서 사용함. 발목과 전족 첨족에서 무릎의 과신전(hyperextension)과 이와 관련된 무릎 앞쪽의 통증을 동반하는 경우가 많은데 이런 경우에도 사용할 수 있음.
탄소판 (Carbon plate (full length, Morton's extension))(그림 43-13)	다양한 유연성, 두께 및 형태의 탄소판이 있는데, 완전하게 평평한 모양보다 유연하고 발 형태로 되어 있는 것을 더 선호함.	중족부를 안정시키고 제1 중족지관절의 배측굴곡을 감소시킴. 통증이 있는 중족부 관절염, 리스프랑 인대 염좌, 강직성/제한성 무지, 족저근막파열.

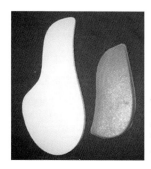

그림 43-12 |
바톤 쐐기와 후족 쐐기
전족쐐기는 여기에는 보여주고 있지
않지만 후족쐐기와 흡사하고 크기가
작다.

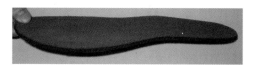

그림 43-13 | **탄소판**

저근막의 스트레칭은 이론적으로는 족저근막에 미세파손을 만들고 나서 그들의 길이가 새로 늘어난 상태에서 치유가 되도록 하는데 있다고 생각된다. 외측 발목 염좌, 비골근 건염, 회외족에서는 외번 근육의 근력 강화 훈련이 필요하다. 비골근 건염이 있는 환자에서는 등장성 근력강화 훈련을 함으로써 통증을 줄여 줄 수 있다. 내재근이나 후족의 내번 근육에 대한 근력강화 훈련의 효과는 증명되지 않았다.

표재 및 심부열치료나 전기치료와 같은 물리치료들은 족저근막염, 아킬레스 건염 또는 관절증과 같은 통증 질환에 사용하지만 분별없이 너무 과용하지는 말아야 한다. 초음파의 비온열 효과에 대해서는 많은 설과 주장이 있으나 확실하게 밝혀지지는 않았다.

거골하관절과 중족근골관절의 가동술[6]은 2기 내지 3기의 후경골근 부전증이 있는 환자에게 외측의 후족부 통증을 경감시키고 발보조기의 교정효과를 상승시킬 목적으로 시도해 볼 수 있다. 대게 처음에는 환자가 가동술 도중에 통증을 호소하지만 초기의 통증은 족부의 정렬이 좋아짐에 따라 감소하는 것이 대부분이므로, 환자에게 미리 이야기 해두는 것이 중요하다.

5. 주사요법

발과 발목 주위의 주사 요법 적응증은 윤활낭염, 족저근막

염, 지간신경종, 관절염 등을 들 수 있다. 후종골 윤활낭염은 흔하게 볼 수 있는데, 이 때 22 게이지 바늘을 사용하여 가장 많이 부풀어 올라간 곳의 아킬레스 건 앞쪽 외측면에 바늘을 삽입한다. 족관절에 주사하는 방법은 전경골근건과 장무지신근건(extensor hallucis longus) 사이에 주사하는 방법과 장지신건(extensor digitorum longus)의 바깥쪽에 주사하는 방법이 있다. 족저근막염을 포함하는 발꿈치 통증에 대한 스테로이드 주사요법은 단기간의 일시적인 효과는 있지만 중장기적인 효과는 미미한 것으로 보고되고 있다.[7]

IX. 개별적인 족부 통증 질환

1. 신경 질환

족부 통증의 원인이 근골격계의 병변으로 명확하게 설명이 되지 않을 경우에는 신경, 혈관의 병변 또는 정신적 요인 등의 가능성을 고려하여야 한다. 신경손상으로 발생하는 족부 통증이 어떤 요인에 의하여 유발되는 경우 유발인자를 제거한 후에도 상당한 기간동안 통증이 지속되는 것이 중요한 특징이다. 신경 질환은 드물지 않게 의원성으로 발생하는데 주사 또는 수술 후에 생기는 신경종이나 신경과 섬유 조직의 유착 등이 그 예이다.

지간신경염은 조이는 신발이 주요 원인이며 여성 환자들에게서 흔한데, 환자는 침범된 발가락의 감각 소실과 작열통을 호소한다. 심한 경우 통증이 전족부 근위부로 방사될 수도 있다. 요인이 되는 신발을 벗으면 증상이 완화될 수도 있지만 심해지면 신발을 신지 않았을 때에도 통증이 있다. 가장 흔히 침범되는 부위는 세 번째 지간이며, 엄지와 검지로 지간을 잡거나, 중족골두의 바로 근위부를 잡고 압착검사(squeeze test)를 하여도 통증을 유발할 수 있다. 치료는 공간 여유가 있는 신발에 중족골 패드(metatarsal pad)를 대어주는 것이 도움이 된다. 한번 지간신경염이 생기면 적합한 신발과 중족골 패드를 사용하더라도 호전되는데 상당한 시간이 걸리며, 주사요법은 임시적으로 통증을 완화시킬 수는 있지만 주원인이 되는 신발을 해결하지 않으면 장기적인 증상완화는 기대하기 어렵다.

복재신경(saphenous nerve) 병변은 매우 흥미로운 발의 통증을 일으키는 원인이나 보통은 임상의들이 잘 생각해보지 않는 경우가 많다. 복재신경은 봉공근(sartorius muscle)이나 거위발 윤활낭(pes anserne bursa)이 염증으로 커져있는 경우에 이들 밑에서 포착될 수 있고, 또 내측 무릎부분의 수술들, 즉 무릎 관절경 수술이나 복재 정맥의 채취(harvest) 등의 경우에 발목과 발의 내측에 심한 통증을 초래할 수 있다. 이런 환자들이 후경골근 건염, 내측경골피로증후군(medial tibial stress syndrome), 경골피로골절 및 무릎의 퇴행성 관절 질환으로 잘못 진단되는 경우가 드물지 않다.

비복신경은 아킬레스건 수술, 외과(lateral malleolus) 뒤쪽이나 아래쪽을 통한 족관절과 종골 수술 및 거골하관절과 종입방관절(calcaneocuboid joint) 수술 때 손상 받기 쉽다. 발목과 발꿈치 외측은 연부 조직으로 보호를 받지 못하는 장소이기 때문에 주위조직과 유착되기 쉬운데다가 신발의 카운터(counter)에 눌려서 자극되는 수가 많다. 발꿈치 올림(heel lift)이 발 전체를 올리므로 압박을 받고 있는 신경 부위가 신발에 직접적으로 닿지 않아 증상이 완화될 수 있다. 수술 흉터를 따라서 여러 군데 주사를 놓고 횡마찰 마사지(transverse friction massage)를 치료 목적뿐만 아니라 진단 목적으로 사용한다.

족근관 증후군[8,9]은 그리 흔한 질환은 아니며 과도하게 진단되는 경향이 있다. 굴근지대, 종골과 무지외전근으로 구성된 족근관 내에서 경골신경의 분지인 내측 및 외측족저신경이 압박되는 포착신경병증으로 신경 포착의 기전은 수근관 증후군과는 달리 만성적인 압박보다는 대개는 사고, 변형, 주위 공간을 압박하는 병소와 연관이 있는 것으로 알려져 있다. 어떤 신경 가지가 침범되는지에 따라서 증상은 다양하지만 환자가 한쪽 발, 특히 발바닥에 불쾌한 작열통을 호소하는 것이 가장 흔한 증상이다. 근전도 검사 중에서는 복합신경전도검사(mixed nerve conduction study)가 신뢰도가 가장 높다. 내측 족저 신경은 굴근지대(flexor retinaculum)의 아래를 주행하여 무지외전근 아래를 지나서 장지굴근 및 장족무지굴근의 인대와 나란히 가다가 헨리의 매듭(master knot of Henry) 아래를 통과하는데 그곳에서 포착이 잘 된다(jogger's foot). 회내가 많은 조깅하는 사람, 과체중이거나 아치가 무너진 사람, 딱딱한 신발 바닥이나 과도한 높이의 아치 지지대를 사용하는 사람에서

발생할 수 있다. 통증은 원위부로는 내측 발가락까지 가고 근위부로는 발목까지 간다. 압통은 아치의 내측 족저 주상골 아래 부위에 있다. 임상의는 먼저 발꿈치 올림 및 내측을 종단하는 바톤 쐐기(Barton wedge) 등의 지지물(posting)을 처방하여 회내를 제한하되, 거주관절 주위는 압력을 줄이는 국소적인 완화(local relief)를 시도해 본다.

하종골신경(inferior calcaneal nerve, Baxter nerve)의 포착증은 무지외전근과 족저방형근(quadratus plantaris) 사이에서 일어난다.[10] 주 증상은 만성 발꿈치 통증이며 특히 체중 부하시 통증이 증가함을 호소한다. 발꿈치의 내측 후방에 통증이 위치하며 내과 쪽으로 통증이 방사할 수도 있고 때때로 통증이 발꿈치의 족저면을 가로질러 발의 외측면에 방사되기도 하여 가끔 족저근막염이나 족근관 증후군과 혼돈하기도 한다. 특히 과운동성 회내가 있는 발의 경우에 신경의 만성 견인 위험성이 높다. 포착증의 원인은 확실히 밝혀지지 않았으나 무지외전근 혹은 족저방형근의 비후, 골극, 윤활낭염, 족저근막이 기시하는 부위의 염증 등이 원인으로 여겨진다. 보존적 치료로는 체중부하 활동을 줄이고 급성기에는 얼음 찜질을 하고 내측 지지물이나 발 보조기를 이용하여 회내를 조절하는데, 최대 압통 부위의 압력을 줄이는 것이 중요하다. 과도한 높이의 아취 지지대는 오히려 증상을 악화시키는 경우가 많다.

내측종골신경(medial calcaneal nerve)은 순수감각신경으로 발꿈치의 내측, 후방 및 족저부 감각을 담당한다. 족근관증후군때에 관련되는 경우가 있으며 종골골절 때 발생되기도 한다. 증상으로는 발꿈치 부위의 감각저하나 통증 등이 있다.

내측족저고유지신경(medial plantar proper digital nerve)은 내측족저신경의 말단분지로 표면에 위치하고 있기 때문에 쉽게 손상 받을 수 있으며 조플린 신경종(Joplin's neuroma)이라고 불리기도 한다. 증상으로는 제1 중족지관절과 무지의 내측과 저부에 통증, 저린감, 감각저하 등이 있다. 엄지건막류(bunion)에 의한 통증과 감별이 필요하다.[11]

표재 비골신경 감각신경 분지는 비골관을 통하여 외과(lateral malleolus)의 3~18 ㎝에서 피부로 나와서 내측족배피신경(medial dorsal cutaneous nerve)과 중족배피신경(intermediate dorsal cutaneous nerve)으로 분지되어 발등의 감각을 지배한다. 이 신경 손상의 원인으로서는 발목 염좌, 근육 탈출(muscle herniation), 수술, 꽉 조이는 부츠 착

용 등인데, 제5 요수 신경근 병변과 감별이 어려울 때도 있다.[12,13] 특히 발목염좌 후 환자가 계속하여 발등과 발목 외측에 작열통을 호소할 수 있는데 임상의는 중족배피신경의 견인 손상을 염두에 두어야 한다. 보존적 치료로 신발에 외측 쐐기를 부착할 수 있으며, 발목의 내번을 조장하는 신발을 피하도록 해야 한다. 신경의 유착을 박리하는 마찰 마사지 치료가 도움이 되며, 국소 마취제와 스테로이드 주사가 진단과 치료에 이용된다. 심부 비골 신경은 족관절의 대략 1 ㎝ 상방에서 외측 복합 분지와 내측 감각 분지로 나뉜다. 임상적으로 이 신경의 이상을 흔히 전방족근관증후군으로 부르지만 실재로 해부학적으로 정의될 수 있는 '전방 족근관'이 존재하는 것이 아니며, 단지 거주상골관절 부위의 볼록한 뼈 표면과 하방 신근지대(retinaculum) 사이의 가상적인 공간일 뿐이다.[14,15]

심부 비골신경은 발등 더 원위부에서 단무지신전근(extensor digitorum brevis)으로 가는 신경가지가 거주상골관절과 신발 사이에서도 포착을 일으킬 수 있다. 흔히 '순수운동 신경'이라 알려져 있는 이 신경가지에는 사실은 중족부의 배측을 지배하는 비피부분절 감각 분지(non-dermatomal sensory branch)가 있어서 환자는 발등 부위에 동통을 호소한다. 유발 요인으로는 골극, 외상 후 뼈 조각, 비후된 근육, 결절종(ganglion), 말초 부종 및 종양과 같은 내적 요인과 타박상, 목이 높은 신발이나 스키 부츠 등에 의한 반복적인 압박과 같은 외적 요인이 있다. 방사선 사진에 골극, 외상성 뼈조각, 연부 조직 음영을 심부 비골 신경경로를 따라 배측 거주상골관절 주위에서 볼 수 있다. 감별진단해야 할 질환으로는 요수 신경근 병변, 근위부 비골신경 병변, 족지간신경염, 통풍, 말초 혈관 질환, 발목 염좌 혹은 골절이 있다. 편안하고 수용력이 있는 신발을 신어 신경 주위의 압박을 피해야 하며 신경 포착 부위를 피하여 신발끈을 묶고 도넛 모양 패드로 국소 완화(local relief)를 하는 것도 도움이 된다.

2. 통증을 유발하는 관절 질환

임상적으로 족부의 관절염을 일으키는 원인을 잘 찾아내는 것은 그리 쉽지 않다. 종종 외상성 관절염에서는 환자가 발단이 되는 손상의 병력을 기억하고 있을 수 있으나 대부분의 환자들은 대수롭지 않은 외상이나 스트레스 등은 기억 못하는 수가 있다. 그러므로 많은 경우 임상의는 압통과 관절가동범위의 이상을 통해 병변을 찾는 것이 도움이 된다. 퇴행성 관절염이라고 생각되는 경우라도 단순 방사선 촬영은 반드시 시행하여야 하는데 그 이유는 다른 중대한 병변들을 감별 진단하기 위해서이며, 단순 방사선 촬영에서 퇴행성 관절염의 소견은 관절운동범위의 감소, 골극의 형성 및 연골하 경화증(subchondral sclerosis) 등이다.

관절염의 발생이 다발성으로 생긴 경우에는 염증성 관절염을 의심한다. 대부분의 관절증은 보조기나 신발을 사용하여 아픈 관절의 운동을 감소시키는 국소적인 부동치료에 잘 반응한다. 그러나 치료 목적이 대개는 심한 통증 없이 보행을 하는데 있으므로 임상 치료에서는 완전한 부동은 가능하지도 않을뿐더러 꼭 필요하지도 않다. 외부 고정 장치를 결정하기 전에 단하지 석고붕대, 여러겹의 운나 장화(Unna's boot)나 기성품 단하지 보조기를 시도하여 통증이 효과적으로 감소하는 지 확인하는 것이 도움이 된다. 고정시키는 보조기를 처방하는 경우 흔들의자바닥(rocker bottom) 등의 신발 디자인을 사용해서 감소된 운동범위를 보상해 주는 것을 고려해야한다.

1) 퇴행성 관절염

(1) 족관절

발목의 부상이나 과도한 운동과 관련된 발목 전방의 통증은 경골부나 거골부의 골극 형성으로 거골의 전상방과 경골의 전방 끝이 서로 근접하게 되어 발생하는 경우가 많다. 통증과 함께 발목의 배측굴곡이 제한되며, 결과적으로 입각기 중기에 발꿈치 떼기(heel off)가 미리 일어난다. 보존적 치료로는 신발 발꿈치 힐의 높이를 올림으로써 전방 골극의 끼임을 줄이며, 흔들의자 발바닥(rocker sole)을 신발에 부착하고, 발목을 여러가지 방법으로 고정한다.[16]

딱딱한 단하지 보조기가 통증완화 효과가 더 크지만 환자의 순응도가 떨어 질 수 있으며, 또 유연성이 있는 천으로 만든 짧은다리 보조기(anklet)는 효과가 없을 수도 있다. 아리조나(Arizona) 또는 볼드윈 보조기(Baldwin brace) 등은 어느 정도의 유연성이 있으면서도 고정효과가 있어 흔히 처방된다. 이런 보조기나 발꿈치 올림을 사용하는 경우, 항상 반대쪽에도 동일한 정도의 올림을 적용하여 하지

길이의 차이가 발생하지 않도록 하는 것이 바람직하다. 발목 후방의 통증은 후방 골극, 삼각골, 비골근 건염 및 장무지굴근 건염에서 비롯되므로 감별진단을 요한다.

(2) 후족부 및 중족부 관절

횡족근관절(transverse tarsal joint)과 거골하관절의 퇴행성 관절염은 종종 부상의 결과로 발생하는 경우가 많지만, 후경골근 부전증이나 염증성 관절염과 관련하여 자연적으로 생길 수 있다. 부상의 결과로 생긴 경우에 비하여 염증성 관절염이나 후경골근 부전증으로 생긴 경우에는 점진적으로 종아치의 소실이 발생하기도 한다. 거골하 관절의 적절한 조절이 보존적 치료의 핵심이기 때문에 신체 검사 시 검사자는 책이나 쐐기(3~6 mm)를 환자의 후족부의 반쪽 내부 아래에 받치고 증상이 호전 또는 악화되는지를 살핀다. 또한 아킬레스건 단축이 악화 요인으로 판단되면 발꿈치 올림을 쐐기와 함께 처방할 수 있다. 이런 시도들로 인해 통증이 상당하게 완화되는 경우에는, 이와 비슷한 생체역학적인 개념을 토대로 제작된 발보조기인 UCBL (University of California Biomechanics Laboratory)이나 과상보조기(supramalleolar orthosis)를 시도해 볼수 있다. 심한 변형은 보조기로 완전히 교정될 수는 없지만 적절한 신발과 겸하여 패딩과 국소 완충(relief)이 되어있는 순응적 보조기(accommodative orthosis)에 교정적인 원칙을 적용하여 부분적인 교정을 도모함으로써 통증을 완화시킬 수는 있다.

심한 경우 관절고정술을 시행하기도 하는데, 임상의들은 스트레스의 증가로 인한 보상성 관절염 등이 주변 관절에 생길 수 있다는 것과 관절고정술 뒤에 올 수 있는 결과들을 염두에 두어야 한다. 중족부의 퇴행성 관절염도 또한 자연적으로 또는 손상과 관련하여 발생하는데, 이 병변은 체중 부하시 종아치에 가해지는 압력 때문에 환자에게 상당한 장애를 유발할 수 있다. 점진적으로 진행되는 중족부의 통증과 평발 변형으로 인해 보행이 어려워지고 중족부 발등에 형성된 골극때문에 신발을 신기가 불편해 진다. 당뇨병 환자에서 부상의 병력이 없으면서 중족부의 관절염이 있으면 의사는 샤르코 변형의 초기인지 여부를 감별해야 한다. 중족 테이핑은 아치를 보조하고, 어느 정도의 내외측을 지지함으로써 원래 발의 중족부 보조 구조들과 비슷한 역할을 하므로 치료의 첫 번째 단계로 탄소판과 함께 사용하면 환자의 통증을 줄여 줄 수 있다(그림 43-13).

보조기 치료의 목표는 시상면에서 일어나는 관절 움직임의 조절에 있으며, 딱딱한 바닥에 흔들의자 바닥(rocker bottom)이 부착되어 있는 신발을 겸하여 권장한다. 중족부 관절염의 치료를 더욱 복잡하게 하는 요인은 흔히 동반되어 있는 후족부 발의 변형인데, 후족부의 외반 변형과 팽팽한 발꿈치 힘줄(tight heel cord)로 인한 횡족근관절의 부정렬은 흔히 심한 중족부 관절염과 동반되어 있다. 이런 경우, 후족부의 변형을 조절해 주지 않으면, 성공적인 중족골 관절염의 치료는 기대하기 어렵다.

2) 염증성 관절병증

(1) 결정유도성 관절염(Crystal induced arthritis)

통풍에서는 요산나트륨 결정이 윤활막에 침착되어 염증을 일으키며, 50% 이상의 환자에서 첫번째 발병 때 제1 중족지절 관절이 침범된다. 고대 그리스에서 발의 통풍이 'podagra (foot grabber, 발을 꽉잡고 놓지않는 것)'라 일컬어졌듯이 환자가 발의 극심한 통증을 호소한다. 통풍은 중풍, 심근경색과 같은 심각한 질환 직후에 발병을 잘 하므로 급성재활 병동에서 회복기에 들어선 환자가 갑자기 발의 통증을 호소하는 경우에 중요한 감별 진단이 된다. 제1 중족지관절이 가장 흔히 침범되는 원인으로는 여러 가지 요소(낮은 온도, 상해로 인한 낮은 pH, 퇴행성 관절에 더 심한 crystal deposition)로 설명되고 있다.[17] 통풍에는 콜히친(colchicine)이나 인도메타신(indomethacine)과 같은 약물치료가 핵심이다. 가성동풍은 칼슘 피로인산탈수산화물(calcium pyrophosphate dehydrate)이 침착하는 질환으로 후족부를 침범하기도 한다. 비스테로이드성 항염제가 통증을 완화시켜 주며 콜히친(colchicine)은 비교적 효과가 적다.

(2) 혈청반응음성 척추관절증(Seronegative spondyloarthropathy)

건선 관절염, 라이터 증후군(Reiter syndrome) 및 강직성 척추염과 같은 혈청반응음성 척추관절증에서는 드물지 않게 발꿈치와 발바닥이 침범된다. 남자, 양측성 침범, 발꿈치의 심한 통증과 압통, 보존적 치료에 대한 불응 및 다른 부위의 관절 침범 등이 이들 질환을 의심하게 하는 소견이다.[18] 이 질환이 전족부의 관절을 침범하면 지간 신경종으로 오진하기가 쉽다. 건선에서 후족부, 발목, 전족부를 모두 침범할 수 있는데, 중족골통이 건선의 첫 소견일 수도 있다. 최근 보고에 의하면 비스테로이드성 항염제와 더불어 생물학적 항류마티스제제(Disease-modifying antirheumatic drugs)인 항종양괴사인자 억제제(anti-TNF agent)나 인터루킨 17 억제제(interleukin-17 inhibitor) 등이 사용될 수 있고[19] 압통 부위를 국소적으로 완화하고 발꿈치 올림(heel lift) 깔창으로 치료할 수 있다.

(3) 류마티스관절염

류마티스관절염이 발과 발목을 침범하는 것은 매우 흔하며, 전족부의 침범이 병의 최초 소견이 되기도 한다. 이때 윤활막염, 윤활낭염, 류마티스 결절로 인한 전족부 통증을 지간 신경염으로 오진할 수 있다. 건초염은 비골근과 후경골근의 건에서 많이 발생한다. 발목의 임상 소견은 방사선 사진상의 변화보다 더 흔하며, 발목 통증의 원인은 활막염, 건초염, 비골 말단의 긴장 골절 및 관절염이다. 중족근골관절은 족관절의 경우와 달리 임상 증상 없이 방사선학적인 소견을 보이는 경우가 흔하다. 발꿈치의 외반 및 아치의 소실을 보이는 후족부의 변형은 근육의 부조화 혹은 후경골근 장애보다는 관절의 염증 및 인대의 신장에서 비롯된다. 거골하 관절의 침범은 나중에 퇴행성 관절염과 변형을 가져오게 된다. 이 질환의 초기에는 내과적 처치와 물리 치료에 초점을 맞추다가 병이 진행하면서 신발의 조절, 보조기 및 수술 치료에 주력한다. 적절한 길이, 폭과 부드러운 갑피를 갖춘 신발을 처방하며 뼈 돌출부에 대한 국소적 완화, 플라스타조트(Plastazote) 안창 및 흔들의자 바닥을 처방한다. 가끔 아치의 소실이 발 보조기로 조절이 되지 않는 경우에는 종골의 외번을 조절할 수 있는 UCBL이나 과상보조기를 추천한다.

3. 족저근막염(Plantar fasciitis)과 발꿈치 통증

족저근막염은 생역학적 결함이나 류마티스성 질환에 의하여 생기거나 악화되기도 하지만 대부분의 경우 노화에 의한 자연적인 적응 과정의 일부로 여겨진다. 회내족이나 요족 모두에서 족저 근막염이 생기기 쉬운데, 회내족에서는 입각기 중기 이후에 발이 진출하기 위해 족저근막이 신장되는 것이, 요족에서는 충격의 흡수 결함이 족저근막염을 만드는 요인이 되는 것으로 생각되고 있다. 뒤굽이나 안창

이 단단한 신발이나 충격 완화를 위해 발이 넓게 퍼지는 것을 제한하는 꽉 죄는 신발은 악화 요인이 될 수가 있다. 감별 진단으로는 발꿈치 패드 위축증, 발꿈치 아래 윤활낭염, 종골의 긴장 골절 그리고 신경근 병변 등이다. 중족골의 긴장 골절(stress fracture), 장무지굴근(flexor hallucis longus), 장비골근(peroneus longus) 혹은 후경골근의 건염 등도 족저근막염의 증상과 비슷하게 보일 수가 있다. 전형적 압통의 위치가 발바닥 발꿈치를 4등분 했을 때 내측 원위부(distal medial quadrant)이고 발꿈치 옆부분은 압통이 없는 것을 잘 살펴야한다. 족저근막 테이핑은 통증을 조절하는 효과적인 방법이며 진단용으로도 사용할 수 있다. 흔히 쓰이는 방법은 테이프를 발가락에서 발꿈치까지 부착하여 근막을 지지하는 방법이다(그림 43-9). 대부분의 족저근염 환자들은 보존적 치료로 호전되므로 수술을 필요로 하지 않는다. 보존적 치료로는 야간 부목, 근막 테이핑, 족저근막의 가동술, 아킬레스건과 족저근막의 신장 운동, 여유있는 신발, 지방패드를 대체할 만한 부드러운 발꿈치 패드 및 발꿈치 올림 등이 있다.[20] 주사요법은 효과가 단기적이고 생역학적인 결함을 교정하지 못할 뿐 아니라 발꿈치 패드 위축증, 근막 파열, 혈종, 농양 및 통증성 섬유 과다증이나 유착증 등의 부작용이 있어서 되도록이면 피하도록 한다. 체외충격파치료(extracorporeal shock wave therapy, ESWT)는 일부 난치성 족저근막염에서 통증경감 효과가 있는 것으로 알려져 있으나[21] 전체적인 치료 효과에 대한 의견은 다양하게 보고되고 있다.[22]

지방 패드의 두께는 평균 18 ㎜ 정도로 가장 두꺼운 부분은 보행시 압력이 가해지는 발꿈치의 외측 경계와 종골 결절(calcaneal tuberosity)밑이다. 지방조직이 잘 형성된 섬유질 칸막이로 된 구역(chamber)에 담겨있어서 전체 구조가 마치 다수의 밀폐된 방들로 된 '물침대'와 같은 기능을 한다. 강력한 교원질 구역(chamber)의 중격은 종골하 지방패드가 옆으로 퍼지는 것을 막아준다. 지방 패드는 충격을 흡수하고 전단력을 완화하고 심부 구조를 보호하는 역할을 한다. 지방패드를 지배하는 신경은 외측 족저 신경인데, 이 신경은 종골 결절 아래를 지나갈 때, 국소적으로 눌려서 통증이 생긴다. 발꿈치 지방패드 위축증 환자는 오랫동안 서 있으면 발꿈치의 통증이 생기고, 발꿈치 주변을 돌아가며 압통이 있다. 진찰 상에서 종골이 쉽게 만져지고, 검사자가 양손의 깍지를 끼고 소지구(hypothenar

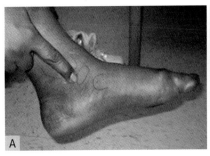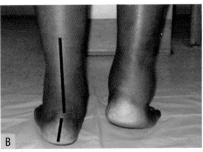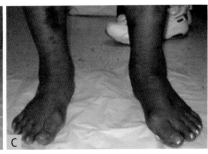

그림 43-14 │ 구조적인 발의 변형

A: 통증과 압통이 가장 심한 위치(설상골과 내과의 사이), B: 종골의 외반을 보여준다. 이 환자는 양쪽 발꿈치 올리기 검사(double heel rise test)를 전혀 하지 못한 경우이다, C: 전족부위 외전을 보여준다.

eminence)로 환자의 뒤꿈치 지방 패드를 옆에서 눌러 도톰하게 만든 후 환자가 땅을 디딜 때에 통증이 줄어들면 지방위축증을 의심할 수 있다. 변형된 로우다이(LowDye) 테이핑은 지방 패드가 옆으로 퍼지는 것을 막아 주어 통증을 줄이며, 발꿈치를 양 옆에서 지지할 수 있게 하여야 발꿈치 컵(heel cup)이 효과가 있다.

4. 성인의 후천성 편평족 변형

후천성 성인 편평족 변형은 외상성 중족부 손상, 리스프랑 골절, 탈골, 당뇨병성 샤르코 관절병증 등의 다양한 원인으로 생기며 이 중 후경골근건 장애는 성인의 후천성 편평족의 가장 많은 원인이다. 후경골근건의 장애는 일생동안

의 보행 과정을 통한 손상, 생역학적인 불균형, 임신이나 비만증 또는 운동중의 손상 등의 결과로 보인다. 후경골근건의 편평족 변형은 대개의 경우 초기에는 유연하다가 시일이 경과 할수록 경직성으로 변하게 된다. 구조적인 발의 변형은 아치 높이의 감소, 종골의 외번, 족저굴곡, 거골의 전방-하방-내측으로의 내회전 변이, 중족근골관절의 정상적인 정렬의 소실 및 전족부의 외전, 배측굴곡, 확산으로 요약된다(그림 43-14A, B, C). 후경골근건 장애의 단계 분류는 Johnson과 Strom이 만들고 Myerson이 변형한 것이 많이 사용되며 이 분류는 치료를 위한 계획을 세우는데 도움이 된다(표 43-6).

후경골근은 중족부를 내번하고 내측 횡아치를 상승시키는 작용을 하고, 후족부에는 직접적인 작용을 하지 않지만 도르래 작용과 삼각 인대, 거주관절막, 스프링 인대를

표 43-6 │ 후경골근건 장애의 단계와 치료

	1기 Stage-1	2기 Stage-2	3기 Stage-3	4기 Stage-4
변형의 정복가능성 (Reducibility of deformity)	변형 없음 유연함 정상배열	보상성의 전족부의 내반 동반 여부와 관계없는 후족부의 유연한 외반 변형	고정된 후족부위	고정된 후족부의 외반 변형과 발목의 퇴행성 변화
압통과 통증의 위치 (Location of tenderness and pain)	내과와 주상골 사이 또는 내측하부 하지부위	1기와 같은 부위, 외측 족부 통증(족근동, 외과 하부)	2기와 같은 부위, 내측 통증은 호전될 수 있음	3기와 같은 부위, 통증은 있을 수도, 없을 수도 있음
팽팽한 발꿈치 줄 (Tight heel cord)		팽팽한 발꿈치 줄	팽팽한 발꿈치 줄	팽팽한 발꿈치 줄
보존적 치료 방법	행동 수정(activity modification), 물리치료, 석고붕대고정(Cast immobilization), 캠워커(CAM walker), 운나장화 (Unna's boot), 신발내부의 내측 후족부쐐기	UCBL, SMO 팽팽한 발꿈치 줄의 조절 및 발꿈치 줄 스트레칭	SMO, 아리조나 단하지 보조기(Arizona AFO), 관절있는 짧은 단하지 보조기(articulated short AFO), 경성 단하지 보조기(Solid AFO)	맞춤신발(Custom shoe-modification) 아리조나 또는 발드원 단하지 보조기가 선택적으로 사용될 수 있음

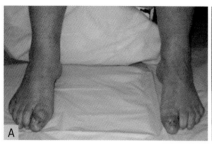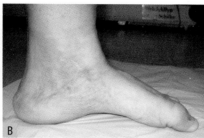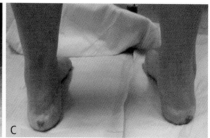

그림 43-15

A: 요족을 앞에서 볼 때 후족의 내반 때문에 발꿈치가 발의 안쪽에서 보이는데 이것을 peek-a-boo heel sign이라고 한다. B: 요족을 옆에서 볼 때 몸무게를 지탱할 때도 아치가 심하게 올라가 있다. C: 요족을 뒤에서 보면 발가락들이 안쪽에서 보인다.

통한 간접적인 작용으로 종골과 후족부를 지지한다. 후경골근의 장애는 점차적으로 중족부를 지지하는 구조물들의 기능상실(스프링 인대의 과도한 신장, 관련된 뼈 구조물의 부정렬, 관련된 관절면의 변성)로 이어진다. 진단은 신체 검사가 중요하며 단순 방사선 촬영으로 변형을 확인하고 골관절염의 여부를 할 수 있다. 그러므로 자기공명영상 촬영은 진단과 치료 계획에 절대적으로 필요한 것은 아니다. 치료의 목표는 통증을 감소시키고 변형을 교정한 후 그것을 유지하는데 있다. 변형이 아예 없거나 벌써 고정된 변형이 있는 경우에는 치료 방침을 정하는데 이견이 없지만 변형이 유연할 경우는 적절한 치료 방침을 선택하는 것이 어려울 수 도 있다. 임상의들이 알아야 할 점은 적절한 보조기 착용이나 수술 후에도 불구하고 변형은 진행될 수 있기 때문에 주기적인 관찰과 보조기의 조정이 필요하다는 것이다. UCBL 혹은 과상보조기를 후경골근건 부전증의 초기에 사용하는 것은 후족부와 중족부의 정렬을 바르게 하고 이를 유지시켜 주기 위함이다.[23] 관절이 있는 단하지 보조기는 회내와 연관된 경골의 내회전을 조절하는 역할을 기대하여 처방되나[23,24] 그 효과가 증명되지는 않았다. 발드윈(Baldwin) 혹은 아리조나(Arizona) 단하지 보조기는 변형이 있는 3, 4 단계에서 사용되며 교정 역할[25]과 더불어 순응 역할도 한다.[23]

5. 요족(Pes cavus)

요족(그림 43-15A, B, C)은 일반적으로 종아치가 높은 발을 말하는데 기능적으로 문제가 없는 경우에서부터 변형이

고정된 경우와 이에 동반된 이차적인 관절염과 긴장 골절, 그리고 심하게는 근육의 위약과 인대의 병변이 보이는 경우까지 다양하다. 요족은 일반적으로 발 변형의 정도에 상관없이 평발보다 치료하는데 어려움이 있다. 요족의 경우 상당수의 환자가 샤르코-마리-투스병(Charcot-Marie-Tooth disease)과 같은 진행성 신경질환이나 소아마비, 척수이상 등 그 외의 신경계 질환을 내재적으로 가지고 있어서 치료에 더욱 어려움이 있다. 신경 질환과 관련된 요족은 근육의 불균형에서 오는 것으로 이해되고 있으며, 이런 환자들의 경우에는 병이 진행되면서 발의 병변이 계속적으로 악화되는 것을 고려하여 치료 계획을 세워야 한다.

요족에서는 거골하관절의 외번과 족근골간관절의 움직임이 제한되어있어, 충격 완화를 위한 정상 회내가 일어나지 못한다. 이러한 발목, 거골하 및 중족근골관절 움직임의 제한에 대한 보상 작용이 근위부 관절인 무릎에서의 과신전으로 나타나 무릎의 전반부(슬개골하 지방패드 충돌증후군 혹은 윤활낭염) 혹은 무릎 후반부에 통증이 생기는 경우가 있다. 요족에서는 또한 외측 발목이 염좌와 긴장 골절, 중족골두와 발 외측의 굳은살(callus) 형성 등이 발생하기 쉬우며, 종골이 내번된 상태로 있으므로 후상방 융기(posterior superior protuberance)가 더 두드러져 짧은 신발을 신을 경우 표재성 윤활낭염이 그 위치에 잘 생긴다. 종골 요족(calcaneocavus)은 짧아져 있는 종골이 수직으로 세워져 있는 것이 특징적이며 단순방사선 측방 사진에서 종골 피치각(calcaneal pitch angle, 체중부하 상태에서 종골의 바닥면과 지면이 이루는 각도)이 30° 이상이다(그림 43-16). 이 변형은 하퇴삼두근의 위약을 보이는 환자에게서 흔히 나타나는데 원인으로는 척수 이상이 동반된 척추 이분증

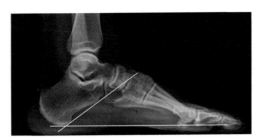

그림 43-16 | 종골 피치각(calcaneal pitch angle)

과 척수성 소아마비염(poliomyelitis) 등이 있다. 전족 요족(forefoot equinus)에서는 종골의 모양과 방향은 정상이고 요족 변형의 근원이 주로 중족(중족근골관절과 족근중족관절)에 있는데, 모든 중족골들이 상대적으로 저측굴곡 되는 양상을 보인다.

샤르코-마리-투스병에서는 첫째 열(first ray)을 배굴시키는 기능을 하는 전경골근은 병의 초기에 침범되지만 길항 작용을 하는 장비골근은 상대적으로 이후에도 강하게 남아 있게 되는데, 이로 인해 제1열이 저측 굴곡되는 것이 전족부 외반 기전으로 생각되고 있다. 이런 전족부의 외반은 시간이 경과함에 따라 점차 굳게 되는 변형으로 된다. 이외에 후족부 내반은 단비골근의 조기 약화와 후경골근의 상대적인 보존에 의한 것으로, 첨족은 전경골근의 조기 약화와 하퇴삼두근과 장비골근의 상대적인 보존에 의한 것으로 설명되어진다. 또한 갈퀴발가락 변형(claw toe deformity)은 발의 내재근(intrinsic muscle)의 약화에 의한 것으로 설명된다. 변형정도 및 진행정도에 따라 다르긴 하지만 발꿈치 거상과 전족부 내측 쐐기가 유용하게 쓰일 수 있고 이런 원칙을 따르는 맞춤 깔창도 그 효과가 보고되어 있으며[26], 통증이 있는 요족 변형이 있는 경우 이러한 깔창을 비롯한 보조기가 도움이 되는 것으로 보고되었다.[27] 운동화의 경우 회내 조절이 없는 디자인의 'neutral cushioned' 운동화가 발바닥 압력을 줄이는 것으로 알려져 있어 이를 권할 수 있다.

6. 아킬레스 건염(Achilles tendinitis)

아킬레스 건염을 부착부 건염(insertional tendinitis)과 비부착부 건염(non-insertional tendinitis)으로 분류하는 것이 진단과 치료에 도움이 된다. 양쪽 발에 모두 병변이 있는 경우에는 혈청반응음성 척추관절증의 가능성을 고려해야만 한다. 비부착부 건염은 주로 종골 부착부의 2~6 ㎝ 근위부에 병변이 발생하는데 이 부위의 빈약한 혈액 공급 및 인체역학적인 스트레스가 유발인자로 간주되고 있다. 아킬레스건은 윤활집(synovial sheath)이 아닌 건주위조직(paratenon)으로 둘러 싸여 있는데, 이 근의 병변에는 3가지 형태, 즉 건주위염(peritendinitis), 건병증을 동반한 건주위염(peritendinitis with tendinosis)과 건병증(tendinosis)이 있다. 건주위염에서는 염증이 건주위조직에 국한되고 건병증을 동반한 건주위염은 아킬레스건 자체가 질병의 과정에 포함되어 두꺼워 지거나 결절이 생기고 국소적인 퇴행성 변화나 부분 파열이 일어난다. 건병증은 순수한 힘줄의 병변으로 이것은 아킬레스건의 급성 파열 때 내려지는 추정적 진단이며, 대부분의 환자에서 근파열 전에는 증상이 없다. 아킬레스건의 파열을 발생시키는 위험 요인으로는, 내적으로는 나이가 듦에 따른 혈액공급 감소, 코르티코스테로이드(corticosteroid) 또는 플루오로퀴놀론계 항생제 사용(fluoroquinolone)이 있고 외적으로는 고강도 플라이오메트릭(plyometric) 운동, 친숙하지 않은 지면에서의 운동, 부적절한 신발의 사용 등이 있다.[28]

그 중 퀴놀론계 항생제 사용과 관련된 보고[29,30]가 있는데, 콜라겐 파괴효소(matrix metalloproteinases[MMP]-2)가 상향 조절(up regulation)되면서 타입 1콜라겐을 와해시키는 것이 기전으로 추측되고 있다.[31] 인체역학적으로 아킬레스건은 입각기 동안에 체중의 몇 배에서 10배에 해당하는 스트레스를 반복적으로 받으며, 더욱이 보행 중에 거골과 종골 사이의 움직임으로 인해 회전적 스트레스가 종골에 부착하는 아킬레스건의 섬유에 가해지게 된다. 입각기 중기 동안에 발은 회내된 채로 있지만 무릎은 신전하면서 경골이 외회전 함으로 인해 아킬레스건은 회전력을 받게 된다는 가설이 있다. 달리기하는 환자에서는 달리는 동안 좁은 지지면(base of support) 때문에 회내가 심하게 일어나며 결국 아킬레스건에 더 많은 스트레스가 가해지게 된다. 임상적으로 통증은 건 부착부의 2~6 ㎝에 생기며 아침이나 운동 후에 더 심해진다. 그러나 아킬레스 건병증은 운동을 전혀 하지 않는 인구에서도 많이 발생되기 때문에 과도한 사용외의 생물학적 요소도 의심된다. 비부착부 건염의 초기에는 국소적인 압통과 염발음(crepitus) 및 촉진에 건이 굵어진 느낌이 있기도 하며, 발목의 배측굴곡 범위는 반대편에 비해 제한되어 있는 수도 있다. 초기 치료는 과도한 운동을 피하고 약물과 한냉요법을 포함하는 대증요법이다. 아킬레스 건병증에서 항염치료는 효과가 확실치 않은 것으로 되어있는데[32] 이는 병변의 기전이 프로스타글란딘 매개 염증반응이 아니라는 가설을 뒷받침한다. 만성기에서는 비복근, 가자미근(gastroc-soleus muscle)의 원심성(eccentric) 훈련을 시행하면 근육의 용적과 힘줄 내의 자기공명영상 신호가 감소하고 임상 결과의 호전이 있는데,[33] 편심성 스트레칭도 같은 효과가 있는 것으로 되어 있다. 혈소판풍부혈장(Platelet rich plasma, PRP) 주사치료가 사용되고 있으나 이의 효과는 아직 논란이 많다.[34,35]

알맞는 높이(대개 6~10 ㎜)의 발꿈치 올림은 증상을 완화하고 아킬레스건의 단축에 따른 보상성 회내를 줄여 준다. 또한 내측의 지지(posting)을 통해 과회내를 조절하는 것도 도움이 되는데, 이때 발꿈치 올림을 겸하여 적용할 수도 있다. 부착부 아킬레스 건염은 후상방 결절보다 원위부인 경골의 하방부 건 부착부에 병변이 있는데 흔히 부착부의 건 안에 석회화(calcification) 되어 있는 경우가 많다.[36] 이상적으로 도드라진 후상방 결절을 Haglund 변형이라고 하는데 이 변형은 방사선학적으로 종골의 상부 피치선보다 결절이 더 위에 위치하는 것으로 정의된다. 과거에는 이 변형이 부착부 아킬레스건염에 중요한 요인으로 간주되었으나 최근 보고에 의하면 이 변형은 증상이 없는 환자에서도 보이며 건염의 주요인이 아닌 것으로 되어 있다.[30] 치료에 있어서 여유있는 길이의 신발을 고르는 것이 중요한데, 짧은 신발은 병변 부위가 신발 발꿈치에 닿아 자극되어 건부착부 건염의 증상을 더 악화시킬 수 있다. 보존적 치료로 발꿈치 올림과 결절이 신발 발꿈치에 닿아 마찰되는 것을 방지하는 말굽 모양의 패드를 여유 있는 신발의 발꿈치 안쪽에 적용해 줄 수 있다.

7. 긴장 골절

일반인들에게 있어 긴장골절의 발생률은 매우 적지만 다양한 종류의 운동선수와 군인들에게서 흔하게 발생되는 것으로 알려져 있으며, 특히 이들에게 있어 가장 흔하게 발생하는 긴장골절 부위는 하퇴부와 발이다.[37]

긴장 골절은 특히 운동선수에게는 특별한 발의 유형에 더 흔한 것으로 알려져 있다. 경골의 긴장 골절은 회내족에서는 경골의 원위부에서, 요족은 근위부에서 일어나는 경향이 있다. 회내족에서는 종골의 외반으로 비골을 압박하므로 외과에 긴장 골절이 증가하게 된다. 도약하는 동안 주상골 결절이 잡아 당겨지면서 견열 골절(avulsion fracture)이나 긴장 골절이 발생되기 쉽다. 주상골 긴장골절은 진단이 아주 어려운데 의심되는 경우 뼈스캔(bone scan)을 하고, 컴퓨터 단층촬영(CT scan)으로 골절의 크기를 확인한다.[38-40] 치료는 반드시 수술을 할 필요는 없으며 4~8주간 체중부하를 하지 않는 것을 권한다.[41] 요족은 관절가동영역이 축소되고 회내를 통한 충격 완화 작용이 떨어지며, 또한 전족부에 첨족이 있는 경우에는 제1 중족골이 압력을 더 받게 되어 종자골의 긴장 골절이 일어나기 쉽다. 전족부의 외반과 내전으로 제5 중족골의 기저부와 경상돌기가 골절되기 쉽다.

종골의 긴장골절은 발에서 흔히 발생되는 긴장골절 중 하나이며 증상은 발꿈치 통증이며 서서히 발생되고 활동량이 많아지면 증상이 악화되고 쉬면 완화된다. 단순영상검사에서는 발병 2~3주 전에는 음성으로 나올 경우가 많으므로 주의가 필요하며, 족저근막염, 하종골신경병증, 부착부 아킬레스 건염 등과의 감별진단이 필요하다. 치료는 휴식과 약 4~8주 이상 체중부하를 피하는 것이다.[37] 중족골의 긴장골절은 제2 및 제3 중족골에서 가장 흔하게 볼 수 있으며 갑자기 운동량이나 강도를 증가시킨 경우나 훈련 지면이 변화된 경우에 발생한다. 감별진단으로는 몰톤신경종, 중족골통, 중족지관절 윤활막염, 감염 등이 있다.

8. 만성 발목 염좌 및 불안정성(Instability)

대부분의 발목 외측 염좌는 보존적 치료로 호전되나, 발생 후 6개월에서 1년 이후에도 반복적인 발목 염좌와 함께 지속적인 발목의 불안정성, 꺾임(giving way), 통증 등을 호소할 수 있다. 이러한 경우 반복적인 염좌와 불안정성으로 인해 거골의 골연골 병변(osteochondral lesion), 연골연화증(chondromalacia), 충돌 증후군(impingement syndrome), 유리체(loose body), 골극(osteophyte) 등의 발목 관절내 병변이 동반될 수 있다. 만성 발목 불안정성의 병태생리는 이론적으로 기계적 부전(mechnical insufficiency)과 기능적 부전(functional insufficiency)으로 구분하는데, 기계적 부전은 병적 이완증(pathologic laxity), 관절운동학적 제한(athrokinematic restriction), 퇴행성 변화, 활액막 변화에 의한 것으로, 기능적 부전은 고유감각장애, 신경근조절장애, 근력결여, 자세조절장애에 의한 것으로 설명하고 있다.[42] 또한 첫 염좌 후 치료를 받지 않거나 재활 치료를 충분히 받지 않은 경우에도 가능성을 고려해야 한다. 만성 발목 불안정성은 환자의 병력과 임상적인 소견에 근거하여 진단하며 단순방사선촬영, 초음파검사, 자기공명영상검사 등이 건 및 인대손상과 관절내 병변을 확인하는데 도움을 줄 수 있다.

치료는 보존적 치료가 항상 우선적으로 선택되며 통증 조절, 관절운동범위 유지, 근력 강화, 균형 및 기능적 활동 향상 등의 측면에서 접근한다. 발목관절의 배굴 관절운동 범위가 감소되어 있으면 보행시 발은 정상보다 더 족저굴 곡된 자세로 있게 되어 관절 안정성이 떨어지며 이에 따라 반복적인 발목 염좌의 위험성은 증가하게 된다. 따라서 발목관절의 운동범위를 유지할 수 있도록 하퇴삼두근 스트레칭, 관절가동술 등을 시행한다. 또한 동적인 안정장치 작용을 하는 발목주위 근육들에 대한 근력강화운동이 필요한데 특히 외번근(evertor) 강화운동을 중심으로 시행한다. 고유감각 저하와 신경근조절을 위해 정적 및 동적 균형훈련이 도움이 되며, 이러한 신경근훈련이 만성 발목 불안정성과 관련된 증상을 개선시키는데 효과가 있다고 보고하였다.[43] 불안정성에 대해 발목 보조기를 적용할 수도 있다. 개선되지 않는 충돌 증후군의 경우나 숨어있는 골연골 혹은 연골 질환의 경우 내시경 수술이 필요하기도 하다. 발목 염좌 후 계속적인 통증이 인대결합(syndesmosis)의 손상에서 비롯될 수 있는데, 이런 환자에서 경골과 비골의 근위부에서 두 뼈를 함께 쥐고 압박하면 원위부인 발목 쪽에 통증이 재현되는 수도 있다(proximal squeeze test). 또한 다른 방법으로는 발을 외회전시켜 인대결합에 스트레스를 가함으로써 통증을 재현시킬 수도 있다. 수술할 수 없거나 원하지 않는 환자의 경우 족관절을 보호하는 아리조나(Arizona), 볼드윈(Baldwin) 혹은 헤싱(Hessing) 단하지 보조기를 사용한다.

9. 전족부의 일반적인 통증 질환

1) 무지 외반증

무지 외반증에 기여하는 내재적, 외재적 요인들로는 신발, 유전, 중족지관절의 모양, 편평족, 종자골(sesamoid) 변이, 그리고 짧은 제1 중족골 등이 있는 것으로 추측되고 있다. 대부분 일차적인 원인이 중족지관절에 있지만 어떤 환자에서는 족근중족관절(tarsometatarsal joint)의 불안정성과 과운동성 때문에 생긴다. 신발은 통증에 기여하지만 무지 외반증 변형을 일으키는 원인이 되는지에 관해서는 의문시 되고 있다. 무지 외반증에 관련된 통증은 관절, 연부조직 혹은 신경에서 발생할 수 있는데, 내측 융기(medial eminence) 위의 연부 조직 통증의 특징은 신발에서의 직접적인 압박으로 전족부를 조이는 신발을 신을 때 악화되기 쉬우며, 맨발로 걸을 때는 대개 통증이 없다. 이와 비슷한 증상으로 제1 중족골의 내측 융기를 지나는 배측족지신경이 신발의 심에 눌려서 격심한 통증을 초래할 수도 있다. 반면에 관절에서 유래한 통증의 경우에는 환자들이 신발에 관계없이 통증을 호소한다. 중족설상관절(metatarsocuneiform joint)의 불안정성으로 생긴 무지 외반증의 경우, 환자는 중족설상관절의 통증 또한 호소하게 되는데, 이런 경우에는 제1 열을 받쳐주는 발 보조기가 적용될 수 있다. 중족설상관절의 불안정성을 해결하지 않고 수술로 무지 외반 변형만을 교정하는 것으로는 이 부위의 통증이 감소하지 않는다. 무지 외반증과 관련된 이차적인 문제들로 지간신경염, 강직 무지, 인접 중족지관절로의 스트레스 전이, 종자골 퇴행성 변화, 장무지굴근 건염, 족근중족관절증 등이 생길 수 있으며, 특히 운동선수들에게는 둘째 또는 셋째 중족골이나 비골의 긴장 골절의 원인이 될 수 있다. 보존적 치료 방향을 결정하는 것은 통증이 관절에서 비롯되는지 혹은 내측 융기 위의 연부 조직에서 비롯되는지를 구별하는 것에서부터 시작된다. 치료 목적은 통증을 완화하고, 먼저 과회내 혹은 제1 열의 불안정성과 같은 악화요인을 제거하는 것에 우선순위를 둔다. 수술 후에도 환자는 공간이 있는 적절한 신발을 신도록 권장해야 한다. 무지 외반증 수술의 후유증으로 통증이 있는 강직 무지가 생길 수 있는데 탄소 강판의 발 보조기를 신발 안에 넣어 주면, 보행 시의 통증을 줄여줄 수 있다.

2) 중족골두의 통증

중족골통(metatarsalgia)은 중족골두의 통증을 지칭하는 일반적인 용어로 많은 질환으로 인해 올 수 있다. 통증은 윤활낭염, 활막염(synovitis), 건염, 지방패드 위축증, 지간신경염 혹은 이들의 조합으로 생겨나는 증상이다. 지방 패드는 중족골두 아래에서 격막 구조로 되어 있으며 충격을 흡수하고 심부 구조물을 보호하고 마찰을 완화하는 역할을 한다. 지방 패드 위축증은 노년층에 많이 발생하며 주로 체중부하 때에 통증이 생긴다. 칼퀴발 변형(claw toe deformity)이 있는 발에서는 중족골두 아래의 지방 패드가 원위부로 이동되기 때문에 중족골두 부위에는 굳은 살이나 궤양이 생기기 쉽게 된다. 제2 중족골두 통증의 원인은 제2 중족지절 관절의 아탈구, 제1 열의 과운동성, 몰톤 발가락(짧은 제1 중족골, 상대적으로 긴 제2 중족골), 무지 외반증, 또는 Freiberg 골연골증(osteo-chondrosis) 등이 있다. 치료는 대증적인 치료, 즉 중족골 패드(metatarsal pad)를 부착시키는 것 등 이외에 내재되어있는 각각의 원인을 감별해서 해결해 주어야 한다.

10. 당뇨병에 관련된 족부 질환

생활양식이 서구화 되면서 당뇨병은 급속도로 증가하고 있는데, 세계보건기구의 통계자료에 의하면 당뇨병은 전세계적으로 현재 2017년에 4억 2,500만 명에서 2045년에는 6억 2,900만 명으로 증가할 것으로 예측하고 있다.[44] 우리나라의 경우 대한당뇨병학회에서 발간한 Diabetes Fact Sheet in Korea 2016에 따르면 2014년 기준으로 30세 이상의 성인에서 당뇨병 유병률은 13.7%로 약 7명 중 1명에 해당되고 인구 수로는 약 480만명에 이른다.[45] 이 수치는 향후 지속적으로 증가할 것으로 추정된다. 전세계적으로 볼 때 진단받지 않은 당뇨병 환자와 앞으로 당뇨병이 발생될 가능성이 큰 당뇨병 전 단계에 해당되는 환자수를 감안하면 그 심각성은 더욱 커질 것으로 예상되고 있다. 이와 같이 급속히 증가하고 있는 당뇨병의 가장 심각한 문제점은 당뇨병성 만성 합병증으로, 말초신경병증과 말초혈관질환으로 인한 족부 병변이 환자와 의료계에 큰 부담이 되고 있다. 당뇨병 환자에서의 절단 가능성이 당뇨병이 아닌 환자의 경우보다 10~20배 더 높은 것으로 보고되고 있으

며, 매 30초마다 세계 어디에선가 하지 또는 하지의 일부분이 당뇨병으로 인해 절단되고 있다고 한다.[44] 최근 들어 다양한 치료법들이 당뇨병과 관련된 족부 질환, 특히 궤양 치료와 관련하여 소개되고 있으나 이런 부수적인 치료보다는 원칙이 적용된 진료가 제공되어야 치료 효과를 기대할 수 있다. 또한 당뇨발 문제는 관련된 여러 과 의사들 사이의 협진, 상처전문간호사 등 타 의료진 및 의료보조인과의 효과적인 의사소통, 그리고 가장 중요하게는 환자 자신이 병에 대한 이해가 있어야만 성공적인 치료가 될 수 있다. 여기서는 당뇨병 족부질환의 치료 원칙을 소개하는 것으로 하겠다.

1) 당뇨병 말초신경병증과 족부 궤양

당뇨병 말초신경병증은 대칭적 감각운동성 다발성 신경병증(symmetric length-dependent sensorimotor polyneuropathy)으로 당뇨병 환자의 16~66% 정도가 가지고 있다고 보고되고 있다.[44] 이 경우에 발 감각의 소실과 운동 신경의 소실로 인한 발의 내재근 위축으로 갈퀴발가락 변형(또는 요족)이 생기면서 중족골두 아래에 있는 지방패드가 원위부로 이동하게 된다. 이로 인해 국소적으로 중족골 바닥의 압력이 올라가게 되고 족부 궤양이 생기는데 주된 원인이 된다.

당뇨병 환자가 족부 궤양으로 내원한 경우, 발의 혈액순환이 정상은 아니라도 궤양이 치료될 수 있는 정도인지를 알아내는 것과 깊은 조직의 감염 즉 골수염이나 근육, 건들의 감염의 유무를 감별해내는 것이 치료 방향을 결정하는데 있어 첫번째 단계가 된다. 허혈과 골수염이 의심되지 않으면 대부분의 궤양은 외래에서 치료할 수 있다. 혈액순환이 충분치 않은 경우, 다른 보존적 치료만으로는 궤양치료가 거의 불가능하기 때문에 허혈성 궤양 환자들을 내원 초기에 구분하여 필요한 혈관 검사를 하고, 혈관외과에 의뢰하는 것이 중요하다. 발의 맥박(dorsalis pedis, posterior tibial pulse)과 슬와 맥박(popliteal pulse), 대퇴부 맥박(femoral pulse)을 모두 촉진하고 발의 맥박이 잡히지 않으면 비침습적 혈관검사(ankle-brachial index, pulse volume recording)를 의뢰한다. 또한 당뇨병을 10년 이상 치료받은 경우나, 50세 이상 또는 그 외의 다른 위험요소(고혈압, 흡연, 고지질증)가 있으면 맥박유무에 상관없이 발목상완지수(ankle-brachial index, ABI)를 검사하는 것이 권장된다.[46]

일단 혈관검사에서 ABI가 0.9 이상이면, 허혈성 궤양보다는 '신경성궤양'으로 간주한다. 물론 '허혈성 궤양' 또는 '신경성궤양'은 치료 방침을 세우기 위한 편의상의 구분으로 많은 경우 두 가지 인자가 모두 기여한다. 맥박의 촉진이 잘되지 않는 것 외에 궤양의 색이 거무스름하거나(dusky) 궤양의 위치가 압력을 상대적으로 받지 않는 곳에 있으면 허혈성을 더욱 의심할 수 있다. 궤양이 허혈성으로 판단되면, 괴사조직제거(debridement)를 하기 전에 하지 우회수술(bypass surgery)을 하지 않는 경우라도 혈관외과에 의뢰하고 다음 단계의 검사를 하는 것을 원칙으로 한다. 깊은 조직의 감염 특히 골수염의 유무는 끝이 날카롭지 않은 금속탐침(metal probe)으로 궤양을 촉진하여 '뼈에 닿는 느낌(clinking feeling)'이 있으면 거의 90%에서 골수염이 있다고 보아야 한다. 발의 단순방사선 사진은 골수염이 있어도 초기에는 정상으로 보일 수 있으나 추적검사 사진과 비교할 수 있으므로 항상 촬영하는 것을 원칙으로 한다. 자기공명영상은 골수의 신호가 정상인 경우 골수염진단을 배재시키는데 도움이 되지만, 골수에 비정상적 소견이 보이는 경우는 골수염과 샤르코 신경병성 관절과의 구분이 어려울 수 있다. 골수염이 있는 것으로 판단되면, 대부분의 경우 외과적 변연절제술(debridement)과 장기적 항생제 사용이 필요하다. 최근 들어 적외선 열조영술(infrared thermography)을 이용해서 발표면의 온도를 측정하여 hot spot(염증) 또는 cold spot(허혈)을 식별하는 검사가 실험적으로 보고되고 있으나 임상에서 광범위하게 쓰이지는 않는 실정이다.[47]

허혈과 골수염이 없으면 다음으로 과도한 압력이나 전단(shear)의 징후들, 궤양 주변의 굳은살(callus), 궤양의 위치가 압력을 받는 곳에 있는지 등을 관찰한다. 이런 과도한 압력이나 전단은 당뇨병 환자에서의 발의 변형과 유연성의 소실과 직결되어있다. 예를 들면, 전족부의 발바닥에 생기는 궤양의 대부분이 아킬레스건의 단축으로 인한 첨족 변형을 동반하고 있는데, 이로 인하여 보행 시 전족부의 족저면에 가해지는 압력이 비정상적으로 증가되고 결국에는 궤양을 일으키게 된다. 또한 궤양이 엄지발가락의 바닥면에 있는 경우는 강직무지변형이 있는 경우가 많다. 이런 전족부의 궤양들은 압력을 제거하는(off-loading) 방법들, 전체 접촉 석고붕대(total contact casting)나 캠워커부츠(Cam walker boot)로 잘 치유될 수 있으나 동반되어 있는 발의 변형 때문에 재발이 흔하다. 재발을 막기 위해서는 두꺼운 깔창에 압력 완화를 해주고, 딱딱한 쉥크(shank) 바닥과 흔들의자 바닥(rocker bottom)이 부착되어 있는 신

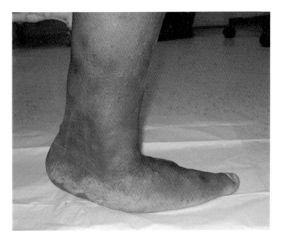

그림 43-17 | 전형적인 흔들의자바닥 중족 변형(rocker bottom deformity)
발목은 저측굴곡 되어 있고(plantarflexed), 발의 배측굴곡은 중족에서 일어나게 된다. 이를 막기 위하여 보조기는 배측굴곡 정지(dorsiflexion stop) 기능이 있는 CROW나 Cheyenne 보조기 등이 주로 쓰인다.

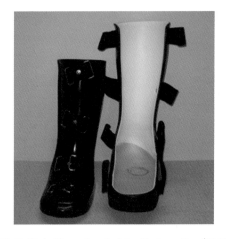

그림 43-18 | Charcot restraint orthotic walker (CROW)
Clam-shell design으로 경골의 배측굴곡을 막고, 중족을 고정하는 것이 주된 목적이다. 이 보조기는 발목부터 발가락까지 모두 고정하는 것이므로 바깥 바닥쪽에 rocker bottom을 반드시 적용시켜야 보행이 수월하다. 보조기 안쪽바닥에는 15~20 mm 두께의 다양한 밀도의 플라스타조트(multidensity plastazote) 안창이 있어야 발바닥 쪽의 튀어나온 뼈(bony prominence)를 보호해 줄 수 있다. 다른 쪽 신발에 리프트를 해주어 하지 길이 차이에서 오는 이차적 문제를 예방하도록 한다.

발을 겸하여 권장한다. 그럼에도 불구하고 계속 재발되는 경우에는 아킬레스건 연장수술이나 비복근성형술(gastrocnemius myoplasty)이 고려된다. 중족부나 발꿈치의 궤양은 발의 변형과 생역학적 요소가 크게 작용하는데, 중족부 발바닥의 궤양은 흔히 샤르코관절로 인한 발의 흔들의자 바닥(rocker bottom)변형으로 인해 정상적으로는 몸무게의 부하가 크지 않은 중족부에 심한 압력이 가해짐으로써 궤양이 생기게 된다. 또한 발꿈치의 궤양은 환자가 종골 보행(calcaneal gait)을 보이는 경우가 있는데, 이런 경우 보행 시의 충격과 부하가 발꿈치에 집중되어 궤양을 일으키거나 치유가 잘 되지 않을 수 있다. 몸무게가 발꿈치로 가는 것을 방지하고 발목의 배측굴곡을 막기 위하여 슬개건부하 단하지보조기(patellar-tendon-bearing ankle foot orthosis)를 적용할 수 있다.

2) 샤르코 신경병성 관절

이 병변은 당뇨 외에도 다른 질환에 의한 말초신경병증에 관련되어서도 관찰되는데[48], 정확한 병의 기전은 알려져 있지 않고 미세 외상(micro-trauma)이나 교감신경의 부전으로 인한 비정상적으로 증가된 혈액순환, 기계적인 스트레스 등으로 인대, 관절, 뼈의 위약이 생기는 것으로 설명하고 있다. 샤르코 신경병성 관절의 자연사는 시간적으로 염증기(inflammatory phase)에서 시작되어 합병기(coalescent phase), 그리고 재건기(reconstruction phase)로 진행하게 된다. 염증기에는 임상적으로 부종과 충혈이 보이고 환자가 통증을 호소하기도 한다. 샤르코 신경병성 관절은 흔히 통증이 없는 것으로 되어 있으나 이는 잘못된 인식이며, 영

상의학적 소견들과 비교하여 상대적으로 통증이 덜하다는 것이지 환자들은 종종 통증을 호소한다. 당뇨병 환자에서 한쪽 발에만 통증이 있는 경우에 허혈, 감염과 함께 샤르코 신경병성 관절은 꼭 감별되어야 하는 진단이다. 합병기에는 부종과 충혈이 줄고, 단순촬영에서도 골절이 회복되는 것이 보이게 되며, 재건기에는 골절들은 안정되나 발 변형이 남게 된다. 샤르코 신경병성 관절의 치료는 염증기에는 전체 접촉 석고붕대(total contact cast)나 캠워커 부츠(Cam walker boot)를 적용하고, 합병기에 들어서면 환자의 발에 맞게 보조기를 만들어 줄 수 있다. 보조기는 흔들의자바닥 중족 변형(rocker bottom deformity, 그림 43-17)에는 CROW (Charcot restraint orthotic walker)나 종아리 띠(calf band)와 두 개의 지지대(double upright)가 신발에 연결된 Cheyenne 보조기 등을 처방할 수 있고(그림 43-18), 심한 중족 변형, 종골 변형, 족관절이 변형되고 안정성이 없는 경우는 슬개건부하(patellar-tendon-bearing) 보조기를 처방할 수 있다.[49] 이런 보조기들은 부피가 크고 무겁기 때문에 잘 신지 않게 될 수 있으므로 환자에게 견본을 보여주고, 필요성에 대하여 잘 설명해주는 것이 중요하다.

재건기에도 변형이 심한 경우나 비만이 있는 경우는 계속 보조기를 신도록 하지만, 많은 경우에 순응적 맞춤 신발을 처방하는 경우가 많다. 샤르코 신경병성 관절이 있으면 하지가 짧아지는 경우가 많으므로 적절하게 신발에 리프트를 해주는 것을 권하며, 보조기에서 신발로 바꾼 후에 정기적인 추적검사를 하여 샤르코 신경병성 관절이 재발되는지 또는 다른 관절에서 새로운 병변이 발생하는지를 관찰하여야 한다.

참고문헌

1. Rooke TW, Hirsch AT, Misra S, et al. 2011 ACCF/AHA Focused Update of the Guideline for the Management of Patients With Peripheral Artery Disease(updating the 2005 guideline): a report of the American College of Cardiology Foundation/American Heart Association Task Force on Practice Guidelines. J Am Coll Cardiol 2011; 58: 2020-2045.

2. Del Toro DR, Park TA. Abductor hallucis false motor points: electrophysiologic mapping and cadaveric dissection. Muscle Nerve 1996; 19: 1138-1143.

3. Dumitru D, Diaz CA, King JC. Prevalence of denervation in paraspinal and foot intrinsic musculature. American Journal of Physical Medicine and Rehabilitation 2001; 80: 482-490.

4. Oh-Park M. Use of athletic footwear, therapeutic shoes, and foot orthoses in physiatric practice. Physical Medicine and Rehabilitation: State of Art Reviews. Philadephia: Hanley & Belfus, Inc; 2001: 569-585.

5. Oh-Park M, Kim D, Sheehan P. Adaptation of Workers with Foot and Ankle Disorders in Workplace: Case Studies. In: Nordin M, GB A, Pope M, editors. Musculoskeletal Disorders in the Workplace. 2nd ed. Philadelphia: Mosby-Elsevier; 2006, pp383-393.

6. Broome R. The joint of the foot and ankle. In: Broome R, B.B. H, eds. Chiropractic peripheral joing technique. Oxford, England: Butterworth-Heinemann; 2000, pp231-283.

7. David JA, Sankarapandian V, Christopher PRH, Chatterjee A, Macaden AS. Injected corticosteroids for treating plantar heel pain in adults. Co-

chrane Database of Systematic Reviews 2017, Issue 6.

8. Gould JS. Tarsal tunnel syndrome. Foot Ankle Clin 2011; 16: 275-286.

9. Radin EL. Tarsal tunnel syndrome. Clin Orthop Relat Res 1983; 167-170.

10. Baxter DE, Pfeffer GB. Treatment of chronic heel pain by surgical release of the first branch of the lateral plantar nerve. Clin Orthop Relat Res 1992; 229-236.

11. Im S, Park JH, Kim HW, Yoo SH, Kim HS, Park GY. New method to perform medial plantar proper digital nerve conduction studies. Clin Neurophisiol 2010; 121: 1059-1065.

12. Stephens MM, Kelly PM. Fourth toe flexion sign: a new clinical sign for identification of the superficial peroneal nerve. Foot Ankle Int 2000; 21: 860-863.

13. Styf J. Entrapment of the superficial peroneal nerve. Diagnosis and results of decompression. J Bone Joint Surg Br 1989; 71: 131-135.

14. Kuritz HM. Anterior entrapment syndromes. J Foot Surg 1976; 15: 143-148.

15. Liu Z, Zhou J, Zhao L. Anterior tarsal tunnel syndrome. J Bone Joint Surg Br 1991; 73: 470-473.

16. CM B, WS B. Dengerative disorders of the foot and ankle. In: Foot Ankle Clinic: Elsevier; 2001, pp329-40.

17. Roddy E. Revisiting the pathogenesis of podagra: why does gout target the foot? J Foot Ankle Res 2011; 4: 13.

18. Gerster JC, Vischer TL, Bennani A, Fallet GH. The painful heel. Comparative study in rheumatoid arthritis, ankylosing spondylitis, Reiter's syndrome, and generalized osteoarthrosis. Ann Rheum Dis 1977; 36: 343-348.

19. van der Heijde D, RamiroS, Landewe R et al. 2016 update of the ASAS-EULAR management recommendations for axial spondyloarthritis. Ann Rheum Dis 2017; 76: 978-991.

20. Goff JD, Crawford R. Diagnosis and treatment of plantar fasciitis. Am Fam Physician 2011; 84: 676-682.

21. Lou J, Wang S, Liu S, Xing G. Effectiveness of Extracorporeal Shock Wave Therapy Without Local Anesthesia in Patients With Recalcitrant Plantar Fasciitis: A Meta-Analysis of Randomized Controlled Trials. Am J Phys Med Rehabil 2017; 96: 529-534.

22. Lareau CR, Sawyer GA, Wang JH, DiGiovanni CW. Plantar and medial heel pain: Diagnosis and management. J Am Acad Orthop 2014; 22: 372-380.

23. Logue J. Advances in Orthotics and Bracing. Foot and Ankle Clinics 2007; 12: 215-232.

24. Alvarez RG, Marini A, Schmitt C, Saltzman CL. Stage I and II posterior tibial tendon dysfunction treated by a structured nonoperative management protocol: an orthosis and exercise program. Foot Ankle Int 2006; 27: 2-8.

25. Neville C, Lemley FR. Effect of ankle-foot orthotic devices on foot kinematics in Stage II posterior tibial tendon dysfunction. Foot Ankle Int 2012; 33: 406-414.

26. Burns J, Crosbie J, Ouvrier R, Hunt A. Effective orthotic therapy for the painful cavus foot: a randomized controlled trial. J Am Podiatr Med Assoc 2006; 96: 205-211.

27. Hawke F, Burns J, Radford JA, du Toit V. Custom-made foot orthoses for the treatment of foot pain. Cochrane Database syst Rev 2008; 16

28. Uquillas CA, Guss MS, Ryan DJ, Jazrawi LM, Strauss EJ. Everything Achilles: Knowlege update and current concepts in management. J Bone Joint Surg Am 2015; 97: 1187-1195.

29. Khanzada Z, Rethnam U, Widdowson D, Mirza A. Bilateral spontaneous non-traumatic rupture of the Achilles tendon: a case report. J Med Case Rep 2011; 5: 263.

30. Pantalone A, Abate M, D'Ovidio C, Carnevale A, Salini V. Diagnostic failure of ciprofloxacin-induced spontaneous bilateral Achilles tendon rupture: case-report and medical-legal considerations. Int J Immuno-pathol Pharmacol 2011; 24: 519-522.

31. Tsai WC, Hsu CC, Chen CP, et al. Ciprofloxacin up-regulates tendon cells to express matrix metalloproteinase-2 with degradation of type I collagen. J Orthop Res 2011; 29: 67-73.

32. Astrom M, Westlin N. No effect of piroxicam on achilles tendinopathy. A randomized study of 70 patients. Acta Orthop Scand 1992; 63: 631-634.

33. Shalabi A, Kristoffersen-Wilberg M, Svensson L, Aspelin P, Movin T. Eccentric training of the gastrocnemius-soleus complex in chronic Achilles tendinopathy results in decreased tendon volume and intratendinous signal as evaluated by MRI. Am J Sports Med 2004; 32: 1286-1296.

34. de Vos RJ, Weir A, van Schie HT, et al. Platelet-rich plasma injection for chronic Achilles tendinopathy: a randomized controlled trial. JAMA 2010; 303: 144-149.

35. onto RR. Platelet rich plasma treatment for chronic Achilles tendinosis. Foot Ankle Int 2012; 33: 379-385.

36. Kang S, Thordarson DB, Charlton TP. Insertional Achilles tendinitis and Haglund's deformity. Foot Ankle Int 2012; 33: 487-491.

37. Greaser MC. Foot and ankle stress fracture in athletes. Orhop Clin N Am 2016; 47: 809-822.

38. de Clercq PF, Bevernage BD, Leemrijse T. Stress fracture of the navicular bone. Acta Orthop Belg 2008; 74: 725-734.

39. Jones MH, Amendola AS. Navicular stress fractures. Clin Sports Med 2006; 25: 151-8,x-xi.

40. Lee S, Anderson RB. Stress fractures of the tarsal navicular. Foot Ankle Clin 2004; 9: 85-104.

41. Torg JS, Moyer J, Gaughan JP, Boden BP. Management of tarsal navicular stress fractures: conservative versus surgical treatment: a meta-analysis. Am J Sports Med 2010; 38: 1048-1053.

42. Hertel J. FUnctional anatomy, pathomechanics, and pathophysiology of lateral ankle instability. J Athl Train 2002; 37: 364-375

43. de Vries JS, Krips R, Sierevelt IN et al. Interventions for treating chronic ankle instability (Review). Cochrane Database of Systematic Reviews 2011

44. International Diabetes Federation Diabetes Atlas 8th edition 2017

45. Korean Diabetes Association. Diabetes Fact Sheet in Korea 2016.

46. American Diabetes A. Peripheral arterial disease in people with diabetes. Diabetes care 2003; 26: 3333-3341.

47. Bharara M, Schoess J, Armstrong DG. Coming events cast their shadows before: detecting inflammation in the acute diabetic foot and the foot in remission. Diabetes Metab Res Rev 2012; 28: 15-20.

48. Oh-Park M, Dove C, Sheskier S, Sheehan P. Charcot neuroarthropathy in the era of HAART. Lancet 2006; 367: 274.

49. Oh-Park M, Park GY, Hosamane S, Kim DD. Proximally placed alignment control strap for ankle varus deformity: a case report. Arch Phys Med Rehabil 2007; 88: 120-123.

CHAPTER 44

근막통
Myofascial Pain

| 윤준식

I. 여는 말

통증은 환자들이 외래를 찾게 되는 가장 흔한 원인 중 하나이며, 그 중에서도 근막통(myofascial pain)은 근골격계 통증 중에서 3분의 1을 차지할 정도로 흔한 질환으로 알려져 있다.[1] 근막통의 주 증상인 연관통증은 골격 근육(myo)과 근육을 감싸는 근막(fascia)에 존재하는 통증유발점(trigger point)이 활성화되면서 발생한다. 그 외 특징적인 증상과 기능 이상이 나타나는데 1940년대 Travell이 이를 정리하여 근막통 증후군(myofascial pain syndrome)이라는 진단명을 처음 사용하였다.

근막통은 근육 중에서도 지속적으로 활동량이 많은 목, 어깨, 허리 등의 근육에서 많이 발생하며 개인의 생활 습관에 따라 많이 사용하는 부위에서 발생 빈도가 높다. 관절염이나 신경손상 같은 다른 질환과 동반되어서 나타나는 경우도 많기 때문에 유병률을 정확하게 파악하기는 어렵지만 많게는 통증 클리닉을 방문하는 환자의 90%까지 차지할 정도로 많은 것으로 알려져 있다. 남성보다 여성에게 많이 발병되며, 중년층에서 호발한다.[2,3] 근막통은 급성 또는 만성 근육통의 증상을 보이는데, 다른 체성 통증이나 내장통증처럼 둔하고, 쑤시고, 국소화되지 않는 양상으로 나타나며 감각이상이나 감각과민과 같은 감각 요소가 동반되기도 한다. 통증의 발생 부위로부터 떨어진 곳에서 통증을 느끼기도 하고, 발생 요인이 제거된 뒤에도 장기간 통증이 지속될 수 있는 등 수수께끼 같은 특징을 보

인다. 근골격계 질환에서 근막통은 매우 흔하지만 상당 부분 간과되는 측면이 있으며 아직 확립된 진단 기준이 없기 때문에 디스크, 염좌, 말초신경통 등으로 오진될 가능성이 있으므로 철저한 감별진단을 요한다. 초기에 적절한 치료가 이루어지지 않을 경우 만성화되면서 치료가 어려워질 수 있으므로, 근막통을 조기에 수월하게 치료하기 위해서는 특징적인 내용, 진단하는 방법과 치료법을 숙지하는 것이 필요하다 하겠다.[4]

II. 근막통의 역사

프랑스의 Guillaume de Baillous(1538-1616)는 근육에 통증이 발생하는 질병에 대해 처음으로 자세히 기술하였으며, 1816년에 영국의 의사 Balfour는 근육의 '비후(thickening), 결절성 종괴(nodular tumor)'와 국소적인 근육의 통증을 연관시킨 바 있다. 이때부터 다양한 용어와 서술로 연구결과가 발표되면서 통증유발점에 대한 이해가 깊어지기 시작했음을 알 수 있다. 예를 들면 1843년에 독일의 Froriep은 류마티스 환자의 결체조직에 유합조직(callus)이 생긴다고 믿고 muskelschwiele (muscle callus)이라는 용어를 만들었다. 또 1904년 영국의 Gowers는 섬유조직의 염증(섬유염, fibrositis)이 단단한 결절을 만든다고 주장하였으나 조직검사에서 염증 소견이 입증되지 않아서 신뢰를 받

지 못하였다. 1900년대 중반 독일의 Michael Gustein, 호주의 Michael Kelly, 영국의 J.H. Kellgren은 각각 중요한 연구를 하였다. 건강한 지원자를 대상으로 근막, 인대, 근육 등 다양한 해부학적 구조물에 고장성 식염수를 주사함으로써, Kellgren은 연관통이 나타나는 부분을 그림으로 밝혀냈다. 이 연구는 미국의 의사 Janet Travell에게 영향을 주었는데, 근막통, 통증유발점에 대한 Travell의 연구는 현재까지도 가장 포괄적인 연구라고 할 수 있다. 1950년대 Travell과 Rinzler는 근육에 생긴 결절이 주변 근육과 근막으로 연관통을 만들어 낸다는 것을 밝혀 내고 근막통증유발점(myofascial trigger point)라고 이름 지었다. 동료 David G. Simons와 함께 저술한 2권의『Trigger point Manual』은 수십 년간 근막통과 통증유발점에 대해 관찰하고 연구한 내용을 집대성하였으며, 근막통과 통증유발점의 진단, 치료방법을 정의하고 널리 알리는 데 현재까지도 가장 중요한 저서로 자리잡고 있다.[5]

III. 병인 및 병태생리

1. 발병 원인

통증유발점은 근막통의 임상증상을 일으키는 원인으로 알려져 있다. 외상, 근육의 과부하나 반복누적손상 또는 스트레스로 인해 근육이나 결체조직에 작고, 단단하고, 예민한 통증유발점이 형성된다. 통증유발점에서 시작한 통증신호는 중추신경계를 경유하여 국소 통증과 연관통을 만

들며 이와 관련된 자율신경계 증상을 일으키기도 한다. 최근에는 통증유발점과 척수를 통합 모델로 제시하는 '통증유발점 회로(circuit)' 이론이 주목받고 있다. 이는 각각의 통증유발점과 연결된 척수 내 등뿔(dorsal horn) 세포 군이 있으며 이 세포가 통증유발점에서 유래한 통증을 뇌로 전달하고 중추신경 내에서 중추감작(central sensitization)을 담당한다는 것이다(그림 44-1).[6]

이미 존재하는 통증유발점으로 인해 다른 근육에 '위성(satellite) 통증유발점'이 발생하기도 하며, 다른 질병에 의해 '이차적 통증유발점'이 만들어지기도 한다. 예를 들면 탈출한 척추간판에 의해 신경근병증이 발생하면 해당 신경이 지배하는 근육을 자극하여 이차적으로 통증유발점이 만들어질 수 있다. 따라서 척추간판탈출증으로 수술을 한 후에도 통증이 지속되는 경우는 추간판 탈출증이 재발했거나 수술 자체로 인한 통증일 수 있으나, 수술 전 신경근 통증에 의해 유발된 이차적인 통증유발점이 남아있는 것이 원인일 가능성도 있다. 또 어깨의 점액낭염이나 석회성 건염이 있을 때, 이차적으로 회전근개나 대흉근에 근막통이 발생하여 염증성 병변을 치료하고 난 후에도 통증이 지속될 수 있다. 복막염이나 위궤양과 같은 극심한 복부 통증을 일으키는 질환에서 이차적으로 복부 근육의 근막통이 발생하거나, 급성 심근경색 이후 좌측 대흉근이나 늑간근에 근막통이 발생하는 등 근골격계 질환만이 아닌 내장에 발생하는 질환에 의해서도 이차적인 근막통이 발생할 수 있다.[7]

통증유발점은 잠재성(latent) 통증유발점으로 존재하기도 하는데, 잠재성 통증유발점은 물리적으로 존재는 하지만 자발적인 통증 발생을 일으키지는 않는다. 하지만 잠재성 통증유발점에 압력을 가하면 결절이 있는 곳에 국소

표 44-1 | 근막통의 만성화 요인[4]

인체공학적 요인	구조적 요인	의학적 요인

• 구부정한 목 · 어깨
• 장시간 고정된 자세
• 반복적인 작업
• 작업 관련된 스트레스
• 전화기 · 컴퓨터 사용
• 오십견(frozen shoulder)
• 어깨충돌 증후군
	• 척추측만증
	• 하지 길이 불일치
	• 골반 높이 불균형
	• 골반 비틀림
	• 천장 관절 기능 장애
	• 척추/고관절 퇴행성 관절염
		• 호르몬
		  - 갑상선 기능 저하증
		  - 남성/여성호르몬 결핍
		• 영양
		  - 비타민 D/철 결핍
		• 감염성 질환
		  - 라임병
		  - 바베시아 감염증/칸디다증

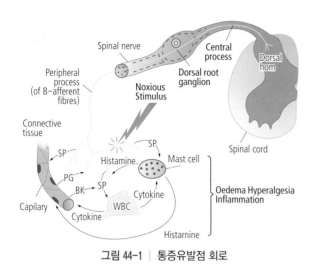

그림 44-1 | 통증유발점 회로

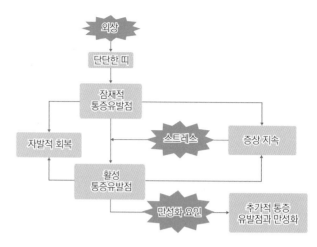

그림 44-2 | 근막 통증유발점의 병인[4]

적인 통증이 발생하며, 근육의 기능이상, 근위약, 관절가 동범위 제한 증상이 나타날 수 있다. 잠재성 통증유발점은 물리적 스트레스나 다른 위해 인자로 인해 '활성 통증유발 점'으로 변환되고, 이후에는 해당 근육을 쉬고 있을 때에 도 연관통과 압통을 느끼고, 움직일 때나 힘을 쓸 때는 늘 통증이 발생하며 근위약을 호소하기도 한다.

활성 통증유발점은 자연적으로 소멸되기도 하고, 잠 재성 통증유발점으로 퇴행하기도 하며, 증상이 더 이상 악화되지 않으며 계속되기도 한다. 통증유발점은 이처 럼 동적인 상태에서는, 압통이 없는 단단한 띠에서 잠재 성 통증유발점으로, 또 활성 통증유발점으로 변화되었다 가 퇴행하는 과정을 반복하게 된다(그림 44-2). 만성화 요 인(perpetuating facor)이나 악화 요인이 존재하는 경우에는 통증유발점의 수가 늘어나면서(위성 통증유발점의 발생) 만 성화 과정을 밟아 만성 근막통 증후군(myofascial chronic syndrome)으로 진행되는 악순환에 빠지기도 한다. 인체공 학적, 구조적, 의학적으로 다양한 만성화 요인이 밝혀진 바 있다(표 44-1).

2. 병태생리

병태생리에 관하여는 1999년 Simon이 발표한 통합 통증 유발점 가설(Integrated Trigger Point Hypothesis)이 주요 가

설로 받아들여지고 있다. 이 가설에 따르면 비정상적인 종말판(endplate)의 활성이 통증유발점의 발생을 일으킨 다. 근육이 휴식 상태에 있을 때 종말판의 과활성으로 인 해 아세틸콜린이 비정상적으로 많이 생산되어 시냅스 틈 으로 분비된다. 아세틸콜린이 근형질세망(sarcoplasmic re- ticulum)에 작용하면 칼슘 채널이 열리면서 지속적으로 세 포내로 칼슘이 분비된다. 칼슘이 근섬유의 트로포닌(tro- ponin)에 결합하면, 근섬유에 수축이 일어난다. 근수축을 이완시키기 위해서는 근섬유의 배열을 변형시키고 칼슘을 다시 능동적으로 근형질세망으로 이동시켜야 하는데, 이 과정에서 ATP가 소모된다. 따라서 ATP가 고갈되면 비정 상 종말판 근처에서 지속적으로 근수축이 발생한다. 이로 인해 에너지 요구량이 많아지고, 다른 한편으로 지속적인 근수축으로 혈관이 압박되면 혈액순환에 장애가 발생하 면서 국소적인 저산소 상태가 된다. 에너지 요구량은 증가 하고 공급이 감소하면서 에너지 위기 상태(energy crisis)가 초래되고 이로 인해 신경반응성(neuroreactive) 물질과 대 사과정 부산물들이 분비되어 말초신경의 통증수용기가 감 작화(sensitization)된다(그림 44-3).[7]

통증유발점이 포함된 근육을 촉진 시 비정상적으로 긴 장도가 증가되어 있고 가동범위가 감소되어 있는 이유 는 통증유발점과 연관되어 있는 단단한 띠의 긴장도가 증 가되어 있기 때문이다. 근긴장도의 증가는 근경련(muscle spasm)으로 오인되기도 하는데, 근전도 검사에서 근경련

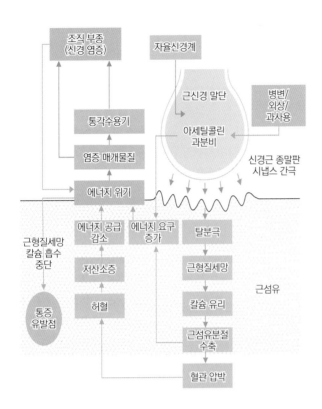

그림 44-3 | 근막 통증유발점 통합 가설[8]

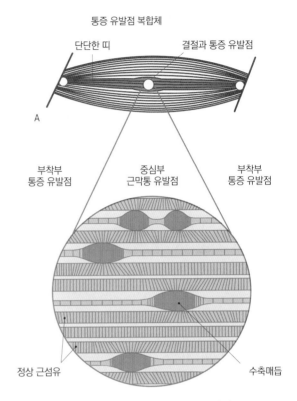

그림 44-4 | 단단한 띠와 통증유발점[9]

의 경우 운동단위활동이 관찰되고, 단단한 띠에서는 운동단위활동이 관찰되지 않기 때문에 쉽게 구분할 수 있다. 단단한 띠의 긴장도가 증가한 이유는 이환된 여러 가닥의 근섬유에서 근절(sarcomere)이 국소적으로 단축되어 있기 때문이다. 이러한 근섬유 단축의 원인은 운동 종말판 부위에 위치한 수축 매듭(contraction knot)의 존재 때문이다. 수축 매듭이 있는 곳의 근절은 최대한으로 수축되어 있고, 이환된 근섬유의 나머지 근절은 짧아진 길이를 만회하기 위해서 유의하게 늘어나 있다. 근육세포 titin은 스프링과 같은 성질을 가지고 있기 때문에, 이렇게 짧아진 근절이 포함된 근섬유의 경우 휴식 시에도 긴장도가 올라가게 된다(그림 44-4). 통증유발점은 운동 종말판이 위치한 근섬유 가운데 부위에서 관찰되는 경우가 많으며, 뒤에서 이야기할 도수치료는 이렇게 짧아진 근절을 일정한 길이로 회복시켜주는 것을 주된 목적으로 한다.[9]

IV. 근막통의 증상

근막통은 급성과 만성 근육통이 모두 나타난다. 근육통은 다른 체성 통증이나 장기 통증처럼 둔하고, 쑤시고, 국부적으로 나타나지 않고 애매한 증상으로 나타나며, 감각저하나 이상감각과 같은 감각 증상을 일으키기도 한다. '통증유발점'이라는 말에서 알 수 있듯이, 통증을 유발하는 부위에서 멀리 떨어진 곳에서 '연관통'이 발생하기도 한다. 근막통은 초기 통증 유발 원인이 사라지고 나서도 오래 지속되기도 하는데, 경추손상(whiplash injury) 후에 통증이 수개월에서 수년까지 지속되는 경우가 이에 해당한다. 근막의 단단한 띠가 수축하면서 신경이 포착될 경우 더 복잡해질 수 있으며, 따라서 근막통은 기저 원인이 명확하지 않은 채로 복잡한 임상양상을 보일 수 있다. 통증유발점은 근육의 표면 쪽에 위치해 있거나, 근육의 국소적인 경련

부위에 있을 경우에만 쉽게 발견할 수 있으며 평균 크기는 2~10 ㎜ 정도로 다양하다.[4]

신체 검진은 주로 근육을 촉진하면서 시행하게 되며, 가장 중요한 임상 증상은 다음과 같다.

1. 압통점(Tender point)

통증유발점의 영향을 받는 단단한 띠가 만져지는데, 이 수축한 근섬유 내부에 심한 통증을 유발하는 지점이 존재한다. 단단한 띠의 긴장도(tension)가 증가할수록 압통점의 감수성이 높아지며, 근섬유를 점차적으로, 수동적으로 이완시키면 감수성이 낮아진다. 압통점을 압박하면 국소통과 연관통이 발생한다.

2. 점프 징후(Jump sign)

압통점을 압박하면 환자는 통증으로 소리를 지르거나 몸을 움직이게 되는데 이를 점프 징후라고 한다.

3. 통증 재생(Pain reproduction)

단단한 띠 안에 있는 압통점을 손가락으로 세게 누르거나 바늘로 찌를 경우 국소적인 통증이나 연관통이 발생하는데, 이는 환자가 평소에 호소하는 증상과 유사하거나 기존에 있는 통증을 악화시킨다. 이런 소견이 관찰될 경우 활성 통증유발점임을 알 수 있다.

4. 국소적 연축반응(Local twitch response)

통증유발점을 세게 쥐거나 바늘로 찌를 경우 단단한 띠가 수축하면서 국소적 연축반응이 일어나는데 이는 정상 근육에서는 발견되지 않는 통증유발점의 특징이다. 최근 연구에 따르면 이 수축 반응은 척수 단계에서 이루어지는 것으로, 중추신경계는 관여하지 않는 것으로 알려져 있다.

5. 연관통(Referred pain)

통증유발점을 자극하면 연관통도 발생하게 되는데, 통증의 분포는 피부분절이나 근절과 일치하지 않는다. 근막통에서 통증유발점은 협심증, 두통, 어깨 점액낭염, 요추 디스크로 인한 신경근병증, 맹장염 등 다른 질환의 증상과 유사한 증상을 일으키기 때문에, 연관통을 올바르게 파악하는 것이 감별진단에 중요하다.

6. 관절 가동범위 제한

통증유발점의 영향을 받는 근육은 통증 때문에 끝까지 이완되지 못한다. 통증유발점이 비활성화되고 수축한 근섬유가 느슨해지면 관절가동범위는 정상화된다. 관절의 운동이 심하게 감소된 경우에는, 관절가동범위의 증가 정도를 측정하는 것이 근막통의 호전을 평가하는 유용한 지표가 된다.

7. 근위약

통증유발점을 가지고 있는 근육은 종종 근위약을 보인다. 근위축을 보이지는 않으며, 신경병증이나 근육병증을 시사하는 소견은 관찰되지 않는다. 통증유발점이 비활성화되면 근위약은 빠르게 회복된다.

8. 자율신경계 증상

통증유발점은 자율신경계의 변화를 일으키기도 하는데, 국소적인 체온 저하나 연관된 피부의 온도 저하, 지속적으로 눈물이 흐르는 등의 증상이 나타난다. 고유수용감각의 변화로 균형에 문제가 생기거나, 이명을 호소하는 환자도 있다.[4]

이외에도 근육에 따라 호흡곤란, 설사, 생리통 등 다양한 증상이 나타난다. 통증의 정도는, 잠재성 통증유발점만 있을 때는 통증 없이 관절 가동 범위 제한만 호소하기도 하지만, 국소 통증이 반사적 악순환과 만성화 요인을 거쳐

점차 악화되면 견딜 수 없을 만큼 괴로운 통증으로 나타나
기도 한다.

만성통증으로 고생하는 환자들이 공통적으로 호소하
는 상황이 있는데 이를 의학적으로 정의할 수는 없지만
근막통의 성격을 짐작할 수 있다. 통증이 이곳 저곳 돌아
다니거나 통증 강도가 수시로 변하는 경우, 아침에 일어
나면 통증이 가장 심하다고 호소하거나 에어컨 바람을 쐬
면 더 아프다고 호소하는 등 비특이적인 통증을 호소하지
만 진찰이나 검사에 이상이 없을 때 근막통을 의심해 볼
수 있다.[7]

V. 근막통의 진단

1. 진단

근막통의 진단은 적절한 병력 청취와 신체 검진에 바탕

을 두고 이루어진다. 통증유발점을 확인하기 위한 객관적
인 검사방법들이 존재하지만, 비용이나 시간적인 제약으
로 실제 임상현장에서는 많이 사용되지는 않는다. 최근에
는 심부 근육에 약물 주사나 건침 주사(dry needling)를 할
때 고해상도 초음파를 사용하여 초음파 유도하 주사가 많
이 이루어지고 있다.[10]

1) 병력청취

근막통은 급성통증으로 나타나기도 하고 만성통증으로 나
타나기도 하는데, 대부분 둔통, 심부통, 쑤시는 듯한 통증
으로 명확하게 국소화되지 않는 것이 특징이다. 신경근
병증, 내장 통증과 구분이 어려울 때도 있는데, 예를 들
면 복부의 통증유발점에서 유발된 체성통증은 과민성 장
증후군, 방광통, 자궁내막통처럼 느껴질 수 있다. 소둔근
(gluteus minimus)에 있는 통증유발점은 다리의 옆과 뒤쪽
으로 연관통을 발생시킴으로써 L5 또는 S1 신경근병증과
유사한 증상을 일으킨다. 통증은 종종 머리, 목, 고관절 등
으로 연관통을 일으킨다. 근막통은 유발요인이 해소된 이
후에도 오래 지속될 수가 있기 때문에, 이전에 받았던 손

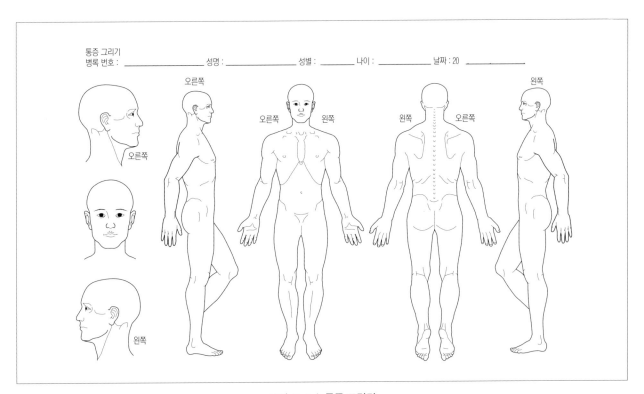

그림 44-5 | 통증 그리기

상이 현재의 통증과 연관되어 있을 수 있다는 것을 유념해야 한다.

따라서, 통증의 발생시기, 이환된 부위, 진행되는 속도, 통증의 양상 등이 병력 청취에 있어서 중요한 요소이다. 여기에, 근막통이 호발하는 선행 요인이 있는데, 철결핍, 갑상선저하증, 비타민 D나 B12의 부족이 그것이다. 라임병, 과도한 움직임, 척추증(spondylosis) 또한 근막통의 선행 요인이 될 수 있다. 기생충 감염으로 인해 넓게 통증유발점이 나타나며 통증을 일으킬 수도 있으므로, 여행력에 대해서 확인하는 것도 필요할 수 있다.

통증을 환자가 호소하는 증상만 듣고 판단하는 것은 부정확할 수 있으므로 이를 그림으로 표현하는 것은 통증유발점을 찾는데 많은 도움을 줄 수 있다. 많은 전문가들은 통증클리닉에서 사용하는 차트에도 통증 그리기(pain drawing)를 하는 것을 권장한다(그림 44-5).[11]

2) 신체검진

근막통의 진단은 통증유발점을 확인하고 이를 환자의 통증 호소와 연관시킴으로써 이루어진다. 통증유발점은 촉진함으로써 확인할 수 있다. 통증유발점은 근육 내에서 단단한 띠가 만져지는 것이 특징이다. 단단한 띠는 거의 모든 근육에서 촉진될 수 있는데, 능숙해지기 위해서는 많은 경험이 필요하다. 통증유발점이 환자의 통증의 즉각적인 원인일 경우에는, 압통이 느껴지기도 한다. 압통유발점을 포함하는 근육은 단단한 부분과 부드러운 부분이 섞여서 불균일한 촉감을 보일 수 있다. 통증유발점의 강한 수축은 국소적이고 격렬한 통증으로 나타나기도 하는데, 이는 항상 단단한 띠와 관련성을 보인다. 어떤 단단한 띠는 촉진 시에 통증을 보이진 않지만, 정상적인 근육의 활성화 순서를 변화시키면서 기능적인 저하를 가져오기도 한다. 단단한 띠는 근섬유와 수직인 방향으로 촉진해서 확인해야 하는데, 대흉근, 극하근, 대둔근과 같은 근육에서는 근섬유의 방향이 명확하지 않기 때문에 주의가 필요하다.[10]

2. 통증유발점의 확인

전통적으로 근막통을 진단할 때는 특징적인 이학적 소견과 더불어 통각계(algometer)를 이용하여 통증유발점의 통증 역치를 측정하는 방법을 사용한다.[12] 최근에는 근육내 침 삽입(needling), 표면 전기근전도 평가, 자외선 체열측정기, 레이저 도플러 등을 이용하여 객관적으로 통증유발점을 확인하려는 연구가 진행되고 있다. 통증유발점을 초음파 영상으로 확인하려는 노력이 있었는데, 초음파 소견에는 반향이 감소하고, 초음파탄성영상(ultrasound elastography)에는 유발점 주변의 근육이 뻣뻣한 소견이 나타나며, 도플러 검사에서는 혈류에 문제가 관찰되었다.[13]

자기공명 탄성영상(Magnetic resonance elastography, MRE)은 다양한 밀도를 가진 조직을 구분할 수 있는 새로운 기술이다. 진동에너지가 근육을 통과할 때 위상차를 분석하여 조직의 왜곡을 파악한다. 전단파(shear wave)는 뻣뻣한 조직을 더 빠르게 통과하므로, 이 기술을 이용하면 단단한 띠를 주변의 정상 조직과 구분할 수 있다(MPS diagnosis). 승모근과 극하근에서 시행한 최근 연구를 살펴보면, Stiffness color map에서 빨간색은 가장 뻣뻣한 부분을 나타내고 보라색은 가장 유연한 부분을 나타낸다. 근골격계 영상의학에 숙련된 의사가 뻣뻣함이 증가된 부분을 선정하고 해당 부분의 평균 뻣뻣함을 kilopascals (kPa)로 측정하였을 때, 두 명의 의사가 각각 측정한 평균 kPa 값은 매우 일치하였다. 이 연구를 통해 MRE는 어깨 근육의 뻣뻣함을 분석할 수 있는 유용한 기술임을 영상학적으로 확인할 수 있었다(MRE, Hong SH, Yoon JS).

통증유발점의 특징적인 침근전도 소견은 endplate noise 라고 하며, 이는 단단한 띠와 연관성을 가지고 있다. 단단한 띠에서 낮은 진폭(10~50 μV)의 전위가 관찰되고, 통

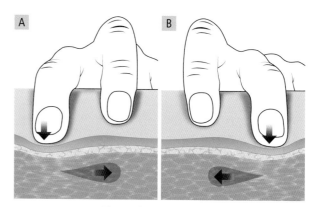

그림 44-6 | 통증유발점의 촉진

은 동반되기도 하고 동반되지 않기도 한다. 통증이 있는 압통유발점에서는 간헐적으로 높은 진폭(500 μV까지)의 전위가 관찰된다. 통증의 강도나 압박 역치로 측정하는 통증유발점의 통증 과민성과 endplate noise의 세기는 상관관계를 보인다.[4]

이런 여러가지 연구에도 불구하고, 숙련된 의료진이 근육을 촉진하는 것이 통증유발점을 확인하는데 가장 유용한 방법이다(그림 44-6).[5]

통증유발점을 정의하는데 합의된 기준은 없지만, 가장 자주 사용되는 4가지 기준은 다음과 같다.[4]

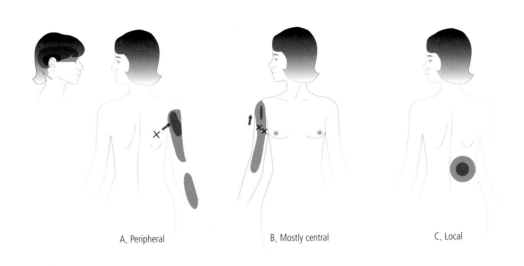

A. Peripheral B. Mostly central C. Local

그림 44-7 │ 통증유발점의 연관통

표 44-2 │ 국소 통증 증후군의 감별 진단[10]

통증 부위	국소적 질환의 증상 및 징후, 관련 검사	통증유발점의 연관통이 유사한 통증을 일으키는 근육들
머리와 목	두통 양상(편측성, 두통의 특징[날카로운, 찌르는 듯한, 막연한, 박동성]과 어지럼증, 광선공포증, 소리공포증과 같은 임상 양상); 신경학적 징후(근위약, 건반사 소실, 감각 상실) 목의 가동범위 측정, facet joint의 부하 검사, 척추증과 불안증을 확인하기 위한 영상학적 검사	승모근, 견갑거근, 경추 후방 근육(두판상근, 경판상근, 두반극근, 하두사근), 흉쇄유골근, 안면 근육(교근, 측두근)
어깨	어깨와 견봉쇄골관절 기능 이상, 어깨 충돌 증후군, 회전근개 증후군	승모근, 견갑거근, 극상근, 극하근, 상후거근, 능형근, 견갑하근, 대원근, 소원근, 광배근, 삼각근, 대흉근, 소흉근
가슴	기관/기관지 또는 식도 관련 질환의 과거력, 암이나 심장병, 협심증	대흉근, 복사근, 등근육
허리	척추관절병증, 척추전방전위증, 디스크, 척추협착증, 척수병증, 척추 과운동성 증후군	요근, 요방형근, 척추기립근(장늑근, 다열근), 복사근, 대퇴직근
고관절/골반	내장질환: 방광통증, 과민성 장증후군, 자궁내막증, 생리통, 전립선염, 외음부질염, 암종, 요천추부 방사통	배근육, 요근, 요방형근, 둔근, 이상근, 내전근, 치골근, 슬곽근, 반건양근, 허벅지 신근, 폐쇄근
무릎	무릎 관절 질환, 허리로부터의 방사통	대퇴사두근, 내측광근(내측 무릎 통증), 외측광근(외측 무릎 통증), 슬곽근, 비복근(뒤쪽 무릎 통증)
발목/발	관절 통증, 허리로부터의 방사통	앞/뒤 다리 근육(비복근, 비장근, 비골근, 전경골근, 다리의 굴근/신근), 내재족근

- 골격근의 단단한 띠 내부에 존재하는 압통점
- 환자의 통증 인식
- 예견되는 통증의 전이 패턴
- 국소적 연축 반응

통증유발점으로부터 전이된 통증, 즉 연관통은 근육에 따라 특이한 분포를 하게 되는데, 통증유발점의 위치와 연관통의 위치 간의 상호관계는 연구를 통해 잘 밝혀져 있다. 따라서 통증이 나타나는 부위를 근거로 거꾸로 그 위치에 통증을 일으키는 원인 근육을 찾는 것이 통증유발점을 찾는 효과적인 방법이라고 할 수 있다. 연관통 전부가 통증유발점의 원위부에만 나타나는 경우는 전체 패턴의 48%이며, 근위부와 원위부 양쪽 방향으로 전이되는 경우는 20%, 근육이 있는 곳과 원위부로 전이되는 경우가 17%로 연관통의 일부만이라도 원위부로 전이되는 경우가 전체의 85%를 차지한다. 통증유발점 주변에만 국소적으로 통증을 호소하는 경우가 10%이고, 근위부로만 연관통이 나타나는 경우는 5%로 드물다. 따라서 통증유발점은 통증 호소 부위의 근위부에 위치하는 경우가 대부분이라는 것을 염두에 두어야 한다(그림 44-7).[7]

3. 감별 진단

통증유발점의 압통과 연관통을 확인하면 임상적으로 근막통으로 진단하고 대증 치료를 시작하기에 충분하다. 하지만 근막통의 진단은 진단과 치료 과정의 시작에 불과하다고 할 수 있다. 환자의 통증을 완전히 파악하기 위해서는 추가적인 과정이 필요하다. 근막통의 원인은 병력청취, 신체검진, 그리고 혈액학적 검사 등을 통해 밝혀 나가야 한다. 명백히 근막통으로 보이는 증상을 가진 환자를 평가할 때라 하더라도, 유사한 임상증상을 보일 수 있는 다음 질환들과의 감별진단을 염두에 두어야 한다(표 44-2).

VI. 근막통의 치료

진료 현장에서, 통증유발점에 주사치료를 하면 쉽게 근막통은 쉽게 억누를 수 있지만 관계있는 병적 상태가 교정되지 않으면 수 일에서 수 주 사이에 재발하는 경우가 많다. 근본적인 원인을 완전히 제거하는 것만이 활성 통증유발점을 영구적으로 비활성화 시킬 수 있다. 무릎의 퇴행성관절염, 경추디스크 병변, 경추 후관절 병변과 활성 통증유발점의 연관성이 밝혀진 바 있다.[22]

외래에서 시행하는 근막통에 대한 치료법으로는 간헐적인 냉치료나 심부 마사지와 함께 근육을 충분하게 신전시키거나, 통증유발점에 주사를 함으로써 물리적, 화학적으로 통증유발점을 억제하는 방법이 있다. 구체적으로 살펴보면, 플루오르메탄(fluoromethane) 분무 및 스트레칭, 간헐적인 얼음 마사지와 스트레칭, 통증유발점 스테로이드 주사, 근막 이완법, 심부 마사지, 온열 치료, 약물치료, 전기치료, 바이오피드백 등 다양한 치료법이 있다.[7] 최근에는 치료적 초음파와 체외충격파 치료가 침습적인 주사 치료를 대체할 수 있는 비침습 치료로 주목 받고 있다.[9,10]

여기서는 대표적인 치료방법으로 사용되는 도수치료(manual therapy), 통증유발점 주사법, 운동치료 및 약물치료에 대해서 자세히 설명하기로 한다.

1. 도수치료

도수치료는 근막통의 주요 치료방법 중 하나로, 통증유발점을 압박하거나 근육을 적극적으로 수축/이완 시킴으로써 통증유발점을 비활성화 시키는 것을 목적으로 한다. 치료 후 통증유발점의 통증은 약 20~30초에서 길게는 1분 내로 가라앉고, 방사통이 사라지면서 최종적으로는 단단한 띠가 이완되게 된다. 단단한 띠는 근육의 장축을 따라서 수 센티미터씩 국소적으로 스트레칭 시키며, 관절을 포함해서 시행하지는 않는다. 피부를 통증유발점으로부터 먼 방향으로 밀어주면서 해당 근육의 근막을 스트레칭 시켜서 근육과 근막을 이완시킨다. 대퇴직근에서 고관절과 무릎을 포함해서 스트레칭을 해야 하는 것처럼, 관절이 포함된 근육을 스트레칭할 때는 보다 넓은 범위로 스트레칭을 시행해야 한다. 이러한 치료는 해당 근육을 선택적으로 집중해서 스트레칭해야 최대의 효과를 기대할 수 있다. 다양한 저자들이 도수치료의 방법을 소개했는데, 허혈성 압박, 스프레이와 스트레칭(spray and stretch), 압박과 반대압

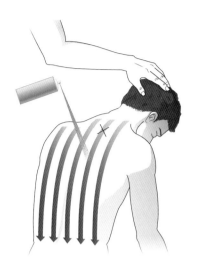

그림 44-8 │ 스프레이와 스트레칭 기법

박(strain and counterstrain), 근에너지 술기(muscle energy technique), 통증유발점 압박, 횡단 마찰 마사지 방법 등이 있다.[4]

전통적인 방법으로는 Simons 등이 언급한 '스프레이와 스트레칭' 기법이 있다. 스트레칭을 시키면서 간헐적으로 냉 스프레이를 뿌려주는데, 기본적으로 단단한 띠를 스트레칭 시킴으로써 근육의 긴장도를 저하시키고 혈액순환을 촉진하며 에너지 위기상태를 해소하는 원리이다(그림 44-8).

또 다른 효과적인 기법은 심부 마사지가 있는데, 이는 통증유발점 안에 있는 구축된 근섬유분절을 이완시키는

것이다. 손가락 끝으로 아프지 않을 정도로 지그시 누르면 근육이 살며시 길어진다. 점차 힘을 더 주면서 근육으로부터 저항감을 느낄 때, 같은 힘으로 계속 누르면서 근육의 긴장이 감소하는 것을 느낀다. 통증유발점의 통증을 조절하는 가장 유용한 방법 중의 하나이며, 얕은 곳에 위치한 통증유발점에는 쉽게 적용할 수 있으나 깊게 위치한 경우에는 적용이 어렵다는 단점이 있다. 이런 경우에는 스트레칭이나 레이저치료, 약물주사 등을 고려해야 한다.[22]

도수치료는 심각한 부작용이 드물고 비교적 안전한 치료법으로 알려져 있지만, 급성 불안정성 골절, 척수 종양, 골수염/패혈성 추간판염/척추 결핵 등 급성 감염상태, 심한 골다공증이나 퇴행성 관절염, 척추 악성 종양, 신경학적 증상이 진행되는 경우, 마미(cauda equina)의 압박, 중심성 경추 추간판 탈출증, 불안정한 관절, 류마티스관절염, 항응고제의 사용, 출혈성 질환에서는 금기증에 해당하므로 주의를 요한다.[23]

2. 통증유발점 주사

활성 통증유발점을 가진 환자에서 통증유발점에 압력을 가했을 때, 연축반응 및 연관통을 보이는 경우 통증유발점 주사의 대상이 된다. 건침(dry needling)도 procaine이나 lidocaine 같은 마취제를 주사하는 것만큼 효과가 있다는 연구결과가 있다(그림 44-9). 건침과 마취제 주사 모두

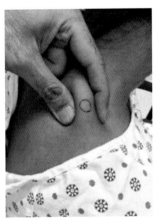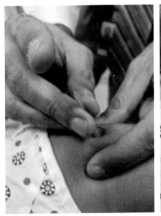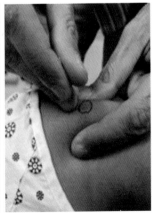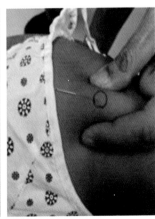

그림 44-9 │ Dry needling

에서 통증유발점에서 기인한 통증이 유의하게 호전되었다는 것은 주사바늘이 물리적으로 통증유발점을 파괴하는 것이 중요한 치료기전이라는 것을 시사한다. 하지만, 건침을 시행한 경우 lidocaine을 주사한 환자들에 비해서 주사 후 동통(postinjection soreness)이 심하고 오래 지속되는 것으로 알려져 있다.

주사에 의해 치료 효과가 나타나는 기전은 아직 분명히 밝혀지지 않았으나 1) 주사침에 의한 물리적인 통증유발점 파괴[12] 2) 근육세포의 막이 손상되면서 세포 내로 방출된 칼륨에 의한 근육의 탈분극 방지 3) 주사액이나 혈액에 의한 신경을 예민하게 하는 물질의 희석 4) 프로카인의 국소혈관 확장 효과에 의한 혈액 순환 개선 5) 되먹이기 기전의 차단 6) 주사 약제에 한해 통증유발점의 국소적 괴사 등 여러 가설이 제시되고 있다.[7,13]

상대적으로 안전한 시술에 속하나 표 44-3와 같은 금기증이 있으므로 이를 숙지하고 치료에 임하는 것이 필요하다.

1) 주사방법

통증유발점 주사는 통증유발점을 효과적으로 비활성화시킬 수 있으며 즉각적인 증상 호전을 가져올 수 있다. 주사에 필요한 준비물은 표 44-4와 같다.

(1) 주사 전

환자의 출혈 경향을 면밀히 파악해야 한다. 모세혈관의 출혈은 주사 후 동통을 증가시키고 보기 흉한 멍이 들게 할 수 있다. 환자들에게는 아스피린 복용은 최소 주사 3일 전에는 중단하는 것이 권고된다.

환자는 편안한 자세로 근육의 긴장을 완화시켜야 한다. 바로 눕거나 엎드려 누우면 가장 근육을 이완시킬 수 있으며 갑작스런 미주신경성 실신으로 인한 부상을 방지할 수 있다.

(2) 바늘의 선택

바늘의 크기는 주사하려는 근육의 위치에 따라 달라진다. 통증유발점을 파괴하기 위해서는 결절에 바늘이 닿을 만큼 충분히 길어야 한다. 대부분의 표층부 근육에 닿기 위해서는 22 게이지, 38 ㎜ 바늘이면 충분하다. 대둔근이나 척추기립근과 같은 두꺼운 피하층 근육의 경우는 21 게이지, 51 ㎜ 바늘이 필요하다. 가장 심층부에 있는 소둔근이나 허리네모근 같은 경우는 21 게이지, 64 ㎜ 바늘을 사용해야 한다.

얇은 바늘을 사용하면 불편감은 적을 수 있지만, 통증유발점을 파괴할 만큼 충분한 물리적 강도를 주지 못하거나, 의사가 주사치료를 시행할 때 피부나 피하조직을 뚫는 느낌을 잘 느끼지 못할 가능성이 있다. 또한 매우 단단한 띠의 경우 바늘이 휘어져버려 통증유발점을 관통하지 못할 수도 있다.

바늘의 중심부(hub)는 바늘에서 가장 약한 부분이며 부러질 위험성도 있으므로, 충분히 긴 바늘을 사용하여 바늘의 중심부까지 다 삽입하는 경우는 없도록 해야 한다.

(3) 주사 용액

1% 리도카인이나 1% 프로카인 용액을 주로 사용한다. Diclofenac, 보톡스, 스테로이드 등 다른 여러 물질을 이용한 통증유발점 주사도 시도되었으나, 이런 물질들은 심각한 근독성(myotoxicity)과 관련 있음이 알려져 있다. 프로카인은 모든 국소 주사용 마취제 중에서 가장 근독성이 적다는 장점이 있다.

(4) 주사 방법

통증유발점의 위치를 파악한 후 피부를 알코올로 소독한다. 엄지와 검지 또는 검지와 중지 사이에 통증유발점을 위치시키고 꽉 집은 뒤 1~2 ㎝ 떨어진 곳에서 바늘을 삽

표 44-3 | 통증유발점 주사의 금기증

통증유발점 주사의 금기증
항응고요법 중이거나 출혈성 질환이 있는 경우
주사 3일 이내에 아스피린을 복용한 경우
국소적 / 전신적인 감염 증세가 있는 경우
마취제 성분에 알레르기가 있는 경우
급성 근육 손상이 있는 경우

표 44-4 | 통증유발점 주사에 필요한 물품

통증유발점 주사에 필요한 물품
고무장갑, 거즈, ,소독용 알콜솜, 3 cc/5 cc 주사기, 리도카인(1% Xylocaine (에피네프린 불포함)) 또는 프로카인(1% Novocain), 다양한 길이의 22, 25, 27 게이지 바늘, 접착 밴드

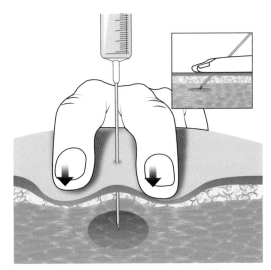

그림 44-10 | 통증유발점 주사의 방법

입한다. 바늘은 피부로부터 30° 정도의 각도로 통증유발점을 향해 전진시킨다. 손가락으로 주사 부위 양쪽에 충분한 압력을 가하여 근섬유를 팽팽하게 하여 통증유발점이 빠져나가지 않고 바늘이 관통할 수 있도록 한다. 압력을 가하는 것은 피하조직의 출혈을 예방함으로써 이후 출혈로 인한 근육조직의 통증도 감소시키는 효과가 있다(그림 44-10).

바늘로 통증유발점을 관통하기 전에, 환자에게 날카로운 통증이나 근육의 연축, 또는 불쾌한 느낌을 받을 수 있다고 주의를 준다. 바늘이 혈관에 위치하고 있지 않다는 것을 확인하기 위해 흡인을 해 본 뒤에 약물을 주입한다. 바늘이 통증유발점 위치하면, 소량(0.2 cc)의 마취제를 주입한다. 그리고 나서 바늘을 피하조직까지 후퇴시킨 후 위, 아래, 좌, 우로 다시 바늘을 전진시키면서 국소연축반응이나 근육의 단단한 저항감이 사라질 때까지 약물을 주입하는 과정을 반복한다.

(5) 주사 후 관리

주사 후에는 주변을 촉진하여 다른 압통점이 없는지 확인한다. 만약 다른 압통점이 만져지면, 통증유발점을 고립시키고, 바늘로 찌르고 주사제를 주입하는 과정을 반복한다. 주사를 한 부위는 2분 동안 압박하여 지혈을 돕는다. 피부를 덮어주는 것은 단순한 밴드를 붙이는 것으로 충분하다.

주사 직후 해당하는 근육 그룹을 스트레칭 해주는 것이 통증유발점 치료의 효과를 높여준다는 연구 결과가 있다. Travell은 주사 직후 환자 스스로 주사 맞은 근육을 최대로 수축시켰다가 최대로 이완시키는 과정을 3회 반복하는 것을 권고한다.

주사 후 동통은 대부분의 경우에서 나타날 수 있으며, 환자가 연관통이 사라졌다고 이야기하면 주사 치료가 성공적이었음을 알 수 있다. 주사 부위를 재평가하는 것은 필요하나, 통증유발점에 주사치료를 반복하는 것은 주사 후 동통이 호전되기 전에는 권고되지 않으며 이는 보통 3~4일이 소요된다. 동일한 근육에 2~3차례 주사치료를 반복하였음에도 치료효과가 좋지 않았을 때는 추가적인 주사는 피하는 것이 좋다. 환자들에게는 주사를 맞은 주에는 특히 최대가동범위로 근육 스트레칭을 할 것을 추천하지만, 특히 주사 후 3~4일 간은 고강도 운동은 피하도록 교육하여야 한다.

2) 주사 합병증

주사치료를 반복하면서 주사 부위의 출혈이나, 근섬유가 손상되면 섬유화가 진행되어 오히려 통증을 악화시킬 수 있다. 이러한 주사 후 동통(postinjection soreness)은 주사 직후 온습포를 사용하면 감소한다는 연구결과가 있다.[11] 이외에도 바늘로 말초신경을 직접 건드리거나 마취제를 신경에 주입한 경우에 감각이상이나 통증을 호소할 수 있고, 운동신경이 차단되면 일시적인 근력 저하를 호소할 수 있으나 곧 회복할 수 있으므로 환자에게 미리 설명하여 안심할 수 있도록 한다. 출혈이 근육 내 혈종을 만들면 통증이 심해지므로 지혈에 주의가 필요하다. 흔하지는 않지만 주사에 대한 두려움으로 혈관미주신경성 실신(vasovagal syncope)을 일으키거나 주사제에 대한 과민증으로 실신을 할 수 있으므로 주사 후 환자의 반응을 주의 깊게 살펴야 한다. 주사하는 근육의 위치에 따라 잘못 찌르면 소장이나 간, 콩팥 등 내부 장기에 직접 손상을 줄 수도 있다. 드물지만 폐에 손상을 입히면 기흉이 발생할 가능성이 있다. 그러므로 심부 근육이나 장기와 인접한 근육을 치료할 때에는 더욱 세심한 주의가 필요하다.

3. 운동치료

환자에게 운동치료를 처방하기도 하는데, 경구 약을 처방할 때처럼 적합한 운동의 종류와 운동량을 정확하게 정해주도록 한다. 진료실이나 치료실에서 운동 방법에 대해 시범을 보이고 환자가 이를 정확하게 따라 할 수 있도록 교육한다.

근육에 대한 신장 운동, 근력 강화 운동, 컨디셔닝 운동이 모두 필요하지만, 그 중에서도 통증유발점을 가지고 있는 근육을 최대가동범위로 늘려주는 신장 운동이 치료의 핵심이 된다. 통증유발점의 활성도와 통증이 심할 때는 열치료와 가벼운 운동으로 치료하고, 활성도가 감소되어 통증이 줄어들면 지구력과 근력 위주의 운동으로 치료한다. 운동치료를 할 때는 언제나 스트레칭으로 시작을 해야 인대와 근육 손상을 예방할 수 있다.[7]

컨디셔닝 운동은 만성적인 통증 조절에 유용하며, 내인성 진통 시스템(endogenous opioid system)을 활성화시키는 것으로 알려져 있다. 퇴행성 관절 질환을 가진 환자들에게는 등척성 운동이 추천되는데, 근력을 증가시키고 관절을 보호해 주는 효과가 있다. 동적인 운동도 주의 깊게 수행한다면 혈액순환을 증가시키는 효과가 있다. 다만 심하고 빠르게, 오래하는 운동은 피해야 한다. 강한 근육 수축은 퇴행된 조직과 인대, 관절 및 주변 점액낭에 추가적인 손상을 줄 수 있다. 심한 운동은 근육의 피로와 근경련을 유발할 수 있으며, 이는 해당부위의 혈액순환을 저하시킨다. 빠른 운동은 예상치 못한 충격을 발생시켜 연부조직의 손상을 일으킬 수 있다.[22]

4. 약물치료

약물 중에서는 벤조디아제핀 계열인 클로나제팜, 디아제팜이나, 세로토닌 수용체 길항제인 tropisetron을 사용하는 것이 권고된다. 국소 제제(methylsalicylate patch, menthol patch, diclofenac patch)나 기타 경구약제(ibuprofen, alprazolam)은 근막통을 치료하는 데 있어 중등도의 근거로 권고되고 있다.[14]

VII. 맺음말

근막통은 근육 내에서 비활성화 상태로 존재하던 통증유발점이 활성화되면서 나타나는 급·만성 통증 등의 증상 및 증후가 특징적인 질환이다. 통증유발점의 활성화 조건은 골격근과 주변 인대, 윤활낭, 근막, 말초신경 병변인 경우가 대부분이나, 통증유발점 회로 간의 연결을 통해 근육과 먼 거리에 있는 병변에 의해서도 2차적으로 활성화가 될 수 있다. 대수롭지 않은 질병으로 치부하고 정확한 진단 및 치료를 하지 못했을 경우에는 점차 만성화가 되면서 환자의 삶의 질을 매우 저하시킬 수 있다. 위에서 언급한 다양한 치료를 시행했음에도 치료에 실패했을 때는 오진의 가능성이나 통증유발점에 정확한 주사를 하지 못했을 가능성, 혈종이 생겼거나 스트레칭이 충분하지 않았는지를 꼼꼼히 점검해보아야 한다. 근본적으로는 근막통을 유발한 환자의 잘못된 생활습관이나 작업 환경이 개선되지 않으면 비록 치료에 성공했다고 하더라도 곧 재발할 가능성이 높은 질환임을 명심해야 한다.

2004년부터 대한재활의학회를 비롯한 전문 의학회에서 실시하는 교육을 받으면 주사 치료에 대한 자격을 인정받아 건강보험수가를 인정받을 수 있게 되었고, 통증을 진료하는 의사와 환자들도 근막통에 대한 인식이 좋아지고 있으나 아직 충분하다고 하기에는 어려운 실정이다.

모든 통증을 근막통으로 치부하는 것은 옳지 않지만 다른 병변이 영상학적 검사에서 발견되었다고 모든 통증의 원인을 그것으로 돌려서도 안 될 것이다. 충분한 이학적 검사를 통해 근육의 이상을 함께 찾아보는 것이 정확한 진단과 치료에 접근하는 옳은 길이라 하겠다. 또한 반대로 근막통을 진단하고 적극적으로 치료할 때도 항상 근막통 외에 원발성 병변이 있을 수 있음을 염두에 두고 그에 대한 진단 및 치료를 게을리해서는 안 될 것이다.[6,7]

참고문헌

1. Annaswamy TM, De Luigi AJ, O'Neill BJ, Keole N, Berbrayer D, Emerging concepts in the treatment of myofascial pain: a review of medications, modalities, and needle-based interventions. PM R 2011 Oct;3(10):940-61.

2. Simons DG, Travell JG, Simons LS, Myofascial pain and dysfunction. The trigger point manual. Baltimore. 2nd ed, Williams & Wilkins, 1999, Vol 1.

3. Travell JG, Simons DG, Myofascial pain and dysfunction. The trigger point manual. Baltimore. Williams & Wilkins, 1993, Vol 2.

4. Saxena A, Chansoria M, Tomar G, Kumar A, Myofascial pain syndrome: an overview. J Pain Palliat Care Pharmacother. 2015 Mar;29(1):16-21

5. Shah JP, Thaker N, Heimur J, Aredo JV, Sikdar S, Gerber L, Myofascial Trigger Points Then and Now: A Historical and Scientific Perspective. PM R. 2015 Jul;7(7):746-61.

6. 이상철. 근막통증증후군의 유용성. Clinical Pain 2016 Dec; 15(02) 83-85.

7. 한태륜, 방문석, 정선근, 재활의학 다섯째판. 군자출판사. 2014

8. Ramon S, Gleitz M, Hernandez L, Romero LD, Update on the efficacy of extracorporeal shockwave treatment for myofascial pain syndrome and fibromyalgia. Int J Surg. 2015 Dec;24(Pt B):201-6.

9. David G. Simons, Understanding effective treatments of myofascial trigger points. J Bodyw Mov Ther. 2002 Apr;6(2) 81-88.

10. Gerwin RD, Diagnosis of myofascial pain syndrome. Phys Med Rehabil Clin N Am. 2014 May;25(2):341-55.

11. 강윤규, 근막통 통증차트. 한미의학,서울, 2007.

12. Ko MH, Byeon HT, Seo JH, Kim YH, The Effect of Intramuscular Electrical Stimulation in Myofascial Pain Syndrome. J Korean Acad Rehab Med, 2002 Oct; 26(5): 562-566

13. Sikdar S, Shar JP, Gebreab T, et al. Novel applications of ultrasound technology to visualize and characterize myofascial trigger points and surrounding soft tissue. Arch Phys Med and Rehabil 2009;90:1829-1838.

14. Hong CZ, Simons DG, Pathophysiology and electrophysiologic mechanism of myofascial trigger points. Arch Physi Med Rehabil 1998;79:863-872.

15. Mense S, Simons DG, Russel IJ. Muscle pain. Philadelphia, Lippincott. Williams & Wilkins, 2001.

16. Srbely JZ. New trends in the treatment and management of myofascial pain syndrome. Curr Pain Headache Rep. 2010 Oct;14(5):346-52.

17. Ramon S, Gleitz M, Hernandez L, Romero LD. Update on the efficacy of extracorporeal shockwave treatment for myofascial pain syndrome and fibromyalgia. Int J Surg. 2015 Dec;24(Pt B):201-6.

18. 백천호, 김희상, 안경회, 동통 유발점 주사요법 후 발생한 Soreness 치료 방법 비교 A Therapeutic Method of Soreness following Trigger Point Injection J Korean Acad Rehab Med 1996 Dec; 20(4): 24

19. Lewit K, The needle effect in relief of myofascial pain. Pain 1989;6:83.

20. Jaeger B, Skootsky SA, Double blind, controlled study of different myofascial trigger point injection techniques. Pain 1987;4(suppl):560.

21. Annaswamy TM, De Luigi AJ, O'Neill BJ, Keole N, Berbrayer D. Emerging concepts in the treatment of myofascial pain: a review of medications, modalities, and needle-based interventions. PM R. 2011 Oct;3(10):940-61.

22. Hong CZ, Treatment of myofascial pain syndrome. Current pain and headache reports, 2006;10.5: 345-349

23. Gatterman MI, Contraindications and complications of spinal manipulation therapy, Journal of the American Chiropractic Association (American Chiropractic Association) 1981;15: 575-586

CHAPTER 45

만성통증
Chronic Pain

| 김원

I. 정의와 분류

국제통증연구학회(International Association for the Study of Pain, IASP)에서는 통증을 '실질적 또는 잠재적인 조직 손상이나 이러한 손상과 관련하여 표현되는 감각적이고 정서적인 불유쾌한 경험'으로 정의하고 있다.[1] 통증은 위해로부터 자신을 보호하기 위해 작용한다. 실제 급성통증은 조직손상에 대한 생리적인 반응으로 이는 시간이 지남에 따라 호전되며, 통증을 일으키는 병변을 치료하고 자극을 피하여 호전된다. 만성통증은 급성통증과 달리 대개 3개월에서 6개월 이상, 조직 병소의 회복 기간보다 오래 지속되는 통증으로서, 증상이 아닌 하나의 질병으로서의 과정으로 진행한다. 골관절염에 의한 통증과 같이 지속적으로 통증을 일으키는 병변이 존재하는 경우도 있으나, 복합부위 통증 증후군(complex regional pain syndrome, CRPS)과 같이 분명한 통증을 일으킬 수 있는 병변이나 외부자극이 없는 상태에서 지속되는 경우도 많다.[2] 또한 손상 정도와 통증의 정도가 상관성이 없는 경우도 많다. 급성통증이 위해 자극에 의한 통각수용기의 활성에 의한 것이라면, 만성통증은 말초 및 중추 민감화와 같은 신경계의 변화가 그 기전으로 제시되고 있다.

II. 역학

만성통증의 유병률은 만성통증의 정의나 평가방법들의 다양성으로 인해서 다양하게 보고 된다. 아시아에서의 만성통증의 유병률은 성인에서 7.1~61%, 노인인구에서는 42~90.8%로 보고되었다.[3] 유럽에서 시행된 46,394명을 대상으로 한 연구에서는 19%가 만성통증을 호소하였다.[4] 이 중에서 34%가 중증의 만성통증(Numeric rating scale 8-10)을 가지고 있었으며, 21%가 통증으로 인한 우울증으로 진단되었다. 또한 통증으로 인해서 19%는 직업을 잃었으며, 13%는 직업을 바꾸었다.

III. 병태생리

1. 통증의 전달경로

통증은 신호변환(transduction), 전달(transmission), 지각(perception)의 과정을 거쳐서 전달된다.

1) 신호변환
유해자극은 감각신경의 말단에 있는 통각수용기를 활성화시킨다. 통증은 Aδ와 C 신경섬유를 통해서 전달된다(표

표 45-1 | 말초신경의 분류

신경섬유	주요 역활
Aα	골격근 지배 운동신경
β	피부 촉각, 압력 감각
γ	근방추(muscle spindle) 지배 운동신경
δ	기계적 수용기(mechanoreceptor), 통각 수용기(nociceptor)
B	전 신경절 교감신경(sympathetic preganglionic)
C	기계적 수용기, 통각 수용기 후 신경절 교감신경(sympathetic postganglionic)

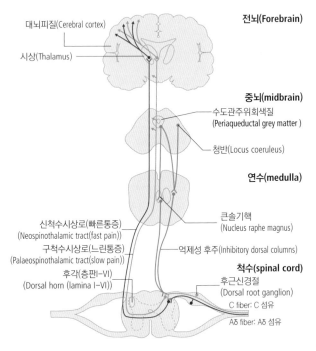

그림 45-1 | 통증의 전달 및 조절 경로
상행성빠른통증전달로(빨강), 느린(파랑), 하행성 억제신경로(녹색)

45-1). Aδ 신경섬유는 상대적으로 전도속도가 빠른 수초화된 섬유로 주로 빠르고 날카로운 통증을 전달한다. C 신경섬유는 비수초화 섬유로 전도속도가 느리며, 느리고 타는 듯한 통증을 전달한다.[5] Aβ 신경섬유는 수초화되어 있으며 진동이나 가벼운 촉각의 비통증성 감각을 전달한다.[6]

2) 전달

척수의 회색질은 10개의 판(laminae)로 분류되는데, 판 I-VI가 후각을 구성한다.[6] 후각에서는 다양한 연접(syn-

apse)를 통해서 신경이 전달되고 조절된다. 통각은 신호변환을 통해 1차 구심성 뉴런을 타고 후근(dorsal root)를 통해서 척수후각(dorsal horn of spinal cord)으로 들어가게 된다. 여기서 1차 구심성 뉴런은 신호를 더 상위 중추로 전달하는 2차 뉴런과 연접을 이루게 된다. 흥분성 및 억제성 개재뉴런(interneuron)과 뇌줄기(brain stem)로부터 내려온 신경도 척수후각에서 연접하여 통각의 전달을 조절한다.[5] Aδ 신경섬유는 판 I과 V으로 들어가고, C 신경섬유는 판 II로 들어간다. 2차 뉴런은 반대쪽으로 넘어가서 주로 척수시상로(spinothalamic tract)를 타고 올라간다(그림 45-1).

3) 지각

척수시상로를 통해서 올라온 뉴런은 시상의 내측핵 및 외측핵에서 연접을 이뤄서 1차 및 2차 체성감각피질(somatosensory cortex), 앞띠피질(anterior cingulate cortex), 뇌섬엽(insula), 전두전엽피질(prefrontal cortex)로 연결된다. 이 영역들은 통증을 지각하는데 있어서 다양한 역할을 한다.[5,6]

2. 하행성 통증조절

통증은 상행성으로 뇌피질로 전달되지만, 반대로 하행성으로 통증을 조절하는 기전이 존재한다. 뇌간에 있는 수도주위회색질(periaqueductal gray, PAG)과 큰솔기핵(nucleus raphe magnus) 등이 여기에서 중요한 역할을 한다(그림 45-1).[6,7] 이들을 자극시키면 진통작용이 있는 것으로 알려져 있다. 뇌간의 뉴런들은 시상, 시상하부, 대뇌피질, 척수시상로, 척수후각에 직접작용하거나, 흥분성 뉴런을 억제하거나, 억제성 뉴런을 흥분시키는 방식으로 통각의 전달을 조절한다. 하행성 통증조절에는 세로토닌(serotonin), 노르아드레날린(Noradrenaline), 내부 아편유사제(opioids)가 작용을 하며, 항우울제와 아편유사제의 통증조절 효과를 설명해준다(표 45-2).

3. 말초 민감화(Peripheral sensitization)

조직손상이 일어나면 염증으로 인해서 통각수용기 주변의 화학적 환경이 변하게 된다. Substance P, bradykinin,

표 45-2 | 통각 관련 신경전달물

신경전달물질	수용기	동각에 대한 영향
Substance P	NK-1	흥분
CGRP		흥분
Glutamate	NMDA, AMPA, Kainite, Quisqualate	흥분
Aspartate	NMDA, AMPA, Kainite, Quisqualate	흥분
ATP	P1, P2	흥분
Somatostatin		억제
Acetylcholine	Muscarinic	억제
Enkephalin	μ, δ, κ	억제
β-Endorphine	μ, δ, κ	억제
Norepinephrine	$\alpha 2$	억제
Adenosine	A1	억제
Serotonin	5-HT1, (5-HT3)	억제
GABA	A, B	억제
Glycine		억제

prostaglandin 등이 증가하고, 이들은 신경흥분의 역치를 낮추게 된다.[8] 또한 유전자 발현 및 단백질 합성에도 변화가 생겨서 통각수용기의 민감도에도 변화가 나타나게 된다. Substance P와 같은 흥분성 아미노산은 신경인성 염증을 유발하고, 이는 다시 통증유발 물질의 분비를 늘려서 주변의 통각수용기를 자극하게 된다.[2] 이러한 과정을 통해서 말초 민감화가 일어나고 통각과민(hyperalgesia)이 나타나게 된다.

4. 중추 민감화(central sensitization)

중추 민감화는 척수후각, 뇌간 및 상위의 뇌 부위에서 일어나는 일련의 과정을 일컫는다.[2] 유해자극에 의한 반복적인 C 신경섬유의 활성화는 척수후각에서의 반응의 증가를 야기하며, 이를 "wind-up"이라고 한다. 이 과정에 N-methyl-D-aspartate (NMDA) 수용체가 관여한다.[6] 또한 척수후각에 구조적인 변화가 발생하는데 가벼운 촉각과 진동감각을 담당하는 Aβ 신경섬유는 본래 층판 III과 IV

로 연결되는데, 통증을 담당하는 C 신경섬유가 끝나는 층판 II로도 자라나와서 가벼운 촉각을 통증으로 느끼는 이질통(allodynia)을 발생시킨다. 척수 위(supraspinal) 수준에서도 변화가 나타나는데, 체성감각 및 운동 피질, 피질하영역의 재구성(reorganization)이 일어난다.[6]

IV. 진단

만성통증의 진단에서 중요한 부분은 지속적으로 통증을 일으키는 병변이 존재하는가, 아니면 분명한 통증을 일으킬 수 있는 병변이나 외부자극이 없는 상태에서 통증이 지속되고 있는가를 감별하는 것이다. 무릎 골관절염이나, 척추 협착에 의한 통증 같은 경우가 전자에 해당될 것이다. 이런 경우에는 원인을 찾아내어 근본적인 치료를 우선 고려해야 한다. 하지만 후자의 경우나, 근본적인 치료가 어려운 경우에는 만성통증에 대한 포괄적인 접근이 필요하겠다. 이러한 경우에는 사회심리적인 부분까지도 평가해야 한다.

1. 병력조사

병력조사에서는 통증의 부위, 원인, 강도, 양상, 지속기간, 시간에 따른 경과, 악화 및 완화인자에 대한 평가가 필요하다. 이와 함께 약물복용력 및 기타 치료의 여부와 반응, 약물 의존성에 대한 평가도 필요하다. 또한 다른 동반질환, 가족력, 사고 및 배상과의 관련성에 대한 평가도 필요하며, 병전의 기능상태 및 통증으로 인한 현재의 기능장애도 포함해야 한다. 수면장애, 우울증, 불안 등의 심리적 요인이 동반되어 있는지에 대한 확인도 필요하다.

2. 신체검사

근골격계 및 신경계에 대한 신체검사를 통해서 통증을 일으킬만한 병변이 존재한다면 그 부위와 원인에 대한 정보를 얻을 수 있다. 압통의 여부, 운동 및 감각기능 및 관절 가동범위의 이상과 통증 부위에 흔한 질환에 대한 신체검사를 시행해야 한다. 부종, 피부색, 온도, 발한 및 조갑의 변화에 대한 평가는 복합부위 통증 증후군과 같은 자율신경계의 이상 질환에 대한 진단에 도움이 된다.

3. 진단검사

의심되는 질환에 대한 영상검사, 전기진단 검사, 혈액학적 검사를 고려할 수 있다. 류마티스 질환을 포함한 전신질환에 의한 통증을 진단하는데 혈액학적 검사가 도움이 된다. 만성통증에서는 영상검사소견과 통증의 정도가 일치하지 않는 경우가 많아서 이를 고려해서 검사결과를 해석해야 한다.

4. 통증 정도 및 심리적 평가

통증 정도에 대한 평가는 치료 방침을 세우고, 치료에 대한 반응을 평가하기 위해서 필수적이다. 시각적 상사 척도(visual analog scale, VAS), 수치 평가 척도(numeric rating scale), 언어적 평가 척도(verbal rating scale)가 간단히 통증의 정도를 표현하기 위해서 흔히 사용된다. 수치 평가 척도로 약 30% 정도의 통증이 호전되는 것은 임상적으로 의미가 있다.[2,9] 설문지로는 McGill 통증 설문지(McGill Pain Questionnaire)와 Brief Pain Inventory (BPI) 등이 많이 사용된다. McGill 통증 설문지는 통증의 정도, 위치, 양상, 이로 인한 감정적 반응을 평가한다. BPI는 통증 정도와 함께, 통증이 일상생활에 미치는 영향을 평가한다.[2]

심리적 평가를 하는 것은 통증에 대한 환자의 수용 정도, 환자의 심리적 상태와 통증으로 인한 행태, 통증의 발생에 기여하는 인자를 파악하고, 임상적으로 기분장애(mood disorder), 신체형 장애(somatoform disorder) 등과 감별하는데 도움을 줄 수 있으며, 다학제적 치료계획을 세우는데 도움이 된다.[10] 심리학 전문가의 면담을 통해 정서적인 상태, 성격적인 특성, 동기, 통증에 대한 적응정도, 2차적인 이득에 대한 평가를 하는 것이 필요하다.[11] 설문지로는 우울 정도의 평가를 위해서 Beck 우울 척도(Beck Depression Inventory, BDI)가 흔히 사용되고, 성격적인 특성으로 인한 영향을 평가하기 위해서는 미네소타 다면적 인성

검사(Minnesota Multiphasic Personality Inventory, MMPI)가 사용된다.[11] MMPI를 통해 나타나는 전형적인 만성통증 환자의 검사결과는 건강염려증(hypochondriasis), 우울증, 히스테리(hysteria) 척도가 증가되는 것이 특징적이다.[12]

V. 치료

만성통증의 치료목표는 통증을 줄이고, 기능을 향상시키고 삶의 질을 향상시키는 것이다.[2,13] 이는 혹여 통증이 지속되더라도 자기관리를 통해서 적절히 대응하게 하는 것을 포함하고, 병전의 일상생활과 직장으로의 복귀가 가능하도록 해야 한다. 또한 약물남용과 의존성, 불필요한 침습적인 시술을 줄이는 것도 고려해야 한다. 통증에 대해 단순히 약물치료를 하는 것을 넘어서 다학제적이고 포괄적인 치료를 하는 것이 추천된다. 또한 원인질환의 생물학적인 치료뿐만 아니라 심리사회적인 접근을 포함해야 한다. 국제통증연구학회(IASP)는 의사, 간호사, 정신과의사나 관련분야 전문가, 물리치료사를 포함하는 다학제팀이 포괄적인 평가와 치료 프로그램을 구성하기를 권장한다. 또한 다학제팀이 아닌 개인의사가 진료를 하는 경우에는 통증을 일으키는 생물학적, 정신과적, 사회환경적 요인에 대해 잘 이해하고 있어야 하며, 필요시에 관련분야 전문가에게 의뢰할 수 있어야 한다고 하였다.[14]

1. 약물치료

일반적으로 약물치료는 만성통증의 치료에 가장 근간을 이룬다. 약물치료는 통증을 감소시키는 것뿐만 아니라 전반적인 삶의 질과 기능을 향상시키는 것을 목표로 해야 한다.[15] 또한 개인별 치료 목표에 따른 치료 계획을 세워야 한다. 약물의 선택은 신경인성, 기계적, 염증성, 근육성 통증 등의 원인에 따라 달라 질 수 있다. 또한 통증의 시간, 가능한 투약방법, 부작용, 연령, 기저질환 및 우울증 등의 동반 증상을 고려해야 한다. 주입경로는 가능하면 비침습적인 방법을 사용하는 것이 좋으며, 경구투약이 가장 일반적이다. 약물에 대한 효과와 부작용은 개인의 유전학적 차

이, 통증의 원인, 기저의 신경생물학적인 차이에 따라 매우 다양하다.[16-18] 그렇기 때문에 한 약물에 효과가 없는 경우에도 같은 계열의 다른 약물을 시도해 볼 수 있다.[13] 2가지 이상의 계열의 약물을 사용하는 것은 경우에 따라 효과를 높이면서 각 약물의 용량과 부작용을 줄이는 장점이 있다. 반면에 같은 계열의 약물을 두 가지 이상 동시에 사용하는 것은 바람직하지 않다. 약물의 효과에 대한 평가는 반드시 정기적으로 시행하여 투약을 지속할 필요가 있을지 판단하여야 한다.[13] 원하는 효과가 나타나지 않는 경우에는 중단하여, 불필요한 약물 사용을 하지 않도록 한다. 만성통증의 경우 장기간 약물 투약을 하게 되는 경우가 많기 때문에 부작용에 주의해야 한다.

1) 비스테로이드성 항염증제(nonsteroidal anti-inflammatory drugs, NSAIDs)

NSAIDs는 염증성, 비신경인성 통증에 사용된다.[15] 또한 급성 신경근병증에서 통증감소 효과도 보고되었다.[19] 일반적으로 NSAIDs는 장기간 지속적으로 사용하기보다는 급성 악화기에만 사용되어야 한다. NSAIDs는 cyclooxygenase (COX)를 저해해서 프로스타글란딘(prostaglandin)의 합성을 저해한다. COX-1은 혈소판 응집과 소화기관의 점막과 신장을 유지시키는 기능과 같은 방어적인 기능에 관여하기 때문에 COX-1의 저해는 NSAIDs로 인한 부작용 발생과 관련이 있다.[20] COX-2는 염증과 통증 발생에 관여하고, 신경인성 통증, 말초 민감화와 중추 민감화에도 관련된 것으로 보인다.[2]

모든 NSAIDs는 위염, 위궤양과 같은 소화기계 부작용을 지니는데, 만성적으로 사용하는 경우에 15~30%에서 궤양이 발생한다. COX-2 선택적 억제제는 소화기계 부작용이 상대적으로 적다.[15] 하지만 COX-2 억제제는 심혈관계 부작용을 증가시키며, 이는 비선택적 NSAIDs에서도 관찰 된다. 최근의 메타분석에서는 ibuprofen, diclofenac도 혈관계 부작용을 증가시켰으나, naproxen은 이를 증가시키지 않았다.[21] 같은 연구에서 모든 NSAIDs는 심부전의 위험을 2배가량 증가시켰다. 고혈압, 심부전, 만성신장질환이 있는 경우에는 NSAIDs의 사용을 피하는 것이 권장된다.[15]

NSAIDs는 만성요통과 골관절염의 증상 개선에 효과가 있다.[22,23] 급성 요통에서 약제간의 효과의 차이는 분

명치 않은 것으로 보고 되었으나,[22] 경우에 따라 NSAIDs의 종류를 바꿔서 처방했을 때에 다른 치료효과를 보이는 경우를 경험하게 된다. 아세트아미노펜과의 효과 차이는 크지 않은데 반하여 부작용의 발생은 더 많다.[22] 국소적 NSAIDs 제제도 만성 골관절염에서 통증 감소효과가 보고되었다.[24]

2) 아편양 제제

아편양 제제는 아편양 수용체에 작용해서 효과를 나타낸다. 아편양 수용체는 뇌와 척수에 존재하고, 특히 1차 척수후각 뉴런에 많이 존재한다. 또한 μ-수용체는 중뇌의 수도주위회색질에 많이 존재한다.[20] 여기서의 μ-수용체의 활성은 GABA (gamma aminobutyric acid)계의 억제성 활성을 제거해서 결국 수도주위회색질이 척수에 억제성 신호를 보내게 한다. 또한 아편양 제제는 척수후각 뉴런에서는 글루타민 분비를 억제해서 Aδ와 C 신경섬유로부터의 통각 신호의 전달을 억제한다.[20]

아편양 제제의 투약은 중등도 이상의 암성통증의 조절에 있어서 표준적인 치료이다. 하지만 비암성 만성통증에서는 그 사용에 있어서 세심한 주의가 필요하다. 비암성 만성통증 환자에서 강한 아편양 제제는 단기간 사용할 때에 신경병성 및 근골격계 통증에서 30% 이상의 통증 감소효과가 있지만, 장기간 사용의 효과와 안전성에 대한 근거는 부족하다.[25,26] 미국 질병통제예방센터(Centers for Disease Control and Prevention, CDC)에서는 2016년에 비암성 만성통증에서의 아편양 제제의 처방에 대한 가이드라인을 발표하였는데, 주요한 내용을 살펴보면 다음과 같다.[27]

- 아편양계 약물치료를 시작하기 전에는 현실적인 치료 목표가 설정되어 있어야 한다.
- 아편양계 약물은 그 이득이 위험보다 더 클 때에만 사용해야 하며, 이득이 위험보다 크지 못할 때 어떻게 치료를 중단할지에 대해 고려해야 한다.
- 의미있는 통증이나 기능의 향상이 있을 경우에만 약물 사용을 지속해야 한다.
- 의사는 환자와 아편양계 약물치료의 시작 전과 치료 중에 정기적으로 위험, 이득, 의사와 환자의 책임에 대해 논의해야 한다.
- 약물의 용량을 증량, 감량, 중단을 결정하기 위해서 효

과와 위해에 대해 정기적으로 평가해야 한다.

• 만성통증에서는 비약물적, 비아편양계 약물치료가 더 우선되어야 하고, 아편양계 약물은 그 이득이 위험보다 클 때에만 사용해야 한다. 또한 아편양계 약물을 사용할 때에는 비약물적, 비아편양계 약물치료를 적절히 병행해야 한다.

• 처음 치료를 시작할 때에는 과다복용의 위험을 줄이기 위해서 서방형제제 대신에 속방형 제제를 사용해야 한다.

• 아편양계 약물치료를 시작할 때에는 가장 낮은 유효용량(lowest effective dosage)을 처방해야 한다. 하루에 50 모르핀 밀리그램 동등량(morphine milligram equivalents, MME) 이상을 증량할 때에는 이를 통한 이득과 위험에 대해 주의해야 한다. 또한 가능하면 하루에 90 MME 이상을 증량하지 않아야 한다.

• 벤조디아제핀(benzodiazepine)과 아편양 제제는 가능하면 동시에 처방해서는 안된다.

• 급성 통증의 치료가 만성 아편양 제제의 사용으로 이어지는 것을 막기 위해서, 급성 통증에서는 가장 낮은 유효용량의 속효성 제제를 투약하고 예상되는 통증 기간 이상으로는 투약하지 않아야 하는데, 보통 3일 이내면 충분하며, 1주일 이상 투약이 필요한 경우는 드물다.

이외에도 CDC 가이드에서는 아편양 제제의 위해성에 대한 평가, 과다복용을 줄이기 위한 노력, 의존성 환자의 관리에 대한 내용도 포함하고 있다.

Tramadol은 다른 아편양 제제에 비해서 중독의 위험이 낮고 호흡억제가 적지만 세로토닌 재흡수를 억제하여 항우울제와 사용시에 세로토닌 증후군의 발생을 주의해야 한다.[28] 아편양 제제에서는 변비, 오심, 구토, 진정, 호흡억제, 어지러움 등의 단기 부작용이 흔하게 발생한다. 비암성 통증으로 강력한 아편양 제제를 8주 이내로 사용하는 경우에 80% 정도에서 부작용을 경험하며, 변비(41%), 오심(32%), 졸림(29%) 순으로 흔하게 나타났다.[25] 장기간 아편양 제제를 사용하는 경우에는 골다공증과 성선기능저하, 심근경색의 위험이 증가하고 이는 복용량과 상관성이 있다.[26,29] 또한 비암성 만성통증에서의 아편양 제제의 장기간 복용을 한 경우에는 약물오남용이 21~29%, 중독이 8~12%에서 발생한다.[30]

3) 항우울제

삼환계 항우울제는 당뇨병성 신경병증, 대상포진 후 통증, 뇌졸중 후의 중추성 통증 등의 다양한 신경인성 통증에서 효과가 입증되어 있다.[20] 또한 섬유근육통에도 효과적이나 만성요통에서는 효과가 없었다.[13,15] 통증감소 효과는 항우울 효과와는 별개로 나타나서 우울증이 없는 통증 환자에서도 효과적이다.[31,32] 통증감소 효과는 항우울 효과보다 더 낮은 용량에서 더 빠르게 나타난다. 삼환계 항우울제의 진통효과의 주된 기전은 노르에피네프린(Norepinephrine)과 세로토닌의 재흡수를 억제하여, 중뇌에서 척수로의 억제신호를 활성화시키는 것이다.[20] 그 외에도 히스타민, 콜린계 수용체나, 세포막의 이온채널에 대한 직접적인 작용도 영향을 미친다. 하지만 이러한 다양한 수용체로의 작용은 부작용 또한 많이 발생시키게 되는데, 기립성 저혈압, 입마름, 진정이 흔하며, 이로 인해서 처음 투약 시에는 수면 전에 투약하는 것이 권장되기도 한다.[2] 특히 노인에서 사용할 때에는 낙상이 발생할 수 있어서 주의가 필요하다. 이러한 부작용은 2차 아민(nortriptyline, desipramine)에서 3차 아민(amitriptyline, imipramine)보다 적게 나타난다. 또한 다른 세로토닌 재흡수 억제제(SSRI, SNRI, tramadol)와 병용 시에 세로토닌증후군이 발생할 수 있어 주의해야 한다.[2]

세로토닌 노르에피네프린 재흡수억제제(SNRI)도 신경병성통증과 다른 만성통증의 치료에 효과가 있다.[20] duloxetine은 당뇨병성신경병증, 섬유근육통, 만성근골격계 통증에 대해서 미국 식품의약국(Food and Drug Administration, FDA)의 허가를 받았다.[33] milnacipran도 섬유근육통에서의 사용에 대해 FDA의 허가를 받았으며, venlafaxine도 만성통증과 신경병성 통증, 섬유근육통에서 효과가 보고 되었다.[2]

선택적 세로토닌 재흡수억제제(SSRI)인 fluoxetine과 paroxetine도 섬유근육통에서 통증감소 효과가 메타분석에서 보고되었다.[34] 선택적 세로토닌 재흡수억제제는 삼환계 항우울제에 비해서 부작용이 적지만 섬유근육통과 신경병성 통증에서의 진통효과는 더 적다.[15,34]

만성통증에서의 항우울제의 사용은 통증 감소뿐만 아니라 통증으로 인한 우울증, 불안, 수면장애를 경감시키는 것에도 도움이 된다.[2] 그렇기 때문에 만성통증과 중등도의 우울증이 동반된 경우에는 적절한 항우울제치료를 고려해야 한다.[13] 항우울제의 진통효과가 나타나기까지는 유효용량을 복용하고 4~6주까지 걸릴 수도 있다.[33] 항우울제를 사용할 때에는 새로운 자살사고, 저나트륨혈증, 세로토닌증후군, 간부전이 발생하는지에 대한 관찰이 필요하다.[33]

4) 항경련제

gabapentin은 구조적으로 GABA와 유사하지만 진통효과는 GABA 수용체가 아닌 전압의존성 칼슘통로의 α2-δ 부위에 결합하여 칼슘의 유입을 조절하여 흥분성 신경전달물질의 분비를 막고 통증신호를 줄인다.[2,35] pregabalin도 유사한 기전으로 진통효과가 나타난다.[20] 두 약물의 주요한 차이는 pregabaline은 선형의 약동학적 특성을 보이는 것에 비해서 gabapentin은 비선형의 약동학을 보여서 복용량을 증가할수록 생체이용률이 감소하는 것이다.[2,20] 또한 pregabaline은 gabapentin에 비해서 α2-δ 부위에 대한 결합성이 더 강하다.[2] 이로 인해서 pregabaline은 부작용이 더 적고, 약물조정기간이 더 짧다.[2,20] 이 두 약물은 당뇨병성신경병증, 대상포진 후 신경통, 뇌졸중 후 중추성 통증, 척수손상 후 통증 등에 효과가 있다.[36] 이들은 효과가 나타나는데 4~6주 정도가 소요될 수도 있다. 가장 흔한 부작용은 어지러움, 졸림이고, 진정, 저혈당, 신기능장애의 부작용을 일으킬 수 있다.[2,33] 하지만 대체로 안전하며 진통효과가 뛰어나기 때문에 신경병성 통증에서 1차 치료약제로 쓰인다.[20]

carbamazepine은 전압관문 나트륨통로의 비활성상태를 안정화시켜서 Aδ와 C 신경섬유의 흥분을 억제시킨다.[37] carbamazepine은 3차 신경통의 치료에는 효과가 있으나 다른 신경병성 통증에서의 치료 효과는 불분명하다.[15,36] 또한 lamotrigine, oxcarbazepine, topiramate, valproic acid의 신경병성 통증에서의 진통효과는 분명치 않다.[36]

2. 물리치료

열전기 치료, 생체 되먹임 치료를 포함한 물리치료는 통증 경감효과가 있어, 적절히 이용할 경우에 만성통증의 관리에 도움이 될 수 있다. 하지만 열전기 치료와 같은 수동적인 물리치료의 만성통증에서의 치료효과에 대한 근거는 충분치 않으며, 단독 사용보다는 능동적인 운동프로그램과 병행하는 것이 권장된다.[15] 구체적인 물리치료의 기법에 대해서는 다른 장을 참고하기를 바란다.

3. 운동치료

운동은 정신 및 신체 건강에 긍정적인 영향을 줄 수 있기 때문에 만성통증 환자에게 일반적으로 많이 추천된다.[13] 운동치료의 목표는 통증을 감소시키면서 정상적인 근육의 긴장도, 길이, 근력을 회복하고 정상 관절운동범위를 유지시키는 것이다. 운동은 통증감소와 신체기능, 삶의 질, 우울감 등 다양한 영역에 긍정적인 영향을 줄 수 있다. 하지만 원인 질환에 따라 운동 방법 및 그 효과가 다양하기 때문에 운동의 효과를 명확히 검증하기가 어렵다. 유산소 운동은 섬유근육통 환자에서 삶의 질 향상, 통증감소, 신체기능의 향상에 도움이 되는 것으로 보고되었다.[38] 최근의 코크란 리뷰에서는 운동치료가 일부 만성통증에서 통증감소와 기능향상에 효과가 있지만, 그 근거수준은 높지 않았다.[39] 하지만 운동은 부작용이 거의 없고 대사질환의 관리 등의 전반적인 건강상태의 향상에도 도움을 주기 때문에 만성통증 환자의 치료에서 권장된다.

4. 심리치료

만성통증에 대한 심리치료 중에서 대표적인 것이 인지행동치료이다. 인지행동치료는 통증에 대한 부정적인 인지나 행동반응을 인지하여 이를 긍정적인 적응 방식으로 교정하도록 한다.[2] 여기에 쓰이는 기법으로는 인지재구조화(cognitive restructuring), 행동활성화(behavioral activation), 행동목표설정(setting behavioral goals), 이완기법 등이 있다.[40] 최근의 리뷰에서는 만성통증에서 인지행동치료가 소량에서 중등도의 치료효과가 있으나, 그 근거수준은 낮다고 하였다.[41,42]

5. 비침습적 뇌신경조절술

비침습적 뇌신경조절술로(cerebral neuromodulation)는 반복적 경두개 자기장 자극술(repetitive transcranial magnetic stimulation, rTMS)과 경두개직류 전기자극술(transcranial direct current stimulation, tDCS)이 대표적이다. 정상인에서 고주파의 편측 M1의 손 영역에 rTMS를 적용하면 양측 통증역치가 증가하고 이는 내인성 아편양계와 관련이 있는 것으로 보고되었다.[43,44] 신경병성 통증, 섬유근육통 및 CRPS에서 통증감소 효과가 보고 되었다.[45] 특히 고주파수(10 ㎐)로 M1영역을 자극하는 경우에 통증 감소 효과가 있는 것으로 보인다. 하지만 치료효과에 대한 상반되는 연구 결과가 존재하고, 대부분의 연구가 수일간 소수의 치료 세션만을 시행하였기 때문에 효과가 지속될 지에 대해서는 추가 연구가 필요하다.[45] 2014년 발표된 코크란 리뷰에서는 운동영역에서의 rTMS가 단기간 약간의 통증감소 효과가 있으나, 저주파 rTMS, 전전두엽에서의 rTMS, tDCS는 만성통증에서 치료효과가 없다고 보고하였다.[46]

6. 중재시술

만성통증에서도 원인에 따라 다양한 중재시술이 적용된다. 하지만 이들 시술의 상당수가 일반적인 통증질환에 사용되어 다른 장에서 소개되기 때문에 본 장에서는 척수자극술과 경막외약물주입만을 소개하겠다.

1) 척수자극술(Spinal cord stimulation)

척수자극기는 전극부와 기기본체, 그리고 외부에서 조절할 수 있는 리모컨으로 구성되어 있다. 전극은 경막 외 공간에 거치되고 기기본체는 둔부나 복부, 옆구리의 피하에 삽입한다(그림 45-2). 척수자극은 2단계로 진행이 되는데, 먼저 임시로 적용하여 통증감소 효과를 보이는지 확인하고, 효과가 있을 때 장기간 사용을 위한 기기 삽입을 시행한다.[47]

완전히 밝혀지지는 않았지만 척수자극은 다양한 기전을 통해서 통증을 감소시키는 것으로 보인다. 척수자극은 척수후각에서 통증을 조절하는 신경전달물질을 증가시킨다[47-49] 또 만성통증에서 과활성화되어 있는 척수 후각을 억제한다.[47-49] 또한 혈관확장을 시키는 신경전달물질의 분비도 증가시킨다.[50]

척수자극술은 복합부위통증 증후군, 척추수술 후 요통 증후군(failed back surgery syndrome), 만성요통 및 방사통, 불응성 당뇨병성 신경병증, 대상포진 후 신경통, 절단지의 통증, 말초혈관질환 후의 통증 등의 다양한 질환에서 효과가 보고되었다.[47] 이들 연구의 상당수는 1년 이상의 장기 추시에서 우수한 통증감소 효과를 보고하고 있어서 척수자극술은 다른 치료에 반응하지 않는 중증의 만성통증에

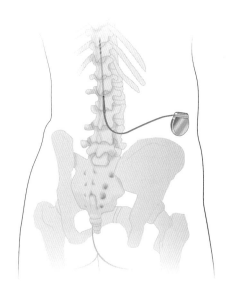
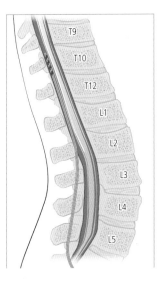

그림 45-2 │ 척수자극기의 구조, 자극 전극은 경막 외 공간에, 자극기는 피하에 거치된다.

서 대안이 될 수 있다.

부작용은 전극의 위치변화, 전극의 절단, 기기 삽입부위의 불편감과 같은 기기와 관련된 것들이가장 흔하다.[47] 한 연구에서는 1200번의 전극주입을 했을 때에 기기관련 합병증이 38%에서 발생했고, 이런 경우에는 재시술이 필요했다.[51] 감염증은 4.5%에서 발생했다. 신경학적인 결손과 같은 심각한 합병증은 매우 드문 것으로 알려져 있는데, 3000여 명의 환자를 대상으로 시행했을 때 1명에서 마비가 발생하였다는 보고가 있다.[52] 다른 중요한 합병증인 경막 외 혈종은 0.19%에서 발생했다는 보고가 있다.[53]

2) 척수강 내 약물 주입술(Intrathecal drug delivery)

척수강 내 약물 주입기는 약물펌프와 약물전달 카테터로 구성된다. 척수자극기와 다르게 카테터의 말단은 척수강 내에 위치한다. 약물 용량, 하루 최대 주입량과 같은 약물 주입의 조절은 척수자극기와 마찬가지로 외부에서 할 수 있다. 보통 1~3개월 간격으로 펌프에 약물을 주입해주게 된다.[47]

척수강 내 약물 주입은 전신 약물 투약에 비해서 1/50~1/100의 용량으로 통증 조절이 가능하기 때문에 마약성 진통제의 투약으로 인한 부작용을 줄일 수 있다.[47] FDA에서 척수강 내 주입을 허가한 약물은 morphine, ziconotide, baclofen 뿐이지만, bupivacaine, fentanyl, hydromorphone 등의 약물도 사용되며, 단일 약제로 통증 조절이 충분치 않아서 2개 이상의 약제를 사용하는 경우가 흔하다.[47] 다른 방법으로 충분한 치료를 하였음에도 호전되지 않는 중증의 만성 통증 환자에게 적용해 볼

수 있으며, 조절되지 않는 암으로 인한 통증, 중증의 요통, CRPS 등이 대표적인 적응증이다.[47,54,55] 섬유근육통과 같은 전신적인 통증이나 원인 모를 통증, 두통, 경계성 인격 장애에서는 치료효과가 좋지 않다.[47,55] 약물남용, 혈액응고장애, 뇌척수액 흐름의 폐쇄는 절대적 금기이다.[55]

부작용은 기기의 이상, 수술 관련, 약물 부작용, 사용 미숙 등의 다양한 부분에서 나타날 수 있다. 약물 부작용은 전신투약에 비해서는 낮지만 여전히 발생할 수 있다. 카테터 끝에서 염증성 종괴(inflammatory mass)가 형성될 수 있는데, 이는 마약성 진통제의 주입 기간과 농도와 관련이 있다.[55] 이는 치료효과 감소, 통증, 신경압박으로 인한 신경학적 결손의 증상으로 나타날 수 있다.

VI. 맺음말

만성 통증은 급성 통증과 발생 기전이 다르고, 심리사회적 요인을 포함하여 다양한 요인이 영향을 미친다. 적절한 치료를 위해서는 만성 통증 발생의 병태생리와 다학제적인 접근에 대한 이해가 필요하다. 적절한 치료를 위해서는 의학적인 치료 기법에 대한 지식과 함께, 적절히 다른 분야의 전문가와 협진을 하는 시스템이 필요하다. 또한 통증을 완전히 소멸시키는 것이 아닌, 통증 경감과 함께 기능 향상을 통해서 일상생활이 가능하게 하고, 이 과정에서 약물중독 등의 합병증을 최소화 하는 것을 목표로 삼아야 한다.

참고문헌

1. Merskey, H. and N. Bogduk, IASP Task Force on Taxonomy classification of chronic pain: description of chronic pain syndromes and definition of pain terms. 1994, Seattle: IASP Press.
2. X., C.D., et al., Braddom's Physical Medicine and Rehabilitation. 5th ed. Braddom's Physical Medicine and Rehabilitation. 2016, Philadelphia: Elsevier, Inc.
3. Mohamed Zaki, L.R. and N.N. Hairi, A Systematic Review of the Prevalence and Measurement of Chronic Pain in Asian Adults. Pain Manag Nurs, 2015. 16(3): p. 440-52.
4. Breivik, H., et al., Survey of chronic pain in Europe: prevalence, impact on daily life, and treatment. Eur J Pain, 2006. 10(4): p. 287-333.
5. Bridgestock, C. and C.P. Rae, Anatomy, physiology and pharmacology of pain. Anaesthesia & Intensive Care Medicine. 14(11): p. 480-483.
6. Steeds, C.E., The anatomy and physiology of pain. Surgery - Oxford International Edition. 27(12): p. 507-511.
7. Bourne, S., A.G. Machado, and S.J. Nagel, Basic anatomy and physiology of pain pathways. Neurosurg Clin N Am, 2014. 25(4): p. 629-38.
8. Fornasari, D., Pain mechanisms in patients with chronic pain. Clin Drug Investig, 2012. 32 Suppl 1: p. 45-52.
9. Farrar, J.T., et al., Clinical importance of changes in chronic pain intensity measured on an 11-point numerical pain rating scale. Pain, 2001. 94(2): p. 149-58.

10. Gupta, R., Pain Management 2014: Springer.

11. Frontera, W.R., et al., Physical medicine and rehabilitation: priciples and practice. 5th ed. 2010, Philadelphia: Lippincott Williams & Wilkins. 1273-1318.

12. 한태륜 and 방문석, 재활의학. 5판 ed. 2014, 서울: 군자출판사. 1141-1148.

13. Scottish Intercollegiate Guidelines Network, Management of chronic pain. 2013, Edinburgh: Scottish Intercollegiate Guidelines Network.

14. International Association for the Study of Pain. Recommendations for Pain Treatment Services. 2009; Available from: https://www.iasp-pain.org/Education/Content.aspx?ItemNumber=1381.

15. National Guideline Clearinghouse, Assessment and management of chronic pain. 2013.

16. Mogil, J.S., Pain genetics: past, present and future. Trends Genet, 2012. 28(6): p. 258-66.

17. Moore, R.A., et al., Clinical effectiveness: an approach to clinical trial design more relevant to clinical practice, acknowledging the importance of individual differences. Pain, 2010. 149(2): p. 173-6.

18. Rowbotham, M.C., Mechanisms of neuropathic pain and their implications for the design of clinical trials. Neurology, 2005. 65(12 Suppl 4): p. S66-73.

19. Dreiser, R.L., et al., Oral meloxicam is effective in acute sciatica: two randomised, double-blind trials versus placebo or diclofenac. Inflamm Res, 2001. 50 Suppl 1: p. S17-23.

20. Beal, B.R. and M.S. Wallace, An Overview of Pharmacologic Management of Chronic Pain. Med Clin North Am, 2016. 100(1): p. 65-79.

21. Bhala, N., et al., Vascular and upper gastrointestinal effects of non-steroidal anti-inflammatory drugs: meta-analyses of individual participant data from randomised trials. Lancet, 2013. 382(9894): p. 769-79.

22. Roelofs, P.D., et al., Nonsteroidal anti-inflammatory drugs for low back pain: an updated Cochrane review. Spine (Phila Pa 1976), 2008. 33(16): p. 1766-74.

23. Xu, C., et al., Efficacy and Safety of Celecoxib Therapy in Osteoarthritis: A Meta-Analysis of Randomized Controlled Trials. Medicine (Baltimore), 2016. 95(20): p. e3585.

24. Derry, S., et al., Topical NSAIDs for chronic musculoskeletal pain in adults. Cochrane Database Syst Rev, 2016. 4: p. Cd007400.

25. Kalso, E., et al., Opioids in chronic non-cancer pain: systematic review of efficacy and safety. Pain, 2004. 112(3): p. 372-80.

26. Chou, R., et al., The effectiveness and risks of long-term opioid therapy for chronic pain: a systematic review for a National Institutes of Health Pathways to Prevention Workshop. Ann Intern Med, 2015. 162(4): p. 276-86.

27. Dowell, D., T.M. Haegerich, and R. Chou, CDC Guideline for Prescribing Opioids for Chronic Pain--United States, 2016. Jama, 2016. 315(15): p. 1624-45.

28. Sansone, R.A. and L.A. Sansone, Tramadol: seizures, serotonin syndrome, and coadministered antidepressants. Psychiatry (Edgmont), 2009. 6(4): p. 17-21.

29. Currow, D.C., J. Phillips, and K. Clark, Using opioids in general practice for chronic non-cancer pain: an overview of current evidence. Med J Aust, 2016. 204(8): p. 305-9.

30. Vowles, K.E., et al., Rates of opioid misuse, abuse, and addiction in chronic pain: a systematic review and data synthesis. Pain, 2015. 156(4): p. 569-76.

31. Woolf, C.J. and R.J. Mannion, Neuropathic pain: aetiology, symptoms, mechanisms, and management. Lancet, 1999. 353(9168): p. 1959-64.

32. Park, H.J. and D.E. Moon, Pharmacologic management of chronic pain. Korean J Pain, 2010. 23(2): p. 99-108.

33. Tompkins, D.A., J.G. Hobelmann, and P. Compton, Providing chronic pain management in the "Fifth Vital Sign" Era: Historical and treatment perspectives on a modern-day medical dilemma. Drug Alcohol Depend, 2017. 173 Suppl 1: p. S11-s21.

34. Hauser, W., et al., Treatment of fibromyalgia syndrome with antidepressants: a meta-analysis. Jama, 2009. 301(2): p. 198-209.

35. Beal, B., et al., Gabapentin for once-daily treatment of post-herpetic neuralgia: a review. Clin Interv Aging, 2012. 7: p. 249-55.

36. O'Connor, A.B. and R.H. Dworkin, Treatment of neuropathic pain: an overview of recent guidelines. Am J Med, 2009. 122(10 Suppl): p. S22-32.

37. Ambrosio, A.F., et al., Carbamazepine inhibits L-type Ca2+ channels in cultured rat hippocampal neurons stimulated with glutamate receptor agonists. Neuropharmacology, 1999. 38(9): p. 1349-59.

38. Bidonde, J., et al., Aerobic exercise training for adults with fibromyalgia. Cochrane Database Syst Rev, 2017. 6: p. Cd012700.

39. Geneen, L.J., et al., Physical activity and exercise for chronic pain in adults: an overview of Cochrane Reviews. Cochrane Database Syst Rev, 2017. 1: p. Cd011279.

40. Kaiser, R.S., M. Mooreville, and K. Kannan, Psychological Interventions for the Management of Chronic Pain: a Review of Current Evidence. Curr Pain Headache Rep, 2015. 19(9): p. 43.

41. Eccleston, C., et al., Psychological therapies (Internet-delivered) for the management of chronic pain in adults. Cochrane Database Syst Rev, 2014(2): p. Cd010152.

42. Eccleston, C. and G. Crombez, Advancing psychological therapies for chronic pain. F1000Res, 2017. 6: p. 461.

43. Maarrawi, J., et al., Motor cortex stimulation for pain control induces changes in the endogenous opioid system. Neurology, 2007. 69(9): p. 827-34.

44. de Andrade, D.C., et al., Neuropharmacological basis of rTMS-induced analgesia: the role of endogenous opioids. Pain, 2011. 152(2): p. 320-6.

45. Galhardoni, R., et al., Repetitive transcranial magnetic stimulation in chronic pain: a review of the literature. Arch Phys Med Rehabil, 2015. 96(4 Suppl): p. S156-72.

46. O'Connell, N.E., et al., Non-invasive brain stimulation techniques for chronic pain. Cochrane Database Syst Rev, 2014(4): p. Cd008208.

47. Lamer, T.J., T.R. Deer, and S.M. Hayek, Advanced Innovations for Pain. Mayo Clin Proc, 2016. 91(2): p. 246-58.

48. Meyerson, B.A. and B. Linderoth, Mode of action of spinal cord stimulation in neuropathic pain. J Pain Symptom Manage, 2006. 31(4 Suppl): p. S6-12.

49. Linderoth, B. and B.A. Meyerson, Spinal cord stimulation: exploration of the physiological basis of a widely used therapy. Anesthesiology, 2010. 113(6): p. 1265-7.

50. Foreman, R.D. and B. Linderoth, Neural mechanisms of spinal cord stimulation. Int Rev Neurobiol, 2012. 107: p. 87-119.

51. Mekhail, N.A., et al., Retrospective review of 707 cases of spinal cord stimulation: indications and complications. Pain Pract, 2011. 11(2): p. 148-53.

52. Cameron, T., Safety and efficacy of spinal cord stimulation for the treatment of chronic pain: a 20-year literature review. J Neurosurg, 2004. 100(3 Suppl Spine): p. 254-67.

53. Levy, R., et al., Incidence and avoidance of neurologic complications with paddle type spinal cord stimulation leads. Neuromodulation, 2011. 14(5): p. 412-22; discussion 422.

54. Patel, V.B., et al., Systematic review of intrathecal infusion systems for long-term management of chronic non-cancer pain. Pain Physician, 2009. 12(2): p. 345-60.

55. Prager, J., et al., Best practices for intrathecal drug delivery for pain. Neuromodulation, 2014. 17(4): p. 354-72; discussion 372.

관절염의 재활
Rehabilitation of patients with arthritis

| 박시복, 임재영

I. 머리말

관절염은 통증과 기능장애를 초래하는 대표적 만성 질환으로 인구 구조가 고령화하면서 환자가 지속적으로 증가하여, 국민 보건에 미치는 영향은 더욱 커져가고 있는 추세이다. 우리나라의 경우 전체 인구에서 골관절염의 유병률은 13.3%, 류마티스관절염의 유병률은 2.5%로 보고되었으며, 65세 이상의 인구에서는 전체 관절염의 유병률이 33.4%에 이르고 있어 만성질환 중 고혈압 다음으로 높은 유병률을 보이고 있다. 관절염은 재활의학과 외래에서 만나는 근골격계 환자 가운데 가장 많은 수를 차지하는 질환 중 하나이므로, 진단 및 비수술적 영역의 치료 등에 대하여 반드시 숙지해야 하는 질환이다.[1]

관절염은 염증성, 대칭성, 전신성, 그리고 관절 외 병소의 유무에 따라 분류할 수 있는데, 병력 청취와 신체 검진

뿐 아니라 혈액 또는 관절액 검사 및 영상 검사 등을 시행하여 보다 정확한 진단을 내리는 것이 중요하다. 염증성 관절염의 경우에는 급성 동통, 발열, 관절 주변부 홍반 및 종창 등이 동반되며, 혈액 검사에서 백혈구 및 적혈구침강반응(Erythrocyte sedimentation rate)이 증가하고, 영상 검사에서 연부조직 종창 및 관절주변부 골 미란(erosion) 등의 소견을 보일 수 있다. 관절염은 침범된 관절의 염증 유무에 따라 크게 비염증성 관절염(골관절염, 신경병성 관절병증 등)과 염증성 관절염(류마티스관절염이나 통풍 등)으로 분류할 수 있다. 염증성 관절염은 염증의 정도, 결정(crystal)의 유무, 감염 여부, 및 혈청반응 등에 따라 염증성 결체조직(connective tissue) 질환, 염증성 결정유도(crystal-induced) 질환, 감염성, 및 음성혈청반응 척추관절병증(seronegative spondyloarthropathy) 등으로 분류할 수 있다. 그 외에도 혈우병이나 겸상적혈구병(sickle cell disease) 등에 동반되는

표 46-1 | 관절염의 분류(Classification of arthritis)

비염증성	골관절염(osteoarthritis), 외상후 관절염(posttraumatic arthritis), 신경병성 관절병증(neuropathic arthropathy)
염증성	결합조직병(connective-tissue): 류마티스관절염, 연소기 류마티스관절염(JRA), 전신성 홍반성 루푸스(SLE), 피부근육염-다발근육염(DM-PM) 결정유도성(crystal-induced): 통풍(gout), 가성통풍(pseudo-gout) 감염성(infectious): 화농성(pyogenic), 바이러스성(viral), 결핵성(tuberculous) 척추관절증(seronegative spondyloarthropathy): 강직성 척추염(AS), 건선 관절염(PSA), 라이터병(Reiter's disease)
출혈성	혈우병(hemophilia), 겸상적혈구병(sickle cell disease), 융모결절성 윤활막염(pigmented villonodular synovitis)

JRA: juvenile rheumatoid arthritis, SLE: systemic lupus erythematosus, DM-PM: dermatomyositis/polymyositis, AS: ankylosing spondylitis, PSA: psoriatic arthritis

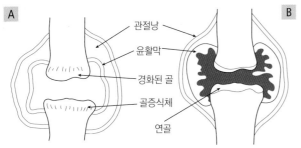

그림 46-1 │ 골관절염과 류마티스 관절염

A: 골관절염은 연골과 연골하골의 변화가 선행되어 주위 연부 조직까지 영향을 미치는 반면, B: 류마티스관절염은 윤활막의 염증으로 시작하여 관절 연골과 연골하골의 파괴로 이른다.

표 46-2 │ 골관절염의 분류(Classification of osteoarthritis)

일차성 골관절염	이차성 골관절염
Ⅰ. 국소성	I. 외상성
1. 손관절	Ⅱ. 선천성 및 발달성
2. 발관절	1. 국소성
3. 슬관절	고관절 형성이상(dysplasia)
4. 고관절	2. 전신성
5. 척추관절	골형성이상
6. 다른 관절	대사성질환
Ⅱ. 전신성(위에 나열한 관절 중 3개 이상)	칼슘침착질환
	다른 골 및 관절 질환
	기타 질환

출혈성 관절염도 있다(표 46-1).[1-3] 이 장에서는 염증성과 비염증성 관절염을 각각 대표하는 질환인 류마티스관절염과 골관절염에 대하여 알아보기로 한다.

골관절염은 관절염 중 가장 흔한 질환일 뿐만 아니라 관절통의 가장 흔한 원인이며, 성인에서 보행 및 일상생활동작에 제한을 일으키는 가장 중요한 원인 가운데 하나이다. 골관절염은 1986년 미국 류마티스 학회(American college of rheumatology)에서 '관절 연골의 손상 및 관절 주변부위 골의 변화와 연관되어 동반되는 여러 관절 증상을 일으키는 이질적인 조건들을 통칭한다'고 정의하였다(그림 46-1).[3] 예전에는 노화에 의한 결과로 생각하여 퇴행성 관절염(degenerative joint disease)이라 부르기도 하였으나, 최근 여러 연구결과 수많은 요인(유전적, 발달, 물리적 손상, 대사성 등)들이 관여하여 발생하는 질환으로 인식되고 있다. 골관절염은 크게 일차성(또는 특발성)과 이차성으로 분류하는데, 일차성 골관절염은 그 원인이 명확하지 않은 경우를 말하며, 오래 전에 발생한 관절의 손상, 감염 및 무혈성 괴사 등에 의하여 발생한 경우 이차성 골관절염이라고 한다(표 46-2). 그러나 일차성 골관절염의 경우 그 원인이 명확하게 밝혀지지 않은 경우에 한정하고 있지만 유전적인 영향뿐 아니라 아직 밝혀지지 않은 여러 생체역학적 요인들이 복합적으로 작용하여 이차성으로 발생하는 것으로 추정하고 있는 추세여서 일차성과 이차성의 구분이 모호한 것이 사실이다.[4]

류마티스관절염은 염증성 관절염 가운데 가장 흔한 질환으로 노령 인구의 증가로 인하여 유병률이 지속적으로 증가하고 있을 뿐만 아니라 병의 발생 연령 또한 점차 증가하는 추세이다. 미국의 경우 60세 이상 인구에서 유병률이 약 2%로 보고하고 있다.[5] 비교적 젊은 나이에 발생한 경우와 노인에서 발생하는 경우가 서로 다른 질환인지에 관한 논란도 결론 맺지 못했을 뿐만 아니라 발병 원인 또한 충분하게 알려져 있지 않고 있다. 류마티스관절염은 대개 완화(remission)와 재발(relapse)을 반복하는 만성 질환으로 병의 경과 또한 환자에 따라서 매우 다양한 특징을 가지고 있다. 자가 면역 결합조직 질환의 일종으로 다발성 윤활막염(synovitis)을 일으키는 만성 염증성 질환이며 염증 반응이 윤활막에서 시작하여 관절염으로 진행하는 특징을 가진다(그림 46-1B). 또한 관절외에도 다양한 장기를 침범한다.

Ⅱ. 병리학적 고찰 및 병태생리

1. 골관절염

골관절염의 주 병리 소견은 관절 연골의 지속적인 소실이지만 연골 자체의 질병이라기보다는 관절 자체 즉, 윤활관절의 질병이라 할 수 있다. 그러므로 골관절염에 대하여 이해하기 위해서는 윤활관절을 이루고 있는 다양한 조직들의 구조와 기능에 대하여 이해하는 것이 중요하다. 윤활관절은 관절 연골, 연골하골(subchondral bone), 관절낭, 윤활막(synovial membrane), 윤활액, 관절반달(articular meniscus), 관절 주변의 인대 및 신경-근육-건 복합체 등으로 구성되어 있다. 관절 연골은 관절 내에서 2가지의 중요한 기능을 수행하고 있는데, 기계적 부하에 의한 스트레스를 흡수하는 역할과 관절면 내에서 일정 정도의 마찰 관절 움직임을 허용할 수 있도록 하는 역할이다. 연골 조직은 크게 연골세포(chondrocyte)와 세포외 기질(extracellular matrix)로 구성되어 있으며, 세포외 기질은 물, 아교질(collagen), 프로테오글리칸(proteoglycan), 히알루론산염(hyaluronate)으로 이루어져 있다. 프로테오글리칸은 동물의 세포외 기질의 중요 구성성분으로 그 거대분자의 크기에 따라 각각 명칭이 달라지는데 연골에 있는 프로테오글리칸은 아그리칸(aggrecan)이라고 불리어지며, 핵심단백이 여러 콘드로이틴황산염(chondroitin-sulfate)과 케라틴황산염(keratin-sulfate) 사슬과 연결되어 있고, 핵심단백은 연결 단백에 의하여 히알루론산염과 연결되어 있다. 아그리칸은 친수성이지만 점성이 낮아서 관절 연골에 기계적 부하가 가해지면 이를 분산시켜 비교적 압박 부하에 잘 견디는 특성을 지니게 한다.[6] 세포외 기질을 구성하는 주 단백질 가운데 하나인 제2형 아교질은 제2형 풋아교질 유전자(type II procollagen gene, COL2A1)의 변형에 의하여 영향을 받으며, 연골의 안정성(stability)에 중요한 역할을 하는 제9형 및 11형 아교질과 함께 주로 장력 부하(tensile load)와 전단력(shear)에 잘 견디는 특성을 가지고 있다. 건강한 관절에서는 연골세포에 의한 연골의 합성과 파괴가 서로 균형을 이루며 지속적으로 진행되는데, 이러한 균형이 깨져 기질의 합성보다 파괴가 더욱 우세하게 진행되는 것이 골관절염과 관련 있는 것으로 알려져 있다. 연골세포는 인슐린 유사성장인자-1(insulin-like growth factor 1, IGF-1)과 전환성장인자-β(Transforming growth-factor β, TGF-β) 등과 연관되어 연골 기질을 합성한다고 알려져 있으며, 이와는 반대로 단핵세포(mononuclear cell)에서 분비되는 사이토카인(cytokine)의 일종인 인터루킨-1(interleukin-1)에 의하여 촉진된 연골세포는 아교질과 프로테오글리칸 등 거의 대부분의 세포외 기질을 분해하는 역할을 하는 기질 금속단백 분해효소(matrix metalloproteinase)를 생성하여 연골의 파괴에도 관여하고 있다.

골관절염에서 가장 두드러진 형태학적인 변형은 관절

연골면에 주로 부하가 전달되는 부위에서 잘 관찰할 수 있다. 병의 초기에는 정상에 비하여 연골이 두꺼워지지만 그 이후 관절면이 얇아지고, 연골의 강도가 저하되어 기계적 부하에 더욱 쉽게 손상받게 된다. 조직학적으로 관절면에 작은 찢어짐(tear)이 나타나는 현상을 원섬유형성(fibrillation)이라 하고, 비교적 큰 찢어짐이 발생하는 경우를 틈(cleft)이라 하는데, 병이 진행하면서 관절면은 파손되어 원섬유형성이 점점 더 진행하면서 틈을 만들게 되고, 그 틈이 깊어져 연골하골에 이르는 경우도 관찰된다. 이러한 일련의 변화들은 대개 관절면 중심부의 국소적인 표층(superficial) 부위에서 시작하여 점점 더 그 영역이 넓어지게 된다. 병의 진행에 따라 연골면의 손상에 대한 보상작용으로 연골의 재생이 활발하게 진행하게 되는데 일부는 초자연골(hyaline cartilage)에 비하여 기계적 부하를 잘 견디지 못하는 섬유연골(fibrocartilage)로 대체되어 기계적 충격에 더욱 취약해지게 된다. 연골의 재생을 위하여 연골세포도 지속적으로 복제되고, 새롭게 복제된 연골세포들은 대사적으로 매우 활발한 특성을 지니고 있어서 각종 세포외 기질들을 합성한다. 하지만, 알 수 없는 원인에 의하여 결국 연골 내 세포 수는 급격하게 줄어들게 된다. 결국 연골 내에서 연골 세포 수의 감소뿐만 아니라, 프로테오글리칸, 제2형 아교질, 케라틴황산염의 농도 등이 감소하면서 미성숙한 연골에서 발견되는 콘드로이틴황산염의 농도가 증가하는 것을 관찰할 수 있다. 관절면에 인접한 연골하골 지역에서는 뼈의 재생과 개조(remodeling)가 활발하게 진행되면서 영상으로 분명하게 확인할 수 있는 경화(sclerosis)가 진행된다. 연골하골에서는 뼈 속에 낭(cyst)처럼 보이는 공동(cavity)을 형성하기도 하는데, 공동 속에는 점액모양(myxoid), 섬유성(fibrous), 또는 연골성(cartilaginous)조직 등이 포함되어 있다. 관절 주변부위에서는 연골과 뼈가 과성장하면서 골증식(osteophyte)이 형성되며, 관절의 통증 등으로 인하여 관절을 잘 사용하지 않는 경우 근육과 인대가 위축이 되고, 관절을 보호하는 데 중요한 역할을 수행하는 근육과 인대의 위축으로 인하여 재손상의 위험이 발생하게 된다.

관절 연골 및 연골하골에서 관찰되는 많은 조직학적 소견의 선후관계와 그 과정이 분명하지 않음으로 인해서 골관절염이 발생하는 병태생리는 아직 명확하게 밝혀져 있지는 않다. 하지만, 분명한 것은 골관절염의 발생은 관절

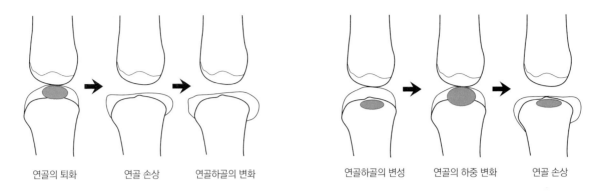

그림 46-2 | 골관절염에서 연골하골의 변화모델
A: 하중의 변화와 연골 대사의 변화로 관절 연골이 손상을 입고, 이어서 연골하골 의 변화를 초래한다는 모델로 널리 인정을 받아 왔다.
B: 관절 연골의 손상 이전에 연골하골의 변화가 선행된다는 모델이 최근 힘을 얻고 있다.

연골 및 연골하골의 해부 및 생화학적 특성이 정상적인 관절에 과도한 부하가 지속적으로 가해지던지, 해부 및 생화학적인 특성이 비정상적인 관절에 비교적 정상적인 부하가 지속적으로 가해져서 발생할 것으로 추정할 수 있다. 골관절염의 병태생리를 밝혀내는 데 아주 중요한 가설 가운데 하나는 관절 연골의 소실에 의하여 이차적으로 연골하골이 재생과 개조를 진행하면서 경화된다는 이론이고, 또 다른 하나는 관절면에 가해진 기계적 부하로 인하여 일차적으로 연골하골의 재생과 개조를 통한 경화가 발생하고, 단단해진 연골하골에 의하여 인접한 연골이 상대적으로 압박 등의 부하에 취약하게 되어 이차적으로 연골의 소실을 초래하게 된다는 것이다(그림 46-2). 전자는 기존에 골관절염을 설명하는 데 가장 중요한 가설이었던 데 반하여, 후자의 경우는 동물 모델을 통하여 연골 변형에 앞서 연골하골의 경화가 발생하는 것을 실험으로 증명하였을 뿐만 아니라 사람에서 진단 검사와 영상의학적 연구를 통하여 뒷받침되고 있는 이론이다. 그 외에도 고관절에 골관절염이 있는 환자들의 골밀도가 대상군에 비하여 의미 있게 증가되어 있다는 여러 연구들에 의하여 연골하골의 경화가 연골의 소실보다 선행한다는 이론이 최근에 더욱 힘을 얻고 있다.[6]

골관절염의 발생에 염증 반응이 중요하게 관여하고 있는지에 관한 논란도 아직 명확하지 않다. 골관절염 환자에서 염증 반응이 관찰되기는 하지만 일부분의 환자에서만 발견될 뿐만 아니라 그 가운데서도 질병의 진행시기 가운데 일부에서만 관찰되고 있다. 그러나 일부 골관절염 환자에서 윤활막이 증식되고 단핵세포가 침윤하는 등의 조직학적 소견은 류마티스관절염에서 관찰되는 염증 반응과 구분이 되지 않을 뿐만 아니라 관절 연골에 인접한 윤활막에서 더욱 두드러지게 관찰된다는 점에서 골관절염의 병태생리에 염증 반응이 관여하고 있을 가능성을 완전하게 배제하기는 어렵다. 실제로 사이토카인의 일종인 인터루킨-1에 의하여 자극받은 연골세포가 산화질소(nitric oxide)와 같은 염증 매개체를 분비한다고 알려져 있는데, 산화질소는 염증과 항염증 작용 모두를 가지고 있을 뿐만 아니라 관절 연골에 직접적인 독성을 가할 수도 있는 물질이다. 골관절염의 초기 단계에서 C 반응성 단백질(c-reactive protein, CRP)이 증가되어 있다는 연구 등도 골관절염의 발생에 염증 반응이 관여하고 있을 가능성을 시사하고 있지만, 염증 반응이 골관절염의 어떤 단계에서 어떻게 작용하고 있는지는 아직 명확하게 밝혀져 있지 않다. 하지만 조직의 치유와 재생에 중요한 역할을 하고 있는 염증 반응의 경우 동물실험에서 연골 소실의 양과 염증 반응의 정도가 서로 상관관계가 있다는 연구결과를 통하여 볼 때, 골관절염에서 염증 반응이 영향을 주는 것으로 추정하고 있다.

2. 류마티스관절염

류마티스관절염을 일으키는 정확한 원인은 밝혀져 있지 않으나, 유전적인 요소와 환경적인 요소가 모두 중요한 역할을 하는 다인자성(multifactorial)일 것으로 추정된다. 류마티스관절염은 HLA-DR4와 밀접한 연관관계를 가지고 있는 것으로 알려져 있는데, 이러한 유전적 소인이 있는 사람에게 외부로부터 감염원이 침투하였을 때 나타나는 인체의 반응에 의하여 발생하는 질환으로 추측되고 있다. 류마티스관절염은 전 세계적으로 널리 분포되어 있는 질병인 만큼 감염원이 주 발병원인이라고 한다면 그 감염원 역시 세계적으로 널리 분포되어 있는 미코플라스마(mycoplasma), 엡스타인바 바이러스(Epstein-Barr virus, EBV), 거대세포바이러스(cytomegalovirus), 파르보바이러스(parvovirus), 풍진바이러스(rubella virus) 등으로 추정된다. 류마티스관절염의 발생을 설명하는 가설로는, 먼저 이 질환이 특정 관절에만 주로 침범하는 특성을 가진 만성적인 염증성 관절염이므로, 연골 표면에 감염원이 침투하여 지속적인 감염을 일으키거나 미생물이 분비한 부산물이 윤활막에 잔존하면서 지속적으로 만성적인 염증을 유발함으로써 관절 조직의 소실을 초래하고 이로 인하여 노출된 조직 항원에 대하여 면역 반응을 일으키게 된다는 가설이 있다. 또 다른 가설로는 그람 음성균과 엡스타인바 바이러스의 부산물인 초항원(superantigen)이 HLA-DR4 분자와 유사성을 가지고 있어서 이로 인하여 감염원에 대하여 관절 조직이 서로 교차반응에 의하여 발생한다는 가설이 있다.

류마티스관절염에 의한 병리학적 소견의 핵심은 윤활막의 염증 반응인데, 이는 병의 진행시기에 따라 다양한 소견을 보이고 있다. 윤활막에서 관찰할 수 있는 초기 소견으로는 발병 1주 이내에 조직의 부종과 섬유소(fibrin) 침착이 특징적이며, 이후 윤활막의 세포층이 과다 증식하면서 정상에서 1~2층이었던 세포층이 10겹 이상으로 증식하게 된다. 증식된 세포들 역시 정상 조직과 마찬가지로 대부분 대식세포(macrophage) 모양의 1형 윤활막세포(synoviocyte)와 섬유모세포(fibroblast) 모양의 2형 윤활막세포로 구성되어 있다. 이때 증식된 세포층의 아래에는 T세포, B세포, 대식세포, 형질세포(plasma cell) 등의 단핵세포의 침윤이 관찰된다. 윤활막 내에 존재하는 혈관 내피세포(endothelial cell)는 비임파성 조직의 염증 반응 때 발견되는 모세혈관뒤 세정맥(post-capillary venule)으로 빠르게 전환되는데, 이 세정맥을 통하여 혈관으로부터 조직으로 백혈구가 활발하게 이동하게 된다. 이와 같이 류마티스관절염의 초기에는 윤활막 세포층의 증식, 단핵세포의 침윤 및 신생혈관 생성 등의 조직학적 특성을 보이게 된다. 증식

된 윤활막은 윤활막의 다른 부위와는 조직학적으로 분명하게 구분될 뿐만 아니라 계속해서 진행하는 양상을 보여 관절의 미란(erosion)에도 관여하게 되는데, 이러한 증식된 윤활막을 판누스(pannus)라고 부른다. 초기에는 주로 기질금속단백분해효소를 분비하는 단핵세포와 섬유모세포들로 구성된 판누스가 연골을 침투하여 파괴하다가, 병이 진행하게 되면 세포로 구성되었던 판누스가 점차 아교질과 혈관층을 함유하는 섬유성 판누스로 대치된다.[7]

류마티스관절염의 발병 기전은 명확하게 밝혀져 있지는 않지만, 여러 연구들에 의하여 다양한 인자들이 관여하고 있다고 알려져 있다. 류마티스관절염에서 자가면역 반응을 일으키는 자가 항원은 아직 밝혀져 있지는 않지만 HLA-DR (human leukocyte antigen-DR; major histocompatibility complex class II, MHC class II) 대립유전자(allele)와 직접적인 연관이 있는 것으로 알려져 있는 만큼 MHC 분자에 의하여 항원을 표출하는 CD4 T세포가 발병기전에 관여하고 있을 것으로 추정된다. 윤활막에 존재하는 침윤세포 중에서 가장 두드러진 세포가 초기에 활성 항원을 표출하는 CD4 T세포이며, 그 외에도 B세포와 항체를 형성하는 형질세포가 윤활막의 염증 반응에 관여하는 것으로 알려져 있다. 병이 진행하게 되면, 면역글로불린과 자가항체인 류마티스유사인자(rheumatoid factor)가 윤활막 조직 내에서 면역복합체를 형성하여 염증반응에 관여하는 것으로 알려져 있다.

류마티스관절염에서 분비되는 사이토카인들은 T세포 이외에도 섬유모세포나 혈관 내피세포와 같은 윤활막 내의 여러 세포들에서 분비되어 윤활막 조직의 염증, 윤활액의 염증, 윤활막의 증식, 연골과 뼈의 파괴와 관절 외 장기에서의 반응 등에 관여하는 것으로 알려져 있다. 분비되는 사이토카인 중에는 염증반응을 억제하고 사이토카인의 활동을 방해하는 인자들이 분비되기도 하는데, 전환성장인자-β의 경우는 T세포 활동과 B세포 분화 등을 일으키는 윤활막염을 억제하는 역할을 한다. 정량적인 분석에 의하면 T세포가 분비하는 사이토카인(예를 들면, 인터루킨-2, 감마 인터페론)은 염증 반응을 일으키는 윤활막에서는 거의 분비되지 않으며, 그보다는 종양괴사인자-α (Tumor necrosis factor-α, TNF-α)와 인터루킨-1이 풍부하게 발견되는데, 이들 사이토카인들은 윤활막의 증식, 다른 사이토카인의 분비, 프로스타글란딘 생성 등에 중요한 역할을 하는

물질들로서 현재 임상에서는 이를 차단하는 종양괴사인자-α 길항제가 치료제로 개발되어 사용되고 있다. 실제 동물 실험을 통하여 종양괴사인자-α와 인터루킨-1이 윤활막염을 악화시키고 관절염을 유발한다는 것이 입증되었다.[7] 기질 금속단백분해효소는 관절에서 세포외 기질을 개조하고 파괴하는 데 관여하는 효소로서, 류마티스관절염의 경우 B형 윤활막 세포가 이 효소를 다량 생성하게 되는데, 연골과 뼈의 파괴에 중요한 역할을 하는 것으로 알려져 있다. 여러 가지 종류의 부착분자(adhesion molecule)가 류마티스관절염의 경우 발현되는데, 부착분자는 백혈구를 동원하거나 잔류시키는 것을 조절하는 분자들로서 조절력에 변화가 생기는 경우 류마티스관절염의 발병에 영향을 미칠 것으로 추측된다. 신생혈관의 생성은 관절염의 비교적 초기에 나타나는 조직학적 소견으로 윤활막에 산소와 영양분을 공급하는 기능을 담당하게 된다. 정상 조직에서는 이에 대한 자극과 억제가 잘 조절되어 거의 분화하지 않는 상태로 존재하다가 류마티스관절염이나 종양이 자라는 등의 병적인 상태에서 급격하게 분화하여 신생혈관을 생성하게 된다.

III. 위험인자

1. 골관절염

1) 유전적인 영향

골관절염의 발생 위험을 높이는 여러 인자 가운데 유전적인 영향의 경우 방사선학적으로 진단된 골관절염의 발생에 약 30~70% 정도 관여하고 있을 것으로 추정하고 있다. 특히 헤베르덴결절(Heberden's node), 부샤르결절(Bouchard's node) 및 여러 관절을 침범하는 골관절염의 경우 가족력이 질병의 발생에 중요하게 관여하고 있는 것으로 알려져 있다. 골관절염의 유전학적인 영향의 연구에서 대상이 되는 유전자는 IGF-1 유전자나 비타민 D 수용체 유전자 등이 있는데, 그 중에서도 제2형 풋아교질 유전자가 가장 주목을 받고 있다. 그 이유는 연골의 세포외 기질에 가장 풍부한 단백질인 제2형 아교질의 생성에 관여하는 제

2형 풋아교질 유전자의 변형이 골관절염 가족들에서 발견되었을 뿐만 아니라 비타민 D 수용체 발현에 관여하는 유전자와 유전자자리(locus)가 가까이 위치하고 있는 것으로 밝혀져 있기 때문이다. 최근에는 연골 내에서 그 수는 적지만 중요한 역할을 하고 있는 제9형 아교질 유전자가 여성 고관절 골관절염 가족에서 발견되었다는 보고가 있다.[8]

2) 인종

아직 명확하게 밝혀져 있지는 않으나, 흑인 여성에서 슬관절 골관절염의 유병률이 높으며, 백인의 경우 고관절 골관절염의 유병률이 아시아인이나 흑인보다 훨씬 높은 것으로 알려져 있다.[9]

3) 나이와 성별

나이는 골관절염의 발생에 중요하게 관여하는 인자로 알려져 있다. 40세 이상 여성에서, 남성의 경우에는 50세 이상에서 골관절염의 유병률이 현저하게 증가하며, 한 연구에서는 영상 검사로 진단 가능한 슬관절 골관절염이 63~70세에서는 27%이고, 80세 이상에서는 44%에 이른다고 보고하였다.[10] 그러나 분명한 것은 아무리 나이가 들어도 퇴행성 변화가 미미한 사람들도 분명히 있다는 것이다. 성별에 따른 차이는 손과 슬관절 골관절염은 여성에서 흔하고, 고관절의 경우에는 남성에서 흔한 것으로 알려져 있다.[11]

4) 비만

골관절염의 단일 위험인자 가운데 가장 잘 알려진 것은 비만이다. 슬관절 골관절염의 가장 중요한 원인은 바로 비만이며, 양측성인 경우에는 여성에서 더욱 연관이 있다. 비만과 관련이 있는 고지혈증, 당뇨, 고요산혈증(hyperuricemia) 등과의 연관성을 배제한 연구에서도 비만과 슬관절 골관절염과의 관련성은 명확한 것으로 보고되어 있다. 그러나 고관절의 경우에는 여러 연구에서 일관성이 떨어져 그 관련성이 불명확하지만, 양측성 고관절 골관절염의 경우에는 비만과 관련이 있다고 알려져 있다. 비만과 골관절염 간의 상관관계를 설명하는 이론으로는, 첫째 정상 체중에 비하여 비만에서는 관절면에 미치는 기계적 부하가 증가되어 연골 손상을 더욱 쉽게 유발할 수 있는 점, 두 번째는 비만과 골관절염에 동시에 관여할 수 있는 인자인 IGF

등과 같은 전신적인 원인이 교란변수로 작용하여 마치 비만이 직접 슬관절과 연관되어 있는 것으로 착각할 수 있다는 것이다.[8]

5) 대사(metabolism) 및 성호르몬

고혈당증은 슬관절염의 빈도와 질병의 정도를 증가시키는 인자로 알려져 있으며,[12] 고지혈증은 전신성의 골관절염과 독립적으로 연관되어 있다는 보고가 있다.[13] 그 외에도 비타민 D의 섭취나 혈중 농도가 낮은 경우 슬관절염의 진행 위험이 높다는 보고도 있다.[14] 골관절염은 일반적으로 남성에 비하여 여성에서 더욱 빈번하게 발생하며, 특히 폐경 이후에 발생률이 더욱 증가하는 것으로 알려져 있는데, 폐경 이후 에스트로겐을 복용하는 여성에서 골관절염의 유병률과 발생률이 감소한다는 보고가 있다. 그러나 다른 연구들에서는 이와 일치하지 않은 경우도 있는데, 에스트로겐이 골밀도에 영향을 주어 새로운 골관절염을 일으킬 가능성에 대하여 언급하기도 한다. 폐경이 시작되는 나이와 골관절염 발생과의 연관성은 비교적 분명하게 밝혀져 있다. 하지만, 굽이 높은 구두의 사용에 의해 슬관절의 내측과 슬개대퇴관절(patellofemoral joint)에 기계적 부하 증가로 슬관절 골관절염이 유발되는 것처럼 성호르몬과 전혀 관련이 없는 변수도 있어 골관절염과 성호르몬과의 연관성을 명확하게 결론내리기는 어렵다.

6) 관절 주변부위 근력

슬관절염에 의한 관절통으로 인하여 이차적으로 관절 주변부위의 근력이 약화될 수 있고, 한편 근력 약화가 관절의 손상을 초래할 수 있다.[15] 그런데 높은 악력(grip strength)을 가진 남성은 근위지절관절(proximal interphalangeal joint), 중수지절관절(metacarpophalangeal joint) 및 엄지손가락의 수근중수관절(carpometacarpal joint)에서, 여성에서는 중수지절관절에서 골관절염 발생 위험이 높다고 보고하였다.[16] 높은 악력으로 인해 수지관절에 부적절한 기계적 부하가 반복적으로 일어나 골관절염이 발생한 것으로 설명할 수 있다.

7) 관절 불안정성 및 손상

관절 주변부위 인대 등의 손상에 의한 관절 불안정성이 동반되어 있는 경우에는 관절면의 정렬이 틀어져서 골관절염의 원인이 되기도 하는데, 슬관절 골관절염이 유발되는 방법을 골관절염 동물모델 연구에서 사용하여 온 만큼 골관절염과 관절의 불안정성은 서로 연관되어 있다. 관절면을 침범하는 골절 등과 같은 심각한 손상의 경우에는 골관절염과의 연관성이 명확하게 밝혀져 있으며, 특히 고관절과 슬관절의 경우 이전에 손상이 있는 경우에서 골관절염이 발생할 위험이 더욱 높아진다고 알려져 있다.[17]

8) 직업 및 스포츠 활동

반복적인 관절부하(과사용) 또는 육체적 부담을 요하는 직업이 골관절염 발생의 위험이 될 것이다. 바닥을 칠하거나 목수처럼 장시간 무릎을 구부리는 직업, 계단을 자주 오르내리는 직업, 무거운 것을 들어야 하는 직업 등을 가진 경우 슬관절 골관절염의 위험성이 높고, 농부는 고관절 골관절염 위험이 높은 것으로 알려져 있다. 광부들에서는 슬관절과 척추관절 골관절염 발생이 높다고 한다. 조깅 등과 같은 가벼운 충격의 달리기의 경우 슬관절에서 연골하골의 경화와 골증식의 빈도가 높으나 임상적인 증상과는 무관하다는 보고가 있으며, 직업적인 운동선수의 경우에는 골관절염의 발생 빈도가 높다는 보고가 있다. 특히 마라톤 선수의 경우 고관절 골관절염 발생의 위험성이 높고, 축구선수의 경우에는 관절의 손상과 연관이 있을 것으로 알려져 있다.[8]

2. 류마티스관절염

1) 유전적 요인

류마티스관절염의 발병에 관여하는 중요한 두 가지 요인은 유전과 환경적 요소인데, 영국과 핀란드에서 쌍둥이를 대상으로 시행한 연구에서 류마티스관절염의 발생과 관련된 유전적 요소가 약 2/3이고, 그 외 환경적인 요소가 약 1/3을 차지하는 것으로 나타났다.

2) 성별 및 호르몬

류마티스관절염의 발생률이 여성에서 높다는 사실에 근거하여 오래전부터 여성호르몬이나 임신에 대하여 많은 연구가 진행되었다. 두 가지 인자 모두 그 영향이 제한적이나, 경구피임약과 관련하여 현재 복용 중이거나 예전에 복용한 경험이 있는 경우 비교적 상대위험도가 낮다는 보고들이 있다. 최근 50년간 여성에서 류마티스관절염의 발생이 감소한 원인도 경구피임약의 복용에 의한 것이라는 보고도 있으나, 대규모 추적 연구를 통하여 경구피임약이 류마티스관절염을 예방하기보다는 발생 시기를 늦추는 작용을 하는 것으로 결론 내렸다.

임신과의 연관성에 있어서 명확한 것은 임신기간에는 발병이 약 70% 정도 감소하지만 출산 이후에는 약 5배 증가하며, 이는 첫 번째 임신의 경우에 가장 높다는 사실이다. 이는 산후 모유 수유와 연관하여 분비되는 염증반응 전구 물질의 일종인 프로락틴과 일부 관련이 있을 수 있으나, 여러 번의 출산을 통하여 모유 수유를 지속적으로 시행한 여성에서는 발생률이 증가하지 않으므로 모유 수유 자체는 류마티스관절염 발병과는 무관하고 또 다른 교란변수가 작용하고 있을 가능성이 있다.

3) 사회경제적 수준과 음식

사회경제적 수준이 류마티스관절염과 관련이 있다는 연구가 있었으나, 다른 연구들을 통하여 사회경제적인 인자들은 발병과 직접적인 연관성은 없으나 발병에 대한 위험성에 얼마나 노출되었는지를 판단할 수 있는 지표가 될 수 있다. 음식과 류마티스관절염과의 연관성에 대하여 많은 연구가 진행되었는데 그 중 일부만 살펴보면, 과일과 비타민 C의 섭취가 낮은 경우 발병 위험성이 증가하고, β-크립토잰틴(β-cryptoxanthin)과 제아잰틴(zeaxanthin) 같은 항산화물질이나 오메가3을 함유한 생선을 섭취하는 경우 발병 위험성이 감소한다고 보고하였으나 명확한 결론을 내리지는 못하였다. 카페인의 섭취도 류마티스관절염과는 관련이 없는 것으로 알려져 있다.

4) 흡연

남성흡연자의 경우 비흡연자에 비하여 약 3배 정도 발생률이 증가하고, 흡연량이 많을수록 남녀 모두에서 위험도가 증가하며, 흡연을 중단한 경우 양성혈청반응 류마티스관절염의 위험도가 감소한다고 알려져 있다. 특히 류마티스관절염 초기에 흡연을 하는 경우 중증의 연골 침범, 류마티스결절 생성, 류마티스유사인자 등의 빈도가 증가한다고 알려졌다. 산모가 임신 중에 흡연을 하였을 경우 태어난 여자아이에서 소아 및 성인 염증성 다발성 관절염의

위험도가 증가하고, 흡연량과 비례관계를 보이지만, 남자아이에선 그 관련성이 분명하지 않았다.

5) 직업

남성 농부, 종이공장 노동자, 운송에 관련하는 사람들은 발병 위험성이 높으며, 실리카(silica)에 노출이 잦은 바위와 돌을 깨는 일을 하는 사람에서 발병 위험성이 높다고 알려져 있다.

6) 감염

환경적 요인에서 가장 각광받은 가설은 감염이 염증반응을 일으킨다는 것이며, 이에 대한 여러 조건을 충족하고 여러 연구를 통하여 지속적으로 증거가 제시되는 감염원으로서 엡스타인바 바이러스(Epstein-Barr virus, EBV)가 잘 알려져 있다.[18]

IV. 임상 증상

1. 골관절염

관절염의 가장 흔한 증상으로 통증, 뻣뻣함 및 강직(stiffness), 부어오름(swelling), 마찰음(crackling sounds) 등이 있다. 휴식에 의하여 완화되고 활동에 의하여 악화되는 특징을 가지고 있으며, 활동을 시작 후 수분 이내에 통증이 발생하는 데 활동을 중단하고 난 뒤에도 수 시간동안 통증이 지속될 수도 있다. 통증의 정도는 병의 진행 정도에 따라 차이가 있지만, 대개의 경우 경도 내지 중등도이며, 병이 진행된 경우 휴식 또는 야간에도 통증을 호소하기도 한다. 야간에 호소하는 통증은 경도의 골관절염 일지라도 수 시간동안 관절을 사용한 경우, 병이 진행하여 그 정도가 심각한 경우, 관절 내에 염증이 동반된 경우를 생각해 보아야 한다.

통증을 일으킬 수 있는 구조물은 윤활막, 관절낭, 관절 주변부위 인대 및 근육, 골막(periosteum), 연골하골 등이다. 그러므로 골관절염에서 발생하는 통증은 주로 윤활막에서 발생한 염증, 연골하골의 충혈에 의한 골 내압의 증

가, 골증식에 의하여 골막에 분포한 신경이 자극받는 경우, 인대가 늘어나거나, 관절낭에 염증이 발생하여 관절낭 속의 압력 증가로 인하여 관절낭을 자극하는 경우, 근육 연축 등에 의하여 발생하게 된다. 골관절염에서 관절 내에 발생하는 염증의 경우 병인과의 연관성이 직접적으로 밝혀져 있지는 않지만 갑자기 발생한 관절통, 야간에 통증이 지속되는 경우, 적어도 30분 이상의 조조강직(morning stiffness) 등의 증상이 발생하는 경우에는 염증에 의한 통증을 고려해 볼 수 있다.[19] 연골은 신경이 분포하지 않는 구조물로써 통증과 무관한 구조물이라 할 수 있다. 골관절염의 경우 신경 성장 인자(nerve growth factor)나 사이토카인 등에 의해 말초신경, 척수 및 중추신경이 감작되어 정상적인 자극에서도 통증을 호소할 수 있다. 골관절염에서 발생하는 통증은 침범된 관절의 구조적인 변형 외에 말초 및 중추성 통증의 기전이 관여한다. 또한, 성별, 문화적, 심리사회적 요인 등에 대한 개인 간의 차이에 영향을 받는 복합적인 요소들과 연관되어 있다. 실제 통증의 정도가 심각한 경우 골관절염의 영상 진단에 의한 정도와 일치하는 경우도 있으나, 대개의 경우는 그렇지 않기 때문에 통증의 정도만을 가지고 병의 진행이나 치료효과를 판단하기는 어려움이 있다.

관절강직은 골관절염의 흔한 증상이기는 하지만 대개는 통증과 연관되어 발생하며, 휴식 후 활동을 시작할 때만 느끼게 되고, 시간은 대개 30분을 넘기지 않는다. 지속시간이 30분 이상일 경우 관절 내에 염증이 동반되었을 가능성을 염두에 두어야 하며, 1시간 이상인 경우에는 류마티스관절염을 의심해 보아야 한다. 침범된 관절을 만졌을 때 압통이 있는 경우가 있는데 이는 대개 아침에 일어나서 걷고 난 뒤 발생하며, 10분 이내에 압통은 사라지게 된다. 장시간 관절을 움직이지 않은 경우에도 압통은 발생할 수 있으나 30분 이상 지속되는 압통의 경우에는 염증성 류마티스관절염을 의심해 보아야 한다.[19]

진찰에서 침범된 관절의 관절가동범위가 감소될 수 있는데, 고관절에서는 내회전, 견관절에서는 외회전, 슬관절에서는 주로 굴곡이 감소되는 경우가 흔하다. 골관절염이 진행된 경우 관절의 부어오름이나 마찰음이 발생할 수 있으며, 관절 변형이 동반된 경우에는 관절낭이나 인대 등의 관절 주변부위가 파괴되어 침범되었기 때문이다. 이와 같은 관절 변형은 주로 슬관절에서 내반(varus) 변형과 같이

관절면의 정렬이 틀어진 경우, 관절의 불안정성, 다리의 단축에 의하여 발생한다.[24] 관절 삼출액으로 인하여 관절이 부어오른 경우 윤활막의 염증을 의심할 수 있는데, 이때 관절 천자에 의한 삼출액은 점성이 높고, 세포수가 적으며, 결정체가 관찰되지 않는다.

골관절염은 주로 손가락, 무릎, 고관절, 척추 등을 침범하는데, 주관절, 손목관절, 발목관절은 골관절염이 잘 발생하지 않는 관절이다. 골관절염이 잘 발생하지 않는 관절에 증상이 있으면 외상, 선천성 기형, 전신 질환, 결정체 질환 등을 의심해 보아야 한다. 침범되는 관절별로 살펴보면, 손관절은 가장 흔히 침범되는 관절로서 원위지절관절의 골관절염에 의한 종창을 헤베르덴 결절(Heberden's node), 근위지절관절의 종창은 부샤르결절(Bouchard's node)라고 하며, 엄지손가락의 수근중수(carpometacarpal)관절도 비교적 흔하게 침범된다. 발에서는 엄지발가락의 중족지절(metatarsophalangeal)관절이 흔하게 침범되며, 흔히 족무지건막류(bunion)가 발생한다.

무릎에서는 골증식의 형성, 윤활액 삼출, 마찰음, 관절가동범위 감소, 보행 시 통증 등이 나타나는데, 특히 계단 오르내리기가 어려우며, 질병이 진행하면서 관절면 정렬의 틀어짐에 의하여 내반슬 및 외반슬을 동반하고, 무릎 후면이 종창되는 베이커낭종(Baker's cyst)이 발생하기도 한다. 무릎에서는 슬개대퇴관절 및 대퇴경골관절 모두 침범될 수 있고, 대퇴경골관절에서 발생한 골관절염의 경우 대개 양측성으로 발생하며 10분 이내에 사라지는 조조강직이 종종 동반된다. 내측 연골의 소실로 인하여 내반슬 변형이 외반슬에 비하여 더욱 흔하게 발생한다. 고령 환자에서 관절 종창과 마찰음이 흔하게 발생한다.

고관절에서는 골관절염으로 인하여 보행을 할 때나 고관절 내회전 및 굴곡 시에 고관절 내측 서혜부에 주로 통증이 발생하지만, 요천추골 지역에서 발생한 통증이 전이되어 엉덩이 통증을 느끼게 하므로 고관절의 이상으로 오인되기도 하며, 고관절의 이상에 의하여 발생한 통증이 무릎으로 전이되어 슬관절의 이상으로 오인되기도 한다. 대전자부 윤활낭염(greater trochanteric bursitis)에 의한 통증과의 감별이 중요한데, 윤활낭염에 의한 통증은 주로 고관절 외측에서 느껴지고 관절가동범위 소실은 없는 반면에, 고관절 골관절염에 의한 통증은 주로 고관절 내측에서 느껴지고 관절가동범위의 소실을 동반한다.

척추 침범은 제 5번 경추, 제 8번 흉추, 제 3번 요추에서 가장 흔한데, 이는 이 부위에서 척추의 굴곡성이 가장 크기 때문이다. 척추 후관절(facet joint)에 발생하는 골증식은 척추관협착증을 일으킬 수 있으며, 골관절염이 심한 경우 요추 제 4, 5번에서 척추전방전위증(spondylolisthesis)이 발생하기도 한다.

어깨는 경미한 불편감에서부터 심한 관절 파괴까지 다양한 증상을 나타낼 수 있는데 견봉쇄골관절(acromioclavicular joint)이 침범되면 막연한 어깨 통증이 발생하고, 견봉쇄골관절 하부로 골증식이 자라나면 인접한 회전근개의 파열이나 인대질환을 유발할 수 있다.

2. 류마티스관절염

1) 관절 증상

류마티스관절염 환자의 2/3에서 수 주 내지 수개월에 걸쳐서 서서히 발병하게 되는데, 대개의 경우 피곤, 전신 위약, 미만성의 근골격계 통증 등의 전신성 또는 관절 증상을 호소하며, 병의 초기에는 주로 비대칭적인 관절 침범을 호소하기도 한다. 조조강직이 통증을 선행할 수 있으며, 강직은 주로 관절을 장시간 활동하지 않고 있다가 다시 움직이려 할 때 발생한다. 류마티스관절염에서는 조조강직이 1시간 이상 지속되는 특징을 보이지만 비염증성 관절염의 경우에도 비슷한 특징을 보일 수 있으므로 반드시 감별하여야 한다. 열이 발생할 수 있으나 대개는 38℃를 넘지 않으며, 그 이상의 고열이 발생할 경우 감염 등을 의심해 보아야 한다. 류마티스관절염 환자의 약 1/10에서 며칠 내에 급성으로 발병하여 빠르게 다발성 관절염 소견을 보이게 되므로, 패혈증이나 혈관염 등과의 감별이 반드시 필요하다. 환자의 약 1/3에서 침범하는 관절의 수가 적거나 비대칭적인데 반하여 대부분의 경우 대칭적 침범을 하게 된다. 초기에 가장 흔하게 침범되는 관절은 중수지절관절, 근위지절관절, 중족지절관절, 그리고 손목관절이다. 대개의 경우 비교적 작은 관절을 침범한 이후에 큰 관절을 침범하게 된다. 발병 연령이 60세 이상인 경우 발병 당시에 피하결절이나 류마티스유사인자가 발견되지 않으며, 비교적 젊은 나이에 발병한 환자에 비하여 양성의 임상 경과를 거치게 되는데, 높은 역가의 류마티스유사인자를 보일 경우 보

다 중증으로 진행할 수 있다.

(1) 경추부 관절

류마티스관절염이 주로 윤활막관절을 침범하는 데 반하여 비교적 흔하게 윤활막관절이 아닌 경추부 관절을 침범하게 되는데, 그 중 가장 심각한 후유증을 남길 수 있는 것이 환축관절(atlantoaxial joint)이다. 환축관절에서 아탈구(subluxation)가 발생하는 방향은 첫째, 가장 흔하게 발생하는 것으로서 윤활막 증식에 의한 인대의 이완으로 인하여 환추골이 전방으로 움직일 수 있으며, 둘째 제2 경추의 치아돌기(odontoid process) 골절에 의하여 환추골이 후방으로 전이될 수 있으며, 셋째 외측 환축관절의 파괴로 인하여 상하로 탈구가 일어나는 것으로 가장 흔하지 않다. 경추부의 부분탈구에 의하여 초기에 발생하는 가장 흔한 증상은 후두부로 전이되는 방사통이며, 드물게 척수를 압박하게 되면 사지마비로 진행할 수 있다. 진찰 소견으로는 경추 전만이 소실되고, 수동 관절가동범위가 감소하게 된다. 경추를 굴곡하고 측면에서 촬영한 영상 검사에서 치아돌기와 환추골 사이의 거리가 4 ㎜ 이상인 경우 의심할 수 있다. 부분탈구 정도가 크다고 해서 반드시 신경학적인 결손을 보이지는 않으나 일단 척수를 압박하게 되면 1년 내 사망률이 50%에 이른다. 이 환자들은 가벼운 낙상, 편타손상, 기관 삽입 후 전신마취 상태에서 척수 압박이 발생할 가능성이 매우 크기 때문에 반드시 주의가 필요하다. 경추의 안정성을 고려하여 반드시 경추부 보조기를 처방하고 신경학적 결손에 의한 증상이 진행하는 경우 수술적 치료를 고려해야 한다.

(2) 악관절

류마티스관절염에서 악관절은 흔하게 침범되며, 진찰에서 관절 주변으로 압통이나 마찰음을 관찰할 수 있고, 갑작스러운 통증과 함께 입을 다물지 못하는 경우에는 관절 내 스테로이드 주사 요법이 도움이 될 수도 있다. 악관절 질환은 류마티스관절염과 관련이 없이도 흔하게 발생하는 질환으로 CT나 MRI에서 아래턱 관절돌기(mandibular condyle)의 미란성 병변이나 낭(cyst)을 관찰하는 것이 유일한 특이적 소견이다.

(3) 견관절

어깨에서는 류마티스관절염에 의하여 대개 윤활막, 주변의 윤활낭(bursa), 근육, 회전근개, 쇄골 원위부 등이 함께 침범되며, 회전근개의 침범이 견관절 장애의 가장 중요한 원인으로 알려져 있다. 환자의 45%에서 회전근개 이상이 관찰된다는 보고가 있으며, 류마티스관절염이 없는 회전근개 힘줄염(tendinitis)에서는 초음파 검사에서 인대의 가늘어짐이나 석회화 등이 주로 인대에 국한되어 나타나는데, 류마티스관절염에서는 인대의 이상 소견과 함께 윤활낭 및 견관절 삼출 소견이 더 많이 관찰된다는 보고가 있다. 회전근개의 기능이 약화되면서 심한 통증과 함께 견관절의 가동범위가 제한되기도 하고 상완골이 상방으로 탈구되는 경우도 있다. 어깨의 앞부분에 종창이 있는 경우 견관절의 염증보다는 견봉하 윤활낭(subacromial bursa)의 염증에 의한 경우가 더 많으며, 윤활낭염에 의한 통증이 있는 경우는 관절이나 회전근개 염증의 경우와는 달리 관절가동범위 소실은 대개 심하지 않다.

(3) 주관절

류마티스관절염에서 팔꿈치를 흔하게 침범하지만 안정적인 경첩관절로 이루어져 있어서 극심한 통증을 호소하는 경우는 비교적 드물다. 초기 증상은 팔꿈치를 완전하게 신전하지 못하는 경우가 대부분이며, 병이 진행하여 팔꿈치에서 외측 안정성이 사라지게 되면 중증의 관절 장애가 발생할 수 있다.

(4) 손목관절과 손관절

초기에는 신전근의 인대막에 염증이 발생하면서 손목의 손등 쪽으로 부어오르는 것이 비교적 흔한 증상이며, 척측수근신근(extensor carpi ulnaris)과 지신근(extensor digitorum)의 인대가 함께 침범되며, 드물게 결절종(ganglion) 모양으로 발생하기도 한다. 경수근골(transcarpal)인대가 두꺼워져 정중 신경을 압박하는 경우 손목터널(carpal tunnel) 증후군이 발생하고, 병이 진행하면서 윤활막과 손목 주변 인대의 파괴가 발생하면 자척측수근신근이 약화되고, 손목이 요골방향으로, 근위부 손목뼈는 척골방향으로, 원위부는 요골방향으로 편위(deviation)되어 "지그재그 변형"이 나타나게 된다.

초기에는 비교적 중수지절관절이 유지되나 병이 진행하면서 부분탈구가 발생하고 나중에는 손가락이 덜렁덜렁하게 된다. 지절관절에서 비교적 흔한 관절 변형으로는 백조목(swan-neck) 변형과 단추구멍(Boutonniere) 변형이 있다. 손에서는 악력을 측정함으로써 손관절 침범의 정도를 비교적 객관적으로 평가할 수 있다. 손을 침범한 류마티스관절염의 가장 심각한 결과는 골 흡수(resorption)에 의한 관절병증이 발생하는 경우로서 연골면에서 골 흡수가 시작되어 침범되는 손가락의 골간(diaphysis)으로 진행하여 손가락이 점점 짧아지면서 손가락 표면에 과다한 피부 주름이 발생하고 손가락에서 망원경 모양의 단축이 진행하게 된다. 손에 흔하게 발생하는 류마티스관절염 소견 가운데 하나는 굴근건초(flexor tendon sheath)에 발생하는 건초염인데, 손 위약의 중요한 원인이기도 하다. 이것은 흔히 손가락의 손바닥 쪽에 관절 마디 사이로 살이 불룩하게 부어오르는 증상을 나타내기도 하는데, 이와 같이 건초에 건초염이나 류마티스결절 등이 발생하여 손가락을 굽히고 펼 때마다 마찰음과 함께 통증이 유발되는 경우 방아쇠 수지(trigger finger)라고 부른다. 또한 엄지손가락의 신전근에 건초염이 발생하는 경우 드퀘르뱅병(de Quervain disease)이라 부른다.

(5) 고관절

고관절은 소아 류마티스관절염에서는 흔하지만 성인의 경우에는 비교적 드물다. 내회전 제한과 방사선학적 소견이 가장 잘 연관되어 있으며, 서혜부 안쪽에 통증을 호소하지 않고 외측에 통증을 호소하는 경우에는 대개 대전자부 윤활낭염을 시사하는 소견이다.

(6) 슬관절

초기에는 대퇴사두근(quadriceps femoris)의 위축과 무릎을 완전히 펼 수 없는 증상이 흔하며, 외반슬과 내반슬이 동반되어 있는 경우가 흔하다. 병이 진행하면서 슬관절의 후방으로 종창이 관찰되는 경우가 있는데, 이것을 베이커낭종(Baker cyst)라고 한다. 이는 슬관절 내압의 상승으로 인하여 후방으로 이동한 윤활액이 관절 내로 다시 들어오지 못하고 후방에 계속 고이면서 발생하는 것으로 종종 압력이 급상승하면서 장딴지로 터져 나와 심한 종창과 압통을 동반할 수 있는데, 흔히 심부 정맥 혈전증과 혼동되기도 한다.

(7) 발 및 발목관절

발목관절은 류마티스관절염의 정도가 심하지 않은 경우에는 거의 침범되지 않으며, 빠르게 진행하는 중증의 경우 침범되는 관절이다. 발목관절이 침범되면 흔하게 복사뼈의 앞뒤로 종창이 발생하게 된다. 발목관절의 안정성은 대부분 주변 뼈에 강하게 고정되어 있는 인대에 의한 것인데 병이 진행하여 관절 불안정성이 증가하면 발이 회내와 외번변형을 일으킨다. 아킬레스힘줄에 류마티스결절이 발생하여 자연적으로 파열되기도 한다. 거골하(subtalar)관절은 발목에서 외번과 내반이 일어나는 관절로서, 병이 진행하면서 거골하관절에서 외번변형이 진행하는 경우 발의 중앙부에서 외측 부분탈구가 발생하여 흔들의자바닥(rocker-bottom) 변형이 발생하기도 한다. 발관절에 발생하는 류마티스관절염은 아주 흔하여 환자의 1/3 이상에서 침범되는데 특히 중족지절(metatarsophalangeal)관절에 자주 발생하며 보행주기 가운데 진출기에 주로 통증이 유발된다. 중족골두(metatarsal head)가 하방으로 부분탈구되면서 발가락이 위로 들리는 콕업(cock-up) 변형이 발생하게 된다. 엄지발가락의 외반변형이 진행되면서 두 번째, 세 번째 발가락의 중족골두가 순차적으로 부분탈구되고, 콕업 변형된 발가락들이 엄지발가락 위로 올라타는 겹치기(overlap) 변형이 발생하기도 한다.

2) 관절 외 증상

관절 외 증상은 대개 류마티스유사인자의 역가가 높은 경우에 발생하게 된다.

(1) 류마티스결절

류마티스결절은 환자의 20~30%에서 발생하며, 대개 관절 주변부위, 관절의 신전면, 기계적 압력을 많이 받는 부위에서 흔하게 발생하지만, 흉막이나 수막(meninges)을 포함한 인체의 어떤 부위에도 발생할 수 있다. 흔하게 발생하는 곳은 근위부 척골, 뒤꿈치, 뒤통수, 주두 윤활낭(olecranon bursa) 등이고, 그 크기와 굳기(consistency)가 다양하며 거의 증상을 유발하지 않는다. 조직학적으로 류마티스결절은 그 중심부에 괴사된 물질이 있고, 그 둘레로 HLA-DR 항원을 표출하는 대식세포가 둘러싸고 있으며, 가장 바깥쪽에는 육아조직이 둘러싸고 있다. 때때로 관절의 염증 정도와 류마티스결절의 진행 정도가 서로 일치하지 않는 경우도 있는데, 메토트렉세이트(methotrexate)로 치료하는 경우 관절의 염증은 해소되지만 오히려 류마티스결절은 증가하기도 한다.

(2) 근 위약

발병 수 주 내에 발생하기도 하며 침범된 관절주변부위 근육에서 더욱 두드러지게 나타난다. 근육 생검에서는 주로 2형 섬유의 위축과 근섬유 괴사가 관찰되며 단핵세포의 침윤이 있을 수도 있다.

(3) 류마티스 혈관염

거의 대부분의 장기를 침범할 수 있으며, 중증의 류마티스관절염이나 류마티스유사인자의 역가가 높은 경우에 발생하게 된다. 혈관염에 의하여 다발성 말초신경염, 다발성 단신경염(mononeuritis multiplex), 피부궤양, 피부괴사, 말단부 괴저 등을 일으킬 수 있으며, 비교적 제한된 부위에 발생하는 경우가 더욱 흔하다. 신장을 침범하는 경우는 비교적 드물며, 보통 10년 이상 관절염을 앓은 환자에서 나타난다.

(4) 폐질환

남자에서 더욱 흔하며, 흉막질환, 간질성(interstitial) 폐질환, 흉막과 폐실질의 결절, 폐렴 등이 발생하게 된다. 폐실질에 결절이 발생되는 경우 대부분 무증상이며, 류마티스유사인자가 양성이면서 관절염이 심하고 다른 부위에도 류마티스결절이 있는 경우가 많다. 류마티스관절염 환자에서 폐실질이 침범되는 경우 종양, 결핵, 진균 감염 들을 생각해야 한다.

(5) 심장질환

임상적으로 분명하게 나타나는 심장질환은 흔하지 않으나, 부검의 약 50%에서 무증상 심장막염(pericarditis)이 관찰된다. 일반적으로 류마티스유사인자가 양성인 활동성 관절염에서 많이 나타나고 급성 류마티스 심장막염의 예후는 비교적 좋은 편이어서 스테로이드나 비스테로이드성 소염제에 잘 반응하는 질환이다.

(6) 신경계 질환

류마티스관절염에서 직접적으로 중추신경을 침범하는 경우는 없으며, 혈관염을 통한 말초신경염, 정중 환축관절의 부분 탈구로 인한 척수손상, 증식된 윤활막과 관절 변형에 의하여 발생되는 말초신경의 포착증후군 등을 일으킨다.

(7) 눈 질환

눈은 1% 미만의 환자에서 침범되며, 병의 이환기간이 길거나 류마티스결절이 있는 환자에서 발생하게 된다. 류마티스관절염에 의하여 눈에 발생되는 중요한 질환은 비교적 그 정도가 경하고 일시적인 상공막염(episcleritis)과 눈의 좀 더 깊은 층에서 심각한 염증을 일으키는 공막염(scleritis)이 있다.

(8) 펠티(Felty) 증후군

류마티스관절염을 오래동안 앓은 환자에서 흔한 질환군으로 관절염, 비장비대(splenomegaly), 호중성백혈구감소증(neutropenia), 빈혈, 혈소판감소증 등이 동반되는 질환이다.

(9) 골다공증

류마티스관절염에 흔하게 발생하며 치료를 위한 글루코코르티코이드에 의하여 더욱 악화되기도 한다.

V. 진단

1. 골관절염

골관절염 진단에 특이한 진찰 소견이나 검사실 소견은 없으며, 가장 유용한 것은 영상의학 검사이지만, 증상과 영상의학 진단 사이에도 상관성이 떨어지는 경우가 있어서 진단을 위해서는 환자의 연령, 병력, 진찰 소견, 영상 검사 등을 종합한 전반적인 임상 양상을 고려하여야 한다. 표준화된 진단 기준으로는 1986년 미국류마티스학회에서 제정한 기준이 널리 알려져 있다(표 46-3, 4, 5). 특징적인 영상 소견으로서는 비대칭적인 관절 간격의 감소, 연골하골의 경화, 골증식 형성, 연골하골 주위의 낭, 관절면 모양의 변화 등이다. 영상의학적으로 질병의 정도를 측정하기 위해 가장 많이 사용되고 있는 Kellgren-Lawrence 방법이 유용하다(표 46-6). MRI는 연골의 소실과 연골하골 이상

등을 관찰할 수 있는데, 무엇보다도 뼈나 윤활막의 염증소견을 잘 관찰할 수 있어서 박리뼈연골염(osteochondritis dissecans)이나 무혈성괴사와의 감별에 유용하다. 초음파촬영술은 관절의 종창과 윤활막염을 쉽게 관찰할 수 있으나, 연골의 이상을 관찰하기에는 부정확한 검사방법이다. 관절경을 통하여 연골과 윤활막의 이상 소견이나 골증식을 확인할 수 있다.

골관절염의 진단에 있어서 검사실 검사의 역할은 확진보다는 골관절염의 진단이 불분명할 때, 이차성 골관절염의 여부와 원인을 밝히는데 도움을 주는 것이다. 일차성 골관절염의 경우 적혈구침강반응, 일반화학검사, 전

표 46-3 | 슬관절 골관절염의 진단(미국 류마티스학회 분류기준)

임상 및 검사실 기준
무릎 통증 외에 아래 9개 항 중 5개 항이 포함될 것
1. 50세 이상 2. 조조강직 30분 미만 3. 마찰음 4. 골 압통 5. 골 비대 6. 열감 부재 7. 혈침 속도 40 mm/hr 미만 8. 류마티스인자 음성(<1:40) 9. 골관절염에 합당한 윤활액 　(맑은 색조, 정상 점성, 백혈구수 2,000/㎣ 이하)
민감도: 92%, 특이도: 75%

임상 및 방사선 기준
무릎 통증과 골증식(osteophyte) 외에 아래 3개 항 중 1개 항이 포함될 것
1. 50세 이상 2. 조조강직 30분 미만 3. 마찰음
민감도: 91%, 특이도: 86%

임상 기준
무릎 통증 외에 아래 6개 항 중 3개 항이 포함될 것
1. 50세 이상 2. 조조강직 30분 미만 3. 마찰음 4. 골 압통 5. 골 비대 6. 열감 부재
민감도: 95%, 특이도: 69%

임상 기준에서 6개 항 중 4개 항이 포함되면, 민감도 84%, 특이도 89%로 대체된다.

표 46-4 │ 수부 골관절염의 진단(미국 류마티스학회 분류기준. 좌측은 1986년 기준이고, 우측은 1990년 발표된 특이도를 높이는 방법임)

수부 통증 또는 강직 외에 아래 4개 항 중 3개 항이 포함될 것
1. 10개의 선택관절 중 2개 이상에서 경조직(hard tissue) 비대
2. 2개 이상의 DIP 관절의 경조직 비대
3. 3개 미만의 부은 MCP 관절
4. 10개의 관절 중 1개 이상의 변형

민감도: 94%, 특이도: 87%

1, 2, 3항이 반드시 포함되고; 4a항 또는 4b항이 포함될 것
1. 수부 통증 또는 강직
2. 경조직비대는 10개의 선택관절 중 2개 이상
3. 부은 MCP 관절은 3개 미만
4a. DIP 관절의 경조직 비대는 2개 이상
4b. 10개의 선택관절 중 2개 이상의 변형

민감도: 92%, 특이도: 98%

10개의 선택관절은 양측 제1 CMC, 제2 및 제3 DIP와 PIP관절. CMC; carpometacarpal, DIP; distal interphalangeal, PIP; proximal interphalangeal, MCP; matacarpophalangeal

표 46-5 │ 고관절 골관절염의 진단(미국 류마티스학회 분류기준)

고관절 통증 외에 아래 3개 항 중 2개 항이 포함될 것
1. 혈침 속도 20 mm/hr 미만
2. 방사선 소견에서 골증식(femoral or acetabular osteophyte)
3. 방사선 소견에서 관절강 협착(superior, axial and/or medial)

민감도: 89%, 특이도: 91%

표 46-6 │ 골관절염의 Kellgren-Lawrence 등급 체계

골관절염의 방사선 소견
1. 관절 가장자리나 경골극(tibial spine)에 골증식(osteophyte) 형성
2. 관절주위 소골(ossicles): 주로 원위 및 근위 지절관절에서 발견됨
3. 연골하골의 경화를 동반한 관절연골의 좁아짐(narrowing)
4. 연골하골에 위치한 경화벽을 가진 작은 위낭(pseudocystic)
5. 골단의 변형, 특히 대퇴골두

상기 변화를 숫자로 등급화	
0 없음	골관절염 소견 없음
1 의심되는	미세한 골증식, 불확실한 관절간격 좁아짐
2 경미한	뚜렷한 골증식, 관절 간격은 좁아질 수도 있음
3 중등도의	중등도의 다발성 골증식, 뚜렷한 관절 간격 좁아짐, 일부 경화
4 중증의	커다란 골증식, 관절 간격의 심한 좁아짐, 심한 경화, 골단의 변형

체혈구검사 및 요검사는 모두 정상이지만 간기능검사 및 크레아티닌 등을 포함하여 만성질환을 가지고 있는 고령 환자에서 비스테로이드성소염제 등을 사용하기 전에 시행을 고려해볼만한 검사이다. 골관절염의 경우 윤활액 분석 검사에서 단핵세포가 우세한 경도의 백혈구증가증(백혈구수<2000/μL) 소견을 보이는데, 이를 통하여 결정체에 의한 염증성 관절염이나 감염에 의한 관절염 등을 감별할 수 있다(표 46-7).

2. 류마티스관절염

류마티스관절염을 진단하기 위해서는 반드시 충분한 병력 청취, 진찰, 검사실 검사, 방사선학적 검사를 시행하고 의심이 되는 진단을 한 가지씩 배제한 후에 종합적으로 결론 내려야 한다. 단순한 윤활막염을 류마티스관절염으로 오진해서도 안 되지만 조기 치료가 장기적인 예후에 매우 중요한 만큼 적어도 윤활막염이 발생하고 2개월 이내에 신중하고 정확하게 진단을 내리도록 해야 한다. 1987년 ACR (American College of Rheumatology, formerly the American Rheumatism Association)에서 만든 이전의 진단기준이 널리 사용되었으나 이 기준의 원래 목적인 다른 류마티스 질환과 류마티스관절염을 구별하려는 특성 때문에 질환 초기의 류마티스 환자를 진단하는데 제한이 있었다. 그래서 2010년 ACR/EULAR (American College of Rheumatology/European League Against Rheumatism)에서 진단기준을 제시하였다(표 46-8).[19] 검사실 검사 가운데 류마티스관절염에 특이한 검사는 따로 존재하지 않는다. 이중 류마티스유사인자는 감마면역글로불린의 Fc 부분에 대한 자가 항체로서 질병이 있는 환자의 2/3 이상에서 관찰되지만, 건강한 사람의 5%, 65세 이상에서는 약 10~20%에서 양성 반응을 보인다. 또한 류마티스관절염과 관계없이 류마티스유사인자에 양성을 보이는 질환으로는 전신홍반루푸스(systemic lupus erythematosus), 만성 간질환, 간질성 폐섬유증(interstitial pulmonary fibrosis), B형 간염, 결핵, 매독, 나병, 말라리아 등이 있다.

이와 같이 류마티스관절염과 관계없이 양성을 보일 수 있는 경우가 많으므로 류마티스유사인자의 양성과 음성 여부를 가지고 진단의 기초로 삼아서는 안 될 뿐만 아니

표 46-7 │ 류마티스관절염과 골관절염의 감별

	류마티스관절염	골관절염
처음 침범되는 곳	윤활막	연골
발병 연령	모든 연령	주로 중년 이후
침범 관절	비교적 작은 관절에 대칭적으로 침범	큰 관절에 비대칭적으로 침범
지리적 분포	주로 온대 기후	기후와는 무관
응집 혈액 검사	80%에서 양성 반응	정확하게 양성으로 나타나지는 않음
피부 변화	차고 끈적끈적	특징적 변화 없음
피하 결절	15~20%에서 보임	없음
혈침 속도	대개 증가	정상이거나 약간 증가

표 46-8 │ 류마티스관절염의 진단기준(2010, American College of Rheumatology/European League Against Rheumatism, ACR/EULAR)

	점수
대상 집단(누구를 검사하는가?): 환자는	
1) 최소한 1개 관절은 뚜렷한 임상적 윤활막염(swelling)이 있음	
2) 다른 질병으로는 더 잘 설명되지 않는 윤활막염	
류마티스관절염(RA) 진단 기준(점수 기반 알고리듬: A-D 범주의 점수); 10점중 6점 이상이면 뚜렷한 RA로 진단함.	10
A. 관절 침범; 붓거나 압통이 있는 관절이며, 영상으로 확인 가능해야 하며, DIP, 1st CMC, 1st MTP 관절들은 평가에서 제외됨.	
1개 대관절(견관절, 주관절, 고관절, 슬관절, 발목관절)	0
2~10개 대관절	1
1~3개 소관절(MCP, PIP, 2nd-5th MTP, thumb IP, wrist)	2
4~10개 소관절(대관절 침범 동반 유무와 무관)	3
10개 초과 관절(최소한 1개의 소관절)	5
B. 혈청학(분류를 위해 최소 1개 검사 결과가 필요함)	
RF와 ACPA (= anti-CCP) 둘다 음성(정상)	0
RF 또는 ACPA (= anti-CCP) 저양성(정상치 상한선의 3배 이하)	2
RF 또는 ACP A(= anti-CCP) 고양성(정상치 상한선의 3배 초과)	3
C. 급성 염증반응(분류를 위해 최소 1개 검사 결과가 필요함)	
CRP와 ESR 둘다 정상	0
CRP 또는 ESR 비정상	1
D. 증상(윤활막염의 증상/징후인 통증, 붓기, 압통) 지속기간	
6주 미만	0
6주 이상	1

라, 류마티스관절염 환자 가운데 류마티스유사인자가 음성인 환자가 1/3에서 존재하므로 선별검사에 사용해서도 안 된다. 류마티스유사인자의 역가가 높은 경우 질환의 정도가 심한 경우가 많아서 예후를 판정하는 데 다소 도움이 될 수 있으나, 개개인의 환자에서 류마티스유사인자를 반복하여 측정하는 것은 질병의 경과를 보는데 의미가 없으므로 한번 양성으로 판정된 환자에서 추적 검사를 할 필요는 없다. 그러나 병의 초기에 음성이었던 환자에서 병이 진행하면서 양성으로 나타나는 경우도 있으므로, 진단이 애매하고 증상이 뚜렷하지 않으며 류마티스유사인자 음성이었던 환자에서 점점 관절 증상이 심해지고 병이 진행하는 경향을 보이는 환자에서는 한번쯤 더 확인해 볼 수는

있다. 증상 없이 류마티스유사인자가 양성으로 나오는 경우 그렇지 않은 경우에 비하여 류마티스관절염이 발생할 가능성이 높다고 보고되어 있으나, 류마티스유사인자 양성인 사람 중에서 극소수의 사람만이 병으로 발전하기 때문에 이 검사만으로는 진단적 의미가 없다고 할 수 있다.

활동성 류마티스관절염 환자에서 정상색소 정상적혈구 빈혈(normochromic normocytic anemia)과 혈소판증가증이 자주 관찰되며, 대개의 경우 백혈구 수치는 정상이지만 경도의 백혈구증가증을 보이기도 한다. 호산구증가증(eosinophillia)이 발견되는 경우 중증의 전신성 류마티스관절염을 시사하기도 한다. 적혈구침강반응은 활동성 류마티스관절염 환자의 대부분에서 증가되어 있고, 그 외에도 급성기 반응 물질인 세룰로플라스민(ceruloplasmin)과 C반응성 단백질(C-reactive protein, CRP)이 증가되어 있다. 이러한 것들은 모두 병의 활동도 및 진행성 관절 파괴와 연관되어 있어서 예후를 판단하는 데 도움을 줄 수 있다. 비록 특이도는 떨어지지만 관절에 종창이 동반된 경우 염증성 관절염 여부 및 다른 원인에 의한 관절염을 확인하기 위하여 윤활액 검사가 필요한데, 류마티스관절염의 경우 혼탁한 윤활액, 감소된 점성도, 상온에서 덩이(clot) 형성, 약간 감소하거나 정상인 당(glucose) 농도, 50% 이상의 다형핵백혈구 우세를 보이는 백혈구(5000~25000/㎣), 감소한 C2, C4 및 정상이거나 감소할 수 있는 C3, 결정체(crystal)가 보이지 않고 균 배양 시 음성 등의 소견들을 보이게 된다.[20] 비교적 초기에 시행하는 영상 검사는 진단에 큰 의미가 없으며, 영상의학적 소견만으로 류마티스관절염을 진단할 수 없다. 류마티스관절염이 있을 때 관찰되는 영상 소견은 호발 부위 관절의 대칭적 침범, 관절근접 골감소(juxtaarticular osteopenia), 관절면 주변부 골 미란, 관절 연골 소실에 의한 관절 간격의 좁아짐 등이 있다.

VI. 치료

1. 골관절염의 포괄적 관리 지침

골관절염의 포괄적 관리 지침은 비약물치료가 약물치료에 선행하며 약물치료도 비스테로이드성소염제(NSAIDs)가 아닌 순수 진통제부터 사용할 것을 권장하고 있다(표 46-9). 2000년 American College of Rheumatology에서 슬관절 골관절염의 치료에 권장하는 사항은 비약물치료와 약물치료로 나뉜다. 비약물치료에는 1) 환자 교육, 2) 자조관리 프로그램(즉, 관절염 재단의 자조관리 프로그램), 3) 개별화된 사회적 지지, 4) 만약 과체중이면 체중감량, 5) 에어로빅 운동프로그램, 6) 물리치료, 7) 관절가동범위운동, 8) 근력강화운동, 9) 보행 보조기, 10) 슬개골 테이핑, 11) 적절한 신발, 12) 내반슬을 위한 외측 쐐기 안창, 13) 보조기, 14) 작업치료, 15) 관절보호와 에너지 보존, 일상생활동작을 위한 보장구 등이 있다. 약물치료에는 경구용, 관절강내, 국소 도포용 등으로 나뉜다. 경구용 약물에는 1) 아세트아미노펜, 2) COX-2 선택적 억제제, 3) 비선택적 비스테로이드성소염제와 미소프로스톨(misoprostol) 또는 프로톤 펌프 억제제, 4) 비아세틸화 살리실산(nonacetylated salicylate), 5) 기타 순수 진통제(트라마돌, 아편유사제) 등이 있다. 관절강내 약물에는 1) 글루코코르티코이드와 2) 히알루론산이 있으며, 국소 도포제에는 1) 캡사이신(capsaicin)과 2) 메틸살리실산(methyl salicylate)이 있다.[21]

1) 슬관절 관절염의 치료지침

2003년 ESCISIT (EULAR Standing Committee for International Clinical Studies Including Therapeutics)의 특별대책위원회에서 근거중심과 권위자들의 의견을 토대로 만든 슬관절 골관절염의 치료에 권장하는 사항도 유사하다. 슬관절 골관절염의 최선의 치료는 비약물치료와 약물치료를 적절하게 배합하여야 하는데, (1) 무릎의 위험 요인(비만증, 나쁜 기계적인 요인, 육체적인 활동), (2) 일반적인 위험 요인(연령, 동반 질환, 여러 약물 복용), (3) 통증 강도의 정도와 장애, (4) 염증 징후(예를 들면, 관절 종창), (5) 구조적인 파손의 위치와 정도 등에 따라 치료가 달라져야 한다. 비약물치료에는 (1) 규칙적인 교육, (2) 운동, (3) 보장구(지팡이, 안창, 무릎 보조기), (4) 체중 감량 등이 있다. 약물치료에서 ① 파라세타몰(Paracetamol=acetaminophen)은 경도-중등도의 통증에 대하여 처음 투여해야 할 경구용 진통제이며, 성공한다면 장기 복용하게 되는 경구용 진통제이다. ② 국소 도포제(비스테로이드성소염제, 캡사이신)는 임상적으로 효과가 있고, 안전하다. ③ 비스테로이드성소염제는 파라

표 46-9 | 슬관절 골관절염의 포괄적 관리 지침

골관절염의 최선의 치료는 비약물치료와 약물치료를 적절하게 배합하여야 한다.1,2 아래 5가지 요인에 따라 치료가 달라져야 한다.2

① 무릎의 위험 요인(비만증, 나쁜 기계적인 요인, 육체적인 활동량)
② 일반적인 위험 요인(연령, 동반질환, 여러 약물 복용)
③ 통증 강도의 정도와 장애
④ 염증 징후(예를 들면, 관절 종창)
⑤ 구조적인 파손의 위치와 정도

1. 비약물치료
1.1. 규칙적인 환자 교육1,2
　1.1.1. 골관절염에 대한 교육3
　1.1.2. 환자의 질병 상태에 따른 개별적인 교육3
　1.1.3. 상황에 따른 대처법 교육3
　1.1.4. 불안과 우울증에 대한 치료 및 예방 교육3
　1.1.5. 활동량을 증가3
　1.1.6. 관절염의 자조관리 프로그램에 참여1
　　　　자기 효능감 증진3
　　　　집단 활동을 통한 개별화된 사회적 지지1
　1.1.7. 만약 과체중이면, 체중 감량1,2,3
1.2. 물리치료1,3
1.3. 운동치료1,2,3
　1.3.1. 관절가동범위 운동1
　1.3.2. 근력강화운동1; 불안정한 슬관절 또는 정렬 이상의
　　　　슬관절을 위한 운동치료3
　1.3.3. 에어로빅 운동프로그램1
　1.3.4. 가정에서의 운동(에어로빅+저항운동)3
　1.3.5. 민첩성 훈련3
1.4. 슬개골 테이핑1,2
1.5. 보조기치료3
　1.5.1. 보조기; 무릎 보조기1,2
　1.5.2. 보행 보장구; 지팡이1,2
　1.5.3. 적절한 신발3
　1.5.4. 보조기 안창, 내반슬이면, 뒤축 외측 쐐기 부착1,2,3
1.6. 작업치료1,2,3
　1.6.1. 일상생활동작을 위한 보장구1,2
　1.6.2. 관절보호와 에너지 보존법 교육1,2

2. 약물치료
2.1. 경구
　2.1.1. 단순 진통제; 파라세타몰2=아세트아미노펜1 경도-중등도의 통증에
　　　　대한 일차 선택 약물
　2.1.2. 비스테로이드성 소염제1; 파라세타몰에 반응없는 환자에게 투약2
　　　　선택적 COX-2 억제제1,2
　　　　비선택적 비스테로이드성소염제+위장보호제(미소프로스톨 또는 프로
　　　　톤 펌프 길항제)1,2
　　　　비아세틸화 살리신산1
　2.1.3. 기타 순수 진통제1; 비스테로이드성 소염제에 효과가 없거나, 금기, 적
　　　　용시키기 어려운 환자에게 유용함.2
　　　　아편유사제1,2
　　　　트라마돌1,2
　2.1.4. SYSADOA (SYmptomatic Slow-Acting Drugs in OsteoArthritis)2
　　　　= DMOAD (Disease Modifying OsteoArthritic Drugs)
　　　　글루코사민 설페이트2; 1일 1500 mg 복용
　　　　콘드로이틴 설페이트2; 1일 800~1200 mg 2~4회 분복
　　　　아보카도 대두 비비누화물(Avocado Soybean Unsaponifiables; ASU)2
　　　　; 1일 300 mg 복용
　　　　디아세레인2; 50 mg 1일 2회 복용
　　　　히알루론산2
2.2. 관절강내 주사치료1,2
　2.2.1. 글루코코르티코이드1,2; 통증이 갑자기 심해졌거나 종창이 생기면
　　　　투여2
　2.2.2. 히알루론산1
2.3. 국소 도포제1,2
　2.3.1. 비스테로이드성 소염제; 메틸살리신산(methylsalicylate)1, 디클로페
　　　　낙(diclofenac)2, 케토프로펜(ketoprofen)2,
　　　　피록시캄(piroxicam)2
　2.3.2. 캡사이신(capsaicin)1,2

3. 관절치환술; 난치성 통증과 장애를 동반한 환자에게 고려2

1) Recommendations (2000) for the medical management of knee osteoarthritis from the American College of Rheumatology21
2) Recommendations (2003) for the management of knee osteoarthritis from a task force of the EULAR Standing Committee for International Clinical Studies
　Including Therapeutics (ESCISIT)22
3) Sharma's specific suggestions for nonpharmacological intervention in osteoarthritis23

세타몰에 반응하지 않는 환자에게 고려해야만 하며, 위장관 위험 요인이 높은 환자에서 비선택적 비스테로이드성 소염제와 효과가 좋은 위장보호제, 또는 선택적 COX-2 억제제가 사용되어야 한다. ④ 아편유사(opioid) 진통제는 선택적 COX-2 억제제를 포함한 비스테로이드성소염제가 효과가 없거나, 금기 또는 적용하기 어려울 때 사용할 수 있는 유용한 대체 약물이며, 파라세타몰과 함께 사용할 수도 있다. ⑤ SYSADOA (SYmptomatic Slow-Acting Drugs in OsteoArthritis)에는 ⅰ. 글루코사민 설페이트(glucosamine sulphate), ⅱ. 콘드로이틴 설페이트(chondroitin sulphate), ⅲ. ASU(Avocado Soybean Unsaponifiables), ⅳ. 디아세레인(diacerein), ⅴ. 히알루론산 등이 포함되며, 증상 완화 효과가 있고, 구조를 변화시켜주는 것 같다. ⅵ. 장시간 효과가 있는 코르티코스테로이드의 관절강 내 주사는 슬관절 통증이 심해지고, 특히 관절 종창이 동반된 경우에 적용한다. ⅶ. 관절 치환술은 슬관절 골관절염이 난치성 통증과

장애를 동반한 환자에서 고려해야 한다.[22]

2) 기타 골관절염의 치료 지침

골관절염의 치료 지침은 관절의 부위에 따라 조금씩 차이가 있다. 슬관절의 치료지침은 앞서 기술하였고, 고관절의 골관절염은 (1) 고관절의 위험 요인인 비만증, 나쁜 기계적인 요인, 육체적인 활동, 고관절 이형성증, (2) 일반적인 위험요인인 연령, 성별, 동반 질환, 동반 투여중인 약물, (3) 통증 강도의 수준, 장애(disability)와 불구(handicap), (4) 구조적인 파손의 위치와 정도, (5) 환자의 소망과 기대 등에 따라 치료가 달라져야 한다.[24] 손의 골관절염은 (1) 골관절염의 위치, (2) 일반적인 위험요인인 연령, 성별, 나쁜 기계적인 요인, (3) 골관절염의 유형인 결절성, 미란성, 외상성, (4) 염증의 존재, (5) 구조적인 변화의 경중도, (6)통증의 정도, 장애와 삶의 질의 제한, (7) 동반 질환, 동반 투여중인 약물, (8) 환자의 소망과 기대 등에 따라 개별적으로 치료가 달라져야 한다.[25]

2. 관절염의 재활 치료

관절염 환자 재활의 목적은 기능적 독립을 얻고 더 이상의 구조적 손상을 막는 것이다. 이를 통해 통증을 느끼지 않는 운동범위를 증가시켜 줌으로써 환자의 일상생활 수행 능력을 높이는 것이다. 관절염 환자의 임상양상과 기능적 상태에 따라 단기적 목표, 장기적 목표 설정해야 한다. 환자 자신의 의욕과 동기유발이 가장 중요하며 초기 설정된 목표는 유동적이며, 반복적으로 변할 수 있도록 재활 치료의 주요 요소는 1) 통증 완화, 2) 관절가동범위 유지, 3) 근력 유지, 4) 관절 변형 방지 등이다. 관절염 환자들을 접하다 보면 관절염 그 자체보다 관절주위에 윤활낭염(bursitis)이나 건염(tendinitis) 또는 근막통증후군(myofascial pain syndrome)이 같이 있을 때가 있어 이것들이 환자의 고통을 더 크게 해주는 경우를 볼 수 있다. 이런 경우 관절염에만 몰두하다 보면 병발한 질환을 등한시하게 되는 수가 있다. 관절염의 치료 효과가 단시일에 나타나지 않는데 반하여 대개의 윤활낭염은 스테로이드 국소 주사, 물리치료 등으로 탁월한 효과를 볼 수가 있으므로 단시일 내에 환자들의 고통을 덜어주는 데 큰 도움이 된다.

1) 치료 목표의 설정

관절가동범위 측정, 근력 측정, 지구력 측정, 통증 및 피로도 측정, 일상생활동작 측정, 생역학적 측정(보행 분석) 및 심리학적 평가 등을 실시하여 치료 목표를 설정한다.

2) 환자 교육

골관절염 환자에게 지금의 관절이 아프다고 하여도 다른 관절은 아플 가능성이 적다는 것과 또한 병의 진행이 비교적 느려 기능의 유지가 충분히 가능하다는 점을 교육시킨다. 류마티스관절염 환자에게는 관절 부위에 열이 나고 통증이 있는 관절은 가능하면 사용하지 말고 얼음찜질을 하도록 교육시키고, 관절 구축과 근육 위축을 예방할 수 있도록 교육시켜야 한다. 손에 골관절염이 있는 환자에게는 관절보호법, 즉 어떻게 하면 나쁜 기계적인 요인을 피할 수 있는가 하는 방법을 환자에게 교육시키고, 관절가동범위 운동과 근력강화운동을 함께 교육시키면 통증 감소와 기능 향상에 도움을 줄 수 있다.[29] 손가락에 관절염이 있는 경우에는 손가락 끝에 힘을 주는 동작을 피하고 손바닥을 이용하여 물건을 들어야 한다(그림 46-3).

3) 안정

활동 중에 잠깐씩 자주 쉬는 것이 이따금씩 오랫동안 쉬는 것보다 훨씬 효과적이다. 즉 이환된 관절에는 적당한 휴식과 운동을 균형 있게 시행함으로써 증상의 경감 및 소실을 기대할 수 있다. 여기서 말하는 관절의 휴식이란 부목이나 보조기를 단기간 착용시킴으로써 통증의 감소나 변형의 예방을 기대할 수 있다.

4) 보조기 및 보조 기구의 사용

체중부하의 감소를 위해 지팡이, 목발, 보행기 등이 사용될 수 있다. 보조기구의 사용으로 열등감을 갖게 되거나, 다른 한편으로는 지나치게 의존하게 되는 문제가 있다. 따라서 관절의 보호를 위해서는 적절한 최소한의 보조기 사용이 필요하며, 보조기 사용에 대한 훈련도 필요하다. 예를 들어 한쪽 고관절에 골관절염이 있는 경우 반대쪽에 지팡이나 목발을 사용하여 삼점 보행을 시켜 줌으로써 부분적 또는 완전한 체중부하의 감소를 가져올 수 있다. 발목관절, 후족부 및 중족부 관절에 관절염이 있는 경우에 체중부하를 덜기 위해 슬개건 체중부하(patellar tendon bearing, PTB) 단하지보조기를 사용할 수 있다. 발의 변형이 있을 때는 플라스틱으로 변형에 맞는 구두 안창(shoe insert)을 만들고 넉넉하고 부드러운 구두를 맞춰 준다. 무지외반증(hallux valgus)에는 토박스(toe box)가 넓은 구두를 처방하고, 망치발가락(hammer toe) 또는 갈퀴발가락(claw toe) 변형이 있으면 토박스를 높게 처방한다. 중족지절관절에 체중부하가 어렵다고 판단되면 흔들의자바닥(rocker bottom)이나 중족골바(metatarsal bar)를 만들어 주어 보행을 쉽게 해준다. 슬관절에 통증 및 불안정성이 있으면 스웨디시 슬보조기(Swedish knee cage) 또는 경첩형 슬보조기(hinged knee brace)가 도움이 된다. 경추 관절염에는 토마스 칼라(Thomas collar) 또는 필라델피아 칼라(Philadelphia collar) 등을 사용하여 척추 굴곡, 신전을 제한하여 통증을 경감시킨다.

부목은 관절의 휴식, 변형의 방지, 기능 항진을 위한 안정을 위해서 필요하고 구축된 관절의 교정을 위하여 필요하다. 손의 염증이 한창일 때는 기능적 위치로 부목을 대준다. 양쪽 손목관절일 때는 양측을 서로 다른 각도에서 고정하여야 한다. 즉 우성측 손목(보통 오른손)은 20° 배굴, 반대측은 중립 위치로 고정한다. 중수지절관절은 35~45° 굴곡, 근위지절관절은 25~30° 굴곡, 원위지절관절은 15° 정도의 굴곡 위치에서 부목을 만들어 관절의 휴식 및 안정을 도모한다. 증상에 따라서 고정하는 관절을 정해야 되는데 어느 정도 통증이 가라앉으면 손목은 고정하되 손가락을 움직일 수 있는 손목관절 부목을 만들어 주어 관절 강직의 발생을 최소화하도록 한다. 류마티스관절염에서 잘 발생하는 중수지절관절의 척측 치우침 경향(ulnar drift)을 막으며 동시에 간단한 작업을 할 수 있는 MUD (metacarpophalangeal ulnar drift) 부목이 도움이 된다. 손가락의 변형으로는 단추구멍 변형이나 백조목 변형이 대표적인데 간단하게 손가락 반지형 부목을 만들어 줄 수 있다(그림 46-4). 손과 손목의 변형 또는 염증이 있을 때 또는 주관절이 굴곡 구축이 있을 때는 일반 목발을 쓸 수가 없으므로 특수한 목발(platform crutch)을 만들어 주면 도움이 된다. 즉 손목의 변형에 따라서 손잡이의 방향을 달리 만들고 팔을 받칠 수 있는 판을 만들어 주는 것이다. 같은 원리로 보행기도 변조할 수 있는데, 보행기가 무거워 힘에 겨우면 바퀴를 달아주면 좋다.

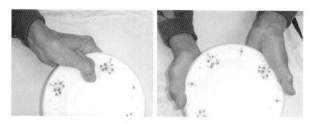

그림 46-3 | 손가락 변형 예방을 위한 교육
손가락에 관절염이 있는 경우에는 관절의 변형을 막기 위하여 손가락 끝에 힘을 주는 동작을 피하고, 손바닥을 이용하여 접시를 들도록 교육시켜야 한다.

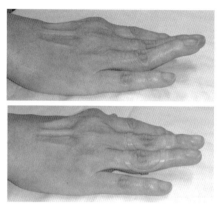

그림 46-4 | 손가락의 백조목(swan neck) 변형에 사용되는 손가락 반지형 부목

5) 체중조절

체중이 실리는 관절 즉, 고관절, 슬관절, 발목관절 및 무지 등에 관절염이 있는 경우는 비만의 조절이 특히 중요하다. 과체중은 유산소운동을 통하여 체중을 감량해야 하는데, 물속에서 걷기 또는 관절염이 없는 쪽 다리의 힘을 이용한 고성식 자전거 타기가 추천되며, 최근에는 공기압을 이용하여 몸을 허공에 띄워 놓고 트레드밀 위에서 걷기 운동을 시키는 장비도 개발되었다.

6) 물리치료

물리치료에는 온열치료, 한랭치료, 초음파치료, 초단파 및 극초단파 치료, 전기치료, 경피전기신경자극치료, 수치료 등이 포함된다. 관절염에 있어서의 물리치료는 근본적인 치료라 할 수 없으나 환자의 증상인 운동장애, 통증, 근 경직 및 관절강직, 부종 등에 대하여 좋은 결과를 줄 수가 있고, 따라서 장애를 최소화할 수 있는 유용한 치료 프로그램이 될 수 있다.

온열치료는 근육의 경련과 통증을 경감해 주는 방편으로 많이 쓰이는데 여러 가지 방법이 있으나 그 치료 양식에 관계 없이 그 효과는 비슷하고 온도의 높낮음이 있을 뿐이다. 그러나 환자는 일반적으로 건조열(dry heat)보다는 습기열(moist heat)을 선호하는 경향이 있다. 표재열(superficial heat)에는 온습포, 전기온열패드, 적외선치료, 온수욕(수치료), 파라핀욕 등이 있으며, 심부열(deep heat)에는 초음파치료가 많이 사용된다.

류마티스관절염에서는 관절내의 온도가 올라가면 관절을 손상시키는 효소, 특히 콜라게나아제의 활성도가 증가하므로 온열치료보다는 한랭치료를 선호한다. 특히 급성 관절염에는 한랭치료를 시행하여야 한다. 어떤 방법을 택할 것인가 하는 것은 환자의 상태, 경제성, 간편성 등을 고려하는데, 손이나 발에는 교대욕, 파라핀욕이 간단하며, 양측 슬관절에는 온습포가 알맞으며, 전신적 다발성 관절염일 경우에는 전신 수치료, 굴곡진 신체부위에는 적외선치료가 적용된다. 고관절 관절염에는 초음파치료만이 관절 내 온도를 상승시키므로 초음파치료를 사용한다. 통증이 심한 경우에는 고주파 및 저주파 경피전기신경자극(TENS) 치료를 효과적으로 사용할 수 있고 저에너지 레이저치료도 사용된다.

7) 운동치료

(1) 운동치료의 목적

관절염에서의 운동치료의 역할은 여러 가지가 있겠으나, 요약하면 통증과 강직의 완화, 관절가동범위의 유지, 소실된 운동 기능의 회복, 근력 및 지구력의 증진, 관절 기능의 보존 등 이다. 아울러 운동을 하게 되면 환자의 전체적인 기능과 건강감이 증진된다.

(2) 휴식과 운동의 조화

관절염의 염증이 심하면 전신적 또는 국소적 휴식이 필요하다는 것은 상식이다. 동물 실험에서도 운동량이 많은 경우와 적은 경우를 비교하면, 운동량이 많은 경우에 관절염의 발생이 높음을 보여주고 있다. 따라서 관절염이 진행할 때에는 안정을 취해야 한다. 그러나 관절염이 없는 관절에

서 안정을 취하면 관절의 강직을 초래하고 연골의 질은 떨어지며 이런 변화는 1~2개월 후에는 돌이킬 수 없게 된다는 것이 실험적으로 밝혀졌다. 또한 안정은 근력을 저하시키는 중요한 요인이 되는데 만약 침상에서 절대 안정을 하면 1주에 30%씩 근육 용적이 감소하며, 근력은 5%씩 감퇴한다고 한다. 관절에 대한 근육의 역할은 자세를 안정시키고 활동할 때 관절을 통하여 전달되는 충격과 스트레스의 힘을 확산하여 약하게 하는 것이다. 그런데 근력이 약하게 되면 이러한 관절역학적 이점이 줄어들고 관절의 조화로운 운동이 잘 이루어지지 않게 된다. 이와 같이 관절염에서의 휴식은 염증을 감소시키는 장점과 관절강직을 일으키고 근 위약을 초래하는 위험성을 동시에 갖고 있어 적당한 휴식과 운동을 조화롭게 해야 한다.

(3) 운동 처방을 할 때 고려할 사항

골관절염에 있어서 운동 처방을 할 때에는 관절의 염증 정도, 관절의 삼출액 유무, 근육의 상태, 환자의 지구력 및 심폐 기능 상태 등을 고려하여야 하며, 운동 처방을 할 때에도 약한 근육과 약한 정도를 지정해 주고 운동의 종류 및 운동 기간을 지정해 주어야 한다.

(4) 운동프로그램

운동프로그램은 처음에는 관절의 통증을 완화하는 것부터 시작하여 점진적으로 관절가동범위운동, 근력강화운동, 유산소운동, 오락적 운동의 순서로 진행한다. 관절이 굳은 경우에 스트레칭 운동으로 관절가동범위를 증가시키고, 근육의 재교육으로 근육의 긴장도를 감소시켜준다. 근력강화운동은 등척성운동을 먼저 시행하고, 등장성운동, 등속성운동의 순서로 진행한다. 등척성운동으로 정적 근력(static strength)과 정적 지구력(static endurance)을 증가시켜 준다. 근력이 어느 정도 좋아지면, 심폐 지구력을 증가시키는 유산소운동 프로그램을 서서히 도입하고, 맨 마지막으로 오락적 운동을 하게 된다. 모든 운동치료는 다음의 원칙에 따라야 한다.

첫째, 가장 편한 자세를 취하도록 하여 긴장을 풀도록 한다.

둘째, 운동하려는 관절보다 근위부에 위치한 관절을 안정된 위치에서 고정시켜 운동하려는 관절에 좋지 않은 동작이 일어나는 것을 막는다.

셋째, 모든 운동은 처음부터 끝까지 부드럽게 하고 원위치로 돌아갈 때에도 부드럽게 해야 한다.

넷째, 운동은 짧게 여러 번에 나누어 하는 것이 한 번에 오랜 시간을 하는 것보다 좋다.

다섯째, 치료적 운동의 효과를 평가하려면 정확하고 주기적인 기록을 남겨둬야 한다.

여섯째, 운동 및 동작의 목적을 잘 이해하고, 방법도 제대로 알고 운동해야 한다.

관절염 환자를 효과적으로 운동하게 하려면 ① 비교적 관절의 뻣뻣함이 적은 늦은 아침이나 이른 낮에 운동을 하도록 한다. ② 각각의 운동을 하는 이유를 설명하여 준다. ③ 환자에게 운동프로그램을 구체적으로 작성하여 제공한다. ④ 프로그램을 시행하기에 쉽고 단순하게 한다. ⑤ 가족들이 환자의 운동을 도와주거나, 운동을 잊지 않도록 격려한다. ⑥ 운동 전후에 물리치료를 사용한다. 운동을 시키고자 하는 부위에 통증 또는 구축이 있는 경우에는 운동 전에 물리치료를 시행하여 통증과 구축을 완화시키고, 운동 후에는 한랭치료를 시행하여 운동으로 인해 관절부위에 염증이 생기는 것을 예방하여야 한다. 가정에서 혼자서 운동할 때에도 온습팩이나 얼음을 이용하도록 교육한다. 또한, 운동을 함에 있어서도 지나치지 말아야 하는 것은 당연한데 운동 후 2시간 이상 통증이 지속되거나, 지나친 피로, 관절가동범위의 감소, 근력의 감소, 관절의 종창 등의 소견이 생기면 당연히 운동량을 줄여야 한다.

(5) 관절가동범위 운동

관절가동범위 운동은 수동, 능동보조, 능동 운동으로 나눌 수 있다. 근육의 쇠약이 심하거나 통증이 심할 때는 관절가동범위 유지 및 구축예방을 위해 수동 운동을 하게 되는데, 특히 수동 운동은 부드럽게 서서히 통증을 감내할 수 있는 범위 내에서 시행하여야 한다. 그렇지 않으면 관절 주위 조직에 손상을 초래하여 여러 가지 부작용이 발생할 수 있다. 능동보조 운동은 환자가 통증 때문에 완전히 관절을 펴거나 구부리지 못할 때 치료사와 환자가 관절가동범위의 한계까지 최대로 구부렸다 최대로 폈다를 반복한다. 관절에 급성 염증이 있을 때에는 수동 관절가동범위운동이 오히려 통증을 유발하고 근육의 경직을 초래하게 되므로, 이때에는 능동 관절가동범위운동을 해야 한다(그림 46-5).

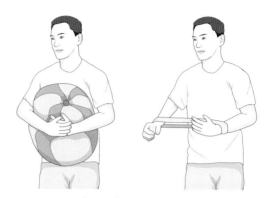

그림 46-5 | 능동, 능동보조운동

(6) 스트레칭 운동

스트레칭 운동은 관절낭의 유착을 풀어줌으로써 관절의 구축을 예방하고 관절가동범위를 회복 내지 유지하기 위하여 필요하다. 스트레칭 운동은 물리치료사의 힘을 빌어서 할 수도 있고, 머리 위 활차(overhead pulley) 등 기계적 힘을 이용할 수도 있다. 이 때 스트레칭 운동의 강도는 염증의 정도, 통증의 유무, 환자의 통증에 대한 참을성 등에 따라 조절해야 한다. 스트레칭 운동을 하는 동안 통증을 느낄 때에는 억지로 하지 않는 것이 좋다. 또한 스트레칭 운동은 서서히 시간을 끌어가며 해야 하고 신장되어야 할 근육은 가능한 한 이완되어 있어야 한다. 그렇지 않으면 능동 저항 운동이 되고 만다. 스트레칭 운동을 하기 전에는 온열치료나 한랭치료를 선행하는 것이 좋은데, 온열치료는 결체 조직의 신장도를 증가시키고 한랭치료는 통증을 감소시켜 주기 때문이다. 그러나 급성 염증이 있을 때에는 수동 스트레칭 운동은 하지 않는다.

(7) 근력강화운동

관절염 환자에 있어서의 운동은 환자의 상태에 따라서 운동의 종류를 달리해야 하는데 일반적으로 등척성운동은 관절염 환자에 있어서 가장 안전한 운동이라고 할 수 있고, 등장성운동과 등속성운동은 급성 염증이 없는 경우에 할 수 있는 운동이다. 관절의 변형이 있는 경우에는 등장성 및 등속성운동을 할 때 보조기를 착용하여 관절의 정렬을 맞춘 상태에서 시행하여야 한다. 등척성운동의 장점은 최소의 운동량, 최소의 근육 피로, 최소의 관절 부담으로 최대한의 근 수축과 긴장된 근육의 완화를 얻을 수 있다는 것이다(그림 46-6). 등척성운동을 할 때에는 복압이 증가하여 혈압이 높아질 수 있으므로 숨을 쉬면서 하도록 교육시켜야 한다. 매일 한 번의 짧은 등척성(Brief Resisted IsoMetric Exercise, BRIME) 최대하 수축을 6초 동안 지속하면, 등장성운동을 했을 때와 똑같은 정도로 근력을 증가시킬 수 있다. 6회 반복의 등척성 수축을 6초 동안 지속하고, 그리고 수축 사이에 20초 정도 휴식하면, 혈압이 많이 올라가지 않고 근력강화를 유도할 수 있다. 또한 수축의 횟수를 증가시키면, 국소 근육의 지구력도 증가시킬 수 있다. BRIME 운동프로그램은 관절염 환자, 특히 급성기의 환자에게 흔히 추천하는 운동중의 하나이다. 아령을 이용하는 등장성운동을 할 때, 환자는 비교적 가벼운 1 kg의 추를 쥐고, 관절가동범위 내에서 근피로가 될 때까지 관절을 굴곡, 신전시킨다. 이 때 운동시키고자 하는 관절은 반

대편 손으로 받치든가 아니면 책상 위에 올려놓고 시행하며, 운동 범위의 중간부터 시작하여 범위를 조금씩 늘려나간다.

근력강화운동에서 운동역학 사슬(kinetic chain)의 끝 부위의 고정 여부에 따라 닫힘 운동역학 사슬(closed kinetic chain)과 열림 운동역학 사슬(open kinetic chain)로 분류된다. 예를 들면, 스쿼트(squatting), 레그프레스(leg press)가 대표적인 닫힘사슬 기반의 운동들이고 레그익스텐션(leg extension)이 대표적 열림 사슬 기반의 운동이다. 닫힘사슬 운동이 동작에 따라 길항근, 주동근이 협응하여 수축하기 때문에 관절의 전단력, 전위가 열림사슬 운동보다 적다. 또한 대부분의 닫힘사슬 기반의 운동들이 일상에서 필요한 기능적 동작들이다.[1] 따라서 급성기 후 재활 과정에서는 닫힘사슬 기반의 운동들이 강조되고 있다. 벽에 기댄 채 몸통을 낮추면서 무릎을 30°까지 구부리는 부분 스쿼트 동작이 관절염 환자 초기부터 시작할 수 있는 대표적인 닫힘사슬 운동이다(그림 46-7).

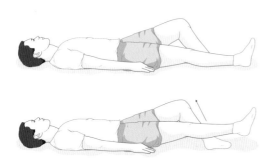

그림 46-6 | 사두고근 근력강화운동

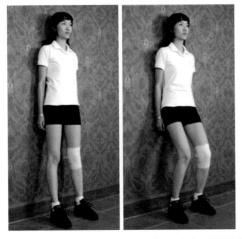

그림 46-7 | 닫힘 운동역학적 사슬 기반 운동: 미니 스쿼트와 부분 스쿼트

(8) 유산소(심폐지구력) 운동

관절염이 심하면 전체적인 지구력이 떨어지고 정적 과제나 동적 과제를 계속할 수 있는 능력이 제한된다. 등장성 지구력 운동을 하면 환자는 기능적으로 훨씬 좋아진다. 힘과 지구력을 키우려면 동적이면서 반복성이 적으며 저항이 작은 등장성운동(dynamic, low repetition, low resistance, isotonic exercise)을 해야 하는데 이때 주의할 점은 관절의 염증과 통증이 가라앉고 등척성운동으로 충분한 정적인 힘과 정적인 지구력을 기른 후에 해야 한다는 것이다. 지구력을 향상시킬 수 있는 운동으로는 물속에서 걷기, 수영, 자전거 타기 등이 있다. 수영은 부력으로 인하여 중력이 적고 또한 운동할 때 통증이 덜하여 관절염 환자에게는 더없이 훌륭한 운동이다.

(9) 오락적 운동

관절염 환자가 재미없는 단순 운동에 싫증을 느끼고 오락적 운동에 참여하기를 원한다면 그건 오히려 당연한 일이라고 할 수 있다. 사회성과 자부심을 키우고 우울증을 완화시킬 수 있다. 자기 자신이 좋아하는 모든 운동을 할 수 있다. 그러나 환자 자신의 관절 상황에 맞는 운동을 가려서 선택해야 한다. 오락적 운동을 시작하기 전에 할 일은

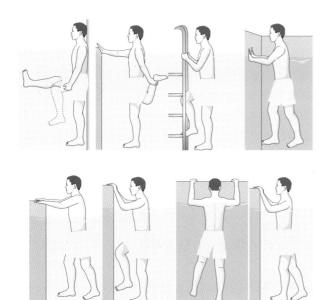

그림 46-8 │ 풀 운동 치료

근력과 심폐지구력을 갖추는 것이다. 급성 염증이 있거나 주요 관절에 종창이 있으면 오락적 운동을 할 수 없다. 관절변형이 있으면 보조기를 착용하고 운동을 해야 한다. 관절염 환자들끼리 모여서 운동을 하면 훨씬 재미도 있고, 효과적인 운동을 할 수 있다. 풀 운동 치료에서의 물의 온도는 30℃에서 33℃ 정도를 유지해서 통증을 완화시키며, 물의 부력으로 관절 내에서의 횡단력이 감소되고 물의 저항이 신체 곳곳에 모두 전해지기 때문에 최대 관절가동범위를 얻기 위한 근력이 작아도 효과적으로 근력강화운동이 될 수 있다. 근력강화뿐만 아니라 스트레칭 운동, 관절가동범위 운동 등이 시행된다(그림 46-8).

3. 골관절염의 약물치료

골관절염의 치료에 사용되는 약물은 진통제, 비스테로이드성소염제(NSAIDs), SYSADOA (SYmptomatic Slow-Acting Drugs in OsteoArthritis) 등이 있다. 비스테로이드성소염제는 비선택적 비스테로이드성소염제와 선택적 COX-2 억제제로 나뉜다.

1) 진통제

류마티스 질환에 사용되는 진통제에는 아세트아미노펜, 아편유사제(opioid)인 트라마돌, 마약성 진통제인 코데인과 옥시코돈 등이 있다. 아세트아미노펜은 경도-중등도의 통증이 있는 골관절염에 사용되는 첫 번째 약물이며, 4 g/일의 용량까지 투여할 수 있고, 규칙적으로 비스테로이드성소염제를 복용하고 있는 환자가 갑자기 통증이 심해졌을 때 흔히 사용할 수 있는 약물이다. 비스테로이드성소염제와 아세트아미노펜으로 통증이 조절되지 않을 경우에는 코데인이나 옥시코돈을 처방할 수 있다.

2) 비스테로이드성 소염제(NSAIDs)

비스테로이드성 진통소염제는 싸이클로옥시지나제(cyclo-oxygenase, COX)를 차단하여 프로스타글란딘(prostaglandin)의 합성을 억제함으로써 소염, 진통 작용을 공통적으로 가지고 있다. 비스테로이드성소염제는 비선택적 비스테로이드성소염제와 선택적 COX-2 억제제로 나뉘며, COX-1 수용체는 위점막, 혈소판, 신장 등을 포함한 여러 장기에서 발현되지만, COX-2 수용체는 주로 염증반응 동안에 유발되고, 신장에서 일정 역할을 담당하고 있으며, 태아 발달 동안에도 유발된다. 가장 고전적인 약물은 아스피린이지만, 소염 작용을 기대하기 위해서는 하루 3 g 이상을 사용해야 하므로 위장관 장애가 초래된다. 이런 부작용 때문에 탈아세틸 살리실레이트(nonacetylated salicylate) 및 비스테로이드성소염제 등이 개발되었다. 비선택적 비스테로이드성소염제에는 carboxylic acid (salicylate) 계열 (aspirin, diflunisal, choline magnesium trisalicylate, salsalate 등), propioinic acid 계열(ibuprofen, naproxen, fenoprofen, ketoprofen, flurbiprofen 등), indoleacetic acid 계열(diclofenac, aceclofenac, indomethacin, etodolac 등), fenamate 계열(meclofenamic acid, mefenamic acid 등), oxicam 계열(piroxicam, meloxicam, lornoxicam, tenoxicam 등) 등이 있다. NSAID 계열의 부작용의 발생 빈도를 보면 위장관(소화성 궤양), 신장, 간장, 피부 및 중추신경계 순이다. 비선택적 비스테로이드성소염제는 위장관 부작용을 예방하기 위하여 프로톤펌프 억제제나 미소프로스톨(misoprostol)을 같이 투약한다. 선택적 비스테로이드성소염제로서 항염증 작용은 유지하면서 부작용의 발현을 감소시키는 선택적 COX-2 억제제는 항염증 작용을 하는 비스테로이드성소염제가 인체 내에서 작용할 때 생리적으로 필요한 COX-1 수용체에는 작용하지 않고 병적 염증에 관여하는 COX-2 수용체에만 선택적으로 작용한다. COX-1과 COX-2는 상대적으로 어떤 수용체에 더 많은 효과를 나타내는 비율을 나타내는 말이며, indomethacin, ibuprofen, naproxen 등은 주로 COX-1 수용체를 억제하고, rofecoxib, celecoxib, nimesulide, diclofenac, meloxicam, acetaminophen 등은 주로 COX-2 수용체를 억제한다.[26] 이중 rofecoxib은 심혈관계의 부작용 때문에 시장에서 퇴출당했다.

3) SYSADOA (SYmptomatic Slow-Acting Drugs in OsteoArthritis)
SYSADOA는 부작용은 거의 없지만 약효도 적고, 효과도 늦게 나타나서 미국과 국내에서는 대개 기능성 식품으로 분류된다. 골관절염에서 연골의 퇴행을 막기 위해서 ASU (Avocado Soybean Unsaponifiables), 글루코사민과 콘드로이틴 등이 사용되고, 류마티스관절염에는 생선 오일과 GLA (Gamma- Linolenic Acid) 등이 사용된다.

4) 관절강 내 스테로이드 주사치료
관절강 내 스테로이드 주입은 윤활막 투과를 감소시켜 관절 내 삼출액의 양을 줄여 통증과 부종의 감소를 보게 하는 것으로 최소 2주 간격 이상을 보통은 3~4개월 후에 재투여하며 1년에 3~4회 이상은 투여하지 않는 것이 좋으며 또한 한 관절에 4회 이상 투여는 피해야 한다. 주사 후 최대한의 효과를 얻기 위해서는 최소한 24~48시간은 운동을 제한할 필요가 있다. 종창이 있는 관절은 활액을 제거할 수 있는 만큼 제거한 후에 주사하는 것이 관절강 내 압력을 줄이고 관절 내 해로운 효소를 줄이기 때문에 효율적이며, 관절의 통증을 많이 호소하는 경우에 리도카인을 스테로이드와 혼합하여 주사하면 신속한 진통 효과를 가지며 부피가 늘어나기 때문에 관절 구석까지 약이 도달하는 효과를 가진다.

5) 관절강 내 히알루론산(Hyaluronic acid, HA) 주사치료
HA는 활액과 연골 표면을 구성하는 주된 성분으로서 글루쿠로닉산(glucuronic acid)과 아세틸 글루코사민(N-acetyl glucosamine)이 번갈아 결합되어 있는 글리코스아미노글라이칸(glycosamino-glycan)으로 관절강 내에 있는 특정 단백질과 상호 작용하여 관절의 윤활작용 및 연골의 충격 흡수와 연골 표면의 보호 작용을 하는 점액성 다당류의 일종으로 관절강 내 주사하면 점성과 탄성이 회복되어 더 이상의 관절 손상을 막아 주어 통증이 완화되고 관절 기능이 향상되어지는 효과가 있다. 스테로이드보다 주사 효과는 느리게 나타나지만 약 6개월 내지 1년 동안 주사효과가 지속된다. 분자량에 따라 용법에 차이가 있으며, 저분자량의 용량과 용법은 2.5 ㎖ 관절강 내 주사를 1주일 간격으로 5회 실시하고, 중분자량은 1주일 간격으로 3회, 고분자량은 6개월 간격으로 1회 실시한다.

4. 류마티스관절염의 약물치료

많은 약물들이 류마티스 질환의 치료에 사용된다. 비스테로이드성소염제(NSAIDs), 글루코코르티코이드, 질병조절항류마티스 약제(Disease-Modifying Anti-Rheumatic Drugs, DMARDs) 등이 있다(표 46-10, 11). 비스테로이드성소염제는 주로 대증적인 통증을 완화시킬 목적으로 사용한다. DMARDs는 류마티스관절염의 증상과 징후를 감소시킬 뿐만 아니라 관절 파괴가 진행되는 것을 지연시켜준다. DMARDs는 합성 제제와 생물학적 제제로 나뉜다.

류마티스관절염의 치료 효과를 판정할 때에는 American College of Rheumatology 20% 호전 기준(ACR20)을 사용할 수 있다. 질병 활성도를 측정하는 ACR 핵심 세트는 1) 종창이 있는 관절의 수, 2) 압통이 있는 관절의 수, 3) 질병 활성도에 대한 의사의 전반적인 평가, 4) 질병 활성도에 대한 환자의 전반적인 평가, 5) 통증에 대한 환자의 평가, (6) 신체 기능에 대한 환자의 평가, 7) 급성기 반응물질(ESR 또는 CRP) 등 7개 항목을 포함한다. ACR20 반응은 압통과 종창이 있는 관절의 수가 20% 호전되고, 나머지 5개 측정항목 중에서 최소한 3개 항목이 20% 호전을 보일 때로 정의한다. ACR20 반응은 효과 있는 약물과 위약을 구별하는데 사용되는 최소한의 호전 반응이다. ACR50과 ACR70 반응은 같은 항목에서 50%와 70% 호전을 보일 때에 해당된다. 그러나 최근에 ACR20은 치료반응을 연속적으로 측정할 때에는 변화에 덜 민감하고, 20% 이상으로 설정한 반응의 역치가 너무 낮다는 의견들이 제기되어 이들 단점을 보완한 하이브리드 ACR 반응 측정 (Hybrid ACR response measure)법이 개발되었는데, 이 측정

표 46-10 | 류마티스 질환에 사용되는 비스테로이드성소염제(NSAID)와 글루코코르티코이드

약물의 분류	적응증과 용량	임상적 중요한 부작용	모니터링	주의사항
비선택적 NSAIDs	이부프로펜 800~3,200 mg/일 3~4회 분복 나프로센 500~1,000 mg/일 2회 분복 디크로페낙 50~150 mg/일 2~3회 분복	위장관 출혈, 소화 불량, 설사, 오심, 구토, 피부 반응, 부종, 급성 신부전, 간혹 인지 기능 장애	CBC, 크레아티닌, 간기능 검사를 년 1회 이상 실시	노인, 신장 기능에 이상이 있는 경우에 주의하여 사용
선택적 COX-2 길항제	세레콕시브 200~400 mg/일	위장관 출혈 빈도는 NSAID보다는 낮지만, 신장과 인지 기능 장애는 동일한 빈도	CBC, 크레아티닌, 간기능 검사를 년 1회 이상 실시	세레콕시브는 술폰아미드(sulfonamide)에 과민반응이 있으면 투약 금지
글루코코르티코이드	1. 대부분 질환의 유지 용량; 프레드니소론 7.5 mg/일 이하 2. 일차 만성 질환 초기에; 프레드니소론 7.5~30 mg/일 3. 아급성 질환 초기에; 프레드니소론 30~100 mg/일 4. 급성 또는 목숨이 위급할 정도로 악화된 경우 초기에; 프레드니소론 100 mg/일 이상 5. 펄스 치료; 프레드니소론 250 mg/일 이상	경구 투여는 용량에 의존하여 달덩이 얼굴, 안면 털의 증가, 체중 증가, 골다공증, 위장관 궤양과 출혈, 우울증, 불면, 감염에 대한 저항 감소, 고혈압, 고혈당, 고지혈증, 무혈성 괴사, 백내장, 관절강 내 주사는 감염, 출혈, 주사 후 발적, 국소 피부 색소침착 또는 위축	내원할 때마다 혈압, 체중 증가, 시력 변화, 호흡곤란, 다뇨, 다음증 등을 확인 소변 당검사를 매년 실시 루푸스 환자는 매 3개월마다 소변 당검사, 매년 콜레스테롤과 골밀도 검사 실시	건내 주사는 건파열의 위험성 때문에 금기

표 46-11 | 질병조절 항류마티스약제(DMARDs)

약물의 분류	적응증과 용량	임상적 중요한 부작용	모니터링	주의사항
합성 제제	1) 히드록시클로로콰인(Hydroxy-chloro-quine) 200~400 mg/일	오심, 발진, 피부 색소 과침착, 망막병증	50세 이상이면 매년 안과 검사	신장기능 저하에 용량 감소
	2) 설파살라진(Sulfasalazine) 500~2,000 mg/일	오심, 헛배, 발진, 과립백혈구 감소증	CBC, 간기능 검사 2~3개월마다	간기능, 신장기능 저하에 용량 감소
	3) 메토트랙세이트(Methotrexate) 7.5~30 mg/주	오심, 설사, 구내염, 피로, 탈모, 골수억제, 폐렴, 감염에 대한 저항 감소, 간효소 증가	CBC, 간기능 및 신장기능 검사 2~3개월마다	신장 질환(creatinine 2 mg/dℓ 이상)에 금기, 기형 유발
	4) 레플루노미드(Leflunomide) 첫 3일간 100 mg/일, 이후 20 mg/일	오심, 설사, 발진, 탈모, 간효소 증가	CBC, 간기능 및 신장기능 검사 2~3개월마다	기형 유발
생물학적 제제	1) TNF-α 억제제 ① 에타너셉트(Etanercept) 25 mg 주 2회 피하주사, 50 mg 매주 피하주사, 건선 관절염에 사용 ② 인플릭시맵(Infliximab) 3 mg/kg 매 4~8주 정맥주사 ③ 아달리무맵(Adalimumab) 40 mg 매 1~2주 피하주사, 류마티스관절염, 건선성 관절염에 투여	주사 부위 반응, 주입 반응, 잠복 결핵의 재활성, 중증 박테리아 및 기회 감염의 발병 위험 증가, 림프종의 발병위험 증가, 탈수초 질환과 루푸스 유사 증후군의 드문 발병	주기적인 CBC	결핵균 노출에 대한 과거력 질문, 투베르쿨린 검사로 선별, NYHA class III-IV 심장부전은 금기
	2) 인터루킨-1 억제제 아나키나(Anokinra) 100 mg 피하주사	주사 부위 반응, 주입 반응, 호중성 백혈구 감소증, 중증 박테리아 감염의 발병위험	매달 CBC 3개월 이후부터 3개월마다	투베르쿨린 검사로 선별 천식에 대한 선별검사
	3) CTLA4 아바타셉트(Abatacept) 500~750 mg 정맥주사	주입 반응, 중증 박테리아 감염의 발병위험 증가		투베르쿨린 검사로 선별, 만성폐쇄성 폐질환 환자는 부작용과 중증 감염의 발병위험 때문에 주의하여 투약, 생백신은 금기
	4) CD20 리툭시맵(Rituximab) 1,000 mg/일 2주 후 반복 투여	주입 반응, 감염의 발병위험 증가	주기적인 CBC	B형 간염 바이러스 감염에 대한 선별 검사

법은 기존의 ACR20, ACR50, ACR70 등을 핵심 세트 측정에서 평균 호전된 연속적인 점수를 합쳐서 계산한다.[27]

1) 글루코코르티코이드(glucocorticoid, steroid)

강력한 소염제인 스테로이드의 약리 기전은 세포핵에서 라이포코르틴(lipocortin)이라는 물질을 생성하여 염증의 여러 과정을 차단함으로써 나타난다. 또한 면역과정을 변화시키기 때문에 류마티스 질환에서 널리 사용된다. 글루코코르티코이드 용량과 치료법에 대한 표준화된 용어는 7.5 mg 이하는 저용량, 7.5 mg부터 30 mg까지는 중용량, 30 mg부터 100 mg까지는 고용량, 100 mg 이상은 특고용량, 250 mg 이상은 펄스치료로 정의한다. 류마티스관절염에서 스테로이드 유지 용량은 7.5 mg/일 이하의 저용량을 권고하고 있다. 골관절염에서 스테로이드의 전신적 경구 투여는 시행하지 않는다.

2) 합성 질병조절 항류마티스 약제(DMARDs)

Gold salts의 효능이 관찰된 이래로 여러 가지 DMARDs가 발견되었는데 hydroxychloroquine, sulfasalazine, anzathioprine, cyclosporine, penicillamine, methotrexate, chlorambucil, cyclophosphamide, minocycline, oral auranofin, injectable gold 등이 여기에 속한다. 발병 첫 3~6개월 내에 DMARDs 치료를 시작하는 것이 류마티스관절염 치료의 기준이다. 메토트렉세이트(methotrexate, MTX)가 최근에 가장 많이 사용되는 DMARDs이며, 장기적인 독성과 효과가 가장 잘 알려져 있고, 다른 DMARDs와 효과적으로 배합할 수 있기 때문에 많이 사용한다. 초기 용량은 일주일에 7.5 mg이며 일주일에 한 번 경구 투여하며 한 달 간격으로 2.5 mg 증량하여 최대 25 mg/주까지 가능하다. 경도의 류마티스관절염은 설파살라진(sulfasalazine, SSZ)과 하이드록시클로로콰인(hydroxychloroquine, HCQ)으로 조절을 하다가, 반응이 없으면 MTX를 같이 투약하는 삼중치료(triple therapy)를 시작한다. 중등도이상의 류마티스관절염은 바로 MTX를 시작하며, DMARDs는 간혹 수개월이 지나서 약효가 나타나기 때문에 약효가 나타날 때까지 교량 역할(bridge therapy)로서 프레드니손을 5~10 mg/일 투여하여 류마티스관절염의 증상을 신속하게 조절해 주어야 한다.[28]

3) 생물학적 질병조절 항류마티스 약제(DMARDs)

생물학적 약제는 종양괴사인자(Tumor Necrosis Factor, TNF) 알파 억제제로 etanercept, infliximab, adalimumab 등이 있고, 인터루킨(InterLeukin, IL)-1 억제제로 anakinra, 동반자극(costimulatory) 억제제로 abatacept (CTLA-4Ig), 키메라(chimeric) anti-CD20 단클론 항체(monoclonal antibody)로 rituximab이 있다. 삼중치료(MTX+SSZ+HCQ)를 포함한 기존의 약물치료로 3개월 이상 시행하였음에도 불구하고 (1) 압통 관절의 수가 6개 이상, (2) 통증 관절의 수가 6개 이상, (3) ESR 28 ㎜/h 이상 또는 CRP 2.0 mg/L 이상인 경우에는 삼중치료의 SSZ와 HCQ 대신에 생물학적 약제를 MTX와 함께 투여할 수 있다.[29] 종양괴사인자 억제제는 효과적인 DMARDs이며, 류마티스관절염, 건선성 관절염, 강직성 척추염, 유년 만성 관절염의 치료를 진일보시켜준 약제이다. 아나키나(anakinra)는 류마티스관절염에 효과적이며, Muckle-Wells 증후군, 신생아형 다기관 염증질환(neonatal onset multisystem inflammatory disease, NOMID), 종양괴사인자 알파 관련 주기성 증후군(TNF-α associated periodic syndrome, TRAPS) 등과 같은 주기성 발열 증후군(periodic fever syndrome)과 성인형 스틸병(adult onset Still's disease)에도 효과가 있다. 아바타셉트(abatacept)와 리툭시맙(rituximab)은 종양괴사인자 알파 억제제가 실패한 류마티스관절염 환자의 치료에 사용된다.[30]

5. 각 관절의 골관절염의 치료

1) 경추의 골관절염

경추 골관절염은 제 5~6번 경추간에 많이 발생하며 대부분 추간판의 퇴행성 변화와 동반된다. 증상은 골증식에 의해 신경근이 눌리거나 척수가 눌려, 신경근 병변 또는 척수 병변의 소견을 보인다. 통증은 자발통일 수도 있고 특정 동작으로 유발되는 유발통일 수도 있는데, 운전하면서 차를 후진할 때처럼 머리를 돌리는 동작 또는 목을 뒤로 젖히는 동작이 통증을 유발한다. 치료는 신경 증상의 유무에 따라 다른데, 신경 증상이 없는 경우에는 우선 6~12개월간 보존적 치료 방법을 시도한다. 경추 견인과 경추 보조기가 손쉽게 해볼 수 있는 치료법이 되는데 특히 경추 보조기 중에서 칼라(collar)는 하루 종일 일상생활에 지장

없이 착용할 수가 있어서 편리하다고 할 수 있다. 칼라는 경추가 중립위 또는 약간 굴곡위가 유지되도록 착용시켜야 하는데, 그 이유는 경추가 신전위를 취할 경우에는 추간공의 간격이 더욱 좁아져 증상이 악화되기 때문이며, 6초간 힘을 주는 경추 등척성운동을 하루 2~3번 실시한다. 척수 병변(cervical myelopathy)의 소견을 보일 때에는 수술적 방법을 고려해야 한다.

2) 요천추의 골관절염

요추에 골관절염이 있는 경우 척추체 및 후방 관절 돌기에 골증식이 형성되는 등 비후성 변화가 생기며 척추의 불안정성이 초래된다. 또한 비후성 변화로 인해 척수강이 좁아지게 된다. 불안정성의 주된 증상은 요부의 통증이며, 좁아진 척수강에 의한 증상은 보행을 하거나 서 있는 경우 하지가 뒤쪽으로 댕기거나 터질 것 같은 느낌의 파행이 생기는 것으로 심한 경우 100~200미터 정도 걷다가는 앉아서 쉬었다가 걸어야 하는 정도가 된다. 앉으면 증상이 호전되는 이유는 요천추를 굴곡시킴으로써 추간공이 넓어지기 때문이다. 그 밖에 신경근의 침범 부위에 따라 다양한 신경 병변 소견을 보일 수 있다.

추간판 간격의 감소, 골증식의 형성, 관절 돌기의 비후, 심지어는 퇴행성 척추 전방전위증까지도 그 자체를 모두 치료할 필요가 있는 것은 아니다. 치료의 일차적 목표는 통증 완화이다. 처음엔 절대 안정을 위하여 척추의 기계적 부하를 덜어 주어야 한다. 급성 통증이 줄어들 때까지는 화장실에 출입하는 것을 제외하고는 누워 있는 것이 좋으며, 온열치료와 마사지 치료가 도움을 줄 수 있다. 통증이 덜해지면 잠깐씩 일어설 수가 있는데 앉는 것은 식사시간에만 허용된다. 투약이 도움이 되는 경우가 있으나, 그것보다는 기계적인 안정이 훨씬 중요하다. 급성기가 지난 후에는 차차 활동을 허용하되 무거운 것 들기, 오래 앉아 있기 등을 피하고 굴곡운동, 신장 운동을 시작하여 자세를 교정하고 복근의 긴장도를 높여준다. 척추 보조기는 요추의 불안정성이 있다고 판단될 때 착용시키기도 하는데 장기간의 착용은 오히려 요부 근육을 약화시켜, 요통이 더욱 악화되는 경우도 있으므로 6주 이내에서 사용하도록 해야 한다. 보조기를 착용하고 있는 동안 요추부 근력강화운동을 하여 근위축을 예방하여야 한다. 경막 외 주사도 일시적인 통증의 감소에 효과적이며, 비스테로이드성소염제는 많은 환자에서 효과적이다. 골관절염이 호발하는 연령층에서의 요통은 그 원인에 대한 검사를 철저히 하여 전이암, 감염, 골다공증 등 다른 가능성을 배제해야 한다.

3) 견관절의 골관절염

견관절의 골관절염은 주로 노인에게 많이 발생하며, 심한 관절의 파괴 또는 회전근개(rotator cuff)의 마모 및 파열과 동반되는 경우가 흔하다. 환자에게는 삼각근과 회전근개를 포함한 견관절 주위의 근육을 강화시키는 벨트나 비치볼을 이용한 등척성운동을 교육시키고 최소한 75°의 굴곡, 75°의 외전, 20°의 외회전, 45°의 내회전이 가능하여야만 기능적 활동이 가능하므로 운동 범위에 초점을 두어 수동 관절가동범위 운동, 코드만(Codman) 진자 운동, 머리위 활차(overhead pulley) 운동, 어깨 수레바퀴(shoulder wheel) 운동 등을 시행한다. 또한 관절와상완 관절(glenohumeral joint)내로의 스테로이드 주사도 도움이 될 수 있으며, 꾸준한 능동 관절가동범위 운동을 통하여 통증성 견관절 구축증(frozen shoulder)을 예방하여야 한다. 그 밖에 극상근 건염(supraspinatus tendinitis), 이두근 건염(bicipital tendinitis) 및 삼각근하 윤활낭염(subdeltoid bursitis), 견봉쇄골관절 관절염(acromio-clavicular arthritis)등 퇴행성 견관절염의 증상을 악화시킬 수 있는 질환을 병행하여 치료해야 한다.

4) 주관절의 골관절염

주관절의 골관절염은 대부분 외상으로 인한 것이나, 관절의 과용이나 염증성 관절 질환 후에도 발생할 수 있다. 주증상은 통증과 근육 경직이며, 관절강 내 주사가 증상의 완화에 도움을 줄 수 있다. 온열치료 후 능동 관절가동범위 운동을 통해 가동범위를 증가시켜야 하는데, 수동 스트레칭 운동은 오히려 증상을 악화시킬 수 있으므로 조심해야 한다. 주관절에서는 완전한 관절가동범위가 필요치 않으며 식사를 위해 손을 입으로 가져가는 정도로도 충분한 경우가 대부분이다.

5) 수근중수관절의 골관절염

수근중수관절(carpometacarpal joint)의 골관절염은 무지를 침범했을 경우가 가장 문제가 된다. 증상은 연필을 잡기 힘드는 등 정확한 쥐기와 잡기 동작이 방해를 받는다. 심하면 엄지 두덩(thenar muscle)의 위축과 무지내전근의 구축을 초래한다. 치료는 일부 일상생활동작이 불편하더라도 무지 수상 대립보조기(thumb spica splint)를 통해 엄지손가락의 기능적 외전을 유지시켜 주면서 수근중수관절과 중수지절관절을 고정하면, 통증이 완화된다. 파라핀 치료나 다른 표재열 치료가 도움이 되고 가끔 스테로이드 주사도 도움이 되며 내전근 스트레칭 운동을 조심스럽게 해줄 수 있다. 글씨 쓰는데 어려움이 많을 때에는 타자기나 녹음기를 사용할 수 있을 것이다. 관절염이 매우 심한 경우에는 기능적 위치에서 관절을 고정하는 수술을 고려할 수 있다.

6) 고관절의 골관절염

고관절의 골관절염의 원인으로는 선천성 탈구, 감염, 무혈성 괴사 등이 있으나, 원인을 모르는 경우가 대부분이다. 그러나 우리나라에서는 속발성 퇴행성 고관절염이 오히려 더 흔하다고 한다. 고관절의 통증은 대전자 부위에서 흔하므로 전자부의 윤활낭염(trochanteric bursitis)과 혼동되는 경우가 종종 있으며, 사타구니나 대퇴 전방부, 슬관절, 천장관절(sacroiliac joint)부위로 방사되기도 한다. 정상적인 보행이 가능하기 위해서는 고관절 굴곡이 적어도 20~30°는 되어야 하는데 고관절염의 경우는 모든 방향으로의 관절가동범위가 제한되고, 외전근 및 신전근의 약화가 동반된다. 고관절의 삼출은 중둔근의 수축을 방해하여 보행할 때 이환측으로 몸통을 기울이는 트렌델렌베르그 보행(trendelenburg gait)이 관찰되기도 한다.

고관절의 골관절염에 대해서는 여러 가지 수술적 치료가 보편화되었지만 수술을 고려하기 전에 보존적 방법을 적절하게 사용하면 통증 완화와 일상생활 동작을 유지하는데 상당한 효과를 볼 수 있다. 내전근, 대퇴근막장근(tensor fascia lata)의 스트레칭 운동과 외전근의 근력강화 운동이 강조되며, 옆으로 누운 자세(side-lying position)에서 발목관절 부위에 고무띠를 두르고 외전으로 고무줄 탄성을 이기도록 하는 운동이 많이 처방된다. 하루 한두 번씩 능동 고관절 굴곡 및 내외회전 운동을 누워서 시행한다. 중둔근이나 대둔근의 등척성운동은 고관절의 통증을 증가시킬 수도 있으므로 일부 환자에서는 바람직하지 못하다. 고관절의 굴곡 구축 예방을 위하여 적어도 하루에 두 번씩 30~40분간 엎드려 있어야 하며, 그 위치에서 고관절의 신전운동을 20번씩 시행한다. 능동 스트레칭 운동이 효과가

없는 일부 고관절 굴곡근의 구축에 한하여, 지속적 신전을 위해 앙와위에서 베개를 둔부에 고이고 무릎에 10~20 lb의 추를 부하시키는 경우도 있다. 지팡이는 고관절에 가장 효과적인 물리적 치료기구가 된다. 정상적으로 보행할 때, 고관절에는 체중의 4배나 되는 무게가 부하되는데 반대쪽 손에 지팡이를 짚으면 고관절에 오는 부담을 1/5 이하로 덜 수가 있다.

7) 슬관절의 골관절염

고관절에서와는 달리 슬관절에서는 방사선 검사에서 단순히 골증식이 관찰된다고 하여 모두 골관절염은 아니다. 이때에는 관절 간격의 감소나 연골하낭 등 다른 소견이 뒷받침되어 주어야 한다. 슬관절의 골관절염은 여성에서 체중과 연관이 많으나, 박리뼈연골염(osteochondritis dissecans)이나 심한 운동과는 연관성이 비교적 적다.

슬관절의 경우 관절을 세부분, 즉 슬개골-대퇴 관절부, 내측부 및 외측부로 구분하는데 일반적으로 골관절염은 슬개골-대퇴 관절부에서 가장 먼저 시작한다. 퇴행성 슬관절염에서의 통증은 다음과 같은 원인에 기인한다. 즉 연골의 소실, 내반 및 외반 변형에 의한 슬관절부의 과도한 기계적 압박, 측부인대의 신장, 연골하골의 미세골절, 삼출에 의한 관절낭의 팽창, 거위발 윤활낭염(pes anserinus)이나 슬개골전 윤활낭염(prepatella bursitis)의 동반, 슬개골 연골연화증(chodromalacia patellae) 등으로 인해 통증이 발생한다. 통증은 고관절로부터 내측으로 연관되어 나타날 수도 있으므로 치료전 정확한 통증의 원인을 밝혀내는 것이 중요하다. 각변형, 구축, 관절 간격 좁아짐 등이 경한 초기의 골관절염에는 소염제와 운동치료가 적당하다. 특히 운동치료는 근력과 안정성을 유지하는데 없어서는 안 될 부분이다. 대퇴사두근의 위약은 증상 발현 첫 수 주내에 발생하며 따라서 초기에 운동치료를 시행하여야 한다. 가장 빠르고 심하게 위약을 보이는 근육은 대퇴사두근 중 내측광근(vastus medialis oblique)으로 이는 슬관절의 최종 5~10° 신전을 일으키는데, 이 근육의 근력이 유지되어야만 굴곡구축을 막을 수 있다. 보행 시에도 충분한 슬관절의 신전이 필요함으로 마지막 5~10°의 신전에 중심을 두고 근력강화를 시켜야 한다.

삼출이 있는 경우는 대퇴사두근의 능동 수축을 방해하여 근 위축을 초래하며, 관절의 불안정성 및 내, 외반변형

을 일으킬 수 있다. 삼출이 있는 상태에서의 관절범위운동은 관절 내압을 증가시키므로 흡인(aspiration) 후 운동치료를 시행한다. 또한, 지나친 슬관절의 굴곡도 관절 내압을 증가시킨다. 슬관절의 통증 및 삼출로 인해 관절 범위가 제한되면 관절낭의 유착 및 슬개건의 강직을 초래하게 되고 이로 인해 슬관절의 굴곡 구축이 10° 이상 생기게 되면 약한 대퇴사두근에 의해 관절의 안정성이 유지되므로 더욱더 큰 기계적 스트레스를 받게 되어 관절기능이 왜곡되게 된다. 그러므로 하지 직거상 운동을 100번씩 하루 세 차례 정도 시행해야 하고 대퇴사두근의 등척성운동도 해주어야 한다. 최근에는 슬관절의 여러 각도에서 등척성운동을 시행하는 것이 근력 향상 및 일상생활동작의 향상에 도움이 된다고 알려져 있다. 닫힘 운동역학 사슬(closed kinetic chain) 기반의 동작들이 대부분 기능적이고, 관절 내 전위와 전단력이 열린 운동역학 사슬(open kinetic chain) 운동에 비해 낮아 조기에 재활운동으로 많이 강조되고 있다.[31] 골관절염 환자에서 대퇴사두근의 근력강화를 위한 전기자극(electrical stimulation) 치료의 효과는 불분명하다. 또한 잘 때 무릎 밑에 베개를 고이지 않도록 주의해야 하는데 이럴 경우에는 슬관절의 굴곡 구축뿐 아니라 고관절의 굴곡 구축, 발목관절의 척굴 구축, 정맥의 폐쇄 등을 유발할 수 있기 때문이다.

대체적으로 골관절염에서의 보조기 치료는 성공적이지 못하나, 탄력 붕대(elastic bandage), 네오프린 슬리브(neoprene sleeve) 또는 캔바스(canvas) 보조기 등을 이용하면 슬관절의 고유감각을 증가시켜 근 경직을 감소시킬 수 있으며, 통증의 감소와 안정성에도 도움을 줄 수 있다. 또한 지팡이를 사용할 수 있는데, 이때에는 고관절염에서의 지팡이 사용과는 달리 건측과 이환측 어느 쪽에 지팡이를 짚어도 비슷한 효과를 가져온다고 한다. 딱딱한 것보다는 부드러운 바닥(soft sole)의 신발을 사용하는 것이 슬관절에 부담을 줄여줄 수 있으며, 어느 정도의 내반과 외반은 외측 및 내측 쐐기(wedge)와 플레어(flare)로 교정이 가능하다. 골관절염이 중증도로 진행된 경우 물리치료를 시도하여도 효과가 없을 때는 수술을 고려한다.

8) 발목관절의 골관절염

골관절염 환자의 절반 정도가 발의 문제를 갖고 있다. 가장 흔한 발 질환으로는 무지외반증(hallux valgus), 건막

류(bunion), 무지강직증(hallux rigidus), 무지굴곡증(hallux flexus), 종족골두 바닥의 굳은살(callus), 발가락 등의 찰과(abrasion) 등이 있다. 이 경우에는 모두 적절한 신발의 처방이 필수적인데, 토박스(toe-box)를 넓게 높게, 깊이가 깊은 신발(extra-depth shoe)을 처방하거나 환자의 발 모양을 본떠서 만든 안창(custom molded insole)을 처방한다. 또한, 이러한 발의 병변은 보행의 이상을 초래하는데 예를 들어 무지강직증이 있어 제1 중족지절(metatarsophalangeal)관절 부위에 통증이 있는 경우는 진출기, 특히 말기 입각기가 감소하므로 이때는 흔들의자바닥(rocker bottom) 구두를 처방해 줄 수 있다. 후족부 회외전(pronation)과 전족부의 내번이 잘 생기며 건의 단축으로 발목관절 배측굴곡 제한과 중족지절관절의 과신전 등이 생길 수 있으므로 적절한 스트레칭 운동이 중요하다.

6. 시기에 따른 재활 치료

병의 진행에 따른 다양한 양상을 보이는 류마티스관절염의 재활 치료를 우선적으로 기술하고 다른 관절염은 이를 기본으로 하면 될 것으로 여겨진다.

1) 급성기

급성기일 때는 염증이 있는 관절을 쉬게 하고 가능하면 관절을 기능적인 자세로 위치시켜야 한다. 목의 경우 생리적 전만증을 유지시켜 주는 것이 최상의 자세이다. 견관절은 베개를 겨드랑이에 끼워 40° 외전시킨 상태를 만들어 주고, 주관절은 75° 이상 굴곡되지 않게 유지한다. 우성측 손은 손목관절에서 20° 신전시키고, 비우성측 손은 손목관절을 중립 또는 약간 굴곡시킨다. 손가락은 중수지절관절에서 35~45° 굴곡, 근위지절관절에서 25~30° 굴곡, 원위지절관절에서 15° 굴곡시키며, 엄지손가락은 지간관절에서 25° 굴곡 및 대립(opposition)시킨다. 고관절은 45°에서 외전시키고 5° 이상 굴곡시키지는 않아야 한다. 무릎은 완전히 신전시켜야 하고, 발목은 90°를 이루게 하고 발은 중립을 유지시킨다. 가벼운 플라스틱으로 된 부목(serial splint)이 관절의 위치를 조금씩 변화시키면서 연조직 구축을 스트레칭시키는데 도움이 된다. 부목의 착용기간 7~10일 정도는 관절 구축을 염려하지 않고 24시간 내내 착용시킬 수

있고 환자에게 잘 맞도록 맞추어 주기 때문에 초기의 석고 부목(bivalve cast)은 큰 도움이 된다. 급성기는 대개 적합한 약물치료와 발병된 관절에 대한 부목, 팔걸이(sling), 쐐기형 베개(wedge pillow) 등을 이용한 기능적 자세 유지 정도로 7~10일 내에 증상이 가라앉게 된다.

2) 아급성기

염증이 아급성기에 들어서면 관절의 부드러운 활강 동작을 유지하기 위해서 능동보조 관절가동범위 운동(active assistive ROM exercise)을 시작해야 한다. 이러한 운동은 움직임 자체가 부종을 감소시키는 펌프로 작용하는데 관절에 스트레스를 가하거나 통증을 유발시키지 않도록 상당한 주의를 기울여야 한다. 야간 부목(night splint) 역시 중력에 의하여 당겨지거나, 불수의적인 운동이 일어나는 것을 막도록 지지해주고 근 이완에 대해서 인대를 재강화 시켜주게 된다. 이러한 부목은 손목의 아탈구와 요골측 편향(radial deviation)으로부터 수근골을 보호하도록 고안되고 중수지절관절과 근위지절관절의 척골측을 강화시키어 척골측 편향에 대한 저항을 제공할 수 있다. 아급성기에는 휴식과 운동량 사이에 균형을 잡는 것이 재활의학 치료의 제일 큰 도전이다. 휴식에 의한 염증의 감소는 지속적인 관절 고정의 영향 즉, 국소적인 또는 전신적인 신체의 역반응까지 조심스럽게 고려하여 결정되어야 한다. 이러한 반응 등은 적절한 운동의 도입으로 피할 수 있으며 이 운동으로 국소적인 근 위약뿐 아니라 장기적 고정(im-mobilization)으로 인한 전신적인 피해도 줄일 수 있다. 운동을 시작할 때 풀장 등의 수중치료가 유용한데 이는 부력을 이용해서 중력으로 인한 부하를 줄여주고 체중을 가볍게 해주기 때문이다. 능동보조 관절가동범위 운동은 표재열 치료법으로 효과적으로 준비되고 시작, 촉진시킬 수 있다. 표재열 치료법은 피부 표층의 혈류양을 증가시키고 관절 주위 조직의 신장도를 증가시키며, 통증을 완화시키는 반면에 한랭치료는 피부 표층과 관절주위 조직 모두의 온도를 저하시켜 통증을 완화시키고, 운동 후 발생할 수 있는 염증을 예방한다. 심부열 치료법은 세포 간 온도를 증가시키고 콜라게나아제의 활동성을 증가시켜 염증을 더 유발시킬 가능성이 있기 때문에 급성기 류마티스관절염에는 금기이다. 이와는 대조적으로 표재열치료는 이러한 과정을 유발하지 않는 것으로 여겨진다. 수동 스트레칭 운동

은 아급성기에 관절의 지나친 스트레칭을 피하기 위해 보통 시도하지 않으며 더욱이 저항을 가하는 운동은 관절 내 압력 및 온도를 상승시키므로 실시하면 안 된다.

이 시기에는 작업장이나 집무장소에서 관절보호 및 작업의 단순화를 적용하는 것이 바람직하다. 류마티스관절염을 가진 환자는 생활 동작의 우선순위를 다시 정렬하고 생활방식을 바꾸어야 하는데 처음에 환자들은 이를 받아들이기가 어렵다. 왜냐하면 그러한 상황을 병의 말기 상황으로 여기기 때문이다. 의사들은 조조강직, 심한 통증 및 피로를 가지고 있는 환자들의 두려움과 문제점을 이해할 필요가 있으며 이러한 두려움으로부터 환자가 수용할 수 있는 내성을 상승시키도록 독려한다. 관절 손상과 전신의 피로를 최대한으로 줄이도록 작업 습관을 교정하고, 작업장이나 주방의 구조를 행동반경 내로 구조를 변형시키고, 자주 사용하는 물건들은 손만 뻗으면 닿을 수 있는 곳에 배열하는 것들이 필요하다. 이 시기에 적응장치(adaptive device)와 자조기구(self-care aid)를 이용하여 옷을 입고 벗기 쉽게, 신발들을 벨크로(velcro)를 이용하여 쉽게 착용하도록 해주며, 옷은 가벼운 옷을 입도록 한다. 아급성기에 중족지절관절에 염증이 있는 환자는 발뒤꿈치부터 지면에 닿아 발가락으로 지면을 박차는 정상 보행이 힘든데 이를 도와주기 위하여 신발 바닥에 중족흔들바(metatarsal rocker bar)를 붙여 주기도 한다. 또한 발에 체중부하로 인한 통증을 감소시키고 보행속도와 모양새를 좋게 하기 위하여 깊이가 깊은(extra-depth) 신발을 만들고 부드러운 plastazote로 만든 삽입물(insert)을 만들어 넣어 주기도 한다. 환자는 일상생활동작에서 활동으로 인한 관절 손상을 줄이고, 에너지 소모의 증가를 줄이며, 힘든 상황을 도와주기 위하여 일상 기구들은 변형시켜 사용하는 것이 좋다. 예로서 빗이나 칫솔 등의 손잡이를 길게 하여 조금만 움직여도 원하는 결과를 얻을 수 있도록 하고 그 외에 스타킹 착용 기구(stocking pulling aid), 긴 손잡이의 집게(long handled reacher), 파악기(gripper), 미끄러지지 않는 파악 보조기구(nonskid gripping aid) 등을 이용한다. 또한 머리 모양은 짧게 하여 간편하게 다룰 수 있도록 하는 등 여러 면에서의 활용을 고려하여야 한다. 이 시기에 관절을 보호하면서 보행을 가능케 하는 여러 보장구를 사용할 수 있는데 환자들은 이때 사용되는 보행보장구를 마치 말기의 표상으로 여기는 경향이 있다. 따라서 환자가 이런 기구들을 거부하지

않도록 관절 보존 등의 이유를 잘 설명하고, 여러 기구를 통해서 일상생활에 더 큰 유연성을 제공해 주도록 한다. 대칭적인 관절염을 가진 환자를 위해서는 일반적인 보행 기구인 지팡이(cane), 목발(crutch), 휠체어 등이 효과적이지 않을 수 있다. 상지와 하지가 똑같이 이환되었을 때는 비싸기는 하지만 일시적인 용도로 전동휠체어를 이용하는 것이 좋다. 보행보장구의 선택은 조심스럽게 해야 하는데 이환된 손으로 체중부하를 받게 되면 관절의 변형을 촉진시키게 된다. 전동휠체어를 제외하면 팔굽 받침대(triceps attachment)가 있는 바퀴 달린 보행기(rolling walker)가 사지를 모두 이용하여 분산된 체중부하를 받기 때문에 각 관절에서 받는 체중부하를 줄이는 데는 효과적이다. 손잡이는 잡기 쉬워야 하고 잡히는 면적을 넓혀서 압력을 고르게 분산시키는 것이 중요하다. 이러한 보행보장구는 환자의 피로도를 감소시키고 지구력 부족을 최소화하는 역할을 한다.

주변 환경에서의 장애물들은 여러 관절에 아급성기 관절염을 겪고 있는 환자에게 그들의 장애보다 더 심한 장애를 초래할 수 있는데 예를 들어서, 낮은 의자를 사용하면 환자의 고관절 및 슬관절 신근이 약하여 일어나기 어려우며 이때 팔 힘으로 보조를 하게 되어 상지 관절, 즉 어깨, 손목, 팔꿈치의 관절 내의 압력은 증가하게 되고 관절이 팽창된다. 따라서 화장실 변기의 높이를 높이고, 의자의 다리 길이를 늘여 주어 환자의 활동을 훨씬 효과적으로 시행할 수 있도록 해 주어야 한다.

3) 만성기

만성 류마티스관절염은 염증반응이 끝났다 해도 계속해서 그 결과가 장애요인으로 남아 있게 된다. 우선 장기간의 염증으로 인하여 각 관절에 변형을 초래할 수 있는데 대표적인 것들로 경추부 변형은 전방굴곡, 전방단축(fore-shortening)이며, 견관절은 내전, 내회전, 전방굴곡이고, 주관절은 굴곡, 전완부는 내회전, 손목은 굴곡 및 요골측 편향, 수근중수관절의 척골측 편향, 손가락의 백조목 변형과 단추구멍 변형 등이다. 또한 하지에서는 고관절은 굴곡, 외회전, 슬관절은 굴곡, 발은 회내, 무지외반증, 발가락기립(cock-up toe) 변형, 중족골두의 아탈구가 일어난다. 이러한 변형이 초래되는 이유로는 변형을 유도하는 자세가 대개 관절강 내의 압력이 적은 자세로 편하기 때문이다. 계

속 그 자세를 취하게 되어 점차 변형이 진행하는 것으로 알려져 있다. 또한 만성적인 통증은 기능적인 활동에 상당한 제한을 초래하게 된다. 통증의 조절을 위해 지금까지 사용되어 온 약물치료와 물리치료 외에 경피전기신경자극(TENS)을 효과적으로 사용할 수 있으며, 한랭치료는 일반적으로 관절염 환자들이 잘 적응하지 못하여 별로 사용하지 않는다.

만성기의 환자의 진찰과 검사소견을 근거로 관절 손상의 정도를 잘 파악하여 환자의 상태에 적합한 운동 종류와 방법이 선택되어야 한다. 최적의 치료는 관절가동범위를 늘리기 위하여 조심스럽게 스트레칭 운동을 시켜 연조직을 스트레칭 시켜 주는 것이다. 이와 동시에 근력강화운동을 시행하는데 관절에 미치는 부담을 최소화하기 위해 관절의 운동이 거의 없는 등척성운동부터 시작한다. 또한 손상되기 쉬운 작은 관절보다는 큰 관절을 사용하도록 하며, 근력강화도 큰 관절 중심으로 시행하여야 한다. 염증과 통증이 조절되고 등척성운동에 의한 충분한 근력강화가 이루어졌을 때부터 동적, 반복적, 저저항, 등장성(dynamic, repetitive, low resistive isotonic)운동을 실시하게 된다. 이런 종류의 운동 중에 최적의 것은 수영, 자전거 타기, 정원 가꾸기, 베짜기 등의 활동, 또는 짧은 원호(arc) 내의 행동반경을 가지고 물건을 들어 올리는 동작 등이다. 만성 비활동성 류마티스관절염이 있는 환자들은 변형된 관절과 근위축에 의해 나타나는 외모로 곤란을 겪게 되는데, 이 때문에 몇몇 환자들은 의사에게 좀 더 강력한 운동 처방을 요청하기도 한다. 그러나 심한 저항 운동과 능동 저항 운동을 수행시키는 기구의 사용, 예를 들어 등속성 운동계(Cybex)나 노틸러스(Nautilus) 기구 등의 사용에는 상당한 주의가 필요하다. 운동을 하는 동안 관절에 지속적인 저항을 가하게 되면, 관절 내부의 압력과 온도의 증가가 오고 관절 주변 연조직에 염좌가 일어나며, 그로 인해 염증의 악화가 발생할 수 있다. 따라서 질병의 경과와 신체능력 향상 정도를 잘 평가하면서 점진적으로 진행해야 한다. 수영은 지구력을 증가시키는데 우수할 뿐 아니라 활동으로 즐거움을 주기도 한다. 보행보장구는 만성기 환자에서 관절의 보호를 의미할 뿐 아니라 비정상 보행을 교정하기 위해서 선택해야 한다. 이러한 비정상 보행은 이미 고정된 관절 구축, 그로 인한 불안정성과 변화에 대한 보상적인 기전, 걸음걸이의 보행속도와 지구력의 장애에 대

한 결과이다. 부가해서 상지의 관절구축이 있는 경우, 목발이나 보행기에 팔꿈 지지대를 부착해줌으로써, 주관절의 굴곡 구축이나 이두박근의 근 위약에 대한 보완을 해줄 수 있다. 보행보장구의 사용은 에너지 소모를 증가시키며, 보행속도를 감소시키게 되므로 가능한 한 보장구의 무게를 줄여야 한다. 또한 사회생활이나 다른 이들과의 관계에서 고립되지 않는 적극적인 삶을 갖는 데는 전동휠체어가 도움이 된다. 부목(splint)은 가장 많이 사용되는 기구이다. 만성기에 주로 사용되는 것은 백조목(swan neck) 변형이나 단추구멍(boutonniere) 변형에 사용되는 반지형(ring)부목, 척골측 편향방지부목, 엄지손가락 부목 등이며 안정(resting) 부목도 만성기 중 일시적인 염증에 사용할 수 있다.

7. 관절의 보호

일상생활 중에 관절을 보호하는 요령을 예를 들어 보면 다음과 같다. 1) 변형을 야기할 수 있는 자세를 금할 것, 2) 가능한 가장 힘센 관절을 이용할 것, 3) 그 관절의 가장 안정된 방향으로 움직일 것, 4) 같은 자세로 너무 오래 유지하지 말 것, 5) 올바른 운동 패턴을 따를 것, 6) 도중에 멈춰야 할 만한 힘든 일, 그러면서도 멈출 수가 없는 동작은 시작을 하지 말 것, 7) 통증이 있을 때는 그 아픔을 무시하지 말 것, 8) 일은 한꺼번에 전부다 할 생각을 말고 나누어 조금씩 할 것, 9) 문명의 이기(바퀴, 지렛대 등)를 이용하여 힘을 절약할 것 등이다.

따라서 일상생활에서 구체적인 관절보호 수칙을 정하는 게 좋다. 예를 들어 슬관절과 고관절 보호를 위한 일상생활 수칙으로 뛰거나 등산하는 것을 피하고, 수영 등의 운동 방법을 선택하게 한다. 계단은 되도록 피하고, 일할 때 서서하지 말고 가능한 앉아서 한다. 푹신한 낮은 소파에 앉지 말고 가능하면 딱딱한 높은 의자에 앉아 일하는 것이 좋으며, 무릎을 꿇거나 양반(책상)다리로 앉거나 쪼그려 앉지 말아야 한다. 의자에서 일어설 때에는 먼저 엉덩이를 의자 끝부분으로 옮긴 후 의자 팔걸이에 두 손을 지탱하면서 일어서도록 한다. 손관절의 보호를 위해 가능하면 가위, 깡통 따개, 칼, 믹서기 등을 사용하도록 하며 유리나 무거운 금속보다는 플라스틱이나 알루미늄으로 된

가벼운 식기를 사용하게 한다. 모든 도구는 손잡이 부분이 되도록 크게 잡을 수 있는 것을 선택하는 것이 좋으며 지퍼를 여닫을 때 지퍼 손잡이에 갈고리를 끼어 여닫으면 편리하다. 의복의 단추 대신 벨크로(Velcro)로 여닫는 것을 선택하게 하며 비틀어 여는 수도꼭지 대신 지렛대 모양의 수도꼭지를 선택한다. 물건을 옮길 때 되도록 들지 말고 굴려서 옮기도록 교육시키며, 무거운 물건을 한 손으로 들지 않게 한다. 양손의 손바닥으로 함께 드는 습관을 갖도록 교육시킨다.

8. 수술 치료

보존적 치료에도 불구하고 증상의 호전이 없거나 통증이 극심하여 일상생활에 지장이 있는 경우에는 수술을 고려하게 된다. 수술을 하는 가장 중요한 목적은 통증을 없애 주는 것이며, 그 외에 변형을 교정하고, 관절의 운동성을 유지해 주며, 관절의 안정성을 유지시키는 것이다. 수술 치료는 침범된 관절과 환자의 연령 및 전신 상태 등에 따라 달라질 수 있다. 일반적으로 수술 치료를 요할 정도로 심각한 퇴행성 변화가 생기는 곳은 요추부, 슬관절, 고관절 및 발목관절과 같이 체중부하를 받고 있는 관절들이다. 일반적으로 사용되는 수술 방법으로는 유리체의 제거, 활막제거술(synovectomy), 절골술(osteotomy), 관절성형술(arthroplasty), 관절고정술(arthrodesis) 등이 있다. 경증인 경우에는 대개 관절경을 이용하여 관절내의 유리체 및 윤활막을 제거하고 관절면 주변의 골증식을 제거하는 변연절제술을 시행한다. 절골술은 골관절염이 중증도 이하이거나 관절의 어느 한 부분에만 발생한 경우 관절의 정렬을 바꾸어 줌으로써 하중이 가해지는 부분을 변경시킬 목적으로 사용된다.

관절염이 심한 경우에는 인공관절 치환술을 통한 관절성형술이 많이 시행된다. 그러나 인공관절은 인간의 정상적인 관절과는 달라 그 수명에 한계가 있으며, 여러 가지 인공관절의 종류에 따라 차이는 있으나 전체적으로는 약 10~15년 정도의 수명을 예상하고 있다. 따라서 오랫동안 인공관절을 사용하였을 경우, 인공관절 내에서 발생하는 유리체 및 인공관절 자체의 헐거움, 인공관절과 주위 골 조직과의 헐거움으로 인해 관절기능의 약화 및 통증이 발

생할 수 있으며 이로 인해 인공관절을 새로 갈아 끼워야 하는 어려움이 있으므로, 일반적으로는 최대한 보전적인 방법으로 골관절염을 치료하고 불가능할 경우에만 인공관절을 삽입하며, 가능한 한 번의 수술로 사망할 때까지 사용할 수 있도록 그 시기를 조절하게 된다. 또한 인공관절을 삽입할 경우에도 주위근의 근력 및 신경조절상태가 충

분하여야 하므로 수술 전에 이에 대한 충분한 치료가 선행되어야 한다. 그러나 손목관절이나 발목관절과 같이 아직 인공관절이 만족스럽지 못한 부위는 아픈 관절을 고정하여 통증을 없애주는 관절고정술이 사용되고 있다. 관절성형술 환자의 재활 치료는 48장을 참조하기 바란다.

참고문헌

1. Delisa JA. Rehabilitation of the patient with inflammatory arthritis and connective-tissue disease. In: Delisa JA, Gans BM, editors. Physical medicine & rehabilitation, 4th ed, Philadelphia: Lippincott Williams & Wilkins, 2005, pp721-63.
2. Salma A, Hamer AJ. Degenerative and rheumatoid arthritis including joint replacement. Surgery 2007; 25: 160-5.
3. Altman R, Asch E, Bloch D, Bole G, Borenstein D, Brandt K, Christy W, Cooke TD, Greenwald R, Hochberg M, et al. Development of criteria for the classification and reporting of osteoarthritis. Classification of osteoarthritis of the knee. Diagnostic and Therapeutic Criteria Committee of the American Rheumatism Association. Arthritis Rheum 1986; 29: 1039-49.
4. Sarzi-Puttini P, Cimmino MA, Scarpa R, Caporali R, Parazzini F, Zaninelli A, Atzeni F, Canesi B. Osteoarthritis: an overview of the disease and its treatment strategies. Semin Arthritis Rheum 2005; 35: 1-10.
5. Rasch EK, Hirsch R, Paulose-Ram R, Hochberg MC. Prevalence of rheumatoid arthritis in persons 60 years of age and older in the United States: effect of different methods of case classification. Arthritis Rheum 2003; 48: 917-26.
6. Creamer P, Hochberg MC. Osteoarthritis. Lancet 1997; 350: 503-8.
7. Lee DM, Weinblatt ME. Rheumatoid arthritis. Lancet 2001; 358: 903-11
8. Cimmino MA, Parodi M. Risk factors for osteoarthritis. Semin Arthritis Rheum 2005; 34: 29-34.
9. Jordan JM, Renner JB, Luta G, Dragomir A, Fryer JG, Helmick C. Hip osteoarthritis is not rare in African-Americans and is different than in Caucasians. Arthritis Rheum 1997; 40: S236.
10. Felson DT, Naimark A, Anderson J, Kazis L, Castelli W, Meenan RF. The prevalence of knee osteoarthritis in the elderly. The Framingham Osteoarthritis Study. Arthritis Rheum 1987; 30: 914-8.
11. Jordan JM, Luta G, Renner JB, Dragomir A, Hochberg MC, Fryer JG. Ethnic differences in self-reported functional status in the rural South: the Johnston County Osteoarthritis Project. Arthritis Care Res 1996; 9: 483-91.
12. Cimmino MA, Cutolo M. Plasma glucose concentrations in symptomatic osteoarthritis: a clinical and epidemiological survey. Clin Exp Rheumatol 1990; 8: 251-7.
13. Sturmer T, Brenner H, Brenner RE, Gunther KP. Non-insulin dependent diabetes mellitus (NIDDM) and patterns of osteoarthritis. Scand J Rheumatol 2001; 30: 169-71.
14. Lane NE, Gore LR, Cummings SR, Hochberg MC, Scott JC, Williams EN. Serum vitamin D levels and incident changes of radiographic hip osteoarthritis: a longitudinal study. Study of Osteoporotic Fractures Research Group. Arthritis Rheum 1999; 42: 854-60.
15. Ettinger WH, Davis MA, Neuhaus JM, Mallon KP. Long-term physical functioning in persons with knee osteoarthritis from NHANES. I: effects of comorbid medical conditions. J Clin Epidemiol 1994; 47: 809-15.
16. Chaisson CE, Zhang Y, Sharma L, Kannel W, Felson DT. Grip strength and the risk of developing radiographic hand osteoarthritis: results from the Framingham study. Arthritis Rheum 1999; 42: 33-8.
17. Gelber AC, Hochberg MC, Mead LA, Wang NY, Wigley FM, Klag MJ. Joint injury in young adults and risk for subsequent knee and hip osteoarthritis. Ann Intern Med 2000; 133: 321-8.
18. Oliver JE, Silman AJ. Risk factors for the development of rheumatoid arthritis. Scand J Rheumatol 2006; 35: 169-74.
19. Aletaha, D., et al., 2010 Rheumatoid arthritis classification criteria: an American College of Rheumatology/European League Against Rheumatism collaborative initiative. Arthritis Rheum, 2010. 62(9): p. 2569-81.
20. Harris ED, Budd RC, Genovese MC, Firestein GS, Sargent JS, Sledge CB. Clinical features of osteoarthritis. In: Harris ED, Budd RC, Genovese MC, Firestein GS, Sargent JS, Sledge CB, editors. Kelly's textbook of rheumatology, 7th ed, Philadelphia: Elsevier science, 2005.
21. Altman RD, et al. Recommendations for the medical management of osteoarthritis of the hip and knee: 2000 update. Arthritis Rheum 2000; 43: 1905-15.
22. Jordan KM, et al. EULAR recommendations 2003: an evidence-based approach to the management of knee osteoarthritis: report of a task force of the Standing Committee for International Clinical Studies Including Therapeutic Trials (ESCISIT). Ann Rheum Dis 2003; 62: 1145-55.
23. Sharma L. Osteoarthritis C. Treatment. In: Klippel JH, editor. Primer on the Rheumatic Diseases, 13th ed. Springer, 2008, p237.
24. Zhang W, et al. EULAR evidence-based recommendations for the management of hip osteoarthritis: report of a task force of the EULAR Standing Committee for International Clinical Studies Including Therapeutic Trials (ESCISIT). Ann Rheum Dis 2005; 64: 669-81.
25. Zhang W, Doherty M, Leeb BF, Alekseeva L, Arden NK, Bijlsma JW, Dincer F, Dziedzic K, Hauselmann HJ, Herrero- Beaumont G, Kaklamanis P, Lohmander S, Maheu E, Martin- Mola E, Pavelka K, Punzi L, Reiter S, Sautner J, Smolen J, Verbruggen G, Zimmermann-Gorska I. EULAR evidence based recommendations for the management of hand osteoarthritis: report of a Task Force of the EULAR Standing Committee for International Clinical Studies Including Therapeutics (ESCISIT). Ann Rheum Dis. 2007 Mar;66(3):377-88. Epub 2006 Oct 17.
26. FitzGerald GA, Patrono C. The coxibs, selective inhibitors of cyclooxygenase-2. N Engl J Med 2001; 345(6): 433-42.
27. American College of Rheumatology Committee to Reevaluate Improvement Criteria. A proposed revision to the ACR20: the hybrid measure of American College of Rheumatology response. Arthritis Rheum. 2007 Mar 15; 57(2): 193-202.

28. Oliver AM, Clair EWS. Rheumatoid arthritis C. Treatment and assessment. In: Klippel JH, editor. Primer on the Rheumatic Diseases, 13th ed. Springer, 2008, p133-41.

29. Koike R, Takeuchi T, Eguchi K, Miyasaka N. Update on the Japanese guidelines for the use of infliximab and etanercept in rheumatoid arthritis. Mod Rheumatol. 2007; 17(6): 451-8.

30. Furst DE, Breedveld FC, Kalden JR, Smolen JS, Burmester GR, Emery P, Keystone EC, Schiff MH, van Riel PL,Weinblatt ME, Weisman MH. Updated consensus statement on biological agents for the treatment of rheumatic diseases, 2006. Ann Rheum Dis. 2006 Nov; 65 Suppl 3: iii2-15.

31. Zhang W, Moskowitz RW, Nuki G, Abramson S, Altman RD, Arden N, et al. OARSI recommendations for the management of hip and knee osteoarthritis, Part I: Critical appraisal of existing treatment guidelines and systematic review of current research evidence. Osteoarthritis Cartilage. 2007;15:981–1000.

CHAPTER 47

골다공증
Osteoporosis

| 김희상

I. 머리말

골다공증이란 건강인에 비하여 단위용적당 골량의 감소로 뼈가 취약해지는 것으로 뼈에 구멍이 증가하면 뼈가 건축적으로 불안전하여 골절 가능성이 증가한다. WHO에서 정의한 골다공증은 젊은 건강한 성인의 최대 골밀도에서 표준편차 2.5 이하를 정의하며 T score는 성인 35세의 최대 골밀도의 같은 성별로 기준하고 Z score는 같은 연령, 성, 인종 체중, 신장을 고려한 수치이며 골다공증과 골감소증의 T score 정의는 표 47-1과 같다.[1]

II. 뼈의 재형성

뼈는 석회화된 매질을 흡수하는 파골세포(osteoclast)와 새로운 뼈 매질을 합성하는 골모세포(osteoblast)로 구성된다.[2] 파골세포는 골내막에 위치하며 단백질 분화효소를 만들어 뼈와 미네랄화된 뼈 매질을 흡수하도록 유도한다. 골모세포의 역할은 세포질막으로부터 유래한 포(vesicle)의 발아를 통해 매질의 미네랄화된 것이다. 이 포에는 알카라인 포스파타제(alkaline phosphatase)가 충부하고 골모세포는 매질을 잡는 성장요인을 모두 분비한다.

뼈의 재형성은 오래된 뼈를 제거하고 그 자리에 새로운 뼈 조직으로 대치되는 과정으로 제 1단계는 파골세포의 활동성을 보충하는 활동기(activation), 제 2단계는 파골세포가 뼈를 잠식하고 공동(cavity)을 만드는 흡수기(resorption), 제 3단계는 골형성에 관여하는 조골세포가 보충되는 반전기(reversal), 제 4단계는 조골세포에 의한 골기질의 생성 및 칼슘의 침착으로 무기질화를 유발하여 새로운 뼈로 공동을 채우는 형성기(formation), 제 5단계는 다음 순환이 시작할 때까지 뼈 조직이 남아 있는 휴식기(quiescence)로 나눈다. 이러한 골형성과 골흡수 과정을 커플링(coupling)이라 한다. 성인의 경우 골 재형성하는 데는 최소 3~12개월이 걸리며, 매년 뼈 조직의 20%는 이 과정으로 뼈가 대치된다. 골 재형성 과정에서 파골세포의 기능이 항진되었거나, 조골세포의 기능이 저하되는 경우 골 재형성의 장애를 초래하여 골의 손실이 발생하게 된다.[3]

피질골(cortical bone)과 소주골(trabecular bone)에서 파골세포의 활동에 의해 뼈가 흡수되면 그곳에 골모세포의

표 47-1 | WHO에 의한 골다공증과 골감소증의 정의

정의	T-score
정상	>-1.0
골감소증	-1.0 ~ -2.5
골다공증	≤-2.5
심한 골다공증	≤-2.5와 골절 동반

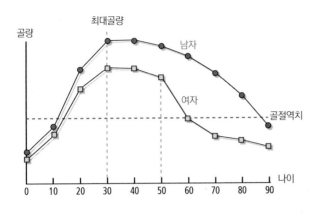

그림 47-1 | 나이에 따른 골량의 변화

활동에 의해 채워지는 과정을 골형성이라 한다. 골흡수와 골형성이 같으면 골소실은 없다. 뼈의 최대 골량 형성은 약 30~35세경에 이루어진다. 이때까지는 골형성이 골흡수보다 많이 발생하여 골량이 증가되며, 특히 사춘기 전후에 가장 왕성하게 일어난다. 30~50세 정도까지는 어느 정도 평탄한 소량의 골량 감소를 보이지만 여성에서는 폐경기인 50세 전후에 여성 호르몬의 결핍으로 골형성보다 골흡수 과정이 항진된 결과로 급작스런 골량 감소가 발생하게 된다. 유전적으로 남성이 여성보다 최대 골량이 높게 형성되며, 남성에서는 여성에서와 같은 급격한 호르몬의 변화가 없어 50세 이후에도 비교적 완만한 골 감소를 보여 골절의 발생 위험도가 상대적으로 여성에 비해 낮다. 이러한 최대 골량 형성의 약 46~80%가 유전적 요인에 기인하는 것으로 알려져 있다. 유전적 영향은 최대 골량이 형성되는 청장년기뿐만 아니라 노령에서도 지속된다(그림 47-1).[4]

부갑상샘항진증이나 갑상샘항진증의 경우에는 뼈의 재형성률이 증가하여 골다공증이 증가한다. 칼슘 섭취, 흡연, 알코올 소비, 신체적 활동, 폐경 등과 같은 요인이 골밀도를 결정하는 중요한 요인이다. 가장 결정적인 요인은 최대 골밀도의 변화에 80%를 차지하는 것이 유전적 요인이다.[5] 여자보다 남자에서 골다공성 골절이 적은 이유는 성인이 되면 여자에 비교하여 남자의 척추체 지름과 장골이 크고 생을 통해 골소실이 적기 때문이다.[6]

III. 골다공증의 유병율과 병인

골다공증 유병율은 평균 수명의 연장과 더불어 현저히 증가될 것으로 예상된다. 50세 이상 여성에서는 적어도 골다공증이 10% 이상으로 추정되며, 사망과 관련이 높은 대퇴골절의 경우 증가하고 있다.[4]

골다공증에 의한 골절은 여자가 남자에 비하여 그리고 아시아인과 백인이 흑인에 비하여 많이 발생하며 여자는 50대 이후, 남자는 70대 이후 급격히 상승하여 발생한다. 골다공증에 의한 골절 부위는 척추, 대퇴골, 요골 하단부, 상완골 근위부 등이며 폐경 후 여성의 30%가 골다공증에 의한 골절을 경험한다. 최근에는 척추 압박 골절 후 사망률이 증가하는 추세이며 65세 이상 여성의 1/3는 1개 이상의 척추 압박 골절이, 80세 여성에서는 30~40%에서 척추 압박 골절과 17%에서 고관절 골절을 경험한다. 대퇴부 골절은 고령의 여자 1/3에서, 남자 1/6에서 발생하며, 고관절 골절로 인한 사망률이 15~20%에 달한다.

골다공증에 의한 척추 압박 골절의 역치는 -2.0 t-score이며 향후 골절의 상대적 위험도는 t-score가 1.0감소할 때마다 1.5~2배씩 증가하며 고관절의 골절은 2.6배 증가하

표 47-2 | 골다공증의 일반적인 원인

1. 유전적, 선천적
불완전 골형성증, 생식샘발생장애, 신경학적 장애(선천성 근긴장증, Werdnig-Hoffmann병), 백인 또는 아시아인, 어머니의 골절 병력, 작은 체구, 45세 이하의 조기 폐경

2. 후천성
1) 전신성
• 자발증(폐경 전 여성과 중년 나이, 또는 젊은 남자; 소아 골다공증)
• 폐경 후
• 연령과의 관련
• 내분비 이상: 말단비대증, 갑상샘항진증, 쿠싱증후군, 부갑상샘항진증, 당뇨(?), 생식샘저하증
• 영양 문제: 영양실조, 식욕부진증, 폭식증, 비타민 결핍증(C 또는 D), 비타민 과복용(A 또는 D), 칼슘 결핍증, 과염화섭취, 과카페인섭취, 과단백섭취, 과인산섭취, 알코올남용
• 늘 앉아 있는 생활습관, 고정(비활동성), 흡연
• 위장병: 간질환, 소화흡수장애증후군, alactasia, 대부분 위절제, 소장 절제
• 만성신부전증
• 만성폐쇄성폐질환
• 악성종양(다발골수종, 파종종양)
• 약물복용: phenytoin, barbiturates, cholestyramine, heparine, 과다 갑상선 호르몬 대치, 스테로이드
2) 국소성
염증성 관절염, 골절과 부동, 사지 디스트로피, 근육 마비

고 골다공증에 의한 골절의 위험도는 5~7년마다 2배로 증가한다.[7] 일반적인 골절 위험율은 2의 t-score 절대값승이다. 즉 risk of fracture=2[lt-score]이다. 예를 들면 요추 2번의 t-score가 '-3'이면 골절의 가능성이 정상인에 8배 정도를 의미한다. 한 부위의 척추 압박 골절이 있다면 5~7년 내에 두 번째 골절이 생길 가능성은 골밀도가 정상인 사람은 4배가 높으나 골밀도가 낮은 사람은 25배가 높다.[8]

골다공증의 가장 흔한 현태는 폐경과 함께 나이와 관련이 있다. 뼈가 쉽게 부려질 수 있는 예상 요인으로는 골다공증, 노인, 자주 넘어지는 경향이 있는 경우, 골연화증, 질적으로 변형된 뼈, 골절의 경험이 있는 경우 등이 있다. 나이가 들면 불안전한 자세에 대한 반응이 느려지고 흔들림이 증가하여 균형 유지에 변화가 오며, 보폭이 작아지고 보속이 느려지며 양다리 딛기(double stance)가 증가하는 등 보행에 변화가 오며 시력, 청력, 고유감각신경, 혈압 등의 변화가 원인이 되어 노화와 관련된 낙상이 자주 생긴다. 골다공증의 일반적인 원인으로는 표 47-2와 같다.[3]

1. 최대 골밀도의 결핍

골밀도는 사춘기 때 급속히 증가하고 30~35세경에 최대 골밀도에 도달한 후 40세까지는 최대 골밀도에 도달하여 유지하나 이후 연간 0.3~0.5%씩 감소하게 된다. 최대 골밀도의 결정 인자는 1) 유전적 요인으로 비타민 D 수용체(bb>BB), 성(남자>여자), 인종(흑인, 맥시코인>아시아인, 백인), 골 재형성 과정의 조절(혈청 오스테오신의 농도), 2) 환경적 요인으로 칼슘 섭취(성장기>1200 ㎎), 단백질 섭취, 육체적 활동, 체중이 있고, 3) 기타 선 호르몬과 사춘기 또는 초경 시기가 있다.

2. 폐경 후 골다공증

폐경 후 에스트로겐의 결핍이 주된 원인으로 골흡수가 증가하면서 혈중 칼슘이 증가되고, 이에 따라 부갑상샘 호르몬의 분비가 감소되고, 따라서 장내의 칼슘 흡수가 낮아지는 결과로 골다공증이 발생하는 것을 폐경 후 골다공증이라 한다. 소주골에 주로 변화가 오며, 1:6 정도로 여성에

서 많이 발생한다. 30대 이후부터 골 소실이 시작되어 폐경기 이후 10배까지의 속도로 촉진(2~3%/년)된다. 이 경우 주로 등추뼈의 소주골에 일어나게 되는데 폐경 후에는 연간 6~8%까지 골소실이 일어난다. 폐경 후에 에스트로겐이 결핍되면 IL-1, IL-6, TNF 등이 증가하여 골흡수를 촉진하고 혈중 칼슘과 인의 농도가 증가하여 부갑상샘 호르몬의 분비를 감소시켜 신장에서 1,25(OH)$_2$D$_3$ 생성을 감소하고 장관 내 칼슘 흡수를 감소시켜 IGF-1과 TGF-beta의 생산을 억제하여 골형성을 감소시켜 결국 골다공증을 유발한다.

3. 노인성 골다공증

남녀 모두 연령에 따른 생리적 골 소실은 피질골과 소 분비, 환경 인자에 의해 결정된다. 노인성 골다공증은 고령이 되면 신장에서 비타민 D의 1-α-hydroxylase의 감소로 인해 활성형인 1,25(OH)$_2$D$_3$의 생성이 낮아지고, 장관 내 칼슘 흡수를 감소시켜 혈중 칼슘 농도가 감소되며 부갑상샘 호르몬 분비가 증가되어 피질골의 손실이 증가되고 조골세포의 골형성이 감소하여 골다공증이 발생하며, 남녀의 비는 1:2 정도이다.

4. 이차적 골다공증

이차적 골다공증은 최대 골량의 획득에 지장을 주거나 부가적인 골량의 감소를 일으키는 질환이나 약물에 노출되어 초래되는 골다공증을 말한다. 남성 골다공증과 폐경 전 골다공증의 흔한 원인으로서 남성 골다공증의 약 60%를 차지한다. 뿐만 아니라 폐경 후 골다공증이나 노인성 골다공증과 같은 일차적 골다공증 환자에서 동반되어 골소실을 더욱 증가시키기도 한다. 폐경 후 골다공증 환자의 30%에서 이차 요인이 동반된다고 알려졌다.

1) 스테로이드
스테로이드에 의한 골다공증은 가장 흔하게 관찰되는 이차적 골다공증이다. 스테로이드에 의한 조골세포의 억제와 파골세포의 자극이 주된 발병 기전이다. 하루 5~7.5 ㎎

이상의 프레드니솔론을 최소한 1-~6개월 이상 장기적으로 사용한 경우에 초래된다. 스테로이드 축적 용량과 골밀도 감소 정도는 관련성을 보인다고 알려졌다. 사용 후 첫 3~6개월 또는 1년 이내에 급속한 골 소실이 나타나 3~27%의 골량 감소를 보인다. 초기에는 소주골에서 골 소실이 현저하며, 결국 피질골도 소실된다. 장기적으로 스테로이드를 사용하는 환자의 50% 이상에서 골량의 감소에 의해 골절이 초래된다. 일일 사용량과 골절의 위험성은 상관성을 보이며, 골절의 위험도 사용 3~6개월 사이에 증가되고, 사용을 중단하면 감소된다고 알려졌다. 치료로 스테로이드의 사용을 중단하는 것이 가장 좋은 방법이지만 부득이 한 경우 최소량을 최소한의 기간 동안 사용할 수 있도록 하는 것이 중요하다. 스테로이드를 장기적으로 사용하게 되는 환자에서 치료 초기에 골밀도의 감소와 골절 위험성의 증가를 예방하는 치료가 중요하다. 폐경 후 골다공증의 치료에 사용되는 약제들을 사용할 수 있다.

2) 병적 에스트로겐의 결핍
고프로락탄증(성기능 저하, 무월경, 신장 1-α-hydroxylase 활성도 감소), 신경성 식욕부진, 조기폐경, 기타 무월경 등과 같은 병적 에스트로겐의 결핍도 골다공증의 원인이다.

3) 갑상샘 기능 이상
갑상샘 기능이 항진되면 골대사를 증가(골흡수>골형성)시키고, 고칼슘 혈증, 부갑상샘호르몬의 분비 감소, 요중 칼슘 배설 증가, 인 배설 감소, 혈중 인 증가, 신장 1-α-hydroxylase의 활성도 감소, $1,25(OH)_2D_3$ 생성 감소, 장관 내 칼슘 흡수 감소 등으로 골다공증이 나타난다.

4) 당뇨병
인슐린 의존형 당뇨병은 고칼슘요증, 골아세포에서의 콜라겐 합성 감소, 비타민 D 대사부전을 일으켜 골량이 감소한다.

5) 위장계 질환
위장관 및 간담도 질환이 있으면 칼슘과 비타민 D 흡수 부전이거나 비타민 D 장간순환장애인 경우에 골다공증이 발생한다.

6) 알코올 중독
알코올 중독인 경우에는 췌장과 간질환에 의한 이차적 칼슘과 비타민 D 대사부전을 일으켜 장관 내 칼슘 흡수 저하가 생기고 고칼슘요증, 성기능장애, 골아세포 기능장애에 의해 골량을 감소시킨다.

7) 흡연
흡연은 에스트로겐 감소에 따른 조기폐경과 체중 감소, 직접적인 골세포에 독성을 일으킨다.

8) 기타 약물
비타민 D 대사부전을 일으키는 약물로는 글루코코르티코이드, 갑상샘호르몬제, 디페닐히단토인 등이 있고, 카바마제핀(cabamazepin)은 골연화증과 고교체로 골다공증을 일으키며, 헤파린은 골아세포 합성, 콜라게나제(collagenase)와 프로스타글라딘(prostaglandin)의 분비 증가로 골흡수와 파골세포에 영향을 준다. 이외에도 갑상샘호르몬의 과다 사용, 항응고제, 항암제, 항전간제, 인산결합제산제 등이 골다공증을 유발할 수 있다.

IV. 호르몬과 나이에 따른 뼈의 생리

뼈의 재형성율은 부갑상샘호르몬(parathyroid hormon, PTH), 티록신, 성장호르몬과 비타민 D에 의해 증가하고 칼시토닌, 에스트로겐, 글루코코르티코이드에 의해 감소한다.[9] 칼슘 항상성의 주된 호르몬은 PTH이다. 이는 부갑상샘에 의해서 분비되는 호르몬으로서 혈장칼슘의 수위는 혈장칼슘이온농도를 조절하는 부갑상샘의 분비가 주된 조절자이다.

저체중이 있는 장거리 육상선수나 발레, 댄스와 같은 과한 운동을 하는 무월경성 운동선수는 에스트라디올과 프로게스테론과 프로락틴의 수위가 상대적으로 낮아져 있고 시상하부의 생식선저하증(hypogonadism)을 동반하기 때문에 과도한 뼈 소실을 초래한다. 이러한 뼈 소실은 훈련 거리를 감소시키면 대부분 전환된다. 체중 회복과 영향보충으로 이런 젊은 여성들은 멘스의 양을 촉진시키고 뼈 소실을 회복시킨다. 활성형 비타민 D의 혈장

수위는 남녀 모두에서 나이 듦에 따라 약 50% 정도 감소한다. 성장 호르몬은 $1,25(OH)_2D_3$의 신장 생성을 자극시킨다. 성정호르몬과 인슐린양 성장요인1은 칼슘 항상성, $1,25(OH)_2D_3$의 합성, 골모세포의 증진, 골모세포의 분화, 뼈의 재흡수 등의 긍정적 효과가 있다. 비타민 K 요법은 노인에서 뼈흡수율을 감소시키고 뇨시드록시프로린의 분비를 감소시켜준다. 혈장 칼시토닌 수위는 여성보다 남성에서 높다. 활성형 비타민 D의 감소는 비타민 D 복용의 감소, 햇빛 노출의 감소, 비타민 D 변형의 피부능력 감소, 내장흡수 감소, 1-α-hydroxylase의 활동성 감소 등이 원인이다.

육체적 활동은 나이에 따라서 감소하는데 이는 신체적 긴장과 기계적 부화는 뼈 질량의 긍정적인 효과가 있다. 운동은 성장호르몬의 분비를 자극시키고 조모세포의 활동을 자극하는 요인이 된다. 적절한 영양과 육체적인 활동은 골량의 유전적인 요인을 달성시키는 데 필요하다. 영양은 뼈 매질 형성과 뼈의 미네랄화 하는 데 영향을 준다. 일반적으로 에스트로겐 결핍여성에게 1일 칼슘 1500 ㎎, 비타민 D 800~1000 IU를 추천한다.

V. 골다공증의 생화학적 골표지자

뼈를 생검지 않고 생화학적 골 표지자(biochemical markers of bone)를 검사하므로써 손쉽게 골흡수와 형성의 정도를 조사할 수 있다. 일부 환자는 비록 골밀도는 높지 않지만 골형성과 흡수의 정도가 비교적 낮아 치료가 필요치 않은 경우도 있고, 일부 환자는 측정한 골밀도는 높지만 골교체율이 높아 결국에는 골다공증이 될 수 있는 환자들도 있다. 따라서 골밀도 측정에 골 교체율 검사를 함께 시행할 경우 보다 많은 정보를 얻을 수 있다.

뼈는 일생 동안 지속적으로 재형성되는 활발한 대사 조직으로 매 7년마다 완전히 재형성된다. 골흡수에 의해서 오래된 뼈가 제거되고 골형성에 의해 새로운 뼈가 생성되며, 골 교체를 통해서 칼슘의 항상성도 유지된다. 생화학적 골표지자는 골격 대사의 동적 지표로 이를 측정하면 골 교체율에 대해 중요한 정보를 얻을 수 있다. 파골세포와 조골세포에서 분비되는 효소, 또는 골흡수나 골형성할 때 유리되는 골기질 성분들을 생화학적 골표지자라 지칭하며 비침습적으로 혈액이나 소변에서 측정이 가능하다.

골 교체율의 생화학적 골표지자는 골 재형성의 전체적인 증가를 반영하며, 골흡수 표지자와 골형성 표지자로 나눌 수 있다(표 47-3). 골형성의 생화학적 골표지자는 뼈특이 알칼리성 인산분해효소(bone alkaline phosphatase), 오스테오칼신(osteocalcin) 등이 주로 사용되고, 골흡수의 생화학적 골표지자는 데옥시피리디놀린(deoxypyridinoline), 아미노-말단 텔로펩티드(N-terminal telopeptide, NTX), 카르복시-말단 텔로펩티드(C-terminal telopeptide, CTX) 등이 주로 사용된다. 이중 뼈특이 알칼리성 인산분해효소와 오스테오칼신은 조골세포에서 생성되어 분비되는 효소와 단백질이다. 데옥시피리디놀린, 아미노-말단 텔로펩티드, 카르복시-말단 텔로펩티드는 골흡수가 진행되면서 기질에서 파괴된 콜라겐의 분해 산물로 데옥시피리디놀린은 기질의 주성분인 제1형 콜라겐 분자들을 교차 결합시켜 안정화시키는 역할을 하며, 아미노-말단 텔로펩티드와 카르복시-말단 텔로펩티드는 제1형 콜라겐 분자의 말단에 존재하는 펩티드들이다.

골밀도 측정은 과거와 현재, 골흡수와 골형성의 구별이 곤란한 단점이 있고 생화학 골표지자로서 오스테오칼신, 데옥시피리디놀린의 측정은 골 교체율이 증가할 때 골소실 정도와 약제 선택의 예측을 가능하게 한다. 치료의 효과에 대한 반응 평가 시기는 골밀도 측정의 경우 9개월~2년 후, 생화학적 표지자는 6주~3개월이다. 골흡수의 생화학적 골표지자는 골밀도와 임상적인 위험인자를 이용하여 골다공증 치료를 결정하는 것이 충분하지 못할 때 골절의 위험도를 평가하기 위해 사용할 수 있다. 골다공증의 진단이나 골소실의 속도를 예측하기 위해서 생화학적 골표지자를 사용하는 것은 권장되지 않는다.

표 47-3 | 골 교체율의 생화학적 골표지자

골형성 표지자
• 뼈특이 알칼리성 인산분해효소(혈청)
• 오스테오칼신(혈청)
골흡수 표지자
• 데옥시피리디놀린(소변)
• 아미노-말단 텔로펩티드(혈청, 소변)
• 카르복시-말단 텔로펩티드(혈청, 소변)

VI. 골다공증의 진단

골다공증의 위험한 자는 골다공증 위험 인자가 있는 에스트로겐 결핍 여성, 65세 이상의 여성, 위험 인자 1개 이상의 폐경기 여성을 포함하며, 골다공증 위험 인자는 골절, 골 소실의 적응증이 되는 비정상적인 척추, 골다공증 유발 약물 복용자, 1형 당뇨병, 간질환, 신장질환, 갑상샘 질환, 골다공증 가족력, 조기 폐경 여성, 음주 및 흡연가 등을 말한다(표 47-4).[10]

골다공증의 약물치료를 할 때 치료경과를 보기 위해서도 골밀도를 측정해 보아야 한다. 골밀도 추적 검사는 2년마다 실시하며 생화학 골 표식자는 3개월 이내의 짧은 기간에 추가적인 정부를 얻기 위해 실시할 수 있다.

표 47-4 │ 골다공성 골절에 대한 위험인자

- 저강도의 골절 병력
- 최근 낮은 골밀도
- 백인
- 고령
- 여자
- 치매
- 잦은 낙상
- 부적절한 육체적 활동
- 낮은 건강상태/허약
- 최근 흡연
- 저체중
- 에스트로겐 결핍
- 코르티코이드 복용
- 테스토스테론 결핍
- 비타민 D 결핍
- 저칼슘 식이생활
- 알코올 중독
- 교정 시력 저하

표 47-5 │ 골밀도 측정의 적응증

- 6개월 이상 무월경을 보이는 폐경 전 여성
- 골다공증 위험인자를 갖는 폐경 이행기 여성
- 폐경 후 여성
- 골다공증 위험인자를 갖는 50~69세 남성
- 70세 이상 남성
- 골다공증 골절의 과거력
- 방사선 소견에서 척추골절이나 골다공증이 의심될 때
- 2차성 골다공증이 의심될 때
- 골다골증의 약물요법을 시작할 때
- 골다공증 치료를 받거나 중단한 모든 환자의 경과 추적

1. 단순 방사선 촬영법

골다공증에 의한 뼈의 소실을 가장 저렴하게 볼 수 있는 검사이나 적어도 25~30% 이상의 골 소실 후에야 진단이 가능하며, 미세한 변화 즉 약물투여 1~2년 후의 효과 판정을 관찰하는 것은 불가능하다. 척추의 골다공증에 대한 방사선 소견으로는 척추체의 방사선 투과성이 증가하고 수평 소주골의 소실, 피질골 종판의 현저한 증가. 피질골 두께와 척추 전방쇄기의 감소 등이 보인다.[11,12] 척추 전방쇄기 골절은 후방에 비하여 전방의 높이가 15~25% 이상 감소하는 것을 정의하며, 상하 양쪽이 오목한 경우와 척추체의 전후방의 높이가 25% 이상 감소한 완전압박골절이 있다.[11] 골다공성 골절이 가장 흔하게 발생하는 부위는 흉추 중간과 상부 요추,[13] 고관절(근위부 대퇴골), 원위부 전박부(콜레스 골절)이다. 백인 여자가 골절이 가장 흔하게 발생하며, 남녀의 골절 발생비율은 척추에서는 1:7, 고관절은 1:2, 콜레스 골절은 1:5이며 여자의 일생을 통하여 폐경기 이후에 발생하는 골다공증에 의한 골절의 비율은 2~3배이다.

2. 골밀도 측정기

정량적 골밀도 측정법(bone densitometry)은 방사선 흡수법(radiographic absorptiometry), 이중에너지 방사선 흡수법(dual energy X-ray absorptiometry), 정량적 초음파법(quantitative ultrasound), 정량적 전산화단층촬영(quantitative computed tomography)과 말단골 정량적 전산화단층촬영(peripheral quantitative computed tomography) 등이 있다.

요추부는 정량적 전산화단층촬영과 이중에너지 방사선 흡수법을 이용하며, 대퇴골은 이중에너지 방사선 흡수법, 요골은 이중에너지 방사선 흡수법과 정량적 전산화단층촬영, 손은 방사선 흡수법, 종골은 정량적 초음파법과 정량적 전산화단층촬영, 이중에너지 방사선 흡수법을 사용할 수 있고, 전신 골밀도와 체지방분석은 이중에너지 방사선 흡수법으로 측정이 가능하다. 폐경 전후의 여성에서는 소주골이 많은 척추 부위를 측정하는 것이 좋으나, 고령의 여성이나 남성에서는 대퇴골을 측정하는 것이 좋다고 인정된다. 고령에서는 대퇴골 골밀도 감소가 특징적이며, 척

추는 퇴행성 변화로 오히려 높게 측정되는 경향이 있으므로 주의해야 한다. 척추와 대퇴골은 골절이 흔히 발생하는 부위이므로 요추와 대퇴부 두 부위를 함께 측정하여 골밀도가 낮은 부위를 기준으로 진단한다. 한 부위의 측정보다는 두 부위의 측정이 같은 부위의 골절 위험도 예측에 유리하며, 피검자의 골다공증 위험인자 등을 고려하여 측정 부위와 방법을 택하는 것이 좋다. 대한골대사학회에서는 2011년 골다공증 진단과 치료 지침에서 표 47-5와 같은 경우 골밀도 검사를 시행하도록 권고하고 있다.[4]

3. 골다공증의 임상적 관리

골다공성 척추골절은 방사선 흉부 검사에서 부수적으로 보이기 전에는 예고되지 않는다. 환자 자신의 불편에 대한 임상적 문진과 기록, 골대사 관련 과거력, 동반 질환, 약물 복용, 가족력(골다공증, 유방암, 자궁암), 신장, 체중, 통증 부위의 압통, 척추 및 손발의 변형, 약제 사용과 관련된 순환기, 호흡기계의 진찰, 증상의 종류와 심한 정도 기록, 골다공증의 위험 인자 조사, 일반 검사로서 일반 혈애검사, 소변검사, 흉부 방사선 검사, 심전도, 구체적 골다공증 검사로 오스테오칼신, 데옥시피리디놀린, 아미노-말단 텔로펩티드, 에스트라디올(estradiol), LH, FSH, 흉요추 및 대퇴부 방사선 검사, 유방 방사선 검사(mammography), 골밀도 검사, 영양 및 운동 교육으로 이루어진다(표 47-6 참고).

VII. 골다공증의 약물 치료

폐경기 여성에게 사용되는 FDA에서 공인된 골다공증 예방 및 치료 약제의 선택으로는 표 47-7과 같으며 칼슘의 영양섭취기준은 표 47-8, 9과 같다. 최근에는 우리나라에서도 골다공증 치료제의 신약으로 데노수맙(denosumab)의 피하주사 치료제가 보험급여로 적용된다. 보험급여의 적응증으로는 비스포네이트로 1년간 치료했음에도 골밀도

표 47-6 | 골다공증의 진단적 평가

평가	항목
평력과 진찰	골다공증의 가족력, 통증의 형태와 부위, 식이칼슘 섭취량, 육체적 활동량, 신장 및 체중
흉부 및 척추 방사선 검사	임파종, 늑골골절, 압박골절 등을 제외하기 위해
골밀도 검사(척추와 고관절)	폐경기와 고위험군은 2년마다 검사, 저위험군은 5년마다 검사
일반 혈액검사	악성 종양과 동반한 빈혈을 제외하기 위해
화학 검사(혈청칼슘, 인, 비타민 D, 부갑상샘호르몬, 뼈 특이성 알카라인 포스포테이즈, 오스테오칼신)	골감소증, 파제트병, 골 전이증과 골절, 장흡수장애증, 비타민 D 결핍증,만성 간질환, 알코올 남용, 페니토인 복용, 과부갑상샘증의 과칼슘증, 과부갑상샘증과 골감소증의 저인증, 흡수장애증, 영양부족증 등에서 증가하는 알카라인 포스포테이즈 수위 평가
ESR, 혈청 단백질	다발성 골수종 또는 감마글로불린병증 등의 적응증 변화를 알기 위해
총 티록신	증가된 총 티록신은 증가된 골교체로 인한 골다공증 원인
면역반응 부갑상샘 호르몬	고칼슘증을 동반한 고부갑상샘증
25-하이드록시비타민 D와 1,25(OH)$_2$D$_3$	위장병, 골감소증
소변검사와 24시간뇨	신증에 의한 단백뇨와 신세관신증에 의한 저산도 검사, 과칼슘뇨를 배제하기 위해 24시간 소변검사 (정상 칼슘뇨, 남: 25~300 mg, 여: 20~275 mg)
골스캔, 장골능뼈 조직검사	테트라싸이클린으로 이중라벨링 후 골수검사로 다발성골수종과 전이암 배제
생화학적 골 교체율 검사	골형성: 혈청오스테오칼신, 알카라인 포스포테이즈, 프로콜라겐 1형, C & N 프로펩타이드
	골흡수: 혈청 포스포테이즈산, 피리디놀린, 디옥시피리디놀린, 하이드록시플로린, 1형 콜라겐의 교차연결 텔로펩타이드, 소변의 칼슘과 크레아티닌닌

표 47-7 | 폐경기 여성에게 사용되는 FDA에서 공인된 골다공증 예방 및 치료 약제

약물	예방	치료(용량)
골흡수 억제제: 파골세포에 작용하며 뼈를 안정		
에스트로겐	아니오	
알렌드로네이트(포사맥스)	예	10 mg/d, 70 mg/wk 구강섭취
리세드로네이트(악토넬)	예	5 mg/d, 35 mg/wk 구강섭취
이반드로네이트 염산(본비바)	예	150 mg/mo 구강섭취
졸렌드로닉 산	예	
랄록시펜(에비스타)	예	
칼시토닌(마이알칼신)	예	200 IU/d 비강내 분무
데노수맙	예	60 mg/6 mo 피하주사
골형성 자극제: 조골세포에 작용하며 골형성을 증가		
테리파라타이드	아니요	20 mg/d 피하주사
요구된 항목		
칼슘	예	1500 mg/d*
비타민 D	예	800~1000 IU/d*

*: 음식과 보충제를 포함한 용량

표 47-8 | 한국인의 연령별, 성별 1일 칼슘 영양섭취기준(mg, 2005년)

연령(세)	권장 섭취량	상항 섭취량
남자 20세 이상	700	2500
여자 20~49세	700	2500
50세 이상	800	2500
임산부	1000	2500
수유부	1100	2500

표 47-9 | 한국인의 연령별, 성별 1일 칼슘 영양섭취기준(mg, 2005년)

연령	칼슘 권장량(mg)
유아, 학동기와 젊은 성인	
• 출생~6개월	400
• 6개월~1세	600
• 1~10세	800~1200
• 11~24세	1200~1500
성인 여성	
• 25세 이상, 임산부 또는 수유부	1200~1500
• 24세 이하, 임산부 또는 수유부	1200
• 25~49세(폐경 전)	1000
• 50~64세(폐경 후), 에스트로겐 복용하는 경우	1000
• 50~64세(폐경 후), 에스트로겐 복용하지 않는 경우	1500
• 65세 이상	1500
성인 남성	
• 25~64세	1000
• 65세 이상	1500

가 감소된 경우 6개월마다 적용되어 골다공증의 치료약제의 범위가 넓어졌다. 파골세포 활성화와 분화의 필수 요소인 RANKL (receptor activator of nuclear factor-kB ligand)에 대한 단세포 항체인 데노수맙은 파골 세포의 분화를 촉진시키는 세포막 단백질 RANKL를 억제하여 골 소실을 줄여 주는 작용을 한다. 데노수맙의 골격계 효과로는 피하주사 후 3일째부터 혈청 CTX를 최대로 저하시키며 골표지자가 용량의존적으로 6개월까지 억제된다.

골다공증의 치료 약제에 대한 부작용으로는 에스트로겐은 프로게스틴 없이 단독으로 사용하면 유방암, 자궁내막암 등이 있어 특히 가족력이 있는 여성에게는 가능한 유전자 검사를 권장한다. 비스포네이트 계열의 약제는 식도염이 있어 공복에 복용하며 드물게는 턱관절 괴사나 비정형적 대퇴골 골절이 있어 5년간 복용 후에는 1년간의 워시아웃 기간을 권장한다. 랄록시펜은 심정맥혈전증, 홍조, 메시커움, 하지 경련, 뇌졸중 등이 있어 부동의 환자에서는 특히 주의해야 한다.

VIII. 골다공증의 재활 치료

골다공증의 치료는 내분비계의 진료, 재활의학과의 중재 시술, 약물치료, 심리치료, 영양상담 등의 여러 요인들을 복합적으로 상의하여 치료해야 한다. 특히 골다공증의 치료에 중요한 목적은 골절을 예방하는 것이다. 골다공증 환자에서의 골절은 감소된 골량과 함께 낙상에 의하여 발생하므로 낙상을 예방하기 위해 균형감각과 근력을 향상시키고 골량을 증가시켜야 한다. 이를 위해 낙상의 원인이 되는 내적인 질환을 치료하고 어지럼증을 유발할 수 있는 약물 복용을 조절해야 하며, 외적인 요인인 불량가구의 조절, 어두운 실내조명 개선, 정돈되지 않은 전기코드의 정리, 계단의 난간 설치, 욕실의 미끄럼 방지 설치 등이 필요하다.[8] 또한 골량을 증가시키기 위해 청소년기부터 체중부하운동으로 최대 골밀도를 높여야 하고 평소에 충분한 칼슘섭취하며, 나이가 들어도 체중부하운동, 근력강화, 균형감각 증진을 위한 운동이 필수적이며 척추 고유감각 신전운동 동적(spinal proprioceptive extension exercise dynamic, SPEED) 프로그램은 장애물로부터 낙상의 위험도를 감소

시키며, 보행속도와 박자가 증가되며 통증이 감소되고 육체적 활동이 증가되는 효과가 있는 것으로 알려져 있다.[14]

1. 부동이 근골격계에 미치는 영향

근육이나 뼈에 긴장이 없는 무중력 상태나 절대 안정된 부동자세에서는 칼슘대사의 장애로 골소실이 촉진되어 뇌졸중의 경우 장기간 절대 안정을 하면 1주마다 0.9%의 골 미네랄이 감소한다. 특히 청소년기의 절대 안정은 최대 골밀도의 감소와 소주골 소실이 가속되며, 사지마비 환자는 초기에는 골순환이 증가하여 특히 하지의 골소실은 뚜렷하다.

소주골량이 30% 이상 소실되면 골질량이 유지되지만 골절의 위험은 증가한다. 건강한 사람의 하지를 움직이지 않게 고정시키면 5~6주부터 칼슘의 소실이 증가하고 그 후부터 하지의 기능이 되돌아 올 때까지 칼슘은 고농도로 유지된다. 이때 질소화합물의 소실도 증가되는데 이는 칼슘과 단백질이 정상적인 상태보다 빠르게 소실됨을 의미한다.

근력도 오랫동안 고정 자세를 하면 황폐화된다. 건강한 사람이 30~36주간 절대 안정을 하면 골질량의 1/3에 해당하는 양의 칼슘, 인, 하이드록시프로린(hydroxyproline) 등이 소변으로 빠져나간다. 결국 절대 안정을 취하면 골소실이 되어 골다공증에 이르게 됨을 알 수 있다. 이외에는 아폴로 우주선에서 여행을 한 후 1개월에 4 g씩 칼슘균형이 감소한다는 것도 중력이 골밀도에 영향이 있음을 증명한 사실이다. 하지만 우주선에서 운동을 하거나 일을 하면 골소실을 감소할 수 있다. 따라서 체중부하와 육체적 활동과 하지마비 환자의 경우 초기에는 골흡수와 골형성의 비율이 모두 증가하나 기본적으로 골흡수의 비율이 골형성보다 증가하여 골재건의 불균형을 초래한다. 따라서 골내, 하베르지안, 골막골이 흡수되고 이는 고칼슘혈증을 일으키고, 소변 내 칼슘, 인, 하이드록시프롤린이 증가하여 칼슘과 인의 균형이 깨진다. 한편 소변으로 질소 화합물이 빠져나가는 것은 아마도 근위축에 의한 것으로 추정된다. 혈청에 부갑상샘 호르몬이 감소하고 혈청 l,25(OH)₂D₃이 낮아지고 내장에서 칼슘흡수가 감소한다. 이를 방지하기 위한 음식과 약물의 효과는 성공적이지 못하고 비타민 D

는 척추손상 환자에서 칼슘손실은 감소하거나 예방하기 위해 투여하기도 하지만 뼈로부터 칼슘의 분비를 감소하는 데 역부족이다. 따라서 골질량을 유지하기 위해 뼈에 가장 효과적인 스트레스는 근육수축이며 체중부하는 골소실을 예방하는 데 다소 효과적이다.

2. 운동

운동은 골다공증의 예방과 골 재건을 결정하는 중요한 요인 중 하나다. 감독하에 격렬하지 않는 점차 진행하는 저항성 운동은 비활동성 사람에게도 골량을 증가시킨다.[15] 골밀도 T-score에 근거한 재활운동의 예는 표 47-10에 있다.[5]

줄넘기와 같은 지표면 반응력의 2배 이상 체중 부하 운동, 유산소 운동, 근육의 긴장, 체중 등은 뼈의 구조를 유지하거나 개선할 수 있다. 청소년기 이전의 운동은 성인의 운동에 비하여 골량을 크게 얻을 수 있고, 체조, 배드민턴, 테니스, 배구, 농구와 고강도 스포츠는 뼈에 긴장을 준다. 5개월간 하루에 50회씩 수직으로 점프를 하는 폐경 전의 여성은 대퇴골두의 골밀도가 2.8% 증가하나 폐경기 여성에서는 변화가 없는 것으로 보아 같은 운동이라도 폐경 이전의 운동이 보다 효과적으로 골밀도를 상승시키는 것으로 알려져 있다. 골량을 유지하기 위한 효과적인 스트레칭도 좋은 체중부하운동으로 알려져 있다. 육체적 활동을 지속하면 고령의 여성에서 나이와 관련된 골소실이 감소된다. 근육의 무게도 골량을 결정하는 중요한 요인 중 하나다. 근육의 무게와 골량은 나이가 들면서 감소한다. 이는 나이가 들면서 활동성이 감소하는 것과 유관히며 노인에게도 운동을 통한 체력단련으로 근육의 무게를 증가시키면 골소실의 비율을 감소시킬 수 있다. 매우 밀도 있는 육체활동은 짧은 기간 동안에는 골량이 증가하나 경한 운동에서는 의미 있는 증가가 없으므로 장기간 육체적 활동을 지속해야 골량의 증가를 유지할 수 있다. 폐경기 여성에게 칼슘 복용과 함께 보행, 조깅, 계단 오르기를 9개월간 실시하면 5.2%의 척추 골밀도가 증가한다는 연구로 보아 운동은 정상 여자에게서 요추의 골소실을 막을 수 있다는 좋은 예이다. 아쿠아 운동은 통증이나 위약으로 인하여 중력중동을 할 수 없는 자에게 추천

표 47-10 | 골밀도 T-score에 근거한 재활운동의 제시

-1 SD 이하(정상)
- 치료 없음
- 환자 교육과 예방적 검사
- 물건 들기 기술 습득
- 적절한 영양(칼슘과 비타민 D)
- 조깅(짧은 거리)
- 체중 훈련
- 에어로빅 운동
- 복근과 등근육 강화운동
- 척추직근 조건화

-1 ~ -2.5 SD 이하(골감소증)
- 치료를 위한 진료의뢰
- 환자 교육과 예방적 중재술
- 통증 관리
- 등근육 강화운동
- 제한된 무게 들기 훈련(10~20 lb 이하)
- 에어로빅 운동과 일일 40분 걷기
- 근육 강화운동: 주 3회 체중 훈련
- 자세운동: WKO와 함께 골반 기울기와 등 펴기 운동
- 프랭켄운동 과 낙상예방
- 원하면 타이치 운동
- 필요시 골흡수억제제 복용

-2.5 SD 이하(골다공증)
- 약물치료
- 통증 관리
- 관절가동력, 근력강화, 조건화 운동
- 필요시 한낮에 휴식, 온냉치료, 스트로킹 마사지
- 등 신장근 강화운동
- 가능하다면 하루에 40분 걷기, 프랭켄운동
- 주 1~2회 아쿠아운동
- 낙상예방프로그램
- 자세운동: WKO와 함께 골반 기울기와 등 펴기 운동
- 척추압박골절 예방(필요 시 보조기 착용)
- 척추긴장 예방(5~10 lb 이하로 물건 들기)
- 균형과 보행보조기 평가
- 욕실, 부엌, 작업치료 등을 통한 자기자조 촉진 및 안전
- 한 손에 1~2 lb 무게로 근력강화운동을 시작하여 5 lb로 점차 증량
- 필요시 SPEED 프로그램
- 고관절 보호대 측정

SD: standard deviation
WKO: weighted kypho-orthosis
SPEED: spinal proprioceptive extension exercise dynamic

되는 운동으로 긴장 없이 낮은 저항운동을 통하여 중력과 근력강화운동이다.

3. 골다공증의 재활의학적 관리

임상적으로 골절이 생기지 않는 한 골다공성 통증은 없다. 골다공증에 의한 척추골절은 노인성 골다공증을 동반한 전방 쐐기형 골절이 많으며 임상적 증상은 우선 침범된 척추주변에 통증을 호소한다. 특히 넘어지거나, 무거운 물건을 들 때, 혹은 육체적 활동할 때 요추부에 갑자기 통증이 생기거나 점차적으로 통증이 증가하면 척추골절을 의심해야 하고 이런 경우는 대개가 압박골절을 일으킨다. 골다공증에서 척추는 척추탈구보다는 압박골절이 대부분이다. 압박골절의 치료는 통증 완화와 향후 추가 골절을 예방하는데 중점을 둔다.

1) 급성 통증

척추골절로 인한 급성 통증이 생기면 우선 침상안정을 2일간 실시하고 침상의 바닥은 5 ㎝ 정도의 매트에 양털 같은 것으로 커버한 딱딱한 바닥이 좋으며 1주 이상의 침상안정은 오히려 골소실을 악화한다. 딱딱한 침상 위에 7 ㎝ 미만의 얇은 베개를 머리에 받치고 바로 누운 자세가 좋으며 무릎 밑에 베개를 받혀 요추에 근수축을 감소시키는 것이 좋다. 그러나 바로 누운 자세보다 옆으로 누운 자세가 편하면 옆으로 눕도록 한다. 이때는 옆구리 밑에 얇은 베개를 받쳐 향후 요추부 염좌를 예방해야 한다.[8] 침상안정을 효과적으로 유지하기 위한 침상 변기(bed-pan)이나 화장실이 있는 방을 사용하도록 한다. 이와 더불어 부척추근에는 초기 2~3일간은 냉치료, 이 후 약한 열치료와 가벼운 마사지를 실시하여 통증으로 인한 경직을 감소해야 한다. 물리치료 이외에 코데인 유도체가 없는 경한 진통제와 변비를 대비한 약물복용을 고려한다. 휴식할 때나 일상생활동작에서도 올바른 자세를 유지하므로써 척추에 무리를 주지 않도록 해야 자세 교육을 해야 한다(그림 47-2). 이러한 치료에도 불구하고 급성 통증이 지속적으로 남아 있거나 척추의 변형을 예방하기 위해 척추보조기를 처방하여 착용토록 한다(표 47-11).[15]

노인이 되면 체중이나 척추굴곡근의 근력에 비하여 척추신전근의 근력이 약하여 상대적으로 척추후만증이 골다공증과 함께 잘 생기며 척추후만증이 점차 진행하며 등쪽의 통증과 불안정한 자세로 낙상의 위험도가 증가한다(표 47-12).

2) 만성 통증

척추의 쐐기와 압박, 이차적으로 인대 긴장으로 만성 통증이 발생하며 이와 더불어 척추 후굴증이나 척추 측만증

과 같은 척추변형이 생긴다. 하지만 척추변형을 우선적으로 교정하면 만성 통증을 예방 및 치유할 수 있다. 따라서 잘못된 자세를 교정하는 올바른 자세 교육과 적절한 척추 신전 운동과 척추보조기를 가능한 시도해 본다. 초음파, 마사지, 경피적전기신경자극술과 같은 물리치료와 통증성 인대신장을 감소하기 위해 척추보조기를 처방한다. 척추에 과도하게 수직방향으로 압력이 가해지는 활동을 금지시키고 환자 개개인에 맞는 치료적 운동과 적절한 약물치료를 한다(표 47-13).

Sinaki 등은 49~60세(평균 46세)의 폐경기 여자 59명에게 1~6년간 25명은 척추 신전근력 강화 운동, 9명은 척추 굴곡근력 강화 운동, 19명은 척추 신전 및 굴곡근력 강화 운동, 6명은 아무런 운동을 하지 않고 척추 압박골절에 대한 방사선 추적검사를 실시한 결과 신전근력 강화 운동군은 16%, 굴곡근력 강화 운동군은 89%, 신전 및 굴곡근력 강화 운동군은 53%, 운동을 하지 않은 군은 67%에서 척추 압박골절이 발견되어 폐경기 여성에게 향후 압박골절 예방에는 척추 신전근력 강화 운동이 가장 좋은 것으로 알려져 있다.[13] 또한 10년간 연구에 의하면 수직 자세보다 엎드린 자세에서 등 근육 강화운동이 수평적 소주골의 연결 향상으로 척추골절의 위험을 줄일 수 있다고 한다.[17]

3) 심한 골다공증 환자를 위한 척추 및 어깨 신전 운동
심한 골다공증 환자를 위한 척추 신전근 강화 운동으로는 등과 어깨 펴기 운동, 복근과 부척추근의 강화운동 등을 숨을 충분히 들려 마신 상태에서 각 운동을 아래 그림과 같은 자세로 6~10초를 유지하고 하루에 10~15회 반복한다(그림 47-3~8).

하지만 흉요추를 심하게 굴곡시키는 운동은 척추 전방 압박골절을 일으키므로 절대 금지해야 한다.

4) 척추보조기
척추보조기는 가능한 올바른 자세를 보조하는데 이용된다. 반강체나 단단한(semirigid or rigid) 척추보조기(back support)의 선택은 척추의 골다공증의 정도와 환자의 상태에 따라 결정된다. 올바른 자세를 유지하기 위해 척추보조기가 다음과 같은 이유로 필요하다. (1) 일상생활동작을 하는 동안에 강한 신장을 피하도록 환자에게 상기시키고, (2) 척추에 압력이 증가하는 척추후굴증 자세를 예방하며,

표 47-11 | 골다공증 환에서 급성통증의 관리

- 가능한 부분적 침상안정
- 진통제
- 변비는 피한다. 특히 코데인과 같은 변비유발약물은 피한다.
- 정상적인 활동이나 운동할 때 허리에 긴장을 피하기 의한 적절한 자세와 활동을 교육
- 보조기 제공과 보조기 사용에 대한 훈련
- 적절한 형태의 보행보조기
- 보호자나 간병인에게 최소한의 척추에 하중이 가하도록 도와준다.
- 골절 후 2개월간 골절부위의 지나친 근력이나 저항 운동 금지
- 물리치료와 작업치료

표 47-12 | 낙상 위험 요인

외적인 요인
- 환경적: 장애물, 미끄러운 바닥, 울퉁불퉁한 바닥, 흐린 조명, 정돈되지 않은 계단, 애완동물, 빙판길
- 외골격: 부적절한 신발, 막힌 의류

내적인 요인
- 내골격: 하지위약(신경성 또는 근육성), 균형이상(전정기관 평형감각장애, 말초신경성, 과도한 척추후만증), 시각장애, 다초점 안경, 전정기관 변화, 인지력 감소, 협응운동 감소(소뇌 퇴화), 자세변화, 불균형, 불안보행, 보행상실증, 근력 감소, 유연성 감소, 앉아숨쉬기, 체위저혈압, 심혈관 탈조건화, 의안성 의식 감소

표 47-13 | 골다공증 환자에서 만성 통증 관리

- 잘못된 자세 개선: 무게 있는 척추후만증 보조기(weighted kypho-orthosis)
- 통증관리(초음파 치료, 마사지, TENS)
- 통증원인 교정 안되면 인대의 통증성 신장을 감소시키기 위한 척추보조기 착용
- 척추의 극단적인 수직성 압박력을 주는 육체적 활동 금지
- 환자 특이적 치료운동 프로그램 처방
- 적절한 약물 중제술 시작

(3) 통증은 경감시킬 수 있고, (4) 척추후굴증 자세로 인한 복근의 약화를 지지할 수 있으며, (5) 복압을 증가시키고, (6) 복압의 증가는 척추의 앞쪽에서 지지하므로 척추 부하를 줄일 수 있다.

척추보조기를 착용하면 상체의 무게가 척추체와 반강체의 보조기에 분산된다. 과체중 환자의 보조기는 보다 단단하게 착용해야 척추의 무리를 줄일 수 있다. 그러나 불편함을 호소할 수 있기 때문에 과체중 환자는 단단한 보

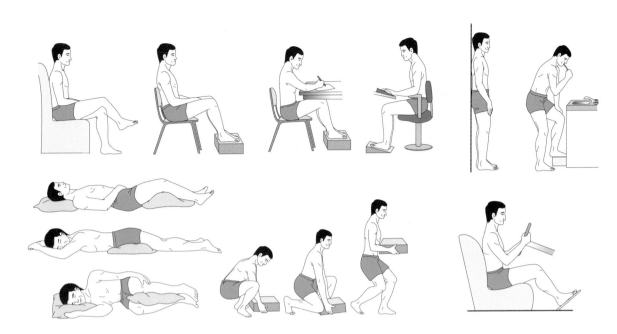

그림 47-2 │ 척추 골다공증 환자를 위한 올바른 자세

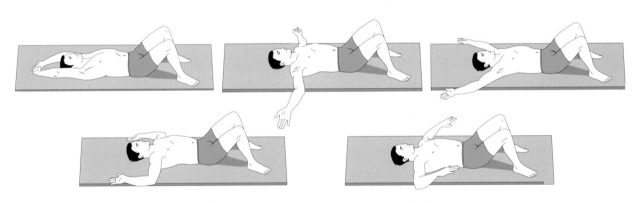

그림 47-3 │ 누워서 등과 어깨 펴기 및 유연성 운동

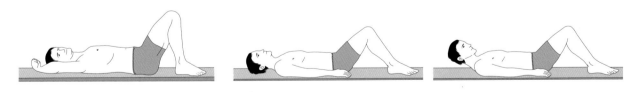

그림 47-4 │ 바로 누운 자세에서 무릎을 굽히고 요추 전굴증을 감소시키는 요추 신전근 등장성 강화 운동과
고개를 5~10 ㎝ 정도 들면서 복근에 힘을 주는 복근 등장성 강화 운동

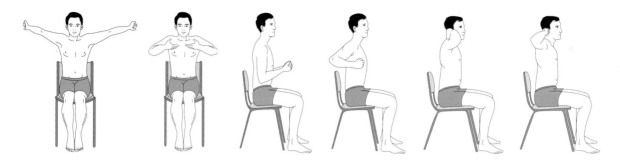

그림 47-5 │ 의자에 앉아서 팔꿈치를 90° 굽힌 상태에서 양 팔꿈치를 뒤로 저 치면서 가슴을 쭉 펴거나,
머리 뒤로 양손에 깍지를 끼고 양 팔꿈치를 뒤로 저치는 척추 후만증을 감소시키기 위한 앉아서 등 펴기 운동

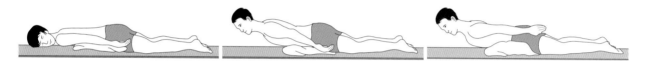

그림 47-6 │ 베개를 복부에 깔고 엎드려서 고개를 약간 드는 엎드려서 등 펴기 운동

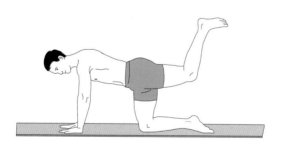

그림 47-7 │ 팔꿈치를 펴고 양 손바닥과 양 무릎의 네발 자세에서 한발씩 뒤로 올리는 요추근과 대둔근 근력 강화운동

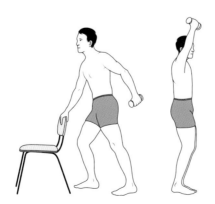

그림 47-8 │ 한손으로 벽이나 의자를 잡아 균형을 유지하고 한쪽 무릎을 구부려 요추 염좌를 방지하는 자세에서
한손에 0.5~1kg 정도의 아령을 이용한 체중부하를 이용한 어깨 신전근력 강화운동

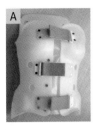 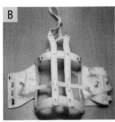 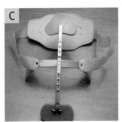 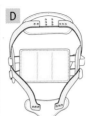 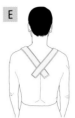 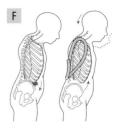

그림 47-9 | 척추 골다공증 골절 환자를 위한 척추보조기와 척추테이핑

A: 단단한 완전 지지몸통재킷(full supported rigid polypropylene body jacket), B: semirigid type thoraco-lumbar support with shoulder strap, C: CASH(cruciform anterior spinal hyperextension), D: 쥬엣 과신전, E: 생체 되먹이기를 이용한 골다공성 척추 골절환자의 척추테이핑, F: 무게 있는 척추후굴 보조기(weighted kypho-orhtosis).

조기를 착용하여 부적절한 신장이나 쭈그리는 자세를 피하도록 하며 보조기가 흉골과 치골의 두 곳만 접촉하지 않고 복부의 전체에 접촉하도록 해야 한다. 척추보조기의 목적 중 하나는 등에 통증이 있더라도 안정된 상태에서 걸을 수 있도록 함에 목적이 있지만 통증 때문에 너무 오랫동안 착용하면 부척추근의 위축이 온다. 이를 방지하기 위해 흉곽 근육의 근력강화 및 근육의 안정성을 위한 운동과 척추보조기를 착용한 상태에서 등장성 운동 등의 운동치료를 해야 하나, 하루에 8시간 이내의 착용은 근위축이 없는 것으로 알려져 있다. 골다공증으로 인한 척추 압박 골절로 척추보조기를 착용하는 시기는 대략 3개월이며, 이 후에는 통증이 감소하고 일상생활동작에 장애가 없다면 착용을 중지한다.

일반적으로 권할 만한 척추보조기로는 단단한 완전 지지몸통재킷(full supported rigid polypropylene body jacket)이 있으나, 노인에게는 보다 가벼운 semirigid typed thoracolumbar support with shoulder strap, CASH (cruciform anterior spinal hyperextension), 쥬엣 과신전(jewett hyperextension) 등을 환자와 상의하여 처방하여 척추후굴증을 예방해야 한다. 특히 과도한 척추후굴증으로 인하여 늑골이 장골증에 닿는 장늑골마찰증후군이 있는 골다공증 환자에는 무게 있는 척추후굴 보조기(weighted kypho-orhtosis)가 추천된다. 척추보조기 이외에도 습관적으로 허리나 등을 구부리는 환자에게는 척추테이핑을 하여 등과 허리를 구부릴 때 테이프가 피부를 자극하므로써 생체 되먹이기를 이용한 자세교정도 효과가 있다(그림 47-9).

5) 심한 척추 후굴증 자세

척추에 압박골절이 생기면 통증 외에도 흉곽의 변형이 문제가 된다. 호흡근의 기시부와 종지부의 관계로 인해 횡격막이 편편해져 쉽게 피곤하고 폐활량이 감소하거나 인대의 늘어남이 더해진다. 따라서 뻣뻣한 관절과 구축된 근육을 느슨하게 하고 흉곽의 팽창을 향상시키고 해부학적 변형을 수정하는 (1) 대흉근과 늑간근을 비롯한 부호흡근의 늘리기 운동, (2) 심호흡 운동, (3) 흉추 신전 운동 등 재활치료를 실시한다.

심한 척추 후굴증과 함께 다발성 척추 압박골절이 있는 환자는 본뜬 폴리프로필렌 몸통재킷(molded polypropylene body jacket)이 추천된다. 일을 하거나 운동을 할 때 갑자기 척추주위에 통증이 발생하면 척추 골절이 의심되므로 척추에 대한 방사선학적 감사를 해야 한다. 일상생활동작을 할 때 쪼그리는 동작은 반드시 피해야 하며 의자에 앉을 때는 허리에 얇은 베개를 받쳐 척추를 보조해야 한다. 수면자세에서 쪼그리고 옆으로 누워 자는 자세는 금지한다. 노인들은 시력의 저하, 근위약, 협동운동의 부조화, 나쁜 자세로 생활하기 때문에 자주 넘어지고 이에 따른 하지 골절의 기회가 많다. 따라서 안전한 보행을 위해 지팡이나 워커가 필요하며 그 종류는 단발 지팡이, 네발 지팡이, 워커, 휠워커가 있고 지팡이나 워커는 통증이 없는 쪽의 상지로 사용한다. 신발이나 구두의 굽에 부드럽고 탄력이 있는 뒤꿈치 패드를 해주고 지팡이를 사용하여 넘어지는 것을 예방해야 한다. 대퇴골두의 골절을 예방하기 위하여 고관절 패드를 큰 대퇴전자 부위에 부착한다. 올바른 자세 유지, 대흉근의 늘리기 운동, 심호흡 운동, 척추 신전 운동 등을 꾸준하게 실시하도록 교육한다. 쪼그리는 자세가 아닌 허리와 등을 펴고 고정형 자전거 운동도 도움이 된다. 수영은 골밀도를 증가시키지는 않으나 근력 강화와 균형 발달 등의 이유로 골다공증으로 인한 골절을 예방하는데 유리한 운동이다. 평지에서 걷기 운동이 골다공증에 좋은 운동이며, 골프나 볼링은 골절의 위험성이 있어 권하고 싶지는 않으나 심리적인 보조를 위해 적절한 척추보조기를 착용한 후 가벼운 정도의 운동은 가능하다.

IX. 결론

골다공증의 위험 요인이 있는 자는 2년마다 골밀도 검사를 받아 골다공증이 있으면 평소에 칼슘과 비타민 D를 포함한 적절한 약물 및 운동 치료를 받아 골다공증의 진행을 억제해야 한다. 골다공성 골절이 있으며 통증을 치료하고 적절한 자세를 유지하는 재활 치료 및 적극적인 약물 치료를 병행해야 한다. 골다공증을 예방하는 운동으로는 유아기부터 청소년기까지는 최대 골밀도를 증강시키기 위해 다양한 종류의 고강도 체중 부하 운동을 일상생활이나 레크레이션 그리고 학교의 체육시간에 규칙적으로 할 수 있도록 권장하며, 중년에는 조직적인 체중부하운동을 꾸준하게 하여 골량을 증가 또는 유지하도록 하며, 폐경기 이후의 연령에서는 골량을 유지하고 척추 전방 압박을 경감하는 척추 신전 자세를 유지하도록 하며, 대흉근, 부척추근, 복근, 고관절의 굴근과 내전근, 무릎관절의 굴근과 신전근, 장단지근의 유연성을 위한 스트레칭 운동과 근력강화운동을 규칙적으로 실시하며, 태극권과 같은 낙상예방을 위한 균형감각 증진운동, 전신적인 근력강화운동 등을 생활화하도록 권장한다. 필요하다면 척추보조기나 테이핑, 고관절 패드, 지팡이 등을 처방하여 척추를 보호하고 낙상을 방지해야 한다.

참고문헌

1. WHO Study Group. Assessment of fracture risk and its application to screening for postmenopausal osteoporosis. World Health Organ Tech Rep Ser 1994; 843: 1-129.
2. Rodan GA, Rodan SB. The cells of bone. In: Riggs BL, Melton LJ 3rd, editors. Osteoporosis: etiology, diagnosis, and management, 2nd ed, Philadelphia: Lippincott-Raven Publishers, 1995.
3. Sinaki M. Osteoporosis. In: Braddom RL, editors. Physical Medicine & Rehabilitation, 4th ed, Philadelphia: Elsevier Saunders Company, 2011, pp913-933.
4. 대한골대사학회: 골다공증 치료 지침서. 서흥출판사. 2011.
5. Econs MJ, Speer MC. Genetic studies of complex disease: Let the reader beware. J Bone Miner Res 1996; 11: 1835-1840.
6. Seeman E. The dilemma of osteoporosis in man. Am J Med 1995; 98: 76S-88S.
7. Hui SL, Slemenda CW, Johnston CC Jr. Age and bone mass as predictors of fracture in a prospective study. J Clin Invest 1988; 81: 1804-1809.
8. Kim HS. Rehabilitative management of osteoporosis. Osteoporosis News 1997; 4(4): 2-5.
9. Lindsay R, Hart DM, Sweeney A, et al. Endogenous oestrogen and bone loss following oophorectomy. Calcif Tissue Res 1977; (22suppl): 213-216.
10. Francis J, Bonner Jr., Amy Fitzsimmons, Charles D, Chesnut III, Robert Lindsay. Osteoporosis. In: Delisa JA, Gans BM, editors. Rehabilitation Medicine: principles and practice, 4th ed, Philadelphia: Lippincott Company, 2005, pp699-719.
11. Doyle FH, Gutteridge DH, Joplin GF, et al. An assessment of radiological criteria Used in the study of spinal osteoporosis. Br J Radiol 1967; 40: 241-250.
12. Genant HK, Vogler JB, Block JE. Radiology of osteoporosis. In: Riggs BL, Melton LJ 3rd, editors. Osteoporosis: etiology, diagnosis, and management, 1st ed, New York: Raven press, 1988.
13. Sinaki M, Mikkelsen BA. Postmenopausal spinal osteoporosis: Flexion versus extension exercises. Arch Phys Med Rehabil 1984; 65: 593-596.
14. Sinaki M, Brey HR, Hughes CA, et al. Significant reduction in risk of fall and back pain in osteoporotic kyphotic women through a Spinal Proprioceptive Extesion Exercise Dynamic (SPEED) program. Mayo Clin Proc 2005; 80: 849-855.
15. Sinaki M, Wahner HW, Bergstralh EJ, et al. Three-year controlled, randomized trial of the effect of dose-specified loading and strengthening exercises on bone mineral density of spine and femur in non-athletic, physically active women. Bone 1996; 19: 233-244.
16. Sinaki M. Musculoskeletal rehabilitation. In: Riggs BL, Melton LJ 3rd, editors. Osteoporosis: etiology, diagnosis, and management, 2nd ed, Philadelphia: Lippincott-Raven Publishers, 1995.
17. Sinaki M, Itoi E, Wahner HW, et al. Stronger back muscles reduce the incidence of vertebral fracture: a prospective 10 year follow-up of postmenopausal women. Bone 2002; 30: 836-841.

골절과 관절 성형술 후 재활

Rehabilitation after Fracture and Arthroplasty

| 임재영, 범재원

노인 인구가 증가하면서 골다공증, 관절염과 같은 만성 퇴행성 질환의 유병률이 늘어나고, 이와 연관된 골절 치료나 관절 성형술에 드는 비용이 점차 증가하고 있다.[1] 국민건강보험 공단에 따르면 50세 이상의 한국인에서 고관절 골절로 인한 수술 인구가 여성에서 2005년 10만 명당 191.9명에서 2008년 207.0명으로 증가하였고 남성에서 94.8명에서 97.8명으로 증가하였다고 보고하였다.[2] 노년기에 많이 발생하는 고관절 골절, 척추 골절 등 골다공증성 골절은 일종의 비외상성 골절(atraumatic fracture)로 조기에 골절 치료가 이루어지 못하는 경우에는 침상에서 나오지 못하게 되고 사망에 이르는 치명적인 질환이 될 수 있다. 포괄적이고 체계적인 재활 치료를 통해 합병증을 최소화하고 수술 성공률을 높여 장애 정도를 낮출 수 있다.

한편 교통사고, 산업재해 및 자연재해 등에 의한 중증 외상 질환에 대한 사회적 관심과 함께 응급의료 및 급성기 치료 체계와 동시에 재활의료 수요가 높아지고 있다. 중증 외상과 관련한 외상성 골절(traumatic fracture)은 단순 골절상과 달리 복합 골절, 다발성 골절이 많고, 대부분 수술적 치료를 요하고, 타부위 외상을 동반하게 된다. 따라서 단순 재활 치료로 조기 회복을 기대하기 어렵고, 적극적이고 포괄적인 재활 치료와 관리가 기능적 결과에 매우 중요하다. 이번 장에서는 골다공증성 골절, 즉 비외상성 골절 중에서 비중이 가장 큰 고관절 골절에 대해서 주로 논의하도록 하고, 상지 골다공증성 골절 중 어깨 통증과 운동장해를 많이 초래하는 상완골 골절에 대해 다루도록 하겠다.

그리고 외상성 골절의 특징과 재활 치료 방법들에 대해 소개할 것이다. 척추 골절도 대표적 골절이나 47장 골다공증에서 다루고 있어 이 장에서는 생략한다.

또한 관절 성형술 또는 관절 전치환술은 현재 통증과 장애를 유발하는 관절 병변의 치료에서 상당히 각광을 받고 있는 분야이다. 미국에서는 2004년에 약 240,000례의 고관절 성형술, 약 478,000례의 슬관절 성형술이 시행될 만큼 보편화되어 있다.[3] 주요 적응 질환으로는 골관절염, 류마티스 관절염, 고관절 골절 등이며, 슬관절, 고관절, 견관절 순으로 관절 성형술이 많이 시행되고 있다.

I. 골다공증성 골절의 재활

1. 고관절 골절

고관절 골절은 노인에게 흔한 손상의 결과로 신체적, 정서적 고통의 주된 원인이며, 이동 및 보행 장애 등의 기능 저하와 독립적인 일상 활동의 제한들을 초래하게 된다. 또한 골절이 치유된 이후에도 재골절에 대한 두려움 때문에 신체활동을 줄이고 외출을 잘 하지 않게 된다. 특히 골절을 경험한 여성 노인의 약 80%가 골절에 대한 지속적인 두려움을 갖고 생활한다고 보고된 바 있다.[4] 고관절 골절을 경험하는 대상이 대부분 노인이며, 골다공증이나 그 밖의 다른 만성질환을 동반하고 있는 경우가 많기 때문에 손상 후에 와상 기간을 최소화하고 조기에 침상에서 벗어나 보행이 가능하도록 수술적 치료와 재활 치료를 적극적으로 시행해야 한다.

1) 수술 전 치료(Preoperative Care)

고관절 골절은 대부분 응급실을 통해 내원하게 된다. 이때 우선적으로 필요한 이학적 검사 방사선학적 검사를 하여 골절을 진단해야 한다(그림 48-1). 고령의 환자들이기 때문에 수술 치료 전에 내과적, 신경학적 질환들의 유무를 확인하고 적절한 조치를 취해야 한다. 와상으로 인한 근위축, 욕창 등의 후유증을 최소화하기 위해 이에 대한 정확한 평가가 이루어져야 한다. 수술 전 견인 요법은 수술 전 통증을 줄이고 골절의 정복을 위해 사용되었지만, 그 효과에 대해서는 불분명하고 오히려 진통 소염제의 사용을 증가시킨다는 보고가 있어 최근에는 거의 사용되지 않는다.[5,6] 한편, 욕창의 발생을 예방하는데도 주의를 기울여야 한다. 그리고 수술까지의 시간이 어느 정도가 적절한 가에 대해서는 정해진 바가 없으나 수술적 고정까지의 시간이 가능하면 지연되지 않는 것이 골절과 관련된 합병증을 줄이는 데 도움이 된다.[7,8]

2) 수술 전후 시기의 치료(Perioperative Care)

수술 전후 시기의 정의는 수술 직전부터 수술 후 내과적인 안정기에 도달하기까지의 시간으로 정의할 수 있다. 이 시기에는 수술 치료와 수술 후의 초기 합병증 예방 및 내과

표 48-1 | Garden 분류 시스템

분류	손상 정도
1	불완전(incomplete) 혹은 감입(impacted) 골절
2	전위(displacement)가 없는 완전 골절
3	부분 전위된 완전 골절(고관절막의 부분 파열)
4	완전 전위된 완전 골절(고관절막의 완전 파열)

적인 처치 등이 중요한 시기이다.

(1) 수술 치료

고관절 손상은 골절의 부위에 따라 대퇴골 경부(femur neck) 골절, 대퇴골 간부(trochanteric) 골절 등으로 나눈다. 그리고 대퇴골 경부 골절은 골절의 해부학적 위치와 골절편의 전위에 따른 분류법이 주로 사용되고 있으며, 구조적으로 감입 골절(impacted fracture), 비전위 골절, 전위 골절로 분류할 수도 있다. 골절의 종류와 정도를 평가하기 위해서 Garden 분류 시스템이 임상에서 가장 많이 사용된다(표 48-1). 이는 전위 여부에 따라 나눈 후 정도에 따라 네 가지 유형으로 분류한다. 제1형과 제2형은 비전위 골절로서 예후가 좋으며, 제3형과 제4형은 전위 골절로서 무혈성 괴사 등의 합병증이 생길 가능성이 높다. 비수술적 치료는 상당 기간 동안 관절가동이나 체중부하를 하지 못하기 때문에 주의를 요한다. 수술치료 방법에 대해서는 환자의 전신 상태와 활동수준, 동반질환 정도, 연령, 그리고 외과의사의 선호도에 따라 다양한 방법들이 사용되고 있다.[9,10]

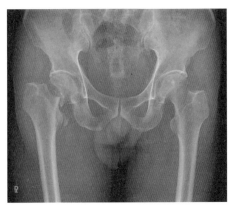

그림 48-1 | 대퇴 경부 골절

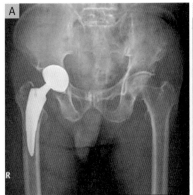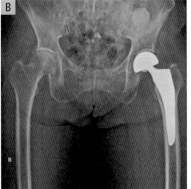

그림 48-2 | 고관절 전치환술(A), 양극 반성형술(Bipolar hemiarthroplasty) (B)

또한 표준 치료와 최선의 치료에 대해서 아직까지 논란이 많은 형편이다.[11,12] 전위가 없는 골절은 금속 내고정이 일반적 치료로 받아들여지고 있다. 전자간 골절 또는 관절 낭외(extracapsular) 골절은 압박 판 나사(compression screw plate) 방법이 표준 치료로 인정되고 있다.[12,13] 전위가 있는 골절은 주로 일차적 관절 성형술을 시행하게 되는데 전치환술과 양극 반치 환술이 대표적인 수술 방법이다(그림 48-2).

(2) 수술 후의 합병증

① 혈전 색전증(Thromboembolic Disease)

고관절 골절 수술 이후 심부정맥 혈전증의 발생 빈도가 점 차 증가하고 있다. 근위부 혈전의 경우는 27%까지 보고된 바 있으며, 치명적인 폐색전증의 발생 빈도도 첫 3개월에 1.4%에서 7.5%까지 보고하고 있다.[14,15] 이학적 검사가 민감도가 높지 않기 때문에 심부정맥혈전증의 진단은 쉽지 않다. 염증과 통증이 뚜렷하지 않은 지속적인 부종이 대퇴나 하퇴에 있으면 의심하고, 초음파 도플러 촬영을 시행하여 진단한다. 예방적으로 warfarin이나 저용량의 heparin 투여가 권장되어 왔다. 출혈 부작용을 고려할 때 저용량의 heparin 투여가 좀 더 적절하다.[16] 하지만 우리나라의 경우는 근위부 혈전 및 폐색전증이 11.3% 정도로 상대적으로 발생빈도가 낮아 최근에는 고위험군이 아니면, 예방적 혈전용해제 투여 없이 조기 가동, 항혈전 스타킹 또는 펌프요법 등의 비약물적 방법으로 치료하는 경우도 많다.

② 감염(Infection)

감염은 골절 치료 후에 발생할 수 있는 가장 심각한 합병증 중의 하나이다. 일단 심부 감염이 발생하면 골유합은 기대하기 어렵고, 내고정이나 인공관절을 제거해야하고 괴사 조직 절제를 해야 한다. 발열, 오한 등의 기본적인 감염 증상 외에 고관절부에 지속적인 통증 및 관절의 운동과 관련 된 통증, 혈구 침강 속도의 증가 등은 감염을 의심하게 하는 징후들이다. 감염의 유무를 세밀히 조사하고 항생제 투여 등의 치료를 해야 한다. 고관절 골절에서 예방적 항생제의 사용은 심부 감염과 요로 감염의 발생빈도를 감소시키는 것으로 알려져 있다.[17]

③ 섬망(Delirium)

섬망은 고관절 골절로 입원치료를 받는 중에 비교적 흔하게 나타나는 질환으로 입원 기간 증가와 치료 비용 상승을 초래하는 주요 요인 중 하나이다. 섬망은 의식의 교란과 인지 능력의 변화가 갑자기 나타나서 증상이 일중에도 오르내리는 특징을 가지고 있다. 섬망을 초래한 유발요인을 파악하고 이를 교정하는 것이 우선적으로 해야 할 일이다. 산소포화도의 유지(>95%), 혈압 유지(수축기 혈압>90 ㎜Hg), 전해질 균형, 수술 후 통증 조절, 방광 및 장 관리, 적절한 영양, 조기 재활 등이 섬망을 예방하는데 중요한 요소들이다. 증상이 심한 경우 약제를 투여할 수 있는데, 대표적인 1세대 약제가 halo-peridol이고, 2세대 약제로는 olanzapine, risperidone, quetiapine fumarate 등이 널리 사용되고 있다. 그러나 이들 약제의 사용에는 신경계, 심혈관계의 부작용이 고려되어야 한다. 내과적인 상태가 호전되면 섬망은 사라질 수 있으나 섬망을 보이는 환자들이 수상 이전의 기능으로 돌아가 못하고, 장기 요양 시설로 가게 되는 빈도가 높기 때문에 주의를 요한다.[18]

3) 재활 치료

(1) 초기 재활(급성기 재활)

초기 재활의 목표는 가능한 한 조기에 침상에서 나와서 보행보조기를 이용하여 이동과 보행이 가능하게 되는 것이다. 이때는 관절가동범위와 근력 회복, 통증 조절 및 일상생활동작 훈련이 필요하다. 또한 기능 회복과 퇴원 계획을 수립해야 한다. 이 시기를 급성기 재활이라고 볼 수 있다. 이를 위해 관절 가동 범위와 근력, 그리고 통증과 기능적 평가를 해야 한다. 일상생활 수행 능력을 평가하기 위해서 변형된 바델 지수 등의 도구를 이용하여 측정하고, 인지 기능평가, 치매 선별검사 등을 시행하게 된다. 대부분 고령 환자들이므로 동반 질환과 인지 감퇴로 인한 일상생활동작 수행에 제한을 갖고 있어 수술 후 이러한 기능이 병전 상태까지 돌아오기 쉽지 않다. 다영역에서 포괄적인 치료와 관리가 요구된다.[19]

조기 운동은 수술 후 24시간 이내에 시작하도록 하고 있다. 심부혈전, 욕창, 무기폐 등의 예방을 위해 운동은 필수적이다. 발목을 이용한 펌프 운동부터 시작한다. 수동적 운동과 능동적 보조 운동을 통하여 관절가동 범위를 회복한다. 평행봉을 이용하여 기립 자세와 균형기능을 회복한 다음 보행기 또는 지팡이 등의 보행 보조기를 이용한 보행을 할 수 있도록 재활 훈련을 한다. 관절성형술을 한 경우는 수술 후 주의해야 할 자세나 활동에 대해서 교육하도록 한다(관절 성형술 참조). 또한 가정 또는 다음 단계의 병원에서 지속적으로 수행할 일상생활동작도 훈련되어야 하고, 인지기능 저하 정도에 따라 인지 재활 치료가 필요할 수도 있다.

(2) 급성기 후(아급성기)의 재활 치료

환자의 상태에 따라 수술 후 급성기 치료 동안 내과적 안정이나 보행을 달성하지 못한 경우가 많다. 이때에는 급성기 이후 재활 치료 시설에서 좀 더 집중적인 재활 치료를 받게 된다. 이 시기에는 탈골 및 재발 방지를 위한 교육, 이동 동작 및 보행 동작 습득, 일상생활 동작 훈련, 보조 기구의 이용 등을 주로 시행한다. 일상생활 동작 훈련은 작은 동작으로 나누어 이들을 각각 훈련한 다음에 전체 동작을 하게 하는 기능 훈련이 필수적이다. 또한 고령의 환자에서는 균형 기능이 떨어지고, 근력 및 지구력이 약하며, 시력이 약하고, 감각기능이 떨어지므로, 보행 보조기구의 사용이 매우 효과적이다. 대표적으로 보행을 도와주는 지팡이와 보행기, 유연성감소, 수술로 인한 관절 운동 영역의 감소를 도와주는 손잡이가 긴 잡기 도구(long handled reachers), 목욕을 도와주는 손잡이, 목욕 의자, 변기의 높이를 높여주는 보조 의자 등을 예로 들 수 있다. 나이가 많을수록 손상된 부위의 치유 능력, 침상 안정 및 수술로 인하여 저하된 감각, 인지 기능의 회복이 느리므로 재활 치료 시 이들을 고려하여야 한다. 퇴원 후 집으로 돌아갈 때에는 집안의 구조물에 대한 철저한 평가와 개선이 필요하다. 즉 이동에 방해가 되는 문턱과 계단의 보수, 가구들 간의 공간 확보, 조명의 개선 등이 우선되어야 한다. 보행 보조 기구는 적어도 6주간은 사용하도록 한다. 이 시기에 골절의 재발을 막기 위한 낙상 예방 및 골다공증 치료 등 예방적 조치 또한 중요한 요소이다.

고관절 골절의 치료에 있어 표준화된 관리가 주요 지침으로 대두되고 있으며 치료의 질을 높이는 데도 기여할 것으로 기대하고 있다. 이에 대한 필요성과 효과가 입증되고 있으나 아직까지 의료 현장으로 보급이 미흡한 형편

이다.[20-25]

(3) 근력 강화 운동

능동적 및 능동적 보조(active and active assistive)운동과 등척성(isometric)운동을 조기에 서서히 하는데, 고관절 신전근, 굴곡근, 외전근에 대하여 시행한다. 슬관절이나 대퇴 원위부 뒤에 물건을 괴고 사두고근의 등장성 수축을 유발하는 운동도 도움이 된다. 이러한 근력강화 운동은 근육의 재교육을 통하여 보행에 도움을 준다. 특히 중둔근(glutrus medius)의 근력 강화 운동은 중요하다. 격렬한 저항(vigorous resistive)운동은 피하는 것이 좋다. 그리고 수술 후 초기에 하지직거상 동작을 통한 근력운동은 내고정장치나 인공관절부위에 회전력을 높일 우려가 있어 조심해야 한다.[26]

2. 상완골 골절(Proximal Humeral Fracture)

결절 및 경부 골절을 포함하는 상완골 근위부 골절은 노인에게 많고, 남자보다 여자에게, 전신 상태가 좋지 않은 상태에서 넘어질 때 많이 발생한다(그림 48-3). 상완골 근위부는 쇄골, 견갑골과 어울려서 상지의 주요 운동에 중요한 구조이기 때문에 이 부위의 골절은 상지 기능과 일상활동에 영향을 많이 미치게 된다. 재활의학적으로 가장 중요한 문제는 골절의 치유 과정에서 견관절 주위 관절범위의 제한과 이차적으로 유착성 관절낭염이 초래되어 상당기간 동안 상지 기능장해 상태에 놓이는 경우이다. 특히 노인에서 골절 후 장해 상태의 가능성이 높기때문에 더욱 골절 치료과정에서 주의를 요한다.

또한, 골절과 동반하는 주위혈관과 신경의 손상들이 드물지 않게 발생하므로 세심하게 살펴보아야 한다. 상완골 근위부 골절의 5~30%에서 신경 손상이 동반될 수 있다고 알려져 있고, 가장 흔한 손상은 액와신경 손상이다. 일반적으로 초진 시에는 감각 및 운동신경에 대한 신경학적 검진으로 신경 손상의 유무를 판단한다. 하지만, 골절로 인한 통증으로, 삼각근의 수축 가능 여부에 대한 판단이 쉽지 않다. 손상이 의심이 되면 수상 후 2~3주 정도 경과한 후에 전기진단 검사를 시행한다. 이러한 불완전 신경 손상이 통증과 견관절의 기능 장애를 남기는 원인의 하나가 되

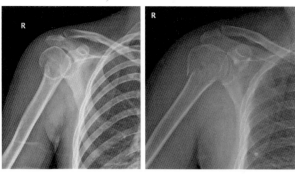

그림 48-3 | 상완골 근위골절, 대결절 골절

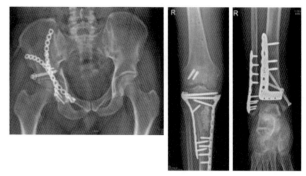

그림 48-4 | 수 주 이상의 비체중부하를 요하는 골절 수술의 예

기도 한다.[27]

대결절의 골절은 적절한 진단과 치료가 이루어지지 않으면 상당한 관절운동범위 제한을 초래할 수 있다. 보존적 또는 수술 후 6주 정도까지는 외전 보조기하에서 보호를 하고, 추 운동 및 수동적 관절 운동을 통해 통증과 관절 강직을 예방할 수 있다. 점진적으로 전방 거상 및 외회전 운동을 증가시키지만, 조기 내회전이나 내전 운동은 제한하도록 한다. 수술 6주 후부터는 능동적 관절 운동을 중심으로 견관절의 움직임으로 증가시키면서 기능 회복 운동들을 시작한다. 수술 후 약 12주 정도에 정상적 관절 운동범위가 회복되면 근력 운동을 포함한 다양한 재활운동을 통해 기능 향상을 도모한다.

II. 외상성 골절 후 재활

외상성 골절 수술 후 재활 치료의 주요 목표는 통증 조절, 관절가동범위 확보, 보행능력 및 근력, 균형 능력의 향상으로 나누어 볼 수 있다. 수술 후 통증이 지속되어 환자들이 재활 치료를 시행하기 어려워하는 경우, 골절 수술 부위에 문제가 없는 범위 내에서 충분한 진통제 투여와 함께 관절가동범위 운동 및 근력강화 운동을 병행하는 것이 필요하다. 재활 치료가 수개월 이상 지연되면 재활 치료의 효과가 크지 않고 관절구축 및 근위약이 회복되기 어려워질 수 있기 때문이다.

전위(displacement)가 거의 없는 골절의 경우, 내고정술 대신 골유합이 이루어질 때까지 수 주 이상의 부목고정 및 비체중부하(non-weight bearing)를 하게 된다. 젊은 환자에서는 근위축이 다소 발생하여도 회복이 비교적 빠르고 기능저하가 심하지 않은 경우가 많지만, 노인의 경우 비체중부하 기간 동안 탈조건화(deconditioning)가 진행되어 상대적으로 회복이 느린 경우가 흔하다. 따라서 내고정술 후 조기에 스트레칭 및 근력강화 훈련, 부분체중부하(partial or protected weight bearing) 보행을 시행하는 경우에 기능 회복을 보다 촉진시킬 수 있다(그림 48-4). 골수 정(intra-medullary nail)을 이용한 고정술을 시행한 경우에는 판과 나사(plate and screw)를 사용한 고정술에 비해 조기에 체중부하를 시작할 수 있다. 본 장에서는 근골격계 재활 치료에서 통상적으로 시행되는 운동치료와 함께, 고도화된 재활 치료를 포함한 다양한 치료법을 살펴보고자 한다.

1. 통증 조절

1) 약물치료

골절 수술 후 수 주 또는 수개월간 심한 통증을 겪을 경우, 수동적 관절가동범위 운동 및 근력강화운동을 적극적으로 시행하기가 어렵게 된다. 또한 통증이 만성화되면 스트레스, 우울증을 겪으며 기능적 회복도 늦어질 수 있다. 따라서 수술 후 초기뿐 아니라 재활 치료 시기에도 적극적인 진통제 투여를 추천할 수 있겠다. Opioid 계열의 마약성 진통제를 사용할 경우, 돌발성 통증에는 속효성 진통제를, 종일 지속되는 통증에는 서방형 제제를 투여하는 것이 바람직하다.

2) 교감신경 차단술(sympathetic ganglion block)

골절 수술 부위보다 원위부에 복합부위통증증후군(complex regional pain syndrome, CRPS)이 발생한 경우에는 전통적으로 교감신경 차단술이 시행되어 왔다. 그러나 2016년 Cochrane Database of Systematic Reviews에 따르면, CRPS에서 국소마취제만을 사용한 교감신경 차단술은 통증 감소에 대한 효과 근거가 희박하였다.[28]

2. 관절가동범위 확보

1) 기계를 이용한 수동적 관절가동범위 운동(continuous passive motion, CPM)

수술 후 수 주 이상 비체중부하 및 통증으로 인한 부동으로 관절주위 섬유화(arthrofibrosis)에 따른 강직이 흔히 발생하게 된다. 수술 후 관절가동범위 확보를 위해 수술 후 초기부터 CPM이 널리 사용되고 있다. 하지만 끝 범위 10° 정도의 ROM 제한은 CPM으로 해결되기 어렵다. 또한 관절가동범위 측정 시에는 CPM을 적용할 때 설정한 관절 각도가 아닌, 침상에서 검사자가 각도계(goniometer)로 직접 측정하는 것이 정확하다. 이 때 CPM 적용 시 설정 각도보다 20~30° 가량 적게 측정되는 경우가 흔하다.

2) 도수 스트레칭

1일 1~2회의 CPM 적용만으로는 충분하지 않으므로 지속적인 도수 스트레칭이 필수적이다. 치료자가 반동을 주는 스트레칭(ballistic stretching)은 조직의 손상을 초래할 수 있으므로 정적 스트레칭(static stretching)이 추천된다.

3) 신경차단술 하 스트레칭(manipulation under anesthesia or nerve block)

관절주위 섬유화(arthrofibrosis)로 인해 강직이 발생한 때에는 CPM 및 도수 스트레칭만으로 관절가동범위가 충분히 향상되지 않는 경우가 많다. 그런데 수술 부위가 관절면을 포함하였거나 관절에 금속 고정술을 시행하였을 경우 관절강내 스테로이드 주사는 적합하지 않다. 이 때에는 관절경하 유착박리술(Brisement operation)을 시행할 수 있겠으나,[29] 조직 손상으로 인한 재섬유화로 관절 강직이 재발하는 경우가 흔하다. 이 경우 관절 강직에 대해 최소 침

습적으로 초음파 유도하 신경차단술 후 비교적 안전하게 스트레칭을 시도해 볼 수 있다.[30] 마취 또는 신경차단술 없이 무리한 도수 스트레칭을 시행할 경우, 연부조직 손상 또는 관절강내 출혈(intra-articular bleeding)을 유발할 수 있는데, 이 경우 관절 강직이 악화되는 경우가 흔하므로 이를 방지하기 위한 신경차단술의 장점이 있다.

3. 탈체중부하 보행훈련(weight-supported gait training)

골절 수술 후에는 체중부하가 가능한 시기가 재활 치료의 종류 및 강도를 결정하는데 중요하다. 몇 가지 예시로서, 비구 골절(acetabular fracture)의 경우 정복술(reduction)이 잘 되었다면 수술 후 6주경까지 비체중부하 후 12주경까지 부분체중부하를 시행해 볼 수 있겠다. 또한 근위부 경골(proximal tibia) 내고정술 후에는 약 8주간 비체중부하를 시행하며, 분쇄골절로 인해 정복술이 불안정하게 되었을 경우에는 비체중부하 기간을 연장하기도 한다. 기간은 환자의 골절 및 수술 상태에 따라 다를 수 있다.

기존 연구에서는 발목 골절 수술 후 조기에 체중부하를 시작하는 것이 기능 회복을 촉진시킬 가능성이 제시되었다.[31,32] 골절 수술 후 부분체중부하가 가능한 시기가 되면 목발보행을 시행할 수 있으나, 상지근력이 약한 경우나 노인 환자에서는 목발 사용이 여의치 않은 경우가 많다. 이 때 체중부하가 적은 기립경사훈련을 시행할 수 있으며, 몇 가지 장비를 이용한 탈체중부하 보행훈련이 효과적으로 시행될 수 있다(그림 48-5).

기존 연구에서 하지 양압 트레드밀(lower body positive pressure exercise)이 보행기능 향상에 효과가 있음이 밝혀져 있는데, 이는 전통적인 트레드밀에 공기압을 이용한 장치를 덧붙여 환자의 체중을 지지해 주는 치료장비이다.[33-37] 최대 80% 정도까지 탈체중부하가 가능하며, 골유합 및 하지 기능 호전 정도에 따라 탈체중부하 정도를 점차 줄이고 보행속도를 높여갈 수 있다.

4. 수중 보행훈련

수중 보행훈련은 물의 부력을 이용하므로 부분 체중부하

를 요하는 상태에서도 안전하게 시행될 수 있다(그림 48-6). 또한 물의 저항으로 인해 근력강화 효과를 함께 도모할 수 있다는 점이 탈체중부하 보행훈련에 비한 장점이라 할 수 있다. 골절 수술 후 상처봉합 부위 발사(stitch out) 및 상처 치유가 종료된 경우에 시행할 수 있으며, 하지 기능 향상 효과 및 환자의 만족도가 큰 편이다. 그러나 아직 현행 건강보험 수가에서는 골절 수술 후에 시행하는 수중 보행치료가 적응증으로 인정되지 않고 있는 실정이다.

5. 근력강화 운동

의료진에 따라 다를 수 있으나 등척성(isometric) 운동 시행 후 골절 수술 후 1개월경부터는 앉은 자세에서 근력강화를 위한 등장성(isotonic) 기계운동(Leg extension, Hamstring curl, Leg abduction 등)을 시행하기도 한다(그림 48-7). 토크를 줄이기 위해 적은 각도 범위에서만 등장성 운동을 시행하도록 각도를 제한할 수 있는 장비도 개발되어 있다. 레그프레스는 축 방향의 힘(axial loading)이 가해지므로 반드시 비체중부하를 해야 하는 시기에는 보통 시행하지 않는다.

수개월간의 꾸준한 근력강화 운동을 통해 관절 및 골절 수술 부위에 가해지는 체중부하를 줄일 수 있다. 저항성 운동 초기에는 신경계의 적응(neural adaptations)을 통한 근력강화를 기대할 수 있으며, 이후에 근비대(muscle fiber hypertrophy)가 이루어진다. 운동 순응도가 높은 환자에게는 고무밴드의 탄성을 이용한 근력강화운동을 할 수 있는데, 구심성 수축(concentric contraction)뿐 아니라 근육이 수축하면서 길이가 늘어나는 편심성 수축(eccentric contraction)을 병행하는 것이 더욱 효과적이다. 1회당 10초 내외로 천천히 시행하며 수회 반복하는 것이 일반적이다. 추가적인 연부조직이나 관절 손상을 막기 위해 저항성 근력운동 중 또는 운동 후 심한 통증을 유발하지 않는 강도로 시행하는 것이 바람직하다.

6. 균형 훈련(balance training)

골절 수술 후 통증이 감소하고 근력이 호전되면, 기능 향상을 위해 균형 훈련을 병행하는 것이 효과적이다(그림 48-8). 활동적인 환자에서는 플라이오메트릭(plyometric) 운동을 적극적으로 시행해 볼 수 있다.

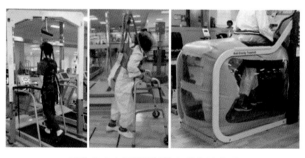

그림 48-5 | 탈체중부하 보행훈련의 예

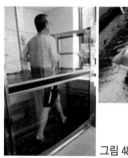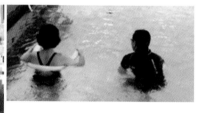

그림 48-6 | 수중 보행훈련

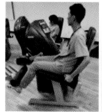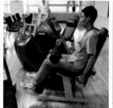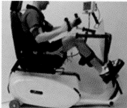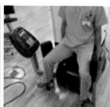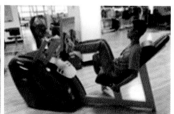

Leg extension　　　Hamstring curl　　　Ergometer　　　Leg abduction　　　Leg Press

그림 48-7 | 하지 근력강화를 위한 기계 운동의 예

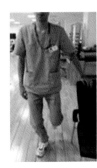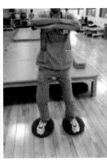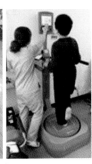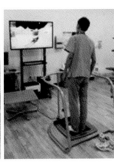

그림 48-8 | 균형 훈련의 예

결론적으로 외상성 골절 수술 후 재활 치료 시에 환자마다 획일화된 재활 프로토콜을 적용하기 어려운 경우가 있으므로, 재활의학과-정형외과 간의 원활한 협진 및 다학제적 접근이 중요하다. 특히 체중부하 시기에 맞게 보행훈련 및 근력강화운동을 시행하여야 한다. 예컨대, 비체중부하 시기에는 관절가동범위 운동 및 근력강화운동을 시행하고, 부분체중부하 시기에는 탈체중부하 보행훈련 또는 수중보행훈련을 함께 시행할 수 있다. 이후 전체중부하 시기에는 균형훈련 및 기능향상 훈련을 추가하는 것이 적합하다. 예정된 비체중부하 또는 부분체중부하 시기가 종료되어 골유합 정도를 정밀하게 평가할 때에는, 단순방사선촬영과 함께 비조영증강 전산화 단층촬영(non-enhanced CT)이 유용하다.

외상성 골절 및 수술은 종류가 다양하여 각각의 골절에 대한 각 재활 치료법의 효과 근거가 충분히 연구되지 않은 경우가 많다. 따라서 전문가 의견 및 임상 현장에서의 경험에 따라, 타 관절 질환에 준하여 골절 수술 후 초기부터 재활의학과 의사에 의한 전문적인 재활 치료가 필요하다. 또한 효과 근거 마련을 위해 향후 각 치료법에 대한 세부적인 연구가 수행될 필요가 있다.

III. 관절성형술 후 재활

관절 성형술의 궁극적인 목표는 통증이 없는 관절기능을 회복하는 데 있다. 따라서 관절기능 회복과 일상생활 및 스포츠 활동의 복귀를 위해 조기 운동 및 일상생활의 적응, 기능 회복 운동 등이 재활 과정에 주요 요소가 된다.[38]

1. 고관절 성형술 후 재활

1) 수술치료

고관절 전치환술(total hip arthroplasty)은 인공 비구와 인공 대퇴, 그리고 초고 분자량의 폴리에틸렌 조면(ultrahigh molecular-weight polyethylene liner)으로 구성되어 고관절의 비구와 대퇴 양측이 인공물(prosthesis)로 바뀌게 된다(resurfacing). 대퇴 경부 골절의 불유합 및 대퇴골두 무혈성 괴사, 그리고 고관절의 골관절염 또는 류마티스 관절염의 치료에 많이 사용되고 있다. 고관절 반치환술(hemiarthroplasty)은 대퇴 골두 부위만 인공물로 치환하는 방법으로 Moore와 Thompso형의 단극(unipolar) 반치환술이 많이 사용되어 왔고, 최근에는 양극성(bipolar) 치환술이 많이 사용되고 있다.[39,40] 수술 후 조기에 운동 및 체중 부하가 가능하여 노인의 대퇴골 경부 골절에서 많이 사용되고 있다. 그러나 반치환술은 젊고 활동적인 사람이나 비구 질환을 가지고 있는 경우에 사용해서는 안 된다.[41]

고관절 성형술에서 재활 치료 시 고려해야 할 점으로 수술 접근법, 사용된 고정 방법, 골이식 유무 등인데, 이들 방법에 따라 관절운동이 체중 부하 시 주의점이나 제한 정도가 달라지게 된다. 예를 들어 후방 접근은 고관절 후 탈구가 일어나기 쉽고, 고관절 신전근과 심부 외회전근들의 근위약이 올 수 있다. 재활 과정에서 이러한 점들을 고려하여 자세에 대한 주의와 적합한 운동을 고려할 수 있다. 측면 접근의 경우는 특히 고관절 외전근의 위약이 오게 되므로 외전근 강화에 좀 더 중심을 둘 수 있다.

2) 체중 부하 운동(Weight Bearing Exercise) 및 보행 훈련

고관절 성형술 후 재활 치료에서 필수적인 요소가 체중 부

CHAPTER **48** 골절과 관절 성형술 후 재활

하 정도를 결정하는 것이다. 체중 부하 방법에는 부하 정도에 따라 부하를 전혀 하지 않는 방법(non weight bearing), 발끝만 닿는 방법(toe-touch), 발전체를 디디되 부분만 부하하는 방법(partial), 견딜 수 있는 만큼의 체중 부하(weight-bearing-as-tolerated, WBAT), 체중을 다 싣는 방법(full weight bearing)의 5가지 방법으로 나눌 수 있다. 수술 후 체중부하 정도는 보형물의 종류, 고정 방법, 골의 상태에 따라 달라지는데, 기본적으로 골접합 시멘트를 이용한 치환물(cemented prosthesis)을 사용한 경우 수술 후 즉시 체중 부하가 가능하다. 골접합 시멘트를 사용하지 않았거나 재성형술(revision)을 한 경우는 6~8주 동안은 부분 부하 내지는 발끝 보행(toe touch) 정도만 체중 부하를 하도록 했다. 그러나 최근에는 골접합 시멘트를 사용하지 않은 경우에도 체중부하에 제한을 두지 않고 보행 보조기를 사용하면서 즉시 체중부하를 허용하는 것을 권고하고 있다. 다만 수술 후 1주까지는 계단 오르기는 제한하도록 하고 있다.[42]

환자에 따라 통증의 정도가 다양하여 차이가 있기는 하지만 대부분의 경우 평행봉을 붙잡거나 보행기를 이용하여 점차 체중 부하의 정도를 증가시키며 보행을 하게 된다. 보행의 안정성, 환자의 근력, 체중 부하 정도의 증가에 따라 목발 또는 바퀴가 달린 보행기를 이용하여 보행 훈련을 시행하게 된다. 그 후에는 건측에 지팡이를 짚고 보행할 수 있게 된다. 평행봉 밖에서 보행기나 목발을 이용하여 안전하게 걸을 수 있으면 가정으로 퇴원하여도 된다고 판정한다(그림 48-9).

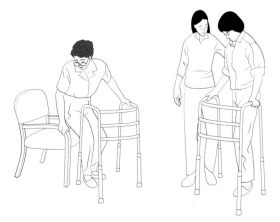

그림 48-9 | 보행보조기를 이용한 이동 동작 훈련

3) 관절 운동 범위의 제한

고관절 성형술 후에는 수술로 인한 손상으로 연부 조직, 즉 관절막, 근육 등이 약해지고 이런 부위에서 고관절 탈구의 가능성이 있어 관절 가동 영역의 제한이 필요하다. 수술 시 어떤 방향의 절개를 이용하였는지에 따라 관절가동 영역의 제한이 달라지는 데, 일반적으로 많이 이용하는 후방 및 측방 접근법의 경우 90° 이상의 굴곡을 하면 안되며, 내회전과 내전은 몸의 정중앙을 넘어 반대편까지 가지 않도록 주의해야 한다.[43] 드물게 시행되지만 전방 접근법을 사용한 경우 과신전, 외회전, 내전을 피해야 한다. 이러한 관절 범위는 수술한 하지를 이용하여 침대에서 의자차로 옮기려고 하는 경우에 사용될 수 있기 때문에 수술 직후부터 자세와 일상생활 동작에서 주의점들을 환자와 보호자들이 잘 숙지할 수 있도록 해야 한다(그림 48-10). 관절 성형술 후 어떤 원인에 의해서든 재성형술을 시행하는 경우 모든 방향에 대해서 불안정하여 지나친 내회전이나 외회전은 후방 혹은 전방 탈구를 유발하므로 주의해야 한다. 작업 치료를 통해 탈구 방지에 대한 교육과 일상생활동작 훈련을 효과적으로 할 수 있다. 지나친 고관절 굴곡을 방지하기 위하여 변기나 의자의 높이를 높여주는 보조 좌석을 처방하며 침대에서도 지나친 내전을 방지하기 위하여 내전 방지를 위한 보조기를 처방하거나 무릎 사이에 베개를 끼워 준다. 그 외 필요에 따라 양말 신는 것을 도와주는 보조기(sock aid)나 집게(reacher) 등을 처방하여 상체의 굽힘에 동반되어 나타날 수 있는 고관절의 지나친 굴곡을 방지하여 준다.

4) 관절 운동 및 근력 강화 운동

수술 후 운동은 관절 구축의 방지와 근력 회복, 그리고 보행을 목적으로 시행한다. 초기 급성기 재활(대개 입원 기간 동안) 운동과 아급성기 이후 기능 회복을 위한 운동으로 구분될 수 있다. 재활 운동의 목적은 고관절에 부적절한 힘이 가해지는 것을 최소화하면서 관절 범위 및 유연성과 근력을 극대화하는 것이다. 능동적 및 능동적 보조(active and active assistive)운동과 등 척성(isometric)운동을 조기에 서서히 하는데, 고관절 신전근, 굴곡근, 외전근에 대하여 시행한다. 슬관절이나 대퇴 원위부 뒤에 물건을 괴고 사두고근의 등장성 수축을 유발하는 운동도 필요하다. 이러한 근력강화 운동은 근육의 재교육을 통하여 보행에 도움을

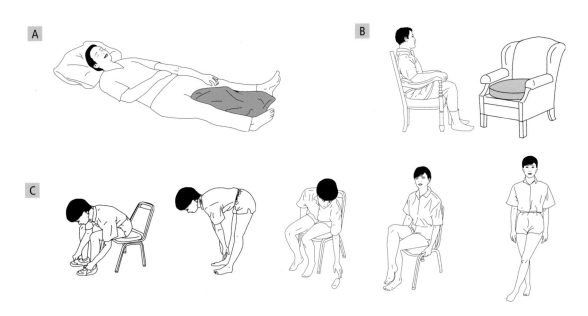

그림 48-10 │ 고관절 성형술 후 주의해야할 자세와 동작

A: 바로 누운 자세. 바로 누워서 양다리 사이에 베개 등을 끼워 넣어 약간 벌려놓은 상태를 유지시킨다. B: 의자에 앉는 방법. 엉덩이가 깊숙이 들어가는 의자를 피한다. C: 바르지 못한 자세. 수술받은 쪽의 고관절을 90° 이상으로 구부리면 위험하다.

준다. 특히 중둔근(gluteus medius)의 근력 강화 운동은 중요하다. 격렬한 저항운동(vigorous resistive)은 피하는 것이 좋다. 실내 자전거 타기는 효과적인 관절운동과 근력강화 운동이면서 고관절에 가하는 힘이 매우 적은 운동으로 권장된다.[44]

5) 합병증

수술 후 발생하는 합병증은 재활 치료 과정 중에 일어날 수 있어 재활의학과 의사는 이를 잘 알고 진단, 치료하여야 한다. 수술 후 회복과정에서 혈전 색전증, 감염, 이소성 골화증, 신경 혈관손상, 하지 길이의 차이 등 다양한 합병증들을 알고 있어야 한다. 주된 합병증 중에 혈전 색전증과 감염은 앞서 고관절 골절에서 설명하였으므로 여기서는 생략한다. 또한 수술이나 인공 관절 삽입물과 관련되어 탈구(dislocation), 헐거워짐(loosening), 마모(wearing) 등의 외과적 문제들은 이곳에서 설명을 생략한다.

(1) 이소성 골화증(Heterotopic Ossification)

대퇴 전자(trochanter)부위의 골절개술을 시행한 경우, 이전에 이소성 골화증이 발생한 경력이 있거나, 강직성 척추염이 있는 경우에 심한 이소성 골화증을 나타내는 경우가

많으며 비스테로이드성 소염제나 방사선 조사가 예방에 도움을 줄 수 있다. 초기 증상이 약한 정도의 발열을 동반한 부종으로 수술 후 감염이나 심부 정맥 혈전증과 비슷하여 감별을 요한다. 이소성 골화증이 발생하였다고 해서 관절 가동 운동을 중단하거나 운동 강도를 줄여야 하는 것은 아니다.[45]

(2) 신경 손상

고관절 수술과 관련하여 가장 많은 손상을 받는 신경은 좌골 신경이다. 전체 고관절 수술에서 약 1% 정도 발생하고, 고관절 이형성(hip dysplasia)으로 수술을 받는 경우는 5.2%까지 보고되고 있다. 주로 비골 신경 부분이 손상되어 족하수(foot drop)와 하퇴와 족부의 신경병성 통증을 호소한다. 그 밖에 대퇴 신경(femoral nerve), 폐쇄신경(obturator nerve) 손상도 빈도는 낮지만 발생할 수 있다.[46]

(3) 하지 길이의 차이

수술 후 약 32%에서 15 ㎜ 이상의 하지 길이의 차이가 난다고 보고되었다. 수술 후 즉시 나타나는 하지 길이의 차이는 연부 조직의 단축에 의한 것일 가능성도 있으므로 즉각적인 치료를 필요로 하지는 않는다. 신발창을 높이거나

테이프를 감아 높이를 조절하여 준다.

2. 슬관절 성형술 후의 재활 치료

슬관절의 성형술 또는 전치환술은 현재 가장 많이 시행되는 관절성형술이다. 각종질환이나 외상 등에 의한 관절 파괴가 심각하여 이로 인한 통증, 변형, 기능소실 등의 증상이 약물요법이나 물리치료 등에 반응하지 않는 경우가 주요 적응증이 된다. 이렇게 심각한 관절 파괴를 가져올 수 있는 경우는 일차 골관절염, 감염 후 퇴행성관절염, 외상후 관절염, 류마티스성 관절염, 신경병성관절염 등이 있다. 슬관절 전치환술의 목적은 통증소실, 변형교정, 기능회복 등이다.

1) 수술 치료

대퇴골원위부, 경골근위부, 슬개골의 파괴된 관절면을 제거하고 여기에 인공관절을 삽입한다. 대개 골접합 시멘트를 사용하여 고정하게 되므로 수술 직후부터 체중부하가 가능하다. 연부 조직의 처치(rebalancing) 정도에 따라 재활에 영향을 주게 된다(그림 48-11).

2) 수술 후 관리

(1) 통증

재활 치료 중의 적절한 통증 조절은 상당히 중요하다. 진통제는 통증이 있을 때마다 주는 것보다는 주기적으로 주

는 것이 좋다. 지속성의 마약성 진통제는 진통효과가 매우 좋으나, 부작용에 주의하여야 한다. 특히, 노인들은 정신상태 변화 등의 부작용이 흔히 일어나게 되어 재활 치료에 방해를 줄 수 있으므로 마약성 진통제를 사용할 때는 유의하여야 한다.

(2) 대소변 기능의 유지

변비는 재활 치료 중에 생길 수 있는 가장 흔한 합병증 중의 하나이다. 변비는 움직임의 감소, 마취 후 효과 또는 마약성 진통제의 영향으로 생길 수 있다. 대변 연하제(softner)나 완화제(laxative), 또는 필요하다면 관장으로 적절한 장 관리를 하는 것이 중요하다. 소변 잔류 등의 문제가 없다면 소변 줄은 되도록 빨리 제거하는 것이 바람직하다.

(3) 합병증

슬관절 성형술의 합병증으로는 비골 신경 손상, 혈관 손상, 골절, 복합국소 통증 증후군, 심부 염증, 환부의 벌어짐, 사두고근 인대의 부분 파열, 심부 정맥 혈전증 등이 있다.

3) 슬관절 전치환술 후의 재활

수술 전 평가 및 교육부터 시작한다. 목적은 수술 전에 무릎 기능을 평가하고 수술 후 재활 치료 과정을 이해시키고 운동 방법들을 교육하는 것이다. 통증 정도, 관절 구축, 관절 가동 범위, 슬내반, 무릎 주위 근력과 보행 양상 등을 평가하여 수술 후 재활 과정에 참고해야 한다. 예를 들어 수술 전부터 관절 구축 정도가 심하고 근력이 저하되어 있는 환자의 경우 전치환 후 능동적 슬관절 신전의 어려움을 예상하고 이에 대한 재활 운동에 중점을 두어야 한다. 또한 동반 질환과 비만도 등도 중요한 점검 사항이다. 재활 운동은 수술 후 무릎의 힘과 움직임을 회복하고 조기 보행을 가능하게 하는데 있어 효과적이다.

(1) 수술 후 초기 운동

수술 후 부종감소와 혈전 색전증의 예방과 관절범위의 회복과 조기 보행을 목표로 하는 운동으로 수술 직후부터 시작한다. 수술 2주 내지는 3주까지 진행한다. 여기에는 발목 펌프 운동(ankle pumps), 발뒤꿈치 지지(heel prop), 발뒤꿈치 미끄러짐 운동(heel slides), 하지 직거상 운동(straight

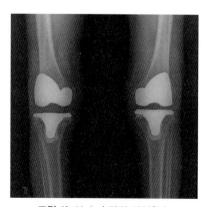

그림 48-11 | 슬관절 전치환술

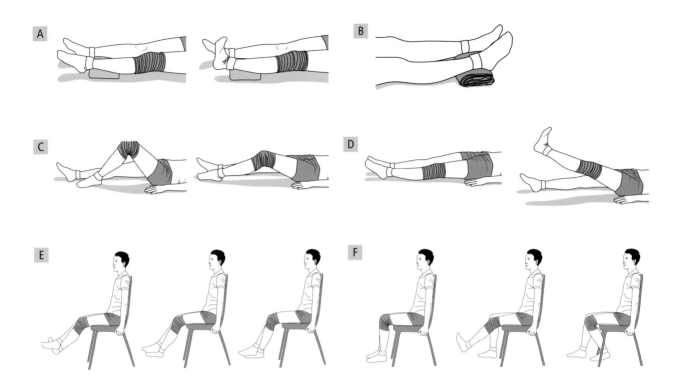

그림 48-12 | 슬관절 전치환술 후 초기 재활 운동

A: 발목 펌프 운동(Ankle pumps), B: 발뒤꿈치 지지(Heel prop), C: 발뒤꿈치 미끄러짐 운동(Heel slides), D: 하지 직거상 운동(Straight leg raising)
E: 반대쪽 다리로 무릎 굽히기(Flexion assisted with opposite leg), F: 앉은 자세에서 무릎 스스로 굽히기(Seated unsupported leg flexion)

표 48-2 | 슬관절 성형술 후 시기별 운동 방법

	목표	운동	시작 시기
제1기 (1주~3주)	초기 수술 후 재활운동 - 적절한 수술 후 관리와 관절가동범위 회복	발목운동(Ankle pump) 발뒤꿈치 지지(Heel prop) 발뒤꿈치 미끄러짐 운동?(Heel slides) 무릎 펴고 다리 들어올리기(Straight leg raising) 대퇴 강화 운동(Quadriceps sets) 반대쪽 다리로 무릎 굽히기(Flexion assisted with opposite leg) 앉은 자세에서 무릎 스스로 굽히기(Seated unsupported leg flexion)	수술 다음날 수술 다음날 수술 다음날 수술 다음날 수술 다음날 수술 후 3일 수술 후 3일
제2, 3기 (3주~3개월)	보행 및 기능 훈련	보행기 걷기(Walker walking) 목발 걷기(Crutch walking) 계단 오르내리기(Stair climbing and descending) 지팡이 걷기(Cane walking) 스스로 걷기(Self walking) 균형 훈련 및 근력 강화 발뒤꿈치 들어올리기(Heel raising) 약간 구부리기 운동(Mini-squatting) 실내 자전거 타기(Stationary cycling) 런지 운동(Lunge, forward and side) 계단 내려오기(Step down)	수술 후 3일 수술 후 3주 수술 후 3주 수술 후 4주 수술 후 6주 수술 후 4주 수술 후 4주 수술 후 4주 수술 후 6주 수술 후 6주

leg raising), 대퇴 강화 운동(quadriceps sets), 반대쪽 다리로 무릎 굽히기(flexion assisted with opposite leg), 앉은 자세에서 무릎 굽히기(seated unsupported leg flexion) 등이 대표적인 운동이다(그림 48-12). 또한 보행기를 사용하여 서기부터 시작하여 몸통의 균형을 잡고 걷는다. 보행을 처음 시작할 때는 보행기를 양팔로 잡고 먼저 수술하지 않은 다리를 한 걸음 내딛는다. 그리고 보행기를 지지하면서 수술하지 않은 다리에 체중을 싣고, 수술한 다리를 내딛는다. 양측 모두 수술한 경우는 특별한 원칙은 없으나 덜 아픈 다리를 먼저 내딛게 좋다. 보행기 보행이 안정되면 지팡이 보행을 시작한다. 계단을 오르내릴 때는 난간을 이용하여 지지하면서 올라갈 때는 수술하지 않은 무릎부터 올리고, 내려갈 때는 수술한 무릎부터 내딛는다.

(2) 지속적 수동 운동(Continuous Passive Motion)

지속적 수동 운동은 저비용이고 조기에 슬관절의 굴곡을 촉진하는 방법이기는 하나 장기적으로 뚜렷한 장점이 확립되지 못했다. 오히려 조기 관절 가동에 초점을 맞춘 운동을 한다면 지속적 수동 운동을 굳이 더해서 시행할 필요가 없다는 보고가 있다. 지속적 수동 운동이 가장 효과적인 경우는 퇴원 후 심한 통증으로 인해 능동적인 관절운동을 하지 못하는 환자에게 적용할 때이다.[47]

(3) 기능 회복기 재활 운동

수술 후 3주에서 12주까지의 시기로서 이 시기에는 다양한 동작의 운동이 가능하다. 다리의 근력 강화와 균형유지 기능을 높이기 위한 발뒤꿈치 들어 올리기(heel rising), 대표적 닫힌 사슬(closed kinetic chain) 운동인 약간 쪼그리기(mini-squatting), 무릎 관절의 유연성을 기르고 균형 기능을 향상시키는 런지 운동(lunge, forward and side) 그리고 실내 자전거 타기 등이 권장된다.

(4) 슬관절 성형술 후 일상생활동작 훈련

관절 가동 및 보행과 함께 수술 후 일상생활동작 수행은 중요한 재활 과정이다. 수술 후 통증과 슬관절의 관절범위 제한 및 체중 부하의 어려움으로 기본적인 일상 활동에 제한을 갖게 된다. 대개 슬관절 성형술 후 통증이 감소하고 기능이 회복되면서 독립적 일상생활동작이 가능해 진다. 초기 재활 동안 통증과 제한된 관절 운동 범위로 인한 일상생활동작 수행의 어려움과 두려움 많다. 변기에 앉기, 하의 입고 벗기 등의 동작을 수행하면서 점차 신체 활동에 대한 자신감으로 갖도록 한다.[48]

(5) 스포츠 활동

관절성형술 후 스포츠 활동은 초기 훈련이 잘 된 경우 수술 후 약 6개월 정도 지나면 가능하다. 그러나 지나친 관절운동이나 무리한 스포츠 활동은 인공관절 삽입물과 뼈 사이의 고정이 느슨해질 수 있고, 인공관절 수명을 단축시킬 수 있으므로 조심하는 것이 좋다. 스포츠 활동 중 슬관절 수술 후 추천되는 것은 가벼운 유산소 운동, 걷기, 수영, 실내자전거, 골프, 볼링, 댄싱, 승마 등이다. 추천되지는 않지만 가능한 스포츠 활동으로는 자전거(실외), 등산, 테니스, 아이스 스케이트, 웨이트 트레이닝(Weight machines) 등이다. 라켓볼, 스쿼시, 암벽 등반, 축구, 배구, 농구, 체조, 야구, 조깅, 핸드볼 등은 가급적 하지 않는 것이 좋다.[49]

3. 견관절 성형술 후의 재활 치료

견관절 성형술은 골관절염, 회전근개 관절병증, 류마티스 관절염의 견관절 침범, 분쇄 골절, 괴사 등의 질환에서 통증을 없애고 유연한 관절 운동 범위를 얻는 방법으로 시행되고 있다(그림 48-13). 미국에서는 2002년도 1년 동안 약 23,000건이 시행되었다.[3]

1) 재활 치료

견관절 성형술의 성공을 위해서는 주의 깊게 잘 짜인 수술 후 재활 프로그램이 필요하다. 견관절 성형술은 일반적인 전치환술과 관절와(glenoid)를 골두로 치환하는 역 전치환술 두 가지로 나눌 수 있다. 역 전치환술은 회전근개가 완전 손상된 상태에서 관절의 가동성과 안정성을 제공할 수 있어 회전근개 관절병증(rotator cuff arthropathy) 등으로 통증과 관절기능의 심한 저하 상태에 적용하게 된다. 아래에 각 치환술에 따라 대표적인 재활 프로토콜을 소개하였다. 재활 프로그램은 단계적으로 잘 짜여진 프로토콜을 갖추는 것도 중요하지만, 환자의 연령, 임상적 회복정도, 동반 질환, 신체활동 수준 등에 따라 개별적, 단계적으로 제공되어야 한다.

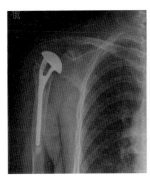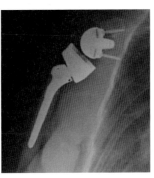

그림 48-13 │ 견관절 전치환술과 견관절 역 전치환술
견관절 전치환술(좌), 견관절 역 전치환술(우)

(1) 일반적 견관절 전치환술

수술 직후 주관절, 완관절의 운동부터 시작하여 수술 후 1일째부터 수동적 견관절 운동을 시행한다. 최근의 견관절 성형술에서는 견갑하근(subscapularis)만을 절개하므로 수술 후 즉시 운동을 시행할 수 있다. 재활 치료는 시기에 따라 3가지 단계로 나눌 수 있다. 1단계는 수술 후 2일째부터 시행하는데, 치환된 관절의 보존과 통증조절이 목적이다. 물건을 들거나 능동 운동은 금기이며 과도한 내회전 또한 금기이다. 3~4주 동안 보조기(arm sling)를 착용하도록 해야 하며 굴곡 90°, 외회전 45°, 내회전 70°까지 수동 관절가동 운동을 하며 주관절, 완관절에서는 능동 운동을 하도록 한다. 2단계는 수술 후 4~6주에 시작하는데, 수동 관절범위의 점진적 회복과 능동 보조 운동을 시작하는 시기이다. 굴곡 140°, 외회전 60°까지 수동 관절가동 운동을 계속하며, 등장성 운동과 능동 보조 운동, 그리고 지렛대 운동(pulley exercise)을 한다. 회전근개(rotator cuff)의 손상이 있는 경우는 4~8주 후에 2단계로 진행하는 것이 좋다. 3단계는 빠르면 수술 후 6주 이후부터 시행할 수 있는데, 견관절 근력의 점진적 회복을 위한 운동을 시행하는 시기이다. 초기의 무게는 3 kg을 넘지 않게 하고 10회 반복하여 들 수 있을 때까지 무게를 증가시키지 않도록 한다. 능동 관절가동 운동을 굴곡 140°, 내회전 70°, 외회전 60°까지 가능해지면 다음 단계로 진행할 수 있다. 4단계는 12주 이후에 시행하는데 통증 없는 관절 가동 범위를 유지시키고 점진적 근력강화를 통해 기능적 활동으로 되돌아 가는 것이 목표이다. 일주일에 3~4회 정도 가정 운동 프로그램을 통해 근력 및 지구력을 강화하도록 한다.[50]

(2) 견관절 역 전치환술

앞서 말한 일반적 전치환술과는 다르게 역 전치환술에서는 삼각근이 치환된 관절의 일차적 안정화 근육으로 작용한다. 극상근의 손상으로 인한 초기 외전운동의 손해를 삼각근(특히 전 삼각근, anterior deltoid)의 근력으로 보상할 수 있기 때문이다.[51] 그리고 회전근개의 상태 및 함께 시행한 광배근 및 대흉근(latissimus dorsi or pectoralis major)의 건전위술(tendon transfer) 등에 대한 정보도 중요하다. 이러한 추가적 수술을 하였을 때는 초기에 손상받은 건의 회복에 초점을 맞춘 재활 치료가 고려되어야 한다.

손상된 조직의 회복 정도에 따라 세가지 단계로 나뉜다. 1단계에서는 수술 후 1~6주에 시작하며 수동 관절 가동 운동(protected PROM)을 하며 능동적 관절운동은 하지 않는다. 120°까지의 굴곡, 30°까지 외회전, 45°까지 외전할 수 있도록 치료한다. 보조기(arm sling)를 이용한 부동 자세 유지도 이 시기에 중요하다. 진자(pendulum) 운동을 수술 후 24~48시간에 시작할 수 있으며 누운 자세에서 건측 팔을 이용한 수동적 견관절 운동을 시작할 수 있다. 어깨 주위근의 근력, 몸통 관절의 움직임, 상지 원위부 관절운동 등에 대해서도 평가하여 치료한다. 2단계는 수술 후 6~12주에 시작하는데 능동적 관절 운동을 포함한다(AAROM/AROM). 외회전 관절운동을 서서히 정상으로 회복해야 하며 내회전은 50° 이하로 가능한 만큼, 굴곡은 140° 이하로 운동시키지만 근력강화 운동이나 저항운동은 시행하지 않는다. 높은 강도의 스트레칭이나 외회전과 외전을 동시에 하지 않도록 유의한다. 팔보조기(arm sling)를 풀고 환측 팔을 이용한 일상생활 동작을 하도록 하되 각도를 벗어난 운동은 삼가도록 한다. 20° 이하의 외전 구축은 치료하지 않아도 괜찮다. 3단계는 수술 후 12주 이상에 시작하며 근력 운동을 포함한다(AROM/strengthening). 그러나 3 kg 이상의 무게는 들지 않도록 하며 굴곡/외회전 운동을 일차적으로 훈련시키며 삼각근을 포함한 어깨 관절의 근력을 강화시킨다.[52]

(3) 합병증

견관절 성형술 후의 합병증으로 상완 신경총 신장, 상완골 골절, 혈종, 회전근개 파열, 불안정성(instability), 이소성 골화증, 신경손상, 감염, 상완 및 견갑부 치환물의 느슨해짐(loosening) 등이 있다.

참고문헌

1. 김진호, 한태륜. 재활의학, 2ed 군자출판사, 2002.

2. Yoon HK, Park C, Jang S, Jang S, Lee YK, Ha YC. Incidence and Mortality Following Hip Fracture in Korea. J Korean Med Sci. 2011 Aug;26(8):1087-1092.

3. DeFrances CJ, Podgornik MN. 2004 National Hospital Discharge Survey. Advance Data From Vital and Health Statistics. Hyattsville, Md: National Center for Health Statistics; May 4 2006. 14.

4. Salkeld G, Cameron ID, Cumming RG, Easter S, Seymour J, Kurrle SE, Quine S. Quality of life related to fear of falling and hip fracture in older women: a time trade off study. BMJ. 2000 Feb 5;320(7231):341-6.

5. Parker MJ. Pre-operative traction for fractures of the proximal femur. Cochrane Database Syst Rev. 2003; Issue 3.

6. Rosen JE, Chen FS, Hiebert R, Koval KJ. Efficacy of pre- operative skin traction in hip fracture patients: a prospective, randomized study. J Orthop Trauma. 2001;15: 81-5.

7. Grimes JP, Gregory PM, Noveck H, Butler MS, Carson JL. The effects of time-to-surgery on mortality and morbidity in patients following hip fracture. Am J Med. 2002;112: 702-9.

8. Orosz GM, Magaziner J, Hannan EL, et al. Association of timing of surgery for hip fracture and patient outcomes. JAMA. 2004;291: 1738-43.

9. Bhandari M, Devereaux PJ, Swiontkowski MF, et al. Internal fixation compared with arthroplasty for displaced fractures of the femoral neck: a meta-analysis. J Bone Jt Surg [Am]. 2003;85: 1673-81.

10. Masson M. Internal fixation versus arthroplasty for intracapsular proximal femoral fractures in adults. Cochrane Database Syst Rev. 2002; Issue 4.

11. Parker MJ, Handoll HHG, Bhonsle S, Gillespie WJ. Condylocephalic nails versus extramedullary implants for extracapsular hip fractures. Cochrane Database Syst Rev. 1998; Issue 4.

12. Parker MJ. Gamma and other cephalocondylic intramedullary nails versus extramedullary implants for extracapsular hip fractures. Cochrane Database Syst Rev. 2004; Issue 1.

13. Bhandari M, Swiontkowski M. Management of Acute Hip Fracture. N Engl J Med. 2017 Nov 23;377(21):2053-2062.

14. Todd CJ, Freeman CJ, Camilleri-Ferrante C, et al. Differences in mortality after fracture of hip: the east Anglian audit. BMJ. 1995;310: 904-8.

15. Anderson FA Jr., Wheeler HB, Goldberg RJ, et al. A population-based perspective of the hospital incidence and case-fatality rates of deep vein thrombosis and pulmonary embolism. The Worcester DVT Study. Arch Int Med. 1991;151: 933-8.

16. Leclerc JR, Gent M, Hirsh J, Geerts WH, Ginsberg JS. The incidence of symptomatic venous thromboembolism during and after prophylaxis with enoxaparin: a multi-institutional cohort study of patients who underwent hip or knee arthroplasty. Canadian Collaborative Group. Arch Intern Med. 1998 Apr 27;158(8):873-8.

17. Gillespie WJ, Walenkamp G. Antibiotic prophylaxis for surgery for proximal femoral and other closed long bone fractures. Cochrane Database Syst Rev. 2001; Issue 1.

18. Marcantonio ER, Flacker JM, Michaels M, Resnick NM. Delirium is independently associated with poor functional recovery after hip fracture. J Am Geriatr Soc. 2000;48:618-24

19. Huusko TM, Karppi P, Avikainen V, Kautiainen H, Sulkava R. Intensive geriatric rehabilitation of hip fracture patients: a randomized, controlled trial. Acta Orthop Scand. 2002;73: 425-31.

20. March LM, Cameron ID, Cumming RG, et al. Mortality and morbidity after hip fracture: can evidence based clinical pathways make a difference? J Rheumatol. 2000;27: 2227-31.

21. Naglie G, Tansey C, Kirkland JL, et al. Interdisciplinary inpatient care for elderly people with hip fracture: a randomized control trial. Can Med Assoc J. 2002;167: 25-32.

22. Roberts HC, Pickering RM, Onslow E, et al. The effectiveness of implementing a care pathway for femoral neck fracture in older people: a prospective controlled before and after study. Age Ageing. 2004;33: 178-84.

23. Swanson CE, Day GA, Yelland CE, et al. The management of elderly patients with femoral fractures. A randomised controlled trial of early intervention versus standard care. Med J Austral. 1998;169: 515-8.

24. Choong PF, Langford AK, Dowsey MM, Santamaria NM. Clinical pathway for fractured neck of femur: a prospective, controlled study. Med J Austral. 2000;172: 423-6.

25. Huusko TM, Karppi P, Avikainen V, Kautiainen H, Sulkava R. Randomised, clinically controlled trial of intensive geriatric rehabilitation in patients with hip fracture: subgroup analysisof patients with dementia. BMJ. 2000;321(34 ref): 1107-11.

26. Brander V. et al., Am J Phys Med Rehabil 2006;85(suppl):S98- S118

27. Stableforth PG. Four-Part Fractures of the Neck of the Humerus. J Bone Joint Surg Br, 66: 104-108, 1984

28. O'Connell NE, Wand BM, Gibson W, Carr DB, Birklein F, Stanton TR. Local anaesthetic sympathetic blockade for complex regional pain syndrome. Cochrane Database Syst Rev. 2016;7:CD004598.

29. Jerosch J, Aldawoudy AM. Arthroscopic treatment of patients with moderate arthrofibrosis after total knee replacement. Knee Surg Sports Traumatol Arthrosc. 2007;15:71-7.

30. Wanivenhaus F, Tscholl PM, Aguirre JA, Giger R, Fucentese SF. Novel Protocol for Knee Mobilization Under Femoral and Sciatic Nerve Blocks for Postoperative Knee Stiffness. Orthopedics. 2016;39:e708-14.

31. Black JD, Bhavikatti M, Al-Hadithy N, Hakmi A, Kitson J. Early weight-bearing in operatively fixed ankle fractures: a systematic review. Foot (Edinb). 2013;23:78-85.

32. Lin CW, Donkers NA, Refshauge KM, Beckenkamp PR, Khera K, Moseley AM. Rehabilitation for ankle fractures in adults. Cochrane Database Syst Rev. 2012;11:CD005595.

33. Smoliga JM, Wirfel LA, Paul D, Doarnberger M, Ford KR. Effects of unweighting and speed on in-shoe regional loading during running on a lower body positive pressure treadmill. J Biomech. 2015;48:1950-6.

34. Sainton P, Nicol C, Cabri J, Barthelemy-Montfort J, Berton E, Chavet P. Influence of short-term unweighing and reloading on running kinetics and muscle activity. Eur J Appl Physiol. 2015;115:1135-45.

35. Grabowski AM. Metabolic and biomechanical effects of velocity and weight support using a lower-body positive pressure device during walking. Arch Phys Med Rehabil. 2010;91:951-7.

36. 36. Mercer JA, Applequist BC, Masumoto K. Muscle activity while running at 20%-50% of normal body weight. Res Sports Med. 2013;21:217-28.

37. Takacs J, Leiter JR, Peeler JD. Novel application of lower body positive-pressure in the rehabilitation of an individual with multiple lower extremity fractures. J Rehabil Med. 2011;43:653-6.

38. Nicholas JJ, Aliga N. Rehabilitation following arthroplasty. In Grobois, ed. physical medicine and rehabilitation: the complete approach. Malden MA: Blackwell Science, 2000:1551-1564

39. Moore AT: The self-locking metal hip prosthesis. J Bone Joint Surg, 39-A: 811-27, 1957.

40. Thompson FR: Two and a half years'experience with a vitallium intramedullary hip prosthesis. J Bone Joint Surg, 36- A: 489-500, 1954.

41. Giliberty RP: Hemiarthroplasty of the hip using a low-friction bipolar endoprosthesis. Clin Orthop, 175: 86-92, 1983.

42. Hol AM, van Grinsven S, Lucas C, van Susante JL, van Loon CJ. Partial versus unrestricted weight bearing after an uncemented femoral stem in total hip arthroplasty: recommendation of a concise rehabilitation protocol from asystematic review of the literature. Arch Orthop Trauma Surg. 2010 Apr;130(4):547-55.

43. Brander VA, Stulberg SD, Chang RW. Life after total hip arthroplasty. Bull Rheum Dis. 1993 May;42(3):1-5. Review.

44. Bergmann G, Graichen F, Rohlmann A, Linke H. Hip joint forces during load carrying. Clin Orthop Relat Res. 1997 Feb;(335):190-201.

45. Neal B, Rodgers A, Dunn L, Fransen M. Non-steroidal anti- inflammatory drugs for preventing heterotopic bone formation after hip arthroplasty. Cochrane Database Syst Rev. 2000;(3):CD001160. Review.

46. Schmalzried TP, Noordin S, Amstutz HC. Update on nerve palsy associated with total hip replacement. Clin Orthop Relat Res. 1997 Nov;(344):188-206. Review

47. Bennett LA, Brearley SC, Hart JA, et al. A comparison of 2 continuous passive motion protocols after total knee arthroplasty: a controlled and randomized study. J Arthroplasty. 2005;Feb20(2):225-33

48. Jan MH, Hung JY, Lin JC, et al. Effects of a home program on strength, walking speed, and function after total hip replacement. Arch Phys Med Rehabil. Dec 2004;85(12):1943- 51.

49. Kuster MS. Exercise recommendations after total joint replacement: a review of the current literature and proposal of scientifically based guidelines. Sports Med. 2002;32(7):433-45. Review.

50. Reg B. Wilcox III, PT, DPT, MS, Linda E. Arslanian, PT, DPT, MS, Peter J. Millett, MD, MSc. Rehabilitation following total shoulder arthroplasty. Journal of Orthopaedic and sports Physical Therapy. 2005 Dec;35(12):821-836.

51. Boudreau S, Boudreau ED, Higgins LD, Wilcox RB 3rd. Rehabilitation following reverse total shoulder arthroplasty. J Orthop Sports Phys Ther. 2007 Dec;37(12):734-43.

52. Ackland DC, Roshan-Zamir S, Richardson M, Pandy MG. Moment arms of the shoulder musculature after reverse total shoulder arthroplasty. J Bone Joint Surg Am. 2010 May;92(5):1221-30.

CHAPTER 49

말초신경질환의 재활
Rehabilitation of Peripheral Neuropathies

| 최은석

말초신경계 질환은 흔하지만 종종 정확한 진단이 어려울 때가 있다. 재활의학과 의사는 신경생리학적 전문지식과, 말초신경질환과 유사한 근골격계 증후군에 대한 풍부한 경험을 바탕으로 말초신경질환의 진단, 치료 및 예후 관리에 가장 적합한 역할을 할 수 있다. 말초신경질환은 재활의학 관련 질환과 연관성이 크다. 예로, 뇌졸중이나 척수손상 환자가 기능이 잔존한 사지를 과사용(overuse)하면 신경압박증후군이 발생할 수 있다. 대부분의 국소 말초신경계 질환은 사망률이나 수명에 영향을 미치지 않지만, 삶의 질과 작업 및 일상생활기능에 영향을 미친다는 점에서 정확한 진단과 효과적인 치료가 중요하다. 반면, 전신말초신경병증은 신속한 진단과 치료를 요하는 기저질환의 징후일 때가 일반적이다. 특히 기저질환의 주 증상인 경우 신경병증의 정확한 진단은 환자의 수명과 삶의 질에 영향을 줄 수 있다.[1]

Ⅰ. 해부학과 생리학

말초신경계는 12개 뇌신경과 특정 감각분포(피부분절, dermatome)(그림 49-1)와 근육군(근육분절, myotome)을 지배하는 31개 척수신경(spinal nerve)으로 구성된다. 경추와 요천추 척수신경들은 섞여 신경총(plexus)을 이루며 이로부터 개별 말초신경이 이루어진다. 병적 상태에서 운동과 감각

이상의 분포양상은 특정 척수신경, 신경총 또는 말초신경의 침범을 특징적으로 나타낸다.

기본 신경구조물은 신경세포(neuron)와 연관된 축삭(axon), 신경섬유(nerve fiber)이다. 축삭은 슈반세포(Schwann cell)에 의해 둘러싸인다. 하나의 슈반세포가 여러 축삭을 둘러 쌀 수 있으며 이 경우 축삭은 무수신경섬유(unmyelinated fiber)라고 하며, 하나의 축삭이 오로

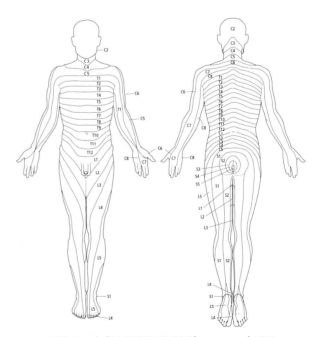

그림 49-1 | 척수신경의 피부분절(dermatome) 지배

지 하나의 슈반세포에 의해 여러 번 둘러싸인 경우 유수섬유(myelinated fiber)라 한다. 유수섬유에서 슈반세포들은 수초화되지 않은 작은 축삭 부분, 즉 란비어결절(node of Ranvier)에 의해 떨어져 있다(그림 49-2). 신경의 탈분극(depolarization)은 결절에서 결절로 도약할 수 있으며 이를 도약전도(saltatory conduction)라고 한다. 이 경우 유수섬유의 자극 전파(50~60 ㎧)는 무수섬유(1~2 ㎧)에 비해 훨씬 빠르다.[2]

각 신경섬유와 동반된 슈반세포들은 신경내막(endoneurium)으로 둘러싸여 있다. 이들 섬유 중 일부가 무리지어 신경다발(fascicle)을 이루며 신경주위막(perineurium)으로 둘러싸인다(개별 신경섬유는 한 신경다발에서 다른 신경다발로 넘어갈 수 있다). 신경다발들은 전체 말초신경을 감싸는 신경외막(epineurium) 안에서 묶여진다(그림 49-3).

Ⅱ. 신경병증의 분류

말초신경계 병리는 전신 질환 또는 국소 손상에 의하거나 두 가지 모두 함께 발생할 수 있다. 전신신경병증(generalized neuropathy)은 전형적으로 독성, 대사성, 면역학적 질환이 원인이다. 국소신경병증(focal neuropathy)은 대개 특정신경에 대한 국소 압박, 견인 또는 외상으로 인해 발생한다.

전신말초신경병증은 병변의 3대축 즉, 1. 축삭(축삭형) 또는 수초(탈수초형) 혹은 두 가지 모두 침범되는지, 2. 운동 또는 감각섬유가 선택적으로 침범되는지, 3. 전형적으로 원위가 근위보다 더 침범되는 대칭-미만 양상이거나, 또는 비대칭-다중초점(multifocal) 양상인지 등에 의해 분류될 수 있다(표 49-1). 신경병증은 또한 대섬유나 소섬유 같이 특정 신경유형을 선택적으로 침범할 수 있으며, 후자의 경우 종종 자율신경을 포함한다. 예로, 알코올신경병증(alcoholic neuropathy)은 축삭, 감각운동, 미만성 경향이 뚜렷한 반면, 길랭-바레증후군(Guillain-Barre syndrome)은 탈수초형으로 감각보다 운동섬유가 더 침범되며 다중초점형이다.

국소 신경손상 또는 단일신경병증(mononeuropathy)은 축삭과 지지구조물 침범 정도에 따라 분류된다. 주 분류방법으로 세돈체계(Seddon system)[3]와 선더랜드(Sunderland) 체계가 있다.[4] 세돈체계의 생리적 신경차단(neurapraxia)은 수초에 대한 국소손상으로, 축삭손상 없이 전도차단(conduction block)을 일으킨다. 축삭절단(axonotmesis)은 축삭손상과 왈러변성(Wallerian degeneration)을 가리키며 지지 신경내막과 신경주위막은 손상되지 않은 상태이다. 신경절단(neurotmesis)은 가장 심한 손상으로 축삭, 수초, 주

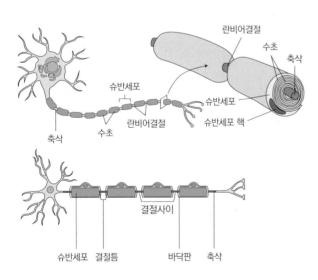

그림 49-2 | 란비어결절에 의해 분리된 슈반세포에 둘러싸인 유수섬유

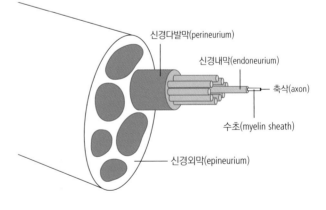

그림 49-3 | 신경의 해부학

각 축삭은 연관된 슈반세포와 함께 신경내막(endoneurium)으로 싸여 있다. 여러 축삭이 신경다발(fascicle)을 이뤄 신경다발막(perineurium)으로 둘러싸인다. 신경다발들은 신경외막(epineurium)에 싸여 말초신경을 형성한다.

위 구조물 손상을 포함한다(신경은 해부학적 연결이 소실된 상태이다). 선더랜드체계에서 1도와 2도 손상은 각각 생리적 신경차단과 축삭절단에 해당된다. 이 체계는 신경절단을 3도(축삭과 신경내막 손상을 포함)와 4도(그 외 신경주위막 손상 포함), 그리고 5도(신경의 모든 주위 구조물 손상 포함) 손상으로 세분하고 있다(표 49-2).

Ⅲ. 전신신경병증의 평가

전신신경병증 환자에서 평가 목적은 병변의 3대축에 따라 신경병증을 기술하기 위함이며 이것이 가능하면 특정 원인을 진단할 가능성이 높다.

1. 문진

신경병증 환자의 평가는 증상, 기능장애, 동반질환, 가족력에 대한 병력청취로부터 시작한다. 증상 기간, 진행 속도, 분포 등 특징을 확인한다. 증상에는 통증, 압력, 고유감각(proprioception), 온도 등 다양한 감각 종류가 포함된다. 통증은 소섬유신경병증(small fiber neuropathy)에서 현저한 반면, 유전신경병증(hereditary neuropathy)에서 유의한 감각결손은 드물다. 이들 양성 증상(positive symptom)에 반해 일부 환자는 음성 증상(negative symptom) 즉, 감각소실을 자각하여 발이 나무 같다거나 걸을 때 발바닥에 느낌이 없다고 표현한다. 운동증상은 환자 스스로 잘 느끼지 못하지만 보행곤란이나 미세운동기술 저하로 나타날 수 있다. 균형기능 손상(심한 경우 낙상)이 초기 증상이 될 수 있으며 유의한 기능적 결과를 초래한다. 특히 노인 환자가 반복된 낙상을 경험하거나 관련된 손상이 있을 경우 말초신경병증에 대한 주의 깊은 진찰을 요한다. 소아의 신경병증은, 발달지연을 보이는 아동에 대한 부모의 걱정으로 인해 발견되곤 한다. 좀 더 나이가 든 경우에는 또래에 비해 느리거나, 협응장애를 보이거나, 일상적인 활동의 어려움을 보인다. 어린 아동은 전형적으로 말초신경병증의 양성 증상은 보이지 않는다. 느리고 서서히 발현하는 경우 유전신경병증을 암시한다. 좀 더 나이든 아동에서 급성이고 증상

표 49-1 | 말초신경병증의 분류와 흔한 병인

탈수초형 혼합성 감각운동, 미만성
• 유전운동감각신경병증 1, 3, 4형(HMSN type 1, 3, 4)

탈수초형 혼합성 감각축삭, 다중초점성
• 급성염증탈수초다발신경근신경병증(AIDP)
• 만성염증탈수초다발신경병증(CIDP)
• 나병(leprosy)

탈수초형 운동>감각, 다중초점성
• 다중초점운동신경병증(multifocal motor neuropathy)

축삭형, 혼합성 운동감각, 미만성
• 알코올신경병증
• 후천면역결핍증후군신경병증(AIDS neuropathy)
• 아미오다론(amiodarone)

축삭형, 혼합성 운동감각, 다중초점성
• 다중단일신경염(mononeuritis multiplex)

축삭형, 운동>감각, 미만성
• 납신경병증(lead neuropathy)
• 댑손신경병증(Dapson neuropathy)
• 유전운동감각신경병증 2, 5형(HMSN type 2, 5)

축삭형, 운동>감각, 다중초점성
• 축삭형 길랑-바레증후군(axonal Guillain-Barré syndrome)
• 포르피린증(porphyria)
• 당뇨병근육위축(diabetic amyotrophy)

축삭형, 감각>운동, 미만성
• 암종신경병증-귀리세포(carcinomatous neuropathy-oat cell)
• 비타민 B6 독성
• 비타민 E 독성
• 약: 빈크리스틴(vincristine), 시스플라틴(cisplatin), 이소니아지드(isoniazid)

축삭형, 감각>운동, 다중초점성
• AIDP 밀러-피셔변형(Miller-Fisher variant of AIDP)
• 쇼그렌증후군(Sjögren syndrome)

축삭형 및 탈수초형, 운동감각, 미만성
• 당뇨병
• 요독증

HMSN, hereditary motor sensory neuropathy; AIDP, acute inflammatory demyelinating polyradiculoneuropathy; CIDP, chronic inflammatory demyelinating polyneuropathy; AIDS, acquired immune deficiency syndrome

표 49-2 | 신경손상 분류: Seddon과 Sunderland 체계

Seddon	Sunderland	특징
신경차단 (neurapraxia)	1도 손상	국소 전도차단, 축삭손상 없음
축삭절단 (axonotmesis)	2도 손상	축삭손상과 왈러변성 발생, 지지구조물은 보존
신경절단 (neurotmesis)	3도 손상	축삭과 신경내막이 손상됨
	4도 손상	신경내막과 신경주위막까지 손상됨
	5도 손상	축삭과 모든 지지구조물이 손상됨

의 변동이 있는 경우는 후천신경병증을 시사한다.

신경병증은 당뇨병, 신기능상실, 사람면역결핍바이러스(HIV)감염과 같이 많은 질환들과 동반될 수 있다. 신경병증과 관련이 있는 약물(표 49-3)에 대한 탐색은 물론, 독성 노출의 가능성도 반드시 조사한다. 가족력에서 유전신경병증이나, 이전에 진단되지 않은 가족 병력을 암시하는 보행문제 혹은 요족(pes cavus) 등의 증상을 확인할 수 있다.

2. 진찰

시진은 신경병증 유무에 대한 단서를 줄 수 있으며 특히 손발의 내재근 위축은 중요하다. 요족 같은 족부 변형이 유전신경병증에서 보일 수 있다. 진행된 신경병증에서는 망치발가락(hammer toes)과 중족부 변형과 붕괴가 관찰될 수 있다. 자율신경기능장애는 땀 분비가 되지 않아 피부 표면이 마르고 찬 발을 초래한다. 소섬유신경병증(small fiber neuropathy)은 혈류 증가로 "뜨거운 발(hot foot)"을 일으킬 수 있다. 감각이 없는 발에서 피부 병변이나 궤양이 보일 수 있다. 근육부분수축(fasciculation)도 종종 관찰될 수 있다.

감각검사 때에는 특히 미만신경병증(diffuse neuropathy)이 의심될 경우, 근위에 비해 원위가 더 침범되는지 여러 감각 종류를 평가한다. 10-게이지 모노필라멘트를 이용한 가벼운 촉각, 침통각(pin-prick), 고유감각, 진동감각들을 반드시 검사한다. 고유감각은 환자의 엄지발가락을 8~10회 약간(1 ㎝) 움직여 이를 지각할 수 있는지로 평가한다. 진동감각은 128- ㎐ 소리굽쇠(tuning fork)로 엄지발가락을 자극하여 검사한다.[2] 순수 소섬유신경병증 환자에서 침통각과 온도감각이 대개 침범되는 반면, 대신경섬유에 의해 전달되는 고유감각과 진동감각은 상대적으로 보존될 수 있다.

근육신장반사(muscle stretch reflex)는 미만신경병증에서 근위에 비해 원위에서 소실되는데 이 양상에서 벗어난 경우 다중초점신경병증을 암시한다. 아킬레스건반사는 미만신경병증에서 가장 흔히 침범되며 힘줄 위를 직접 타진하거나, 노인의 경우 신뢰도가 높은 족저타격술기(plantar strike technique)를 이용하여 평가한다.[5] 이때 발목을 가볍

표 49-3 | 말초신경병증과 관련이 있는 약제

- 아미오다론(amiodarone)
- 아미트립틸린(amitriptyline)
- 클로람페니콜(chloramphenicol)
- 시스플라틴(cisplatin)
- 콜히친(colchicine)
- 댑손(Dapsone)
- 디술피람(disulfiram)
- 할로겐화 히드록시퀴놀론(halogenated hydroxyquinolone)
- 히드랄라진(hydralazine)
- 이소니아지드(isoniazid)
- 리튬(lithium)
- 미소니다졸(misonidazole)
- 니트로푸란토인(nitrofurantoin)
- 페니토인(phenytoin)
- 피리독신(pyridoxine)
- 탈리도마이드(thalidomide)
- 빈크리스틴(vincristine)

표 49-4 | 전기진단검사에서 말초신경병증 확진을 예측할 수 있는 진찰소견

- 아킬레스건반사 소실
- 엄지발가락을 수동으로 약간(1-㎝) 움직였을 때 이를 인지하는 것이 10회 중 8회 미만
- 엄지발가락에 가한 128-㎐ 소리굽쇠 진동을 인지하는 것이 8초 미만일 때

게 배측굴곡 시키면 반사가 촉진된다. 노화에 따른 원위 신경근육기능의 정상적 감소와 질환에 의한 기능감소를 구분하는 것은 어려울 수 있다. 노인에서 말초신경병증의 전기진단학적 확진을 예측할 수 있는 진찰소견은 아킬레스건반사의 소실, 엄지발가락에서 0.5~1 ㎝ 움직임을 지각하는 것이 10회 시도 중 8회 미만인 경우, 또는 128- ㎐ 소리굽쇠에 의한 진동을 느낄 수 있는 시간이 8초 미만일 때이다(표 49-4).[6]

운동결핍 역시 근위에 비해 원위에서 뚜렷하거나 다중초점으로 나타날 수 있으며, 쉽게 피로감을 호소하는 것이 특징이다. 약화가 의심되는 근육을 연속하여 수차례 검사하면 근육약화 검출이 향상된다. 통증이 있거나 협조 불량, 혹은 검사자의 지시를 이해하지 못하는 경우에는 환자가 기능적 과제를 수행하는 것을 관찰함으로써 검사 정확도를 높일 수 있다. 예로, 한발로 서 있을 수 있는 시간을 평가하는 편측입각시간(unipedal stance time)은 균형장애 진단에 민감하다. 편측입각시간은 미만신경병증이 있

는 청장년 남자 환자에서 뚜렷하게 감소될 뿐 아니라[7] 신경병증 노인에서 발목의 관상면 감각과 운동기능과도 강한 상관을 보인다.[8] 환자의 보행을 관찰하여 외측 발 위치(lateral foot placement)의 변이와 분명한 교차보행(crossover step)이 있는지 확인한다. 만약 있다면 일측 하지 입각기 불안정을 암시하며 보행 중 발이 꼬여 걸릴 수 있는 위험을 증가시킨다. 원위 상지의 감각운동기능은 환자에게 보지 않고 셔츠 단추 채우기 같은 미세운동과제를 시켜봄으로써 평가할 수 있다. 운동-감각 결핍의 분포에 대한 관찰은 신경병증 원인에 대한 단서를 제공하며 말초신경병증 병변 3대축의 어디에 해당하는지를 알 수 있다. 예로, 뚜렷한 위축이 없는 근육약화는 탈수초 원인을 암시하는 반면, 근육약화와 상응하는 위축은 일차축삭신경병증에 보다 합당한 소견이다. 운동신경보다 감각신경이 더 침범된 경우 둘째 축에 해당되며, 양측이 비대칭이거나 원위보다 근위 감각운동기능장애가 심한 경우에는 미만신경병증보다는 다중초점신경병증을 암시한다. 이들 증상은 전기진단학적 검사로 보다 분명하게 구분된다.

3. 전기진단검사

신경전도검사와 침근전도검사는 말초신경병증의 진단, 특징 및 중증도 평가에 유용하다. 전기진단검사는 철저한 진찰에서 얻은 정보에 기초하여 시행된다. 감각신경전도검사는 자극에 의해 흥분된 축삭의 수와 전도속도를 평가한다. 기저정점진폭(baseline-to-peak amplitude)은 흥분된 축삭 수와 상관을 보이며 진폭 감소는 축삭소실을 암시한다.[9] 탈수초질환에서 보이는 축삭의 비동기성(dyssynchrony)은 감각신경반응에서 실제 축삭소실 없이 진폭 감소를 보이는 시간분산(temporal dispersion)을 일으킨다. 감각신경 진폭의 감소가 있으나 잠시와 전도속도가 상대적으로 정상인 경우 축삭소실을 암시한다. 만약 감각신경반응이 전혀 없을 경우, 축삭형 또는 탈수초형인지를 구분하는 것은 불가능하며 다른 신경에서 정상 감각신경반응이 있는지 확인해야 한다.

운동신경전도검사는 복합근활동전위(compound muscle action potential, CMAP), 원위잠시(distal latency), 그리고 근위와 원위 자극으로 전도속도를 측정한다. CMAP의 진폭

표 49-5 │ 탈수초말초신경병증의 전기진단기준

복합근활동전위(compound muscle action potential, CMAP) 진폭이 정상하한치의 80% 이상이면서 전도속도가 정상하한치의 80% 미만으로 지연된 경우, 또는 CMAP 진폭이 정상하한치의 80% 미만이면서 전도속도가 정상하한치의 70% 미만으로 지연된 경우

CMAP 진폭이 정상하한치의 80% 이상이면서 원위잠시가 정상상한치의 125% 이상 지연된 경우, 또는 CMAP 진폭이 정상하한치의 80% 미만이면서 원위잠시가 정상상한치의 150% 이상 지연된 경우

CMAP 진폭이 정상하한치의 80% 이상이면서 F-파 잠시가 정상상한치의 120% 이상 지연된 경우, 또는 CMAP이 정상하한치의 80% 미만이면서 F-파 잠시가 정상상한치의 150% 이상 지연된 경우

근위 및 원위자극 사이에 운동전위 진폭 감소가 30% 이상되는 부분전도차단

감소는 보통 축삭소실을 반영하지만 탈수초 병변이 있는 신경을 자극한 경우에서도 나타날 수 있다. 국소 탈수초화는 병변 근위와 원위를 자극하여 진단할 수 있는데, 원위 자극에 비해 근위자극 때 진폭 감소, 시간분산, 전도지연이 나타난다. 심한 탈수초질환에서 활동전위의 전도가 전혀 일어나지 않는 것을 전도차단(conduction block)이라 한다. 후천탈수초신경병증(acquired demyelinating neuropathy)은 불균일한 탈수초화와 국소전도차단을 보이는 반면, 유전신경병증은 국소전도차단이 없는 균일한 탈수초화를 초래한다. 후기반응(F파)은 근위분절을 평가하는데 유용하며 길랭-바레증후군같은 탈수초질환에서 특히 민감하다.[10]

탈수초신경병증은 원위잠시와 F파 잠시의 지연, 전도속도 저하, 전도차단(표 49-5 탈수초화 기준 참조)을 나타낸다. 진폭은 전도차단으로 인해 약간 감소가 있을 수 있으나 일반적으로 유지된다. 축삭신경병증은 유의한 원위잠시 지연이나 전도차단 없이 진폭감소를 보이며, 가장 빠른 신경섬유의 소실이 있을 경우 종종 경도의 속도 저하를 초래한다.

신경전도검사가 신경병증의 전기진단에 가장 유용한 요소지만 한계를 이해하는 것이 중요하다. 예로, 신경전도검사는 대섬유신경을 주로 평가하므로 순수소섬유신경병증 진단은 어려울 수 있다. 또한 팔다리의 체온, 수근관증후군같이 동반된 국소신경병증, 과회내발에서 경골운동반응의 진폭 감소를 일으키는 족부 내재근에 대한 만성 압박 등과 같이 검사 결과를 왜곡시킬 수 있는 여러 조건에 대한 지식이 필요하다. 신경전도검사는 상지와 하지에서 각

각 최소 하나의 운동신경과 감각신경을 평가해야 하며 이상이 발견되면 대칭 여부를 확인하기 위해 반드시 반대 측을 검사한다. 문진과 진찰 결과 다중초점신경병증이 의심되면 침범된 신경에 대한 보다 광범위한 임상검사가 필요하다. 만약 탈수초질환이 의심될 경우 후기반응(F-파)을 반드시 검사한다. 임상적으로 경도의 원위신경병증이 의심되나 비복감각신경반응이 정상일 경우 족저감각신경(plantar sensory response)을 검사하여 진단할 수 있다.[11]

침근전도검사(needle electromyography, EMG)는 축삭 침범을 평가하며, 순수탈수초병변에서는 전형적으로 정상이지만 축삭 침범으로 탈신경(denervation)된 근육에서 양성예각파(positive sharp waves)와 섬유자발전위(fibrillation potentials)가 나타난다. 탈신경과정이 느린 경우 측부발아(collateral sprouting)가 축삭소실 속도를 따라 잡을 수 있으며 비정상자발전위는 거의 보이지 않을 수 있다. 이때 탈신경된 운동단위(motor unit)를 재신경지배하는 측부발아를 나타내는 수의적 운동단위 변화가 관찰된다. 처음에는 운동단위 소실에 따라 동원(recruitment) 감소가 보인다. 측부발아가 시작되면서 미성숙 축삭 부위를 거치는 비동기성 전도의 결과로 지속시간(duration) 증가와 다상성(polyphasia)이 나타난다. 새 운동단위가 성숙하면서 운동단위 진폭이 증가한다. 임상적으로 약화된 근육은 물론, 상지와 하지의 근위 및 원위근육도 반드시 평가한다. 만약 한 근육에서 이상이 발견되면 반드시 반대 측 근육을 평가하여 질병의 대칭성을 확인한다. 미만말초신경병증에서 근위에 비해 원위 이상이 뚜렷하다. 다중초점신경병증이 의심되는 경우 자세한 진찰로 검사할 근육을 선별한다. 순수탈수초신경병증에서 전도차단에 의해 동원은 감소될 수 있으나, 침근전도검사는 정상이다.

IV. 신경병증의 합병증

1. 족부합병증

족부궤양은 말초신경병증 환자의 주된 합병증이며 특히 당뇨병인 경우 평생위험률은 15%이다. 신경병증의 존재는 족부궤양 위험 8~18배, 절단 위험 2~15배 증가와 연관이 있다.[12] 말초신경병증에서 보호감각 소실은 환자가 인지하지 못하는 족부 외상과 피부파괴를 초래할 수 있다. 운동신경병증은 근육 위축과 약화, 정상 족부구조의 왜곡을 일으켜 발바닥에 비정상 압력 분포와 과부하를 초래한다.

자율신경기능장애는 발한 감소를 일으켜 피부 건조와 균열을 초래하여 피부 구조를 손상시킨다. 이는 동정맥단락(arteriovenous shunt)에 의해 악화되는데 관류 변화와 함께 골재흡수와 치유 장애를 일으켜 이차골감소증을 야기한다. 신경병증은 피부파괴 외에 신경병관절병증 변화

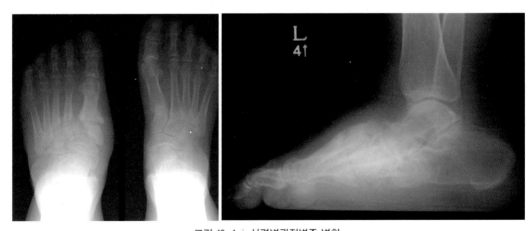

그림 49-4 | 신경병관절병증 변화
좌측 중족부의 병적골절과 관절탈구를 동반한 족부 관절의 파괴가 특징이다(사진 출처: 황지혜 교수. 성균관의대 재활의학교실).

(Charcot change)를 초래할 수 있다. 샤르코신경병관절병증 (Charcot neuroarthropathy)은 중족부의 병적골절과 관절탈구를 동반한 족부 관절의 파괴가 특징이며 심한 변형을 초래할 수 있다(그림 49-4).

신경병증 환자에게 거울을 사용하여 매일 스스로 발을 검사하도록 교육한다. 보호용 양말과 콧등이 깊은(extra-depth toe box) 구두 또는 맞춤보조기 등을 착용하여 고압력 부위에 과부하를 피한다. 발은 반드시 피부 보습을 유지하며 아주 뜨겁거나 찬 온도, 특히 뜨거운 물에 노출되지 않도록 한다. 발톱 손질과 굳은살(callus) 치료가 중요하며 족부전문가나 당뇨발클리닉 관리가 필요할 수 있다. 절단으로 악화되기 전에 피부 파괴에 대한 신속한 대처와 감염에 대한 적극적인 치료가 중요하다. 급성 신경병관절병증 발(Charcot foot)은 연조직염(cellulitis)과 비슷하여 발 피부온도 상승, 발적, 부기를 보인다. 질병 후기에 골절과 관절 탈구 등이 나타나기 전에 시행한 급성기 단순방사선촬영검사에서 정상일 수 있으나, 골스캔(bone scan)검사는 종종 조기에 양성이다. 급성신경병관절병증을 치료하기 위해선 전접촉석고붕대(total contact cast)를 이용한 엄격한 고정이 필요하다.[13] 고정은 국소 체온 증가나 압통의 임상 징후가 호전되고, 골재모델링 완성을 나타내는 골스캔검사 음성 소견이나 활성도 감소가 확인될 때까지 유지한다. 이 시점에서 보조기 제거를 조심스럽게 시작할 수 있다. 이후 체중부하를 점차 증가시키고 족부와 족관절 근육 강화 등 물리치료를 함께 시행한다. 족부합병증의 예방과 적극적인 치료는 하지 절단을 유의하게 감소시킨다.

2. 통증

신경병증통증은 흔하며 장애를 초래할 수 있다. 대섬유신경병증의 통증은 종종 둔하고 깊이 위치하며 치통 또는 쥐나는 느낌의 근육경련(cramp) 통증으로 나타난다. 소섬유신경병증은 온도지각, 통증, 자율신경기능을 조절하는 작은 미수초화 C-섬유를 침범하며, 흔히 초기에 발에 상당한 통증을 보이고 이는 표재성, 화끈거림 및 과민통증으로 표현된다. 신경병증통증 치료를 시작하기 전에 발 통증의 다른 원인에 대한 감별진단이 반드시 필요하다. 감별진단에는 요추신경근병증, 혈관성 파행, 발목터널증후군, 족저근

막염, 골관절염, 몰턴(Morton)신경종 등이 있다. 이들 각 질환은 통증성 신경병증과 동반될 수도 있음을 염두에 둔다.

신경병증통증의 치료는 어려울 수 있으며 약제의 부작용이 특히 노인에서 문제가 될 수 있다. 캡사이신(capsaicin) 크림 같은 국소 약제는 전신 부작용은 없으나 매일 3~4회 도포해야하는 불편이 있으며 초기에 피부 자극을 일으킬 수 있다. 경피리도카인패취는 사용이 쉽고 통증 부위가 분명한 환자에서 유용하다. 경피전기자극 역시 도움이 될 수 있다. 삼환계항우울제는 신경병증통증 치료에 1차 약제였다. 아미트립틸린(amitriptyline)은 졸음, 구갈, 요정체 등 항콜린효과와 위험한 부정맥 및 기립저혈압으로 인해 사용이 제한된다. 저용량 노르트립틸린(nortriptyline 10~50 ㎎ 취침 전 복용)은 약물내성이 더 좋고 일부 신경병증통증에서 아미트립틸린과 효과가 같고 부작용이 적다. 가바펜틴(gabapentin)은 최대 3600 ㎎/일 투여할 수 있으며 통증을 감소시킨다. 특히 치료 초기에 졸림과 어지러움을 일으킬 수 있다. 이는 노인 환자에서 보행과 인지 문제를 악화시킬 수 있으나 일반적으로 약물내성이 좋으며 심각한 약물상호작용이 없다. 가바펜틴은 반드시 초기에 저용량, 즉 100~300 ㎎ 자기 전 1회 복용으로 시작하고 천천히 증량하여 1일 3회 복용으로 적정용량에 도달하도록 투여한다. 둘록세틴(duloxetine)과 프레가발린(pregabalin)은 새로운 약제이다. 둘록세틴은 위장관 부작용으로 사용에 제한이 있을 수 있다. 프레가발린은 가바펜틴과 같이 진정(sedation)과 인지기능 부작용을 일으킬 수 있다. 트라마돌(tramadol)은 당뇨병말초신경병증 이질통(allodynia)에 도움이 된다.[14] 이는 u-아편유사물질수용체와 결합하여 약한 노르에피네프린과 세로토닌 재흡수억제제로서 작용한다. 트라마돌은 인지장애를 초래할 수 있으며 다른 세로토닌촉진제와 함께 투여할 경우 세로토닌증후군이 발생할 수 있다. 아편유사진통제(opioid)는 통증과 수면을 향상시킬 수 있으나 기능이나 기분을 향상시키지는 않는다.[15] 아편유사진통제는 인지기능 부작용, 생리적 의존성, 중독을 일으킬 수 있다. 신경병증통증 치료를 위한 2차 약제로는 라모트리진(lamotrigine), 카르바마제핀(carbamazepine), 기타 선택세로토닌재흡수차단제(selective serotonin re-uptake inhibitors)와 클로니딘(clonidine) 등이 있다.

3. 기능장애

말초신경병증은 기능적 이동능력과 삶의 질에 유의한 영향을 미칠 수 있다. 말초신경병증 환자는 일반인에 비해 낙상 위험도가 약 20배 높다.[16] 신경병증은 발목의 고유감각을 저해하며, 신경병증 환자는 발목의 외측경사(lateral lean)를 교정하기 위해 회전력(torque)을 빨리 작동하는 능력이 떨어진다.[17] 즉, 신경병증 환자는 보행으로 무게중심이 옮겨질 때 중복으로 불리한데, 상대적으로 많은 무게중심 전위가 일어난 후에야 균형 소실을 지각하며, 이를 교정하기 위한 발목 회전력 가동이 지연되기 때문이다. 특히 울퉁불퉁한 지면이나 조명이 어두워 시각 정보로 고유감각 소실을 보상하지 못한 곳에서 동적 자세불안정이 악화된다. 신경병증 환자에서 낙상에 대한 염려와 실질적인 위험은 신체활동의 제한, 사회적 고립 및 우울을 초래할 수 있다.

신경병증에 의한 족관절 감각운동기능 손상은 일찍 인지되었고 단족지신근(extensor digitorum brevis)에서 측정된 심비골신경운동 진폭으로 정확히 평가될 수 있음에도 불구하고 약화된 원위 신경근육기능과 동측 근위 근력과의 관계는 최근에야 알려졌다.[18] 족관절 고유감각 정확도에 대한 고관절 근력의 비율(고관절근력/족관절고유감각)은 노인 당뇨병신경병증 환자에서 일측입각시간(unipedal stance time), 낙상 및 관련 손상을 예측할 수 있다(그림 49-5). 이때 연령이나 신경병증 중증도는 예측인자가 아닌 점은 흥미롭다. 즉, 고관절 근력의 강화는 부정확한 족관절 고유감각정확도를 보완할 수 있다. 주목할 점은 제2형 당뇨병신경병증 환자는 저항운동에 잘 반응한다는 것이다.[19] 근위 근력강화 외에 다른 중재도 보행과 균형을 향상시킬 수 있다. 시력을 정기적으로 검사하고 필요하면 교정용 안경을 착용한다. 이중초점렌즈는 낙상과 상관이 있으므로 보행 때만 쓸 원거리시력 교정용 안경을 권한다. 특히 밤에 침상에서 일어날 때 적절한 조명을 사용하도록 교육한다. 체중지지 면이 넓고 바닥이 얇은 신발은 균형을 향상시킬 수 있다. 지팡이는 보행을 안정시킬 수 있으나, 낙상 예방을 위해 지팡이에 체중의 25%까지만 지탱할 수 있어야 효용성이 최대가 된다. 지팡이는 반드시 반대 측 발과 함께 내딛도록 한다. 지팡이 사용에 대한 순응도는 안경같이 특정 감각의 소실에 대한 보완으로 주어지거나, 울퉁불퉁한 노면, 익숙하지 못한 곳에서 사용할 때 향상될 수 있다. 지

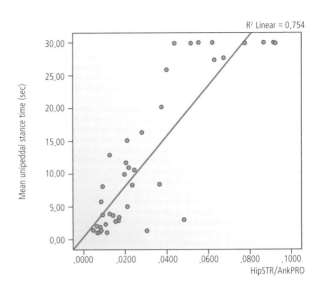

그림 49-5 | 고관절근력/족관절고유감각 비율과 일측입각기 시간 관계를 나타내는 산포도
x축: 고관절 근력/족관절 고유감각 비율 / y축: 평균 일측입각기 시간(초)

팡이 사용의 단점은 보행속도를 저하시킬 수 있다는 점이다. 내외측 안정을 제공하는 발목보조기의 사용은 보행과 안정 지표를 향상시킨다.[20] 또한 양손이 자유롭게 되어 지팡이 사용 때에 비해 보행속도가 빠른 장점이 있으나 보조기가 닿는 피부 손상 여부를 주기적으로 관찰하여야 한다. 최근 노인 신경병증 환자에서 Tai Chi와 기능적균형훈련은 균형의 임상적 지표를 향상시킴이 보고된다.[19] 고관절 외전근과, 더욱 중요한 내전근 및 복근 강화운동은 관상면에서 고관절과 몸통의 안정성을 향상시킬 수 있다. 주먹 쥐기, 어깨 내림근 및 주관절 신근 강화는 지팡이나 목발 사용 때 안정성을 향상시킬 수 있다.

V. 특정 신경병증

1. 당뇨병신경병증

당뇨병은 신경병증의 가장 흔한 원인 중 하나이다. 신경병증은 당뇨병 환자에서 유병률과 사망률의 중요한 원인

이며 입원의 주된 원인이 된다. 당뇨병은 다양한 신경병증을 일으킬 수 있으며 대칭형, 비대칭형, 국소형으로 분류된다.

- 대칭형: 만성감각운동원위다발신경병증, 급성감각신경병증, 자율신경병증
- 비대칭형: 근위운동신경병증
- 국소형: 단일신경염, 포착신경병증

1) 만성감각운동원위다발신경병증(Chronic Sensorimotor Distal Polyneuropathy)

당뇨병신경병증 중 가장 흔한 형태로 오래된 당뇨병 환자 중 최소 1/2에서 발생한다. 말초신경병은 당뇨병의 아주 초기, 당뇨병전기에도 시작될 수 있다. 손상된 당내성(impaired glucose tolerance)은 특발말초신경병증 환자의 최대 56%에서 보이는데 이는 같은 연령층의 정상 당내성 대조군 유병률의 3배이다.[21] 말초신경병증 발생의 주 위험인자는 고혈당증의 중증도와 기간이다. 추가 위험인자는 고혈압, 중성지방 증가, 흡연, 비만, 미세혈관질환, 그리고 심혈관질환이다.[22] 발병은 서서히 일어나며 발가락과 전족부에서 시작되어 근위로 진행한다. 대개 환자는 하지 증상이 무릎 부위에 이를 때가 되어서야 비로소 손 증상을 인지하게 된다. 만약 상지 증상이 이보다 일찍 발생하면 포착신경병증을 반드시 의심한다. 대부분 대신경섬유와 소신경섬유 모두 침범되지만, 보통 대섬유 침범이 우세하다.

대섬유 침범은 운동과 감각신경 모두 해당된다. 초기 증상은 미미하여 면 위를 걷는 느낌, 애매한 불안정감, 단추 같이 작은 물체를 손으로 다룰 때 어려움 등을 호소한다. 통증은 덜 흔하며 둔하고 근육경련통증으로 묘사된다. 이들 증상은 의사가 질문을 해야 밝혀질 수 있다. 종종 환자가 증상을 인지하기 전에 진찰에서 이상소견을 관찰할 수 있다. 진동감각 저하와 위치감각 소실은 아킬레스건반사 저하와 함께 가장 초기 증상의 하나이다. 소리굽쇠를 이용한 진동감각검사는 모노필라멘트검사가 정상인 경우에도 신경병증을 진단할 수 있다. 신경병증이 진행하면 특히 발내재근 위축이 관찰된다. 전기진단검사에서 축삭소실과 탈수초병변 소견이 모두 보일 수 있다. 감각이상이 먼저 발생하며 통상적 검사에서 비복감각검사가 가장 일찍 변화를 보인다. 하지만 60세 미만 환자의 경우 비복신경보다 내측 및 외측족저신경에서 가장 먼저 이상소견을 보일 수 있다. 운동신경전도 이상은 질환 후기에 발생한다. 침근전도검사에서 특징적으로 신경병증 이상이 대칭으로 나타나며 원위가 근위에 비해 더 심하다. 이는 종종 임상적 근육약화보다 먼저 일어난다. 신경병증 병변 3대축에 따라 기술하면 당뇨병신경병증은 탈수초 및 축삭소실 양상을 모두 보이고 감각신경이 운동신경보다 더 침범되며 미만성이다.

작고 비수초화된 C-섬유 침범은 당뇨병 초기에 발생할 수 있으며 유의한 통증과 통각과민(hyperalgesia)을 일으킨다.[23] 이후에 온도감각 소실과 자율신경기능부전(발한 소실, 건성 족부, 혈관운동 변화)이 나타나며 이는 족부궤양과 감염 위험을 증가시킨다. 말기에 통증은 감소될 수 있지만 질환의 호전이 아니라 악화를 암시하는 것이다. 소섬유질환이 단독 발생한 경우 증상이 뚜렷함에도 불구하고 진찰 소견에서 이상은 거의 없을 수 있다. 또 전기진단검사는 소섬유질환 진단에 민감하지 않기 때문에 정상 소견을 보일 수 있다. 직류피부반응(galvanic skin response)은 이상을 나타낼 수 있으나 신뢰성이 낮다. 피부생검은 소섬유 정량화가 가능하며 확진할 수 있으나 통상적으로 시행되지 않는다. 원위말초신경병증 치료에서 강조점은 당뇨병말초신경병증 예방을 위한 혈당조절의 역할이다. 엄격한 혈당조절은 말초신경병증의 유병률을 70%, 자율신경기능장애를 50% 이상 감소시킨다. 따라서 제 2형 당뇨병을 처음 진단받은 환자에게 말초신경병증의 위험을 감소시키기 위해 조기에 적절한 혈당조절을 시작하도록 상담하는 것이 중요하다.

2) 근위운동신경병증(Proximal Motor Neuropathy)

당뇨병근위축증(diabetic amyotrophy)으로도 알려져 있으며 전형적으로 제2형 당뇨병을 앓는 노인에서 관찰된다. 고전적으로 편측 또는 양측으로 심한 통증이 급성 혹은 아급성으로 나타난다. 통증은 수주에서 수개월에 걸쳐 감소하며 종종 대퇴 근육의 뚜렷한 위축이 동반되는데 대퇴사두근(quadriceps), 고관절 내전근, 장요근(iliopsoas)이 침범되는 반면, 둔근과 넙다리뒤근(hamstring)은 보존된다. 감각이상이 대퇴신경과 때때로 복재신경 분포에서 나타난다. 당뇨병 환자는 흉수피부절을 침범하는 근위신경병증 역시

일으킬 수 있으며 체중 감소와 동반된 복부나 흉부의 심한 통증으로 종종 암에 대한 염려를 야기한다. 근위당뇨병신경병증은 예외 없이 기존에 원위신경병증이 있는 당뇨병 환자에서 발생한다. 조기 경증 당뇨병이 있는(또는 미처 진단되지 않은) 젊은 환자에서 심한 급성 통증을 초래하는 변형이 알려져 있으며 이 경우 원위신경병증은 없다. 전기진단검사에서 요천추신경총병변 양상을 보이며 때로 침근전도검사에서 다중부위 신경근병증이 함께 나타난다. 대퇴신경전도검사에서 현저한 축삭 침범, 즉 CMAP 감소와 함께 상대적으로 보존된 원위잠시를 보인다. 원위 신경전도검사에서 임상적으로 무증상 환자에서도 종종 원위신경병증 소견이 관찰된다. 손상기전은 신경근과 신경총을 침범하는 면역매개 미세혈관염으로 생각된다. 당뇨병 근육위축의 치료는 철저한 혈당조절과 신경병증통증에 대한 적극적인 관리이다. 부신피질호르몬제, 혈장분리반출술(plasmapheresis), 면역글로불린정맥주사(IVIG) 등은 효과가 없다. 심한 쇠약을 보이지만 예후는 양호하여 회복은 통상 12~24개월에 걸쳐 일어난다.[24] 감별진단에는 척추협착증과 만성염증탈수초다발신경병증(chronic inflammatory demyelinating polyneuropathy, CIDP)이 포함된다. 척추협착증은 노인에서 흔하며 압박은 제5 요추에서 가장 흔하나 상위 병변일 경우 당뇨병근위축 증상과 유사하다. CIDP 역시 이 연령에서 흔하며 스테로이드, IVIG, 혈장분리반출술 및 기타 면역조절제제 치료에 반응하므로 정확한 진단이 중요하다.

3) 국소단일신경병증(Focal Mononeuropathy)

전형적으로 노인 당뇨병 환자에서 발생한다. 급성으로 통증을 동반하며 6~8주에 걸쳐 자연회복 된다. 제3, 6, 7 뇌신경과 정중신경, 척골신경, 비골신경이 가장 흔히 침범되며 미세혈관 경색에 의해 신경병증이 발생한다. 당뇨병 환자는 또한 정중신경, 척골신경과 비골신경의 주행 중 포착신경병증이 흔히 발생한다.[25] 수근관증후군은 일반인에 비해 당뇨병 환자에서 3배 흔하다.

4) 자율신경병증(Autonomic Neuropathy)

당뇨병 환자의 유병율은 물론 사망율의 중요한 원인이다. 이는 심혈관, 위장관, 생식비뇨기계, 체온조절계에 영향을 미칠 수 있다.

심혈관계 침범은 활동 능력을 제한하며 생명을 위협할 수 있다. 심장 자율신경병증(cardiac autonomic neuropathy) 환자는 이환되지 않는 사람에 비해 사망률이 40% 증가한다.[26] 원인은 무증상 허혈, 치명적 부정맥, QT interval 지연 등이다. 환자는 분당 100회 이상의 안정빈맥과 직립 때 수축기 혈압이 20 mmHg 이상 떨어져도 적절한 심박수 반응이 소실된 기립저혈압을 보인다. 이는 운동 내성(tolerance)을 제한하며 급사와 무증상심근허혈 위험을 증가시킨다. 운동 후에 저혈압과 고혈압 모두 발생할 수 있다. 기립저혈압은 심장자율신경병증의 가장 흔한 주요호소증상이다. 초기 치료에는 자세 변화를 천천히 하도록 교육하고, 침상에서 점차 머리를 높이며 압박스타킹이나 복대를 착용시킨다. 효과가 없을 경우 플루드로코르티손(fludrocortisone)이나 알파촉진제 미도드린(midodrine)을 사용할 수 있다.

위장관계 자율신경기능장애는 식도운동장애, 위마비, 변비 또는 설사, 변실금을 초래한다.[27] 위마비는 복부팽창, 오심, 가슴쓰림, 조기포만, 불규칙한 혈당조절의 원인이 될 수 있다. 이는 전형적으로 메토클로프라미드(metoclopramide)로 치료된다.

당뇨병자율신경병증은 발기기능장애를 일으킬 수 있으며 대개 비가역적이다. 치료에는 발기기능장애의 이차원인에 대한 평가, 상담, 약물, 흡인발기기구, 음경삽입물 등이 있다. 신경인성 방광은 범람요실금(overflow incontinence), 재발요로감염, 신우신염을 일으킨다. 요축적이 의심되면 배뇨후잔뇨량(postvoid residual)으로 진단할 수 있으며 중증도 결정을 위해 요역동학검사가 필요하다. 경증인 경우 깨어 있는 동안 매 2~3시간마다 소변을 보도록 교육한다. 중증의 경우 간헐도뇨(intermittent catheterization)가 필요할 수 있다.

발한과 체온조절 이상은 적절한 수분섭취를 권장하고 덥거나 추운 곳에서 과로하지 않도록 한다. 발한소실은 발의 건조, 손상 및 균열을 일으키고 족부궤양과 감염을 초래할 수 있다. 환자에게 반드시 발 피부 보습을 잘 유지하도록 교육한다.

2. 길랭-바레증후군(Guillain-Barré Syndrome)

서구에서 급성 신경근육마비의 가장 흔한 원인으로 연간 발생률은 인구 10만 명당 1~2명이다.²⁸ 길랭-바레증후군(GBS)은 진행성 대칭적 사지근육약화가 저반사 또는 무반사와 함께 나타나며 감각이상은 동반하거나 없을 수 있다. 발병 2주에 정점에 이르지만 최대 근육약화는 4주 내에 일어난다. 현재 GBS는 여러 아형을 가진 질병군으로 인정된다. 가장 흔한 것은 운동신경과 감각신경을 모두 침범하는 급성염증탈수초다발신경근신경병증(acute inflammatory demyelinating polyradiculoneuropathy)이다. 이 아형이 유럽과 북미에서 GBS의 95%를 차지한다. 순수축삭형은 5% 미만으로 드물다. 축삭형은 급성운동축삭신경병증(acute motor axonal neuropathy, AMAN) 또는 급성운동감각축삭신경병증(acute motor and sensory axonal neuropathy, AMSAN)의 형태로 일어날 수 있다. 축삭형은 아시아와 남미에서 보다 흔하며 30%를 차지한다. 밀러-피셔변형(Miller-Fisher variant)은 연수이상, 안검하수, 안면마비 등이 관찰될 수 있으나 전형적으로 조화운동불능(ataxia), 무반사(areflexia), 안근마비(ophthalmoplegia)의 세징후를 보인다(표 49-6).

1) 임상양상

GBS는 전형적으로 대칭성 근위 및 원위 사지의 근육약화가 진행하는 양상을 보이며, 근력약화는 발병 후 2~4주에 정점이 된다. 반사는 통상 질병 초기에 소실되지만 축삭형의 경우 보존되거나 오히려 증가될 수 있다. 감각소실은 다양하다. 뇌신경이 침범될 수 있으며 안면마비와 연수마비가 나타날 수 있다. 호흡근육이 흔히 침범되어 폐활량(vital capacity) 감소를 보이며 환자의 25%에서 환기보조(ventilatory support)가 요구된다. 자율신경계도 손상될 수 있으며 빈맥, 고혈압, 심부정맥이 발생한다. 통증이 주요호소증상이 될 수 있으며 근육약화보다 먼저 나타날 수 있다. 급성기 통증은 종종 허리, 둔부, 허벅지 후방에 심부통증으로 나타난다. 이는 염증이 원인일 수 있다. 후기 신경병증통증은 감각신경의 변성 및 재생과 함께 나타날 수 있다.²⁹ 신경학적 회복이 양호하더라도 피로는 흔한 증상이다. 아만타딘(amantadine) 등 약제는 도움이 되지 않으나 자전거운동훈련은 피로를 감소시키고 기능적 결과와 삶의 질을 향상시킨다.³⁰

표 49-6 | 급성염증탈수초다발신경근신경병증 변형(Variants of AIDP)

	임상 양상	항체
AIDP	사지의 대칭 근육약화 반사저하, 무반사 가벼운 감각 증상 호흡 침범 안면신경마비	Anti-GM1
축삭형 (AMAN, AMSAN)	대칭 근육약화 반사는 정상 또는 항진 다양한 감각 증상 호흡 침범	Anti-GM1, GD1a, Ga1Nac-GD1a
밀러-피셔 (Miller-Fisher)	안근마비 조화운동불능 무반사 최소 근육약화	Anti-GQ1b

AIDP, acute inflammatory demyelinating polyradiculoneuropathy; AMAN, acute motor axonal neuropathy; AMSAN, acute motor and sensory axonal neuropathy; Ga1Nac, N-acetylgalactosaminyl.

2) 병태생리

GBS 환자의 2/3는 근육약화 발생 3주 전에 선행감염을 보인다. 가장 흔한 감염매개물은 캄필로박터제주니(Campylobacter jejuni)이다. 그 외 세포거대바이러스(cytomegalovirus, CMV), 엡스타인-바바이러스(Epstein-Barr virus), 폐렴미코프라스마(Mycoplasma pneumoniae), 인플루엔자균(Hemophilus influenza) 등이 있다. 돼지인플루엔자 백신연구에서 1976년 대유행 때 백신을 맞은 군에서 10만 명당 GBS가 1명 더 발생한 위험도가 있음이 보고된 바 있다. 하지만 새 인플루엔자백신을 포함하는 다른 백신과 GBS와의 관련성에 대한 근거는 없다. 선행감염과의 연관은 말초신경 파괴를 촉발하는 감염물질에 대한 면역반응의 존재를 암시한다. 선행감염균은 GBS 아형과 관련이 있다. C. jejuni 감염에서 축삭형이 더 흔하고, CMV 감염의 경우 뇌신경, 호흡근, 중증 감각신경 침범이 많은 경향을 보인다. Epstein-Barr 바이러스 감염은 가벼운 임상경과를 보인다.³¹ 감염균은 면역반응을 유도할 수 있는 항원결정인자(epitope)를 말초신경의 항원과 공유함으로써 항체매개 손상을 촉발하게 된다. 다양한 항강글리오시드항체(antiganglioside antibody)가 GBS 아형에서 알려져 있다. 신경손상은 초기에 신경근 부위에서 시작되며 그 다음 원위분절이 침범되고 질병 후기에 중간 부위가 침범된다.

3) 진단

GBS 진단을 위한 필수 임상양상은 팔과 다리 모두에서 진행하는 근육약화와 무반사이다. 그 외 수일에서 4주에 걸친 근육약화의 진행, 대칭 증상, 가벼운 감각증상, 뇌신경침범, 자율신경계 침범, 통증(현저할 수 있음), 뇌척수액 내 고단백농도, 그리고 전형적인 전기진단소견이 있다. 한편, GBS 진단을 배제할 수 있는 여러 임상 양상이 알려져 있다(표 49-7).

요추천자는 빠른 진행성 근육약화를 보이는 환자에서 통상적으로 시행된다. GBS의 특징적 소견은 뇌척수액 단백 증가와 정상 백혈구 수(<5-10×10^6 cells/L)를 보이는 알부민세포해리(albuminocytologic dissociation)이다.

전기진단검사가 GBS 확진에 가장 유용하며 탈수초형(AIDP)과 축삭형(AMAN, AMSAN)을 구분할 수 있다. AIDP 초기에 신경전도검사는 정상일 수 있다. 전형적으로 신경근이 가장 먼저 침범되기 때문에 근위신경분절을 측정하는 F 파 잠시가 가장 빨리 관찰되는 이상소견이다. 신경전도검사는 탈수초 양상을 보이며 운동신경이 감각신경에 비해 조기에 광범위하게 침범된다. 감각변화는 반점(patchy) 분포를 보이며 정중신경과 척골신경이 복재신경보다 심하게 침범된다. 후천탈수초질환 소견인 시간분산과 부분전도차단이 근위와 원위 자극지점 사이에서 보일 수 있다. 침근전도는 전형적으로 최대수축 때 운동단위 동원감소를 보인다. 만약 CMAP의 뚜렷한 감소와 침근전도에서 조기에 비정상자발전위가 현저할 경우 축삭형 변형을 암시한다. CMAP이 정상하한치의 20% 미만인 경우 기능적 예후는 불량하다.[32] 전기진단 소견은 흔히 임상 중증도에 비해 늦게 나타난다.

표 49-7 │ 길랭-바레증후군(GBS)에 부합되지 않은 임상양상

- 유의한 근육약화 없이 조기에 심한 폐 침범
- 발병 때 대장 또는 방광 침범
- 심한 감각 증상과 미미한 근육약화
- 발열
- 윤곽이 분명한 감각 침범 부위
- 느린 진행, 제한된 근육약화, 호흡침범이 없는 경우
- 뚜렷한 비대칭성
- 뇌척수액 내 단핵세포 증가(>50×10^6/L)
- 뇌척수액 내 다형핵세포

GBS, Guillain-Barré syndrome.

4) GBS 치료

지지요법, 질병변화(disease-modifying)치료 및 재활로 구성된다. 대부분 환자는 집중관찰을 위해 입원이 필요하다. GBS 사망률은 10%이며 감염, 폐색전, 심부정맥이 가장 흔한 사망원인이다. 특히 거동할 수 없는 환자에서 반드시 심부정맥혈전 예방을 시작하여야 한다. 폐활량(vital capacity)은 초기에 반드시 매 2~4시간마다 관찰하며, 20 ㎖/kg 미만인 경우 기계환기(mechanical ventilation)를 반드시 시작한다.[33] 자율신경계가 침범되면 불안정한 혈압과 심부정맥이 나타날 수 있으며 중환자실에서 집중관찰을 요한다. 심각한 서맥이 나타날 수 있으며 아트로핀(atropine)이나 경피심장박동조율기(transcutaneous cardiac pacemaker)가 필요할 수 있다. 일부 환자에서 통증은 치료에 잘 반응하지 않으며 아편유사제, 가바펜틴, 기타 신경병증통증 치료 약제가 요구된다. 적절한 자세와 체위 변동을 포함한 욕창 예방 외에 관절가동범위 유지와 구축 예방을 위한 부목이 필요할 수 있다. 특히 안면 또는 연수침범이 있는 환자에서 연하기능을 반드시 확인한다.

면역치료가 GBS 환자에서 효과가 있다.[34] 2주에 걸쳐 5차례 시행되는 혈장교환술(plasma exchange)은 근육약화 발생 4주 내에 시작될 경우 도움이 되며 특히 발병 2주 내 시작된 경우 가장 효과적이다. IVIG는 혈장교환술과 동등한 효과가 있으며 더 간편하고 가용성이 높아 선호된다. 1일당 0.4 g/kg을 5일간 연속 투여한다. 혈장교환술과 IVIG 병합치료가 단독치료에 비해 우월하지는 않다.[35] GBS 환자 중 5~10%에서 치료 후 초기 호전을 보인 다음에 신경학적 악화가 발생할 수 있다. 이들 환자에서 2번째 IVIG 치료가 흔히 시행된다. 경구 또는 정맥주사 스테로이드는 GBS의 임상 증상이나 기능적 결과에 영향을 미치지 못한다.

재활은 급성기에 관절가동범위 유지, 적절한 자세, 부목 등을 이용한 관절구축 예방으로 시작한다. 침상안정의 단점을 최소화하기 위해 환자 상태가 허용되는 한 조기 거동이 필수이다. 적극적인 폐위생(pulmonary hygiene)은 무기폐와 폐렴 예방에 도움이 된다. 입원 중 재활 치료의 시작은 면역치료가 완료되고 신경학적 악화가 더 이상 일어나지 않을 때가 적절하다. 이때 환자의 자율신경기능은 반드시 안정되어야 한다. 폐 상태 역시 안정되어 인공호흡기를 제거할 수 있거나 이를 갖춘 시설로 이송이 필요할 수

있다. 기립저혈압은 흔한 문제이며 이를 극복하기 위해 서기 및 걷기 훈련 전에 경사대 사용이 필요하다. 근력이 향상되면 평행봉과 보행보조기를 이용한 보행훈련을 한다. 하지보조기는 대개 보행을 시작할 때 처방된다. 상지 근력강화를 위해 기능적 체중부하운동 역시 필요하며 신변처리 활동을 위해 보조기구가 요구될 수 있다. 근력이 3점 미만인 근육에서 운동치료가 너무 빨리 진행될 경우 근력 감퇴가 일어나기 쉽기 때문에 GBS 환자에서 운동치료는 피곤을 유발하지 않는 한도 내에서 하도록 주의한다.[36]

예후는 뚜렷한 초기 근육약화 정도에도 불구하고 전형적으로 양호하다. 하지만 20% 환자에서 발병 후 6개월에 거동을 할 수 없거나 보행을 위해 보조기를 요하는 지속적인 장애가 발생한다. 재발은 3~5% 정도로 드물다.

3. 만성염증탈수초다발신경병증(Chronic Inflammatory Demyelinating Polyneuropathy, CIDP)

CIDP의 전기진단학적 양상은 1975년 처음 기술된 후 여러 변형이 알려져 있다. CIDP는 말초신경계의 면역매개 질환이다. 전형적으로 근위와 원위 모두 운동기능을 뚜렷이 침범하는 대칭신경병증이다. 변형으로 다중국소 및 비대칭형과, 루이스-서머증후군(Lewis-Summer syndrome)으로 알려진 운동대칭형이 있다. 또한 IgG와 IgA 파라단백질(paraprotein), 중추신경계 탈수초, 그리고 다양한 전신질환과 연관된 변형 외에 순수감각형도 존재한다(표 49-8). 치료에 대한 반응이 다르다는 점에서 CIDP 변형과 감별해야 할 질환을 아는 것이 중요한데, 다중국소운동신경병증(multifocal motor neuropathy)과 POEMS (polyneuropathy, organomegaly, endocrinopathy, M protein, skin change) 같은 IgM 연관 신경병증이 포함된다.

1) 임상양상

CIDP의 진행은 최소 2달에 걸쳐 발생하며 이는 GBS와 구별되는 특징이다. 운동증상은 일반적으로 뚜렷하며 근위와 원위 근육이 모두 침범된다. CIDP가 일차탈수초질환이기 때문에 근육위축은 현저하지 않다. 근육신장반사는 저하되거나 소실된다. 10~20%에서 뇌신경 침범이 일어날 수 있으며 적은 환자에서 통증성 이상감각(dysesthe-

sia)이 있다. 감각병변은 대개 대섬유신경을 침범하는데 특히 진동과 고유감각이 선택적으로 침범된다. 손 이상은 종종 발 침범과 같은 시기에 인지되지만, 일반적으로 감각증상은 원위에서 근위로 진행한다. CIDP의 전형적 과정은 재발과 완화(polyphasic)로, 젊은 환자에서 발생하는 경향을 보인다. 노인 환자는 진행형을 보이는 경향이 있다(monophasic). 소아에서 유병률은 100,000명당 0.5로 낮게 알려져 있는데 최근 메타분석을 통한 연구가 보고된다.[37] 소아 CIDP는 재발성으로 증상은 느리고 만성적인(8주 이상) 발병을 보이며 성별 이환률 차이는 없다. 20%에서 아급성(4~8주) 발병을 하거나 GBS와 유사한 발병을 보이나 이후 재발하는 형태를 보인다.

2) 진단

CIDP 확진을 위해 전기진단검사가 필수적이다. 신경전도검사는 다중분절에서 일차탈수초를 보인다. 탈수초 소견으로 전도차단, 축삭소실로 설명할 수 없을 정도의 전도지연, F 파와 H 반사 잠시 지연, 근위와 원위 자극사이에 CMAP의 시간분산 등이 관찰된다. 비복신경 생검은 탈수초 또는 CIDP-유사질환(혈관염 또는 아밀로이드증)과 같은 소견을 보일 수 있다. CIDP는 다중국소 운동침범이 뚜렷하고 비복신경 생검 소견이 정상일 수 있기 때문에 생검은

표 49-8 | 만성염증탈수초다발신경병증(CIDP) 변형

- Lewis-Summer 증후군: 다중초점후천탈수초감각운동신경병증 (multifocal acquired demyelinating sensory and motor neuropathy)
- IgG 또는 IgA gammopathy와 연관된 탈수초신경병증
- 감각신경 우세침범 탈수초신경병증(sensory-predominant demyelinating neuropathy)
- 중추신경계 탈수초와 동반된 CIDP
- 전신질환과 연관된 탈수초
- 당뇨병
- 전신홍반루푸스(systemic lupus erythematosus)
- 콜라겐혈관질환(collagen vascular disorders)
- 사르코이드증(sarcoidosis)
- 갑상선질환
- 만성활동간염
- 림프종
- 기관 및 골수 이식
- 염증장병(inflammatory bowel disease)
- 신증후군(nephrotic syndrome)
- 유전신경병증 환자에서의 CIDP

CIDP, chronic inflammatory demyelinating polyneuropathy; Ig, immuno-globulin.

표 49-9 | 만성염증탈수초다발신경병증(CIDP)의 임상기준

전형적(Typical)
• 사지의 대칭성 근위 및 원위 근육약화와 감각이상
• 반사 저하 또는 소실
• 2개월에 걸친 진행, 계단형 또는 재발성
• 뇌신경은 침범될 수 있음

비전형적(Atypical, 다음 중 하나)
• 현저한 원위 소견
• 순수 운동 또는 감각 발병
• 비대칭 발병
• 국소 발병
• 중추신경계 침범

CIDP와 흔히 연관되는 질환
• 당뇨병
• 의미가 불명확한 IgG 또는 IgA 단세포군감마글로불린병증(IgG or IgA monoclonal gammopathy of undetermined significance)
• 수초관련 당단백질 항체가 없는 IgM 단세포군감마글로불린병증(IgM monoclonal gammopathy without antibodies to myelin-associated glycoprotein)
• 전신홍반루프스
• 기타 결합조직질환
• HIV 감염
• 사르코이드증
• 갑상선질환
• 만성활동간염

CIDP, chronic inflammatory demyelinating polyneuropathy; Ig, immuuno-globulin.
From Joint Task Force of the EFNS and PSN: European Federation of Neurological Societies/Peripheral Nerve Society guideline on management of chronic inflammatory demyelinating polyradiculoneuropathy, J Peripher Nerv Sys 10:220–228, 2005

표 49-10 | 만성염증탈수초다발신경병증(CIDP)의 임상기준

확진(Definite, 다음 중 최소 하나)
• 원위운동잠시가 2개 신경에서 정상상한치의 150% 이상 지연
• 운동전도속도가 2개 신경에서 정상하한치의 70% 미만으로 감소
• F 파 잠시가 2개 신경에서 정상상한치의 120% 이상 지연
• CMAP 진폭이 정상 하한치의 80% 미만인 경우 2개 신경에서 F 파 소실과 함께 다른 1개 신경에서 최소 하나의 다른 탈수초 지수가 있을 때
• 부분전도차단(원위자극에 비해 근위자극 때 CMAP 진폭의 최소 50% 감소)이 2개 신경에서 있거나, 혹은 1개 신경에서 있으면서 1개 다른 신경에서 기타 탈수초 지수가 있을 때
• 비정상 시간분산이 최소 2개 신경에서 있을 때
• 원위 CMAP duration이 최소 1개 신경에서 9 ms 이상 지연되며 최소 1개 다른 신경에서 기타 탈수초 기준에 맞을 때

가능성 높음(Probable)
• 근위와 원위자극 사이에 CMAP 진폭의 최소 30% 감소가 최소 2개 신경에서 있거나, 혹은 1개 신경에서 있으면서 1개 다른 신경에서 기타 탈수초 지수가 있을 때

가능성 있음(Possible)
• 단 1개 신경에서 확정적인 탈수초 기준이 있을 때

CIDP, chronic inflammatory demyelinating polyneuropathy; CMAP, compound muscle action potential.
From Joint Task Force of the EFNS and PSN: European Federation of Neurological Societies/Peripheral Nerve Society guideline on management of chronic inflammatory demyelinating polyradiculoneuropathy, J Peripher Nerv Sys 10:220–228, 2005
(기준은 편측 정중신경, 척골신경, 비골신경 및 경골신경 검사에 의해 결정된 것임)

통상적으로 시행되지 않는다. 요추천자는 90% 환자에서 알부민세포해리를 보인다. 가돌리늄-MRI 검사에서 상완신경총, 요추신경총 및 마미신경총의 조영강조 혹은 팽대된 신경을 볼 수 있다.

신경계협회/말초신경협회유럽연합(European Federation of Neurological Societies/Peripheral Nerve Society)은 근거중심의학 및 전문가 합의를 통해 CIDP 진단기준을 제안하였다(82).[38] 진단확률은 전형적 또는 비전형적 임상양상의 존재(표 49-9), 탈수초질환의 전기진단 소견(표 49-10), 그리고 보조근거를 기준으로 한다. 보조근거에는 MRI 이상 소견, CSF 소견, 신경 생검, 면역조절치료에 대한 반응이 포함된다. 이에 따라 CIDP를 전형적 또는 비전형적, 동반질환의 유무, 그리고 확정적, 가능성 높음, 혹은 가능성 있음 등으로 기술할 수 있다.

3) 치료

GBS와 같이 CIDP도 IVIG와 혈장교환술에 반응한다. CIDP는 또한 부신피질호르몬에 반응하지만 GBS는 반응하지 않는다. 중증의 경우 신속한 증상 완화를 위해 IVIG와 혈장교환술을 함께 사용할 수 있으나 완전완화는 드물며 대부분 환자는 재발을 예방하기 위해 2~6주 간격으로 반복치료가 요구된다.[39] IVIG가 혈장교환술에 비해 선호된다. 부신피질호르몬은 탈수초형에서 IVIG나 혈장교환술에 비해 효과적이나, 순수운동형에는 효과가 없을 뿐 아니라 나쁜 영향을 끼칠 수 있다. 소아에서 메타분석연구에 따르면 IVIG와 부신피질호르몬 표준치료에 80~100% 반응을 보이며 대부분 완전한 기능 회복을 나타낸다. 통상 혈장교환술은 성인에 비해 소아에서 시도가 적고 덜 효과적이지만, 스테로이드는 IVIG 효과가 충분하지 않을 때 여전히 사용된다.[37]

CIDP 초기 발병 후나 재발 후 안정이 되면 물리치료와 작업치료, 보조기 처방, 신경병증통증 치료가 필요하다. 입원치료가 적절할 수 있다.

4. 감염신경병증(Infectious Neuropathies)

감염은 전 세계적으로 신경병증의 가장 흔한 원인이며 나병이 가장 흔하다. 사람면역결핍바이러스(HIV)는 많은 신경병증증후군의 원인이며 HIV 치료제 역시 말초신경병증의 원인이 될 수 있다. 라임병(Lyme disease)은 미국과 유럽에서 흔한 진드기매개 감염으로 말초신경병증을 일으킬 수 있다. 감염은 원인균 또는 이에 대한 환자의 면역반응으로 유도된 염증에 의하여 신경병증을 일으킨다.

1) 나병 또는 한센병(Leprosy, Hansen's Disease)

나병은 주로 열대와 아열대 개발도상국에서 발생하며 나병균(Mycobacterium leprae)이 원인이다. 세 임상양상이 있는데 막대균(bacillus)에 대한 숙주면역반응에 따라 결핵형(tuberculoid), 나종형(lepromatous) 그리고 경계(borderline) 나병으로 나뉜다. 결핵형나병은 하나 또는 여러 개 구분이 뚜렷한 피부병변을 보인다. 강한 세포매개면역이 결핵형 병변을 지나는 신경을 파괴한다. 가장 흔히 침범되는 신경은 척골신경, 정중신경, 총비골신경, 안면신경, 표재요골신경, 지신경(digital nerve), 후이개신경(postauricular) 그리고 비복신경이다.[40] 나병균은 체온이 낮은 곳에서 증식하는 경향이 있다. 나종형은 세포매개면역반응이 결핍된 경우에 발생한다. 육아종이 만들어지지 않고 신경파괴는 특히 슈반세포에 대한 나병균의 직접침입으로 발생한다. 신경파괴는 전형적으로 미만 대칭적이다. 전술한 두 가지 형에서 신근 표면, 귓불, 상악골 부위 등 체온이 낮은 곳의 감각신경이 소실된다. 손발바닥은 특징적으로 보존된다. 근육약화는 감각소실이 있은 다음 후기에 발생한다. 나병치료제인 댑손(Dapsone)은 신경병증을 일으킬 수 있다. 일차적으로 고관절 주위 근육 또는 양측 손발 근육을 대칭으로 침범하는 진행운동신경병증을 일으킨다.

2) 라임병(Lyme Disease)

라임병은 진드기매개 병으로 스피로헤타(spirochete) *Bor-relia brugdorferi*가 원인이다. 이병은 3기 즉, 조기감염인 국소홍반병변(erythema migrans), 파종(disseminated)감염, 후기감염으로 구분된다. 뇌수막염이 라임병에서 가장 흔한 신경학적 이상이다. 각 시기에 따라 다양한 말초신경 이상이 발생할 수 있다. 뇌단일신경병증은 제 2기에 발생하며 안면신경이 가장 흔히 침범된다(50%에서 양측). 다중단일신경염 양상 또는 신경총염으로 진행하는 신경뿌리신경염(radiculoneuritis) 역시 보고된다. 상지보다 하지가 더 침범된다. 제 3기에 환자의 1/2에서 양말-장갑분포(stocking-glove distribution)의 감각이상(paresthesia)과 감각소실을 보이는 원위대칭신경병증이 발생한다. 단일신경병증, 급성다발신경근신경증, 비대칭원위신경병증 같은 다른 양상도 발생할 수 있다. 말초신경기능장애의 임상 발현은 넓게 나타나나 기본손상은 불규칙한 축삭신경병증이다. 신경학적 침범을 보이는 라임병의 치료는 2~4주간 세프트리악손(ceftriaxone) 정맥주사이다. 항생제 치료는 급성신경학적 증상을 잘 호전시키지만 만성신경병증의 경우 치료 반응이 늦고 장애를 초래할 수 있다.[41]

3) 사람면역결핍바이러스 관련 신경병증(HIV-associated Neuropathies)

HIV 감염은 많은 신경학적 질환과 연관이 있으며 질병의 어떤 시기에도 발생할 수 있다. 감염 조기에 면역조절장애에 의해 신경학적 손상이 발생한다. 혈청전환기에 AIDP가 발생하는 반면, CIDP는 후기, 대개 CD4 count 50 cells/㎣ 미만일 때 나타난다.[42] 임상소견은 HIV 음성 환자에서와 유사한데 동일한 방법으로 치료하며 반응 역시 비슷하다. 면역매개혈관염신경병증, 뇌단일신경병증, 상완신경총병증, 다중단일신경병증 역시 HIV 감염 조기에 나타날 수 있다. 중기 내지 말기에는 HIV 복제에 의한 신경병증이 보일 수 있으며 가장 흔히 감각다발신경병증이나 자율신경병증이 나타난다. 말기에는 세포거대바이러스, 매독, 대상포진과 같은 기회감염과 연관된 신경병증이 발생한다. 악성종양, 영양결핍과 관련된 신경병증 역시 발생한다. HIV 감염 치료 약제는 신경병증의 원인이 될 수 있다. 뉴클레오시드역전사효소억제제(nucleoside reverse transcriptase inhibitor)는 HIV 감염과 임상적 및 전기진단학적으로 동일한 원위감각신경증을 일으킬 수 있다(표 49-11). 항레트로바이러스치료(antiretrovial therpay, ART) 사

표 49-11 | 사람면역결핍바이러스 1형(HIV-1) 관련 신경병증

면역-매개
• 급성염증탈수초다발신경근신경병증(acute inflammatory demyelinating polyradiculoneuropathy)
• 만성염증탈수초다발신경근신경병증(chronic inflammatory demyelinating polyradiculoneuropathy)
• 뇌단일신경병증(cranial mononeuropathies)
• 혈관염단일신경병증(vasculitic mononeuropathy)
• 상완신경총병증(brachial plexopathy)
• 다발성단일신경병증(multiple mononeuropathies)

HIV-1 복제 관련
• 원위감각다발신경병증(distal sensory polyneuropathy)
• 자율신경병증(autonomic neuropathy)

약제 관련
• 항레트로바이러스-뉴클레오시드역전사효소억제제(antiretroviral-nucleoside reverse transcrpitase inhibitors): ddl, ddC, d4T
• 기타 약제: 에탐부톨(ethambutol), 빈크리스틴(vincristine), 이소니아지드(isoniazid)

기회감염/암
• 거대세포바이러스진행다발신경근병증(CMV progressive polyradiculopathy)
• 거대세포바이러스다중단일신경염(CMV mononeuritis multiplex)
• 매독다발신경병증(syphilitic polyradiculopathy)
• 결핵다발신경근척수염(tuberculous polyradiculomyelitis)
• 대상포진(zoster)
• 림프종다발신경근병증(lymphomatous polyradiculopathy)

영양
• AIDS 악액질신경병증(AIDS cachexia neuropathy)
• 영양결핍: 비타민 B6, B12

HIV, human immunodeficiency virus; CMV, cytomegalovirus.

용은 나병균과 같이 이미 존재하는 기회감염에 대한 과도한 면역반응을 초래할 수 있다. 이는 면역재형성염증반응(immune reconstitution inflammatory response, IRIS)라고 알려져 있으며 ART 시작 때 CD4 count 50 cells/uL미만인 경우와 연관이 있다. IRIS는 이환율과 사망률 증가와 상관이 있으며 ART 중단과 부신피질호르몬 또는 탈리도미드(thalidomide)로 치료한다. 미만침윤림프구증가증(diffuse infiltrative lymphocytosis, DILS)는 지속적인 CD8 과림프구증가증과 쇠그렌증후군을 가진 HIV-양성 환자에서 나타날 수 있다. 이들에서 신경생검은 CD8+ 침윤을 보이는데 이는 통증성 감각운동축삭신경병증의 원인이며 ART와 스테로이드에 반응한다. 이는 HIV에 대한 과도한 면역반응으로 이해된다(표 49-11).

4) 원위감각다발신경병증(Distal Sensory Polyneuropathy)

대칭원위감각다발신경병증은 HIV 감염(HIV-DSP) 또는 항레트로바이러스약제 독성(ARV-DSP)의 결과로 나타날 수 있다. 부검에서 거의 100% 환자가 DSP의 조직학적 근거를 보이지만 고활성항레트로바이러스치료(highly active antiretrovirus treatment, AART)가 도입된 이래 임상적 DSP 발생률은 30%로 추정된다.[43] HIV-DSP 위험인자로는 고령, CD4 count 50 cells/mm^3 미만, 동반된 당뇨병이나 영양결핍, 신경독성약제나 알코올 사용 등이 알려져 있다. DSP는 작은 미수초섬유에서 원위축삭변성을 일으킨다. 통증과 불유쾌한 감각증상은 발바닥에서 시작하여 양말-장갑분포로 진행한다. 초기에 편측 발병을 보일 수 있으나 증상은 전형적으로 대칭이다. 진찰 소견은 소섬유신경질환에 부합하며 원위에서 비정상 통증과 온도지각을 보이는 반면 고유감각과 근력은 유지된다. 아킬레스건반사는 종종 소실되거나 저하된다. 통상 소섬유기능장애 진단에 민감도가 낮은 전기진단검사에서 정상일 수 있으나 때때로 길이-의존(length-dependent) 감각축삭신경병증을 나타낸다. 침근전도검사는 대개 정상이나 발 내재근에서 종종 만성 탈신경과 재신경지배를 보일 수 있다. 피부 생검에서 표피신경섬유밀도는 소섬유신경병증 진단에 유용하며 통증의 중증도와 상관이 있다. HIV-DSP와 ARV-DSP의 감별은 약제 투여 중단이 ARV-DSP를 역전시킬 수 있기 때문에 중요하다. 약제 투여 시작과 증상 발생 사이의 시간 관계에 대한 자세한 문진으로 감별진단이 가능하다. ARV-DSP 환자에서 투약 중지나 용량 감소 후 초기에 증상이 악화될 수 있으나 8주 내 증상의 호전을 보인다.[44]

아프리카에서 HIV 감염된 소아에서 종종 말초신경병증을 보이는데 이는 감염, HIV 치료, 면역반응, 영양결핍 같은 연관 인자에 의한 결과이다. 다양한 형태의 말초신경병증이 나타날 수 있으나 전형적인 원위대칭다발신경병증은 소아보다 성인 HIV-1 감염에서 더 흔하다. 소아 HIV에서 말초신경병증에 대한 연구는 충분하지 않으나 혈청전환기에 면역재형성 현상으로 종종 AIDP 형태로 나타나며, CMV 2차감염과 연관이 있다. HIV-감염이 없는 AIDP 소아는 혈청단백해리 소견을 보이는데 반해, HIV 혈청전환 소아는 다상세포증(pleiocytosis)을 나타낸다. HIV-감염 소아에서 AIDP는 원위대칭다발신경병증과 유사한 표현형을 보이는데, 소아는 원위 근육약화는 물론,

손과 발을 침범하는 극심한 작열감 같은 중증 감각 증상을 호소한다. 또한 말초신경병증은 뉴클레오시드역전사억제제인 stavudine과 덜 심하지만 didanosine 등에 의해서도 발생할 수 있다.

5) 세포거대바이러스 연관 진행신경근신경병증(Cyto-megalovirus-Related Progressive Radiculoneuropathy)

CMV 감염은 급속히 진행하는 중증 다발신경근척수병증을 일으키며 신경학적으로 응급을 요한다. 수일에서 수주에 걸쳐 발생하는 마미증후군 증상이 보인다. 초기에 환자는 요통과 편측 하지 방사통과 요실금을 호소하며 곧 하지마비와 안장감각마비(saddle anesthesia)가 나타난다. 적절한 치료를 하지 못하면 이완성 양하지마비가 발생하며 수주 내 사망할 수 있다. 뇌척수액검사에서 배양, 중합효소(polymerase)연쇄반응측정, 단백 증가, 당 감소, 다형핵백혈구증가증(polymorphonuclear pleocytosis) 소견 등으로 CMV 감염을 진단할 수 있다. 전기진단검사에서 요천추신경근 축삭소실 소견을 보인다. 비복신경 생검은 일반적으로 비특이적이거나 최소 염증을 보인다. MRI 검사에서 요천추신경근의 조영증강이 보일 수 있다. 매독, 결핵감염 또는 림프종에서 비슷한 임상양상을 볼 수 있다. CMV-연관 다중신경근신경병증은 간시클로비르(ganciclovir)나 기타 항바이러스 약제로 치료된다. 비슷한 임상양상이 IRIS나 DIL은 물론 매독, 결핵, 크립토콕쿠스감염, 림프종, 그리고 동반된 HTLV1 감염에서 보일 수 있다.[42]

5. 독성신경병증(Toxic Neuropathies)

독소는 말초신경병증의 흔한 원인은 아니지만 화학손상의 신속한 확인은 독성물질 제거로 증상 개선을 기대할 수 있다는 점에서 진단이 중요하다. 가정이나 직장에서 만성 노출 요소를 인지하는 것은 위험에 노출된 사람들에게 유사질환의 발생이나 진행을 예방할 수 있다. 독성노출(toxic exposure)은 산업용제와 접착제와 같은 직업성, 납과 같은 환경성, 그리고 알코올 남용 또는 가정용 용제의 흡입, 의도적인 독물주입(자살 또는 타살 시도) 및 질환 치료 약제에 의한 의인성 등으로 구분된다(표 49-12).

말초신경병증 진단에 있어 문진과 검사실 검사에서 원

인을 밝혀내지 못할 때 독성노출 가능성을 의심하게 된다. 자세한 문진이 필수이며 환자의 작업환경과 노출될 수 있는 특정 화학물에 대한 정보가 중요하다. 여가활동도 독성노출의 계기가 될 수 있으며 접착제, 용제, 농약 노출 등이 있다. 소아의 경우, 특히 이식증(pica)이 있을 때 납 성분 페인트가 칠해진 장난감에의 노출은 특별한 위험이 된다. 약물 사용력 역시 밝혀져야 하며 특히 알코올과 접착제나 분무제(aerosol)의 의도적인 흡입(huffing)에 대해 질문한다. 독성신경병증의 증상은 미미한 것부터 생명을 위협하는 전신 효과까지 다양하게 나타날 수 있다. 비소(arsenic), 납, 탈륨 중독인 경우 위장관 증상이 있다. 다양한 피부 소견이 나타나는데 납과 비소 중독 때 손톱에 Mees'line, 페니토인(phenytoin), 납, 수은 노출 때 잇몸이상, 아크릴아미드, 탈륨, 톨루엔 노출 때 자극피부염 등이 발생한다.[45] 심혈관, 간과 신장이상 역시 독성노출과 연관이 있다. 유기인산염(organophosphate)중독은 콜린과다 증상을 일으켜 서맥, 발한, 과도한 타액분비, 동공수축(miosis), 기관지연축(branchospasm), 설사가 나타난다. 말초신경계는 물론 중추신경계도 침범될 수 있다. 만성알코올 남용은 중간선(midline) 소뇌변성을 일으켜 베르니케증후군(Wernicke syndrome)으로 알려진 조화운동불능(ataxia), 치매(dementia), 안근마비(ophthalmoplegia)의 세징후를 보인다. 일부 독소는 고용량 급성 또는 저용량 만성 노출인지에 따라 다른 임상양상을 보인다. 비소는 고용량 노출 때 AIDP와 유사한 이완사지마비증후군으로 나타난다. 대조적으로 만성 비소중독은 피부이상이 흔하고 운동신경 침범은 덜한 통증성 신경병증을 보인다. 대부분 독성신경병증은 원위대칭 분포를 보이나 납중독은 요골신경을 선택적으로 침범하여 손목신전근 약화나 손목하수를 보인다. 중추신경계는 소아와 성인 모두 납중독에 잘 손상되지만 미성숙 뇌가 훨씬 더 취약하여 혈중납농도 10 μg/dL 수준에서도 인지, 학습, 행동손상을 일으킨다. 최근에 혈중농도가 5 μg/dL 이상이면 추가조사와 공중보건방책이 요구된다.[46] 말초신경병증은 납중독 성인에서 보다 빈번하게 발생하나 특히 낮적혈구빈혈 소아에서도 생긴다. 납수치가 20~30 μg/dL은 말초신경 기능장애를 암시한다. 조기진단과 계속적인 납노출을 제거하는 것이 중요하며 45 μg/dL 이상인 경우 급성 신경병증에서 임상 및 신경생리학적 호전의 가능성을 증가시키기 위해 킬레이트화(chelation) 치료를 시작하

표 49-12 | 독성신경병증의 임상 양상

	약제	임상증상	전신효과	진단소견
감각 및 감각>운동, 축삭형	니트로후란토인 (Nitrofurantoin)	통증, 감각이상, 보행장애		EMG: 감각 및 운동진폭 소실 또는 심한 저하, 상대적으로 보존된 전도속도, NEE에서 유의한 신경병증 변화
	에틸알코올 (Ethyl alcohol)	원위대칭감각소실, 후기 수부 침범	치매/안근마비/조화운동불능 (Wernicke 증후군), 간경변, 소뇌변성	
	콜히친 (Colchicine)	촉각, 진동감각 가벼운 저하, 고유감각, 통증과 온도감각 침범 덜함, 근위 근육약화(중증 근육병에 의함)		EMG: ↓감각 및 운동진폭, 정상 원위잠시; 근위 침근전도에서 근육병증 변화
	아미트립틸린 (Amitriptyline)	양말장갑분포(stocking glove distribution)(드물다)		유의하게 감소된 SNAP, 운동 전도속도 80% 또는 정상하한치, NEE에서 신경병증 변화
	리튬(Lithium)	원위감각소실, 근육약화	진전, 혼동, 경련	하지 SNAP과 CMAP 소실, 상지에 현저한 진폭감소 보이나 전도속도는 정상
	페니토인 (Phenytoin)	경도 감각증상이 양말장갑 분포, 독성 무감각, 저림, 경도 근육약화와 동반된 보행곤란	잇몸증식, 소뇌, 조화운동불능	SNAP 경도 감소, 운동전도속도 경도 감소, NEE 정상 또는 원위부 경도 신경병증 변화
	시스플라틴 (Cisplatin)	후근신경절과 대수초감각 섬유 침범, 무감각, 통증성 감각 이상, ↓고유감각 ↓DTR	신독성, 귀독성, 오심, 구토, 골수억제	상지와 하지의 SNAP 감소/소실, 잠시의 경도 지연, 운동전도와 NEE 정상
	피리독신 (Pyridoxine)	보행기능장애, L'hermitte 징후, DTR 저하/소실, 정상근력, 후근신경절 침범		SNAP 현저한 저하/소실, 정상 CV, CMAP 정상/경계선, NEE 동원 감소
	탈륨(Thallium)	소섬유 선택 침범, 통증성 감각장애, 반사는 보존됨	위장관 증상, 심폐부전, 신기능부전, 뇌병증, 탈모, Mees 선(후기)	EMG: 소섬유 소실 결과 초기 정상일 수 있음, 후기 감각축삭 소견
운동 및 운동>감각, 축삭형	납(Lead)	조기 상지 근육약화, 요골 신경 선택 침범, 손발 내재근 위축, 모든 감각 보존	복통, 변비, 잇몸 변색	NCS: 진폭, 전도속도 경도 저하, NEE 신경병증 운동단위변화와 섬유자발전위 및 양성예각파
	유기인산염 (Organophosphate)	길이-의존 근육약화 후에 근위 약화, 피질척수로침범 결과 경직과 상위운동신경원 징후	콜린과다 증상, 근무력증 유사 증후군, 폐부종, 피부염, 피질척수로 기능 장애	EMG: 감각운동축삭신경병증 전도지연
	빈크리스틴 (Vincristine)	조기 통증 및 소섬유감각소실, 원위 대칭 근육약화	자율신경기능장애	EMG: ↓운동/감각진폭
운동 및 운동>감각, 전도지연	아미오다론 (Amiodarone)	대칭원위감각운동신경병증, 빨리 진행하는 운동신경 선택 침범 (AIDP 유사)	활동진전, 근육병, 시신경병증, 뇌병증, 기저핵기능장애, 뇌성 가성종양(pseudotumor cerebri)	EMG: 현저한 전도지연에서 감각진폭 저하 등 다양, 비복신경생검: 축삭, 탈수초 소견 모두 관찰됨

표 49-12 | 독성신경병증의 임상 양상(계속)

	약제	임상증상	전신효과	진단소견
운동 및 운동＞감각, 전도지연	비소 (Arsenic)	고용량: AIDP와 유사, 이완 사지마비, 안면마비, 폐부전 만성: 초기 피부증상, 길이-의존 통증신경병증, 운동증상은 드묾	위장관 증상, 과다색소 침착, Mees선, 각화과다증, 손발 상피벗음(desquamation), 간비대, 심장비대와 신부전, 빈혈, 적혈구 호염기반점	EMG: ↓진폭, 운동＞감각, CV 경계선, F파 지연, 부분 전도차단 검사실: 요비소＞25 μg/24 hr, 모발과 손톱 수치(만성)
	Hexacarbon (huffing)	길이-의존 원위감각소실, 근육약화, 위축, 아킬레스 반사 소실, 뇌신경 침범 다량 노출: 뇌신경 및 운동 침범이 현저함 만성: 원위피질척수로와 후삭 변성	자율신경기능부전, 색각장애(만성)	SNAP 현저한 감소, 잠시 경도 지연, CMAP 현저한 감소 및 CV 정상 하한치 70~80%, NEE 섬유자발전위, 양성파
단일홑신경염 (Mononeritis monoplex)	댑손 (Dapsone)	현저한 운동신경 침범, 비대칭, 수년간 만성노출에 의해 발생		비대칭, 전도지연 또는 잠시 지연 없는 운동신경 침범
	트리클로르에틸렌 (Trichlorethylene)	뇌단일신경염, 안검하수, 안면과 연수 약화, 외안근 기능장애, 삼차신경 침범	피부염, 경변, 심부전	정상 표준 사지 말초신경 전도검사

AIDP, Acute demyelinating polyradiculoneuropathy; CV, conduction velocity; DTR, deep tendon reflex; EMG, electromyography; LE, lower extremity; NEE, needle electrodiagnostic examination; SNAP, sensory nerve action potential; CMAP, compound muscle action potential; UE, upper extremity.

표 49-13 | 독성신경병증의 전형적인 전기진단학적 분류

신경병증	독소
원위감각운동, 축삭형	메트로니다졸(Metronidazole), 리튬(Lithum), 니트로후란토인(Nitrofurantoin), 페니토인(Phenytoin), 빈크리스틴(Vincristine), 히드랄라진(Hydralazine), 이소니아지드(Isoniazid) 알코올 남용(Alcohol abuse) 만성 비소중독(Chronic arsenic poisoning) 일산화탄소(Carbon monoxide) 수은(Mercury)
운동, 축삭형	유기인(Organophosphate), 빈크리스틴
감각, 축삭형	시스플라틴(Cisplatine), 니트로후란토인, 탈리도미드(Thalidomide), 피리독신(비타민 B6), 탈리움(Thallium), 알코올
운동, 전도차단 동반	급성 비소중독(Acute arsenic poisoning), 아미오다론(Amiodarone), 헥사카본(Hexacarbon)
운동보다 감각신경 더 침범, 전도차단 동반	조개류 색시톡신(Saxitoxin, shellfish), 복어 테트로도톡신(tetrodotoxin, puffer fish)
다중단일신경병증	댑손(Dapsone), 트리클로로에틸렌(Trichloroethylene)

는 것이 권고된다.[47] 하지만 아급성 또는 만성말초신경병증에 대한 효과는 확실하지 않다.

많은 약제들이 신경독성을 일으킬 수 있으므로 환자가 복용하는 약제 목록을 반드시 검토한다. 약제유도 말초신경병증 위험 증가 요인은 약 대사나 제거 기능을 저하시키는 신장 또는 간기능 손상과 샤르코-마리-투스(CMT)병 같은 동반된 신경병증이다. 많은 화학요법제가 치료기간에 한정되는 신경병증을 일으킨다. 급성 또는 아급성 발현을 보이며 증상은 약제를 끊은 후 나타나거나 2달 후까지 진행할 수 있다(타성현상, coasting phenomenon). 용량감소, 주입시간 연장, 투여간격 증가가 증상을 호전시킬 수 있으나 때론 치료를 중지해야 하며 회복은 불완전 할 수 있다. 심실부정맥 치료제인 아미오다론(amiodarone)은 뇌병증(encephalopathy), 기저핵기능장애, 시신경병증, 대뇌가성종양(pseudotumor cerebri), 활동진전(action tremor)을 일으킬 수 있다. 콜히친유도신경병증(colchicine-induced neuropathy)

에서 근육병이 동반된다. 지질강하제인 심바스타틴(simvastatin)은 근육병과의 관련성이 잘 알려져 있다. 이 약제는 비록 흔하지 않고 일부 신경보호 작용도 알려져 있으나 말초신경병증 원인에도 연관된다.[48]

1) 독성신경병증의 전기진단학적 분류

대부분 독성신경병증은 전도지연 없이 축삭소실이 뚜렷한 원위감각운동신경병증이다. 많은 약제가 원인이 되는데 메트로니다졸(metronidazole), 아미트립틸린(amitriptyline), 리튬(lithium), 니트로푸란토인(nitrofurantoin), 페니토인(phenytoin), 빈크리스틴(vincristine), 히드랄라진(hydala-

표 49-14 | 혈관염과 결합조직질환 연관 신경병증

결절다발동맥염(Polyarteritis nodosa, PAN)
· 말초신경병증과 동반 50%
· 다중단일신경염, 57%
· 원위대칭말초신경병증, 25%
· 단일홑신경염, 17%

슈륵-스트라우스 증후군(Churg-Strauss syndrome)
· 결절다발동맥염에 비해 말초신경병증이 흔함
· 결절다발동맥염과 비슷한 분포

현미경적다발혈관염(Microscopic polyangiitis)
· 말초신경병증은 덜 흔함(14~36%)

웨그너육아종증(Wegner's granulomatosis)
· 말초신경병증은 덜 흔함(<15%)

혼합한냉글로불린혈증(Mixed cryoglubulinemia)
· 30~60%에서 말초신경병증 동반
· 원위대칭 감각 또는 감각운동신경병증

거대세포동맥염(Giant cell arteritis)
· 수근관증후군

류마티스관절염(Rheumatoid arthritis)
· 압박신경병증, 수근관증후군
· 경도 원위대칭감각신경병증, 후기 합병증
· 류마티스혈관염에서 다중단일신경염

쇠그렌증후군(Sjögren syndrome)
· 10~50%에서 말초신경병증
· 감각운동신경병증
· 순수원위감각신경병증
· 삼차감각신경병증
· 자율신경병증
· 수근관증후군

전신홍반루푸스(Systemic lupus erythematosus)
· 25~50%에서 말초신경병증
· 대칭미만 감각 또는 감각운동축삭말초신경병증-후기
· 수근관증후군

전신경화증(Systemic sclerosis)
· 말초신경병증은 알려진 바 없음

zine), 이소니아지드(isoniazid) 등이 있다. 또한 만성 비소, 일산화탄소, 수은 중독 외에 만성알코올중독에서도 나타난다. 전도지연 없이 운동신경을 주로 침범하는 신경병증은 유기인산염과 빈크리스틴에서 보인다. 순수감각축삭신경병증은 시스플라틴(cisplatin), 니트로푸란토인, 탈리도마이드(thalidomide), 알코올, 피리독신(pyridoxine, 비타민 B6), 탈륨에서 나타난다. 일부 독소는 뚜렷한 전도지연을 가진 신경병증을 일으켜 종종 AIDP와 비슷한 양상을 보인다. 급성 비소중독, 아미오다론, 헥사카본(hexacarbon, 다량 흡입한 경우)은 운동신경을 현저히 침범하는 탈수초신경병증을 일으킨다. 운동신경보다 감각신경 침범이 심하고 전도지연이 있는 경우 복어 섭취에 의한 테트로도톡신(tetrodotoxin) 외에 적조 때 조개류 신경독인 색시톡신(saxitoxin)에서 나타난다. 드물게 뇌신경 다중단일신경병증(cranial mononeuritis multiplex)이 항미코박테리아약제 댑손과 트리클로로에틸렌(trichloroethylene) 사용으로 나타날 수 있다(표 49-13).[49] 납신경병증은 노출기간에 따라 다른 양상을 보인다. 약 5년간 지속노출 된 경우 대개 아급성운동신경병증(감각 침범은 최소)으로 분절 탈수초화와 축삭변성을 보이고, 발병 때 대부분 상지가 침범되지만(손목하수) 일정 시간이 지나면 하지 침범(족하수)도 나타난다. 10~20년 저용량 노출의 경우, 보다 완만하고 느리게 진행하는 감각운동신경병증을 보인다. 고농도 노출은 전신증상 없이 급성 신경병증이 나타난다.[50]

6. 혈관염 및 결합조직병신경병증(Vasculitic and Connective Tissue Disease Neuropathies)

혈관염 및 결합조직병신경병증은 다양한 임상양상을 보일 수 있다. 원위대칭신경병증과 하나의 단일신경병증도 가능하지만 원형은 비대칭운동감각신경 혼합형으로 다중단일신경염(mononeuritis multiplex)이다. 전형적 양상은 침범된 신경지배영역의 혈관염허혈(국소빈혈)과 급성 통증으로 시작하며 뒤이어 감각장애를 보인다. 때때로 증상은 비대칭적이나 점진적으로 진행한다. 하지신경 침범이 더 많은데 비골신경(63%)이 가장 흔하며 경골신경, 척골신경, 정중신경 순으로 침범된다.[51] 뇌신경은 드물게 이환된다. 신경 침범은 통상 압박신경병증 발생 위치보다 근위에서 일어날 가능성이 높다.

흔히 신경병증을 일으키는 혈관염병으로 결절다발동맥염(polyarteritis nodosa), Churg-Strauss 증후군, 현미경적다발혈관염(microscopic polyangitis), 웨그너육아종증(Wegner's granulomatosis) 등이 있다(표 49-14). 신경은 또한 비전신적 혈관염에 의해서 이환될 수 있다. 말초신경계의 혈관염손상은 대개 비대칭 다중단일신경염 양상을 보인다. 류마티스관절염(RA), 전신홍반루푸스(SLE), 쇠그렌증후군(Sjögren syndrome) 같은 결합조직병은 흔히 미만대칭말초신경병증을 일으킨다. RA와 SLE 모두에서 보이는 원위신경병증은 경증으로 질병 후기에 나타나는 경향을 보인다. RA는 류마티스혈관염으로 진행할 수 있으며 다중단일신경염을 일으킬 수 있다. 압박신경병증, 특히 수근관증후군은 SLE와 RA 모두에서 흔하다. 쇠그렌증후군은 다양하게 신경계를 침범할 수 있으며 순수감각신경병증 역시 나타날 수 있다.

다중단일신경염을 강하게 암시하는 진찰소견은 근육 약화나 감각소실이 양측의 동일 말초신경에서 비대칭으로 나타나거나, 여러 말초신경에서 통상 해부학적 압박 위치와 달리 원위에 비해 근위 침범이 현저한 것이다. 다중단일신경염의 전기진단검사에서 침범된 신경의 감각신경활동전위는 감소되나 전도속도는 정상-경계하한치 소견을 보인다. 이는 운동신경전도검사에서도 같다. 같은 신경의 좌우 사이에 현저한 차이가 있을 수 있다. 하지신경이 더 흔히 침범된다. 전도차단이 보일 수 있으며 통상 압

박이 발생하는 분절이 아닌 곳에서 일어난다. F 파는 지연될 수 있다. 침근전도는 이환된 신경영역에서 양성파와 섬유자발전위와 함께 동원감소와 신경병증 운동단위 변화를 보인다. 병이 진행하여 많은 신경이 침범되면 여러 소견이 합쳐져 대칭미만신경병증과 구별하기 어려울 수 있다. 혈관염 또는 결합조직병 환자에서 말초신경병증 소견이 새로이 나타날 경우 질환 악화를 암시하며 적극적인 치료가 필요하다. 말초신경병증은 또한 이들 질환의 발현 징후가 될 수 있다. 전신질환의 기왕력이 없는 환자에서 다중단일신경염 소견은 전신침범에 대한 조사를 요하며 신경 또는 근육생검이 필요할 수 있다.[52]

혈관염신경병증의 빠른 진단은, 부신피질호르몬과 시클로포스파미드(cyclophosphamide) 같은 면역조절약제가 신경병증 진행을 중지시킬 수 있기 때문에 중요하다. 침범된 신경에 따라 재활프로그램이 달라질 수 있다.

7. 샤르코-마리-투스병(Charcot-Marie-Tooth Disease)

샤르코-마리-투스병(CMT)은 가장 흔한 유전말초신경병증으로 유병율은 10만 명당 17~40명이다. CMT는 유전학적으로 비균질한 질환으로 원위사지근육, 특히 비골신경지배 근육의 위축(wasting), 원위감각소실, 근육신장반사 저하 또는 소실, 골 변형 등이 특징이다. CMT는 유전

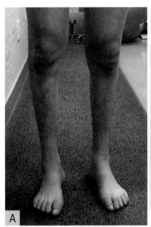 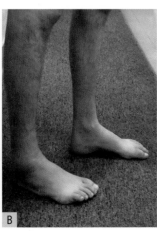 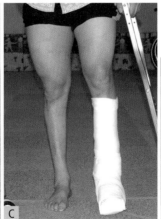 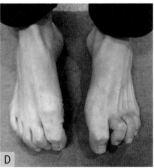

그림 49-6 | 샤르코-마리-투스(Charcot-Marie-Tooth)병으로 인한 요족(pes cavus)과 망치발가락(hammer toe)
남자 34세 샤르코-마리-투스병 환자. 양측 비골신경지배 근육의 위축으로 황새다리(stork leg) 모습(A)과 초기 요족(B) 변형을 보인다. 다른 남자 29세 환자에서 우측 하퇴 근육 위축으로 샴페인 병을 거꾸로 세운 모습(inverted champagne bottle)이 관찰된다(C). 망치발가락(D).

운동감각신경병증(hereditary motor and sensory neuropathy, HMSN)으로 불리며 제 I-IV형으로 분류된다. HMSN I/CMT1은 전도속도 저하와 미만탈수초가 특징적이다. HMSN II/CMT2는 축삭형으로 전도속도는 유지되거나 경도로 지연된다. HMSN III는 Dèjérine-Sottas 신경병증으로 알려져 있으며 중증 "비후성" 탈수초가 조기에 발생하는 것이 특징이다. HMSN IV, HMSN V, HMSN VI는 다양한 운동신경형으로 현재 원위유전운동신경병증(distal hereditary motor neuropathies)으로 알려져 있다. 최소 40개의 서로 다른 CMT 유전 형태가 밝혀져 있으며, 어떤 유전형(genotype)도 다양한 투과(penetration)와 표현형 발현(phenotypical expression)을 나타낼 수 있다.[53] 가장 흔한 표현형은 CMT1(74%)이며 가장 흔한 유전형은 CMT1A이다. CMT는 대개 상염색체우성유전을 하지만 최대 10%까지 교차연계(cross-link)일 수 있다. 상염색체열성형은 중증 조기발병의 탈수초질환을 일으키며 CMT4로 분류된다. 산발 돌연변이 환자는 드물다.

CMT는 전형적으로 천천히 진행하는 발병 양상을 보이며 10대에 시작한다. 소아와 10대들은 비골신경지배 근육 약화와 요족-연관 족하수보행(steppage gait)을 처음 보일 수 있다. 족저굴근은 덜 침범되며 하지 위축으로 종종 샴페인 병을 거꾸로 세운 모습(inverted champagne bottle)을 보인다(그림 49-6). 상지 침범은 말기에 나타나며 갈퀴손(claw hand)은 가장 흔한 손 변형이다. 보행에 문제가 생기지만 독립보행 능력을 상실하는 것은 드물다. 감각증상은 운동증상에 비해 덜 뚜렷하다. 통증, 촉각, 진동감각의 소실이 족부에서 나타나지만 고유감각은 상대적으로 유지된다. 통증, 감각이상 같은 양성 감각증상은 덜 흔하고 심하지 않으나 환자는 찬 발과 근육경련을 호소할 수 있다. 근육신장반사는 탈수초가 심한 CMT1에서 저하 또는 소실되지만 CMT2에서는 덜 침범된다. 골 변형이 모든 CMT 환자의 66%에서 관찰되고 요족과 망치발가락이 가장 흔하며 측만증은 덜 흔하다. 발 변형은 내재근과 하지 근력 불균형의 결과로 발생할 수 있다. 늦게 발병한 CMT는 가벼운 발 이상을 보이는 경향이 있으며 이상이 없을 수도 있다.

전기진단학적 관점에서 신경전도검사가 CMT 진단에 기본검사이다. 탈수초형인 CMT1은 신경전도속도의 현저한 저하가 특징이며 정중신경전도속도가 38 ㎧ 미만으로

정의된다. 특징적 징후나 증상이 성인 때까지 나타나지 않을 경우 선천신경병증과 후천신경병증을 감별하는 것은 쉽지 않다. 유전신경병증에서 신경전도지연은 균일하며 미만성 경향을 보이는 반면, 후천탈수초신경병증(CIDP)은 탈수초가 산재되고 비대칭이며 시간분산과 부분전도차단이 포착병변의 호발부와 떨어져 있다. 이 감별점은 유용하지만, 교차연계 CMT1은 예외로 불균일 탈수초와 시간분산을 보일 수 있으며 이 경우 CIDP로 오진될 수 있다.[54] CMT2는 정상 혹은 경도로 지연된 전도속도(>38 ㎧)와 함께 운동과 감각신경 진폭 감소를 보인다. 침근전도검사상 모든 CMT형에서 근위에 비해 원위에서 만성 탈신경지배가 잘 나타나며 섬유자발전위와 양성파는 중증 또는 급속 진행형에서 관찰된다.

최근 CMT환자에서 운동이 해가 되지 않고 기능, 독립 및 삶의 질을 향상시키는 가능성을 보여주는 근거가 보고되고 있다. 소아 CMT 환자의 기능이 성인에 비해 좋으므로 이 시기의 규칙적인 운동과 활동은 성인까지 신체능력을 유지하는데 도움이 된다. 고관절 굴곡근에 대한 점진적 강화는 피로를 향상시켜 보행시간을 증가시키며, 족관절 근육강화는 근력, 보행속도(cadence), 걸음시간(step time), 보폭(stride length)을 향상시킨다. 성인 CMT 환자와 마찬가지로 소아 CMT 환자도 점진적 근력강화훈련으로 근력과 보행지표가 향상된다.[55,56]

VI. 단일신경병증(Mononeuropathies)

국소단일신경병증(focal mononeuropathy)은 전신말초신경병증보다 더 흔하며 전신신경병증 환자에서 발생률이 높으나 건강한 사람에서도 생길 수 있다. 단일신경병증은 흔히 국소 외상 또는 좁은 터널이나 표면 주행 등 해부학적으로 취약한 곳에서 특정신경에 대한 압박으로 발생한다. 반복 동작, 강한 외상, 부적절한 자세나 보조기구 사용에 의한 지연압박에 의해 일어날 수 있다. 평가는 감각과 운동 증상의 분포에 대한 자세한 기술로 시작한다.

직업적 요구의 변화, 취미, 의료시술, 외상 등에 대한 문진으로 발병 원인을 찾을 수 있다. 증상 악화나 경감 요인을 반드시 확인한다. 특정 신경의 해부학적 분포, 경로

와 취약부위, 그리고 지배 근육과 감각분포에 대한 지식이 진단과 치료 전략 수립에 결정적이다.

1. 상완신경총병증(Brachial Plexopathy)

상완신경총은 C5-C8 및 T1 전방가지(ventral rami)에서 기시하며 서로 섞여 신경을 구성하여 상지를 지배한다. 신경근(nerve root)은 합쳐서 상, 중, 하간(upper, middle, lower trunk)을 형성하고, 이후 나뉘어져 외, 후, 내삭(lateral, posterior, medial cord)을 이룬다. 후삭은 팔로 이어져 요골신경이 되고, 내삭은 척골신경으로 종말하며, 정중신경은 내삭과 외삭 부분이 합쳐 형성된다. 작은 신경들이 상완신경총을 따라 여러 부위에서 기시하는데, 견갑배신경(dorsal scapular nerve)은 능형근(rhomboid m.)을 지배하며 C5 전방가지에서 형성되고, 장흉신경(long thoracic nerve)은 C5, C6, C7 신경근, 견갑상신경(suprascapular nerve)은 상간, 근피신경(musculocutaneous nerve)은 외삭, 그리고 액와신경(axillary nerve)과 흉배신경(thoracodorsal nerve)은 후삭에서 기시한다(그림 49-7).

외상은 상완신경총병변의 가장 흔한 원인이다. 폐쇄손상은 외력으로 머리와 목이 어깨로부터 멀어지는 견인이나 쇄골 또는 어깨골절에 의해 발생할 수 있다. 개방손상은 칼 혹은 총상으로 발생한다. 때때로 환자는 다른 중증 손상을 동반하는데 이는 상완신경총손상 진단을 지연시킬 수 있다. 외상성 손상은 흔히 다발성 상완신경총 간, 삭에 손상을 주거나, 신경근이나 개별 신경에 찢김손상(avulsion injury)을 초래할 수 있다. 손상 형태가 다양하기 때문에 손상 부위를 결정하는 것이 쉽지 않다. 경증의 신경총 손상은 스포츠, 특히 미식축구와 관련이 있다. 선수는 머리, 목, 어깨에 충격을 받은 후 일과성 근육약화와 날카로운 작열통증을 경험할 수 있다(통격, stinger 또는 burner). 수일-수주 이상 지속되는 이두근과 어깨 근육의 약화는 드물다.[57] 상완신경총손상은 수술, 특히 정중흉골절개술(median sternotomy) 때 발생할 수 있다. 출산 중 신생아에서도 발생할 수 있으며, 상간이 가장 흔히 침범되어 견관절 외전, 주관절 굴곡과 전완 회내 약화를 일으킨다(어브마비, Erb palsy)(그림 49-8). 어브마비는 종종 어깨난산(shoulder dystocia), 집게분만, 지연분만 후 발생할 수 있다. 종괴 역시 상완신경총을 침범할 수 있다. 폐암, 유방암, 림프종이 신경총을 침범하는 가장 흔한 전이암이다. 상완신경총 침범은 흔히 암의 후기 증상이며 방사선유도신경총병변(특히 유방암 치료 후)과의 감별을 요한다. 팬코스트종양(Pancoast tumor)은 폐첨(apex) 상폐구(superior pulmonary sulcus)에서 발생하여 상완신경총 하간을 침범하며 종종 호너증후군(Horner syndrome)을 일으킨다.

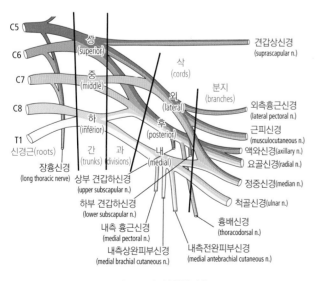

그림 49-7 | 상완신경총

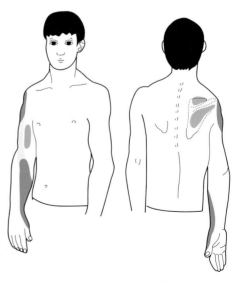

그림 49-8 | Erb 마비

표 49-15 │ 국소 상완신경총 병변의 위치 결정

	신경총 병변	침범신경	침범 근육	침범되는 감각신경전도검사
신경간 (Trunks)	상(Upper)	견갑상신경(suprascapular n.)	극상근(supraspinatus), 극하근(infarspinatus)	외측전완피부신경 (lateral antebrachial cutaneous n.)
		외흉신경(lateral pectoral n.)	대흉근 상부 (upper portion pectoralis major)	정중신경(median n.) 요골신경(radial n.)
		근피신경(musculocutaneous n.)	이두근(biceps)	
		정중신경 외측 부분 (lateral portion of median n.)	회내근(pronator teres), 요측수근굴근(flexor carpi radialis)	
		요골신경 부분(portion of radial n.)	상완근(brachialis)	
		액와신경(axillary n.)	삼각근(deltoid)	
	중(Middle)	흉배신경(thoracodorsal n.) 견갑하신경(subscapular n.) 요골신경	광배근(latissimus dorsi) 대원근(teres major) 모든 요골신경 지배 근육 - 상완요골근(brachioradialis) 제외	정중신경 요골신경
		정중신경 외측부분	회내근, 요측수근굴근	
	하(Lower)	내흉신경(medial pectoral n.) 척골신경(ulnar n.) 정중신경 내측 부분 (medial portion of median n.)	대흉근 하부, 소흉근 모든 척골신경 지배 근육 모든 정중신경 지배 근육 - 회내근과 요측수근굴근 제외	척골신경(제5 수지) 정중신경
신경삭 (Cords)	외(Lateral)	근피신경 정중신경 외측 부분	이두근 회내근 요측수근굴근	외측전완피부신경 정중신경(제 1수지)
	후(Posterior)	흉배신경 견갑하신경 액와신경 요골신경	광배근 대원근 삼각근 모든 요골신경 지배 근육	정중신경(제3 수지) 요골신경(제1~3 수지)
	내(Medial)	척골신경 정중신경 내측 1/2	모든 척골신경 지배 근육 모든 정중신경 지배 근육 - 회내근과 요측수근굴근 제외	척골신경(제5 수지) 내측전완피부신경 (medial antebrachial cutaneous n.)

전기진단검사에서 병변이 신경근 위치가 아닌 경우 감각신경전위는 감소된다. 신경총의 각 주요 요소에서 기원하는 감각반응을 일관성 있게 얻도록 노력한다(표 49-15). 이런 방법으로 신경총 손상의 근위 및 원위 분포를 평가할 수 있다. 침근전도 역시 잔존하는 축삭연결 유무를 확진할 수 있음은 물론 신경총 손상의 근위/원위 부위를 결정한다. 신경근을 침범하지 않은 신경총 손상에서 경추주위근은 반드시 정상이다. 영상검사는 기저 종양, 종괴 또는 신경총 파괴를 진단할 때 적응증이 된다.

상완신경총병증 치료에는 침범 관절의 안정과 보조기를 이용한 적절한 자세유지가 필요하다. 관절가동범위운동과 물리치료는 구축을 예방하고 운동기능 향상을 위해 중요하다. 현저한 신경병증통증에는 약물치료가 필요하다. 수술치료에는 신경박리술(neurolysis) 또는 일차신경봉합술이 있다. 기능향상이 없거나 회복이 더 이상 진행되지 않을 경우 건 또는 신경 이식(grafting)과 전이술(transfer)이 시행될 수 있다.

1) 급성상완신경염(Acute Brachial Neuritis)
급성상완신경염은 파소니지-터너증후군(Parsonage-Turner syndrome)으로도 알려져 있다. 전형적으로 어깨와 상지 또는 목에 심한 통증이 급성으로 발병하며 수일에서 2주 후에 견갑 근육의 약화가 뒤따른다. 선행사건 즉, 예방접종, 감염, 수술, 임신 등이 흔하다. 발병 때 심한 통증 때문에 빈번하게 급성 견관절 손상으로 오진된다. 대개 편측으로 발병하지만 1/3에서 양측성일 수 있다. 상완신경총 상간이 선택적으로 침범되며 개별 신경의 국소 침범 역시 관찰된다(장흉신경, 견갑상신경, 액와신경, 요골신경, 전골간신경, 횡격막신경 등이 가장 흔히 침범된다)(그림 49-9).

급성상완신경염의 초기 치료목표는 진통제를 이용한 심한 통증의 관리이다. 부신피질호르몬제의 전신투여가 급성 통증에 도움이 될 수 있으나 병의 진행과정에 영향을 미치지 못한다. 견관절 가동범위를 유지하며 기능 보조를 위해 반드시 보조기를 착용한다. 예후는 일반적으로 양호하지만 회복은 수년이 걸릴 수 있으며 85%에서 3년이 지나 회복된다. 상완신경염후 견갑근육 약화가 회전근개 통증을 일으키는(그림 49-9) 것처럼 잔존하는 근육약화는 나중에 근골격계 질환을 초래할 수 있다.

2) 흉곽출구증후군(Thoracic Outlet Syndrome)

신경인성 흉곽출구증후군(TOS)은 혈관성 TOS에 비해 훨씬 흔하다. 신경인성 TOS는 상완신경총이 흉곽출구를 지날 때 압박되어 발생한다. 상완신경총은 쇄골하정맥 후방 및 상방을 지나 제1 늑골을 넘어, 내측과 전방 목갈비근(medial and anterior scalene m.) 사이를 지나는데 이를 사각근간삼각(interscalene triangle)이라 한다(그림 49-10). 경로 중간에서 상완신경총은 제1 늑골과 쇄골사이를 주행한다. 이후 신경총은 액와로 들어가며 흉근의 부리돌기(coracoid process) 부착부에 가까운 곳에서 이 근육 밑을 지난다. 상완신경총은 이들 어느 곳에서도 압박될 수 있다. TOS의 흔한 원인은 목갈비뼈(cervical rib)의 존재이며,

섬유대, 비후된 부사각근(accessory scalene), 이 근육의 해부학적 변이, 그리고 자세요인 등 역시 알려져 있다. 하간(lower trunk)이 가장 흔히 침범된다. 전형적인 임상양상은 긴 목을 가진 마른 여자가 등이 굽고 어깨가 앞으로 모아진(protracted shoulders) 자세로 팔과 손의 내측을 따라 이상감각과 함께 목과 어깨 통증을 호소한다. 수부근육의 약화와 위축이 보일 수 있다. X-ray, 전산화단층촬영, MRI 검사에서 목갈비뼈, 섬유대, 또는 비정상 해부학이 관찰될 수 있다. 전기진단검사에서 하간침범 소견을 보이며 특히 T1에서 기시하는 신경섬유가 가장 심하게 침범된다. 따라서 전형적인 소견은 내측전완피부신경(medial antebrachial cutaneous nerve) 반응의 소실, 정중운동신경과 척골감각신경 진폭 저하, 그리고 상대적으로 정상적인 정중감각신경 반응이다. 침근전도검사에서 하간지배근육이 현저하게 침범되며, 특히 C8 신경근 지배를 받는 척골수부내재근에 비해 T1 신경근 지배를 받는 엄지두덩(thenar eminence) 근육들이 더 침범된다. 치료는 TOS 중증도와 원인에 따라 시행한다. 경증의 경우, 치료로 상완신경총에 대한 자세 긴장을 경감시킬 수 있다. 목갈비근, 쇄골하근(subclavius), 소흉근에 대한 보툴리눔독소 주사치료는 많은 경우에서 도움이 된다.[58] 일부에서 제1 늑골절제술과 함께 또는 단독으로 목갈비근절제술(scalenectomy)이 필요할 수 있다.

3) 종양유도와 방사선유도 신경총병증(Neoplatic-Induced and Radiation-Induced Plexopathies)

종양과 방사선치료의 후기 효과는 둘 다 상완신경총을 침범할 수 있다. 종양신경총병증은 폐암과 유방암에서 가장 자주 보이며 하부 신경총이 가장 흔히 침범된다. 덜 빈번하게 두경부암이 상완신경총 상부를 우선 침범하지만 림

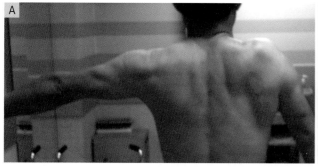
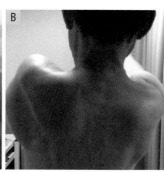

그림 49-9 | 특발상완신경염
우측(A), 좌측(B) 상완신경총 상간(upper trunk)을 침범한 모습

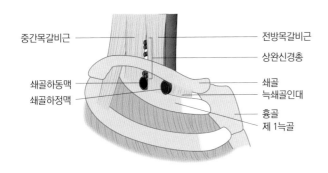

중간목갈비근
전방목갈비근
상완신경총
쇄골하동맥
쇄골
쇄골하정맥
늑쇄골인대
흉골
제 1 늑골

그림 49-10 │ 신경인성흉곽출구증후군

신경인성흉곽출구증후군은 상완신경총이 흉곽출구를 지나 빠져나올 때 압박되어 발생한다. 상완신경총은 전형적으로 쇄골하정맥 후방 및 상방으로 지나, 제1 늑골을 넘어, 내측과 전방 사각근(목갈비근, medial and anterior scalene m) 사이를 지나는데 이를 사각근간삼각(interscalene triangle)이라 한다.

표 49-16 │ 종양- 및 방사선유도 상완신경총병증의 감별

	종양유도	방사선유도
위치	일측성, 하부 신경총	양측성일 수 있음, 상부 신경총
발현 증상	현저한 통증	감각변화, 근육약화
관련 증상	호너(Horner)증후군	상지 부종
근전도검사	근육잔떨림(myokymia) 없음	근육잔떨림
MRI	신경조영, T2 고강도	신경조영 없음, T2 고강도 있을 수 있음
PET scan	양성	음성

PET, positron emission tomography.

프전이의 경우 보다 반점형 분포를 보인다. 종양신경총병증의 가장 흔한 조기 증상은 어깨 및 액와부 통증, 팔과 수부 내측 피부절 감각변화 그리고 하부신경총(C8, T1) 지배근육의 약화이다. 만약 종괴가 제1 흉추체에 가까이 있으면 교감신경절을 침범하여 호너(Horner)증후군을 일으킨다. 방사선유도신경총병증은 치료 후 반년부터 20년이 지난 후까지 나타나며 용량의존적이다.[59] 병인은 축삭에 대한 직접독성효과와 신경혈관(vasa nervorum) 파괴로 인한 허혈이다. 암에 대한 방사선치료 후 신경총병증을 보이는 환자에서 방사선치료 또는 암 재발에 의한 경우를 구별하는 것이 중요하다(표 49-16). 방사선신경총병증은 무감각(저림), 감각변화, 근육약화와 함께 초기 통증이 심하지 않고 천천히 진행하는 경향을 보인다. 또한 주로 양측성이며 몸통 하부만 침범하는 경우가 덜 흔하다.[59]

MRI 또는 CT검사로 종양재발을 진단할 수 있는데 종양신경총병증에서 침범된 신경은 조영강조되어 T2 강조영상에서 고강도신호를 보인다. 양전자방출단층촬영(positron emission tomography, PET) 역시 종양재발을 진단할 수 있지만, 방사선신경총병증의 경우 음성이다. 근전도검사에서 임상적으로 의심되는 것보다 광범위한 탈신경을 보인다. 근육잔떨림(myokymia)은 방사선신경총병증의 아주 특징적 소견으로 75%까지 관찰되는 반면, 종양신경총병증에서는 나타나지 않는다.

종양신경총병증으로 인한 통증은 방사선치료로 완화될

수 있다. 하지만 아주 심한 통증으로 적극적인 치료를 요한다. 약물치료로 효과가 없을 경우 국소차단, 교감신경절제술, 신경근절단술(rhizotomy), 기타 시술이 요구될 수 있다. 종양 및 방사선신경총병증 치료에서 관절가동범위 유지와 구축 예방을 위한 치료, 보조기구, 림프부종 치료와 피부파괴를 예방하는 것은 대단히 중요하다. 일부 방사선신경총병증 환자에서 신경이식 또는 재건술이 종종 시도된다.[60]

2. 근위 상지 단일신경병증(Proximal Upper Limb Mononeuropathies)

정중신경, 척골신경, 요골신경은 상지를 지배하는 중요한 종말분지이다. 많은 작은 신경들이 상완신경총에서 직접 기시하여 견갑대와 근위 상지 근육을 지배한다(표 49-17).

3. 정중신경 단일신경병증(Median Mononeuropathies)

정중신경은 겨드랑이를 막 지난 지점에서 상완신경총 내삭과 외삭이 모여 형성된다. 위팔에서 정중신경은 근육사이막(intermuscular septum)과 나란히 주행하다 이두근건막(bicipital aponeurosis, 또는 섬유화증널힘줄 lacertus fibrosis)

표 49-17 | 견갑대와 상완을 침범하는 신경병증

신경	임상증상	원인
장흉신경(Long thoracic n.) 전거근(Serratus anterior)	안정 때 내측 견갑골연 익상견 견관절 외전 및 굴곡 90° 제한	외상 수술: 개흉술, 근치유방절제술, 액와림프절절제술, 제1 늑골절제술 급성상완신경총염 특발성
견갑상신경(Suprascapular n.) 극상근(Supraspinatus) 극하근(Infraspinatus)	외전과 외회전 약화 견갑상절흔(notch) 압통 회전근개파열과 감별이 어려울 수 있음	외상: 둔상, 견갑골 골절, 견갑상절흔 또는 접형견갑절흔(sphenoglenoid notch) 압박 스포츠: 농구, 배구 급성상완신경총염
액와신경(Axillary n.) 삼각근(Deltoid)	외전 약화(극상근이 정상일 경우 상쇄될 수 있음) 삼각근 부위 감각소실	외상: 어깨탈구, 상완경골절, 둔상 주사, 어깨 수술자세(엎드려 팔을 머리 위로 올린 자세) 급성상완신경총염
근피신경 (Musculocutaneous n.) 이두박근(biceps) 상완근(brachialis)	주관절 굴곡 약화 전완 요골 측에 감각소실	외상: 상완골 골절, 자상, 총상 과격한 운동, 극단적 주관절 신전
부척수신경(Spinal accessory n. 제11 뇌신경(Spinal accessory n.) 흉쇄유돌근(Sternocleidomastoid) 승모근(Trapezius)	어깨처짐, 어깨움츠림, 굴곡, 외전 약화 외측 익상견(lateral winging of scapula)	경부림프절절제술, 경동맥내막절제술 경부 후방 둔상, 걸이(sling)에 의한 압박, 무거운 것 들면서 머리 돌리기

밑을 통과하여 전완와(antecubital fossa)에 들어가기 전에 이두근건 내측과 상완근(brachialis) 전방에 위치한다. 적은 비율의 사람에서 근위 내상과(medial epicondyle)에 작은 골극이 있으며 이를 둘러싼 스트루더스인대(Struthers ligament) 밑으로 정중신경이 지난다. 정중신경은 대개 회내근 표재두와 심부두 사이를 주행한 후 표재지굴근(flexor digitorum superficialis)의 상완척골(humerolunar) 및 요골부분 사이를 지나면서 이들 근육과 요측수근굴근(flexor carpi radialis)을 지배한다. 정중신경은 상완골 내상과 약 4 ㎝ 원위에서 전골간신경(anterior interosseous n.)을 분지하며 이는 심부수지굴근(flexor digitorum profundus) 요측 부분과 장수무지굴근(flexor pollicis longus), 그리고 방형회내근(pronator quadratus)을 지배한다. 손목으로 들어가기 직전 정중신경은 장측피부분지(palmar cutaneous branch)를 내며 이는 엄지두덩(thenar eminence) 피부에 분포한다. 손목에서 정중신경은 수근관을 통과하는데 이는 수근골과 횡수근인대(transverse carpal ligament)로 구성된다. 수근관에는 각각 4개의 표재지굴근과 심부지굴근의 건들과 장수무지굴근, 정중신경이 위치한다(그림 49-11). 수근관을 나온 후 정중신경은 제1,2 충양근(lumbricals), 무지대립근

(opponense pollicis), 단무지외전근(abductor pollicis brevis)을 지배하고, 수지피부분지(digital cutaneous branch)는 엄지, 인지, 중지의 손바닥 면과 4번째 수지의 외측면을 지배한다(그림 49-12). 정중신경은 여러 곳에서 손상받기 쉬운데 손목(수근관증후군)이 상지에서 가장 흔한 압박신경병증의 호발부위이다. 그 외 정중신경은 전골간신경과 회내근에서 압박될 수 있다.

1) 전골간증후군(Anterior Interosseous Syndrome)

전골간신경은 표재지굴근과 회내근에 의해 형성되는 섬유궁(fibrous arch)에서 압박될 수 있다. 이 신경은 또한 반복적인 아래팔 굴곡이나 회내, 팔꿈치 또는 전완 골절, 상완신경염과 연관되어 손상될 수 있다. 전골간신경손상은 순수 운동증후군으로 엄지의 수지간관절(interphalangeal joint) 굴곡, 인지와 중지의 원위수지간관절 굴곡 약화를 초래한다. 이는 환자가 "OK" 손짓을 하게 하여 평가할 수 있다. 환자는 심부수지굴근(flexor digitorum profundus)의 약화 때문에 열쇠집기(key pinch)로 대체한다(그림 49-13). 방형회내근의 약화는 일반적으로 잘 나타나지 않는데 이는 회내근이 정상이기 때문이다. 팔꿈치를 굴곡시켜 회내

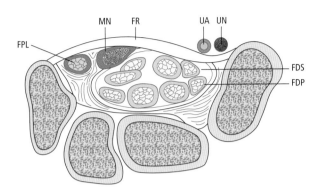

그림 49-11 | 수근관 모식도

수근관은 손뼈와 굴근지지대에 의해 형성된다. 이 안에는 정중신경, 장수무지굴근건 그리고 각각 4개인 심수지굴근 건들과 표재수지굴근의 건들이 위치한다. MN: 정중신경(median nerve), FR: 굴근지대(flexor retinaculum), FPL: 장수무지굴근건(flexor pollicis longus), FDS: 표재지굴근건(flexor digitorum superficialis), FDP: 심수지굴근건(flexor digitorum profundus), Tm: 대능형골(trapezium), Td: 소능형골(trapezoid), C: 유두골(capitate), H: 유구골(hamate), UA: 척골동맥(ulnar artery), UN: 척골신경(ulnar nerve)

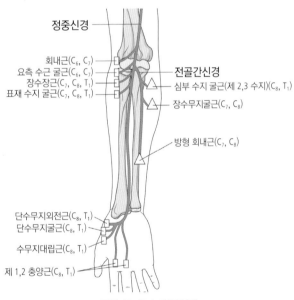

그림 49-12 | 정중신경

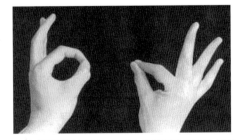

그림 49-13 | 전골간증후군은 손가락 원위관절 굴곡근 약화를 초래하여 손가락으로 OK 손짓을 할 수 없다(우측).

를 평가하면 방형회내근의 작동을 확인할 수 있다. 환자는 종종 아래팔에 쑤시는 통증을 호소하지만 감각소실은 없다. 전기진단검사에서 신경전도검사는 정상이며, 침근전도검사에서 전골간신경이 지배하는 근육에서 탈신경이 관찰될 수 있다.

보존치료가 대개 시작되며 비스테로이드소염제 투여와 반복적인 팔꿈치 굴곡, 회내 또는 주먹을 꽉 쥐는 동작을 피하도록 한다. 증상 발생 후 3~24개월에 걸쳐 자연회복이 보고된다.[61] 만약 운동회복이 없을 경우 감압술의 적응증이 될 수 있다.

2) 회내근증후군(Pronator Syndrome)

회내근증후군은 정중신경이 회내근의 두 근두 사이를 지날 때 압박되어 발생하는데, 이는 표재수지굴근 또는 이두근 건막으로부터 만들어지는 근막대(fascial band)이다. 환자는 종종 수근관증후군과 비슷하게 제1~3 수지의 통증과 감각이상(paresthesia)을 호소한다. 엄지두덩 피부 감각 변화가 있는데 이 부위는 수근관증후군에서는 침범되지 않는다. 수근관증후군에서 통증으로 잠을 깨는 것이 흔한 양상이나 회내근증후군에서는 없다. 포착위치 근위에서 신경지배를 받는 회내근을 제외한 모든 정중신경 지배 근육들에서 근육약화가 나타난다. 통증은 저항을 준 상태에서 팔꿈치 굴곡과 회내 그리고 손가락 굴곡을 시킬 때 유발된다. 압박 부위 신경 위에서 압통이나 티넬징후가 유발될 수 있다.[62]

전기진단검사에서 정중감각신경 진폭이 감소되거나 소실된다. 유발된 경우 정중감각 잠시는 전형적으로 유지되며 이는 수근관증후군과 감별점이다. 단무지외전근(abductor pollicis brevis)에서 복합근활동전위(CMAP) 진폭은 감소되며 아래팔의 신경전도속도는 지연될 수 있다. 침근전도검사에서 정중신경이 지배하는 모든 근육에서 이상을 보이지만 회내근은 예외이다. 환자의 1/2 이상에서 보존치료로 향상이 있으며 호전이 없는 경우 감압술은 높은 성공률을 보인다.[63]

3) 손목에서의 정중신경 단일신경병증(수근관증후군, Median Mononeuropathy at the Wrist, Carpal Tunnel Syndrome)

수근관증후군(CTS)에서 정중신경은 원위 손목주름 1~2 ㎝ 지난 곳의 수근관 내에서 압박된다. 여자에서 더 흔하며 종종 양측으로 발생하지만 우성 손에서 더 심하다. 키보드작업이나 진동기구 사용 등과 같이 반복적인 손과 손목 운동이 관련이 있다. CTS는 당뇨병, 갑상선기능저하증, 류마티스관절염 등과 같이 많은 질환 외에, 비만과 임신도 관련이 있다.[64] 드물게 CTS는 손목에서 결절종낭종(ganglion cyst) 또는 신경섬유종에 의하거나 손목의 급성 외상으로 발생할 수 있다. 하지만 대부분의 CTS는 특발성이다.

CTS의 전형적 양상은 엄지, 제2~3 수지와 제4 수지 외측의 감각이상과 저림이지만 일부 환자는 손 전체의 저림을 호소한다. 보통 엄지두덩의 감각은 보존되는데 이는 수장피부분지(palmar cutaneous branch)가 수근관 근위에서 분지되기 때문이다. 증상은 전통적으로 밤에 악화되어 잠을 깨며 손을 터는 동작을 하거나 아래로 늘어뜨리면 호전된다. 운전할 때나, 손목을 굴곡 또는 신전 위치에서 전화기, 책 같은 물건을 잡을 때 증상이 악화된다. 종종 환자는 아래팔과 어깨까지 방사통을 호소한다. 정중신경 지배 손 근육의 약화는 병을 따거나 단추 잠그기가 어렵고 물건을 떨어뜨리는 것 등으로 인지될 수 있다. 근육약화는 일차적으로 엄지외전과 대립(opposition)을 침범한다. 심하면 엄지두덩 위축이 보일 수 있다(그림 49-14). 척골신경 지배를 받는 수지외전근(finger abductors)은 물론 엄지와 손가락의 장굴곡근(long finger flexors to the thumb and fingers)은 반드시 정상이다. 흔히 원위 손목주름 1~2 ㎝ 위치에서 티넬징후가 유발될 수 있으며 정중신경 분포부위에 증상이 나타난다. 팔렌징후(Phalen's sign)란 양 손등을 맞닿은 후 손목을 굴곡 시킨 상태로 30~60초간 지속하는 것으로 제

2, 3 수지에서 감각이상이 유발되면 양성이다(그림 49-15). 하지만 이 검사는 손목관절 통증이나 팔꿈치 굴곡으로 척골신경 분포 부위에 통증을 일으키는 등, 다른 통증 원인에 대하여 과도하게 민감할 수 있다. CTS에서 근육신장반사는 침범되지 않는다.

CTS와 감별진단에는 근위정중신경손상(회내근증후군), C6 또는 C7 신경근병증, 상완신경총병증이 있다. 정중신경이 아닌 다른 신경 지배 근육이나 근위정중신경 지배 근육의 약화가 있거나, 근육신장반사가 비대칭이거나, 현저한 목통증이 있을 경우 다른 진단을 반드시 의심한다. 전기진단검사는 감별진단은 물론 CTS 확진과 중증도 평가에 유용하다. 운동이상에 비해 정중감각이상은 전형적으로 조기에 나타난다. 정중감각신경 잠시는 특히 동측 척골 감각신경 잠시에 비해 지연되며, 0.5 ㎳ 이상 차이(자극 및 기록전극에 같은 거리를 적용)가 임상적으로 유의하다. 손바닥중간(midpalm) 자극은 수근관을 가로지는 자극보다 짧은 분절을 기록하기 때문에 민감하다. 정중운동반응은 중등도 이상에서 침범되며 CMAP 진폭 감소, 원위잠시 지연을 보이지만 아래팔 신경전도속도는 정상을 보일 수 있다. 침근전도는 중등도-중증 CTS에서 단무지외전근 또는 수무지대립근(opponens pollicis)에서 급성 혹은 만성 탈신경 소견을 나타낼 수 있으며 경추신경근병증이나 신경총병증과 같은 다른 질환이나 동반 질환을 배제하는데 유용하다. CTS 진단과 치료에 있어 초음파의 역할은 증대되고 있다. 하지만 CTS 평가에 있어 초음파가 근전도에 비해 우월하지는 않다.[65]

경도-중등도 CTS는 대개 보존치료에 반응한다. 반복적

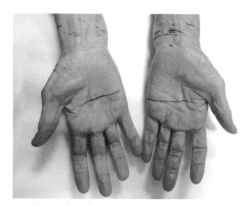

그림 49-14 | 양측 수근관증후군 환자에서 엄지두덩의 위축

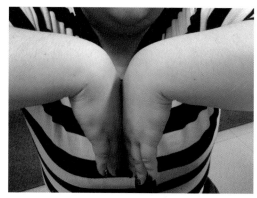

그림 49-15 | 정중신경 압박을 위한 팔렌검사(Phalen test)

이거나 과도한 손목 굴곡과 신전 그리고 주먹 쥐기 등과 같은 악화 동작을 반드시 피한다. 손목을 0°~5° 신전 위치로 유지하는 보조기를 사용한다(그림 49-16). 흔히 구할 수 있는 손목보조기 중 손목 신전이 30° 이상인 경우가 많으므로 환자에게 금속 막대를 조절하여 신전 각도를 감소시키도록 교육한다. 보조기는 밤에 착용하며 가능하면 낮에도 착용한다. 비스테로이드소염제가 종종 사용되지만 효과에 대한 근거는 없다. 한 연구에서 비스테로이드소염제는 효과가 없으나 경구스테로이드는 효과가 있음이 보고된 바 있다. 수근관 내 국소 부신피질호르몬제 주사 후 임상증상은 감압술과 비교하여 3개월 후에 우월하며 1년 후에는 유사한 효과를 보인다. 초기 치료 후에도 밤에 감각이상이 지속되는 경우 2회 주사가 필요할 수 있다.[66] 수술적 감압은 중증 또는 급속히 진행하는 근육약화와 위축, 보존치료가 실패한 경우, 정중신경 압박의 원인이 종괴병변인 경우 적응증이 된다. 최근 연구에 의하면 감압술의 효과가 일관적이지 않으며, 충분한 주사치료가 적응증이 된다.[67] 주사치료는 성공률이 높고 증상뿐 아니라 신경전도검사 지수와 초음파 검사 소견[68]의 호전을 기대할 수 있다. 초음파유도 주사와 촉지를 통한 수근관내주사 비교에서 두 방법 모두 증상과 수부기능에서 유의한 호전을 보였다.

4. 척골신경 단일신경병증(Ulnar Mononeuropathies)

척골신경은 상완신경총 하간을 이루는 C8과 T1 신경근에서 기시한다. 하간은 내삭으로 이어지며 내측전완분지(medial antebrachial branch)를 낸 이후 척골신경이 된다. 따라서 아래팔 내측면의 감각변화는 척골신경병변보다 T1 신경근병증이나 하간신경총병증이 원인이 된다. 척골신경은 정중신경과 가까이 위치하면서 위팔 내측을 따라 주행한다. 팔꿈치 직전 근위에서 척골신경은 내상과와 주두사이의 고랑(groove)에서 피부에 가까이 위치하며 이후 척측수근굴근(flexor carpi ulnaris) 건사이로 깊이 들어간다. 척골신경은 대개 팔꿈치 원위에서 척측수근굴근을 지배하며 아래팔 내측을 따라 하행하여 하방 1/3 지점에서 내측손바닥과 손등 부분을 지배하는 분지를 낸다. 따라서 팔꿈치척골신경병변이 손 전체 내측면에 저림을 일으키는 반

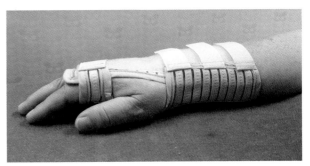

그림 49-16 │ 수근관증후군에 효과적인 손목수부보조기(wrist-hand orthosis, WHO)
손목을 0°~5° 신전 위치로 유지하는 것이 중요하다.

면, 손목척골신경병변은 손가락을 침범한다. 척골신경은 손목에서 갈고리뼈(hamate hook)와 콩알뼈(두상골, pisiform bone) 사이로 기욘관(Guyon canal)으로 들어간다. 척골신경은 동맥과 같이 주행하며 기욘관 내에는 힘줄이 없으므로 이 부위 병변은 과사용보다 외부 압박에 의함을 암시한다. 손에서 척골신경은 분지를 내며 엄지두덩 내의 수무지내전근(adductor pollicis)과 단수무지굴근(flexor pollicis brevis)에서 끝난다(그림 49-17). 척골신경은 팔꿈치와 손목에서 가장 손상받기 쉽다.

1) 팔꿈치 척골신경병증(Ulnar Neuropathy at the Elbow)
팔꿈치 척골신경병증(UNE)은 CTS 다음으로 흔한 국소신경병증이다. UNE 발생률은 인구 10만 명당 남자 25.2~32.7명, 여자 17.2~18.9명으로 추정된다.[69] UNE 위험인자에 대한 연구는 CTS에 비해 미미하다. 최근, 우성측 여부에 관계없이 좌측이 우선적으로 침범되며, 반복적인 팔꿈치 굴곡, 주먹 쥐기, 또는 척골고랑(ulnar groove)에 대한 외부 압박같이 척골신경에 기계적 염증을 일으키는 활동 외에 고령, 남성, 흡연 등이 UNE 위험을 증가시킴이 보고된다.[70,71] 수정가능 인자로서 흡연기간(년)은 팔꿈치를 지나는 전기생리학 지수와 음의 상관을 보이며, 발병가능성은 흡연노출에 따라 증가한다. 이는 환자교육과 척골신경손상을 입은 보상 환자 등의 진료에서 기억할 필요가 있다. UNE 예방은 치료결과가 종종 실망스럽고, 정상척골신경지배가 상실된 경우 손기능이 상당부분 손상된다는 점에서 임상적으로 중요하다.

UNE 환자는 전형적으로 손의 척골영역에 걸쳐 불쾌

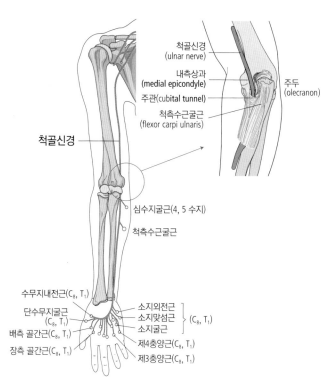

수무지내전근(C₈, T₁)
단수무지굴근
(C₈, T₁)
배측 골간근(C₈, T₁)
장측 골간근(C₈, T₁)

소지외전근
소지맞섬근 } (C₈, T₁)
소지굴근
제4충양근(C₈, T₁)
제3충양근(C₈, T₁)

척골신경

척골신경
(ulnar nerve)
내측상과
(medial epicondyle)
주관(cubital tunnel)
척측수근굴근
(flexor carpi ulnaris)
주두
(olecranon)

심수지굴근(4, 5 수지)
척측수근굴근

그림 49-17 │ 척골신경

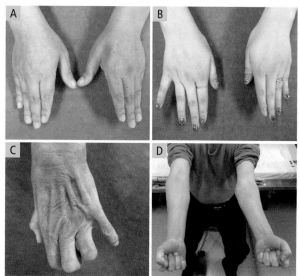

그림 49-18 │ 척골신경병증의 임상 소견

좌측 제1 골간근 위축(A), 우측 수지내전근 약화로 인한 finger escape sign (B), 그리고 칼퀴손(claw hand)(C) 모습. 좌측 지연척골신경마비의 원인이 되는 외반주(cubitus valgus)(D).

감각(dysesthesia)과 감각변화를 호소한다. CTS와 비교할 때 손 전체의 저림을 호소하는 것은 덜하다. 환자는 아래팔 내측에 통증이나 불편을 호소한다. 병이 진행되면 능숙함(dexterity)과 꽉 쥐는 힘(grip strength)이 소실되고 식사와 옷 입고 벗기 때 어려움을 호소한다. 진찰에서 손의 척골신경분포부위, 손목에서 근위수지간관절까지 감각변화를 보이나 내측 아래팔은 보존된다. 티넬징후가 상과뒤(retroepicondylar) 위 또는 척골신경이 척측수근굴근의 두 머리사이로 들어가는 지점에서 종종 나타나지만 진단적 유용성은 낮다. 골간근 근력은 감소되며 병이 많이 진행된 경우 제1 배측골간근 위축(scalloping)이 내재근 약화로 인한 칼퀴손(claw hand)과 함께 보인다(그림 49-18).

전기진단검사는 UNE와 다른 질환을 감별할 수 있다. C8-T1 신경근병증과 하간상완신경총병증은 팔꿈치구간에서 척골신경 지연 정도가 미미하며, 침근전도검사 때 수무지대립근(opponens pollicis), 장수무지굴근(flexor pollicis longus), 인지신근(extensor indicis)과 같이 척골신경이 지배하지 않는 근육에서 탈신경을 보인다. 하간과 내삭 병변의 경우 전형적으로 내측전완피부신경(medial antebrachial cutaneous n.) 반응 진폭이 감소된다. 하지만 UNE 진단은 어렵다. 팔꿈치를 지나는 신경전도검사는 팔꿈치 자세, 체온, 분절길이, 체형, 아래팔의 이상(anomalous)신경지배, 척골신경 내 주행하는 신경다발의 차별적 취약성, 축삭변성 결과로 인한 척골신경 전완분절의 지연 등이 관련되기 때문이다. 이들 문제를 해결하기 위해 (1) 신경전도검사 때 팔꿈치 90° 굴곡과 손목 중립위치를 취하고, (2) 팔꿈치 체온을 31.0℃ 이상 유지하며, (3) 80~100 ㎜ 팔꿈치 통과 분절을 검사하고, (4) 팔이 굵은 환자에서 구간 신경전도속도가 오류로 증가되지 않도록 주의하며, (5) 정중신경을 아래팔오목(antecubital fossa)에서 자극하고 척골신경지배 손 내재근에서 기록하여 아래팔 정중신경-척골신경 변이(median to ulnar contribution)가 전도차단의 원인이 아님을 확인하고, (6) 제1 배측골간근과 약지외전근(abductor digit quinti)에 대한 신경전도검사를 고려한다. 마지막으로 혼합신경 검사를 시행할 수 있는데, 내측 위팔의 정중신경과 척골신경 경로 위에서 기록하고 원위부의 같은 신경을 자극함으로써 체온, 체형, 팔꿈치 자세에 관련된 요인을 제거한다.[72] 정중신경반응 시작과 비교하여 척골신경반응 시작이 1.4 ms 이상 지연되지 않을 경우 척골신경병변이 없음을 암시한다. 척골신경반응이 지연되었을 때 UNE를 암시하는 기준은 (1) 팔꿈치 통과 구간전도속도가 50 ㎧ 미만, (2) 아래팔과 비교하여 팔꿈치 구간전도속도가 10 ㎧ 이상 감소, (3) 팔꿈치 구간의 전도차단이 20% 이상 등이다. 기술적 어려움으로 UNE 진단에 있어 하나의 기준만을 이용하는 것은 너무 민감할 수 있다. 그러므로 UNE는 전형적 임상증상을 보이면서 3가지 기준 중 2가지를 만족하거나(가능성 높음) 모두 만족할 때(확실) 진단한다. 제1 배측골간근은 침근전도검사에서 가장 흔히 침범되는 근육이며 약지외전근과 척측수근굴근은 상대적으로 덜 침범된다. UNE 가능성이 높음에도 진단이 불분명할 때 초음파검사가 합리적이며 가장 확실한 소견인 신경팽대를 밝힐 수 있다.[73]

UNE에 대한 수술 및 비수술적 치료 결과는 다양하다. 작업이나 여가활동 중 주먹을 꽉 쥐는 동작, 지속적이거나 반복적인 팔꿈치 굴곡을 피하며(보조기를 사용할 수 있다), 팔꿈치 후내측에 쿠션을 주어 압박을 피하도록 교육한다. 2~3개월 내 임상 또는 전기진단학적 호전이 없을 경우 수술적 평가와 신경전위술(transposition) 혹은 척측수근굴근 양두 근막절개술이 시행된다. 흡연이 UNE의 독립위험인자이고 수술 후 환자 만족도를 감소시킨다는 점에서 금연을 권장한다.

2) 손목 척골신경병증(Ulnar Neuropathy at Wrist)
손목척골신경병증(UNW)은 UNE와 CTS에 비해 드물며 다양한 증상을 보인다. 척골신경은 손과 손목의 네 부위에서 손상될 수 있다. 척골신경이 기욘관 내에서 압박되면 환자는 제4, 5 수지에 감각변화를 보이나 손의 배측 척골 영역은 침범되지 않으며, 척골신경이 지배하는 손의 모든 근육은 약화된다. 표재감각분지(superficial sensory branch)는 기욘관을 나온 직후 기시하므로 기욘관 원위 및 내측 부위 손상일 경우 근육약화는 같은 양상을 보이나 감각소실은 없다. 이보다 더 원위손상은 대개 관통상이나 결절종에 의해 발생하며 새끼두덩(hypothenar) 근육과 감각은 보존되지만 골간근은 약화된다. 드문 경우 표재감각분지 단독 손상이 있으며 근육약화 없이 감각소실만 나타난

다. UNW가 의심되면 전기진단검사에서 반드시 척골신경을 자극하여 제1 배측골간근과 새끼두덩에서 기록하며 배측척골피부신경(dorsal ulnar cutaneous nerve) 검사 역시 포함한다. 이들 검사와 침근전도검사로 대부분 병변 위치를 결정할 수 있다. 기욘관 내 척골신경병변은 지연성 손목의 요측편향이나 손목 척측면에 대한 압박의 결과(장거리 사이클 선수)로 발생할 수 있으며, 활동수정이 효과가 있다. 이들 손상 대부분의 경우 수부외과전문의에게 협진을 의뢰하는 것이 최선이다.

5. 요골신경 단일신경병증(Radial Mononeuropathies)

요골신경은 상완신경총의 가장 큰 종말분지로 C5-C8 신경근으로 구성된다. 요골신경은 상완신경총 후삭에서 계속되어 겨드랑이 외벽을 따라 삼두근(triceps)을 지배하고 상완나선구(spiral groove)를 감아 돌면서 주행한다. 삼각근(deltoid) 하방에서 근간막을 뚫고 팔꿈치 위에서 상완요근

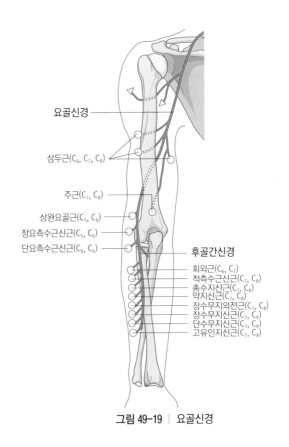

그림 49-19 | 요골신경

(brachioradialis), 장-단요측수근신근(extensor carpi radialis longus and brevis)을 지배한다. 그 후 이두근과 상완요근 사이에서 아래팔로 들어가 팔꿈치관절 부위에서 후골간신경(posterior interosseous nerve)과 표재요골신경(superficial radial nerve)으로 나뉜다. 후골간신경은 요골경을 돌아 회외근의 근위경계에 의해 형성되는 프로쉐아케이드(arcade of Frohse)를 통과한다. 후골간신경은 회외근을 지배한 후 아래팔의 신전근구획에 들어가 총수지신근(extensor digitorum communis), 척측수근신근(extensor carpi ulnaris), 장-단수무지신근(extensor pollicis longus and brevis), 인지신근(extensor indicis), 약지신근(extensor digiti minimi)을 지배한다. 표재요골신경은 아래팔을 지나 손의 배외측 부분과 제1~3 수지를 지배한다(그림 49-19). 요골신경은 정중신경과 척골신경에 비해 손상이 덜 흔하며 압박에 대해서도 덜 취약하다. 요골신경은 대개 근위로는 나선구 또는 후골간신경 부위에서 손상된다. 드물게는 표재요골신경이 손목에서 손상되어 손의 배외측면에 순수감각이상을 일으킨다. 이는 수갑, 꽉 조여진 손목시계, 또는 CTS 환자를 위한 보조기 사용 때에도 발생할 수 있다.

1) 나선구 요골신경병증(Radial Neuropathy at the Spiral Groove)

요골신경은 상완골 골절 때 나선구에서 가장 흔히 손상되는데 이는 신경이 나선구에 밀착하여 위치하기 때문이다. 요골신경은 이 부위에서 지혈대에 의한 압박으로 손상될 수 있다. 또한 장시간 수면이나 무의식 상태에서 압박되어 손상될 수 있다. 요골신경손상은 팔을 편 자세로 팔베게해 준 파트너의 머리에 눌려 발생할 수 있다(밀월마비 honeymooner's paralysis). 더 흔하게는 과음 후 팔을 의자에 오랜 시간 걸쳐 둔 자세로 잘 때도 발생한다(Saturday night palsy). 요골신경은 또한 위팔에 부주의한 주사 후 발생할 수 있다. 때로 상완골 골절 후 치유가골에 의한 압박 또는 포착으로 지연요골신경마비가 발생할 수 있다. 나선구 요골신경손상 환자는 전형적으로 손목과 손가락을 펴지 못한다(그림 49-20). 팔꿈치 신전은 흔히 보존되는데 삼두근이 나선구 근위에서 신경지배를 받기 때문이다. 팔꿈치 굴곡은 상완요골근 침범으로 경도로 약화될 수 있다. 정중신경과 척골신경 지배 근육은 반드시 정상이다. 하지만 중수지관절(metacarpophalangeal joint)을 수동으로 신전시킨 자세를 유지하지 않은 채 손가락 외전근을 평가하면 근육약

화가 있는 것으로 오진할 수 있다. 상완골 나선구 내 요골신경 손상에서 감각이상은 손등의 외측과 제1~4 수지 배측에 나타난다. 상완요골근반사(brachioradialis reflex)는 저하되거나 소실되는 반면, 삼두근 및 이두근반사는 보존된다. 손가락과 손목하수의 감별진단에는 주로 겨드랑이에서 발생하는 근위요골신경손상, C7 또는 C8 신경근병증, 상완신경총 후삭병변이 있다. 삼두근 약화와 삼두근반사 저하는 요골신경병변이 나선구 근위임을 암시한다. 정중신경 또는 척골신경지배 C7, C8 근육과 경추주위근 침범은 경추신경근병증에 부합된다. 후삭병변은 삼각근 약화를 초래한다. 운동신경전도검사는 인지신근에서 기록하고 팔꿈치와 나선구, 어브점(Erb point) 또는 겨드랑이에서 근위자극을 한다. 전도차단은 병변 위치보다 근위를 자극했을 때 운동반응 진폭이 원위 자극 때보다 50% 이상 감소된 경우 진단된다. 표재요골신경 역시 검사할 수 있다. 침근전도검사는 요골신경손상 위치 결정과 다른 원인을 배제하는데 유용하다.

근위요골신경손상 치료는 원인에 따른다. 외부 압박에 의한 근육약화는 전형적으로 생리적신경차단(neuropraxic) 손상으로 대개 2달 이내 자연회복 된다. 상완골 골절에 의한 요골신경손상은 보다 불량한 결과를 보일 수 있다. 폐쇄골절에 의한 요골신경병변은 복잡골절에 비해 더 나은 회복을 보인다. 인지신근에서 작은 반응이라도 있을 경우 손목신전근이 3등급으로 회복될 가능성은 90%이다.[74] 8~10주 내에 회복이 없을 경우 수술적 탐색(exploration)

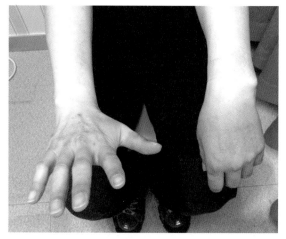

그림 49-20 ┃ 좌측 나선구 요골신경 손상으로 인한 손목 및 손가락 하수

의 적응증이 되며 1년 후에도 기능회복이 없을 경우 상지 기능 향상을 위해 건전이술(tendon transfer)이 고려된다. 회복기간 중에는 손목과 손가락을 신전위치로 유지하기 위해 콕업부목(cock-up splint)이 필요하다.

2) 후골간신경병증(Posterior Interosseous Neuropathy)

후골간신경병증(PIN)의 가장 흔한 원인은 프로쉐아케이드 아래 포착으로 회외근증후군(supinator syndrome)으로도 알려져 있다. 후골간신경은 또한 팔꿈치골절, 열상, 또는 지방종과 같은 연부조직 종괴에 의한 압박, 신경섬유종, 슈반종, 혈종, 류마티스관절염에 의한 팔꿈치 활막염으로 발생할 수 있다. 발병은 흔히 서서히 일어나며 특히 회내와 회외 등 아래팔의 격렬한 사용과 관련이 있다. 근육약화는 수지신전근과 척측수근신근에서 보인다. 상완요골근과 요측수근신근은 보존된다. 환자가 손목을 신전하면 요측편위가 관찰된다. 회외근은 다양하게 침범된다. 요골신경 분포 부위의 감각은 보존되는데 후골간신경은 감각섬유가 없기 때문이다. 인지신근에서의 운동신경전도검사는 비정상인 반면, 요골감각전도는 정상이다. 침근전도검사로써 병변 위치를 결정한다. 특발후골간신경병증 치료에는 유발동작을 피하고 경구 비스테로이드소염제와 보조기 사용 등이 있다. 보존치료 환자 중 최대 80%에서 증상 소실이 관찰된다.[75] 4~12주 후에 호전이 없거나 진행성 또는 심한 근육약화와 위축이 있을 경우 수술 적응증이 되며 환자의 90%에서 양호 내지 탁월한 기능회복을 얻을 수 있다. 종괴병변이 있을 경우 수술적 탐색이 필요하다. 근력 회복이 없는 경우는 드물지만 기능 향상을 위해 건전이술을 시행할 수 있다.

6. 중복충돌 개념(The Concept of Double Crush)

중복충돌 가설은 말초신경이 근위에서 압박된 경우 그렇지 않은 경우에 비해 축삭형질 유동(axoplasmic flow) 장애로 원위에서 압박에 보다 취약함을 암시한다. 흔히 인용되는 예로 경추신경근병증 환자는 CTS 발병에 취약하다는 것이다. 하지만 왜 경추신경근병증과 같은 후근신경절 근위병변이 CTS 같은 원위 감각신경기능에 영향을 미치는지에 대한 이유는 알려진 바 없다(감각신경 내의 축삭형질

유동은 파괴되지 않기 때문). 더욱이 서로 다른 부위의 경추신경근병증 환자에서 CTS 발생과 원위 신경병변 환자에서 경추신경근병증 부위와 빈도에 대한 신경생리학적 분석 연구들은 중복충돌가설을 지지하지 않는다.[76] 그러므로 중복충돌에 대한 신경생리학적 근거는 가능성이 없다. 전기진단으로 확진된 경추신경근병증 환자에서 손목정중신경병증이 동반하는 경우가 높은 사실은 이들 환자에서 두 질환에 취약한 내인 또는 외인 조건이 있을 가능성을 암시한다.[76] 즉, 반복적인 상지사용, 압력손상에 취약한 소인 또는 비후된 인대를 형성하는 경향, 당뇨병 같은 전신질환의 존재 등이 두 질환의 위험도를 증가시킬 수 있다. 결론적으로 신경근병증 같은 근위국소신경병증이 같은 팔이나 다리에서 원위국소신경병증을 초래 또는 악화시킬 가능성은 거의 없다. 즉, 중복충돌증후군이라는 용어와 개념은 폐기되어야 하며 한 팔 또는 다리에서 감압을 위해 여러 곳에 수술을 하는 바람직하지 못한 경향은 반드시 중단되어야 한다.

7. 요천추신경총(Lumbosacral Plexopathies)

요천추신경총은 요추신경총과 천추신경총으로 나뉠 수 있다. 요추신경총은 요근 내에서 L1, 2, 3 신경근(일부 T12, L4)으로 구성된다. 요추신경총은 직접 분지를 내어 요근을 지배한다. 종말분지는 장골서혜신경(ilioinguinal n.), 장골하복신경(iliohypogastric n.), 음부대퇴신경(genitofemoral n.), 대퇴신경(femoral n.), 외측대퇴피부신경(lateral femoral cutaneous n.), 폐쇄신경(obturator n.)들이 있다. 천추신경총은 골반 내 이상근(piriformis m.) 전방에서 형성된다. 종말분지는 상하쌍둥이근(nerves to superior/inferior gemelli), 내폐쇄근(oburator internus), 이상근, 상하둔근(superior and inferior gluteal m.)을 지배하는 신경과 후대퇴피부신경(posterior femoral cutaneous n.), 좌골신경(sciatic nerve)들이 있다(그림 49-21).

요천추신경총은 주로 골반이나 고관절 골절과 연관되어 손상될 수 있다. 이 경우 주로 천추신경총이 우선적으로 손상되는데 이는 뼛조각에 의한 직접압박이나 열상, 또는 견인손상 때문이다. 동반된 신경근 찢김(avulsion)손상도 일어날 수 있는데 대개 천장관절 분리와 연관된다. 불

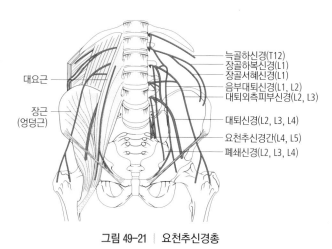

대요근		늑골하신경(T12)
		장골하복신경(L1)
		장골서혜신경(L1)
		음부대퇴신경(L1, L2)
장근 (엉덩근)		대퇴외측피부신경(L2, L3)
		대퇴신경(L2, L3, L4)
		요천추신경간(L4, L5)
		폐쇄신경(L2, L3, L4)

그림 49-21 | 요천추신경총

완전 병변이 흔히 발생하며 급성기에 종종 간과되는데 이는 정형외과적 손상으로 인한 통증과 고정, 동반 뇌손상으로 인한 정신상태 변화 또는 기관내삽관 때문이다. 이들 손상은 외상센터 협진이나 또는 재활 치료가 시작된 후에 진단되는 게 드물지 않다. 그러므로 외상의 경우 신경총이나 말초신경계 손상에 대하여 높은 수준의 경계감을 가져야 한다.

요천추신경총은 압박 병변에 취약하다. 종양은 대장항문암, 부인암, 전립선암 등에서와 같이 흔히 주위 조직에 직접 확장함으로써 신경총 손상을 일으킬 수 있다. 신경총 주위로의 전이암 침전은 유방암, 갑상선암 또는 골육종에서 가장 흔하다. 신경총을 직접 침범할 수도 있다. 림프종 역시 연관된다. 암에 의한 신경총병증은 통증이 가장 현저한 증상이며 근육약화와 감각소실은 나중에 나타난다. 요추신경총은 압박에 의해 우선적으로 이환되는데 이는 대개 항응고, 혈우병 같은 혈액병, 대동맥류 누출과 연관된 후복강출혈 때문이다. 비외상신경총병증의 중요한 원인으로 방사선유발신경총병증이 있다. 이는 전형적으로 암 치료 후 수년 내지 수십 년 지나 발생한다. 암 재발에 의한 신경총병증과의 감별이 중요하다. 방사선신경총병증은 종종 무통증이며 근약화가 서서히 진행하는 것이 두드러진 특징이다. 종종 양측성이다. 한편 출산손상도 일어날 수 있으며 위험인자는 머리골반불균형(cephalopelvic disproportion), 비정상 태위(fetal presentation), 집게분만이 있다. 당뇨병 역시 요천추신경총염의 원인이 된다.

증상은 요추신경총 병변의 경우 고관절 굴곡과 내전, 슬관절 신전이 약화된다. 감각소실은 대퇴 전외측과 하퇴 내측에 있다. 후복막 출혈이나 종양이 있으면 통증이 샅고랑(inguinal) 부위에서 나타나며, 고관절을 신전시키면 대퇴로 방사된다. 하부 요추신경근이나 천추신경총이 침범되면, 고관절 신전, 외전, 그리고 슬관절 굴곡이 약화된다. 족관절의 배굴, 족저굴곡, 외번, 그리고 내번 역시 약화될 수 있다. 감각변화는 하퇴, 발 혹은 대퇴 후면에 나타난다.

전기진단이 신경총병증을 확진하고 병변의 중증도와 범위 결정에 도움 된다. 또한 신경총병증, 신경근병증, 개별 단일신경병증과의 감별에 유용하다. MRI와 CT검사는 외상이나 비외상성 압박병변을 진단할 때 유용하다.

8. 하복부신경병증(Lower Abdominal Neuropathies)

하복부나 생식기 부위의 통증은 장골서혜신경, 장골하복신경, 음부대퇴신경 손상의 증상일 수 있다. 환자는 위장관, 비뇨기, 또는 부인과적 검사 등에 이상을 발견하지 못한 후에 방문하곤 한다. 이 신경들은 지배부위가 중복되거

표 49-18 | 하부 복근의 해부학적 양상

신경	신경근	주행	전형적인 지배 양상
장골서혜신경 (Ilioinguinal)	L1(T12)	요근 외연, 장골능선을 따라 전상방장골극 인근에서 횡복근을 뚫고, 서혜관에서 정삭(spermatic cord)/원인대(round ligament)와 동반	대퇴 내측의 상방, 성기 기저부와 상부 음낭, 불두덩(mons pubis)과 외측 음순(labia)
장골하복신경 (Iliohypogastric)	L1(T12)	요근 외연을 지나, 장골 내면을 따라 횡복근과 내복사근 사이를 지남	둔부 후외측과 치골 상방의 복부
음부대퇴신경 (Genitofemoral)	L1, L2	요근을 지남. 대퇴신경분지는 서혜인대 밑을 지남. 음부신경분지는 서혜인대를 뚫고 지남	원인대, 대음순, 음낭 기저부, 고환올림근(cremasteric m.)

나 다양하기 때문에 진단이 쉽지 않다(표 49-18). 일반적으로 이들 신경병증은 해당 피부절에 통증이나 이상감각을 나타낸다. 전방복근의 약화는 탈장 형성에 기여한다. 티넬 징후가 전상방장골극 인근에서 유발될 수 있다. 고환거근 반사(cremasteric reflex)는 소실될 수 있다. 척추 신전은 신경에 장력을 가하므로 환자는 허리를 전방굴곡 하는 자세를 취할 수 있다.

이 신경들이 흔히 포착 또는 손상 받는 부위는 요근, 횡복근, 서혜인대와 서혜관이다. 이들 손상의 대부분은 의인성으로 Pfannenstiel 절개, 서혜탈장재건술 때 거치되는 외측 투관침(trochar), 복부성형술이나 제왕절개 같이 하복부 절개를 시행하는 수술 등이다. 이들 신경은 요근의 공간점유병변, 전상방장골극 주위에서 횡복근에 의한 포착, 또는 이 부위의 둔상에 의해 압박될 수 있다. 서혜부 수술 후 흉터조직에 의한 포착도 발생할 수 있다. 이들 신경은 영상검사에서 직접 보이지 않는다. 하지만 임상적으로 공간점유병변에 의한 압박이 의심되는 경우 도움이 된다. 근전도 검사는 이들 신경을 직접 평가할 수는 없으나 상부 요추신경근병증이나 신경총병증을 배제할 수 있다. 신경병증통증이 보존치료로 해결되지 않을 경우 치료 또는 진단 목적의 신경차단술이 유용하다. 초음파 또는 신경자극기 사용이 신경차단술의 정확도를 증가시킬 수 있다.[77] 난치성인 경우 최종적으로 신경박리술(neurolysis) 또는 제거술이 성공적일 수 있다.

9. 대퇴신경병증(Femoral Neuropathy)

L2-L4 척수신경근이 대퇴신경을 형성하며 골반 내에서 요근(psoas)을 지배한다. 대퇴신경은 그 후 요근과 엉덩근(iliacus) 사이를 지나 서혜인대(inguinal ligament) 밑을 통과하기 전에 엉덩근을 지배한다. 서혜인대를 지난 후 종말분지로 나누어져 대퇴사두근(quadriceps femoris), 넙다리빗근(봉공근, sartorius), 치골근(pectineus)을 지배하며, 전방 대퇴에 내측 및 중간피부분지(medial and intermediate cutaneous branch)를 내고 내측 하퇴에 복재신경(saphenous n.)을 분지한다(그림 49-22). 대퇴신경은 대개 골반 내 후복막공간(retroperitoneal space) 또는 서혜인대 밑에서 손상된다. 대퇴신경손상은 복부 내 및 골반 내 수술, 부인과 또는 비뇨

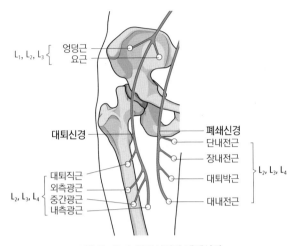

그림 49-22 | 대퇴신경과 폐쇄신경

기과 시술, 장골서혜신경차단(ilioinguinal nerve block)과 카테터 시술 등과 같은 의인성 원인이 가장 흔하다.[78] 결석제거술자세(lithotomy position), 즉 고관절의 과도한 굴곡과 외회전은 서혜인대 아래에서 대퇴신경을 압박할 수 있다. 마른 사람은 견인기(retractor)와 결석제거술자세에서 손상 받을 위험이 크며 비만한 사람은 고강도 골반손상 때 위험이 크다. 항응고치료와 혈액질환으로 초래된 혈종 역시 대퇴신경병증의 흔한 원인이다.

대퇴신경병증 환자는 편측 대퇴약화와 전방 대퇴와 하퇴에 저림을 호소한다. 결석제거술자세에 의한 병변은 종종 양측으로 나타날 수 있다. 때로 환자는 슬관절 주위 불안정과 무릎이 꺾기는 느낌을 호소하며 특히 계단이나 비탈에서 힘들어 한다. 슬개반사(patellar reflex)는 저하되거나 소실될 수 있다. 대퇴신경이 골반 내에서 압박된 경우 고관절 굴곡 역시 약화될 수 있다. 고관절 내전근과 외전근, 그리고 슬관절 굴곡근, 족관절 주위 근육은 반드시 정상이다. 대퇴신경 손상에서 고관절 신전 때 통증(역하지거상: reverse leg raise)이 나타날 수 있다. 감각변화는 전방 대퇴와 복재신경이 분포하는 내측 하퇴에서 보인다.

전기진단은 대퇴운동전도검사를 시행하며 서혜부에서 자극한다. 만약 CMAP이 건측에 비해 최소 50%일 경우 1년 내 호전에 대한 예후는 양호한 반면, 50% 미만인 환자에서 1년 내 호전되는 경우는 1/2 미만이다.[79] 침근전도검사에서 장요근(iliopsoas) 침범 여부로 병변이 서혜인대 원위 또는 골반 내인지 결정할 수 있다. 고관절 내전근과 척

추주위근을 검사하여 상위 요추신경근병증이나 신경총병증을 배제할 수 있다. MRI나 CT 검사는 종괴병변이 의심될 때 적응증이 된다.

대퇴신경병증의 원인 중 많은 것이 예방 가능하다. 대퇴신경이 서혜인대 밑에서 압박되는 것을 피하기 위해 수술 중에 극단의 고관절 굴곡, 외회전 및 외전을 피한다. 자가지속견인기(self-retaining retractor) 역시 수술 중 손상 원인이며 대퇴신경이 요근을 지날 때 압박되지 않도록 견인기를 위치시킬 때 주의한다. 대퇴신경병증 환자에서 영상검사는 혈종, 종괴, 또는 가성동맥류에 의한 압박을 진단할 수 있다. 치료 가능한 원인이 발견되면 신속한 수술이 필요하다. 불완전 병변은 대개 저절로 유의한 호전을 보인다. 근력강화와 관절가동범위 유지를 위한 물리치료를 조기에 시작한다. 환자는 약화된 슬관절신전근을 보완하기 위해 입각기에 둔근과 족저굴곡근에 힘을 주는 것을 훈련받을 수 있다. 경도 내지 중등도 근육약화의 경우 배굴제한단하지보조기(ankle-foot-orthosis, AFO with dorsiflexion stop)가 약화된 대퇴사두근을 보완하는 슬관절 신전 모멘텀을 제공한다. 중증 근력약화의 경우 장하지보조기(knee-ankle-foot orthosis, KAFO)가 적응증이 되나 종종 착용 순응도가 낮다. 선 자세에서 지면반발력(ground reaction force)을 슬관절 회전축보다 전방에 위치시키는 보행보조기(walker)가 보다 기능적일 수 있다. 순차적인 임상 및 전기진단검사를 반드시 시행한다. 3~6개월 후에도 임상 또는 전기진단학적으로 호전이 없을 경우 수술이 적응증이 될 수 있다.[78] 대퇴사두근은 큰 근육이므로 재신경지배 징후를 확인하기 위해 광범위한 검사가 필요한데 이는 원위에 비해 근위대퇴사두근에서 조기 회복 징후를 발견할 수 있기 때문이다.

10. 외측대퇴피부신경병증(Lateral Femoral Cutaneous Neuropathy)

외측대퇴피부신경 단일신경병증은 대퇴감각이상증(meralgia paresthetica)으로 알려져 있으며 전방외측 대퇴 저림의 흔한 원인이다. 외측대퇴피부신경은 순수감각신경으로 L2, L3 신경근에서 기시한다. 신경이 골반을 빠져나올 때 많은 해부학적 변이가 있으나, 가장 흔하게는 골반 가장자리를 돌아 전상방장골극의 바로 내측에서 서혜인대 밑으로 나오는데 이 위치에서 압박된다. 외측대퇴피부신경은 그 후 전방 및 후방 분지로 나누어져 전외측 대퇴의 감각을 지배한다(그림 49-23). 대퇴감각이상증은 대개 특발성이며 비만, 임신, 당뇨병과 관련이 있다. 무거운 도구벨트, 책상에 기대는 습관, 허리띠를 너무 세게 맬 때 압박될 수 있다. 때로 수술, 특히 탈장복원술, 신이식, 장골이식편 채취, 고관절 수술, 대동맥밸브와 관상동맥우회술 중에 손상될 수 있다.[80] 장골능(crest)을 침범한 종양 역시 전상방장골극에서 외측대퇴피부신경을 압박할 수 있으며, 복부동맥류 또는 골반 종괴에 의해서도 침범될 수 있다.

외측대퇴피부신경병증 환자는 전외측 대퇴부에 경계가 뚜렷한 저림과 통증을 보인다. 증상은 걷거나 고관절 신전 때 또는 꼭 끼는 옷을 입을 때 악화된다. 순수감각신경이므로 하지 근육약화는 보이지 않는다. 진찰에서 외측대퇴피부신경 영역의 저림 혹은 감각과민(hyperesthesia) 외에 전상방장골극의 바로 내측과 하방을 가볍게 두드릴 때 티넬징후가 나타날 수 있다. 도수근력검사와 근육신장반사는 정상이다. 대퇴감각이상증 증상이 있을 경우 반드시 대퇴신경병증, 요추신경총병증, 상위 요추신경근병증과 감별한다. 대퇴신경병증과 요추신경근병증의 경우 감각이상은 전체 대퇴와 내측 하퇴까지 널리 퍼져 있으며, 대퇴근육 약화와 슬개반사 저하를 보일 수 있다.

외측대퇴피부신경전도검사는 환측과 건측을 비교할 때 비대칭을 보인다. 하지만 비만이 아닌 건강한 사람에서조차 외측대퇴피부신경반응을 얻는 것은 기술적으로 어려울 수 있다.[81] 침근전도검사는 정상이다. 마취제를 이용한 외측대퇴피부신경차단은 확진에 도움이 되지만 해부학적 변이가 있을 경우 효과가 없을 수 있다.

대퇴감각이상증은 대개 양성으로 자연회복 되며 수개월간의 보존치료에 호전된다. 꼭 끼는 옷 또는 도구벨트 같은 악화 요인을 제거하거나 체중 감량으로 증상이 해소될 수 있다. 만약 통증성 감각이상이 있을 경우 증상이 국소적이기 때문에 캡사이신(capsaicin) 크림과 리도덤(Lidoderm) 패취 같은 국소 제제가 도움이 된다. 삼환계항우울제같은 신경병증통증 제제나 가바펜틴, 프레가발린, 카바마제핀 같은 항경련제로 증상을 조절할 수 있다. 국소 부신피질호르몬제 주사는 일시적인 호전을 가져 올 수 있다. 해부학적 변이 때문에 초음파유도주사가 유용하다. 난치인 경우 수술이 적응증이 될 수 있으며 감압과 신경절제술(neurectomy) 둘 다 높은 성공률이 보고된다.[82]

11. 폐쇄신경병증(Obturator Neuropathy)

폐쇄신경은 요근 내에서 L2-L4 신경근으로 형성되며 천장관절 전방을 주행한다. 골반의 측벽을 따라 폐쇄근과 치골(pubic bone)의 폐쇄구(obturator sulcus) 사이의 섬유골관(fibro-osseous canal)을 통과한다. 폐쇄신경은 장내전근(긴모음근, adductor longus), 단내전근(adductor brevis), 박근(두덩정강근, gracilis), 치골근(두덩근, pectineus), 외폐쇄근(obturator externus)과 대내전근(adductor magnus) 일부를 지배하는데, 대내전근은 대개 좌골신경에 의해 이중신경지배를 받는다. 또한 고관절과 슬관절에 관절분지를 내며, 대퇴내측 원위 2/3 피부감각을 지배한다. 골반외상, 특히 천장관절 파열을 포함하는 경우 폐쇄신경 단독 손상은 드물며, 흔히 요추신경총의 다른 신경이나 신경근 손상을 동반한다. 결석제거술자세와 출산과정에서 태아두부가 골반을 압박하는 등 원인으로 의인성 손상이 많다.[83] 단내전근막에서의 포착이 운동선수에서 보고되며, 운동 때 심부통증과 근약증을 호소한다.[84]

폐쇄신경병증은 내측 대퇴 감각소실과 고관절 내전근과 내회전근 약화를 나타낸다. 회전보행(circumducted gait)을 보인다. 외상이나 수술이 원인인 경우, 이러한 소견이 잘 드러나지 않아 신경손상 인지를 지연시킨다. 근전도검사가 진단에 가장 유용하다. 폐쇄신경전도검사는 시행할 수 없으나 침근전도검사에서 폐쇄신경 지배 근육들에서 탈신경을 확인할 수 있다.

대부분의 폐쇄신경 손상은 보존치료로 잘 회복된다. 폐쇄관에서 압박된 경우 수술적 박리가 효과적이며 특히 보존치료나 신경차단술이 실패한 운동선수에서 그러하다.[85]

12. 비골신경 단일신경병증(Fibular (Peroneal) Mononeuropathies)

총비골신경은 L4-S1 신경근에서 기시하여 경골신경과 함께 좌골신경의 한 부분으로 대퇴후방으로 주행한다. 다

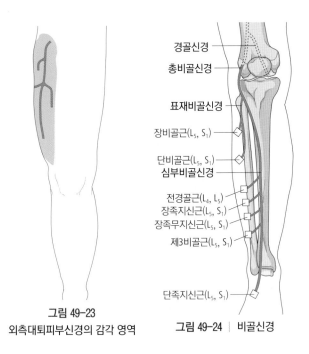

그림 49-23
외측대퇴피부신경의 감각 영역

그림 49-24 │ 비골신경

리오금(popliteal fossa)에서 경골신경으로부터 나누어지기 전에 대퇴이두근단두에 근육분지를 내는데, 이는 대퇴근육 중 좌골신경 비골신경갈래(peroneal division)가 지배하는 단 하나의 근육이다. 다리오금 내에서 총비골신경은 피부분지를 내어 경골신경 피부분지와 합쳐 비복감각신경(sural sensory nerve)을 형성한다. 경골신경과 나누어진 후 비골두를 돌아 주행하며 이곳에서 단단한 섬유골대(fibro-osseous band)에 의해 고정된다. 그 후 총비골신경은 종말분지인 표재 및 심비골신경을 형성한다. 표재비골신경(superficial peroneal nerve)은 하퇴 외측 하방 2/3와 제1 발갈퀴막 공간을 제외한 발등의 피부를 지배하고 장비골근(긴종아리근, peroneus longus)과 단비골근(peroneus brevis)을 지배한다. 인구의 12~15%에서 표재비골신경은 부비골신경(accessory peroneal nerve)을 분지하여 단족지신근의 운동지배에 기여한다. 심부비골신경은 전경골근(앞정강근, tibialis anterior), 장족무지신근(extensor hallucis longus), 제삼비골근(peroneus tertius)을 지배하고 제1 발갈퀴막공간 감각을 담당한다(그림 49-24).

비골신경병증은 하지에서 가장 흔한 신경손상이다. 총비골신경병변은 비골두에서 빈번하게 일어나는데 이는 표재성 위치와 섬유골대에 의한 고정으로 견인에 취약하기 때문이다. 손상은 수술이나 침상에서 장시간 체위변화를

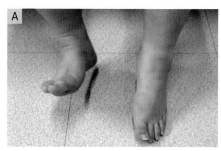

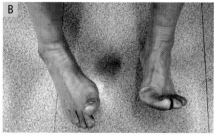

그림 49-25 | 좌측 총비골신경손상으로 인한 완전족하수(A)와 우측 표재비골신경손상으로 인한 부분족하수(B)

시켜 주지 못할 경우 압박되어 발생할 수 있으며, 특히 악액질(cachectic) 환자가 취약하다. 부적절하게 착용된 부목, 보조기, 석고붕대는 비골두에서 신경을 직접 압박할 수 있다. 웅크린 자세를 지속할 경우 신경이 과도하게 견인될 수 있다. 총비골신경 손상은 특히 비골두 골절을 동반한 슬관절 외상에 의해 급성으로 발생할 수 있다.[86] 골절 치유로 인한 가골형성, 베이커(Baker)낭종과 종양 같은 공간점유병변이 압박 원인이 될 수 있다. 전방구획증후군은 심비골신경을 우선적으로 침범한다. 발목 내번염좌(inversion sprain)는 견인과 혈관(vasa nervorum) 파열로 신경손상을 일으킬 수 있다.[87] 심비골신경은 또한 거주상골관절(talonavicular joint) 위치에서 족무지신근건 또는 상하 신근지지대(extensor retinaculum) 아래에서 압박 받을 수 있다. 이는 전방족근관증후군(anterior tarsal tunnel syndrome)으로 알려져 있다.

가장 뚜렷한 임상소견은 족관절배굴근 약화이다(그림 49-25). 심한 손상으로 인한 완전족하수는 발처짐걸음(steppage gait)을 일으키며 환자는 유각기 동안 발가락이 지면에 닿지 않도록 고관절과 무릎을 과도하게 굴곡 시키게 된다. 근육약화가 미미할 경우 이환 측에서 뒤축닫기(heel strike) 후에 조기발접지(premature foot flat) 또는 발바닥이 지면을 때리는 양상(foot slap)이 보일 수 있다. 종종

심비골신경이 표재비골신경에 비해 더 많이 침범되며 따라서 발 외번(eversion)은 덜 손상된다. 감각은 하퇴 외측하방 2/3와 발등에서 저하된다. 신경의 비골경 경로 위를 가볍게 두드리면 티넬징후가 나타날 수 있다.

여러 신경학적 질환이 족하수를 보일 수 있다. 감별진단에는 L5 신경근병증, 요천추신경총병증, 좌골신경병증이 있다. 요통, 뚜렷한 하퇴 통증, 그리고 넙다리뒤근육반사(hamstring reflex) 저하는 신경근병증을 암시한다. 넙다리뒤근육이나 족저굴근의 약화는 좌골신경 또는 요천추신경총 병변을 암시한다. 전기진단검사가 족하수 진단에 가장 유용하다. 비골운동전도검사는 반드시 비골두 상방과 하방에서 시행한다. 비골운동반응은 단족지신근(extensor digitorum brevis, EDB) 또는 전경골근에서 기록할 수 있다. 통상 EDB에서 기록하지만 국소 외상으로 위축이 흔하기 때문에 신뢰도가 떨어진다. 비골두병변인 경우 비골두를 지나는 자극에서 국소전도차단으로 CMAP의 20% 이상 감소를 보인다(특이도 99%). 신경전도검사에서 전경골근이나 단족지신근에서 작은 반응만 있어도 없는 경우에 비해 뚜렷한 회복(근력 4~5등급)과 관련이 있다.[88] 비골신경손상과 L5 신경근병증 환자에서 비복감각과 경골운동전도검사는 정상이다. 침근전도는 특히 족하수 평가에 유용하다. 표재 및 심비골신경이 지배하는 근육을 반드시 검사한다. 대퇴이두근 단두는 좌골신경병변을 배제할 때 특히 유용한데 이는 비골신경갈래(fibular division)가 슬관절 상방에서 경골신경과 분리되기 전에 지배하는 유일한 근육이며, 경도의 좌골신경병변에서 경골신경지배 근육은 보존될 수 있기 때문이다. 비골신경이 아닌 L5 지배 근육, 즉 근위로는 중둔근(gluteus medius)과 원위로는 후경골근(tibialis posterior)의 침범 여부로 L5 신경근병증을 배제할 수 있다. S1 지배 경골신경근육 역시 좌골신경 단일신경병증을 배제하기 위해 검사한다(표 49-19).

증상이 외상과 관련된 경우 단순방사선촬영검사는 비골두 주위 골절을 진단할 수 있다. MRI검사는 다리오금에서 비골신경과 탈신경된 근육을 직접 볼 수 있는 것은 물론, 공간점유병변을 확인할 수 있다. 초음파로 비골두 주위의 신경주행을 볼 수 있다.

비골신경병증의 치료는 예방과 함께 시작된다. 비골신경병증의 많은 예에서 장기 입원이나 수술 중 부적절한 자세에 기인하기 때문에 베개와 단하지보조기를 사용하여

표 49-19 | 족하수의 근전도검사

	표재비골감각 신경전도	전경골근	장비골근	중둔근	내측장딴지근	대퇴이두근(단두)	요추주위근
심비골신경	정상	비정상	정상	정상	정상	정상	정상
총비골신경	저하	비정상	비정상	정상	정상	정상	정상
좌골신경병증	저하	비정상	비정상	정상	비정상	비정상	정상
제5요추 신경근병증	정상	비정상	비정상	비정상	정상	정상	비정상
요천추신경총병증	저하	비정상	비정상	비정상	비정상	비정상	정상

슬관절 외측에 대한 압력을 제거하는 것이 필요하다. 석고붕대와 보조기의 경우 비골두에 대한 압박 여부를 반드시 확인하고 재평가한다. 외상성 원인이 아닌 경우 장시간 슬관절 굴곡, 과다한 체중감량, 다리를 꼬고 앉는 자세 등에 대한 확인이 필요하다. 족하수가 심한 경우 단하지보조기가 종종 필요하다. 수술치료에는 신경박리술(neurolysis)과 감압, 신경봉합, 신경 또는 건이식술 등이 있다.

13. 경골신경과 족저신경 단일신경병증(Tibial and Plantar Mononeuropathy)

경골신경은 L5-S2 신경근에서 기시하며 좌골신경의 경골신경갈래(tibial division)로부터 형성된다. 좌골신경 경골신경갈래는 대퇴이두근 단두를 제외한 모든 넙다리뒤근육(hamstring m.)들을 지배한다. 또한 대내전근(adductor magnus)을 부분지배 한다. 다리오금 내에서 비복감각신경을 분지하여 외측 하퇴와 발을 지배하고, 이어서 하퇴 후방구획 근육들을 지배한다. 발목에서는 내측복사 뒤를 지나 족근관(tarsal tunnel) 내로 주행하는데, 터널은 내측복사와 종골(calcaneus) 사이의 공간에 걸치는 굴근지지대(flexor retinaculum)에 의해 형성된다. 경골신경과 함께 후경골동맥, 후경골근, 장족지굴근(flexor digitorum longus)과 장족무지굴근(flexor hallucis longus) 건들이 주행한다. 그 후 경골신경은 종골분지(calcaneal branch)와 내·외측족저신경(medial and lateral plantar nerve)의 세 종말분지로 나누어진다(그림 49-26).

근위경골신경병증은 드물지만 다리오금 손상이나 베이커낭종(Baker's cyst) 또는 출혈 같은 공간점유병터에 의해 발생할 수 있다. 대퇴골 원위부나 경골 근위부의 둔상 또는 골절도 신경손상을 초래한다. 이 부위 병변은 발목의 족저굴곡과 내번 약화와 함께, 발바닥과 비복신경 분포의 감각이상을 초래한다. 경골신경은 후방구획에서 잘 보호되므로 경골 골간중간(midshaft) 손상에서 신경손상은 아주 드물며, 외상이 없을 경우 공간점유병변을 암시한다.

굴근지지대 아래에서 발생하는 발목 병변은 족근관증후군(tarsal tunnel syndrome)으로 알려져 있다. 세 종말분지 중 어느 것도 압박될 수 있다.[89] 대부분 특발성이나 발목 외상, 관절염, 뒤꿈치 변형, 거종골융합(talocalcaneal coalition),[90] 혈관압박과 결절종낭종이나 지방종 같은 종괴 등이 원인이 될 수 있다. 족근관증후군의 전형적 증상은 발바닥과 뒤꿈치의 감각이상과 통증이며 서 있거나 걸을 때 악화된다. 진찰에서 외측 또는 내측족저신경 분포에 감각소실을 보일 수 있으나, 종종 뒤꿈치는 보존된다. 내측복사에서 굴근지지대 위를 두드릴 경우 티넬징후가 나타난다. 족지간신경(interdigital nerve)은 중족골간인대(intermetatarsal ligament) 아래에서 포착되며 만성압박으로 몰턴(Morton)신경종을 형성할 수 있다. 제3,4 중족골간 공간에서 가장 흔하다.

족근관증후군의 감별진단에는 미만말초신경병증, 근위경골단일신경병증, S1 신경근병증이 있다. 전형적으로 족근관증후군은 편측인 반면, 말초신경병증은 대개 양측, 대칭이며 티넬징후는 없다. 근위경골단일신경병증은 족저굴곡과 내번 약화가 있고 아킬레스건반사 저하나 소실로 감별할 수 있다. S1 신경근병증은 흔히 허리, 둔부 및 대퇴 후방 통증과 족저굴곡근, 슬관절굴곡근, 대둔근 약화가 있다.

단순방사선촬영검사는 외상의 병력이 있을 때 골절 확

변의 경우 약족지외전근(abductor digiti quinti)을 검사하여 탈신경 여부를 확인할 수 있지만 이들 근육은 통증이 심하고 무증상 사람에서도 국소외상으로 탈신경 소견을 보일 수 있다.

치료는 비스테로이드소염제, 국소부신피질호르몬제 주사, 그리고 과회내나 과회외 같은 생역학적 이상을 교정하기 위한 보조기 등을 사용한다. 배굴제한단하지보조기(AFO with dorsiflexion stop)가 내측 장딴지근(gastrocnemius) 약화를 부분적으로 보완할 수 있다. 보존치료에 반응하지 않는 환자에서 수술적 박리(release)가 적응증이 되며, 특히 공간점유병터가 원인인 경우, 티넬징후 양성, 증상발현 후 10개월 이내의 감압 때 수술 효과가 더 좋다.[91]

14. 복재신경병증(Sural Neuropathy)

경골신경과 비골신경은 모두 감각신경분지를 내어 복재신경을 형성한다. 종종 순수경골신경으로만 구성될 수 있으며 순수비골신경의 경우는 덜 빈번하다. 복재신경은 하퇴 원위 1/3의 후외측과 발의 외측면을 지배한다. 근위 손상은 드물지만 장딴지근 출혈이나 이소성골화증 그리고 다리오금 베이커낭종 같은 종괴에 의해 발생할 수 있다. 운동선수에서 비후된 장딴지근건막에 의한 압박이 생길 수 있으며 운동 때 통증이 악화되는 특징을 보인다.[92] 의인성 손상은 족관절수술이나 아킬레스건봉합술, 비골신경 또는 상완신경총 재건술을 위한 이식편 절취 때 발생할 수 있다. 원위에서 복재신경은 아킬레스건, 족관절 손상이나 제5중족골 골절 때 취약하다.

치료는 압박원인을 제거하고 증상 완화에 초점을 둔다. 장딴지근건막에 의한 압박이 의심되는 운동선수에서 장딴지근 섬유궁(fibrous arch)에 절개를 가하는 신경박리술이 증상을 해소시킬 수 있다.

15. 좌골신경 단일신경병증(Sciatic Mononeuropathy)

좌골신경은 L4-S2 신경근으로부터 이루어지며 경골신경갈래(tibial division)와 비골신경갈래(peroneal division)를 형성한다. 이들은 별개로 주행하며 신경다발을 교환하지 않

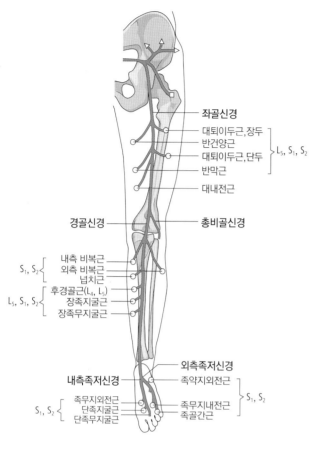

그림 49-26 | 좌골신경과 경골신경

인을 위해 시행한다. MRI 또는 초음파는 압박종괴를 나타내며 다리오금에서 경골신경을 직접 볼 수 있다. 발목 MRI는 족근관 평가와 건초염, 구조이상, 근육비후, 부(accessory)근육 또는 기타 종괴병변의 진단에 유용하다. 병변이 비복신경분지를 내기 전 다리오금 근위에 있을 경우 비복신경전도검사는 다양한 반응을 보인다. 족무지외전근(abductor hallucis)에서의 경골운동신경반응 진폭은 저하된다. 침근전도검사는 경골신경 병변 부위 결정에 유용하다. 족근관증후군의 전기진단에는 내측 및 외측 족저신경전도검사를 시행하고 반드시 이환되지 않은 반대 측과 비교하여야 하는데, 아주 초기 말초신경병증에서도 족저신경반응은 이상을 보일 수 있기 때문이다. 족저신경검사는 두꺼운 발바닥 굳은살(callus), 발과 발목 변형, 부종 같은 기술적 요인으로 제한될 수 있다. 침근전도검사에서 내측족저신경병변을 확인하기 위해 족무지외전근, 외측족저신경병

는다. 비골신경갈래가 경골신경갈래에 비해 손상에 더 취약하다. 여기에는 두 가지 주된 요인이 있다. 첫째, 비골신경은 주행경로 중에 좌골절흔(sciatic notch)과 비골두 두 지점에서 고정되는데 이는 제한이 없는 경골신경에 비해 견인손상에 대하여 취약하게 된다. 둘째, 비골신경의 신경다발은 탄성 신경외막 조직이 풍부한 경골신경에 비해 지지구조물이 적고, 더 크지만 적은 수의 다발로 구성되어 외부 압력에 대한 내구성이 덜하다.[93] 좌골신경 비골신경갈래 손상이 잘 발생하는 경향 때문에 좌골신경병변과 총비골신경병변을 감별하는 것은 쉽지 않다. 경골신경지배 넙다리뒤근육과 족저굴근은 큰 힘을 발휘하는 근육이기 때문에 미세한 약화는 잘 드러나지 않는다. 좌골신경손상의 흔한 원인에는 고관절 골절이나 후방탈구, 고관절 수술 중 손상, 특히 고관절전치환술이 있다. 부주의한 둔부주사, 자상 또는 총상, 혹은 마른 체형의 환자가 부적절한 자세로 침상에 오래 누워 있을 때와 결석제거술자세 역시 좌골신경이 손상될 수 있다. 종양, 혈종, 동맥꽈리, 이소성골화증과 같은 공간점유병터도 좌골신경을 압박할 수 있다.

전기진단검사는 좌골신경병증, 총비골 또는 경골단일신경병증, L5 또는 S1 신경근병증, 요천추신경총병증을 감별하기 위해 디자인 한다. 심한 좌골신경병증의 경우 모든 비골 및 경골운동반응은 소실되거나 저하되며 비복신경과 표재비골신경 역시 마찬가지이다. 경증의 경우 감각과 운동신경전도검사 진폭을 양측으로 비교한다. 침근전도검사에서 비골 및 경골신경 지배근육에서 탈신경 소견을 보이며 대개 비골신경 근육이 더 심하게 침범된다. 종종 좌골신경 병변에서 비골신경갈래만이 손상되며 이 경우 대퇴이두근 단두 검사가 총비골신경병증과의 감별에 유용하다. 좌골신경병변에서 둔근과 척추주위근은 침범되지 않는다. MRI는 압박병변을 나타내며 CT 검사는 외상의 특징을 보여줄 수 있다. 좌골신경 자체는 MRI에서 잘 보이며 국소팽대와 비정상 신호강도를 나타낸다. 초음파는 골반 내 신경 검사에 부적절하지만 이상근(piriformis) 원위에서 평가에 도움이 될 수 있다.[94]

좌골신경 손상의 치료는 보존적이며 손상 원인에 초점을 맞춘다. 종양이나 혈종같은 압박병변이 발견되면 감압술이 적응증이 된다. 좌골신경의 크기와 길이 때문에 신경이식 결과를 단정하는 것은 조심스럽다.

참고문헌

1. Craig A, Richardson JK, Ayyangar R. Rehabilitation of patients with neuropathies. In: Braddom RL, editors. Physical medicine & rehabilitation, 5th ed, Philadelphia: Elsevier Saunders, 2016, pp907-941

2. Choi ES. Rehabilitation of peripheral neuropathy. In: Han TR, Bang MS, Chung SK, editors, Rehabilitation medicine, 5th ed, Seoul: Koonja Publishing Co., 2008, pp969-987

3. Seddon HJ. Three types of nerve injury. Brain 1943; 66(4): 237-288

4. Sunderland S. A classification of peripheral nerve injuries producing loss of function. Brain 1951; 74(4): 491-516

5. O'keefe ST, Smith T, Valacio R, et al. A comparison of two techniques for ankle jerk assessment in elderly subjects. Lancet 1994; 344:1619-1620

6. Richardson JK. The clinical identification of peripheral neuropathy among older persons. Arch Phys Med Rehabil 2002; 83: 205-209

7. Hirvitz EA, Richardson JK, Werner RA. Unipedal stance testing in the assessment of peripheral neuropathy. Arch Phys Med Rehabil 2001; 82:199-204

8. Son J, Ashton-Miller JA, Richardson JK. Frontal plane ankle proprioceptive thresholds and unipedal balance. Muscle Nerve 2009; 39(2): 150-157

9. Dumitru D, Amato AA, Zwarts MJ. Nerve conduction studies. In Dumitru D, Amato AA, Zwarts MJ, editors, Electrodiagnostic medicine, 2nd ed, Philadelphia: Hanley & Belfus, 2002, pp172-182

10. Cornblath DR, Mellits ED, Griffin JW, et al. Motor conduction studies in Guillain-Barre syndrome: description and prognostic value. Ann Neurol 1988; 23: 354-359

11. Abraham RM, Abraham RR. Absence of the sensory action potential of the medial plantar nerve: a sensitive indicator of diabetic neuropathy. Diabet Med 1987; 4(5): 469-474

12. Paola LD, Faglia E. Treatment of diabetic foot ulcer: an overview. Strategies for clinical approach. Curr Diabetes Rev 2006; 2: 431-447

13. Vinik AI, Strotmeyer E, Nakave AA, et al. Diabetic neuropathy in older adults. Clin Geriatr Med 2008; 24: 407-435

14. Sindrup SH, Andersen G, Madsen C, Smith Brosen K, jensen TS. Tramadol relieves pain and allodynia in polyneuropathy: a randomized, double-blind, controlled trial. Pain 1999; 83: 85-90

15. Raja SN, Haythornthwaite A, Pappagallo M, et al. Opioids versus antidepressants in postherpetic neuralgia: a randomized, placebo-controlled trial. Neurology 2002; 59:1015-1021

16. Richardson JK, Hurvitz EA: Peripheral neuropathy: a true risk factor for falls. J Gerontol Ser A Biol Sci Med Sci 1995; 50A:211-215

17. Ites KI, Anderson EJ, Cahill ML, Kearney JA, Post EC, Gilchrist LS. Balance interventions for diabetic peripheral neuropathy: a systemic review. J Geriatr Phys 2001; 34(3): 109-116

18. Richardson JK, DeMott T, Allet L, et al. The hip strength: ankle proprioceptive threshold ratio predicts falls and injury in diabetic neuropathy. Muscle Nerve 2014; 50:437-442

19. Quigley PA, Bulat T, Schulz B, et al. Exercise interventions, gait, and balance in older subjects with distal symmetric polyneuropathy: a three-group randomized trial. Am J Phys Med Rehabil 2014; 93:1-16

20. Richardson JK, Thies SB, DeMott TK, et al. Interventions improve gait regularity in patients with peripheral neuropathy while walking on an irregular surface under low light. J Am Geriatr Soc 2004; 52:510-515

21. Singleton J, Smith A. Neuropathy associated with prediabetes: what is new in 2007? Curr Diab Rep 2007; 7:420-424

22. Tesfaye S, Chaturvedi N, Eaton SEM, et al. Vascular risk factors and diabetic neuropathy. N Engl J Med 2005; 352:341-350

23. Spallone V, Lacerenza M, Lacerenza A, Sicuteri R, Marchettini. Painful diabetic polyneuropathy: approach to diagnosis and management. Clin J Pain 2012; 28(8): 726-743

24. Thomas PK, Thomlinson DR. Diabetic and hypoglycemic neuropathy. In Dyck PF, Thomas PK, Griffin JW, editors: Peripheral neuropathy, vol 2, Philadelphia, PA, 1993, Saunders.

25. Kapritskaya Y, Novak C, Mackinnon S. Prevalence of smoking, obesity, diabetes mellitus and thyroid disease in patients with carpal tunnel syndrome. Ann Plast Surg 2002; 48(3): 269-279

26. Jermendy G, Toth L, Voros P, et al. Cardiac autonomic neuropathy and QT interval length. A follow-up study in diabetic patients. Acta Cardiol 1991; 46:189-200

27. Boulton AJM, Vinik AI, Arezzo JC, et al. Diabetic neuropathies: a statement by the American Diabetes Association. Diabetes Care 2005; 28:956-962

28. Yuki N, Hartung HP. Guillain-Barre syndrome. N Eng J Med 2012; 366(24): 2294-2304

29. Van Doorn PA, Ruts L, Jacobs BC. Clinical features, pathogenesis, and treatment of Guillain-Barre' syndrome. Lancet Neurol 2008; 7: 939-950

30. Garssen MP, Bussmann JB, Schmitz PI, et al. Physical training and fatigue, fitness, and quality of life in Guillain-Barre' syndrome and CIDP. Neurology 2004; 63: 2393-2395

31. Pritchard J. What's new in Guillain -Barre syndrome? Postgrad Med J 2008; 84: 532-538

32. Miller RG, Peterson GW, Daube JR, et al. Prognostic value of electrodiagnosis in Guillain-Barre syndrome. Muscle Nerve 1988; 11: 769-774

33. Lawn N, Fletcher O, Henderson R, et al. Anticipating mechanical ventilation in Guillain-Barre' syndrome. Arch Neurol 2001; 58: 8893-8898

34. Hughes RA, Swan AV, Raphael JC, Annane D, van Koningsveld R, van Doorn PA. Immunotherapy for Guillain-Barre syndrome: a systematic review. Brain 2007; 130; 2245-2257

35. Plasma Exchange/Sandoglobulin Guillain-Barre' Syndrome Trial Group: Randomised trial of plasma exchange, intravenous immunoglobulin, and combined treatments in Guillain-Barre' syndrome. Lancet 1997; 349:225-230

36. Khan F, Amatya B. Rehabilitation interventions in patients with acute demyelinating inflammatory polyneuropathy: a systemic review. Eur J Phys Rehabil Med 2012; 48(3): 507-522

37. McMillan HJ, Kang PB, Royden Jones H, et al. Childhood chronic inflammatory demyelinating polyradiculoneuropathy: combined analysis of a large cohort and eleven published series. Neuromuscular Disord 2013; 23:103-111

38. Joint task force of the EFNS and PNS: European federation of Neurological Societies of Peripheral Nerve Society guideline on management of chronic inflammatory demyelinating polyradiculoneuropathy. J Periph Nerv Syst 2005; 10: 220-228

39. Lewis RA, Summer AJ. Chronic inflammatory demyelinating polyneuropathy. Neurol Clin 2007; 25: 71-87

40. Said G. Infectious neuropathies. Neurol Clin 2007; 25; 115-137

41. Thaisetthawatkul P, Logigia EL. Peripheral nervous system manifestations of Lyme borreliosis. J Clin Neuromusc Dis 2002; 3:165-171

42. Gabbai AA, Castelo A, Bulle Oliveria AS. HIV peripheral neuropathy. In Said G, Krarup C, editors: Handbook of Clinical Neurology, vol 115, ed 3, 2013, Elsevier

43. Hoke A, Cornblath DR. Peripheral neuropathies in human immunodeficiency virus infection. Suppl Clin Neurophysiol 2004; 57:195-210

44. Gonzalez-Duarte A, Robinson-Papp L Simpson DM. Diagnosis and management of HIV-associated neuropathy. Neurol Clin 2008; 26:821-832

45. London Z, Albers JW. Toxic neuropathies associated with pharmacologic and industrial agents. Neurol Clin 2007; 25: 257-276

46. Advisory Committee on Childhood Lead Poisoning Prevention of the Centers For Disease Control and Prevention: Guidelines for measuring lead in blood using point of care instruments. Retrieved from: www.cdc.gov/nceh/lead/ACCLPP/20131024_POCguidelines_final.pdf. Accessed 06/29/2014.

47. Krishnan AV, Park SB, Huynh W, et al. Impaired energy-dependent processes underlie acute lead neuropathy. Muscle Nerve 2012; 46:957-961

48. Weimer LH, Sachdev N. Update on medication-induced peripheral neuropathy. Curr Neurol Neurosci Rep 2009; 9:69-75

49. Schwartz J, Landrigan PJ, Feldman RG, et al. Threshold effect in lead-induced peripheral neuropathy. J Pediatr 1988; 112:12-17

50. Thomson RM, Parry GJ. Neuropathies associated with excessive exposure to lead. Muscle Nerve 2006; 33(6):732-741

51. Said G. Necrotizing peripheral nerve vasculitis. Neurol Clin 1997; 15:835-848

52. Rosenbaum R. Neuromuscular complications of connective tissue diseases. Muscle Nerve 2001; 24: 154-169

53. Jani-Acsadi A, Krajewski K, Shy ME. Charcot-Marie neuropathies: Diagnosis and management. Semin Neurol 2008; 2: 185-194

54. Capasso M, DiMuzzio A, Farrarini M, et al. Internerves and intranerve conduction heterogeneity in CMTX with Arg(15)GLN mutation. Clin Neurophysiol 2004; 115: 64-70

55. Burns J, Raymond J, Ouvrier R. Feasibility of foot and ankle strength training in childhood Charcot-Marie-Tooth disease. Neuromuscul Disord 2009; 19:818-821

56. Ramdharry GM, Day BL, Reilly MM, et al. Hip flexor fatigue limits walking in Charcot-Marie-Tooth disease. Muscle Nerve 2009; 40:103-111

57. Robertson WC, Eichman PL, Clancy WG. Upper trunk brachial plexus injuries in football players. JAMA 1979; 241: 1480-1482

58. Torriani M, Gupta R, Donahue DM. Botulinum toxin injection in neurogenic thoracic outlet syndrome: results and experience using a ultrasound-guided approach. Skeletal Radiol 2010; 39:973-980

59. Jaeckle KA. Neurologic manifestations of neoplastic and radiation-induced plexopathies. Semin Neurol 2010; 30:254-262

60. Tung TH, Liu DZ, Mackinnon SE. Nerve transfer for elbow flexion in radiation-induced brachial plexopathy: a case report. Hand (NY) 2009; 4:123-128

61. Goulding PL Schady W. Favourable outcome in non-traumatic anterior interosseous nerve lesions. J Neurol 1993; 240: 83-86

62. 62. Tsai P, Steinberg DR. Median and radial compression about the elbow. Instr Course Lect 2008; 57: 177-185

63. Tsai TM, Syed SA. A transverse skin incision approach for decompression of pronator teres syndrome. J Hand Surg [Br] 1994; 19:40-42

64. Werner RA, Andary M. Electrodiagnostic evaluation of carpal tunnel syndrome. Muscle Nerve 2011; 44(4): 597-607

65. Claes F, Kasius KM, Meulstee J, et al. Comparing a new ultrasound approach with electrodiagnostic studies to confirm clinically defined carpal tunnel syndrome. Am J Phys Med Rehab 2013; 92:1005-1011

66. Ly-Pen D, Andreu JL, de Blas G, et al. Surgical decompression versus local steroid injection in carpal tunnel syndrome. Arthritis Rheum 2005; 52(2): 612-619

67. Bland JDP. Treatment of carpal tunnel syndrome. Muscle Nerve 2007; 36:167-171

68. Lee YS, Choi E. Ultrasonographic changes after steroid injection in carpal tunnel syndrome. Skeletal Radiol 2017;11: 1521-1530

69. Mondelli M, Giannini F, Ballerini M, et al. Incidence of ulnar neuropathy at the elbow in the province of Siena (Italy). J Neurol Sci 2005; 234:5-10

70. Bartels RHMA, Verbeek ALM. Risk factors for ulnar nerve compression at the elbow: a case control study. Acta Neurochir 2007; 149: 669-674

71. Richardson JK, Ho S, Spiegelberg T, et al. The nature of the relationship between smoking and ulnar neuropathy at the elbow. Am J Phys Med Rehabil 2009; 88(9): 711-718

72. Merlevede K, Theys P, Van Hees J. Diagnosis of ulnar neuropathy: a new approach. Muscle Nerve 2000; 23:478-481

73. Cartwright MS, Walker FO. Neuromuscular ultrasound in common entrapment neuropathies. Muscle Nerve 2013; 48:696-704

74. Malikowski T, Micklesen PJ, Robinson LR. Prognostic values of electrodiagnostic studies in traumatic radial neuropathy. Muscle Nerve 2007; 36:364-367

75. Kaplan PE. Posterior interosseous neuropathies: natural history. Arch Phys Med Rehabil 1984; 65(7): 399-400

76. Richardson JK, Forman G, Riley B. An electrophysiologic exploration of the double crush hypothesis. Muscle Nerve 1999; 22: 71-77

77. Thomassen I, van Suijlekom JA, van de Gaag A, et al. Ultrasound-guided lioinguinal/iliohypogastric nerve blocks for chronic pain after inguinal hernia repair. Hernia 2009; 17:329-332

78. Ducic I, Dellon L, Larson EE. Treatment concepts for idiopathic and iatrogenic femoral nerve mononeuropathy. Ann Plast Surg 2005; 55:397-401

79. Kuntzer T, van Melle G, Regli F. Clinical and prognostic features in unilateral femoral neuropathies. Muscle Nerve 1997; 20: 205-211

80. Shapiro BE, Preston DC. Entrapment and compressive neuropathies. Med Clin N Am 2009; 93: 285-315

81. Lagueny A, Deliac MM, Deliac P, et al. Diagnostic and prognostic value of electrophysiologic tests in meralgia paresthetica. Muscle Nerve 1991; 14:51-56

82. Khalil N, Nicotra A, Rakowicz W. Treatment for meralgia paresthetica. Cochrane Database Syst Rev 2008; 3: 1-14

83. Craig ASW, Richardson JK. Acquired peripheral neuropathy. Phys Med Rehabil Clin North Am 2003; 14:365-386

84. Bradshaw C, McCrory P, Bell S, et al. Obturator neuropathy: a cause of chronic groin pain in athletes. Am J Sports Med 1997; 25:402-408

85. Tipton JS. Obturator neuropathy. Curr Rev Musculoskel Med 2008; 1:234-237

86. Katirji MB. Electrodiagnostic approach to the patient with suspected mononeuropathy of the lower extremity. Neurol Clin N Am 2002; 20:479-501

87. Stewart JD. Foot drop: where, why, and what to do?. Pract Neurol 2008; 8:158-169

88. Derr JJ, Mickelsen PJ, Robinson LR. Predicting recovery after fibular nerve injury: which electrodiagnostic features are most useful? Am J Phys Med Rehabil 2009; 88:547-553

89. Oh SH, Meyer RO. Entrapment neuropathies of the tibial (posterior tibial) nerve. Neurol Clin 1999; 17: 593-615

90. Takakura Y, Kumai T, Takaoka T, et al. Tarsal tunnel syndrome caused by coalition associated with a ganglion. J Bone Joint Surg Br 1998; 80:130-133

91. Urguden M, Bilbasar H, Ozdemir H, et al. Tarsal tunnel syndrome-the effect of the associated features on outcome of surgery. Int Orthop 2002; 26(4): 253-256

92. Fabre T, Montero C, Gaujard E, et al. Chronic calf pain in athletes due to sural nerve entrapment. Am J Sports Med 2000; 28:679-682

93. Sunderland S. The relative susceptibility to injury of the medial and lateral popliteal division of the sciatic nerve. Br J Surg 1953; 41: 300-302

94. Martinoli C, Miguel-Perez M, Padua L, et al. Imaging of neuropathies about the hip. Eur J Radiol 2013; 82:17-26

50

암 환자의 재활
Cancer Rehabilitation

| 전재용, 서관식, 양은주

I. 암 환자의 재활 개요

1. 암 재활의 역사

1) 구미의 동향

1958년 출판된 Rehabilitation Medicine: A textbook on physical medicine and rehabilitation의 초판(저자: Rusk HA, Mosby, USA)에 처음으로 재활의학 교과서에 암 재활에 대한 장이 분리되어 기술되면서 암 재활의 존재를 인식하기 시작하였다. 그 후 1960년 Howard Rusk 박사는 뉴욕시 기념병원에서 방광암 수술 이후 하반신절단(hemicorporectomy)를 시행하고 재활병원으로 전원 후 집으로 퇴원한 환자를 보고한 바 있다. 이 때 함께 재활 치료를 담당했던 Dietz 박사가 암 재활의 Dietz model을 제창하고, 예방, 기능회복, 지지, 완화라는 재활 목적을 환자의 상태에 맞추어 설정함을 강조하면서 암 환자의 재활 치료를 시작하였다.

그 이후 암 치료에 대한 의학적 재활의 필요성이 널리 인식되고 체계화가 진행된 것은 1970년대이다. 1971년 미국에서는 암 대책을 위한 국가사업인 National Cancer Act가 제정되었고, 미국 NCI (National Cancer Institute: 국립암연구소)가 암 재활에 관한 프로젝트를 시작하였다. 1978년 Lehmann 등은 암 환자들의 문제를 파악하고 재활서비스 제공 모델을 개발하여 이의 효율성을 밝히는 연구를 진행하는 등 활발히 암 재활 관련된 임상과 연구가 이루어졌다. 실제 암 환자의 재활 치료를 시행할 전문 인력을 양성하고 미국 주요 대학이나 센터에서 Reach to recovery(유방암 수술 환자 대상), Lost Chord Club(후두 적출술을 받은 두경부암 환자 대상)과 같은 특정 기능장애 대상 재활 프로그램이 진행되었다. 그러나 이러한 노력에도 불구하고 의사와 연구자들의 관심사가 암의 일차적 치료에 집중되고 종양학과 의사들의 암 재활의 효과에 대한 인식의 부족으로 임상 및 교육 분야에서 재활분야의 우선순위가 밀리면서 암 재활 치료는 소수의 환자들을 위해서만 제공되어 왔다.

미국의 암전문의료기관인 MD Anderson 암센터에서는 1960년대부터 재활의학과 전문의를 중심으로 암 재활을 시행하였다. 현재는 완화의료와 재활 치료가 치료의 중요 부분으로 자리매김 하고 있으며, 재활의학과 입원 환자는 물론 타과 의뢰 협진, 외래 진료 및 전기진단학적 기능적 검사를 시행하고 있다. 외래 클리닉에서 림프부종, 통증, 보행 장애, 피로 및 강직을 치료하고, 입원 치료를 통해 뇌종양, 척수 종양, 폐암, 유방암, 두경부암, 골종양 환자들이 재활 치료를 받는 시스템이 갖추어 있다.

영국의 경우 국가 지표가 마련되어 암 재활의 조직, 진료 기준, 진료체계의 국가적 기준을 제공하며, 단계별 치료 서비스를 제공하고 있다.

2) 일본의 동향

일본의 경우 2006년 제정된 '암대책기본법'에서 암 예방 및 조기발견에 대한 강조와 함께 암 치료 전반의 질 향상을 목표로 암 환자의 삶의 질 향상이 국가와 지방공공단체의 책무임을 명시하였다. 이를 위하여 2007년 후생노동성 위탁사업 일부로 암 재활 연구위원회가 발족되어 암 재활 전문가 양성을 목적으로 암 재활 전문가 양성 교육 연수 과정이 개설되었다. 2010년부터 '암 환자 재활 치료비'가 수가로 신설되어 입원 암 환자 중 대상 기준에 해당하는 암 환자 재활 치료가 시행되면서 암 재활이 활성화되고 있다.

3) 국내의 동향

국가 암 등록 자료에 의하면, 1993년부터 2013년까지 암을 진단받은 환자 중 통계청 사망자료와 행정자치부 주민등록전산망에서 2014년 12월 31일까지 생사가 확인된 2,614,361명을 분석한 결과 2009~2013년 암 발생자의 5년 상대생존율(이하 생존율)은 69.4%로, 3명 중 2명 이상은 5년 이상 생존할 것으로 추정되고 있다. 즉 암이 '불치의 병'이었던 시대에서 '암과 공존'하는 시대가 되고 있다. 제3차 국민건강종합증진계획(2016~2020)에서는 암과 관련하여 검진 수검율, 사망률, 현재까지도 암생존자를 대상으로 하는 건강관리에 국한되어 있는 실정으로, 암 생존자 통합지지 센터 등과 관련한 목표를 설정하고 추진하여 '제2기 암정복 10개년 계획'(2006~2015)에 비하여 체계적이며 구체적인 실행계획과 목표가 설정되었으나, 현재까지도 암생존자를 대상으로 하는 건강관리에 국한되어 있는 실정으로, 암 진단 과정부터 치료 중, 치료 후, 완화 및 호스피스 단계에 이르는 치료 전 주기에 걸쳐 제공되어야 할 재활 치료에 대한 인식은 부족하다.

2. 암 재활의 필요성

암생존자의 급속한 증가와 건강권 및 삶의 질 향상에 대한 요구가 높아지면서 암생존자 재활과 증상 완화에 대한 진료에 사회 전반의 관심이 높아지고 있다. 따라서 암 환자의 암여정 각 단계에서 발생하는 다양한 신체 증상과 기능장애를 극복하기 위한 재활 서비스에 대한 요구도 또한 높아지고 있다. 암 재활은 암 자체 또는 암 치료로 인한 구조

손상과 신체 기능 제한 등으로 인한 개인의 활동과 참여의 제한 정도를 평가하고, 신체적, 심리적, 사회적 상태를 최적의 수준으로 향상시키고 유지하는 과정으로 정의된다.

1978년, Lehmann 등의 연구에 의하면, 암 환자 805명 중 438명에서 일상생활동작이나 이동 등 재활 관련 문제를 가지고 있으며, 뇌종양, 척수, 유방, 폐, 두경부 암을 포함하여 모든 암종의 환자들이 재활 치료에 대한 요구를 호소하였다. Marciniak 등도, 159명을 대상으로 한 조사에서 전신쇠약감을 암 환자의 주된 문제점으로 들었다. Sabers 등은 Mayo Clinic에서 Cancer Adaptation Team의 8개월 간의 활동을 통하여 189명의 암 환자를 대상으로 환자의 문제점을 조사하여 신체 통증이 89%로 가장 주된 증상임을 보고하였고, 이와 함께 의자에서 일어나기, 화장실 가기, 욕조 이용, 보행 및 계단 오르기의 기능 제한도 거의 같은 정도의 빈도로 호소하고 있음을 밝혔다. Whelan 등은 수면, 통증 관리 및 교육, 일상생활 보조, 사회적 지원에 대한 필요성을 보고하였다. Stafford 등은 지역에 거주하는 노인 9,745명을 대상으로 한 조사에서 약 1,600명의 암 환자의 문제로서, 건강상태와 함께, 보행, 의자에서 일어나기, 가사나 쇼핑 등 일상생활 동작의 어려움을 보고하였다.

암 환자의 재활과 관련된 요구는 다양하다. 이전에는 종양이 자리하는 해부학적 위치와 연관된 신체 손상, 치료로 인한 부작용에 대한 재활이 주된 관심사였지만, 최근 피로, 통증, 사회적 지원에 대한 정책과 같이 암 환자의 기능과 관련된 폭넓은 문제에까지 재활의 관심사가 펼쳐지고 있다.

3. 암 재활의 목적과 대상이 되는 장애

암 환자는 암의 진행 또는 치료 과정에서 인지장애, 연하장애, 발성장애, 운동장애, 근력저하, 관절구축, 마비나 신경인성 동통, 뼈 및 척추 전이로 인한 기계적 통증 및 병적 골절, 상지 하지 두경부, 복부의 부종 등 여러 가지 기능장애 및 증상을 경험하게 되고, 이로 인하여 이동 및 보행, 일상생활동작의 제한으로 삶의 질이 저하된다. 암 재활은 이러한 신체손상 및 활동 및 참여의 제한에 대하여 2차적 장애를 예방하고, 기능 및 일상생활 능력의 유지 및 개선

표 50-1 | 재활 치료의 대상이 되는 장애의 종류

1. 암 그 자체에 의한 장애

1) 암의 직접적 영향

골전이(뼈-척추)	골전이를 가져오는 주된 원발암종으로는 유방암, 폐암, 전립선암, 신장암 등이 있다. 호발부위는 척추, 골반, 대퇴골, 늑골, 두개골이지만 상지에도 생긴다. 골전이의 증상으로는 전이된 뼈의 통증이나 압박 골적에 수반하는 신경증상 또는 전이 부위 병적 골절 등이다.
뇌종양(전이)	두개내 종양으로 뇌압 증가로 인한 두통, 구역질 등의 증상과 종양이 압박된 부위의 국소적 기능 저하로 인한 편마비, 실조증, 실어증, 신경마비 증상 등이 나타난다.
척수·척추종양(전이)	척수전이는 폐암, 유방암, 전립선암에서 나타나기 쉽다. 대부분 경막외로 전이되며, 호발부위는 흉추 70%, 경추 10%, 요추 및 천골 20% 정도이다. 종양으로 인한 척수의 압박, 사지마비, 신경인성방광, 통증이 유발될 수 있다.
종양의 직접침윤	소화기암이나 부인과 암 등 복부 및 골반 내 암의 직접침윤으로 요추부신경총병증, 폐암이나 유방암 등 액와림프절 전이의 진행으로 인한 상완신경총병증, 제 8 목신경, 제 1 흉수신경의 침윤에 의한 Pancoast 증후군 등이 발생할 수 있다.
통증	안정 시, 활동 시의 암성 통증은 재활 치료 진행의 큰 방해 요소로 훈련의 진행을 위하여 통증의 조절이 적절히 되고 있는지 여부가 중요하다.

2) 암의 간접적 효과(전신 효과)

암성 말초신경염	원발암에 의하여 생기는 말초신경증(운동신경, 감각신경, 복합신경)은 침범부위에 따라 증상이 다양하다. 감각장애(이상감각, 감각저하)와 운동장애 등이 발생한다.
부종양증후군 (Paraneoplastic Syndrome)	아급성 소뇌변성증(Paraneoplastic subacute cerebellar degeneration, PSCD), 말초신경증, 근염, 신경근접합부질환이 동반된다. 소뇌변성증으로 인한 실조증 등은 폐암, 유방암, 난소암에서 나타난다. Shy-Drager 증후군은 폐암(소세포암)에서 확인된다. 염증성 근염(피부근염), carcinoid 근염, 스테로이드성 근염, 암악액질로 인한 근력 저하가 관찰된다. 피부근육염(dermatomyositis)은 흔하게 암과 동반되는 질환이다. 중증근무력증은 흉선종에서, 근무력증후군(Lambert-Eaton 증후군)은 소세포 폐암에서 흔하게 동반된다.

2. 치료과정에서 생길 수 있는 장애

1) 전신 기능 저하, 부동 증후군

항암, 방사선치료 조혈모세포이식	항암, 방사선 치료, 조혈모세포이식 후 치료로 인한 부작용이나 합병증, 격리로 인한 침상생활이 악순환되면서 부동증후군에 빠지기 쉽다. 조혈모세포이식 술 이후 Graft-versus-host disease: GVHD도 전신의 신체손상 및 기능장애를 일으킨다.

2) 수술

골·연부종양 수술	수술 후 운동장애, 일상생활동작 제한, 보행 장애가 생길 수 있다.
유방암 수술	림프절제술 유무, 대흉근 단축의 정도에 따른 통증, 구축, 근력 약화, 운동장애를 확인하고 재건유무에 따른 기능장애가 생길 수 있다.
두경부암 수술	설암을 비롯한 구강암 수술 후 혀의 운동장애를 일으키며, 구강기의 연하장애 및 구음장애를 동반한다. 인두기의 연하장애 및 감각이상으로 인한 연하곤란이 발생할 수 있다.
림프절제술 후 림프부종	림프절제술 또는 림프절부위 방사선 치료이후 발생하는 림프순환의 저류와 조직적 변화가 만성적으로 진행하는 림프부종이 발생할 수 있다.
경부곽청술 후	전경부곽청술로 부신경 손상이 동반된 경우 승모근 마비, 견관절 굴곡 및 외전장애, 익상견(winged scapula)이 발생한다. 증사으로는 상지 움직임의 제한, 어깨 부위 및 목 부위 압박감을 동반한 통증, 근막동통증후군이 생긴다. 보존적, 선택적 경부곽청술 이후에서 부신경의 불완전 손상으로 마비 및 어깨 증후군이 생길 수 있다.
개흉·개복술 후	환자의 부동으로 인해 생기는 하중측 폐장애(dependent lung disease, DLD)나 개흉, 개복술 후 호흡기계 합병증이 생길 수 있다.

3) 화학 요법, 방사선 요법

화학 요법	항암제 종류에 따라 생기는 말초신경증(운동, 감각, 혼합)이 다양하게 발생한다.
방사선 요법	지연성 변화로 신경계(뇌, 척수, 말초신경), 피부, 뼈, 근막 및 근육 여러 가지 장기에 불가역적 변화를 일으킨다.

을 도모한다.

재활 치료의 대상이 되는 장애를 암 자체로 인한 장애와 치료과정에서 생길 수 있는 장애로 크게 나누어 표 50-1에 정리하였다.

기능 향상을 목표로 한다는 점에서 다른 질환의 재활 치료와 치료방침 및 내용에 차이는 없으나 암 환자의 경우 암 자체의 진행으로 인한 기능의 변화, 이차적 장애, 생존 관련 예후 등에 대한 고려를 시기에 따라 예민하게 반영해야 하는 특징을 가지고 있다.

재활의 내용은 병기에 따라 크게 예방적, 회복적, 유지적 및 완화적 재활로 크게 4단계로 나눌 수 있다(표 50-2). 모든 단계의 환자가 재활 치료의 대상이 된다. 즉 단순히 생존기간이 한정된 암 환자의 기능 유지, 완화뿐 아니라, 예방 및 기능 회복도 암 재활의 큰 역할이다.

암 치료 단계별로 환자 요구도와 재활 서비스의 목표 및 제공 유형이 달라지게 된다. 진단 및 치료 계획 단계에서는 치료가 기능에 미치는 영향에 대해 미리 교육하고 기능을 최대한 보존할 수 있는 방안에 대해 교육해야 한다. 치료 단계에는 치료 중인 환자들에게 암 및 암 치료와 관련되어 발생하는 기능 장애를 평가하고 회복할 수 있는 재활 치료를 시행한다. 치료 이후 단계에는 치료로 인해 손상된 기능을 최대한 회복하고, 보존하기 위한 재활 치료를 이동 및 일상생활 동작 훈련을 포함하여 제공한다. 재발 시에 재발이 기능에 미치는 영향 재교육, 기능 보존, 에너지 보존, 일상생활 동작 훈련을 시행한다. 완화 및 호스피스 단계에는 말기암 환자들에서 증상 완화와 기능 저하 방지를 위한 재활 치료가 제공되어야 한다.

4. 암 재활의 효과

1969년 Dietz는 재활의 목표를 회복, 유지, 완화의 3가지로 분류하여 입원한 암 환자의 1,237명을 대상으로 한 연구에서 80%의 환자에서 각각의 목표에 이른다고 보고하였다. Saber 등은 암 치료를 목적으로 입원 중인 189명의 환자를 대상으로, 재활 치료의 효과를 Barthel index와 Karnofsky Performance Status (KPS) scale로 평가하여 두 변수 모두 유의한 개선이 있었다고 보고하였다. Marciniak 등은 암 치료로 인한 기능장애로 재활의학과에 입원하여 치료를 시행한 159명의 암 환자의 입원 시와 퇴원 시 FIM (functional independence measure)의 운동 항목에 유의한 개선이 있음을 보고하였고, 전이 여부나 방사선치료의 유무는 영향을 미치지 않았다고 보고하였다. Cole 등은 입원시 재활 치료를 시행한 200명의 암 환자의 FIM의 운동 및 인지 항목을 비교하여 운동항목의 유의한 개선을 확인하였으며, 인지 항목은 뇌종양과 완화치료 중인 환자를 제외한 암 환자에서 유의한 호전을 보였다고 보고하였다. 말기 또는 호스피스 단계의 환자에 관해서는 Yoshioka 등이 호스피스 병동에 입원중인 말기암 환자 중 일상생활동작에 장애가 있는 239명에 대하여 Barthel index 항목 중 침대에서 의자로 옮겨 앉기, 이동 항목에서 유의한 호전을 보이며, 가족의 재활 치료에 대한 만족도가 78%에 이른다

표 50-2 | 암 재활의 병기별 분류

1) 예방적 재활(Preventive)
   암 진단 후 초기부터 수술, 항암, 방사선치료 전 또는 후 바로 시행하는 단계로 예상되는 기능장애별 조기 예방을 위한 교육 및 최대한의 신체 기능을 향상하여 치료 후 합병증을 줄이고자 하는 목적이다.

2) 회복적 재활(Restorative)
   치료는 받았지만, 잔존 기능을 최대한으로 회복하기 위한 포괄적 재활 치료를 의미한다. 치료에 따른 신체 장해의 병태생리적 발생기전에 따른 적절하고 효율적인 재활 치료를 시행하여 최대한의 기능 회복을 도모하고자 하는 목적이다.

3) 유지적 재활(Supportive)
   암이 진행되어 기능장애, 신체능력 저하가 지속적으로 진행하는 환자의 일상생활 훈련 및 이동 능력을 유지 또는 효과적인 보조를 통하여 향상시키는 목적이다. 구축, 근위축, 신체능력저하, 욕창과 같은 부동 증후군을 예방하는 것도 포함된다.

4) 완화적 재활(Palliative)
   말기 또는 호스피스 단계의 암 환자의 요구에 따라, 신체적, 정신적, 사회적으로 삶의 질을 유지하는 생활을 목표로 물리치료, 자세지도, 호흡보조, 유연성 유지, 통증/호흡곤란/부종 등의 증상완화, 구축 및 욕창의 예방, 각종 보조도구의 적절한 처방 등이 포함된다.

고 보고하였다.

5. 신체 기능 평가

신체기능 평가는 암 재활의 효과 평가뿐 아니라, 생존기간의 예측인자로도 중요하다. 그러나 병적골절이나 운동 마비 등 기능장애로 인하여 활동성이 제한되는 경우 전신 상태가 양호해도 낮은 단계를 나타낼 수 있으므로 반드시 전신 상태를 대변하는 평가가 아닌 것에 주의해야 한다.

1) ECOG의 Performance Status (PS) Scale(표 50-3)
ECOG (Eastern Cooperative Oncology Group, USA)의 Performance Status Scale, 이른바 PS는 주로 화학요법 등 적극적인 치료시기의 전신상태를 평가하기 위해 암진료 현상에서 일반적으로 사용되고 있다. 점수 척도는 5단계로 암 환자의 전신상태를 간편하게 측정할 수 있다.

2) Karnofsky Performance Satus (KPS) Scale(표 50-4)
1848년에 처음 보고된 평가법이지만, 현재도 ECOG와 더불어 세계적으로 널리 사용되고 있다. 11단계로 나뉘어 PS 보다는 상세한 평가가 가능하다. KPS와 PS는 상호간의 변환이 가능하며 KPS 100%, 90%는 PS 0점, KPS 80%, 70%는 PS 1점, KPS 60%, 50%는 PS 2점, KPS 40%, 30%는 PS 3점, KPS 20%, 10%는 PS 4점, KPS 0%는 PS 5점에 해당한다.

단점으로는 고전적인 평가법이라 현재 의료상황에 적합하지 않은 점이 있다는 것이다. 예를 들면 30% 이하에서는 입원치료가 필요하다고 기술하였지만, 현재 의료상황에서 자택에서 방문 간호를 선택하는 경우도 있으므로 시대적 변화를 충분히 고려하여 평가해야 한다.

3) Palliative Performance Scale (PPS)(표 50-5)
위에서 기술한 KPS의 문제점을 고려하여 현재의 의료상황과 모순되지 않도록 KPS를 수정하였다. 세부 항목으로 이동, 활동성, 자기관리, 영양, 의식상태를 각각 평가하고, KPS와 마찬가지로 11단계로 평가한다. 호스피스 입원한 213명의 환자를 평가한 결과 점수가 10~70%로 잘 분산하여 정규분포를 나타내었다. 신뢰성, 타당성이 검증된 측정법으로 말기암 환자의 신체기능 평가방법으로 활용되고 있다.

4) 일상생활동작 평가
암 환자에도 세계적으로 널리 사용되는 표준화된 일상생활동작 평가 척도인 Barthel Index나 FIM이 사용되고 있다.

6. 암 재활의 실제

1) 재활 목표 설정
암 자체에 의한 국소, 전신의 영향, 치료 부작용, 암악액질 등에 의한 신체 장해 정도를 고려해야 한다. 예후 및 여명을 예측하여 환자의 요구에 맞춘 구체적인 재활 프로그램 설계가 필요하다. 환자의 병기에 따른 암 치료 스케줄을 파악하고 치료에 따른 신체 안정도나 상태의 변화를 예측하면서 재활 목표를 수립한다. 초기에 세운 재활 목표가 암의 진행 정도에 따라 크게 변경되는 경우도 종종 경험할 수 있다.

2) 재활의 실제
재활 치료팀은 재활의학과 의사, 물리치료사, 작업치료사, 언어치료사, 보조기, 사회복지사, 임상심리사, 영양사, 간호사 등으로 구성된다. 암 치료 중 재활 치료를 시행하는 동안에는 치료에 따른 여러 가지 부작용으로 재활 치료가 중단되는 경우 또는 급성기 치료단계로 되돌아가는 경우 병상의 변화에 따른 신속한 대응이 필요하다. 재활 치료팀은 암 치료 담당 의사, 병동과 함께 긴밀한 의사 소통을 하는 것이 중요하다.

수술 치료 전후 재활 치료의 적극적 개입이 필요하다. 수술 전 환자는 수술 자체에 대한 교육과 함께 수술 후 발생하는 장해에 대하여 불안한 경우가 많으므로 수술 전 교육 또는 수술 후 시행하는 재활의 필요성과 과정을 미리 설계하는 것이 수술 후의 재활을 원활하게 진행하는데 도움이 된다.

수술 전후 방사선·화학 요법 중인 암 환자는 심한 피로감을 호소하거나 운동능력이 저하된 경우가 많다. 체력이 저하되는 직접적인 원인으로 종양세포나 종양과 관련된 싸이토카인(Cytokine)에 의한 대사의 항진, 조직의 이화

표 50-3 | ECOG 의 Performance Scale(PS)

Score	정의
0	전혀 문제없이 활동할 수 있다. 발병 전과 똑같은 일상생활을 제한없이 할 수 있다.
1	육체적으로 심한 활동은 제한을 받지만, 보행이 가능하고 가벼운 작업이나 앉아서 하는 작업을 할 수 있다. 예) 쉬운 가사활동, 사무 작업
2	보행이 가능하고 자기 신변의 일은 모두 가능하지만 직업활동은 할 수 없다. 하루의 50% 이상은 침상 밖에서 지낸다.
3	한정된 자기 주변의 일밖에 하지 못한다. 하루의 50% 이상을 침상이나 의자에서 지낸다.
4	전혀 움직이지 못한다. 자기 신변의 일을 전혀 하지 못한다. 모든 시간을 침상이나 의자에서 지낸다.

표 50-4 | Karnofsky Performance Status (KPS) Scale

%	증상	보조의 필요. 불필요
100	정상, 임상증상 없음	
90	가벼운 증상 있으나 정상 활동이 가능	정상활동 가능, 특별한 보조를 필요로 하지 않는다.
80	중증의 증상이 있으나 노력하면 정상 활동은 가능	
70	자기관리는 할 수 있으나 정상활동 및 작업활동은 불가능	
60	자기관리는 할 수 있으나 때때로 보조가 필요함	직업활동이 불가능, 가정에서 요양 가능, 일상적인 활동 보조가 필요함.
50	입원을 고려한 간호 및 정기적인 의료행위가 필요함	
40	움직이지 못하는 상태로 적절한 의료 및 간호가 필요함	
30	전혀 움직이지 못하고 입원이 필요하지만 죽음이 임박한 상황은 아님	자기 관리가 불가능, 입원치료가 필요, 질환이 급속히 진행되는 시기
20	매우 중증, 입원이 필요하며 적극적인 치료가 필요함	
10	죽음이 임박한 시기	
0	죽음	

표 50-5 | Palliative Performance Scale (PPS)

%	이동	활동성	자기관리	영양	의식상태
100	정상	정상/병상 변화가 없음	자립	정상	정상
90	정상	정상/병상 변화 약간 있음	자립	정상	정상
80	정상	정상(노력이 필요)/병상 변화 약간 있음	자립	정상/저하	정상
70	저하	일상생활이 어려움/병상 변화 약간 있음	자립	정상/저하	정상
60	저하	취미나 가사에 어려움/병상 변화 상당히 있음	때때로 보조가 필요	정상/저하	정상/졸림
50	대부분 휠체어	모든 작업의 어려움/광범위하게 병상 진행	때때로 보조가 필요	정상/저하	정상/졸림
40	대부분 침상생활	모든 작업의 어려움/광범위하게 병상 진행	대부분 보조	정상/저하	정상/졸림/혼미
30	항상 침상생활	모든 작업이 어려움/광범위하게 병상 진행	모두 보조	저하	정상/졸림/혼미
20	항상 침상생활	모든 작업이 어려움/광범위하게 병상 진행	모두 보조	극히 소량	정상/졸림/혼미
10	항상 침상생활	모든 작업이 어려움/광범위하게 병상 진행	모두 보조	구강케어만 가능	혼미/혼수
0	죽음	–	–	–	–

(catabolism) 항진 등에 의한 소모 등을 들 수 있다. 또한 치료의 부작용, 통증, 수면장애나 정신 심리적 요인으로 인하여 생기는 피로감이 신체활동을 제한하여 이차적인 부동으로 인한 체력 저하가 생기는 경우도 흔하다. 암 환자의 신체활동의 저하는 초기 암 환자의 경우에도 흔한 현상으로 치료법의 선택, 예후, 활동능력, 삶의 질과 연관되는 중요한 현상이다. 체력의 유지, 향상을 위하여 치료의 부작용이나 영양 부족, 통증 등 피로에 영향을 미치는 요인을 줄이고 신체활동을 유지하는 것이 중요하다. 암 치료 중 후의 신체적 재활은 근력, 지구력 등의 근골격계와 심폐 기능을 개선하며, 환자의 신체 활동과 삶의 질 향상에 효과가 있다.

화학요법 등의 암 치료 중·후에 중등도의 전신 지구력 훈련을 정기적으로 시행한 경우, 심폐능력, 근골격계 기능의 개선 뿐 아니라, 피로감의 감소, 자존감의 유지, 신체상의 개선, 전반적인 삶의 질 향상 등의 정신 심리적 측면에 대한 효과가 있음이 보고되었다. 체력의 개선이 피로를 감소시키고, 일상생활 동작이 개선되고 독립적인 생활을 할 수 있도록 하여 자존감의 회복, 활동범위의 확대, 사회적 교류의 증대로 이어지면서 삶의 질 향상으로 연결되는 선순환을 일으킬 수 있다.

한편 기대여명이 6개월 미만인 진행성 암 환자에게 재활의 역할은 일상생활 동작을 유지, 개선하여 가능한 최상의 삶의 질을 실현하는데 있다. 치료 목적과 예후(월단위, 주단위, 일단위)를 충분히 인식하여 환자의 요구도에 맞춘 적절한 대응을 해야 한다. 재활 치료 시작 시점에는 건강상태가 양호해도, 시간의 흐름에 따라 급격하게 변할 수 있다.

3) 위험도 및 안전성 관리

암 재활의 경우 전신 상태, 암의 진행 정도, 암 치료의 경과에 대하여 파악하고, 위험 요인을 관리하는 것이 중요하다. 표 50-6은 암 환자가 안전하게 재활 치료를 시행할 수 있는지의 기준이다. 현실적으로는 이 소견을 모두 충족시키지 않아도 필요한 재활 치료를 지속하는 경우 재활처방 시 운동부하량이나 재활의 종류 및 강도에 대하여 상세히 처방하고 주의사항을 명시하고 동시에 훈련시 전신 상태를 주의 깊게 관찰하여 문제가 있을 때 주저하지 않고 훈련을 중단한다.

특히 진행성 암 환자의 경우 골전이에 의한 뼈의 취약성뿐 아니라, 심폐능력의 저하, 빈혈, 사지의 근위축, 근력 저하, 체력 및 전신 지구력 저하로 인하여 안정 시 또는 운동 시 산소포화도가 저하되어 있는 경우를 흔히 볼 수 있으므로 재활 치료 시 산소포화도 및 심박수를 모니터링하는 것도 추천된다.

화학 요법 중이나 방사선 치료 중 골수억제를 일으킬 가능성이 있으므로, 항상 혈액 소견에 주의를 기울여야 한다. 급성 백혈병 환자의 경우 육안으로 보이는 출혈은 혈소판수가 20,000/$\mu\ell$ 이상이면 드물고, 뇌내 출혈은 혈소판수 10,000/$\mu\ell$ 이상이면 일으키지 않았다고 보고되어 있다. 일반적으로는 혈소판이 30,000/$\mu\ell$ 이상이면 운동에 특별한 제한은 없으나, 1~20,000/$\mu\ell$에서는 유산소 운동을 주로 하고 저항운동은 시행하지 않는다. 10,000/$\mu\ell$ 이하인 경우에는 적극적인 훈련을 시행해서는 안된다. 강한 부하의 저항 운동은 근육 내 또는 관절 내 출혈을 일으킬 수 있으므로 주의한다. 헤모글로빈 수치는 7.5 g/$d\ell$ 미만인 경우 운동 전후의 맥박수나 호흡곤란 등에 주의한다. 호

표 50-6 | 암 환자 재활 치료 중지 기준

1. 혈액 소견: 헤모글로빈 7.5 g/$d\ell$ 이하, 혈소판 10,000/$\mu\ell$ 이하, 호중구 500/$\mu\ell$ 이하
2. 골전이·피질의 50% 이상의 침윤, 골중심부로 향하는 골손상(erosion), 대퇴골 3 cm 이상의 병변 등이 있는 전이 소견
3. 혈관, 척수의 압박
4. 통증, 호흡곤란, 운동제한을 수반하는 흉막, 심낭, 복막, 후복막으로의 강내수분 저류
5. 중추신경계의 기능저하, 의식장애, 두개내압 항진
6. 저-고칼륨혈증, 저나트륨혈증, 저-고칼슘혈증
7. 기립성 저혈압, 160/100 mmHg 이상의 고혈압
8. 110/분 이상의 빈맥, 심실성 부정맥

출처: Gerber LH, Vargo M: Rehabilitation for patients with cancer diagnosis, DeLisa JA, Gans BM (eds) : Rehabilitation Medicine : Principles and Practices

표 50-7 | Harrington의 압박 골절의 정의

1. 골피질의 전 둘레 50% 이상 파괴
2. 적절한 국소요법에 상관 없이 체중을 실을 때 통증이 지속, 악화, 재연되는 경우
3. 대퇴골 근위에서 병변의 지름이 2.5 cm를 넘거나 소전자 박리가 있는 경우

중구가 500/㎕ 이하인 경우 감염의 위험이 높아지므로, 과립세포군촉진인자(Granulocyte colony-stimulating factor, G-CSF)나 예방적인 항생제 투여, 격리 병실 입원 등의 감염 예방 대책이 필요하다.

골전이는 척추, 골반, 대퇴골, 상완골 근위부에 호발하고, 초기 증상은 전이 부위의 통증이기 때문에 암 환자가 사지 또는 몸통의 급성 통증을 호소하는 경우 항상 골전이 유무를 확인해보는 것이 중요하다. 초기에 병변을 발견하고 대처하지 않으면, 병적 골절을 일으켜서, 보행능력이나 일상생활 동작 능력이 현저히 저하된다. 그러므로 암 환자가 사지 및 몸통 부위의 통증을 호소하는 경우 골전이를 염두에 두고 필요 시 뼈스캔, CT, MRI, 단순 X-선 검사를 시행하여 전이 유무를 확인하도록 한다. Harrington의 압박골절의 정의를 표 50-7에 정리하였다.

이 경우 방사선치료이나 수술로 골절 예방을 위한 적극적인 개입이 필요하다. 또한 고위험 상태임을 환자에게 충분히 인식시킨 후, 목발이나 보행기를 이용한 보행을 지도한다. 부위에 따른 척추보조기를 착용하여 통증을 완화하고 동작으로 인한 골절의 위험도를 최소화시킨다.

골전이에 대한 치료 방침은 종양의 방사선 감수성, 골전이 발생부위와 기대여명 등에 따라 결정된다. 대부분의 경우 방사선 조사를 시행하게 되는데, 대퇴골 또는 상완골 등 큰뼈의 전이에서 병적골절이 발생하는 경우 삶의 질을 크게 떨어뜨리게 되므로 수술 대상이 되는 경우도 적지 않다. 골전이의 이환 부위와 치료 방법, 원발소의 치료 경과, 전신 상태에 따라 재활의 내용이 다르지만, 공통적으로는 압박골절 위험이 있는 골전이 부위를 조기에 파악하여 골절을 예방하기 위한 기본 동작, 보행 훈련, 일상생활 동작 훈련들을 진행한다.

II. 암 환자의 증상과 기능 장해에 따른 재활

1. 개요

흔하게 발생하는 증상 및 징후로는 통증(Pain), 피로, 무기력, 영양 결핍, 림프부종(Lymphedema), 부동(Immobiliza-

tion) 등이다. 신경학적 문제로는 중추 신경계 문제(척추 뇌종양 및 전이), 말초 신경계 문제(신경 압박, 항암 치료 관련 다발성 말초 신경병증, 자율 신경계 이상)들이 나타날 수 있다. 근골격계 장애로는 회전근개 손상(유방암, 악성흑색종 등 흉곽 수술), 유착성 관절낭염, 근막동통 증후군, 암 자체(육종암 등), 수술 후 유착, 방사선 치료 관련 섬유화 증후군, 골병변(뼈전이, 골다공증, 골절, 관절염), 절단 등 매우 다양하다. 또한 기억력 감퇴, 주의집중력 감소, 다중 작업 수행능력 저하 등 인지장애가 발생할 수 있으며, 연하곤란, 배뇨장애, 배변장애 등 다양한 신체증상과 심리 사회적인 변화가 나타날 수 있다.

암 치료 기술의 발달로 예후가 호전되었지만 여전히 삶의 질과 환자의 기능에 영향을 미치는 증상과 장해가 암 환자에게 호발한다. 따라서 많은 암 생존자들은 신체 기능과 일상생활 동작에서 제한을 가지고 있다. 하지만 암과 연관된 기능적인 문제들은 아직까지 의료 현장에서 충분히 치료되고 있지 못하다. 따라서 재활 치료로 기능 개선을 기대할 수 있는 환자들이 치료의 기회를 갖지 못한 채 낮은 기능 수준에 머물러 있는 경우가 많다.

암 환자에서 흔히 발생하는 기능적인 문제점은 근력저하나 상지 마비로 인한 일상생활 동작 수행의 어려움, 인지 기능 저하, 균형 장해, 이동 및 보행 장해, 연하 장해, 언어 장해 등 매우 다양하다.

2. 주요 증상 및 관리

1) 암성 통증

전체 암 환자 중 통증을 호소하는 환자의 비율은 30~90%로 다양하게 보고되고 있으며,[1-3] 통증은 암 환자들이 암 진단 후 가장 무서워하는 증상으로 꼽힌다. 암성 통증은 유형이 매우 다양한데 크게 암 자체에 의한 통증과 수술, 항암 치료, 방사선치료 등의 암 치료와 연관되어 나타나는 통증, 기존의 질환이 투병 생활을 하며 심해져서 나타나는 통증으로 나눌 수 있다. 암의 침윤으로 인한 통증 이외에도 치료하는 과정 중 수술, 항암제 복용, 방사선 치료 후 후유증 등으로 인해 발생할 수 있다. 수술 이후 발생하는 만성통증은 개흉술을 시행한 폐암 환자에서 11~50%,[4,5] 유방암 환자에서 25~60%로 보고되고 있으며, 이 중 절반 가량에서 중등도 이상의 통증을 호소한다.[6,7] 수술 후 만성 통증의 원인으로는 인접 신경의 손상, 주변 조직의 염증, 근육의 위축, 반흔 조직의 유착 등이 알려져 있다.[4,5]

통증의 원인은 암종별로 특별한 원인을 갖는 경우가 많다. 유방암의 경우 수술 후 발생하는 유착성 관절낭염 및 대흉근 단축, 액와부 피막 증후군 등이 통증을 유발하고 부종에 의한 통증도 발생할 수 있다. 또한 건측 팔의 과다한 사용으로 건측 어깨에서 동일한 통증을 호소하기도 한다. 항호르몬제의 부작용으로 관절의 통증을 호소할 수도 있다. 갑상선암의 경우는 수술 이후 발생하는 목 경직과 만성적인 전신 통증을 호소할 수 있으며 다발성 골수종의 경우는 척추 전이에 의한 통증도 호소할 수 있다. 따라서 각 암종별로 발생할 수 있는 통증의 원인을 찾는 것이 암 환자의 통증 관리를 위해 반드시 필요하고 이에 대해 숙지하고 있어야 한다.

위와 같은 근골격계의 문제 외에도 신경에 의한 통증의 비율도 상당수 차지한다. 암 생존자의 만성통증 중 다른 통증과 연관된 신경병성 통증은 약 28.9~49.5%, 신경병성 통증만 단독으로 있는 경우가 약 15.2~27.6% 가량에서 보고되고 있다.[3,8] 암 환자에서 나타나는 신경병성 통증은 암 치료과정 중 다양한 과정에서 발생할 수 있다. 폐암 수술 과정에서 늑간신경 손상이 발생하거나, 신경독성이 있는 항암제 사용 후 말초신경병증이 발생할 수 있고, 유방암, 폐암, 자궁경부암 등의 방사선치료 후 상완신경총병증(brachial plexopathy) 또는 요천추신경총병증(lumbosacral plexopathy), 말초신경 포착(peripheral nerve entrapment) 등이 발생하는 경우에도 나타날 수 있다. 신경의 손상은 감각저하, 감각과민, 이질통 등의 통증뿐만 아니라, 위약, 근위축 등의 운동신경 마비 증상과 마비성 장폐색, 기립성 저혈압, 부정맥 등의 자율신경계 이상으로도 나타날 수 있어 환자 면담 시 다양한 접근이 필요하다. 또한 항암 치료의 부작용으로 접근 시 신경성 통증 외에 혈액순환 저하에 의한 증상의 감별은 반드시 필요하다.

통증을 평가하는 도구로는 Visual Analog Scale과 같은 통증 정도 측정도구와 상지 기능 평가를 위한 DASH 같은 도구가 사용된다. 특정 부위 진단을 위하여, 관절가동범위 평가 및 기존 통증평가 도구를 활용할 수 있다.

통증의 조절 방법은 크게 원인 치료, 증상 치료, 통증 역치 증가로 나눌 수 있다. 언급한 바와 같이 각 암종에 따른 통증의 원인을 찾고 이를 해결하는 것이 가장 우선적으로 추천된다. 예를 들면 유방암 수술 후 발생하는 견관절 통증의 경우 전이에 의한 암성 통증을 배제한 후 관절운동, 약물, 주사요법을 시행하여 완치가 가능하다.

만약 통증의 원인을 알지만 제거하기 어려운 경우나 암 자체에 의한 통증의 경우 통증의 강도를 경감하려는 치료를 선택할 수 있다. 기존에는 WHO에서 권고하는 저강도의 통증 완화 약물을 사용하다가 점차 고용량의 아편성 약물로 증가하는 사다리 방법이 주로 사용되었다. 하지만 지금은 적극적인 통증 감소를 목표로 고강도의 아편성 약물을 먼저 사용하기도 한다.

통증을 인식할 때 통증의 정도나 빈도는 통증 역치와 연관된다.[9] 따라서 전달 기전을 고려하면 통증 역치의 증가는 암 환자의 통증을 관리하는데 매우 중요한 방법이다. 통증 유발 물질이나 자극에 의해 조직에 있는 수용체의 전위 변화가 일어나고 어느 정도의 강도를 넘어서면 수용체에서 발생한 신호는 감각신경을 통하여 중추신경계로 전달된다. 일반적으로 역치를 넘지 못하는 자극은 통증 신호를 발생하지 않고 특별히 통증을 느끼지 않으나 암 환자에서는 암 자체 또는 암 치료로 인하여 수용체의 역치가 낮아지고 정상에서 통증을 일으키지 않는 정도의 자극에서도 통증 신호가 발생된다. 또한 수용체에서 전달하는 신호도 역치의 감소에 따라 증폭되어 암 환자에서 통증은 매우 고통스러운 증상이 된다. 예를 들어 특별히 허리에 구조적인 이상이 없으나 암 치료 과정 중 앉아 있기만 해도 척추 및 주변 구조의 수용체가 압력을 받아 통증 신호를 발생하고 일상 생활을 못하는 경우 이와 같은 기전을 생각할 수 있다. 통증 역치의 증가는 암 환자에서 가벼운 자극에도 통증이 발생하고 자극을 없애기 어려운 경우 권고된다. 따라서 통증 역치를 증가시켜 일반 자극에도 통증 신호를 발생시키지 않는 것이 중요하며 코크레인 리뷰에서는 심리 치료 및 운동이 역치 증가에 도움이 된다고 하였다. 암 환자의 운동은 스트레칭, 근력운동 및 균형운동으로 구성된다. 특히 주먹을 세게 쥐기와 같은 간단한 근력운동으로도 전반적인 역치의 증가를 유발하여 통증 관리에 도움을 줄 수 있다. 또한 운동은 통증과 같이 동반하는 정서 문제, 수면 장애, 피로 등 다른 증상에도 도움을 동시에 줄 수 있어 암 환자에게 적절한 운동을 처방하는 것이 중요하다.

2) 암성 피로

피로는 누구나 겪는 증상으로 일반인의 1/3 이상이 피로를 호소하나, 암 생존자는 암 치료 도중 또는 치료 후 2배 이상의 피로를 겪게 된다. 여러 연구들에 의하면 암 관련 피로는 60~90%에 이른다고 알려져 있다.[12] 미국 종합 암 네트워크(National Comprehensive Cancer Network) 가이드라인[13]에 의하면 암관련 피로란 암과 관련되어 고통스럽게 지속되는 피곤하거나 기진맥진한 느낌으로 자신의 활동 정도와 상관없이 일상생활을 하는데 지장을 받는 것을 말한다. ICD-10 진단에 의하면 암관련 피로는 활동 정도와 상관없이 휴식을 필요로 하게 되는 피로로 이러한 피로는 일반적인 피로와는 달리 휴식이나 수면만으로는 해소되지 않는 특징을 가지고 있으며, 일반적인 약물요법만으로는 해결되지 않기 때문에 피로를 경험하는 많은 환자들은 암 치료 관련된 가장 고통스러운 증상으로 말하기도 한다.

미국 종합 암 네트워크에서는 피로를 진단 시점, 치료 중, 치료 이후 추적 관찰 기간 동안 지속적으로 평가하고 조기에 발견하여 치료하도록 권고하고 있다. 임상적으로 유용한 간단한 평가로는 피로의 중증도를 1-10 Likert scale로 표시하는 방법이 있다. 그 외 신뢰도와 타당도가 검증된 피로 평가 도구들, 특히 암 환자의 피로를 평가하는 도구가 개발되어 있으나 연구들 간에 비교 가능한 한 가지 평가도구로 통일되어 있지는 않다(표 50-8).

미국종합 암 네트워크에서 밝힌 암과 관련되어 나타나는 피로의 요인으로는 다음 7가지가 있다. 통증, 감정적 스트레스, 수면 부족, 빈혈, 영양, 신체 활동 그리고 다른 내과적 질환이 그 요인으로, 암 자체 또한 피로의 원인이 될 수 있다. 따라서 암 관련 피로에 대한 치료적 접근은 여러 가지 원인에 대한 다각적인 접근이 필요하다. 피로에 대한 의학적이고 약물적인 치료는 증상의 원인에 대한 치료를 시행한다. 예를 들면 통증으로 인한 불면과 빈혈은 암 관련 피로의 주된 원인인 경우 통증을 조절하고 빈혈을 치료한다.

3) 림프부종

림프부종은 림프혈관계 순환 장애로 인해 조직에 과도한 부종과 단백물질의 축적, 염증, 섬유화가 초래되는 만성질환이다. 이 중 이차성 림프부종은 림프관 폐색을 일으키는 다양한 요인들 즉 종양에 의한 국소 림프절 침윤, 종양 치료를 위해 림프절을 수술적으로 제거한 경우, 방사선 치료 등과 같은 원인들에 의해 발생한다. 수술 후 림프부종의 발생은 림프절 절제술과, 방사선 치료 여부 등과 진단 시 연령, 주로 사용하는 쪽에 수술을 받은 경우, 비만, 체중의

표 50-8 │ 피로 평가 도구

평가도구	내용
Profile of mood states (POMS) fatigue and vigor subscale	65개 항목(0-5점 척도)으로 피로의 정도는 측정하나, 피로의 기간이나 일상생활에 미치는 영향은 평가하지 않음.
Functional Assessment of cancer therapy-fatigue and anemia subscale (FACT-F)	7문항으로 수면요구, 피로감, 활동과 연관된 위약감에 대한 질문으로 독립적인 신뢰도가 검증됨.
Piper fatigue self-report scale	42문항으로 VAS로 표시하여 객관적 검사와 연관성이 높으나 복잡하여 임상적으로 활용하기 힘듦.
Fatigue assessment instrument	29문항으로 일반적 중증도(11), 상황별 특수성(6), 피로의 영향(3), 수면 휴식의 반응(2) 및 기타 문항(7)으로 1-7점 척도로 평가함.
Multidimensional fatigue inventory (MFI)	20문항으로 5가지 분류로 나누어 일반적 피로, 신체적 피로, 정신적 피로, 의욕 저하, 활동 감소로 나누어 5점 척도로 평가함.
Fatigue symptom inventory	13문항으로 피로의 정도, 지속기간, 삶의 질에 미치는 영향을 평가함.
Brief fatigue inventory	9문항으로 지난 24시간동안 피로를 10점수로 표현하는 간단한 검사이나 24시간 내의 평가만 가능함.
36-item short form health survey fatigue subscale	지난 1주간의 피로의 영향에 대한 4가지 질문으로 암 환자를 위한 평가도구로의 타당도에 대한 연구가 필요함.
EORTC fatigue subscale	지난 1주간 피로에 대한 3가지 질문으로 국제적으로 검증된 삶의 질 평가 도구임.

증가 정도가 관련이 있다고 알려져 있다.

자각 증상으로는 '팔, 다리가 더 두꺼워졌다', '옷이 꽉 낀다', '누르면 들어간다', '딱딱해졌다', '무거워졌다', '느낌이 둔하다', '누르면 아프다', '가만히 있어도 아프다' 등을 호소한다. 진단의 가장 좋은 방법은 숙련된 림프부종 전문의에 의한 진찰이며 림프부종의 첫 소견은 피부 긴장도의 증가로 인해 피부 주름이 소실되고 손으로 누르면 쉽게 눌리는 함요 부종이 주로 사지의 말단 부위부터 발생하는 것이고, 기간이 지나면 부종액이 염증성 섬유화 변화에 의해 단단해지고, 피부조직이 두꺼워지므로 피하조직의 경화 정도를 보기 위하여 촉진을 해보는 것이 좋다. 객관적 평가법으로는 주로 부피의 변화나 조직 외양의 변화를 기본으로 하며 부피의 증감은 물을 이용하거나 줄자를 이용한 둘레 측정 및 부피 측정기를 이용하여 측정할 수 있다. 일반적으로 양팔다리의 둘레 차이가 2 ㎝인 경우를 중등도 림프부종으로 진단하고 있다.

부종이 있는 사지에 열이 나면서 붉게 변할 경우는 감염을 의심해야 한다. 팔 또는 다리에 붉은 반점이 있거나 전체적으로 벌겋게 피부색이 변하면서 열감(뜨거운 느낌)이 점차 심해지고, 몸살 기운처럼 한기가 돌면서 온 몸에 열이 나는 증상이 있는 경우 감염을 의심하고 항생제 치료를 고려한다.

4) 손발 저림과 말초신경병증
신경독성이 있는 항암제를 복용하는 환자 중 약 10~20%에서 말초신경병증이 나타난다고 알려져 있으며, 감각신경, 운동신경, 자율신경 등 손상되는 신경에 따라 다양한 신경학적 증상들이 나타난다.[17] 항암제 약물 복용 후 말초신경병증을 유발하는 항암제들로는 아래와 같은 것들이 알려져 있다(표 50-9).

감각신경 손상 시 '손발이 저리다', '시리다', '화끈거린다', '찌릿하다', '먹먹하다', '걸을 때 모래 위를 걷는 것 같다', '자갈 밭을 걷는 것 같다', '두꺼운 양말을 신은 것 같다', '스치거나 닿으면 찌릿하거나 아프다' 등의 다양한 증상을 호소하며, 주로 신체 원위부인 손발 부위가 침범된다. 운동신경을 침범한 경우에는 '젓가락질 하기 힘들다', '물건을 떨어뜨린다', '글씨 쓰기 힘들다', '손발에 힘이 없다', '걷거나 뛰기 힘들다'는 증상을 호소한다. 자율신경계가 침범된 경우 마비성 장폐색, 기립성 저혈압, 부정맥 등이 드물게 나타나기도 한다.

항암 치료와 관련된 말초신경병증에는 항경련제(가바펜틴), 트라마돌, 삼환계 항우울제(아미트립틸린, 노트립틸린), 마약성 진통제 등 다양한 약물치료를 할 수 있으며, 핫팩, 저주파 전기 치료 등 물리치료와 스트레칭, 균형 운동, 근력 운동, 유산소 운동 등 운동치료도 도움이 된다.

5) 방사선 섬유화 증후군(Radiation fibrosis syndrome)
방사선 섬유화 증후군이란 방사선 치료 이후 지속적으로 진행되는 섬유성 경화증으로 혈관 내외 부분에 혈전이 침착되면서 피부, 근육, 건, 신경 등의 모든 조직이 섬유화되는 것을 말한다(그림 50-1). 방사선으로 인한 일차적인 세포 손상과 이차적 염증반응, 표피세포 재생 등으로 섬유화가 진행된다. 모든 조직(피부, 근육, 건, 신경, 뼈)에서 진행되며 급성기뿐만 아니라 치료 후 만성기에도 기능 장애를 일으키는 원인이 된다. 방사선 조사 범위, 종류, 방사선 치료 부위의 특성, 개인의 저항 등에 따라 영향을 받는다. 부위와 범위에 따라 중추신경계 손상으로 인한 경직, 신경총 및 말초 신경의 손상, 근육질환 등 다양한 합병증이 올 수 있다.

다양한 약물(pentoxifylline, tocopherol, hyperbaric oxygen, anticoagulation)들이 방사선 섬유화 진행을 예방하고 치료하기 위하여 개발되고 있으나 현재까지 효과가 입증된 약

표 50-9 | 말초신경병증을 유발하는 항암제

항암제 계열	약품명
백금 계열 항암제	시스플라틴(Cisplatin), 카보플라틴(Carboplatin), 옥살리플라틴(Oxaliplatin)
탁솔 계열 항암제	독세탁셀(Docetaxel), 파크리탁셀(Paclitaxel)
빈카 알칼로이드 계열 항암제	빈크리스틴(Vincristine), 빈블라스틴(Vinblastine), 비노렐빈(Vinorelbine), 빈데신(Vindesine)

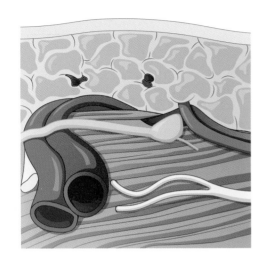
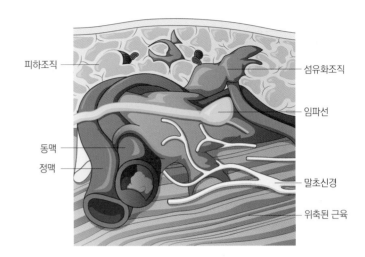

피하조직

동맥
정맥

섬유화조직

임파선

말초신경

위축된 근육

그림 50-1 | (좌)정상 조직의 모습 (우)섬유화된 조직의 모습(보라색이 섬유화 조직)

물은 없다. 치료의 목적은 방사선 섬유화의 불가역적 진행의 속도를 늦추고, 섬유화로 인한 기능 손실을 최소화시키는 것이다. 섬유화된 조직을 저강도로, 최대한의 각도를 유지하는 시간을 점진적으로 늘려가는 스트레칭 운동을 지속적으로 시행하는 것이 중요하다. 근력 약화가 진행된 부위의 보조를 위하여 발목 보조기(ankle foot orthosis, AFO), 무릎 안정대(knee stabilizer), 경추 보호대(Cervical collar) 등을 처방할 수 있다. 신경인성 통증이 있는 경우 프레가발린, 가바펜틴, 삼환계 항우울제, 트라마돌 등을 사용할 수 있으며 체성 통증이 있는 경우 비스테로이드성 소염진통제(NSAIDs), 근육 연축이 있는 경우 근이완제(baclofen, tizanidine) 등이 도움이 될 수 있다.

6) 암악액질

암 환자에 종종 식욕부진, 체중감소, 전신쇠약, 무력감 등이 나타난다. 이와 같은 상태를 악액질(cachexia)이라고 하는데, 암악액질의 특징은 지방조직뿐 아니라 골격근육의 양이 급격히 감소하는 것으로 단순한 기아 상태에서는 지방조직의 감소가 주이지만 골격근의 감소현상은 크지 않는 것과 대조적이다. 이와 같은 현상을 일으키는 병태생리학적 요인으로 이전에는 식욕 저하로 인한 영양 공급의 부족과 암 자체의 대사로 인한 에너지 소비의 증대로 인한 불균형으로 생각하였으나 단순한 영양 공급으로는 암악액질이 개선되지 않는다는 점에서 암악액질은 단순한

영양학적 이상이 아니라 대사, 면역, 신경화학적 이상으로 인한 현상으로 보고, 관련된 사이토카인이나 종양 유래물질의 측정 및 식욕, 지방과 근육 등에 대한 작용이 분자단위로 연구되고 있다. 종양괴사인자(Tumor Necrosis Factor, TNF)나 인터루킨(Interleukin: IL-6) 등의 싸이토카인이 골격근의 단백분해를 촉진시켜 골격근이 위축되고 근력 및 근지구력이 감소되는 기전이 밝혀지고 있다. 또한 치료 부작용으로 인한 부동은 근골격계와 심폐 기능 저하를 초래하고 일상생활에 더 제한을 받게 되는 악순환에 빠지게 한다. 암의 진행에 따른 암악액질의 악화를 피하기 힘들지만, 체력과 지구력이 약한 환자에게 단기간의 저부하 훈련을 자주 시행하여 부동을 예방하고 기능을 유지하기 위한 체계적인 재활 치료를 제공해야 한다.

7) 연하 곤란

폐암 및 식도암 수술, 두경부암 자체나 수술, 방사선 치료로 인하여 목 부위 연부조직의 섬유화, 치아 및 침 생성분비 이상, 턱 움직임 제한 등이 오고, 연하곤란과 목소리 변화가 발생할 수 있다. 구강암에서 특히 혀의 50% 이상이 절제되면 언어 및 연하 기능에 현저한 장애가 초래한다. 뇌종양 및 전이성 뇌병변, 진행성 및 말기암 환자들에게도 연하기능이 자주 감소한다. 임상적 평가와 함께 비디오 연하 촬영술(VFSS)을 시행하여 연하 곤란 상태와 원인을 진단한다.

8) 인지 기능 장애

암생존자 인지 장애의 원인은 매우 다양하다. 뇌종양, 뇌전이(유방암, 폐암, 백혈병 등) 등 암이 뇌기능에 직접적 영향을 줄 때 가능하지만, 그밖에 암 치료(방사선, 항암, 면역치료) 및 기타 증상관리를 위한 약제(코르티코스테로이드, 항간질제, 면역억제제, 항구토제, 마약성 아편유사진통제)도 인지 기능에 영향을 준다. 특히 항암 치료 후 주로 기억력, 주의집중, 일의 속도 저하와 다중 작업의 어려움 등을 호소하기도 한다. 신경인지평가(neurocognitive assessment)를 통하여 인지 기능이 저하된 상태 또는 치료 판단이 가능하다.

9) 심리 사회적 문제

한편, 손상된 신체상(Impaired body image), 재발의 두려움(Fear of recurrence), 성기능 장애, 경제적 부담, 가족의 역할 부담 등 심리 사회적인 다양한 문제 등도 암생존자의 독립적 생활을 어렵게 하고 삶의 질을 떨어뜨리는 요소들이다. 또한 직업 복귀는 가장 중요한 사회적 복귀인데, 암치료 후 많은 환자들이 직업을 잃거나 기존의 일하던 직장을 바꾸게 된다. 암 환자들에게 직업 환경 개선, 직업 선택 등을 위한 전문적인 직업 상담 및 사회 보장 제도가 요구된다. 따라서 환자/보호자 상담 프로그램, 자조그룹 연계 프로그램 등 다양한 통합지지 프로그램이 개발되어야 한다.

III. 주요 암종별 재활

1. 유방암 환자의 재활

유방암 수술은 유방암 제거를 위해 유방절제술(mastectomy)이나 종괴제거술(lumpectomy)을 하게 되고 액와부 림프절 상태에 따라 감시림프절 생검(sentinal node biopsy)이나 액와부림프절 곽청술(axillary lymph node dissection)을 하게 된다. 근치적 유방절제술에서 유방보존술로의 비중이 늘고 감시림프절 생검이 도입되면서 수술 후 합병증이 감소되었지만 수술적 치료 이후의 상지기능 장애와 통증은 여전히 호발하고 있다.

재활 치료를 요하는 병태생리적 변화에는 연부조직 섬유화, 근력 저하 및 유연성 저하, 림프순환 저하, 근 긴장도 증가, 신경손상 등이 있다.

1) 관절 운동범위 제한

견관절 운동범위의 제한이 액와부 림프절 절제술 이후에 흔히 발생한다. 수술 직후의 과도한 견관절 운동은 장액종(seroma) 발생을 증가시킬 수 있어서 주의를 요한다. 하지만 점진적인 견관절 운동범위 증가 운동은 필요하며 이에 대한 교육을 통해 지속적인 운동이 적용될 수 있게 하는 것이 좋다.[10]

2) 액와부 피막 증후군(axillary web syndrome)

액와부 피막 증후군은 액와부에서 상지 원위부까지 연결되기도 하는 팽팽하게 촉지되는 끈 같은 구조물이 피하층에 생기는 것으로 이는 림프혈관의 저류로 인한 림프혈관염이며 견관절의 굴곡 및 외전 방향의 운동을 제한하고 통증을 유발하게 된다.[11] 액와부 림프절 절제술 시행 후 나타나는 경우가 많다.

비스테로이드성 소염진통제로 통증이 보통 호전되며 스트레칭을 통해 개선될 수 있다. 스트레칭과 함께 도수림프마사지(Manual lymphatic drainage)를 시행할 경우 통증 감소와 견관절 기능 향상 및 삶의 질 향상에 추가적인 도움을 받을 수 있다.[12]

3) 림프부종

액와부림프절 절제술로 인해 림프액의 저류가 발생할 수 있으며 수술 및 방사선 치료 중에 일시적 발생 이후 호전될 수도 있다. 하지만 정상적인 림프계의 균형을 회복하지 못하는 경우에는 만성적으로 진행하며 체간, 액와부, 유방, 상지 등에 림프부종을 일으킬 수 있다. 이를 유방암 관련 림프부종(Breast cancer related lymphedema, BCRL)이라고 한다. 유방암 수술 이후의 림프부종 발생은 수술의 유형, 방사선치료 유무, 수술 후 체중 증가 등의 영향을 받을 수 있다.

부종에 대한 대처가 잘 되지 않을 경우 간질에 침착된 노폐물과 분해 산물로 인한 반복적인 염증으로 인해 섬유화된 조직과 지방세포 증식 등이 진행하게 되며 봉와직염 등의 발생으로 점차 악화될 수 있다(그림 50-2).

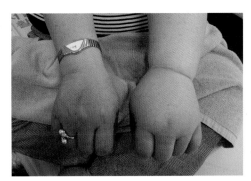

그림 50-2 │ 섬유화와 지방 축적이 진행된 만성화된 림프부종

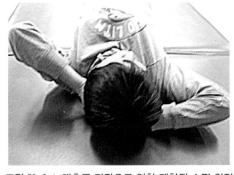

그림 50-3 │ 대흉근 긴장으로 인한 제한된 수평 외전

치료는 림프액 배출을 위한 도수마사지, 붕대법 등을 포함한 복합림프물리치료(complex decongestive physical therapy, CDPT)를 시행하게 되나 림프부종 발생에 대한 이해와 관리 방법에 대한 교육이 충분히 이루어지지 않게 되면 림프부종이 악화되기가 쉽다. 또한 붕대법 등을 사용하면서 수지 및 수근 관절 구축이 발생할 수 있어 이에 대한 예방적 운동을 교육하여야 하며 부종 이환측 상지의 견관절 스트레칭 등도 통증 예방을 위해 중요하다. 부종이 있는 상지를 지나치게 사용하지 않는 경우에는 근위축 등이 발생할 수 있으므로 압박스타킹이나 붕대법을 사용하고 부종 악화 여부를 모니터링하면서 점진적으로 상지 사용을 늘려가는 것이 필요하다.

4) 대흉근 긴장(Pectoralis Major tightness) 및 근막통 증후군

유방암 환자에서는 대흉근의 긴장으로 인해 견갑골 후퇴에 기여하는 근육들에서 근막통 증후군이 호발한다. 대흉근의 긴장은 유방암 수술 이후 흔히 발생한다. 수술 이후 통증에 의한 대흉근의 수축과 환자가 수술 부위를 보호하기 위해 흉추를 굴곡하는 자세 및 방사선 치료로 인한 섬유화 등이 대흉근 긴장을 심해지게 한다(그림 50-3).

대흉근 긴장은 견갑골을 전방과 하방으로 이동시키게 된다. 따라서 견관절의 균형을 위해 견갑골 후퇴를 담당하는 근육에 과부하가 발생하고 이로 인해 해당 근육의 근막통 증후군이 발생할 가능성이 높아진다. 수술 이후의 불안, 통증, 견관절 구축 등도 근막통 증후군 발생의 유발인자로 작용할 수 있다.

근막통 증후군에 대해서는 물리치료와 압통점 주사 등을 시행하게 되고 긴장된 대흉근의 스트레칭을 적극적으

로 시행하여야 한다. 대흉근 및 흉부 전방의 신전성이 제한되어 있을 경우 통증 개선이 잘 되지 않고 반복적인 통증 관련 시술의 원인이 될 수 있다. 대흉근의 긴장이 만성화된 경우에 스트레칭으로 인한 개선은 매우 어려울 수 있다. 이때 대흉근의 해부학적 위치를 고려하여 견관절을 90° 이상 외전한 상태에서 대흉근을 신전하는 것이 효과적이다.[13]

대흉근이나 극하근에 근막통 증후군이 있을 경우 연관통이 팔과 손가락에서 나타날 수 있다. 이 경우 말초신경병증이나 신경근병증, 손목터널 증후군 등의 신경병증으로 오인될 수 있으므로 주의를 요한다.[14]

5) 복원술 이후 재활 치료

복부피판을 이용한 유방 복원술(TRAM flap breast reconstruction)을 시행한 경우 재활 치료는 피하층의 섬유화와 유착을 막고 체간의 안정성을 개선시키는 것을 목표로 하게 된다. 복원술 이후에는 피판 안정까지 견관절 운동 제한 기간이 길어지는 경우가 있어 견관절 구축이 발생하는 경우가 흔하다. 따라서 수술 부위의 안정성이 얻어진 이후 가급적이면 빠른 시기부터 적극적인 관절가동범위 운동을 하는 것이 필요하다.

6) 항암 치료의 합병증

유방암 치료 과정에 쓰이는 항암 약제(adriamycin, cytoxan, taxol, taxotere, tamoxifen)는 심각한 부작용을 초래할 수 있다. 부작용에는 심근독성, 말초신경병증, 근육통, 관절통 등이 있으며 장기적인 기능 저하 요인이 될 수 있다. 항암 치료 중에 피로감, 체중 증가, 운동 능력 감소 등의 증상을

경험할 수 있으며 이는 운동 프로그램을 통해 개선될 수 있다.

7) 유방절제후 통증 증후군(Post-mastectomy pain syndrome)
유방암 환자 중 액와부 림프절 절제술을 시행 한 이후 액와부와 상완부 내측을 따라 감각 저하와 신경인성 통증을 나타날 수 있다. 이는 수술 중 늑간상완신경(intercostobra-chial nerve)이 손상되어 발생하는 것으로 단순한 감각저하에서 부터 옷의 접촉만으로도 심한 통증을 느끼는 경우까지 다양할 수 있다. 일반적인 신경인성 통증 치료에 반응을 보인다.

8) 진행성 유방암에서의 합병증
유방암의 진행으로 액와부림프절 주변이나 쇄골상림프절(supra scapular lymph node) 주변에 전이가 발생할 경우 기존의 림프부종이 악화되거나 새로 림프부종이 발생할 수 있다. 따라서 유방암 환자에서 갑작스런 부종 변화가 있을 경우에는 림프절 전이의 가능성을 고려하여야 한다.

상완신경총을 종양세포가 침범하거나 압박하는 경우 상완신경총손상으로 인한 상지 마비가 생길 수 있다. 마비 초기에는 견관절 통증으로 인한 단순 위약으로 오인되어 진단이 늦어질 수 있어 주의를 요한다. 견관절 주변 근육의 위약이 발생할 경우 견관절 운동범위 제한이 흔히 발생하므로 환자의 고통을 줄이기 위해 적극적 치료를 해주는 것이 좋다.

2. 부인암 환자의 재활

부인암 수술 후 환자들은 하지부종, 성기능 장애, 통증, 피로감, 신체기능 저하 등을 경험할 수 있다. 이와 함께 신체적 기능, 사회적 기능, 역할 수행 등의 영역에서 삶의 질 감소를 보이기도 한다.[15]

부인암 환자의 흔한 하지 및 골반의 증상으로는 골반과 허리의 통증, 고관절의 움직임 제한과 통증, 다리와 골반의 붓는 느낌, 하지 위약, 다리의 감각 저하 등이 있다.

1) 골반저 기능 저하(pelvic floor dysfunction)
골반저 기능 저하는 부인암의 치료 이후에 삶의 질을 저하시키는 주요 요인이다. 골반저 기능저하는 방광의 저장 및 배뇨 장애, 요실금, 변실금, 성기능 장애 등으로 나타날 수 있다. 근치적 자궁절제술이나 골반부 방사선치료는 골반부 해부학적 구조의 변화를 일으키고 골반저 근육과 연결된 신경의 손상을 유발하게 되며 이는 체간 균형 저하를 포함한 여러 가지 문제를 초래하게 된다.[16]

2) 림프부종
부인암에서 골반림프절절제술을 시행한 경우 양측 또는 편측 다리에 림프부종이 발생할 수 있다. 이 경우 림프액 배출을 위한 도수마사지, 붕대법 등을 시행하는 것이 도움이 된다.

부인암 환자에서의 하지부종은 운동과 일상생활을 위축시킬 수 있고 심리적, 사회적인 안정에 부정적으로 작용할 수 있다. 과거에는 하지의 림프부종을 가진 환자는 부종 악화를 막기 위해 운동을 제한하기도 하였다. 하지만 적절한 운동을 할 경우 기동성이 증가하고 근력 증가, 림프혈관의 수축 및 근수축에 의한 외부압박 등으로 인해 림프 순환이 촉진될 수 있다. 또한 운동 중의 흉곽 음압 증가로 림프 순환 개선을 기대할 수 있다.

특히 하지 부종의 발생이나 악화에 대한 우려로 활동을 줄인 이후 체중이 증가하고 부종이 다시 증가하고 삶의 질이 악화되는 악순환에 빠진 환자들에게는 운동프로그램이 매우 중요하다. 국내에서 시행한 임상 연구에서 복합림프 물리치료에 집중적인 운동을 추가할 경우 부종의 악화 없이 근력, 신체기능, 피로 개선 등의 효과를 확인할 수 있었다.[17]

3. 전립선암 환자의 재활

전립선암은 전립선에 발생하는 악성 종양이며, 서양에서는 남성암 중 가장 흔한 암으로 발생 빈도가 높다. 국내에서도 빠른 증가율을 보이고 있다. 전립선은 남성에게만 있는 장기로 남성의 성기능에 관여한다. 전립선암의 원인으로 정확하게 밝혀진 것은 없으며 연령, 인종, 가족력이 가장 중요한 원인으로 알려져 있다. 그 밖에 남성호르몬, 식습관, 제초제 등 화학 약품도 전립선암 발병에 중요한 요인으로 작용하는 것으로 보고되고 있다.

종양이 전립선 내의 일정 부위에만 발생한 국소 전립선암의 치료에는 전립선 적출술과 방사선 요법이 이용된다. 전립선 적출술의 가장 흔한 합병증으로는 발기부전과 요실금을 들 수 있다. 발기부전은 수술 전 발기력과 연령에 따라 다르게 나타나는데, 대개 2년 내에 환자의 90%가 자연스럽게 회복한다. 요실금은 평균적으로 수술 후 3개월 사이 80%, 1년 안에는 97%의 환자가 회복하는 것으로 알려져 있다. 하지만 수술 후 초기부터 골반기저운동을 시행한 환자의 회복 속도는 더 빠르게 나타났는데, 골반기저운동은 요실금 외에 발기부전 장애도 최소화할 수 있는 것으로 보고되고 있다.

진행 전립선암이나 전이성 암의 경우 호르몬요법을 병행한다. 전립선암 남성호르몬 박탈 치료(androgen deprivation therapy, ADT)의 합병증으로는 지방제외체중(lean body mass) 감소, 피로감, 골다공증 등이 있다. 특히 고령일수록 근육량이 대폭 감소하는데, 이를 막기 위해서는 근력운동이 필수적이다. 지방제외체중의 감소는 저항성 근력운동으로 줄일 수가 있다.[18]

또 골밀도가 낮아지면 골다공증과 골절 위험도 높아진다. 골다공증으로 인해 남성호르몬 박탈 치료 5년 이내에 33% 이상의 환자가 골다공성 골절을 경험하게 된다.[19] 비스포스포네이트 약물치료와 운동을 통한 예방 프로그램이 중요하다. 근력 운동과 걷기 등 체중을 실어주는 운동을 통해 뼈에 적절한 압력을 실어주어 뼈의 약화를 최대한 방지하는 것이 좋다. 전립선암이 진행되어 전이될 경우 뼈 전이가 흔히 발생한다. 전립선암으로 사망하는 환자의 85%에서 골전이가 발견되었고 10~20%의 환자는 골전이로 인해 전립선암을 진단 받게 된다.[20] 암이 뼈를 침범하면 뼈가 약해지고 병적 골절의 위험도가 증가하므로 이를 고려하여 운동을 해야 한다.

연구에 따르면 과체중인 전립선암 환자의 재발률과 전이율은 정상체중 환자보다 3배 이상 높았다. 또 1주일에 3시간 이상 활발하게 운동하면 전립선암으로 인한 사망률이 줄어든다고 보고되기도 했다. 아울러 1주일에 천천히 90분 미만으로 걷는 남성에 비해, 보통 걸음이나 빠른 걸음으로 90분 이상 걷는 남성은 전체적인 사망 위험이 46% 낮은 것으로 보고되었다.

4. 대장암 환자의 재활

직장대장암 환자를 위해서 보행 및 일상생활 동작 훈련뿐 아니라 장기능 및 성기능의 재활 훈련이 필요하다. 직장암의 경우 장루의 유무, 골반기저 기능 장애(배뇨, 배변, 성기능 장애)와 관련되어 대장암과 다른 치료적 접근이 필요하다. 직장암의 경우, 장루로 인해 신체상의 변화를 가져오고, 이로 인한 성기능 장애를 초래한다. 또한 배변 습관의 변화로, 설사, 변비, 변실금 등으로 인한 사회 참여가 제한되고 삶의 질이 저하된다. 그러나 이런 영향은 개인별로 차이가 있으며, 진단 후 2년 이상이 지난 직장암 생존자의 경우 장루를 보유한 환자군에서 삶의 질이 높았으며 오히려 장루를 가지지 않은 환자군보다 사회적 기능, 자존감에서 높은 점수를 보였다(Level 2b).[21]

직장 대장암 환자의 재활을 위하여 다음의 사항을 고려하여야 한다.

우선 암 자체와 암 치료, 치료 관련 부작용에 대한 지식이 있어야 한다. Ayanian 등이 조사한 바에 의하면 질병 관련, 암 치료 관련, 치료 서비스의 제공과 관련된 정보의 부족이 재활 치료 제공에 있어서 가장 주된 문제로 드러났다(Level 2b).[22] 대장암 생존자가 운동 프로그램에 참여하지 못하는 원인으로 치료 부작용(54%), 시간의 부족(28%) 등이 있으므로 치료 단계와 사회적 요인을 고려한 재활 서비스가 제공되어야 한다.[23] 암과 암 치료 관련된 접근과 함께 동반질환에 대한 진단 및 치료적 접근이 필요하다. Ko와 Chaudhry 등에 의하면 대장암 환자의 75%에서 심혈관계, 호흡기계, 근골격 계통에 동반질환을 가지고 있다.[24] Vissers 등의 연구에 의하면 요통 및 골관절염의 유무가 암생존자의 삶의 질 중 신체적 기능과 통증과 유의한 연관이 있으며(11~17%) 이는 암종이나 병기보다(1~2%) 연관성이 더 큰 것으로 드러났다.[25] 따라서 암생존자의 삶의 질 향상을 위하여 동반된 만성질환의 진단 및 자가 관리를 위한 교육 등을 포함한 재활 치료가 제공되어야 한다.

대장암 환자에게 사용되는 항암제 중 Capecitabine (Xeloda)는 말초신경병증을 잘 유발한다. 손발이 저리고 감각이 저하되는 증상과 함께 손발이 붓고, 심해지면 통증 및 기능저하를 가져온다. 가역적으로 증상을 조절할 수 있는 시점에서 약제의 용량을 적절히 조절하는 것이 가장 중요하다. 일반적인 관리로 손과 발을 차가운 물에 담그고, 극심한 온도, 압력, 마찰을 피하고, 아픈 피부 부위에 패드를 대고, 물집이 있는 경우 피부과 진료 및 상처 관리를 하도록 교육한다.[26]

대장암의 경우 신체 활동이 대장암의 예방뿐 아니라 치료 후 재발률, 전이율을 줄여준다. 대장암은 비만이나 과체중인 사람들에게 더 잘 생긴다는 것은 이미 잘 알려진 사실이다. 2008년 영국 맨체스터대 연구팀의 발표에 따르면 비만과 과체중은 일부 암의 발병 위험을 1.5~2배 가량 높이는 것으로 나타났는데, 특히 비만 남성에서는 대장암 발병 위험이 24% 가량 높아졌다. 따라서 운동을 통해 비만을 물리치면 자연 대장암도 예방하는 효과를 거둘 수 있다. 뿐만 아니라 신체 활동이나 운동은 장의 연동 운동을 활발하게 만들어 대변 내 발암물질이 장 점막과 접촉하는 시간을 줄여주는 효과도 있다.

5. 두경부암 환자의 재활

두경부암에 대한 치료 기술의 발달로 완치율이 향상되고 제거되는 조직의 범위도 감소하였다. 조직을 최대한 보존하기 위하여 근치적 경부 절제술(radical neck dissection)의 경우 기능적 경부 절제술(functional neck dissection)로 전환된 경우가 많다. 하지만 두경부암의 치료 이후에는 여전히 재활 치료를 필요로 하는 경우가 많은데 그중에 흔한 것은 부신경손상, 경부 및 전흉부의 연부조직 구축, 연하곤란, 발음이상, 근막통 증후군 등이다.

1) 부신경 손상
근치적 경부 절제술에서 흔히 부신경, 외경정맥, 흉쇄유돌근 등이 절제 되고 견갑거근 지배 신경의 손상으로 심각한 견관절 기능저하가 초래된다. 하지만 기능적 경부절제술에서는 상기 구조물들을 보존하게 되어 견관절 기능 저하의 비율이 현저히 감소하였다. 하지만 부신경 보존을 한 경우에도 50% 이상에서 신경 손상이 발생할 수 있으므로 여전히 견관절 기능저하의 가능성이 있다.

부신경 손상에 따른 승모근의 위약은 개인차가 있을 수 있다. 승모근은 부신경 이외에도 경부 신경총(cervical plexus)의 지배를 받는 경우가 있어 부신경이 절제된 경우

에도 견관절 기능 저하가 없을 수 있다. 부신경이 손상된 경우에도 손상정도는 탈수초성 손상에서부터 완전축삭손상까지 다양하며 수술중 혈관에 대한 전기 소작으로 인한 신경으로의 혈행 차단으로 인한 허혈성 손상이 원인이 되기도 한다.

부신경 손상이후의 재활 치료는 견관절의 능동적 또는 능동보조 관절범위운동을 통해 관절 구축을 예방하고 전흉부의 신전성 유지 및 견갑골 거상 및 후퇴근(retractor)의 근력강화, 견관절 거상 및 외전을 요하는 동작들에 대한 보상 훈련, 신경근 재훈련, 자세 개선 등을 포함한다.

2) 연하 곤란
두경부암 환자의 40%에서 수술이나 방사선 치료 후 연하 곤란을 호소하며, 그 중 4%에서는 중등도 이상의 연하 곤란이 발생하였다. 연하 곤란이 나타나면 음식물을 제대로 삼키지 못하고, 자칫 음식물이 기도를 타고 폐로 들어가면 흡인성 폐렴이 발생할 수도 있다.

연하 곤란의 치료로는 인공 침 사용, 식이 조절, 턱과 혀의 움직임을 증진시키기 위한 신장 운동 등을 시행할 수 있다. 기관절개술을 시행한 환자의 경우 의사 소통법을 교육하고 기관루공을 통해 발성하는 방법을 훈련한다. 보상 기법으로 자세의 변화를 이용하여 턱 당기기, 머리 돌리기, 머리 기울이기, 운동 및 촉진 기법으로 연하 근육의 강화 운동, 전기 자극법 등 촉진 기법 등이 있다.

3) 경부 구축
두경부암 환자에서 경부 전면과 측면의 연부조직 섬유화가 진행될 수 있다. 방사선치료를 받은 경우에 방사선으로 인한 섬유화가 진행될 수 있기 때문에 가능한 빠른 시기에 경부 가동범위운동이 필요하다. 가동범위운동은 방사선 치료 전 수술 직후부터 시행하는 것이 좋지만 시작 시기에 대해서는 수술 후 창상치유를 위해 외과의와의 논의가 필요하다.

4) 림프부종
경부 림프절 절제술을 한 이후에는 얼굴과 턱 주변에 림프 부종이 발생할 수 있다. 림프액 배출을 위한 도수마사지, 붕대법 등을 시행하는 것이 도움이 된다.

6. 폐암 환자의 재활

폐암은 조기에 발견되고 수술이 가능한 경우에는 완치가 되기도 하지만 전반적 예후는 아직 좋지 않다. 폐암 환자는 만성질환에 흔히 동반되는 피로감과 탈조건화를 보일 뿐만 아니라 말초신경병증이나 척수 및 뇌전이, 근무력증을 동반할 수 있어 주의를 요한다. 상완신경총 전이 등이 동반된 경우에는 견관절 주변 근골격계 질환의 연관통으로 오인되어 전이 진단이 늦어질 수도 있다. 폐암 환자에서 집중적인 재활프로그램을 시행할 경우 일부 폐기능과 삶의 질이 향상될 수 있다.[27]

폐암 환자에서는 통증 관리뿐만 아니라 호흡재활이 중요하다. 특히 폐 절제술을 시행한 경우에는 폐용적이 감소되고 흉벽에 수술로 인한 손상을 받게 된다. 흉곽팽창 증진 및 기침법, 입술오므리기 호흡(pursed lip breathing), 횡격막 호흡 등을 교육 받는 것이 도움이 된다. 체간의 자세와 하지 운동 및 조기 보행도 중요하다. 수술이전에 시행하는 호흡재활 치료 역시 수술전 환자의 기능 상태를 최대한으로 향상하여 수술후 합병증 감소에 도움이 된다.

7. 혈액암 환자의 재활

1) 혈액암의 특징

혈액암 환자의 재활은 최근 암 재활 영역이 확장되면서 주목을 받고 있다. 재활을 대상으로 하는 암 환자는 크게 경증암종과 중증암종으로 나눌 수 있다. 대부분의 암 재활 환자는 유방암과 갑상선암 등과 같은 경증암종이 주로 차지한다. 이는 암 재활의 특성이 암의 치료보다 암 자체, 또는 암 치료와 연관된 증상 완화를 통해 일상생활을 제대로 하고 삶의 질을 높이는 것이 목표임을 고려할 때 당연한 현상이다. 중증암 환자는 암 사망률이 높고 생존자가 적은 특성이 있으며 암 치료에 매달리게 되면서 암 치료 과정중 나타나는 증상을 주된 관심사로 하기에는 경증암종보다 관심이 적을 수밖에 없다.

혈액암 환자의 재활을 고려할 때 혈액암의 특성을 파악하는 것은 매우 중요하다. 혈액암은 중증암종에 속하지만 경증암종의 특성을 같이 갖고 있다. 국가암정보센터에 따르면 2014년 백혈병으로 사망한 환자는 1,671명으로 전체 암종 중 8위에 해당하여 사망률을 고려할 때 중증암종에 속한다. 또한 유병률은 림프종이 전체 암 환자의 2.3%를 차지하며 백혈병, 다발성골수종등 다른 혈액암종을 포함하면 상당수를 차지한다. 14세 이전의 소아에서는 모든 암종중 백혈병과 비호지킨성림프종이 1위와 2위의 발생률을 차지하고 있다. 위 두 암종은 34세 이전까지 발생하는 암 중 3위와 5위를 차지하여 상대적으로 젊은 연령에 발생하는 것을 알 수 있다. 우리나라에서는 발생률을 고려할 때 비호지킨성 림프종이 10위에 있지만 미국과 영국 등 외국에서는 비호지킨성 림프종과 백혈병의 발생률이 6~8위에 해당하여 향후 증가할 수 있는 암종이라 할 수 있다.

암종별 사망률은 점차 감소하는 추세로 10위 안에 백혈병과 비호지킨성 림프종이 있었으나 2016년 통계에는 백혈병은 순위 밖으로 보고되었다. 상대적으로 높은 유병률을 보이나 사망률은 감소하여 암 생존자가 다른 암종에 비해 증가하고 있음을 알 수 있다. 2014년 경증 암종인 갑상선암, 전립선암, 유방암 다음 그룹인 대장암, 위암 등과 같은 생존률을 보인다. 특히 90년대와 비교하여 생존률의 증가는 22.5%로 전립선암과 위암(조기위암 포함) 다음으로 급격하게 증가함을 알 수 있다. 특징적인 것은 원격 전이가 있는 경우 갑상선암을 제외하면 전체 암종 중 1위의 생존률을 보인다(그림 50-4).

정리를 하면 혈액암은 (1) 상대적으로 젊은 환자에서 호발하며, (2) 유병률은 다양한 혈액암종을 포함할 때 상대적으로 높고, (3) 서양에서 발생률이 더 높아 국내 발생률이 증가할 가능성이 높으며, (4) 다른 암종에 비해 사망률이 감소하는 추세이고, (5) 최근 생존률이 다른 암종보다 급격하게 증가하며, (6) 원격 전이가 있어도 생존률이 높고, (7) 주기적으로 호전 및 재발을 반복하는 경향이 있어 만성병의 성격을 가지며, (8) 조혈모세포 이식 등 입원 치료를 해야하는 과정이 필요함을 고려할 때 재활 치료의 필요성이 매우 높고 접근성이 좋아 임상 도입이 용이한 암종이라 할 수 있다.

2) 혈액암 환자의 재활 연구

2003년 Dimeo 등은 혈액암 환자의 항암 치료 중 지구력 훈련이 신체 기능 저하를 감소시키는 것을 보고하고 또 다른 연구에서 우울과 신체 기능 장애에 도움 됨을 발표하였고 Tendas 등은 신체 기능 회복 재활을 통한 가정에서의

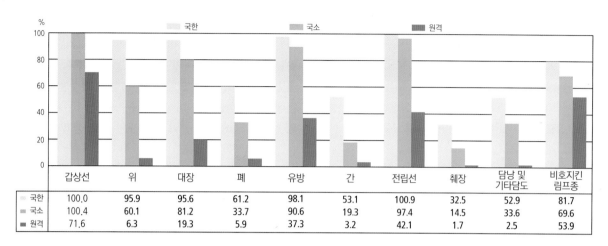

%	갑상선	위	대장	폐	유방	간	전립선	췌장	담낭 및 기타담도	비호지킨 림프종
국한	100.0	95.9	95.6	61.2	98.1	53.1	100.9	32.5	52.9	81.7
국소	100.4	60.1	81.2	33.7	90.6	19.3	97.4	14.5	33.6	69.6
원격	71.6	6.3	19.3	5.9	37.3	3.2	42.1	1.7	2.5	53.9

그림 50-4 | 원격 전이가 있는 경우의 혈액암 생존률(2010년~2014년 발생한 암 환자 상대생존율)

케어 프로그램이 진행된 혈액암 환자에서 도움이 되는 것을 보고함. 또한 Battaglini는 운동이 혈액암 환자의 증상에 효과가 있으나 적절한 강도, 치료 방법, 회수 등에 대하여는 연구가 더 필요하다고 발표하였다.

2015년 Alibhaj 등에 의하면 항암 치료를 받고 있는 급성 골수성 백혈병 환자에서 재활 운동을 하는 경우 전반적인 삶의 질, 피로도, 하지 근력 등에서 호전이 있으며 체계적인 연구의 필요성을 강조하였다. 또한 같은 해 발표한 Smith-Turchyn과 Richardson의 연구에서 골수성 백혈병 환자에서 재활 운동이 안전하고 사용할 수 있지만 아직 개개인에게 할 수 있는 충분한 자료가 모이지 않았다고 하며 치료과정의 부작용을 줄일 수 있는 근거 마련이 필요하다고 주장하였다.

조혈모세포 이식 환자에서 근감소증은 이식 전에 이미 50.6%에서 발견되며 근력의 감소와 피로가 증가하고(Morishita, 2012) 근감소증은 신체 기능과 삶의 질을 감소시키며 통증을 증가시켜 회복을 위해 재활 치료의 중요성을 강조하였다. 2014년 코크레인 리뷰에서 운동이 혈액암 환자의 생존율을 증가시키지는 못하지만 신체 기능, 우울, 피로등과 연계하여 삶의 질을 증가시킴을 확인하고 핵심적인 요소를 포함한 프로그램 개발이 필요함을 제언하고 있다.

삶의 질 차원에서 의료의 서비스가 다변화하고 있는 상황으로 Johns Hopkins Hospital과 MD Anderson Hospital 등 해외 유수의 암 중심 병원에서 혈액암과 이후의 재활 치료에 대한 인식의 변화로 진료 연계의 체계화 단계에 있으나 국내 혈액암 환자의 관리 연구는 골수성 백혈병에서 조혈모세포 이식 후 마비 또는 항암 치료에 의한 말초 신경병증과 같은 증례보고에 머물고 있다. 아직 국내에서는 혈액암 환자등과 같은 중증 암 환자의 건강 및 삶의 질 향상에 대한 연구는 없으며 해외의 연구 추세를 고려할 때 포괄적인 관리와 회복 프로그램에 대한 근거나 개발은 많이 뒤쳐져 있다.

3) 혈액암 환자의 증상과 재활 치료 설계

2011년 김 등은 402명의 암 환자를 상대로 나타나는 증상을 조사하여 보고하였다(표 50-10).[28]

혈액암 환자가 가장 많이 호소한 증상은 위약이며 30% 이상의 환자가 호소한 증상은 오심, 피로, 불안, 수면장애, 통증 및 우울이었다. 이러한 빈도가 높은 증상 양상은 유방암등 경증암과는 확연히 다르고 다른 중증암과 같은 패턴을 나타낸다.

혈액암 환자 재활의 목표는 다른 암종 및 재활 본연의 목표와 다르지 않다. 하지만 앞에서 언급한 혈액암 환자의 특성을 고려하여 일부 모듈을 변경해야 한다(그림 50-5).

예를 들어 조혈모세포 치료를 위해 입원한 환자, 집중 항암화학요법(intensive chemotherapy)를 위해 최하점(nadir)에 있는 환자, 이식편대숙주반응(Graft versus host disease)로 고생하는 환자 등 각 상태에 따른 모듈을 선택해야 한다. 이런 모듈을 설정할 때 공통적으로 작용하는 것은 다

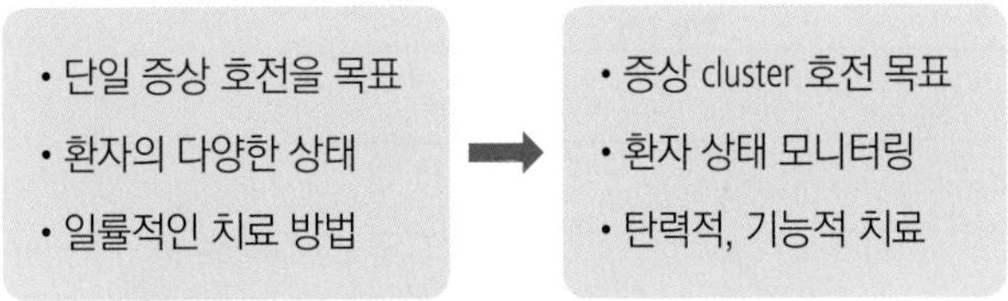

- 단일 증상 호전을 목표
- 환자의 다양한 상태
- 일률적인 치료 방법

→

- 증상 cluster 호전 목표
- 환자 상태 모니터링
- 탄력적, 기능적 치료

그림 50-5 | 혈액암 환자의 재활 치료 모듈

음과 같은 세가지로 꼽을 수 있다.

먼저 환자의 군집으로 나타나는 증상을 같이 호전시킬 수 있는 프로그램이 시행되어야 한다. 환자에게 발현되는 증상들을 파악하고 이와 연계된 재활 프로그램의 구성은 기대되는 치료 효과와 직접적으로 연결된다. 두 번째로 환자의 각 증상 발현이 혈액암 치료 과정에 따라 지속해서 변한다. 또한 환자의 치료 계획을 미리 예측할 수 있어서 (예: 조혈모세포 이식 예정, 이식 이후 숙주반응이상 예측 등) 현재 상태를 면밀히 관찰하고 이를 평가할 도구를 적절히 선정하며 지속적으로 평가하는 것이 반드시 필요하다. 마지막으로 치료 방법이 환자 상태에 따라 적절한 강도와 정도로 제공이 되어야 하며 일률적인 근력운동등 단순화된 프로그램은 호전을 보기 어렵다.

4) 혈액암 환자의 재활 치료

재활 치료의 각 상태에 따른 구체적인 가이드라인은 아직 만들어지지 않은 상태이다. 하지만 일반적으로 재활에서 처방되는 방법은 각 증상에 따라 적용이 가능하다. 이를 어떻게 조합하는지는 임상에서 환자를 만나는 재활전문의의 선택이 중요하지만 이후 제안은 일부 참고가 될 수 있을 것으로 생각된다.

(1) 신체 기능이 유지가 잘 되는 혈액암 환자 생존자

환자의 남아 있는 치료 여부에 따른 변화 가능성을 예측하고 설명한다. 신체 기능을 측정하고 문제 부분에 대한 관리를 권한다. 예를 들어 척추 전이 등이 없고 활동에 문제가 없는 다발성골수종 환자의 경우 이후 척추 골절 가능성이 있음을 고려하고 전신적인 유산소 운동과 척추 기립근 강화 운동 및 허리 관리 교육을 시행할 수 있다. 또한 전이가 오는 경우 증상 교육과 이후 보조기 착용 등에 대한 정보도 제공할 수 있다. 다발성 골수종 환자는 약 10%의 환자에서 말초신경병증을 동반하기도 한다.[29]

혈액암 환자의 항암 치료는 다른 항암 치료에 비해 혈액학적 변화가 매우 심하다. 항암 치료를 끝내고 관찰중인 환자에서는 혈액 수치를 고려하여 운동 강도의 조절이 필

표 50-10 | 혈액암 환자에서 호소하는 증상

암, %(명)	위	폐	간	대장	유방	두경부	자궁경부	난소	혈액	뼈	p value
통증	45.4(15)	32.1(9)	41.9(13)	32.6(15)	57.8(48)	60.0(6)	50.0(13)	59.3(19)	30.1(16)	38.4(5)	0.024
피로	42.4(14)	42.8(12)	61.2(19)	43.4(20)	69.8(58)	60.0(6)	57.6(15)	62.5(20)	45.2(24)	53.8(7)	0.047
불안	36.3(12)	35.7(10)	54.8(17)	45.6(21)	51.8(43)	40.0(4)	42.3(11)	40.6(13)	43.4(23)	30.7(4)	0.713
불면	30.3(10)	46.4(13)	41.9(13)	23.9(11)	38.5(32)	50.0(5)	34.6(9)	46.8(15)	41.5(22)	23.0(3)	0.430
식욕부진	42.4(14)	50.0(14)	41.9(13)	19.5(9)	32.5(27)	60.0(6)	38.4(10)	28.1(9)	49.0(26)	30.7(4)	0.060
부종	9.0(3)	17.8(5)	19.3(6)	10.8(5)	36.1(30)	20.0(2)	42.3(11)	28.1(9)	18.8(10)	7.6(1)	0.004
우울	24.2(8)	28.5(8)	45.1(14)	30.4(14)	43.3(36)	30.0(3)	50.0(13)	31.2(10)	30.1(16)	38.4(5)	0.361
의존적 ADL	21.2(7)	17.8(5)	16.1(5)	13.0(6)	31.3(26)	40.0(4)	38.4(10)	34.3(11)	22.6(12)	38.4(5)	0.126
위약	51.5(17)	46.4(13)	54.8(17)	36.9(17)	42.1(35)	50.0(5)	50.0(13)	59.3(19)	60.3(32)	53.8(7)	0.433
연하곤란	9.0(3)	10.7(3)	16.1(5)	4.3(2)	6.0(5)	40.0(4)	19.2(5)	3.1(1)	7.5(4)	7.6(1)	0.017
보행장애	24.2(8)	14.2(4)	12.9(4)	10.8(5)	12.0(10)	40.0(4)	26.9(7)	15.6(5)	15.0(8)	38.4(5)	0.107
제한적 관절가동범위	21.2(7)	14.2(4)	22.5(7)	19.5(9)	39.7(33)	40.0(4)	30.7(8)	28.1(9)	15.0(8)	38.4(5)	0.045

요하다. 적혈구 수치가 낮으면 쉽게 피로해지고 강한 운동을 하기 어려우므로 휴식을 운동 중간에 자주 가지며 과격한 운동을 피해야 한다. 아직 호중구 수치의 회복이 충분히 이루어지지 않은 상태에서는 집안 운동을 권해야 하고 군집해서 하는 운동은 피해야 한다. 혈소판 개수가 아직 낮다면 충격이 있거나 한 부위에 무리가 가는 운동은 피해야 하고 운동 이후 관절 등의 통증과 부종에 유의하도록 한다.

(2) 조혈모세포 이식 환자

일반적으로 이식전 1주간은 조건화 항함화학요법(conditioning chemotherapy)를 시행하고 이식을 진행한다. 이식 이후 3~4주간 환자 상태를 관찰하고 골수검사에서 조혈모세포 생착이 관찰되었을 때 퇴원하게 된다. 일반적으로 자가이식보다 동종이식이 숙주 반응이 심하다고 알려졌지만 이식 과정 및 직후의 상태에 차이가 있다는 근거는 없다. 이 시기동안 재활 치료를 하고 효과가 있다는 연구는 산발적으로 있으나 아직 임상에 일률적으로 적용할 수 있는 보고는 없다. 이식 후 환자에게 나타나는 증상은 호중구감소성 발열(neutropenic fever), 식욕 저하, 오심, 구강점막염(oral mucositis), 전신상태 불량, 무력감 등이다. 간혹 낮은 면역력에 의하여 동반 감염, 폐렴 등이 동반할 수 있다. 따라서 이식 전부터 퇴원까지 환자의 상태를 모니터링하고 증상이 생기는 시기를 조기에 발견하고 프로그램을 진행해야 한다. 이 기간동안 대부분의 환자는 혈액내의 모든 수치가 낮고 전신상태가 불량하여 이상이 있어도 재활 치료실로 내려갈 기 어렵다. 결국 격리실에서의 재활 치료를 세부적으로 구성하여 단계별로 진행하는 프로그램으로 구성하고 적용해야 한다. 이 시기에 대부분의 재활 치료 목표는 컨디션 회복 및 욕창 방지이다.

(3) 집중 항암화학요법 환자

조혈모세포 이식과 비슷하게 혈액 수치의 변화가 있으며 동반 증상도 비슷하다. 대부분 입원을 하고 진행하는 것이 원칙이며 이 기간 동안 적용하는 재활 치료 방법도 이식 환자와 비슷하다. 다만 환자의 혈액수치가 매우 낮을 경우 이를 교정하는 수혈 등의 방법이 같이 동반되며 이식보다 혈액 수치의 차이가 매우 불안정하게 일어나서 어느 순간 호중구 수치가 정상으로 되어도 침상에서 치료하는 것을 권유한다. 또한 약제에 의한 어지럼증이나 사지의 통증등이 동반되어 이로 인한 활동이 저하될 수 있으므로 관찰해야 하는 증상군이 더 광범위해지는 특징이 있다. 일반적으로 항암 치료가 끝나고 상태가 회복되면 퇴원하므로 큰 합병증이 동반하지 않는한 이식보다 입원기간은 짧은 편이다. 이 시기의 재활 치료 목표는 컨디션 회복 및 합병증 대처(예: 호흡기능 유지 등)이 될 수 있다.

Ⅳ. 암 환자의 신체 활동과 운동

운동은 암 환자들의 신체 기능을 향상시킬 수 있는 안전하고 좋은 방법이다. 또 암 환자의 피로도를 개선하고, 삶의 질 측면에도 좋은 영향을 미친다. 대장암, 유방암 등의 재발을 방지하고, 암의 진행 속도를 늦추는 효과도 있다. 삶을 위협하는 또 다른 질병이 생기는 것을 막아 암 환자의 생존율을 높이기도 한다. 미국암협회(ACS)에서는 '운동은 암 치료 계획에 있어서 빠질 수 없는 중요한 한 부분'이라고 명시하기도 했다.

암 치료를 하며 나타나는 부작용들은 서로 연관성이 있으며 어느 하나를 단독으로 해결하기 어렵다. 환자의 삶의 질에 미치는 요인은 환경적, 인구학적, 질병 요인으로 나눌 수 있으며 이중 질병요인이 의학적으로 바꿀 수 있는 요인이다(그림 50-6). 질병요인에 해당하는 증상은 단독으로 나타날 수 있으나 중증암종에서는 같이 군집(cluster)으로 나타나는 경우가 많다. 또한 각 증상이 서로 영향을 주고 따라서 군집으로 나타나는 증상을 모두 관찰하고 재활 치료를 설계해야 한다. 운동은 이와 같은 군집으로 나타나는 증상에 모두 영향을 주며 따라서 동시에 같이 호전을 시킬 수 있는 가장 간단하면서 효과적인 치료 방법이다.

아직까지 암 환자를 위한 최적의 운동 수준은 확립되어 있지 않다. 암 종류와 치료 단계 등에 따라 겪는 부작용과 후유증이 다르고, 그에 따라 주의해야 하거나 적합한 운동도 모두 다르기 때문이다. 하지만 암 치료 단계 전반에 운동은 모두 효과를 얻을 수 있다. 암 치료 전의 운동은 신체 기능을 향상시켜 암 치료 성공률을 높이고 치료 중에 생길 수 있는 부작용을 예방하는 효과가 있다. 또한 암 치료를 받으면서 운동을 하는 것은 근육 손실, 피로감, 통증 등과

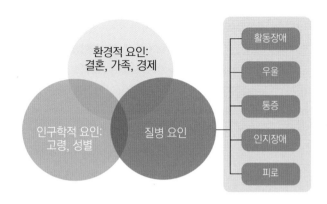

환경적 요인:
결혼, 가족, 경제

인구학적 요인:
고령, 성별

질병 요인

활동장애
우울
통증
인지장애
피로

그림 50-6 | 암 환자의 건강과 삶의 질 요인

같은 부작용을 줄이고 증상을 개선한다.

일례로 수술은 수술 주변 부위의 통증 및 근육의 손상, 전신 유연성 감소 등의 문제가 발생할 가능성이 크다. 항암화학치료는 피로감과 손발이 저리는 말초신경병 등의 신경병증, 보행 및 균형 감각 손상 등을 유발할 가능성이 높다. 방사선 치료는 피로감을 증가시키고 유연성과 심폐 능력 감소 등을 초래할 수 있다. 암종별로 유방암, 부인암, 전립선암 등에 걸려 림프선을 절제한 암 환자는 치료 후 림프부종이 발생할 수 있다. 여기에 호르몬 치료까지 받는다면 근육량의 감소 및 골다공증으로 인한 골절의 위험도 증가한다. 배뇨 및 배변 기능 이상으로 요실금과 변실금 등의 후유증도 생긴다. 갑상선암이나 두경부암 환자는 목과 어깨의 움직임이 제한될 수도 있다.

따라서 운동 계획을 짤 때에는 이러한 치료단계, 암종별 부작용과 후유증 등을 모두 고려해야 한다. 아울러 환자의 지구력과 근력, 유연성 등이 고려된 정확한 운동법도 필요하다. 미리 대략의 계획과 스케줄을 세운 후, 의료진과의 상의해서 자신에게 도움이 되는 맞춤 운동계획표를 만드는 것이 효과적이다. 암 환자에게 시기별 운동의 강도 설정은 매우 중요하다. 건강한 사람에게는 저강도 혹은 중등도 강도라고 생각되는 운동이 암 환자에게는 매우 고강도의 운동이 될 수 있기 때문이다. 실제로 극심한 피로를 느끼는 암 환자에게 평소 정해진 운동의 강도를 그대를 실행하면, 그 환자는 더욱 심한 피로감에 빠질 수밖에 없다. 또 수술을 시행한 환자가 통증을 참으며 무리한 운동을 하

면 수술 부위에 손상을 줄 수도 있다. '적절한 휴식'을 다르게 표현하면 '적극적 휴식(active rest)'이라고 하며 몸이 이겨낼 수 있을 정도의 활동량을 유지하는 것이다. 암 환자의 운동은 절대 무리하지 않는 범위 내에서 운동 종류와 빈도, 기간과 강도 등을 설정해 안전하게 실시하는 것이 가장 바람직하다.

운동은 우울한 기분을 개선시킨다. 죽음에 대한 불안감, 암 치료 과정중의 고통에 대한 두려움, 죄책감 때문에 환자들은 쉽게 우울해지고 통증등 동반 증상에 대한 빈도와 정도가 증가한다. 운동은 스트레스를 줄이며 우울 증상도 같이 줄여 군집화된 동반 증상의 치료에도 효과적이다.

또한 운동은 암 재발률과 사망률을 낮춘다. 특히 대장암과 유방암의 경우 여러 연구 결과가 보고되고 있다. 예를 들어 대장암 환자가 특정 유전자를 가지고 있는 경우 특히 운동 부족이 위험하다는 결과도 보고되었다. 일부 연구에서 운동이 인슐린, 인슐린 유사 성장인자(IGF-1), 여성호르몬 등에 영향을 주어 암 경과와 예후에도 영향을 줄 것이라는 연구도 보고되고 있다. 아직까지는 일부 연구에 국한되고 가설로 제시되고 있지만 이후 연구들로 보다 분명한 기전이 제시될 것이다.

1. 유산소 운동

산소를 이용해 에너지를 발생시키는 유산소운동은 심박수를 늘려 심혈관계를 자극하고 심폐 기능을 향상시켜준다. 암 환자는 수술 과정에서 전신 마취를 하는 경우가 많고 수술을 받은 후 통증으로 심호흡을 하기 힘들기 때문에 일시적으로 폐활량이 떨어지기 쉽다. 또한 침상 생활을 하느라 활동량이 줄어 평소보다 심폐 기능이 저하되기 쉽다.

암 환자에서 유산소 운동이 치료 관련 피로감을 줄일 수 있는지에 대한 연구들이 유방암 환자군을 중심으로 시행되어 왔는데 항암 및 방사선치료를 받는 환자군에서 피로감과 불면증, 오심, 우울감 등의 개선이 관찰되었다.[30,31] 일주일에 3회 이상 최대 심박수의 60~85%의 강도로 운동을 한 경우 지방제외체중(lean body mass)과 최대산소소모량이 증가하였지만 최대 산소 소모량의 50~60% 운동 강도로 주 5회로 26주간 운동을 한 연구에서는 최대 산소 소모량 증가를 시킬 수 없었다.[32,33] 이는 운동 강도가 부족

할 경우 효과가 나타나지 않는 운동 강도의 역치가 존재함을 시사한다. 대장암 환자의 경우 18MET 강도의 운동을 한 경우 생존률을 50% 이상 증가시킨다는 연구가 있으며,[34] 유방암의 경우 9MET 강도의 신체 활동을 한 경우 재발률을 낮춘다.

유산소 운동의 종류는 매우 다양하므로 자신이 좋아하는 운동을 선택해서 꾸준히 하는 것이 좋다. 야외 활동이 가능하면 자전거 타기나 가벼운 산행 같은 종류를 선택하여 정서적인 환기를 하는 것도 도움이 된다.

2. 저항성 운동

암 치료를 받으면서 근육이 지나치게 많이 손실되면 일상생활에서 쉽게 피곤해지고 암 치료에도 지장을 줄 수 있다. 저항성 운동은 치료를 받고 입원 생활을 하면서 소실된 근육을 보강하는 가장 좋은 방법이다. 또한 저항성은 운동은 통증 역치를 증가시켜 통증의 빈도와 강도를 줄일 수 있다. 근력 운동은 적어도 일주일에 2번 정도 하는 것을 권고하고 있다.

전립선암 남성호르몬 박탈 치료(androgen deprivation therapy, ADT)를 시행 중인 전립선암 환자에서 시행한 저항성 운동 프로그램(1RM 60~70%의 부하로 8~12회 반복하는 2세트의 운동을 12주간 시행)을 통해 특별한 부작용 없이 삶의 질, 피로감, 근력 등이 개선시킬 수 있었다.[35] 그 외에 유방암과 두경부암 환자에서도 저항성 운동의 효과가 보고되고 있다.

3. 유연성 운동

관절운동범위를 개선하는 운동들은 방사선치료 후 연부조직 구축에 대한 재활 치료에서 중요하다. 보통 능동보조 관절범위운동을 해당 부위에 대해서 시행하고 각각의 스트레칭 동작에 대해서는 3~5회 정도 호흡을 하는 동안 해당 동작을 유지하도록 하며 하루에 두 번 이상 시행하는 것이 좋다. 이러한 스트레칭에도 불구하고 연부조직 제한이 진행할 경우에는 스트레칭 양을 증가시키는 것이 좋다.

골반부 종양에 대한 방사선치료를 시행한 경우 고관절 주변 근육의 신전성 제한이 발생할 수 있고 환자가 충분한 스트레칭 없이 이에 적응하는 경우 보행의 패턴이 변화하여 천장관절이나 요추부 통증을 유발할 수도 있다.

연부조직 섬유화는 지속되는 경우가 많아 방사선치료 시작 후 약 12개월 정도는 적극적인 스트레칭을 해주는 것이 좋다. 반동을 이용한 스트레칭은 약화된 주면 인대와 힘줄에 손상을 줄 수 있어 피하며 수술 후 초기에 상처가 회복되기 전에 과도한 유연성 운동은 피하는 것이 좋다.

V. 암생존자 재활

암의 조기 진단과 치료의 발달로 암 치료 후 생존자가 증가하고 있다. 암생존자들은 신체적 그리고 정신사회적 건강 문제들을 경험하게 된다. 특히 소아암 생존자는 발달 중인 장기의 손상으로 인해 만성적인 신체장애를 경험할 가능성이 높다. 활동 저하, 기능적 장해, 우울증, 불안 등의 발생 빈도가 높다. 유방암 치료 후의 생존자는 체중 증가나 신체 활동 저하를 흔히 겪게 되고 이로 인해 암의 재발이나 심혈관계 질환, 당뇨 등에 이환될 확률이 증가하게 된다. 그 외에도 인지기능 저하, 성기능 장애, 조기 폐경, 불임, 이차암 발생, 골다공증, 안트라사이클린 연관 심독성, 림프부종, 피로감 등의 문제가 발생할 수 있다.

진단 시 노령인 환자는 이미 동반 질환이 많을 수 있고 이로 인해 항암 치료 중에 합병증이 동반될 수 있고 장기간 경과한 이후에도 지연성 합병증이 나타날 수 있다.

암생존자가 경험하게 되는 상당수의 문제점들은 생존자에 초점을 맞춘 프로그램들을 통해 정도를 줄이거나 예방할 수 있다.

암과 암 치료, 유전적 소인, 생활 방식, 동반된 건강 문제 등에 바탕을 둔 평생 검진 및 예방 체계가 중요하다.

VI. 진행성암 및 말기암 환자의 재활

암이 진행하는 경우에도 합병증의 진행을 막거나 줄이기 위한 재활 치료가 필요하다. 뼈 전이에 대한 대처와 신경계 전이가 있을 경우 재활 치료가 중요하며 욕창 방지, 관절 구축 예방, 통증 관리, 부동 증후군 방지 등이 이에 포함이 된다. 이를 통해 말기암 환자 및 보호자의 삶의 질을 향상시킬 수 있으며 환자의 기능 유지를 최대화할 수 있다.

1. 뼈 전이

뼈 전이는 암 관련 장해의 주요 요인이며 재활 치료 시에 중요한 고려 요소이다. 뼈는 매우 흔한 전이 부위이며 폐암, 유방암, 전립선암, 갑상선암, 림프종, 신장암, 골수암 등에서 흔하다. 장골과 척추는 체중 부하와 이동에 중요한 구조물이므로 이 부위의 전이는 재활 치료에서 중요하게 다루어진다. 대부분의 골절되지 않은 골전이는 비수술적인 치료를 통해 관리하게 된다. 비스포스포네이트를 사용하게 되면 골전이의 진행을 줄이고 통증을 감소시킬 수 있다. 보통 주사제제로 사용하게 되며 척추골절, 척추외 골절, 고칼슘혈증 등을 줄일 수 있다.[36]

뼈 전이 부위에 대한 방사선치료를 통해서 통증을 조절하고 암세포의 증식을 막을 수 있다. 하지만 방사선치료 직후에는 일시적으로 골절의 위험이 높아질 수 있으므로 방사선치료를 시작하고 수주간은 체중부하를 줄이는 것이 바람직하다. 전이로 인한 병적 골절에 대한 수술적 치료의 목표는 통증 감소, 기능의 보존 또는 복구, 골격계 안정, 국소적인 종양 조절 등이다.[37]

골반부 골절은 방사선치료 이후에 통증이 지속되거나 비구를 침범한 경우를 제외하고는 보통 비수술적 치료를

하게 된다. 신경학적 이상소견을 동반하지 않은 척추 골절의 경우에도 방사선치료와 보조기를 이용한 비수술적 치료를 하게 된다.

골전이 부위의 골절 위험도에 대한 정확한 평가는 아직까지 어려우나 Mirels의 골절위험도 평가를 위한 배점 체계가 제안되어 일부에서 이용되고 있다(표 50-11).[38]

척추 전이에서는 Spinal Instability neoplastic score (SINS)를 이용할 수 있다.[39] SINS에서는 0에서 6점은 안정(stability), 7점에서 12점은 안정성 불확정(indeterminate instability), 13점에서 18점은 불안정(Instability)으로 분류한다(표 50-12).

위에서 언급된 내용들을 고려하여 골전이 환자에서의

표 50-11 | 골절 위험도 평가를 위한 배점 체계

특징	점수 배정		
	1	2	3
병변 위치	상지	하지	대전자부
병변 유형	골형성성	골형성성 또는 골용해성	골용해성
병변 크기	≤ 1/3 직경	>1/3, <2/3	≥ 2/3
통증 정도	경도	중등도	중도

표 50-12 | Spinal Instability neoplastic score (SINS)

SINS Component	Score
Location	
Junctional (occiput-C2, C7-T2, T11-L1, L5-S1)	3
Mobile spine (C3-C6, L2-L4)	2
Semirigid (T3-T10)	1
Rigid (S2-S5)	0
Pain*	
Yes	3
Occasional pain but not mechanical	1
Pain-free lesion	0
Bone lesion	
Lytic	2
Mixed (lytic/blastic)	1
Blastic	0
Radiographic spinal alignment	
Subluxation/translation present	4
De novo deformity (kyphosis/scoliosis)	2
Normal alignment	0
Vertebral body collapse	
>50% collapse	3
<50% collapse	2
No collapse with >50% body involved	1
None of the above	0
Posterolateral involvement of spinal elementst	
Bilateral	3
Unilateral	1
None of the above	0

NOTE. Date adapted.[14]
Abbreviation: SNS, Spinal Instability Neoplastic Score.
*Pain improvement with recumbency and/or pain with movement/loading of spine.
+Facet, pedicle, or costovertebral joint fracture or replacement with tumor.

적절한 체중부하와 운동등을 포함한 재활의학적 접근이 환자의 삶의 질 향상에 매우 중요하다.

2. 뇌전이

암으로 사망한 환자의 부검에서 약 25%의 환자에서 뇌전이가 발견되었다. 유방암, 신장암, 대장암은 단일 종괴의 형태로, 폐암과 흑색종은 다발성 병변의 형태로 전이되는 경향이 있다. 스테로이드, 항경련제, 방사선치료, 수술 및 항암 치료 등이 이용될 수 있으나 대부분 여명이 1년 미만이므로 재활 치료 시 이를 고려하여야 한다.

뇌 전이로 인한 신경학적 결손과 동반된 기능적 제한에 대한 재활의학적 평가와 치료를 통해 환자는 최대한 기능을 유지할 수 있다. 다만 뇌졸중 등으로 인한 마비 환자에 비해 피로감을 호소하는 정도가 심하며 진행 중인 치료를 고려하여 재활 치료의 양을 조절하는 것이 필요하다.

3. 척수전이

암 환자의 약 5%에서 암의 척수 압박(spinal cord compres-sion)이 일어난다. 뇌실질을 침범하는 뇌전이와는 달리 척수전이에서 대부분 증상을 유발하는 경우는 척수나 마미총을 경막외에서 압박하는 경우가 흔하다.

척수 압박의 초기에 빠른 조치가 중요하며 신경학적인 결핍이 발생되었을 때는 신경학적, 기능적 평가와 함께 재활 치료를 진행해야 한다.

4. 말초신경 전이

말초신경 전이는 암 환자에게 발생하는 통증과 장해의 흔한 원인이 된다. 폐첨부의 종양과 유방암의 전이가 상완신경총 침범을 하는 경우가 많다. 암이 상완신경총의 아래에서 상방으로 침범하는 경우가 많아 하부줄기(lower trunk)나 내측다발(medial cord)이 주로 손상되고, 뇌나 두경부 암의 경우에는 상방에서 아래로 침범하여 상부줄기(upper trunk) 손상이 흔하다. 암전이와 방사선치료에 의한 상완신경총손상에서 통증 동반 비율이 각각 89%, 18%를 보여 통증 동반은 전이에 의한 상완신경총손상을 감별하는 데 도움이 된다.[40]

참고문헌

1. Khosravi Shahi P, Del Castillo Rueda A, Pérez Manga G. Management of cancer pain. Anales de medicina interna 2007;24:554-7.
2. Kim JY, Jang WY, Hur MH, Lee KK, Do YR, Park KU, et al. Prevalence and management of pain by different age groups of Korean cancer patients. The American journal of hospice & palliative care 2013;30:393-8.
3. García de Paredes ML, del Moral González F, Martínez del Prado P, Martí Ciriquián JL, Enrech Francés S, Cobo Dols M, et al. First evidence of oncologic neuropathic pain prevalence after screening 8615 cancer patients. Results of the On study. Ann Oncol 2011;22(4):924-30.
4. Rogers ML, Duffy JP. Surgical aspects of chronic post-thoracotomy pain. European journal of cardio-thoracic surgery : official journal of the European Association for Cardio-thoracic Surgery 2000;18:711-6.
5. Keller SM, Carp NZ, Levy MN, Rosen SM. Chronic post thoracotomy pain. The Journal of cardiovascular surgery 1994;35:161-4.
6. Andersen KG, Kehlet H. Persistent pain after breast cancer treatment: a critical review of risk factors and strategies for prevention. The journal of pain : official journal of the American Pain Society 2011;12:725-46.
7. Gartner R, Jensen MB, Nielsen J, Ewertz M, Kroman N, Kehlet H. Prevalence of and factors associated with persistent pain following breast cancer surgery. JAMA : the journal of the American Medical As-

sociation 2009;302:1985-92.
8. Bennett MI, Rayment C, Hjermstad M, Aass N, Caraceni A, Kaasa S. Prevalence and aetiology of neuropathic pain in cancer patients: a systematic review. Pain 2012;153:359-65.
9. Derby R, Lee SH, Chen Y, Kim BJ, Lee CH, Hong YK, Lee JE, Seo KS. The influence of psychologic factors on diskography in patients with chronic axial low back pain. Arch Phys Med Rehabil 2008;89:1300-4
10. Lotze MT, Duncan MA, Gerber LH, Woltering EA, Rosenberg SA. Early versus delayed shoulder motion following axillary dissection: a randomized prospective study. Ann Surg 1981;193(3):288-95.
11. Moskovitz AH, Anderson BO, Yeung RS, Byrd DR, Lawton TJ, Moe RE. Axillary web syndrome after axillary dissection. Am J Surg 2001;181(5):434-9.
12. Cho Y, Do J, Jung S, Kwon O, Jeon JY. Effects of a physical therapy program combined with manual lymphatic drainage on shoulder function, quality of life, lymphedema incidence, and pain in breast cancer patients with axillary web syndrome following axillary dissection.Support Care Cancer 2016;24(5):2047-57.
13. Sim MK, Lee SY, Jeon JY. Pilot study of effective methods for measuring and stretching for pectoral muscle tightness in breast cancer pa-

tientsJ Phys Ther Sci. 2016:28(11):3030-3035

14. Ko EJ, Jeon JY. Referred symptom from myofascial pain syndrome: one of the most important causes of sensory disturbance in breast cancer patients using taxanes. Eur J Cancer Care, Nov;26(6). doi:10.1111/ecc.12615.

15. V. Goncalves, Long-term quality of life in gynecological cancer survivors, Curr. Opin. Obstet. Gynecol. 2010:22: 3035.

16. Yang EJ, Lim JY, Rah UW, Kim YB. Effect of a pelvic floor muscle training program on gynecologic cancer survivors with pelvic floor dysfunction: a randomized controlled trial. Gynecol Oncol 2012;125(3):705-11.

17. Do J, Jeon JY: Effects of a Complex Rehabilitation Program on Edema Status, Physical Function, and Quality of Life in Lower-limb Lymphedema after Gynecological Cancer Surgery. Gynecol Oncol. 2017;147(2): 450-455.

18. Segal RJ, Reid RD, Courneya KS, Malone SC, Parliament MB, Scott CG, et al. Resistance exercise in men receiving androgen deprivation therapy for prostate cancer. J Clin Oncol 2003;21(9):1653-9.

19. Smith MR, McGovern FJ, Zietman AL, Fallon MA, Hayden DL, Schoenfeld DA, et al. Pamidronate to prevent bone loss during androgen-deprivation therapy for prostate cancer. N Engl J Med 2001;345(13):948-55.

20. Heidenreich A. Bisphosphonates in the management of metastatic prostate cancer. Oncology 2003;65 Suppl 1:5-11.

21. Rauch P, Miny J, Conroy T, Neyton L, Guillemin F. Quality of life among disease-free survivors of rectal cancer. J Clin Oncol. 2004;22(2):354-60.

22. Ayanian JZ, Zaslavsky AM, Guadagnoli E, Fuchs CS, Yost KJ, Creech CM, et al. Patients' perceptions of quality of care for colorectal cancer by race, ethnicity, and language. J Clin Oncol. 2005;23(27):6576-86.

23. Piwonka MA, Merino JM. A multidimensional modeling of predictors influencing the adjustment to a colostomy. J Wound Ostomy Continence Nurs. 1999;26(6):298-305.

24. Ko C, Chaudhry S. The need for a multidisciplinary approach to cancer care. J Surg Res. 2002;105(1):53-7.

25. Vissers PA, Thong MS, Pouwer F, Zanders MM, Coebergh JW, van de Poll-Franse LV. The impact of comorbidity on Health-Related Quality of Life among cancer survivors: analyses of data from the PROFILES registry. J Cancer Surviv. 2013.

26. Gerbrecht BM. Current Canadian experience with capecitabine: partnering with patients to optimize therapy. Cancer Nurs. 2003;26(2):161-7.

27. Spruit MA, Janssen PP, Willemsen SC, Hochstenbag MM, Wouters EF. Exercise capacity before and after an 8-week multidisciplinary inpatient rehabilitation program in lung cancer patients: a pilot study. Lung Cancer 2006;52(2):257-60.

28. Kim YM, Kim DY, Chun MH, Jeon JY, Yun GJ, Lee MS. Cancer rehabilitation: experience, symptoms, and needs. Journal of Korean medical science. 2011 May 1;26(5):619-24.

29. Niscola P, Arcuri E, Giovannini M, Scaramucci L, Romani C, Palombi F, et al. Pain syndromes in haematological malignancies: an overview. Hematol J 2004;5(4):293-303.

30. Mock V, Dow KH, Meares CJ, Grimm PM, Dienemann JA, Haisfield-Wolfe ME, et al. Effects of exercise on fatigue, physical functioning, and emotional distress during radiation therapy for breast cancer. Oncol Nurs Forum 1997;24(6):991-1000.

31. Mock V, Pickett M, Ropka ME, Muscari Lin E, Stewart KJ, Rhodes VA, et al. Fatigue and quality of life outcomes of exercise during cancer treatment. Cancer Pract 2001;9(3):119-27.

32. Winningham ML, MacVicar MG: The effect of aerobic exercise on patient reports of nausea. Oncol Nurs Forum 1988;15:447-50.

33. Segal R, Evans W, Johnson D, Smith J, Colletta S, Gayton J, et al. Structured exercise improves physical functioning in women with stages I and II breast cancer: results of a randomized controlled trial. J Clin Oncol 2001;19(3):657-65.

34. Meyehardt JA, Giovannucci EL, Holmes MD, Chan AT, Chan JA, Colditz GA, et al. Physical activity and survival after colorectal cancer diagnosis. J Clin Oncol. 2006;24(22):3527-34.

35. Segal RJ, Reid RD, Courneya KS, Malone SC, Parliament MB, Scott CG, et al. Resistance exercise in men receiving androgen deprivation therapy for prostate cancer. J Clin Oncol 2003;21(9):1653-9.

36. Ross JR, Saunders Y, Edmonds PM, Patel S, Broadley KE, Johnston SR. Systematic review of role of bisphosphonates on skeletal morbidity in metastatic cancer. BMJ 2003;327(7413):469.

37. Healey JH, Brown HK. Complications of bone metastases: surgical management. Cancer. 2000;88(12 Suppl):2940-51.

38. Mirels H. Metastatic disease in long bones. A proposed scoring system for diagnosing impending pathologic fractures. Clin Orthop Relat Res 1989;(249):256-64.

39. Fourney DR, et al, Spinal instability neoplastic score: ananalysis of reliability and validity from the spine oncology studygroup. J Clin Oncol 2011: 29(22):30723077. doi:10.1200/JCO.2010.34.3897.

40. Kori SH, Foley KM, Posner JB. Brachial plexus lesions in patients with cancer: 100 cases. Neurology 1981;31(1):45-50.

51

노인 재활
Geriatric Rehabilitation

│ 김상범, 김돈규, 임재영

I. 머리말

우리나라는 65세 이상 노인 인구 비율이 2017년 14%를 초과하여 고령사회로 진입하였다. 특히 고령화 속도가 다른 어느나라보다 빠르게 진행되고 있어 2026년이면, 노인인구가 전인구의 20%를 초과하는 초고령사회로 진입할 것으로 예상되고 있다.[1] 또한 노인 인구의 증가뿐 아니라 평균 수명도 길어져 우리나라 2017년 통계에 의하면 65세 노인의 기대여명은 남자의 경우 18.4년, 여자의 경우 22.6년 세계 최고의 수준으로, 2030년에는 여성 91세, 남성 84세로 세계 최장수 국가가 될 것으로 예상된다.[2] 65세 이상의 노인은 10년 단위로 초기, 중기, 후기 노인으로 분류하고 있는데 전 세계적으로 85세 이상의 후기 노인이 급속하게 증가하고 있다. 이러한 후기 노인은 매우 나약하기 때문에 급격한 신체 기능의 퇴보 및 의료기관 의존도가 크게 증가할 것으로 보여 향후 심각한 사회적 부담이 될 것이다. 일상생활 동작의 의존도가 후기 노년은 초기 노년보다 3배, 중기 노년은 초기 노년보다 2배 정도 높은 것으로 보고된다.

노인의 수명이 늘어나고 삶의 질이 부각되면서 활동적인 기대여명 "Active life expectancy"라는 용어가 생겨났다. 이는 기능적으로 독립적인 삶의 비율을 표현하는 것으로 건강 수명 또는 신체적 장애 없는 기대여명 "disability-adjusted life expectancy (DALE)"으로 표현된다.[3] 우리나라 건강수명은 2011년 70.7세로 동 시점의 평균수명

81.2세와 10.5년 차이가 난다. 이는 선진국의 5~6년에 비해 유의하게 높아 우리나라 노인의 건강 수준에 상당한 문제가 있음을 시사한다. 나이를 먹는 것 자체는 질병이나 장애는 아니다. 하지만, 나이가 들면서 만성 질환의 유병률이 높아지고, 많은 노인들이 이로 인하여 기능 저하와 독립적 일상활동 제한 상태에 놓여져 있다. 노인들의 신체 기능 저하 및 기능 장애는 독립적인 일상활동 저해를 초래하여 의료 사회적 비용을 높이는 주요 문제임은 잘 알려져 있다. 다양한 만성적 질환을 가진 노인 환자들이 더욱 오랜 기간 동안 생존하게 되면서 나타나는 장애를 최소화하고 예방하는 것이 국민 경제에도 매우 중요하다. 특히 노쇠(frailty), 골격근의 위축, 근감소증(sarcopenia)은 노인에게 흔하고, 건강수명을 위협하는 고질적인 문제로 이에 대

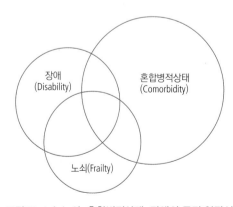

그림 51-1 │ 노쇠, 혼합병적상태, 장애의 동적 연관성

한 예방, 치료, 재활은 보건의료의 주요 관심사이다.

　장애(disability), 노쇠(Frailty)와 혼합병적상태(comorbidity)는 서로 동적인 연관성이 있지만 각각 구별해서 사용할 필요가 있다(그림 51-1). 장애는 독립적인 삶에 필수적인 행동들을 수행하는데 어려움이 있거나 도움이 필요한 경우로 정의된다. 노쇠는 여러 기관의 생리적 여건이 낮아져 스트레스에 취약한 상태를 의미한다. 혼합병적상태는 한 개인이 두 개 또는 그 이상의 병을 갖고 있는 경우를 의미한다. Fried는 혼합병적상태는 임상적으로 병이 존재하는 상태를 말하고, 노쇠란 준임상(subclinical) 단계로 여러 기관의 생리적 상태가 약화된 경우라고 설명하였다.[4] Rawe는 "성공적인 노화"와 "일반적인 노화"를 구분할 것을 제안하였다.[5] 그는 성공적인 노화는 신체 기관의 생리적 감퇴가 없거나 아주 약간만 있는 것이며, 일반적인 노화는 여러 생리적 기능의 심각한 감소를 동반하는 것이라 하였다. 그러나 식이나 운동, 영양, 환경에의 노출은 노화에 유의한 영향을 줄 수 있어, 신체활동이나 식이, 영양 및 환경적 요인을 교정함으로써 일반적인 노화도 변경이 가능하다.[6,7]

　노인 재활 치료의 주요한 대상은 크게 두 부류의 환자들로 장애가 생긴 노인 환자들과 노인이 된 장애인들이다. 65세 이상의 노인들이 65세 이하의 사람들에 비해 장애는 두 배 이상, 활동의 제한(activity limitation)은 네 배 이상 많으며 병원 입원의 빈도가 두 배 이상 많고 입원기간도 두 배 이상 길어지며 일상생활을 보조해야 할 보조자가 세 배 이상 필요하다. 그렇기 때문에 노인 환자들의 독립적 생활을 영위하기 위한 재활 치료가 특히 중요하다(그림 51-2).

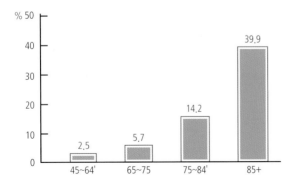

그림 52-2 | 연령에 따른 기본 일상생활을 위한 보조자의 필요성

Ⅱ. 노화의 원인에 대한 이론

광범위한 연구에도 불구하고 노화에 대한 확실한 학설은 없으며 각 학설마다 여러 가지 풀리지 않은 의문들이 남아 있으나 대표적인 것들을 소개하면 다음과 같다.

1. 분자 인자설

분자 단위 수준에서는 산화-환원 작용이 많이 연구되고 있다. 여기에서 중요한 역할을 하는 것으로 생각되는 것이 유리기(free radical), 알데하이드(aldehyde), 불용성 지방 갈색소(insoluble lipofuscin) 등이다. 정상적인 대사 작용에서 일시적으로 생기는 대사산물인 유리기는 강력한 산화력이 있어서 DNA나 단백질 등의 중요한 분자들과 결합하여 이 분자들을 비활성화시켜 노화를 일으키는 것으로 생각된다. 알데하이드는 산화 작용의 산물로 생기는데 콜라겐과 기타 다른 고분자들에서 교차 결합(cross linkage)을 형성하여 점차적으로 탄력성이 없어지게 한다. 콜라겐은 신체 전반에 넓게 분포하고 세포간의 물질의 수송과 교환에 중요한 역할을 하기 때문에 콜라겐의 변성은 생리적 기능에 큰 변화를 가져올 수 있다.

2. 세포 인자설

세포 단위 수준에서는 환경과 유전적인 요소가 중요한 것으로 생각된다. 환경적 손상설(environmental damage)은 여러 가지 독소, 방사능 등으로부터 계속적으로 받은 손상이 필수적 기관의 비활성화와 돌연변이를 일으킨다는 것이다. 여러 가지 유전학적 가설들로는 단백질 합성에서 착오의 빈도가 증가한다고 하는 착오설(error theory)과 그 외에 과잉 정보 전달설(redundant message theory), 복사설(transcription theory) 등이 있다.

3. 기관 인자설

기관 단위 수준에서는 노화에서 나타나는 면역체계의 변

화에 기초한 여러 가지 면역학적 가설들로 노화를 설명한다. 나이를 먹음에 따라 면역체계의 효율성이 떨어져서 감염 등에 대항하는 능력이 감소하며 자신의 세포에 대한 항체를 형성하며 면역 내성(immune tolerance)의 파괴가 온다는 것이다.

III. 노화에 따른 생리학적 변화

일반적 노화의 특징은 다음 5가지로 요약할 수 있다. 1. 기관계의 보유 용량 감소(Decreased reserve capacity of organ system), 2. 내부 항상성 조절 감소(Decreased internal homeostatic control), 3. 다른 환경에 대한 반응 시 적응력 감소(Decreased ability to adapt in response to different environments), 4. 스트레스에 대한 반응 수용력 감소(Decreased capacity to respond to stress), 5. 연령-관련 쇠퇴의 최종 결과는 질병과 손상, 그리고 노쇠에 대한 취약성의 증가로 나타난다(The end results of age-related declines is an increased vulnerability to disease and injury, or frailty).[8]

1. 심혈관계의 변화

노화가 진행함에 따라 전신적인 세포의 숫자가 감소하고 운동성이 저하되어 대사 요구량이 줄어들 뿐 아니라 심혈관계와 밀접한 관계가 있는 체액량의 감소가 동반된다. 노화로 인한 심혈관계의 변화 중 활동력에 영향을 주는 것은 최대 산소 섭취량과 최대 운동 심박수의 감소이다. 운동 능력을 평가하는 지표인 최대 산소 섭취량을 보면 70세 노인은 40, 50세에 비해 30% 정도 감소되어 있다. 이중 절반은 최대 심장 박동수의 감소, 나머지는 일회 심박출량의 감소에 기인한다. 휴식 시의 심박동수는 나이에 따라 변하지 않으나, 운동에 따른 최대 심장박동수는 아드레날린성 자극에 대한 심박수 변동 반응의 감소로 인해 점진적으로 감소한다. 이러한 최대 운동 심박수 감소를 간편하게 구하는 방법은 '220-나이' 또는 '185-(0.7×나이)'이다. 나이가 들어가면 수축기 및 이완기의 혈압이 점차적으로 모두 상승하는데 이는 혈관벽 탄성의 감소 때문이다. 이러한 점진적인 혈압의 상승은 나이와 상관없이 뇌혈관 및 심혈관계 질환의 위험 인자로 작용한다.

노화로 인한 심혈관계의 변화 중 중요한 또 한 가지는 압수용체 감응도(baroreceptor sensitivity)의 감소이다. 이는 순환계의 2/3가 정맥계에 존재하는데 이러한 저장 혈관 내 혈액이 동맥으로 이동하도록 하는 교감 신경계의 활동이 저하되며 동시에 정맥벽의 유순도가 감소하고 평활근의 수축력 및 수축 속도가 저하되어 혈액이 말초 혈관계에 저류된다. 순환 혈액량도 나이가 들면서 감소하는데 이는 신체 총 수분량의 감소 및 신체 활동의 감소에 기인한다. 이 결과로 앉거나 누웠다가 일어날 때 나타나는 반사성 빈맥이 감소하여 기립성저혈압의 증상이 노인들에게 빈발하게 된다.[9]

2. 호흡기계의 변화

다른 심혈관계나 신경근육계의 이상이 없을 경우 폐기능은 기능적인 제한 없이 예비 용량(reserve capacity)만이 감소한다. 폐기능 검사에서는 폐활량(vital capacity), 최대 수의 환기량(maximum voluntary ventilation), 호기 유속(expiratory flow rate), 1초간 강제 호기 폐활량(forced expiratory volume, FEV1) 등의 감소(매년 약 30㎖)가 보이는데 이는 나이가 들면서 늑간근과 복근 등의 약화와 기관지의 반경이 좁아지기 때문이다.

노화에 따른 주요 변화는 폐와 흉벽의 유순도가 감소하는 것이다. 폐의 유순도는 폐 조직의 탄성 섬유와 폐포 내면의 표면 활성 물질에 의해 영향을 받을 수 있다. 그러나 폐포 활성물질의 활성은 연령과 큰 상관이 없으므로 폐 조직의 탄성 섬유의 감소가 폐의 유순도를 감소시키는 주 요소가 된다. 폐쇄 용적(closing volume)은 나이가 들면서 증가하여 그 결과로 해당 폐포의 유순도가 커지고 작은 기도들이 폐쇄되어 불균형 폐포 환기가 일어나고 공기가 폐포 내에 갇히게 된다. 한편 폐쇄 용적이 기능적 잔기 용량보다 커지게 되는데 이는 기도의 일부가 안정 상태에서 폐쇄되어 환기가 되지 않음을 의미한다. 운동능력과 심폐 적응도의 총괄적 측정 수단인 최대 산소 소모량은 폐 환기량, 심박출량, 말초 순환 조절(혈액을 운동하는 근육에 순환시키는 능력), 근육의 산화력에 의해 좌우된다. 최대 산소 소모량의 점진적인 감소는 나이가 들어가면서 관찰됨에도 불구하고 폐문제에 의해서는 거의 나타나지 않는다.[9] 사실, 노인에게서 경하거나 중한 만성 폐쇄성 폐질환과 함께 최대 산소 소모량의 감소가 나타나는 것은 가장 먼저, 제한된 활동으로 인한 심장 상태의 악화 때문이다.[9] 그러므로 나이가 들수록 체력을 유지하거나 신체의 적응력(fitness)을 키우기 위한 정기적인 운동이 중요하다.

3. 비뇨생식기계의 변화

상부 요로에서의 변화로는 일단 신장 부피의 감소와 신장의 혈류나 사구체 여과율(glomerular filtration rate, GFR)의 감소 등이 있으며 이로 인하여 크레아티닌 청소율의 감소가 1년에 0.75~0.1 ㎖/min 정도로 진행된다. 즉 몸무게가 50 ㎏인 여성의 혈청 크레아티닌 수치가 1.0 ㎎/㎗라고 하면, 35세의 여자에서는 크레아티닌 청소율이 62 ㎖/min이지만, 85세의 여성에게는 32 ㎖/min 정도 밖에 되지 않는다. 왜냐하면 혈청 크레아티닌이 근육의 양을 반영하기 때문에, 정상 혈청 크레아티닌 수치라는 것은 사구체 여과율의 감소로 생각할 수 있다.[10] 또한 혈액 내의 요질소(blood urea nitrogen)의 증가가 보이는데 특히 70세 이상에서 두드러지며 이러한 변화들로 인하여 사구체로 여과되는 약물들(시메티딘(cimetidine), 아미노글리코시드(aninoglycoside), 디곡신(digoxin), 리튬(lithium), 페니실린(penicillin) 등)의 반감기의 연장으로 약물의 배설이 감소하게 되어 약물의 농도에 영향을 미치게 된다.[11] 특히 신독성 물질이나 수술 전후 허혈 손상에 의한 신부전의 위험성을 크게 한다. 80세 노인의 네프론의 30~40%에서 사구체 혈관의 경화가 나타나며 사구체 기저막도 두꺼워진다. 또 다른 생리적 변화에는 소변을 농축 또는 희석하는 능력의 손상, 나트륨 보존 능력의 손상, 산의 방출능력 감소가 있다. 이와 같은 능력의 손상은 정상 상태에서는 수액과 전해질의 평형을 유지하지만, 부피 변화나 산의 섭취 또는 전해질 균형의 갑작스런 변화가 발생하면 평형을 유지하지 못한다. 결과적으로, 나이가 들수록 저나트륨혈증, 고칼륨혈증, 탈수 등이 나타나기 쉽다.[9]

노화로 인하여 방광의 용적이 작아져서 소변을 참기가 어려워지며 최대 요도폐쇄압의 감소, 요류 속도의 감소, 잔뇨량의 증가 등을 보인다. 이러한 변화들로 인하여 노인들이 요실금이 생길 수 있는 개연성이 증가하기는 하나 요실금은 정상적인 노화 과정에서는 잘 나타나지 않으므로 요실금이 발생하면 원인 질환을 찾아보아야 한다. 여자들의 경우 골반저 근육 긴장도의 감소로 인하여 정상적인 후부 요도 방광각(posterior urethrovesical angle)이 소실되어 요실금이 더 잘 생기기기도 하며, 에스트로겐의 감소가 요도 괄약근을 변화시켜 요실금을 만들 수 있다. 그 외에도 의식의 혼미, 요로 감염, 위축성 요도염, 약물, 변비 등에 의해서도 요실금이 발생할 수 있다.[12]

양성 전립선 비대증이 남성 노인에서 매우 많이 나타나는데 특히 정중엽은 항문 수지검사 시 촉지가 안 되면서 배뇨 시 판막처럼 작용하여 요도를 막을 수 있다. 따라서 지속적인 폐쇄 증상을 호소하는 환자에게 다른 병인들을 제외한 후에 방광경을 고려해 보아야 한다. 통상적인 수술적 치료의 적응증은 폐쇄증상의 심화, 재발성 혈뇨, 방광결석, 재발성 감염, 배뇨 후 잔뇨가 100 ㎖ 이상일 경우이다.[13]

노년기에는 노화에 따른 성적 기능의 감소뿐 아니라, 만성질환, 암 등 다양한 질병으로 인하여 성기능 장애가 흔하게 나타난다. 그럼에도 불구하고 대부분의 노인들은 다양하고 광범위한 성적 흥미와 갈망을 가지고 있다. 고령 남성에서 발기부전은 당뇨나 갑상선기능저하증과 같은 질병이나 항고혈압제, 페니토인(phenytoin), 시메티딘(cimetidine)과 같은 약물에 의해서도 야기될 수 있다. 고령에서 발기 부전증의 치료에 실데나필(sildenafil), 알프로스타딜(alprostadil)과 같은 약제가 이용되고 있다.[14] 고령의 여성들은 질벽의 취약성 증가와 질 윤활의 감소로 인한 흥분기 약화 증상들을 경험한다. 노인 여성들의 흔한 성적 문제는 상대방의 발기불능, 무오르가즘, 성욕감소, 성관계 기회의 감소이다. 이러한 변화에도 불구하고 대부분의 여성들은 생존기간 동안 지속적으로 성관계 능력을 유지한다.[15]

4. 소화기계의 변화

노인들에서 음식 섭취가 감소하는 데에는 많은 이유들이 있다. 우선 후각과 미각이 감소될 수 있다. 나이가 듦에 따라 콜레시스토키닌(cholecystokinin) 농도가 증가하고, 이로 인해 위 배출 시간이 느려지며 포만 신호에 대한 위 전정부의 이완 효과가 증가하게 된다. 만약 질환이 사이토카인 (cytokine) 분비를 증가시킨다면, 이러한 면역조절 펩티드 (peptide)가 거식증, 근육 감소, 그리고 알부민(albumin) 합성 감소와 같은 결과를 초래할 수 있다.[16] 노인들에게 흔히 연하 작용의 이상을 볼 수 있다. 이는 주로 타액 분비의 저하와 뇌간 연하 중추의 기능 장애와도 관련이 있다. 식도에서 관찰되는 노인성 변화는 주로 식도 운동성의 저하에 기인한다. 나이가 들면 식도의 운동성도 감소하며 하부 식도 괄약근의 이완이 감소하여 연하 곤란을 보이기도 한다. 위장관의 노화는 약의 흡수에도 영향을 미쳐서 약의 흡수가 천천히, 불완전하게 일어나게 된다.

노화된 장관의 일차적인 변화로 운동성이 감소하고 대장이 긴장도가 저하되며 이로 인하여 대변 이동 시간(stool transit time)이 길어지고 변의 탈수화가 생겨 변비가 잘 생긴다. 그리고 노인에서의 높은 빈도의 변비는 낮은 식이 섬유와 수분 섭취, 화장실 습관, 내부 장 기능을 방해하는 다양한 연관된 질병들(파킨슨병, 뇌졸중)과 같은 다발적인 추가 인자들과 관련이 있다.[17] 다양한 종류의 약제들, 미네랄(알루미늄 제산제, 철, 칼슘), 아편계, 비스테로이드성 소염제(NSAIDs), 항고혈압제(칼슘통로차단제, 클로니딘(clonidine)), 항콜린제(삼환계 항우울제, 신경이완제진경약), 그리고 교감신경흥분제(슈도에페드린(pseudoephedrine), 이소프로테레놀(isoproteronal), 터뷰탈린(terbutaline))들이 변비를 초래할 수 있다.[18] 또 노인들에서는 하제(laxative)의 남용이 많으며 설사의 가장 흔한 원인이 되기도 한다. 노인들의 변비의 치료에서는 식사 중의 섬유질의 양을 늘리고 충전제 (bulk agent)나 대변 연화제(stool softner)를 사용하고 관장이나 하제의 사용을 금하여야 한다.

간장계의 노화로 인한 가장 큰 변화는 미소체(microsome) 효소의 활성도의 감소와 간 혈류(hepatic blood flow)의 감소로 인하여 간에서의 약물의 대사 작용(metabolism)이 늦어지는 것이다. 그렇게 되면 혈중의 약물의 농도가 높아져서 약물의 작용이 예상보다 크게 나타나고 간 혈류의 감소는 간의 단독 기능으로 비활성화되는 약물들의 대사를 늦춘다. 따라서 이런 약물들을 사용할 때에는 약물의 작용이나 독성이 지연되어서 늦게 나타날 수 있으므로 주의하여야 한다. 제1기 생합성과정(산화, 환원, 수화)을 거쳐 대사되는 디아제팜(diazepam), 클로르다이아제폭사이드(chlordiazepox-

ide), 프라제팜(prazepam) 등의 약제는 노인에서 제거시간이 길어지는 경향이 있는데 반해, 제2기 대사(글루쿠로닐화, 아세틸화, 설파화)를 거치는 옥사제팜(oxazepam), 로라제팜(lorazepam), 트리아졸람(triazolam) 등의 약물은 일반적으로 노화에 따른 변화에 영향을 받지 않는다.[18]

5. 신경계의 변화

1) 단기 기억력의 감소
어휘, 정보, 이해 등의 표현 능력으로 측정하는 결정화 지능(crystallized intelligence)은 70대 중반까지는 계속 유지된다. 그러나 논리적 추리, 추상적 사고력(abstract thinking), 연상적 기억력(associative memory) 등의 유동적 지능(fluid intelligence)은 서서히 감소되는데 그 원인은 중추 신경계 내에서의 정보처리(central information processing) 속도가 느려지기 때문이다. 학습 능력과 기억력의 대부분은 나이가 들어도 거의 남아 있으나 단기 기억력과 부수적 학습(incidental learning)이 필요한 일에서는 나이로 인한 장애가 보인다. 노인이 되면 주관적으로 기억력이 감퇴하고 인지 기능이 떨어지며 지적 능력이 떨어진다고 하나 다른 질환이 병발하지 않는다면 임상 검사 상에는 큰 이상을 보이지 않는다. 양성 노인성 건망증(benign senescent forgetfulness)이라 부르는 건망증은 이름이나 장소 등을 실제 기억해내지 못하는 경우를 말하는데 중요한 경험에 대한 기억은 제대로 남아 있다. 이런 사람들은 치매를 보이는 사람보다 경과가 양호한 것으로 되어 있으나 이 경우를 치매의 초기 단계로 보기도 한다. 나이가 많아지면 새로운 것을 배우는 것은 가능하나 속도가 느려진다. 재활 치료를 하는데 있어 많은 부분은 배우는 것을 포함하기 때문에 이러한 소견은 인지 저하 노인을 위한 재활 프로그램을 기획하는 데 있어 특히 중요하다. 또한 원래의 지적 능력은 재활 프로그램의 계획에 영향을 미치는 중요한 결정 요인이 된다.[19]

2) 운동 활동의 속도 감소
중추내 과정(central processing)이 느려짐으로 인하여 단순반응 시간(simple reaction time)이 길어지는데 일반적으로 정신력이 많이 필요한 일 일수록 노화의 효과가 크게 나타난다. 노인은 근육량과 근력 감소하는데, 손에 있는 작은 근육들이 위축되며 손놀림이나 반응 속도가 느려진다. 심부건 반사도 노화에 따라 감퇴한다. 근 사이의 협동이나 평형감각이 저하되면서 80세 노인의 20~40%에서 걸음걸이와 자세에 이상을 보인다. 노인의 걸음걸이는 흔히 추체외로계의 기능 저하에 기인하지만 파킨슨병이나 소뇌 실조성(ataxic) 걸음걸이와는 구분되어야 한다.

3) 기립 자세, 고유 수용 및 보행의 변화

노인들의 8~19%에서 보행의 어려움을 겪고 있고, 요양병원 환자의 67%가 보행 장애를 보인다. 보행의 속도는 63세까지 매년 0.2%씩 감소하게 되며, 신경학적, 인지적, 심혈관계 문제가 있는 63세 이상의 노인들에게서는 매년 1.6%씩 감소하게 된다.[20] 노인 보행의 특징은 양하지 지지의 증가(increased double-limb support), 느린 속도, 짧은 활보장(shorter stride length), 넓어진 지지 기반(broader base of support) 등이다. 노인들에서는 대개 점진적으로 균형 및 조화(coordination)가 나빠지고 이와 더불어 흑색질 신경원(nigrostrial neuron)이 점점 감소되어서 자세 및 보행의 이상을 보이게 된다. 걸음걸이가 느려지고 자세가 구부정하게 되며 쉽게 몸의 균형을 잃고 쓰러지게 된다. 또한 척추 후만증 및 척추 압박 골절, 관절염, 퇴행성 대뇌 변화, 대뇌경색 등의 병리학적 변화는 노인의 보행 장애 발생에 기여하며 움직임과 안정성을 떨어 뜨린다.[21]

6. 근골격계의 변화

근력은 중년까지 비교적 유지되다가 60세에서 90세까지 급격하게 감소한다. 하지는 남녀 모두 십년 단위로 14~16% 정도 감소하며, 상지는 여자는 10년마다 2%, 남자는 12%씩 감소한다. 이러한 근력의 감소는 하지 근육과, 주로 근위부 근육(proximal muscle)에서 더 심하다.[22] 노인들은 주동근-길항근 동시 활성 증가, 운동 신경 세포 흥분도 감소, 신경근 접합부에서 신호 전달 부족 등의 신경학적인 변화로 인해 근육을 최대한으로 활성화시키는데 제한을 보인다. 또한 보행 시 거의 모든 노력을 동원해야 하므로 젊은 사람들에 비해 근육의 피로가 더 빨리 발생하게 되며, 빠르게 힘을 형성하는 능력이 부족하므로 점차 근력이 감소하게 된다.[23] 노화에 따라 골격근육량과 근력

의 감소를 근감소증(sarcopenia)이라고 하는데, 근육세포 수의 감소와 남아있는 근육세포의 단백질 함량 감소로 인해서 야기된다. 활동량과 상관없이 운동 단위 수, 근육 부피, 근 섬유의 수축 기능, 미토콘드리아 내 효소가 감소하며, Type IIA 근섬유의 위축이 특징적이다.[24] 근감소증은 노쇠와 함께 노인 재활 분야의 핵심 개념으로 주목받고 있어, 별도의 장에서 자세하게 다루고자 한다.

노화로 인한 뼈와 관절의 변화에 의한 골다공증과 퇴행성 관절염은 근감소증보다 훨씬 오래전부터 잘 알려진 노인성 질환이다. 이에 대해서는 다른 장에서 자세하게 다루고 있으므로 여기서는 생략한다.

7. 혈액 면역계의 변화

빈혈은 연령에 따라 발생빈도가 증가하지만, 이것이 정상적인 노화의 결과가 아니며 특히 헤모글로빈이 10.5 g/dℓ 이하일 때는 원인에 대한 검사가 필요하다.[25,26] 노인들에서의 빈혈은 소화성 궤양이나 장관계의 종양 등으로 인한 실혈과 철 결핍 등으로 인한 혈구 생산 감소의 두 가지에 기인한다. 또한, D-이합체(D-dimer)수치가 나이가 들면서 2배로 증가되며, 기능적으로 장애가 있는 노인에서는 더 높은 수치를 보인다.[27] 적혈구침강속도와 C-반응성 단백질 수치의 증가 역시 노화와 관련이 있는 것으로 알려져 있다. 그리고 인체 내 총 수분과 체질량 감소와 함께 상대적으로 인체 지방이 증가함에 따라 약물의 분포 용적이 바뀌는 일도 흔하다. 그 결과 디곡신(digoxin), 시메티딘(cimetidine)과 같은 수용성 약제는 분포용적이 줄어들어 더 높은 혈장 내 농도와 더 큰 약리학적 효과를 가진다. 디아제팜(diazepam), 페노바비탈(phenobarbital)과 같은 지용성 약제는 상대적으로 지방조직에서 더 많이 저장되기 때문에 더 큰 분포용적을 지닌다. 이것은 치료효과의 지연을 가져올 수 있고, 설명할 수 없는 후기 독성을 일으킬 수도 있다. 이와 같은 측면에서, 지방조직에 축적된 약제의 양 때문에 약제의 용량을 바꾸거나 중단했음에도 불구하고 약제의 효과가 지속될 수도 있다.[11]

노화에 따라 면역계에서도 중요한 변화들이 일어난다. 노인에서는 항원 자극에 반응하여 증식하는 림프구의 감소가 나타난다. 총 림프구의 수는 변화가 없지만 림프구의

아군집(subpopulation)의 변화가 생기며 세포 매개성 면역
에도 변화가 생긴다. 또한 면역 글로불린(immunoglobulin)
전체의 양에는 거의 변화가 없지만 각 면역 글로불린의 비
율의 변화로 인하여 감염이 잘되며 또한 감염에 대한 반응
도 젊은 사람들과 다르게 나타난다. 젊은이에 비하여 염증
에 대해 백혈구 증가증이 적고 통증도 적으며 열이 거의
나지 않거나 미열을 보이는 등 감염의 증상들이 약하게 나
타난다.[9]

8. 내분비계의 변화

나이가 들면서 인슐린의 조직 민감도의 감소와 인슐린 저
항성으로 인해 내당능이 감소하게 된다. 특히 인슐린의 조
직 민감도를 감소시키는 원인으로 비만이나 식이변화, 스
트레스와 같은 생활양식의 변화와 질병, 약물 등이 있다.[9]
또한 갑상선기능저하증의 증상과 징후는 나이에 따라 변
하지 않지만 노인의 전형적인 양상과 갑상선기능저하증의
증상들이 유사하기 때문에 이러한 증상을 보일 때는 갑상
선기능검사를 해 볼 필요가 있다.[28]

9. 온도 조절체계의 변화

노인들은 온도 변화에 대한 민감성의 감소와 비정상적인
자율혈관운동조절의 작용에 의한 체온 조절능의 저하를
보인다. 그 결과, 그들은 환경 온도 변화에 따른 체온 유지
능력이 감소하고 저체온증과 고체온증에 더 쉽게 이환된
다.[29] 열사병으로 인한 사망률의 3분의 2의 경우 60세 이
상의 노인에서 일어나는데 재활 운동치료 중 탈수가 심하
게 일어날 경우 발생할 가능성도 있어 주의해야 한다.

10. 기타 변화들

나이가 들면서 시력이 감소하고 시야가 좁아지며 상위 방
향 응시(upward gaze)가 잘 되지 않아 낙상하기 쉽다. 수정
체의 적응력도 떨어지게 되며 황반 변성, 백내장, 녹내장
이 더욱 걸리기 쉽다. 청력의 감소도 종종 발생한다. 보통

청력의 감소는 고주파수에서 발생하며, 전도성 난청이 잘
발생한다. 이러한 청력의 변화는 대화를 들을 수는 있지
만, 그것을 이해하는데 어려움이 있는 것이 특징이다. 청
력감소가 진행되면, 저주파수의 소리도 못 듣게 되는데,
특히 시끄러운 상황에서 대화하는 것이 듣기 힘들어 진다.
피부 또한 쉽게 손상을 받는다. 이는 수분의 함량과 탄성,
혈류량, 그리고 감각의 예민도가 감소하기 때문이다. 이런
변화는 노인들에게 있어서 욕창과 같이 피부 상처의 위험
성을 높인다.

IV. 노쇠와 근감소증

1. 노쇠(frailty)

노쇠는 노화로 인한 여러 생리적 기능 및 여분 능력(re-
serve)의 감소로 인하여 일상생활에 적응하고 급성 스트레
스에 대응하는 능력이 취약해진 상태로 정의 된다.[28] 나이
가 들어감에 따라 노쇠 상태의 비율은 더 증가하게 되는
데, 이는 직접적으로 사망률, 요양기관 입소나 입원, 낙상
여러 건강상의 문제와 연관되어 있다. 구체적인 진단 기준
은 확립되지 않았지만 체중감소, 피로(exhaustion) 내지 활
력저하(low energy), 악력저하, 보행속도감소, 신체활동저
하, 등이 주요 진단 기준으로 제시되고 있다. 첫번째는 지
난 1년간 10파운드(혹은 평소 체중의 5%) 이상이 감소하였
을 때, 두번째는 심한 피로감을 호소하는 경우로 대부분의
일이 힘들게 느껴지거나, 일을 지속해서 할 수 없는 상태,
세번째는 악력계으로 측정한 근력이 저하되었을 때, 네번
째는 보행속도 저하로 일반적으로 4 m 구간에서 0.8 m/
sec 이하로 측정될 때이다. 마지막 다섯 째는 신체 활동량
이 감소된 것으로 남자의 경우 한 주 동안 신체활동량이
383 kcal 미만, 여자인 경우 270 kcal 미만인 경우를 말한다.
신체 활동량 평가하는 것은 미네소타 레저 활동 설문지
(Minnesota Leisure Time Activity Questionnaire) 등을 이용
한다(표 51-1). 이들 다섯 가지 요소 중 세가지 이상이 나타
나는 경우를 노쇠 상태로 정의하고 있다. 이 기준이 낙상
의 위험도나 신체장애, 입원, 사망 등의 결과를 예측하는

데 유용한 것으로 알려졌다.[31]

노쇠의 유병율에 대하여 지역사회에 거주하는 65세 이상 노인에서 7~17%가 노쇠에 해당하고 연령이 높아질수록 증가하여 85세 이상 노인의 25%가 노쇠한 것으로 알려져 있다. 인종 별로는 흑인의 경우 13%로 백인의 6%에 비하여 두배 이상 높았다.[31,32]

노쇠를 유발하는 가장 필수적인 원인이 신경근육계, 내분비계, 면역계 등의 여러 신체조직 체계에 걸친 조절 장애이고 이런 여러 요소들이 개별적인 노화 관련 인자나 질병 관련 인자들과 서로 상승적으로 작용하여 노쇠를 유발하게 된다. 이런 점에서 시작시점에서 여러 인자들이 작용할 수 있는데 그 요인에 따라서 진행 경과도 다를 것으로 추정된다. 한 연구에 따르면, 여러 요인 가운데 근력 감소가 가장 먼저 나타나고 보행 속도 감소, 신체 활동감소가 체중감소와 피로에 선행되어 나타나는 경향을 보였다. 이러한 근력 감소는 결국 근육의 위축과 근육의 질(quality)

감소와 관련되어 있으며 결국 근감소증(sarcopenia)과 밀접하게 연관되어 있다고 볼 수 있다.[33]

2. 근감소증(sarcopenia)

1) 근감소증의 정의 및 진단기준

근감소증은 노화와 연관된 전반적인 그리고 진행성의 골격근육량의 감소 및 근력의 감소와 이로 인한 기능저하를 의미한다. 노화와 관련된 근감소증은 질병으로 인한 근육소모(muscle wasting), 혹은 원발성 근육병(primary muscle disease)과는 구별되며 노화와 연관되어 나타나는 점진적인 골격근 감소의 결과로 보는 것이 타당하다. 근감소증의 초기 개념은 근육량의 감소에 국한하여 논의되었다. 하지만, 근육량이 뚜렷이 감소한 상태에도 근력과 기능수준이 정상 또는 그 이상인 경우가 상당히 많고, 근육량이 정

표 51-1 | 노쇠의 정의

	Cardiovascular Health Study (CHS)	Women's Health and Aging Studies(WHAS)
Weight loss	Baseline: Lost > 10 pounds unintentionally in last year Follow-up: (weight in previous year−current weight)/ (weight in previous year) ≥ 0.05 and the loss was unintentional	Baseline: Either of: i. (weight at age 60 − weight at exam)/ (weight at age 60) ≥ 0.1 ii. BMI at exam < 18.5. Follow-up: Either of : i. BMI at exam < 18.5 ii. (weight in previous year−current weight)/(weight in previous year) ≥ 0.05 and the loss was unintentional
Exhaustion	Self report of either of: i. felt that everything I did was an effort in the last week ii. could not get going in the last week	Self report of any of: i. low usual energy level (<=3,range 0−10) ii. felt unusually tired in last month iii. felt unusually weak in the past month
Low physical activity	Women: kcal < 270 on activity scale (18 items) Men: kcal < 383 on activity scale (18 items)	Women: kcal < 90 on activity scale (6 items) Men: kcal < 128 on activity scale (6 items)
Slowness	Walking 15 feet (4.57m) at usual pace Women: ≥ 7 sec for height ≤ 159cm ≥ 6 sec for height > 159cm Men: ≥ 7 sec for height ≤ 173cm ≥ 6 sec for height > 173cm	Walking 4m at usual pace Women: speed ≤ 0.65 m/s for height ≤ 159cm speed ≤ 0.76 m/s for height > 159cm Men: speed ≤ 0.65 m/s for height ≤ 173cm speed ≤ 0.76 m/s for height > 173cm
Weakness	Grip strength of the dominant hand Women: ≤ 17 kg for BMI ≤ 23 ≤ 17.3kg for BMI 23.1 − 26 ≤ 18kg for BMI 26.1 − 29 ≤ 21kg for BMI > 29 Men: ≤ 29kg for BMI ≤ 24 ≤ 30kg for BMI 24.1 − 26 ≤ 30kg for BMI 26.1 − 28 ≤ 32kg for BMI > 28	Grip strength: Same as in CHS

상범위임에도 근력과 기능 수준이 현저히 저하된 경우가 적지 않기 때문에 단순하게 근육량의 감소만으로 근감소증의 진단적 가치를 부여하기 어려웠다. 따라서 2010년 The European Working Group on Sarcopenia in Older People (EWGSOP)에서 근감소증 진단기준에 악력과 보행속도를 포함한 이후 2013년 Asian Working Group for Sarcopenia (AWGS), 2014년 Foundation of NIH Sarcopenia Project (FNIH)에서 근감소증의 진단기준이 제시되었고, 근감소증을 예방하고 치료하기 위한 다양한 시도가 진행되고 있다. 현재 국제적으로 인정되는 근감소증 진단 기준은 기능저하를 보이는 노인에게 보행속도와 악력 측정을 시행하여 우선 신체기능의 비정상 유무를 판단하고, 비정상이면, 이중 에너지 방사선 흡수 계측법(DEXA) 또는 생체전기 저항 분석(bio-impedance analysis, BIA)으로 근육량을 측정하여 비정상 근육량 상태면, 근감소증으로 진단하는 것이다. 정상-비정상을 판단하는 절단값(cutoff value)에 대해 유럽, 아시아 진단기준에서 각각 절단값을 제시하고 있으나 각 나라의 정상 인구 측정값을 기준으로 절단값을 정하도록 권장하고 있다(그림 51-3).[34,35,36]

근감소증의 진단기준 가운데 근육량(muscle mass)을 측정하는 기준으로 여러가지 방법이 제시된 바 있다. Baumgartner 등이 1998년에 New Mexico Elder Health Survey (NMEHS)에서 제시한 방법으로 이중 에너지 방사선 흡수계측법(DEXA)으로 측정한 사지근육량(appendicular skeletal muscle mass, ASM)을 신장의 제곱(㎡)으로 나누어 근육량을 측정하고, 젊은 성인 평균보다 2 표준편차 이하로 감소한 경우를 근감소증으로 정의하였다.[37] 생체전기저항분석을 이용하여 측정한 골격 근육량을 체중으로 나눈 값(skeletal muscle mass (kg)/weight (kg)×100)을 골격근육량지수(skeletal muscle index, SMI (%))로 제시한 연구가 있었고[38], Baumgartner 등이 제시한 ASM/height (㎡) 방법이 과체중이나 비만인 대상이 근감소증의 기준에 포함되기 어려운 점을 고려 신장과 체지방량을 동시에 고려한 기준을 제안되기도 하였다.[39] 2014년 FNIH에서는 이중 에너지 방사선 흡수계측법을 이용하여 측정한 사지 근육량(appendicular limb mass, aLM)을 체질량지수(body mass index, BMI)로 보정한 값(aLM/BMI)을 제시하고 마찬가지로 젊은 성인 평균보다 2 표준편차 이하로 감소한 경우를 근감소증으로 정하였다.[36]

2014년에 Asian Working Group for Sarcopenia (AWGS)에서 아시아권의 인구를 대상으로 근감소증 기준을 설정하였다. 이중 에너지 방사선 흡수계측법을 사용한 경우 남성은 7.0 kg/㎡, 여성의 경우 5.4 kg/㎡, 생체전기저항법을 사용한 경우 남성 7.0 kg/㎡, 여성 5.7 kg/㎡를 근육량 절단값으로 제안하였다.[35]

근력 저하와 신체 기능 저하와의 관계는 많은 관찰

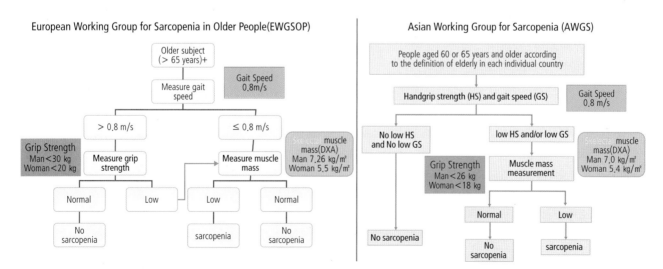

그림 51-3 | European working group과 Asian working group에서 제안한 근감소증 선별 알고리즘
(from Cruz-Jentoft AJ, Baeyens JP, Bauer JM, et al. Sarcopenia: European consensus on definition and diagnosis: Report of the European Working Group on Sarcopenia in Older People. Age Ageing 2010;39:412-23.)

연구를 통해 알려져 있다. 대략 근력은 60세 이후 매년 1~2% 내지 10년에 10~15%씩 감소되는 것으로 알려져 있다.[40,41] 근감소증의 진단 기준에서 전신 근력의 감소를 측정하는 방법으로 주로 악력을 측정하는 방법을 많이 채택하고 있다. 악력이 전신 근력과 상관관계가 높으며 일상생활동작 능력과 임상적 결과 지표와도 상관관계가 높은 것으로 알려져 있다. EWGSOP에서는 악력측정에 의한 근력 감소 기준으로 남성의 경우 30 kg 이하, 여성의 경우 20 kg 이하로 제시되었으며[34], 체구가 적고 근력 및 근육량의 차이가 있는 아시아권의 경우 남자의 경우 26 kg 이하, 여성의 경우 18 kg 이하를 기준으로 제시하였다.[35]

근감소증의 진단에 필요한 신체기능 저하를 측정하기 위해 간단 신체수행능력 검사(Short physical performance battery, SPPB)와 평상 시 보행 속도(usual gait speed), 6분 보행 검사 등이 널리 사용되는 신체기능평가 방법이다. 신체기능평가 결과는 근육량과 연관이 있고 장애, 사망 등 건강 관련 예후를 예측할 수 있다고 알려져 있다. 여러 측정방법 가운데 SPPB와 보행속도 측정이 권장되고 있다. SPPB는 다기관 연구에서 고안된 측정법으로 기존에 알려진 신체기능평가 방법들 중 객관적인 기능평가 세 가지, 즉 보행속도, 의자에서 일어나기, 균형 등의 항목을 묶어서 만든 평가 항목으로 EWGSOP에서는 8점 미만을 근감소증으로 제시하고 있다.[34] 보행속도 측정은 SPPB의 한 요소이기도 하나 단독으로 기능 평가의 도구로 사용할 수 있다. 평소 보행 속도로 4 m 또는 6 m를 걷는 속도를 측정하며, EWGSOP와 AWGS 진단기준에서는 4 m 측정 시 <0.8 ㎧일 때 보행기능이 감소된 것으로 평가한다.[34,35]

EWGSOP에서는 위에서 제시한 근육량, 근력, 수행능력의 기준을 이용하되 특히 측정이 간편한 보행속도를 중심으로 근감소증의 선별과 진단에 진단 알고리즘을 제안하였다. 65세 이상의 노인은 보행속도를 측정하여 보행속도가 0.8 ㎧ 이하인 경우 근육량을 측정하여 감소된 경우 근감소증으로 진단할 수 있고, 보행속도가 0.8 ㎧ 이상인 경우라도 악력이 기준 이하인 경우는 근육량을 측정하여 근감소증 여부를 확인할 수 있다.[34]

2) 근감소증의 발생기전

골격근은 느리게 수축하는 제1형 근섬유와 빠르게 수축하는 제2형 근섬유로 구성되어 있다. 근섬유 가운데 노인에

서의 근감소증은 두가지 근섬유가 모두 감소하나, 주로 빠르게 수축하는 제2형 근섬유의 위축이 더 빨리 시작되고 더 진행되는 것으로 알려져 있다.[42] 근감소증은 노화와 관련된 신체적 그리고 생리적 변화, 호르몬 분비의 감소, 유전적인 요소, 신체적 비활동, 그리고 암, 심장질환, 당뇨 등의 만성질환 등 여러가지 다양한 요소들과 관련되어 있다.[43,44]

신경계의 노화에 따른 변화와 관련, 척수내에서 운동신경원세포(motot neuron)의 수가 감소되며 특히 빠른 수축속도의 근섬유를 지배하는 세포가 더 영향을 받는 것으로 알려져 있다. 그리고 말초신경섬유와 미엘린 수초(myelin sheath)의 감소 그리고 신경근 접합부의 수와 시냅스 소포의 감소 등이 관찰 된다.[45] 골격근의 줄기세포(stem cell)에 해당하는 위성세포(satellite cell)의 활성 저하도 중요한 원인 기전으로 생각되고 있다. 위성세포는 바닥판(basal lamina)과 근육 속막(sarcolemma) 사이에 존재하면서 근육이 손상되었을때 근육모세포로 분화하고 융합하여 근육세관(myotube)을 형성하여 근육재생을 가능하게 한다. 나이가 들어가면서 위성 세포 수가 감소하고, 분화능력이 떨어지는데, 이런 위성세포수의 감소가 제2형 근섬유에서 더 특이하게 발생한다.[46]

노화와 더불어 나타나는 호르몬의 변화, 특히 성장호르몬(Growth hormone (GH)/Insulin like growth factor-1 (IGF-1))과 테스토스테론(Testosterone)의 분비 저하와 호르몬의 수용체에 대한 감수성의 변화가 근감소증이 관련 있다고 알려져 있다.[47] 또한 호르몬은 아니지만 비타민 D와 근감소증과의 관련성에 대해 많은 연구가 진행되고 있다. 비타민 D는 근육 세포 내 비타민 D의 수용체와 결합하여 단백질 합성을 촉진시키고 세포막을 통한 칼슘 이동을 자극한다고 알려져 있다.[48] 비타민 D 결핍은 노인에서 기준에 따라 다르지만 30~90%에 달할 정도로 매우 흔하며, 낮은 비타민 D 수준이 근육량의 감소와 낙상, 기능장애의 증가와 관련이 있다는 연구결과들이 있다.

이들 신경계의 변화 및 호르몬의 변화 이외에도 근감소증의 주요 병인으로 생각되는 것으로 수축 단백의 RNA translation의 감소 및 수축단백 유전자의 발현(expression) 감소, 단백질 분해(proteolysis)의 증가나 근육 대사의 변화, 위성(satellite) 세포의 재생 결손에서부터 증가된 근육세포 자멸사(apoptosis), 염증성 사이토카인의 증가 및 부적절한

영양섭취에 의한 영양실조와 영양소에 대한 반응 감소 그리고 활동저하(inactivity) 또는 운동부족 등이 관여하는 것으로 생각되고 있다.[43,44,49]

3) 근감소증의 치료

(1) 운동치료

노인들을 대상으로 시행한 운동의 효과에 대하여, 대부분 근력과 수행능력의 증가가 있다고 보고하였고, 근육량의 증가 여부에 대해서는 논란이 있다. 저항 훈련의 효과에 대하여 노쇠 노인들에게 주 3회, 3개월간의 점증적 저항훈련(progressive resistance training)을 제공했을 때 무릎관절 신전근력이 운동 전에 비해 43% 향상되었으며 대조군에 비해 유의한 증가를 보였다.[50] 코크란 리뷰에서도 점증적 저항운동이 노인의 근력 향상과 수행기능 향상에 효과적이라고 보고되었다.[51] 점증적 저항운동 외에 다양한 형태의 운동의 조합, 즉 유산소운동, 저항운동, 유연성운동 및 균형 운동을 조합한 형태의 운동 중재에서도 근력의 향상과 수행기능 향상이 있었다. 즉 체계적인 지도하에 실시하는 저항운동 또는 복합운동 프로그램이 노쇠상태나 근감소증에 해당되는 노인에게 추천되며, 근력과 수행 능력의 의미있는 향상을 보이기 위해서는 최소한 3개월 또는 그 이상의 중재 기간이 필요하다. 다만 일상생활의 신체활동을 증가시키는 것도 또한 중요한 부분이다.

(2) 영양중재

식사 내지 식이 보충제 요법은 근감소증의 관리에 있어 중요한 조절가능한 인자로 그 근거가 축적되고 있다.[52] 특히 단백질, 필수 아미노산 및 생리활성대사물, 비타민 D, 항상화물질 가운데 카로티노이드, 셀레니움, 비타민 E와 C 그리고 긴사슬 불포화지방산 등의 효과에 대한 연구가 진행되고 있다.

단백질의 공급은 근육단백질의 합성에 사용되는 아미노산을 공급해준다. 또한 흡수된 아미노산은 단백질 합성을 자극하는 효과가 있다. 특히 류신(leucine) 같은 분지사슬 아미노산은 사람과 설치류에서 단백질 해독을 증가시키는 신호전달 경로를 촉진하지만, 노인에서는 이러한 동화반응이 약해진 것으로 알려져 있다.[53] 류신의 생리활성대사물인 β-hydroxy β-methylbutyric acid (HMB)는 단독

이나 리신, 아르기닌 등과 동시에 사용하였을 때 근육 감소 예방과 근력 향상에 도움이 된다고 알려져 있으나, 아직까지 효과에 대해서는 논란이 있다. 건강한 노인의 경우 근육의 양을 유지하거나 다시 증가시키기 위해서는 젊은 성인 보다 오히려 많은 단백질의 공급이 필요한데 노인들은 매일 kg 체중당 1.0 내지 1.2 g/kg의 단백질 섭취가 추천되고, 매 식사당 최소 25 g 내지 30 g의 단백질이 필요하며 여기에는 2.5~2.8 g의 류신이 포함되는 것이 추천된다. 만약 급성이나 만성 질환이 있는 노인인 경우 우선 질병의 종류나 심한 정도에 따라 고려되어야 하지만 일반적으로 체중 kg당 1.2~1.5 g의 단백질 공급이 필요하고 심한 급성질환이나 영양결핍이 뚜렷한 경우 체중 kg당 2.0 g까지도 필요하다. 단 신장 질환이 있는 경우는 예외이다.[54] 영양결핍의 위험성이 있는 노인에게 단백질과 에너지의 공급은 체중 증가와 사망률의 감소에 어느 정도 효과가 있으나, 악력 등의 기능적인 향상에는 효과가 불분명하다.[55]

비타민 D의 혈액농도가 낮을수록 노쇠의 위험도가 4배 높아지고 메타분석에서 비타민 D를 보충하였을 때 노인들의 낙상 위험도를 낮추는 효과가 있었다.[56] 근육 내에 비타민 D의 수용체가 있으며, 다수의 관찰 연구에서 근육의 기능과 관련있다고 알려져 있다. 하지만 아직까지는 비타민 D의 보충이 근육량 증가나 신체기능 향상에 대한 효과 여부는 논란이 있다.[57]

대부분의 영양 중재 결과들이 관찰 연구로 한계가 있으며, 체계적인 대규모의 임상 시험을 통한 근거 확보가 필요하다. 영양소들 사이의 연관성이 서로 매우 밀접하게 연관되어 있고 매우 복잡하기 때문에 하나의 영양소의 효과를 알아보기가 쉽지는 않다. 그리고 영양소 공급 및 식이 개선과 더불어 운동과의 부가적 효과에 대해서 추후 연구가 필요한 실정이다.

(3) 약물요법

근감소증이 유병율이 높고 상당한 사회적, 경제적 부담을 가져오는 문제로 알려지면서 약물요법에 대한 연구 개발이 활발하게 진행되고 있다. 성장호르몬(GH, IGF-1)과 테스토스테론은 운동과 관련된 근육의 적응, 즉 근육단백의 합성 증가에 관련된 호르몬으로 비록 이들 호르몬의 감소가 근감소증 발생에 대한 기여 정도가 불확실하나, 성장호르몬의 사용이 근육량의 증가와 관련이 있다.[58] 테스

토스테론도 근육량을 늘리고 근력을 향상 시키는 효과가 있는 것으로 알려져 있으나, 65세 이상의 노인을 대상으로 한 임상시험에서 심혈관계 부작용으로 인하여 중단되었다.[59] 최근에는 테스토스테론의 부작용을 피할 수 있는 선택적 안드로겐수용체 조절제(selective androgen receptor modulator, SARM)가 대체할 수 있는 약물로 대두되고 있다. SARM은 남성호르몬수용체에 작용하여 뼈와 근육을 생성시키는 합성대사작용(anabolic effect)을 하면서 안드로겐 수용체에 대한 작용은 상대적으로 적다. Enobosarm (GTx-024, Ostatine, S-22)으로 임상 제2상 연구에서 건강한 남성 노인과 폐경후 여성에게 enobosarm을 투여하여 투여 용량에 비례하여 제지방량(lean body mass)이 유의하게 증가하고, 신체 기능도 향상되었다. 현재 cancer cachexia에 대한 제3상 연구가 진행되고 있다. 이외에도 그렐린 (Ghrelin)과 유사한 작용을 하는 합성 그렐린 작용제로 Anamorelin을 포함하여 umorelin (TZP-101), ipamorelin, relamorelin 및 macimorelin 등의 약제가 개발되어 임상시험을 시도하였거나 진행 중이다.[60]

마이오스타틴은 골격근에 분포하는 근육의 성장억제 인자로서 근육에 특이적인 형질성장인자군(muscle-specific

transforming growth factor (TGF)-β family)이며, 골격근의 발달과 후천적 성장에 큰 영향을 미친다. 마이오스타틴은 세포막의 Activin IIA/IIB, 특히 IIB의 수용체에 작용하며 신호는 ActRIIB-ALK4/5 heterodimer를 통하여 Smad2/3에 작용하며 MyoD transactivation을 차단한다. 아울러 Smad3는 세포질 내에서 MyoD의 격리(sequestration)를 통해 MyoD가 핵내로 반입하여 줄기세포군을 활성시키는 것을 막는다. 그리고 myostatin-Smad 경로는 Akt (protein kinase B)를 기능적으로 차단하여 단백질의 합성을 막는다(그림 51-4).[61] 특히 마이오스타틴 인자의 기능을 소실한 동물이나 심지어 인간에서 근육의 과성장과 비대를 가져오는 것으로 알려지면서 근감소증으로 인한 근육소실을 치료할 수 있는 방법으로 기대되고 있다. 현재까지 개발된 약제로는 마이오스타틴에 대한 중화 항체, 전구펩티드, Activin type IIA/IIB 수용체에 대한 결합항체, follistatin, GASP-1 등의 접합 단백질 등이 있다. 마이오스타틴에 대한 중화항체를 이용하여 근육병 동물모델에서는 효과를 보였으나, 근육병 환자에게 실시된 임상시험에는 효과가 뚜렷하지 못했다.[62] 근감소증에서도 동물실험에서는 근육량의 증가 효과를 보였으나, 임상시험은 아직 시작

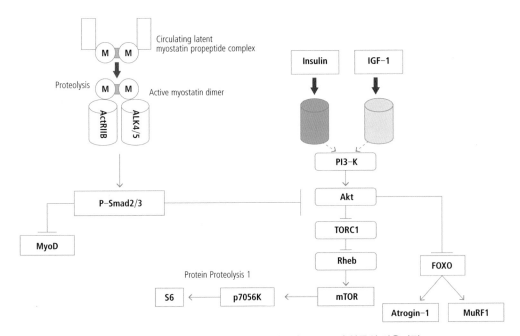

그림 51-4 | 마이오스타틴의 신호작용 경로와 호르몬 및 약물의 작용기전
(reference from Sakuma K and Yamaguchi A. Novel Intriguing Strategies Attenuating to Sarcopenia. Journal of Aging Research. 2012; 1-11)

단계라고 볼 수 있다.[63]

약물요법에 대해서는 전임상 수준에서 효과가 증명되었으나 임상시험에서 효과가 입증되지 못하였거나 부작용 등으로 중단된 것이 많으며 향후 이중맹검대조 임상 시험을 통하여 증명되어야 하는 숙제가 남아 있다고 볼 수 있다.

V. 노인 환자들에서 흔한 합병증의 치료

1. 요실금

환자 개인의 자아정체성뿐만 아니라 가족들과의 관계를 악화시키는 가장 흔한 합병증 중 한 가지가 요실금이다. 노인 환자의 요실금의 치료는 정확한 진단에서부터 시작되며 진단을 위하여 병력의 청취와 신경학적 검사, 정신 상태 검사, 골반 검사, 직장 검사 등을 시행하여야 한다. 그 외에 소변 검사와 소변 배양 검사, 질 상피의 성숙 비(maturation index), 잔뇨 측정 등을 하여야 한다. 배뇨일지는 배뇨 문제의 양상을 파악하는 데 도움이 되며 방광 내 압검사도 도움이 될 수 있다.[64] 치료는 원인에 따라서 시행하나 대개의 경우 여러 가지 복합적인 원인이 많기 때문에 치료가 어렵다. 시간을 정하여 규칙적으로 배뇨를 시키는 것(timed voiding program)이 매우 도움이 된다. 전립선 비대증과 괄약근 실조에서는 수술적 요법이 도움이 되며 배뇨근 불안정이 있는 환자들에서는 항콜린성제제(anti-cholinergics)가 도움이 된다. 다른 약물요법으로는 옥시부티닌(oxybutynin)과 같은 평활근 이완제, 칼슘 통로 차단제, 이미프라민(imipramine) 등이 이용될 수 있다.[65]

배변 실조는 심한 양측 뇌의 질환이나 직장 팽대부(rectal ampulla)로부터 감각 입력(sensory input)의 소실 시에 생긴다. 심한 뇌의 질환으로 인한 실금의 경우에는 규칙적인 간격으로 좌약을 넣어주면서 행동 접근(behavioral approach)을 하여야 한다.

2. 우울증

우울증은 노인들에서 많은데 특히 재활의학과에 기능 소실로 입원한 노인들은 독립적인 노인보다 3배 정도 높은 우울증 발병 위험을 가지고 있다.[66,67] 노인들에서 나타나는 우울증의 증상은 통상적인 불면증, 식욕 감퇴, 불쾌감, 기억력 감퇴, 집중력 감소, 피로 등이나 이보다 더 흔한 증상은 불특정한 호흡 곤란(ill-characterized dyspnea), 동통 증후군, 변비 등의 비특이성 신체적 증상이다.

대개의 가벼운 우울증의 경우 가벼운 활동을 시키고 입원실 환경의 변화를 주면 좋아진다. 치료의 호전과 친지 및 의료진의 격려가 치료에 매우 도움이 된다. 우울증이 더 심해지면 항우울제가 도움이 된다. 노인들에서는 삼환계 항우울제(tricyclic antidepressant)를 저용량부터 투여를 하면서 심장성, 기립성, 항콜린성 효과가 있는지를 잘 관찰하여야 한다. 트라조돈(trazodone)이나 선택적 세로토닌 재흡수억제제(selective serotonin reuptake inhibitor, SSRI)은 항콜린성 작용이 적으므로 항콜린성 부작용이 적은 삼환계 항우울제에 추가해서 사용할 수 있다.[68] 항우울제는 치료 후 3~6개월경에 서서히 끊으며 재발이 있는지를 주의 깊게 추적 관찰한다. 노인들의 우울증에는 전기 충격 요법(electro-convulsive therapy)이 도움이 되기도 하며 오랫동안 삼환계 항우울제의 사용으로 인한 부작용을 줄일 수 있다.

3. 초조감과 섬망

새로 입원한 노인 환자들에게 흔한 문제로 초조감(agitation)이 있다. 초조감의 특징은 목적 없이 과도하게 움직이는 것인데 이전부터 있던 정신병증, 우울증 등으로 인하여 나타난다. 그 외에도 환경의 변화로 인한 불안도 심하면 초조감을 일으킬 수 있으며 불안은 보조적 격려와 저용량의 속효성(short acting) 벤조디아제핀(benzodiazepine)이 도움이 된다. 노인들의 초조감의 가장 흔한 원인 중의 하나는 기질성 정신 장애이다.

섬망(delirium)은 인지 장애가 점차 심해지면서 수면 장애, 환각, 초조감 등을 보이며 과거 인지 장애를 겪은 환자에게 더 자주 나타나고 종종 치매와 동반되기 때문에 진단이 어렵다. 노인들에서는 감염, 탈수, 뇌졸중, 요독증, 심부전이나 간부전, 폐색전 등의 내과적 질환이 있을 때에도 통상적인 증상 없이 망상이 보일 수 있다. 또한 디지탈리스(digitalis), 항우울제, 진정제, 항콜린제, 고혈압 치료제 등의 약물 부작용으로 인하여 섬망이 나타나기도 하는데 섬망은 내과적 응급 상황이므로 그 원인을 빨리 찾는 것이 중요하다.

4. 저혈압

노인 환자들에서는 짧은 시간만 누워 있어도 기립성저혈압의 증상이 나타날 수 있고 이로 인하여 재활 치료 시 노인 환자들이 빨리 다시 활동하기가 어렵다. 또한 약물 치료, 식염의 제한, 자율신경계기능부전 등으로 인하여 혈압을 잘 유지하지 못하면 증상은 지속될 수 있다. 기립성저혈압의 정의는 앙와위에서 일어섰을 때 현기증, 가벼운 두통 등의 증상이 있으면서 수축기 혈압이 20 ㎜Hg 이상 하강하는 것을 말하며, 이완기혈압은 10 ㎜Hg 이상 하강할 수도 있고 그렇지 않을 수도 있다. 진단을 하려면 환자가 고혈압 치료제, 레보도파(levodopa), 페노티아진(phenothiazine), 삼환계 항우울제(tricyclic antidepressant) 등의 약을 복용하는지 잘 살펴보아야 하며 알도스테론(aldosterone)과 코티솔(cortisol) 양의 이상도 검사하여야 한다.

특발성 기립성저혈압의 치료 시에는 먼저 저혈압을 일으킬 수 있는 약물의 사용을 중단한다. 환자는 일어나기 전에 먼저 발목운동을 해야 하며, 일어나서 앉을 때 지지를 받으며 천천히 일어나는 것에 대해서 교육을 받아야 한

다. 다른 치료법으로는 기계적인 방법과 혈장 확장(plasma expansion), 혈관 수축제(vasoconstrictor drug) 등이 있다. 정맥 내 울혈을 감소시키기 위한 기계적인 치료 방법에는 탄력 스타킹, 복대(abdominal binder) 등의 압력 복장(pressure garments)과 침대의 머리 쪽을 높이는 방법 등이 있다. 울혈성 심부전이 없는 경우에 혈장 확장을 위해서 식염의 양을 늘리고 알도스테론 계열인 9-a-플루오로하이드로코티손(fluorohydrocortisone)을 사용한다. 혈관 수축제로는 에페드린(ephedrine), 바소프레신(vasopressin), 암페타민(amphetamine) 등이 사용된다.

VI. 노인 환자의 재활 치료의 원칙

노인들의 재활 치료의 목적은 기능의 유지에 있다. 노화에 따른 생리학적 변화로 기능 감소가 초래되나 이 정도의 감소는 일반적으로 독립적인 일상생활을 유지하는데 큰 문제가 되지 않는다. 노인성 질환, 노쇠, 근감소증 등 다양한 영역의 기능 감소를 초래하는 노인의 병적 문제들과 생애기간 동안 장애상태로 노년기를 맞이하는 장애인에 대한 재활의학적 접근이 노인 재활의 핵심이라고 할 수 있다(그림 51-5). 한편, 노인에게 급성기 질환, 만성질환의 급성기 악화, 골절, 수술 등 치료 이후 부동(immobilization), 비사용(disuse)으로 인하여 보다 급격한 기능 저하를 초래하는 것으로 그 정도에 따라 다양한 수준의 의존도를 초래하며 또한 기능의 저하가 전체적 의존도를 지배할 수도 있

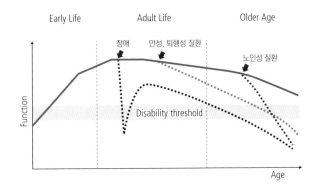

그림 51-5 | 연령의 증가에 따른 기능 변화와 장애

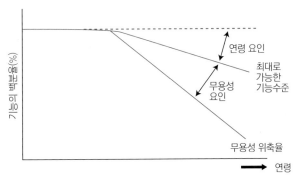

그림 51-6 | 연령의 증가에 따른 기능의 감소와 사용과 비사용(무용)의 차이

다. 따라서 각 기능의 유지 및 비사용으로 인한 기능의 감소 방지가 관건이다(그림 51-6).

1. 노인 환자의 재활의학적 평가

1) 노인 환자의 일상생활동작 평가

젊은 환자의 재활의학적 평가에서는 환자의 자신에 대한 신변 처리 능력과 같은 일상생활 동작 상태에 대한 기능적 평가뿐만 아니라 직업적, 사회적 역할의 수행 정도도 평가하여야 하지만, 노인 환자의 경우에는 직업에서 은퇴한 경우가 대부분이므로 환자의 신변 처리와 집안에서의 역할 유지가 주 내용이 된다. 그러나 장애를 가진 노인 환자의 기능적 평가는 적극적인 재활 치료를 어렵게 하는 여러 가지 내과적 문제들로 인하여 복잡하게 된다. 기능적 평가 방법으로는 환자의 일상생활동작 상태를 정량적으로 점수화하는 검사 방법들로 변형된 Barthel 지수, FIM (Functional Independence Measure), Katz의 일상생활 동작 지수, Kenny의 일상생활 동작 지수, Klein-Bell의 일상생활 동작 척도 등이 많이 사용되고 있는데, 노인 환자의 재활의학적 평가에서는 이러한 일상생활 동작 평가와 함께 인지 기능, 영양 상태, 근골격계 기능, 사회적 기능 등의 평가도 함께 이루어져야 한다.

2) 노인 환자의 포괄평가

질병의 치료와 더불어 노인 환자의 기능 저하를 초래할 수 있는 위험인자를 찾아내어 관리함으로써 독립적인 생활을 할 수 있도록 최대한 기능을 보존하는 목적을 달성하기 위해서 고안된 방법이 노인포괄평가(comprehensive geriatric assessment)인데, Dr. Rubinstein 등이 영국과 미국의 노인 의료 경험을 바탕으로 꾸준히 발전시켜 노인의학 분야의 주요 평가로 자리잡은 다학제적 포괄 평가이다. 노인포괄 평가는 노인 환자에서 노화에 따른 전반적인 건강문제의 발생에 대한 관리를 최대화하기 위해 의학적, 정신사회적, 기능적 장애에 대한 이상을 찾아내는 다학제 협동 진단 및 치료계획 과정으로 정의된다.[9] 환자의 신체적 건강 상태 평가, 기능 상태의 평가, 정신건강 평가, 그리고 사회환경적 평가가 포함되어야 한다. 특히 기능상태 평가는 재활의학의 핵심 평가 요소이기도 하다. 노인포괄평가가 도입

되어 노인의학 분야의 표준진료지침으로 발전한 가장 중요한 이유는 위험 인자의 조기 발견이 노인 환자의 구체적 치료 방법을 결정하는데 기여하고, 기능저하 발생을 줄여줄 수 있다는 근거들이 축적되고 있기 때문이다.[69] 노인포괄평가를 시행함으로써 진단의 정확도를 향상시키고 치료의 적정성을 확보하며, 환자의 기능 회복 및 삶의 질 향상을 추구할 수 있고, 불필요한 의료자원의 낭비를 예방하고 퇴원 후 집으로 복귀할 수 있는 가능성을 증가시킨다. 즉 노인 환자의 치료 성적을 향상시킬 수 있다는 논거이다. 물론 아직까지 평가 방법의 표준화, 비용효과 측면에서는 여전히 논란이 있다. 우리나라에서도 한국형 노인포괄평가들이 개발되었고, 입원환자를 위한 자세한 평가 도구부터 외래에서 사용가능한 간단형 평가도구들이 개발되었다. 노인성 질환, 노쇠, 근감소증 등을 진단하는데, 노인포괄평가들이 많이 사용되고 있다. 최근 노인골절환자, 노인암 환자 등의 치료와 재활에서도 노인포괄평가가 주목받고 있다.

2) 노인 환자의 신체 기능 평가

노년기의 노화에 따른 신체기능의 변화와 장애 수준의 파악 및 평가와 관련 요인들에 대한 검토는 재활 전략의 기반이 된다. 노인의 신체기능을 쉽게 외래 중심의 검사실이나 지역사회 조사에 가능한 도구들을 사용하여 종합적인 신체 활동 능력을 측정하는 방법들이 알려져 있다.

앞서 근감소증에서 설명한 간단 신체수행능력검사와 평상시 보행속도 측정이 대표적인 신체기능 평가이다. 이와 유사한 목적의 평가방법으로 일어서서 걷기 검사(timed up and go test, TUG test)가 있다.[70] 의자 앉은 상태에서 출발하여 3미터 지점까지 갔다가 돌아와 다시 의자에 앉는 순간까지의 시간을 측정하여 평가한다. 대개 10초 이내면 정상으로 판단한다. 근력과 속도를 반영하는 검사로 널리 사용되고 있다.

힘과 속도를 반영하는 근파워(muscle power)가 노인에서 근력보다 더 감소하고, 신체기능 수준과 관련성이 더 높기 때문에 노인에게 근파워 측정의 중요성이 많이 강조되고 있다. 보행속도가 사실 근파워를 가장 간단하게 측정할 수 있는 방법으로 알려져 있다.[71] 그 밖에 근파워를 간접적으로 측정할 수 있는 방법으로 계단오르기 파워 검사(stair climbing power test)가 있다.[72] 6~10개 정도의 계단

을 가능하면 빠르게 올라가도록 하여 소요된 시간을 측정한다. 근파워는 올라간 계단의 총높이, 체중, 소요된 시간을 이용하여 계산할 수 있다. 그리고 유산소 능력을 측정하기 위해 400 m 보행 검사를 시행한다. 400 m를 가능한 빨리 걷고 소요되는 시간과 검사 시작 전후 심박동수를 측정한다. 힘들다면 1번 쉴 수 있는 기회가 있으며 1번 쉴 때 60초를 넘길 수 없다. 2번 쉬거나 60초를 넘겨 휴식하게 되면 검사는 종료되고, 환자가 검사종료를 원하면 종료하고 그때까지의 거리를 검사결과로 본다.[73]

2. 재활 프로그램의 처방

노인 환자의 재활 프로그램을 계획할 때에는 환자의 운동 능력, 근력과 관절 운동 범위, 신경학적 회복, 기능적 장해 등을 고려하여야 한다. 노인 환자들에서는 운동 내성 (exercise tolerance)이 재활 치료를 제한시키는 요인이기 때문에 유산소 운동량 조절(aerobic conditioning)이 매우 중요하며 1주일에 3~4회, 20~30분 정도의 운동을 시행하는 것이 좋다. 운동의 강도는 목표 심박수를 나이에 따른 최대 심박수의 70~85% 정도로 잡는다.

1) 노인 환자의 물리치료

노인 환자의 재활 치료에서 물리 치료는 매우 유용하다. 그러나 노인 환자에서 물리 치료의 처방은 노인 환자들에게 발생할 수 있는 여러 가지 문제에 따라 주의해야 한다.

온열 치료는 염좌, 근육 과긴장, 점액낭염, 근막통 증후군, 섬유근육통(fibromyalgia), 만성 관절염, 수술 후 동통이나 뻣뻣함(stiffness)의 완화를 위해 사용된다. 그러나 노인 환자에서는 온열에 대한 감각이 떨어져 있으며 특히 말초 신경병증이 있을 때 하지에 수포나 화상이 생기지 않도록 주의해야 하고 심혈관질환이나 신부전이 있는 노인 환자들은 심한 온열 치료를 할 경우 증상이 악화될 수 있으므로 주의해야 한다. 또한 응고 장애나 다른 혈액 이형성증이 있을 수 있으므로 출혈이 있었던 부위에 온열을 가할 경우 주의하여야 하며 악성 종양이 있는 환자에서 온열을 직접 종양 부위에 가할 경우 종양 세포가 퍼질 위험이 있으며 국한되지 않은 염증이 있는 환자에서 온열을 감염 부위에 직접 가할 경우 균혈증이나 패혈증이 발생할 위험이 있다. 반면에 온열을 적절히 사용하면 농양이나 종기의 배액을 촉진시켜 치유에 도움이 된다. 말초 혈관 질환이 있는 환자에서 허혈 부위에 온열을 가하여 국소 부위의 대사가 혈류 증가와 산소 공급보다 항진될 경우 괴저를 유발할 수도 있다. 치매나 의식 장애가 있는 환자들은 온열에 의한 동통을 느끼지 못하므로 화상을 입기 쉽다. 39.0~41.2℃의 중등도의 수치료는 관절 구축이나 강직, 만성 관절염, 염좌, 근육 과긴장, 화상 등과 같이 사지나 체간의 넓은 부위를 침범하는 연부 조직 병변, 수술 후 동통과 강직, 만성 궤양 등의 치료에 사용된다. 개방성 감염 창상이나 급성 피부 병변이 있는 노인 환자들은 원내 감염을 예방하기 위해 적절한 치료가 선행되어야 한다. 허바드(Hubbard) 탱크와 같은 전신 온열 치료를 사용할 경우 심장 기능이 저하되어 있거나 부신 기능 부전증 환자에서는 과도한 온열 치료를 피해야 하며 인공 항문 형성술을 받은 환자들은 회전욕이나 허바드탱크에 넣기 전에 입구부(stoma)를 가려 주어야 한다.

전기 치료는 경피적 전기 신경 자극(TENS)을 사용하여 동통을 완화하거나 편마비 환자에서 운동 기능을 향상시키기 위해 또는 말초 신경병증에서 근 위축을 예방하기 위해 사용된다. 감각 저하가 있는 환자들은 자극 강도를 인지할 수 없고 피부에 전극의 접촉이 나쁘거나 높은 강도의 전류가 흘러서 화상이 발생할 수 있다.

마사지는 부종, 동통, 연부 조직 병변의 종창을 감소시키고 반흔과 유착을 감소시키기 위해 사용된다. 심부 정맥 혈전증이나 급성 혈전성 정맥염이 있는 환자에서는 그 부위의 마사지가 색전을 유발할 수 있으며 국소 감염이나 악성 종양 부위의 마사지는 국소 조직과 임파선 장벽을 파괴하여 병변을 확산시킬 수 있으므로 피해야 한다.

견인과 척추 교정은 척추증, 퇴행성 관절염, 연부 조직 반흔이나 구축의 통증을 완화하거나 운동 범위를 회복시키는데 효과적일 수 있다. 그러나 척추증이 있는 환자에서는 뼈돌기가 신경근이나 척수를 압박할 수 있으므로 위험하다. 척추에 골다공증이 있는 경우에도 견인이나 척추 교정은 특별한 주의를 필요로 한다. 노인 환자는 경동맥의 동맥 경화증이나 죽상 경화증의 빈도가 높으므로 갑자기 강하게 교정을 할 경우 경동맥부전이나 뇌혈류로의 색전의 확산을 유발할 수 있다.

2) 노인 환자의 운동 치료

운동 치료는 여러 가지 방법과 다양한 목적으로 처방된다. 운동 내성까지의 최대 운동을 할 때 나타나는 혐기성 운동 성분 없이 시행하는 최대하 호기성 운동(submaximal aerobic exercise)이 제한된 심폐 기능을 가진 노인 환자에게 가장 적절한 운동의 형태이다. 최대하 운동의 부하는 환자가 최대 운동 능력에서 얼마나 떨어져 있는지 결정함으로써 더 정확히 측정할 수 있다. 호기성 능력을 넘어서는 운동을 할 경우 젖산의 축적으로 환자는 극도의 피로에 빠져서 운동 치료의 효과를 얻을 수 없다. 운동 형태 중 등척성 운동과 같은 정적 운동은 혈압을 올려서 심혈관계에 과부하를 유발할 수 있으므로 등장성 또는 등속성 운동과 같은 동적 운동이 노인 환자에서는 더 적절하다. 심장 질환 환자들에서 사용되는 짧은 기간 동안 운동을 한 후 휴식을 취하는 훈련 프로그램이 노인 환자에게 일반적으로 적용될 수 있는데 이러한 간헐적 운동은 운동을 하는 동안 젖산이 축적되는 것을 예방하여 환자들이 더 잘 견딜 수 있다. 일반적인 조건화 운동(conditioning exercise)은 신체 적응도(physical fitness)를 높이기 위해서 모든 근육들이 수행 동작에 포함되도록 하는 것이 좋으며 이러한 동작을 신체 능력이 허용하는 범위에서 정기적으로 시행하도록 하는데 일반적으로 1주일에 3~4회, 20~30분 정도의 운동을 하도록 한다. 병원에서 퇴원한 후에도 정기적인 운동 프로그램을 실시하도록 하여야 하며 치료자는 환자가 가정에서 실제적이고 적절한 방법으로 운동을 할 수 있도록 도와주어야 한다. 예를 들면 평행봉(P-bar)에서의 보행 훈련은 의자를 뒤로 돌려서 일정한 간격으로 양편으로 놓아 시행할 수 있다.

노인 환자의 운동 프로그램은 복잡한 동작은 피하고 단순하고 배우기 쉽도록 하여야 하며 특히 가정에서 운동 치료를 할 경우 특히 중요하다. 운동의 양과 강도는 측정 가능하게 하여 환자가 수행 능력의 향상에 따라 더 많은 양의 운동을 할 수 있도록 하는 것이 중요하다. 운동의 강도는 보통 목표 심박수를 나이에 따른 최대 심박수의 70~80% 정도로 잡는다. 기능적 동작이 처방될 경우에는 동작의 강도보다 동작의 기간과 빈도가 더 중요하다. 예를 들어 계단 오르기 운동이나 의자에서 일어서기 운동을 실시하는 경우 운동의 횟수를 기록하도록 한다. 노인 환자의 재활 프로그램은 넘어져서 골절이 생긴다거나 심혈관계에 과도한 긴장을 줄 수 있는 가능성이 있으므로 주의하여야 하며 대부분의 경우 재활 프로그램을 시행하지 않을 경우에 우울증, 골다공증, 욕창 등과 같은 부동 증후군이 발생할 수 있으므로 어느 정도의 위험을 감수하고 재활 프로그램을 시행하는 것이 환자에게 도움이 된다. 그러므로 이러한 위험 때문에 노인 환자를 운동 치료할 때는 적절한 감독이 필요하다.

VII. 노인 환자에서 개별 질환의 재활 치료

1. 치매

경도인지장애(mild cognitive impairment)는 임상적으로 연령에 비해 기억력이 떨어지는 증상으로 나타나지만, 이것이 알츠하이머 치매를 의미하지는 않는다. 그러나 기억력이나 혹은 일부 다른 인지 기능의 경미한 결핍이 건강한 사람들에 비해 알츠하이머병으로 진행할 확률을 높이는 경우도 있다.[53] 인지장애는 실행 기능(executive function) 정도를 통해 우선적으로 발견할 수 있다. 70세에서 79세의 여성들을 9년간 경과 관찰한 연구에서 이러한 실행 기능의 감소는 기억력 감소 약 3년 전에 나타나는 것으로 보고되었다. 실행 기능은 계획(planning), 개시(initiating), 우선순위 정하기(prioritizing), 그리고 목표 지향 행동(goal-directed action)의 수행을 필요로 한다.[74]

심한 치매는 65세 이상 인구의 5% 정도에서 나타나며 이중 20% 정도는 80세 이상에서 발생한다. 서서히 시작된 기억력 감퇴, 추상적 사고력의 소실, 문제 해결 능력의 감소, 판단과 지남력의 장해, 성격의 변화 등이 특징적인 증상이다. 원인으로는 50~60% 정도가 Alzheimer형의 치매이고 20% 정도는 다발성 뇌졸중으로 인하며, 그 외에 회복의 가능성이 있는 원인들로는 지주막하 출혈, 뇌종양, 잠복성 수두증(occult hydrocephalus), 매독, 갑상선 기능 항진 또는 저하증, 고칼슘혈증, 비타민 B12 혹은 B6 결핍증, 우울증, 심부전 혹은 신부전 등이 있다.

노인의 치매는 우울증이나 건망증과 구분되어야 한다.[75] 이러한 것을 감별하기 위해서 치매의 진단 시 기본적인 병력의 청취와 이학적 검사 이외에 매독 혈청 검사, 혈침 속도, 전해질검사, 혈중 칼슘 농도, 혈액 요질소 검사, 일반 혈액 검사, 갑상선 기능 검사, 비타민 B12 및 엽산(folate)의 농도, 뇌파 검사, 단순 흉부 방사선 촬영, 심전도, 뇌의 컴퓨터 단층 촬영, 뇌 자기 공명 영상 등의 검사를 시행하여야 한다. 또 치매가 새로 나타난 환자들에게는 시험적으로 모든 약물을 끊고 항우울제를 투여하는 것이 도움이 된다. 이것은 경미한 치매에 우울증이 함께 발병하는 경우가 흔하기 때문이다.[76,77]

심한 치매가 있는 환자들은 새로운 것을 기억하지 못하기 때문에 재활 치료의 효과가 제한적이나, 개인이 가지고 있는 잠재적 능력을 발달시켜 가능한 한 가장 높은 기능에 도달하도록 도와주는 것이 재활이기 때문에 각 분야별 팀 접근법에 의한 적절한 재활 프로그램을 시행하는 것이 필요하다. 치매 환자의 재활은 몇 가지 고려해야 할 점들이 있는데, 첫째로 치매 환자는 인지 기능 장애 및 행동 장애로 인하여 치료 계획의 설정과 수행의 참여에 제한이 있으므로 대개는 환자의 가족들이 치료 계획의 중심이 된다는 것이고, 둘째로 치매 환자는 시간이 지나면서 기능의 감소가 계속 진행하므로 일정한 간격으로 환자의 기능을 재평가하여 치료의 목표 및 방법을 조정하여야 한다는 것이다.

치매 환자의 재활 프로그램을 위한 평가는 환자의 인지 기능 평가, 증상의 빈도와 중증도 및 일상생활 동작의 평가, 행동장애의 평가, 사회적, 재정적 상태에 대한 평가 및 환자 가족의 정신적, 신체적 상태의 평가를 포함하여야 한다. 이러한 평가를 바탕으로 환자와 환자 가족의 필요에 따라 적절한 재활 목표와 치료 계획을 세우게 되는데 환자는 기능을 최대화하고 과도한 장애를 예방하도록 하며, 환자 가족은 환자를 돌보는데 있어서 정보와 지침을 습득하고, 대응 방법(coping strategy)을 훈련시켜 효과적으로 환자를 돌보도록 한다.

2. 파킨슨병

파킨슨병은 50세 이상 인구의 1%에서 나타나는 퇴행성 중추 신경 질환으로 가장 흔한 임상 증상은 진전이며 운동완만(bradykinesia), 강직(rigidity), 보행 장애, 체위 변화, 치매, 운동저하성 구음 장애 등의 증상을 보인다. 파킨슨병

환자의 재활 치료는 환자의 주된 증상과 필요에 따라 적절한 치료를 시행하여야 하는데, 중추 신경계의 병변 자체를 직접 교정할 수는 없으나 여러 가지 보상 방법을 훈련시켜서 환자의 후유증을 최소화할 수 있다. 파킨슨병 초기의 환자에서는 장애가 나타나지 않으나 질병이 진행함에 따라 환자는 굳어지고 운동성이 떨어지며 관절 운동 범위의 소실과 관절 구축 및 무용성 근육 위축이 발생하게 된다. 이러한 장애는 강직, 운동완만, 진전(tremor) 및 자세 반사(postural reflex)의 소실 등으로 인하여 발생하며 물리 치료 및 운동 치료 프로그램에 의하여 최소화될 수 있다.

체간 근육 및 사지 근육을 이완시키는 것이 환자의 유연성의 증가와 강직의 감소를 위하여 중요하며 이를 위해서 매우 작은 범위의 관절 범위 운동으로 시작하여 천천히 리듬에 맞춘 회전 운동을 시행한다. 회전 운동은 파킨슨병 초기에 소실되므로 보통 수동적 회전 운동으로부터 시작하여 점차 능동적 회전운동으로 진행하여야 하며 생체 되먹임 치료, 수축-이완 치료법 등이 능동적 회전 운동을 얻기 위하여 사용될 수 있다. 대개환자를 앙와위나 옆으로 누운 자세로 해서 자가 이완 운동을 시행하며 점차 앉은 자세와 선 자세에서 자가 이완 운동을 하도록 한다. 또한 환자에게 척추의 각 분절을 회전시키는 운동을 하도록 하며, 요추, 흉추 및 경추의 신전 운동을 시행하여 구부정 자세(stooped posture)를 교정하도록 한다. 하지 직거상운동(straight leg raising exercise)과 슬관절 굴곡 운동(knee bend exercise)을 운동 치료에 포함시키며 자전거 운동 및 도르래 운동을 이용한 교차 운동(reciprocal motion)을 시행하여 팔과 다리의 운동성을 유지한다.

파킨슨병 환자에서 보행을 안정시키기 위해서는 환자가 돌거나 방향을 바꿀 때 양발 사이를 넓게 하도록 하며 환자가 중심 이동을 할 때 각 위치에서 균형을 잡는 훈련을 하도록 한다. 환자는 보행 시 팔을 크게 흔들어서 균형 유지에 도움을 주도록 하고 발끌림 보행(shuffling gait)에 의한 피로를 줄여 주도록 한다. 환자가 첫 발을 내디딜 때 문턱을 두어 도움을 줄 수 있으며, 발이 바닥에 붙어 있는 것처럼 느껴질 경우에는 발가락을 배측굴곡시키도록 한다. 또한 상자나 장애물을 사용하여 발을 높이 들어 걷는 훈련을 시킨다. 파킨슨병 환자는 강직과 고유 감각의 소실로 인해 고관절과 슬관절이 굴곡되어 있으며 구부정한 자세를 하고 있다. 이의 교정을 위하여 고관절 신전근과 외

전근, 슬관절 신전근과 굴곡근, 비복근, 견관절 신전근, 외전근, 내회전근, 주관절 신전근, 회외전근 및 수지 및 수부 신전근 등의 신장 운동을 하며 자세 재교육을 통하여 환자가 유연성과 관절 운동 범위를 유지하도록 한다.

파킨슨병 환자에서는 연하곤란 및 다양한 연하 기능의 장해가 나타나며 인두 연동 운동의 감소, 연하 반사의 지연, 구강 내로의 반복된 역류 등과 같은 증상이 나타난다. 연하곤란의 증상과 폐렴의 병력이 있을 경우 조영제를 이용한 연하 검사를 시행하며 환자가 비정상적인 검사 소견을 보일 경우 성문 상부연하(supraglottic swallow)와 같은 연하의 수정 훈련으로 기도의 보호와 흡인을 예방할 수 있다. 놀란 표정 짓기, 찡그리기, 불기, 웃기, 눈 주위에 주름 만들기와 같은 안면 근육 운동은 마스크 같이 굳어진 얼굴의 치료에 도움이 되며 호흡 양상도 증진시킬 수 있다. 또한 혀를 내밀거나 좌우로 이동시키는 식의 운동으로 혀의 운동성을 증가시킬 수 있다.

3. 뇌졸중

노인에서의 집중적인 재활의 적합성에 대한 어떤 연구에서는 나이가 기능적 결과에 부정적인 혹은 아무런 결과를 주지 않고, 젊은 환자들과 같은 기능적 획득을 얻기 위해서는 더 긴 입원이 필요하다고 하였다.[78] 고령 뇌졸중 환자의 재활 치료에서 가장 중요한 면은 신경학적 혹은 기능적 결함의 정도와 동반질환의 상태, 질환에 대한 환자와 가족의 이해정도가 예후에 영향을 미친다는 것이다. 심각한 언어 또는 인지결함, 편측무시나 운동 불능, 불충분한 균형 감각, 지구력 또는 재발하는 내과적 합병증은 재활프로그램의 목표와 가능성에 부정적인 영향을 끼칠 수 있다. 이렇게 노인 뇌졸중 환자들은 재활의학적 측면에서보면 많은 문제들이 함께 갖고 있기 때문에 주의가 필요하다. 심한 심혈관계 질환은 운동 내성에 제한을 주지만, 근력과 지구력을 기르기 위한 점진적 운동 프로그램을 시행함으로써 기능적 심장 재활 프로그램이 될 수 있다.

인지 기능의 장애와 우울증, 우울증으로 인한 가성 치매 등이 재활 치료에 문제가 되나 치료적인 환경을 조성하여 주고 '작은 승리'를 강조함으로써 계속 치료를 위해 노력하도록 유도한다. 항우울제는 특히 심장 등에 여러 가지

부작용이 있으므로 주의하여 사용한다.

4. 낙상과 고관절 골절

정상적인 자세 유지와 평형 유지를 위해서는 미로 기능(labyrinthine function), 시각 기능 및 고유 감각 기능이 정상이어야 하는데 노화로 인한 이들 기능의 변화와 하지 근육의 위약 등에 의해서 노인들은 쉽게 넘어지게 된다. 이외에도 낙상을 일으키는 위험인자로 자세의 불안정성, 운동장애, 기립성저혈압, 하지의 약화, 현기증, 사회적인 위협, 약물의 부작용, 급성 혹은 만성 질환, 우울증, 위축, 혼란 등이 있다.[79,80] 이러한 요인들로 인해 고관절부, 요골의 원위부, 골반, 상완골 경부, 늑골 등의 골절이 자주 발생한다.

이전에 여러 번 넘어진 경험은 있지만 골절 기왕력이 없고, 만성 질환을 앓고 있지 않은 70세 이상의 노인에서 태극권을 시행하였을 때 대조군에 비해 낙상의 위험이 48%까지 감소했다고 한다.[81] 고관절 골절 수술 후에는 일찍 움직이게 하여야 하는데, 수술적 고정 후 1~2일 내에 환자를 움직이기 시작하도록 하여 관절 구축, 욕창, 골격근 및 심근의 약화, 무용성 골다공증, 무기폐와 폐렴, 심부 정맥 혈전증, 심리적 의존성 등을 예방하여야 한다. 이때 환자가 스스로 신변 관리를 하도록 격려해주고 기침과 심호흡을 시키며, 욕창 예방을 위한 피부 관리와 석고 붕대 및 부목의 상태를 확인하여야 한다. 통증을 감소시켜주기 위한 이완 요법이 도움이 되며, 관절 운동 범위 운동과 근력 강화를 위한 등척성 운동을 시행한다. 환자의 근력이 증가되면 점차 무게를 사용하거나 손으로 저항을 주는 저항 운동을 실시하고 점차 이동 동작 및 보행 훈련으로 진행한다. 수술 후 1~2일이 되면 실제로 침상에서 벗어나서 움직이도록 하며 동반된 합병증으로 침상 안정을 오랜 기간 하여야 할 경우에는 경사대를 사용하여 환자가 기립 자세에 적응하도록 한다. 골절 치료 후 체중 부하에 대해서 노인 환자의 경우에는 조기에 체중부하를 시켜 적극적으로 보행과 일상생활 동작을 시행하는 것이 환자의 회복과 사회적 복귀에 큰 도움을 준다.[82] 고관절 골절 경험한 환자에서는 칼슘과 비타민 D의 부족한 섭취와 같이 골다공증의 위험성을 증가시키는 요소들을 개선시키고 낙상의

위험성을 감소시켜 추가적인 골절이 일어나는 것을 미리 방지하는 것이 강조되어야 한다. 자세한 설명은 제48장 골절 및 관절성형술을 참고하도록 한다.

5. 관절염과 인공 관절 수술

노인에서의 관절염의 치료는 젊은 환자에서와 마찬가지로 개개인의 상태에 맞추어서 치료하여야 한다. 노인 환자들에서도 관절염의 치료의 원칙은 역시 같으나 노인들은 무운동(inactivity)의 부작용이 더 잘 나타나므로 휴식과 운동(activity)을 적절히 균형 있게 시행하여야 한다. 관절염이 있는 노인들은 치료 프로그램에 대한 순응도가 높다는 증거가 있고 종종 오랜 기간의 운동과 활동 프로그램에 더 끈기 있고 협조적인 태도를 보인다.[83,84]

치료의 목표는 동통과 강직, 피로를 감소시키고 염증 반응을 줄이며 변형을 예방하고 교정하는 것이다. 이를 위해 약물치료(아세트아미노펜, NSAIDs, 아편계 약물, 캡사이신 크림 등)와 물리 치료(대퇴사두근 강화, 전신상태의 개선,

유산소 운동 등), 수술적 치료 및 심리적 치료 등을 시행한다. 여러 가지의 보조 기구들이 도움을 주기도 하는데 변기의 높이를 올려주고 손잡이를 달거나 지팡이나 보행기(walker) 등의 보행 보조 기구, 그 외의 보조 기구들을 사용하면 독립적인 생활에 도움을 줄 수 있다. 특히 환자들은 팔걸이가 있는 적절한 높이의 딱딱한 의자, 손잡이가 달린 가정용품, 손잡이가 있는 화장실의자, 또는 이동보조기구(예: 지팡이, 보행기) 같이 독립적으로 사회생활을 하는데 도움을 주는 다양한 보조 도구들을 이용할 줄 알아야 한다.

노인 관절염 환자들의 치료에서 단순히 나이 때문에 수술적 치료를 제외하여서는 안 된다. 적절한 시기에 적당한 수술을 시행함으로써 안정감과 관절가동범위가 좋아지고 동통이 경감되며 기능이 호전될 수 있다. 그러나 이때는 젊은 환자들에 비해 수술 전 혹은 수술 후에 더 많은 주의가 필요하며 최대한의 기능 회복을 가져오고 이차적인 합병증을 줄이기 위하여 빨리 움직이게 하는 것이 좋다.

6. 골다공증

골다공증은 노인에게 잘 발생하는 만성 질환으로 골의 흡수와 골형성의 불균형으로 골감소가 일어난다. 골다공증에는 여러 가지 형태가 있는데 제1형(폐경기형)은 51세에서 75세 사이에서 발생하고 제2형(노인형)은 70세 이후에 주로 발생한다(표 51-2).

대개의 골다공증은 골절이 발생하지 않으면 무증상인 경우가 많다. 그러므로 골절이 발생하기 전에 적절한 치료를 하는 것이 중요한데 칼슘의 섭취는 필수적이지만 만일 신장 결석의 병력이 있다면 고칼슘뇨증을 방지하기 위해 환자의 보호자와 상의해 보아야 한다.[85] 적절한 비타민 D의 섭취 또한 필수적이다. 과거에는 에스트로겐이 많이 사용되었으나, 여러 부작용에 대한 우려로 현재는 소위 "designer estrogens"이라 불리는 랄록시펜(raloxifene) 등이 사용되고 있다. 에티드로네이트(etidronate)는 항흡수물질로 인정된 최초의 비스포스포네이트이다. 알렌드로네이트(alendronate)를 칼슘과 함께 사용 시 뼈 내의 무기질 밀도를 높여주고, 척추골절 발생률을 낮출 뿐만 아니라, 척추 기형의 진행도 감소시킨다.[86] 비타민 D는 알렌드로네이트와 적절히 병행하여 사용해야 한다.[87] 칼시토닌도 사용할

표 51-2 | 골다공증의 분류

	제1형 (폐경기형)	제2형 (노인형)	제3형 (이차적 원인형)
나이	55~70세	75~90세	모든 연령에서 가능
폐경 후 발병 시기	5~15년	25~40년	모든 연령에서 가능
성비(여 : 남)	20 : 1	2 : 1	1 : 1
골절 부위	척추	고관절, 척추, 골반, 상완골	척추, 고관절, 말초 부위
골 손상			
• 골 지주	+++	++	+++
• 골 피질	+	++	+++
기여 인자			
• 폐경	+++	++	++
• 나이	+	+++	++
생화학적 소견			
• 부갑상선 호르몬	↓	↑	↑↓
• 1,25(OH)$_2$D$_3$	↓	↓	↑↓
• 칼슘 흡수	↓	↓	↓
• 1-수산화효소 (Hydroxylase)에 대한 부갑상선 호르몬 분비 반응	↑	→	?

수 있는데, 이는 말초 부위의 골절보다는 척추 골절의 감소를 위해 주로 사용된다.[88] 골다공증을 가지고 있는 환자에게 신전근 근력이 중요하다.[89,90] 2년 동안 무게가 실린 등짐을 지고 강화 훈련을 받은 군은 그렇지 않은 군보다 압박 골절의 발병 위험성이 2.7배나 낮았다.[90]

노인형인 제2형 골다공증의 경우에 특히 척추 골절이 설상 골절(wedge fracture)로 나타나므로 모르고 지나가는 경우가 많다. 이러한 골절은 흉추 하부와 요추 상부에서 자주 발생한다. 척추 골절은 침범된 부위의 통증을 유발하는데 대개 압박 골절로 나타나므로 통증을 완화시켜주고 더 이상의 골절이 발생하지 않도록 예방한다. 2~4일 간의 침상 안정으로 통증은 소실되며 이후 기립 자세 시 척추 보조기가 도움이 된다. 근 경련에 의한 통증완화를 위해 척추 주위근의 온열 치료와 마사지를 시행하며 필요한 경우 진정제를 투여한다. 또한 변비의 예방을 위해 대변연화제를 투여한다.

7. 절단

미국의 통계에 따르면 노인 절단 환자의 90% 이상이 말초 혈관 질환의 합병증으로 인한 절단이며 대부분이 하지 절단 환자이다. 이들 환자들은 파행(claudication), 통증, 또는 괴저 등이 동반되는 경우가 많고 심혈관계, 뇌혈관계 및 신장 혈관계의 혈관 질환을 동반하거나 당뇨병성 말초 신경병증과 같은 내과적 합병증을 갖고 있어서 근 위약과 지구력 저하, 이동성의 제한 등을 보인다. 특히 새롭게 발생한 노인 절단 환자의 경우 낙상의 위험성을 자각해야만 한다. 적절한 비타민 D와 칼슘의 섭취를 통해 골다공증성 골절의 위험을 최소화하는 것이 매우 중요하다. 기립성 저혈압 역시 낙상의 위험을 증가시킨다. 노인 절단 환자에서 나이가 많다고 하여 의지를 처방하지 않는 것은 잘못이며, 많은 연구 결과에 의하면 노인 환자들도 성공적으로 의지를 사용하는 것으로 알려져 있다. 절단 후에는 이동이나 보행 훈련을 위해 상지 근력이 더 많이 요구되는데, 노인들의 경우 일반적으로 젊은 환자들에 비해 근력의 저하가 더 심하게 일어나므로 절단 수술 전부터 상지의 근력 운동을 시작하는 것도 하나의 방법이 될 수 있다.

노인 환자들에서는 슬관절이 보존되는 것이 젊은 환자에서보다 더 중요한데, 일반적으로 보행이 가능하였던 일측 슬관절 하부 절단자는 절단 후 하퇴 의지로 보행이 가능하나 슬관절 상부 절단 환자는 보행이 어렵다. 양측 절단자의 경우에는 이전에 일측 하지 절단으로 의지 장착 후 보행이 가능했던 환자는 2차 절단 후에도 보행이 가능하며 양측 슬관절 하부 절단 환자가 일측 슬관절 상부 절단 환자보다 보행이 가능한 경우가 더 많다. 노인 환자에서 양측 슬관절 상부 절단을 한 경우에는 의자차를 사용하는 것이 더 적당한 방법이다. 그러나 노인 환자에서 보행이 불가능하여도 이동 동작 시에 의지를 사용하여 서기, 이동 등을 하기 위한 기능적 목적이나 단순히 심리적 만족을 위한 미용 목적으로도 의지를 처방하여야 한다.

노인 절단 환자에서 의지 처방을 할 경우에는 간단하고 안전하며, 현가장치가 안정되고 의지를 신고 벗기가 쉽도록 처방을 하여야 한다. 하지 절단자에서는 소켓이 잘 맞도록 하는 것이 중요하며 특히 말초 신경병증이 있는 혈관 질환 환자는 피부 손상이 일어나기 전에 잘 맞지 않는 것을 발견하기가 어려우므로 주의를 해야 한다. 슬관절 하부 절단자에게 가장 흔히 처방되는 소켓은 슬개건 체중 부하 소켓(patellar tendon bearing)이며 노인 환자들에게는 절단단을 추가적으로 보호를 하기 위하여 내부에 부드러운 안감(liner)을 대주기도 한다. 슬관절 하부 절단자의 현가장치는 안정되고 쉽게 관리할 수 있는 것을 처방하는데 슬리브 현가장치(sleeve suspension)나 과상부 낭대(supracondylar cuff) 또는 요부대(waist belt) 등이 사용된다. 과상부 현가장치(supracondylar suspension)는 착용하기는 쉬우나 노인 환자의 경우 대퇴골 내과에 닿는 과상부 쐐기(supracondylar wedge)의 압력을 참기 어려운 경우가 있다. 의지의 족부는 여러 가지 형태의 것들을 이용할 수 있으나 다축 족보다는 대개 새치족(SACH foot)이나 Seattle Light 족과 같은 비교적 단순한 디자인이 유용하다. 노인 대퇴 절단자는 발뒤축 접지기와 입각기에 적절한 슬관절 안정성을 유지하게 하는 것이 중요하므로 슬관절 신전 보조장치나 제륜 장치를 사용한다. 소켓은 완전 접촉 디자인으로 장사방형(quadrilateral) 소켓이나 좌골 포함형 소켓(ischial containment socket)을 사용하며 대퇴 의지의 현가장치는 흡입 현가장치보다는 실레지안 밴드나 골반대와 같이 착용하기 쉽고 허리를 어느 정도 감싸서 안정성을 줄 수 있는 것을 사용한다.

VIII. 항 노화의학

WHO에서는 2025년이 되면 지구상에 80억 명이 살고 있을 것으로 추산하고 있다. 그때가 되면 65세 이상의 인구가 전체 인구의 1/10인 8억 명이 될 것이며, 전 세계적인 평균 수명은 73세에 이를 것이다. 이렇게 거대한 노인 인구를 돌보기 위한 재정적, 사회적, 의학적으로 늘어난 업무를 감당하기 위하여 안전하고 효과적인 진단과 치료과정이 22세기의 사회를 건강하게 유지하는데 필수이다.

1993년 12명의 개척적인 의사와 전문가들이 항노화의학의 의학 전문의 제도를 설립하기 위하여 모였다. 전 세계적으로 항노화 의학의 수용을 늘리기 위한 교육과 지지를 위한 미국 항노화학회(American Academy of Anti-Aging Medicine)의 설립이 이 미개척 분야의 시작이라고 할 수 있다. 당시 설립 제안자인 Ronald Klatz 박사는 항노화 의학의 개념을 다음과 같이 제시하였다. "항노화 의학이란 노화와 연관된 기능이상, 질환 등의 조기발견, 예방, 치료, 역전에 대한 진보적, 과학적, 의학적 기술의 적용에서 발견된 의학의 전문성이다. 그리고 인간에서 건강한 수명을 증진시키는 혁신적인 과학과 연구를 촉진시키는 건강 증진 모델이다. 그래서 항노화 의학은 다른 예방의학 전문가들에서 적용되는 것과 일치하는 의학적인 보호의 원칙에 기초한다" 현재 항노화 의학은 여러 독립적인 공공 정책 집단에서 인지되어 명망 있는 의학 분야로 성장하고 있다. 2001년에 World Future Society-미래의 사회와 기술적인 발달의 충격을 연구하는 1966년 설립된 비영리 교육 과학기관-는 항노화 의학은 전 세계적으로 성장하고 있는 노령인구에 효과적인 해법이라고 선언했다. World Future Society는 "앞으로 노인 의학은 새로의 의료 분야인 항 노화 의학이 성장함으로 고전할지 모른다"고 했다. 또한 "나이 들고 있는 베이비붐세대는 노인 환자를 치료할 전문가인 의사의 부족으로 인해 잠재적인 의학적 위기를 가져올 것이다"라고 했다. World Future Society는 이런 점에 대해 항 노화 의학을 잠정적인 해답으로 여기며, "노년의 문제에서 오래 사는 기회로 중요함이 변한다"고 했다. World Future Society는 또한 미국 항노화 학회의 회원 수와 공인된 항노화 전문 의사들의 수가 점진적으로 증가하고 있으며 반면 공인된 노인 의학자들의 수는 감소하고 있다는 데 주목하고 있다. 항노화 의학은 출판물, (반)과학적 문장과 인터넷에서 대중적인 주제가 되었다. 그러나 거의 모든 경우에서 이와 관련된 약물, 건강 보조 식품과 다른 종류의 많은 방법들은 아직 과학적인 지식에 기초한 증거가 많이 부족하다. 노화 관련 질환과 반대로 특이적으로 노화 그 자체는 특히 인간에서 완전히 이해되지도 어떠한 방법으로도 현저히 영향을 받지도 않는다. 즉 효과를 잘 모를 뿐더러 항노화 의학의 주장은 정보가 거의 없는 노인 인구에서 상당한 경제적인 소모를 유발한다.

앞으로 노인 재활이란 분야는 새로운 내용인 항노화 의학이란 새로운 분야를 포함하는 포괄적 내용으로 발전해 나가야 할 것이다. 항노화 의학은 초기에는 상업적인 내용으로 보수적인 의료계로부터 많은 견제를 받았지만 노인 인구의 증가와 웰빙이라는 시대적 요구에 앞으로는 새로운 의학 분야로 자리 매김할 것이다.

참고문헌

1. 통계청 자료. 2017년 고령자 통계.
2. Kontis V, Bennett JE, Mathers CD, Li G, Foreman K, Ezzati M. Future life expectancy in 35 industrialised countries: projections with a Bayesian model ensemble. Lancet 2017;389:13-35.
3. Katz S, Branch LG, Branson MH, et al. Active life expectancy. N Engl J Med 1983;309:1218-24.
4. Fried LR, Ferrucci L, Darer J et al. Untangling the concepts of disability, frailty, and comorbidity: implications for improved targeting and care. J Gerontol A Biol Sci Med Sci 2004;59:255-63.
5. Rowe JW. Toward successful aging: limitation of the morbidity associated with "normal aging". In: Hazzard WR, Andres R, Bierman EL, Blass JP, editors. Principles of geriatric medicine and gerontology, 2nd ed, New York: McGraw-Hill, 1990, pp138-41.
6. Holloszy JO. The biology of aging. Mayo Clin Proc 2000;75:3-9.
7. Fries JF. Reducing disability in older age. JAMA 2002;288:3164-6.
8. Williams ME, Hadler NM. The illness as the focus of geriatric medicine. N Engl J Med 1983;308:1357-60.
9. EHalter JB, Ouslander JG, Studenski S), High KP, Asthana S, Supiano MA, Ritchie CS. Hazzard's Principles of geriatric medicine and gerontology, 7th ed. New York: McGraw-Hill, 2017, pp721-8.
10. Bressler R, Bahl JJ. Principles of drug therapy for the elderly patient. Mayo Clinic Proc 2003;78:1564-1577.

11. Podrazik PM, Schwartz JB. Cardiovascular pharmacology of aging. Cardiol Clin 1999;17:17-34.

12. Rosenthal RA, Kavic SM. Assessment and management of the geriatric patient. Crit Care Med 2004;32:92-105.

13. Medina JJ, Parra RO, Moore RG. Benign prostatic hyperplasia(the aging prostate). Med Clin North Am 1999;83:1213-29.

14. Minkin MJ. Sexual health and relationships after age 60. Maturitas. 2016 ;83:27-32.

15. Roughan RA, Kaiser FE, Morley IE. Sexuality and the older woman. Clin Geriatr Med 1993;9:87-106.

16. Morley JE. Decreased food intake with aging. J Gerontol A Biol Sci Med Sci 2001;56:81-88.

17. DeLillo AR, Rose S. Functional bowel disorders in the geriatric patient: constipation, fecal impaction, and fecal incontinence. Am J Gastroenterol 2000;95:901-5.

18. Beers MH. Explicit criteria for determining potentially inappropriate medication use by the elderly: an update. Arch Intern Med 1997;157:1531-6.

19. Hoenig H, Nusbaum N, Brummel-Smith K. Geriatric rehabilitation: state of the art. J Am Geriatr Soc 1997;45:1371-81.

20. Alexander NB. Gait disorders in older adults. J Am Geriatr Soc 1996;44:434-51.

21. American Geriatrics Society, British Geriatrics Society, and American Academy of Orthopaedic Surgeons Panel on FallsPrevention. Guidelines for the prevention of falls in oder persons. J Am Geriatr Soc 2001;49:664-72.

22. Hughes VA, Frontera WR, Wood M, Evans WJ, Dallal GE, Roubenoff R, et al. Longitudinal muscle strength changes in older adults: influence of muscle mass, physical activity and health. J Gerontol A Biol Sci MEd Sci 2001;56:B209-17.

23. Barry B, Carson RG. The consequences of resistance training for movement control in older adults. J Gerontol A Biol Sci Med Sci 2004;59:730-54.

24. Roubenoff R, Hughes VA. Sarcopenia: current concepts. J Gerontol 2000;55:716-24.

25. Aapro MS, Cella D, Zagari M. Age, anemia, and fatigue. Semin Oncol 2002;29:55-9.

26. Lipschitz D. Medical and functional consequences of anemia in the elderly. J Am Geriatr Soc 2003;51:10-3.

27. Pieper CF, Rao KM, Currie MS, et al. Age, functional status, and racial differences in plasma D-dimer levels in community-dwelling elderly persons. J Gerontol A Biol Sci Med Sci 2000;55:649-57.

28. Chiovato L, Mariotti S, Pinchera A. Thyroid diseases in the elderly. Baillieres Clin Endocrinol Metab 1997;11:251-70.

29. Pandolf KB. Aging and human heat tolerance. Exp Aging Res 1997;23:69-105.

30. Xue QL. The Frailty Syndrome: Definition and Natural History. Clin Geriatr Med. 2011;27(1):1-15.

31. Fried LP, Tangen CM, Walston J, et al. Frailty in older adults: evidence for a phenotype. J Gerontol A Biol Sci Med Sci 2001;56(3):146-56.

32. Santos-Eggimann B, Cuenoud P, Spagnoli J, et al. Prevalence of frailty in middle-aged and older community-dwelling Europeans living in 10 countries. The journals of gerontology Jun;2009;64(6):675-81.

33. Xue QL, Bandeen-Roche K, Varadhan R, et al. Initial manifestations of frailty criteria and the development of frailty phenotype in the Women's Health and Aging Study II. The journals of gerontology 2008;63(9):984-90.

34. Cruz-Jentoft AJ, Baeyens JP, Bauer JM, et al. Sarcopenia: European consensus on definition and diagnosis: Report of the European Working Group on Sarcopenia in Older People. Age Ageing 2010;39:412-23.

35. Chen LK, Liu LK, Woo J, Assantachai P, Auyeung TW, Bahyah KS, Chou MY, Chen LY, Hsu PS, Krairit O, Lee JS, Lee WJ, Lee Y, Liang CK, Limpawattana P, Lin CS, Peng LN, Satake S, Suzuki T, Won CW, Wu CH, Wu SN, Zhang T, Zeng P, Akishita M, Arai H. Sarcopenia in Asia: consensus report of the Asian Working Group for Sarcopenia. J Am Med Dir Assoc. 2014;15(2):95-101.

36. Studenski SA, Peters KW, Alley DE, Cawthon PM, McLean RR, Harris TB, Ferrucci L, Guralnik JM, Fragala MS, Kenny AM, Kiel DP, Kritchevsky SB, Shardell MD, Dam TT, Vassileva MT. The FNIH sarcopenia project: rationale, study description, conference recommendations, and final estimates. J Gerontol A Biol Sci Med Sci. 2014 May;69(5):547-58.

37. Baumgartner RN, Koehler KM, Gallagher D, et al. Epidemiology of sarcopenia among the elderly in New Mexico. Am J Epidemiol 1998;147:755-63.

38. Janssen I, Heymsfield SB, Ross R. Low relative skeletal muscle mass (sarcopenia) in older persons is associated with functional impairment and physical disability. J Am Geriatr Soc 2002;50:889-96.

39. Newman AB, Kupelian V, Visser M, et al. Sarcopenia: alternative definitions and associations with lower extremity function. J Am Geriatr Soc 2003;51:1602-9.

40. Skelton DA, Greig CA, Davies JM, Young A. Strength, power and related functional ability of healthy people aged 65-89 years. Age Ageing 1994;23(5):371-7.

41. Metter EJ, Conwit R, Tobin J, Fozard JL. Age-associated loss of power and strength in the upper extremities in women and men. J Gerontol A Biol Sci Med Sci. 1997;52(5):267-76.

42. Leeuwenburgh C, Gurley CM, Strotman BA, Dupont-Versteegden EE. Age-related differences in apoptosis with disuse atrophy in soleus muscle. Am J Physiol Regul Integr Comp Physiol 2005;288:R1288-R1296.

43. Hong SM and Choi WH. Clinical and physiopathological mechanism of sarcopenia. Korean J Med 2012;83:444-54.

44. Kim TN and Choi KM. Sarcopenia: Definition, Epidemiology, and Pathophysiology. J Bone Metab 2013;20:1-10.

45. Drey M, Krieger B, Sieber CC, et al. Motoneuron loss is associated with sarcopenia. J Am Med Dir Assoc. 2014;15:435-9.

46. Kadi F, Ponsot E. The biology of satellite cells and telomeres in human skeletal muscle: effects of aging and physical activity. Scand J Med Sci Sports 2010;20:39-48.

47. Moller N, Vendelbo MH, Kampmann U, et al. Growth hormone and protein metabolism. Clin Nutr 2009;28:597-603.

48. Bischoff-Ferrari HA. Relevance of vitamin D in muscle health. Rev Endocr Metab Disord. 2012 Mar;13(1):71-7.

49. Dupont-Versteegden EE. Apoptosis in muscle atrophy: relevance to sarcopenia. Exp Gerontol 2005;40:473-81.

50. Binder EF, Yarasheski KE, Steger-May K et al. Effects of progressive resistance training on body composition in frail older adults: results of a randomized, controlled trial. J Gerontol A Biol Sci Med Sci 2005; 60: 1425-31.

51. Liu CJ, Latham NK. Progressive resistance strength training for improving physical function in older adults. Cochrane Database Syst Rev. 2009;8:1-227.

52. Sayer AA, Robinson SM, Patel HP, et al. New horizons in the pathogenesis, diagnosis and management of sarcopenia. Age Ageing. 2013;42(2):145-150.

53. Rattan SI. Synthesis, modification and turnover of proteins during aging. Adv Exp Med Biol 2010; 694: 1-13.

54. Bauer J, Biolo G, Cederholm T et al. Evidence-based recommendations for optimal dietary protein intake in older people: a position paper from the PROT-AGE Study Group. J Am Med Dir Assoc 2013; 14: 542-59.

55. Milne AC, Potter J, Avenell A. Protein and energy supplementation in elderly people at risk from malnutrition. Cochrane Database Syst Rev 2005; 1: CD003288.

56. Bischoff-Ferrari HA, wson-Hughes B, Staehelin HB et al. Fall prevention with supplemental and active forms of vitamin D: a meta-analysis of randomised controlled trials. BMJ 2009;339: 3692.

57. Annweiler C, Schott AM, Berrut G, et al. Vitamin D-related changes in physical performance: a systematic review. J Nutr Health Aging 2009; 13: 893-8.

58. Giannoulis MG, Martin FC, Nair KS, et al. Hormone replacement therapy and physical function in healthy older men. Time to talk hormones? Endocr Rev 2012; 33: 314-77.

59. Basaria S, Coviello AD, Travison TG, et al. Adverse events associated with testosterone administration. N Engl J Med 2010; 363: 109-122.

60. Morley JE. Pharmacologic Options for the Treatment of Sarcopenia. Calcif Tissue Int. 2016 Apr;98(4):319-33.

61. Sakuma K and Yamaguchi A. Novel Intriguing Strategies Attenuating to Sarcopenia. Journal of Aging Research. 2012; :1-11

62. Wagner KR, Fleckenstein JL, Amato AA, et al. A phase I/II trial of MYO-029 in adult subjects with muscular dystrophy. Ann Neurol. 2008;63:561-71.

63. White TA, LeBrasseur NK. Myostatin and Sarcopenia: Opportunities and Challenges - A Mini-Review. Gerontology 2014;60:289-93.

64. Resnick NM, Yalla SV. Management of urinary incontinence in the elderly. N Engl J Med 1985;313:800-5.

65. Ham RJ, Lekan-Rutledge DA. Incontinence. In: Ham RJ, Sloane PD, editors. Primary care geriatrics. St. Louis: CV Mosby, 1997, pp321-349.

66. Harris RE, Mion LC, Patterson MB, Frengley JD. Severe illness in older patients: the association between depressive disorders and functional dependency during the recovery. J Am Geriatr Soc 1988;36:890-6.

67. Gurland BJ, Wilder DE, Berkman C. Depression and disability in the elderly: reciprocal relations and changes with age. Int J Geriatr Psychiatry 988;3:163-179.

68. Rothschild AJ. The diagnosis and treatment of late-life depression. J Clin Psychiatry 1996;57:5-11.

69. Wells JL, Seabrook JA, Stolee P, Borrie MJ, Knoefel F. State of the art in geriatric rehabilitation. Part I: review of frailty and comprehensive geriatric assessment. Arch Phys Med Rehabil. 2003 Jun;84(6):890-7.

70. Schoene D, Wu SM, Mikolaizak AS, Menant JC, Smith ST, Delbaere K, Lord SR. Discriminative ability and predictive validity of the timed up and go test in identifying older people who fall: systematic review and meta-analysis. J Am Geriatr Soc. 2013 Feb;61(2):202-8.

71. Studenski S, Perera S, Patel K, Rosano C, Faulkner K, Inzitari M, Brach J, Chandler J, Cawthon P, Connor EB, Nevitt M, Visser M, Kritchevsky S, Badinelli S, Harris T, Newman AB, Cauley J, Ferrucci L, Guralnik J. Gait speed and survival in older adults. JAMA. 2011 Jan 5;305(1):50-8.

72. Bean JF, Kiely DK, LaRose S, Alian J, Frontera WR. Is stair climb power a clinically relevant measure of leg power impairments in at-risk older adults? Arch Phys Med Rehabil. 2007 May;88(5):604-9.

73. Vestergaard S, Patel KV, Bandinelli S, Ferrucci L, Guralnik JM. Characteristics of 400-meter walk test performance and subsequent mortality in older adults. Rejuvenation Res. 2009 Jun;12(3):177-84.

74. Carlson MC, Zue QL, Zhou J, et al. Executive decline and dysfunction precedes declines in memory: the Women's Health and Aging Study II. J Gerontol A Biol Sci Med Sci 2009;64A:110-7.

75. Small GE, Rabins PV, Barry PP, et al. Diagnosis and treatment of Alzheimer disease and related disorders: consensus statement of the American Association for Geriatric Psychiatry, the Alzheimer's Association, and the American Geriatrics Society. JAMA 1997;278:1363-71.

76. Sarkisian CA, Lachs MS. Failure to thrive in older adults. Ann Intern Med 1996;124:1072-8.

77. McKhann G, Drachman D, Folstein M, et al. Clinical diagnosis of Alzheimer's disease. Neurology 1984;34:939-44.

78. Shah S, Vanclay F, Cooper B. Efficiency, effectiveness and duration of stroke rehabilitation. Stroke 1990;21:241-6.

79. Tinetti ME. Performance-oriented assessment of mobility problems in elderly patients. J Am Geriatr Soc 1986;34:119-26.

80. King MB, Tinetti ME. Falls in community-dwelling older persons. J Am Geriatr soc 1995;43:1146-54.

81. Wolf SL, Barnhart HX, Kutner NG, et al. Reducing frailty and falls in older persons: an investigation of tai chi and computerized balance training. J Am Geriatr Soc 1996;44:489-97.

82. Lim JY, Beom J, Lee SY Osteoporosis and Fragility Fracture. Geriatric Rehabilitation. Elsevier, 2018.

83. Nesher G, Moore TL, Zuckner J. Rheumatoid arthritis in the elderly. J Am Geriatr Soc 1991;39:284-94.

84. Van Baar ME, Assendelft WJ, Dekker J. Effectiveness of exercise therapy in patients with osteoarthritis of the hip or knee: a systemic review of randomized clinical trials. Arthritis Rheum 1999;42:1361-9.

85. Asplin JR, Coe FL, Favus MJ. Nephrolithiasis. In: Fauci AS, Braunwald E, Isselbacher KJ, et al, editors. Harrison's principles of internal medicine. New York: McGraw-Hill, 1998, pp1569-74.

86. Liberman UA, Weiss SR, Broll J, et al. Effect of oral alendronate on bone mineral density and the incidence of fractures in postmenopausal osteoporosis. N Engl J Med 1995;333:1437-43.

87. Bone HG, Santora AC. Ten years of alendronate treatment for osteoporosis in postmenopausal women. N Engl J Med 2004;351:190-2.

88. Phillips EM, Bodenheimer CF, Roig RL, et al. Geriatric rehabilitation. 4. Physical medicine and rehabilitation intervention for common age-related disorders and geriatric syndromes. Arch Phys Med Rehabil 2004;85:18-22.

89. Sinaki M, Itoi E, Wahner HW, et al. Stronger back muscles reduce the incidence of vertebral fractures: a prospective 10 year follow-up of postmenopausal women. Bone 2002;30: 836-41.

90. Sinaki M, Wollan PC, Scott RW, et al. Can strong back extensors prevent vertebral fractures in women with osteoporosis? Mayo Clin Proc 1996;71:951-6.

색 인

A

D

I

N